海关检验检疫业务实务手册

进出境动植物检疫篇

第二版

《海关检验检疫业务实务手册》编委会◎编著

中国海关出版社有限公司
·北京·

图书在版编目（CIP）数据

海关检验检疫业务实务手册. 进出境动植物检疫篇 / 《海关检验检疫业务实务手册》编委会编著. -- 2 版. 北京：中国海关出版社有限公司，2025. -- ISBN 978-7-5175-0887-8

Ⅰ. R185. 3-62；S851. 34-62

中国国家版本馆 CIP 数据核字第 20259DH371 号

海关检验检疫业务实务手册——进出境动植物检疫篇（第二版）

HAIGUAN JIANYAN JIANYI YEWU SHIWU SHOUCE——JINCHUJING DONGZHIWU JIANYI PIAN（DI-ER BAN）

编　　者：《海关检验检疫业务实务手册》编委会
策　　划：徐　硕
责任编辑：朱　言
责任印制：王怡莎
出版发行：中国海关出版社有限公司
社　　址：北京市朝阳区东四环南路甲 1 号　　邮政编码：100023
编 辑 部：01065194242-7521（电话）
发 行 部：01065194221/4238/4246/5127（电话）
社办书店：01065195616（电话）
https://weidian.com/?userid=319526934（网址）
印　　刷：北京新华印刷有限公司　　经　　销：新华书店
开　　本：889mm×1194mm　1/16
印　　张：70　　字　　数：2009 千字
版　　次：2025 年 5 月第 2 版
印　　次：2025 年 5 月第 1 次印刷
书　　号：ISBN　978-7-5175-0887-8
定　　价：180.00 元

《海关检验检疫业务实务手册》｜编委会

《进出境动植物检疫篇》｜编写组

孙鲁文　张　博　王　莹　孙　睿　王静松

丛书序

2020年，受海关出版社的邀约，几位专注于海关检验检疫业务政策研究的编委经过近一年的时间，完成了《海关检验检疫业务指导手册》的编写工作。2022年，在一线关员和广大从业者的呼吁下，编委会根据法律法规和海关检验检疫政策的调整，对这套4册丛书进行了修订。丛书再次的出版，受到广泛关注和高度评价。作为一套综合介绍海关检验检疫业务管理政策的辅助工具书，其给从事海关管理工作的各级领导、一线工作关员以及从事进出口业务的企业提供了不可或缺的参考。很多系统内领导和关员表示，这套丛书给他们的工作提供了巨大的帮助。特别是新参与海关检验检疫工作的关员，通过对这套丛书全面系统的学习，很快掌握了各项政策。这套丛书对其规范开展检验检疫工作起到了积极的促进作用。进出口企业的业内人士也表示，这套丛书在他们从事进出口业务过程中给他们提供了全面及时的业务政策支持，有效地避免了外贸业务通关过程中的各种问题，大大提升了通关效率。

在过去的两年里，海关检验检疫政策也发生了非常大的变化，从几部法律法规的先后修订（修正），到管理办法的调整，再到具体产品检验检疫要求的更新等，广大读者迫切希望有更新版的图书出版发行。针对广大读者的呼声，我们决定重启这套丛书的新版修订编辑工作，编写团队还专门吸纳了新鲜血液，以确保专业能力的充分体现。2024年夏天启动这项工作后，编委会成员利用业余时间搜集整理这两年来各方面政策的变化内容，充实完善到这套丛书中，保留了对政策法规解读的延续性，着重对法律法规及文件进行说明、注释、解读，全面提升内容的直观性、准确性、可读性，以满足广大读者了解最新业务政策的迫切需求。经过各位编委的努力，本套丛书中主要工作规范、业务要求基本更新到2024年10月，有效地保障了内容的时效性。编委会成员一致认为，应尽自身所能，把对检验检疫业务的研究理解和多年所积累的宝贵“财富”贡献出来，使得海关检验检疫业务的精髓通过这套丛书得以传承和发扬。

这套丛书的编写，不仅借鉴了检验检疫业务相关图书的精髓，也承蒙行业内的一些业务专家给予无私指导，在此代表编委会成员表示由衷的感谢！

由于编委会成员业务水平、编辑时间的关系，以及实际业务政策不断更新，书中难免存在错漏，如有与实际业务政策不符之处，请以官方最新发布政策为准。在此也希望广大读者和专业人士对于书中存在的错误和问题及时提出，我们将做及时的改正和完善。

编委会

2024年11月

前　言

对进出境动植物实施强制性检疫是国家主权的具体体现。《中华人民共和国进出境动植物检疫法》作为中国进出境动植物检疫领域的基本法律，是进出境动植物检疫和监督管理制度的基础。其立法目的，是防止动物传染病、寄生虫病和植物危险性病、虫、杂草及其他有害生物传入传出国境，保护农、林、牧、渔业生产和人体健康，促进对外经济贸易的发展。动植物检疫与广大人民群众的生产生活息息相关，如非洲猪瘟的暴发引发猪肉价格大幅上升的同时，也对中国的肉类食品供应安全造成了威胁。

海关总署和各级海关履行国家动植物检疫机关和口岸动植物检疫机关职责，对进出境的动植物、动植物产品和其他检疫物，动植物、动植物产品和其他检疫物的装载容器、包装物，以及来自动植物疫区的运输工具，依法开展动植物检疫工作。

研究动植物检疫工作，首先要明确动植物检疫的工作依据，本书以《中华人民共和国进出境动植物检疫法》及其实施条例、《中华人民共和国生物安全法》为主要依据，收录了25部法律法规中与进出境动植物检疫工作相关的条款；梳理了现行有效的31部涉及进出境动植物检疫规章的相关条款、审批和备案、用语定义、特别说明事项，并收录了修改后的规章全文；收录了部分重要的进出境动植物检疫文件。

在此基础上，本书对进出境动植物检疫相关的资质管理要求、涉检申报管理要求、现场作业要求和签证管理要求等具体业务管理要求逐一进行了详细阐述。其中，资质管理要求部分，主要通过对动植物检疫中货物及行政相对人的资质管理要求进行梳理和介绍，使读者能较为全面地了解海关对哪些与动植物检疫相关的货物及行政相对人有资质管理方面的要求，同时了解相关资质要求的法律依据、办理流程和审核要点；涉检申报管理要求部分，对动植物及其产品进口报关和出口货物属地监管申请过程中的申报要求进行了梳理和介绍，便于读者全面地了解海关对不同货物的要求及注意事项，包括产品范围、审批备案、管理要求和单证审核要求等；现场作业要求部分，梳理了海关总署及原国家质量监督检验检疫总局①规章和重要文件，介绍了进出境动植物及其产品检疫，进出境人员行李物品、邮寄物、快件检疫，木质包装检疫，动植物检疫除害处理，以及

① 编者注：2018年3月，中共中央印发了《深化党和国家机构改革方案》，国家质量监督检验检疫总局的出入境检验检疫管理职责和队伍划入海关总署。本书涉及的2018年3月前的部分相关规章、文件等，由国家质量监督检验检疫总局发布。因此，本书除特别说明外，后文将原国家质量监督检验检疫总局统一简称为国家质检总局。

有关动植物及其产品议定书的检疫要求等作业内容，供广大读者了解；签证管理要求部分，梳理了相关动植物检疫签证依据及签证要点，同时以图文方式列举了收集的证单用例，方便读者在日常工作中参考借鉴。

本书涉及活动物（包括水生动物）、动物遗传物质、动物源性生物材料及制品、非食用动物产品、植物繁殖材料与栽培介质、木材与竹木草制品、粮食、新鲜水果、中药材、饲料和饲料添加剂、转基因产品等的检疫管理内容，希望通过上述环节的内容介绍，尽可能地使读者对进出境动植物检疫工作有所了解，并能对读者的日常相关工作有所帮助。

出入境检验检疫管理职责和队伍划入海关后，检验检疫作业已全面融入全国通关一体化整体框架和流程，实现了“统一申报单证、统一作业系统、统一风险研判、统一指令下达、统一现场执法”。本书力求与实际工作要求保持一致，但业务融合的过程也是检验检疫作业要求不断调整的过程，实际业务工作如有与本书介绍不一致之处，应以最新的法规、规章和文件要求为准。

编写组

2025 年 3 月

目　录

进出境动植物检疫相关法律法规、规章和文件

进出境动植物及其产品相关检验检疫资质管理

进出境动植物检疫涉检申报业务管理

进出境动植物检疫现场作业

进出境动植物检疫签证作业要求

附 录

进出境动植物检疫相关法律法规、规章和文件

导读：

本部分主要收录了动植物检疫涉及的《中华人民共和国进出境动植物检疫法》及其实施条例和《中华人民共和国生物安全法》；收集了25部其他法律法规中与进出境动植物检疫工作相关的条款；梳理了现行有效的31部涉及进出境动植物检疫规章的相关法律条款、审批和备案、用语定义、特别说明事项，并收录了修改后的规章全文；收录了部分重要的进出境动植物检疫文件。

第一章｜进出境动植物检疫相关法律法规

构成进出境动植物检疫法律体系的法律法规，最重要的是《中华人民共和国进出境动植物检疫法》及其实施条例、《中华人民共和国生物安全法》。本章还收录了其他包含进出境动植物检疫工作内容的法律及行政法规的条文。

第一节｜《中华人民共和国进出境动植物检疫法》

一、《中华人民共和国进出境动植物检疫法》概况

《中华人民共和国进出境动植物检疫法》（以下简称《进出境动植物检疫法》）于 1991 年 10 月 30 日经第七届全国人民代表大会常务委员会第二十二次会议通过，自 1992 年 4 月 1 日起施行，是全国人民代表大会制定的第一部有关进出境动植物检疫的法律。

截至 2024 年年底，《进出境动植物检疫法》公布施行后，历经了 1 次修正。

（一）用语定义

《进出境动植物检疫法》第四十六条对本法所规范的“动物”“动物产品”“植物”“植物产品”和“其他检疫物”做了明确定义和列举，界定了进出境动植物检疫的管理范围。

动物：指饲养、野生的活动物，如畜、禽、兽、蛇、龟、鱼、虾、蟹、贝、蚕、蜂等。

动物产品：指来源于动物未经加工或者虽经加工但仍有可能传播疫病的产品，如生皮张、毛类、肉类、脏器、油脂、动物水产品、奶制品、蛋类、血液、精液、胚胎、骨、蹄、角等。

植物：指栽培植物、野生植物及其种子、种苗及其他繁殖材料等。

植物产品：指来源于植物未经加工或者虽经加工但仍有可能传播病虫害的产品，如粮食、豆、棉花、油、麻、烟草、籽仁、干果、鲜果、蔬菜、生药材、木材、饲料等。

其他检疫物：指动物疫苗、血清、诊断液、动植物性废弃物等。

（二）行政审批事项

《进出境动植物检疫法》设立了 1 项行政审批：进境特定动植物及其产品、过境动物检疫审批。（第五条、第二十三条）

二、《进出境动植物检疫法》第一次修正

根据 2009 年 8 月 27 日第十一届全国人民代表大会常务委员会第十次会议《全国人民代表大会常务委员会关于修改部分法律的决定》修改。

（一）修改决定（节选）

三、对下列法律中关于刑事责任的规定作出修改

（一）将下列法律中的“依照刑法第×条的规定”“比照刑法第×条的规定”修改为“依照刑法有关规定”

……

30.《中华人民共和国进出境动植物检疫法》第四十二条、第四十三条

……

（二）修改前内容

第四十二条 违反本法规定，引起重大动植物疫情的，比照刑法第一百七十八条的规定追究刑事责任。

第四十三条 伪造、变造检疫单证、印章、标志、封识，依照刑法第一百六十七条的规定追究刑事责任。

（三）修正背景

《中华人民共和国刑法》（以下简称《刑法》）由1979年7月1日第五届全国人民代表大会第二次会议通过，自1980年1月1日起施行。《刑法》于1997年修订，并分别在1999年、2001年（2次）、2002年、2005年、2006年、2009年、2011年、2015年、2017年、2020年、2023年通过12个修正案。1991年10月30日第七届全国人民代表大会常务委员会第二十二次会议通过的《进出境动植物检疫法》第四十二条、第四十三条引用的是1979年《刑法》中相关条款，2009年修正前已与现行《刑法》不符，此次修正系根据之前的《刑法》修订和修正作出的。

三、《进出境动植物检疫法》全文

中华人民共和国进出境动植物检疫法

（1991年10月30日第七届全国人民代表大会常务委员会第二十二次会议通过，根据2009年8月27日第十一届全国人民代表大会常务委员会第十次会议《关于修改部分法律的决定》修正）

第一章 总 则

第一条 为防止动物传染病、寄生虫病和植物危险性病、虫、杂草以及其他有害生物（以下简称病虫害）传入、传出国境，保护农、林、牧、渔业生产和人体健康，促进对外经济贸易的发展，制定本法。

第二条 进出境的动植物、动植物产品和其他检疫物，装载动植物、动植物产品和其他检疫物的装载容器、包装物，以及来自动植物疫区的运输工具，依照本法规定实施检疫。

第三条 国务院设立动植物检疫机关（以下简称国家动植物检疫机关），统一管理全国进出境动植物检疫工作。国家动植物检疫机关在对外开放的口岸和进出境动植物检疫业务集中的地点设立的口岸动植物检疫机关，依照本法规定实施进出境动植物检疫。

贸易性动物产品出境的检疫机关，由国务院根据情况规定。

国务院农业行政主管部门主管全国进出境动植物检疫工作。

第四条 口岸动植物检疫机关在实施检疫时可以行使下列职权：

（一）依照本法规定登船、登车、登机实施检疫；

（二）进入港口、机场、车站、邮局以及检疫物的存放、加工、养殖、种植场所实施检疫，并依照规定采样；

（三）根据检疫需要，进入有关生产、仓库等场所，进行疫情监测、调查和检疫监督管理；

（四）查阅、复制、摘录与检疫物有关的运行日志、货运单、合同、发票及其他单证。

第五条 国家禁止下列各物进境：

（一）动植物病原体（包括菌种、毒种等）、害虫及其他有害生物；

（二）动植物疫情流行的国家和地区的有关动植物、动植物产品和其他检疫物；

（三）动物尸体；

（四）土壤。

口岸动植物检疫机关发现有前款规定的禁止进境物的，作退回或者销毁处理。

因科学研究等特殊需要引进本条第一款规定的禁止进境物的，必须事先提出申请，经国家动植物检疫机关批准。

本条第一款第二项规定的禁止进境物的名录①，由国务院农业行政主管部门制定并公布。

第六条 国外发生重大动植物疫情并可能传入中国时，国务院应当采取紧急预防措施，必要时可以下令禁止来自动植物疫区的运输工具进境或者封锁有关口岸；受动植物疫情威胁地区的地方人民政府和有关口岸动植物检疫机关，应当立即采取紧急措施，同时向上级人民政府和国家动植物检疫机关报告。

邮电、运输部门对重大动植物疫情报告和送检材料应当优先传送。

第七条 国家动植物检疫机关和口岸动植物检疫机关对进出境动植物、动植物产品的生产、加工、存放过程，实行检疫监督制度。

第八条 口岸动植物检疫机关在港口、机场、车站、邮局执行检疫任务时，海关、交通、民航、铁路、邮电等有关部门应当配合。

第九条 动植物检疫机关检疫人员必须忠于职守，秉公执法。

动植物检疫机关检疫人员依法执行公务，任何单位和个人不得阻挠。

第二章　进境检疫

第十条 输入动物、动物产品、植物种子、种苗及其他繁殖材料的，必须事先提出申请，办理检疫审批手续。

第十一条 通过贸易、科技合作、交换、赠送、援助等方式输入动植物、动植物产品和其他检疫物的，应当在合同或者协议中订明中国法定的检疫要求，并订明必须附有输出国家或者地区政府动植物检疫机关出具的检疫证书。

第十二条 货主或者其代理人应当在动植物、动植物产品和其他检疫物进境前或者进境时持输出国家或者地区的检疫证书、贸易合同等单证，向进境口岸动植物检疫机关报检。

第十三条 装载动物的运输工具抵达口岸时，口岸动植物检疫机关应当采取现场预防措施，对上下运输工具或者接近动物的人员、装载动物的运输工具和被污染的场地作防疫消毒处理。

第十四条 输入动植物、动植物产品和其他检疫物，应当在进境口岸实施检疫。未经口岸动植物检疫机关同意，不得卸离运输工具。

输入动植物，需隔离检疫的，在口岸动植物检疫机关指定的隔离场所检疫。

因口岸条件限制等原因，可以由国家动植物检疫机关决定将动植物、动植物产品和其他检疫物运往指定地点检疫。在运输、装卸过程中，货主或者其代理人应当采取防疫措施。指定的存放、加

---

① 编者注：目前有效名录包括但不限于《中华人民共和国进境植物检疫禁止进境物名录》（农业部公告第72号，详见本书第三章第一节）、《禁止从动物疫病流行国家/地区输入的动物及其产品一览表》（详见本书附录2，实时数据可查询海关总署动植物检疫司网站）。

工和隔离饲养或者隔离种植的场所，应当符合动植物检疫和防疫的规定。

第十五条 输入动植物、动植物产品和其他检疫物，经检疫合格的，准予进境；海关凭口岸动植物检疫机关签发的检疫单证或者在报关单上加盖的印章验放。

输入动植物、动植物产品和其他检疫物，需调离海关监管区检疫的，海关凭口岸动植物检疫机关签发的《检疫调离通知单》验放。

第十六条 输入动物，经检疫不合格的，由口岸动植物检疫机关签发《检疫处理通知单》，通知货主或者其代理人作如下处理：

（一）检出一类传染病、寄生虫病的动物，连同其同群动物全群退回或者全群扑杀并销毁尸体；

（二）检出二类传染病、寄生虫病的动物，退回或者扑杀，同群其他动物在隔离场或者其他指定地点隔离观察。

输入动物产品和其他检疫物经检疫不合格的，由口岸动植物检疫机关签发《检疫处理通知单》，通知货主或者其代理人作除害、退回或者销毁处理。经除害处理合格的，准予进境。

第十七条 输入植物、植物产品和其他检疫物，经检疫发现有植物危险性病、虫、杂草的，由口岸动植物检疫机关签发《检疫处理通知单》，通知货主或者其代理人作除害、退回或者销毁处理。经除害处理合格的，准予进境。

第十八条 本法第十六条第一款第一项、第二项所称一类、二类动物传染病、寄生虫病的名录①和本法第十七条所称植物危险性病、虫、杂草的名录②，由国务院农业行政主管部门制定并公布。

第十九条 输入动植物、动植物产品和其他检疫物，经检疫发现有本法第十八条规定的名录之外，对农、林、牧、渔业有严重危害的其他病虫害的，由口岸动植物检疫机关依照国务院农业行政主管部门的规定，通知货主或者其代理人作除害、退回或者销毁处理。经除害处理合格的，准予进境。

第三章 出境检疫

第二十条 货主或者其代理人在动植物、动植物产品和其他检疫物出境前，向口岸动植物检疫机关报检。

出境前需经隔离检疫的动物，在口岸动植物检疫机关指定的隔离场所检疫。

第二十一条 输出动植物、动植物产品和其他检疫物，由口岸动植物检疫机关实施检疫，经检疫合格或者经除害处理合格的，准予出境；海关凭口岸动植物检疫机关签发的检疫证书或者在报关单上加盖的印章验放。检疫不合格又无有效方法作除害处理的，不准出境。

第二十二条 经检疫合格的动植物、动植物产品和其他检疫物，有下列情形之一的，货主或者其代理人应当重新报检：

（一）更改输入国家或者地区，更改后的输入国家或者地区又有不同检疫要求的；

（二）改换包装或者原未拼装后来拼装的；

（三）超过检疫规定有效期限的。

第四章 过境检疫

第二十三条 要求运输动物过境的，必须事先商得中国国家动植物检疫机关同意，并按照指定

---

① 编者注：目前有效名录为《中华人民共和国进境动物检疫疫病名录》（农业农村部 海关总署公告第256号、第521号），详见本书第三章第一节。

② 编者注：目前有效名录见农业部公告第862号，农业部、国家质检总局公告第1147号、第1472号、第1600号、第1831号，农业部、国家质检总局、国家林业局公告第1902号，以及农业农村部、海关总署公告第413号、第845号，详见本书第三章第一节。

的口岸和路线过境。

装载过境动物的运输工具、装载容器、饲料和铺垫材料，必须符合中国动植物检疫的规定。

第二十四条 运输动植物、动植物产品和其他检疫物过境的，由承运人或者押运人持货运单和输出国家或者地区政府动植物检疫机关出具的检疫证书，在进境时向口岸动植物检疫机关报检，出境口岸不再检疫。

第二十五条 过境的动物经检疫合格的，准予过境；发现有本法第十八条规定的名录所列的动物传染病、寄生虫病的，全群动物不准过境。

过境动物的饲料受病虫害污染的，作除害、不准过境或者销毁处理。

过境的动物的尸体、排泄物、铺垫材料及其他废弃物，必须按照动植物检疫机关的规定处理，不得擅自抛弃。

第二十六条 对过境植物、动植物产品和其他检疫物，口岸动植物检疫机关检查运输工具或者包装，经检疫合格的，准予过境；发现有本法第十八条规定的名录所列的病虫害的，作除害处理或者不准过境。

第二十七条 动植物、动植物产品和其他检疫物过境期间，未经动植物检疫机关批准，不得开拆包装或者卸离运输工具。

第五章　携带、邮寄物检疫

第二十八条 携带、邮寄植物种子、种苗及其他繁殖材料进境的，必须事先提出申请，办理检疫审批手续。

第二十九条 禁止携带、邮寄进境的动植物、动植物产品和其他检疫物的名录①，由国务院农业行政主管部门制定并公布。

携带、邮寄前款规定的名录所列的动植物、动植物产品和其他检疫物进境的，作退回或者销毁处理。

第三十条 携带本法第二十九条规定的名录以外的动植物、动植物产品和其他检疫物进境的，在进境时向海关申报并接受口岸动植物检疫机关检疫。

携带动物进境的，必须持有输出国家或者地区的检疫证书等证件。

第三十一条 邮寄本法第二十九条规定的名录以外的动植物、动植物产品和其他检疫物进境的，由口岸动植物检疫机关在国际邮件互换局实施检疫，必要时可以取回口岸动植物检疫机关检疫；未经检疫不得运递。

第三十二条 邮寄进境的动植物、动植物产品和其他检疫物，经检疫或者除害处理合格后放行；经检疫不合格又无有效方法作除害处理的，作退回或者销毁处理，并签发《检疫处理通知单》。

第三十三条 携带、邮寄出境的动植物、动植物产品和其他检疫物，物主有检疫要求的，由口岸动植物检疫机关实施检疫。

第六章　运输工具检疫

第三十四条 来自动植物疫区的船舶、飞机、火车抵达口岸时，由口岸动植物检疫机关实施检疫。发现有本法第十八条规定的名录所列的病虫害的，作不准带离运输工具、除害、封存或者销毁处理。

第三十五条 进境的车辆，由口岸动植物检疫机关作防疫消毒处理。

---

① 编者注：目前有效名录为《中华人民共和国禁止携带、寄递进境的动植物及其产品和其他检疫物名录》（农业农村部 海关总署公告第470号），详见本书第三章第一节。

第三十六条 进出境运输工具上的泔水、动植物性废弃物，依照口岸动植物检疫机关的规定处理，不得擅自抛弃。

第三十七条 装载出境的动植物、动植物产品和其他检疫物的运输工具，应当符合动植物检疫和防疫的规定。

第三十八条 进境供拆船用的废旧船舶，由口岸动植物检疫机关实施检疫，发现有本法第十八条规定的名录所列的病虫害的，作除害处理。

第七章 法律责任

第三十九条 违反本法规定，有下列行为之一的，由口岸动植物检疫机关处以罚款：

（一）未报检或者未依法办理检疫审批手续的；

（二）未经口岸动植物检疫机关许可擅自将进境动植物、动植物产品或者其他检疫物卸离运输工具或者运递的；

（三）擅自调离或者处理在口岸动植物检疫机关指定的隔离场所中隔离检疫的动植物的。

第四十条 报检的动植物、动植物产品或者其他检疫物与实际不符的，由口岸动植物检疫机关处以罚款；已取得检疫单证的，予以吊销。

第四十一条 违反本法规定，擅自开拆过境动植物、动植物产品或者其他检疫物的包装的，擅自将过境动植物、动植物产品或者其他检疫物卸离运输工具的，擅自抛弃过境动物的尸体、排泄物、铺垫材料或者其他废弃物的，由动植物检疫机关处以罚款。

第四十二条 违反本法规定，引起重大动植物疫情的，依照刑法有关规定追究刑事责任。

第四十三条 伪造、变造检疫单证、印章、标志、封识，依照刑法有关规定追究刑事责任。

第四十四条 当事人对动植物检疫机关的处罚决定不服的，可以在接到处罚通知之日起十五日内向作出处罚决定的机关的上一级机关申请复议；当事人也可以在接到处罚通知之日起十五日内直接向人民法院起诉。

复议机关应当在接到复议申请之日起六十日内作出复议决定。当事人对复议决定不服的，可以在接到复议决定之日起十五日内向人民法院起诉。复议机关逾期不作出复议决定的，当事人可以在复议期满之日起十五日内向人民法院起诉。

当事人逾期不申请复议也不向人民法院起诉、又不履行处罚决定的，作出处罚决定的机关可以申请人民法院强制执行。

第四十五条 动植物检疫机关检疫人员滥用职权，徇私舞弊，伪造检疫结果，或者玩忽职守，延误检疫出证，构成犯罪的，依法追究刑事责任；不构成犯罪的，给予行政处分。

第八章 附 则

第四十六条 本法下列用语的含义是：

（一）“动物”是指饲养、野生的活动物，如畜、禽、兽、蛇、龟、鱼、虾、蟹、贝、蚕、蜂等；

（二）“动物产品”是指来源于动物未经加工或者虽经加工但仍有可能传播疫病的产品，如生皮张、毛类、肉类、脏器、油脂、动物水产品、奶制品、蛋类、血液、精液、胚胎、骨、蹄、角等；

（三）“植物”是指栽培植物、野生植物及其种子、种苗及其他繁殖材料等；

（四）“植物产品”是指来源于植物未经加工或者虽经加工但仍有可能传播病虫害的产品，如粮食、豆、棉花、油、麻、烟草、籽仁、干果、鲜果、蔬菜、生药材、木材、饲料等；

（五）“其他检疫物”是指动物疫苗、血清、诊断液、动植物性废弃物等。

第四十七条 中华人民共和国缔结或者参加的有关动植物检疫的国际条约与本法有不同规定的，

适用该国际条约的规定。但是，中华人民共和国声明保留的条款除外。

第四十八条 口岸动植物检疫机关实施检疫依照规定收费①。收费办法由国务院农业行政主管部门会同国务院物价等有关主管部门制定。

第四十九条 国务院根据本法制定实施条例。

第五十条 本法自1992年4月1日起施行。1982年6月4日国务院发布的《中华人民共和国进出口动植物检疫条例》同时废止。

第二节 | 《中华人民共和国进出境动植物检疫法实施条例》

一、《中华人民共和国进出境动植物检疫法实施条例》概况

现行的《中华人民共和国进出境动植物检疫法实施条例》（以下简称《进出境动植物检疫法实施条例》）于1996年12月2日由国务院令第206号发布，自1997年1月1日起施行。全文附后。

截至2024年年底，该条例自发布后，未做修订。

（一）用语定义

《进出境动植物检疫法实施条例》第六十四条对《进出境动植物检疫法》和该条例所规范的“植物种子、种苗及其他繁殖材料”“装载容器”“其他有害生物”和“检疫证书”做了明确定义和列举，进一步界定了进出境动植物检疫的管理范围。

1. 植物种子、种苗及其他繁殖材料：指栽培、野生的可供繁殖的植物全株或者部分，如植株、苗木（含试管苗）、果实、种子、砧木、接穗、插条、叶片、芽体、块根、块茎、鳞茎、球茎、花粉、细胞培养材料等。

2. 装载容器：指可以多次使用、易受病虫害污染并用于装载进出境货物的容器，如笼、箱、桶、筐等。

3. 其他有害生物：指动物传染病、寄生虫病和植物危险性病、虫、杂草以外的各种为害动植物的生物有机体、病原微生物，以及软体类、啮齿类、螨类、多足虫类动物和危险性病虫的中间寄主、媒介生物等。

4. 检疫证书：指动植物检疫机关出具的关于动植物、动植物产品和其他检疫物健康或者卫生状况的具有法律效力的文件，如《动物检疫证书》《植物检疫证书》《动物健康证书》《兽医卫生证书》《熏蒸/消毒证书》等。

（二）行政审批事项

《进出境动植物检疫法实施条例》规定了3项行政审批项目：

1. 进境特定动植物及其产品、过境动物检疫审批。(第九条、第十二条)

2. 出境特定动植物及其产品和其他检疫物的生产、加工、存放单位注册登记。(第三十二条)

3. 进出境动植物检疫除害处理单位核准。（第五十五条，从事进出境动植物检疫除害处理的人员资格许可于2020年取消）

---

① 编者注：根据《财政部 发展改革委关于清理规范一批行政事业性收费有关政策的通知》（财税〔2017〕20号），自2017年4月1日起，停征出入境检验检疫费。

二、《进出境动植物检疫法实施条例》全文

中华人民共和国进出境动植物检疫法实施条例

（1996年12月2日中华人民共和国国务院令第206号发布，自1997年1月1日起施行）

第一章　总　则

第一条　根据《中华人民共和国进出境动植物检疫法》（以下简称进出境动植物检疫法）的规定，制定本条例。

第二条　下列各物，依照进出境动植物检疫法和本条例的规定实施检疫：

（一）进境、出境、过境的动植物、动植物产品和其他检疫物；

（二）装载动植物、动植物产品和其他检疫物的装载容器、包装物、铺垫材料；

（三）来自动植物疫区的运输工具；

（四）进境拆解的废旧船舶；

（五）有关法律、行政法规、国际条约规定或者贸易合同约定应当实施进出境动植物检疫的其他货物、物品。

第三条　国务院农业行政主管部门主管全国进出境动植物检疫工作。

中华人民共和国动植物检疫局（以下简称国家动植物检疫局）统一管理全国进出境动植物检疫工作，收集国内外重大动植物疫情，负责国际间进出境动植物检疫的合作与交流。

国家动植物检疫局在对外开放的口岸和进出境动植物检疫业务集中的地点设立的口岸动植物检疫机关，依照进出境动植物检疫法和本条例的规定，实施进出境动植物检疫。

第四条　国（境）外发生重大动植物疫情并可能传入中国时，根据情况采取下列紧急预防措施：

（一）国务院可以对相关边境区域采取控制措施，必要时下令禁止来自动植物疫区的运输工具进境或者封锁有关口岸；

（二）国务院农业行政主管部门可以公布禁止从动植物疫情流行的国家和地区进境的动植物、动植物产品和其他检疫物的名录①；

（三）有关口岸动植物检疫机关可以对可能受病虫害污染的本条例第二条所列进境各物采取紧急检疫处理措施；

（四）受动植物疫情威胁地区的地方人民政府可以立即组织有关部门制定并实施应急方案，同时向上级人民政府和国家动植物检疫局报告。

邮电、运输部门对重大动植物疫情报告和送检材料应当优先传送。

第五条　享有外交、领事特权与豁免的外国机构和人员公用或者自用的动植物、动植物产品和其他检疫物进境，应当依照进出境动植物检疫法和本条例的规定实施检疫；口岸动植物检疫机关查验时，应当遵守有关法律的规定②。

第六条　海关依法配合口岸动植物检疫机关，对进出境动植物、动植物产品和其他检疫物实行

---

① 编者注：目前有效名录包括但不限于：《中华人民共和国进境植物检疫禁止进境物名录》（农业部公告第72号，详见本书第三章第一节）、《禁止从动物疫病流行国家/地区输入的动物及其产品一览表》（详见本书附录2，实时数据可查询海关总署动植物检疫司网站）

② 编者注：《中华人民共和国外交特权与豁免条例》第十八条规定，外交代表的私人行李免受查验，但中国有关机关有重大理由推定其中装有不属于前款规定免税的物品或者中国法律和政府规定禁止运进、运出或者检疫法规规定管制的物品的，可以查验。查验时，须有外交代表或者其授权人员在场。

监管。具体办法由国务院农业行政主管部门会同海关总署制定。

第七条 进出境动植物检疫法所称动植物疫区和动植物疫情流行的国家与地区的名录，由国务院农业行政主管部门确定并公布。

第八条 对贯彻执行进出境动植物检疫法和本条例做出显著成绩的单位和个人，给予奖励。

第二章 检疫审批

第九条 输入动物、动物产品和进出境动植物检疫法第五条第一款所列禁止进境物的检疫审批，由国家动植物检疫局或者其授权的口岸动植物检疫机关负责。

输入植物种子、种苗及其他繁殖材料的检疫审批，由植物检疫条例规定的机关负责①。

第十条 符合下列条件的，方可办理进境检疫审批手续：

（一）输出国家或者地区无重大动植物疫情；

（二）符合中国有关动植物检疫法律、法规、规章的规定；

（三）符合中国与输出国家或者地区签订的有关双边检疫协定（含检疫协议、备忘录等，下同）。

第十一条 检疫审批手续应当在贸易合同或者协议签订前办妥。

第十二条 携带、邮寄植物种子、种苗及其他繁殖材料进境的，必须事先提出申请，办理检疫审批手续；因特殊情况无法事先办理的，携带人或者邮寄人应当在口岸补办检疫审批手续，经审批机关同意并经检疫合格后方准进境。

第十三条 要求运输动物过境的，货主或者其代理人必须事先向国家动植物检疫局提出书面申请，提交输出国家或者地区政府动植物检疫机关出具的疫情证明、输入国家或者地区政府动植物检疫机关出具的准许该动物进境的证件，并说明拟过境的路线，国家动植物检疫局审查同意后，签发《动物过境许可证》。

第十四条 因科学研究等特殊需要，引进进出境动植物检疫法第五条第一款所列禁止进境物的，办理禁止进境物特许检疫审批手续时，货主、物主或者其代理人必须提交书面申请，说明其数量、用途、引进方式、进境后的防疫措施，并附具有关口岸动植物检疫机关签署的意见②。

第十五条 办理进境检疫审批手续后，有下列情况之一的，货主、物主或者其代理人应当重新申请办理检疫审批手续：

（一）变更进境物的品种或者数量的；

（二）变更输出国家或者地区的；

（三）变更进境口岸的；

（四）超过检疫审批有效期的。

第三章 进境检疫

第十六条 进出境动植物检疫法第十一条所称中国法定的检疫要求，是指中国的法律、行政法规和国务院农业行政主管部门规定的动植物检疫要求。

第十七条 国家对向中国输出动植物产品的国外生产、加工、存放单位，实行注册登记制度。具体办法由国务院农业行政主管部门制定。

---

① 编者注：根据《植物检疫条例》第十二条，从国外引进种子、苗木，引进单位应当向所在地的省、自治区、直辖市植物检疫机构提出申请，办理检疫审批手续。但是，国务院有关部门所属的在京单位从国外引进种子、苗木，应当向国务院农业主管部门、林业主管部门所属的植物检疫机构提出申请，办理检疫审批手续。具体办法由国务院农业主管部门、林业主管部门制定。

② 编者注：禁止进境物特许检疫审批相关事宜见《关于优化进境动植物特许检疫审批有关事宜的公告》（海关总署公告2024年第209号），见本书第三章第一节。

第十八条 输入动植物、动植物产品和其他检疫物的，货主或者其代理人应当在进境前或者进境时向进境口岸动植物检疫机关报检。属于调离海关监管区检疫的，运达指定地点时，货主或者其代理人应当通知有关口岸动植物检疫机关。属于转关货物的，货主或者其代理人应当在进境时向进境口岸动植物检疫机关申报；到达指运地时，应当向指运地口岸动植物检疫机关报检。

输入种畜禽及其精液、胚胎的，应当在进境前30日报检；输入其他动物的，应当在进境前15日报检；输入植物种子、种苗及其他繁殖材料的，应当在进境前7日报检。

动植物性包装物、铺垫材料进境时，货主或者其代理人应当及时向口岸动植物检疫机关申报；动植物检疫机关可以根据具体情况对申报物实施检疫。

前款所称动植物性包装物、铺垫材料，是指直接用作包装物、铺垫材料的动物产品和植物、植物产品。

第十九条 向口岸动植物检疫机关报检时，应当填写报检单，并提交输出国家或者地区政府动植物检疫机关出具的检疫证书、产地证书和贸易合同、信用证、发票等单证；依法应当办理检疫审批手续的，还应当提交检疫审批单。无输出国家或者地区政府动植物检疫机关出具的有效检疫证书，或者未依法办理检疫审批手续的，口岸动植物检疫机关可以根据具体情况，作退回或者销毁处理。

第二十条 输入的动植物、动植物产品和其他检疫物运达口岸时，检疫人员可以到运输工具上和货物现场实施检疫，核对货、证是否相符，并可以按照规定采取样品。承运人、货主或者其代理人应当向检疫人员提供装载清单和有关资料。

第二十一条 装载动物的运输工具抵达口岸时，上下运输工具或者接近动物的人员，应当接受口岸动植物检疫机关实施的防疫消毒，并执行其采取的其他现场预防措施。

第二十二条 检疫人员应当按照下列规定实施现场检疫：

（一）动物：检查有无疫病的临床症状。发现疑似感染传染病或者已死亡的动物时，在货主或者押运人的配合下查明情况，立即处理。动物的铺垫材料、剩余饲料和排泄物等，由货主或者其代理人在检疫人员的监督下，作除害处理。

（二）动物产品：检查有无腐败变质现象，容器、包装是否完好。符合要求的，允许卸离运输工具。发现散包、容器破裂的，由货主或者其代理人负责整理完好，方可卸离运输工具。根据情况，对运输工具的有关部位及装载动物产品的容器、外表包装、铺垫材料、被污染场地等进行消毒处理。需要实施实验室检疫的，按照规定采取样品。对易滋生植物害虫或者混藏杂草种子的动物产品，同时实施植物检疫。

（三）植物、植物产品：检查货物和包装物有无病虫害，并按照规定采取样品。发现病虫害并有扩散可能时，及时对该批货物、运输工具和装卸现场采取必要的防疫措施。对来自动物传染病疫区或者易带动物传染病和寄生虫病病原体并用作动物饲料的植物产品，同时实施动物检疫。

（四）动植物性包装物、铺垫材料：检查是否携带病虫害、混藏杂草种子、沾带土壤，并按照规定采取样品。

（五）其他检疫物：检查包装是否完好及是否被病虫害污染。发现破损或者被病虫害污染时，作除害处理。

第二十三条 对船舶、火车装运的大宗动植物产品，应当就地分层检查；限于港口、车站的存放条件，不能就地检查的，经口岸动植物检疫机关同意，也可以边卸载边疏运，将动植物产品运往指定的地点存放。在卸货过程中经检疫发现疫情时，应当立即停止卸货，由货主或者其代理人按照口岸动植物检疫机关的要求，对已卸和未卸货物作除害处理，并采取防止疫情扩散的措施；对被病虫害污染的装卸工具和场地，也应当作除害处理。

第二十四条 输入种用大中家畜的，应当在国家动植物检疫局设立的动物隔离检疫场所隔离检疫45日；输入其他动物的，应当在口岸动植物检疫机关指定的动物隔离检疫场所隔离检疫30日。

动物隔离检疫场所管理办法，由国务院农业行政主管部门制定①。

第二十五条 进境的同一批动植物产品分港卸货时，口岸动植物检疫机关只对本港卸下的货物进行检疫，先期卸货港的口岸动植物检疫机关应当将检疫及处理情况及时通知其他分卸港的口岸动植物检疫机关；需要对外出证的，由卸毕港的口岸动植物检疫机关汇总后统一出具检疫证书。

在分卸港实施检疫中发现疫情并必须进行船上熏蒸、消毒时，由该分卸港的口岸动植物检疫机关统一出具检疫证书，并及时通知其他分卸港的口岸动植物检疫机关。

第二十六条 对输入的动植物、动植物产品和其他检疫物，按照中国的国家标准、行业标准以及国家动植物检疫局的有关规定实施检疫。

第二十七条 输入动植物、动植物产品和其他检疫物，经检疫合格的，由口岸动植物检疫机关在报关单上加盖印章或者签发《检疫放行通知单》；需要调离进境口岸海关监管区检疫的，由进境口岸动植物检疫机关签发《检疫调离通知单》。货主或者其代理人凭口岸动植物检疫机关在报关单上加盖的印章或者签发的《检疫放行通知单》、《检疫调离通知单》办理报关、运递手续。海关对输入的动植物、动植物产品和其他检疫物，凭口岸动植物检疫机关在报关单上加盖的印章或者签发的《检疫放行通知单》、《检疫调离通知单》验放。运输、邮电部门凭单运递，运递期间国内其他检疫机关不再检疫。

第二十八条 输入动植物、动植物产品和其他检疫物，经检疫不合格的，由口岸动植物检疫机关签发《检疫处理通知单》，通知货主或者其代理人在口岸动植物检疫机关的监督和技术指导下，作除害处理；需要对外索赔的，由口岸动植物检疫机关出具检疫证书。

第二十九条 国家动植物检疫局根据检疫需要，并商输出动植物、动植物产品国家或者地区政府有关机关同意，可以派检疫人员进行预检、监装或者产地疫情调查。

第三十条 海关、边防等部门截获的非法进境的动植物、动植物产品和其他检疫物，应当就近交由口岸动植物检疫机关检疫。

第四章　出境检疫

第三十一条 货主或者其代理人依法办理动植物、动植物产品和其他检疫物的出境报检手续时，应当提供贸易合同或者协议。

第三十二条 对输入国要求中国对向其输出的动植物、动植物产品和其他检疫物的生产、加工、存放单位注册登记的，口岸动植物检疫机关可以实行注册登记，并报国家动植物检疫局备案。

第三十三条 输出动物，出境前需经隔离检疫的，在口岸动植物检疫机关指定的隔离场所检疫。输出植物、动植物产品和其他检疫物的，在仓库或者货场实施检疫；根据需要，也可以在生产、加工过程中实施检疫。

待检出境植物、动植物产品和其他检疫物，应当数量齐全、包装完好、堆放整齐、唛头标记明显。

第三十四条 输出动植物、动植物产品和其他检疫物的检疫依据：

（一）输入国家或者地区和中国有关动植物检疫规定；

（二）双边检疫协定；

（三）贸易合同中订明的检疫要求。

第三十五条 经启运地口岸动植物检疫机关检疫合格的动植物、动植物产品和其他检疫物，运达出境口岸时，按照下列规定办理：

---

① 编者注：见《进境动物隔离检疫场使用监督管理办法》（国家质检总局令第122号公布，根据海关总署令第238号、第240号、第243号修正），见本书第二章第二节。

（一）动物应当经出境口岸动植物检疫机关临床检疫或者复检；

（二）植物、动植物产品和其他检疫物从启运地随原运输工具出境的，由出境口岸动植物检疫机关验证放行；改换运输工具出境的，换证放行；

（三）植物、动植物产品和其他检疫物到达出境口岸后拼装的，因变更输入国家或者地区而有不同检疫要求的，或者超过规定的检疫有效期的，应当重新报检。

第三十六条 输出动植物、动植物产品和其他检疫物，经启运地口岸动植物检疫机关检疫合格的，运往出境口岸时，运输、邮电部门凭启运地口岸动植物检疫机关签发的检疫单证运递，国内其他检疫机关不再检疫。

第五章 过境检疫

第三十七条 运输动植物、动植物产品和其他检疫物过境（含转运，下同）的，承运人或者押运人应当持货运单和输出国家或者地区政府动植物检疫机关出具的证书，向进境口岸动植物检疫机关报检；运输动物过境的，还应当同时提交国家动植物检疫局签发的《动物过境许可证》。

第三十八条 过境动物运达进境口岸时，由进境口岸动植物检疫机关对运输工具、容器的外表进行消毒并对动物进行临床检疫，经检疫合格的，准予过境。进境口岸动植物检疫机关可以派检疫人员监运至出境口岸，出境口岸动植物检疫机关不再检疫。

第三十九条 装载过境植物、动植物产品和其他检疫物的运输工具和包装物、装载容器必须完好。经口岸动植物检疫机关检查，发现运输工具或者包装物、装载容器有可能造成途中散漏的，承运人或者押运人应当按照口岸动植物检疫机关的要求，采取密封措施；无法采取密封措施的，不准过境。

第六章 携带、邮寄物检疫

第四十条 携带、邮寄植物种子、种苗及其他繁殖材料进境，未依法办理检疫审批手续的，由口岸动植物检疫机关作退回或者销毁处理。邮件作退回处理的，由口岸动植物检疫机关在邮件及发递单上批注退回原因；邮件作销毁处理的，由口岸动植物检疫机关签发通知单，通知寄件人。

第四十一条 携带动植物、动植物产品和其他检疫物进境的，进境时必须向海关申报并接受口岸动植物检疫机关检疫。海关应当将申报或者查获的动植物、动植物产品和其他检疫物及时交由口岸动植物检疫机关检疫。未经检疫的，不得携带进境。

第四十二条 口岸动植物检疫机关可以在港口、机场、车站的旅客通道、行李提取处等现场进行检查，对可能携带动植物、动植物产品和其他检疫物而未申报的，可以进行查询并抽检其物品，必要时可以开包（箱）检查。

旅客进出境检查现场应当设立动植物检疫台位和标志。

第四十三条 携带动物进境的，必须持有输出动物的国家或者地区政府动植物检疫机关出具的检疫证书，经检疫合格后放行；携带犬、猫等宠物进境的，还必须持有疫苗接种证书。没有检疫证书、疫苗接种证书的，由口岸动植物检疫机关作限期退回或者没收销毁处理。作限期退回处理的，携带人必须在规定的时间内持口岸动植物检疫机关签发的截留凭证，领取并携带出境；逾期不领取的，作自动放弃处理。

携带植物、动植物产品和其他检疫物进境，经现场检疫合格的，当场放行；需要作实验室检疫或者隔离检疫的，由口岸动植物检疫机关签发截留凭证。截留检疫合格的，携带人持截留凭证向口岸动植物检疫机关领回；逾期不领回的，作自动放弃处理。

禁止携带、邮寄进出境动植物检疫法第二十九条规定的名录所列动植物、动植物产品和其他检疫物进境。

第四十四条 邮寄进境的动植物、动植物产品和其他检疫物，由口岸动植物检疫机关在国际邮件互换局（含国际邮件快递公司及其他经营国际邮件的单位，以下简称邮局）实施检疫。邮局应当提供必要的工作条件。

经现场检疫合格的，由口岸动植物检疫机关加盖检疫放行章，交邮局运递。需要作实验室检疫或者隔离检疫的，口岸动植物检疫机关应当向邮局办理交接手续；检疫合格的，加盖检疫放行章，交邮局运递。

第四十五条 携带、邮寄进境的动植物、动植物产品和其他检疫物，经检疫不合格又无有效方法作除害处理的，作退回或者销毁处理，并签发《检疫处理通知单》交携带人、寄件人。

第七章 运输工具检疫

第四十六条 口岸动植物检疫机关对来自动植物疫区的船舶、飞机、火车，可以登船、登机、登车实施现场检疫。有关运输工具负责人应当接受检疫人员的询问并在询问记录上签字，提供运行日志和装载货物的情况，开启舱室接受检疫。

口岸动植物检疫机关应当对前款运输工具可能隐藏病虫害的餐车、配餐间、厨房、储藏室、食品舱等动植物产品存放、使用场所和泔水、动植物性废弃物的存放场所以及集装箱箱体等区域或者部位，实施检疫；必要时，作防疫消毒处理。

第四十七条 来自动植物疫区的船舶、飞机、火车，经检疫发现有进出境动植物检疫法第十八条规定的名录所列病虫害的，必须作熏蒸、消毒或者其他除害处理。发现有禁止进境的动植物、动植物产品和其他检疫物的，必须作封存或者销毁处理；作封存处理的，在中国境内停留或者运行期间，未经口岸动植物检疫机关许可，不得启封动用。对运输工具上的泔水、动植物性废弃物及其存放场所、容器，应当在口岸动植物检疫机关的监督下作除害处理。

第四十八条 来自动植物疫区的进境车辆，由口岸动植物检疫机关作防疫消毒处理。装载进境动植物、动植物产品和其他检疫物的车辆，经检疫发现病虫害的，连同货物一并作除害处理。装运供应香港、澳门地区的动物的回空车辆，实施整车防疫消毒。

第四十九条 进境拆解的废旧船舶，由口岸动植物检疫机关实施检疫。发现病虫害的，在口岸动植物检疫机关监督下作除害处理。发现有禁止进境的动植物、动植物产品和其他检疫物的，在口岸动植物检疫机关的监督下作销毁处理。

第五十条 来自动植物疫区的进境运输工具经检疫或者经消毒处理合格后，运输工具负责人或者其代理人要求出证的，由口岸动植物检疫机关签发《运输工具检疫证书》或者《运输工具消毒证书》。

第五十一条 进境、过境运输工具在中国境内停留期间，交通员工和其他人员不得将所装载的动植物、动植物产品和其他检疫物带离运输工具；需要带离时，应当向口岸动植物检疫机关报检。

第五十二条 装载动物出境的运输工具，装载前应当在口岸动植物检疫机关监督下进行消毒处理。

装载植物、动植物产品和其他检疫物出境的运输工具，应当符合国家有关动植物防疫和检疫的规定。发现危险性病虫害或者超过规定标准的一般性病虫害的，作除害处理后方可装运。

第八章 检疫监督

第五十三条 国家动植物检疫局和口岸动植物检疫机关对进出境动植物、动植物产品的生产、加工、存放过程，实行检疫监督制度。具体办法由国务院农业行政主管部门制定。

第五十四条 进出境动物和植物种子、种苗及其他繁殖材料，需要隔离饲养、隔离种植的，在隔离期间，应当接受口岸动植物检疫机关的检疫监督。

第五十五条 从事进出境动植物检疫熏蒸、消毒处理业务的单位和人员，必须经口岸动植物检疫机关考核合格。

口岸动植物检疫机关对熏蒸、消毒工作进行监督、指导，并负责出具熏蒸、消毒证书。

第五十六条 口岸动植物检疫机关可以根据需要，在机场、港口、车站、仓库、加工厂、农场等生产、加工、存放进出境动植物、动植物产品和其他检疫物的场所实施动植物疫情监测，有关单位应当配合。

未经口岸动植物检疫机关许可，不得移动或者损坏动植物疫情监测器具。

第五十七条 口岸动植物检疫机关根据需要，可以对运载进出境动植物、动植物产品和其他检疫物的运输工具、装载容器加施动植物检疫封识或者标志；未经口岸动植物检疫机关许可，不得开拆或者损毁检疫封识、标志。

动植物检疫封识和标志由国家动植物检疫局统一制发。

第五十八条 进境动植物、动植物产品和其他检疫物，装载动植物、动植物产品和其他检疫物的装载容器、包装物，运往保税区（含保税工厂、保税仓库等）的，在进境口岸依法实施检疫；口岸动植物检疫机关可以根据具体情况实施检疫监督；经加工复运出境的，依照进出境动植物检疫法和本条例有关出境检疫的规定办理。

第九章 法律责任

第五十九条 有下列违法行为之一的，由口岸动植物检疫机关处5000元以下的罚款：

（一）未报检或者未依法办理检疫审批手续或者未按检疫审批的规定执行的；

（二）报检的动植物、动植物产品和其他检疫物与实际不符的。

有前款第（二）项所列行为，已取得检疫单证的，予以吊销。

第六十条 有下列违法行为之一的，由口岸动植物检疫机关处3000元以上3万元以下的罚款：

（一）未经口岸动植物检疫机关许可擅自将进境、过境动植物、动植物产品和其他检疫物卸离运输工具或者运递的；

（二）擅自调离或者处理在口岸动植物检疫机关指定的隔离场所中隔离检疫的动植物的；

（三）擅自开拆过境动植物、动植物产品和其他检疫物的包装，或者擅自开拆、损毁动植物检疫封识或者标志的；

（四）擅自抛弃过境动物的尸体、排泄物、铺垫材料或者其他废弃物，或者未按规定处理运输工具上的泔水、动植物性废弃物的。

第六十一条 依照本条例第十七条、第三十二条的规定注册登记的生产、加工、存放动植物、动植物产品和其他检疫物的单位，进出境的上述物品经检疫不合格的，除依照本法有关规定作退回、销毁或者除害处理外，情节严重的，由口岸动植物检疫机关注销注册登记。

第六十二条 有下列违法行为之一的，依法追究刑事责任；尚不构成犯罪或者犯罪情节显著轻微依法不需要判处刑罚的，由口岸动植物检疫机关处2万元以上5万元以下的罚款：

（一）引起重大动植物疫情的；

（二）伪造、变造动植物检疫单证、印章、标志、封识的。

第六十三条 从事进出境动植物检疫熏蒸、消毒处理业务的单位和人员，不按照规定进行熏蒸和消毒处理的，口岸动植物检疫机关可以视情节取消其熏蒸、消毒资格。

第十章 附 则

第六十四条 进出境动植物检疫法和本条例下列用语的含义：

（一）“植物种子、种苗及其他繁殖材料”，是指栽培、野生的可供繁殖的植物全株或者部分，如植株、苗木（含试管苗）、果实、种子、砧木、接穗、插条、叶片、芽体、块根、块茎、鳞茎、球茎、花粉、细胞培养材料等；

（二）“装载容器”，是指可以多次使用、易受病虫害污染并用于装载进出境货物的容器，如笼、箱、桶、筐等；

（三）“其他有害生物”，是指动物传染病、寄生虫病和植物危险性病、虫、杂草以外的各种为害动植物的生物有机体、病原微生物，以及软体类、啮齿类、螨类、多足虫类动物和危险性病虫的中间寄主、媒介生物等；

（四）“检疫证书”，是指动植物检疫机关出具的关于动植物、动植物产品和其他检疫物健康或者卫生状况的具有法律效力的文件，如《动物检疫证书》、《植物检疫证书》、《动物健康证书》、《兽医卫生证书》、《熏蒸/消毒证书》等。

第六十五条 对进出境动植物、动植物产品和其他检疫物因实施检疫或者按照规定作熏蒸、消毒、退回、销毁等处理所需费用或者招致的损失，由货主、物主或者其代理人承担。

第六十六条 口岸动植物检疫机关依法实施检疫，需要采取样品时，应当出具采样凭单；验余的样品，货主、物主或者其代理人应当在规定的期限内领回；逾期不领回的，由口岸动植物检疫机关按照规定处理。

第六十七条 贸易性动物产品出境的检疫机关，由国务院根据情况规定。

第六十八条 本条例自1997年1月1日起施行。

第三节｜《中华人民共和国生物安全法》

一、《中华人民共和国生物安全法》概况

《中华人民共和国生物安全法》（以下简称《生物安全法》）于2020年10月17日经第十三届全国人民代表大会常务委员会第二十二次会议通过，由中华人民共和国主席令第56号发布，自2021年4月15日起施行。

（一）用语定义

《生物安全法》第二条规定了“生物安全”的定义。

生物安全：指国家有效防范和应对危险生物因子及相关因素威胁，生物技术能够稳定健康发展，人民生命健康和生态系统相对处于没有危险和不受威胁的状态，生物领域具备维护国家安全和持续发展的能力。

《生物安全法》第八十五条规定了该法中有关术语的定义。

生物因子：指动物、植物、微生物、生物毒素及其他生物活性物质。

重大新发突发传染病：指我国境内首次出现或者已经宣布消灭再次发生，或者突然发生，造成或者可能造成公众健康和生命安全严重损害，引起社会恐慌，影响社会稳定的传染病。

重大新发突发动物疫情：指我国境内首次发生或者已经宣布消灭的动物疫病再次发生，或者发病率、死亡率较高的潜伏动物疫病突然发生并迅速传播，给养殖业生产安全造成严重威胁、危害，以及可能对公众健康和生命安全造成危害的情形。

重大新发突发植物疫情：指我国境内首次发生或者已经宣布消灭的严重危害植物的真菌、细菌、病毒、昆虫、线虫、杂草、害鼠、软体动物等再次引发病虫害，或者本地有害生物突然大范围发生并迅速传播，对农作物、林木等植物造成严重危害的情形。

生物技术研究、开发与应用：指通过科学和工程原理认识、改造、合成、利用生物而从事的科

学研究、技术开发与应用等活动。

病原微生物：指可以侵犯人、动物引起感染甚至传染病的微生物，包括病毒、细菌、真菌、立克次体、寄生虫等。

植物有害生物：指能够对农作物、林木等植物造成危害的真菌、细菌、病毒、昆虫、线虫、杂草、害鼠、软体动物等生物。

人类遗传资源：包括人类遗传资源材料和人类遗传资源信息。人类遗传资源材料是指含有人体基因组、基因等遗传物质的器官、组织、细胞等遗传材料。人类遗传资源信息是指利用人类遗传资源材料产生的数据等信息资料。

微生物耐药：指微生物对抗微生物药物产生抗性，导致抗微生物药物不能有效控制微生物的感染。

生物武器：指类型和数量不属于预防、保护或者其他和平用途所正当需要的、任何来源或者任何方法产生的微生物剂、其他生物剂以及生物毒素；也包括为将上述生物剂、生物毒素使用于敌对目的或者武装冲突而设计的武器、设备或者运载工具。

生物恐怖：指故意使用致病性微生物、生物毒素等实施袭击，损害人类或者动植物健康，引起社会恐慌，企图达到特定政治目的的行为。

二、《生物安全法》第一次修正

根据2024年4月26日第十四届全国人民代表大会常务委员会第九次会议《关于修改〈中华人民共和国农业技术推广法〉、〈中华人民共和国未成年人保护法〉、〈中华人民共和国生物安全法〉的决定》修正。

（一）修改决定（节选）

三、对《中华人民共和国生物安全法》作出修改

（一）将第五十四条第二款、第五十六条、第五十七条、第七十九条、第八十条中的“科学技术主管部门”修改为“卫生健康主管部门”。

（二）将第五十四条第三款修改为：“国务院卫生健康、科学技术、自然资源、生态环境、农业农村、林业草原、中医药主管部门根据职责分工，组织开展生物资源调查，制定重要生物资源申报登记办法。”

（二）修改前内容

第五十四条　国家开展人类遗传资源和生物资源调查。

国务院科学技术主管部门组织开展我国人类遗传资源调查，制定重要遗传家系和特定地区人类遗传资源申报登记办法。

国务院科学技术、自然资源、生态环境、卫生健康、农业农村、林业草原、中医药主管部门根据职责分工，组织开展生物资源调查，制定重要生物资源申报登记办法。

三、《生物安全法》全文

中华人民共和国生物安全法

（2020年10月17日第十三届全国人民代表大会常务委员会第二十二次会议通过，根据2024年4月26日第十四届全国人民代表大会常务委员会第九次会议《关于修改〈中华人民共和国农业技术推广法〉、〈中华人民共和国未成年人保护法〉、〈中华人民共和国生物安全法〉的决定》修正）

第一章　总　则

第一条　为了维护国家安全，防范和应对生物安全风险，保障人民生命健康，保护生物资源和生态环境，促进生物技术健康发展，推动构建人类命运共同体，实现人与自然和谐共生，制定本法。

第二条　本法所称生物安全，是指国家有效防范和应对危险生物因子及相关因素威胁，生物技术能够稳定健康发展，人民生命健康和生态系统相对处于没有危险和不受威胁的状态，生物领域具备维护国家安全和持续发展的能力。

从事下列活动，适用本法：

（一）防控重大新发突发传染病、动植物疫情；

（二）生物技术研究、开发与应用；

（三）病原微生物实验室生物安全管理；

（四）人类遗传资源与生物资源安全管理；

（五）防范外来物种入侵与保护生物多样性；

（六）应对微生物耐药；

（七）防范生物恐怖袭击与防御生物武器威胁；

（八）其他与生物安全相关的活动。

第三条　生物安全是国家安全的重要组成部分。维护生物安全应当贯彻总体国家安全观，统筹发展和安全，坚持以人为本、风险预防、分类管理、协同配合的原则。

第四条　坚持中国共产党对国家生物安全工作的领导，建立健全国家生物安全领导体制，加强国家生物安全风险防控和治理体系建设，提高国家生物安全治理能力。

第五条　国家鼓励生物科技创新，加强生物安全基础设施和生物科技人才队伍建设，支持生物产业发展，以创新驱动提升生物科技水平，增强生物安全保障能力。

第六条　国家加强生物安全领域的国际合作，履行中华人民共和国缔结或者参加的国际条约规定的义务，支持参与生物科技交流合作与生物安全事件国际救援，积极参与生物安全国际规则的研究与制定，推动完善全球生物安全治理。

第七条　各级人民政府及其有关部门应当加强生物安全法律法规和生物安全知识宣传普及工作，引导基层群众性自治组织、社会组织开展生物安全法律法规和生物安全知识宣传，促进全社会生物安全意识的提升。

相关科研院校、医疗机构以及其他企业事业单位应当将生物安全法律法规和生物安全知识纳入教育培训内容，加强学生、从业人员生物安全意识和伦理意识的培养。

新闻媒体应当开展生物安全法律法规和生物安全知识公益宣传，对生物安全违法行为进行舆论监督，增强公众维护生物安全的社会责任意识。

第八条　任何单位和个人不得危害生物安全。

任何单位和个人有权举报危害生物安全的行为；接到举报的部门应当及时依法处理。

第九条　对在生物安全工作中做出突出贡献的单位和个人，县级以上人民政府及其有关部门按照国家规定予以表彰和奖励。

第二章　生物安全风险防控体制

第十条　中央国家安全领导机构负责国家生物安全工作的决策和议事协调，研究制定、指导实施国家生物安全战略和有关重大方针政策，统筹协调国家生物安全的重大事项和重要工作，建立国家生物安全工作协调机制。

省、自治区、直辖市建立生物安全工作协调机制，组织协调、督促推进本行政区域内生物安全相关工作。

第十一条 国家生物安全工作协调机制由国务院卫生健康、农业农村、科学技术、外交等主管部门和有关军事机关组成，分析研判国家生物安全形势，组织协调、督促推进国家生物安全相关工作。国家生物安全工作协调机制设立办公室，负责协调机制的日常工作。

国家生物安全工作协调机制成员单位和国务院其他有关部门根据职责分工，负责生物安全相关工作。

第十二条 国家生物安全工作协调机制设立专家委员会，为国家生物安全战略研究、政策制定及实施提供决策咨询。

国务院有关部门组织建立相关领域、行业的生物安全技术咨询专家委员会，为生物安全工作提供咨询、评估、论证等技术支撑。

第十三条 地方各级人民政府对本行政区域内生物安全工作负责。

县级以上地方人民政府有关部门根据职责分工，负责生物安全相关工作。

基层群众性自治组织应当协助地方人民政府以及有关部门做好生物安全风险防控、应急处置和宣传教育等工作。

有关单位和个人应当配合做好生物安全风险防控和应急处置等工作。

第十四条 国家建立生物安全风险监测预警制度。国家生物安全工作协调机制组织建立国家生物安全风险监测预警体系，提高生物安全风险识别和分析能力。

第十五条 国家建立生物安全风险调查评估制度。国家生物安全工作协调机制应当根据风险监测的数据、资料等信息，定期组织开展生物安全风险调查评估。

有下列情形之一的，有关部门应当及时开展生物安全风险调查评估，依法采取必要的风险防控措施：

（一）通过风险监测或者接到举报发现可能存在生物安全风险；

（二）为确定监督管理的重点领域、重点项目，制定、调整生物安全相关名录或者清单；

（三）发生重大新发突发传染病、动植物疫情等危害生物安全的事件；

（四）需要调查评估的其他情形。

第十六条 国家建立生物安全信息共享制度。国家生物安全工作协调机制组织建立统一的国家生物安全信息平台，有关部门应当将生物安全数据、资料等信息汇交国家生物安全信息平台，实现信息共享。

第十七条 国家建立生物安全信息发布制度。国家生物安全总体情况、重大生物安全风险警示信息、重大生物安全事件及其调查处理信息等重大生物安全信息，由国家生物安全工作协调机制成员单位根据职责分工发布；其他生物安全信息由国务院有关部门和县级以上地方人民政府及其有关部门根据职责权限发布。

任何单位和个人不得编造、散布虚假的生物安全信息。

第十八条 国家建立生物安全名录和清单制度。国务院及其有关部门根据生物安全工作需要，对涉及生物安全的材料、设备、技术、活动、重要生物资源数据、传染病、动植物疫病、外来入侵物种等制定、公布名录或者清单，并动态调整。

第十九条 国家建立生物安全标准制度。国务院标准化主管部门和国务院其他有关部门根据职责分工，制定和完善生物安全领域相关标准。

国家生物安全工作协调机制组织有关部门加强不同领域生物安全标准的协调和衔接，建立和完善生物安全标准体系。

第二十条 国家建立生物安全审查制度。对影响或者可能影响国家安全的生物领域重大事项和活动，由国务院有关部门进行生物安全审查，有效防范和化解生物安全风险。

第二十一条 国家建立统一领导、协同联动、有序高效的生物安全应急制度。

国务院有关部门应当组织制定相关领域、行业生物安全事件应急预案，根据应急预案和统一部署开展应急演练、应急处置、应急救援和事后恢复等工作。

县级以上地方人民政府及其有关部门应当制定并组织、指导和督促相关企业事业单位制定生物安全事件应急预案，加强应急准备、人员培训和应急演练，开展生物安全事件应急处置、应急救援和事后恢复等工作。

中国人民解放军、中国人民武装警察部队按照中央军事委员会的命令，依法参加生物安全事件应急处置和应急救援工作。

第二十二条 国家建立生物安全事件调查溯源制度。发生重大新发突发传染病、动植物疫情和不明原因的生物安全事件，国家生物安全工作协调机制应当组织开展调查溯源，确定事件性质，全面评估事件影响，提出意见建议。

第二十三条 国家建立首次进境或者暂停后恢复进境的动植物、动植物产品、高风险生物因子国家准入制度。

进出境的人员、运输工具、集装箱、货物、物品、包装物和国际航行船舶压舱水排放等应当符合我国生物安全管理要求。

海关对发现的进出境和过境生物安全风险，应当依法处置。经评估为生物安全高风险的人员、运输工具、货物、物品等，应当从指定的国境口岸进境，并采取严格的风险防控措施。

第二十四条 国家建立境外重大生物安全事件应对制度。境外发生重大生物安全事件的，海关依法采取生物安全紧急防控措施，加强证件核验，提高查验比例，暂停相关人员、运输工具、货物、物品等进境。必要时经国务院同意，可以采取暂时关闭有关口岸、封锁有关国境等措施。

第二十五条 县级以上人民政府有关部门应当依法开展生物安全监督检查工作，被检查单位和个人应当配合，如实说明情况，提供资料，不得拒绝、阻挠。

涉及专业技术要求较高、执法业务难度较大的监督检查工作，应当有生物安全专业技术人员参加。

第二十六条 县级以上人民政府有关部门实施生物安全监督检查，可以依法采取下列措施：

（一）进入被检查单位、地点或者涉嫌实施生物安全违法行为的场所进行现场监测、勘查、检查或者核查；

（二）向有关单位和个人了解情况；

（三）查阅、复制有关文件、资料、档案、记录、凭证等；

（四）查封涉嫌实施生物安全违法行为的场所、设施；

（五）扣押涉嫌实施生物安全违法行为的工具、设备以及相关物品；

（六）法律法规规定的其他措施。

有关单位和个人的生物安全违法信息应当依法纳入全国信用信息共享平台。

第三章　防控重大新发突发传染病、动植物疫情

第二十七条 国务院卫生健康、农业农村、林业草原、海关、生态环境主管部门应当建立新发突发传染病、动植物疫情、进出境检疫、生物技术环境安全监测网络，组织监测站点布局、建设，完善监测信息报告系统，开展主动监测和病原检测，并纳入国家生物安全风险监测预警体系。

第二十八条 疾病预防控制机构、动物疫病预防控制机构、植物病虫害预防控制机构（以下统称专业机构）应当对传染病、动植物疫病和列入监测范围的不明原因疾病开展主动监测，收集、分析、报告监测信息，预测新发突发传染病、动植物疫病的发生、流行趋势。

国务院有关部门、县级以上地方人民政府及其有关部门应当根据预测和职责权限及时发布预警，

并采取相应的防控措施。

第二十九条 任何单位和个人发现传染病、动植物疫病的，应当及时向医疗机构、有关专业机构或者部门报告。

医疗机构、专业机构及其工作人员发现传染病、动植物疫病或者不明原因的聚集性疾病的，应当及时报告，并采取保护性措施。

依法应当报告的，任何单位和个人不得瞒报、谎报、缓报、漏报，不得授意他人瞒报、谎报、缓报，不得阻碍他人报告。

第三十条 国家建立重大新发突发传染病、动植物疫情联防联控机制。

发生重大新发突发传染病、动植物疫情，应当依照有关法律法规和应急预案的规定及时采取控制措施；国务院卫生健康、农业农村、林业草原主管部门应当立即组织疫情会商研判，将会商研判结论向中央国家安全领导机构和国务院报告，并通报国家生物安全工作协调机制其他成员单位和国务院其他有关部门。

发生重大新发突发传染病、动植物疫情，地方各级人民政府统一履行本行政区域内疫情防控职责，加强组织领导，开展群防群控、医疗救治，动员和鼓励社会力量依法有序参与疫情防控工作。

第三十一条 国家加强国境、口岸传染病和动植物疫情联合防控能力建设，建立传染病、动植物疫情防控国际合作网络，尽早发现、控制重大新发突发传染病、动植物疫情。

第三十二条 国家保护野生动物，加强动物防疫，防止动物源性传染病传播。

第三十三条 国家加强对抗生素药物等抗微生物药物使用和残留的管理，支持应对微生物耐药的基础研究和科技攻关。

县级以上人民政府卫生健康主管部门应当加强对医疗机构合理用药的指导和监督，采取措施防止抗微生物药物的不合理使用。县级以上人民政府农业农村、林业草原主管部门应当加强对农业生产中合理用药的指导和监督，采取措施防止抗微生物药物的不合理使用，降低在农业生产环境中的残留。

国务院卫生健康、农业农村、林业草原、生态环境等主管部门和药品监督管理部门应当根据职责分工，评估抗微生物药物残留对人体健康、环境的危害，建立抗微生物药物污染物指标评价体系。

第四章　生物技术研究、开发与应用安全

第三十四条 国家加强对生物技术研究、开发与应用活动的安全管理，禁止从事危及公众健康、损害生物资源、破坏生态系统和生物多样性等危害生物安全的生物技术研究、开发与应用活动。

从事生物技术研究、开发与应用活动，应当符合伦理原则。

第三十五条 从事生物技术研究、开发与应用活动的单位应当对本单位生物技术研究、开发与应用的安全负责，采取生物安全风险防控措施，制定生物安全培训、跟踪检查、定期报告等工作制度，强化过程管理。

第三十六条 国家对生物技术研究、开发活动实行分类管理。根据对公众健康、工业农业、生态环境等造成危害的风险程度，将生物技术研究、开发活动分为高风险、中风险、低风险三类。

生物技术研究、开发活动风险分类标准及名录由国务院科学技术、卫生健康、农业农村等主管部门根据职责分工，会同国务院其他有关部门制定、调整并公布。

第三十七条 从事生物技术研究、开发活动，应当遵守国家生物技术研究开发安全管理规范。

从事生物技术研究、开发活动，应当进行风险类别判断，密切关注风险变化，及时采取应对措施。

第三十八条 从事高风险、中风险生物技术研究、开发活动，应当由在我国境内依法成立的法人组织进行，并依法取得批准或者进行备案。

从事高风险、中风险生物技术研究、开发活动，应当进行风险评估，制定风险防控计划和生物安全事件应急预案，降低研究、开发活动实施的风险。

第三十九条 国家对涉及生物安全的重要设备和特殊生物因子实行追溯管理。购买或者引进列入管控清单的重要设备和特殊生物因子，应当进行登记，确保可追溯，并报国务院有关部门备案。

个人不得购买或者持有列入管控清单的重要设备和特殊生物因子。

第四十条 从事生物医学新技术临床研究，应当通过伦理审查，并在具备相应条件的医疗机构内进行；进行人体临床研究操作的，应当由符合相应条件的卫生专业技术人员执行。

第四十一条 国务院有关部门依法对生物技术应用活动进行跟踪评估，发现存在生物安全风险的，应当及时采取有效补救和管控措施。

第五章　病原微生物实验室生物安全

第四十二条 国家加强对病原微生物实验室生物安全的管理，制定统一的实验室生物安全标准。病原微生物实验室应当符合生物安全国家标准和要求。

从事病原微生物实验活动，应当严格遵守有关国家标准和实验室技术规范、操作规程，采取安全防范措施。

第四十三条 国家根据病原微生物的传染性、感染后对人和动物的个体或者群体的危害程度，对病原微生物实行分类管理。

从事高致病性或者疑似高致病性病原微生物样本采集、保藏、运输活动，应当具备相应条件，符合生物安全管理规范。具体办法由国务院卫生健康、农业农村主管部门制定。

第四十四条 设立病原微生物实验室，应当依法取得批准或者进行备案。

个人不得设立病原微生物实验室或者从事病原微生物实验活动。

第四十五条 国家根据对病原微生物的生物安全防护水平，对病原微生物实验室实行分等级管理。

从事病原微生物实验活动应当在相应等级的实验室进行。低等级病原微生物实验室不得从事国家病原微生物目录规定应当在高等级病原微生物实验室进行的病原微生物实验活动。

第四十六条 高等级病原微生物实验室从事高致病性或者疑似高致病性病原微生物实验活动，应当经省级以上人民政府卫生健康或者农业农村主管部门批准，并将实验活动情况向批准部门报告。

对我国尚未发现或者已经宣布消灭的病原微生物，未经批准不得从事相关实验活动。

第四十七条 病原微生物实验室应当采取措施，加强对实验动物的管理，防止实验动物逃逸，对使用后的实验动物按照国家规定进行无害化处理，实现实验动物可追溯。禁止将使用后的实验动物流入市场。

病原微生物实验室应当加强对实验活动废弃物的管理，依法对废水、废气以及其他废弃物进行处置，采取措施防止污染。

第四十八条 病原微生物实验室的设立单位负责实验室的生物安全管理，制定科学、严格的管理制度，定期对有关生物安全规定的落实情况进行检查，对实验室设施、设备、材料等进行检查、维护和更新，确保其符合国家标准。

病原微生物实验室设立单位的法定代表人和实验室负责人对实验室的生物安全负责。

第四十九条 病原微生物实验室的设立单位应当建立和完善安全保卫制度，采取安全保卫措施，保障实验室及其病原微生物的安全。

国家加强对高等级病原微生物实验室的安全保卫。高等级病原微生物实验室应当接受公安机关等部门有关实验室安全保卫工作的监督指导，严防高致病性病原微生物泄漏、丢失和被盗、被抢。

国家建立高等级病原微生物实验室人员进入审核制度。进入高等级病原微生物实验室的人员应当经实验室负责人批准。对可能影响实验室生物安全的，不予批准；对批准进入的，应当采取安全保障措施。

第五十条 病原微生物实验室的设立单位应当制定生物安全事件应急预案，定期组织开展人员培训和应急演练。发生高致病性病原微生物泄漏、丢失和被盗、被抢或者其他生物安全风险的，应当按照应急预案的规定及时采取控制措施，并按照国家规定报告。

第五十一条 病原微生物实验室所在地省级人民政府及其卫生健康主管部门应当加强实验室所在地感染性疾病医疗资源配置，提高感染性疾病医疗救治能力。

第五十二条 企业对涉及病原微生物操作的生产车间的生物安全管理，依照有关病原微生物实验室的规定和其他生物安全管理规范进行。

涉及生物毒素、植物有害生物及其他生物因子操作的生物安全实验室的建设和管理，参照有关病原微生物实验室的规定执行。

第六章 人类遗传资源与生物资源安全

第五十三条 国家加强对我国人类遗传资源和生物资源采集、保藏、利用、对外提供等活动的管理和监督，保障人类遗传资源和生物资源安全。

国家对我国人类遗传资源和生物资源享有主权。

第五十四条 国家开展人类遗传资源和生物资源调查。

国务院卫生健康主管部门组织开展我国人类遗传资源调查，制定重要遗传家系和特定地区人类遗传资源申报登记办法。

国务院卫生健康、科学技术、自然资源、生态环境、农业农村、林业草原、中医药主管部门根据职责分工，组织开展生物资源调查，制定重要生物资源申报登记办法。

第五十五条 采集、保藏、利用、对外提供我国人类遗传资源，应当符合伦理原则，不得危害公众健康、国家安全和社会公共利益。

第五十六条 从事下列活动，应当经国务院卫生健康主管部门批准：

（一）采集我国重要遗传家系、特定地区人类遗传资源或者采集国务院卫生健康主管部门规定的种类、数量的人类遗传资源；

（二）保藏我国人类遗传资源；

（三）利用我国人类遗传资源开展国际科学研究合作；

（四）将我国人类遗传资源材料运送、邮寄、携带出境。

前款规定不包括以临床诊疗、采供血服务、查处违法犯罪、兴奋剂检测和殡葬等为目的采集、保藏人类遗传资源及开展的相关活动。

为了取得相关药品和医疗器械在我国上市许可，在临床试验机构利用我国人类遗传资源开展国际合作临床试验、不涉及人类遗传资源出境的，不需要批准；但是，在开展临床试验前应当将拟使用的人类遗传资源种类、数量及用途向国务院卫生健康主管部门备案。

境外组织、个人及其设立或者实际控制的机构不得在我国境内采集、保藏我国人类遗传资源，不得向境外提供我国人类遗传资源。

第五十七条 将我国人类遗传资源信息向境外组织、个人及其设立或者实际控制的机构提供或者开放使用的，应当向国务院卫生健康主管部门事先报告并提交信息备份。

第五十八条 采集、保藏、利用、运输出境我国珍贵、濒危、特有物种及其可用于再生或者繁殖传代的个体、器官、组织、细胞、基因等遗传资源，应当遵守有关法律法规。

境外组织、个人及其设立或者实际控制的机构获取和利用我国生物资源，应当依法取得批准。

第五十九条 利用我国生物资源开展国际科学研究合作，应当依法取得批准。

利用我国人类遗传资源和生物资源开展国际科学研究合作，应当保证中方单位及其研究人员全过程、实质性地参与研究，依法分享相关权益。

第六十条 国家加强对外来物种入侵的防范和应对，保护生物多样性。国务院农业农村主管部门会同国务院其他有关部门制定外来入侵物种名录①和管理办法②。

国务院有关部门根据职责分工，加强对外来入侵物种的调查、监测、预警、控制、评估、清除以及生态修复等工作。

任何单位和个人未经批准，不得擅自引进、释放或者丢弃外来物种。

第七章 防范生物恐怖与生物武器威胁

第六十一条 国家采取一切必要措施防范生物恐怖与生物武器威胁。

禁止开发、制造或者以其他方式获取、储存、持有和使用生物武器。

禁止以任何方式唆使、资助、协助他人开发、制造或者以其他方式获取生物武器。

第六十二条 国务院有关部门制定、修改、公布可被用于生物恐怖活动、制造生物武器的生物体、生物毒素、设备或者技术清单，加强监管，防止其被用于制造生物武器或者恐怖目的。

第六十三条 国务院有关部门和有关军事机关根据职责分工，加强对可被用于生物恐怖活动、制造生物武器的生物体、生物毒素、设备或者技术进出境、进出口、获取、制造、转移和投放等活动的监测、调查，采取必要的防范和处置措施。

第六十四条 国务院有关部门、省级人民政府及其有关部门负责组织遭受生物恐怖袭击、生物武器攻击后的人员救治与安置、环境消毒、生态修复、安全监测和社会秩序恢复等工作。

国务院有关部门、省级人民政府及其有关部门应当有效引导社会舆论科学、准确报道生物恐怖袭击和生物武器攻击事件，及时发布疏散、转移和紧急避难等信息，对应急处置与恢复过程中遭受污染的区域和人员进行长期环境监测和健康监测。

第六十五条 国家组织开展对我国境内战争遗留生物武器及其危害结果、潜在影响的调查。

国家组织建设存放和处理战争遗留生物武器设施，保障对战争遗留生物武器的安全处置。

第八章 生物安全能力建设

第六十六条 国家制定生物安全事业发展规划，加强生物安全能力建设，提高应对生物安全事件的能力和水平。

县级以上人民政府应当支持生物安全事业发展，按照事权划分，将支持下列生物安全事业发展的相关支出列入政府预算：

（一）监测网络的构建和运行；

（二）应急处置和防控物资的储备；

（三）关键基础设施的建设和运行；

（四）关键技术和产品的研究、开发；

（五）人类遗传资源和生物资源的调查、保藏；

（六）法律法规规定的其他重要生物安全事业。

第六十七条 国家采取措施支持生物安全科技研究，加强生物安全风险防御与管控技术研究，

---

① 编者注：已发布《重点管理外来入侵物种名录》（农业农村部、自然资源部、生态环境部、住房和城乡建设部、海关总署、国家林草局公告第567号），见本书第三章第一节。

② 编者注：已制定《外来入侵物种管理办法》（农业农村部、自然资源部、生态环境部、海关总署令2022年第4号），见本书第二章第一节。

整合优势力量和资源，建立多学科、多部门协同创新的联合攻关机制，推动生物安全核心关键技术和重大防御产品的成果产出与转化应用，提高生物安全的科技保障能力。

第六十八条 国家统筹布局全国生物安全基础设施建设。国务院有关部门根据职责分工，加快建设生物信息、人类遗传资源保藏、菌（毒）种保藏、动植物遗传资源保藏、高等级病原微生物实验室等方面的生物安全国家战略资源平台，建立共享利用机制，为生物安全科技创新提供战略保障和支撑。

第六十九条 国务院有关部门根据职责分工，加强生物基础科学研究人才和生物领域专业技术人才培养，推动生物基础科学学科建设和科学研究。

国家生物安全基础设施重要岗位的从业人员应当具备符合要求的资格，相关信息应当向国务院有关部门备案，并接受岗位培训。

第七十条 国家加强重大新发突发传染病、动植物疫情等生物安全风险防控的物资储备。

国家加强生物安全应急药品、装备等物资的研究、开发和技术储备。国务院有关部门根据职责分工，落实生物安全应急药品、装备等物资研究、开发和技术储备的相关措施。

国务院有关部门和县级以上地方人民政府及其有关部门应当保障生物安全事件应急处置所需的医疗救护设备、救治药品、医疗器械等物资的生产、供应和调配；交通运输主管部门应当及时组织协调运输经营单位优先运送。

第七十一条 国家对从事高致病性病原微生物实验活动、生物安全事件现场处置等高风险生物安全工作的人员，提供有效的防护措施和医疗保障。

第九章 法律责任

第七十二条 违反本法规定，履行生物安全管理职责的工作人员在生物安全工作中滥用职权、玩忽职守、徇私舞弊或者有其他违法行为的，依法给予处分。

第七十三条 违反本法规定，医疗机构、专业机构或者其工作人员瞒报、谎报、缓报、漏报，授意他人瞒报、谎报、缓报，或者阻碍他人报告传染病、动植物疫病或者不明原因的聚集性疾病的，由县级以上人民政府有关部门责令改正，给予警告；对法定代表人、主要负责人、直接负责的主管人员和其他直接责任人员，依法给予处分，并可以依法暂停一定期限的执业活动直至吊销相关执业证书。

违反本法规定，编造、散布虚假的生物安全信息，构成违反治安管理行为的，由公安机关依法给予治安管理处罚。

第七十四条 违反本法规定，从事国家禁止的生物技术研究、开发与应用活动的，由县级以上人民政府卫生健康、科学技术、农业农村主管部门根据职责分工，责令停止违法行为，没收违法所得、技术资料和用于违法行为的工具、设备、原材料等物品，处一百万元以上一千万元以下的罚款，违法所得在一百万元以上的，处违法所得十倍以上二十倍以下的罚款，并可以依法禁止一定期限内从事相应的生物技术研究、开发与应用活动，吊销相关许可证件；对法定代表人、主要负责人、直接负责的主管人员和其他直接责任人员，依法给予处分，处十万元以上二十万元以下的罚款，十年直至终身禁止从事相应的生物技术研究、开发与应用活动，依法吊销相关执业证书。

第七十五条 违反本法规定，从事生物技术研究、开发活动未遵守国家生物技术研究开发安全管理规范的，由县级以上人民政府有关部门根据职责分工，责令改正，给予警告，可以并处二万元以上二十万元以下的罚款；拒不改正或者造成严重后果的，责令停止研究、开发活动，并处二十万元以上二百万元以下的罚款。

第七十六条 违反本法规定，从事病原微生物实验活动未在相应等级的实验室进行，或者高等级病原微生物实验室未经批准从事高致病性、疑似高致病性病原微生物实验活动的，由县级以上地方人民政府卫生健康、农业农村主管部门根据职责分工，责令停止违法行为，监督其将用于实验活动的病原微生物销毁或者送交保藏机构，给予警告；造成传染病传播、流行或者其他严重后果的，对法定代表人、主要负责人、直接负责的主管人员和其他直接责任人员依法给予撤职、开除处分。

第七十七条　违反本法规定，将使用后的实验动物流入市场的，由县级以上人民政府科学技术主管部门责令改正，没收违法所得，并处二十万元以上一百万元以下的罚款，违法所得在二十万元以上的，并处违法所得五倍以上十倍以下的罚款；情节严重的，由发证部门吊销相关许可证件。

第七十八条　违反本法规定，有下列行为之一的，由县级以上人民政府有关部门根据职责分工，责令改正，没收违法所得，给予警告，可以并处十万元以上一百万元以下的罚款：

（一）购买或者引进列入管控清单的重要设备、特殊生物因子未进行登记，或者未报国务院有关部门备案；

（二）个人购买或者持有列入管控清单的重要设备或者特殊生物因子；

（三）个人设立病原微生物实验室或者从事病原微生物实验活动；

（四）未经实验室负责人批准进入高等级病原微生物实验室。

第七十九条　违反本法规定，未经批准，采集、保藏我国人类遗传资源或者利用我国人类遗传资源开展国际科学研究合作的，由国务院卫生健康主管部门责令停止违法行为，没收违法所得和违法采集、保藏的人类遗传资源，并处五十万元以上五百万元以下的罚款，违法所得在一百万元以上的，并处违法所得五倍以上十倍以下的罚款；情节严重的，对法定代表人、主要负责人、直接负责的主管人员和其他直接责任人员，依法给予处分，五年内禁止从事相应活动。

第八十条　违反本法规定，境外组织、个人及其设立或者实际控制的机构在我国境内采集、保藏我国人类遗传资源，或者向境外提供我国人类遗传资源的，由国务院卫生健康主管部门责令停止违法行为，没收违法所得和违法采集、保藏的人类遗传资源，并处一百万元以上一千万元以下的罚款；违法所得在一百万元以上的，并处违法所得十倍以上二十倍以下的罚款。

第八十一条　违反本法规定，未经批准，擅自引进外来物种的，由县级以上人民政府有关部门根据职责分工，没收引进的外来物种，并处五万元以上二十五万元以下的罚款。

违反本法规定，未经批准，擅自释放或者丢弃外来物种的，由县级以上人民政府有关部门根据职责分工，责令限期捕回、找回释放或者丢弃的外来物种，处一万元以上五万元以下的罚款。

第八十二条　违反本法规定，构成犯罪的，依法追究刑事责任；造成人身、财产或者其他损害的，依法承担民事责任。

第八十三条　违反本法规定的生物安全违法行为，本法未规定法律责任，其他有关法律、行政法规有规定的，依照其规定。

第八十四条　境外组织或者个人通过运输、邮寄、携带危险生物因子入境或者以其他方式危害我国生物安全的，依法追究法律责任，并可以采取其他必要措施。

第十章　附　则

第八十五条　本法下列术语的含义：

（一）生物因子，是指动物、植物、微生物、生物毒素及其他生物活性物质。

（二）重大新发突发传染病，是指我国境内首次出现或者已经宣布消灭再次发生，或者突然发生，造成或者可能造成公众健康和生命安全严重损害，引起社会恐慌，影响社会稳定的传染病。

（三）重大新发突发动物疫情，是指我国境内首次发生或者已经宣布消灭的动物疫病再次发生，或者发病率、死亡率较高的潜伏动物疫病突然发生并迅速传播，给养殖业生产安全造成严重威胁、危害，以及可能对公众健康和生命安全造成危害的情形。

（四）重大新发突发植物疫情，是指我国境内首次发生或者已经宣布消灭的严重危害植物的真菌、细菌、病毒、昆虫、线虫、杂草、害鼠、软体动物等再次引发病虫害，或者本地有害生物突然大范围发生并迅速传播，对农作物、林木等植物造成严重危害的情形。

（五）生物技术研究、开发与应用，是指通过科学和工程原理认识、改造、合成、利用生物而从事的科学研究、技术开发与应用等活动。

（六）病原微生物，是指可以侵犯人、动物引起感染甚至传染病的微生物，包括病毒、细菌、真菌、立克次体、寄生虫等。

（七）植物有害生物，是指能够对农作物、林木等植物造成危害的真菌、细菌、病毒、昆虫、线虫、杂草、害鼠、软体动物等生物。

（八）人类遗传资源，包括人类遗传资源材料和人类遗传资源信息。人类遗传资源材料是指含有人体基因组、基因等遗传物质的器官、组织、细胞等遗传材料。人类遗传资源信息是指利用人类遗传资源材料产生的数据等信息资料。

（九）微生物耐药，是指微生物对抗微生物药物产生抗性，导致抗微生物药物不能有效控制微生物的感染。

（十）生物武器，是指类型和数量不属于预防、保护或者其他和平用途所正当需要的、任何来源或者任何方法产生的微生物剂、其他生物剂以及生物毒素；也包括为将上述生物剂、生物毒素使用于敌对目的或者武装冲突而设计的武器、设备或者运载工具。

（十一）生物恐怖，是指故意使用致病性微生物、生物毒素等实施袭击，损害人类或者动植物健康，引起社会恐慌，企图达到特定政治目的的行为。

第八十六条 生物安全信息属于国家秘密的，应当依照《中华人民共和国保守国家秘密法》和国家其他有关保密规定实施保密管理。

第八十七条 中国人民解放军、中国人民武装警察部队的生物安全活动，由中央军事委员会依照本法规定的原则另行规定。

第八十八条 本法自 2021 年 4 月 15 日起施行。

第四节｜《国务院关于加强食品等产品安全监督管理的特别规定》

《国务院关于加强食品等产品安全监督管理的特别规定》共 20 条，是进出境动植物及其产品检验检疫的重要法律依据。原文附后。

国务院关于加强食品等产品安全监督管理的特别规定

（2007 年 7 月 25 日国务院第 186 次常务会议通过，2007 年 7 月 26 日中华人民共和国国务院令第 503 号公布，自公布之日起施行）

第一条 为了加强食品等产品安全监督管理，进一步明确生产经营者、监督管理部门和地方人民政府的责任，加强各监督管理部门的协调、配合，保障人体健康和生命安全，制定本规定。

第二条 本规定所称产品除食品外，还包括食用农产品、药品等与人体健康和生命安全有关的产品。

对产品安全监督管理，法律有规定的，适用法律规定；法律没有规定或者规定不明确的，适用本规定。

第三条 生产经营者应当对其生产、销售的产品安全负责，不得生产、销售不符合法定要求的产品。

依照法律、行政法规规定生产、销售产品需要取得许可证照或者需要经过认证的，应当按照法定条件、要求从事生产经营活动。不按照法定条件、要求从事生产经营活动或者生产、销售不符合法定要求产品的，由农业、卫生、质检、商务、工商、药品等监督管理部门依据各自职责，没收违法所得、产品和用于违法生产的工具、设备、原材料等物品，货值金额不足5000元的，并处5万元罚款；货值金额5000元以上不足1万元的，并处10万元罚款；货值金额1万元以上的，并处货值金额10倍以上20倍以下的罚款；造成严重后果的，由原发证部门吊销许可证照；构成非法经营罪或者生产、销售伪劣商品罪等犯罪的，依法追究刑事责任。

生产经营者不再符合法定条件、要求，继续从事生产经营活动的，由原发证部门吊销许可证照，并在当地主要媒体上公告被吊销许可证照的生产经营者名单；构成非法经营罪或者生产、销售伪劣商品罪等犯罪的，依法追究刑事责任。

依法应当取得许可证照而未取得许可证照从事生产经营活动的，由农业、卫生、质检、商务、工商、药品等监督管理部门依据各自职责，没收违法所得、产品和用于违法生产的工具、设备、原材料等物品，货值金额不足1万元的，并处10万元罚款；货值金额1万元以上的，并处货值金额10倍以上20倍以下的罚款；构成非法经营罪的，依法追究刑事责任。

有关行业协会应当加强行业自律，监督生产经营者的生产经营活动；加强公众健康知识的普及、宣传，引导消费者选择合法生产经营者生产、销售的产品以及有合法标识的产品。

第四条 生产者生产产品所使用的原料、辅料、添加剂、农业投入品，应当符合法律、行政法规的规定和国家强制性标准。

违反前款规定，违法使用原料、辅料、添加剂、农业投入品的，由农业、卫生、质检、商务、药品等监督管理部门依据各自职责没收违法所得，货值金额不足5000元的，并处2万元罚款；货值金额5000元以上不足1万元的，并处5万元罚款；货值金额1万元以上的，并处货值金额5倍以上10倍以下的罚款；造成严重后果的，由原发证部门吊销许可证照；构成生产、销售伪劣商品罪的，依法追究刑事责任。

第五条 销售者必须建立并执行进货检查验收制度，审验供货商的经营资格，验明产品合格证明和产品标识，并建立产品进货台账，如实记录产品名称、规格、数量、供货商及其联系方式、进货时间等内容。从事产品批发业务的销售企业应当建立产品销售台账，如实记录批发的产品品种、规格、数量、流向等内容。在产品集中交易场所销售自制产品的生产企业应当比照从事产品批发业务的销售企业的规定，履行建立产品销售台账的义务。进货台账和销售台账保存期限不得少于2年。销售者应当向供货商按照产品生产批次索要符合法定条件的检验机构出具的检验报告或者由供货商签字或者盖章的检验报告复印件；不能提供检验报告或者检验报告复印件的产品，不得销售。

违反前款规定的，由工商、药品监督管理部门依据各自职责责令停止销售；不能提供检验报告或者检验报告复印件销售产品的，没收违法所得和违法销售的产品，并处货值金额3倍的罚款；造成严重后果的，由原发证部门吊销许可证照。

第六条 产品集中交易市场的开办企业、产品经营柜台出租企业、产品展销会的举办企业，应当审查入场销售者的经营资格，明确入场销售者的产品安全管理责任，定期对入场销售者的经营环境、条件、内部安全管理制度和经营产品是否符合法定要求进行检查，发现销售不符合法定要求产品或者其他违法行为的，应当及时制止并立即报告所在地工商行政管理部门。

违反前款规定的，由工商行政管理部门处以1000元以上5万元以下的罚款；情节严重的，责令停业整顿；造成严重后果的，吊销营业执照。

第七条 出口产品的生产经营者应当保证其出口产品符合进口国（地区）的标准或者合同要求。法律规定产品必须经过检验方可出口的，应当经符合法律规定的机构检验合格。

出口产品检验人员应当依照法律、行政法规规定和有关标准、程序、方法进行检验，对其出具的检验证单等负责。

出入境检验检疫机构和商务、药品等监督管理部门应当建立出口产品的生产经营者良好记录和不良记录，并予以公布。对有良好记录的出口产品的生产经营者，简化检验检疫手续。

出口产品的生产经营者逃避产品检验或者弄虚作假的，由出入境检验检疫机构和药品监督管理部门依据各自职责，没收违法所得和产品，并处货值金额3倍的罚款；构成犯罪的，依法追究刑事责任。

第八条 进口产品应当符合我国国家技术规范的强制性要求以及我国与出口国（地区）签订的协议规定的检验要求。

质检、药品监督管理部门依据生产经营者的诚信度和质量管理水平以及进口产品风险评估的结果，对进口产品实施分类管理，并对进口产品的收货人实施备案管理。进口产品的收货人应当如实记录进口产品流向。记录保存期限不得少于2年。

质检、药品监督管理部门发现不符合法定要求产品时，可以将不符合法定要求产品的进货人、报检人、代理人列入不良记录名单。进口产品的进货人、销售者弄虚作假的，由质检、药品监督管理部门依据各自职责，没收违法所得和产品，并处货值金额3倍的罚款；构成犯罪的，依法追究刑事责任。进口产品的报检人、代理人弄虚作假的，取消报检资格，并处货值金额等值的罚款。

第九条 生产企业发现其生产的产品存在安全隐患，可能对人体健康和生命安全造成损害的，应当向社会公布有关信息，通知销售者停止销售，告知消费者停止使用，主动召回产品，并向有关监督管理部门报告；销售者应当立即停止销售该产品。销售者发现其销售的产品存在安全隐患，可能对人体健康和生命安全造成损害的，应当立即停止销售该产品，通知生产企业或者供货商，并向有关监督管理部门报告。

生产企业和销售者不履行前款规定义务的，由农业、卫生、质检、商务、工商、药品等监督管理部门依据各自职责，责令生产企业召回产品、销售者停止销售，对生产企业并处货值金额3倍的罚款，对销售者并处1000元以上5万元以下的罚款；造成严重后果的，由原发证部门吊销许可证照。

第十条 县级以上地方人民政府应当将产品安全监督管理纳入政府工作考核目标，对本行政区域内的产品安全监督管理负总责，统一领导、协调本行政区域内的监督管理工作，建立健全监督管理协调机制，加强对行政执法的协调、监督；统一领导、指挥产品安全突发事件应对工作，依法组织查处产品安全事故；建立监督管理责任制，对各监督管理部门进行评议、考核。质检、工商和药品等监督管理部门应当在所在地同级人民政府的统一协调下，依法做好产品安全监督管理工作。

县级以上地方人民政府不履行产品安全监督管理的领导、协调职责，本行政区域内一年多次出现产品安全事故、造成严重社会影响的，由监察机关或者任免机关对政府的主要负责人和直接负责的主管人员给予记大过、降级或者撤职的处分。

第十一条 国务院质检、卫生、农业等主管部门在各自职责范围内尽快制定、修改或者起草相关国家标准，加快建立统一管理、协调配套、符合实际、科学合理的产品标准体系。

第十二条 县级以上人民政府及其部门对产品安全实施监督管理，应当按照法定权限和程序履行职责，做到公开、公平、公正。对生产经营者同一违法行为，不得给予2次以上罚款的行政处罚；对涉嫌构成犯罪、依法需要追究刑事责任的，应当依照《行政执法机关移送涉嫌犯罪案件的规定》，向公安机关移送。

农业、卫生、质检、商务、工商、药品等监督管理部门应当依据各自职责对生产经营者进行监督检查，并对其遵守强制性标准、法定要求的情况予以记录，由监督检查人员签字后归档。监督检查记录应当作为其直接负责主管人员定期考核的内容。公众有权查阅监督检查记录。

第十三条 生产经营者有下列情形之一的，农业、卫生、质检、商务、工商、药品等监督管理部门应当依据各自职责采取措施，纠正违法行为，防止或者减少危害发生，并依照本规定予以处罚：

（一）依法应当取得许可证照而未取得许可证照从事生产经营活动的；

（二）取得许可证照或者经过认证后，不按照法定条件、要求从事生产经营活动或者生产、销售不符合法定要求产品的；

（三）生产经营者不再符合法定条件、要求继续从事生产经营活动的；

（四）生产者生产产品不按照法律、行政法规的规定和国家强制性标准使用原料、辅料、添加剂、农业投入品的；

（五）销售者没有建立并执行进货检查验收制度，并建立产品进货台账的；

（六）生产企业和销售者发现其生产、销售的产品存在安全隐患，可能对人体健康和生命安全造成损害，不履行本规定的义务的；

（七）生产经营者违反法律、行政法规和本规定的其他有关规定的。

农业、卫生、质检、商务、工商、药品等监督管理部门不履行前款规定职责、造成后果的，由监察机关或者任免机关对其主要负责人、直接负责的主管人员和其他直接责任人员给予记大过或者降级的处分；造成严重后果的，给予其主要负责人、直接负责的主管人员和其他直接责任人员撤职或者开除的处分；其主要负责人、直接负责的主管人员和其他直接责任人员构成渎职罪的，依法追究刑事责任。

违反本规定，滥用职权或者有其他渎职行为的，由监察机关或者任免机关对其主要负责人、直接负责的主管人员和其他直接责任人员给予记过或者记大过的处分；造成严重后果的，给予其主要负责人、直接负责的主管人员和其他直接责任人员降级或者撤职的处分；其主要负责人、直接负责的主管人员和其他直接责任人员构成渎职罪的，依法追究刑事责任。

第十四条 农业、卫生、质检、商务、工商、药品等监督管理部门发现违反本规定的行为，属于其他监督管理部门职责的，应当立即书面通知并移交有权处理的监督管理部门处理。有权处理的部门应当立即处理，不得推诿；因不立即处理或者推诿造成后果的，由监察机关或者任免机关对其主要负责人、直接负责的主管人员和其他直接责任人员给予记大过或者降级的处分。

第十五条 农业、卫生、质检、商务、工商、药品等监督管理部门履行各自产品安全监督管理职责，有下列职权：

（一）进入生产经营场所实施现场检查；

（二）查阅、复制、查封、扣押有关合同、票据、账簿以及其他有关资料；

（三）查封、扣押不符合法定要求的产品，违法使用的原料、辅料、添加剂、农业投入品以及用于违法生产的工具、设备；

（四）查封存在危害人体健康和生命安全重大隐患的生产经营场所。

第十六条 农业、卫生、质检、商务、工商、药品等监督管理部门应当建立生产经营者违法行为记录制度，对违法行为的情况予以记录并公布；对有多次违法行为记录的生产经营者，吊销许可证照。

第十七条 检验检测机构出具虚假检验报告，造成严重后果的，由授予其资质的部门吊销其检验检测资质；构成犯罪的，对直接负责的主管人员和其他直接责任人员依法追究刑事责任。

第十八条 发生产品安全事故或者其他对社会造成严重影响的产品安全事件时，农业、卫生、质检、商务、工商、药品等监督管理部门必须在各自职责范围内及时作出反应，采取措施，控制事态发展，减少损失，依照国务院规定发布信息，做好有关善后工作。

第十九条 任何组织或者个人对违反本规定的行为有权举报。接到举报的部门应当为举报人保密。举报经调查属实的，受理举报的部门应当给予举报人奖励。

农业、卫生、质检、商务、工商、药品等监督管理部门应当公布本单位的电子邮件地址或者举报电话；对接到的举报，应当及时、完整地进行记录并妥善保存。举报的事项属于本部门职责的，应当受理，并依法进行核实、处理、答复；不属于本部门职责的，应当转交有权处理的部门，并告知举报人。

第二十条 本规定自公布之日起施行。

第五节｜与进出境动植物检疫相关的其他法律法规条款

一、《中华人民共和国海关法》（节选）

第二十七条 进口货物的收货人经海关同意，可以在申报前查看货物或者提取货样。需要依法检疫的货物，应当在检疫合格后提取货样。

二、《中华人民共和国民用航空法》（节选）

第一百零三条 公共航空运输企业从事国际航空运输的民用航空器及其所载人员、行李、货物应当接受边防、海关等主管部门的检查；但是，检查时应当避免不必要的延误。

第一百八十条 中华人民共和国国务院民用航空主管部门和其他主管机关，有权在外国民用航空器降落或者飞出时查验本法第九十条规定的文件。

外国民用航空器及其所载人员、行李、货物，应当接受中华人民共和国有关主管机关依法实施的入境出境、海关、检疫等检查。

三、《中华人民共和国邮政法》（节选）

第三十一条 进出境邮件的检疫，由进出境检验检疫机构依法实施。

四、《中华人民共和国邮政法实施细则》（节选）

第一条 根据《中华人民共和国邮政法》（以下简称《邮政法》）的规定，制定本实施细则。

第四十九条 用户交寄应当施行卫生检疫或者动植物检疫的邮件，必须附有检疫证书。检疫部门应当及时对邮件进行验放，以保证邮件的运递时限。

第五十条 海关、检疫部门依法查验国际邮递物品或者检疫邮件，应当注意爱护；需要封存时，除向寄件人或者收件人发出通知外，应当同邮政企业或者分支机构履行交接手续，并负责保管，封存期不得超过四十五日。特殊情况需要延长封存期的，应当征得邮政企业或者分支机构及寄件人或者收件人的同意，并以不致造成被封存国际邮递物品或者邮件的损失为前提。被封存国际邮递物品或者邮件退还邮政企业或者分支机构时，邮政工作人员应当核对无误后予以签收。

依法没收国际邮递物品或者经卫生、动植物检疫必须依法销毁的邮件，海关或者检疫部门应当出具没收或者检疫处理通知单，并及时通知寄件人或者收件人和邮政企业或者分支机构。

国际邮递物品在依法查验、封存期间，发生丢失、短少、损毁等，由海关或者检疫部门负责赔偿或处理。

第五十一条 依法查验邮递物品或者对邮件实施检疫需要使用邮政企业或者分支机构的场地和房屋时，由邮政企业与有关部门根据工作需要和实际可能协商解决。

五、《快递暂行条例》[①]（节选）

第一条 为促进快递业健康发展，保障快递安全，保护快递用户合法权益，加强对快递业的监督管理，根据《中华人民共和国邮政法》和其他有关法律，制定本条例。

第六条 国务院邮政管理部门负责对全国快递业实施监督管理。国务院公安、国家安全、海关、市场监督管理等有关部门在各自职责范围内负责相关的快递监督管理工作。

省、自治区、直辖市邮政管理机构和按照国务院规定设立的省级以下邮政管理机构负责对本辖区的快递业实施监督管理。县级以上地方人民政府有关部门在各自职责范围内负责相关的快递监督管理工作。

第七条 国务院邮政管理部门和省、自治区、直辖市邮政管理机构以及省级以下邮政管理机构（以下统称邮政管理部门）应当与公安、国家安全、海关、市场监督管理等有关部门相互配合，建立健全快递安全监管机制，加强对快递业安全运行的监测预警，收集、共享与快递业安全运行有关的信息，依法处理影响快递业安全运行的事件。

第十七条 国家鼓励经营快递业务的企业依法开展进出境快递业务，支持在重点口岸建设进出境快件处理中心、在境外依法开办快递服务机构并设置快件处理场所。

海关、邮政管理等部门应当建立协作机制，完善进出境快件管理，推动实现快件便捷通关。

第二十七条 快件无法投递的，经营快递业务的企业应当退回寄件人或者根据寄件人的要求进行处理；属于进出境快件的，经营快递业务的企业应当依法办理海关和检验检疫手续。

快件无法投递又无法退回的，依照下列规定处理：

（一）属于信件，自确认无法退回之日起超过6个月无人认领的，由经营快递业务的企业在所在地邮政管理部门的监督下销毁；

（二）属于信件以外其他快件的，经营快递业务的企业应当登记，并按照国务院邮政管理部门的规定处理；

（三）属于进境快件的，交由海关依法处理。

六、《中华人民共和国动物防疫法》（节选）

第二条 本法适用于在中华人民共和国领域内的动物防疫及其监督管理活动。

进出境动物、动物产品的检疫，适用《中华人民共和国进出境动植物检疫法》。

第三十三条 国家实行动物疫情通报制度。

国务院农业农村主管部门应当及时向国务院卫生健康等有关部门和军队有关部门以及省、自治区、直辖市人民政府农业农村主管部门通报重大动物疫情的发生和处置情况。

海关发现进出境动物和动物产品染疫或者疑似染疫的，应当及时处置并向农业农村主管部门通报。

县级以上地方人民政府野生动物保护主管部门发现野生动物染疫或者疑似染疫的，应当及时处置并向本级人民政府农业农村主管部门通报。

国务院农业农村主管部门应当依照我国缔结或者参加的条约、协定，及时向有关国际组织或者贸易方通报重大动物疫情的发生和处置情况。

第五十二条 经航空、铁路、道路、水路运输动物和动物产品的，托运人托运时应当提供检疫证明；没有检疫证明的，承运人不得承运。

进出口动物和动物产品，承运人凭进口报关单证或者海关签发的检疫单证运递。

---

① 编者注：该版《快递暂行条例》于2025年6月1日起施行。

从事动物运输的单位、个人以及车辆，应当向所在地县级人民政府农业农村主管部门备案，妥善保存行程路线和托运人提供的动物名称、检疫证明编号、数量等信息。具体办法由国务院农业农村主管部门制定。

运载工具在装载前和卸载后应当及时清洗、消毒。

七、《重大动物疫情应急条例》（节选）

第一条 为了迅速控制、扑灭重大动物疫情，保障养殖业生产安全，保护公众身体健康与生命安全，维护正常的社会秩序，根据《中华人民共和国动物防疫法》，制定本条例。

第五条 出入境检验检疫机关应当及时收集境外重大动物疫情信息，加强进出境动物及其产品的检验检疫工作，防止动物疫病传入和传出。兽医主管部门要及时向出入境检验检疫机关通报国内重大动物疫情。

第十六条 从事动物隔离、疫情监测、疫病研究与诊疗、检验检疫以及动物饲养、屠宰加工、运输、经营等活动的有关单位和个人，发现动物出现群体发病或者死亡的，应当立即向所在地的县（市）动物防疫监督机构报告。

第三十五条 重大动物疫情发生后，县级以上人民政府兽医主管部门应当及时提出疫点、疫区、受威胁区的处理方案，加强疫情监测、流行病学调查、疫源追踪工作，对染疫和疑似染疫动物及其同群动物和其他易感染动物的扑杀、销毁进行技术指导，并组织实施检验检疫、消毒、无害化处理和紧急免疫接种。

第三十六条 重大动物疫情应急处理中，县级以上人民政府有关部门应当在各自的职责范围内，做好重大动物疫情应急所需的物资紧急调度和运输、应急经费安排、疫区群众救济、人的疫病防治、肉食品供应、动物及其产品市场监管、出入境检验检疫和社会治安维护等工作。

中国人民解放军、中国人民武装警察部队应当支持配合驻地人民政府做好重大动物疫情的应急工作。

八、《中华人民共和国畜牧法》（节选）

第十六条 从境外引进畜禽遗传资源的，应当向省、自治区、直辖市人民政府农业农村主管部门提出申请；受理申请的农业农村主管部门经审核，报国务院农业农村主管部门经评估论证后批准；但是国务院对批准机关另有规定的除外①。经批准的，依照《中华人民共和国进出境动植物检疫法》的规定办理相关手续并实施检疫。

从境外引进的畜禽遗传资源被发现对境内畜禽遗传资源、生态环境有危害或者可能产生危害的，国务院农业农村主管部门应当商有关主管部门，及时采取相应的安全控制措施。

第十七条 国家对畜禽遗传资源享有主权。向境外输出或者在境内与境外机构、个人合作研究利用列入保护名录的畜禽遗传资源的，应当向省、自治区、直辖市人民政府农业农村主管部门提出申请，同时提出国家共享惠益的方案；受理申请的农业农村主管部门经审核，报国务院农业农村主管部门批准。

向境外输出畜禽遗传资源的，还应当依照《中华人民共和国进出境动植物检疫法》的规定办理相关手续并实施检疫。

新发现的畜禽遗传资源在国家畜禽遗传资源委员会鉴定前，不得向境外输出，不得与境外机构、个人合作研究利用。

---

① 编者注：根据《国务院关于同意海南省人民政府暂时行使有关行政审批权限的批复》（国函〔2024〕122号），2024年7月30日至2028年12月31日，海南自由贸易港从境外引进畜禽遗传资源的审批由海南省人民政府农业农村部门实施。

九、《中华人民共和国野生动物保护法》（节选）

第三十七条 中华人民共和国缔结或者参加的国际公约禁止或者限制贸易的野生动物或者其制品名录，由国家濒危物种进出口管理机构制定、调整并公布。

进出口列入前款名录的野生动物或者其制品，或者出口国家重点保护野生动物或者其制品的，应当经国务院野生动物保护主管部门或者国务院批准，并取得国家濒危物种进出口管理机构核发的允许进出口证明书①。海关凭允许进出口证明书办理进出境检疫，并依法办理其他海关手续。

涉及科学技术保密的野生动物物种的出口，按照国务院有关规定办理。

列入本条第一款名录的野生动物，经国务院野生动物保护主管部门核准，按照本法有关规定进行管理。

第四十条 从境外引进野生动物物种的，应当经国务院野生动物保护主管部门批准。从境外引进列入本法第三十七条第一款名录的野生动物，还应当依法取得允许进出口证明书。海关凭进口批准文件或者允许进出口证明书办理进境检疫，并依法办理其他海关手续。

从境外引进野生动物物种的，应当采取安全可靠的防范措施，防止其进入野外环境，避免对生态系统造成危害；不得违法放生、丢弃，确需将其放生至野外环境的，应当遵守有关法律法规的规定。

发现来自境外的野生动物对生态系统造成危害的，县级以上人民政府野生动物保护等有关部门应当采取相应的安全控制措施。

第五十六条 违反本法第三十七条规定，进出口野生动物及其制品的，由海关、公安机关、海警机构依照法律、行政法规和国家有关规定处罚；构成犯罪的，依法追究刑事责任。

第五十八条 违反本法第四十条第一款规定，从境外引进野生动物物种的，由县级以上人民政府野生动物保护主管部门没收所引进的野生动物，并处五万元以上五十万元以下罚款；未依法实施进境检疫的，依照《中华人民共和国进出境动植物检疫法》的规定处罚；构成犯罪的，依法追究刑事责任。

十、《中华人民共和国农业法》（节选）

第二十四条 国家实行动植物防疫、检疫制度，健全动植物防疫、检疫体系，加强对动物疫病和植物病、虫、杂草、鼠害的监测、预警、防治，建立重大动物疫情和植物病虫害的快速扑灭机制，建设动物无规定疫病区，实施植物保护工程。

第三十七条 国家建立和完善农业支持保护体系，采取财政投入、税收优惠、金融支持等措施，从资金投入、科研与技术推广、教育培训、农业生产资料供应、市场信息、质量标准、检验检疫、社会化服务以及灾害救助等方面扶持农民和农业生产经营组织发展农业生产，提高农民的收入水平。

在不与中国缔结或加入的有关国际条约相抵触的情况下，国家对农民实施收入支持政策，具体办法由国务院制定。

第三十八条 国家逐步提高农业投入的总体水平。中央和县级以上地方财政每年对农业总投入的增长幅度应当高于其财政经常性收入的增长幅度。

各级人民政府在财政预算内安排的各项用于农业的资金应当主要用于：加强农业基础设施建设；支持农业结构调整，促进农业产业化经营；保护粮食综合生产能力，保障国家粮食安全；健全动植物检疫、防疫体系，加强动物疫病和植物病、虫、杂草、鼠害防治；建立健全农产品质量标准和检

---

① 编者注：根据《野生动植物进出口证书管理办法》（国家林业局、海关总署令第 34 号），允许进出口证明书包括濒危野生动植物种国际贸易公约允许进出口证明书和中华人民共和国野生动植物允许进出口证明书。

验检测监督体系、农产品市场及信息服务体系；支持农业科研教育、农业技术推广和农民培训；加强农业生态环境保护建设；扶持贫困地区发展；保障农民收入水平等。

县级以上各级财政用于种植业、林业、畜牧业、渔业、农田水利的农业基本建设投入应当统筹安排，协调增长。

国家为加快西部开发，增加对西部地区农业发展和生态环境保护的投入。

十一、《中华人民共和国渔业法》（节选）

第十七条 水产苗种的进口、出口必须实施检疫，防止病害传入境内和传出境外，具体检疫工作按照有关动植物进出境检疫法律、行政法规的规定执行。

引进转基因水产苗种必须进行安全性评价，具体管理工作按照国务院有关规定执行。

十二、《中华人民共和国种子法》（节选）

第十一条 国家对种质资源享有主权。任何单位和个人向境外提供种质资源，或者与境外机构、个人开展合作研究利用种质资源的，应当报国务院农业农村、林业草原主管部门批准，并同时提交国家共享惠益的方案。国务院农业农村、林业草原主管部门可以委托省、自治区、直辖市人民政府农业农村、林业草原主管部门接收申请材料。国务院农业农村、林业草原主管部门应当将批准情况通报国务院生态环境主管部门。

从境外引进种质资源的，依照国务院农业农村、林业草原主管部门的有关规定办理。

第五十六条 进口种子和出口种子必须实施检疫，防止植物危险性病、虫、杂草及其他有害生物传入境内和传出境外，具体检疫工作按照有关植物进出境检疫法律、行政法规的规定执行。

第五十七条 从事种子进出口业务的，应当具备种子生产经营许可证；其中，从事农作物种子进出口业务的，还应当按照国家有关规定取得种子进出口许可。

从境外引进农作物、林木种子的审定权限，农作物种子的进口审批办法，引进转基因植物品种的管理办法，由国务院规定①。

第八十一条 违反本法第十一条规定，向境外提供或者从境外引进种质资源，或者与境外机构、个人开展合作研究利用种质资源的，由国务院或者省、自治区、直辖市人民政府的农业农村、林业草原主管部门没收种质资源和违法所得，并处二万元以上二十万元以下罚款。

未取得农业农村、林业草原主管部门的批准文件携带、运输种质资源出境的，海关应当将该种质资源扣留，并移送省、自治区、直辖市人民政府农业农村、林业草原主管部门处理。

第九十条 本法下列用语的含义是：

（一）种质资源是指选育植物新品种的基础材料，包括各种植物的栽培种、野生种的繁殖材料以及利用上述繁殖材料人工创造的各种植物的遗传材料。

（二）品种是指经过人工选育或者发现并经过改良，形态特征和生物学特性一致，遗传性状相对稳定的植物群体。

（三）主要农作物是指稻、小麦、玉米、棉花、大豆。

（四）主要林木由国务院林业草原主管部门确定并公布；省、自治区、直辖市人民政府林业草原主管部门可以在国务院林业草原主管部门确定的主要林木之外确定其他八种以下的主要林木。

（五）林木良种是指通过审定的主要林木品种，在一定的区域内，其产量、适应性、抗性等方面明显优于当前主栽材料的繁殖材料和种植材料。

---

① 编者注：根据《国务院关于同意海南省人民政府暂时行使有关行政审批权限的批复》（国函〔2024〕122号），2024年7月30日至2028年12月31日，海南自由贸易港农作物种子进口的审批由海南省人民政府农业农村部门实施。

（六）新颖性是指申请植物新品种权的品种在申请日前，经申请权人自行或者同意销售、推广其种子，在中国境内未超过一年；在境外，木本或者藤本植物未超过六年，其他植物未超过四年。

本法施行后新列入国家植物品种保护名录的植物的属或者种，从名录公布之日起一年内提出植物新品种权申请的，在境内销售、推广该品种种子未超过四年的，具备新颖性。

除销售、推广行为丧失新颖性外，下列情形视为已丧失新颖性：

1. 品种经省、自治区、直辖市人民政府农业农村、林业草原主管部门依据播种面积确认已经形成事实扩散的；

2. 农作物品种已审定或者登记两年以上未申请植物新品种权的。

（七）特异性是指一个植物品种有一个以上性状明显区别于已知品种。

（八）一致性是指一个植物品种的特性除可预期的自然变异外，群体内个体间相关的特征或者特性表现一致。

（九）稳定性是指一个植物品种经过反复繁殖后或者在特定繁殖周期结束时，其主要性状保持不变。

（十）实质性派生品种是指由原始品种实质性派生，或者由该原始品种的实质性派生品种派生出来的品种，与原始品种有明显区别，并且除派生引起的性状差异外，在表达由原始品种基因型或者基因型组合产生的基本性状方面与原始品种相同。

（十一）已知品种是指已受理申请或者已通过品种审定、品种登记、新品种保护，或者已经销售、推广的植物品种。

（十二）标签是指印制、粘贴、固定或者附着在种子、种子包装物表面的特定图案及文字说明。

十三、《中华人民共和国海南自由贸易港法》（节选）

第十二条 海南自由贸易港应当高标准建设口岸基础设施，加强口岸公共卫生安全、国门生物安全、食品安全、商品质量安全管控。

第十三条 在境外与海南自由贸易港之间，货物、物品可以自由进出，海关依法进行监管，列入海南自由贸易港禁止、限制进出口货物、物品清单的除外。

前款规定的清单，由国务院商务主管部门会同国务院有关部门和海南省制定。

第十四条 货物由海南自由贸易港进入境内其他地区（以下简称内地），原则上按进口规定办理相关手续。物品由海南自由贸易港进入内地，按规定进行监管。对海南自由贸易港前往内地的运输工具，简化进口管理。

货物、物品以及运输工具由内地进入海南自由贸易港，按国内流通规定管理。

货物、物品以及运输工具在海南自由贸易港和内地之间进出的具体办法由国务院有关部门会同海南省制定。

第十六条 海南自由贸易港实行通关便利化政策，简化货物流转流程和手续。除依法需要检验检疫或者实行许可证件管理的货物外，货物进入海南自由贸易港，海关按照有关规定径予放行，为市场主体提供通关便利服务。

第三十四条 海南自由贸易港实行严格的进出境环境安全准入管理制度，加强检验检疫能力建设，防范外来物种入侵，禁止境外固体废物输入；提高医疗废物等危险废物处理处置能力，提升突发生态环境事件应急准备与响应能力，加强生态风险防控。

十四、《中华人民共和国外交特权与豁免条例》（节选）

第十八条 使馆运进的公务用品、外交代表运进的自用物品，按照中国政府的有关规定免纳关税和其他捐税。

外交代表的私人行李免受查验，但中国有关机关有重大理由推定其中装有不属于前款规定免税的物品或者中国法律和政府规定禁止运进、运出或者检疫法规规定管制的物品的①，可以查验。查验时，须有外交代表或者其授权人员在场。

十五、《病原微生物实验室生物安全管理条例》（节选）

第十一条 运输高致病性病原微生物菌（毒）种或者样本，应当具备下列条件：

（一）运输目的、高致病性病原微生物的用途和接收单位符合国务院卫生主管部门或者兽医主管部门的规定；

（二）高致病性病原微生物菌（毒）种或者样本的容器应当密封，容器或者包装材料还应当符合防水、防破损、防外泄、耐高（低）温、耐高压的要求；

（三）容器或者包装材料上应当印有国务院卫生主管部门或者兽医主管部门规定的生物危险标识、警告用语和提示用语。

运输高致病性病原微生物菌（毒）种或者样本，应当经省级以上人民政府卫生主管部门或者兽医主管部门批准。在省、自治区、直辖市行政区域内运输的，由省、自治区、直辖市人民政府卫生主管部门或者兽医主管部门批准；需要跨省、自治区、直辖市运输或者运往国外的，由出发地的省、自治区、直辖市人民政府卫生主管部门或者兽医主管部门进行初审后，分别报国务院卫生主管部门或者兽医主管部门批准。

出入境检验检疫机构在检验检疫过程中需要运输病原微生物样本的，由国务院出入境检验检疫部门批准，并同时向国务院卫生主管部门或者兽医主管部门通报。

通过民用航空运输高致病性病原微生物菌（毒）种或者样本的，除依照本条第二款、第三款规定取得批准外，还应当经国务院民用航空主管部门批准。

有关主管部门应当对申请人提交的关于运输高致性病原微生物菌（毒）种或者样本的申请材料进行审查，对符合本条第一款规定条件的，应当即时批准。

第二十三条 出入境检验检疫机构、医疗卫生机构、动物防疫机构在实验室开展检测、诊断工作时，发现高致病性病原微生物或者疑似高致病性病原微生物，需要进一步从事这类高致病性病原微生物相关实验活动的，应当依照本条例的规定经批准同意，并在具备相应条件的实验室中进行。

专门从事检测、诊断的实验室应当严格依照国务院卫生主管部门或者兽医主管部门的规定，建立健全规章制度，保证实验室生物安全。

第二十四条 省级以上人民政府卫生主管部门或者兽医主管部门应当自收到需要从事高致病性病原微生物相关实验活动的申请之日起15日内作出是否批准的决定。

对出入境检验检疫机构为了检验检疫工作的紧急需要，申请在实验室对高致病性病原微生物或者疑似高致病性病原微生物开展进一步实验活动的，省级以上人民政府卫生主管部门或者兽医主管部门应当自收到申请之时起2小时内作出是否批准的决定；2小时内未作出决定的，实验室可以从事相应的实验活动。

省级以上人民政府卫生主管部门或者兽医主管部门应当为申请人通过电报、电传、传真、电子数据交换和电子邮件等方式提出申请提供方便。

第五十八条 卫生主管部门或者兽医主管部门对出入境检验检疫机构为了检验检疫工作的紧急需要，申请在实验室对高致病性病原微生物或者疑似高致病性病原微生物开展进一步检测活动，不在法定期限内作出是否批准决定的，由其上级行政机关或者监察机关责令改正，给予警告；造成传

---

① 编者注：《进出境动植物检疫法实施条例》第五条规定，享有外交、领事特权与豁免的外国机构和人员公用或者自用的动植物、动植物产品和其他检疫物进境，应当依照进出境动植物检疫法和本条例的规定实施检疫。

染病传播、流行或者其他严重后果的，对直接负责的主管人员和其他直接责任人员依法给予撤职、开除的行政处分；构成犯罪的，依法追究刑事责任。

十六、《农业转基因生物安全管理条例》（节选）

第三条 本条例所称农业转基因生物，是指利用基因工程技术改变基因组构成，用于农业生产或者农产品加工的动植物、微生物及其产品，主要包括：

（一）转基因动植物（含种子、种畜禽、水产苗种）和微生物；

（二）转基因动植物、微生物产品；

（三）转基因农产品的直接加工品；

（四）含有转基因动植物、微生物或者其产品成分的种子、种畜禽、水产苗种、农药、兽药、肥料和添加剂等产品。

本条例所称农业转基因生物安全，是指防范农业转基因生物对人类、动植物、微生物和生态环境构成的危险或者潜在风险。

第五条 国务院建立农业转基因生物安全管理部际联席会议制度。

农业转基因生物安全管理部际联席会议由农业、科技、环境保护、卫生、外经贸、检验检疫等有关部门的负责人组成，负责研究、协调农业转基因生物安全管理工作中的重大问题。

第八条 国家对农业转基因生物实行标识制度。

实施标识管理的农业转基因生物目录，由国务院农业行政主管部门商国务院有关部门制定、调整并公布①。

第九条 国务院农业行政主管部门应当加强农业转基因生物研究与试验的安全评价管理工作，并设立农业转基因生物安全委员会，负责农业转基因生物的安全评价工作。

农业转基因生物安全委员会由从事农业转基因生物研究、生产、加工、检验检疫以及卫生、环境保护等方面的专家组成。

第三十三条 从中华人民共和国境外引进农业转基因生物的，或者向中华人民共和国出口农业转基因生物的，引进单位或者境外公司应当凭国务院农业行政主管部门颁发的农业转基因生物安全证书和相关批准文件，向口岸出入境检验检疫机构报检；经检疫合格后，方可向海关申请办理有关手续。

第三十四条 农业转基因生物在中华人民共和国过境转移的，应当遵守中华人民共和国有关法律、行政法规的规定。

第三十六条 向中华人民共和国境外出口农产品，外方要求提供非转基因农产品证明的，由口岸出入境检验检疫机构根据国务院农业行政主管部门发布的转基因农产品信息，进行检测并出具非转基因农产品证明。

第三十七条 进口农业转基因生物，没有国务院农业行政主管部门颁发的农业转基因生物安全证书和相关批准文件的，或者与证书、批准文件不符的，作退货或者销毁处理。进口农业转基因生物不按照规定标识的，重新标识后方可入境。

第四十九条 违反本条例规定，进口、携带、邮寄农业转基因生物未向口岸出入境检验检疫机构报检的，由口岸出入境检验检疫机构比照进出境动植物检疫法的有关规定处罚。

---

① 编者注：根据《农业转基因生物标识管理办法》（农业部令第10号），第一批实施标识管理的农业转基因生物目录包括：1. 大豆种子、大豆、大豆粉、大豆油、豆粕；2. 玉米种子、玉米、玉米油、玉米粉（含税号为11022000、11031300、11042300的玉米粉）；3. 油菜种子、油菜籽、油菜籽油、油菜籽粕；4. 棉花种子；5. 番茄种子、鲜番茄、番茄酱。

十七、《森林病虫害防治条例》（节选）

第八条 各级人民政府林业主管部门应当有计划地组织建立无检疫对象的林木种苗基地。各级森林病虫害防治机构应当依法对林木种苗和木材、竹材进行产地和调运检疫；发现新传入的危险性病虫害，应当及时采取严密封锁、扑灭措施，不得将危险性病虫害传出。

各口岸动植物检疫机构，应当按照国家有关进出境动植物检疫的法律规定，加强进境林木种苗和木材、竹材的检疫工作，防止境外森林病虫害传入。

十八、《植物检疫条例》（节选）

第十二条 从国外引进种子、苗木，引进单位应当向所在地的省、自治区、直辖市植物检疫机构提出申请，办理检疫审批手续。但是，国务院有关部门所属的在京单位从国外引进种子、苗木，应当向国务院农业主管部门、林业主管部门所属的植物检疫机构提出申请，办理检疫审批手续。具体办法由国务院农业主管部门、林业主管部门制定。

从国外引进、可能潜伏有危险性病、虫的种子、苗木和其他繁殖材料，必须隔离试种，植物检疫机构应进行调查、观察和检疫，证明确实不带危险性病、虫的，方可分散种植。

第二十二条 进出口植物的检疫，按照《中华人民共和国进出境动植物检疫法》的规定执行。

十九、《饲料和饲料添加剂管理条例》（节选）

第二十一条 饲料、饲料添加剂的包装上应当附具标签。标签应当以中文或者适用符号标明产品名称、原料组成、产品成分分析保证值、净重或者净含量、贮存条件、使用说明、注意事项、生产日期、保质期、生产企业名称以及地址、许可证明文件编号和产品质量标准等。加入药物饲料添加剂的，还应当标明“加入药物饲料添加剂”字样，并标明其通用名称、含量和休药期。乳和乳制品以外的动物源性饲料，还应当标明“本产品不得饲喂反刍动物”字样。

第二十四条 向中国出口的饲料、饲料添加剂应当包装，包装应当符合中国有关安全、卫生的规定，并附具符合本条例第二十一条规定的标签。

向中国出口的饲料、饲料添加剂应当符合中国有关检验检疫的要求，由出入境检验检疫机构依法实施检验检疫，并对其包装和标签进行核查。包装和标签不符合要求的，不得入境。

境外企业不得直接在中国销售饲料、饲料添加剂。境外企业在中国销售饲料、饲料添加剂的，应当依法在中国境内设立销售机构或者委托符合条件的中国境内代理机构销售。

二十、《中华人民共和国畜禽遗传资源进出境和对外合作研究利用审批办法》（节选）

第四条 从境外引进畜禽遗传资源，应当具备下列条件：

（一）引进的目的明确、用途合理；

（二）符合畜禽遗传资源保护和利用规划；

（三）引进的畜禽遗传资源来自非疫区；

（四）符合进出境动植物检疫和农业转基因生物安全的有关规定，不对境内畜禽遗传资源和生态环境安全构成威胁。

第十五条 从境外引进畜禽遗传资源、向境外输出列入畜禽遗传资源保护名录的畜禽遗传资源的单位，凭审批表办理检疫手续。海关凭出入境检验检疫部门出具的进出境货物通关单办理验放手续。从境外引进畜禽遗传资源、向境外输出列入畜禽遗传资源保护名录的畜禽遗传资源的单位，应当自海关放行之日起10个工作日内，将实际引进、输出畜禽遗传资源的数量报国务院畜牧兽医行政主管部门备案。国务院畜牧兽医行政主管部门应当定期将有关资料抄送国务院环境保护行政主管部门。

二十一、《中华人民共和国濒危野生动植物进出口管理条例》（节选）

第十九条 进口或者出口濒危野生动植物及其产品的，应当在国务院野生动植物主管部门会同海关总署指定并经国务院批准的口岸进行。

第二十一条 进口或者出口濒危野生动植物及其产品的，应当向海关提交允许进出口证明书①，接受海关监管，并自海关放行之日起30日内，将海关验讫的允许进出口证明书副本交国家濒危物种进出口管理机构备案。

过境、转运和通运的濒危野生动植物及其产品，自入境起至出境前由海关监管。

进出保税区、出口加工区等海关特定监管区域和保税场所的濒危野生动植物及其产品，应当接受海关监管，并按照海关总署和国家濒危物种进出口管理机构的规定办理进出口手续。

进口或者出口濒危野生动植物及其产品的，应当凭允许进出口证明书向海关报检，并接受检验检疫。

第二十六条 非法进口、出口或者以其他方式走私濒危野生动植物及其产品的，由海关依照海关法的有关规定予以处罚；情节严重，构成犯罪的，依法追究刑事责任。

罚没的实物移交野生动植物主管部门依法处理；罚没的实物依法需要实施检疫的，经检疫合格后，予以处理。罚没的实物需要返还原出口国（地区）的，应当由野生动植物主管部门移交国家濒危物种进出口管理机构依照公约规定处理。

二十二、《实验动物管理条例》（节选）

第二十四条 进口、出口实验动物的检疫工作，按照《中华人民共和国进出境动植物检疫法》的规定办理。

二十三、《国际航行船舶进出中华人民共和国口岸检查办法》（节选）

第三条 中华人民共和国港务监督机构（以下简称港务监督机构）、中华人民共和国海关（以下简称海关）、中华人民共和国出入境边防检查机关是负责对船舶进出中华人民共和国口岸实施检查的机关（以下统称检查机关）。

第十条 海关对船舶实施电讯检疫。持有卫生证书的船舶，其船方或其代理人可以向海关申请电讯检疫。

对来自疫区的船舶，载有检疫传染病染疫人、疑似检疫传染病染疫人、非意外伤害而死亡且死因不明尸体的船舶，未持有卫生证书或者证书过期或者卫生状况不符合要求的船舶，海关应当在锚地实施检疫。

第十一条 海关对来自动植物疫区的船舶和船舶装载的动植物、动植物产品及其他检疫物，可以在锚地实施检疫。

二十四、《中华人民共和国外籍船舶航行长江水域管理规定》（节选）

第五条 船舶进入长江水域及其港口，必须经中华人民共和国港务监督批准。

经批准进入长江水域及其港口的船舶，应当接受港务监督、边防检查、海关等部门的检查，并办理有关手续。必要时，上述有关部门有权进行随船监督。

---

① 编者注：根据《野生动植物进出口证书管理办法》（国家林业局、海关总署令第34号），允许进出口证明书包括濒危野生动植物种国际贸易公约允许进出口证明书和中华人民共和国野生动植物允许进出口证明书。

二十五、《外国民用航空器飞行管理规则》（节选）

第三十八条 飞入或者飞出中华人民共和国国界的外国民用航空器，必须在指定的设有海关、检疫和边防检查站的机场降落或者起飞。

第二章 | 进出境动植物检验检疫规章

原国家出入境检验检疫局共颁布了25部与检验检疫工作相关的部门规章，国家质检总局共颁布了87部与检验检疫工作相关的部门规章；经国家质检总局、海关总署对上述部门规章的修订和废止，现行有效的共53部，国家质检总局公告暂缓执行1部；出入境检验检疫管理职责和队伍划入海关总署后，海关总署颁布了7部与检验检疫工作相关的部门规章。上述60部现行有效部门规章中，涉及进出境动植物检疫的30部；海关总署、国家质检总局参与联合发布的部门规章中，涉及进出境动植物检疫的1部。

本章主要梳理了涉及进出境动植物检疫现行有效检验检疫规章的相关法律条款、审批和备案、用语定义及特别说明事项。本章在引用法律法规条款时，仅根据需要部分摘选，原文请见第一章。

第一节 | 综合类

一、《进境动植物检疫审批管理办法》

国家质检总局令第25号公布，自2002年9月1日起施行，根据国家质检总局令第170号和海关总署令第238号、第240号、第262号修改。

（一）相关法律法规条款

《进出境动植物检疫法》第五条：“国家禁止下列各物进境：

“（一）动植物病原体（包括菌种、毒种等）、害虫及其他有害生物；

“（二）动植物疫情流行的国家和地区的有关动植物、动植物产品和其他检疫物；

“（三）动物尸体；

“（四）土壤。

“口岸动植物检疫机关发现有前款规定的禁止进境物的，作退回或者销毁处理。

“因科学研究等特殊需要引进本条第一款规定的禁止进境物的，必须事先提出申请，经国家动植物检疫机关批准。

本条第一款第二项规定的禁止进境物的名录，由国务院农业行政主管部门制定并公布。”

《进出境动植物检疫法》第十条：“输入动物、动物产品、植物种子、种苗及其他繁殖材料的，必须事先提出申请，办理检疫审批手续。”

《进出境动植物检疫法》第二十八条：“携带、邮寄植物种子、种苗及其他繁殖材料进境的，必须事先提出申请，办理检疫审批手续。”

《进出境动植物检疫法实施条例》第九条：“输入动物、动物产品和进出境动植物检疫法第五条第一款所列禁止进境物的检疫审批，由国家动植物检疫局或者其授权的口岸动植物检疫机关负责。

“输入植物种子、种苗及其他繁殖材料的检疫审批，由植物检疫条例规定的机关负责。”

《进出境动植物检疫法实施条例》第十一条：“检疫审批手续应当在贸易合同或者协议签订前办妥。”

《进出境动植物检疫法实施条例》第十二条：“携带、邮寄植物种子、种苗及其他繁殖材料进境的，必须事先提出申请，办理检疫审批手续；因特殊情况无法事先办理的，携带人或者邮寄人应当在口岸补办检疫审批手续，经审批机关同意并经检疫合格后方准进境。”

《进出境动植物检疫法实施条例》第十三条：“要求运输动物过境的，货主或者其代理人必须事先向国家动植物检疫局提出书面申请，提交输出国家或者地区政府动植物检疫机关出具的疫情证明、输入国家或者地区政府动植物检疫机关出具的准许该动物进境的证件，并说明拟过境的路线，国家动植物检疫局查同意后，签发《动物过境许可证》。”

《进出境动植物检疫法实施条例》第十四条：“因科学研究等特殊需要，引进进出境动植物检疫法第五条第一款所列禁止进境物的，办理禁止进境物特许检疫审批手续时，货主、物主或者其代理人必须提交书面申请，说明其数量、用途、引进方式、进境后的防疫措施，并附具有关口岸动植物检疫机关签署的意见。”

《进出境动植物检疫法实施条例》第十五条：“办理进境检疫审批手续后，有下列情况之一的，货主、物主或者其代理人应当重新申请办理检疫审批手续：

“（一）变更进境物的品种或者数量的；

“（二）变更输出国家或者地区的；

“（三）变更进境口岸的；

“（四）超过检疫审批有效期的。”

（二）行政审批和备案

过境动物、进境特定动植物及其产品检疫审批。

（三）规章全文

进境动植物检疫审批管理办法

第一章　总　则

第一条　为进一步加强对进境动植物检疫审批的管理工作，防止动物传染病、寄生虫病和植物危险性病虫杂草以及其他有害生物的传入，根据《中华人民共和国进出境动植物检疫法》（以下简称进出境动植物检疫法）及其实施条例的有关规定，制定本办法。

第二条　本办法适用于对进出境动植物检疫法及其实施条例以及国家有关规定需要审批的进境动物（含过境动物）、动植物产品和需要特许审批的禁止进境物的检疫审批①。

海关总署根据法律法规的有关规定以及国务院有关部门发布的禁止进境物名录，制定、调整并发布需要检疫审批的动植物及其产品名录②。

第三条　海关总署统一管理本办法所规定的检疫审批工作。

由海关总署负责实施的检疫审批事项，海关总署可以委托直属海关负责受理申请并开展初步

---

① 编者注：禁止进境物特许检疫审批相关事宜见《关于优化进境动植物特许检疫审批有关事宜的公告》（海关总署公告 2024 年第 209 号），见本书第三章第一节。

② 编者注：需要检疫审批的动植物及其产品名录可参考本书附录 1。

审查。

海关总署授权直属海关实施的检疫审批事项，由直属海关负责检疫审批的受理、审查和决定。

第二章　申　请

第四条　申请办理检疫审批手续的单位（以下简称申请单位）应当是具有独立法人资格并直接对外签订贸易合同或者协议的单位。

过境动物的申请单位应当是具有独立法人资格并直接对外签订贸易合同或者协议的单位或者其代理人。

第五条　申请单位应当在签订贸易合同或者协议前，向审批机构提出申请并取得《检疫许可证》。

过境动物在过境前，申请单位应当向海关总署提出申请并取得《检疫许可证》。

第六条　申请单位应当提供下列材料：

（一）输入动物需要隔离检疫的，应当提交有效的隔离场使用证；

（二）输入进境后需要指定生产、加工、存放的动植物及其产品，应当提交生产、加工、存放单位信息以及符合海关要求的生产、加工、存放能力证明材料；

（三）办理动物过境的，应当说明过境路线，并提供输出国家或者地区官方检疫部门出具的动物卫生证书（复印件）和输入国家或者地区官方检疫部门出具的准许动物进境的证明文件；

（四）因科学研究等特殊需要，引进进出境动植物检疫法第五条第一款所列禁止进境物的，必须提交书面申请，说明其数量、用途、引进方式、进境后的防疫措施、科学研究的立项报告及相关主管部门的批准立项证明文件。

第三章　审核批准

第七条　海关对申请单位检疫审批申请进行审查的内容包括：

（一）申请单位提交的材料是否齐全，是否符合本办法第四条、第六条的规定；

（二）输出和途经国家或者地区有无相关的动植物疫情；

（三）是否符合中国有关动植物检疫法律法规和部门规章的规定；

（四）是否符合中国与输出国家或者地区签订的双边检疫协定（包括检疫协议、议定书、备忘录等）；

（五）进境后需要对生产、加工过程实施检疫监督的动植物及其产品，审查其运输、生产、加工、存放及处理等环节是否符合检疫防疫及监管条件，根据生产、加工企业的加工能力核定其进境数量；

（六）可以核销的进境动植物产品，应当按照有关规定审核其上一次审批的《检疫许可证》的使用、核销情况。

第八条　海关认为必要时，可以组织有关专家对申请进境的产品进行风险分析，申请单位有义务提供有关资料和样品进行检测。

第九条　海关总署及其授权的直属海关自受理申请之日起二十日内作出准予许可或者不予许可决定。二十日内不能作出决定的，经海关总署负责人或者授权的直属海关负责人批准，可以延长十日，并应当将延长期限的理由告知申请单位。

法律、行政法规另有规定的，从其规定。

第四章　许可单证的管理和使用

第十条　《检疫许可证》的有效期为十二个月或者一次有效。

第十一条 按照规定可以核销的进境动植物产品，在许可数量范围内分批进口、多次报检使用《检疫许可证》的，进境口岸海关应当在《检疫许可证》所附检疫物进境核销表中进行核销登记。

第十二条 有下列情况之一的，申请单位应当重新申请办理《检疫许可证》：

（一）变更进境检疫物的品种或者超过许可数量百分之五以上的；

（二）变更输出国家或者地区的；

（三）变更进境口岸、指运地或者运输路线的。

第十三条 国家依法发布禁止有关检疫物进境的公告或者禁令后，海关可以撤回已签发的《检疫许可证》。

根据本办法第十一条规定许可数量全部核销完毕或者《检疫许可证》有效期届满未延续的，海关应当依法办理检疫审批的注销手续。

其他依法应当撤回、撤销、注销检疫审批的，海关按照相关法律法规办理。

第十四条 申请单位取得许可证后，不得买卖或者转让。口岸海关在受理报检时，必须审核许可证的申请单位与检验检疫证书上的收货人、贸易合同的签约方是否一致，不一致的不得受理报检。

第五章 附 则

第十五条 申请单位违反本办法规定的，由海关依据有关法律法规的规定予以处罚。

第十六条 海关及其工作人员在办理进境动植物检疫审批工作时，必须遵循公开、公正、透明的原则，依法行政，忠于职守，自觉接受社会监督。

海关工作人员违反法律法规及本办法规定，滥用职权，徇私舞弊，故意刁难的，由其所在单位或者上级机构按照规定查处。

第十七条 本办法由海关总署负责解释。

第十八条 本办法自2002年9月1日起施行。

二、《出入境检疫处理单位和人员管理办法》

国家质检总局令第181号公布，自2016年7月1日起施行，根据海关总署令第238号、第240号修正。

（一）相关法律法规条款

《进出境动植物检疫法实施条例》第五十五条："从事进出境动植物检疫熏蒸、消毒处理业务的单位和人员，必须经口岸动植物检疫机关考核合格。"

（二）行政审批和备案

进出境动植物检疫除害处理单位核准。

（三）用语定义

出入境检疫处理：指利用生物、物理、化学的方法，对出入境货物、交通工具、集装箱及其他检疫对象采取的消除疫情疫病风险或者潜在危害，防止人类传染病传播、动植物病虫害传入传出的措施。（第三条）

出入境检疫处理单位：指经直属海关核准从事出入境检疫处理工作的单位。（第三条）

出入境检疫处理人员：指经直属海关核准，在检疫处理单位从事出入境检疫处理工作的人员。（第三条）

（四）规章全文

出入境检疫处理单位和人员管理办法

第一章　总　则

第一条　为规范出入境检疫处理单位和人员的管理，根据《中华人民共和国进出境动植物检疫法》及其实施条例、《中华人民共和国国境卫生检疫法》及其实施细则等相关法律法规规定，制定本办法。

第二条　本办法适用于对出入境检疫处理单位和人员的核准①以及监督管理。

第三条　本办法所称：

“出入境检疫处理”是指利用生物、物理、化学的方法，对出入境货物、交通工具、集装箱及其他检疫对象采取的消除疫情疫病风险或者潜在危害，防止人类传染病传播、动植物病虫害传入传出的措施。

“出入境检疫处理单位”（以下简称检疫处理单位）是指经直属海关核准从事出入境检疫处理工作的单位。

“出入境检疫处理人员”（以下简称检疫处理人员）是指经直属海关核准②，在检疫处理单位从事出入境检疫处理工作的人员。

第四条　海关总署主管全国检疫处理单位和人员管理工作。

主管海关负责所辖地区检疫处理单位和人员的日常监督管理。

第五条　出入境检疫处理按照实施方式和技术要求，分为A类、B类、C类、D类、E类、F类和G类。

（一）A类，熏蒸（出入境船舶熏蒸、疫麦及其他大宗货物熏蒸）；

（二）B类，熏蒸（A类熏蒸除外）；

（三）C类，消毒处理（熏蒸方式除外）；

（四）D类，药物及器械除虫灭鼠（熏蒸方式除外）；

（五）E类，热处理；

（六）F类，辐照处理；

（七）G类，除上述类别外，采用冷处理、微波处理、除污处理等方式实施的出入境检疫处理。

检疫处理单位和人员可以申请从事一类或者多类出入境检疫处理工作。

第六条　检疫处理单位和人员应当在核准范围内从事出入境检疫处理工作；未经核准，不得从事或者超范围从事出入境检疫处理工作。

海关根据相关法律法规或者输入国家（地区）要求，对需要实施检疫处理的对象，向货主或者其代理人签发检验检疫处理通知书。货主或者其代理人应当委托有资质的检疫处理单位实施检疫处理。

---

① 编者注：《国务院办公厅关于全面实行行政许可事项清单管理的通知》（国办发〔2022〕2号）明确行政许可事项名称为“进出境动植物检疫除害处理单位核准”。《关于进一步优化出入境检疫处理监督工作的公告》（海关总署公告2022年第77号，详见本书第三章第一节）规定，出入境卫生检疫卫生处理实施单位无须取得海关核准。

② 编者注：《国务院关于取消和下放一批行政许可事项的决定》（国发〔2020〕13号）取消从事进出境动植物检疫除害处理的人员资格许可。

第二章　检疫处理单位申请条件

第七条　申请从事出入境检疫处理工作的单位（以下简称申请单位），应当具备下列基本条件：

（一）具有独立法人资格；

（二）具有满足条件的办公场所；

（三）申请从事的检疫处理类别需要使用危险化学品的，其从业人员及危险化学品的运输、储存、使用应当符合国家有关规定；

（四）使用的出入境检疫处理器械、药剂以及计量器具应当符合国家有关规定；

（五）具有必要的出入境检疫处理安全防护装备、急救药品和设施；

（六）建立有效的质量控制、效果评价、安全保障以及突发事件应急机制等管理制度；

（七）建立完整的出入境检疫处理业务档案、技术培训档案和职工职业健康档案管理制度；

（八）配备经直属海关核准的检疫处理人员；

（九）配备专职或者兼职安全员，法律法规有规定的，还应当具备相应的资质。

第八条　申请从事A类出入境检疫处理工作的单位，除应当具备本办法第七条所列条件以外，还应当符合下列条件：

（一）具有B类出入境检疫处理资质3年以上，近3年无安全和质量事故；

（二）药品、仪器、设备、材料、专用药品库及操作规范符合法律法规、标准和技术规范的要求；

（三）配备检疫处理熏蒸气体浓度测定仪器、残留毒气检测仪器、大气采样仪器等设备。

第九条　申请从事B类出入境检疫处理工作的单位，除应当具备本办法第七条所列条件以外，还应当符合下列条件：

（一）处理场所、药品、仪器、设备、材料、专用药品库及操作规范符合法律法规、标准和技术规范的要求；

（二）配备检疫处理熏蒸气体浓度测定仪器、残留毒气检测仪器、大气采样仪器等设备。

第十条　申请从事C类出入境检疫处理工作的单位，除应当具备本办法第七条所列条件以外，还应当符合下列条件：

（一）药品、仪器、设备、材料、专用药品库及操作规范符合法律法规、标准和技术规范的要求；

（二）配备消毒效果评价相关检测设备。

第十一条　申请从事D类出入境检疫处理工作的单位，除应当具备本办法第七条所列条件以外，还应当符合下列条件：

（一）药品、仪器、设备、材料、专用药品库及操作规范符合法律法规、标准和技术规范的要求；

（二）配备除虫灭鼠试验室相关检测设备等。

第十二条　申请从事E类出入境检疫处理工作的单位，除应当具备本办法第七条所列条件以外，还应当符合下列条件：

（一）处理场所、库房、处理设备及操作规范符合法律法规、标准和技术规范的要求；

（二）使用特种设备的，持有特种设备许可证。

第十三条　申请从事F类出入境检疫处理工作的单位，除应当具备本办法第七条所列条件以外，还应当符合下列条件：

（一）处理场所、仪器、设备、放射性物品购置及存放、操作规范符合法律法规、标准和技术规范的要求；

（二）持有放射性设备使用许可证。

第十四条 申请从事G类出入境检疫处理工作的单位，除应当具备本办法第七条所列条件以外，还应当符合下列条件：

（一）处理场所、库房、处理设备及操作规范符合法律法规、标准和技术规范的要求；

（二）使用特种设备的，持有特种设备许可证。

第三章 检疫处理单位

第十五条 申请单位应当向所在地直属海关提出申请并提交下列材料：

（一）《出入境检疫处理单位核准申请表》；

（二）申请单位所属检疫处理人员名单。

第十六条 直属海关对申请单位提出的申请，应当根据下列情况分别作出处理：

（一）申请材料存在可以当场更正的错误的，应当允许申请单位当场更正；

（二）申请材料不齐全或者不符合法定形式的，应当当场或者在5日内一次告知申请单位需要补正的全部内容，逾期不告知的，自收到申请材料之日起即为受理；

（三）申请材料齐全、符合法定形式，或者申请单位按照要求提交全部补正申请材料的，应当受理申请。

直属海关受理或者不予受理申请，应当出具加盖本单位专用印章和注明日期的书面凭证。

第十七条 直属海关应当在受理申请后组成评审专家组，对提出申请的检疫处理单位进行现场考核评审并提交书面评审报告。

第十八条 直属海关应当自受理申请之日起20日内作出是否核准的决定。

20日内不能作出决定的，经直属海关负责人批准，可以延长10日，并将延长期限的理由书面告知申请单位。

第十九条 直属海关作出核准决定的，应当自作出决定之日起10日内颁发并送达《出入境检疫处理单位核准证书》（以下简称《核准证书》）。

不予核准的，应当书面通知申请单位并说明理由。

直属海关作出的核准决定，应当予以公开。

第四章 检疫处理人员

第二十条 年满十八周岁，身体健康，具有完全民事行为能力，具备检疫处理基本知识，掌握检疫处理操作技能的人员，可以参加检疫处理人员从业资格考试。

第二十一条 检疫处理人员资格分为两类，即熏蒸处理类（A类、B类）、其他类（C类、D类、E类、F类、G类）。

第二十二条 海关总署负责制定考试大纲，直属海关负责考试的组织实施工作。

直属海关每年至少组织一次检疫处理人员从业资格考试，同时可根据本辖区市场和业务需求，适当增加考试频次。

第二十三条 检疫处理人员从业资格考试内容包括出入境检疫处理基础知识和操作技能。

基础知识包括：法律法规、标准、技术规范等。

操作技能包括：药品、仪器、设备的操作运用，出入境检疫处理现场操作、安全防护、应急处理等。

第二十四条 通过检疫处理人员从业资格考试的人员，由直属海关颁发《从业证》。

第二十五条 《从业证》有效期3年，有效期内全国通用。检疫处理人员需要延续《从业证》有效期的，应当在有效期届满3个月前向颁发《从业证》的直属海关提出延续申请。直属海关应当在有效期届满前作出是否准予延续的决定。

第二十六条 检疫处理人员应当严格按照法律法规、标准、技术规范以及检疫处理单位制定的工作方案实施检疫处理，做好安全防护，保证处理效果。

第五章 监督管理

第二十七条 直属海关应当建立检疫处理单位和人员管理档案，将检疫处理单位纳入企业信用管理，并针对不同信用等级的检疫处理单位制定差异化的监管措施。

海关应当定期组织对所辖地区检疫处理单位和人员及其操作进行监督检查，对检疫处理单位的检疫处理效果进行监督和评价，并将监督检查结果向直属海关报告。

检疫处理单位和人员应当配合海关的监督检查工作。

第二十八条 海关按照“安全、高效、环保”的原则，定期开展检疫处理药品、器械等口岸适用性评价工作，确定适用于口岸使用的药品、器械名录。检疫处理单位实施口岸检疫处理工作时应选用目录内药品、器械，按照有关要求科学规范用药。

第二十九条 海关对未取得相应《核准证书》的单位、未获得相应《从业证》的人员及未按照法律法规、标准和技术规范实施的检疫处理结果不予认可。

第三十条 检疫处理单位应当在《核准证书》核准范围内，根据出入境检验检疫处理通知书要求，严格按照法律法规、标准和技术规范实施检疫处理。

实施处理前，检疫处理单位应当根据不同类型的处理任务制定具体的实施方案并留档备查。处理期间，检疫处理单位应当在现场设置明显的警示标志，对处理过程进行记录。处理完毕后，检疫处理单位应当准确填写检疫处理结果报告单，交海关。

第三十一条 检疫处理单位应当开展处理控制和处理效果评价，保证检疫处理效果，保护环境和生态安全，并承担相应的法律责任。

第三十二条 检疫处理单位应当建立检疫处理业务档案，真实完整地记录其检疫处理业务。

第三十三条 检疫处理单位应当于每年1月底前向其所在地直属海关提交上一年度检疫处理情况工作报告。

第三十四条 有下列情形之一的，检疫处理单位应当自变更之日起30日内向颁发《核准证书》的直属海关申请办理变更手续：

（一）法定代表人变更；

（二）检疫处理人员变更；

（三）其他重大事项变更。

符合规定要求的，直属海关应当在收到相关资料后20日内完成变更手续。

第三十五条 检疫处理单位《核准证书》有效期6年。检疫处理单位需要延续《核准证书》有效期的，应当于有效期届满3个月前向颁发《核准证书》的直属海关申请延续。直属海关应当在有效期届满前作出是否准予延续的决定，准予延续的，换发《核准证书》。

第三十六条 有下列情形之一的，直属海关根据利害关系人的请求或者依据职权，可以撤销《核准证书》或者《从业证》：

（一）海关工作人员滥用职权、玩忽职守颁发《核准证书》或者《从业证》的；

（二）超越法定职权颁发《核准证书》或者《从业证》的；

（三）违反法定程序颁发《核准证书》或者《从业证》的；

（四）对不具备申请资格或者不符合法定条件的申请人颁发《核准证书》或者《从业证》的；

（五）检疫处理单位或者检疫处理人员以欺骗、贿赂等不正当手段取得《核准证书》或者《从业证》的；

（六）依法可以撤销《核准证书》或者《从业证》的其他情形。

第三十七条 有下列情形之一的，直属海关应当依据职权注销《核准证书》或者《从业证》：

（一）检疫处理单位《核准证书》或者检疫处理人员《从业证》有效期届满未申请延续的；

（二）检疫处理单位依法终止的；

（三）检疫处理人员死亡或者丧失行为能力的；

（四）《核准证书》或者《从业证》依法被撤销、撤回或者吊销的；

（五）因不可抗力导致许可事项无法实施的；

（六）法律、法规规定的应当注销的其他情形。

第三十八条 申请从事检疫处理的单位或者人员隐瞒有关情况或者提供虚假申请材料的，直属海关不予受理或者不予颁发《核准证书》或者《从业证》，申请单位或者人员1年内不得再次申请。

以欺骗、贿赂等不正当手段取得《核准证书》或者《从业证》的，申请单位或者人员3年内不得再次申请。

第六章 法律责任

第三十九条 检疫处理单位有下列情形之一的，海关可以给予警告，并可以并处3万元以下罚款：

（一）未按照技术要求和操作规程进行操作的；

（二）出入境检疫处理质量未达到检验检疫技术要求的；

（三）发生安全、质量事故并负有管理责任的；

（四）聘用未取得《从业证》人员或者检疫处理人员超出《从业证》核准范围实施出入境检疫处理工作的；

（五）超出《核准证书》核准范围从事出入境检疫处理工作的；

（六）出入境检疫处理业务档案、安全事故档案或者职工职业健康监护档案不完整、填写不规范，情节严重的；

（七）存在本办法第三十四条所列情形，未办理变更手续的。

第四十条 检疫处理单位有下列情形之一的，由直属海关吊销其《核准证书》：

（一）有本办法第三十九条第（一）至第（五）项所列情形，情节严重或者造成严重后果的；

（二）伪造、变造、恶意涂改出入境检疫处理业务档案、安全事故档案或者职工职业健康监护档案的；

（三）涂改、倒卖、出租、出借《核准证书》，或者以其他方式非法转让《核准证书》的；

（四）转委托其他单位进行检疫处理的；

（五）检疫处理单位和人员拒绝接受海关监管或者整改不力的；

（六）检疫处理单位和人员拒不履行相关义务或者未按照相关规定实施检疫处理，处理效果评价多次不达标的。

第四十一条 检疫处理人员未按照技术要求和操作规程进行操作的，由海关给予警告或者处以2000元以下罚款。有下列行为之一的，由直属海关吊销其《从业证》：

（一）造成重大安全、质量事故的；

（二）超出核准范围从事出入境检疫处理工作的。

第四十二条 尚未取得或者已被吊销《核准证书》《从业证》和营业执照，擅自从事出入境检疫处理工作的，由海关责令改正，处以3万元以下罚款。

第四十三条 海关工作人员徇私舞弊、滥用职权、玩忽职守，违反相关法律法规和本办法规定的，依法给予行政处分；情节严重，构成犯罪的，依法追究刑事责任。

第七章 附 则

第四十四条 检疫处理单位应当将检疫处理收费的依据、项目、标准等对外公布，并严格遵守。

第四十五条 检疫处理单位和检疫处理人员核准以及监管等信息应当及时录入有关信息化管理系统。

第四十六条 检疫处理单位信用管理按照国家企业信用信息管理的有关规定执行。

第四十七条 本办法施行前已经获得出入境检疫处理单位资质许可的检疫处理单位，应当依照本办法规定重新获得核准。申请从事A类检疫处理工作的，其此前从事检疫处理资质年限可连续计算。

第四十八条 出境木质包装标识企业对出境木质包装的检疫处理及进出境货物生产企业在生产过程中进行的检疫处理不适用本办法。

第四十九条 《核准证书》《从业证》《出入境检疫处理单位核准申请表》由海关总署统一监制。

第五十条 本办法由海关总署负责解释。

第五十一条 本办法自2016年7月1日起施行。原国家检验检疫局于1998年12月24日发布的《熏蒸消毒监督管理办法（试行）》同时废止。

三、《外来入侵物种管理办法》

农业农村部、自然资源部、生态环境部、海关总署令2022年第4号公布，自2022年8月1日起施行。

（一）相关法律法规条款

《生物安全法》第二条："本法所称生物安全，是指国家有效防范和应对危险生物因子及相关因素威胁，生物技术能够稳定健康发展，人民生命健康和生态系统相对处于没有危险和不受威胁的状态，生物领域具备维护国家安全和持续发展的能力。

"从事下列活动，适用本法：

"（一）防控重大新发突发传染病、动植物疫情；

"（二）生物技术研究、开发与应用；

"（三）病原微生物实验室生物安全管理；

"（四）人类遗传资源与生物资源安全管理；

"（五）防范外来物种入侵与保护生物多样性；

"（六）应对微生物耐药；

"（七）防范生物恐怖袭击与防御生物武器威胁；

"（八）其他与生物安全相关的活动。"

《生物安全法》第六十条："国家加强对外来物种入侵的防范和应对，保护生物多样性。国务院农业农村主管部门会同国务院其他有关部门制定外来入侵物种名录和管理办法。

"国务院有关部门根据职责分工，加强对外来入侵物种的调查、监测、预警、控制、评估、清除以及生态修复等工作。

"任何单位和个人未经批准，不得擅自引进、释放或者丢弃外来物种。"

（二）用语定义

外来物种：指在中华人民共和国境内无天然分布，经自然或人为途径传入的物种，包括该物种所有可能存活和繁殖的部分。（第二条）

外来入侵物种：指传入定殖并对生态系统、生境、物种带来威胁或者危害，影响我国生态环境，损害农林牧渔业可持续发展和生物多样性的外来物种。（第二条）

（三）规章全文

外来入侵物种管理办法

第一章　总　则

第一条　为了防范和应对外来入侵物种危害，保障农林牧渔业可持续发展，保护生物多样性，根据《中华人民共和国生物安全法》，制定本办法。

第二条　本办法所称外来物种，是指在中华人民共和国境内无天然分布，经自然或人为途径传入的物种，包括该物种所有可能存活和繁殖的部分。

本办法所称外来入侵物种，是指传入定殖并对生态系统、生境、物种带来威胁或者危害，影响我国生态环境，损害农林牧渔业可持续发展和生物多样性的外来物种。

第三条　外来入侵物种管理是维护国家生物安全的重要举措，应当坚持风险预防、源头管控、综合治理、协同配合、公众参与的原则。

第四条　农业农村部会同国务院有关部门建立外来入侵物种防控部际协调机制，研究部署全国外来入侵物种防控工作，统筹协调解决重大问题。

省级人民政府农业农村主管部门会同有关部门建立外来入侵物种防控协调机制，组织开展本行政区域外来入侵物种防控工作。

海关完善境外风险预警和应急处理机制，强化入境货物、运输工具、寄递物、旅客行李、跨境电商、边民互市等渠道外来入侵物种的口岸检疫监管。

第五条　县级以上地方人民政府依法对本行政区域外来入侵物种防控工作负责，组织、协调、督促有关部门依法履行外来入侵物种防控管理职责。

县级以上地方人民政府农业农村主管部门负责农田生态系统、渔业水域等区域外来入侵物种的监督管理。

县级以上地方人民政府林业草原主管部门负责森林、草原、湿地生态系统和自然保护地等区域外来入侵物种的监督管理。

沿海县级以上地方人民政府自然资源（海洋）主管部门负责近岸海域、海岛等区域外来入侵物种的监督管理。

县级以上地方人民政府生态环境主管部门负责外来入侵物种对生物多样性影响的监督管理。

高速公路沿线、城镇绿化带、花卉苗木交易市场等区域的外来入侵物种监督管理，由县级以上地方人民政府其他相关主管部门负责。

第六条　农业农村部会同有关部门制定外来入侵物种名录①，实行动态调整和分类管理，建立外来入侵物种数据库，制修订外来入侵物种风险评估、监测预警、防控治理等技术规范。

第七条　农业农村部会同有关部门成立外来入侵物种防控专家委员会，为外来入侵物种管理提供咨询、评估、论证等技术支撑。

第八条　农业农村部、自然资源部、生态环境部、海关总署、国家林业和草原局等主管部门建立健全应急处置机制，组织制订相关领域外来入侵物种突发事件应急预案。

县级以上地方人民政府有关部门应当组织制订本行政区域相关领域外来入侵物种突发事件应急预案。

---

① 编者注：见《重点管理外来入侵物种名录》（农业农村部、自然资源部、生态环境部、住房和城乡建设部、海关总署、国家林草局公告第567号），见本书第三章第一节。

第九条 县级以上人民政府农业农村、自然资源（海洋）、生态环境、林业草原等主管部门加强外来入侵物种防控宣传教育与科学普及，增强公众外来入侵物种防控意识，引导公众依法参与外来入侵物种防控工作。

任何单位和个人未经批准，不得擅自引进、释放或者丢弃外来物种。

第二章 源头预防

第十条 因品种培育等特殊需要从境外引进农作物和林草种子苗木、水产苗种等外来物种的，应当依据审批权限向省级以上人民政府农业农村、林业草原主管部门和海关办理进口审批与检疫审批。

属于首次引进的，引进单位应当就引进物种对生态环境的潜在影响进行风险分析，并向审批部门提交风险评估报告。审批部门应当及时组织开展审查评估。经评估有入侵风险的，不予许可入境。

第十一条 引进单位应当采取安全可靠的防范措施，加强引进物种研究、保存、种植、繁殖、运输、销毁等环节管理，防止其逃逸、扩散至野外环境。

对于发生逃逸、扩散的，引进单位应当及时采取清除、捕回或其他补救措施，并及时向审批部门及所在地县级人民政府农业农村或林业草原主管部门报告。

第十二条 海关应当加强外来入侵物种口岸防控，对非法引进、携带、寄递、走私外来物种等违法行为进行打击。对发现的外来入侵物种以及经评估具有入侵风险的外来物种，依法进行处置。

第十三条 县级以上地方人民政府农业农村、林业草原主管部门应当依法加强境内跨区域调运农作物和林草种子苗木、植物产品、水产苗种等检疫监管，防止外来入侵物种扩散传播。

第十四条 农业农村部、自然资源部、生态环境部、海关总署、国家林业和草原局等主管部门依据职责分工，对可能通过气流、水流等自然途径传入我国的外来物种加强动态跟踪和风险评估。

有关部门应当对经外来入侵物种防控专家委员会评估具有较高入侵风险的物种采取必要措施，加大防范力度。

第三章 监测与预警

第十五条 农业农村部会同有关部门建立外来入侵物种普查制度，每十年组织开展一次全国普查，掌握我国外来入侵物种的种类数量、分布范围、危害程度等情况，并将普查成果纳入国土空间基础信息平台和自然资源“一张图”。

第十六条 农业农村部会同有关部门建立外来入侵物种监测制度，构建全国外来入侵物种监测网络，按照职责分工布设监测站点，组织开展常态化监测。

县级以上地方人民政府农业农村主管部门会同有关部门按照职责分工开展本行政区域外来入侵物种监测工作。

第十七条 县级以上地方人民政府农业农村、自然资源（海洋）、生态环境、林业草原等主管部门和海关应当按照职责分工及时收集汇总外来入侵物种监测信息，并报告上级主管部门。

任何单位和个人不得瞒报、谎报监测信息，不得擅自发布监测信息。

第十八条 省级以上人民政府农业农村、自然资源（海洋）、生态环境、林业草原等主管部门和海关应当加强外来入侵物种监测信息共享，分析研判外来入侵物种发生、扩散趋势，评估危害风险，及时发布预警预报，提出应对措施，指导开展防控。

第十九条 农业农村部会同有关部门建立外来入侵物种信息发布制度。全国外来入侵物种总体情况由农业农村部商有关部门统一发布。自然资源部、生态环境部、海关总署、国家林业和草原局等主管部门依据职责权限发布本领域外来入侵物种发生情况。

省级人民政府农业农村主管部门商有关部门统一发布本行政区域外来入侵物种情况。

第四章　治理与修复

第二十条　农业农村部、自然资源部、生态环境部、国家林业和草原局按照职责分工，研究制订本领域外来入侵物种防控策略措施，指导地方开展防控。

县级以上地方人民政府农业农村、自然资源（海洋）、林业草原等主管部门应当按照职责分工，在综合考虑外来入侵物种种类、危害对象、危害程度、扩散趋势等因素的基础上，制订本行政区域外来入侵物种防控治理方案，并组织实施，及时控制或消除危害。

第二十一条　外来入侵植物的治理，可根据实际情况在其苗期、开花期或结实期等生长关键时期，采取人工拔除、机械铲除、喷施绿色药剂、释放生物天敌等措施。

第二十二条　外来入侵病虫害的治理，应当采取选用抗病虫品种、种苗预处理、物理清除、化学灭除、生物防治等措施，有效阻止病虫害扩散蔓延。

第二十三条　外来入侵水生动物的治理，应当采取针对性捕捞等措施，防止其进一步扩散危害。

第二十四条　外来入侵物种发生区域的生态系统恢复，应当因地制宜采取种植乡土植物、放流本地种等措施。

第五章　附　则

第二十五条　违反本办法规定，未经批准，擅自引进、释放或者丢弃外来物种的，依照《中华人民共和国生物安全法》第八十一条处罚。涉嫌犯罪的，依法移送司法机关追究刑事责任。

第二十六条　本办法自2022年8月1日起施行。

第二节｜货物检验检疫监管类

一、《进境动物和动物产品风险分析管理规定》

国家质检总局令第40号公布，自2003年2月1日起施行，根据海关总署令第238号修正。

规章全文如下。

进境动物和动物产品风险分析管理规定

第一章　总　则

第一条　为规范进境动物和动物产品风险分析工作，防范动物疫病传入风险，保障农牧渔业生产，保护人体健康和生态环境，根据《中华人民共和国进出境动植物检疫法》及其实施条例，参照世界贸易组织（WTO）关于《实施卫生和植物卫生措施协定》（SPS协定）的有关规定，制定本规定。

第二条　本规定所称动物和动物产品风险分析，包括对进境动物、动物产品、动物遗传物质、动物源性饲料、生物制品和动物病理材料的风险分析。

第三条　海关总署统一管理进境动物、动物产品风险分析工作。

第四条　开展风险分析应当遵守我国法律法规的规定，并遵循下列原则：

（一）以科学为依据；

（二）执行或者参考有关国际标准、准则和建议；

（三）透明、公开和非歧视原则；

（四）不对国际贸易构成变相限制。

第五条 当有关国际标准、准则和建议不能达到我国农牧渔业生产、人体健康和生态环境的必要保护水平时，海关总署根据风险分析的结果可采取高于国际标准、准则和建议的措施。

第六条 风险分析过程应当包括危害因素确定、风险评估、风险管理和风险交流。

第七条 风险分析应当形成书面报告。报告内容应当包括背景、方法、程序、结论和管理措施等。

第二章 危害因素确定

第八条 对进境动物、动物产品、动物遗传物质、动物源性饲料、生物制品和动物病理材料应当进行危害因素确定。

第九条 危害因素主要是指：

（一）《中华人民共和国进境一、二类动物传染病寄生虫名录》① 所列动物传染病、寄生虫病病原体；

（二）国外新发现并对农牧渔业生产和人体健康有危害或潜在危害的动物传染病、寄生虫病病原体；

（三）列入国家控制或者消灭计划的动物传染病、寄生虫病病原体；

（四）对农牧渔业生产、人体健康和生态环境可能造成危害或者负面影响的有毒有害物质和生物活性物质。

第十条 经确定进境动物、动物产品、动物遗传物质、动物源性饲料、生物制品和动物病理材料不存在危害因素的，不再进行风险评估。

第三章 风险评估

第十一条 进境动物、动物产品、动物遗传物质、动物源性饲料、生物制品和动物病理材料存在危害因素的，启动风险评估程序。

第十二条 根据需要，对输出国家或者地区的动物卫生和公共卫生体系进行评估。

动物卫生和公共卫生体系的评估以书面问卷调查的方式进行，必要时可以进行实地考察。

第十三条 风险评估采用定性、定量或者两者相结合的分析方法。

第十四条 风险评估过程包括传入评估、发生评估、后果评估和风险预测。

第十五条 传入评估应当考虑以下因素：

（一）生物学因素，如动物种类、年龄、品种，病原感染部位，免疫、试验、处理和检疫技术的应用；

（二）国家因素，如疫病流行率，动物卫生和公共卫生体系，危害因素的监控计划和区域化措施；

（三）商品因素，如进境数量，减少污染的措施，加工过程的影响，贮藏和运输的影响。

传入评估证明危害因素没有传入风险的，风险评估结束。

第十六条 发生评估应当考虑下列因素：

---

① 编者注：1992 年 6 月 8 日，农业部《关于公布〈中华人民共和国进境动物一、二类传染病、寄生虫病名录〉和〈中华人民共和国禁止携带、邮寄进境的动物、动物产品和其他检疫物名录〉通知》（农（检疫）字〔1992〕第 12 号），该文已被 2013 年 11 月 28 日发布《中华人民共和国进境动物检疫疫病名录》（农业部、国家质检总局公告第 2013 号）废止；后文被 2020 年 1 月 15 日发布的《中华人民共和国进境动物检疫疫病名录》（农业农村部 海关总署公告第 256 号，见本书第三章第一节）替代。

（一）生物学因素，如易感动物、病原性质等；

（二）国家因素，如传播媒介，人和动物数量，文化和习俗，地理、气候和环境特征；

（三）商品因素，如进境商品种类、数量和用途，生产加工方式，废弃物的处理。

发生评估证明危害因素在我国境内不造成危害的，风险评估结束。

第十七条 后果评估应当考虑以下因素：

（一）直接后果，如动物感染、发病和造成的损失，以及对公共卫生的影响等；

（二）间接后果，如危害因素监测和控制费用，补偿费用，潜在的贸易损失，对环境的不利影响。

第十八条 对传入评估、发生评估和后果评估的内容综合分析，对危害发生作出风险预测。

第四章 风险管理

第十九条 当境外发生重大疫情和有毒有害物质污染事件时，海关总署根据我国进出境动植物检疫法律法规，并参照国际标准、准则和建议，采取应急措施，禁止从发生国家或者地区输入相关动物、动物产品、动物遗传物质、动物源性饲料、生物制品和动物病理材料。

第二十条 根据风险评估的结果，确定与我国适当保护水平相一致的风险管理措施。风险管理措施应当有效、可行。

第二十一条 进境动物的风险管理措施包括产地选择、时间选择、隔离检疫、预防免疫、实验室检验、目的地或者使用地限制和禁止进境等。

第二十二条 进境动物产品、动物遗传物质、动物源性饲料、生物制品和动物病理材料的风险管理措施包括产地选择，产品选择，生产、加工、存放、运输方法及条件控制，生产、加工、存放企业的注册登记，目的地或者使用地限制，实验室检验和禁止进境等。

第五章 风险交流

第二十三条 风险交流应当贯穿于风险分析的全过程。风险交流包括收集与危害和风险有关的信息和意见，讨论风险评估的方法、结果和风险管理措施。

第二十四条 政府机构、生产经营单位、消费团体等可了解风险分析过程中的详细情况，可提供意见和建议。

对有关风险分析的建议和意见应当组织审查并反馈。

第六章 附 则

第二十五条 术语解释

“风险”是指动物传染病、寄生虫病病原体、有毒有害物质随进境动物、动物产品、动物遗传物质、动物源性饲料、生物制品和动物病理材料传入的可能性及其对农牧渔业生产、人体健康和生态环境造成的危害。

“风险分析”是指危害因素确定、风险评估、风险管理和风险交流的过程。

“危害因素确定”是指确定进境动物、动物产品、动物遗传物质、动物源性饲料、生物制品和动物病理材料可能传入病原体和有毒有害物质的过程。

“有毒有害物质”是指对农牧渔业生产、人体健康和生态环境造成危害的生物、物理和化学物质。

“风险评估”是指对病原体、有毒有害物质传入、扩散的可能性及其造成危害的评估。

“风险管理”是指制定和实施降低风险措施的过程。

“风险交流”是指在风险分析过程中与有关方面进行的信息交流。

“传入评估”是指对危害因素的传入途径以及通过该途径传入的可能性的评估。

“发生评估”是指危害因素传入后，对我国农牧渔业生产、人体健康和生态环境造成危害的途径以及发生危害的可能性的评估。

“后果评估”是指危害因素传入后，对我国农牧渔业生产、人体健康及生态环境所造成的后果的评估。

“风险预测”是指对传入评估、发生评估和后果评估的结果综合分析以获得对进口风险的估计。

“定性分析”是指用定性术语如高、中、低或者极低等表示可能性或者后果严重性的风险评估方式。

“定量分析”是指用数据或概率表示风险分析结果的风险评估方式。

第二十六条 本规定由海关总署负责解释。

第二十七条 本规定自2003年2月1日起施行。

二、《进境植物和植物产品风险分析管理规定》

国家质检总局令第41号公布，自2003年2月1日起施行，根据海关总署令第238号修正。

规章全文如下：

进境植物和植物产品风险分析管理规定

第一章 总 则

第一条 为防止外来植物检疫性有害生物传入，保护我国农、林业生产安全及生态环境，根据《中华人民共和国进出境动植物检疫法》及其实施条例，参照世界贸易组织（WTO）关于《实施卫生与植物卫生措施协定》（SPS协定）和国际植物保护公约（IPPC）的有关规定，制定本规定。

第二条 本规定适用于对进境植物、植物产品和其他检疫物传带检疫性有害生物的风险分析。

第三条 海关总署统一管理进境植物、植物产品和其他检疫物的风险分析工作。

第四条 开展风险分析应当遵守我国法律法规的规定，并遵循下列原则：

（一）以科学为依据；

（二）遵照国际植物保护公约组织制定的国际植物检疫措施标准、准则和建议；

（三）透明、公开和非歧视性原则；

（四）对贸易的不利影响降低到最小程度。

第五条 当有关国际标准确定的措施不能达到我国农、林业生产安全或者生态环境的必要保护水平时，海关总署根据科学的风险分析结果可采取高于国际标准、准则和建议的科学措施。

第六条 有害生物风险分析包括风险分析启动、风险评估和风险管理。

第七条 风险分析完成后应当提交风险分析报告，重要的风险分析报告应当交由中国进出境动植物检疫风险分析委员会审议。

第二章 风险分析启动

第八条 出现下列情况之一时，海关总署可以启动风险分析：

（一）某一国家或者地区官方植物检疫部门首次向我国提出输出某种植物、植物产品和其他检疫物申请的；

（二）某一国家或者地区官方植物检疫部门向我国提出解除禁止进境物申请的；

（三）因科学研究等特殊需要，国内有关单位或者个人需要引进禁止进境物的；

（四）我国海关从进境植物、植物产品和其他检疫物上截获某种可能对我国农、林业生产安全或者生态环境构成威胁的有害生物；

（五）国外发生某种植物有害生物并可能对我国农、林业生产安全或者生态环境构成潜在威胁；

（六）修订《中华人民共和国进境植物检疫危险性病、虫、杂草名录》①、《中华人民共和国进境植物检疫禁止进境物名录》② 或者对有关植物检疫措施作重大调整；

（七）其他需要开展风险分析的情况。

第九条 首次向我国输出某种植物、植物产品和其他检疫物或者向我国提出解除禁止进境物申请的国家或者地区，应当由其官方植物检疫部门向海关总署提出书面申请，并提供开展风险分析的必要技术资料。

第十条 海关总署根据有关输出国家或者地区提交申请的时间、提供技术资料的完整性、国外植物疫情的变化以及检验检疫管理等情况确定开展风险分析的先后顺序。

第十一条 国内有关单位或者个人因科学研究等特殊需要引进禁止进境物的，应当提出申请并提供必要的技术资料。

第十二条 出现本规定第八条第（四）、（五）、（六）项情形之一的，海关总署自行启动风险分析。

第十三条 在启动风险分析时，应当核查该产品是否已进行过类似的风险分析。如果已进行过风险分析，应当根据新的情况核实其有效性；经核实原风险分析仍然有效的，不再进行新的风险分析。

第三章 风险评估

第十四条 海关总署采用定性、定量或者两者结合的方法开展风险评估。

第十五条 风险评估是确定有害生物是否为检疫性有害生物，并评价其传入和扩散的可能性以及有关潜在经济影响的过程。

第十六条 确定检疫性有害生物时应当考虑以下因素：

（一）有害生物的分类地位及在国内外的发生、分布、危害和控制情况；

（二）具有定殖和扩散的可能性；

（三）具有不可接受的经济影响（包括环境影响）的可能性。

第十七条 评价有害生物传入和扩散应当考虑以下因素：

（一）传入可能性评价应当考虑传播途径、运输或者储存期间存活可能性、现有管理措施下存活可能性、向适宜寄主转移可能性，以及是否存在适宜寄主、传播媒介、环境适生性、栽培技术和控制措施等因素；

（二）扩散可能性评价应当考虑自然扩散、自然屏障、通过商品或者运输工具转移可能性、商品用途、传播媒介以及天敌等因素。

第十八条 评价潜在经济影响应当考虑以下因素：

（一）有害生物的直接影响：对寄主植物损害的种类、数量和频率、产量损失、影响损失的生物因素和非生物因素、传播和繁殖速度、控制措施、效果及成本、生产方式的影响以及对环境的影响等；

---

① 编者注：已被《中华人民共和国进境植物检疫性有害生物名录》（农业部公告第 862 号，农业部 国家质检总局公告第 1147 号、第 1472 号、第 1600 号、第 1831 号，农业部、国家质检总局、国家林业局公告第 1902 号和农业农村部 海关总署公告第 413 号、第 845 号，见本书第三章第一节）替代。

② 编者注：《中华人民共和国进境植物检疫禁止进境物名录》（农业部公告第 72 号），见本书第三章第一节。

（二）有害生物的间接影响：对国内和出口市场的影响、费用和投入需求的变化、质量变化、防治措施对环境的影响、根除或者封锁的可能性及成本、研究所需资源以及对社会等影响。

第十九条 海关总署根据风险分析工作需要，可以向输出国家或者地区官方检疫部门提出补充、确认或者澄清有关技术信息的要求，派出技术人员到输出国家或者地区进行检疫考察。必要时，双方检疫专家可以共同开展技术交流或者合作研究。

第四章 风险管理

第二十条 海关总署根据风险评估的结果，确定与我国适当保护水平相一致的风险管理措施。风险管理措施应当合理、有效、可行。

风险管理是指评价和选择降低检疫性有害生物传入和扩散风险的决策过程。

第二十一条 风险管理措施包括提出禁止进境的有害生物名单，规定在种植、收获、加工、储存、运输过程中应当达到的检疫要求，适当的除害处理，限制进境口岸与进境后使用地点，采取隔离检疫或者禁止进境等。

第二十二条 当境外发生重大疫情并可能传入我国时，或者在进境检疫截获重要有害生物时，根据初步的风险分析，海关总署可以直接采取紧急临时风险管理措施；并在随后收集有关信息和资料，开展进一步的风险分析。

第二十三条 海关总署拟定风险管理措施应当征求有关部门、行业、企业、专家及WTO成员意见，对合理意见应当予以采纳。

第二十四条 海关总署应当在完成必要的法律程序后对风险管理措施予以发布，并通报WTO；必要时，通知相关输出国家或者地区官方植物检疫部门。

第五章 附 则

第二十五条 对进境植物种子、苗木等繁殖材料传带限定的非检疫性有害生物的风险分析，参照本规定执行。

第二十六条 术语解释

“禁止进境物”是指《中华人民共和国进境植物检疫禁止进境物名录》中列明的和我国公告予以禁止进境的植物、植物产品或者其他检疫物。

“限定的非检疫性有害生物”是指存在于供种植的植物中且危及其预期用途，并将产生无法接受的经济影响，因而受到管制的非检疫性有害生物。

第二十七条 本规定由海关总署负责解释。

第二十八条 本规定自2003年2月1日起施行。

三、《进境植物繁殖材料隔离检疫圃管理办法》

国家出入境检验检疫局令第11号公布，自2000年1月1日起施行，根据国家质检总局令第196号、海关总署令第238号修正。

（一）行政审批和备案

进境植物繁殖材料隔离检疫圃指定。

（二）规章全文

进境植物繁殖材料隔离检疫圃管理办法

第一条 为做好进境植物繁殖材料隔离检疫工作，防止植物危险性有害生物传入我国，根据

《中华人民共和国进出境动植物检疫法》及其实施条例等有关法律法规的规定，制定本办法。

第二条 本办法所指的进境植物繁殖材料隔离检疫圃（以下简称隔离检疫圃）应当由海关总署或直属海关指定，授予承担进境植物繁殖材料隔离检疫工作的资格。

第三条 隔离检疫圃根据海关的要求，承担进境的高、中风险的植物繁殖材料的隔离检疫，出具隔离检疫结果和报告，并负责隔离检疫期间进境植物繁殖材料的保存和防疫工作。

第四条 隔离检疫圃依据隔离条件、技术水平和运作方式分为：

（一）国家隔离检疫圃（以下简称国家圃）：承担进境高、中风险植物繁殖材料的隔离检疫工作。

（二）专业隔离检疫圃（以下简称专业圃）：承担因科研、教学等需要引进的高、中风险植物繁殖材料的隔离检疫工作。

（三）地方隔离检疫圃（以下简称地方圃）：承担中风险进境植物繁殖材料的隔离检疫工作。

第五条 申请从事进境植物繁殖材料隔离工作的隔离检疫圃的隔离条件、设施、仪器设备、人员、管理措施应当符合隔离检疫需要。

第六条 从事进境植物繁殖材料隔离工作的隔离检疫圃须按以下程序办理申请手续：

（一）申请成为国家圃或者专业圃的隔离检疫圃，须事先向海关总署提出书面申请，并同时提交符合第五条规定的证明材料，经审核符合要求的可以指定为国家圃或者专业圃。

（二）申请成为地方圃的隔离检疫圃，须在进境植物繁殖材料入圃前30日向直属海关提出书面申请，并同时提交符合第五条规定的证明材料，经审核符合要求的可以指定为地方圃。

（三）对于已经核准为国家圃、专业圃或地方圃的隔离检疫圃，海关将对其进行定期考核。

第七条 进境植物繁殖材料进入隔离检疫圃之前，隔离检疫圃负责根据有关检疫要求制定具体的检疫方案，并报所在地海关核准、备案。

第八条 进境植物繁殖材料的隔离种植期限按检疫审批要求执行。检疫审批不明确的，则按以下要求执行：

（一）一年生植物繁殖材料至少隔离种植一个生长周期；

（二）多年生植物繁殖材料一般隔离种植2–3年；

（三）因特殊原因，在规定时间内未得出检疫结果的可适当延长隔离种植期限。

第九条 隔离检疫圃须严格按照所在地海关核准的隔离检疫方案按期完成隔离检疫工作，并定期向所在地海关报告隔离检疫情况，接受检疫监督。如发现疫情，须立即报告所在地海关，并采取有效防疫措施。

第十条 隔离检疫期间，隔离检疫圃应当妥善保管隔离植物繁殖材料；未经海关同意，不得擅自将正在进行隔离检疫的植物繁殖材料调离、处理或作它用。

第十一条 隔离检疫圃内，同一隔离场地不得同时隔离两批（含两批）以上的进境植物繁殖材料，不准将与检疫无关的植物种植在隔离场地内。

第十二条 隔离检疫完成后，隔离检疫圃负责出具隔离检疫结果和有关的检疫报告。隔离检疫圃所在地海关负责审核有关结果和报告，结合进境检疫结果做出相应的处理，并出具有关单证。

在地方隔离检疫圃隔离检疫的，由具体负责隔离检疫的海关出具结果和报告。

第十三条 隔离检疫圃完成进境植物繁殖材料隔离检疫后，应当对进境植物繁殖材料的残体作无害化处理。隔离场地使用前后，应当对用具、土壤等进行消毒。

第十四条 违反本办法规定的，依照《中华人民共和国进出境动植物检疫法》及其实施条例的规定予以处罚。

第十五条 本办法由海关总署负责解释。

第十六条 本办法自2000年1月1日起施行。原国家动植物检疫局1991年发布的《引进植物种苗隔离检疫圃管理办法（试行）》同时废止。

四、《进境植物繁殖材料检疫管理办法》

国家出入境检验检疫局令第10号发布，自2000年1月1日起施行，根据海关总署令第238号、第240号修正。

（一）相关法律法规条款

《植物检疫条例》第十二条："从国外引进种子、苗木，引进单位应当向所在地的省、自治区、直辖市植物检疫机构提出申请，办理检疫审批手续。但是，国务院有关部门所属的在京单位从国外引进种子、苗木，应当向国务院农业主管部门、林业主管部门所属的植物检疫机构提出申请，办理检疫审批手续。具体办法由国务院农业主管部门、林业主管部门制定。

"从国外引进、可能潜伏有危险性病、虫的种子、苗木和其他繁殖材料，必须隔离试种，植物检疫机构应进行调查、观察和检疫，证明确实不带危险性病、虫的，方可分散种植。"

（二）行政审批和备案

1. 进境动植物产品国外生产、加工、存放单位注册登记［国外植物繁殖材料种植场（圃）检疫注册登记］。

2. 引种单位或代理进口单位登记备案。

（三）用语定义

植物繁殖材料：植物种子、种苗及其他繁殖材料的统称，指栽培、野生的可供繁殖的植物全株或者部分，如植株、苗木（含试管苗）、果实、种子、砧木、接穗、插条、叶片、芽体、块根、块茎、鳞茎、球茎、花粉、细胞培养材料（含转基因植物）等。（第四条）

（四）规章全文

进境植物繁殖材料检疫管理办法

第一章　总　则

第一条　为防止植物危险性有害生物随进境植物繁殖材料传入我国，保护我国农林生产安全，根据《中华人民共和国进出境动植物检疫法》及其实施条例等有关法律、法规的规定，制定本办法。

第二条　本办法适用于通过各种方式进境的贸易性和非贸易性植物繁殖材料（包括贸易、生产、来料加工、代繁、科研、交换、展览、援助、赠送以及享有外交、领事特权与豁免权的外国机构和人员公用或自用的进境植物繁殖材料）的检疫管理。

第三条　海关总署统一管理全国进境植物繁殖材料的检疫工作，主管海关负责所辖地区的进境繁殖材料的检疫和监督管理工作。

第四条　本办法所称植物繁殖材料是植物种子、种苗及其他繁殖材料的统称，指栽培、野生的可供繁殖的植物全株或者部分，如植株、苗木（含试管苗）、果实、种子、砧木、接穗、插条、叶片、芽体、块根、块茎、鳞茎、球茎、花粉、细胞培养材料（含转基因植物）等。

第五条　对进境植物繁殖材料的检疫管理以有害生物风险评估为基础，按检疫风险高低实行风险分级管理。

各类进境植物繁殖材料的风险评估由海关总署负责并公布其结果。

第二章　检疫审批

第六条　输入植物繁殖材料的，必须事先办理检疫审批手续，并在贸易合同中列明检疫审批提出的检疫要求。进境植物繁殖材料的检疫审批根据以下不同情况分别由相应部门负责：

（一）因科学研究、教学等特殊原因，需从国外引进禁止进境的植物繁殖材料的，引种单位、个人或其代理人须按照有关规定向海关总署申请办理特许检疫审批手续①。

（二）引进非禁止进境的植物繁殖材料的，引种单位、个人或其代理人须按照有关规定向国务院农业或林业行政主管部门及各省、自治区、直辖市农业（林业）厅（局）申请办理国外引种检疫审批手续。

（三）携带或邮寄植物繁殖材料进境的，因特殊原因无法事先办理检疫审批手续的，携带人或邮寄人应当向入境口岸所在地直属海关申请补办检疫审批手续。

（四）因特殊原因引进带有土壤或生长介质的植物繁殖材料的，引种单位、个人或其代理人须向海关总署申请办理输入土壤和生长介质的特许检疫审批手续。

第七条　海关总署在办理特许检疫审批手续时，将根据审批物原产地的植物疫情、入境后的用途、使用方式，提出检疫要求，并指定入境口岸。入境口岸或该审批物隔离检疫所在地的直属海关对存放、使用或隔离检疫场所的防疫措施和条件进行核查，并根据有关检疫要求进行检疫。

第八条　引种单位、个人或者其代理人应当在植物繁殖材料进境前取得《进境动植物检疫许可证》或者《引进种子、苗木检疫审批单》，并在进境前10~15日向入境口岸直属海关办理备案手续。

对不符合有关规定的检疫审批单，直属海关可拒绝办理备案手续。

第三章　进境检疫

第九条　海关总署根据需要，对向我国输出植物繁殖材料的国外植物繁殖材料种植场（圃）进行检疫注册登记，必要时商输出国（或地区）官方植物检疫部门同意后，可派检疫人员进行产地疫情考察和预检。

第十条　引种单位、个人或者其代理人在《进境动植物检疫许可证》或者《引进种子、苗木检疫审批单》核查备案后，应当在植物繁殖材料进境前7日凭输出国家（或地区）官方植物检疫部门出具的植物检疫证书、产地证书、贸易合同、发票以及其他必要的单证向指定的海关报检。

受引种单位委托引种的，报检时还需提供有关的委托协议。

第十一条　植物繁殖材料到达入境口岸时，检疫人员要核对货证是否相符，按品种、数（重）量、产地办理核销手续。

第十二条　对进境植物繁殖材料的检疫，必须严格按照有关国家标准、行业标准以及相关规定实施。

第十三条　进境植物繁殖材料经检疫后，根据检疫结果分别作如下处理：

（一）属于低风险的，经检疫未发现危险性有害生物，限定的非检疫性有害生物未超过有关规定的，给予放行；检疫发现危险性有害生物，或限定的非检疫性有害生物超过有关规定的，经有效的检疫处理后，给予放行；未经有效处理的，不准入境。

（二）属于高、中风险的，经检疫未发现检疫性有害生物，限定的非检疫性有害生物未超过有关规定的，运往指定的隔离检疫圃隔离检疫；经检疫发现检疫性有害生物，或限定的非检疫性有害生物超过有关规定，经有效的检疫处理后，运往指定的隔离检疫圃隔离检疫；未经有效处理的，不准入境。

第四章　隔离检疫

第十四条　所有高、中风险的进境植物繁殖材料必须在海关指定的隔离检疫圃进行隔离检疫。

---

① 编者注：禁止进境物特许检疫审批相关事宜见《关于优化进境动植物特许检疫审批有关事宜的公告》（海关总署公告2024年第209号），见本书第三章第一节。

海关凭指定隔离检疫圃出具的同意接收函和隔离检疫方案办理调离检疫手续，并对有关植物繁殖材料进入隔离检疫圃实施监管。

第十五条 需调离入境口岸所在地直属海关辖区进行隔离检疫的进境繁殖材料，入境口岸海关凭隔离检疫所在地直属海关出具的同意调入函予以调离。

第十六条 进境植物繁殖材料的隔离检疫圃按照设施条件和技术水平等分为国家隔离检疫圃、专业隔离检疫圃和地方隔离检疫圃。海关对隔离检疫圃的检疫管理按照“进境植物繁殖材料隔离检疫圃管理办法”① 执行。

第十七条 高风险的进境植物繁殖材料必须在国家隔离检疫圃隔离检疫。

因承担科研、教学等需要引进高风险的进境植物繁殖材料，经报海关总署批准后，可在专业隔离检疫圃实施隔离检疫。

第十八条 海关对进境植物繁殖材料的隔离检疫实施检疫监督。未经海关同意，任何单位或个人不得擅自调离、处理或使用进境植物繁殖材料。

第十九条 隔离检疫圃负责对进境隔离检疫圃植物繁殖材料的日常管理和疫情记录，发现重要疫情应及时报告所在地海关。

第二十条 隔离检疫结束后，隔离检疫圃负责出具隔离检疫结果和有关检疫报告。隔离检疫圃所在地海关负责审核有关结果和报告，结合进境检疫结果做出相应处理，并出具相关单证。

在地方隔离检疫圃隔离检疫的，由负责检疫的海关出具隔离检疫结果和报告。

第五章　检疫监督

第二十一条 海关对进境植物繁殖材料的运输、加工、存放和隔离检疫等过程，实施检疫监督管理。承担进境植物繁殖材料运输、加工、存放和隔离检疫的单位，必须严格按照海关的检疫要求，落实防疫措施。

第二十二条 引种单位或代理进口单位须向所在地海关办理登记备案手续；隔离检疫圃须经海关考核认可。

第二十三条 进境植物繁殖材料到达入境口岸后，未经海关许可不得卸离运输工具。因口岸条件限制等原因，经海关批准，可以运往指定地点检疫、处理。在运输装卸过程中，引种单位、个人或者其代理人应当采取有效防疫措施。

第二十四条 供展览用的进境植物繁殖材料，在展览期间，必须接受所在地海关的检疫监管，未经其同意，不得改作它用。展览结束后，所有进境植物繁殖材料须作销毁或退回处理，如因特殊原因，需改变用途的，按正常进境的检疫规定办理。展览遗弃的植物繁殖材料、生长介质或包装材料在海关监督下进行无害化处理。

第二十五条 对进入保税区（含保税工厂、保税仓库等）的进境植物繁殖材料须外包装完好，并接受海关的监管。需离开保税区在国内作繁殖用途的，按本办法规定办理。

第二十六条 海关根据需要应定期对境内的进境植物繁殖材料主要种植地进行疫情调查和监测，发现疫情要及时上报。

第六章　附　则

第二十七条 对违反本办法的单位和个人，依照《中华人民共和国进出境动植物检疫法》及其实施条例予以处罚。

---

① 编者注：《进境植物繁殖材料隔离检疫圃管理办法》（国家出入境检验检疫局令第 11 号公布，根据国家质检总局令第 196 号和海关总署令第 238 号修改）。见本节。

第二十八条 本办法由海关总署负责解释。

第二十九条 本办法自2000年1月1日起施行。

五、《进境栽培介质检疫管理办法》

国家出入境检验检疫局令第13号发布，自2000年1月1日起施行，根据国家质检总局令第196号和海关总署令第238号、第240号、第243号修正。

（一）行政审批和备案

进境动植物产品国外生产、加工、存放单位注册登记。

（二）特别说明

《关于调整部分进出境货物监管要求的公告》（海关总署公告2020年第99号，见本书第三章第一节）规定："取消进境栽培介质办理检疫审批时提供有害生物检疫报告和首次进口栽培介质开展风险评估送样检验的监管要求"，修改了本办法第六条的相关规定。

《关于取消部分动植物产品进境检疫审批的公告》（海关总署公告2024年第77号）已全部取消栽培介质进境动植物检疫审批。修改了本办法第二章的要求。

《关于进境有机栽培介质植物检疫要求的公告》（海关总署公告2024年第210号）对进境有机栽培介质作出明确规定。

（三）规章全文

进境栽培介质检疫管理办法

第一章 总 则

第一条 为了防止植物危险性有害生物随进境栽培介质传入我国，根据《中华人民共和国进出境动植物检疫法》及其实施条例，制定本办法。

第二条 本办法适用于进境的除土壤外的所有由一种或几种混合的具有贮存养分、保持水分、透气良好和固定植物等作用的人工或天然固体物质组成的栽培介质。

第三条 海关总署统一管理全国进境栽培介质的检疫审批工作①。主管海关负责所辖地区进境栽培介质的检疫和监管工作。

第二章 检疫审批

第四条 使用进境栽培介质的单位必须事先提出申请，并应当在贸易合同或协议签订前办理检疫审批手续。

第五条 办理栽培介质进境检疫审批手续必须符合下列条件：

（一）栽培介质输出国或者地区无重大植物疫情发生；

（二）栽培介质必须是新合成或加工的，从工厂出品至运抵我国国境要求不超过四个月，且未经使用；

（三）进境栽培介质中不得带有土壤。

第六条 使用进境栽培介质的单位应当如实填写海关进境动植物检疫许可证申请表，并附具栽培介质的成分检验、加工工艺流程、防止有害生物及土壤感染的措施、有害生物检疫报告等有关

---

① 编者注：根据《关于取消部分动植物产品进境检疫审批的公告》（海关总署公告2024年第77号，见本书第三章第一节），栽培介质已全部取消进境动植物检疫审批。

材料。

对首次进口的栽培介质，进口单位办理审批时，应同时将经特许审批进口的样品每份 1.5~5 公斤，送海关总署指定的实验室检验，并由其出具有关检验结果和风险评估报告。

第七条 经审查合格，由海关总署签发海关进境动植物检疫许可证，并签署进境检疫要求，指定其进境口岸和限定其使用范围和时间。

第三章 进境检疫

第八条 输入栽培介质的货主或者其代理人，应当在进境前取得检疫审批，向进境口岸海关报检时应当提供输出国官方植物检疫证书、贸易合同和发票等单证。检疫证书上必须注明栽培介质经检疫符合中国的检疫要求。

第九条 栽培介质进境时，主管海关对进境栽培介质及其包装和填充物实施检疫。必要时，可提取部分样品送交海关总署指定的有关实验室，确认是否与审批时所送样品一致。

经检疫未发现病原真菌、细菌和线虫、昆虫、软体动物及其他有害生物的栽培介质，准予放行。

第十条 携带有其他危险性有害生物的栽培介质，经实施有效除害处理并经检疫合格后，准予放行。

第十一条 对以下栽培介质做退回或销毁处理：

（一）未按规定办理检疫审批手续的；

（二）带有土壤的；

（三）带有我国进境植物检疫一、二类危险性有害生物或对我国农、林、牧、渔业有严重危害的其他危险性有害生物，又无有效除害处理办法的；

（四）进境栽培介质与审批品种不一致的。

第四章 检疫监管

第十二条 海关总署对向我国输出贸易性栽培介质的国外生产、加工、存放单位实行注册登记制度。必要时，商输出国有关部门同意，派检疫人员赴产地进行预检、监装或者产地疫情调查。

第十三条 主管海关应对栽培介质进境后的使用范围和使用过程进行定期检疫监管和疫情检测，发现疫情和问题及时采取相应的处理措施，并将情况上报海关总署。对直接用于植物栽培的，监管时间至少为被栽培植物的一个生长周期。

第十四条 带有栽培介质的进境参展盆栽植物必须具备严格的隔离措施。进境时应更换栽培介质并对植物进行洗根处理，如确需保活而不能进行更换栽培介质处理的盆栽植物，必须按有关规定向海关总署办理进口栽培介质审批手续，但不需预先提供样品。

第十五条 带有栽培介质的进境参展植物在参展期间由参展地海关进行检疫监管；展览结束后需要在国内销售的应按有关贸易性进境栽培介质检疫规定办理。

第五章 附 则

第十六条 对违反本办法的有关当事人，依照《中华人民共和国进出境动植物检疫法》及其实施条例给予处罚。

第十七条 本办法由海关总署负责解释。

第十八条 本办法自 2000 年 1 月 1 日起执行。

六、《进境动物遗传物质检疫管理办法》

国家质检总局令第 47 号公布，自 2003 年 7 月 1 日起施行，根据海关总署令第 238 号、第 240

号、第262号修正。

（一）行政审批和备案

1. 进境动植物产品国外生产、加工、存放单位注册登记（输出动物遗传物质国外生产单位检疫注册登记）。

2. 进境动物遗传物质使用单位备案。

（二）用语定义

动物遗传物质：指哺乳动物精液、胚胎和卵细胞。（第三条）

（三）规章全文

进境动物遗传物质检疫管理办法

第一章　总　则

第一条　为规范进境动物遗传物质的检疫和监督管理，保护我国畜牧业生产安全，根据《中华人民共和国进出境动植物检疫法》及其实施条例等法律法规的规定，制定本办法。

第二条　本办法适用于进境动物遗传物质的检疫和监督管理。

第三条　本办法所称动物遗传物质是指哺乳动物精液、胚胎和卵细胞。

第四条　海关总署统一管理全国进境动物遗传物质的检疫和监督管理工作。

主管海关负责辖区内的进境动物遗传物质的检疫和监督管理。

第五条　海关总署对进境动物遗传物质实行风险分析管理。根据风险分析结果，海关总署与拟向中国输出动物遗传物质的国家或地区政府有关主管机构签订双边检疫协定（包括协定、协议、议定书、备忘录等）。

第二章　检疫审批

第六条　输入动物遗传物质的，必须事先办理检疫审批手续，取得《中华人民共和国进境动植物检疫许可证》（以下简称《检疫许可证》），并在贸易合同或者有关协议中订明我国的检疫要求。

第七条　申请办理动物遗传物质检疫审批的，应当向所在地直属海关提交下列资料：

（一）《中华人民共和国进境动植物检疫许可证申请表》；

（二）代理进口的，提供与货主签订的代理进口合同或者协议复印件。

第八条　直属海关应当在海关总署规定的时间内完成初审。初审合格的，报海关总署审核，海关总署应当在规定的时间内完成审核。审核合格的，签发《检疫许可证》；审核不合格的，签发《中华人民共和国进境动植物检疫许可证申请未获批准通知单》。

第三章　进境检疫

第九条　输入动物遗传物质前，海关总署根据检疫工作的需要，可以派检疫人员赴输出国家或者地区进行动物遗传物质产地预检。

第十条　海关总署对输出动物遗传物质的国外生产单位实行检疫注册登记，并对注册的国外生产单位定期或者不定期派出检疫人员进行考核。

第十一条　输入的动物遗传物质，应当按照《检疫许可证》指定的口岸进境。

第十二条　输入动物遗传物质的货主或者其代理人，应当在动物遗传物质进境前，凭贸易合同或者协议、发票等有效单证向进境口岸海关报检。动物遗传物质进境时，应当向进境口岸海关提交输出国家或者地区官方检疫机构出具的检疫证书正本。

第十三条 进境动物遗传物质无输出国家或者地区官方检疫机构出具的有效检疫证书，或者未办理检疫审批手续的，进境口岸海关可以根据具体情况，作退回或者销毁处理。

第十四条 输入的动物遗传物质运抵口岸时，检疫人员实施现场检疫：

（一）查验检疫证书是否符合《检疫许可证》以及我国与输出国家或者地区签订的双边检疫协定的要求；

（二）核对货、证是否相符；

（三）检查货物的包装、保存状况。

第十五条 经进境口岸海关现场检疫合格的，调往《检疫许可证》指定的地点实施检疫。

第十六条 动物遗传物质需调离进境口岸的，货主或者其代理人应当向目的地海关申报。

第十七条 海关按照《检疫许可证》的要求实施检疫。检疫合格的动物遗传物质，由海关依法实施检疫监督管理；检疫不合格的，在海关的监督下，作退回或者销毁处理。

第四章 检疫监督

第十八条 海关对进境动物遗传物质的加工、存放、使用（以下统称使用）实施检疫监督管理；对动物遗传物质的第一代后裔实施备案。

第十九条 进境动物遗传物质的使用单位应当到所在地直属海关备案。

第二十条 使用单位应当填写《进境动物遗传物质使用单位备案表》，并提供以下说明材料：

（一）具有熟悉动物遗传物质保存、运输、使用技术的专业人员；

（二）具备进境动物遗传物质的专用存放场所及其他必要的设施。

第二十一条 直属海关将已备案的使用单位，报告海关总署。

第二十二条 使用单位应当建立进境动物遗传物质使用的管理制度，填写《进境动物遗传物质检疫监管档案》，接受海关监管；每批进境动物遗传物质使用结束，应当将《进境动物遗传物质检疫监管档案》报海关备案。

第二十三条 海关根据需要，对进境动物遗传物质后裔的健康状况进行监测，有关单位应当予以配合。

第五章 附 则

第二十四条 对违反本办法规定的，海关依照有关法律法规的规定予以处罚。

第二十五条 本办法所规定的文书由海关总署另行制定并且发布。

第二十六条 本办法由海关总署负责解释。

第二十七条 本办法自二〇〇三年七月一日起施行。

七、《进出境转基因产品检验检疫管理办法》

国家质检总局令第62号公布，自2004年5月24日起施行，根据国家质检总局令第196号和海关总署令第238号、第243号、第262号修正。

（一）相关法律法规条款

《农业转基因生物安全管理条例》第三条：“本条例所称农业转基因生物，是指利用基因工程技术改变基因组构成，用于农业生产或者农产品加工的动植物、微生物及其产品，主要包括：

“（一）转基因动植物（含种子、种畜禽、水产苗种）和微生物；

“（二）转基因动植物、微生物产品；

“（三）转基因农产品的直接加工品；

“（四）含有转基因动植物、微生物或者其产品成分的种子、种畜禽、水产苗种、农药、兽药、肥料和添加剂等产品。

“本条例所称农业转基因生物安全，是指防范农业转基因生物对人类、动植物、微生物和生态环境构成的危险或者潜在风险。”

《农业转基因生物安全管理条例》第三十三条：“从中华人民共和国境外引进农业转基因生物的，或者向中华人民共和国出口农业转基因生物的，引进单位或者境外公司应当凭国务院农业行政主管部门颁发的农业转基因生物安全证书和相关批准文件，向口岸出入境检验检疫机构报检；经检疫合格后，方可向海关申请办理有关手续。”

《农业转基因生物安全管理条例》第三十六条：“向中华人民共和国境外出口农产品，外方要求提供非转基因农产品证明的，由口岸出入境检验检疫机构根据国务院农业行政主管部门发布的转基因农产品信息，进行检测并出具非转基因农产品证明。”

（二）规章全文

进出境转基因产品检验检疫管理办法

第一章　总　则

第一条　为加强进出境转基因产品检验检疫管理，保障人体健康和动植物、微生物安全，保护生态环境，根据《中华人民共和国进出口商品检验法》《中华人民共和国食品安全法》《中华人民共和国进出境动植物检疫法》及其实施条例、《农业转基因生物安全管理条例》等法律法规的规定，制定本办法。

第二条　本办法适用于对通过各种方式（包括贸易、来料加工、邮寄、携带、生产、代繁、科研、交换、展览、援助、赠送以及其他方式）进出境的转基因产品①的检验检疫。

第三条　本办法所称“转基因产品”是指《农业转基因生物安全管理条例》规定的农业转基因生物及其他法律法规规定的转基因生物与产品。

第四条　海关总署负责全国进出境转基因产品的检验检疫管理工作，主管海关负责所辖地区进出境转基因产品的检验检疫以及监督管理工作。

第二章　进境检验检疫

第五条　海关总署对进境转基因动植物及其产品、微生物及其产品和食品实行申报制度。

第六条　货主或者其代理人在办理进境报检手续时，应当在《入境货物报检单》的货物名称栏中注明是否为转基因产品。申报为转基因产品的，除按规定提供有关单证外，还应当取得法律法规规定的主管部门签发的《农业转基因生物安全证书》或者相关批准文件。海关对《农业转基因生物安全证书》电子数据进行系统自动比对验核。

第七条　对列入实施标识管理的农业转基因生物目录（国务院农业行政主管部门制定并公布）的进境转基因产品②，如申报是转基因的，海关应当实施转基因项目的符合性检测，如申报是非转基因的，海关应进行转基因项目抽查检测；对实施标识管理的农业转基因生物目录以外的进境动植物及其产品、微生物及其产品和食品，海关可根据情况实施转基因项目抽查检测。

---

① 编者注：根据农业农村部公布的农业转基因生物安全证书（进口）批准清单，我国目前允许进口的转基因产品包括：大豆、玉米、油菜、甜菜、甘蔗、苜蓿、棉花。

② 编者注：根据《农业转基因生物标识管理办法》（农业部令第10号），第一批实施标识管理的农业转基因生物目录包括：1. 大豆种子、大豆、大豆粉、大豆油、豆粕；2. 玉米种子、玉米、玉米油、玉米粉（含税号为11022000、11031300、11042300的玉米粉）；3. 油菜种子、油菜籽、油菜籽油、油菜籽粕；4. 棉花种子；5. 番茄种子、鲜番茄、番茄酱。

海关按照国家认可的检测方法和标准进行转基因项目检测。

第八条 经转基因检测合格的，准予进境。如有下列情况之一的，海关通知货主或者其代理人作退货或者销毁处理：

（一）申报为转基因产品，但经检测其转基因成分与《农业转基因生物安全证书》不符的；

（二）申报为非转基因产品，但经检测其含有转基因成分的。

第九条 进境供展览用的转基因产品，须凭法律法规规定的主管部门签发的有关批准文件进境，展览期间应当接受海关的监管。展览结束后，所有转基因产品必须作退回或者销毁处理。如因特殊原因，需改变用途的，须按有关规定补办进境检验检疫手续。

第三章　过境检验检疫

第十条 过境转基因产品进境时，货主或者其代理人须持规定的单证向进境口岸海关申报，经海关审查合格的，准予过境，并由出境口岸海关监督其出境。对改换原包装及变更过境线路的过境转基因产品，应当按照规定重新办理过境手续。

第四章　出境检验检疫

第十一条 对出境产品需要进行转基因检测或者出具非转基因证明的，货主或者其代理人应当提前向所在地海关提出申请，并提供输入国家或者地区官方发布的转基因产品进境要求。

第十二条 海关受理申请后，根据法律法规规定的主管部门发布的批准转基因技术应用于商业化生产的信息，按规定抽样送转基因检测实验室作转基因项目检测，依据出具的检测报告，确认为转基因产品并符合输入国家或者地区转基因产品进境要求的，出具相关检验检疫单证；确认为非转基因产品的，出具非转基因产品证明。

第五章　附　则

第十三条 对进出境转基因产品除按本办法规定实施转基因项目检测和监管外，其他检验检疫项目内容按照法律法规和海关总署的有关规定执行。

第十四条 承担转基因项目检测的实验室必须通过国家认证认可监督管理部门的能力验证。

第十五条 对违反本办法规定的，依照有关法律法规的规定予以处罚。

第十六条 本办法由海关总署负责解释。

第十七条 本办法自公布之日起施行。

八、《进境水果检验检疫监督管理办法》

国家质检总局令第68号公布，自2005年7月5日起施行，根据海关总署令第238号、第243号修正。

规章全文如下。

进境水果检验检疫监督管理办法

第一条 为了防止进境水果传带检疫性有害生物和有毒有害物质，保护我国农业生产、生态安全和人体健康，根据《中华人民共和国进出境动植物检疫法》及其实施条例、《中华人民共和国进出口商品检验法》及其实施条例和《中华人民共和国食品安全法》及其他有关法律法规的规定，制定本办法。

第二条 本办法适用于我国进境新鲜水果（以下简称水果）的检验检疫和监督管理。

第三条 海关总署统一管理全国进境水果检验检疫监督管理工作。

主管海关负责所辖地区进境水果检验检疫监督管理工作。

第四条 禁止携带、邮寄水果进境，法律法规另有规定的除外①。

第五条 在签订进境水果贸易合同或协议前，应当按照有关规定向海关总署申请办理进境水果检疫审批手续，并取得《中华人民共和国进境动植物检疫许可证》（以下简称《检疫许可证》）。

第六条 输出国或地区官方检验检疫部门出具的植物检疫证书（以下简称植物检疫证书）（正本），应当在报检时由货主或其代理人向海关提供。

第七条 植物检疫证书应当符合以下要求：

（一）植物检疫证书的内容与格式应当符合国际植物检疫措施标准 ISPM 第 12 号《植物检疫证书准则》的要求；

（二）用集装箱运输进境的，植物检疫证书上应注明集装箱号码；

（三）已与我国签订协定（含协议、议定书、备忘录等，下同）的，还应符合相关协定中有关植物检疫证书的要求。

第八条 海关根据以下规定对进境水果实施检验检疫：

（一）中国有关检验检疫的法律法规、标准及相关规定；

（二）中国政府与输出国或地区政府签订的双边协定；

（三）海关总署与输出国或地区检验检疫部门签订的议定书；

（四）《检疫许可证》列明的有关要求。

第九条 进境水果应当符合以下检验检疫要求：

（一）不得混装或夹带植物检疫证书上未列明的其他水果；

（二）包装箱上须用中文或英文注明水果名称、产地、包装厂名称或代码；

（三）不带有中国禁止进境的检疫性有害生物、土壤及枝、叶等植物残体；

（四）有毒有害物质检出量不得超过中国相关安全卫生标准的规定；

（五）输出国或地区与中国签订有协定或议定书的，还须符合协定或议定书的有关要求。

第十条 海关依照相关工作程序和标准对进境水果实施现场检验检疫：

（一）核查货证是否相符；

（二）按第七条和第九条的要求核对植物检疫证书和包装箱上的相关信息及官方检疫标志；

（三）检查水果是否带虫体、病征、枝叶、土壤和病虫为害状；现场检疫发现可疑疫情的，应送实验室检疫鉴定；

（四）根据有关规定和标准抽取样品送实验室检测。

第十一条 海关应当按照相关工作程序和标准实施实验室检验检疫。

对在现场或实验室检疫中发现的虫体、病菌、杂草等有害生物进行鉴定，对现场抽取的样品进行有毒有害物质检测，并出具检验检疫结果单。

第十二条 根据检验检疫结果，海关对进境水果分别作以下处理：

（一）经检验检疫合格的，签发入境货物检验检疫证明，准予放行；

（二）发现检疫性有害生物或其他有检疫意义的有害生物，须实施除害处理，签发检验检疫处理通知书；经除害处理合格的，准予放行；

（三）不符合本办法第九条所列要求之一的、货证不符的或经检验检疫不合格又无有效除害处理方法的，签发检验检疫处理通知书，在海关的监督下作退运或销毁处理。

---

① 编者注：澳门居民可以携带新鲜水果，以及有商业包装经过加工的鲜食水果沙拉进入横琴粤澳深度合作区。具体见《关于允许澳门居民携带相关动植物产品进入横琴粤澳深度合作区的公告》。

需对外索赔的，签发相关检验检疫证书。

第十三条 进境水果有下列情形之一的，海关总署将视情况暂停该种水果进口或暂停从相关水果产区、果园、包装厂进口：

（一）进境水果果园、加工厂地区或周边地区爆发严重植物疫情的；

（二）经检验检疫发现中方关注的进境检疫性有害生物的；

（三）经检验检疫发现有毒有害物质含量超过中国相关安全卫生标准规定的；

（四）不符合中国有关检验检疫法律法规、双边协定或相关国际标准的。

前款规定的暂停进口的水果需恢复进口的，应当经海关总署依照有关规定进行确认。

第十四条 经香港、澳门特别行政区（以下简称港澳地区）中转进境的水果，应当以集装箱运输，按照原箱、原包装和原植物检疫证书（简称“三原”）进境。进境前，应当经海关总署认可的港澳地区检验机构对是否属允许进境的水果种类及“三原”进行确认。经确认合格的，经海关总署认可的港澳地区检验机构对集装箱加施封识，出具相应的确认证明文件①，并注明所加封识号、原证书号、原封识号，同时将确认证明文件及时传送给入境口岸海关。对于一批含多个集装箱的，可附有一份植物检疫证书，但应当同时由海关总署认可的港澳地区检验机构进行确认。

第十五条 海关总署根据工作需要，并商输出国家或地区政府检验检疫机构同意，可以派海关人员到产地进行预检、监装或调查产地疫情和化学品使用情况。

第十六条 未完成检验检疫的进境水果，应当存放在海关指定的场所，不得擅自移动、销售、使用。

进境水果存放场所由所在地海关依法实施监督管理，并应符合以下条件：

（一）有足够的独立存放空间；

（二）具备保质、保鲜的必要设施；

（三）符合检疫、防疫要求；

（四）具备除害处理条件。

第十七条 因科研、赠送、展览等特殊用途需要进口国家禁止进境水果的，货主或其代理人须事先向海关总署或海关总署授权的海关申请办理特许检疫审批手续②；进境时，应向入境口岸海关报检，并接受检疫。

对于展览用水果，在展览期间，应当接受海关的监督管理，未经海关许可，不得擅自调离、销售、使用；展览结束后，应当在海关的监督下作退回或销毁处理。

第十八条 违反本办法规定的，海关依照《中华人民共和国进出境动植物检疫法》及其实施条例、《中华人民共和国进出口商品检验法》、《中华人民共和国食品卫生法》③ 及相关法律法规的规定予以处罚。

第十九条 本办法由海关总署负责解释。

第二十条 本办法自 2005 年 7 月 5 日起施行。原国家出入境检验检疫局 1999 年 12 月 9 日发布的《进境水果检疫管理办法》同时废止。

九、《进出口饲料和饲料添加剂检验检疫监督管理办法》

国家质检总局令第 118 号公布，自 2009 年 9 月 1 日起施行，根据国家质检总局令第 184 号和海关总署令第 238 号、第 240 号、第 243 号、第 262 号修正。

---

① 编者注：《海关总署决定公布第一批取消的证明事项》（见海关总署网站政府信息公开专栏）取消验核。

② 编者注：禁止进境水果特许检疫审批相关事宜见《关于优化进境动植物特许检疫审批有关事宜的公告》（海关总署公告 2024 年第 209 号），见本书第三章第一节。

③ 编者注：应为《中华人民共和国食品安全法》（见第一条，原文如此）。

（一）行政审批和备案

1. 进境动植物产品国外生产、加工、存放单位注册登记（允许进口饲料国家或者地区生产企业注册登记）。

2. 出境特定动植物及其产品和其他检疫物的生产、加工、存放单位注册登记（出口饲料出口生产企业注册登记）。

3. 饲料进口企业备案。

4. 饲料出口企业备案。

（二）用语定义

饲料：指经种植、养殖、加工、制作的供动物食用的产品及其原料，包括饵料用活动物、饲料用（含饵料用）冰鲜冷冻动物产品及水产品、加工动物蛋白及油脂、宠物食品及咬胶、饲草类、青贮料、饲料粮谷类、糠麸饼粕渣类、加工植物蛋白及植物粉类、配合饲料、添加剂预混合饲料等。(第六十八条)

饲料添加剂：指饲料加工、制作、使用过程中添加的少量或者微量物质，包括营养性饲料添加剂、一般饲料添加剂等。(第六十八条)

加工动物蛋白及油脂：包括肉粉（畜禽）、肉骨粉（畜禽）、鱼粉、鱼油、鱼膏、虾粉、鱿鱼肝粉、鱿鱼粉、乌贼膏、乌贼粉、鱼精粉、干贝精粉、血粉、血浆粉、血球粉、血细胞粉、血清粉、发酵血粉、动物下脚料粉、羽毛粉、水解羽毛粉、水解毛发蛋白粉、皮革蛋白粉、蹄粉、角粉、鸡杂粉、肠膜蛋白粉、明胶、乳清粉、乳粉、蛋粉、干蚕蛹及其粉、骨粉、骨灰、骨炭、骨制磷酸氢钙、虾壳粉、蛋壳粉、骨胶、动物油渣、动物脂肪、饲料级混合油、干虫及其粉等。(第六十八条)

出厂合格证明：指注册登记的出口饲料或者饲料添加剂生产、加工企业出具的，证明其产品经本企业自检自控体系评定为合格的文件。(第六十八条)

（三）特别说明

《关于调整部分进出境货物监管要求的公告》（海关总署公告2020年第99号，见本书第三章第一节）规定："出境饲料及饲料添加剂生产企业，输入国家或地区无注册登记要求的，免于向海关注册登记"，修改了该办法第三十条的相关规定。

（四）规章全文

进出口饲料和饲料添加剂检验检疫监督管理办法

第一章　总　则

第一条　为规范进出口饲料和饲料添加剂的检验检疫监督管理工作，提高进出口饲料和饲料添加剂安全水平，保护动物和人体健康，根据《中华人民共和国进出境动植物检疫法》及其实施条例、《中华人民共和国进出口商品检验法》及其实施条例、《国务院关于加强食品等产品安全监督管理的特别规定》等有关法律法规规定，制定本办法。

第二条　本办法适用于进口、出口及过境饲料和饲料添加剂（以下简称饲料）的检验检疫和监督管理。

作饲料用途的动植物及其产品按照本办法的规定管理。

药物饲料添加剂不适用本办法。

第三条　海关总署统一管理全国进出口饲料的检验检疫和监督管理工作。

主管海关负责所辖区域进出口饲料的检验检疫和监督管理工作。

第二章 风险管理

第四条 海关总署对进出口饲料实施风险管理，包括在风险分析的基础上，对进出口饲料实施的产品风险分级、企业分类、监管体系审查、风险监控、风险警示等措施。

第五条 海关按照进出口饲料的产品风险级别，采取不同的检验检疫监管模式并进行动态调整。

第六条 海关根据进出口饲料的产品风险级别、企业诚信程度、安全卫生控制能力、监管体系有效性等，对注册登记的境外生产、加工、存放企业（以下简称境外生产企业）和国内出口饲料生产、加工、存放企业（以下简称出口生产企业）实施企业分类管理，采取不同的检验检疫监管模式并进行动态调整。

第七条 海关总署按照饲料产品种类分别制定进口饲料的检验检疫要求。对首次向中国出口饲料的国家或者地区进行风险分析，对曾经或者正在向中国出口饲料的国家或者地区进行回顾性审查，重点审查其饲料安全监管体系。根据风险分析或者回顾性审查结果，制定调整并公布允许进口饲料的国家或者地区名单和饲料产品种类①。

第八条 海关总署对进出口饲料实施风险监控，制定进出口饲料年度风险监控计划，编制年度风险监控报告。直属海关结合本地实际情况制定具体实施方案并组织实施。

第九条 海关总署根据进出口饲料安全形势、检验检疫中发现的问题、国内外相关组织机构通报的问题以及国内外市场发生的饲料安全问题，在风险分析的基础上及时发布风险警示信息。

第三章 进口检验检疫

第一节 注册登记

第十条 海关总署对允许进口饲料的国家或者地区的生产企业实施注册登记制度，进口饲料应当来自注册登记的境外生产企业。

第十一条 境外生产企业应当符合输出国家或者地区法律法规和标准的相关要求，并达到与中国有关法律法规和标准的等效要求，经输出国家或者地区主管部门审查合格后向海关总署推荐。推荐材料应当包括：

（一）企业信息：企业名称、地址、官方批准编号；

（二）注册产品信息：注册产品名称、主要原料、用途等；

（三）官方证明：证明所推荐的企业已经主管部门批准，其产品允许在输出国家或者地区自由销售。

第十二条 海关总署应当对推荐材料进行审查。

审查不合格的，通知输出国家或者地区主管部门补正。

审查合格的，经与输出国家或者地区主管部门协商后，海关总署派出专家到输出国家或者地区对其饲料安全监管体系进行审查，并对申请注册登记的企业进行抽查。对抽查不符合要求的企业，不予注册登记，并将原因向输出国家或者地区主管部门通报；对抽查符合要求的及未被抽查的其他推荐企业，予以注册登记，并在海关总署官方网站上公布②。

第十三条 注册登记的有效期为5年。

需要延期的境外生产企业，由输出国家或者地区主管部门在有效期届满前6个月向海关总署提出延期。必要时，海关总署可以派出专家到输出国家或者地区对其饲料安全监管体系进行回顾性审

---

① 编者注：允许进口饲料的国家或者地区名单和饲料产品种类，可见第十一章第二节“六、饲料和饲料添加剂”中“（五）审单要点”。

② 编者注：已注册登记的境外生产企业，可见第十一章第六节“六、饲料和饲料添加剂”中“（五）审单要点”。

查，并对申请延期的境外生产企业进行抽查，对抽查符合要求的及未被抽查的其他申请延期境外生产企业，注册登记有效期延长5年。

第十四条 经注册登记的境外生产企业停产、转产、倒闭或者被输出国家或者地区主管部门吊销生产许可证、营业执照的，海关总署注销其注册登记。

第二节 检验检疫

第十五条 进口饲料需要办理进境动植物检疫许可证的①，应当按照相关规定办理进境动植物检疫许可证。

第十六条 货主或者其代理人应当在饲料入境前或者入境时向海关报检，报检时应当提供原产地证书、贸易合同、提单、发票等，并根据对产品的不同要求提供输出国家或者地区检验检疫证书。

第十七条 海关按照以下要求对进口饲料实施检验检疫：

（一）中国法律法规、国家强制性标准和相关检验检疫要求；

（二）双边协议、议定书、备忘录；

（三）《进境动植物检疫许可证》列明的要求。

第十八条 海关按照下列规定对进口饲料实施现场查验：

（一）核对货证：核对单证与货物的名称、数（重）量、包装、生产日期、集装箱号码、输出国家或者地区、生产企业名称和注册登记号等是否相符；

（二）标签检查：标签是否符合饲料标签国家标准；

（三）感官检查：包装、容器是否完好，是否超过保质期，有无腐败变质，有无携带有害生物，有无土壤、动物尸体、动物排泄物等禁止进境物。

第十九条 现场查验有下列情形之一的，海关签发《检验检疫处理通知单》，由货主或者其代理人在海关的监督下，作退回或者销毁处理：

（一）输出国家或者地区未被列入允许进口的国家或者地区名单的；

（二）来自非注册登记境外生产企业的产品；

（三）来自注册登记境外生产企业的非注册登记产品；

（四）货证不符的；

（五）标签不符合标准且无法更正的；

（六）超过保质期或者腐败变质的；

（七）发现土壤、动物尸体、动物排泄物、检疫性有害生物，无法进行有效的检疫处理的。

第二十条 现场查验发现散包、容器破裂的，由货主或者代理人负责整理完好。包装破损且有传播动植物疫病风险的，应当对所污染的场地、物品、器具进行检疫处理。

第二十一条 海关对来自不同类别境外生产企业的产品按照相应的检验检疫监管模式抽取样品，出具《抽/采样凭证》②，送实验室进行安全卫生项目的检测。

被抽取样品送实验室检测的货物，应当调运到海关指定的待检存放场所等待检测结果。

第二十二条 经检验检疫合格的，海关签发《入境货物检验检疫证明》，予以放行。

经检验检疫不合格的，海关签发《检验检疫处理通知书》，由货主或者其代理人在海关的监督下，作除害、退回或者销毁处理，经除害处理合格的准予进境；需要对外索赔的，由海关出具相关证书。海关应当将进口饲料检验检疫不合格信息上报海关总署。

---

① 编者注：见《关于修订进出口饲料和饲料添加剂风险级别及检验检疫监管方式的公告》（国家质检总局公告2015年第144号），见本书第三章第一节。

② 编者注：已被《中华人民共和国海关进出境货物取样记录单》（简称《取样记录单》）替代。

第二十三条 货主或者其代理人未取得海关出具的《入境货物检验检疫证明》前，不得擅自转移、销售、使用进口饲料。

第二十四条 进口饲料分港卸货的，先期卸货港海关应当以书面形式将检验检疫结果及处理情况及时通知其他分卸港所在地海关；需要对外出证的，由卸毕港海关汇总后出具证书。

第三节 监督管理

第二十五条 进口饲料包装上应当有中文标签，标签应当符合中国饲料标签国家标准。

散装的进口饲料，进口企业应当在海关指定的场所包装并加施饲料标签后方可入境，直接调运到海关指定的生产、加工企业用于饲料生产的，免予加施标签。

国家对进口动物源性饲料的饲用范围有限制的①，进入市场销售的动物源性饲料包装上应当注明饲用范围。

第二十六条 海关对饲料进口企业（以下简称进口企业）实施备案管理。进口企业应当在首次报检前或者报检时向所在地海关备案。

第二十七条 进口企业应当建立经营档案，记录进口饲料的报检号、品名、数/重量、包装、输出国家或者地区、国外出口商、境外生产企业名称及其注册登记号、《入境货物检验检疫证明》、进口饲料流向等信息，记录保存期限不得少于2年。

第二十八条 海关对备案进口企业的经营档案进行定期审查，审查不合格的，将其列入不良记录企业名单，对其进口的饲料加严检验检疫。

第二十九条 国外发生的饲料安全事故涉及已经进口的饲料、国内有关部门通报或者用户投诉进口饲料出现安全卫生问题的，海关应当开展追溯性调查，并按照国家有关规定进行处理。

进口的饲料存在前款所列情形，可能对动物和人体健康和生命安全造成损害的，饲料进口企业应当主动召回，并向海关报告。进口企业不履行召回义务的，海关可以责令进口企业召回并将其列入不良记录企业名单。

第四章 出口检验检疫

第一节 注册登记

第三十条 海关总署对出口饲料的出口生产企业实施注册登记制度②，出口饲料应当来自注册登记的出口生产企业。

第三十一条 申请注册登记的企业应当符合下列条件：

（一）厂房、工艺、设备和设施。

1. 厂址应当避开工业污染源，与养殖场、屠宰场、居民点保持适当距离；
2. 厂房、车间布局合理，生产区与生活区、办公区分开；
3. 工艺设计合理，符合安全卫生要求；
4. 具备与生产能力相适应的厂房、设备及仓储设施；
5. 具备有害生物（啮齿动物、苍蝇、仓储害虫、鸟类等）防控设施。

（二）具有与其所生产产品相适应的质量管理机构和专业技术人员。

（三）具有与安全卫生控制相适应的检测能力。

---

① 编者注：《饲料和饲料添加剂管理条例》第二十一条规定，乳和乳制品以外的动物源性饲料，还应当标明“本产品不得饲喂反刍动物”字样。

② 编者注：《关于调整部分进出境货物监管要求的公告》（海关总署公告2020年第99号，见本书第三章第一节）规定，出境饲料及饲料添加剂生产企业，输入国家或地区无注册登记要求的，免于向海关注册登记。

（四）管理制度。

1. 岗位责任制度；

2. 人员培训制度；

3. 从业人员健康检查制度；

4. 按照危害分析与关键控制点（HACCP）原理建立质量管理体系，在风险分析的基础上开展自检自控；

5. 标准卫生操作规范（SSOP）；

6. 原辅料、包装材料合格供应商评价和验收制度；

7. 饲料标签管理制度和产品追溯制度；

8. 废弃物、废水处理制度；

9. 客户投诉处理制度；

10. 质量安全突发事件应急管理制度。

（五）海关总署按照饲料产品种类分别制定的出口检验检疫要求。

第三十二条 出口生产企业应当向所在地直属海关申请注册登记，并提交下列材料：

（一）《出口饲料生产、加工、存放企业检验检疫注册登记申请表》；

（二）生产工艺流程图，并标明必要的工艺参数（涉及商业秘密的除外）；

（三）厂区平面图；

（四）申请注册登记的产品及原料清单。

第三十三条 直属海关应当对申请材料及时进行审查，根据下列情况在5日内作出受理或者不予受理决定，并书面通知申请人：

（一）申请材料存在可以当场更正的错误的，允许申请人当场更正；

（二）申请材料不齐全或者不符合法定形式的，应当当场或者在5日内一次书面告知申请人需要补正的全部内容，逾期不告知的，自收到申请材料之日起即为受理；

（三）申请材料齐全、符合法定形式或者申请人按照要求提交全部补正申请材料的，应当受理申请。

第三十四条 直属海关应当在受理申请后组成评审组，对申请注册登记的出口生产企业进行现场评审。评审组应当在现场评审结束后向直属海关提交评审报告。

第三十五条 直属海关应当自受理申请之日起20日内对申请人的申请事项作出是否准予注册登记的决定；准予注册登记的，颁发《出口饲料生产、加工、存放企业检验检疫注册登记证》（以下简称《注册登记证》）。

直属海关自受理申请之日起20日内不能作出决定的，经直属海关负责人批准，可以延长10日，并应当将延长期限的理由告知申请人。

第三十六条 《注册登记证》自颁发之日起生效，有效期5年。

属于同一企业、位于不同地点、具有独立生产线和质量管理体系的出口生产企业应当分别申请注册登记。

每一注册登记出口生产企业使用一个注册登记编号。经注册登记的出口生产企业的注册登记编号专厂专用。

第三十七条 出口生产企业变更企业名称、法定代表人、产品品种、生产能力等的，应当在变更后30日内向所在地直属海关提出书面申请，填写《出口饲料生产、加工、存放企业检验检疫注册登记申请表》，并提交与变更内容相关的资料。

变更企业名称、法定代表人的，由直属海关审核有关资料后，直接办理变更手续。

变更产品品种或者生产能力的，由直属海关审核有关资料并组织现场评审，评审合格后，办理变更手续。

企业迁址的，应当重新向直属海关申请办理注册登记手续。

因停产、转产、倒闭等原因不再从事出口饲料业务的，应当向所在地直属海关办理注销手续。

第三十八条 获得注册登记的出口生产企业需要延续注册登记有效期的，应当在有效期届满前3个月按照本办法规定提出申请。

第三十九条 直属海关应当在完成注册登记、变更或者注销工作后30日内，将相关信息上报海关总署备案。

第四十条 进口国家或者地区要求提供注册登记的出口生产企业名单的，由直属海关审查合格后，上报海关总署。海关总署组织进行抽查评估后，统一向进口国家或者地区主管部门推荐并办理有关手续。

第二节 检验检疫

第四十一条 海关按照下列要求对出口饲料实施检验检疫：

（一）输入国家或者地区检验检疫要求；

（二）双边协议、议定书、备忘录；

（三）中国法律法规、强制性标准和相关检验检疫要求；

（四）贸易合同或者信用证注明的检疫要求。

第四十二条 饲料出口前，货主或者代理人应当凭贸易合同、出厂合格证明等单证向产地海关报检。海关对所提供的单证进行审核，符合要求的受理报检。

第四十三条 受理报检后，海关按照下列规定实施现场检验检疫：

（一）核对货证：核对单证与货物的名称、数（重）量、生产日期、批号、包装、唛头、出口生产企业名称或者注册登记号等是否相符；

（二）标签检查：标签是否符合要求；

（三）感官检查：包装、容器是否完好，有无腐败变质，有无携带有害生物，有无土壤、动物尸体、动物排泄物等。

第四十四条 海关对来自不同类别出口生产企业的产品按照相应的检验检疫监管模式抽取样品，出具《抽/采样凭证》①，送实验室进行安全卫生项目的检测。

第四十五条 经检验检疫合格的，海关出具《出境货物换证凭单》、检验检疫证书等相关证书；检验检疫不合格的，经有效方法处理并重新检验检疫合格的，可以按照规定出具相关单证，予以放行；无有效方法处理或者虽经处理重新检验检疫仍不合格的，不予放行，并出具《出境货物不合格通知单》。

第四十六条 出境口岸海关按照出境货物换证查验的相关规定查验，重点检查货证是否相符。查验不合格的，不予放行。

第四十七条 产地海关与出境口岸海关应当及时交流信息。

在检验检疫过程中发现安全卫生问题，应当采取相应措施，并及时上报海关总署。

第三节 监督管理

第四十八条 取得注册登记的出口饲料生产、加工企业应当遵守下列要求：

（一）有效运行自检自控体系；

（二）按照进口国家或者地区的标准或者合同要求生产出口产品；

① 编者注：已被《中华人民共和国海关进出境货物取样记录单》（简称《取样记录单》）替代。

（三）遵守我国有关药物和添加剂管理规定，不得存放、使用我国和进口国家或者地区禁止使用的药物和添加物；

（四）出口饲料的包装、装载容器和运输工具应当符合安全卫生要求。标签应当符合进口国家或者地区的有关要求。包装或者标签上应当注明生产企业名称或者注册登记号、产品用途；

（五）建立企业档案，记录生产过程中使用的原辅料名称、数（重）量及其供应商、原料验收、半产品及成品自检自控、入库、出库、出口、有害生物控制、产品召回等情况，记录档案至少保存2年；

（六）如实填写《出口饲料监管手册》，记录海关监管、抽样、检查、年审情况以及国外官方机构考察等内容。

取得注册登记的饲料存放企业应当建立企业档案，记录存放饲料名称、数/重量、货主、入库、出库、有害生物防控情况，记录档案至少保留2年。

第四十九条 海关对辖区内注册登记的出口生产企业实施日常监督管理，内容包括：

（一）环境卫生；

（二）有害生物防控措施；

（三）有毒有害物质自检自控的有效性；

（四）原辅料或者其供应商变更情况；

（五）包装物、铺垫材料和成品库；

（六）生产设备、用具、运输工具的安全卫生；

（七）批次及标签管理情况；

（八）涉及安全卫生的其他内容；

（九）《出口饲料监管手册》记录情况。

第五十条 海关对注册登记的出口生产企业实施年审，年审合格的在《注册登记证》（副本）上加注年审合格记录。

第五十一条 海关对饲料出口企业（以下简称出口企业）实施备案管理。出口企业应当在首次报检前或者报检时向所在地海关备案。

出口与生产为同一企业的，不必办理备案。

第五十二条 出口企业应当建立经营档案并接受海关的核查。档案应当记录出口饲料的报检号、品名、数（重）量、包装、进口国家或者地区、国外进口商、供货企业名称及其注册登记号等信息，档案至少保留2年。

第五十三条 海关应当建立注册登记的出口生产企业以及出口企业诚信档案，建立良好记录企业名单和不良记录企业名单。

第五十四条 出口饲料被国内外海关检出疫病、有毒有害物质超标或者其他安全卫生质量问题的，海关核实有关情况后，实施加严检验检疫监管措施。

第五十五条 注册登记的出口生产企业和备案的出口企业发现其生产、经营的相关产品可能受到污染并影响饲料安全，或者其出口产品在国外涉嫌引发饲料安全事件时，应当在24小时内报告所在地海关，同时采取控制措施，防止不合格产品继续出厂。海关接到报告后，应当于24小时内逐级上报至海关总署。

第五十六条 已注册登记的出口生产企业发生下列情况之一的，由直属海关撤回其注册登记：

（一）准予注册登记所依据的客观情况发生重大变化，达不到注册登记条件要求的；

（二）注册登记内容发生变更，未办理变更手续的；

（三）年审不合格的。

第五十七条 有下列情形之一的，直属海关根据利害关系人的请求或者依据职权，可以撤销注册登记：

（一）直属海关工作人员滥用职权、玩忽职守作出准予注册登记的；

（二）超越法定职权作出准予注册登记的；

（三）违反法定程序作出准予注册登记的；

（四）对不具备申请资格或者不符合法定条件的出口生产企业准予注册登记的；

（五）依法可以撤销注册登记的其他情形。

出口生产企业以欺骗、贿赂等不正当手段取得注册登记的，应当予以撤销。

第五十八条 有下列情形之一的，直属海关应当依法办理注册登记的注销手续：

（一）注册登记有效期届满未延续的；

（二）出口生产企业依法终止的；

（三）企业因停产、转产、倒闭等原因不再从事出口饲料业务的；

（四）注册登记依法被撤销、撤回或者吊销的；

（五）因不可抗力导致注册登记事项无法实施的；

（六）法律、法规规定的应当注销注册登记的其他情形。

第五章 过境检验检疫

第五十九条 运输饲料过境的，承运人或者押运人应当持货运单和输出国家或者地区主管部门出具的证书，向入境口岸海关报检，并书面提交过境运输路线。

第六十条 装载过境饲料的运输工具和包装物、装载容器应当完好，经入境口岸海关检查，发现运输工具或者包装物、装载容器有可能造成途中散漏的，承运人或者押运人应当按照口岸海关的要求，采取密封措施；无法采取密封措施的，不准过境。

第六十一条 输出国家或者地区未被列入第七条规定的允许进口的国家或者地区名单的，应当获得海关总署的批准方可过境。

第六十二条 过境的饲料，由入境口岸海关查验单证，核对货证相符，加施封识后放行，并通知出境口岸海关，由出境口岸海关监督出境。

第六章 法律责任

第六十三条 有下列情形之一的，由海关按照《国务院关于加强食品等产品安全监督管理的特别规定》予以处罚：

（一）存放、使用我国或者进口国家或者地区禁止使用的药物、添加剂以及其他原辅料的；

（二）以非注册登记饲料生产、加工企业生产的产品冒充注册登记出口生产企业产品的；

（三）明知有安全隐患，隐瞒不报，拒不履行事故报告义务继续进出口的；

（四）拒不履行产品召回义务的。

第六十四条 有下列情形之一的，由海关按照《中华人民共和国进出境动植物检疫法实施条例》处3000元以上3万元以下罚款：

（一）未经海关批准，擅自将进口、过境饲料卸离运输工具或者运递的；

（二）擅自开拆过境饲料的包装，或者擅自开拆、损毁动植物检疫封识或者标志的。

第六十五条 有下列情形之一的，依法追究刑事责任；尚不构成犯罪或者犯罪情节显著轻微依法不需要判处刑罚的，由海关按照《中华人民共和国进出境动植物检疫法实施条例》处2万元以上5万元以下的罚款：

（一）引起重大动植物疫情的；

（二）伪造、变造动植物检疫单证、印章、标志、封识的。

第六十六条 有下列情形之一，有违法所得的，由海关处以违法所得3倍以下罚款，最高不超过3万元；没有违法所得的，处以1万元以下罚款：

（一）使用伪造、变造的动植物检疫单证、印章、标志、封识的；

（二）使用伪造、变造的输出国家或者地区主管部门检疫证明文件的；

（三）使用伪造、变造的其他相关证明文件的；

（四）拒不接受海关监督管理的。

第六十七条 海关工作人员滥用职权，故意刁难，徇私舞弊，伪造检验结果，或者玩忽职守，延误检验出证，依法给予行政处分；构成犯罪的，依法追究刑事责任。

第七章 附 则

第六十八条 本办法下列用语的含义是：

饲料：指经种植、养殖、加工、制作的供动物食用的产品及其原料，包括饵料用活动物、饲料用（含饵料用）冰鲜冷冻动物产品及水产品、加工动物蛋白及油脂、宠物食品及咬胶、饲草类、青贮料、饲料粮谷类、糠麸饼粕渣类、加工植物蛋白及植物粉类、配合饲料、添加剂预混合饲料等。

饲料添加剂：指饲料加工、制作、使用过程中添加的少量或者微量物质，包括营养性饲料添加剂、一般饲料添加剂等。

加工动物蛋白及油脂：包括肉粉（畜禽）、肉骨粉（畜禽）、鱼粉、鱼油、鱼膏、虾粉、鱿鱼肝粉、鱿鱼粉、乌贼膏、乌贼粉、鱼精粉、干贝精粉、血粉、血浆粉、血球粉、血细胞粉、血清粉、发酵血粉、动物下脚料粉、羽毛粉、水解羽毛粉、水解毛发蛋白粉、皮革蛋白粉、蹄粉、角粉、鸡杂粉、肠膜蛋白粉、明胶、乳清粉、乳粉、蛋粉、干蚕蛹及其粉、骨粉、骨灰、骨炭、骨制磷酸氢钙、虾壳粉、蛋壳粉、骨胶、动物油渣、动物脂肪、饲料级混合油、干虫及其粉等。

出厂合格证明：指注册登记的出口饲料或者饲料添加剂生产、加工企业出具的，证明其产品经本企业自检自控体系评定为合格的文件。

第六十九条 本办法由海关总署负责解释。

第七十条 本办法自2009年9月1日起施行。自施行之日起，进出口饲料有关检验检疫管理的规定与本办法不一致的，以本办法为准。

十、《进境动物隔离检疫场使用监督管理办法》

国家质检总局令第122号公布，自2009年12月10日起施行，根据海关总署令第238号、第240号、第243号修正。

（一）特别说明

《关于调整部分进出境货物监管要求的公告》（海关总署公告2020年第99号，见本书第三章第一节）规定：“取消出境水生动物养殖场提供水质监测报告和进境水生动物隔离场工作人员提供健康证明的监管要求”，对该办法第十九条（四）的应用场景进行了限定。

（二）规章全文

进境动物隔离检疫场使用监督管理办法

第一章　总　则

第一条　为做好进境动物隔离检疫场（以下简称隔离场）的管理工作，根据《中华人民共和国进出境动植物检疫法》及其实施条例等法律法规的规定，制定本办法。

第二条　本办法所称隔离场是指专用于进境动物隔离检疫的场所。包括两类，一是海关总署设立的动物隔离检疫场所（以下简称国家隔离场），二是由各直属海关指定的动物隔离场所（以下简称指定隔离场）。

第三条　申请使用隔离场的单位或者个人（以下简称使用人）和国家隔离场或者指定隔离场的所有单位或者个人（以下简称所有人）应当遵守本办法的规定。

第四条　海关总署主管全国进境动物隔离场的监督管理工作。

主管海关负责辖区内进境动物隔离场的监督管理工作。

第五条　隔离场的选址、布局和建设，应当符合国家相关标准和要求。

相关标准与要求由海关总署另行发文明确①。

第六条　使用国家隔离场，应当经海关总署批准。使用指定隔离场，应当经所在地直属海关批准。

进境种用大中动物应当在国家隔离场隔离检疫，当国家隔离场不能满足需求，需要在指定隔离场隔离检疫时，应当报经海关总署批准。

进境种用大中动物之外的其他动物应当在国家隔离场或者指定隔离场隔离检疫。

第七条　进境种用大中动物隔离检疫期为45天，其他动物隔离检疫期为30天。

需要延长或者缩短隔离检疫期的，应当报海关总署批准。

第二章　使用申请

第八条　申请使用国家隔离场的，使用人应当向海关总署提交如下材料：

（一）填制真实准确的《中华人民共和国进境动物隔离检疫场使用申请表》；

（二）使用人（法人或者自然人）身份证明材料复印件②；

（三）进境动物从入境口岸进入隔离场的运输安排计划和运输路线。

第九条　申请使用指定隔离场的，应当建立隔离场动物防疫、饲养管理等制度。使用人应当在办理《中华人民共和国进境动植物检疫许可证》前，向所在地直属海关提交如下材料：

（一）填制真实准确的《中华人民共和国进境动物隔离检疫场使用申请表》；

（二）使用人（法人或者自然人）身份证明材料复印件；

（三）隔离场整体平面图及显示隔离场主要设施和环境的照片或者视频资料；

（四）进境动物从入境口岸进入隔离场的运输安排计划和运输路线；

（五）当隔离场的使用人与所有人不一致时，使用人还须提供与所有人签订的隔离场使用协议。

---

① 编者注：见《关于〈进境动物隔离检疫场使用监督管理办法〉配套文件的公告》（国家质检总局公告2009年第116号），见本书第三章第一节。

② 编者注：《海关总署决定公布第一批取消的证明事项》（见海关总署网站政府信息公开专栏）取消验核隔离场使用人身份证明。

第十条 海关总署、直属海关应当按照规定对隔离场使用申请进行审核。

隔离场使用人申请材料不齐全或者不符合法定形式的，应当当场或者在5个工作日内一次告知使用人需要补正的全部内容，逾期不告知的，自收到申请材料之日起即为受理。

受理申请后，海关总署、直属海关应当根据本办法规定，对使用人提供的有关材料进行审核，并对申请使用的隔离场组织实地考核。

申请使用指定隔离场用于隔离种用大中动物的，由直属海关审核提出审核意见报海关总署批准；用于种用大中动物之外的其他动物隔离检疫的，由直属海关审核、批准。

第十一条 海关总署、直属海关应当自受理申请之日起20个工作日内做出书面审批意见。经审核合格的，直属海关受理的，由直属海关签发《隔离场使用证》。海关总署受理的，由海关总署在签发的《中华人民共和国进境动植物检疫许可证》中列明批准内容。20个工作日内不能做出决定的，经本机构负责人批准，可以延长10个工作日，并应当将延长期限的理由告知使用人。其他法律、法规另有规定的，依照其规定执行。

不予批准的，应当书面说明理由，告知申请人享有依法申请行政复议或者提起行政诉讼的权利。

第十二条 《隔离场使用证》有效期为6个月。

隔离场使用人凭有效《隔离场使用证》向隔离场所在地直属海关申请办理《中华人民共和国进境动植物检疫许可证》。

第十三条 《隔离场使用证》的使用一次有效。

同一隔离场再次申请使用的，应当重新办理审批手续。两次使用的间隔期间不得少于30天。

第十四条 已经获得《隔离场使用证》，发生下列情形之一时，隔离场使用人应当重新申请办理：

（一）《隔离场使用证》超过有效期的；

（二）《隔离场使用证》内容发生变更的；

（三）隔离场设施和环境卫生条件发生改变的。

第十五条 已经获得《隔离场使用证》，发生下列情况之一时，由发证机关撤回：

（一）隔离场原有设施和环境卫生条件发生改变，不符合隔离动物检疫条件和要求的；

（二）隔离场所在地发生一类动物传染病、寄生虫病或者其他突发事件的。

第十六条 使用人以欺骗、贿赂等不正当手段取得《隔离场使用证》的，海关应当依法将其《隔离场使用证》撤销。

第三章 检疫准备

第十七条 隔离场经批准使用后，使用人应当做好隔离场的维护，保持隔离场批准时的设施完整和环境卫生条件，保证相关设施的正常运行。

第十八条 动物进场前，海关应当派员实地核查隔离场设施和环境卫生条件的维护情况。

第十九条 使用人应当确保隔离场使用前符合下列要求：

（一）动物进入隔离场前10天，所有场地、设施、工具必须保持清洁，并采用海关认可的有效方法进行不少于3次的消毒处理，每次消毒之间应当间隔3天；

（二）应当准备供动物隔离期间使用的充足的饲草、饲料和垫料。饲草、垫料不得来自严重动物传染病或者寄生虫病疫区，饲料应当符合法律法规的规定，并建立进场检查验收登记制度；

饲草、饲料和垫料应当在海关的监督下，由海关认可的单位进行熏蒸消毒处理；

水生动物不得饲喂鲜活饵料，遇特殊需要时，应当事先征得海关的同意；

（三）应当按照海关的要求，适当储备必要的防疫消毒器材、药剂、疫苗等，并建立进场检查验收和使用登记制度；

（四）饲养人员和隔离场管理人员，在进入隔离场前，应当到具有相应资质的医疗机构进行健康检查并取得健康证明①。未取得健康证明的，不准进入隔离场。健康检查项目应当包括活动性肺结核、布氏杆菌病、病毒性肝炎等人畜共患病；

（五）饲养人员和管理人员在进入隔离场前应当接受海关的动物防疫、饲养管理等基础知识培训，经考核合格后方可上岗；

（六）人员、饲草、饲料、垫料、用品、用具等应当在隔离场作最后一次消毒前进入隔离检疫区；

（七）用于运输隔离检疫动物的运输工具及辅助设施，在使用前应当按照海关的要求进行消毒，人员、车辆的出入通道应当设置消毒池或者放置消毒垫。

第四章　隔离检疫

第二十条　经入境口岸海关现场检验检疫合格的进境动物方可运往隔离场进行隔离检疫。

第二十一条　海关对隔离场实行监督管理，监督和检查隔离场动物饲养、防疫等措施的落实。对进境种用大中动物，隔离检疫期间实行24小时海关工作人员驻场监管。

第二十二条　海关工作人员、隔离场使用人应当按照要求落实各项管理措施，认真填写《进出境动物隔离检疫场检验检疫监管手册》。

第二十三条　海关负责隔离检疫期间样品的采集、送检和保存工作。隔离动物样品采集工作应当在动物进入隔离场后7天内完成。样品保存时间至少为6个月。

第二十四条　海关按照有关规定，对动物进行临床观察和实验室项目的检测，根据检验检疫结果出具相关的单证，实验室检疫不合格的，应当尽快将有关情况通知隔离场使用人并对阳性动物依法及时进行处理。

第二十五条　海关按照相关的规定对进口动物进行必要的免疫和预防性治疗。隔离场使用人在征得海关同意后可以对患病动物进行治疗。

第二十六条　动物隔离检疫期间，隔离场使用人应当做到：

（一）门卫室实行24小时值班制，对人员、车辆、用具、用品实行严格的出入登记制度。发现有异常情况及时向海关报告；

（二）保持隔离场完好和场内环境清洁卫生，做好防火、防盗和灭鼠、防蚊蝇等工作；

（三）人员、车辆、物品出入隔离场的应当征得海关的同意，并采取有效的消毒防疫措施后，方可进出隔离区；人员在进入隔离场前15天内未从事与隔离动物相关的实验室工作，也未参观过其他农场、屠宰厂或者动物交易市场等；

（四）不得将与隔离动物同类或者相关的动物及其产品带入隔离场内；

（五）不得饲养除隔离动物以外的其他动物。特殊情况需使用看门犬的，应当征得海关同意。犬类动物隔离场，不得使用看门犬；

（六）饲养人员按照规定作息时间做好动物饲喂、饲养场地的清洁卫生，定期对饲养舍、场地进行清洗、消毒，保持动物、饲养舍、场区和所有用具的清洁卫生，并做好相关记录；

（七）隔离检疫期间所使用的饲料、饲料添加剂与农业投入品应当符合法律、行政法规的规定和国家强制性标准的规定；

（八）严禁转移隔离检疫动物和私自采集、保存、运送检疫动物血液、组织、精液、分泌物等样品或者病料。未经海关同意，不得将生物制品带入隔离场内，不得对隔离动物进行药物治疗、疫苗注射、人工授精和胚胎移植等处理；

---

① 编者注：《关于调整部分进出境货物监管要求的公告》（海关总署公告2020年第99号，见本书第三章第一节）取消进境水生动物隔离场工作人员提供健康证明的监管要求。

（九）隔离检疫期间，严禁将隔离动物产下的幼畜、蛋及乳等移出隔离场；

（十）隔离检疫期间，应当及时对动物栏舍进行清扫，粪便、垫料及污物、污水应当集中放置或者及时进行无害化处理。严禁将粪便、垫料及污物移出隔离场；

（十一）发现疑似患病或者死亡的动物，应当立即报告所在地海关，并立即采取下列措施：

1. 将疑似患病动物移入患病动物隔离舍（室、池），由专人负责饲养管理；

2. 对疑似患病和死亡动物停留过的场所和接触过的用具、物品进行消毒处理；

3. 禁止自行处置（包括解剖、转移、急宰等）患病、死亡动物；

4. 死亡动物应当按照规定作无害化处理。

第二十七条 隔离检疫期间，隔离场内发生重大动物疫情的，应当按照《进出境重大动物疫情应急处置预案》处理。

第五章 后续监管

第二十八条 隔离场使用完毕后，应当在海关的监督下，作如下处理：

（一）动物的粪便、垫料及污物、污水进行无害化处理确保符合防疫要求后，方可运出隔离场；

（二）剩余的饲料、饲草、垫料和用具等应当作无害化处理或者消毒后方可运出场外；

（三）对隔离场场地、设施、器具进行消毒处理。

第二十九条 隔离场使用人及隔离场所在地海关应当按照规定记录动物流向和《隔离场检验检疫监管手册》，档案保存期至少5年。

第三十条 种用大中动物隔离检疫结束后，承担隔离检疫任务的直属海关应当在2周内将检疫情况书面上报海关总署并通报目的地海关。检疫情况包括：隔离检疫管理、检疫结果、动物健康状况、检疫处理情况及动物流向。

第六章 法律责任

第三十一条 动物隔离检疫期间，隔离场使用人有下列情形之一的，由海关按照《进出境动植物检疫法实施条例》第六十条规定予以警告；情节严重的，处以3000元以上3万元以下罚款：

（一）将隔离动物产下的幼畜、蛋及乳等移出隔离场的；

（二）未经海关同意，对隔离动物进行药物治疗、疫苗注射、人工授精和胚胎移植等处理；

（三）未经海关同意，转移隔离检疫动物或者采集、保存其血液、组织、精液、分泌物等样品或者病料的；

（四）发现疑似患病或者死亡的动物，未立即报告所在地海关，并自行转移和急宰患病动物，自行解剖和处置患病、死亡动物的；

（五）未将动物按照规定调入隔离场的。

第三十二条 动物隔离检疫期间，隔离场使用人有下列情形之一的，由海关予以警告；情节严重的，处以1万元以下罚款：

（一）人员、车辆、物品未经海关同意，并未采取有效的消毒防疫措施，擅自进入隔离场的；

（二）饲养隔离动物以外的其他动物的；

（三）未经海关同意，将与隔离动物同类或者相关动物及其产品、动物饲料、生物制品带入隔离场内的。

第三十三条 隔离场使用完毕后，隔离场使用人有下列情形的，由海关责令改正；情节严重的，处以1万元以下罚款：

（一）未在海关的监督下对动物的粪便、垫料及污物、污水进行无害化处理，不符合防疫要求即运出隔离场的；

（二）未在海关的监督下对剩余的饲料、饲草、垫料和用具等作无害化处理或者消毒后即运出隔离场的；

（三）未在海关的监督下对隔离场场地、设施、器具进行消毒处理的。

第三十四条 隔离场检疫期间，有下列情形之一的，由海关对隔离场使用人处以1万元以下罚款：

（一）隔离场发生动物疫情隐瞒不报的；

（二）存放、使用我国或者输入国家/地区禁止使用的药物或者饲料添加剂的；

（三）拒不接受海关监督管理的。

第三十五条 隔离场使用人有下列违法行为之一的，由海关按照《进出境动植物检疫法实施条例》第六十二条规定处2万元以上5万元以下的罚款；构成犯罪的，依法追究刑事责任：

（一）引起重大动物疫情的；

（二）伪造、变造动物检疫单证、印章、标志、封识的。

第七章 附 则

第三十六条 我国与进口国家/地区政府主管部门签署的议定书中规定或者进口国家/地区官方要求对出境动物必须实施隔离检疫的，出境动物隔离检疫场使用监督工作按照进口国的要求并参照本办法执行。

第三十七条 本办法由海关总署负责解释。

第三十八条 本办法所列各类表格及证书式样另行发布①。

第三十九条 本办法自2009年12月10日起施行。

十一、《进境水生动物检验检疫监督管理办法》

国家质检总局令第183号公布，自2016年9月1日起施行，根据海关总署令第243号修正。

（一）行政审批和备案

进境动植物产品国外生产、加工、存放单位注册登记（向中国输出水生动物养殖和包装企业注册登记）。

进境食用水生动物收货人实施备案管理。

（二）用语定义

水生动物：指人工养殖或者天然水域捕捞的活的鱼类、软体类、甲壳类、水母类、棘皮类、头索类、两栖类动物，包括其繁殖用的精液、受精卵。（第五十四条）

养殖场：指水生动物的孵化、育苗、养殖场所。（第五十四条）

包装场：指水生动物出境前短期集中、存放、分类、加工整理、包装的场所。（第五十四条）

输出国家或者地区：指对进境水生动物出具官方检验检疫证书的官方主管部门所属的国家或者地区。（第五十四条）

中转：指因运输原因，水生动物自输出国家或者地区出境后须途经第三方国家或者地区，在第三方国家或者地区期间货物离开海关监管区等特殊监管区域并变换运输工具后运输到中国内地的运输方式。（第五十四条）

包装用水：指与水生动物直接接触的水，不包括密封的、用于调节温度的冰块或者水袋。（第五十四条）

扣留检测：指进境食用水生动物因存在安全卫生隐患，进境口岸查验合格后调运至海关指定暂

① 编者注：见《关于〈进境动物隔离检疫场使用监督管理办法〉配套文件的公告》（国家质检总局公告2009年第116号），见本书第三章第一节。

存场所，待抽样检测合格后允许放行的检验检疫措施。（第五十四条）

（三）特别说明

《海关指定监管场地管理规范》（海关总署公告2021年第4号附件3）将该办法第二十三条规定的进境食用水生动物指定口岸明确为“进境食用水生动物指定监管场地”。

《关于调整部分进出境货物监管要求的公告》（海关总署公告2020年第99号）规定：“取消出境水生动物养殖场提供水质监测报告和进境水生动物隔离场工作人员提供健康证明的监管要求”，对该办法第四十六条引用的《进境动物隔离检疫场使用监督管理办法》的相关规定进行了修改。

（四）规章全文

进境水生动物检验检疫监督管理办法

第一章　总　则

第一条　为了防止水生动物疫病传入国境，保护渔业生产、人体健康和生态环境，根据《中华人民共和国进出境动植物检疫法》及其实施条例、《中华人民共和国进出口商品检验法》及其实施条例、《中华人民共和国农产品质量安全法》①《国务院关于加强食品等产品安全监督管理的特别规定》等法律法规的规定，制定本办法。

第二条　本办法适用于进境水生动物的检验检疫监督管理。

第三条　海关总署主管全国进境水生动物检验检疫和监督管理工作。

主管海关负责所辖地区进境水生动物的检验检疫和监督管理工作。

第四条　海关对进境水生动物在风险分析基础上实施检验检疫风险管理，对进境有关企业实施分类管理和信用管理。

第五条　进境水生动物企业应当按照法律法规和有关标准从事生产经营活动，对社会和公众负责，保证进境水生动物的质量安全，接受社会监督，承担社会责任。

第二章　检疫准入

第六条　海关总署对进境水生动物实施检疫准入制度，包括产品风险分析、安全卫生控制体系评估与审查、检验检疫要求确定、境外养殖和包装企业注册登记。

第七条　海关总署分类制定、公布进境水生动物的检验检疫要求。根据检验检疫要求，对首次向中国输出水生动物的国家或者地区进行产品风险分析和安全卫生控制体系评估，对曾经或者正在向中国输出水生动物的国家或者地区水生动物安全卫生控制体系进行回顾性审查。

海关总署可以派出专家组到输出国家或者地区对其水生动物安全卫生控制体系进行现场审核评估。

第八条　海关总署根据风险分析、评估审查结果和检验检疫要求，与向中国输出水生动物的国家或者地区官方主管部门协商签定有关议定书或者确定检验检疫证书。

海关总署制定、调整并公布允许进境水生动物种类及输出国家或者地区名单②。

---

①　2018年10月26日第十三届全国人民代表大会常务委员会第六次会议修改的《中华人民共和国农产品质量安全法》第四十二条规定：“进口的农产品必须按照国家规定的农产品质量安全标准进行检验；尚未制定有关农产品质量安全标准的，应当依法及时制定，未制定之前，可以参照国家有关部门指定的国外有关标准进行检验。”2022年9月2日第十三届全国人民代表大会常务委员会第三十六次会议修订后，已删除进口农产品相关内容。

②　编者注：名单可在海关总署网站动植物检疫司页面（http：//dzs. customs. gov. cn/）的“企业信息—活动物类—水生动物”栏目查询。

第九条 海关总署对向中国输出水生动物的养殖和包装企业实施注册登记管理。

向中国输出水生动物的境外养殖和包装企业（以下简称注册登记企业）应当符合输出国家或者地区有关法律法规，输出国家或者地区官方主管部门批准后向海关总署推荐。推荐材料应当包括：

（一）企业信息：企业名称、地址、官方主管部门批准编号、养殖、包装能力等；

（二）水生动物信息：养殖和包装的水生动物品种学名、用途等；

（三）监控信息：企业最近一次疫病、有毒有害物质的官方监控结果。

第十条 海关总署应当对推荐材料进行审查。审查不合格的，通知输出国家或者地区官方主管部门补正；审查合格的，海关总署可以派出专家组对申请注册登记企业进行抽查。对抽查不符合要求的企业不予注册登记；对抽查符合要求的及未被抽查的其他推荐企业，结合水生动物安全卫生控制体系评估结果，决定是否给予注册登记。

海关总署定期公布、调整注册登记企业名单①。

第十一条 境外养殖和包装企业注册登记有效期为3年。

需要延期注册登记的企业，应当在有效期届满前至少6个月，由输出国家或者地区主管部门向海关总署提出延期申请。海关总署可以派出专家组到输出国家或者地区对其安全卫生控制体系进行回顾性审查，并对申请延期的境外养殖和包装企业进行抽查。

对回顾性审查符合要求的国家或者地区，抽查符合要求的及未被抽查的其他申请延期的注册登记企业，注册登记有效期延长3年。

第十二条 逾期未提出注册登记延期申请的，海关总署注销其注册登记。

第十三条 注册登记企业向中国输出的水生动物检验检疫不合格，情节严重的，海关总署可以撤销其注册登记。

第三章 境外检验检疫

第十四条 注册登记企业和相关捕捞区域应当符合输出国家有关法律法规，并处于输出国家或者地区官方主管部门的有效监管之下。

种用、养殖和观赏水生动物的注册登记企业，应当由输出国家或者地区官方主管部门按照世界动物卫生组织推荐的方法和标准，按照输出国家或者地区的规定和双边检验检疫协定规定连续监测两年以上，未发现有关疫病。

食用水生动物的注册登记企业，应当经过输出国家或者地区官方主管部门有关水生动物疫病、有毒有害物质和致病微生物监测，结果符合双边检验检疫协定规定、中国强制性标准或者海关总署指定标准的要求。

第十五条 向中国输出水生动物的国家或者地区发生重大水生动物疫病，或者向中国输出水生动物的注册登记企业、捕捞区域发生水生动物不明原因的大规模死亡时，输出国家或者地区官方主管部门应当主动停止向中国出口并向海关总署通报相关信息。

第十六条 向中国输出的水生动物精液和受精卵，必须来自健康的亲代种群。种用、养殖和观赏水生动物输出前，应当在输出国家或者地区官方主管部门认可的场所实施隔离检疫。隔离检疫期间，不得与其他水生动物接触。

海关总署可以派遣检疫官员赴输出国家或者地区协助开展出口前隔离检疫。

第十七条 向中国输出水生动物的注册登记企业和隔离检疫场所应当具备适当的生物安全防护设施和防疫管理制度，能有效防止其他水域的水生动物入侵，确保输出水生动物的安全卫生。

---

① 编者注：名单可在海关总署网站动植物检疫司页面（http：//dzs. customs. gov. cn/）的“企业信息—活动物类—水生动物”栏目查询。

第十八条 不同养殖场或者捕捞区域的水生动物应当分开包装，不同种类的水生动物应当独立包装，能够满足动物生存和福利需要。包装容器应当是全新的或者经消毒处理，能够防止渗漏，内包装应当透明，便于检查。

第十九条 向中国输出水生动物的包装用水或者冰及铺垫材料应当符合安全卫生要求，不能含有危害动植物和人体健康的病原微生物、有毒有害物质以及可能破坏水体生态环境的水生生物。

第二十条 向中国输出的水生动物在运输前48小时内，不得有动物传染病和寄生虫病的临床症状。必要时，应当使用输出国家或者地区官方主管部门批准的有效药物进行消毒和驱虫。

第二十一条 输出国家或者地区官方主管部门应当按照与海关总署确认的检验检疫证书格式和内容对向中国输出的水生动物出具检验检疫证书。

第四章 进境检验检疫

第二十二条 进境水生动物应当符合下列要求：

（一）中国法律法规规定和强制性标准要求；

（二）海关总署分类制定的检验检疫要求；

（三）双边检验检疫协定确定的相关要求；

（四）双方确认的检验检疫证书规定的相关要求；

（五）进境动植物检疫许可证（以下简称检疫许可证）列明的要求；

（六）海关总署规定的其他检验检疫要求。

第二十三条 食用水生动物应当从海关总署公布的指定口岸进境。海关总署定期考核指定口岸，公布指定口岸名单。

进境食用水生动物指定口岸相关要求由海关总署另行制定①。

第二十四条 进境水生动物收货人或者其代理人应当按照相关规定办理检疫许可证。

进境水生动物自输出国家或者地区出境后中转第三方国家或者地区进境的，收货人或者其代理人办理检疫许可证时应当详细填写运输路线及在第三方国家或者地区中转处理情况，包括是否离开海关监管区、更换运输工具、拆换包装以及进入第三方国家或者地区水体环境等。

进境种用、养殖和观赏水生动物收货人或者其代理人，应当在指定隔离场所在地海关办理检疫许可证，办理前应当按照《进境动物隔离检疫场使用监督管理办法》② 的规定取得隔离场使用证；进境食用水生动物的，应当在进境口岸海关办理检疫许可证。

第二十五条 水生动物进境前或者进境时，收货人或者其代理人应当凭检疫许可证③、输出国家或者地区官方主管部门出具的检验检疫证书正本、贸易合同、提单、装箱单、发票等单证向进境口岸海关报检。

检疫许可证上的申请单位、国外官方主管部门出具的检验检疫证书上的收货人和货运提单上的收货人应当一致。

第二十六条 海关对收货人或者其代理人提交的相关单证进行审核，符合要求的受理报检，并按照有关规定对检疫许可证批准的数量进行核销。

第二十七条 进境口岸海关按照下列规定对进境水生动物实施现场查验：

---

① 编者注：见《海关指定监管场地管理规范》（海关总署公告2021年第4号附件3，见《海关检验检疫业务实务手册——国境卫生检疫篇》第十三章第一节）；同时，该公告将进境食用水生动物指定口岸明确为“进境食用水生动物指定监管场地”。

② 编者注：《进境动物隔离检疫场使用监督管理办法》，国家质检总局令第122号公布，根据海关总署令第238号、第240号、第243号修正，见本节。

③ 编者注：《海关总署决定公布第一批取消的证明事项》（见海关总署网站政府信息公开专栏）规定，海关通过数据共享方式予以核查，行政管理相对人可不再提交。

（一）开箱查验比例：进境种用、养殖和观赏水生动物，低于10件的全部开箱，10件以上的每增加10件，开箱数增加2件，最高不超过20件；进境食用水生动物，开箱比例不高于10%，最低不少于3件。发现问题的，适当增加开箱查验比例。

海关总署有分类管理规定的，按照有关规定开箱查验；

（二）核对货证：品名、数（重）量、包装、输出日期、运输工具信息、输出国家或者地区、中转国家或者地区等是否相符；

（三）包装和标签检查：包装容器是否完好；包装容器上是否有牢固、清晰易辨的中文或者英文标识，标明水生动物的品名、学名、产地、养殖或者包装企业批准编号等内容。活鱼运输船、活鱼集装箱等难以加贴标签的除外；

（四）临床检查：水生动物的健康状况，主要包括游动是否异常，体表有无溃疡、出血、囊肿及寄生虫感染，体色是否异常，鱼类腹部有无肿胀、肛门有无红肿，贝类闭壳肌收缩有无异常，甲壳类体表和头胸甲是否有黑斑或者白斑、鳃部发黑等；

（五）包装用水或者冰、铺垫材料：是否带有土壤及危害动植物和人体健康的有害生物等法律法规规定的禁止进境物。

第二十八条 海关应当按照有关规定对装载进境水生动物的外包装、运输工具和装卸场地进行防疫消毒处理。

第二十九条 现场查验发现有下列情形的，海关按照有关规定进行处理：

（一）发现内包装容器损坏并有装载水洒漏的，要求货主或者其代理人对包装容器进行整理、更换包装或者对破损包装内的水生动物作销毁处理，并对现场及包装容器等进行消毒；

（二）现场需要开拆包装加水或者换水的，所用水必须达到中国规定的渔业水质标准，并经消毒处理，对废弃的原包装、包装用水或者冰及铺垫材料，按照有关规定实施消毒处理；

（三）对发现的禁止进境物进行销毁处理；

（四）临床检查发现异常时可以抽样送实验室进行检测；

（五）对已经死亡的水生动物，监督货主或者其代理人作无害化处理。

第三十条 受理报检或者现场查验发现有下列情形之一的，海关签发《检验检疫处理通知书》，由收货人或其代理人在海关的监督下，作退回或者销毁处理：

（一）未被列入允许进境水生动物种类及输出国家或者地区名单的；

（二）无有效检疫许可证的；

（三）无输出国家或者地区官方主管部门出具的有效检验检疫证书的；

（四）检疫许可证上的申请单位、检验检疫证书上的收货人和货运提单上的收货人不一致的；实际运输路线与检疫许可证不一致的；

（五）来自未经注册登记企业的；

（六）货证不符的，包括品种不符、进境水生动物数（重）量超过检验检疫证书载明数（重）量、谎报用途、无标签、标签内容不全或者与检验检疫证书载明内容不符的；

（七）临床检查发现异常死亡且出现水生动物疫病临床症状的；

（八）临床检查发现死亡率超过50%的。

第三十一条 进境食用水生动物的，进境口岸海关按照有关标准、监控计划和警示通报等要求对其实施采样，对下列项目进行检验或者监测：

（一）水生动物疫病病原、食源性致病微生物、寄生虫；

（二）贝类毒素等生物毒素；

（三）重金属、农兽药残留；

（四）其他要求的项目。

第三十二条 进境食用水生动物，经海关现场查验合格后予以放行；查验不合格的，作退回或者销毁处理。监控计划和警示通报有要求的，按照要求实施抽样检测。

第三十三条 实验室检测不合格的，进境食用水生动物收货人或其代理人应当主动召回不合格食用水生动物并采取有效措施进行处理。

第三十四条 根据风险监控不合格发生频次和危害程度，经风险评估，对海关总署采取扣留检测措施的进境食用水生动物，收货人或者其代理人应当将进境食用水生动物调运至海关指定扣检暂存场所，实验室检测合格后方可放行。实验室检测不合格的，作退回或者销毁处理。

第三十五条 进境种用、养殖和观赏水生动物应当在指定隔离场进行至少14天的隔离检疫。现场查验合格后，由进境口岸海关出具《入境货物调离通知单》，运抵指定隔离场所在地后，收货人或其代理人应当向海关申报。指定隔离场所在地海关应当核对货证，并实施以下检验检疫措施：

（一）对已经死亡的水生动物作无害化处理；

（二）对原包装、装载用水或者冰和铺垫材料作消毒处理；

（三）隔离检疫期间，海关按照年度水生动物疫病监测计划、检疫许可证要求和其他有关规定抽样，实施水生动物疫病检测。

隔离检疫合格的，签发《入境货物检验检疫证明》，予以放行；不合格的，签发《检验检疫处理通知书》，对同一隔离设施内全部水生动物实行扑杀或者销毁处理，并对隔离场所进行消毒。

第五章　过境和中转检验检疫

第三十六条 运输水生动物过境的，承运人或者押运人应当按照规定办理检疫审批手续，并凭货运单、检疫许可证和输出国家或者地区官方主管部门出具的证书，向进境口岸海关报检。

第三十七条 装载过境水生动物的包装容器应当完好，无散漏。经进境口岸海关检查，发现包装容器在运输过程中可能存在散漏的，承运人或者押运人应当按照海关的要求进行整改。无法有效整改的，不准过境。

第三十八条 经香港或者澳门中转运输到内地的，发货人或者其代理人应当向海关总署指定的检验机构申请中转检验。未经中转检验或者中转检验不合格的，不得转运内地。

经第三方国家或者地区中转的，须由第三方国家或者地区官方主管部门按照海关总署有关要求出具中转证明文件①，无有效中转证明文件的，不得进境。

第六章　监督管理

第三十九条 海关总署对进境水生动物实施安全风险监控和疫病监测，制定进境水生动物年度安全风险监控计划和水生动物疫病监测计划，编制年度工作报告。

直属海关结合本地实际情况制定实施方案并组织实施。

第四十条 直属海关应当按照有关规定将进境水生动物检验检疫不合格信息上报海关总署，海关总署应当向输出国家或者地区官方主管部门通报不合格信息。

第四十一条 海关总署根据进境水生动物检验检疫不合格情况、国内外相关官方主管部门或者组织通报的风险信息以及国内外市场发现的问题等，在风险分析的基础上按照有关规定发布警示通报，采取提高监控比例、扣留检测直至暂停进口等风险控制措施。

第四十二条 海关对进境水生动物收货人实施信用管理。

第四十三条 海关对进境食用水生动物收货人实施备案管理。

第四十四条 进境食用水生动物收货人应当建立进境水生动物经营档案，记录进境水生动物的

① 编者注：《海关总署决定公布第一批取消的证明事项》（见海关总署网站政府信息公开专栏）取消验核。

报检号、品名、数/重量、输出国家或者地区、境外注册养殖和包装企业及注册号、进境水生动物流向等信息，经营档案保存期限不得少于2年。

第四十五条 海关对进境食用水生动物收货人的经营档案进行定期审核，审核不合格的，责令整改。

第四十六条 进境种用、养殖和观赏水生动物收货人应当按照《进境动物隔离检疫场使用监督管理办法》的规定做好进境水生动物隔离期间的养殖和防疫工作，并保存相关记录。海关按照有关规定对指定隔离场进行监督管理。

第四十七条 进境水生动物存在安全卫生问题的，收货人应当主动采取召回、销毁等控制措施并立即向海关报告，同时报告地方政府主管部门。收货人拒不履行召回义务的，海关可以责令收货人召回。

第七章 法律责任

第四十八条 有下列情形之一的，由海关按照《中华人民共和国进出境动植物检疫法实施条例》的规定处5000元以下的罚款：

（一）未报检或者未依法办理检疫审批手续或者未按检疫审批的规定执行的；

（二）报检的进境水生动物与实际不符的。

有前款第（二）项所列行为，已取得检疫单证的，予以吊销。

第四十九条 有下列情形之一的，由海关按照《中华人民共和国进出境动植物检疫法实施条例》的规定处3000元以上3万元以下罚款：

（一）未经海关许可擅自将进境、过境水生动物卸离运输工具或者运递的；

（二）擅自调离或者处理在海关指定的隔离场所中隔离检疫的进境水生动物的；

（三）擅自开拆过境水生动物的包装，或者擅自开拆、损毁检验检疫封识或者标志的；

（四）擅自抛弃过境水生动物的尸体、铺垫材料或者其他废弃物，或者未按规定处理包装用水的。

第五十条 有下列情形之一的，依法追究刑事责任；尚不构成犯罪或者犯罪情节显著轻微依法不需要判处刑罚的，由海关按照《中华人民共和国进出境动植物检疫法实施条例》的规定处2万元以上5万元以下的罚款：

（一）引起重大动物疫情的；

（二）伪造、变造检疫单证、印章、标志、封识的。

第五十一条 有下列情形之一的，由海关按照《国务院关于加强食品等产品安全监督管理的特别规定》予以处罚：

（一）明知有安全隐患，隐瞒不报，拒不履行事故报告义务继续进口的；

（二）拒不履行产品召回义务的。

第五十二条 有下列情形之一的，由海关处3万元以下罚款：

（一）使用伪造、变造的检疫单证、印章、标志、封识的；

（二）使用伪造、变造的输出国家或者地区官方主管部门检疫证明文件的；

（三）使用伪造、变造的其他相关证明文件的；

（四）未建立经营档案或者未按照规定记录、保存经营档案的；

（五）擅自调离或者处理在海关指定场所中扣留的进境食用水生动物的；

（六）拒不接受海关监督管理的。

第五十三条 进境水生动物收货人或者其代理人、海关及其工作人员有其他违法行为的，按照相关法律法规的规定处理。

第八章　附　则

第五十四条　本办法中下列用语的含义是：

水生动物：指人工养殖或者天然水域捕捞的活的鱼类、软体类、甲壳类、水母类、棘皮类、头索类、两栖类动物，包括其繁殖用的精液、受精卵。

养殖场：指水生动物的孵化、育苗、养殖场所。

包装场：指水生动物出境前短期集中、存放、分类、加工整理、包装的场所。

输出国家或者地区：指对进境水生动物出具官方检验检疫证书的官方主管部门所属的国家或者地区。

中转：指因运输原因，水生动物自输出国家或者地区出境后须途经第三方国家或者地区，在第三方国家或者地区期间货物离开海关监管区等特殊监管区域并变换运输工具后运输到中国内地的运输方式。

包装用水：指与水生动物直接接触的水，不包括密封的、用于调节温度的冰块或者水袋。

扣留检测：指进境食用水生动物因存在安全卫生隐患，进境口岸查验合格后调运至海关指定暂存场所，待抽样检测合格后允许放行的检验检疫措施。

第五十五条　进境龟、鳖、蛇、鳄鱼等爬行类动物的检验检疫和监督管理参照本办法执行。

第五十六条　边境贸易进境水生动物检验检疫和监督管理参照本办法执行。

第五十七条　本办法由海关总署负责解释。

第五十八条　本办法自2016年9月1日起施行。国家质检总局2003年11月1日实施的《进境水生动物检验检疫管理办法》（国家质检总局令第44号）同时废止。

十二、《进出境非食用动物产品检验检疫监督管理办法》

国家质检总局令第159号公布，自2015年2月1日起施行，根据国家质检总局令第184号和海关总署令第238号、第240号、第262号修正。

（一）行政审批和备案

1. 进境动植物产品国外生产、加工、存放单位注册登记（向中国输出水生动物养殖和包装企业注册登记）。

2. 出境特定动植物及其产品和其他检疫物的生产、加工、存放单位注册登记（输出非食用动物产品生产、加工、存放企业注册登记）。

3. 进境非食用动物产品存放、加工过程检疫监督。

（二）用语定义

非食用动物产品：指非直接供人类或者动物食用的动物副产品及其衍生物、加工品，如非直接供人类或者动物食用的动物皮张、毛类、纤维、骨、蹄、角、油脂、明胶、标本、工艺品、内脏、动物源性肥料、蚕产品、蜂产品、水产品、奶产品等。（第八十三条）

（三）规章全文

进出境非食用动物产品检验检疫监督管理办法

第一章　总　则

第一条　为了规范进出境非食用动物产品的检验检疫和监督管理工作，防止动物传染病、寄生虫病及其他有害生物传入传出国境，保护农、林、牧、渔业生产和人体健康，根据《中华人民共和国进出境动植物检疫法》及其实施条例、《中华人民共和国进出口商品检验法》及其实施条例等法律法规规定，制定本办法。

第二条 本办法适用于进境、出境及过境非食用动物产品的检验检疫监督管理。

动物源性饲料和饲料添加剂、动物遗传物质、动物源性生物材料及制品不适用本办法。

第三条 海关总署主管全国进出境非食用动物产品的检验检疫和监督管理工作。

主管海关负责所辖地区进出境非食用动物产品的检验检疫和监督管理工作。

第四条 进出境非食用动物产品生产、加工、存放和贸易企业应当依照法律法规和有关标准从事生产经营活动，对社会和公众负责，保证进出境非食用动物产品的质量安全，接受社会监督，承担社会责任。

第二章　风险管理

第五条 海关总署对进出境非食用动物产品实施风险管理，在风险分析的基础上，实施产品风险分级、企业分类、检疫准入、风险警示及其他风险管理措施。

第六条 海关总署根据进出境非食用动物产品动物卫生和公共卫生风险，确定产品风险级别。产品风险级别及检疫监督模式在海关总署网站公布①。

第七条 海关根据企业诚信程度、质量安全控制能力等，对进出境非食用动物产品生产、加工、存放企业实施分类管理，采取相应检验检疫监管措施。

第八条 海关总署根据进出境非食用动物产品质量安全形势、检验检疫中发现的问题、国内外相关组织机构的通报以及国内外发生的动物卫生和公共卫生问题，在风险分析的基础上发布风险警示信息并决定采取启动应急处置预案、限制进出境和暂停进出境等风险管理措施。

第三章　进境检验检疫

第一节　检疫准入

第九条 海关总署对进境非食用动物产品实施检疫准入制度，包括产品风险分析、监管体系评估与审查、确定检验检疫要求、境外生产企业注册登记等。

第十条 海关总署对首次向中国输出非食用动物产品的国家或者地区进行产品风险分析、监管体系评估，对曾经或者正在向中国输出非食用动物产品的国家或者地区的监管体系进行回顾性审查。

根据风险分析、评估审查结果，海关总署与输出国家或者地区主管部门协商确定向中国输出非食用动物产品的检验检疫要求，并商签有关双边协定或者确定检验检疫证书。

海关总署负责制定、调整并在海关总署网站公布允许进境非食用动物产品的国家或者地区名单以及产品种类②。

第十一条 海关总署对向中国输出非食用动物产品的境外生产、加工、存放企业（以下简称境外生产加工企业）实施注册登记制度。

需要实施境外生产加工企业注册登记的非食用动物产品名录由海关总署制定、调整并公布③。

第二节　境外生产加工企业注册登记

第十二条 向中国输出非食用动物产品的境外生产加工企业应当符合输出国家或者地区法律法

① 编者注：见《关于优化进境非食用动物产品风险级别及检验检疫监管措施的公告》（海关总署公告 2024 年第 208 号）。

② 编者注：允许进境非食用动物产品的国家或者地区名单以及产品种类见本书第十章第二节“四、非食用动物产品”下“（五）审单要点”。

③ 编者注：《关于优化进境非食用动物产品风险级别及检验检疫监管措施的公告》（海关总署公告 2024 年第 208 号）。

规和标准的相关要求，并达到中国有关法律法规和强制性标准的要求。

第十三条 实施注册登记管理的非食用动物产品境外生产加工企业，经输出国家或者地区主管部门审查合格后向海关总署推荐。

海关总署收到推荐材料并经书面审查合格后，必要时经与输出国家或者地区主管部门协商，派出专家到输出国家或者地区对其监管体系进行评估或者回顾性审查，对申请注册登记的境外生产加工企业进行检查。

符合要求的国家或者地区的境外生产加工企业，经检查合格的予以注册登记。

第十四条 境外生产加工企业注册登记有效期为5年。

需要延期的境外生产加工企业，由输出国家或者地区主管部门在有效期届满6个月前向海关总署提出延期申请。海关总署可以派出专家到输出国家或者地区对其监管体系进行回顾性审查，并对申请延期的境外生产加工企业进行抽查。

对回顾性审查符合要求的国家或者地区，抽查符合要求的及未被抽查的其他申请延期的境外生产加工企业，注册登记有效期延长5年。

第十五条 注册登记的境外生产加工企业不再向中国输出非食用动物产品的，输出国家或者地区主管部门应当通报海关总署，海关总署注销其注册登记。

第十六条 注册登记的境外生产加工企业向中国输出的非食用动物产品经检验检疫不合格，情节严重的，海关总署可以撤销其注册登记。

第三节 检验检疫

第十七条 进境非食用动物产品应当符合下列要求：

（一）双边协议、议定书、备忘录以及其他双边协定确定的相关要求；

（二）双方确认的检验检疫证书规定的相关要求；

（三）中国法律法规规定和强制性标准要求；

（四）进境动植物检疫许可证（以下简称检疫许可证）列明的要求；

（五）海关总署规定的其他检验检疫要求。

第十八条 进境非食用动物产品需要办理检疫许可证的①，货主或者其代理人应当按照相关规定办理。

产品风险级别较高的非食用动物产品，因口岸条件限制等原因，进境后应当运往指定的存放、加工场所（以下简称指定企业）检疫的②，办理检疫许可证时，货主或者其代理人应当明确指定企业并提供相应证明文件。

第十九条 货主或者其代理人应当在非食用动物产品进境前或者进境时向进境口岸海关报检，报检时应当提供原产地证书、贸易合同、发票、提单、输出国家或者地区主管部门出具的检验检疫证书等单证，须办理检疫审批的应当取得检疫许可证。

第二十条 进境口岸海关对货主或者其代理人报检时所提供的单证进行审核，并对检疫许可证的批准数（重）量进行核销。

对有证书要求的产品，如无有效检疫许可证或者输出国家或者地区主管部门出具的有效检验检疫证书的，作退回或者销毁处理。

第二十一条 进境非食用动物产品，由进境口岸海关实施检验检疫。

因口岸条件限制等原因，进境后应当运往指定企业检疫的非食用动物产品，由进境口岸海关实

① 编者注：见《关于优化进境非食用动物产品风险级别及检验检疫监管措施的公告》（海关总署公告2024年第208号）。
② 编者注：见《关于优化进境非食用动物产品风险级别及检验检疫监管措施的公告》（海关总署公告2024年第208号）。

施现场查验和相应防疫消毒处理后，通知指定企业所在地海关。货主或者其代理人将非食用动物产品运往检疫许可证列明的指定企业后，应当向指定企业所在地海关申报，由指定企业所在地海关实施检验检疫，并对存放、加工过程实施检疫监督。

第二十二条 海关按照以下要求对进境非食用动物产品实施现场查验：

（一）查询启运时间、港口、途经国家或者地区、装载清单等，核对单证是否真实有效，单证与货物的名称、数（重）量、输出国家或者地区、包装、唛头、标记等是否相符；

（二）包装、容器是否完好，是否带有动植物性包装、铺垫材料并符合我国相关规定；

（三）有无腐败变质现象，有无携带有害生物、动物排泄物或者其他动物组织等；

（四）有无携带动物尸体、土壤及其他禁止进境物。

第二十三条 现场查验时，海关应当对运输工具有关部位、装载非食用动物产品的容器、包装外表、铺垫材料、污染场地等进行防疫消毒处理。

第二十四条 现场查验有下列情形之一的，海关签发《检验检疫处理通知书》，并作相应检疫处理：

（一）属于法律法规禁止进境的、带有禁止进境物的、货证不符的、发现严重腐败变质的作退回或者销毁处理；

（二）对散包、容器破裂的，由货主或者其代理人负责整理完好，方可卸离运输工具。海关对受污染的场地、物品、器具进行消毒处理；

（三）带有检疫性有害生物、动物排泄物或者其他动物组织等的，按照有关规定进行检疫处理。不能有效处理的，作退回或者销毁处理；

（四）对疑似受病原体和其他有毒有害物质污染的，封存有关货物并采样进行实验室检测，对有关污染现场进行消毒处理。

第二十五条 转关的非食用动物产品，应当在进境前或者进境时由货主或者其代理人向进境口岸海关申报，根据产品的不同要求提供输出国家或者地区主管部门出具的检验检疫证书等单证。

进境口岸海关对提供的单证进行书面审核。审核不合格的，作退回或者销毁处理。审核合格的，依据有关规定对装载非食用动物产品的集装箱体表、运输工具实施防疫消毒处理。货物到达结关地后，货主或者其代理人应当向结关地海关报检。结关地海关对货物实施检验检疫和检疫监督。

第二十六条 海关按照对非食用动物产品的检验检疫要求抽取样品，出具《抽/采样凭证》①，送实验室进行有关项目的检测。

第二十七条 进境非食用动物产品经检验检疫合格，海关签发《进境货物检验检疫证明》后，方可销售、使用或者在指定企业加工。

经检验检疫不合格的，海关签发《检验检疫处理通知书》，由货主或者其代理人在海关的监督下，作除害、退回或者销毁处理，经除害处理合格的准予进境。需要对外索赔的，由海关出具相关证书。

进境非食用动物产品检验检疫不合格信息应当上报海关总署。

第二十八条 未经海关同意，不得将进境非食用动物产品卸离运输工具或者运递。

第二十九条 进境非食用动物产品在从进境运输工具上卸离及运递过程中，货主或者其代理人应当采取措施，防止货物的容器、包装破损而造成渗漏、散落。

第三十条 运往指定企业检疫的非食用动物产品，应当在检疫许可证列明的指定企业存放、加工。因特殊原因，需要变更指定企业的，货主或者其代理人应当办理检疫许可证变更，并向变更后的指定企业所在地海关申报，接受检验检疫和检疫监督。

---

① 编者注：已被《中华人民共和国海关进出境货物取样记录单》（简称《取样记录单》）替代。

第四节　监督管理

第三十一条　海关对进境非食用动物产品存放、加工过程，实施检疫监督制度。

第三十二条　拟从事产品风险级别较高的进境非食用动物产品存放、加工业务的企业可以向所在地直属海关提出指定申请。

直属海关按照海关总署制定的有关要求，对申请企业的申请材料、工艺流程、兽医卫生防疫制度等进行检查评审，核定存放、加工非食用动物产品种类、能力。

第三十三条　指定企业应当符合动物检疫和兽医防疫的规定，遵守下列要求：

（一）按照规定的兽医卫生防疫制度开展防疫工作；

（二）按照规定的工艺加工、使用进境非食用动物产品；

（三）按照规定的方法对废弃物进行处理；

（四）建立并维护企业档案，包括出入库、生产加工、防疫消毒、废弃物处理等记录，档案至少保留2年；

（五）如实填写《进境非食用动物产品生产、加工、存放指定企业监管手册》；

（六）涉及安全卫生的其他规定。

第三十四条　海关按照本办法第三十三条的规定对指定企业实施日常监督管理。

指定企业应当按照要求向所在地直属海关提交年度报告，确保其符合海关总署制定的有关要求。

第三十五条　海关应当建立指定企业、收货人及其代理人诚信档案，建立良好记录企业名单和不良记录企业名单。

第三十六条　指定企业、收货人及其代理人发现重大动物疫情或者公共卫生问题时，应当立即向所在地海关报告，海关应当按照有关规定处理并上报。

第三十七条　指定企业名称、地址、法定代表人、进境非食用动物产品种类、存放、生产加工能力、加工工艺以及其他兽医卫生、防疫条件发生变化的，应当及时向所在地直属海关报告并办理变更手续。

第三十八条　海关发现指定企业出现以下情况的，取消指定：

（一）企业依法终止的；

（二）不符合本办法第三十三条规定，拒绝整改或者未整改合格的；

（三）未提交年度报告的；

（四）连续两年未从事进境非食用动物产品存放、加工业务的；

（五）未按照本办法第三十七条规定办理变更手续的；

（六）法律法规规定的应当取消指定的其他情形。

第三十九条　直属海关应当在完成存放、加工企业指定、变更后30日内，将相关信息上报海关总署备案。

第四章　出境检验检疫

第一节　出境生产加工企业注册登记

第四十条　输入国家或者地区要求中国对向其输出非食用动物产品生产、加工、存放企业（以下简称出境生产加工企业）注册登记的，海关总署对出境生产加工企业实行注册登记。

第四十一条　申请注册登记的出境生产加工企业应当符合进境国家或者地区的法律法规有关规定，并遵守下列要求：

（一）建立并维持进境国家或者地区有关法律法规规定的注册登记要求；

（二）按照建立的兽医卫生防疫制度组织生产；

（三）按照建立的合格原料供应商评价制度组织生产；

（四）建立并维护企业档案，确保原料、产品可追溯；

（五）如实填写《出境非食用动物产品生产、加工、存放注册登记企业监管手册》；

（六）符合中国其他法律法规规定的要求。

第四十二条 出境生产加工企业应当向所在地直属海关申请注册登记。申请注册登记时，应当提交下列材料：

（一）《出境非食用动物产品生产、加工、存放企业检验检疫注册登记申请表》；

（二）厂区平面图；

（三）工艺流程图，包括生产、加工的温度、使用化学试剂的种类、浓度和pH值、处理的时间和使用的有关设备等情况。

第四十三条 直属海关对申请人提出的申请，应当根据下列情况分别作出处理：

（一）申请事项依法不需要取得行政许可的，应当即时告知申请人；

（二）申请事项依法不属于本行政机关职权范围的，应当即时作出不予受理的决定，并告知申请人向有关行政机关申请；

（三）申请材料存在可以当场更正的错误的，应当允许申请人当场更正；

（四）申请材料不齐全或者不符合法定形式的，应当当场或者在5个工作日内一次告知申请人需要补正的全部内容，逾期不告知的，自收到申请材料之日起即为受理；

（五）申请材料齐全、符合法定形式或者申请人按照要求提交全部补正申请材料的，应当受理申请。

直属海关受理或者不予受理申请，应当出具加盖本行政机关专用印章和注明日期的书面凭证。

第四十四条 直属海关应当在受理申请后组成评审组，对申请注册登记的出境生产加工企业进行现场评审。评审组应当在现场评审结束后及时向直属海关提交评审报告。

第四十五条 直属海关应当自受理申请之日起20日内对申请人的申请事项作出是否准予注册登记的决定；准予注册登记的，颁发《出境非食用动物产品生产、加工、存放企业检验检疫注册登记证》（以下简称《注册登记证》）。

直属海关自受理申请之日起20日内不能作出决定的，经直属海关负责人批准，可以延长10日，并应当将延长期限的理由告知申请人。

第四十六条 直属海关应当将准予注册登记企业名单上报海关总署。海关总署组织进行抽查评估，统一向进境国家或者地区主管部门推荐并办理有关手续。

第四十七条 《注册登记证》自颁发之日起生效，有效期5年。

第四十八条 注册登记的出境生产加工企业变更企业名称、法定代表人、产品种类、存放、生产加工能力等的，应当在变更后30日内向准予注册登记的直属海关提出书面申请，填写《出境非食用动物产品生产、加工、存放企业检验检疫注册登记申请表》，并提交与变更内容相关的资料。

变更企业名称、法定代表人的，由直属海关审核有关资料后，直接办理变更手续。

变更产品种类或者生产能力的，由直属海关审核有关资料并组织现场评审，评审合格后，办理变更手续。

企业迁址的，应当重新向直属海关申请办理注册登记手续。

第四十九条 获得注册登记的出境生产加工企业需要延续注册登记有效期的，应当在有效期届满3个月前按照本办法规定提出申请。

第五十条 海关对注册登记的出境生产加工企业实施年审，年审合格的在《注册登记证》（副本）上加注年审合格记录。

第五十一条 注册登记的出境生产加工企业发生下列情况之一，准予注册登记所依据的客观情况发生重大变化，达不到注册登记条件要求的，由直属海关撤回其注册登记：

（一）注册登记内容发生变更，未办理变更手续的；

（二）年审不合格的；

（三）所依据的客观情况发生其他重大变化的。

第五十二条 有下列情形之一的，直属海关根据利害关系人的请求或者依据职权，可以撤销其注册登记：

（一）直属海关工作人员滥用职权、玩忽职守作出准予注册登记的；

（二）超越法定职权作出准予注册登记的；

（三）违反法定程序作出准予注册登记的；

（四）对不具备申请资格或者不符合法定条件的出境生产加工企业准予注册登记的；

（五）依法可以撤销注册登记的其他情形。

出境生产加工企业以欺骗、贿赂等不正当手段取得注册登记的，应当予以撤销。

第五十三条 出境生产加工企业有下列情形之一的，直属海关应当依法办理注册登记的注销手续：

（一）注册登记有效期届满未申请延续的；

（二）出境生产加工企业依法终止的；

（三）出境生产加工企业因停产、转产、倒闭等原因不再从事出境非食用动物产品生产、加工或者存放业务的；

（四）注册登记依法被撤销、撤回或者吊销的；

（五）因不可抗力导致注册登记事项无法实施的；

（六）法律、法规规定的应当注销注册登记的其他情形。

第二节　检验检疫

第五十四条 海关按照下列要求对出境非食用动物产品实施检验检疫：

（一）双边协议、议定书、备忘录和其他双边协定；

（二）输入国家或者地区检验检疫要求；

（三）中国法律法规、强制性标准和海关总署规定的检验检疫要求；

（四）贸易合同或者信用证注明的检疫要求。

第五十五条 非食用动物产品出境前，货主或者其代理人应当向产地海关报检，并提供贸易合同、自检自控合格证明等相关单证。海关对所提供的单证进行审核，符合要求的受理报检。

第五十六条 受理报检后，海关按照下列规定实施现场检验检疫：

（一）核对货证：核对单证与货物的名称、数（重）量、生产日期、批号、包装、唛头、出境生产企业名称或者注册登记号等是否相符；

（二）抽样：根据相应标准、输入国家或者地区的要求进行抽样，出具《抽/采样凭证》①；

（三）感官检查：包装、容器是否完好，外观、色泽、组织状态、黏度、气味、异物、异色及其他相关项目。

第五十七条 海关对需要进行实验室检验检疫的产品，按照相关规定，抽样送实验室检测。

第五十八条 经检验检疫合格的，海关出具检验检疫证书。检验检疫不合格的，经有效方法处理并重新检验检疫合格的，可以按照规定出具相关单证，准予出境；无有效方法处理或者虽经处理

① 编者注：已被《中华人民共和国海关进出境货物取样记录单》（简称《取样记录单》）替代。

重新检验检疫仍不合格的，不予出境，并出具《出境货物不合格通知单》。

第五十九条 出境口岸海关按照相关规定查验，重点核查货证是否相符。查验不合格的，不予放行。

第六十条 产地海关与出境口岸海关应当及时交流信息。

在检验检疫过程中发现重大安全卫生问题，应当采取相应措施，并及时上报海关总署。

第三节 监督管理

第六十一条 取得注册登记的出境生产加工企业应当遵守下列规定：

（一）有效运行自检自控体系；

（二）按照输入国家或者地区的标准或者合同要求生产出境产品；

（三）按照海关认可的兽医卫生防疫制度开展卫生防疫工作；

（四）企业档案维护，包括出入库、生产加工、防疫消毒、废弃物检疫处理等记录，记录档案至少保留2年；

（五）如实填写《出境非食用动物产品生产、加工、存放注册登记企业监管手册》。

第六十二条 海关对辖区内注册登记的出境生产加工企业实施日常监督管理，内容包括：

（一）兽医卫生防疫制度的执行情况；

（二）自检自控体系运行，包括原辅料、成品自检自控情况、生产加工过程控制、原料及成品出入库及生产、加工的记录等；

（三）涉及安全卫生的其他有关内容；

（四）《出境非食用动物产品生产、加工、存放注册登记企业监管手册》填写情况。

第六十三条 海关应当建立注册登记的出境生产加工企业诚信档案，建立良好记录企业名单和不良记录企业名单。

第六十四条 出境非食用动物产品被检出疫病、有毒有害物质超标或者其他安全卫生问题的，海关核实有关情况后，实施加严检验检疫监管措施。

第六十五条 注册登记的出境生产加工企业发现相关产品可能受到污染并影响非食用动物产品安全，或者其出境产品在国外涉嫌引发非食用动物产品安全事件时，应当在24小时内报告所在地海关，同时采取控制措施，防止不合格产品继续出厂。所在地海关接到报告后，应当于24小时内逐级上报至海关总署。

第五章 过境检验检疫

第六十六条 运输非食用动物产品过境的，承运人或者押运人应当持货运单和输出国家或者地区主管部门出具的证书，并书面提交过境运输路线，向进境口岸海关报检。

第六十七条 装载过境非食用动物产品的运输工具和包装物、装载容器应当完好。经进境口岸海关检查，发现过境非食用动物产品存在途中散漏隐患的，承运人或者押运人应当按照口岸海关的要求，采取密封措施；无法采取密封措施的，不准过境。

第六十八条 过境非食用动物产品的输出国家或者地区未被列入本办法第十条规定的名单的，应当获得海关总署的批准方可过境。

第六十九条 过境的非食用动物产品，由进境口岸海关查验单证，加施封识后放行，同时通知出境口岸海关。到达出境口岸后，由出境口岸海关确认原货柜、原包装、原封识完好后，允许出境。

第六章 法律责任

第七十条 违反本办法规定，擅自销售、使用未报检或者未经检验的属于法定检验的进境非食用动物产品的，由海关按照《中华人民共和国进出口商品检验法实施条例》第四十二条的规定没收违法所得，并处非食用动物产品货值金额5%以上20%以下罚款；构成犯罪的，依法追究刑事责任。

第七十一条 违反本办法规定，擅自出口未报检或者未经检验的属于法定检验的出境非食用动物产品的，由海关按照《中华人民共和国进出口商品检验法实施条例》第四十三条的规定没收违法所得，并处非食用动物产品货值金额5%以上20%以下罚款；构成犯罪的，依法追究刑事责任。

第七十二条 销售、使用经法定检验、抽查检验不合格的进境非食用动物产品，或者出口经法定检验、抽查检验不合格的非食用动物产品的，由海关按照《中华人民共和国进出口商品检验法实施条例》第四十四条的规定责令停止销售、使用或者出口，没收违法所得和违法销售、使用或者出口的非食用动物产品，并处没收销售、使用或者出口的非食用动物产品货值金额等值以上3倍以下罚款；构成犯罪的，依法追究刑事责任。

第七十三条 进出境非食用动物产品的收货人、发货人、代理报检企业或者报检人员不如实提供属于法定检验的进出境非食用动物产品的真实情况，取得海关的有关证单，或者对法定检验的进出境非食用动物产品不予报检，逃避进出口商品检验的，由海关按照《中华人民共和国进出口商品检验法实施条例》第四十五条第一款的规定没收违法所得，并处非食用动物产品货值金额5%以上20%以下罚款。

进出境非食用动物产品的收货人或者发货人委托代理报检企业办理报检手续，未按照规定向代理报检企业提供所委托报检事项的真实情况，取得海关的有关证单的，对委托人依照前款规定予以处罚。

第七十四条 伪造、变造、买卖或者盗窃检验证单、印章、标志、封识或者使用伪造、变造的检验证单、印章、标志、封识，构成犯罪的，依法追究刑事责任；尚不够刑事处罚的，由海关按照《中华人民共和国进出口商品检验法实施条例》第四十六条的规定责令改正，没收违法所得，并处非食用动物产品货值金额等值以下罚款。

第七十五条 擅自调换海关抽取的样品或者海关检验合格的进出境非食用动物产品的，由海关按照《中华人民共和国进出口商品检验法实施条例》第四十七条的规定责令改正，给予警告；情节严重的，并处非食用动物产品货值金额10%以上50%以下罚款。

第七十六条 有下列违法行为之一的，由海关按照《中华人民共和国进出境动植物检疫法实施条例》第五十九条的规定处5000元以下的罚款：

（一）未报检或者未依法办理检疫审批手续或者未按检疫审批的规定执行的；

（二）报检的非食用动物产品与实际不符的。

有前款第（二）项所列行为，已取得检疫单证的，予以吊销。

第七十七条 有下列情形之一的，由海关按照《中华人民共和国进出境动植物检疫法实施条例》第六十条的规定处3000元以上3万元以下罚款：

（一）未经海关批准，擅自将进境、出境、过境非食用动物产品卸离运输工具或者运递的；

（二）擅自开拆过境非食用动物产品的包装，或者擅自开拆、损毁动植物检疫封识或者标志的。

第七十八条 有下列情形之一的，依法追究刑事责任；尚不构成犯罪或者犯罪情节显著轻微依法不需要判处刑罚的，由海关按照《中华人民共和国进出境动植物检疫法实施条例》第六十二条的规定处2万元以上5万元以下的罚款：

（一）引起重大动植物疫情的；

（二）伪造、变造动植物检疫单证、印章、标志、封识的。

第七十九条 有下列情形之一，有违法所得的，由海关处以违法所得3倍以下罚款，最高不超过3万元；没有违法所得的，处以1万元以下罚款：

（一）未经注册登记或者指定擅自生产、加工、存放需要实施企业注册登记或者指定管理的非食用动物产品的；

（二）擅自销售、使用或者出口应当经抽查检验而未经抽查检验的进出境非食用动物产品的；

（三）买卖或者使用伪造、变造的动植物检疫单证、印章、标志、封识的；

（四）买卖或者使用伪造、变造的输出国家或者地区主管部门检验检疫证明文件的；

（五）买卖或者使用伪造、变造的其他相关证明文件的；

（六）拒不接受海关监督管理的；

（七）未按照有关规定向指定企业所在地海关申报的；

（八）实施企业注册登记或者指定管理的进境非食用动物产品，未经批准，货主或者其代理人擅自变更生产、加工、存放企业的；

（九）擅自处置未经检疫处理的进境非食用动物产品使用、加工过程中产生的废弃物的。

第八十条 申请注册登记的生产、加工、存放企业隐瞒有关情况或者提供虚假材料申请注册登记的，海关不予受理申请或者不予注册登记，并可以给予警告。

经注册登记的生产、加工、存放企业以欺骗、贿赂等不正当手段取得注册登记的，有违法所得的，由海关处以违法所得3倍以下罚款，最高不超过3万元；没有违法所得的，处以1万元以下罚款。

第八十一条 海关工作人员滥用职权，故意刁难当事人的，徇私舞弊，伪造检验检疫结果的，或者玩忽职守，延误检验检疫出证的，依法给予行政处分；构成犯罪的，依法追究刑事责任。

第七章 附 则

第八十二条 本办法中非食用动物产品是指非直接供人类或者动物食用的动物副产品及其衍生物、加工品，如非直接供人类或者动物食用的动物皮张、毛类、纤维、骨、蹄、角、油脂、明胶、标本、工艺品、内脏、动物源性肥料、蚕产品、蜂产品、水产品、奶产品等。

第八十三条 进出境非食用动物产品应当实施卫生检疫的，按照国境卫生检疫法律法规的规定执行。

第八十四条 本办法由海关总署负责解释。

第八十五条 本办法自2015年2月1日起施行。自施行之日起，进出境非食用动物产品检验检疫管理规定与本办法不一致的，以本办法为准。

十三、《进出境粮食检验检疫监督管理办法》

国家质检总局令第177号公布，自2016年7月1日起施行，根据海关总署令第238号、第240号、第243号修正。

（一）行政审批和备案

1. 进境动植物产品国外生产、加工、存放单位注册登记（进境粮食境外生产、加工、存放企业注册登记）。

2. 出境特定动植物及其产品和其他检疫物的生产、加工、存放单位注册登记（输出粮食生产、加工、存放企业注册登记）。

3. 进境粮食存放、加工企业指定。

（二）特别说明

《海关指定监管场地管理规范》（海关总署公告2021年第4号附件3）将该办法第九条规定的进境粮食指定口岸明确为“进境粮食指定监管场地”。

根据《关于调整部分进出境货物监管要求的公告》（海关总署公告2020年第99号）规定：“取消出境粮食申报提供自检合格证明的监管要求，改为提供质量合格声明”，修改了该办法第二十八条第一款的相关规定。

该办法第二十七条规定装运出境粮食的船舶、集装箱等运输工具需实施适载检验，与通常装载动植物产品的运载工具不实施适载检验的要求不同。

（三）规章全文

进出境粮食检验检疫监督管理办法

第一章　总　则

第一条　根据《中华人民共和国进出境动植物检疫法》及其实施条例、《中华人民共和国食品安全法》及其实施条例、《中华人民共和国进出口商品检验法》及其实施条例、《农业转基因生物安全管理条例》《国务院关于加强食品等产品安全监督管理的特别规定》等法律法规的规定，制定本办法。

第二条　本办法适用于进出境（含过境）粮食检验检疫监督管理。

本办法所称粮食，是指用于加工、非繁殖用途的禾谷类、豆类、油料类等作物的籽实以及薯类的块根或者块茎等。

第三条　海关总署统一管理全国进出境粮食检验检疫监督管理工作。

主管海关负责所辖区域内进出境粮食的检验检疫监督管理工作。

第四条　海关总署及主管海关对进出境粮食质量安全实施风险管理，包括在风险分析的基础上，组织开展进出境粮食检验检疫准入，包括产品携带有害生物风险分析、监管体系评估与审查、确定检验检疫要求、境外生产企业注册登记等。

第五条　进出境粮食收发货人及生产、加工、存放、运输企业应当依法从事生产经营活动，建立并实施粮食质量安全控制体系和疫情防控体系，对进出境粮食质量安全负责，诚实守信，接受社会监督，承担社会责任。

第二章　进境检验检疫

第一节　注册登记

第六条　海关总署对进境粮食境外生产、加工、存放企业（以下简称境外生产加工企业）实施注册登记制度。

境外生产加工企业应当符合输出国家或者地区法律法规和标准的相关要求，并达到中国有关法律法规和强制性标准的要求。

实施注册登记管理的进境粮食境外生产加工企业，经输出国家或者地区主管部门审查合格后向海关总署推荐。海关总署收到推荐材料后进行审查确认，符合要求的国家或者地区的境外生产加工企业，予以注册登记。

境外生产加工企业注册登记有效期为4年。

需要延期的境外生产加工企业，由输出国家或者地区主管部门在有效期届满6个月前向海关总署提出延期申请。海关总署确认后，注册登记有效期延长4年。必要时，海关总署可以派出专家到输出国家或者地区对其监管体系进行回顾性审查，并对申请延期的境外生产加工企业进行抽查。

注册登记的境外生产加工企业向中国输出粮食经检验检疫不合格，情节严重的，海关总署可以撤销其注册登记。

第七条　向我国出口粮食的境外生产加工企业应当获得输出国家或者地区主管部门的认可，具备过筛清杂、烘干、检测、防疫等质量安全控制设施及质量管理制度，禁止添加杂质。

根据情况需要，海关总署组织专家赴境外实施体系性考察，开展疫情调查，生产、加工、存放企业检查及预检监装等工作。

第二节　检验检疫

第八条　海关总署对进境粮食实施检疫准入制度。

首次从输出国家或者地区进口某种粮食，应当由输出国家或者地区官方主管机构向海关总署提出书面申请，并提供该种粮食种植及储运过程中发生有害生物的种类、为害程度及防控情况和质量安全控制体系等技术资料。特殊情况下，可以由进口企业申请并提供技术资料。海关总署可以组织开展进境粮食风险分析、实地考察及对外协商。

海关总署依照国家法律法规及国家技术规范的强制性要求等，制定进境粮食的具体检验检疫要求，并公布允许进境的粮食种类及来源国家或者地区名单①。

对于已经允许进境的粮食种类及相应来源国家或者地区，海关总署将根据境外疫情动态、进境疫情截获及其他质量安全状况，组织开展进境粮食具体检验检疫要求的回顾性审查，必要时派专家赴境外开展实地考察、预检、监装及对外协商。

第九条　进境粮食应当从海关总署指定的口岸入境。指定口岸条件及管理规范由海关总署制定②。

第十条　海关总署对进境粮食实施检疫许可制度。进境粮食货主应当在签订贸易合同前，按照《进境动植物检疫审批管理办法》③ 等规定申请办理检疫审批手续，取得《中华人民共和国进境动植物检疫许可证》（以下简称《检疫许可证》），并将国家粮食质量安全要求、植物检疫要求及《检疫许可证》中规定的相关要求列入贸易合同。

因口岸条件限制等原因，进境粮食应当运往符合防疫及监管条件的指定存放、加工场所（以下简称指定企业），办理《检疫许可证》时，货主或者其代理人应当明确指定场所并提供相应证明文件。

未取得《检疫许可证》的粮食，不得进境。

第十一条　海关按照下列要求，对进境粮食实施检验检疫：

（一）中国政府与粮食输出国家或者地区政府签署的双边协议、议定书、备忘录以及其他双边协定确定的相关要求；

（二）中国法律法规、国家技术规范的强制性要求和海关总署规定的检验检疫要求；

（三）《检疫许可证》列明的检疫要求。

第十二条　货主或者其代理人应当在粮食进境前向进境口岸海关报检，并按要求提供以下材料：

（一）粮食输出国家或者地区主管部门出具的植物检疫证书；

（二）产地证书；

（三）贸易合同、提单、装箱单、发票等贸易凭证；

（四）双边协议、议定书、备忘录确定的和海关总署规定的其他单证。

---

① 编者注：允许进境的粮食种类及来源国家或者地区名单见本书第十一章第二节“二、粮食”中“（五）审单要点”。

② 编者注：见《海关指定监管场地管理规范》（海关总署公告 2021 年第 4 号附件 3），见《海关检验检疫业务实务手册——国境卫生检疫篇》第十三章第一节；同时，该公告将进境粮食指定口岸明确为“进境粮食指定监管场地”。

③ 编者注：《进境动植物检疫审批管理办法》（国家质检总局令第 25 号公布，根据国家质检总局令第 170 号和海关总署令第 238 号、第 240 号、第 262 号修正），见本章第一节。

进境转基因粮食的，还应当取得《农业转基因生物安全证书》[①]。海关对《农业转基因生物安全证书》电子数据进行系统自动比对验核。

鼓励货主向境外粮食出口商索取由输出国家或者地区主管部门，或者由第三方检测机构出具的品质证书、卫生证书、适载证书、重量证书等其他单证。

第十三条 进境粮食可以进行随航熏蒸处理。

现场查验前，进境粮食承运人或者其代理人应当向进境口岸海关书面申报进境粮食随航熏蒸处理情况，并提前实施通风散气。未申报的，海关不实施现场查验；经现场检查，发现熏蒸剂残留物，或者熏蒸残留气体浓度超过安全限量的，暂停检验检疫及相关现场查验活动；熏蒸剂残留物经有效清除且熏蒸残留气体浓度低于安全限量后，方可恢复现场查验活动。

第十四条 使用船舶装载进境散装粮食的，海关应当在锚地对货物表层实施检验检疫，无重大异常质量安全情况后船舶方可进港，散装粮食应当在港口继续接受检验检疫。

需直接靠泊检验检疫的，应当事先征得海关的同意。

以船舶集装箱、火车、汽车等其他方式进境粮食的，应当在海关指定的查验场所实施检验检疫，未经海关同意不得擅自调离。

第十五条 海关应当对进境粮食实施现场检验检疫。现场检验检疫包括：

（一）货证核查。核对证单与货物的名称、数（重）量、出口储存加工企业名称及其注册登记号等信息。船舶散装的，应当核查上一航次装载货物及清仓检验情况，评估对装载粮食的质量安全风险；集装箱装载的，应当核查集装箱箱号、封识等信息。

（二）现场查验。重点检查粮食是否水湿、发霉、变质，是否携带昆虫及杂草籽等有害生物，是否有混杂粮谷、植物病残体、土壤、熏蒸剂残渣、种衣剂污染、动物尸体、动物排泄物及其他禁止进境物等。

（三）抽取样品。根据有关规定和标准抽取样品送实验室检测。

（四）其他现场查验活动。

第十六条 海关应当按照相关工作程序及标准，对现场查验抽取的样品及发现的可疑物进行实验室检测鉴定，并出具检验检疫结果单。

实验室检测样品应当妥善存放并至少保留3个月。如检测异常需要对外出证的，样品应当至少保留6个月。

第十七条 进境粮食有下列情形之一的，应当在海关监督下，在口岸锚地、港口或者指定的检疫监管场所实施熏蒸、消毒或者其他除害处理：

（一）发现检疫性有害生物或者其他具有检疫风险的活体有害昆虫，且可能造成扩散的；

（二）发现种衣剂、熏蒸剂污染、有毒杂草籽超标等安全卫生问题，且有有效技术处理措施的；

（三）其他原因造成粮食质量安全受到危害的。

第十八条 进境粮食有下列情形之一的，作退运或者销毁处理：

（一）未列入海关总署进境准入名单，或者无法提供输出粮食国家或者地区主管部门出具的《植物检疫证书》等单证的，或者无《检疫许可证》的；

（二）有毒有害物质以及其他安全卫生项目检测结果不符合国家技术规范的强制性要求，且无法改变用途或者无有效处理方法的；

（三）检出转基因成分，无《农业转基因生物安全证书》，或者与证书不符的；

（四）发现土壤、检疫性有害生物以及其他禁止进境物且无有效检疫处理方法的；

---

① 编者注：《海关总署决定公布第一批取消的证明事项》（见海关总署网站政府信息公开专栏）规定，海关通过数据共享方式予以核查，行政管理相对人可不再提交。

（五）因水湿、发霉等造成腐败变质或者受到化学、放射性等污染，无法改变用途或者无有效处理方法的；

（六）其他原因造成粮食质量安全受到严重危害的。

第十九条 进境粮食经检验检疫后，海关签发入境货物检验检疫证明等相关单证；经检验检疫不合格的，由海关签发《检验检疫处理通知书》、相关检验检疫证书。

第二十条 海关对进境粮食实施检疫监督。进境粮食应当在具备防疫、处理等条件的指定场所加工使用。未经有效的除害处理或加工处理，进境粮食不得直接进入市场流通领域。

进境粮食装卸、运输、加工、下脚料处理等环节应当采取防止撒漏、密封等防疫措施。进境粮食加工过程应当具备有效杀灭杂草籽、病原菌等有害生物的条件。粮食加工下脚料应当进行有效的热处理、粉碎或者焚烧等除害处理。

海关应当根据进境粮食检出杂草等有害生物的程度、杂质含量及其他质量安全状况，并结合拟指定加工、运输企业的防疫处理条件等因素，确定进境粮食的加工监管风险等级，并指导与监督相关企业做好疫情控制、监测等安全防控措施。

第二十一条 进境粮食用作储备、期货交割等特殊用途的，其生产、加工、存放应当符合海关总署相应检验检疫监督管理规定。

第二十二条 因科研、参展、样品等特殊原因而少量进境未列入海关总署准入名单内粮食的，应当按照有关规定提前申请办理进境特许检疫审批并取得《检疫许可证》①。

第二十三条 进境粮食装卸、储存、加工涉及不同海关的，各相关海关应当加强沟通协作，建立相应工作机制，及时互相通报检验检疫情况及监管信息。

对于分港卸货的进境粮食，海关应当在放行前及时相互通报检验检疫情况。需要对外方出证的，相关海关应当充分协商一致，并按相关规定办理。

对于调离进境口岸的进境粮食，口岸海关应当在调离前及时向指运地海关开具进境粮食调运联系单。

第二十四条 境外粮食需经我国过境的，货主或者其代理人应当提前向海关总署或者主管海关提出申请，提供过境路线、运输方式及管理措施等，由海关总署组织制定过境粮食检验检疫监管方案后，方可依照该方案过境，并接受主管海关的监督管理。

过境粮食应当密封运输，杜绝撒漏。未经主管海关批准，不得开拆包装或者卸离运输工具。

第三章 出境检验检疫

第一节 注册登记

第二十五条 输入国家或者地区要求中国对向其输出粮食生产、加工、存放企业（以下简称出境生产加工企业）注册登记的，直属海关负责组织注册登记，并向海关总署备案。

第二十六条 出境粮食生产加工企业应当满足以下要求：

（一）具有法人资格，在工商行政管理部门注册，持有《企业法人营业执照》；

（二）建立涉及本企业粮食业务的全流程管理制度并有效运行，各台账记录清晰完整，能准确反映入出库粮食物流信息，具备可追溯性，台账保存期限不少于2年；

（三）具有过筛清杂、烘干、检测、防疫等质量安全控制设施以及有效的质量安全和溯源管理体系；

（四）建立有害生物监控体系，配备满足防疫需求的人员，具有对虫、鼠、鸟等的防疫措施及

① 编者注：未获得准入进境粮食特许检疫审批相关事宜见《关于优化进境动植物特许检疫审批有关事宜的公告》（海关总署公告2024年第209号），见本书第三章第一节。

能力；

（五）不得建在有碍粮食卫生和易受有害生物侵染的区域。仓储区内不得兼营、生产、存放有毒有害物质。库房和场地应当硬化、平整、无积水。粮食分类存放，离地、离墙，标识清晰。

第二节 检验检疫

第二十七条 装运出境粮食的船舶、集装箱等运输工具的承运人、装箱单位或者其代理人，应当在装运前向海关申请清洁、卫生、密固等适载检验。未经检验检疫或者检验检疫不合格的，不得装运。

第二十八条 货主或者其代理人应当在粮食出境前向储存或者加工企业所在地海关报检，并提供贸易合同、发票、自检合格证明①等材料。

贸易方式为凭样成交的，还应当提供成交样品。

第二十九条 海关按照下列要求对出境粮食实施现场检验检疫和实验室项目检测：

（一）双边协议、议定书、备忘录和其他双边协定；

（二）输入国家或者地区检验检疫要求；

（三）中国法律法规、强制性标准和海关总署规定的检验检疫要求；

（四）贸易合同或者信用证注明的检疫要求。

第三十条 对经检验检疫符合要求，或者通过有效除害或者技术处理并经重新检验检疫符合要求的，海关按照规定签发《出境货物换证凭单》。输入国家或者地区要求出具检验检疫证书的，按照国家相关规定出具证书。输入国家或者地区对检验检疫证书形式或者内容有新要求的，经海关总署批准后，方可对证书进行变更。

经检验检疫不合格且无有效除害或者技术处理方法的，或者虽经过处理但经重新检验检疫仍不合格的，海关签发《出境货物不合格通知单》，粮食不得出境。

第三十一条 出境粮食检验有效期最长不超过2个月；检疫有效期原则定为21天，黑龙江、吉林、辽宁、内蒙古和新疆地区冬季（11月至次年2月底）可以酌情延长至35天。超过检验检疫有效期的粮食，出境前应当重新报检。

第三十二条 产地与口岸海关应当建立沟通协作机制，及时通报检验检疫情况等信息。

出境粮食经产地检验检疫合格后，出境口岸海关按照相关规定查验，重点检查货证是否相符、是否感染有害生物等。查验不合格的，不予放行。

出境粮食到达口岸后拼装的，应当重新报检，并实施检疫。出境粮食到达口岸后因变更输入国家或者地区而有不同检验检疫要求的，应当重新报检，并实施检验检疫。

第四章 风险及监督管理

第一节 风险监测及预警

第三十三条 海关总署对进出境粮食实施疫情监测制度，相应的监测技术指南由海关总署制定。

海关应当在粮食进境港口、储存库、加工厂周边地区、运输沿线粮食换运、换装等易洒落地段等，开展杂草等检疫性有害生物监测与调查。发现疫情的，应当及时组织相关企业采取应急处置措施，并分析疫情来源，指导企业采取有效的整改措施。相关企业应当配合实施疫情监测及铲除措施。

根据输入国家或者地区的检疫要求，海关应当在粮食种植地、出口储存库及加工企业周边地区开展疫情调查与监测。

---

① 编者注：《关于调整部分进出境货物监管要求的公告》（海关总署公告2020年第99号，见本书第三章第一节）规定：“取消出境粮食申报提供自检合格证明的监管要求，改为提供质量合格声明。”

第三十四条 海关总署对进出境粮食实施安全卫生项目风险监控制度，制定进出境粮食安全卫生项目风险监控计划。

第三十五条 海关总署及主管海关建立粮食质量安全信息收集报送系统，信息来源主要包括：

（一）进出境粮食检验检疫中发现的粮食质量安全信息；

（二）进出境粮食贸易、储存、加工企业质量管理中发现的粮食质量安全信息；

（三）海关实施疫情监测、安全卫生项目风险监控中发现的粮食质量安全信息；

（四）国际组织、境外政府机构、国内外行业协会及消费者反映的粮食质量安全信息；

（五）其他关于粮食质量安全风险的信息。

第三十六条 海关总署及主管海关对粮食质量安全信息进行风险评估，确定相应粮食的风险级别，并实施动态的风险分级管理。依据风险评估结果，调整进出境粮食检验检疫管理及监管措施方案、企业监督措施等。

第三十七条 进出境粮食发现重大疫情和重大质量安全问题的，海关总署及主管海关依照相关规定，采取启动应急处置预案等应急处置措施，并发布警示通报。当粮食安全风险已不存在或者降低到可接受的水平时，海关总署及主管海关应当及时解除警示通报。

第三十八条 海关总署及主管海关根据情况将重要的粮食安全风险信息向地方政府、农业和粮食行政管理部门、国外主管机构、进出境粮食企业等相关机构和单位进行通报，并协同采取必要措施。粮食安全信息公开应当按照相关规定程序进行。

第二节 监督管理

第三十九条 拟从事进境粮食存放、加工业务的企业可以向所在地主管海关提出指定申请。

主管海关按照海关总署制定的有关要求，对申请企业的申请材料、工艺流程等进行检验评审，核定存放、加工粮食种类、能力。

从事进境粮食储存、加工的企业应当具备有效的质量安全及溯源管理体系，符合防疫、处理等质量安全控制要求。

第四十条 海关对指定企业实施检疫监督。

指定企业、收货人及代理人发现重大疫情或者公共卫生问题时，应当立即向所在地海关报告，海关应当按照有关规定处理并上报。

第四十一条 从事进出境粮食的收发货人及生产、加工、存放、运输企业应当建立相应的粮食进出境、接卸、运输、存放、加工、下脚料处理、发运流向等生产经营档案，做好质量追溯和安全防控等详细记录，记录至少保存2年。

第四十二条 进境粮食存在重大安全质量问题，已经或者可能会对人体健康或者农林牧渔业生产生态安全造成重大损害的，进境粮食收货人应当主动召回。采取措施避免或者减少损失发生，做好召回记录，并将召回和处理情况向所在地海关报告。

收货人不主动召回的，由直属海关发出责令召回通知书并报告海关总署。必要时，海关总署可以责令召回。

第四十三条 海关总署及主管海关根据质量管理、设施条件、安全风险防控、诚信经营状况，对企业实施分类管理。针对不同级别的企业，在粮食进境检疫审批、进出境检验检疫查验及日常监管等方面采取相应的检验检疫监管措施。具体分类管理规范由海关总署制定。

第五章 法律责任

第四十四条 有下列情形之一的，由海关按照《进出境动植物检疫法实施条例》规定处5000元以下罚款：

（一）未报检的；

（二）报检的粮食与实际不符的。

有前款第（二）项所列行为，已取得检疫单证的，予以吊销。

第四十五条 进境粮食未依法办理检疫审批手续或者未按照检疫审批规定执行的，由海关按照《进出境动植物检疫法实施条例》规定处5000元以下罚款。

第四十六条 擅自销售、使用未报检或者未经检验的列入必须实施检验的进出口商品目录的进出境粮食，由海关按照《进出口商品检验法实施条例》规定，没收非法所得，并处商品货值金额5%以上20%以下罚款。

第四十七条 进出境粮食收发货人生产、加工、存放、运输企业未按照本办法第四十一条的规定建立生产经营档案并做好记录的，由海关责令改正，给予警告；拒不改正的，处3000元以上1万元以下罚款。

第四十八条 有下列情形之一的，由海关按照《进出境动植物检疫法实施条例》规定，处3000元以上3万元以下罚款：

（一）未经海关批准，擅自将进境、过境粮食卸离运输工具，擅自将粮食运离指定查验场所的；

（二）擅自开拆过境粮食的包装，或者擅自开拆、损毁动植物检疫封识或者标志的。

第四十九条 列入必须实施检验的进出口商品目录的进出境粮食收发货人或者其代理人、报检人员不如实提供进出境粮食真实情况，取得海关有关证单，或者不予报检，逃避检验，由海关按照《进出口商品检验法实施条例》规定，没收违法所得，并处商品货值金额5%以上20%以下罚款。

第五十条 伪造、变造、买卖或者盗窃检验证单、印章、标志、封识、货物通关单或者使用伪造、变造的检验证单、印章、标志、封识，尚不够刑事处罚的，由海关按照《进出口商品检验法实施条例》规定，责令改正，没收违法所得，并处商品货值金额等值以下罚款。

第五十一条 有下列违法行为之一，尚不构成犯罪或者犯罪情节显著轻微依法不需要判处刑罚的，由海关按照《进出境动植物检疫法实施条例》规定，处2万元以上5万元以下的罚款：

（一）引起重大动植物疫情的；

（二）伪造、变造动植物检疫单证、印章、标志、封识的。

第五十二条 依照本办法规定注册登记的生产、加工、存放单位，进出境的粮食经检疫不合格，除依照本办法有关规定作退回、销毁或者除害处理外，情节严重的，由海关按照《进出境动植物检疫法实施条例》规定，注销注册登记。

第五十三条 擅自调换海关抽取的样品或者海关检验合格的进出境粮食的，由海关按照《进出口商品检验法实施条例》规定，责令改正，给予警告；情节严重的，并处商品货值金额10%以上50%以下罚款。

第五十四条 提供或者使用未经海关适载检验的集装箱、船舱、飞机、车辆等运载工具装运出境粮食的，由海关按照《进出口商品检验法实施条例》规定，处10万元以下罚款。

提供或者使用经海关检验不合格的集装箱、船舱、飞机、车辆等运载工具装运出境粮食的，由海关按照《进出口商品检验法实施条例》规定，处20万元以下罚款。

第五十五条 有下列情形之一的，由海关处3000元以上1万元以下罚款：

（一）进境粮食存在重大安全质量问题，或者可能会对人体健康或农林牧渔业生产生态安全造成重大损害的，没有主动召回的；

（二）进境粮食召回或者处理情况未向海关报告的；

（三）进境粮食未在海关指定的查验场所卸货的；

（四）进境粮食有本办法第十七条所列情形，拒不做有效的检疫处理的。

第五十六条 有下列情形之一的，由海关处3万元以下罚款：

（一）进出境粮食未按规定注册登记或者在指定场所生产、加工、存放的；

（二）买卖、盗窃动植物检疫单证、印章、标识、封识，或者使用伪造、变造的动植物检疫单证、印章、标识、封识的；

（三）使用伪造、变造的输出国家或者地区官方检疫证明文件的；

（四）拒不接受海关检疫监督的。

第五十七条 海关工作人员滥用职权，故意刁难，徇私舞弊，伪造检验检疫结果，或者玩忽职守，延误检验出证，依法给予行政处分；构成犯罪的，依法追究刑事责任。

第六章 附 则

第五十八条 进出境用作非加工而直接销售粮食的检验检疫监督管理，由海关总署另行规定。

第五十九条 以边贸互市方式的进出境小额粮食，参照海关总署相关规定执行。

第六十条 本办法由海关总署负责解释。

第六十一条 本办法自2016年7月1日起施行。国家质检总局2001年12月发布的《出入境粮食和饲料检验检疫管理办法》（国家质检总局令第7号）同时废止。此前进出境粮食检验检疫监管规定与本办法不一致的，以本办法为准。

十四、《进出境中药材检疫监督管理办法》

国家质检总局令第169号公布，自2015年12月1日起施行，根据海关总署令第238号、第240号、第243号修正。

（一）行政审批和备案

1. 进境动植物产品国外生产、加工、存放单位注册登记（向中国境内输出中药材的境外生产、加工、存放单位注册登记）。

2. 出境特定动植物及其产品和其他检疫物的生产、加工、存放单位注册登记（出境中药材生产、加工、存放单位注册登记）。

（二）用语定义

中药材：指药用植物、动物的药用部分，采收后经初加工形成的原料药材。（第二条）

（三）规章全文

进出境中药材检疫监督管理办法

第一章 总 则

第一条 为加强进出境中药材检疫监督管理工作，防止动植物疫病疫情传入传出国境，保护农、林、牧、渔业生产和人体健康，保护生态安全，根据《中华人民共和国进出境动植物检疫法》及其实施条例等法律法规的规定，制定本办法。

第二条 本办法所称中药材是指药用植物、动物的药用部分，采收后经初加工形成的原料药材。

第三条 本办法适用于申报为药用的进出境中药材检疫及监督管理。

申报为食用的进出境中药材检验检疫及监督管理按照海关总署有关进出口食品的规定执行。

第四条 海关总署统一管理全国进出境中药材检疫及监督管理工作。

主管海关负责所辖地区的进出境中药材检疫及监督管理工作。

第五条 海关总署对进出境中药材实施用途申报制度。中药材进出境时，企业应当向主管海关申报预期用途，明确“药用”或者“食用”。

申报为“药用”的中药材应为列入《中华人民共和国药典》药材目录的物品。申报为“食用”的中药材应为国家法律、行政法规、规章、文件规定可用于食品的物品。

第六条 海关总署对进出境中药材实施风险管理；对向中国境内输出中药材的境外生产、加工、存放单位（以下简称境外生产企业）实施注册登记管理；按照输入国家或者地区的要求对出境中药材生产、加工、存放单位（以下简称出境生产企业）实施注册登记管理；对进出境中药材生产、经营企业实行诚信管理等。

第七条 进出境中药材企业应当依照法律、行政法规和有关标准从事生产、加工、经营活动，承担防疫主体责任，对社会和公众负责，保证进出境中药材安全，主动接受监督，承担社会责任。

第二章　进境检疫监管

第八条 海关总署对进境中药材实施检疫准入制度，包括产品风险分析、监管体系评估与审查、确定检疫要求、境外生产企业注册登记以及进境检疫等。

第九条 海关总署对首次向中国输出中药材的国家或者地区进行产品风险分析、监管体系评估，对已有贸易的国家和地区进行回顾性审查。

海关总署根据风险分析、评估审查结果，与输出国家或者地区主管部门协商确定向中国输出中药材的检疫要求，商签有关议定书，确定检疫证书。

海关总署负责制定、调整并在海关总署网站公布允许进境中药材的国家或者地区名单以及产品种类①。

第十条 海关总署根据风险分析的结果，确定需要实施境外生产、加工、存放单位注册登记的中药材品种目录，并实施动态调整。注册登记评审程序和技术要求由海关总署另行制定、发布。

海关总署对列入目录的中药材境外生产企业实施注册登记。注册登记有效期为4年。

第十一条 境外生产企业应当符合输出国家或者地区法律法规的要求，并符合中国国家技术规范的强制性要求。

第十二条 输出国家或者地区主管部门在境外生产企业申请向中国注册登记时，需对其进行审查，符合本办法第十条、第十一条相关规定后，向海关总署推荐，并提交下列中文或者中英文对照材料：

（一）所在国家或者地区相关的动植物疫情、兽医卫生、公共卫生、植物保护、企业注册管理等方面的法律法规，所在国家或者地区主管部门机构设置和人员情况及法律法规执行等方面的书面资料；

（二）申请注册登记的境外生产企业名单；

（三）所在国家或者地区主管部门对其推荐企业的防疫、卫生控制实际情况的评估结论；

（四）所在国家或者地区主管部门对其推荐的企业符合中国法律法规要求的声明；

（五）企业注册申请书，厂区、车间、仓库的平面图、工艺流程图、动物或者植物检疫防控体系文件、防疫消毒处理设施照片、废弃物和包装物无害化处理设施照片等。

第十三条 海关总署收到推荐材料并经书面审查合格后，经与输出国家或者地区主管部门协商，可以派员到输出国家或者地区对其监管体系进行评估，对申请注册登记的境外生产企业进行检查。

经检查符合要求的申请企业，予以注册登记。

第十四条 已取得注册登记需延续的境外生产企业，由输出国家或者地区主管部门在有效期届满6个月前，按本办法第十二条规定向海关总署提出申请。海关总署可以派员到输出国家或者地区对其监管体系进行回顾性审查，并对申请的境外生产企业进行检查。

---

① 编者注：允许进境中药材的国家或者地区名单以及产品种类见本书第十一章第二节“九、中药材”中“（五）审单要点”。

对回顾性审查符合要求的国家或者地区，经检查符合要求的境外生产企业，予以注册登记，有效期延长4年。

第十五条 进境中药材需办理进境动植物检疫审批的①，货主或者其代理人应当在签订贸易合同前，按照进境动植物检疫审批管理办法②的规定取得《中华人民共和国进境动植物检疫许可证》。

第十六条 海关总署可以根据实际需要，并商输出中药材国家或者地区政府主管部门同意，派员到输出国家或者地区进行预检。

第十七条 中药材进境前或者进境时，货主或者其代理人应当凭下列材料，向进境口岸海关报检：

（一）输出国家或者地区官方出具的符合海关总署要求的检疫证书；

（二）原产地证明、贸易合同、提单、装箱单、发票。

第十八条 海关对货主或者其代理人提交的相关单证进行审核，符合要求的，受理报检。

无输出国家或者地区政府动植物检疫机构出具的有效检疫证书，需要注册登记未按要求办理注册登记的，或者未依法办理检疫审批手续的，海关可以根据具体情况，作退回或者销毁处理。

第十九条 对进境中药材，海关按照中国法律法规规定和国家强制性标准要求，进境动植物检疫许可证列明的要求，以及本办法第九条确定的检疫要求实施检疫。

第二十条 进境口岸海关应当按照下列规定实施现场检疫：

（一）查询启运时间和港口、途经国家或者地区、装载清单等，核对单证是否真实有效，单证与货物的名称、数（重）量、输出国家或者地区、唛头、标记、境外生产企业名称、注册登记号等是否相符；

（二）包装是否完好，是否带有动植物性包装、铺垫材料，并符合《中华人民共和国进出境动植物检疫法》及其实施条例、进境货物木质包装检疫监督管理办法③的规定；

（三）中药材有无腐败变质现象，有无携带有害生物、动物排泄物或者其他动物组织等，有无携带动物尸体、土壤及其他禁止进境物。

第二十一条 现场查验有下列情形之一的，海关签发检疫处理通知书，并作相应检疫处理：

（一）属于法律法规禁止进境的、带有禁止进境物的、货证不符的、发现严重腐败变质的作退回或者销毁处理；

（二）对包装破损的，由货主或者其代理人负责整理完好，方可卸离运输工具。海关对受污染的场地、物品、器具进行检疫处理；

（三）带有有害生物、动物排泄物或者其他动物组织等的，按照有关规定进行检疫处理；

（四）对受到病虫害污染或者疑似受到病虫害污染的，封存有关货物，对被污染的货物、装卸工具、场地进行消毒处理。

第二十二条 现场检疫中发现病虫害、病虫为害症状，或者根据相关工作程序需进行实验室检疫的，海关应当对进境中药材采样，并送实验室。

第二十三条 中药材在取得检疫合格证明前，应当存放在海关认可的地点，未经海关许可，任何单位和个人不得擅自调离、销售、加工。

《进境动植物检疫许可证》列明该产品由目的地海关实施检疫、加工监管，口岸海关验证查验并做外包装消毒处理后，出具《入境货物调离通知单》，收货人或者其代理人在规定时限内向目的地海

---

① 编者注：根据《关于取消部分动植物产品进境检疫审批的公告》（海关总署公告2024年第77号，见本书第三章第一节），植物源性中药材已取消进境动植物检疫审批。

② 编者注：《进境动植物检疫审批管理办法》（国家质检总局令第25号公布，根据国家质检总局令第170号和海关总署令第238号、第240号、第262号修改），见本章第一节。

③ 编者注：《进境货物木质包装检疫监督管理办法》（国家质检总局令第84号公布，根据海关总署令第238号修改），见本节。

关申请检疫。未经检疫，不得销售、加工。

需要进境检疫审批的进境中药材应当在检疫审批许可列明的指定企业中存放和加工。

第二十四条 进境中药材经检疫合格，海关出具入境货物检验检疫证明后，方可销售、使用或者在指定企业存放、加工。入境货物检验检疫证明均应列明货物的名称、原产国家或者地区、数/重量、生产批号/生产日期、用途等。

第二十五条 检疫不合格的，海关签发检疫处理通知书，由货主或者其代理人在海关的监督下，作除害、退回或者销毁处理，经除害处理合格的准予进境。

需要由海关出证索赔的，海关按照规定签发相关检疫证书。

第二十六条 装运进境中药材的运输工具和集装箱应当符合安全卫生要求。需要实施防疫消毒处理的，应当在进境口岸海关的监督下实施防疫消毒处理。未经海关许可，不得将进境中药材卸离运输工具、集装箱或者运递。

第二十七条 境内货主或者其代理人应当建立中药材进境和销售、加工记录制度，做好相关记录并至少保存2年。同时应当配备中药材防疫安全管理人员，建立中药材防疫管理制度。

第三章 出境检疫监管

第二十八条 出境中药材应当符合中国政府与输入国家或者地区签订的检疫协议、议定书、备忘录等规定，以及进境国家或者地区的标准或者合同要求。

第二十九条 出境生产企业应当达到输入国家或者地区法律法规的相关要求，并符合中国有关法律法规规定。

第三十条 出境生产企业应当建立完善的防疫体系和溯源管理制度。

出境生产企业应当建立原料、包装材料等进货采购、验收记录、生产加工记录、出厂检验记录、出入库记录等，详细记录出境中药材生产加工全过程的防疫管理和产品溯源情况。

上述记录应当真实，保存期限不得少于2年。

出境生产企业应当配备检疫管理人员，明确防疫责任人。

第三十一条 输入国家或者地区要求对向其输出中药材的出境生产企业注册登记的，海关实行注册登记。注册登记有效期为4年。

第三十二条 出境生产企业申请注册登记时，应当提交下列材料：

（一）《出境中药材生产企业检疫注册登记申请表》；

（二）厂区平面图，并提供重点区域的照片或者视频资料；

（三）产品加工工艺。

第三十三条 所在地直属海关对出境生产企业的申请，应当根据下列情况分别作出处理：

（一）申请材料齐全、符合法定形式或者申请人按照要求提交全部补正申请材料的，应当受理申请；

（二）申请材料存在可以当场更正的错误的，应当允许申请人当场更正；

（三）申请材料不齐全或者不符合法定形式的，应当当场或者在5个工作日内一次告知申请人需要补正的全部内容，逾期不告知的，自收到申请材料之日起即为受理。

直属海关受理或者不予受理申请，应当出具加盖本行政机关专用印章和注明日期的书面凭证。

第三十四条 直属海关应当在受理申请后组成评审组，对提出申请的出境生产企业进行现场评审。评审组应当在现场评审结束后及时向直属海关提交评审报告。

第三十五条 直属海关应当自受理申请之日起20日内对申请人的申请事项作出是否准予注册登记的决定；准予注册登记的，颁发注册登记证。

直属海关自受理申请之日起20日内不能作出决定的，经直属海关负责人批准，可以延长10日，并应当将延长期限的理由告知申请人。

第三十六条 注册登记出境生产企业变更企业名称、法定代表人、产品种类、存放、生产加工能力等，应当在变更后30日内向直属海关提出书面申请，填写《出境中药材生产企业检疫注册登记申请表》，并提交与变更内容相关的资料。

变更企业名称、法定代表人的，由直属海关审核有关资料后，直接办理变更手续。

变更产品种类或者生产能力的，由直属海关审核有关资料并组织现场评审，评审合格后，办理变更手续。

企业迁址的，应当重新向直属海关申请办理注册登记手续。

第三十七条 需要向境外推荐注册的，直属海关应当将通过初审的出境生产企业名单上报海关总署。海关总署组织评估，统一向输入国家或者地区主管部门推荐并办理有关手续。

第三十八条 出境中药材的货主或者其代理人应当向中药材生产企业所在地海关报检，报检时，需如实申报产品的预期用途，并提交以下材料：

（一）合同、发票、装箱单；

（二）生产企业出具的出厂合格证明；

（三）产品符合进境国家或者地区动植物检疫要求的书面声明。

第三十九条 海关应当按照本办法第二十八条规定对出境中药材实施检疫监管。

出境中药材经检疫合格或者经除害处理合格的，海关应当按照规定出具有关检疫证单，准予出境。

检疫不合格又无有效方法作除害处理的，不准出境。

第四十条 海关可以根据海关总署相关要求，结合所辖地区中药材出境情况、输入国家或者地区要求、生产企业管理能力和水平、生产企业的诚信度，以及风险监测等因素，在风险分析的基础上，对辖区出境中药材和生产企业实施分类管理。

第四章 监督管理

第四十一条 海关对进出境中药材的生产、加工、存放过程实施检疫监督。

第四十二条 海关总署对进出境中药材实施动植物疫病疫情监测。

主管海关在监测中发现问题时，应当及时按规定处置和报告。

第四十三条 进境中药材的货主或者其代理人和出境中药材生产企业应当建立疫情信息报告制度和应急处置方案。发现疫情信息应当及时向海关报告并积极配合海关进行疫情处置。

第四十四条 海关总署根据获得的风险信息，在风险分析的基础上，发布风险预警信息通报，并决定对相关产品采取以下控制措施：

（一）有条件地限制进境或者出境，包括严密监控、加严检疫等；

（二）禁止进境或者出境，就地销毁或者作退运处理；

（三）撤销生产企业注册登记资格；

（四）启动有关应急处置预案。

主管海关负责组织实施风险预警及控制措施。

第四十五条 海关总署可以参照国际通行做法，对不确定的风险直接发布风险预警通告，并采取本办法第四十四条规定的控制措施。同时及时收集和补充有关信息和资料，进行风险分析。

第四十六条 进出境中药材疫情风险已消除或者降低到可接受的程度时，海关总署应当及时解除风险预警通报或者风险预警通告以及控制措施。

第四十七条 海关对中药材进出境检疫中发现的疫情，特别是重大疫情，应当按照进出境重大动植物疫情应急处置预案进行处置。

第四十八条 海关应当将进出境中药材的货主或者其代理人以及境内外生产企业纳入诚信管理。

第五章 法律责任

第四十九条 进出境中药材货主或者其代理人，有下列违法行为之一的，海关应当按照《中华人民共和国动植物检疫法》第四十条，《中华人民共和国动植物检疫法实施条例》第五十九条之规定，予以处罚：

（一）未报检或者未依法办理检疫审批手续或者未按检疫审批的规定执行的；

（二）报检的中药材与实际不符的。

第五十条 有下列违法行为之一的，海关应当按照《中华人民共和国动植物检疫法实施条例》第六十条之规定，予以处罚：

（一）未经海关许可擅自将进境中药材卸离运输工具或者运递的；

（二）擅自开拆、损毁动植物检疫封识或者标志的。

第五十一条 有下列违法行为之一的，依法追究刑事责任；尚不构成犯罪或者犯罪情节显著轻微依法不需要判处刑罚的，海关应当按照《中华人民共和国动植物检疫法实施条例》第六十二条之规定，予以处罚：

（一）引起重大动植物疫情的；

（二）伪造、变造检验检疫单证、印章、标志、封识的。

第五十二条 海关工作人员在对进出境中药材实施检疫和监督管理工作中滥用职权，故意刁难当事人的，徇私舞弊，伪造检验检疫结果的，或者玩忽职守，延误检验检疫出证的，依法给予行政处分；构成犯罪的，依法追究刑事责任。

第六章 附 则

第五十三条 进出境中药材涉及野生或者濒危保护动物、植物的，应当符合我国或者相关国家或者地区有关法律法规要求。

第五十四条 以国际快递、邮寄和旅客携带方式进出境中药材的，应当符合相关规定。

第五十五条 过境中药材的检疫按照《中华人民共和国进出境动植物检疫法》及其实施条例办理。

第五十六条 本办法由海关总署负责解释。

第五十七条 本办法自2015年12月1日起施行。

十五、《进境货物木质包装检疫监督管理办法》

国家质检总局令第84号公布，自2006年1月1日起施行，根据海关总署令第238号修正。

（一）用语定义

木质包装：指用于承载、包装、铺垫、支撑、加固货物的木质材料，如木板箱、木条箱、木托盘、木框、木桶（盛装酒类的橡木桶除外）、木轴、木楔、垫木、枕木、衬木等；不包括经人工合成或者经加热、加压等深度加工的包装用木质材料（如胶合板、刨花板、纤维板等）以及薄板旋切芯、锯屑、木丝、刨花等以及厚度等于或者小于6mm的木质材料。(第二条)

（二）规章全文

进境货物木质包装检疫监督管理办法

第一条 为规范进境货物木质包装检疫监督管理，防止林木有害生物随进境货物木质包装传入，保护我国森林、生态环境，便利货物进出境，根据《中华人民共和国进出境动植物检疫法》及其实施条例，制定本办法。

第二条 本办法所称木质包装是指用于承载、包装、铺垫、支撑、加固货物的木质材料，如木板箱、木条箱、木托盘、木框、木桶（盛装酒类的橡木桶除外）、木轴、木楔、垫木、枕木、衬木等。

本办法所称木质包装不包括经人工合成或者经加热、加压等深度加工的包装用木质材料（如胶合板、刨花板、纤维板等）以及薄板旋切芯、锯屑、木丝、刨花等以及厚度等于或者小于6 mm的木质材料。

第三条 海关总署统一管理全国进境货物木质包装的检疫监督管理工作。

主管海关负责所辖地区进境货物木质包装的检疫监督管理工作。

第四条 进境货物使用木质包装的，应当在输出国家或者地区政府检疫主管部门监督下按照国际植物保护公约（以下简称IPPC）的要求进行除害处理，并加施IPPC专用标识。除害处理方法和专用标识应当符合相关规定。

第五条 进境货物使用木质包装的，货主或者其代理人应当向海关报检。海关按照以下情况处理：

（一）对已加施IPPC专用标识的木质包装，按规定抽查检疫，未发现活的有害生物的，立即予以放行；发现活的有害生物的，监督货主或者其代理人对木质包装进行除害处理。

（二）对未加施IPPC专用标识的木质包装，在海关监督下对木质包装进行除害处理或者销毁处理。

（三）对报检时不能确定木质包装是否加施IPPC专用标识的，海关按规定抽查检疫。经抽查确认木质包装加施了IPPC专用标识，且未发现活的有害生物的，予以放行；发现活的有害生物的，监督货主或者其代理人对木质包装进行除害处理；经抽查发现木质包装未加施IPPC专用标识的，对木质包装进行除害处理或者销毁处理。

第六条 海关对未报检且经常使用木质包装的进境货物，可以实施重点抽查，抽查时按照以下情况处理：

（一）经抽查确认未使用木质包装的，立即放行。

（二）经抽查发现使用木质包装的，按照本办法第五条规定处理，并依照有关规定予以行政处罚。

第七条 主管海关对木质包装违规情况严重的，在报经海关总署批准同意后，监督货主或者其代理人连同货物一起作退运处理。

第八条 对木质包装进行现场检疫时应当重点检查是否携带天牛、白蚁、蠹虫、树蜂、吉丁虫、象虫等钻蛀性害虫及其为害迹象，对有昆虫为害迹象的木质包装应当剖开检查；对带有疑似松材线虫等病害症状的，应当取样送实验室检验。

第九条 需要将货物运往指定地点实施检疫或者除害处理的，货主或者其代理人应当按照海关的要求，采取必要的防止疫情扩散的措施。集装箱装运的货物，应当在海关人员的监督下开启箱门，以防有害生物传播扩散。

需要实施木质包装检疫的货物，除特殊情况外，未经海关许可，不得擅自卸离运输工具和运递及拆除、遗弃木质包装。

第十条 过境货物裸露的木质包装以及作为货物整批进境的木质包装，按照本办法规定执行。

进境船舶、飞机使用的垫舱木料卸离运输工具的，按照本办法规定执行；不卸离运输工具的，应当接受海关的监督管理，在监管过程中发现检疫性有害生物的，应当实施除害或者销毁处理。

第十一条 海关应当加强与港务、运输、货物代理等部门的信息沟通，通过联网、电子监管及审核货物载货清单等方式获得货物及包装信息，根据情况作出是否抽查的决定。

第十二条 主管海关应当根据检疫情况做好进出口商和输出国家或者地区木质包装标识企业的诚信记录，对其诚信作出评价，实施分类管理。对诚信好的企业，可以采取减少抽查比例和先行通关后在工厂或其他指定地点实施检疫等便利措施。对诚信不良的企业，可以采取加大抽查比例等措施。对多次出现问题的，海关总署可以向输出国家或者地区发出通报，暂停相关标识加施企业的木质包装入境。

第十三条 来自中国香港、澳门特别行政区（以下简称港澳地区）和中国台湾地区的货物使用木质包装的，参照本办法规定执行。

第十四条 经港澳地区中转进境货物使用木质包装，不符合本办法第四条规定的，货主或者其代理人可以申请海关总署认定的港澳地区检验机构实施除害处理并加施 IPPC 标识或者出具证明文件，入境时，主管海关按照本办法的规定进行抽查或者检疫。

第十五条 为便利通关，对于经港澳地区中转进境未使用木质包装的货物，货主或者其代理人可以向海关总署认定的港澳地区检验机构申请对未使用木质包装情况进行确认并出具证明文件。入境时，主管海关审核证明文件①，不再检查木质包装，必要时可以进行抽查。

第十六条 旅客携带物、邮寄物使用的木质包装未加施 IPPC 标识的，经检疫未发现活的有害生物的，准予入境；发现活的有害生物的，对木质包装进行除害处理。

第十七条 有下列情况之一的，海关依照《中华人民共和国进出境动植物检疫法》及其实施条例的相关规定予以行政处罚：

（一）未按照规定向海关报检的；

（二）报检与实际情况不符的；

（三）未经海关许可擅自将木质包装货物卸离运输工具或者运递的；

（四）其他违反《中华人民共和国进出境动植物检疫法》及其实施条例的。

第十八条 有下列情况之一的，由海关处以 3 万元以下罚款：

（一）未经海关许可，擅自拆除、遗弃木质包装的；

（二）未按海关要求对木质包装采取除害或者销毁处理的；

（三）伪造、变造、盗用 IPPC 专用标识的。

第十九条 海关总署认定的检验机构违反有关法律法规以及本办法规定的，海关总署应当根据情节轻重责令限期改正或者取消认定。

第二十条 海关人员徇私舞弊、滥用职权、玩忽职守，违反相关法律法规和本办法规定的，依法给予行政处分；情节严重，构成犯罪的，依法追究刑事责任。

第二十一条 本办法由海关总署负责解释。

第二十二条 本办法自 2006 年 1 月 1 日起施行。本办法施行前颁布的有关规章及规范性文件与本办法规定不一致的，按照本办法执行。

十六、《供港澳食用陆生动物检验检疫管理办法》

海关总署令第 266 号公布，自 2024 年 3 月 1 日起实施。

（一）行政审批和备案

出境特定动植物及其产品和其他检疫物的生产、加工、存放单位注册登记（供港澳食用陆生动物饲养场注册登记）。

① 编者注：《海关总署决定公布第一批取消的证明事项》（见海关总署网站政府信息公开专栏）取消验核。

（二）用语定义

供港澳食用陆生动物：指内地供应香港、澳门特别行政区用于屠宰食用的活牛、活羊、活猪、活禽等动物，其中活禽包括鸡、鸭、鹅、鸽、鹌鹑、鹧鸪及其他饲养的禽类。（第三十一条）

动物疫病：指农业农村部发布的一、二、三类动物疫病病种名录①所列疫病以及香港、澳门特别行政区要求实施检疫的疫病。（第三十一条）

投入品：指供港澳食用陆生动物饲养、运输、中转、贸易等活动中使用或者添加的物质，包括药物、疫苗、动物促生长剂、饲料和饲料添加剂等。（第三十一条）

（三）规章全文

供港澳食用陆生动物检验检疫管理办法

第一章　总　则

第一条　为了做好供港澳食用陆生动物检验检疫工作，防止动物疫病传播，保障供港澳食用陆生动物卫生和食用安全，根据《中华人民共和国进出境动植物检疫法》及其实施条例、《中华人民共和国食品安全法》及其实施条例、《中华人民共和国生物安全法》、《中华人民共和国动物防疫法》等法律、行政法规的规定，制定本办法。

第二条　海关总署统一管理内地供港澳食用陆生动物的检验检疫和监督管理工作。

各级海关负责所辖区域供港澳食用陆生动物的检验检疫和监督管理工作。

第三条　从事供港澳食用陆生动物饲养、运输、中转、贸易等活动的单位和个人应当遵守本办法，依法接受海关的监督管理，履行动物防疫和产品质量安全主体责任，承担社会责任，确保供港澳食用陆生动物卫生和食用安全。

第四条　海关运用风险管理和信息化手段，提升供港澳食用陆生动物检验检疫和监督管理水平。

第二章　注册登记

第五条　海关对供港澳食用陆生动物饲养场（以下简称“饲养场”）实行注册登记管理。

注册登记以饲养场为单位，一场一证，注册登记编号应专场专用。

饲养场未经注册登记的，其饲养的食用陆生动物不得供应香港、澳门特别行政区。

第六条　饲养场注册登记应当符合以下条件：

（一）具有经营主体资格；

（二）取得农业农村部门颁发的动物防疫条件合格证；

（三）饲养场的选址、饲养规模、饲养模式、分区布局、设施设备、管理制度、动物防疫条件等符合海关规定，具体要求由海关总署另行制定②。

饲养场不具备经营主体资格的，应当由经营该饲养场的经营主体申请注册登记。

第七条　饲养场向所在地海关提出注册登记申请，提交饲养场注册登记申请表③和饲养场平面图。

饲养场所在地直属海关组织开展材料审核和实地审查，符合注册登记条件的，依法作出准予行

① 《一、二、三类动物疫病病种名录》（农业农村部公告 第573号），见本书第三章第一节。

② 编者注：见《关于实施〈供港澳食用陆生动物检验检疫管理办法〉相关事宜的公告》（海关总署公告2024年第149号），见本书第三章第一节。

③ 编者注：见《关于实施〈供港澳食用陆生动物检验检疫管理办法〉相关事宜的公告》（海关总署公告2024年第149号），见本书第三章第一节。

政许可的决定，颁发饲养场注册登记证书；不符合注册登记条件的，依法作出不予行政许可的决定。

第八条 注册登记饲养场场址（迁址除外）、经营主体类型、单位名称、法定代表人或者负责人变更的以及因改扩建引起注册登记条件发生变化的，应当在变更后30日内向所在地海关申请办理变更手续，并提交相关材料。

注册登记饲养场迁址的，应当向新址所在地海关重新申请办理注册登记手续。海关应当注销原址注册登记，收回原饲养场注册登记证书。

第九条 饲养场注册登记有效期5年。

饲养场注册登记有效期届满需要延续的，应当在有效期届满30日前向所在地海关申请办理延续手续。

第十条 饲养场注册登记依法应当撤回、撤销、注销的，海关按照行政许可相关规定办理。

第十一条 海关总署统一公布注册登记饲养场名单①。

第三章 检验检疫

第十二条 注册登记饲养场应当在供港澳食用陆生动物装运7日前向所在地海关报送供港澳计划。

第十三条 供港澳食用陆生动物装运前应当进行隔离检疫。供港澳活牛、活羊、活猪隔离检疫期不少于7日，供港澳活禽隔离检疫期不少于5日。

第十四条 注册登记饲养场应当在装运3日前向所在地海关申请启运地检验检疫。特殊情况下，经海关同意，可以临时申请启运地检验检疫。

第十五条 必要时，海关可以对供港澳食用陆生动物采集样品进行检测。

第十六条 供港澳食用陆生动物的检疫标志及其使用管理应当符合海关要求，具体要求由海关总署另行制定②。

第十七条 所在地海关对经隔离检疫合格的供港澳食用陆生动物实施装运前检查、监督装载，对运输工具加施封识。

装运前检查包括确认供港澳食用陆生动物来自注册登记的饲养场、核定供港澳食用陆生动物数量、检查供港澳食用陆生动物检疫标志加施情况、确认无任何动物疫病症状和伤残情况、确认运输工具及装载器具符合动物卫生要求等。

第十八条 经所在地海关检验检疫合格的供港澳食用陆生动物，由海关总署授权的兽医官签发动物卫生证书。

动物卫生证书自签发之日起生效，有效期不超过14日，具体时限要求由海关总署另行制定③。

第十九条 供港澳食用陆生动物运抵出境口岸或者接驳场地时，海关实施离境检验检疫。

海关审核动物检疫标志、货主或者其代理人提交的动物卫生证书等单证，并对动物实施临床检查，符合海关监管要求的供港澳食用陆生动物，准予出境。海关工作人员应当在动物卫生证书上加签实际供港澳食用陆生动物数量、出境日期等信息，签字确认并加盖海关印章。

无符合要求的动物检疫标志、无有效的动物卫生证书或者经临床检查不合格的供港澳食用陆生动物，不准出境。

---

① 编者注：名单可在海关总署网站动植物检疫司页面（http：//dzs. customs. gov. cn/）的“企业信息—活动物类—陆生动物”栏目查询。

② 编者注：见《关于实施〈供港澳食用陆生动物检验检疫管理办法〉相关事宜的公告》（海关总署公告2024年第149号），见本书第三章第一节。

③ 编者注：见《关于实施〈供港澳食用陆生动物检验检疫管理办法〉相关事宜的公告》（海关总署公告2024年第149号），见本书第三章第一节。

第二十条 货主或者其代理人出口供港澳食用陆生动物时应当依法向海关如实申报。

第二十一条 供港澳食用陆生动物需要由香港、澳门的运输工具在出境地接驳出境的，应当在符合海关监管要求的场地进行。

第二十二条 注册登记饲养场、货主或者其代理人应当做好运输工具及装载器具的清洗消毒工作。

装运供港澳食用陆生动物的回空运输工具入境时应当清洗干净，并在海关的监督下作防疫消毒处理。

第四章　监督管理

第二十三条 注册登记饲养场应当依法开展饲养活动，落实动物防疫制度，如实记录动物饲养情况，保证供港澳食用陆生动物符合国家有关法律法规、强制性标准，具体要求由海关总署另行制定①。

第二十四条 注册登记饲养场改扩建的，应当事前向海关报告改扩建计划以及动物防疫措施。

改扩建期间，饲养的供港澳食用陆生动物不得供应香港、澳门特别行政区，但不影响动物防疫条件并经海关同意的除外。

第二十五条 海关对注册登记饲养场实施动物疫病监测、药物残留和其他有毒有害物质监控。

海关可以根据需要采集样品开展监测监控。

第二十六条 海关对注册登记饲养场的饲养管理和动物防疫情况、动物健康状况等进行监督检查。

监督检查包括日常监督检查和年度监督检查。

第二十七条 海关根据注册登记饲养场的管理情况和信息化应用水平，对注册登记饲养场实行分类管理。

第二十八条 从事供港澳食用陆生动物饲养、运输、中转、贸易等活动的单位和个人，发现动物染疫或者疑似染疫的，应当立即按要求向海关报告，并迅速采取隔离等控制措施，防止动物疫情扩散。

海关按照法律法规以及国家有关规定进行处置。

第二十九条 注册登记饲养场出现下列情形之一时，由海关责令改正，整改期间其饲养的动物不得供应香港、澳门特别行政区：

（一）饲养的动物发生一类、二类传染病或者其他具有严重危害动物疫病的；

（二）饲养的动物被检出一类、二类传染病或者其他具有严重危害动物疫病的；

（三）饲养的动物被检出药物残留项目不合格的，或者被检出其他有毒有害物质项目不合格的；

（四）使用、存放国家禁用药物或者其他禁用投入品的；

（五）对国家允许使用的药物或者其他投入品不按国家有关规定使用的；

（六）伪造动物饲养记录的；

（七）其他不符合饲养管理或者动物防疫要求的。

注册登记饲养场应当配合海关或者其他有关部门查明原因，并按照有关规定进行整改。整改结果经海关认可的，方可恢复向香港、澳门特别行政区供应其饲养的动物。

第五章　附　则

第三十条 有下列违法行为之一的，海关可以予以警告或者处3万元以下罚款：

---

① 编者注：见《关于实施〈供港澳食用陆生动物检验检疫管理办法〉相关事宜的公告》（海关总署公告2024年第149号），见本书第三章第一节。

（一）以欺骗、贿赂等不正当手段取得注册登记；

（二）供港澳食用陆生动物来自未经注册登记饲养场；

（三）不配合海关依法监管，拒绝接受询问、提供材料，或者提供虚假信息、材料；

（四）伪造动物饲养记录；

（五）发现动物染疫、疑似染疫未按规定向海关报告，或者未采取隔离等控制措施。

第三十一条 本办法中的“供港澳食用陆生动物”指内地供应香港、澳门特别行政区用于屠宰食用的活牛、活羊、活猪、活禽等动物，其中活禽包括鸡、鸭、鹅、鸽、鹌鹑、鹧鸪及其他饲养的禽类。

本办法中的“动物疫病”是指农业农村部发布的一、二、三类动物疫病病种名录①所列疫病以及香港、澳门特别行政区要求实施检疫的疫病。

本办法中的“投入品”是指供港澳食用陆生动物饲养、运输、中转、贸易等活动中使用或者添加的物质，包括药物、疫苗、动物促生长剂、饲料和饲料添加剂等。

第三十二条 供港澳养殖用陆生动物检验检疫和监督管理工作参照本办法执行。

第三十三条 内地与香港、澳门特别行政区就供港澳食用陆生动物检验检疫要求另有约定的，按照双方约定执行。

第三十四条 本办法由海关总署负责解释。

第三十五条 本办法自2024年3月1日起施行。1999年11月24日原国家出入境检验检疫局令第4号发布、根据2018年4月28日海关总署令第238号、2018年5月29日海关总署令第240号修改的《供港澳活牛检验检疫管理办法》，1999年11月24日原国家出入境检验检疫局令第3号发布、根据2018年4月28日海关总署令第238号、2018年5月29日海关总署令第240号修改的《供港澳活羊检验检疫管理办法》，2000年11月14日原国家出入境检验检疫局令第27号发布、根据2018年4月28日海关总署令第238号、2018年5月29日海关总署令第240号修改的《供港澳活猪检验检疫管理办法》，2000年11月14日原国家出入境检验检疫局令第26号发布、根据2018年4月28日海关总署令第238号、2018年5月29日海关总署令第240号修改的《供港澳活禽检验检疫管理办法》同时废止。

十七、《供港澳蔬菜检验检疫监督管理办法》

国家质检总局令第120号公布，自2009年11月1日起施行，根据国家质检总局令第196号和海关总署令第238号、第240号修正。

（一）行政审批和备案

1. 出口食品生产企业备案（供港澳蔬菜生产加工企业备案）。

2. 出口食品原料种植、养殖场备案（供港澳蔬菜种植基地备案）。

（二）用语定义

种植基地：指供港澳蔬菜的种植场所。（第四十七条）

生产加工企业：指供港澳新鲜和保鲜蔬菜的收购、初级加工的生产企业。（第四十七条）

小品种蔬菜：指日供港澳蔬菜量小，不具备种植基地备案条件的蔬菜。（第四十七条）

（三）特别说明

编者注：关于调整部分进出境货物监管要求的公告》（海关总署公告2020年第99号）规定，“取消对供港澳蔬菜生产加工企业备案时向所在地海关提交生产加工用水的水质检测报告的监管要求”，涉及该办法第十九条（三）的相关规定；“取消企业报关时提交供港澳蔬菜加工原料证明文

---

① 编者注：《一、二、三类动物疫病病种名录》（农业农村部公告 第573号），见本书第三章第一节。

件、出货清单以及出厂合格证明的监管要求”，涉及该办法第二十五条的相关规定。

（四）规章全文

供港澳蔬菜检验检疫监督管理办法

第一章　总　则

第一条　为规范供港澳蔬菜检验检疫监督管理工作，保障供港澳蔬菜的质量安全和稳定供应，根据《中华人民共和国食品安全法》及其实施条例、《中华人民共和国进出口商品检验法》及其实施条例、《中华人民共和国进出境动植物检疫法》及其实施条例、《国务院关于加强食品等产品安全监督管理的特别规定》等法律、法规的规定，制定本办法。

第二条　本办法适用于供港澳新鲜和保鲜蔬菜的检验检疫监督管理工作。

第三条　海关总署主管全国供港澳蔬菜检验检疫监督管理工作。

主管海关负责所辖区域供港澳蔬菜检验检疫监督管理工作。

第四条　海关对供港澳蔬菜种植基地（以下简称种植基地）和供港澳蔬菜生产加工企业（以下简称生产加工企业）实施备案管理。种植基地和生产加工企业应当向海关备案。

第五条　种植基地、生产加工企业或者农民专业合作经济组织对供港澳蔬菜质量安全负责，种植基地和生产加工企业应当依照我国法律、法规、规章和食品安全标准从事种植、生产加工活动，建立健全从种植、加工到出境的全过程的质量安全控制体系和质量追溯体系，保证供港澳蔬菜符合香港或者澳门特别行政区的相关检验检疫要求。香港或者澳门特别行政区没有相关检验检疫要求的，应当符合内地相关检验检疫要求。

第六条　海关对供港澳蔬菜种植、生产加工过程进行监督，对供港澳蔬菜进行抽检。

第七条　海关对供港澳蔬菜建立风险预警与快速反应制度。

第二章　种植基地备案与管理

第八条　主管海关对种植基地实施备案管理。非备案基地的蔬菜不得作为供港澳蔬菜的加工原料，海关总署另有规定的小品种蔬菜除外。

第九条　种植基地、生产加工企业或者农民专业合作经济组织（以下简称种植基地备案主体）应当向种植基地所在地海关申请种植基地备案。

对实施区域化管理的种植基地，可以由地方政府有关部门向海关推荐备案。

第十条　申请备案的种植基地应当具备以下条件：

（一）有合法用地的证明文件①；

（二）土地固定连片，周围具有天然或者人工的隔离带（网），符合各地海关根据实际情况确定的土地面积要求；

（三）土壤和灌溉用水符合国家有关标准的要求，周边无影响蔬菜质量安全的污染源；

（四）有专门部门或者专人负责农药等农业投入品的管理，有专人管理的农业投入品存放场所；有专用的农药喷洒工具及其他农用器具；

（五）有完善的质量安全管理体系，包括组织机构、农业投入品使用管理制度、有毒有害物质监控制度等；

（六）有植物保护基本知识的专职或者兼职管理人员；

---

① 编者注：《海关总署决定公布第一批取消的证明事项》（见海关总署网站政府信息公开专栏）取消验核。

（七）有农药残留检测能力。

第十一条 种植基地备案由其备案主体向基地所在地海关提出书面申请，提交以下材料：

（一）供港澳蔬菜种植基地备案申请表；

（二）种植基地示意图、平面图；

（三）种植基地负责人或者经营者身份证复印件①。

第十二条 种植基地备案主体提交材料齐全的，海关应当受理备案申请。

种植基地备案主体提交材料不齐全的，海关应当当场或者在接到申请后5个工作日内一次性书面告知种植基地备案主体补正，以申请单位补正资料之日为受理日期。

海关受理申请后，应当根据本办法第十条和第十一条的规定进行审核。审核工作应当自受理之日起10个工作日内完成。符合条件的，予以备案，按照“省（自治区、直辖市）行政区划代码+SC+五位数字”的规则进行备案编号，发放备案证书。不符合条件的，不予备案，海关书面通知种植基地备案主体。

第十三条 种植基地负责人发生变更的，应当自变更之日起30日内向种植基地所在地海关申请办理种植基地备案变更手续。

第十四条 种植基地备案主体应当建立供港澳蔬菜生产记录制度，如实记载下列事项：

（一）使用农业投入品的名称、来源、用法、用量、使用日期和农药安全间隔期；

（二）植物病虫害的发生和防治情况；

（三）收获日期和收获量；

（四）产品销售及流向。

生产记录应当保存2年。禁止伪造生产记录。

第十五条 种植基地负责人应当依照香港、澳门特别行政区或者内地食品安全标准和有关规定使用农药、肥料和生长调节剂等农业投入品，禁止采购或者使用不符合香港、澳门特别行政区或者内地食品安全标准的农业投入品。

第十六条 种植基地负责人应当为其生产的每一批供港澳蔬菜原料出具供港澳蔬菜加工原料证明文件。

第三章 生产加工企业备案与管理

第十七条 海关对生产加工企业实施备案管理。

第十八条 申请备案的生产加工企业应当具备以下条件：

（一）企业周围无影响蔬菜质量安全的污染源，生产加工用水符合国家有关标准要求；

（二）厂区有洗手消毒、防蝇、防虫、防鼠设施，生产加工区与生活区隔离。生产加工车间面积与生产加工能力相适应，车间布局合理，排水畅通，地面用防滑、坚固、不透水的无毒材料修建；

（三）有完善的质量安全管理体系，包括组织机构、产品溯源制度、有毒有害物质监控制度等；

（四）蔬菜生产加工人员符合食品从业人员的健康要求；

（五）有农药残留检测能力。

第十九条 生产加工企业向其所在地海关提出书面申请，提交以下材料：

（一）供港澳蔬菜生产加工企业备案申请表；

（二）生产加工企业厂区平面图、车间平面图、工艺流程图、关键工序及主要加工设备照片；

---

① 编者注：《海关总署决定公布第一批取消的证明事项》（见海关总署网站政府信息公开专栏）取消验种植基地负责人或者经营者身份证明文件。

（三）生产加工用水的水质检测报告①。

第二十条 生产加工企业提交材料齐全的，海关应当受理备案申请。

生产加工企业提交材料不齐全的，海关应当当场或者在接到申请后5个工作日内一次性书面告知生产加工企业补正，以生产加工企业补正资料之日为受理日期。

海关受理申请后，应当根据本办法第十八条和第十九条的规定进行审核。审核工作应当自受理之日起10个工作日内完成。符合条件的，予以备案，按照“省（自治区、直辖市）行政区划代码+GC+五位数字”的规则进行备案编号，发放备案证书。不符合条件的，不予备案，海关书面通知生产加工企业。

第二十一条 生产加工企业厂址或者办公地点发生变化的，应当向其所在地海关申请办理生产加工企业备案变更手续。

生产加工企业法定代表人、企业名称、生产车间变化的，应当重新申请生产加工企业的备案。

生产加工企业备案证书的有效期为4年。生产加工企业应当在备案资格有效期届满30日前向所在地海关提出备案延续申请。海关按照本办法第十八条和第十九条的要求进行审核。审查合格的，予以延续；审查不合格的，不予延续。

第二十二条 生产加工企业应当建立供港澳蔬菜原料进货查验记录制度，核查进厂原料随附的供港澳蔬菜加工原料证明文件；属于另有规定的小品种蔬菜，应当如实记录进厂原料的名称、数量、供货者名称及联系方式、进货日期等内容。进货查验记录应当真实，保存期限不得少于2年。

第二十三条 生产加工企业应当建立出厂检验记录制度，依照香港、澳门特别行政区或者内地食品安全标准对其产品进行检验。如实记录出厂产品的名称、规格、数量、生产日期、生产批号、购货者名称及联系方式等内容，检验合格后方可出口。出厂检验记录应当真实，保存期限不得少于2年。

用于检测的设备应当符合计量器具管理的有关规定。

第二十四条 生产加工企业应当在其供港澳蔬菜的运输包装和销售包装的标识上注明以下内容：生产加工企业名称、地址、备案号、产品名称、生产日期和批次号等。

第四章 检验检疫

第二十五条 生产加工企业应当保证供港澳蔬菜符合香港、澳门特别行政区或者内地的相关检验检疫要求，对供港澳蔬菜进行检测，检测合格后报检人向所在地海关报检，报检时应当提交供港澳蔬菜加工原料证明文件、出货清单以及出厂合格证明②。

第二十六条 海关依据香港、澳门特别行政区或者内地的相关检验检疫要求对供港澳蔬菜进行抽检。

海关根据监管和抽检结果，签发《出境货物换证凭单》等有关检验检疫证单。

第二十七条 生产加工企业应当向海关申领铅封，并对装载供港澳蔬菜的运输工具加施铅封，建立台帐，实行核销管理。

海关根据需要可以派员或者通过视频等手段对供港澳蔬菜进行监装，并对运输工具加施铅封。

海关将封识号和铅封单位记录在《出境货物换证凭单》或者其他单证上。

供港澳蔬菜需经深圳或者珠海转载到粤港或者粤澳直通货车的，应当在口岸海关指定的场所进

① 编者注：《关于调整部分进出境货物监管要求的公告》（海关总署公告2020年第99号，见本书第三章第一节）取消提交生产加工用水的水质检测报告的监管要求。

② 编者注：《关于调整部分进出境货物监管要求的公告》（海关总署公告2020年第99号，见本书第三章第一节）取消企业报关时提交供港澳蔬菜加工原料证明文件、出货清单以及出厂合格证明的监管要求。

行卸装，并重新加施铅封。海关对该过程实施监管，并将新铅封号记录在原单证上。

第二十八条 出境口岸海关对供港澳蔬菜实施分类查验制度。未经海关监装和铅封的，除核查铅封外，还应当按规定比例核查货证，必要时可以进行开箱抽查检验。经海关实施监装和铅封的，在出境口岸核查铅封后放行。

供港澳蔬菜经出境口岸海关查验符合要求的，准予放行；不符合要求的，不予放行，并将有关情况书面通知生产加工企业所在地海关。

第二十九条 供港澳蔬菜出货清单或者《出境货物换证凭单》实行一车/柜一单制度。

第五章 监督管理

第三十条 供港澳蔬菜应当来自备案的种植基地和生产加工企业。未经备案的种植基地及其生产加工企业不得从事供港澳蔬菜的生产加工和出口。

第三十一条 种植基地所在地海关对备案的种植基地进行监督管理，生产加工企业所在地海关对备案的生产加工企业进行监督管理。

海关应当建立备案的种植基地和生产加工企业监督管理档案。监督管理包括日常监督检查、年度审核等形式。

备案种植基地、生产加工企业的监督频次由海关根据实际情况确定。

第三十二条 海关对备案的种植基地实施日常监督检查，主要内容包括：

（一）种植基地周围环境状况；

（二）种植基地的位置和种植情况；

（三）具体种植品种和种植面积；

（四）生产记录；

（五）病虫害防治情况；

（六）有毒有害物质检测记录；

（七）加工原料证明文件出具情况以及产量核销情况。

根据需要，海关可以对食品安全相关项目进行抽检。

第三十三条 海关对备案的生产加工企业实施日常监督检查，主要内容包括：

（一）生产区域环境状况；

（二）进货查验记录和出厂检验记录；

（三）加工原料证明文件查验情况；

（四）标识和封识加施情况；

（五）质量安全自检自控体系运行情况；

（六）有毒有害物质监控记录。

根据需要，海关可以对食品安全相关项目进行抽检。

第三十四条 种植基地备案主体和备案的生产加工企业应当于每年12月底前分别向其所在地海关提出年度审核申请。

海关次年1月底前对其所辖区域内备案种植基地和备案生产加工企业的基本情况进行年度审核。

第三十五条 种植基地有下列情形之一的，海关应当责令整改以符合要求：

（一）周围环境有污染源的；

（二）发现检疫性有害生物的；

（三）存放香港、澳门特别行政区或者内地禁用农药的；

（四）违反香港、澳门特别行政区或者内地规定以及基地安全用药制度，违规使用农药的；

（五）蔬菜农药残留或者有毒有害物质超标的；

（六）种植基地实际供货量超出基地供货能力的。

第三十六条 生产加工企业有下列情形之一的，海关应当责令整改以符合要求：

（一）质量管理体系运行不良的；

（二）设施设备与生产能力不能适应的；

（三）进货查验记录和出厂检验记录不全的；

（四）违反规定收购非备案基地蔬菜作为供港澳蔬菜加工原料的；

（五）标识不符合要求的；

（六）产品被检出含有禁用农药、有毒有害物质超标或者携带检疫性有害生物的；

（七）生产加工企业办公地点发生变化后30天内未申请变更的；

（八）被港澳有关部门通报产品质量安全不合格的。

第三十七条 种植基地有下列行为之一的，海关取消备案：

（一）隐瞒或者谎报重大疫情的；

（二）拒绝接受海关监督管理的；

（三）使用香港、澳门特别行政区或者内地禁用农药的；

（四）蔬菜农药残留或者有毒有害物质超标1年内达到3次的；

（五）蔬菜农药残留与申报或者农药施用记录不符的；

（六）种植基地备案主体更名、种植基地位置或者面积发生变化、周边环境有较大改变可能直接或者间接影响基地种植产品质量安全的以及有其他较大变更情况的，未按规定及时进行变更或者重新申请备案的；

（七）1年内未种植供港澳蔬菜原料的；

（八）种植基地实际供货量超出基地供货能力1年内达到3次的；

（九）逾期未申请年审或者备案资格延续的；

（十）年度审核不合格的，责令限期整改，整改后仍不合格的。

第三十八条 生产加工企业有下列行为之一的，海关取消备案：

（一）整改后仍不合格的；

（二）隐瞒或者谎报重大质量安全问题的；

（三）被港澳有关部门通报质量安全不合格1年内达到3次的；

（四）违反规定收购非备案基地蔬菜作为供港澳蔬菜加工原料1年内达到3次的；

（五）企业法定代表人和企业名称发生变化、生产车间地址变化或者有其他较大变更情况的，未按规定及时进行变更的；

（六）1年内未向香港、澳门出口蔬菜的；

（七）逾期未申请年审或者备案资格延续的。

第三十九条 备案种植基地所在地海关和备案生产加工企业所在地海关应当加强协作。备案种植基地所在地海关应当将种植基地监管情况定期通报备案生产加工企业所在地海关；备案生产加工企业所在地海关应当将备案生产加工企业对原料证明文件核查情况、原料和成品质量安全情况等定期通报备案种植基地所在地海关。

海关总署应当对主管海关的配合协作情况进行督察。

第四十条 备案种植基地所在地海关根据海关总署疫病疫情监测计划和有毒有害物质监控计划，对备案种植基地实施病虫害疫情监测和农药、重金属等有毒有害物质监控。

第四十一条 生产加工企业所在地海关可以向生产加工企业派驻检验检疫工作人员，对生产加工企业的进厂原料、生产加工、装运出口等实施监督。

第四十二条 海关应当建立生产加工企业违法行为记录制度，对违法行为的情况予以记录；对于存在违法行为并受到行政处罚的，海关可以将其列入违法企业名单并对外公布。

第四十三条 生产加工企业发现其不合格产品需要召回的，应当按照有关规定主动召回。

第六章 法律责任

第四十四条 供港澳蔬菜运输包装或者销售包装上加贴、加施的标识不符合要求的，由海关责令改正，并处1000元以上1万元以下的罚款。

第四十五条 对供港澳蔬菜在香港、澳门特别行政区发生质量安全事件隐瞒不报并造成严重后果的生产加工企业，没有违法所得的，由海关处以1万元以下罚款；有违法所得的，由海关处以3万元以下罚款。

第四十六条 有其他违反相关法律、法规行为的，海关依照相关法律、法规规定追究其法律责任。

第七章 附 则

第四十七条 本办法所称的种植基地，是指供港澳蔬菜的种植场所。

本办法所称的生产加工企业，是指供港澳新鲜和保鲜蔬菜的收购、初级加工的生产企业。

本办法所称的小品种蔬菜，是指日供港澳蔬菜量小，不具备种植基地备案条件的蔬菜。

第四十八条 本办法由海关总署负责解释。

第四十九条 本办法自2009年11月1日起施行。国家质检总局2002年4月19日发布的《供港澳蔬菜检验检疫管理办法》（国家质检总局第21号令）同时废止。

十八、《出境竹木草制品检疫管理办法》

国家质检总局令第45号公布，自2003年7月1日起施行，根据海关总署令第238号、第240号修正。

规章全文如下。

出境竹木草制品检疫管理办法

第一章 总 则

第一条 为规范出境竹木草制品的检疫管理工作，提高检疫工作质量和效率，根据《中华人民共和国进出境动植物检疫法》及其实施条例等法律法规的规定，制定本办法。

第二条 本办法适用于出境竹木草制品（包括竹、木、藤、柳、草、芒等制品）的检疫及监督管理。

第三条 海关总署主管全国出境竹木草制品检疫和监督管理工作。

主管海关负责所辖区域内出境竹木草制品的检疫和监督管理工作。

第四条 海关总署对出境竹木草制品及其生产加工企业（以下简称企业）实施分级分类监督管理。

第二章 分级分类管理

第五条 根据生产加工工艺及防疫处理技术指标等，竹木草制品分为低、中、高3个风险等级：

（一）低风险竹木草制品：经脱脂、蒸煮、烘烤及其他防虫、防霉等防疫处理的；

（二）中风险竹木草制品：经熏蒸或者防虫、防霉药剂处理等防疫处理的；

（三）高风险竹木草制品：经晾晒等其他一般性防疫处理的。

第六条 海关对出境竹木草制品的企业进行评估、考核，将企业分为一类、二类、三类3个企业类别。

第七条 一类企业应当具备以下条件：

（一）遵守检验检疫法律法规等有关规定；

（二）应当建立完善的质量管理体系，包括生产、加工、存放等环节的防疫措施及厂检员管理制度等；

（三）配备专职的厂检员，负责生产、加工、存放等环节防疫措施的监督、落实及产品厂检工作；

（四）在生产过程中采用防虫、防霉加工工艺，并配备与其生产能力相适应的防虫、防霉处理设施及相关的检测仪器；

（五）原料、生产加工、成品存放场所，应当专用或者相互隔离，并保持环境整洁、卫生；

（六）年出口批次不少于100批；

（七）检验检疫年批次合格率达99%以上；

（八）海关依法规定的其他条件。

第八条 二类企业应当具备以下条件：

（一）遵守检验检疫法律法规等有关规定；

（二）企业建立质量管理体系，包括生产、加工、存放等环节的防疫措施及厂检员管理制度等；

（三）配备专职或者兼职的厂检员，负责生产、加工、存放等环节防疫措施的监督、落实及产品厂检工作；

（四）在生产过程中采用防虫、防霉加工工艺，具有防虫、防霉处理设施；

（五）成品存放场所应当独立，生产加工环境整洁、卫生；

（六）年出口批次不少于30批次；

（七）检验检疫年批次合格率达98%以上；

（八）海关依法规定的其他条件。

第九条 不具备一类或者二类条件的企业以及未申请分类考核的企业定为三类企业。

第十条 企业本着自愿的原则，向所在地海关提出实施分类管理的书面申请，并提交以下资料：

（一）《出境竹木草制品生产加工企业分类管理考核申请表》；

（二）企业厂区平面图；

（三）生产工艺及流程图。

第十一条 海关自接到申请资料之日起10个工作日内，完成对申请资料的初审。

企业提交的申请资料不齐全的，应当在规定期限内补齐；未能在规定期限补齐的，视为撤回申请。

第十二条 初审合格后，海关在10个工作日内完成对申请企业的考核。根据考核结果，由直属海关确定企业类别，并及时公布。

第十三条 有以下情况之一的，企业应当重新提出申请：

（一）申请企业类别升级的；

（二）企业名称、法定代表人或者生产加工地点变更的；

（三）生产工艺和设备等发生重大变化的。

第三章 出境检疫

第十四条 输出竹木草制品的检疫依据：

（一）我国与输入国家或者地区签定的双边检疫协定（含协议、备忘录等）；
（二）输入国家或者地区的竹木草制品检疫规定；
（三）我国有关出境竹木草制品的检疫规定；
（四）贸易合同、信用证等订明的检疫要求。

第十五条 企业或者其代理人办理出境竹木草制品报检手续时，应当按照检验检疫报检规定提供有关单证。一类、二类企业报检时应当同时提供《出境竹木草制品厂检记录单》（以下简称厂检记录单）。

第十六条 根据企业的类别和竹木草制品的风险等级，出境竹木草制品的批次抽查比例为：
（一）一类企业的低风险产品，抽查比例5%~10%；
（二）一类企业的中风险产品、二类企业的低风险产品，抽查比例10%~30%；
（三）一类企业的高风险产品、二类企业的中风险产品和三类企业的低风险产品，抽查比例30%~70%；
（四）二类企业的高风险产品，三类企业的中风险和高风险产品，抽查比例70%~100%。

第十七条 海关根据企业日常监督管理情况、出口季节和输往国家（地区）的差别以及是否出具《植物检疫证书》或者《熏蒸/消毒证书》等，在规定范围内，确定出境竹木草制品的批次抽查比例。

第十八条 出境竹木草制品经检疫合格的，按照有关规定出具相关证单；经检疫不合格的，经过除害、重新加工等处理合格后方可放行；无有效处理方法的，不准出境。

第四章　监督管理

第十九条 海关对出境竹木草制品的生产、加工、存放实施全过程的监督管理。

第二十条 海关对企业实施日常监督管理，内容主要包括：
（一）检查企业质量管理体系有效运行和生产、加工、存放等环节的防疫措施执行情况；
（二）检查企业生产、加工、存放等条件是否符合防疫要求；
（三）检查厂检记录以及厂检员对各项防疫措施实施监督的情况和相应记录；
（四）企业对质量问题的整改情况；
（五）其他应当检查的内容。
在实施日常监督管理中，海关应当填写《出境竹木草制品监管记录》。

第二十一条 海关应当建立竹木草制品企业的检疫管理档案。

第二十二条 海关对企业的分类实行动态管理，有以下情况之一的，对企业做类别降级处理：
（一）生产、加工、存放等环节的防疫措施不到位；
（二）厂检员未按要求实施检查与监督；
（三）海关对出境竹木草制品实施检疫，连续2次以上检疫不合格；
（四）1年内出境检验检疫批次合格率达不到所在类别要求；
（五）其他不符合有关检验检疫要求的。
对做类别降级处理的企业限期整改，经整改合格的，可恢复原类别。

第二十三条 企业不如实填写厂检记录单或者伪造、变造、出售和盗用厂检记录单的，直接降为三类企业管理。

第二十四条 海关对企业厂检员进行培训①，厂检员经考核合格方可上岗。厂检员应当如实填写

---

① 编者注：《关于停止有关培训、考核的公告》（海关总署公告2019年第217号）规定，海关停止对境竹木草制品及其生产加工企业的厂检员的培训。

厂检记录单，并对厂检结果负责。

第五章　附　则

第二十五条　违反本办法规定的，海关按照有关法律法规规定处理。

第二十六条　本办法所规定的文书由海关总署另行制定并且发布。

第二十七条　本办法由海关总署负责解释。

第二十八条　本办法自2003年7月1日起施行。

十九、《出境水果检验检疫监督管理办法》

国家质检总局令第91号公布，自2007年2月1日起施行，根据海关总署令第238号、第240号、第243号修正。

（一）行政审批和备案

出境特定动植物及其产品和其他检疫物的生产、加工、存放单位注册登记（出境水果果园和包装厂注册登记）。

（二）用语定义

果园：指没有被障碍物（如道路、沟渠和高速公路）隔离开的单一水果的连续种植地。（第二十八条）

包装厂：指水果采收后，进行挑选、分级、加工、包装、储藏等一系列操作的固定场所，一般包括初选区、加工包装区、储藏库等。（第二十八条）

冷冻水果：指加工后，在-18℃以下储存、运输的水果。（第二十八条）

（三）特别说明

《关于调整部分进出境货物监管要求的公告》（海关总署公告2020年第99号）规定："取消出境水果果园及包装厂注册登记时向所在地海关提交水果有毒有害物质检测记录的监管要求"，修改了该办法第六条（五）的相关规定。

（四）规章全文

出境水果检验检疫监督管理办法

第一章　总　则

第一条　为规范出境水果检验检疫和监督管理工作，提高出境水果质量和安全，根据《中华人民共和国进出境动植物检疫法》及其实施条例、《中华人民共和国进出口商品检验法》及其实施条例和《中华人民共和国食品安全法》等有关法律法规规定，制定本办法。

第二条　本办法适用于我国出境新鲜水果（含冷冻水果，以下简称水果）的检验检疫与监督管理工作。

第三条　海关总署统一管理全国出境水果检验检疫与监督管理工作。

主管海关负责所辖地区出境水果检验检疫与监督管理工作。

第四条　我国与输入国家或者地区签定的双边协议、议定书等明确规定，或者输入国家或者地区法律法规要求对输入该国家的水果果园和包装厂实施注册登记的，海关应当按照规定对输往该国家或者地区的出境水果果园和包装厂实行注册登记。

我国与输入国家或地区签定的双边协议、议定书未有明确规定，且输入国家或者地区法律法规未明确要求的，出境水果果园、包装厂可以向海关申请注册登记。

第二章　注册登记

第五条　申请注册登记的出境水果果园应当具备以下条件：

（一）连片种植，面积在100亩以上；

（二）周围无影响水果生产的污染源；

（三）有专职或者兼职植保员，负责果园有害生物监测防治等工作；

（四）建立完善的质量管理体系。质量管理体系文件包括组织机构、人员培训、有害生物监测与控制、农用化学品使用管理、良好农业操作规范等有关资料；

（五）近两年未发生重大植物疫情；

（六）双边协议、议定书或者输入国家或者地区法律法规对注册登记有特别规定的，还须符合其规定。

第六条　申请注册登记的出境水果包装厂应当具备以下条件：

（一）厂区整洁卫生，有满足水果贮存要求的原料场、成品库；

（二）水果存放、加工、处理、储藏等功能区相对独立、布局合理，且与生活区采取隔离措施并有适当的距离；

（三）具有符合检疫要求的清洗、加工、防虫防病及除害处理设施；

（四）加工水果所使用的水源及使用的农用化学品均须符合有关食品卫生要求及输入国家或地区的要求；

（五）有完善的卫生质量管理体系，包括对水果供货、加工、包装、储运等环节的管理；对水果溯源信息、防疫监控措施、有害生物及有毒有害物质检测①等信息有详细记录；

（六）配备专职或者兼职植保员，负责原料水果验收、加工、包装、存放等环节防疫措施的落实、有毒有害物质的控制、弃果处理和成品水果自检等工作；

（七）有与其加工能力相适应的提供水果货源的果园，或者与供货果园建有固定的供货关系；

（八）双边协议、议定书或者输入国家或者地区法律法规对注册登记有特别规定的，还须符合其规定。

第七条　申请注册登记的果园，应当向所在地海关提出书面申请，并提交以下材料：

（一）《出境水果果园注册登记申请表》；

（二）果园示意图、平面图。

第八条　申请注册登记的包装厂，应当向所在地海关提出书面申请，并提交以下材料：

（一）《出境水果包装厂注册登记申请表》；

（二）包装厂厂区平面图，包装厂工艺流程及简要说明；

（三）提供水果货源的果园名单及包装厂与果园签订的有关水果生产、收购合约复印件。

第九条　海关按照规定对申请材料进行审核，确定材料是否齐全、是否符合有关规定要求，作出受理或者不受理的决定，并出具书面凭证。提交的材料不齐全或者不规范的，应当当场或者在接到申请后5个工作日内一次告知申请人补正。逾期不告知的，自收到申请材料之日起即为受理。

受理申请后，海关应当对申请注册登记的出境水果果园和包装厂提交的申请资料进行审核，并组织专家组进行现场考核。

第十条　海关应当自受理申请之日起20个工作日内，作出准予注册登记或者不予注册登记的决定。

---

①《关于调整部分进出境货物监管要求的公告》（海关总署公告2020年第99号，见本书第三章第一节）取消出境水果果园及包装厂注册登记时向所在地海关提交水果有毒有害物质检测记录的监管要求。

隶属海关受理的，应当自受理之日起10个工作日内，完成对申请资料的初审工作；初审合格后，提交直属海关，直属海关应当在10个工作日内作出准予注册登记或者不予注册登记的决定。

直属海关应当将注册登记的果园、包装厂名单报海关总署备案。

第十一条 注册登记证书有效期为3年，注册登记证书有效期满前3个月，果园、包装厂应当向所在地海关申请换证。

第十二条 注册登记的果园、包装厂出现以下情况之一的，应当向海关办理申请变更手续：

（一）果园种植面积扩大；

（二）果园承包者或者负责人、植保员发生变化；

（三）包装厂法人代表或者负责人发生变化；

（四）向包装厂提供水果货源的注册登记果园发生改变；

（五）包装厂加工水果种类改变；

（六）其他较大变更情况。

第十三条 注册登记的果园、包装厂出现以下情况之一的，应当向海关重新申请注册登记：

（一）果园位置及种植水果种类发生变化；

（二）包装厂改建、扩建、迁址；

（三）其他重大变更情况。

第十四条 我国与输入国家或者地区签定的双边协议、议定书等明确规定，或者输入国家或者地区法律法规要求对输入该国家或者地区的水果果园和包装厂实施注册登记的，出境水果果园、包装厂应当经海关总署集中组织推荐，获得输入国家或地区检验检疫部门认可后，方可向有关国家输出水果。

第三章 监督管理

第十五条 海关对所辖地区出境水果果园、包装厂进行有害生物监测、有毒有害物质监控和监督管理。监测结果及监管情况作为出境水果检验检疫分类管理的重要依据。

第十六条 出境水果果园、包装厂应当采取有效的有害生物监测、预防和综合管理措施，避免和控制输入国家或者地区关注的检疫性有害生物发生。出境水果果园和包装厂应当遵守相关法规标准，安全合理使用农用化学品，不得购买、存放和使用我国或者输入国家或者地区禁止在水果上使用的化学品。

出境水果包装材料应当干净卫生、未使用过，并符合有关卫生质量标准。输入国家或者地区有特殊要求的，水果包装箱应当按照要求，标明水果种类、产地以及果园、包装厂名称或者代码等相关信息。

第十七条 海关对出境水果果园实施监督管理内容包括：

（一）果园周围环境、水果生长状况、管理人员情况；

（二）果园有害生物发生、监测、防治情况及有关记录；

（三）果园农用化学品存放状况，购买、领取及使用记录；

（四）果园水果有毒有害物质检测记录；

（五）双边协议、议定书或者输入国家或者地区法律法规相关规定的落实情况。

第十八条 海关对出境水果包装厂实施监督管理内容包括：

（一）包装厂区环境及卫生状况、生产设施及包装材料的使用情况，管理人员情况；

（二）化学品存放状况，购买、领取及使用记录；

（三）水果的来源、加工、自检、存储、出口等有关记录；

（四）水果有毒有害物质检测控制记录；

（五）冷藏设施使用及防疫卫生情况、温湿度控制记录；

（六）双边协议、议定书或者输入国家或者地区法律法规相关规定的落实情况。

第十九条 出境果园和包装厂出现下列情况之一的，海关应责令其限期整改，并暂停受理报检，直至整改符合要求：

（一）不按规定使用农用化学品的；

（二）周围有环境污染源的；

（三）包装厂的水果来源不明；

（四）包装厂内来源不同的水果混放，没有隔离防疫措施，难以区分；

（五）未按规定在包装上标明有关信息或者加施标识的；

（六）包装厂检疫处理设施出现较大技术问题的；

（七）海关检出国外关注的有害生物或者有毒有害物质超标的；

（八）输入国家或者地区检出检疫性有害生物或者有毒有害物质超标的。

第二十条 海关在每年水果采收季节前对注册登记的出境水果果园、包装厂进行年度审核，对年审考核不合格的果园、包装厂限期整改。

第二十一条 已注册登记的出境水果果园、包装厂出现以下情况之一的，取消其注册登记资格：

（一）限期整改不符合要求的；

（二）隐瞒或者瞒报质量和安全问题的；

（三）拒不接受海关监督管理的；

（四）未按第十三条规定重新申请注册登记的。

第二十二条 出境水果果园、包装厂应当建立稳定的供货与协作关系。包装厂应当要求果园加强疫情、有毒有害物质监测与防控工作，确保提供优质安全的水果货源。

注册登记果园向包装厂提供出境水果时，应当随附产地供货证明，注明水果名称、数量及果园名称或者注册登记编号等信息。

第四章　出境检验检疫

第二十三条 出境水果应当向包装厂所在地海关报检，按报检规定提供有关单证及产地供货证明；出境水果来源不清楚的，不予受理报检。

第二十四条 根据输入国家或者地区进境水果检验检疫规定和果园、包装厂的注册登记情况，结合日常监督管理，海关实施相应的出境检验检疫措施。

第二十五条 海关根据下列要求对出境水果实施检验检疫：

（一）我国与输入国家或者地区签订的双边检疫协议（含协定、议定书、备忘录等）；

（二）输入国家或者地区进境水果检验检疫规定或者要求；

（三）国际植物检疫措施标准；

（四）我国出境水果检验检疫规定；

（五）贸易合同和信用证等订明的检验检疫要求。

第二十六条 海关依照相关工作程序和技术标准实施现场检验检疫和实验室检测：

（一）核查货证是否相符；

（二）植物检疫证书和包装箱的相关信息是否符合输入国或者地区的要求；

（三）检查水果是否带虫体、病症、枝叶、土壤和病虫为害状，发现可疑疫情的，应及时按有关规定和要求将相关样品和病虫体送实验室检疫鉴定。

第二十七条 海关对出境水果实施出境检验检疫及日常监督管理。

出境水果经检验检疫合格的，按照有关规定签发检验检疫证书、出境货物换证凭单等有关检验检疫证单。未经检验检疫或者检验检疫不合格的，不准出境。

出境水果经检验检疫不合格的，海关应当向出境水果果园、包装厂反馈有关信息，并协助调查原因，采取改进措施。出境水果果园、包装厂不在本辖区的，实施检验检疫的海关应当将有关情况及时通知出境水果果园、包装厂所在地海关。

第五章　附　则

第二十八条　本办法下列用语含义：

（一）“果园”，是指没有被障碍物（如道路、沟渠和高速公路）隔离开的单一水果的连续种植地。

（二）“包装厂”，是指水果采收后，进行挑选、分级、加工、包装、储藏等一系列操作的固定场所，一般包括初选区、加工包装区、储藏库等。

（三）“冷冻水果”，是指加工后，在-18℃以下储存、运输的水果。

第二十九条　有关单位和个人违反《中华人民共和国进出境动植物检疫法》及其实施条例、《中华人民共和国进出口商品检验法》及其实施条例和《中华人民共和国食品安全法》的，海关将按有关规定予以处罚。

第三十条　有以下情况之一的，海关处以3万元以下罚款：

（一）来自注册果园、包装厂的水果混有非注册果园、包装厂水果的；

（二）盗用果园、包装厂注册登记编号的；

（三）伪造或变造产地供货证明的；

（四）经检验检疫合格后的水果被调换的；

（五）其他违反本办法规定导致严重安全、卫生质量事故的。

第三十一条　海关人员徇私舞弊、滥用职权、玩忽职守，违反相关法律法规和本办法规定的，依法给予行政处分；情节严重，构成犯罪的，依法追究刑事责任。

第三十二条　本办法由海关总署负责解释。

第三十三条　本办法自2007年2月1日起施行。

二十、《出境水生动物检验检疫监督管理办法》

国家质检总局令第99号公布，自2007年10月1日起施行，根据国家质检总局令第196号和海关总署令第238号、第240号、第243号修正。

（一）行政审批和备案

出境特定动植物及其产品和其他检疫物的生产、加工、存放单位注册登记（出境水生动物养殖场、中转场注册登记）。

（二）用语定义

水生动物：指活的鱼类、软体类、甲壳类及其他在水中生活的无脊椎动物等，包括其繁殖用的精液、卵、受精卵。（第四十五条）

养殖场：指水生动物的孵化、育苗、养殖场所。（第四十五条）

中转场：指用于水生动物出境前短期集中、存放、分类、加工整理、包装等用途的场所。（第四十五条）

（三）特别说明

《关于调整部分进出境货物监管要求的公告》（海关总署公告2020年第99号）规定：“取消出境水生动物养殖场提供水质监测报告和进境水生动物隔离场工作人员提供健康证明的监管要求”，修改了该办法第五条（二）的相关规定。

（四）规章全文

出境水生动物检验检疫监督管理办法

第一章 总 则

第一条 为了规范出境水生动物检验检疫工作，提高出境水生动物安全卫生质量，根据《中华人民共和国进出境动植物检疫法》及其实施条例、《中华人民共和国进出口商品检验法》及其实施条例、《中华人民共和国食品安全法》《中华人民共和国农产品质量安全法》①《国务院关于加强食品等产品安全监督管理的特别规定》等法律法规规定和国际条约规定，制定本办法。

第二条 本办法适用于对养殖和野生捕捞出境水生动物的检验检疫和监督管理。从事出境水生动物养殖、捕捞、中转、包装、运输、贸易应当遵守本办法。

第三条 海关总署主管全国出境水生动物的检验检疫和监督管理工作。

主管海关负责所辖区域出境水生动物的检验检疫和监督管理工作。

第四条 对输入国家或者地区要求中国对向其输出水生动物的生产、加工、存放单位注册登记的，海关总署对出境水生动物养殖场、中转场实施注册登记制度。

第二章 注册登记

第一节 注册登记条件

第五条 出境水生动物养殖场、中转场申请注册登记应当符合下列条件：

（一）周边和场内卫生环境良好，无工业、生活垃圾等污染源和水产品加工厂，场区布局合理，分区科学，有明确的标识；

（二）养殖用水符合国家渔业水质标准，具有政府主管部门或者海关出具的有效水质监测或者检测报告②；

（三）具有符合检验检疫要求的养殖、包装、防疫、饲料和药物存放等设施、设备和材料；

（四）具有符合检验检疫要求的养殖、包装、防疫、疫情报告、饲料和药物存放及使用、废弃物和废水处理、人员管理、引进水生动物等专项管理制度；

（五）配备有养殖、防疫方面的专业技术人员，有从业人员培训计划，从业人员持有健康证明；

（六）中转场的场区面积、中转能力应当与出口数量相适应。

第六条 出境食用水生动物非开放性水域养殖场、中转场申请注册登记除符合本办法第五条规定的条件外，还应当符合下列条件：

（一）具有与外部环境隔离或者限制无关人员和动物自由进出的设施，如隔离墙、网、栅栏等；

（二）养殖场养殖水面应当具备一定规模，一般水泥池养殖面积不少于20亩，土池养殖面积不少于100亩；

（三）养殖场具有独立的引进水生动物的隔离池；各养殖池具有独立的进水和排水渠道；养殖场的进水和排水渠道分设。

---

① 编者注：2018年10月26日第十三届全国人民代表大会常务委员会第六次会议修改的《中华人民共和国农产品质量安全法》第四十二条规定，“进口的农产品必须按照国家规定的农产品质量安全标准进行检验；尚未制定有关农产品质量安全标准的，应当依法及时制定，未制定之前，可以参照国家有关部门指定的国外有关标准进行检验。”2022年9月2日第十三届全国人民代表大会常务委员会第三十六次会议修订后，已删除进口农产品相关内容。

② 编者注：《关于调整部分进出境货物监管要求的公告》（海关总署公告2020年第99号，见本书第三章第一节）取消出境水生动物养殖场提供水质监测报告的监管要求。

第七条 出境食用水生动物开放性水域养殖场、中转场申请注册登记除符合本办法第五条规定的条件外，还应当符合下列条件：

（一）养殖、中转、包装区域无规定的水生动物疫病；

（二）养殖场养殖水域面积不少于500亩，网箱养殖的网箱数一般不少于20个。

第八条 出境观赏用和种用水生动物养殖场、中转场申请注册登记除符合本办法第五条规定的条件外，还应当符合下列条件：

（一）场区位于水生动物疫病的非疫区，过去2年内没有发生国际动物卫生组织（OIE①）规定应当通报和农业部规定应当上报的水生动物疾病；

（二）养殖场具有独立的引进水生动物的隔离池和水生动物出口前的隔离养殖池，各养殖池具有独立的进水和排水渠道。养殖场的进水和排水渠道分设；

（三）具有与外部环境隔离或者限制无关人员和动物自由进出的设施，如隔离墙、网、栅栏等；

（四）养殖场面积水泥池养殖面积不少于20亩，土池养殖面积不少于100亩；

（五）出口淡水水生动物的包装用水必须符合饮用水标准；出口海水水生动物的包装用水必须清洁、透明并经有效消毒处理；

（六）养殖场有自繁自养能力，并有与养殖规模相适应的种用水生动物；

（七）不得养殖食用水生动物。

第二节 注册登记申请

第九条 出境水生动物养殖场、中转场应当向所在地直属海关申请注册登记，并提交下列材料：

（一）注册登记申请表；

（二）养殖许可证或者海域使用证（不适用于中转场）②；

（三）场区平面示意图，并提供重点区域的照片或者视频资料；

（四）水质检测报告③；

（五）废弃物、废水处理程序；

（六）进口国家或者地区对水生动物疾病有明确检测要求的，需提供有关检测报告。

第十条 直属海关应当对申请材料及时进行审查，根据下列情况在5日内作出受理或者不予受理决定，并书面通知申请人：

（一）申请材料存在可以当场更正的错误的，允许申请人当场更正；

（二）申请材料不齐全或者不符合法定形式的，应当当场或者在5日内一次书面告知申请人需要补正的全部内容，逾期不告知的，自收到申请材料之日起即为受理；

（三）申请材料齐全、符合法定形式或者申请人按照要求提交全部补正申请材料的，应当受理申请。

第十一条 每一注册登记养殖场或者中转包装场使用一个注册登记编号。

同一企业所有的不同地点的养殖场或者中转场应当分别申请注册登记。

第三节 注册登记审查与决定

第十二条 直属海关应当在受理申请后组成评审组，对申请注册登记的养殖场或者中转场进行

---

① 编者注：2022年5月31日，世界动物卫生组织（World Organization for Animal Health）公告将英文缩写由OIE（法语名称Office international des épizooties的缩写）更改为WOAH（法语和西班牙语的缩写为OMSA）。

② 编者注：根据《关于开展“证照分离”改革全覆盖试点的公告》（海关总署公告2019年第182号），办理出境水生动物养殖场注册登记的，不再要求申请人提供养殖许可证、海域使用证。

③ 编者注：根据《关于开展“证照分离”改革全覆盖试点的公告》（海关总署公告2019年第182号），办理出境水生动物养殖场、中转场注册登记的，不再要求申请人提水质检测报告。

现场评审。评审组应当在现场评审结束后向直属海关提交评审报告。

第十三条 直属海关应当自受理申请之日起20日内对申请人的申请事项作出是否准予注册登记的决定；准予注册登记的，颁发《出境水生动物养殖场/中转场检验检疫注册登记证》（以下简称《注册登记证》），并上报海关总署。

直属海关自受理申请之日起20日内不能作出决定的，经直属海关负责人批准，可以延长10日，并应当将延长期限的理由告知申请人。

第十四条 进口国家或者地区有注册登记要求的，直属海关评审合格后，报海关总署，由海关总署统一向进口国家或者地区政府主管部门推荐并办理有关手续。进口国家或者地区政府主管部门确认后，注册登记生效。

第十五条 《注册登记证》自颁发之日起生效，有效期5年。

经注册登记的养殖场或者中转场的注册登记编号专场专用。

第四节 注册登记变更与延续

第十六条 出境水生动物养殖场、中转场变更企业名称、法定代表人、养殖品种、养殖能力等的，应当在30日内向所在地直属海关提出书面申请，填写《出境水生动物养殖场/中转包装场检验检疫注册登记申请表》，并提交与变更内容相关的资料。

变更养殖品种或者养殖能力的，由直属海关审核有关资料并组织现场评审，评审合格后，办理变更手续。

养殖场或者中转场迁址的，应当重新向海关申请办理注册登记手续。

因停产、转产、倒闭等原因不再从事出境水生动物业务的注册登记养殖场、中转场，应当向所在地海关办理注销手续。

第十七条 获得注册登记的出境水生动物养殖场、中转包装场需要延续注册登记有效期的，应当在有效期届满30日前按照本办法规定提出申请。

第十八条 直属海关应当在完成注册登记、变更或者注销工作后30日内，将辖区内相关信息上报海关总署备案。

第三章 检验检疫

第十九条 海关按照下列依据对出境水生动物实施检验检疫：

（一）中国法律法规规定的检验检疫要求、强制性标准；

（二）双边检验检疫协议、议定书、备忘录；

（三）进口国家或者地区的检验检疫要求；

（四）贸易合同或者信用证中注明的检验检疫要求。

第二十条 出境野生捕捞水生动物的货主或者其代理人应当在水生动物出境3天前向出境口岸海关报检，并提供捕捞渔船与出口企业的供货协议（含捕捞船只负责人签字）。

进口国家或者地区对捕捞海域有特定要求的，报检时应当申明捕捞海域。

第二十一条 出境养殖水生动物的货主或者其代理人应当在水生动物出境7天前向注册登记养殖场、中转场所在地海关报检。

第二十二条 除捕捞后直接出口的野生捕捞水生动物外，出境水生动物必须来自注册登记养殖场或者中转场。

注册登记养殖场、中转场应当保证其出境水生动物符合进口国或者地区的标准或者合同要求，并出具《出境水生动物供货证明》。

中转场凭注册登记养殖场出具的《出境水生动物供货证明》接收水生动物。

第二十三条 产地海关受理报检后，应当查验注册登记养殖场或者中转场出具的《出境水生动物供货证明》，根据疫病和有毒有害物质监控结果、日常监管记录、企业分类管理等情况，对出境养殖水生动物进行检验检疫。

第二十四条 经检验检疫合格的，海关对装载容器或者运输工具加施封识，并按照进口国家或者地区的要求出具《动物卫生证书》。

第二十五条 出境水生动物用水、冰、铺垫和包装材料、装载容器、运输工具、设备应当符合国家有关规定、标准和进口国家或者地区的要求。

第二十六条 出境养殖水生动物外包装或者装载容器上应当标注出口企业全称、注册登记养殖场和中转场名称和注册登记编号、出境水生动物的品名、数（重）量、规格等内容。来自不同注册登记养殖场的水生动物，应当分开包装。

第二十七条 经检验检疫合格的出境水生动物，不更换原包装异地出口的，经离境口岸海关现场查验，货证相符、封识完好的准予放行。

需在离境口岸换水、加冰、充氧、接驳更换运输工具的，应当在离境口岸海关监督下，在海关指定的场所进行，并在加施封识后准予放行。

出境水生动物运输途中需换水、加冰、充氧的，应当在海关指定的场所进行。

第二十八条 产地海关与口岸海关应当及时交流出境水生动物信息，对在检验检疫过程中发现疫病或者其他卫生安全问题，应当采取相应措施，并及时上报海关总署。

第四章　监督管理

第二十九条 海关对辖区内取得注册登记的出境水生动物养殖场、中转场实行日常监督管理和年度审查制度。

第三十条 海关总署负责制定出境水生动物疫病和有毒有害物质监控计划。

直属海关根据监控计划制定实施方案，上报年度监控报告。

取得注册登记的出境水生动物养殖场、中转场应当建立自检自控体系，并对其出口水生动物的安全卫生质量负责。

第三十一条 取得注册登记的出境水生动物养殖场、中转场应当建立完善的养殖生产和中转包装记录档案，如实填写《出境水生动物养殖场/中转场检验检疫监管手册》，详细记录生产过程中水质监测、水生动物的引进、疫病发生、药物和饲料的采购及使用情况，以及每批水生动物的投苗、转池/塘、网箱分流、用药、用料、出场等情况，并存档备查。

第三十二条 养殖、捕捞器具等应当定期消毒。运载水生动物的容器、用水、运输工具应当保持清洁，并符合动物防疫要求。

第三十三条 取得注册登记的出境水生动物养殖场、中转场应当遵守国家有关药物管理规定，不得存放、使用我国和进口国家或者地区禁止使用的药物；对允许使用的药物，遵守药物使用和停药期的规定。

中转、包装、运输期间，食用水生动物不得饲喂和用药，使用的消毒药物应当符合国家有关规定。

第三十四条 出境食用水生动物饲用饲料应当符合下列规定：

（一）海关总署《出境食用动物饲用饲料检验检疫管理办法》①；

（二）进口国家或者地区的要求；

① 编者注：《出口食用动物饲用饲料检验检疫管理办法》（国家出入境检验检疫局令第5号），已被《国家质量监督检验检疫总局关于废止和修改部分规章的决定》（国家质检总局令第196号）废止。

（三）我国其他有关规定。

鲜活饵料不得来自水生动物疫区或者污染水域，且须经海关认可的方法进行检疫处理，不得含有我国和进口国家或者地区政府规定禁止使用的药物。

观赏和种用水生动物禁止饲喂同类水生动物（含卵和幼体）鲜活饵料。

第三十五条 取得注册登记的出境水生动物养殖场应当建立引进水生动物的安全评价制度。

引进水生动物应当取得所在地海关批准。

引进水生动物应当隔离养殖30天以上，根据安全评价结果，对疫病或者相关禁用药物残留进行检测，经检验检疫合格后方可投入正常生产。

引进的食用水生动物，在注册登记养殖场养殖时间需达到该品种水生动物生长周期的三分之一且不少于2个月，方可出口。

出境水生动物的中转包装期一般不超过3天。

第三十六条 取得注册登记的出境水生动物养殖场、中转场发生国际动物卫生组织（OIE）规定需要通报或者农业部规定需要上报的重大水生动物疫情时，应当立即启动有关应急预案，采取紧急控制和预防措施并按照规定上报。

第三十七条 海关对辖区内注册登记的养殖场和中转场实施日常监督管理的内容包括：

（一）环境卫生；

（二）疫病控制；

（三）有毒有害物质自检自控；

（四）引种、投苗、繁殖、生产养殖；

（五）饲料、饵料使用及管理；

（六）药物使用及管理；

（七）给、排水系统及水质；

（八）发病水生动物隔离处理；

（九）死亡水生动物及废弃物无害化处理；

（十）包装物、铺垫材料、生产用具、运输工具、运输用水或者冰的安全卫生；

（十一）《出口水生动物注册登记养殖场/中转场检验检疫监管手册》记录情况。

第三十八条 海关每年对辖区内注册登记的养殖场和中转场实施年审，年审合格的在《注册登记证》上加注年审合格记录。

第三十九条 海关应当给注册登记养殖场、中转场、捕捞、运输和贸易企业建立诚信档案。根据上一年度的疫病和有毒有害物质监控、日常监督、年度审核和检验检疫情况，建立良好记录企业名单和不良记录企业名单，对相关企业实行分类管理。

第四十条 从事出境水生动物捕捞、中转、包装、养殖、运输和贸易的企业有下列情形之一的，海关可以要求其限期整改，必要时可以暂停受理报检：

（一）出境水生动物被国内外检验检疫机构检出疫病、有毒有害物质或者其他安全卫生质量问题的；

（二）未经海关同意擅自引进水生动物或者引进种用水生动物未按照规定期限实施隔离养殖的；

（三）未按照本办法规定办理注册登记变更或者注销手续的；

（四）年审中发现不合格项的。

第四十一条 注册登记养殖场、中转场有下列情形之一的，海关应当注销其相关注册登记：

（一）注册登记有效期届满，未按照规定办理延续手续的；

（二）企业依法终止或者因停产、转产、倒闭等原因不再从事出境水生动物业务的；

（三）注册登记依法被撤销、撤回或者《注册登记证》被依法吊销的；

（四）年审不合格且在限期内整改不合格的；

（五）一年内没有水生动物出境的；

（六）因不可抗力导致注册登记事项无法实施的；

（七）检验检疫法律、法规规定的应当注销注册登记的其他情形。

第五章　法律责任

第四十二条　从事出境水生动物捕捞、养殖、中转、包装、运输和贸易的企业有下列情形之一的，由海关处三万元以下罚款，情节严重的，吊销其注册登记证书：

（一）发生应该上报的疫情隐瞒不报的；

（二）在海关指定的场所之外换水、充氧、加冰、改变包装或者接驳更换运输工具的；

（三）人为损毁检验检疫封识的；

（四）存放我国或者进口国家或者地区禁止使用的药物的；

（五）拒不接受海关监督管理的。

第四十三条　从事出境水生动物捕捞、养殖、中转、包装、运输和贸易的企业有下列情形之一的，由海关按照《国务院关于加强食品等产品安全监督管理的特别规定》予以处罚。

（一）以非注册登记养殖场水生动物冒充注册登记养殖场水生动物的；

（二）以养殖水生动物冒充野生捕捞水生动物的；

（三）提供、使用虚假《出境水生动物供货证明》的；

（四）违法使用饲料、饵料、药物、养殖用水及其他农业投入品的；

（五）有其他逃避检验检疫或者弄虚作假行为的。

第四十四条　海关工作人员滥用职权，故意刁难，徇私舞弊，伪造检验结果，或者玩忽职守，延误检验出证，依法给予行政处分；构成犯罪的，依法追究刑事责任。

第六章　附　则

第四十五条　本办法下列用语的含义是：

水生动物：指活的鱼类、软体类、甲壳类及其他在水中生活的无脊椎动物等，包括其繁殖用的精液、卵、受精卵。

养殖场：指水生动物的孵化、育苗、养殖场所。

中转场：指用于水生动物出境前短期集中、存放、分类、加工整理、包装等用途的场所。

第四十六条　出境龟、鳖、蛇、蛙、鳄鱼等两栖和爬行类动物的检验检疫和监督管理参照本办法执行。

第四十七条　本办法由海关总署负责解释。

第四十八条　本办法自2007年10月1日起施行。原国家出入境检验检疫局1999年11月24日发布的《出口观赏鱼检疫管理办法》，国家质检总局2001年12月4日发布《供港澳食用水生动物检验检疫管理办法》自施行之日起废止。

二十一、《出境货物木质包装检疫处理管理办法》

国家质检总局令第69号公布，自2005年3月1日起施行，根据海关总署令第238号、第240号修正。

（一）行政审批和备案

出境货物木质包装除害处理标识加施申请。

（二）用语定义

木质包装：指用于承载、包装、铺垫、支撑、加固货物的木质材料，如木板箱、木条箱、木托盘、木框、木桶、木轴、木楔、垫木、枕木、衬木等；经人工合成或者经加热、加压等深度加工的包装用木质材料（如胶合板、纤维板等）除外，薄板旋切芯、锯屑、木丝、刨花等以及厚度等于或者小于 6mm 的木质材料除外。（第二条）

（三）规章全文

出境货物木质包装检疫处理管理办法

第一条 为规范木质包装检疫监督管理，确保出境货物使用的木质包装符合输入国家或者地区检疫要求，依据《中华人民共和国进出境动植物检疫法》及其实施条例，参照国际植物检疫措施标准第 15 号《国际贸易中木质包装材料管理准则》①（简称第 15 号国际标准）的规定，制定本办法。

第二条 本办法所称木质包装是指用于承载、包装、铺垫、支撑、加固货物的木质材料，如木板箱、木条箱、木托盘、木框、木桶、木轴、木楔、垫木、枕木、衬木等。

经人工合成或者经加热、加压等深度加工的包装用木质材料（如胶合板、纤维板等）除外。薄板旋切芯、锯屑、木丝、刨花等以及厚度等于或者小于 6 mm 的木质材料除外。

第三条 海关总署统一管理全国出境货物木质包装的检疫监督管理工作。主管海关负责所辖地区出境货物木质包装的检疫监督管理。

第四条 对木质包装实施除害处理并加施标识的企业（以下简称标识加施企业）应当建立木质包装生产防疫制度和质量控制体系。

出境货物木质包装应当按照《出境货物木质包装除害处理方法》② 列明的检疫除害处理方法实施处理，并按照《出境货物木质包装除害处理标识要求》③ 的要求加施专用标识。

第五条 标识加施企业应当向所在地海关提出除害处理标识加施资格申请并提供以下材料：

（一）《出境货物木质包装除害处理标识加施申请考核表》；

（二）厂区平面图，包括原料库（场）、生产车间、除害处理场所、成品库平面图；

（三）热处理或者熏蒸处理等除害设施及相关技术、管理人员的资料。

第六条 直属海关对标识加施企业的热处理或者熏蒸处理设施、人员及相关质量管理体系等进行考核，符合《出境货物木质包装除害处理标识加施企业考核要求》的，颁发除害处理标识加施资格证书，并公布标识加施企业名单，同时报海关总署备案，标识加施资格有效期为三年；不符合要求的，不予颁发资格证书，并连同不予颁发的理由一并书面告知申请企业。未取得资格证书的，不得擅自加施除害处理标识。

第七条 标识加施企业出现以下情况之一的，应当向海关重新申请标识加施资格。

（一）热处理或者熏蒸处理设施改建、扩建；

（二）木质包装成品库改建、扩建；

（三）企业迁址；

---

① 编者注：根据国际植物保护公约（IPPC）组织网站公布的官方版本，中文版名称为《国际贸易中木质包装材料的管理》，目前版本于 2018 年通过，2019 年出台。

② 编者注：见《关于公布确认的木质包装检疫除害处理方法及标识要求的公告》（国家质检总局公告 2005 年第 32 号，见本书第三章第一节）、《关于调整进出境货物木质包装溴甲烷熏蒸处理技术要求的公告》（国家质检总局公告 2006 年第 105 号，见本书第三章第一节）、《关于进出境货物木质包装标识编码和检疫处理方式有关事项的通知》（动植函〔2018〕28 号，见本书第三章第一节）。

③ 编者注：见《关于公布确认的木质包装检疫除害处理方法及标识要求的公告》（国家质检总局公告 2005 年第 32 号，见本书第三章第一节）。

（四）其他重大变更情况。

未重新申请的，海关暂停直至取消其标识加施资格。

第八条 标识加施企业应当将木质包装除害处理计划在除害处理前向所在地海关申报，海关对除害处理过程和加施标识情况实施监督管理。

第九条 除害处理结束后，标识加施企业应当出具处理结果报告单。经海关认定除害处理合格的，标识加施企业按照规定加施标识。

再利用、再加工或者经修理的木质包装应当重新验证并重新加施标识，确保木质包装材料的所有组成部分均得到处理。

第十条 标识加施企业对加施标识的木质包装应当单独存放，采取必要的防疫措施防止有害生物再次侵染，建立木质包装销售、使用记录，并按照海关的要求核销。

第十一条 未获得标识加施资格的木质包装使用企业，可以从海关公布的标识加施企业购买木质包装，并要求标识加施企业提供出境货物木质包装除害处理合格凭证。

海关对出境货物使用的木质包装实施抽查检疫。

第十二条 海关对标识加施企业实施日常监督检查。

第十三条 标识加施企业出现下列情况之一的，海关责令整改，整改期间暂停标识加施资格。

（一）热处理/熏蒸处理设施、检测设备达不到要求的；

（二）除害处理达不到规定温度、剂量、时间等技术指标的；

（三）经除害处理合格的木质包装成品库管理不规范，存在有害生物再次侵染风险的；

（四）木质包装标识加施不符合规范要求的；

（五）木质包装除害处理、销售等情况不清的；

（六）相关质量管理体系运转不正常，质量记录不健全的；

（七）未按照规定向海关申报的；

（八）其他影响木质包装检疫质量的。

第十四条 因标识加施企业方面原因出现下列情况之一的，海关将暂停直至取消其标识加施资格，并予以公布。

（一）因第十三条的原因，在国外遭除害处理、销毁或者退货的；

（二）未经有效除害处理加施标识的；

（三）倒卖、挪用标识等弄虚作假行为的；

（四）出现严重安全质量事故的；

（五）其他严重影响木质包装检疫质量的。

第十五条 伪造、变造、盗用标识的，依照《中华人民共和国进出境动植物检疫法》及其实施条例的有关规定处罚。

第十六条 输入国家或者地区对木质包装有其他特殊检疫要求的，按照输入国家或者地区的规定执行。

第十七条 本办法所规定的文书由海关总署另行制定并且发布。

第十八条 本办法由海关总署负责解释。

第十九条 本办法自2005年3月1日起实施。

二十二、《中华人民共和国海关过境货物监管办法》

海关总署令第260号公布，自2022年11月1日起实施。

（一）相关法律法规条款

《生物安全法》第二十三条：“国家建立首次进境或者暂停后恢复进境的动植物、动植物产品、高风险生物因子国家准入制度。

“进出境的人员、运输工具、集装箱、货物、物品、包装物和国际航行船舶压舱水排放等应当符合我国生物安全管理要求。

“海关对发现的进出境和过境生物安全风险，应当依法处置。经评估为生物安全高风险的人员、运输工具、货物、物品等，应当从指定的国境口岸进境，并采取严格的风险防控措施。”

《进出境动植物检疫法》第二十三条：“要求运输动物过境的，必须事先商得中国国家动植物检疫机关同意，并按照指定的口岸和路线过境。

“装载过境动物的运输工具、装载容器、饲料和铺垫材料，必须符合中国动植物检疫的规定。”

《进出境动植物检疫法》第二十四条：“运输动植物、动植物产品和其他检疫物过境的，由承运人或者押运人持货运单和输出国家或者地区政府动植物检疫机关出具的检疫证书，在进境时向口岸动植物检疫机关报检，出境口岸不再检疫。”

《进出境动植物检疫法》第二十五条：“过境的动物经检疫合格的，准予过境；发现有本法第十八条规定的名录所列的动物传染病、寄生虫病的，全群动物不准过境。

“过境动物的饲料受病虫害污染的，作除害、不准过境或者销毁处理。

“过境的动物的尸体、排泄物、铺垫材料及其他废弃物，必须按照动植物检疫机关的规定处理，不得擅自抛弃。”

《进出境动植物检疫法》第二十六条：“对过境植物、动植物产品和其他检疫物，口岸动植物检疫机关检查运输工具或者包装，经检疫合格的，准予过境；发现有本法第十八条规定的名录所列的病虫害的，作除害处理或者不准过境。”

《进出境动植物检疫法》第二十七条：“动植物、动植物产品和其他检疫物过境期间，未经动植物检疫机关批准，不得开拆包装或者卸离运输工具。”

（二）用语定义

过境货物：指由境外启运，通过中国境内陆路继续运往境外的货物。

（三）规章全文

中华人民共和国海关过境货物监管办法

第一条 为了加强海关对过境货物的监督管理，维护国家的主权、安全和利益，促进贸易便利化，根据《中华人民共和国海关法》《中华人民共和国生物安全法》《中华人民共和国进出境动植物检疫法》及其实施条例、《中华人民共和国国境卫生检疫法》及其实施细则以及相关法律法规的有关规定，制定本办法。

第二条 本办法所称过境货物是指由境外启运，通过中国境内陆路继续运往境外的货物。

同我国缔结或者共同参加含有货物过境条款的国际条约、协定的国家或者地区的过境货物，按照有关条约、协定规定准予过境。其他过境货物，应当经国家商务、交通运输等主管部门批准并向进境地海关备案后准予过境。法律法规另有规定的，从其规定。

第三条 下列货物禁止过境：

（一）来自或者运往我国停止或者禁止贸易的国家或者地区的货物；

（二）武器、弹药、爆炸物品以及军需品，但是通过军事途径运输的除外；

（三）烈性毒药，麻醉品和鸦片、吗啡、海洛因、可卡因等毒品；

（四）危险废物、放射性废物；

（五）微生物、人体组织、生物制品、血液及其制品等特殊物品；

（六）外来入侵物种①；

（七）象牙等濒危动植物及其制品，但是法律另有规定的除外；

（八）《中华人民共和国进出境动植物检疫法》规定的禁止进境物，但是法律另有规定的除外；

（九）对中国政治、经济、文化、道德造成危害的；

（十）国家规定禁止过境的其他货物。

第四条 过境货物自进境起到出境止，应当接受海关监管。

过境货物，未经海关批准，任何单位和个人不得开拆、提取、交付、发运、调换、改装、抵押、质押、留置、转让、更换标记、移作他用或者进行其他处置。动植物、动植物产品和其他检疫物过境期间未经海关批准不得卸离运输工具。

第五条 承担过境货物境内运输的运输工具负责人（以下简称“运输工具负责人”），应当经国家有关部门批准开展过境货物运输业务，并按照规定在海关备案。

第六条 过境货物自进境起到出境止，应当按照交通运输主管部门规定的路线运输，交通运输主管部门没有规定的，由海关规定。

运输动物过境的，应当按照海关规定的路线运输。

第七条 过境动物以及其他经评估为生物安全高风险的过境货物，应当从指定的口岸进境。

第八条 运输工具负责人应当提交过境货物运输申报单，向进境地海关如实申报。

过境货物为动植物、动植物产品和其他检疫物的，应当提交输出国家或者地区政府动植物检疫机关出具的检疫证书；过境货物为动物的，还应当同时提交海关签发的动物过境许可证；过境货物为两用物项等国家限制过境货物的，应当提交有关许可证件。

第九条 过境货物运抵进境地，经进境地海关审核同意，方可过境运输。依法需要检疫的，应当在检疫合格后过境运输。过境动物的尸体、排泄物、铺垫材料及其他废弃物，必须依法处理，不得擅自抛弃。

过境货物运抵出境地，经出境地海关核销后，方可运输出境。

第十条 过境货物不得与其他进出境货物、物品混拼厢式货车或者集装箱进行运输。

第十一条 海关可以对载运过境货物的境内运输工具或者集装箱加施封志，任何人不得擅自开启或者损毁。

第十二条 过境货物运离进境地后、运抵出境地前需要换装运输工具、集装箱的，运输工具负责人应当向换装地海关申请办理过境运输换装手续。

过境货物应当在经海关指定或者同意的仓库或者场所内进行换装作业，危险化学品、危险货物应当在有关部门批准的具备安全作业条件的地点进行换装作业。

第十三条 具有全程提运单的过境货物，境内运输期间需要换装运输工具、集装箱的，运输工具负责人可以一次性向进境地海关和换装地海关申请办理过境运输以及换装手续。

第十四条 海关根据工作需要，可以派员押运过境货物，运输工具负责人应当提供方便。

第十五条 海关认为必要时，可以查验过境货物，运输工具负责人应当到场配合。

第十六条 除不可抗力原因外，过境货物在境内发生灭失或者短少的，运输工具负责人应当向进境地海关办理相关海关手续。

第十七条 过境货物自运输工具申报进境之日起超过三个月未向海关申报的，视为进口货物，按照《中华人民共和国海关法》等法律法规的有关规定处理。

---

① 编者注：见《重点管理外来入侵物种名录》（农业农村部、自然资源部、生态环境部、住房和城乡建设部、海关总署、国家林草局公告第567号），见本书第三章第一节。

第十八条 过境货物应当自运输工具申报进境之日起六个月内运输出境；特殊情况①下，经进境地海关同意可以延期，但是延长期限不得超过三个月。

过境货物超过前款规定期限三个月未运输出境的，由海关提取依法变卖处理。法律法规另有规定的，从其规定。

第十九条 过境货物不列入进出口货物贸易统计，由海关实施单项统计。

第二十条 过境货物未申报或者申报不实的，海关可以予以警告或者处三万元以下罚款。

其他违反本办法规定的，海关按照相关法律法规予以处罚；构成犯罪的，依法追究刑事责任。

第二十一条 本办法由海关总署负责解释。

第二十二条 本办法自2022年11月1日起施行。1992年9月1日海关总署令第38号公布、根据2010年11月26日海关总署令第198号、2018年5月29日海关总署令第240号修改的《中华人民共和国海关对过境货物监管办法》同时废止。

第三节｜物品检验检疫管理类

一、《出入境快件检验检疫管理办法》

国家质检总局令第3号公布，自2001年11月15日起施行，根据海关总署令第238号、第240号、第243号、第274号修正。

（一）用语定义

出入境快件：指依法经营出入境快件的企业（以下简称快件运营人），在特定时间内以快速的商业运输方式承运的出入境货物和物品。（第二条）

（二）规章全文

出入境快件检验检疫管理办法

第一章　总　则

第一条 为加强出入境快件的检验检疫管理，根据《中华人民共和国进出口商品检验法》《中华人民共和国进出境动植物检疫法》《中华人民共和国国境卫生检疫法》《中华人民共和国食品安全法》等有关法律法规的规定，制定本办法。

第二条 本办法所称出入境快件，是指依法经营出入境快件的企业（以下简称快件运营人），在特定时间内以快速的商业运输方式承运的出入境货物和物品。

第三条 依据本办法规定应当实施检验检疫的出入境快件包括：

（一）根据《中华人民共和国进出境动植物检疫法》及其实施条例和《中华人民共和国国境卫生检疫法》及其实施细则、以及有关国际条约、双边协议规定应当实施动植物检疫和卫生检疫的；

（二）列入海关实施检验检疫的进出境商品目录内的；

① 编者注：根据《关于明确部分规章原则性规定相关事项的公告》（海关总署公告2024年第93号），“特殊情况”是指以下情形：1. 被司法或行政机关扣留（扣留时间不计入3个月延长期内）；2. 通行口岸封停等原因导致无法出境；3. 不可抗力因素。

（三）属于实施进口安全质量许可制度、出口质量许可制度①以及卫生注册登记制度②管理的；

（四）其他有关法律法规规定应当实施检验检疫的。

第四条 海关总署统一管理全国出入境快件的检验检疫工作。

主管海关负责所辖地区出入境快件的检验检疫和监督管理工作。

第五条 快件运营人不得承运国家有关法律法规规定禁止出入境的货物或物品。

第六条 对应当实施检验检疫的出入境快件，未经检验检疫或者经检验检疫不合格的，不得运递。

第二章 报 检

第七条 快件运营人应按有关规定向海关办理报检手续。

第八条 快件运营人在申请办理出入境快件报检时，应提供报检单、总运单、每一快件的分运单、发票等有关单证，并应当符合下列要求：

（一）输入动物、动物产品、植物种子、种苗及其他繁殖材料的，应当取得相应的检疫审批许可证和检疫证明；

（二）因科研等特殊需要，输入禁止进境物的，应当取得海关总署签发的特许审批证明③；

（三）属于血液等人体组织、病原微生物、生物制品等关系公共卫生安全的货物、物品的，应当取得相关审批；

（四）属于实施进口安全质量许可制度、出口质量许可证制度和卫生注册登记制度管理的，应提供有关证明。

第九条 入境快件到达海关监管区时，快件运营人应及时向所在地海关办理报检手续。

出境快件在其运输工具离境4小时前，快件运营人应向离境口岸海关办理报检手续。

第十条 快件运营人可以通过电子数据交换（EDI）的方式申请办理报检，海关对符合条件的，应予受理。

第三章 检验检疫及处理

第十一条 海关对出入境快件应以现场检验检疫为主，特殊情况的，可以取样作实验室检验检疫。

第十二条 海关对出入境快件实行分类管理：

A类：国家法律法规规定应当办理检疫许可证的快件；

B类：属于实施进口安全质量许可制度、出口质量许可制度以及卫生注册登记制度管理的快件；

C类：样品、礼品、非销售展品和私人自用物品；

D类：以上三类以外的货物和物品。

第十三条 入境快件的检验检疫：

（一）对A类快件，按照国家法律法规和相关检疫要求实施检疫；

---

① 编者注：《进出口商品检验法》（1989）规定，国家根据需要，对重要的进出口商品及其生产企业实行质量许可制度。2002年10月1日，第一次修正的《进出口商品检验法》生效，将上述规定修改为“国家商检部门根据国家统一的认证制度，对有关的进出口商品实施认证管理”。国家质检总局根据新规定制定了《强制性产品认证管理规定》（国家质检总局令第117号），强制性产品认证制度于2002年5月1日起生效；经过一年的过渡期后，进口商品安全质量许可制度于2003年5月1日废止。

② 编者注：《进出口商品检验法实施条例》规定的进出口化妆品生产、加工单位卫生注册登记已于2010年取消，规定的进出口食品生产企业卫生注册登记已被《食品安全法》九十六条规定的境外食品生产企业注册、第九十九条规定的出口食品生产企业备案所取代。

③ 编者注：禁止进境物特许检疫审批相关事宜见《关于优化进境动植物特许检疫审批有关事宜的公告》（海关总署公告2024年第209号），见本书第三章第一节。

（二）对B类快件，实施重点检验，审核进口安全质量许可证或者卫生注册证，查看有无进口安全质量许可认证标志或者卫生注册标志。无进口安全质量许可证、卫生注册证或者无进口安全质量许可标志或者卫生注册标志的，作暂扣或退货处理，必要时进行安全、卫生检测；

（三）对C类快件，免予检验，应实施检疫的，按有关规定实施检疫；

（四）对D类快件，按1%~3%的比例进行抽查检验。

第十四条 出境快件的检验检疫：

（一）对A类快件，依据输入国家或者地区和中国有关检验规定实施检疫；

（二）对B类快件，实施重点检验，审核出口质量许可证或者卫生注册证，查看有无相关检验检疫标志、封识。无出口质量许可证、卫生注册证或者相关检验检疫标志、封识的，不得出境；

（三）对C类快件，免予检验，物主有检疫要求的，实施检疫；

（四）对D类快件，按1%~3%的比例进行抽查检验。

第十五条 入境快件经检疫发现被检疫传染病污染的或者带有动植物检疫危险性病虫害的以及根据法律法规规定须作检疫处理的，应当实施卫生除害处理，并接受海关监督。

第十六条 入境快件经检验不符合法律、行政法规规定的强制性标准或者其他必须执行的检验标准的，必须在海关的监督下进行技术处理。

第十七条 入境快件经检验检疫合格的，签发有关单证，予以放行；经检验检疫不合格但经实施有效检验检疫处理，符合要求的，签发有关单证，予以放行。

第十八条 入境快件有下列情形之一的，由海关作退回或者销毁处理，并出具有关证明：

（一）未取得检疫审批并且未能按规定要求补办检疫审批手续的；

（二）按法律法规或者有关国际条约、双边协议的规定，须取得输出国官方出具的检疫证明文件或者有关声明，而未能取得的；

（三）经检疫不合格又无有效方法处理的；

（四）本办法第十六条所述的入境快件不能进行技术处理或者经技术处理后，重新检验仍不合格的；

（五）其他依据法律法规的规定须作退回或者销毁处理的。

第十九条 出境快件经检验检疫合格的，签发相关单证，予以放行。经检验检疫不合格的，不准出境。

第二十条 海关对出入境快件需作进一步检验检疫处理的，可以予以封存，并与快件运营人办理交接手续。封存期一般不得超过45日。

第二十一条 对出入境快件作出退回或者销毁处理的，海关应当办理有关手续并通知快件运营人。

第二十二条 快件运营人应当配合检验检疫工作，向海关提供有关资料和必要的工作条件、工作用具等，必要时应当派出人员协助工作。

第四章　附　则

第二十三条 对通过邮政出入境的邮寄物的检疫管理适用《进出境邮寄物检疫管理办法》①。

第二十四条 对违反本办法规定的，依照有关法律法规的规定予以处罚。

第二十五条 本办法由海关总署负责解释。

第二十六条 本办法自2001年11月15日起施行。

---

① 编者注：《进出境邮寄物检疫管理办法》（国质检联〔2001〕34号），见本书第三章第一节。

二、《中华人民共和国海关进出境行李物品监管办法》

海关总署令第 276 号公布，自 2025 年 4 月 1 日起施行。

（一）相关法律法规条款

《进出境动植物检疫法》第二十八条：“携带、邮寄植物种子、种苗及其他繁殖材料进境的，必须事先提出申请，办理检疫审批手续。”

《进出境动植物检疫法》第二十九条：“禁止携带、邮寄进境的动植物、动植物产品和其他检疫物的名录，由国务院农业行政主管部门制定并公布。

“携带、邮寄前款规定的名录所列的动植物、动植物产品和其他检疫物进境的，作退回或者销毁处理。”

《进出境动植物检疫法》第三十条：“携带本法第二十九条规定的名录以外的动植物、动植物产品和其他检疫物进境的，在进境时向海关申报并接受口岸动植物检疫机关检疫。

“携带动物进境的，必须持有输出国家或者地区的检疫证书等证件。”

《进出境动植物检疫法》第三十三条：“携带、邮寄出境的动植物、动植物产品和其他检疫物，物主有检疫要求的，由口岸动植物检疫机关实施检疫。”

《进出境动植物检疫法实施条例》第五条：“享有外交、领事特权与豁免的外国机构和人员公用或者自用的动植物、动植物产品和其他检疫物进境，应当依照进出境动植物检疫法和本条例的规定实施检疫。”

《进出境动植物检疫法实施条例》第十二条：“携带、邮寄植物种子、种苗及其他繁殖材料进境的，必须事先提出申请，办理检疫审批手续；因特殊情况无法事先办理的，携带人或者邮寄人应当在口岸补办检疫审批手续，经审批机关同意并经检疫合格后方准进境。”

《进出境动植物检疫法实施条例》第四十条：“携带、邮寄植物种子、种苗及其他繁殖材料进境，未依法办理检疫审批手续的，由口岸动植物检疫机关作退回或者销毁处理。邮件作退回处理的，由口岸动植物检疫机关在邮件及发递单上批注退回原因；邮件作销毁处理的，由口岸动植物检疫机关签发通知单，通知寄件人。”

《进出境动植物检疫法实施条例》第四十一条：“携带动植物、动植物产品和其他检疫物进境的，进境时必须向海关申报并接受口岸动植物检疫机关检疫。海关应当将申报或者查获的动植物、动植物产品和其他检疫物及时交由口岸动植物检疫机关检疫。未经检疫的，不得携带进境。”

《进出境动植物检疫法实施条例》第四十二条：“口岸动植物检疫机关可以在港口、机场、车站的旅客通道、行李提取处等现场进行检查，对可能携带动植物、动植物产品和其他检疫物而未申报的，可以进行查询并抽检其物品，必要时可以开包（箱）检查。”

《进出境动植物检疫法实施条例》第四十三条：“携带动物进境的，必须持有输出动物的国家或者地区政府动植物检疫机关出具的检疫证书，经检疫合格后放行；携带犬、猫等宠物进境的，还必须持有疫苗接种证书。没有检疫证书、疫苗接种证书的，由口岸动植物检疫机关作限期退回或者没收销毁处理。作限期退回处理的，携带人必须在规定的时间内持口岸动植物检疫机关签发的截留凭证，领取并携带出境；逾期不领取的，作自动放弃处理。

“携带植物、动植物产品和其他检疫物进境，经现场检疫合格的，当场放行；需要作实验室检疫或者隔离检疫的，由口岸动植物检疫机关签发截留凭证。截留检疫合格的，携带人持截留凭证向口岸动植物检疫机关领回；逾期不领回的，作自动放弃处理。

“禁止携带、邮寄进出境动植物检疫法第二十九条规定的名录所列动植物、动植物产品和其他检疫物进境。”

《进出境动植物检疫法实施条例》第四十五条：“携带、邮寄进境的动植物、动植物产品和其他检疫物，经检疫不合格又无有效方法作除害处理的，作退回或者销毁处理，并签发《检疫处理通知单》交携带人、寄件人。”

《中华人民共和国国境卫生检疫法》（以下简称《国境卫生检疫法》）第九条：“进境出境的人员、交通运输工具，集装箱等运输设备、货物、行李、邮包等物品及外包装（以下统称货物、物品），应当依法接受检疫查验，经海关准许，方可进境出境。

“享有外交、领事特权与豁免等相关待遇的人员，以及享有外交、领事特权与豁免等相关待遇的机构和人员的物品进境出境，在不影响其依法享有特权与豁免的前提下，应当依法接受检疫查验。”

《国境卫生检疫法》第十九条：“进境出境货物、物品的收发货人、收寄件人、携运人（携带人）、承运人或者其代理人应当按照规定向海关如实申报与检疫查验有关的事项。”

《国境卫生检疫法》第二十二条：“血液等人体组织、病原微生物、生物制品等关系公共卫生安全的货物、物品进境出境，除纳入药品、兽药、医疗器械管理的外，应当由海关事先实施卫生检疫审批，并经检疫查验合格后方可进境出境。”

《中华人民共和国国境卫生检疫法实施细则》（以下简称《国境卫生检疫法实施细则》）第十一条：“入境、出境的微生物、人体组织、生物制品、血液及其制品等特殊物品的携带人、托运人或者邮递人，必须向卫生检疫机关申报并接受卫生检疫，凭卫生检疫机关签发的特殊物品审批单办理通关手续。未经卫生检疫机关许可，不准入境、出境。”

《国境卫生检疫法实施细则》第十二条：“入境、出境的旅客、员工个人携带或者托运可能传播传染病的行李和物品，应当接受卫生检查。卫生检疫机关对来自疫区或者被传染病污染的各种食品、饮料、水产品等应当实施卫生处理或者销毁，并签发卫生处理证明。”

《农业转基因生物安全管理条例》第四十九条：“违反本条例规定，进口、携带、邮寄农业转基因生物未向口岸出入境检验检疫机构报检的，由口岸出入境检验检疫机构比照进出境动植物检疫法的有关规定处罚。”

《中华人民共和国外交特权与豁免条例》第十八条：“外交代表的私人行李免受查验，但中国有关机关有重大理由推定其中装有不属于前款规定免税的物品或者中国法律和政府规定禁止运进、运出或者检疫法规规定管制的物品的，可以查验。查验时，须有外交代表或者其授权人员在场。”

（二）用语定义

行李物品：指进出境人员携带的物品，包括随身携带、分离运输的物品等。（第三十五条）

分离运输行李物品：指进出境人员以分离托运方式运进或者运出的本人行李物品。（第三十五条）

（三）规章全文

中华人民共和国海关进出境行李物品监管办法

第一章　总　则

第一条　为了规范海关对进出境行李物品的监管，维护国家安全，便利口岸通关，根据《中华人民共和国海关法》、《中华人民共和国关税法》、《中华人民共和国进出境动植物检疫法》、《中华人民共和国国境卫生检疫法》及有关法律、行政法规，制定本办法。

第二条　海关对进出境行李物品的监管，适用本办法。

第三条　进出境行李物品应当通过设立海关的地点进境或者出境。

在特殊情况下，进出境行李物品需要经过未设立海关的地点临时进境或者出境的，经国务院或者国务院授权的机关批准后，按照本办法规定办理海关手续。

第四条 进出境人员可以自行向海关办理行李物品进出境手续，也可以委托他人办理。

第五条 进出境行李物品应当符合合理自用的要求；超过合理自用数量的，按照货物办理海关手续。

第六条 进出境人员携带进出境的行李物品应当符合法律、行政法规、国务院的规定或者国务院有关部门依据法律、行政法规的授权作出的规定。

进出境人员不得携带违反国家禁止性管理规定的行李物品进出境。

进出境人员携带国家限制性管理规定的行李物品进出境的，应当符合限额、限量要求，依法提交许可证件以及其他证明材料。

第七条 海关加强现代科学技术创新应用，提升进出境行李物品监管信息化、数字化、智能化、标准化、便利化水平。

第二章 申 报

第八条 进出境人员携带行李物品进出境，应当如实向海关申报。

海关在申报台等指定地点接受进出境人员的书面申报。

第九条 进境人员有下列情形之一的，应当向海关书面申报：

（一）携带禁止进境物品的；

（二）携带限制进境物品超过限额、限量要求或者应当提交许可证件以及其他证明材料的；

（三）携带动植物、动植物产品和其他检疫物的；

（四）携带血液等人体组织、病原微生物、生物制品等关系公共卫生安全的物品的；

（五）携带受到检疫传染病污染或者存在传播检疫传染病风险的物品的；

（六）携带超过规定数额货币现钞的；

（七）携带超过规定免税数额或者限量要求物品的；

（八）携带货物、货样、广告品的；

（九）以分离运输方式运进行李物品的；

（十）携带其他依法需要书面申报行李物品的。

第十条 出境人员有下列情形之一的，应当向海关书面申报：

（一）携带禁止出境物品的；

（二）携带限制出境物品超过限额、限量要求或者应当提交许可证件以及其他证明材料的；

（三）携带货物、货样、广告品的；

（四）携带血液等人体组织、病原微生物、生物制品等关系公共卫生安全的物品的；

（五）携带受到检疫传染病污染或者存在传播检疫传染病风险的物品的；

（六）携带超过规定数额货币现钞的；

（七）携带其他依法需要书面申报行李物品的。

第十一条 进出境人员向海关书面申报的，应当填写纸质申报单或者电子申报数据。

进出境人员应当在申报台等指定地点向海关出示本人有效进出境证件，递交纸质申报单或者确认电子申报数据，提交许可证件以及其他证明材料，并接受海关验核。

有第九条、第十条所列情形，在海关采取查验措施前，未按上述规定完成书面申报手续的，视为未向海关申报。

第十二条 通过海关实施“红绿通道”申报模式的地点进出境时，携带行李物品的进出境人员按照本办法应当向海关书面申报的，以及不明海关规定或者不知如何选择通道的，应当选择“红色通道”。其他进出境人员，可以选择“绿色通道”。

第十三条 暂时进出境的行李物品，可以在进出境时向海关书面申报登记并按照规定提供担保，经海关核准后批注放行。复带相关行李物品出境或者进境时，海关凭批注记录验放。

第三章　查　验

第十四条　海关依法对进出境行李物品实施查验。

查验进出境行李物品的时间和场所，由海关根据实际情况确定。

第十五条　对于查验过程中易损毁、易造成人身伤害的物品，进出境行李物品的携带人或者其代理人应当在查验前主动声明。

第十六条　海关可以使用设备、工具、工作犬等对进出境行李物品实施查验，并依法取样。

第十七条　海关查验进出境行李物品时，进出境人员或者其代理人应当到场，按照海关要求搬移、开拆和重封行李物品，并如实回答海关工作人员的询问。海关认为必要时，在有见证人在场的情况下，可以径行查验。

第十八条　海关对进出境行李物品加施的封识、封志，任何人不得擅自开启或者损毁。

第四章　处　置

第十九条　海关按照《中华人民共和国关税法》、《进境物品关税、增值税、消费税征收办法》以及其他有关法律、行政法规的规定，对准许进境的行李物品征收税款。

第二十条　进出境行李物品在依法缴清税款或者提供担保、提交许可证件以及其他证明材料后，海关予以放行；但依法需检疫的，还应当经检疫合格。

第二十一条　进境人员携带的行李物品符合《中华人民共和国进出境动植物检疫法实施条例》第四十三条规定情形的，海关予以截留并出具相关凭证。截留期限不超过七日，但需要作实验室检疫、隔离检疫的，按照有关法律、行政法规和海关总署规定办理。

第二十二条　进境人员携带的行李物品有下列情形之一的，应当实施检疫处理，并接受海关监督：

（一）受到检疫传染病污染的；

（二）发现与人类健康有关的病媒生物的；

（三）存在传播检疫传染病风险的其他情形的；

（四）发现具有动植物检疫风险的活体有害生物，且可能造成扩散的；

（五）其他依法应当实施检疫处理的。

第二十三条　有下列情形之一，无法当场办结海关手续的，进出境人员应当在三个月内予以办结：

（一）应当缴纳进境行李物品税款的；

（二）应当提交许可证件以及其他证明材料的；

（三）应当按照货物办理海关手续的；

（四）对进出境物品的属性、内容、价值等存疑，需要进行检测、鉴定等处理的；

（五）需要作退回等处理，无法立即实施的。

前款第四项的作业时间不计入时限。

第二十四条　符合本办法第二十三条规定的下列行李物品，进出境人员应当在七日内办结海关手续：

（一）危险化学品；

（二）鲜活、易腐、易失效等不宜长期保存的行李物品；

（三）血液等人体组织、病原微生物、生物制品等关系公共卫生安全的行李物品；

（四）其他海关总署规定的行李物品。

第二十五条 进境人员携带的行李物品有下列情形之一的，且已经海关依法处理的，经海关同意可以退回：

（一）未缴纳进境行李物品税款的；

（二）未能按照货物办理海关手续的；

（三）未能提交许可证件以及其他证明材料的；

（四）属于禁止进境物品的；

（五）经检疫不合格又无有效处理方法的；

（六）其他依法可以退回的。

第二十六条 进出境人员对行李物品声明放弃的，经海关同意可以作放弃处置，但依法不得放弃的除外。

经海关截留检疫合格后，进境人员未在截留期限内领取进境行李物品的，作自动放弃处理。

第二十七条 进境人员携带的行李物品有下列情形之一的，由海关依法进行拍卖、变卖、销毁等处置：

（一）经海关同意放弃或者自动放弃的；

（二）属于禁止进境物品且无法退回的；

（三）经检疫不合格又无有效处理方法且无法退回的；

（四）未在规定时限内办结海关手续的；

（五）在海关监管区内超过三个月无人认领的。

上述行李物品不宜长期保存的，海关可以根据实际情况提前处理。

第五章 分离运输、过境的行李物品

第二十八条 进境人员以分离运输方式运进行李物品的，应当在人员进境时向海关申报。经海关同意的，应当自本人进境之日起六个月内办结海关手续。

出境人员以分离运输方式运出行李物品的，应当在本人出境前办结海关手续。

第二十九条 进出境人员申报分离运输行李物品时，应当向海关提交本人有效的进出境证件、分离运输行李物品清单等材料。

第三十条 过境人员不离开海关监管区的，可以免填行李物品申报单，未经海关同意，不得将行李物品留在境内。必要时，海关可以查验其行李物品。

前款规定的人员不得携带禁止进境物品，但经主管部门批准或者同意的除外。

第三十一条 过境人员获准离开海关监管区的，海关按照进境人员予以监管。

第六章 附 则

第三十二条 任何人不得扰乱海关监管作业现场秩序，未经海关允许不得在海关监管作业现场录音、录像、拍照。

非进出境人员凭有效证件经工作人员通道进出海关监管作业现场，不得携带进出境物品及免税品，应当接受海关检查。

第三十三条 对违反本办法规定的行为，由海关依法予以处理。

第三十四条 法律、行政法规、国务院的规定或者国务院有关部门依据法律、行政法规的授权作出的规定，对下列进出境行李物品另有规定的，从其规定：

（一）享有外交、领事特权与豁免的人员携带进出境的；

（二）非居民长期旅客（含常驻人员）、境外登山团体和个人、回国高层次留学人才、来华工作海外科技专家等特定人员携带进出境的；

（三）进出海南自由贸易港以及其他海关会同有关部门监管的特殊区域的；

（四）其他根据法律、行政法规以及相关部门根据法律、行政法规授权规定的。

前款第一项享有外交、领事特权与豁免的人员应当主动出示护照、签证或者相关证明文件，海关核实后给予相应礼遇。

第三十五条 本办法下列用语的含义是：

"行李物品"，是指进出境人员携带的物品，包括随身携带、分离运输的物品等。

"分离运输行李物品"，是指进出境人员以分离托运方式运进或者运出的本人行李物品。

第三十六条 本办法所称的"超过"不包括本数。

第三十七条 本办法由中华人民共和国海关总署负责解释。

第三十八条 本办法自2025年4月1日起施行。1989年11月1日海关总署令第9号公布、根据2010年11月26日海关总署令第198号、2017年12月20日海关总署令第235号修改的《中华人民共和国海关对进出境旅客行李物品监管办法》，1991年9月2日海关总署令第25号公布、根据2010年11月26日海关总署令第198号修改的《中华人民共和国海关关于过境旅客行李物品管理规定》，1992年9月10日海关总署令第35号公布、根据2010年11月26日海关总署令第198号修改的《中华人民共和国海关对进出境旅客旅行自用物品的管理规定》，1995年12月25日海关总署令第55号公布、根据2010年11月26日海关总署令第198号修改的《中华人民共和国海关关于进出境旅客通关的规定》，1996年8月10日海关总署令第58号公布、根据2010年11月26日海关总署令第198号、2017年12月20日海关总署令第235号修改的《中华人民共和国海关对中国籍旅客进出境行李物品的管理规定》，2012年8月2日原国家质量监督检验检疫总局令第146号公布、根据2018年4月28日海关总署令第238号、2018年5月29日海关总署令第240号、2018年11月23日海关总署令第243号修改的《出入境人员携带物检疫管理办法》同时废止。

第四节｜运输工具、集装箱检验检疫管理类

一、《国际航行船舶出入境检验检疫管理办法》

国家质检总局令第38号公布，自2003年3月1日起施行，根据国家质检总局令第196号和海关总署令第238号、第240号、第262号、第274号修正。

（一）相关法律法规条款

《进出境动植物检疫法》第三十四条："来自动植物疫区的船舶、飞机、火车抵达口岸时，由口岸动植物检疫机关实施检疫。发现有本法第十八条规定的名录所列的病虫害的，作不准带离运输工具、除害、封存或者销毁处理。"

《进出境动植物检疫法》第三十八条："进境供拆船用的废旧船舶，由口岸动植物检疫机关实施检疫，发现有本法第十八条规定的名录所列的病虫害的，作除害处理。"

《进出境动植物检疫法实施条例》第四十六条："口岸动植物检疫机关对来自动植物疫区的船舶、飞机、火车，可以登船、登机、登车实施现场检疫。有关运输工具负责人应当接受检疫人员的询问并在询问记录上签字，提供运行日志和装载货物的情况，开启舱室接受检疫。

"口岸动植物检疫机关应当对前款运输工具可能隐藏病虫害的餐车、配餐间、厨房、储藏室、食品舱等动植物产品存放、使用场所和泔水、动植物性废弃物的存放场所以及集装箱箱体等区域或者部位，实施检疫；必要时，作防疫消毒处理。"

《进出境动植物检疫法实施条例》第四十九条："进境拆解的废旧船舶，由口岸动植物检疫机关

实施检疫。发现病虫害的，在口岸动植物检疫机关监督下作除害处理。发现有禁止进境的动植物、动植物产品和其他检疫物的，在口岸动植物检疫机关的监督下作销毁处理。”

《国境卫生检疫法》第九条：“进境出境的人员、交通运输工具，集装箱等运输设备、货物、行李、邮包等物品及外包装（以下统称货物、物品），应当依法接受检疫查验，经海关准许，方可进境出境。

享有外交、领事特权与豁免等相关待遇的人员，以及享有外交、领事特权与豁免等相关待遇的机构和人员的物品进境出境，在不影响其依法享有特权与豁免的前提下，应当依法接受检疫查验。”

《国境卫生检疫法》第十条：“进境出境的人员、交通运输工具、货物、物品，应当分别在最先到达的口岸和最后离开的口岸接受检疫查验；货物、物品也可以在海关指定的其他地点接受检疫查验。

来自境外的交通运输工具因不可抗力或者其他紧急原因停靠、降落在境内口岸以外地区的，交通运输工具负责人应当立即向就近的海关报告，接到报告的海关应当立即派员到场处理，必要时可以请求当地人民政府疾病预防控制部门予以协助；除避险等紧急情况外，未经海关准许，该交通运输工具不得装卸货物、物品，不得上下引航员以外的人员。”

《国境卫生检疫法》第十三条：“进境出境交通运输工具负责人应当按照规定向海关如实申报与检疫查验有关的事项。”

《国境卫生检疫法》第十四条：“海关可以登临交通运输工具进行检疫查验，对符合规定条件的，可以采取电讯方式进行检疫查验。

除避险等紧急情况外，进境的交通运输工具在检疫查验结束前、出境的交通运输工具在检疫查验结束后至出境前，未经海关准许，不得驶离指定的检疫查验地点，不得装卸货物、物品，不得上下引航员以外的人员。”

《国境卫生检疫法》第十五条：“进境出境交通运输工具有下列情形之一的，应当实施卫生处理，并接受海关监督；必要时，海关可以会同有关部门对交通运输工具实施隔离：

（一）受到检疫传染病污染；

（二）发现与人类健康有关的病媒生物；

（三）存在传播检疫传染病风险的其他情形。

外国交通运输工具的负责人拒绝实施卫生处理的，除特殊情况外，海关应当责令该交通运输工具在其监督下立即离境。”

《国境卫生检疫法》第十六条：“海关依据检疫医师提供的检疫查验结果，对没有传播检疫传染病风险或者已经实施有效卫生处理的交通运输工具，签发进境检疫证或者出境检疫证。”

《国境卫生检疫法》第十七条：“已经实施检疫查验的交通运输工具在口岸停留期间，发现检疫传染病染疫人、疑似染疫人或者有人非因意外伤害死亡且死因不明的，交通运输工具负责人应当立即向海关报告，海关应当依照本法规定采取相应的措施。”

《国境卫生检疫法》第十八条：“海关对过境的交通运输工具不实施检疫查验，但有证据表明该交通运输工具存在传播检疫传染病风险的除外。

过境的交通运输工具在中国境内不得装卸货物、物品或者上下人员；添加燃料、饮用水、食品和供应品的，应当停靠在指定地点，在海关监督下进行。”

《国境卫生检疫法实施细则》第二十二条：“船舶的入境检疫，必须在港口的检疫锚地或者经卫生检疫机关同意的指定地点实施。

“检疫锚地由港务监督机关和卫生检疫机关会商确定，报国务院交通运输主管部门和海关总署备案。”

《中华人民共和国进出口商品检验法实施条例》（以下简称《进出口商品检验法实施条例》）第

三十条："对装运出口的易腐烂变质食品、冷冻品的集装箱、船舱、飞机、车辆等运载工具，承运人、装箱单位或者其代理人应当在装运前向出入境检验检疫机构申请清洁、卫生、冷藏、密固等适载检验。未经检验或者经检验不合格的，不准装运。"

（二）行政审批和备案

1. 国境口岸卫生许可核发（从事船舶食品、饮用水供应单位许可）。

2. 进出境动植物检疫除害处理单位核准（从事船舶进出境动植物检疫除害处理单位许可）。

（三）用语定义

国际航行船舶（以下简称"船舶"）：指进出中华人民共和国国境口岸的外国籍船舶和航行国际航线的中华人民共和国国籍船舶。（第二条）

（四）规章全文

国际航行船舶出入境检验检疫管理办法

第一章　总　则

第一条　为加强国际航行船舶出入境检验检疫管理，便利国际航行船舶进出我国口岸，根据《中华人民共和国国境卫生检疫法》及其实施细则、《中华人民共和国进出境动植物检疫法》及其实施条例、《中华人民共和国进出口商品检验法》及其实施条例以及《国际航行船舶进出中华人民共和国口岸检查办法》的规定，制定本办法。

第二条　本办法所称国际航行船舶（以下简称船舶）是指进出中华人民共和国对外开放的口岸（以下简称口岸）的外国籍船舶和航行国际航线的中华人民共和国国籍船舶。

第三条　海关总署主管船舶进出口岸的检验检疫工作。主管海关负责所辖地区的船舶进出口岸的检验检疫和监督管理工作。

第四条　国际航行船舶进出口岸应当按照本办法规定实施检验检疫。

第二章　入境检验检疫

第五条　入境的船舶应当在最先到达口岸的指定地点接受检疫，办理入境检验检疫手续。

第六条　船方或者其代理人应当在船舶预计到达口岸24小时前（航程不足24小时的，在驶离上一口岸时）向海关申报，填报入境检疫申报书。如船舶动态或者申报内容有变化，船方或者其代理人应当及时向海关更正。

第七条　受入境检疫的船舶，在航行中发现检疫传染病染疫人、疑似染疫人，或者有人非因意外伤害而死亡并死因不明的，船方必须立即向入境口岸海关报告。

第八条　海关对申报内容进行审核，确定以下检疫方式，并及时通知船方或者其代理人。

（一）锚地检疫；

（二）电讯检疫；

（三）靠泊检疫；

（四）随船检疫。

第九条　海关对存在下列情况之一的船舶应当实施锚地检疫：

（一）来自动植物疫区，国家有明确要求的；

（二）发现检疫传染病染疫人、疑似染疫人，或者有人非因意外伤害而死亡并死因不明的；

（三）装载的货物为活动物的；

（四）发现有啮齿动物异常死亡的；

（五）废旧船舶；

（六）未持有有效的《船舶免予卫生控制措施证书/船舶卫生控制措施证书》的；

（七）船方申请锚地检疫的；

（八）海关工作需要的。

第十条 持有有效卫生证书，并且没有第九条所列情况的船舶，经船方或者其代理人申请，海关可以实施电讯检疫。

船舶在收到海关同意电讯检疫的批复后，即视为已实施电讯检疫。船方或者其代理人必须在船舶到达口岸24小时内办理入境检验检疫手续。

第十一条 对未持有有效卫生证书，且没有第九条所列情况或者因天气、潮水等原因无法实施锚地检疫的船舶，经船方或者其代理人申请，海关可以实施靠泊检疫。

第十二条 海关对旅游船、军事船、要人访问所乘船舶等特殊船舶以及遇有特殊情况的船舶，如船上有病人需要救治、特殊物资急需装卸、船舶急需抢修等，经船方或者其代理人申请，可以实施随船检疫。

第十三条 接受入境检疫的船舶，必须按照规定悬挂检疫信号，在海关签发入境检疫证书或者通知检疫完毕以前，不得解除检疫信号。除引航员和经海关准许的人员外，其他人员不准上船；不准装卸集装箱等运输设备、货物、行李、邮包等物品及外包装；其他船舶不准靠近；船上人员，除因船舶遇险外，未经海关许可，不得离船；检疫完毕之前，未经海关准许，引航员不得擅自将船舶引离检疫锚地。

第十四条 办理入境检验检疫手续时，船方或者其代理人应当向海关提交《航海健康申报书》《总申报单》《货物申报单》《船员名单》《旅客名单》《船用物品申报单》《压舱水报告单》及载货清单，并应检验检疫人员的要求提交《船舶免予卫生控制措施证书/船舶卫生控制措施证书》《预防接种证书》《健康证书》以及《航海日志》等有关资料。

第十五条 海关实施登临检疫时，应当在船方人员的陪同下，根据检验检疫工作规程实施检疫查验。

第十六条 海关对经检疫判定没有传播检疫传染病风险的入境船舶，签发《船舶入境卫生检疫证》；对经检疫判定受到检疫传染病污染、发现与人类健康有关的病媒生物或者存在其他传播检疫传染病风险应当实施卫生除害处理的或者有其他限制事项的入境船舶，在实施相应的卫生除害处理或者注明应当接受的卫生除害处理事项后，签发《船舶入境检疫证》；对来自动植物疫区经检疫判定合格的船舶，应船舶负责人或者其代理人要求签发《运输工具检疫证书》；对须实施卫生除害处理的，应当向船方出具《检验检疫处理通知书》，并在处理合格后，应船方要求签发《运输工具检疫处理证书》。

第三章　出境检验检疫

第十七条 出境的船舶应当在最后离开的口岸接受检验检疫，办理出境检验检疫手续。

第十八条 出境的船舶，船方或者其代理人应当在船舶离境前4小时内向海关申报，办理出境检验检疫手续。已办理手续但出现人员、货物的变化或者因其他特殊情况24小时内不能离境的，须重新办理手续。

船舶在口岸停留时间不足24小时的，经海关同意，船方或者其代理人在办理入境手续时，可以同时办理出境手续。

第十九条 对装运出口易腐烂变质食品、冷冻品的船舱，必须在装货前申请适载检验，取得检验证书。未经检验合格的，不准装运。

装载植物、动植物产品和其他检疫物出境的船舶，应当符合国家有关动植物防疫和检疫的规定，取得《运输工具检疫证书》。对需实施除害处理的，作除害处理并取得《运输工具检疫处理证书》后，方可装运。

第二十条 办理出境检验检疫手续时，船方或者其代理人应当向海关提交《航海健康申报书》《总申报单》《货物申报单》《船员名单》《旅客名单》及载货清单等有关资料（入境时已提交且无变动的可免于提供）。

第二十一条 经审核船方提交的出境检验检疫资料或者经登临检验检疫，符合有关规定的，海关签发交通运输工具出境卫生检疫证书，并在船舶出口岸手续联系单上签注。

第四章 检疫处理

第二十二条 对有下列情况之一的船舶，应当实施卫生除害处理，并接受海关监督：

（一）受到检疫传染病污染的；

（二）存在传播检疫传染病风险的其他情形的；

（三）发现有与人类健康有关的病媒介生物的；

（四）发现有动物一类、二类传染病、寄生虫病①或者植物危险性病、虫、杂草②的或者一般性病虫害超过规定标准的；

（五）装载可能造成传染病传播的散装废旧物品或者腐败变质有碍公共卫生物品的；

（六）装载活动物入境和拟装运活动物出境的；

（七）携带尸体、棺柩、骸骨入境的；

（八）废旧船舶；

（九）海关总署要求实施卫生除害处理的其他船舶。

第二十三条 对船上的检疫传染病染疫人、疑似染疫人，应当立即采取有效的现场防控措施，并及时通知口岸所在地县级以上地方人民政府疾病预防控制部门。

第二十四条 对船上的染疫动物实施退回或者扑杀、销毁，对可能被传染的动物实施隔离。发现禁止进境的动植物、动植物产品和其他检疫物的，必须作封存或者销毁处理。

第二十五条 对国家明确规定应当实施卫生除害处理的船舶压舱水需要排放的，应当在排放前实施相应的卫生除害处理。对船上的生活垃圾、泔水、动植物性废弃物，应当放置于密封有盖的容器中，在移下前应当实施必要的卫生除害处理③。

第二十六条 对船上的伴侣动物，船方应当在指定区域隔离。确实需要带离船舶的伴侣动物、船用动植物及其产品，按照有关检疫规定办理。

第五章 监督管理

第二十七条 海关对航行或者停留于口岸的船舶实施监督管理，对卫生状况不符合法律、行政法规和国家规定的卫生标准要求的和可能导致传染病传播或者病虫害传播扩散的因素提出整改意见，并监督指导采取必要的检疫处理措施。

第二十八条 海关接受船方或者其代理人的申请，办理《船舶免予卫生控制措施证书/船舶卫生控制措施证书》（或者延期证书）船舶在口岸停留期间，未经海关准许，不得擅自排放船舶压舱水、

---

① 编者注：见《中华人民共和国进境动物检疫疫病名录》（农业农村部 海关总署公告第256号），本书第三章第一节。

② 编者注：见农业部公告第862号，农业部 国家质检总局公告第1147号、第1472号、第1600号、第1831号，农业部、国家质检总局、国家林业局公告第1902号和农业农村部 海关总署公告第413号、第845号，见本书第三章第一节。

③ 编者注：《关于加强对来自动物疫区运输工具监督管理的公告》（海关总署公告2021年第94号，见本书第三章第一节）规定，进境运输工具负责人应切实履行生物安全主体责任，自行或委托相关单位，对从进境运输工具上卸下的动植物性废弃物、泔水严格实施动植物检疫除害处理。

移下垃圾和污物等，任何单位和个人不得擅自将船上自用的动植物、动植物产品及其他检疫物带离船舶。船舶在国内停留及航行期间，未经许可不得擅自启封动用海关在船上封存的物品。

第三十条 海关对船舶上的动植物性铺垫材料进行监督管理，未经海关许可不得装卸。

第三十一条 船舶应当具备并按照规定使用消毒、除虫、除鼠药械及装置。

第三十二条 来自国内疫区的船舶，或者在国内航行中发现检疫传染病染疫人、疑似染疫人，或者有人非因意外伤害而死亡并死因不明的，船舶负责人应当向到达口岸海关报告，接受临时检疫。

第三十三条 海关对在口岸内从事船舶食品生产经营、饮用水供应服务的单位以及从事船舶进出境动植物检疫除害处理的单位实行许可管理；对从事船舶代理、船舶物料服务的单位实行备案管理。

第六章 附 则

第三十四条 航行港澳小型船舶的检验检疫按照海关总署的有关规定执行。

第三十五条 往来边境地区的小型船舶、停靠非对外开放口岸的船舶以及国际海运过鲜船舶的检验检疫参照本办法执行。

第三十六条 违反本办法规定的，按照国家有关法律法规的规定处罚。

第三十七条 本办法由海关总署负责解释。

第三十八条 本办法自2003年3月1日起施行。原国家动植物检疫局1995年5月8日发布的《国际航行船舶进出中华人民共和国口岸动植物检疫实施办法》（试行）和原国家商品检验局1994年12月29日发布的《装运出口商品船舱检验管理办法》同时废止。其他有关规定与本办法不一致的，以本办法为准。

二、《出入境邮轮检疫管理办法》

国家质检总局令第185号公布，自2017年1月1日起施行，根据海关总署令第238号、第240号、第262号、第274号修正。

规章全文如下。

出入境邮轮检疫管理办法

第一章 总 则

第一条 为了规范出入境邮轮检疫监管工作，防止疫病疫情传播，促进邮轮经济发展，根据《中华人民共和国国境卫生检疫法》及其实施细则、《中华人民共和国动植物检疫法》及其实施条例、《中华人民共和国食品安全法》及其实施条例、《中华人民共和国传染病防治法》及其实施办法、《突发公共卫生事件应急条例》《国际航行船舶进出中华人民共和国口岸检查办法》等法律法规的规定，制定本办法。

第二条 本办法适用于对进出中华人民共和国对外开放的口岸（以下简称口岸）的外国籍邮轮和航行国际航线的中华人民共和国籍邮轮及相关经营、服务单位的检疫监督管理。

第三条 海关总署统一管理全国出入境邮轮检疫监管工作。

主管海关负责所辖口岸的出入境邮轮检疫监管工作。

第二章 风险管理

第四条 海关对出入境邮轮实施风险管理。

第五条 海关总署根据邮轮卫生状况、运营方及其代理人检疫风险控制能力、信用等级、现场监管情况及其他相关因素，制定邮轮检疫风险评估技术方案，确定邮轮检疫风险等级划分标准。

第六条 邮轮运营方负责建立并运行邮轮公共卫生安全体系，包括：

（一）食品安全控制计划；

（二）饮用水安全控制计划；

（三）娱乐用水安全控制计划；

（四）病媒生物监测计划；

（五）邮轮公共场所卫生制度；

（六）废弃物管理制度；

（七）胃肠道疾病的监测与控制体系；

（八）突发公共卫生事件应对工作机制。

第七条 邮轮运营方负责建立邮轮有害生物综合管理措施（IPM）计划，开展相关监测、防治和报告工作，控制有害生物扩散。

第八条 邮轮运营方或者其代理人按照自愿原则，可以向母港所在地海关提出风险评估申请，申请时应当提交以下资料：

（一）邮轮检疫风险评估申请书；

（二）邮轮的通风系统、生活用水供应系统、饮用水净化系统、污水处理系统的结构图。

第九条 海关总署负责组织邮轮风险评估工作，确定邮轮检疫风险等级，并对外公布。

主管海关根据风险等级确定邮轮检疫方式、卫生监督内容及频次并实施动态分类管理。

第三章 入境检疫查验

第十条 在邮轮入境前24小时或者离开上一港口后，邮轮负责人或者其代理人应当向入境口岸海关申报，提交沿途寄港、靠泊计划、人员健康情况、《船舶免予卫生控制措施/卫生控制措施证书》等信息。

如申报内容有变化，邮轮负责人或者其代理人应当及时向海关更正。

第十一条 入境邮轮应当依法接受检疫查验。

邮轮负责人或者其代理人应当向最先到达的入境口岸海关申请办理入境检疫手续，经海关准许，方可入境。

接受入境检疫的邮轮，在检疫完成以前，未经海关准许，不准上下人员，不准装卸集装箱等运输设备、货物、行李、邮包等物品及外包装（以下统称货物、物品）。

第十二条 入境邮轮应当按照规定悬挂检疫信号，在指定地点等候检疫。在海关签发入境检疫证书或者通知检疫完毕之前，不得解除检疫信号。

检验检疫人员登临检疫时，邮轮负责人或者其代理人应当配合开展工作。

第十三条 海关根据入境邮轮申报信息及邮轮检疫风险等级确定检疫方式，及时通知邮轮负责人或者其代理人，检疫方式有：

（一）靠泊检疫；

（二）随船检疫；

（三）锚地检疫；

（四）电讯检疫。

第十四条 有下列情形之一的，海关可以对入境邮轮实施随船检疫：

（一）首次入境，且入境前4周内停靠过海关总署公告、警示通报列明的发生疫情国家或者地区；

（二）首次入境，且公共卫生体系风险不明的；

（三）为便利通关需要，邮轮负责人或者其代理人申请，海关认为有必要的。

参加随船检疫人员应当为邮轮检疫在岗人员，且具有医学专业背景或者接受过系统性船舶卫生检疫业务培训的。

第十五条 有下列情形之一的，海关应当对入境邮轮实施锚地检疫：

（一）邮轮上报告有疑似检疫传染病染疫人，且根据要求需对密切接触者采取集中隔离观察的；

（二）海关总署公告、警示通报有明确要求的；

（三）海关总署评定检疫风险较高的；

（四）有本办法第十四条第一款第（一）（二）项规定的情形而未实施随船检疫的；

（五）邮轮负责人或者其代理人申请，海关认为有必要的。

第十六条 邮轮经风险评估，检疫风险较低的，经邮轮负责人或者其代理人申请，海关可以实施电讯检疫。

第十七条 有本办法第十四条、第十五条、第十六条规定以外的其他情形或者在紧急情况下，海关对邮轮实施靠泊检疫。

第十八条 海关工作人员对入境邮轮实施的检疫查验内容包括：

（一）在登临前，检查邮轮是否悬挂检疫信号；

（二）核查《船舶免于卫生控制措施证书/船舶卫生控制措施证书》、食品从业人员健康证明、来自黄热病疫区交通运输工具上船员和旅客的预防接种证书；

（三）检查邮轮医疗设施、航海日志、医疗日志，询问船员、旅客的健康监测情况，可以要求邮轮运营方或者其代理人签字确认；

（四）检查食品饮用水安全、病媒生物控制、废弃物处置和卫生状况；

（五）检查公共卫生安全体系其他相关内容。

第十九条 完成入境检疫后，对没有传播检疫传染病风险的邮轮，检验检疫人员应当立即签发《船舶入境卫生检疫证》；对需要实施检疫处理措施的邮轮，经检疫处理合格后，予以签发《船舶入境检疫证》。

邮轮负责人收到《船舶入境卫生检疫证》或者《船舶入境检疫证》，方可解除入境邮轮检疫信号，准予人员上下以及货物、物品装卸等。

第二十条 入境旅客、邮轮员工及其他人员应当接受检疫。

入境邮轮在中国境内停留期间，旅客、邮轮员工及其他人员不得将动植物、动植物产品和其他检疫物带离邮轮；需要带离时，应当向口岸海关申报。

第四章 出境检疫查验

第二十一条 出境邮轮在离港前4个小时，邮轮负责人或者其代理人应当向出境口岸海关申报邮轮出境检疫信息。

第二十二条 海关对出境邮轮实施检疫，未完成检疫事项的邮轮不得出境。

出境检疫完毕后，海关工作人员对出境邮轮应当签发交通运输工具出境卫生检疫证书。

海关可以根据风险评估情况确定是否实施登临检疫。

第二十三条 对邮轮实施出境检疫完毕后，除引航员和经海关准许的人员外，其他人员不得上下邮轮，不准装卸货物、物品。违反上述规定，该邮轮必须重新实施出境检疫。

出境检疫完毕后超过24小时仍未开航的出境邮轮，应当重新实施出境检疫。

第五章 检疫处理

第二十四条 有下列情形之一的，邮轮运营方应当按照海关要求，组织实施检疫处理：

（一）海关总署发布公告或者警示通报等有明确要求的；

（二）发现存在与人类健康有关的病媒生物或者有毒有害物质的；

（三）发现有《中华人民共和国进出境动植物检疫法》第十八条规定的名录中所列病虫害的；

（四）法律、法规规定的其他应当实施检疫处理的情形。

邮轮上泔水、动植物性废弃物及其存放场所、容器应当实施检疫处理。

检疫处理工作应当依法实施并接受海关监督。

第二十五条 邮轮上有禁止进境的动植物、动植物产品和其他检疫物的，在中国境内停留期间，不得卸离或者带离邮轮。发现有害生物扩散风险或者潜在风险的，邮轮运营方应当主动采取防范措施，并及时向海关报告。

第二十六条 经检疫处理合格的，且需下一港跟踪的邮轮，出发港海关应当及时将有关信息报送至下一港海关。

第六章 突发公共卫生事件处置

第二十七条 发生下列情形之一，邮轮负责人或者其代理人应当及时采取有效的应急处置措施，立即向口岸海关进行突发公共卫生事件报告：

（一）航行途中有人员发生疑似传染病死亡或者不明原因死亡的；

（二）发现传染病染疫人或者疑似染疫人，且可能构成公共卫生风险的；

（三）航行过程中6小时内出现6例及以上的消化道疾病病例，或者邮轮上有1%及以上的船员或者旅客患消化道疾病的；

（四）邮轮航行途中24小时内出现2‰以上的船员或者旅客患呼吸道传染病的；

（五）发生群体性不明原因疾病的；

（六）邮轮负责人或者其代理人认为应当报告的其他情形。

第二十八条 突发公共卫生事件报告内容应当包括：

（一）事件的基本情况，包括启运港、靠泊港和沿途寄港、停靠日期、病名或者主要症状、总人数、患病人数、死亡人数等；

（二）患病人员的监测日志、医疗记录和调查记录等；

（三）邮轮上所采取的应急处置措施及所取得的效果；

（四）法律法规要求的其他信息和资料。

第二十九条 邮轮发生突发公共卫生事件时，应当遵循统一指挥、职责明确、科学高效、反应及时、优先救治的原则。海关应当对人员医疗救治工作给予检疫便利。

第三十条 邮轮运营方应当建立完善的突发公共卫生事件处置能力，包括配备具有处置突发事件能力的专业人员、建立应急处置预案、定期开展培训和演练等。

发生突发公共卫生事件时，邮轮运营方及其代理人应当配合海关做好应急处置工作。

第三十一条 海关应当建立突发公共卫生事件的应急处置机制，做好联防联控工作，定期开展培训和演练，指导、协调邮轮运营方做好邮轮突发公共卫生事件的现场处置工作。

第三十二条 邮轮发生突发公共卫生事件时，应当按照口岸突发公共卫生事件应急处置相关规定处理。

第七章 监督管理

第三十三条 海关总署可以根据邮轮检疫风险等级确定监督管理的重点、方式和频次。

海关可以以抽查、专项检查、全项目检查等方式进行监管。必要时，可以实施采样检测。

第三十四条 检验检疫人员按照下列要求对出入境邮轮实施卫生监督：

（一）公共卫生安全管理制度是否完善；

（二）食品饮用水安全；

（三）客舱、甲板、餐厅、酒吧、影剧院、游泳池、浴池等公共场卫生状况是否保持良好；

（四）是否保持无感染源或者污染源，包括无病媒生物和宿主，并确保医学媒介生物控制措施的有效运行；

（五）保持废弃物密闭储存，或者具备无害化处理能力；

（六）保留完整规范的医疗记录、药品消耗及补充记录；

（七）是否建立完善的压舱水排放报告机制。

第三十五条 检验检疫人员按照下列要求对出入境邮轮食品安全实施监督管理：

（一）邮轮上的食品从业人员应当持有有效的健康证明，并经过职业培训，能够按照食品安全控制要求进行操作；

（二）邮轮运营方应当向持有有效国境口岸卫生许可证的食品生产经营单位采购食品或者餐饮服务；

（三）应当建立食品进货查验制度，并保存相关档案。

第三十六条 海关对境外直供邮轮的进境食品，可以参照过境检疫模式进行监管：

（一）境外直供邮轮的动植物源性食品和水果的入境口岸、运输路线、出境口岸等相关事项，应当向配送地直属海关备案；

（二）境外直供邮轮的动植物源性食品和水果应当使用集装箱装载，按照规定的路线运输，集装箱在配送邮轮前不得开箱；

（三）境外直供邮轮食品在配送时应当接受开箱检疫。开箱时，应当由检验检疫人员现场监督，经查验铅封、核对货物种类和数量、实施检疫后方可配送邮轮。

境外直供邮轮食品不得用于其他用途。

第三十七条 对经监督管理不合格的邮轮，海关应当通知邮轮负责人或者其代理人进行整改，整改符合要求后，邮轮方可出入境。

第八章 法律责任

第三十八条 发生突发公共卫生事件时，邮轮运营方或者其代理人未按照海关要求及时报告的，由海关视情节轻重给予警告，或者处以3万元以下罚款。

第三十九条 有下列违法行为之一的，依法追究刑事责任；尚不构成犯罪或者犯罪情节显著轻微依法不需要判处刑罚的，由海关处2万元以上5万元以下的罚款：

（一）引起重大动植物疫情的；

（二）伪造、变造动植物检疫单证、印章、标志、封识的。

引起重大动植物疫情危险，情节严重的依法追究刑事责任。

第九章 附 则

第四十条 定班客轮可以参照本办法实施管理。

第四十一条 本办法由海关总署负责解释。

第四十二条 本办法自2017年1月1日起施行。

三、《海南出入境游艇检疫管理办法》

国家质检总局令第153号公布，自2013年8月1日起施行，根据海关总署令第238号、第240号、第274号修正。

（一）用语定义

游艇：仅限于用于游览观光、休闲娱乐等活动的具备机械推进动力装置的船舶。（第三十五条）

艇方：指游艇所有人或者其使用人。（第三十五条）

艇上人员：包括游艇上的操作人员以及乘坐游艇的所有人员。（第三十五条）

游艇俱乐部：包括为出入境游艇提供游艇靠泊、保管及使用服务的依法成立的游艇俱乐部、游艇会以及其他组织。（第三十五条）

（二）规章全文

海南出入境游艇检疫管理办法

第一章　总　则

第一条 为防止疫病疫情传入传出，规范海南出入境游艇检疫，根据《中华人民共和国国境卫生检疫法》及其实施细则、《中华人民共和国进出境动植物检疫法》及其实施条例、《国际卫生条例》等法律法规和国务院有关规定，制定本办法。

第二条 本办法适用于从海南出境、入境游艇的检疫和监督管理工作。

第三条 海关总署主管全国出入境游艇检疫监督管理工作。

海口海关负责海南出入境游艇检疫和监督管理工作。

第四条 海南出入境游艇检疫监督管理遵循先行先试、监管有效、简化手续、方便快捷的原则。

第二章　入境检疫

第五条 入境游艇应当在最先到达的口岸接受检疫。

海关可以对入境游艇实施电讯检疫、锚地检疫、靠泊检疫或者随船检疫。

第六条 艇方或者其代理人应当在游艇到达口岸前，向入境口岸海关申报下列事项：

（一）游艇名称、国籍、预定抵达检疫地点的日期和时间；

（二）发航港、最后寄港；

（三）游艇操作人员和其他艇上人员数量及健康状况；

（四）依法应当向海关申报并接受检疫的动植物、动植物产品和其他检疫物。

第七条 艇方或者其代理人应当在游艇到达检疫地点前12小时将确定到达的日期和时间通知海关。

第八条 无重大疫病疫情时，已取得《船舶免予卫生控制措施证书/船舶卫生控制措施证书》的，艇方或者其代理人可以向海关申请电讯检疫。

未持有上述证书的，海关可以先予实施电讯检疫，艇方或者其代理人在游艇到达检疫地点后应当申请补办。

第九条 有下列情形之一的游艇，艇方或者其代理人应当主动向海关报告，由海关在检疫锚地或者海关指定的地点实施检疫：

（一）来自动植物疫区，国家有明确要求的；

（二）发现检疫传染病染疫人、疑似染疫人，或者有人非因意外伤害而死亡并死因不明的；

（三）发现有啮齿动物异常死亡的。

第十条 除实施电讯检疫的以及本办法第九条规定的检疫以外的其他游艇，由海关在口岸开放码头或者经海关同意的游艇停泊水域或者码头实施靠泊检疫。

需要办理口岸临时开放手续的，按照相关规定执行。

第十一条 受入境检疫的游艇应当按照规定悬挂检疫信号等候查验，在检疫完毕并签发船舶入境检疫证后，方可解除检疫信号、上下人员、装卸行李等物品。

不具备悬挂检疫信号条件的，入境时应当在检疫地点等候查验，并尽早通知海关实施检疫。

第十二条 办理入境检疫手续时，艇方或者其代理人应当向海关提交《出/入境游艇检疫总申报单》《船舶免予卫生控制措施证书/船舶卫生控制措施证书》、游艇操作人员及随艇人员名单等相关资料，必要时提供游艇航行等相关记录。来自黄热病疫区的，还应当提供艇上人员《预防接种证书》。

不能提供《船舶免予卫生控制措施证书/船舶卫生控制措施证书》的，艇方或者其代理人在游艇入境后应当向海关申请补办。

第十三条 海关依法对入境游艇上的检疫传染病染疫人、疑似染疫人采取有效的现场防控措施，并及时通知口岸所在地县级以上地方人民政府疾病预防控制部门。

第十四条 入境游艇有下列情形之一的，应当实施卫生除害处理，并接受海关监督：

（一）受到检疫传染病污染的；（二）发现有与人类健康有关的病媒生物的；

（三）存在传播检疫传染病风险的其他情形的；

（四）发现有动物一类、二类传染病、寄生虫病①或者进境植物检疫性有害生物②的。

第十五条 入境游艇在中国境内停留期间，艇上人员不得将所装载的动植物、动植物产品和其他检疫物带离游艇；需要带离时，应当向海关报检，相关程序及要求按照有关法律法规的相关规定执行。

游艇上装载有禁止进境的动植物、动植物产品和其他检疫物的，海关应当做封存或者销毁处理。

第十六条 携带犬、猫（以下简称宠物）入境的，每人每次限带1只，携带人应当向海关提供输出国家或者地区官方动物检疫机构出具的有效检疫证书和疫苗接种证书。宠物应当具有芯片或者其他有效身份证明③。

第十七条 来自非狂犬病发生国家或者地区的宠物，经查验证书符合要求且现场检疫合格的，可以办理宠物入境随行手续。

来自狂犬病发生国家或者地区的宠物，应当在海关指定的隔离场所隔离30天。

工作犬，如导盲犬、搜救犬等，携带人提供相应证明且现场检疫合格的，可以免于隔离检疫。

海关对隔离检疫的宠物实行监督检查。

第十八条 入境宠物有下列情形之一的，禁止带离游艇：

（一）入境宠物无输出国家或者地区官方动物检疫机构出具的有效检疫证书和疫苗接种证书的；

（二）数量超过限额的；

（三）现场检疫不合格的。

第十九条 入境游艇经检疫查验合格的，由海关签发船舶入境检疫证书等证单。

---

① 编者注：见《中华人民共和国进境动物检疫疫病名录》（农业农村部 海关总署公告第256号），见本书第三章第一节。

② 编者注：见农业部公告第862号，农业部 国家质检总局公告第1147号、第1472号、第1600号、第1831号，农业部、国家质检总局、国家林业局公告第1902号和农业农村部 海关总署公告第413号、第845号，见本书第三章第一节。

③ 编者注：相关规定见《关于进一步规范携带宠物入境检疫监管工作的公告》（海关总署公告2019年第5号），见本书第三章第一节。

第三章　出境检疫

第二十条　游艇出境时，应当在出境3小时前向出境口岸海关申报并办理出境检疫手续。办理出境检疫手续后出现人员变动或者其他特殊情况24小时内不能出境的，须重新办理。

游艇在入境口岸停留不足24小时出境的，经海关同意，在办理入境手续时，可以同时办理出境手续。

第二十一条　办理出境检疫手续时，艇方或者其代理人应当向海关提交《出/入境游艇检疫总申报单》、游艇操作人员及随艇人员名单等有关资料。入境时已提交且无变动的，经艇方或者其代理人书面声明，可以免予提供。

第二十二条　出境游艇经检疫查验合格的，由海关签发交通运输工具出境卫生检疫证书等证单。

第四章　监督管理

第二十三条　游艇入境后，发现检疫传染病染疫人、疑似染疫人或者突发公共卫生事件，或者有人非因意外伤害而死亡并死因不明的，艇方或者其代理人应当及时向到达的口岸海关报告，接受临时检疫。

第二十四条　游艇在境内航行、停留期间，不得擅自启封、动用海关在艇上封存的物品。

游艇上的生活垃圾、泔水、动植物性废弃物等，艇方应当放置于密封的容器中，在离艇前应当实施必要的检疫处理。

第二十五条　海关对游艇实施卫生监督，对卫生状况不符合法律、行政法规和国家规定的卫生标准要求的和可能导致传染病传播或者检疫性有害生物传播扩散的因素提出整改意见，并监督指导采取必要的检疫处理措施。

第二十六条　海关对游艇专用停泊水域或者码头、游艇俱乐部实施卫生监督，游艇俱乐部和艇方或者其代理人应当予以配合。

第二十七条　游艇停泊水域或者码头，满足下列条件的，经海关同意，可以在该水域或者码头实施检疫：

（一）具备管理和回收游艇废弃物、垃圾等的能力；

（二）具备对废弃物、垃圾等进行无害化处理的能力；

（三）具备相关的口岸检验检疫设施，满足海关查验和检疫处理的需求。

第二十八条　游艇在境内停留期间发生重大传染病疫情或者突发公共卫生事件等，海关应当及时启动应急预案，科学应对，妥善处置，防止疫病疫情扩散传播。

第二十九条　海关根据需要可以在游艇码头等场所设立工作点，实行驻点服务。

第五章　法律责任

第三十条　未经检疫查验，从游艇上移下传染病染疫人造成传染病传播危险的，由海关处以5000元以上3万元以下的罚款。

第三十一条　有下列违法行为之一的，由海关处以3000元以上3万元以下的罚款：

（一）未经海关许可擅自将随艇进境、过境动植物、动植物产品和其他检疫物卸离游艇或者运递的；

（二）擅自调离或者处理在海关指定的隔离场所中隔离检疫的动植物的；

（三）擅自开拆、损毁检验检疫封识或者标志的；

（四）擅自抛弃随艇过境的动物尸体、排泄物、铺垫材料或者其他废弃物，或者未按规定处理游艇上的泔水、动植物性废弃物的；

（五）艇上人员违反本办法规定，携带无官方动物检疫证书，或者检疫发现有疫病疫情的宠物上岸的。

第三十二条 出入境人员拒绝、阻碍海关及其工作人员依法执行职务的，依法移送有关部门处理。

第三十三条 受行政处罚的当事人应当在出境前履行海关作出的行政处罚决定。当事人向指定的银行缴纳罚款确有困难，经当事人提出，海关及其执法人员可以当场收缴罚款。当场收缴罚款的，必须向当事人出具罚款收据。

执法人员当场收缴的罚款，应当自收缴罚款之日起2日内，交至行政机关；在水上当场收缴的罚款，应当自抵岸之日起2日内交至行政机关；行政机关应当在2日内将罚款缴付指定的银行。

第三十四条 海关工作人员应当秉公执法、忠于职守，不得滥用职权、玩忽职守、徇私舞弊；违法失职的，依法追究责任。

第六章 附 则

第三十五条 本办法所称：

“游艇”仅限于用于游览观光、休闲娱乐等活动的具备机械推进动力装置的船舶。

“艇方”是指游艇所有人或者其使用人。

“艇上人员”包括游艇上的操作人员以及乘坐游艇的所有人员。

“游艇俱乐部”包括为出入境游艇提供游艇靠泊、保管及使用服务的依法成立的游艇俱乐部、游艇会以及其他组织。

第三十六条 经海关总署批准，其他地区出入境游艇检疫监督管理工作可以参照本办法执行。

第三十七条 本办法由海关总署负责解释。

第三十八条 本办法自2013年8月1日起施行。

四、《进出境集装箱检验检疫管理办法》

国家出入境检验检疫局令第17号公布，自2000年2月1日起施行，根据海关总署令第238号、第262号修改。

（一）相关法律法规条款

《国境卫生检疫法》第九条：“进境出境的人员、交通运输工具，集装箱等运输设备、货物、行李、邮包等物品及外包装（以下统称货物、物品），应当依法接受检疫查验，经海关准许，方可进境出境。”

《国境卫生检疫法实施细则》第十条：“入境、出境的集装箱、货物、废旧物等物品在到达口岸的时候，承运人、代理人或者货主，必须向卫生检疫机关申报并接受卫生检疫。对来自疫区的、被传染病污染的以及可能传播检疫传染病或者发现与人类健康有关的啮齿动物和病媒昆虫的集装箱、货物、废旧物等物品，应当实施消毒、除鼠、除虫或者其他必要的卫生处理。

“集装箱、货物、废旧物等物品的货主要求在其他地方实施卫生检疫、卫生处理的，卫生检疫机关可以给予方便，并按规定办理。

“海关凭卫生检疫机关签发的卫生处理证明放行。”

《国境卫生检疫法实施细则》第五十四条：“入境、出境的集装箱、行李、货物、邮包等物品需要卫生处理的，由卫生检疫机关实施。”

《进出境动植物检疫法实施条例》第四十六条：“口岸动植物检疫机关对来自动植物疫区的船舶、飞机、火车，可以登船、登机、登车实施现场检疫。有关运输工具负责人应当接受检疫人员的询问并在询问记录上签字，提供运行日志和装载货物的情况，开启舱室接受检疫。

“口岸动植物检疫机关应当对前款运输工具可能隐藏病虫害的餐车、配餐间、厨房、储藏室、食品舱等动植物产品存放、使用场所和泔水、动植物性废弃物的存放场所以及集装箱箱体等区域或者部位，实施检疫；必要时，作防疫消毒处理。”

《进出口商品检验法实施条例》第三十条：“对装运出口的易腐烂变质食品、冷冻品的集装箱、船舱、飞机、车辆等运载工具，承运人、装箱单位或者其代理人应当在装运前向出入境检验检疫机构申请清洁、卫生、冷藏、密固等适载检验。未经检验或者经检验不合格的，不准装运。”

（二）用语定义

进出境集装箱：指国际标准化组织所规定的集装箱，包括出境、进境和过境的实箱及空箱。（第二条）

（三）特别说明

该办法第十七条规定的卫生除害处理范围，被《关于发布〈出入境检疫处理管理工作规定〉的公告》（国家质检总局公告 2017 年第 115 号）和《关于做好〈出入境检疫处理管理工作规定〉实施有关工作的公告》（国家质检总局公告 2018 年第 30 号）中的相关规定取代。

（四）规章全文

进出境集装箱检验检疫管理办法

第一章　总　则

第一条　为加强进出境集装箱检验检疫管理工作，根据《中华人民共和国进出口商品检验法》、《中华人民共和国进出境动植物检疫法》、《中华人民共和国国境卫生检疫法》、《中华人民共和国食品安全法》及有关法律法规的规定，制定本办法。

第二条　本办法所称进出境集装箱是指国际标准化组织所规定的集装箱，包括出境、进境和过境的实箱及空箱。

第三条　海关总署主管全国进出境集装箱的检验检疫管理工作。主管海关负责所辖地区进出境集装箱的检验检疫和监督管理工作。

第四条　集装箱进出境前、进出境时或过境时，承运人、货主或其代理人（以下简称报检人），必须向海关报检。海关按照有关规定对报检集装箱实施检验检疫。

第五条　过境应检集装箱，由进境口岸海关实施查验，离境口岸海关不再检验检疫。

第二章　进境集装箱的检验检疫

第六条　进境集装箱应按有关规定实施下列检验检疫：

（一）所有进境集装箱应实施卫生检疫；

（二）来自动植物疫区的，装载动植物、动植物产品和其他检验检疫物的，以及箱内带有植物性包装物或辅垫材料的集装箱，应实施动植物检疫；

（三）法律、行政法规、国际条约规定或者贸易合同约定的其他应当实施检验检疫的集装箱，按有关规定、约定实施检验检疫。

第七条　进境集装箱报检人应当向进境口岸海关报检，未经海关许可，不得提运或拆箱。

第八条　进境集装箱报检时，应提供集装箱数量、规格、号码、到达或离开口岸的时间、装箱地点和目的地、货物的种类、数量和包装材料等单证或情况。

第九条　海关受理进境集装箱报检后，对报检人提供的相关材料进行审核，并将审核结果通知报检人。

第十条 在进境口岸结关的以及国家有关法律法规规定必须在进境口岸查验的集装箱，在进境口岸实施检验检疫或作卫生除害处理。

指运地结关的集装箱，进境口岸海关受理报检后，检查集装箱外表（必要时进行卫生除害处理），办理调离和签封手续，并通知指运地海关，到指运地进行检验检疫。

第十一条 进境集装箱及其装载的应检货物经检验检疫合格的，准予放行；经检验检疫不合格的，按有关规定处理。

第十二条 过境集装箱经查验发现有可能中途撒漏造成污染的，报检人应按进境口岸海关的要求，采取密封措施；无法采取密封措施的，不准过境。发现被污染或危险性病虫害的，应作卫生除害处理或不准过境。

第三章 出境集装箱的检验检疫

第十三条 出境集装箱应按有关规定实施下列检验检疫：

（一）所有出境集装箱应实施卫生检疫；

（二）装载动植物、动植物产品和其他检验检疫物的集装箱应实施动植物检疫；

（三）装运出口易腐烂变质食品、冷冻品的集装箱应实施适载检验；

（四）输入国要求实施检验检疫的集装箱，按要求实施检验检疫；

（五）法律、行政法规、国际条约规定或贸易合同约定的其他应当实施检验检疫的集装箱按有关规定、约定实施检验检疫。

第十四条 出境集装箱应在装货前向所在地海关报检，未经海关许可，不准装运。

第十五条 装载出境货物的集装箱，出境口岸海关凭启运地海关出具的检验检疫证单验证放行。法律、法规另有规定的除外。

第十六条 在出境口岸装载拼装货物的集装箱，由出境口岸海关实施检验检疫。

第四章 进出境集装箱的卫生除害处理

第十七条 进出境集装箱有下列情况之一的，应当作卫生除害处理①：

（一）来自检疫传染病或监测传染病疫区的；

（二）被传染病污染的或可能传播检疫传染病的；

（三）携带有与人类健康有关的病媒昆虫或啮齿动物的；

（四）检疫发现有国家公布的一、二类动物传染病、寄生虫病名录及植物危险性病、虫、杂草名录中所列病虫害和对农、林、牧、渔业有严重危险的其他病虫害的；发现超过规定标准的一般性病虫害的；

（五）装载废旧物品或腐败变质有碍公共卫生物品的；

（六）装载尸体、棺柩、骨灰等特殊物品的；

（七）输入国家或地区要求作卫生除害处理的；

（八）国家法律、行政法规或国际条约规定必须作卫生除害处理的。

第十八条 对集装箱及其所载货物实施卫生除害处理时应当避免造成不必要的损害。

第十九条 用于集装箱卫生除害处理的方法、药物须经海关总署认可。

---

① 编者注：卫生除害处理范围被《关于发布〈出入境检疫处理管理工作规定〉的公告》（国家质检总局公告 2017 年第 115 号，见《进出境动植物检疫篇》第三章第一节）和《关于做好〈出入境检疫处理管理工作规定〉实施有关工作的公告》（国家质检总局公告 2018 年第 30 号，见本书第三章第一节）中的相关规定取代。

第五章　监督管理

第二十条　进出境集装箱卫生除害处理工作应当依法实施并接受海关督。

第二十一条　海关对装载法检商品的进出境集装箱实施监督管理。监督管理的具体内容包括查验集装箱封识、标志是否完好，箱体是否有损伤、变形、破口等。

第六章　附　则

第二十二条　进出境集装箱装载的应检货物按有关规定实施检验检疫。

第二十三条　海关在对进出境集装箱实施检验检疫工作时，有关单位和个人应当提供必要的工作条件及辅助人力、用具等。

第二十四条　违反本办法规定的，依照国家有关法律法规予以处罚。

第二十五条　本办法由海关总署负责解释。

第二十六条　本办法自2000年2月1日起施行。原国家商检局发布的《集装箱检验办法》、原国家动植物检疫局发布的《进出境集装箱动植物检疫管理的若干规定》、原国家卫生检疫局发布的《关于实施〈进境、出境集装箱卫生管理规定〉的要求》同时废止。

第三章 | 进出境动植物检疫重要文件

第一节 | 部分重要的进出境动植物检疫文件

一、《关于调整部分进出境货物监管要求的公告》(海关总署公告 2020 年第 99 号)

该文件于 2020 年 8 月 28 日发布，原文如下。

为深入贯彻国务院减税降费政策，落实“六稳”“六保”工作任务，持续优化口岸营商环境，减轻企业负担，海关总署决定对部分进出境货物监管要求进行调整，现将有关事项公告如下：

一、取消进境栽培介质办理检疫审批时①提供有害生物检疫报告和首次进口栽培介质开展风险评估送样检验的监管要求。

二、出境饲料及饲料添加剂生产企业，输入国家或地区无注册登记要求的，免于向海关注册登记。

三、取消出境水生动物养殖场提供水质监测报告和进境水生动物隔离场工作人员提供健康证明的监管要求。

四、取消出境粮食申报提供自检合格证明的监管要求，改为提供质量合格声明。

五、取消出境水果果园及包装厂注册登记时向所在地海关提交水果有毒有害物质检测记录的监管要求。

六、取消对供港澳蔬菜生产加工企业备案时向所在地海关提交生产加工用水的水质检测报告的监管要求。

七、取消企业报关时提交供港澳蔬菜加工原料证明文件、出货清单以及出厂合格证明的监管要求。

八、取消出口生产企业对肉类和水产品加工用原辅料进行自检的监管要求。

九、取消对收货人或者其代理人向进口口岸海关提交进口水产品的原产地证书的监管要求。

取消对出口水产品养殖场投喂的饲料来自经海关备案的饲料加工厂的监管要求。

十、进口化妆品在办理报关手续时应声明取得国家相关主管部门批准的进口化妆品卫生许可批件，免于提交批件凭证。

对于国家没有实施卫生许可或者备案的化妆品，取消提供具有相关资质的机构出具的可能存在安全性风险物质的有关安全性评估资料的监管要求，要求提供产品安全性承诺。

取消对出口化妆品生产企业实施备案管理的监管要求。

本公告自发布之日起实施。

---

① 编者注：根据《关于取消部分动植物产品进境检疫审批的公告》(海关总署公告 2024 年第 77 号，见本节)，栽培介质进境动植物检疫审批已取消。

二、《关于规范动植物检疫处置方式行政裁量有关事项的公告》（海关总署公告 2024 年第 202 号）

该文件于 2024 年 12 月 27 日发布，原文如下。

为落实《国务院办公厅关于进一步规范行政裁量权基准制定和管理工作的意见》（国办发〔2022〕27 号）的要求，规范海关行使进出境动植物检疫处置方式行政裁量权，根据《中华人民共和国生物安全法》《中华人民共和国进出境动植物检疫法》《中华人民共和国进出境动植物检疫法实施条例》等有关法律、行政法规、海关规章的规定，现就动植物检疫处置方式行政裁量有关事项公告如下：

一、海关进出境动植物检疫处置方式行政裁量以事实为依据、以法律为准绳。海关所作出的行政决定与维护国家安全，防范和应对生物安全风险，防止病虫害传入、传出国境，保护农、林、牧、渔业生产和人体健康的立法目的相符。

二、海关依法实施进出境动植物检疫，根据病虫害生物学特点及不合规原因，选择检疫处置方式。

三、当有两种或两种以上进出境动植物检疫处置方式可供选择时，在有效保障国门生物安全的前提下，原则上选择对行政相对人影响较小的检疫处置方式，海关在选择时可以听取行政相对人意见。进出境动植物检疫处置方式依法可以选择熏蒸、消毒等除害处理方式的，原则上实施除害处理；不能进行除害处理的，作扑杀、退回或销毁等处理。

四、对存在违反进出境动植物检疫法律法规的行为，依法追究行政相对人法律责任。

五、具体进出境动植物检疫处置方式行政裁量基准详见附件。

本公告自 2025 年 1 月 1 日起实施。

特此公告。

附件：海关进出境动植物检疫处置方式行政裁量基准

附件

海关进出境动植物检疫处置方式行政裁量基准

序号	裁量事项	裁量依据	裁量基准
1	进境运输工具检疫处置方式	《中华人民共和国进出境动植物检疫法》 第三十四条　来自动植物疫区的船舶、飞机、火车抵达口岸时，由口岸动植物检疫机关实施检疫。发现有本法第十八条规定的名录所列的病虫害的，作不准带离运输工具、除害、封存或者销毁处理。 《中华人民共和国进出境动植物检疫法实施条例》 第四十七条　来自动植物疫区的船舶、飞机、火车，经检疫发现有进出境动植物检疫法第十八条规定的名录所列病虫害的，必须作熏蒸、消毒或者其他除害处理，发现有禁止进境的动植物、动植物产品和其他检疫物的，必须作封存或者销毁处理；作封存处理的，在中国境内停留或者运行期间，未经口岸动植物检疫机关许可，不得启封动用。对运输工具上的泔水、动植物性废弃物及其存放场所、容器，应当在口岸动植物检疫机关的监督下作除害处理。	1. 发现规定的病虫害或禁止进境物时，一律不得擅自带离运输工具。 2. 经检疫发现有《中华人民共和国进出境动植物检疫法》第十八条规定的名录所列病虫害的，无论采取熏蒸、消毒或者其他除害处理方式，只要能达到有效防止动植物疫情或外来有害生物传入效果即可。 3. 发现禁止进境物的，无论采取封存或者销毁，只要能够防止疫情扩散即可。 4. 有两种或两种以上处理方式可以选择时，可以听取运输工具经营方或其代理人意见。

续表1

序号	裁量事项	裁量依据	裁量基准
2	无输出国或地区官方有效检疫证书或未办理检疫审批手续的检疫处置方式	**《中华人民共和国进出境动植物检疫法实施条例》** 第十九条　向口岸动植物检疫机关报检时，应当填写报检单，并提交输出国家或者地区政府动植物检疫机关出具的检疫证书、产地证书和贸易合同、信用证、发票等单证；依法应当办理检疫审批手续的，还应当提交检疫审批单。无输出国家或者地区政府动植物检疫机关出具的有效检疫证书，或者未依法办理检疫审批手续的，口岸动植物检疫机关可以根据具体情况，作退回或者销毁处理。	1. 无输出国家或者地区政府动植物检疫机关出具的有效检疫证书的（按规定海关免于核查证书的除外），作退回或者销毁处理均可。 2. 未依法办理检疫审批手续的，作退回或者销毁处理均可。 3. 作退回或者销毁处理时，可以听取行政相对人意见。
3	进境中药材检疫处置方式	**《进出境中药材检疫监督管理办法》** 第十八条　海关对货主或者其代理人提交的相关单证进行审核，符合要求的，受理报检。 无输出国家或者地区政府动植物检疫机构出具的有效检疫证书，需要注册登记未按要求办理注册登记的，或者未依法办理检疫审批手续的，海关可以根据具体情况，作退回或者销毁处理。 第二十一条　现场查验有下列情形之一的，海关签发检疫处理通知书，并作相应检疫处理： （一）属于法律法规禁止进境的、带有禁止进境物的、货证不符的、发现严重腐败变质的作退回或者销毁处理； （二）对包装破损的，由货主或者其代理人负责整理完好，方可卸离运输工具。海关对受污染的场地、物品、器具进行检疫处理； （三）带有有害生物、动物排泄物或者其他动物组织等的，按照有关规定进行检疫处理； （四）对受到病虫害污染或者疑似受到病虫害污染的，封存有关货物，对被污染的货物、装卸工具、场地进行消毒处理。 第二十五条　检疫不合格的，海关签发检疫处理通知书，由货主或者其代理人在海关的监督下，作除害、退回或者销毁处理，经除害处理合格的准予进境。 需要由海关出证索赔的，海关按照规定签发相关检疫证书。	1. 根据病虫害生物学特点及不合规原因选择处理方式。 2. 无输出国家或者地区政府动植物检疫机构出具的有效检疫证书，需要注册登记未按要求办理注册登记的，或者未依法办理检疫审批手续的，只要能达到有效防止动植物疫情或外来有害生物传入效果，作退回或者销毁处理均可。 3. 经现场查验，属于法律法规禁止进境的、带有禁止进境物的、货证不符的、发现严重腐败变质的，只要能达到有效防止动植物疫情或外来有害生物传入效果，作退回或者销毁处理均可。 4. 检疫不合格的，只要能达到有效防止动植物疫情或外来有害生物传入效果，作除害、退回或者销毁处理均可。 5. 有两种或两种以上可供选择的处理方式时，可以听取行政相对人意见。

续表2

序号	裁量事项	裁量依据	裁量基准
4	进境货物木质包装检疫处置方式	**《进境货物木质包装检疫监督管理办法》** **第五条** 进境货物使用木质包装的，货主或者其代理人应当向海关报检。海关按照以下情况处理： （一）对已加施IPPC专用标识的木质包装，按规定抽查检疫，未发现活的有害生物的，立即予以放行；发现活的有害生物的，监督货主或者其代理人对木质包装进行除害处理。 （二）对未加施IPPC专用标识的木质包装，在海关监督下对木质包装进行除害处理或者销毁处理。 （三）对报检时不能确定木质包装是否加施IPPC专用标识的，海关按规定抽查检疫。经抽查确认木质包装加施了IPPC专用标识，且未发现活的有害生物的，予以放行；发现活的有害生物的，监督货主或者其代理人对木质包装进行除害处理；经抽查发现木质包装未加施IPPC专用标识的，对木质包装进行除害处理或者销毁处理。 第十条 过境货物裸露的木质包装以及作为货物整批进境的木质包装，按照本办法规定执行。 进境船舶、飞机使用的垫舱木料卸离运输工具的，按照本办法规定执行；不卸离运输工具的，应当接受海关的监督管理，在监管过程中发现检疫性有害生物的，应当实施除害或者销毁处理。	1. 根据病虫害生物学特点及不合规原因选择除害或者销毁处理方式。 2. 按规定可以作除害或者销毁处理的，只要能达到有效防止动植物疫情或外来有害生物传入效果，对木质包装作除害或者销毁处理均可。 3. 作除害或者销毁处理均可时，可以听取行政相对人意见。
5	进境非食用动物产品检疫处置方式	**《进出境非食用动物产品检验检疫监督管理办法》** 第二十条 进境口岸海关对货主或者其代理人报检时所提供的单证进行审核，并对检疫许可证的批准数（重）量进行核销。 对有证书要求的产品，如无有效检疫许可证或者输出国家或者地区主管部门出具的有效检验检疫证书的，作退回或者销毁处理。 第二十四条 现场查验有下列情形之一的，海关签发《检验检疫处理通知书》，并作相应检疫处理： （一）属于法律法规禁止进境的、带有禁止进境物的、货证不符的、发现严重腐败变质的作退回或者销毁处理； （二）对散包、容器破裂的，由货主或者其代理人负责整理完好，方可卸离运输工具。海关对受污染的场地、物品、器具进行消毒处理； （三）带有检疫性有害生物、动物排泄物或者其他动物组织等的，按照有关规定进行检疫处理。不能有效处理的，作退回或者销毁处理； （四）对疑似受病原体和其他有毒有害物质污染的，封存有关货物并采样进行实验室检测，对有关污染现场进行消毒处理。 第二十七条 进境非食用动物产品经检验检疫合格，海关签发《进境货物检验检疫证明》后，方可销售、使用或者在指定企业加工。 经检验检疫不合格的，海关签发《检验检疫处理通知书》，由货主或者其代理人在海关的监督下，作除害、退回或者销毁处理，经除害处理合格的准予进境。需要对外索赔的，由海关出具相关证书。 进境非食用动物产品检验检疫不合格信息应当上报海关总署。	1. 根据病虫害生物学特点及不合规原因选择处理方式。 2. 对有证书要求的进境非食用动物产品，如无有效检疫许可证或者输出国家或者地区主管部门出具的有效检验检疫证书的，只要能达到有效防止动植物疫情或外来有害生物传入效果，作退回或者销毁处理均可。 3. 经现场查验，属于法律法规禁止进境的、带有禁止进境物的、货证不符的、发现严重腐败变质的，只要能达到有效防止动植物疫情或外来有害生物传入效果，作退回或者销毁处理均可。 4. 进境非食用动物产品经检验检疫不合格的，只要能达到有效防止动植物疫情或外来有害生物传入效果，作除害、退回或者销毁处理均可。 5. 有两种或两种以上可供选择的处理方式时，可以听取行政相对人意见。

续表3

序号	裁量事项	裁量依据	裁量基准
6	进口饲料和饲料添加剂检疫处置方式	**《进出口饲料和饲料添加剂检验检疫监督管理办法》** 第十九条　现场查验有下列情形之一的，海关签发《检验检疫处理通知单》，由货主或者其代理人在海关的监督下，作退回或者销毁处理： （一）输出国家或者地区未被列入允许进口的国家或者地区名单的； （二）来自非注册登记境外生产企业的产品； （三）来自注册登记境外生产企业的非注册登记产品； （四）货证不符的； （五）标签不符合标准且无法更正的； （六）超过保质期或者腐败变质的； （七）发现土壤、动物尸体、动物排泄物、检疫性有害生物，无法进行有效的检疫处理的。 第二十二条　经检验检疫合格的，海关签发《入境货物检验检疫证明》，予以放行。 经检验检疫不合格的，海关签发《检验检疫处理通知书》，由货主或者其代理人在海关的监督下，作除害、退回或者销毁处理，经除害处理合格的准予进境；需要对外索赔的，由海关出具相关证书。海关应当将进口饲料检验检疫不合格信息上报海关总署。	1. 根据病虫害生物学特点及不合规原因选择处理方式。 2. 存在第十九条所规定情形的，只要能达到有效防止动植物疫情或外来有害生物传入效果，作退回或者销毁处理均可。 3. 经检验检疫不合格的，只要能达到有效防止动植物疫情或外来有害生物传入效果，作除害、退回或者销毁处理均可。 4. 有两种或两种以上可供选择的处理方式时，可以听取行政相对人意见。
7	进境动物遗传物质除害处理	**《进境动物遗传物质检疫管理办法》** 第十七条　海关按照《检疫许可证》的要求实施检疫。检疫合格的动物遗传物质，由海关依法实施检疫监督管理；检疫不合格的，在海关的监督下，作退回或者销毁处理。	1. 只要能达到有效防止动植物疫情或外来有害生物传入效果，作退回或者销毁处理均可。 2. 作退回或者销毁处理均可时，可以听取行政相对人意见。
8	进境水生动物检疫处置方式	**《进境水生动物检验检疫监督管理办法》** 第二十九条　现场查验发现有下列情形的，海关按照有关规定进行处理： （一）发现内包装容器损坏并有装载水洒漏的，要求货主或者其代理人对包装容器进行整理、更换包装或者对破损包装内的水生动物作销毁处理，并对现场及包装容器等进行消毒； （二）现场需要开拆包装加水或者换水的，所用水必须达到中国规定的渔业水质标准，并经消毒处理，对废弃的原包装、包装用水或者冰及铺垫材料，按照有关规定实施消毒处理； （三）对发现的禁止进境物进行销毁处理； （四）临床检查发现异常时可以抽样送实验室进行检测； （五）对已经死亡的水生动物，监督货主或者其代理人作无害化处理。 第三十条　受理报检或者现场查验发现有下列情形之一的，海关签发《检验检疫处理通知书》，由收货人或其代理人在海关的监督下，作退回或者销毁处理：	1. 根据病虫害生物学特点及不合规原因选择处理方式。 2. 第二十九条第（一）项所规定“对包装容器进行整理、更换包装或者对破损包装内的水生动物作销毁处理”中的处理方式以达到处理效果为准，同时兼顾经济便利原则。第（五）项对死亡动物的无害化处理以深埋、焚烧为宜，不得食用或作饲料用。 3. 存在第三十条、三十四条所规定的情形，只要能达到有效防止动植物疫情或外来有害生物传入效果，作退回或者销毁处理均可。

续表4

序号	裁量事项	裁量依据	裁量基准
8	进境水生动物检疫处置方式	（一）未被列入允许进境水生动物种类及输出国家或者地区名单的； （二）无有效检疫许可证的； （三）无输出国家或者地区官方主管部门出具的有效检验检疫证书的； （四）检疫许可证上的申请单位、检验检疫证书上的收货人和货运提单上的收货人不一致的；实际运输路线与检疫许可证不一致的； （五）来自未经注册登记企业的； （六）货证不符的，包括品种不符、进境水生动物数（重）量超过检验检疫证书载明数（重）量、谎报用途、无标签、标签内容不全或者与检验检疫证书载明内容不符的； （七）临床检查发现异常死亡且出现水生动物疫病临床症状的； （八）临床检查发现死亡率超过50%的。 第三十四条　根据风险监控不合格发生频次和危害程度，经风险评估，对海关总署采取扣留检测措施的进境食用水生动物，收货人或者其代理人应当将进境食用水生动物调运至海关指定扣检暂存场所，实验室检测合格后方可放行。实验室检测不合格的，作退回或者销毁处理。 第三十五条　进境种用、养殖和观赏水生动物应当在指定隔离场进行至少14天的隔离检疫。现场查验合格后，由进境口岸海关出具《入境货物调离通知单》，运抵指定隔离场所在地后，收货人或其代理人应当向海关申报。指定隔离场所在地海关应当核对货证，并实施以下检验检疫措施： （一）对已经死亡的水生动物作无害化处理； （二）对原包装、装载用水或者冰和铺垫材料作消毒处理； （三）隔离检疫期间，海关按照年度水生动物疫病监测计划、检疫许可证要求和其他有关规定抽样，实施水生动物疫病检测。 隔离检疫合格的，签发《入境货物检验检疫证明》，予以放行；不合格的，签发《检验检疫处理通知书》，对同一隔离设施内全部水生动物实行扑杀或者销毁处理，并对隔离场所进行消毒。	4. 符合第三十五条规定经隔离检疫不合格的，只要能达到有效防止动植物疫情或外来有害生物传入效果，对同一隔离设施内全部水生动物实行扑杀或者销毁处理均可。 5. 有两种以上可供选择的处理方式时，可以听取行政相对人意见。

续表5

序号	裁量事项	裁量依据	裁量基准
9	进境水果检疫处置方式	**《进境水果检验检疫监督管理办法》** 第十二条　根据检验检疫结果，海关对进境水果分别作以下处理： （一）经检验检疫合格的，签发入境货物检验检疫证明，准予放行； （二）发现检疫性有害生物或其他有检疫意义的有害生物，须实施除害处理，签发检验检疫处理通知书；经除害处理合格的，准予放行； （三）不符合本办法第九条所列要求之一的、货证不符的或经检验检疫不合格又无有效除害处理方法的，签发检验检疫处理通知书，在海关的监督下作退运或销毁处理。 需对外索赔的，签发相关检验检疫证书。 第十七条　因科研、赠送、展览等特殊用途需要进口国家禁止进境水果的，货主或其代理人须事先向海关总署或海关总署授权的海关申请办理特许检疫审批手续；进境时，应向入境口岸海关报检，并接受检疫。 对于展览用水果，在展览期间，应当接受海关的监督管理，未经海关许可，不得擅自调离、销售、使用；展览结束后，应当在海关的监督下作退回或销毁处理。	1. 根据病虫害生物学特点及不合规原因选择处理方式。 2. 不符合本办法第九条所列要求之一的、货证不符的或经检验检疫不合格又无有效除害处理方法的，只要能达到有效防止动植物疫情或外来有害生物传入效果，作退回或者销毁处理均可。 3. 展览结束后，只要能达到有效防止动植物疫情或外来有害生物传入效果，展览水果作退回或者销毁处理均可。 4. 作退回或者销毁处理均可时，可以听取行政相对人意见。
10	入境人员携带动植物及动植物产品检疫处置方式	**《中华人民共和国进出境动植物检疫法》** 第二十九条　禁止携带、邮寄进境的动植物、动植物产品和其他检疫物的名录，由国务院农业行政主管部门制定并公布。携带、邮寄前款规定的名录所列的动植物、动植物产品和其他检疫物进境的，作退回或者销毁处理。 **《中华人民共和国进出境动植物检疫法实施条例》** 第四十条　携带、邮寄植物种子、种苗及其他繁殖材料进境，未依法办理检疫审批手续的，由口岸动植物检疫机关作退回或者销毁处理。邮件作退回处理的，由口岸动植物检疫机关在邮件及发递单上批注退回原因；邮件作销毁处理的，由口岸动植物检疫机关签发通知单，通知寄件人。 **《出入境人员携带物检疫管理办法》**① 第二十七条　携带物需要做实验室检疫、隔离检疫的，经海关截留检疫合格的，携带人应当持截留凭证在规定期限内领取，逾期不领取的，作自动放弃处理；截留检疫不合格又无有效处理方法的，作限期退回或者销毁处理。 逾期不领取或者出入境人员书面声明自动放弃的携带物，由海关按照有关规定处理。	1. 根据病虫害生物学特点及不合规原因选择处理方式。 2. 只要能达到有效防止动植物疫情或外来有害生物传入效果，作退回或者销毁处理均可。 3. 对未办理检疫审批的携带进境的植物种子、种苗和其他繁殖材料，携带人愿意复带出境的，由海关截留保存，限期携带出境；无法退回的，由海关截留销毁处理。 4. 携带入境宠物的检疫处置方式按照《关于进一步规范携带宠物入境检疫监管工作的公告》（海关总署公告 2019 年第 5 号）②办理。 5. 作退回或者销毁处理均可时，可以听取携带人意见。

① 编者注：《出入境人员携带物检疫管理办法》已被《中华人民共和国海关进出境行李物品监管办法》（海关总署令第 276 号）废止，详见本章第一节。

② 编者注：《关于进一步规范携带宠物入境检疫监管工作的公告》（海关总署公告 2019 年第 5 号）见本节。

续表6

序号	裁量事项	裁量依据	裁量基准
10	入境人员携带动植物及动植物产品检疫处置方式	第二十九条　携带宠物入境，携带人不能向海关提供输出国家或者地区官方动物检疫机构出具的检疫证书和疫苗接种证书或者超过限额的，由海关作限期退回或者销毁处理。 对仅不能提供疫苗接种证书的工作犬，经携带人申请，海关可以对工作犬接种狂犬病疫苗。 作限期退回处理的，携带人应当在规定的期限内持海关签发的截留凭证，领取并携带宠物出境；逾期不领取的，作自动放弃处理。 第三十条　因应当取得而未取得检疫许可证以及其他相关单证被截留的携带物，携带人应当在截留期限内取得单证，海关对单证核查合格，无需作进一步实验室检疫、隔离检疫或者其他检疫处理的，予以放行；未能取得有效单证的，作限期退回或者销毁处理。 携带农业转基因生物入境，不能提供农业转基因生物安全证书和相关批准文件的，或者携带物与证书、批准文件不符的，作限期退回或者销毁处理。进口农业转基因生物未按照规定标识的，重新标识后方可入境。 第三十二条　携带物有下列情况之一的，海关按照有关规定予以限期退回或者销毁处理，法律法规另有规定的除外： （一）有本办法第二十二条、第二十七条、第二十九条和第三十条所列情形的； （二）法律法规及国家其他规定禁止入境的； （三）其他应当予以限期退回或者作销毁处理的。	
11	进境快件检疫处置方式	**《中华人民共和国进出境动植物检疫法》** 第二十九条　禁止携带、邮寄进境的动植物、动植物产品和其他检疫物的名录，由国务院农业行政主管部门制定并公布。携带、邮寄前款规定的名录所列的动植物、动植物产品和其他检疫物进境的，作退回或者销毁处理。 对仅不能提供疫苗接种证书的工作犬，经携带人申请，海关可以对工作犬接种狂犬病疫苗。 作限期退回处理的，携带人应当在规定的期限内持海关签发的截留凭证，领取并携带宠物出境；逾期不领取的，作自动放弃处理。 《中华人民共和国进出境动植物检疫法实施条例》 第四十条　携带、邮寄植物种子、种苗及其他繁殖材料进境，未依法办理检疫审批手续的，由口岸动植物检疫机关作退回或者销毁处理。邮件作退回处理的，由口岸动植物检疫机关在邮件及发递单上批注退回原因；邮件作销毁处理的，由口岸动植物检疫机关签发通知单，通知寄件人。 《出入境快件检验检疫管理办法》 第十八条　入境快件有下列情形之一的，由海关作退回或者销毁处理，并出具有关证明：	1. 根据病虫害生物学特点及不合规原因选择处理方式。 2. 只要能达到有效防止动植物疫情或外来有害生物传入效果，作退回或者销毁处理均可。 3. 对出入境快件作出退回或者销毁处理的，海关应当办理有关手续并通知快件运营人。

续表

类别	种类	风险级别	进口检验检疫监管方式	出口检验检疫监管方式
饲料添加剂、添加剂预混合饲料	含动物源性成分	Ⅱ级	进口前须申请并取得《进境动植物检疫许可证》（另有规定的按照相关要求执行）；进口时查验检疫证书并实施检疫。	符合进口国家或地区的要求
	不含动物源性成分但含植物源性成份	按所含的植物源性成份分级	参照对应植物源性成份的监管方式。	符合进口国家或地区的要求
	其他	Ⅳ级	进口时实施检疫。	符合进口国家或地区的要求

四、《关于对人类食品和动物饲料添加剂及原料产品实施出入境检验检疫的公告》（国家质检总局、商务部、海关总署公告 2007 年第 70 号）

该文件于 2007 年 4 月 30 日发布。原文如下。

为加强对人类食品和动物饲料添加剂及原料产品的进出口检验检疫监管，根据《中华人民共和国进出口商品检验法》的有关规定，现决定将 124 种人类食品和动物饲料添加剂及原料产品列入《出入境检验检疫机构实施检验检疫的进出境商品目录》，由出入境检验检疫机构进行监管。

企业在进出口本公告所列产品时，依法须向进出境口岸的出入境检验检疫机构申报：

一、对申报用于人类食品或动物饲料添加剂及原料的产品，由出入境检验检疫机构进行检验检疫，海关凭出入境检验检疫机构签发的《出/入境货物通关单》办理放行手续。

二、对申报仅用于工业用途，不用于人类食品和动物饲料添加剂及原料的产品，企业须提交贸易合同及非用于人类食品和动物饲料添加剂及原料产品用途的证明，经出入境检验检疫机构查验无误后，不再进行检验检疫，直接签发《出/入境货物通关单》，海关凭出入境检验检疫机构签发的《出/入境货物通关单》办理放行手续。

本公告自 2007 年 5 月 15 日起施行。

附件：列入《出入境检验检疫机构实施检验检疫的进出境商品目录》的产品目录①

五、《关于对人类食品和动物饲料添加剂及原料产品实施出入境检验检疫有关问题的通知》（国质检通〔2007〕209 号）

该文件于 2007 年 5 月 14 日印发。国家质检总局 2017 年第 54 号公告发布为有效规范性文件。原文如下。

为加强对进出口人类食品和动物饲料添加剂及原料产品的检验检疫监管，总局与商务部、海关总署于 4 月 30 日印发联合公告（2007 年第 70 号），将 124 种人类食品和动物饲料添加剂及原料产品列入《法检目录》。为切实做好对公告所列产品的检验检疫监管工作，现就有关事宜通知如下：

一、国家质检总局将于 5 月 15 日前将此次法检目录的调整程序发布在总局内网 bbs. aqsiq 中的中

① 见“五、《关于对人类食品和动物饲料添加剂及原料产品实施出入境检验检疫有关问题的通知》（国质检通〔2007〕209 号）”的附件。

国电子检验检疫大通关（三电工程）项下的通知公告、软件下载栏目中。请各局及时下载有关更新程序并转发本辖区内的各检验检疫机构。

二、各检验检疫机构须对公告所列产品分类进行出入境检验检疫监管：

（一）对申报用于人类食品或动物饲料添加剂及原料的产品，报检时须注明用于人类食品加工或用于动物饲料加工，出入境检验检疫机构检验检疫合格后出具相关检验检疫证单，并在证单中注明用途，同时签发《出/入境货物通关单》。各出入境检验检疫机构应严格按照本文附件规定的检验检疫类别收费，不得另行收取其他单项检测费和实验室费用。

（二）对申报仅用于工业用途，不用于人类食品或动物饲料添加剂及原料的产品，企业须提交贸易合同及非用于人类食品和动物饲料添加剂及原料产品用途的证明，经出入境检验检疫机构查验无误后，对检验检疫类别仅为R或S的，直接签发《出/入境货物通关单》，不再进行检验检疫，不收取检验检疫费；检验检疫类别非R或S的，按规定实施品质检验，收取相应费用。

三、5月15日起，各直属检验检疫局须要求企业在进出口公告所列124种产品时，外包装上须印明产品用途（用于食品加工或动物饲料加工或仅用于工业用途），所印内容必须与向检验检疫机构申报用途一致。

四、2007年第70号公告所列产品的相关检验检疫规定和标准，总局将另行下发。在此之前，各直属检验检疫局在工作中遇到问题，可与总局动植司、食品局联系。

附件：5月15日法检目录调整的HS编码对照表

附件

5月15日法检目录调整的HS编码对照表

序号	商品编号	商品名称（海关商品名称）	原监管条件		调整后监管条件	
			海关监管	检验检疫类别	海关监管	检验检疫类别
1	1702200000	槭糖及槭糖浆	A	R	A/B	R/S
2	1702500000	化学纯果糖	A	R	A/B	R/S
3	1703100000	甘蔗糖蜜	A	R	A/B	R/S
4	1703900000	其他糖蜜	A	R	A/B	R/S
5	1905100000	黑麦脆面包片	A	R	A/B	R/S
6	1905200000	姜饼及类似品	A	R	A/B	R/S
7	2201909000	其他水、冰及雪			A/B	R/S
8	2204300000	其他酿酒葡萄汁	A	R	A/B	R/S
9	2307000000	葡萄酒渣、粗酒石			A/B	R/S
10	2712100000	凡士林			A/B	R/S
11	2712200000	石蜡，不论是否着色			A/B	R/S
12	2712901000	微晶石蜡			A/B	R/S
13	2809201000	磷酸及偏磷酸、焦磷酸	B	N	A/B	R/N
14	2811199090	其他无机酸			A/B	R/S
15	2811210000	二氧化碳			A/B	R/S
16	2811220000	二氧化硅			A/B	R/S
17	2815200000	氢氧化钾（苛性钾）			A/B	R/S

续表1

序号	商品编号	商品名称（海关商品名称）	原监管条件		调整后监管条件	
			海关监管	检验检疫类别	海关监管	检验检疫类别
18	2825909000	其他金属的氧化物及氢氧化物			A/B	R/S
19	2826192010	氟化钠			A/B	R/S
20	2827200000	氯化钙			A/B	R/S
21	2827310000	氯化镁			A/B	R/S
22	2827399000	其他氯化物			A/B	R/S
23	2827600000	碘化物及碘氧化物			A/B	R/S
24	2828900000	次溴酸盐、亚氯酸盐、其他次氯酸盐			A/B	R/S
25	2832200000	其他亚硫酸盐			A/B	R/S
26	2833210000	硫酸镁			A/B	R/S
27	2833291000	硫酸亚铁			A/B	R/S
28	2833293000	硫酸锌			A/B	R/S
29	2833299000	其他硫酸盐			A/B	R/S
30	2834100000	亚硝酸盐			A/B	R/S
31	2835291000	磷酸三钠			A/B	R/S
32	2836300000	碳酸氢钠（小苏打）			A/B	R/S
33	2836500000	碳酸钙			A/B	R/S
34	2836991000	碳酸镁			A/B	R/S
35	2836999000	其他碳酸盐及过碳酸盐			A/B	R/S
36	2841610000	高锰酸钾			A/B	R/S
37	2842100000	硅酸复盐及硅酸络盐			A/B	R/S
38	2842909090	其他无机酸盐及过氧酸盐			A/B	R/S
39	2847000000	过氧化氢			A/B	R/S
40	2903150000	1,2-二氯乙烷（ISO）			A/B	R/S
41	2905399090	其他二元醇			A/B	R/S
42	2905450000	丙三醇（甘油）			A/B	R/S
43	2906132000	肌醇			A/B	R/S
44	2907121900	其他甲酚			A/B	R/S
45	2907159000	其他萘酚及萘酚盐			A/B	R/S
46	2915219000	其他乙酸			A/B	R/S
47	2915291000	乙酸钠			A/B	R/S
48	2915299090	其他乙酸盐			A/B	R/S
49	2915310000	乙酸乙酯			A/B	R/S
50	2915390090	其他乙酸酯			A/B	R/S
51	2915509000	丙酸盐和酯			A/B	R/S
52	2915701000	硬脂酸			A/B	R/S
53	2915900090	其他饱和无环一元羧酸及其酸酐			A/B	R/S
54	2916209090	其他（环烷．环烯．环萜烯）一元羧酸			A/B	R/S

续表2

序号	商品编号	商品名称（海关商品名称）	原监管条件		调整后监管条件	
			海关监管	检验检疫类别	海关监管	检验检疫类别
55	2916310090	其他苯甲酸及其盐和酯			A/B	R/S
56	2916320000	过氧化苯甲酰及苯甲酰氯			A/B	R/S
57	2917120000	己二酸及其盐和酯			A/B	R/S
58	2917209090	其他（环烷、环烯、环萜烯）多元羧酸			A/B	R/S
59	2918110000	乳酸及其盐和酯			A/B	R/S
60	2918120000	酒石酸			A/B	R/S
61	2918130000	酒石酸盐及酒石酸酯			A/B	R/S
62	2918140000	柠檬酸	B	N	A/B	R/N
63	2918150000	柠檬酸盐及柠檬酸酯	B	N	A/B	R/N
64	2919900090	其他磷酸酯及其盐（包括乳磷酸盐）			A/B	R/S
65	2922110001	单乙醇胺			A/B	R/S
66	2922131000	三乙醇胺			A/B	R/S
67	2922499990	其他氨基酸及其酯及它们的盐	A/B	M. P/Q	A/B	M. P/Q
68	2923100000	胆碱及其盐			A/B	R/S
69	2923200000	卵磷脂及其他磷氨基类脂			A/B	R/S
70	2925110000	糖精及其盐			A/B	R/S
71	2929901000	环己基氨基磺酸钠（甜蜜素）			A/B	R/S
72	2933692910	二氯异氰尿酸钠			A/B	R/S
73	2934999001	核苷酸类食品添加剂			A/B	R/S
74	2936210000	未混合的维生素A及其衍生物			A/B	R/S
75	2936220000	未混合的维生素B_1及其衍生物			A/B	R/S
76	2936230000	未混合的维生素B_2及其衍生物			A/B	R/S
77	2936240000	未混合的D或DL-泛酸及其衍生物			A/B	R/S
78	2936250000	未混合的维生素B_6及其衍生物			A/B	R/S
79	2936260000	未混合的维生素B_{12}及其衍生物			A/B	R/S
80	2936270000	未混合的维生素C及其衍生物			A/B	R/S
81	2936280000	未混合的维生素E及其衍生物			A/B	R/S
82	2936290000	其他未混合的维生素及其衍生物			A/B	R/S
83	2936900000	维生素原，混合维生素原、维生素及其衍生物			A/B	R/S
84	2937400000	氨基酸衍生物			A/B	R/S
85	2938900020	甘草酸盐类			A/B	R/S
86	2939300010	咖啡因			A/B	R/S
87	2939300090	咖啡因的盐			A/B	R/S
88	2939999000	其他生物碱及其衍生物			A/B	R/S
89	2940000000	化学纯糖，糖醚、糖酯及其盐			A/B	R/S
90	3102210000	硫酸铵	A	M	A/B	M/S
91	3102500000	硝酸钠	A	M	A/B	M/S

续表3

序号	商品编号	商品名称（海关商品名称）	原监管条件		调整后监管条件	
			海关监管	检验检疫类别	海关监管	检验检疫类别
92	3104209000	其他氯化钾	A	M	A/B	M/S
93	3105300001	磷酸氢二铵（配额内）	A	M	A/B	M/S
94	3105300090	磷酸氢二铵（配额外）	A	M	A/B	M/S
95	3203001100	天然靛蓝及以其为基本成分的制品			A/B	R/S
96	3203001910	濒危植物质着色料及制品			A/B	R/S
97	3203001990	其他植物质着色料及制品			A/B	R/S
98	3203002000	动物质着色料及制品			A/B	R/S
99	3204110000	分散染料及以其为基本成分的制品，不论是否有化学定义			A/B	R/S
100	3204120000	酸性染料及制品、媒染染料及制品			A/B	R/S
101	3204130000	碱性染料及以其为基本成分的制品			A/B	R/S
102	3204140000	直接染料及以其为基本成分的制品			A/B	R/S
103	3204151000	合成靛蓝（还原靛蓝）			A/B	R/S
104	3204199000	其他着色料组成的混合物			A/B	R/S
105	3205000000	色淀及以色淀为基本成分的制品			A/B	R/S
106	3501100000	酪蛋白			A/B	R/S
107	3501900000	酪蛋白酸盐及其衍生物，酪蛋白胶			A/B	R/S
108	3502200000	乳白蛋白			A/B	R/S
109	3502900000	其他白蛋白及白蛋白盐			A/B	R/S
110	3504001000	蛋白胨			A/B	R/S
111	3504009000	其他编号未列名蛋白质及其衍生物			A/B	R/S
112	3505100000	糊精及其他改性淀粉			A/B	R/S
113	3505200000	以淀粉糊精等为基本成分的胶			A/B	R/S
114	3507100000	粗制凝乳酶及其浓缩物			A/B	R/S
115	3507901000	碱性蛋白酶			A/B	R/S
116	3507902000	碱性脂肪酶			A/B	R/S
117	3507909000	其他编号未列名的酶制品			A/B	R/S
118	3823120000	油酸	B	N	A/B	R/N
119	3825900010	浓缩糖蜜发酵液			A/B	R/S
120	3902200000	初级形状的聚异丁烯			A/B	R/S
121	3905300000	初级形状的聚乙烯醇			A/B	R/S
122	3906901000	聚丙烯酰胺			A/B	R/S
123	3907999000	初级形状的其他聚酯			A/B	R/S
124	3913100000	初级形状的藻酸及盐和酯			A/B	R/S

六、《关于优化进境非食用动物产品风险级别及检验检疫监管措施的公告》（海关总署公告2024年第208号）

该文件于2024年12月30日发布，原文如下：

按照《进出境非食用动物产品检验检疫监督管理办法》的规定，根据风险分析结果，海关总署对进境非食用动物产品风险级别及检验检疫监管措施进行了优化，现予以公布（见附件）。

本公告自发布之日起实施。原国家质检总局公告2015年第41号同时废止。原国家质检总局公告2017年第97号与本公告不一致的，以本公告为准。

特此公告。

附件

进境非食用动物产品风险级别及检验检疫监管措施清单

类别	产品	风险级别	检验检疫监管措施
皮张	马属动物生皮张	Ⅰ级	需检疫准入；境外生产加工企业注册登记；进境时查验检疫证书并实施检验检疫；进境后在指定企业存放、加工
	所有野生动物皮张	Ⅰ级	需检疫准入；进境前需办理《进境动植物检疫许可证》；境外生产加工企业注册登记；进境时查验检疫证书并实施检验检疫；进境后在指定企业存放、加工
	其他动物生皮张	Ⅱ级	需检疫准入；境外生产加工企业注册登记；进境时查验检疫证书并实施检验检疫
	灰皮（PH值不低于14的环境中处理至少2小时）、浸酸皮（PH值不高于2的环境中处理至少1小时）和其他等效方法加工的未鞣制动物皮张，鞣制皮张（来自相关动物疫情禁令国家或地区）	Ⅲ级	境外生产加工企业注册登记；进境时查验检疫证书并实施检验检疫
	鞣制皮张（来自无相关动物疫情禁令国家或地区）	Ⅳ级	进境时实施检验检疫
毛类和纤维	原毛，原绒，未水洗羽毛羽绒，未经加工的鬃、尾	Ⅰ级	需检疫准入；境外生产加工企业注册登记；进境前需办理《进境动植物检疫许可证》；进境时查验检疫证书并实施检验检疫；进境后在指定企业存放、加工
	洗净毛、绒，水洗羽毛羽绒，水洗马、牛（鬃）尾毛，水煮猪鬃，羊毛落毛	Ⅲ级	境外生产加工企业注册登记；进境时查验检疫证书并实施检验检疫
	已脱脂或染色的装饰羽毛羽绒，炭化毛，已梳毛，毛条	Ⅳ级	进境时实施检验检疫

续表1

类别	产品	风险级别	检验检疫监管措施
骨蹄角	未经加工和初级加工的陆生动物骨、蹄、角	Ⅰ级	需检疫准入；境外生产加工企业注册登记；进境前需办理《进境动植物检疫许可证》；进境时查验检疫证书并实施检验检疫；进境后在指定企业存放、加工
	热加工（产品中心温度不低于80℃至少30分钟）反刍动物骨、蹄、角，河马牙等动物原牙	Ⅱ级	需检疫准入；境外生产加工企业注册登记；进境前需办理《进境动植物检疫许可证》；进境时查验检疫证书并实施检验检疫
	热加工（产品中心温度不低于80℃至少30分钟）非反刍动物骨、蹄、角	Ⅲ级	境外生产加工企业注册登记；进境时查验检疫证书并实施检验检疫
	猛犸牙等化石类动物骨、蹄、角、牙，深加工的动物骨蹄角牙制成的文化艺术品，动物角加工的研磨钵、茶叶勺、梳子、鞋拔等制品	Ⅳ级	进境时实施检验检疫
油脂	未经加工陆生动物脂肪及其冷榨油脂，TSE疫情禁令国家或地区的高温炼制（产品中心温度不低于80℃至少30分钟）反刍动物油脂	Ⅱ级	需检疫准入；境外生产加工企业注册登记；进境前需办理《进境动植物检疫许可证》；进境时查验检疫证书并实施检验检疫
	高温炼制（产品中心温度不低于80℃至少30分钟）的动物油脂（TSE疫情禁令国家或地区的反刍动物油脂除外），两栖类和爬行类动物油脂，羊毛脂	Ⅲ级	境外生产加工企业注册登记；进境时查验检疫证书并实施检验检疫
动物标本	经防腐处理动物标本	Ⅳ级	进境时实施检验检疫
蚕产品	未经加工蚕茧、蚕蛹、削口茧，长吐，滞头	Ⅱ级	需检疫准入；境外生产加工企业注册登记；进境前需办理《进境动植物检疫许可证》；进境时查验检疫证书并实施检验检疫
	落绵	Ⅲ级	进境时查验检疫证书并实施检验检疫
	生丝	Ⅳ级	进境时实施检验检疫
蜂产品	未经加工蜂巢、蜂蜡、蜂胶	Ⅱ级	需检疫准入；境外生产加工企业注册登记；进境前需办理《进境动植物检疫许可证》；进境时查验检疫证书并实施检验检疫
	其他蜂产品	Ⅳ级	进境时实施检验检疫
水产品	未经加工皮、骨、鳞、壳等水生动物副产品	Ⅲ级	进境时查验检疫证书并实施检验检疫
	加工的皮、骨、鳞、壳等水生动物副产品，珊瑚、珍珠、天然海绵及其制品	Ⅳ级	进境时实施检验检疫

续表2

类别	产品	风险级别	检验检疫监管措施
其他非食用动物产品	未经加工和初级加工的内脏、组织和消化液	Ⅰ级	需检疫准入；境外生产加工企业注册登记；进境前需办理《进境动植物检疫许可证》；进境时查验检疫证书并实施检验检疫；进境后在指定企业存放、加工
	动物源性肥料，反刍动物源性骨明胶	Ⅱ级	需检疫准入；境外生产加工企业注册登记；进境前需办理《进境动植物检疫许可证》；进境时查验检疫证书并实施检验检疫
	干酪素等深加工或提炼的奶源性产品，其他明胶，硫酸软骨素、磷酸二氢钙、胆盐等深加工或提炼后的动物源性副产品	Ⅲ级	进境时查验检疫证书并实施检验检疫

七、《关于复制推广自由贸易试验区新一批改革试点经验的公告（免除低风险动植物检疫证书清单制度）》（国家质检总局公告2016年第120号）

该文件于2016年12月2日发布，原文节选如下。

为贯彻落实《国务院关于做好自由贸易试验区新一批改革试点经验复制推广工作的通知》（国发〔2016〕63号），根据工作实际，将涉及检验检疫领域的5项改革试点经验在全国或特殊监管区域进行复制推广，现公告如下：

一、原产地签证管理改革创新。简化原产地证书申请人备案手续，推进全国签证“一体化”，便利企业备案、申领原产地证书，特制定《原产地签证管理改革创新指导意见》（见附件1）。推广范围为全国。

二、国际航行船舶检疫监管新模式。优化国际航行船舶申报模式，完善检验检疫措施，加强监督管理，实施风险管理，推进船舶联合监管与信息互换，提高国际航行船舶通行效率，特制定《国际航行船舶卫生检疫管理规范（试行）》（见附件2）。推广范围为全国。

三、免除低风险动植物检疫证书清单制度。制定免于核查输出国家或地区动植物检疫证书的清单，对清单内货物免于提交输出国家或地区动植物检疫证书，特制定《免于核查输出国家或地区动植物检疫证书的清单》（见附件3）。推广范围为全国。

四、入境维修产品监管新模式。重点在特殊监管区域内大力推进《质检总局关于推进维修/再制造用途入境机电料件质量安全管理的指导意见》（国质检检〔2015〕592号，见附件4）的落实；会同当地商务、海关、环境保护部门在省级政府支持试点的进口发动机、变速箱、机械设备、医疗器械等高技术含量、高附加值、低环境污染的行业拓展维修/再制造业务，做好质量安全管理工作。

五、保税展示交易货物检验检疫监督管理模式。对保税展示交易（包括保税展示和保税展销）货物实施检验检疫分线监管、预检验和登记核销等监督管理，特制定《自贸试验区保税展示交易货物检验检疫监督管理工作规范》（见附件5）。推广范围为全国特殊监管区域。

附件：1. 原产地签证管理改革创新指导意见（略）

2. 国际航行船舶卫生检疫管理规范（试行）（略）

3. 免于核查输出国家或地区动植物检疫证书的清单

4. 国家质检总局关于推进维修/再制造用途入境机电料件质量安全管理的指导意见（略）

5. 自贸试验区保税展示交易货物检验检疫监督管理工作规范（略）

附件 3

免于核查输出国家或地区动植物检疫证书的清单①

序号	产品范围	报检时须提供的附加声明
1	使用经防腐处理的动物标本、鞣制过的动物皮毛、经深加工处理的动物蹄骨角牙、昆虫标本等制作而成的文化艺术品。	该文化艺术品中动物源材料经过深加工处理的工艺说明。 注：对动物蹄骨角牙的深加工处理应至少满足：彻底干燥，无任何皮肤、肉、髓或肌腱残留。
2	已脱脂的羽毛装饰品；羽毛类掸子；生丝；化石类的动物蹄骨角牙；经深加工处理的贝壳、虾壳、蟹壳等水生动物副产品；珊瑚及其制品；珍珠及其制品；天然海绵及其制品；用动物角加工而成的研磨钵、茶叶勺、梳子、鞋拔等动物角制品。	产品经过深加工处理的工艺说明。 注：1. 脱脂羽毛应至少满足：耗氧量≤10 mg、残脂率≤1%。 2. 贝壳、虾壳、蟹壳等水生动物副产品的深加工应至少满足：彻底清洗干燥、不带有任何软组织或肉体。
3	饲料样品（重量、件数等特征符合饲料样品的管理要求）。	产品动植物成分说明；饲料样品的用途说明。
4	不含动物源性成分但含植物粉类成分的饲料添加剂。	产品成分说明；植物粉类成分经过深加工处理的工艺说明。
5	深加工的木制品、木家具、树根雕刻制品、木质雕刻制品、藤蔓编织品、植物枝条编织品、植物粉末、水果粉末。	产品经加热、加压等深加工制作的声明。
6	虫胶；树胶；树脂及其他植物液、汁；天然乳胶或硫化天然乳胶；天然橡胶烟胶片。	无。
7	经高温、高压等自然生成的泥炭（泥煤）；苔藓（地衣）；泥炭藓有机栽培介质。	境外生产加工企业为国家质检总局动植司批准的优良企业的证明材料。
8	含微量（含量≤5%）动植物源性成分的琼脂培养基、蛋白胨培养基。	境外生产商的产品说明书或境外输出单位出具的安全声明。
9	含微量（含量≤5%）动物源性成分用于体外检测的商品化试剂盒。	商品化试剂盒在境外市场销售使用的证明；产品说明书。
10	经化学变性处理的科研用动物组织、器官；科研用工业明胶。	境外输出单位出具的化学变性处理的工艺说明；进口使用单位的安全承诺书。
11	来自商品化细胞库（包括：ATCC、NVSL、DSMZ、ECACC、KCLB、JCRB、RIKEN）的传代细胞系。	境外输出单位出具的安全声明（包括描述传代细胞的来源和细胞冻存液的成分）。

八、《关于推广京津冀沪进境生物材料监管试点经验及开展新一轮试点的公告》（国家质检总局公告 2017 年第 94 号）

该文件于 2017 年 10 月 30 日发布，原文如下。

为促进中国生命科学研究，推动中国生物产业发展，根据风险评估结果和国际通行做法，现决定将此前京津冀地区和上海自贸试验区进境生物材料检验检疫改革试点经验推广至全国。授权直属检验检疫局对 6 大类 44 种生物材料直接进行动植物检疫审批，免除 9 类生物材料动植物检疫审批要求，免除 10 类生物材料官方动植物检疫证书要求，调低动物源性培养基、商品化体外诊断试剂、细

① 编者注：第二批清单见《关于扩大授权检疫审批动植物产品范围和调整部分进境非食用动物产品检验检疫监管要求的公告》（国家质检总局 2017 年第 97 号，见本节）。

胞库细胞系动植物检疫风险级别，创新进境SPF鼠及遗传物质检疫监管模式。同时，经风险评估，在京津冀沪试行新一轮改革措施。现将有关事项公告如下：

一、在全国推广的进境生物材料检验检疫措施

（一）对进境生物材料实施四级风险分类管理。根据动植物检疫风险等级不同，分别采取检疫准入、检疫审批、官方证书、安全声明、实验室检测或后续监管等检验检疫措施。《进境生物材料风险级别及检疫监管措施清单》见附件1。

（二）授权各直属检验检疫局对部分进境生物材料实施动植物检疫审批。《授权动植物检疫审批的进境生物材料清单》见附件2。

（三）进境生物材料检疫审批时间由20个工作日缩短为7个工作日；授权直属局审批的，缩短为3个工作日。

（四）进境生物材料的《中华人民共和国进境动植物检疫许可证》凡符合同一发货人、同一收货人、同一输出国家/地区、同一品种的，许可证允许分批核销（特许审批物及实验动物除外）。

（五）进境SPF级及以上级别实验鼠隔离检疫期间，在确保生物安全的前提下，经所在地直属检验检疫局批准，可边隔离边实验。进境时须随附输出国家/地区官方检疫证书，证书模板见附件3。

（六）进境SPF级及以上级别实验鼠遗传物质按照生物材料管理，进境时须随附输出国家/地区官方检疫证书，证书模板见附件4。

（七）对进境动物诊断试剂实施分级管理。对于检测酶类、糖类、脂类、蛋白和非蛋白氮类和无机元素类等生化类商品化体外诊断试剂，口岸直接验放。对于检测抗原抗体等生物活性物质的商品化体外诊断试剂，免于提供国外官方检疫证书，进境时随附境外提供者出具的安全声明及国外允许销售证明，口岸查验合格后直接放行。

（八）来自商品化细胞库（ATCC、NVSL、DSMZ、ECACC、KCLB、JCRB、RIKEN）的动物传代细胞系调整为四级风险进行管理，免于提供国外官方检疫证书，进境时随附境外提供者出具的安全声明，口岸查验合格后直接放行。

（九）进口培养基中动物源性成分不高于5%的，口岸凭境外生产商出具的安全声明核放。

二、在京津冀沪四地试行的检疫改革新措施

（一）满足下列条件的进境SPF小鼠或大鼠隔离期由30天调整为14天：

1. 进口时境外供货方提供出口前3个月内的动物健康监测报告，证明SPF级小鼠的淋巴细胞性脉络丛脑膜炎病毒、鼠痘病毒、仙台病毒、小鼠肝炎病毒和汉坦病毒监测均为阴性。

2. 进口时境外供货方提供出口前3个月内的动物健康监测报告，证明SPF级大鼠的仙台病毒和汉坦病毒监测为阴性。

3. 进口SPF小鼠或大鼠，无出口前3个月内健康监测报告的或监测项目不满足上述要求的，进境后经中国合格评定国家认可委员会（CNAS）认可的实验机构检测上述疫病合格的。

（二）进口基因检测用动植物及其相关微生物DNA/RNA，免于提供出口国家/地区官方检疫证书，进境时随附国外提供者出具的成分说明和安全声明，口岸查验合格后直接放行。

（三）允许对尚未完成检疫准入的科研用SPF小鼠饲料审批，进境后在指定场所使用。

（四）进境SPF鼠指定隔离场使用证由批批办理调整为一次办理有效期内多次使用。

三、相关说明

（一）本公告所指生物材料是指为了科研、研发、预防、诊断、注册、检验、保藏目的进口的可能造成动植物疫病疫情传播风险的微生物、寄生虫；动植物组织、细胞、分泌物、提取物；动物器官、排泄物、血液及其制品、蛋白；由上述材料制成的培养基、诊断试剂、酶制剂、单（多）克隆抗体、生物合成体、抗毒素、细胞因子等生物制品，以及SPF级及以上级别的实验动物。进境生物材料须实施卫生检疫的，应同时按照《出入境特殊物品卫生检疫管理规定》（2015年国家质检总局第160号令)① 执行。

（二）动态调整《进境生物材料风险级别及检疫监管措施清单》，更新后清单在国家质检总局动植物监管司网站对外公布。

（三）自本公告下发之日起，《关于做好进境动物源性生物材料及制品检验检疫工作的通知》(国质检动函〔2011〕2号）中相关规定与本公告不一致的，以本公告为准。

（四）国家质检总局负责本公告的最终解释。

附件：1. 进境生物材料风险级别及检疫监管措施清单

2. 授权动植物检疫审批的进境生物材料清单

3. 向中华人民共和国出口实验用啮齿目活动物（仅限于无特定病原体小鼠、大鼠、豚鼠）动物卫生证书（略）

4. 向中华人民共和国出口实验用啮齿目活动物（仅限于无特定病原体小鼠、大鼠和豚鼠）遗传物质动物卫生证书（略）

附件1

进境生物材料风险级别及检疫监管措施清单

<table>
<tr><th>风险级别</th><th>生物材料范围</th><th>进境检疫审批</th><th>国外官方检疫证书</th><th>报检时附加声明</th><th>口岸查验</th><th>后续监管</th></tr>
<tr><td rowspan="4">一级</td><td>科研用《动物病原微生物分类名录》（2005年农业部令53号)①中的动物病原微生物</td><td rowspan="4">是</td><td rowspan="4">是</td><td rowspan="4">否</td><td rowspan="4">是</td><td rowspan="4">是</td></tr>
<tr><td>科研用动物寄生虫、动物源性感染性物质（包括器官、组织、细胞、体液、血液、排泄物、羽毛、感染性生物合成体等）</td></tr>
<tr><td>动物疫苗注册、检验和保藏用菌（毒）种</td></tr>
<tr><td>用于国际比对试验或能力验证的疫病检测盲样</td></tr>
<tr><td rowspan="3">二级</td><td>SPF级及以上级别实验动物</td><td rowspan="3">是</td><td rowspan="3">是</td><td rowspan="3">否</td><td rowspan="3">是</td><td rowspan="3">是</td></tr>
<tr><td>SPF级及以上级别实验动物的精液、胚胎、卵细胞等遗传物质</td></tr>
<tr><td>非感染性的动物器官、组织、细胞、血液及其制品、分泌物、排泄物、提取物等。(不包括源自SPF级及以上级别实验动物的生物材料)</td></tr>
<tr><td rowspan="5">三级</td><td>动物体内诊断试剂、含动物源性成分的非商品化诊断试剂</td><td>是</td><td>否</td><td>是</td><td>是</td><td>否</td></tr>
<tr><td>科研用明胶（仅限猪皮明胶、牛皮明胶、鱼皮明胶）</td><td>是</td><td>否</td><td>是</td><td>是</td><td>否</td></tr>
<tr><td>含动物源性成分高于5%的培养基</td><td>否</td><td>是</td><td>否</td><td>是</td><td>否</td></tr>
<tr><td>SPF级及以上级别的实验动物的器官、组织、细胞、血液及其制品、分泌物、排泄物、提取物等</td><td>否</td><td>是</td><td>否</td><td>是</td><td>否</td></tr>
<tr><td>实验用模式果蝇、模式线虫</td><td>是</td><td>否</td><td>否</td><td>是</td><td>否</td></tr>
</table>

① 《出入境特殊物品卫生检疫管理规定》(国家质检总局令第160号公布，根据国家质检总局令第184号和海关总署令第238号、第240号、第243号修改)，见《海关检验检疫业务实务手册——国境卫生检疫篇》第二章第一节。

① 见本书第十章第二节“五、生物材料及其制品”附加材料。

续表

风险级别	生物材料范围	进境检疫审批	国外官方检疫证书	报检时附加声明	口岸查验	后续监管
四级	含动物源性成分≤5%的培养基	否	否	是	是	否
	检测抗原抗体等生物活性物质的商品化体外诊断试剂					
	检测酶类、糖类、脂类、蛋白和非蛋白氮类和无机元素类等生化类商品化体外诊断试剂					
	来自商品化细胞库（ATCC、NVSL、DSMZ、ECACC、KCLB、JCRB、RIKEN）的动物传代细胞系					
	《动物病原微生物分类名录》（2005年农业部令53号）外的微生物，非致病性微生物的DNA/RNA，无感染性动物质粒、噬菌体等遗传物质和生物合成体					
	动物干扰素、激素、毒素、类毒素、酶和酶制剂、单（多）克隆抗体、抗毒素、细胞因子、微粒体等					
	经化学变性处理的动物组织、器官及其切片					

附件2

授权动植物检疫审批的进境生物材料清单

产品类别	产品名称	CIQ代码	国家及地区
动物血液及其制品	猪血浆	02140301	美国、加拿大、英国、德国、希腊、澳大利亚、新西兰、以色列
	马血浆	02140302	美国、加拿大、英国、德国、意大利、丹麦、日本
	兔血浆	02140303	美国、加拿大、英国、法国、丹麦、芬兰、瑞士、荷兰、日本
	狗血浆	02140304	美国、英国、法国、丹麦、芬兰、瑞士、瑞典、澳大利亚、以色列
	大（小）鼠血浆	02140399	美国、加拿大、英国、德国、法国、意大利、丹麦、瑞士、荷兰、瑞典、西班牙、比利时、奥地利、日本、韩国、印度、泰国、新加坡、以色列、中国台湾、南非
	豚鼠血浆	02140399	美国
	猴血浆	02140399	美国、英国、德国、澳大利亚、以色列
	鸭血浆	02140399	意大利
	鸡血浆	02140399	意大利
	鹅血浆	02140399	意大利
	胎牛血清	02140401	澳大利亚、新西兰、乌拉圭
	犊牛血清	02140402	澳大利亚、新西兰、乌拉圭
	成牛血清	02140499	澳大利亚、新西兰
	羊血清	02140499	澳大利亚、新西兰
	猪血清	02140403	美国、加拿大、英国、德国、希腊、澳大利亚、新西兰、以色列
	马血清	02140404	美国、加拿大、英国、德国、意大利、丹麦、日本
	兔血清	02140405	美国、加拿大、英国、法国、丹麦、芬兰、瑞士、荷兰、日本

续表

产品类别	产品名称	CIQ 代码	国家及地区
动物血液及其制品	鼠血清	02140406	美国、加拿大、英国、德国、法国、意大利、丹麦、瑞士、荷兰、瑞典、西班牙、比利时、奥地利、日本、韩国、印度、泰国、新加坡、以色列、中国台湾、南非
	兔全血	02140203	美国、英国
	狗全血	02140204	美国、英国
	小鼠全血	02140299	美国、英国、澳大利亚、日本
	大鼠全血	02140299	美国、英国、澳大利亚、日本
	羊全血	02140299	美国、英国、澳大利亚、日本
动物细胞	猪细胞	02140602	美国、英国、日本
	鼠细胞		美国、加拿大、德国、瑞士、澳大利亚、日本、新加坡、韩国、中国台湾、中国香港
	犬细胞		美国、英国、法国、丹麦、芬兰、瑞士、瑞典、澳大利亚、以色列
	猴细胞		美国、加拿大、欧盟、澳大利亚、日本、韩国
	狗细胞		美国、英国、丹麦、日本
	兔细胞		美国、英国、丹麦、日本
动物器官、动物组织	鼠组织	02140699	美国、加拿大、德国、瑞士、澳大利亚、日本、韩国、新加坡、中国台湾、中国香港
	兔组织	02140699	美国、加拿大、德国、瑞士、澳大利亚、日本、韩国、新加坡、中国台湾、中国香港
	猩猩组织	02140699	美国、加拿大、德国、瑞士、澳大利亚、日本、韩国、新加坡、中国台湾、中国香港
动物排泄物	兔尿样	02140899	美国、英国、德国、日本
	鼠尿样	02140899	美国、英国、德国、日本
	鼠粪便	02140899	美国、英国、德国、日本
实验动物及其遗传物质	SPF 大鼠	01010401	美国、加拿大、英国、德国、法国、意大利、丹麦、芬兰、瑞士、荷兰、瑞典、西班牙、比利时、奥地利、挪威、澳大利亚、日本、韩国、新加坡、以色列、中国台湾、中国香港
	SPF 小鼠	01010402	
	SPF 豚鼠	01010403	
	SPF 鼠（包含大鼠、小鼠、豚鼠）的精液	01100199	美国、意大利、西班牙、澳大利亚、日本
	SPF 鼠（包含大鼠、小鼠、豚鼠）的胚胎	01100299	美国、意大利、西班牙、澳大利亚、日本
	SPF 鼠（包含大鼠、小鼠、豚鼠）的卵细胞	01100906	美国、意大利、西班牙、澳大利亚、日本
	实验用模式果蝇	01990199	所有国家
	实验用模式线虫	01990199	所有国家
科研用工业明胶	科研用明胶（仅限猪皮明胶、牛皮明胶、鱼皮明胶）	02999999	美国、德国、法国、澳大利亚、新西兰

注：本附件中 CIQ 代码指“进境动植物检疫审批系统”中的 CIQ 代码，与 e-CIQ 系统不同。

九、《植物源性肥料进境植物检疫要求》（国质检动函〔2011〕674 号）

该文件于 2011 年 8 月 29 日发布，国家质检总局公告 2017 年第 54 号公布为有效规范性文件，原文如下。

植物源性肥料进境植物检疫要求（试行）

一、法律法规依据

《中华人民共和国进出境动植物检疫法》及其实施条例、《进境栽培介质检疫管理办法》（国家质检总局 1999 年第 13 号令）① 等。

二、植物源性肥料的界定

植物源性肥料，是指来源于植物源材料，施用于土壤并为生长植物提供、保持、改善营养的有机物质，包括有机肥、生物有机肥等。植物源性肥料涉及商品名称及编码有：“未经化学处理的其他动植物肥料”（3101001990）、“未经化学处理的森林凋落物”（3101001910）、“经化学处理的森林凋落物”（3101009020）、“经化学处理的其他动植物肥料”（3101009090）等。

含动物源性成分的肥料不适于本规定。

植物栽培介质另行规定②。

三、产品原则性要求

（一）植物源性肥料不得带有土壤等中国法律法规规定的禁止进境物。

（二）植物源性肥料不得带有中方关注的植物检疫性有害生物，包括有害昆虫、线虫、杂草、病原菌和软体动物等，并随附输出国家或地区官方检验检疫机构出具的植物检疫证书。

（三）植物源性肥料应干净卫生、成分稳定，并符合相关包装标签等相关规定标准。

（四）植物源性肥料生产加工应采取相应防疫措施，实施规范化生产加工工序，并获得中国肥料产品登记证书。

（五）植物源性肥料不带有动物尸体、粪便、羽毛及其他动物源成分。

（六）植物源性肥料应从具备植物防疫条件及能力的指定口岸入境。

（七）植物源性肥料应符合中国农业、环保、卫生等部门关于肥料登记管理、固体废物污染环境防治、微生物菌剂环境安全等相关法律法规及标准。

四、检疫许可

（一）植物源性肥料进口单位，应事先向所在地直属海关提出拟进口植物源性肥料申请，并提供植物源性肥料名称、成分、来源国家（地区）、生产供应者、生产加工工艺、防疫措施、包装标签、用途范围等技术材料。

（二）直属海关应组织开展相关检测试验及有害生物风险评估。

（三）国外植物源性肥料生产供应者，应申请获得海关总署检疫注册登记。注册登记可选择采取以下方式进行：一是国外官方植物检疫部门注册后，向海关总署推荐确认；二是通过国内进口商提供申请技术材料，在送样检测及专家考察基础上注册；三是国外生产供应者直接申请，并提供技术材料，在送样检测及专家考察基础上注册。原则上，该注册登记有效期为 3 年。

（四）在样品测试、风险评估及国外生产供应者注册基础上，直属海关制订进口该类植物源肥料

---

① 编者注：应为《进境栽培介质检疫管理办法》（国家出入境检验检疫局令第 13 号，根据国家质检总局令第 196 号和海关总署令第 238 号、第 240 号、第 243 号修正），见本书第二章第二节。下同。

② 编者注：见《关于进境有机栽培介质植物检疫要求的公告》（海关总署公告 2024 年第 210 号），见本节。

具体检疫监管工作方案，并报经海关总署批准。

（五）依照上述批准监管工作方案，进口单位或其代理应在签订进口植物源性肥料贸易合同或协议前，向海关总署申请办理《中华人民共和国进境动植物检疫许可证》①。

五、进境检疫

（一）植物源性肥料进境时，进口单位或其代理应凭“进境动植物检疫许可证”、中国农业农村部肥料登记证明、输出国官方植物检疫证书、原产地证书、贸易合同、信用证、发票等证单向指定入境口岸海关报检。

（二）海关对进境植物源性肥料实施现场查验、实验室检测。检验检疫合格，或经有效除害处理合格后，允许货物运往检验检疫机构备案认可的加工、使用场所。

（三）如发现以下情况，则对相关植物源性肥料作退运或销毁处理。

1. 未按规定办理检疫许可手续，或与许可货物品种不一致；

2. 带有土壤等禁止进境物；

3. 检出检疫性有害生物或具有检疫意义的有害生物，且无有效除害处理办法；

4. 带有动物尸体、粪便、羽毛及其他动物源物质；

5. 其他违反国家安全卫生法规标准的。

六、后续监管

（一）植物源性肥料进口、加工使用企业，应向所在地海关备案，并在进口植物源性肥料运输、接卸、储存、加工等过程采取疫情防控措施，积极配合海关实施检疫监管和疫情监测。如发现疫情或其他可疑情况，应及时向海关报告。进口、加工使用企业，应建立进口植物源性肥料加工经营档案，记录进口植物源性肥料加工、使用及流向等详细记录，记录保存期限不得少于2年。

（二）海关对进口植物源性肥料加工、使用实施检疫监管，开展相关疫情监测与调查。如发现问题，应按照《进出境重大植物疫情应急处置预案》等规定，做好应急处置和上报工作。

（三）针对植物源性肥料检疫风险状况，结合进口、加工使用企业日常监管情况，海关对相关企业实施分类管理。列入优良企业的，应提供相应优惠便利措施；列入不良企业，应加严检验检疫。

（注：根据动植函〔2020〕35号修改）

十、《关于扩大授权检疫审批动植物产品范围并调整部分进境非食用动物产品检验检疫监管要求的公告》（国家质检总局公告2017年第97号）

该文件于2017年11月6日发布，原文如下。

为进一步贯彻落实国务院推进简政放权、放管结合、优化服务的改革工作要求，深入开展进出境动植物行政审批制度改革，国家质检总局决定扩大《质检总局关于授权各直属检验检疫局办理部分进境动植物产品检疫审批的公告》（2016年第57号）有关授权审批的动植物产品范围，并调整部分进境非食用动物产品检验检疫监管要求。现就有关事项公告如下：

一、授权各直属检验检疫局办理所有非食用动物产品和部分饲料产品的进境检疫审批。授权审批的非食用动物产品范围根据《进出境非食用动物产品检验检疫管理办法》② 确定，并按照国家质检总局网站实时公布的《允许进境非食用动物产品国家或地区及产品种类名单》执行。授权审批的饲料产品清单按照国家质检总局网站实时公布的《授权各直属检验检疫局办理进境检疫审批的饲料

---

① 编者注：根据《关于取消部分产品进境动植物检疫审批的公告》（海关总署公告2018年第51号，见本节）、《关于取消部分动植物产品进境检疫审批的公告》（海关总署公告2024年第77号，见本节），植物源性肥料进境动植物检疫审批已全部取消。

② 编者注：《进出境非食用动物产品检验检疫监督管理办法》（国家质检总局令第159号公布，根据国家质检总局令第184号和海关总署令第238号、第240号、第262号修正），见本书第二章第二节。

产品清单》执行。

二、各直属检验检疫局应当按照《进境动植物检疫审批管理办法》① 等有关规定办理检疫审批，并选用进境动植物检疫审批系统中规范的证书评语。国家质检总局将加强对各直属检验检疫局检疫审批监督管理，一旦发现检疫审批工作中存在违规审批、滥用职权、徇私舞弊、故意刁难等行为的，将按规定查处。

三、对进境的两栖类和爬行类动物油脂、鱼类的骨制品免于提交输出国家或地区官方动物检疫证书，由出口商提供相关附加声明，详见附件②。免于核查输出国家或地区官方动物检疫证书的范围按照国家质检总局网站实时公布的《免于核查输出国家或地区官方动物检疫证书的清单》执行。

四、对于《质检总局关于进境非食用动物产品风险级别及检验检疫监管措施的公告》（2016 年第 41 号③）中涉及的已鞣制动物皮张、两栖类和爬行类动物油脂、鱼类的骨制品、经加工处理的虾壳、蟹壳等水生动物副产品，风险级别由原来的Ⅲ级调整为Ⅳ级，进境检验检疫监管措施作相应调整④。再有非食用动物产品调整风险级别及检验检疫监管措施的，国家质检总局将以在总局网站更新《进境非食用动物产品风险级别及检验检疫监管措施清单》的方式进行公告。

五、以上决定自 2017 年 12 月 1 日起施行。

特此公告。

附件：免于核查输出国家或地区官方动物检疫证书的清单（略）

十一、《关于取消部分产品进境动植物检疫审批的公告》（海关总署公告 2018 年第 51 号）

该文件于 2018 年 5 月 29 日发布，原文如下。

根据《进境动植物检疫审批管理办法》（国家质检总局令第 25 号公布，国家质检总局令第 170 号、海关总署令第 238 号修改）⑤，经风险评估，决定自 2018 年 6 月 1 日起，取消对部分产品实施进境动植物检疫审批。

上述产品进口前，相关企业不需再申请办理进境动植物检疫许可证，但货物入境时应当按照规定向海关申报，依法接受检验检疫。

特此公告。

附件：取消进境动植物检疫审批的产品清单

附件

取消进境动植物检疫审批的产品清单

序号	HS 编码	HS 名称
1	3105909000	其他肥料
2	3101001910	未经化学处理的森林凋落物（包括腐叶、树皮、树叶、树根等森林腐殖质）

① 编者注：《进境动植物检疫审批管理办法》（国家质检总局令第 25 号公布，根据国家质检总局令第 170 号和海关总署令第 238 号、第 240 号、第 262 号修正），见本书第二章第一节。

② 编者注：相关产品的检验检疫监管措施以《关于优化进境非食用动物产品风险级别及检验检疫监管措施的公告》（海关总署公告 2024 年第 208 号，见本节）为准。

③ 编者注：公告编号应为 2015 年第 41 号，且已被海关总署公告 2024 年第 208 号废止，见本节。

④ 编者注：相关产品的风险级别和检验检疫监管措施以《关于优化进境非食用动物产品风险级别及检验检疫监管措施的公告》（海关总署公告 2024 年第 208 号，见本节）为准。

⑤ 编者注：《进境动植物检疫审批管理办法》（国家质检总局令第 25 号公布，根据国家质检总局令第 170 号和海关总署令第 238 号、第 240 号、第 262 号修正），见本书第二章第一节。

续表1

序号	HS 编码	HS 名称
3	3101009020	经化学处理的森林凋落物（包括腐叶、树皮、树叶、树根等森林腐殖质）
4	2703000010	泥炭（草炭）［沼泽（湿地）中，地上植物枯死、腐烂堆积而成的有机矿体（不论干湿）］
5	2703000090	泥煤（包括肥料用泥煤）（不论是否制成型）
6	0604901000	其他苔藓及地衣
7	0604201000	鲜的苔藓及地衣
8	1404909010	椰糠（条/块）
9	4501902000	碎的、粒状的或粉状的软木（软木碎、软木粒或软木粉）
10	4401400000	锯末、木废料及碎片（未粘结成圆木段、块、片或类似形状）
11	1404909090	其他编号未列名植物产品
12	2302100000	玉米糠、麸及其他残渣
13	2302400000	其他谷物糠、麸及其他残渣
14	2302500000	豆类植物糠、麸及其他残渣
15	2303100000	制造淀粉过程中的残渣及类似品
16	2303200000	甜菜渣、甘蔗渣及类似残渣
17	2305000000	花生饼及类似油渣
18	2306100000	棉子油渣饼及固体残渣（品目 2304 或 2305 以外提炼植物油脂所得的）
19	2306200000	亚麻子油渣饼及固体残渣（品目 2304 或 2305 以外提炼植物油脂所得的）
20	2306300000	葵花子油渣饼及固体残渣（品目 2304 或 2305 以外提炼植物油脂所得的）
21	2306410000	低芥子酸油菜子油渣饼及固体残渣（品目 2304 或 2306 以外提炼植物油脂所得的）
22	2306490000	其他油菜子油渣饼及固体残渣（品目 2304 或 2305 以外提炼植物油脂所得的）
23	2306500000	椰子或干椰肉油渣饼及固体残渣（品目 2304 或 2305 以外提炼植物油脂所得的）
24	2306600010	濒危棕榈果或濒危棕榈仁油渣饼及固体残渣（品目 2304 或 2305 以外提炼植物油脂所得的）
25	2306600090	其他棕榈果或其他棕榈仁油渣饼及固体残渣（品目 2304 或 2305 以外提炼植物油脂所得的）
26	2306900000	其他油渣饼及固体残渣（品目 2304 或 2305 以外提炼植物油脂所得的）
27	2307000000	葡萄酒渣、粗酒石
28	0404100000	乳清及改性乳清（不论是否浓缩、加糖或其他甜物质）
29	2301209000	其他不适于供人食用的水产品渣粉
30	1504100010	濒危鱼鱼肝油及其分离品
31	1504100090	其他鱼鱼肝油及其分离品
32	1504200019	濒危鱼其他鱼油、脂及其分离品（鱼肝油除外）
33	1504200099	其他鱼油、脂及其分离品（鱼肝油除外）
34	1504300010	濒危哺乳动物的油、脂及其分离品（仅指海生）
35	1504300090	其他海生哺乳动物油、脂及其分离品
36	3503001001	明胶
37	3503001090	明胶的衍生物（包括长方形、正方形明胶薄片不论是否表面加工或着色）

续表2

序号	HS 编码	HS 名称
38	3503009000	鱼鳔胶、其他动物胶（但不包括品目 3501 的酪蛋白胶）
39	2309101000	狗食或猫食罐头
40	2309901000	制成的饲料添加剂
41	0506100000	经酸处理的骨胶原及骨
42	0506909011	已脱胶的虎骨（指未经加工或经脱脂等加工的）
43	0506909019	未脱胶的虎骨（指未经加工或经脱脂等加工的）
44	0506909021	已脱胶的豹骨（指未经加工或经脱脂等加工的）
45	0506909029	未脱胶的豹骨（指未经加工或经脱脂等加工的）
46	0506909031	已脱胶的濒危野生动物的骨及角柱（不包括虎骨、豹骨，指未经加工或经脱脂等加工的）
47	0506909091	已脱胶的其他骨及角柱（不包括虎骨、豹骨．指未经加工或经脱脂等加工的）
48	1505000000	羊毛脂及羊毛脂肪物质（包括纯净的羊毛脂）
49	1506000010	其他濒危动物为原料制取的脂肪（包括河马、熊、野兔、海龟为原料的及海龟蛋油）
50	1521901000	蜂蜡（不论是否精制或着色）
51	1521909010	鲸蜡（不论是否精制或着色）
52	1521909090	其他虫蜡（不论是否精制或着色）
53	4102211000	浸酸退鞣不带毛绵羊或羔羊生皮［本章注释一（三）所述不包括的生皮除外］
54	4102219000	浸酸非退鞣不带毛绵羊或羔羊生皮［本章注释一（三）所述不包括的生皮除外］
55	5002001100	未加捻的桑蚕厂丝
56	5002001200	未加捻的桑蚕土丝
57	5002001300	未加捻的桑蚕双宫丝
58	5002001900	其他未加捻的桑蚕丝
59	5002002000	未加捻柞蚕丝
60	5002009000	未加捻其他生丝
61	5003001200	未梳的回收纤维
62	5003001900	其他未梳废丝（包括不适于缫丝的废纱）
63	5003009100	绵球
64	5003009900	其他废丝（包括不适于缫丝的蚕茧、废纱及回收纤维）
65	0502103000	猪鬃或猪毛的废料
66	0502902090	其他獾毛及其他制刷用兽毛的废料
67	0505901000	羽毛或不完整羽毛的粉末及废料
68	0506901110	含牛羊成分的骨废料（未经加工或仅经脱脂等加工的）
69	0506901910	其他骨废料（未经加工或仅经脱脂等加工的）
70	0507100090	其他兽牙粉末及废料
71	0511994010	废马毛（不论是否制成有或无衬垫的毛片）
72	5103109090	其他动物细毛的落毛

续表3

序号	HS 编码	HS 名称
73	5103209090	其他动物细毛废料（包括废纱线，不包括回收纤维）
74	5103300090	其他动物粗毛废料（包括废纱线，不包括回收纤维）
75	5104009090	其他动物细毛或粗毛的回收纤维

十二、《关于取消部分动植物产品进境检疫审批的公告》（海关总署公告 2024 年第 77 号）

该文件于 2024 年 6 月 28 日发布，原文如下。

依据《进境动植物检疫审批管理办法》（原国家质检总局令第 25 号公布，根据原国家质检总局令第 170 号，海关总署令第 238、240、262 号修正），经风险评估，决定取消植物源性饲料、植物源性肥料及栽培介质、植物源性中药材、烟叶、新鲜蔬菜、饲用鱼粉、动物皮张进境动植物检疫审批，取消审批的具体动植物产品清单见附件。清单中相关产品对应的商品编码和检验检疫编码发生变化的，以海关总署公布的最新编码信息为准。

上述产品进口前，有关进口企业无需再向海关申请办理进境动植物检疫许可证，但相关货物须来自我国检疫准入的国家（地区）及海关总署注册登记的境外生产、加工、存放企业。货物入境时，应当按照规定向海关申报，并依法接受检验检疫。

海关总署根据上述进境动植物产品检疫风险状况变化及评估结果，对检疫审批产品清单实施动态调整。

本公告自发布之日起实施。

特此公告。

附件：取消进境动植物检疫审批的动植物产品清单

附件

取消进境动植物检疫审批的动植物产品清单

序号	产品类别	商品编号	商品名称	检验检疫编码
1	植物源性饲料	1101000001	小麦或混合麦的细粉（配额内）（饲用）	1101000001102
2		1101000090	小麦或混合麦的细粉（配额外）（饲用）	1101000090102
3		1102909000	其他谷物细粉（饲用大麦粉）	1102909000105
4		1103110001	小麦粗粒及粗粉（配额内）（饲用）	1103110001102
5		1103110090	小麦粗粒及粗粉（配额外）（饲用）	1103110090102
6		1103199000	其他谷物粗粒及粗粉（饲用大麦粉）	1103199000104
7		1103209000	其他谷物团粒（饲用大麦粉）	1103209000105
8		1103201001	小麦团粒（配额内）（饲用）	1103201001102
9		1103201090	小麦团粒（配额外）（饲用）	1103201090102
10		1104299000	经其他加工的其他谷物（饲用大麦粉）	1104299000108

续表1

序号	产品类别	商品编号	商品名称	检验检疫编码
11	植物源性饲料	1213000000	未经处理的谷类植物的茎、秆及谷壳（不论是否切碎、碾磨、挤压或制成团粒）（饲用燕麦干草）	1213000000104
12		1213000000	未经处理的谷类植物的茎、秆及谷壳（不论是否切碎、碾磨、挤压或制成团粒）（饲用稻草）	1213000000105
13		1213000000	未经处理的谷类植物的茎、秆及谷壳（不论是否切碎、碾磨、挤压或制成团粒）（其他饲草）	1213000000106
14		1213000000	未经处理的谷类植物的茎、秆及谷壳（不论是否切碎、碾磨、挤压或制成团粒）（其他植物饲料）	1213000000109
15		1214100000	紫苜蓿粗粉及团粒（苜蓿草）	1214100000101
16		1214100000	紫苜蓿粗粉及团粒（除苜蓿草和苜蓿草颗粒外）	1214100000102
17		1214100000	紫苜蓿粗粉及团粒（苜蓿草颗粒）	1214100000202
18		1214100000	紫苜蓿粗粉及团粒（苜蓿草）	1214100000201
19		1214900001	紫苜蓿（粗粉及团粒除外）［三叶草、驴喜豆等，不论是否制成团粒（其他饲草）］	1214900001101
20		1214900001	其他紫苜蓿（粗粉及团粒除外）［三叶草、驴喜豆等，不论是否制成团粒（其他植物饲料）］	1214900001104
21		1214900002	以除紫苜蓿外的禾本科和豆科为主的多种混合天然饲草［三叶草、驴喜豆等，不论是否制成团粒（其他饲草，天然饲草除外）］	1214900002101
22		1214900002	以除紫苜蓿外的禾本科和豆科为主的多种混合天然饲草［三叶草、驴喜豆等，不论是否制成团粒（其他植物饲料）］	1214900002104
23		1214900002	以除紫苜蓿外的禾本科和豆科为主的多种混合天然饲草（天然饲草）	1214900002105
24		1214900090	芜菁甘蓝、饲料甜菜、其他植物饲料（包括饲料用根、干草、三叶草、驴喜豆等，不论是否制成团粒）（其他未列明饲草）	1214900090101
25		1214900090	芜菁甘蓝、饲料甜菜、其他植物饲料（包括饲料用根、干草、三叶草、驴喜豆等，不论是否制成团粒）（其他植物饲料）	1214900090104
26		1214900090	芜菁甘蓝、饲料甜菜、其他植物饲料（包括饲料用根、干草、三叶草、驴喜豆等，不论是否制成团粒）（燕麦草）	1214900090105
27		1214900090	芜菁甘蓝、饲料甜菜、其他植物饲料（包括饲料用根、干草、三叶草、驴喜豆等，不论是否制成团粒）（梯牧草）	1214900090106
28		1214900090	芜菁甘蓝、饲料甜菜、其他植物饲料（包括饲料用根、干草、三叶草、驴喜豆等，不论是否制成团粒）（羊草）	1214900090107
29		1214900090	芜菁甘蓝、饲料甜菜、其他植物饲料（包括饲料用根、干草、三叶草、驴喜豆等，不论是否制成团粒）（小叶章）	1214900090108
30		1214900090	芜菁甘蓝、饲料甜菜、其他植物饲料（包括饲料用根、干草、三叶草、驴喜豆等，不论是否制成团粒）（狼尾草）	1214900090109
31		1214900090	芜菁甘蓝、饲料甜菜、其他植物饲料（包括饲料用根、干草、三叶草、驴喜豆等，不论是否制成团粒）（稻草）	1214900090110
32		1214900090	芜菁甘蓝、饲料甜菜、其他植物饲料（包括饲料用根、干草、三叶草、驴喜豆等，不论是否制成团粒）（碱草）	1214900090111

续表2

序号	产品类别	商品编号	商品名称	检验检疫编码
33	植物源性饲料	1214900090	芜菁甘蓝、饲料甜菜、其他植物饲料（包括饲料用根、干草、三叶草、驴喜豆等，不论是否制成团粒）（虎尾草）	1214900090112
34		2302300000	小麦糠、麸及其他残渣（饲用麦麸）	2302300000101
35		2302300000	小麦糠、麸及其他残渣（其他饲用加工植物蛋白）	2302300000102
36		2303300011	干玉米酒糟	2303300011999
37		2303300019	其他玉米酒糟	2303300019999
38		2303300090	其他酿造及蒸馏过程中的糟粕及残渣	2303300090999
39		2304001000	提炼豆油所得的油渣饼（豆饼）（饲用）	2304001000102
40		2304009000	提炼豆油所得的其他固体残渣（不论是否研磨或制成团）（饲用豆粕）	2304009000102
41		2304009000	提炼豆油所得的其他固体残渣（不论是否研磨或制成团）（饲用大豆蛋白粉）	2304009000104
42		2308000000	动物饲料用的其他植物产品（包括废料、残渣及副产品）（饲用苜蓿草）	2308000000101
43		2308000000	动物饲料用的其他植物产品（包括废料、残渣及副产品）（饲用燕麦草）	2308000000102
44		2308000000	动物饲料用的其他植物产品（包括废料、残渣及副产品）（其他饲草）	2308000000103
45		2308000000	动物饲料用的其他植物产品（包括废料、残渣及副产品）（饲用青贮）	2308000000105
46		2308000000	动物饲料用的其他植物产品（包括废料、残渣及副产品）（其他未列明植物饲料）	2308000000107
47		2308000000	动物饲料用的其他植物产品（包括废料、残渣及副产品）（辣椒粕）	2308000000108
48		2308000000	动物饲料用的其他植物产品（包括废料、残渣及副产品）（橄榄粕）	2308000000109
49		2308000000	动物饲料用的其他植物产品（包括废料、残渣及副产品）（榴莲粕）	2308000000110
50		2308000000	动物饲料用的其他植物产品（包括废料、残渣及副产品）（扁桃仁粕）	2308000000111
51		2308000000	动物饲料用的其他植物产品（包括废料、残渣及副产品）（饲用扁桃壳颗粒）	2308000000115
52		2308000000	动物饲料用的其他植物产品（包括废料、残渣及副产品）（非饲用玉米芯）	2308000000116
53		3504009000	其他编号未列名蛋白质及其衍生物［包括蛋白胨的衍生物及皮粉（不论是否加入铬矾）］（大豆蛋白）	3504009000105

续表3

序号	产品类别	商品编号	商品名称	检验检疫编码
54	植物源性肥料及栽培介质等产品	3101001990	未经化学处理的其他动植物肥料（植物有机肥）	3101001990107
55		3101009090	经化学处理的其他动植物肥料（植物有机肥）	3101009090107
56		1404909090	其他编号未列名植物产品［软木（栽培介质）］	1404909090109
57		1404909090	其他编号未列名植物产品［木屑（栽培介质）］	1404909090110
58		1404909090	其他编号未列名植物产品［稻壳（栽培介质）］	1404909090111
59		1404909090	其他编号未列名植物产品［花生壳（栽培介质）］	1404909090112
60		1404909090	其他编号未列名植物产品［棉子壳（栽培介质）］	1404909090113
61		1404909090	其他编号未列名植物产品（其他有机栽培介质）	1404909090114
62		2308000000	动物饲料用的其他植物产品（包括废料、残渣及副产品）（栽培介质用棉籽壳）	2308000000112
63		2304001000	提炼豆油所得的油渣饼（豆饼）（其他）	2304001000103
64		2304009000	提炼豆油所得的其他固体残渣（不论是否研磨或制成团）（其他）	2304009000103
65		1212999600	甜叶菊叶	1212999600999
66		1212999990	其他供人食用果核、仁及植物产品（包括未焙制的菊苣根）（凉粉草）（其他工艺）	1212999990108
67		1212999990	其他供人食用果核、仁及植物产品（包括未焙制的菊苣根）（凉粉草）［提取（晒干的除外）、压榨、烹制、烘焙、冻干、脱水、裹糖屑、发酵、冷冻（经漂汤和杀青，并在-18度以下冷冻）、浸酸、腌渍、炒制等工艺进行加工处理的］	1212999990109
68	植物源性中药材	1211903999	其他主要用作药料的鲜、冷、冻或干的植物（包括其某部分，不论是否切割，压碎或研磨成粉）（药用土茯苓）	1211903999142
69		1211903999	其他主要用作药料的鲜、冷、冻或干的植物（包括其某部分，不论是否切割，压碎或研磨成粉）（鸡血藤 SPATHOLOB CAULIS）	1211903999315
70	烟叶	2401101000	未去梗的烤烟	2401101000999
71		2401109000	其他未去梗的烟草（香料烟）	2401109000101
72		2401109000	其他未去梗的烟草（白肋烟）	2401109000102
73		2401201000	部分或全部去梗的烤烟	2401201000999
74		2401209000	部分或全部去梗的其他烟草（香料烟）	2401209000101
75		2401209000	部分或全部去梗的其他烟草（白肋烟）	2401209000102
76	新鲜蔬菜	0702000000	鲜或冷藏的番茄	0702000000999
77		0709300000	鲜或冷藏的茄子	0709300000999
78		0709600000	鲜或冷藏的辣椒属及多香果属的果实（包括甜椒）（多香果）	0709600000101
79		0709600000	鲜或冷藏的辣椒属及多香果属的果实（包括甜椒）（其他）	0709600000102
80	饲用鱼粉	2301201000	饲料用鱼粉（饲料用红鱼粉）	2301201000101
81		2301201000	饲料用鱼粉（饲料用白鱼粉）	2301201000102

续表4

序号	产品类别	商品编号	商品名称	检验检疫编码
82	动物皮张	4101201190	规定重量未剖层退鞣处理整张生牛皮（包括水牛皮）（指每张，简单干燥≤8千克，干盐渍≤10千克，鲜或湿盐≤16千克）（牛皮）	4101201190101
83		4101201190	规定重量未剖层退鞣处理整张生牛皮（包括水牛皮）（指每张，简单干燥≤8千克，干盐渍≤10千克，鲜或湿盐≤16千克）（水牛皮）	4101201190102
84		4101201190	规定重量未剖层退鞣处理整张生牛皮（包括水牛皮）（指每张，简单干燥≤8千克，干盐渍≤10千克，鲜或湿盐≤16千克）（牦牛皮）	4101201190103
85		4101201990	规定重量非退鞣未剖层处理整张生牛皮（包括水牛皮）（指每张，简单干燥≤8千克，干盐渍≤10千克，鲜或湿盐≤16千克）（牛皮）	4101201990101
86		4101201990	规定重量非退鞣未剖层处理整张生牛皮（包括水牛皮）（指每张，简单干燥≤8千克，干盐渍≤10千克，鲜或湿盐≤16千克）（水牛皮）	4101201990102
87		4101201990	规定重量非退鞣未剖层处理整张生牛皮（包括水牛皮）（指每张，简单干燥≤8千克，干盐渍≤10千克，鲜或湿盐≤16千克）（牦牛皮）	4101201990103
88		4101202091	规定重量未剖层整张生驴皮（指每张，简单干燥≤8千克，干盐渍≤10千克，鲜或湿盐≤16千克）	4101202091999
89		4101202099	规定重量未剖层整张其他生马科动物皮（指每张，简单干燥≤8千克，干盐渍≤10千克，鲜或湿盐≤16千克）	4101202099999
90		4101501190	重>16千克退鞣处理整张生牛皮（包括水牛皮）（牛皮）	4101501190101
91		4101501190	重>16千克退鞣处理整张生牛皮（包括水牛皮）（水牛皮）	4101501190102
92		4101501190	重>16千克退鞣处理整张生牛皮（包括水牛皮）（牦牛皮）	4101501190103
93		4101501990	重>16千克非退鞣处理整张生牛皮（包括水牛皮）（牛皮）	4101501990101
94		4101501990	重>16千克非退鞣处理整张生牛皮（包括水牛皮）（水牛皮）	4101501990102
95		4101501990	重>16千克非退鞣处理整张生牛皮（包括水牛皮）（牦牛皮）	4101501990103
96		4101502090	重>16千克整张生马科动物皮	4101502090999
97		4101901190	其他退鞣处理生牛皮（包括整张或半张的背皮及腹皮）（牛皮）	4101901190101
98		4101901190	其他退鞣处理生牛皮（包括整张或半张的背皮及腹皮）（水牛皮）	4101901190102
99		4101901190	其他退鞣处理生牛皮（包括整张或半张的背皮及腹皮）（牦牛皮）	4101901190103
100		4101901990	其他生牛皮（包括整张或半张的背皮及腹皮）（牛皮）	4101901990101
101		4101901990	其他生牛皮（包括整张或半张的背皮及腹皮）（水牛皮）	4101901990102
102		4101901990	其他生牛皮（包括整张或半张的背皮及腹皮）（牦牛皮）	4101901990103
103		4101902090	其他生马科动物皮（包括整张或半张的背皮及腹皮）	4101902090999
104		4102100000	带毛的绵羊或羔羊生皮［本章注释一（三）所述不包括的生皮除外］	4102100000999
105		4102291000	其他不带毛退鞣绵羊或羔羊生皮［浸酸的及本章注释一（三）所述不包括的生皮除外］	4102291000999
106		4102299000	其他不带毛非退鞣绵羊或羔羊生皮［浸酸的及本章注释一（三）所述不包括的生皮除外］	4102299000999
107		4103300090	生猪皮	4103300090999
108		4103902100	其他退鞣山羊或小山羊皮［山羊板皮及本章注释一（三）所述不包括的生皮除外］（山羊皮）	4103902100101

续表5

序号	产品类别	商品编号	商品名称	检验检疫编码
109	动物皮张	4103902100	其他退鞣山羊或小山羊皮［山羊板皮及本章注释一（三）所述不包括的生皮除外］（野羊皮）	4103902100102
110		4103902900	其他非退鞣山羊或小山羊皮［山羊板皮及本章注释一（三）所述不包括的生皮除外］（山羊皮）	4103902900101
111		4103902900	其他非退鞣山羊或小山羊皮［山羊板皮及本章注释一（三）所述不包括的生皮除外］（野羊皮）	4103902900102
112		4103909090	其他生皮［本章注释一（二）或（三）所述不包括的生皮除外］（驴皮）	4103909090101
113		4103909090	其他生皮［本章注释一（二）或（三）所述不包括的生皮除外］（骡皮）	4103909090102
114		4103909090	其他生皮［本章注释一（二）或（三）所述不包括的生皮除外］（其他饲养奇蹄动物皮张）	4103909090103
115		4103909090	其他生皮［本章注释一（二）或（三）所述不包括的生皮除外］（骆驼皮）	4103909090104
116		4103909090	其他生皮［本章注释一（二）或（三）所述不包括的生皮除外］（其他饲养偶蹄动物皮张）	4103909090106
117		4103909090	其他生皮［本章注释一（二）或（三）所述不包括的生皮除外］（其他禽鸟皮）	4103909090107
118		4103909090	其他生皮［本章注释一（二）或（三）所述不包括的生皮除外］（未列出的其他动物皮张）	4103909090114
119		4301300000	阿斯特拉罕等羔羊的整张生毛皮（还包括喀拉科尔，波斯，印度，中国或蒙古等羔羊）（绵羊皮）	4301300000101
120		4301300000	阿斯特拉罕等羔羊的整张生毛皮（还包括喀拉科尔，波斯，印度，中国或蒙古等羔羊）（山羊皮）	4301300000102
121		4301801090	整张生兔皮（不论是否带头，尾或爪）	4301801090999
122		4301809090	整张的其他生毛皮（不论是否带头，尾或爪，包括整张生海豹皮）（驴皮）	4301809090101
123		4301809090	整张的其他生毛皮（不论是否带头，尾或爪，包括整张生海豹皮）（骡皮）	4301809090102
124		4301809090	整张的其他生毛皮（不论是否带头，尾或爪，包括整张生海豹皮）（其他饲养奇蹄动物皮张）	4301809090103
125		4301809090	整张的其他生毛皮（不论是否带头，尾或爪，包括整张生海豹皮）（猪皮）	4301809090104
126		4301809090	整张的其他生毛皮（不论是否带头，尾或爪，包括整张生海豹皮）（绵羊皮）	4301809090105
127		4301809090	整张的其他生毛皮（不论是否带头，尾或爪，包括整张生海豹皮）（山羊皮）	4301809090106
128		4301809090	整张的其他生毛皮（不论是否带头，尾或爪，包括整张生海豹皮）（骆驼皮）	4301809090107

续表6

序号	产品类别	商品编号	商品名称	检验检疫编码
129	动物皮张	4301809090	整张的其他生毛皮（不论是否带头，尾或爪，包括整张生海豹皮）（其他饲养偶蹄动物皮张）	4301809090109
130		4301809090	整张的其他生毛皮（不论是否带头，尾或爪，包括整张生海豹皮）（鸡、鸭、鹅皮）	4301809090110
131		4301809090	整张的其他生毛皮（不论是否带头，尾或爪，包括整张生海豹皮）（兔皮）	4301809090111
132		4301809090	整张的其他生毛皮（不论是否带头，尾或爪，包括整张生海豹皮）（未列出的其他动物皮张）	4301809090112

十三、《关于优化进境动植物特许检疫审批有关事宜的公告》（海关总署公告2024年第209号）

该文件于2024年12月31日发布，原文如下。

为支持种质资源引进，促进种业、生物医药等产业发展，在确保生物安全的前提下，提高进境动植物特许检疫审批效率，根据《中华人民共和国生物安全法》、《中华人民共和国进出境动植物检疫法》及其实施条例，以及《外来入侵物种管理办法》等有关规定，现就优化禁止进境物特许检疫审批（以下简称特许检疫审批）有关事宜公告如下：

一、因科学研究等特殊需要，从境外引进《中华人民共和国进出境动植物检疫法》第五条第一款所列禁止进境物的，应在禁止进境物进境前，由禁止进境物使用单位或其代理人向所在地直属海关提出特许检疫审批申请，经海关总署批准，取得《中华人民共和国进境动植物检疫许可证》（以下简称《检疫许可证》）。

二、使用单位或其代理人提出特许检疫审批申请时，应随附以下资料：

（一）《特许检疫审批申请表》（见附件1）；

（二）引进以下检疫物的，原则上需提供省部级及以上相关主管部门出具的或同等层次的批准文件或科学研究立项报告等。

1. 动物高致病性或疑似高致病性病原微生物；

2. 植物病原体（包括菌种、毒种等）、害虫及其他有害生物；

3. 动植物疫情流行的国家和地区的有关动植物、动植物产品和其他检疫物；

4. 土壤。

（三）生态安全和生物安全风险自评估报告（参考提纲见附件2）；

（四）使用单位的生物安全管理制度及拟采取的安全防范措施；

（五）履行生物安全责任承诺书（见附件3）。

委托办理的，还应提交授权委托书。

三、使用单位所在地直属海关受理申请后，在使用单位或其代理人到场的情况下，在5个工作日内，对科学研究、隔离检疫等场所的设施条件和安全防范措施进行现场或视频审查，综合评估动植物疫情传入、生物安全风险和对生态环境的影响等。审查时间以书面形式告知申请单位。

四、经综合评估，使用单位的科学研究等活动符合生物安全管理要求，动植物疫情传入、生物安全风险和对生态环境影响可控的，海关总署将自行政许可申请受理之日起20个工作日内颁发《检疫许可证》。如评估不符合要求的，将依法作出不予行政许可的书面决定，并说明理由。

五、禁止进境物《检疫许可证》在有效期内一次使用有效，不得分批核销。有效期内，科学研究、隔离检疫等场所的设施条件发生变化的，应重新申请办理特许检疫审批。

六、引进禁止进境物后，使用单位应遵守海关监管规定，按照国家相关规定开展科学研究。未经海关允许，不得擅自转移或改变用途。

七、其他未尽事宜，按照现行规定执行。有特殊规定的从其规定。

八、本公告由海关总署负责解释。

本公告自2025年4月1日起实施。

特此公告。

附件：1. 特许检疫审批申请表（见海关总署网站）

2. 生态安全和生物安全风险自评估报告（见海关总署网站）

3. 履行生物安全责任承诺书（见海关总署网站）

十四、《进口大豆期货交割检验检疫监督管理要求（试行）》（国质检动函〔2005〕1004号）

该文件于2001年12月22日印发，国家质检总局公告2017年第54号公布为有效规范性文件，原文如下。

进口大豆期货交割检验检疫监督管理要求（试行）

为规范我国进口大豆期货交割检验检疫监督管理工作，防止疫情传入，根据《进出境动植物检疫法》及其实施条例的有关规定制定本监管要求。本监管要求适用于经国家质检总局指定的口岸入境并通过大连商品交易所进行期货交割业务的大豆商品。

一、进口大豆期货交割库的确定

1. 设立进口大豆期货交割库的口岸，由大连商品交易所提出，经国家质检总局同意后，作为期货交割大豆指定入境口岸。

2. 在指定入境口岸所在地的仓储库点经大连商品交易所推荐，向所在地直属检验检疫局提出作为进口大豆期货交割库的申请。

3. 直属检验检疫局按“进口大豆指定期货交割仓库申请要求与程序”（附件1）进行考核。考核合格的，批准为进口大豆期货交割库。

二、进口大豆进入期货交割库

进口大豆进入期货交割库按如下要求和程序进行：

1. 用于期货交割的进口大豆应按有关规定办理《中华人民共和国进境动植物检疫许可证》。

2. 进口大豆到达口岸后须经检验检疫，合格后方可进入期货交割库。

3. 用于期货交割的进口大豆进入交割库前，货主或其代理人应填报“进口大豆期货交割出/入库联系单”（附件2）（以下简称联系单），经大连商品交易所初审，检验检疫机构核准同意后，货主或其代理人凭“联系单”到指定期货交割库办理大豆入库手续。

4. 进口大豆期货交割库根据“联系单”办理进口大豆入库手续，并及时将入库数量等有关情况向检验检疫机构报告。进入期货交割库的大豆，未经检验检疫机构允许不得调出期货交割库。

三、进口大豆调出期货交割库

进口大豆调出期货交割库按如下要求和程序进行：

1. 期货交割库的进口大豆，只能调往经检验检疫机构考核合格的大豆加工企业进行加工，否则不得出库。

2. 期货交割进口大豆在直属检验检疫局辖区内加工的，大豆加工企业应填报“联系单”，经大连商品交易所初审、检验检疫机构核准后，凭“联系单”到指定期货交割库办理大豆出库手续。

3. 期货交割进口大豆调往直属检验检疫局辖区以外加工的，大豆加工企业应向调入地直属检验检疫局申请办理“进口期货大豆准许调入通知单”（附件3），并填报“联系单”，经大连商品交易所初审、调出地检验检疫机构核准后，向指定期货交割库办理大豆出库手续。进口大豆期货交割库应及时将出库数量、流向等有关情况向所在地检验检疫机构报告。大豆调出地直属检验检疫局应及时通知调入地直属检验检疫局进行监管。

4. 对于已完成期货交易并按规定办理完交割出库手续但尚未出库的进口大豆，需要再次进行期货交易的，应重新申请办理“联系单”。

四、进口大豆期货交割库的监督管理

1. 检验检疫机构按照《出入境粮食和饲料检验检疫管理办法》① 等相关规定的要求，监督交割库建立防疫措施和制度，做好监管工作。

2. 检验检疫机构依法对期货交割进口大豆的装卸、运输、加工、储藏、下脚料处理等环节实施监督管理。

3. 检验检疫机构应督促大连商品交易所要求进口大豆期货交割库遵守相关的法律法规，建立有效的措施和制度，积极配合检验检疫机构的考核、检验检疫及监督管理。

五、违规处理

凡违反本办法规定的交割仓库或大豆加工企业，视其情节轻重，直属检验检疫局将予以限期整改或取消其进口大豆期货交割库资格等处理，并对情节严重者，依据有关法律法规予以处罚。

附件1：进口大豆指定期货交割仓库申请要求与程序

附件2：进口大豆期货交割入/出库联系单（略）

附件3：进口期货大豆准许调入通知单（略）

附件1

进口大豆指定期货交割仓库申请要求与程序

一、依据：

《中华人民共和国进出境动植物检疫法》及其实施条例。

二、具备条件：

1. 申请单位符合我国动植物检验检疫要求。

2. 具备符合动植物防疫和公共卫生要求的基础设施。

3. 具备完善的管理制度和防疫措施。

三、实施机关：

受理与审核机构：国家质检总局指定口岸所在地直属检验检疫局。

四、程序：

1. 申请单位应由大连商品交易所推荐，并提交相关材料（具体材料目录见附件1-1）。

2. 直属检验检疫局根据大连商品交易所推荐和申请单位提交的材料，作出受理或不予受理的决定，并按规定出具书面凭证。

---

① 《出入境粮食和饲料检验检疫管理办法》（国家质检总局令第7号）已被《进出境粮食检验检疫监督管理办法》（国家质检总局令第177号公布，根据海关总署令第238号、第240号、第243号修正）替代，见本书第二章第二节。

3. 受理申请后，检验检疫机构对申请材料进行审查，并对申请单位进行实地考核。

4. 直属检验检疫局根据审核情况，作出是否批准作为指定期货交割仓库的决定，并及时通知申请单位和大连商品交易所。

五、审查期限：

自受理之日起20个工作日内作出是否批准作为指定期货交割仓库的决定。

附件1-1

申请单位须提交的材料目录

1. 书面申请报告；
2. 填写进口大豆指定期货交割仓库登记备案表；
3. 申请单位法人资格证明（复印件）；
4. 指定期货交割库的平面图及相关照片；
5. 出入库程序；
6. 管理制度和防疫措施。

十五、《关于通过深圳前海联合交易中心进口大豆有关通关事项的公告》（海关总署公告2023年第42号）

该文件于2023年4月30日发布，原文如下。

为便利境内大豆产业链供应链相关市场主体通过深圳前海联合交易中心进口大豆，根据《中华人民共和国海关法》《中华人民共和国进出境动植物检疫法》及其实施条例、《农业转基因生物安全管理条例》等法律法规，现就有关通关事项公告如下：

一、通过深圳前海联合交易中心开展离岸现货交易的大豆，进口企业办理进境动植物检疫许可证时，可以保税仓库或海关特殊监管区域、保税物流中心（B型）内的仓储场所（以下统称保税交易库）作为境内存放场所，“用途”栏填写“现货交易和期货实物交割”。

二、通过深圳前海联合交易中心交易进口大豆的境内收货人和存放进口大豆的保税交易库经营企业应当为海关非失信企业，保税交易库经营企业承担经营主体责任。保税交易库应当符合海关检疫监管要求。

三、大豆从境外进入保税交易库报关或者备案时，企业应当按照相关规定提交进境动植物检疫许可证、植物检疫证书和农业转基因生物安全证书。进境大豆经海关口岸检疫后，应当运至保税交易库存放，并接受海关监管。保税物流账册表头备注栏应注明“大豆保税交易库”。保税交易库内的大豆可以在境内大豆产业链供应链相关市场主体间出售、转让。

四、深圳前海联合交易中心应向海关实时提供进口大豆保税交易及交收结算单、保税仓单清单及仓单状态、出库指令等电子信息，具体可通过与海关信息化辅助管理系统联网对接等方式实现。

五、经海关批准，保税仓单可以质押。质押应当提供担保并符合海关监管要求，担保期限不短于质押期限。

（一）保税仓单持有人需要开展质押业务的，应当委托保税交易库向主管海关办理仓单质押备案手续，提交《保税仓单质押业务备案表》（见附件1），以及保证金或者银行、非银行金融机构保函。保税交易库应当做好质押货物的标识，质押期间不得办理提货。

（二）保税仓单持有人需要解除质押的，应当委托保税交易库向主管海关申请办理仓单质押解除手续，提交解除质押协议和《保税仓单质押业务解除备案表》（见附件2）。

六、大豆调出保税交易库办理进口报关时，应当逐批报关，不适用分送集报，并按规定向海关提交自动进口许可证，无需再次提交本公告第三条所列单证。大豆调出保税交易库后，应当直接运往具备防疫、处理等条件的加工企业进行加工处理。

七、进境大豆依法应当办理其他手续的，按照相关规定办理。

本公告自发布之日起实施。

特此公告。

附件1：保税仓单质押业务备案表（略）

附件2：保税仓单质押业务解除备案表（略）

十六、《关于发布〈进口离岸现货交易大豆监督管理规范（试行）〉的公告》（海关总署公告2023年第86号）

该文件于2023年7月7日发布，原文如下。

根据《中华人民共和国生物安全法》《中华人民共和国海关法》等相关法律法规规定，海关总署制定了《进口离岸现货交易大豆监督管理规范（试行）》，现予以发布。

本公告自发布之日起施行。

特此公告。

进口离岸现货交易大豆监督管理规范（试行）

第一章　总则

第一条　为规范海关对进口离岸现货交易大豆的监督管理工作，根据《中华人民共和国生物安全法》、《中华人民共和国海关法》、《中华人民共和国进出境动植物检疫法》及其实施条例、《农业转基因生物安全管理条例》等法律法规规定，制定本规范。

第二条　离岸现货交易大豆，是指通过深圳前海联合交易中心（以下简称“前海联交中心”）进口、交易，用于加工的非种用大豆。

第三条　前海联交中心应建设交易业务管理信息化系统，根据海关监管要求，向海关业务管理系统等推送相关信息、数据。

第四条　前海联交中心应根据海关监管要求建立进口商白名单，向海关总署报备。名单内的进口商（以下简称“进口商”）可通过前海联交中心开展进口大豆离岸现货交易。

第五条　海关总署负责监督管理、指导协调和组织实施全国进口离岸现货交易大豆规范管理工作。

直属海关负责监督管理、指导协调和组织实施本关区进口离岸现货交易大豆规范管理工作，组织开展保税交易库考核认定工作。

隶属海关负责实施本辖区内进口离岸现货交易大豆监管工作，对保税交易库实施监管。

第二章　保税交易库认定

第六条　保税仓库或海关特殊监管区域、保税物流中心（B型）内的仓储场所，经前海联交中心推荐，由场所经营企业向所在地直属海关或其授权的隶属海关提交《保税交易库申请表》（见附件1）及相关材料，提出申请。

第七条 申请材料合格，且经检查符合“保税交易库防疫要求”（见附件2）的，由场所所在地直属海关认定为保税交易库，在直属海关门户网站公布并向海关总署报备。保税交易库改建、扩建、迁址，或植物疫情管理制度发生重大变化时应重新申请认定。

第八条 认定为保税交易库的经营企业，应在进境粮食检验检疫管理系统（以下简称“粮食系统”）中申请取得企业类型为“现货大豆保税交易库”的账号。

第三章　检疫审批

第九条 大豆进境前，进口商可以保税交易库作为境内存放场所，申请取得用途为“现货交易和期货实物交割”的进境动植物检疫许可证（以下简称“检疫许可证”）。

海关审核检疫审批申请时，应核定保税交易库可用仓容。

第十条 对取得检疫许可证但尚未报关或者备案进境的大豆，在前海联交中心达成交易后，进口商需变更检疫许可证载明的用途或进境口岸信息的，进境口岸直属海关或授权的隶属海关应优先重新办理检疫许可证，原检疫许可证予以作废。

第四章　申报和计税

第十一条 大豆从境外进入保税交易库报关或者备案时，境内收货人或其代理人应当在报关单或备案清单的“货物存放地点”栏填写保税交易库经营企业10位海关编码，“运输方式”栏填写实际进出境运输方式，“用途”栏填写“现货交易和期货实物交割”，并提供检疫许可证、植物检疫证书、农业转基因生物安全证书等。

第十二条 大豆调出保税交易库办理进口报关时，境内收货人或其代理人向保税交易库主管海关申报纳税，监管方式应为一般贸易（0110），“运输方式”栏填写实际出库的特殊运输方式，“备注”栏需注明大豆从境外进入保税交易库的报关单号或者备案清单号，并提供自动进口许可证等。

第十三条 对在保税交易库存储期间发生损毁、短少、灭失的，除不可抗力外，应依法依规向海关缴纳损毁、短少、灭失货物的税款。涉及违法违规的，依规进行处置。

第十四条 保税仓单质押按照海关总署公告2023年第42号（关于通过深圳前海联合交易中心进口大豆有关通关事项的公告）有关规定执行。

第十五条 开展离岸现货交易的进口大豆，由前海联交中心向海关总署进行品种备案。保税仓单持有人应通过前海联交中心对持有的仓单进行公示。

第五章　调运管理

第十六条 海关对进境大豆实施口岸检疫，未发现应立即实施除害、退运或销毁处理等情形的，可调入保税交易库。大豆从进境口岸监管区域调运至保税交易库，应使用密闭运输工具。

附条件提离至保税交易库的大豆，所有检验检疫结果出具前，不得调出保税交易库。

第十七条 大豆调离口岸监管区域前，境内收货人应通过粮食系统提交出/入库联系单（以下简称“联系单”），注明该批大豆在保税交易库中的仓储位置。

第十八条 保税交易库经营企业应根据联系单，在粮食系统中填报入库数量等有关情况。

第十九条 不同批次进口大豆入库时须分开存储，未经海关允许，不得变更仓储位置。

第二十条 大豆调出保税交易库前，前海联交中心应将出库指令、出仓提货信息提供给保税交易库经营企业，保税交易库经营企业应在粮食系统中填报联系单和实际调运情况。

前海联交中心应对已生成出库指令的仓单锁定状态，不得转让、质押。

第二十一条 大豆调出保税交易库后，应当直接运往具备防疫、处理等条件的加工企业进行加工处理。

第六章 监督管理

第二十二条 相关企业应当在大豆装卸、运输、存放、加工、下脚料处理等环节采取防止撒漏、密封等防疫措施。

第二十三条 通过前海联交中心开展大豆离岸现货交易和作为保税交易库的企业，应符合海关监管要求，并配合海关实施监管。如进口商、保税交易库不符合前海联交中心交易管理制度要求或不再从事大豆离岸现货交易等相关业务的，前海联交中心应及时向海关报告，并更新进口商和推荐的保税交易库名单。海关对保税交易库名单实施动态管理。

涉及违法违规的，海关将依法追究相关企业责任。

第二十四条 海关按照进境粮食国内生产、加工、存放单位要求，对保税交易库经营企业实施核查，发现异常拒不整改或整改不通过的，不得再作为保税交易库。

第七章 附则

第二十五条 海关实施本规范不妨碍其他部门依法履行其职责。

第二十六条 本规范自发布之日起施行。

第二十七条 本规范由海关总署负责解释。

附件：1. 保税交易库申请表（略）

2. 保税交易库防疫要求

附件2

保税交易库防疫要求

一、保税交易库应与大豆进境口岸在同一直属关区，原则上不得占用现有进境粮食指定监管场地配套的口岸专用粮食仓库。周边1公里范围内没有农田，不种植豆科作物。布局合理，整洁卫生，地面平整硬化，无裸露土壤，设施良好，保持通风干燥，并具备防虫和防鼠措施，满足进口大豆储存条件。

二、与外界及生活区相对隔离，并采取固定隔离措施。

三、具有完善的质量管理体系并有效运行。建立进口大豆装卸、运输、储存、入库、出库等全过程质量安全管理措施，并实施可追溯的登记管理制度。

四、存储能力不低于2.5万吨。

五、具备进境大豆植物疫情防控、撒漏物清扫、下脚料无害化处理及库区周边植物疫情监测、铲除等条件设施及管理制度，在关键节点配备视频监控系统，能够满足海关监管需求。

六、具有植物疫情应急突发事件处置制度及相应措施。

十七、《关于执行进口原木检疫要求的公告》（国家出入境检验检疫局、海关总署、国家林业局①、农业部②、对外贸易经济合作部③公告 2001 年第 2 号）

该文件于 2001 年 2 月 6 日发布，原文如下。

近年来，中国出入境检验检疫机构在进口原木中截获大量的林木有害生物，根据中国专家进行的有害生物风险分析，其中多数是检疫性有害生物。为防止林木有害生物随进口原木传入中国，保护中国森林、生态环境及旅游资源，根据《中华人民共和国进出境动植物检疫法》及其实施条例的规定，现对进口原木的检疫要求公告如下：

一、进口原木须附有输出国家或地区官方检疫部门出具的植物检疫证书，证明不带有中国关注的检疫性有害生物或双边植物检疫协定中规定的有害生物和土壤。

二、进口原木带有树皮的，应当在输出国家或地区进行有效的除害处理，并在植物检疫证书中注明除害处理方法、使用药剂、剂量、处理时间和温度；进口原木不带树皮的，应在植物检疫证书中作出声明。

三、进口原木未附有植物检疫证书的，以及带有树皮但未进行除害处理的，不准入境。出入境检验检疫机构对进口原木进行检疫，发现检疫性有害生物的，监督进口商进行除害处理，处理费用由进口商承担。无法作除害处理的，作退运处理。

四、进口商应将上述检疫要求列入贸易合同中。

五、各入境口岸海关要加强对进口原木的监管力度，对经检疫合格的原木，凭出入境检验检疫机构签发的“入境货物通关单”办理手续。

六、本公告自 2001 年 7 月 1 日起施行。

十八、《关于执行进口原木检疫要求（2001 年第 2 号公告）有关问题的通知》（国质检联〔2001〕43 号）

该文件由国家质检总局、海关总署、国家林业局、农业部、对外贸易经济合作部于 2001 年 6 月 28 日发布，国家质检总局公告 2017 年第 54 号公布为有效规范性文件，原文如下。

为贯彻落实国家出入境检验检疫局、海关总署、国家林业局、农业部、对外贸易经济合作部联合发布的 2001 年第 2 号公告，有效防止林木检疫性有害生物随进口原木传入，保护中国森林、生态环境及旅游资源，并使调整后的检疫要求对原木进口贸易的影响尽可能减小，现就执行上述公告中的有关问题通知如下：

一、进口原木不带树皮的不要求在境外进行除害处理，但输出国官方检疫部门须出具植物检疫证书。单根原木带树皮表面积不超过 5%，且整批原木带树皮表面积不超过 2% 的，该批原木可视为不带树皮原木。

二、对于带树皮的进口原木，在输出国植物检疫机构不健全或除害处理达不到中国要求的情况下，经当地出入境检验检疫机构报经国家质量监督检验检疫总局（以下简称国家质检总局）同意，可在原木进口量比较大的口岸地区一定区域内建立“木材加工区”或“木材检验检疫区”。进口时，海关仍凭《入境货物通关单》办理原木的进境手续。原木进境后在该区内进行初加工、深加工或除害处理，经加工或除害处理合格的，可运往内地。出入境检验检疫机构对场区实施检验检疫监管和

① 现为国家林业和草原局，因相关公告发布时为国家林业局，故不做修订，下同。

② 现为农业农村部，因相关公告发布时为农业部，故不做修订，下同。

③ 现为商务部，因相关公告发布时为对外贸易经济合作部，故不做修订，下同。

疫情监测，发现疫情立即采取防疫措施。

三、对于来自周边国家同一生态区的原木，国家质检总局在输出国检疫部门提供原木发生有害生物名单的基础上，可根据情况组织开展境外疫情调查和预检工作。结合公告规定可采取以下措施：

1. 境外预检未发现检疫性有害生物的原木，准许入境。经境外预检的原木以入境口岸检验检疫结果为准。

2. 对于寒带地区冬季（10 月至翌年 4 月）采伐并在本季节内入境的原木，经入境口岸检验检疫合格的予以放行；进境后经检疫仍发现检疫性有害生物的，应在指定的“木材加工区”或“木材检验检疫区”进行初加工、深加工或进行除害处理。

四、对于输出国检疫部门已经出具植物检疫证书的进口原木，经入境口岸检验检疫仍发现检疫性有害生物的，由国家质检总局向输出国通报，连续多次发现问题的，将暂停接受该检疫机构出具的检疫证书，直到其采取措施并符合中方检疫要求为止。

五、出入境检验检疫机构对信誉好、管理规范、符合检疫要求、进口量大的企业，要重点扶持和指导，鼓励木材进口企业将木材加工、除害处理工作向境外延伸。

六、各有关单位要与出入境检验检疫机构密切配合，认真做好进口原木的检验检疫工作，切实防止检疫性有害生物的传入。工作中遇有新的问题请及时向主管部门报告。

七、自 2001 年 7 月 1 日起对离开输出国的原木开始施行第 2 号公告和本通知规定。2001 年 7 月 1 日以前启运的，不受第 2 号公告和本通知限制。

十九、《关于进口松材线虫发生国家松木植物检疫要求的公告》（海关总署公告 2021 年第 110 号）

该文件于 2021 年 12 月 16 日发布，原文如下。

松材线虫是我国进境植物检疫性有害生物和全国林业检疫性有害生物，其引起的森林病害极具危险性，对我国林业生产和生态安全构成严重威胁，我国林业和草原主管部门对其采取了严格管控措施。为防止松材线虫传入，根据我国相关法律法规和国际植物检疫措施标准，经风险评估，现发布进口松材线虫发生国家松木植物检疫要求（见附件）。

本公告自 2022 年 2 月 1 日起施行。

附件：进口松材线虫发生国家松木植物检疫要求

附件

进口松材线虫发生国家松木植物检疫要求

一、检疫依据

1.《中华人民共和国进出境动植物检疫法》《中华人民共和国进出境动植物检疫法实施条例》；

2.《中华人民共和国生物安全法》；

3. 国际植物检疫措施标准。

二、商品名称

本公告中的松木学名为 *Pinus* spp.，英文名为 Pine wood，包括原木和锯材。

三、适用国家

加拿大、日本、韩国、墨西哥、葡萄牙、西班牙、美国。

四、出口前检疫

（一）原木。

1. 出口前，输出国植物检疫主管部门应对每批输华原木取样进行松材线虫 *Bursaphelenchus xylophilus* 实验室检测。如检出松材线虫，该批原木不得向中国出口。

2. 未检出松材线虫的，应在出口前对每批原木使用溴甲烷、硫酰氟实施熏蒸处理，确保杀死天牛等林木有害生物。

（二）锯材。

1. 出口前，应对每批出口的锯材实施热处理，以杀死松材线虫、天牛等林木有害生物。

2. 未实施热处理的，按照本要求第四条第（一）款规定，取样进行松材线虫实验室检测和熏蒸处理。

（三）检疫处理监管。

在出口前对输华松木的熏蒸处理或热处理应当在输出国植物检疫主管部门监管下实施，确保检疫处理有效。

（四）植物检疫证书要求。

1. 对出口前检疫合格的原木或锯材，输出国植物检疫主管部门应出具植物检疫证书。

2. 对实验室检测和熏蒸处理的原木或锯材，植物检疫证书上应注明熏蒸剂种类、持续时间、环境温度和剂量，并在附加声明中标注："This consignment of pine wood has been sampled and tested in laboratory, and *Bursaphelenchus xylophilus* was not detected."（该批松木已取样进行实验室检测，未检出松材线虫。）

3. 出口前实施热处理的锯材，植物检疫证书上应注明热处理的锯材中心温度和持续时间。

五、进境检疫

松木到达中国进境口岸时，中国海关按照以下要求实施检疫。

（一）进口松木应从指定口岸进境（口岸名单见附），该口岸位于中国确定的松材线虫疫区内。

（二）核查植物检疫证书是否符合本要求第四条第（四）款的规定。

（三）根据有关法律、行政法规、规章等规定，对进口松木实施检疫，并取样进行松材线虫实验室检测。经检疫合格的，准予进境。

（四）如检出松材线虫或天牛等活的林木有害生物，该批松木作退回或销毁处理。海关总署将及时向输出国植物检疫主管部门通报，并视情况暂停相关企业、产区的松木进口。

六、回顾性评估

根据松材线虫疫情发生动态及口岸截获情况，海关总署开展风险评估，根据评估结果对本植物检疫要求进行调整。

附

进口松材线虫发生国家松木指定口岸名单

江苏省：连云港（赣榆港、燕尾港、新东方码头）、南京（龙潭码头、新生圩港）。

浙江省：宁波北仑港、舟山港、温州港、台州港。

福建省：福州港（马尾、江阴）。

山东省：黄岛港、日照港、日照岚山港、董家口港。

广东省：佛山南海三山港、肇庆新港、黄埔港、东莞港、珠海湾仔港、汕头广澳港。

二十、《关于从栎树猝死病发生国家或地区进口寄主植物检疫要求的公告》（国家质检总局公告 2009 年第 70 号）

该文件于 2009 年 7 月 10 日发布，原文如下。

栎树猝死病菌［Phytophthora ramorum，Sudden Oak Death（SOD）］是近年来新发现的一种为害林木和观赏植物的毁灭性真菌病害，可在短期内造成寄主植物大量死亡。该病害在中国没有发生，是中国法律规定禁止进境的检疫性有害生物。为防止栎树猝死病菌传入，保护中国林业、花卉生产及生态环境安全，经有害生物风险分析并征求 WTO 成员意见，现就从栎树猝死病菌发生国家或地区进口相关寄主植物的检疫要求公告如下。

一、本植物检疫要求适用于从栎树猝死病菌发生国家或地区（名单见附件 1）输往中国的寄主植物（名单见附件 2）。上述名单将根据疫情发生情况进行动态调整。

二、输华寄主植物（种子、果实及组培苗除外）应产自没有栎树猝死病菌发生的产区。输出国家或地区检验检疫部门应对种植区进行疫情调查监测，对输华寄主植物种植苗圃实施注册登记管理，并向中国国家质量监督检验检疫总局提供符合要求的产区及注册登记种植苗圃名单。

三、出口前，输出国家或地区检验检疫部门应对寄主植物进行栎树猝死病菌项目检测，确保不带该病菌。输华寄主植物附带的栽培介质，应在出口前进行高温灭菌等除害处理。

四、对符合要求的寄主植物，输出国家或地区检验检疫部门应出具植物检疫证书，并在证书附加声明栏中注明："The plants in this shipment originate in（name of registered nursery）where is free of Phytophthora ramorum, and have been tested found free of Phytophthora ramorum prior to export"（本批植物产自没有栎树猝死病菌发生的＊＊＊＊＊注册种植苗圃，出口前检测没有发现栎树猝死病菌）。

五、必要时，中国国家质量监督检验检疫总局将派专家赴栎树猝死病菌发生国家或地区，核实寄主植物种植苗圃栎树猝死病菌发生情况，并对采取的植物检疫措施进行评估。

六、寄主植物到达中国入境口岸时，出入境检验检疫机构将检查植物检疫证书，确认是否来自注册种植苗圃，并针对栎树猝死病菌进行检测。如发现寄主植物来自发生栎树猝死病菌国家或地区非注册苗圃，或未按上述第四条要求出具植物检疫证书，或检出栎树猝死病菌，将对相关寄主植物采取退运、销毁或暂停进口等措施。

本植物检疫要求自 2009 年 9 月 1 日起实施。

附件：1. 栎树猝死病菌发生国家或地区名单

2. 栎树猝死病菌寄主植物名单

附件 1

栎树猝死病菌发生国家或地区名单

德国、荷兰、波兰、西班牙、英国、比利时、法国、意大利、丹麦、瑞典、爱尔兰、斯洛文尼亚、芬兰、瑞士、挪威、立陶宛、美国（暂限加利福尼亚州、俄勒冈州）。

附件 2

栎树猝死病菌寄主植物名单

序号	拉丁文	中文	序号	拉丁文	中文
1	*Abies*	冷杉属	38	*Lonicera*	忍冬属
2	*Acer*	槭属	39	*Loropetalum*	檵木属
3	*Adiantum*	铁线蕨属	40	*Magnolia*	木兰属
4	*Aesculus*	七叶树属	41	*Maianthemum*	舞鹤草属
5	*Arbutus*	浆果鹃属	42	*Manglietia*	木莲属
6	*Arctostaphylos*	熊果属	43	*Michelia*	含笑属
7	*Ardisia*	紫金牛属	44	*Nerium*	夹竹桃属
8	*Berberis*	小蘗属	45	*Nothofagus*	假山毛榉属
9	*Calluna*	帚石楠属	46	*Osmanthus*	木犀属
10	*Calycanthus*	夏腊梅属	47	*Osmorhiza*	香根芹属
11	*Camellia*	山茶属	48	*Parakmeria*	拟单性木兰属
12	*Castanea*	栗属	49	*Parrotia*	银缕梅属
13	*Castanopsis*	栲属	50	*Photinia*	石楠属
14	*Cercis*	紫荆属	51	*Physocarpus*	风箱果属
15	*Ceanothus*	美洲茶属	52	*Pieris*	马醉木属
16	*Cinnamomum*	樟属	53	*Pittosporum*	海桐属
17	*Clintonia*	七筋姑属	54	*Prunus*	李属
18	*Cornus*	梾木属	55	*Pseudotsuga*	黄杉属
19	*Corylopsis*	蜡瓣花属	56	*Pyracantha*	火棘属
20	*Corylus*	榛属	57	*Quercus*	栎属
21	*Distylium*	蚊母树属	58	*Rhamnus*	鼠李属
22	*Drimys*	卤室木属	59	*Rhododendron*	杜鹃花属
23	*Dryopteris*	鳞毛蕨属	60	*Rosa*	蔷薇属
24	*Eucalyptus*	桉属	61	*Rubus*	悬钩子属
25	*Euonymus*	卫茅属	62	*Salix*	柳属
26	*Fagus*	水青冈属	63	*Schima*	木荷属
27	*Fraxinus*	白蜡属	64	*Sequoia*	红杉属
28	*Garrya*	丝穗木属	65	*Syringa*	丁香属
29	*Gaultheria*	白珠树属	66	*Taxus*	紫杉属
30	*Griselini a*	山茱萸属	67	*Torreya*	榧树属
31	*Hamamelis*	金缕梅属	68	*Toxicodendron*	漆树属
32	*Heteromeles*	假苹果属	69	*Trientalis*	七瓣莲属
33	*Ile x*	冬青属	70	*Umbellularia*	伞桂属
34	*Kalmia*	山月桂属	71	*Vaccinium*	越桔属
35	*Laurus*	月桂属	72	*Vancouveria*	范库弗草属
36	*Leucothoe*	木藜芦属	73	*Viburnum*	荚蒾属
37	*Lithocarpus*	石栎属			

二十一、《关于防止白蜡树枯梢病传入我国的公告》（国家质检总局 国家林业局公告2013年第156号）

该文于2013年11月19日发布，原文如下。

白蜡树枯梢病是一种危险性林业真菌病害，已在欧洲部分国家和地区暴发成灾，造成了极为严重的损失。该病害是由拟白膜盘菌（*Hymenoscyphus pseudoalbidus*，异名*Chalara fraxinea*）引起，可导致树皮溃疡、坏死，树枝萎蔫，树冠枯死至整株树死亡。鉴于其危害性，2013年3月6日，我国将其列入《中华人民共和国进境植物检疫性有害生物名录》，并暂停从白蜡树枯梢病疫情发生国家和地区引进白蜡属植物种子、苗木等繁殖材料①。

根据我国专家风险分析，白蜡树枯梢病随进口原木传入我国风险很高。为保护我国林木资源和生态安全，根据《中华人民共和国进出境动植物检疫法》及其实施条例、《植物检疫条例》、《进出境重大植物疫情应急处置预案》等有关规定，按照国际植物检疫相关规则，决定采取以下紧急措施：

一、自即日起，禁止从白蜡树枯梢病发生国家和地区（见附件1）进口白蜡树属原木、锯材（见附件2）。

二、自公告发布之日前启运的来自相关国家和地区白蜡树属原木、锯材，经检验检疫合格后方可准予进境。

三、地方各级林业行政主管部门要加强该病害监测，一旦发生疫情，应当立即启动《重大外来林业有害生物灾害应急预案》，加强疫情封锁，迅速扑灭疫情。

四、根据疫情发生情况和风险分析，我国将对疫区国家和地区、寄主植物进行动态调整。

本公告自发布之日起执行。

附件：1. 白蜡树枯梢病菌发生国家和地区

2. 白蜡树枯梢病菌主要寄主植物

附件1

白蜡树枯梢病菌发生国家和地区

波兰、立陶宛、拉脱维亚、瑞典、捷克共和国、德国、丹麦、爱沙尼亚、白俄罗斯、斯洛伐克、罗马尼亚、奥地利、挪威、俄罗斯（加里宁格勒）、斯洛文尼亚、瑞士、芬兰、法国、匈牙利、意大利、克罗地亚、比利时、荷兰、英国、爱尔兰、乌克兰。

附件2

白蜡树枯梢病菌主要寄主植物

1. 欧洲白蜡 *Fraxinus excelsior*
2. 垂枝欧洲白蜡 *Fraxinus excelsiorPendula*
3. 窄叶白蜡 *Fraxinus angustifolia*
4. 多瑙窄叶白蜡 *Fraxinus angustifolia* subsp. *Danubialis*
5. 花白蜡 *Fraxinus ornus*
6. 黑白蜡 *Fraxinus nigra*

---

① 编者注：见《白蜡鞘孢菌列入〈中华人民共和国进境植物检疫性有害生物名录〉》（农业部、国家质检总局、国家林业局公告第1902号），见本节。

7. 洋白蜡 *Fraxinus pennsylvanica*
8. 美国白蜡 *Fraxinus americana*
9. 水曲柳 *Fraxinus mandschurica*

二十二、《关于明确经加工来自白蜡木枯梢病，疫区白蜡木属板材及木制品进口检疫要求的函》（质检动函〔2015〕143 号）

本文于 2015 年 7 月 23 日发布，原文如下。

白蜡枯梢病菌（*Chalara fraxinea*）最早于 20 世纪 90 年代初在欧洲白蜡树上发现，2007 年开始在欧洲快速蔓延，对白蜡木属树种构成严重威胁。目前该病害已经扩散到欧洲大部分国家，造成了严重林业损失和不良社会影响。为了防范白蜡枯梢病传入我国，总局与农业部、国家林业局在 2012 和 2013 年联合发布公告，禁止从欧洲部分国家进口白蜡木属的种子苗木、原木和锯材。

近期，有企业通过直属局向总局提出申请，希望进口来自疫区国家但经过高温长时间处理后的板材。总局组织检科院等相关部门进行了风险评估，认为经过高温长时间处理的板材及木制品携带活性白蜡枯梢病菌的风险较低。现明确具体检疫要求如下：

一、允许进口来自白蜡木枯梢病疫区经过高温长时间加工处理后的白蜡木属板材和木制品。

二、加工处理的指标为，板材或木制品去皮，厚度不超过 30mm，经过 66℃ 以上持续处理 24 小时，处理后含水度低于 20%。

三、相关产品须随附出口国所出具植物检疫证书，并且在证书中注明热处理的温度和时间。

四、来自非疫区的板材须随附原产地证书。

五、所有白蜡木属板材或木制品均须在口岸对枯梢病菌进行查验，并对疑似症状取样送实验室鉴定。实验室结果出来前，货物不得放行。如检出白蜡木枯梢病菌，货物做退运或销毁处理。

六、本文中所指的白蜡木枯梢病疫区，是指质检总局和国家林业局 2013 年联合发布《关于防止白蜡树枯梢病传入我国的公告》（156 号公告）中所列明的国家，以及后续可能调整的国家或地区。

请各局向相关进口企业进行宣传，并在口岸严格核查单证和现场查验。

（此文为国家质检总局主动公开）

二十三、《关于进境种苗实施附条件提离便利化措施的公告》（海关总署公告 2022 年第 53 号）

该文件于 2022 年 6 月 29 日发布，原文如下。

为支持植物种子、种苗及其他繁殖材料（以下简称种苗）引进，在有效确保生物安全的前提下，加快口岸验放速度，根据《中华人民共和国进出境动植物检疫法》及其实施条例有关规定，对符合条件的进口企业，允许其进境种苗实施附条件提离的便利化措施。现将有关事项公告如下：

一、本公告中的附条件提离，是指经口岸现场检查未见异常且已取样送检的进境种苗，可根据企业申请，在实验室检疫鉴定结果出具前，允许提离进境地口岸海关监管区，存放于符合防疫要求的场所。实验室检疫鉴定结果出具后，企业凭海关放行通知办理通关手续。

二、具备以下条件的进口企业，可以向口岸海关提出附条件提离申请：

（一）海关信用等级不为失信企业的；

（二）自有或有委托的存放场所，须经海关考核确认符合有关防疫规定，包括具备相对独立的存放空间、完善的出入库管理制度、防止有害生物逃逸、环境干净整洁等条件。

三、企业通过“单一窗口”报关时，勾选“两段准入”项下“附条件提离”申请，随附海关考核报告。口岸检查未见异常，完成取样送检后即可提离至存放场所。

四、进口企业应遵守海关监管相关规定，未经海关允许，不得将相关货物调离存放场所，不得销售、使用。

五、运输和存放期间，一旦发现擅自调离、销售、使用的，海关将立即取消对该企业实施上述便利化措施，依法依规追究相关企业责任。

六、本公告适用于存放场所与进境口岸在同一直属关区内，如存放场所与进境口岸在不同直属关区，进口企业可提出申请，由相关直属海关根据风险评估，制定协同监管方案报海关总署批准后实施。

七、进境种苗依法应当办理其他手续的，按照相关规定办理。

本公告自2022年7月5日起实施。

二十四、《关于优化进境植物繁殖材料检疫监管的公告》（海关总署 农业农村部 国家林草局公告2024年第152号）

该文件于2024年11月6日发布，原文如下。

为支持植物种子、种苗及其他繁殖材料（以下简称植物繁殖材料）引进，防范植物疫情和外来物种传入风险，降低企业成本，根据《中华人民共和国进出境动植物检疫法》及其实施条例、《植物检疫条例》等有关规定，现就优化进境植物繁殖材料检疫监管要求公告如下：

一、海关总署负责《中华人民共和国进出境动植物检疫法》第五条第一款所列禁止进境物的特许检疫审批①；农业农村部、国家林草局及各省、自治区、直辖市农业农村、林草部门植物检疫机构依照职责分工，负责从国外引进农业和林草种子、苗木和其他繁殖材料的检疫审批。

二、引种单位或者其代理人可通过国际贸易“单一窗口”、国家政务服务平台、省级以上农业农村部门行政许可大厅或政务服务平台等渠道，向负责部门申请办理检疫审批手续。对已实行全程电子化审批的，引种单位无需提交纸质申请表和申请材料。

三、海关对进境植物繁殖材料实施口岸检疫，对农业农村、林草部门签发的检疫审批单实施联网核查。除特殊情况外，引种单位无需提交纸质检疫审批单。

四、经农业农村、林草部门审批，依法需实施隔离的进境植物繁殖材料，由农业农村、林草部门根据检疫审批单要求实施隔离监管；经海关特许检疫审批的，由海关根据检疫审批要求实施隔离监管。引种单位或者其代理人应当配合做好隔离监管。

本公告自发布之日起实施。

特此公告。

二十五、《关于进境有机栽培介质植物检疫要求的公告》（海关总署公告2024年第210号）

该文件于2024年12月31日发布，原文如下。

为防范植物疫情和外来物种传入，保护我国农业生产和生态安全，根据《中华人民共和国生物安全法》、《中华人民共和国进出境动植物检疫法》及其实施条例等有关法律法规，以及相关国际植物检疫措施标准，进境有机栽培介质应符合以下要求：

一、允许进境有机栽培介质种类

（一）单一种类有机栽培介质。

---

① 编者注：禁止进境物特许检疫审批相关事宜见《关于优化进境动植物特许检疫审批有关事宜的公告》（海关总署公告2024年第209号），见本节。

1. 组织培养介质、椰壳纤维、椰糠、锯屑、木材刨花、木片、软木、泥炭（包括泥煤）、无活力的苔藓。

2. 经蒸汽处理、热处理、化学处理或多种方式组合处理的有机栽培介质：稻壳/糠、谷壳、咖啡果壳、花生壳、棉籽壳、甘蔗榨渣、葡萄榨渣、可可豆荚、油棕壳炭、树皮以及其他有机栽培介质，不包括土壤。

（二）由两种及以上上述有机栽培介质组成，或含有无机栽培介质的混合介质。

二、适用国家或地区

所有国家和地区。

三、企业注册要求

栽培介质应在能防止污染或侵染的条件下生产和存放。栽培介质生产、加工、存放企业须经所在国家或地区植物检疫主管部门注册，并向海关总署推荐。推荐信息需包括企业名称及所在国家或地区主管部门注册编号、地址、产品种类、主要成分、生产工艺和处理技术指标、防疫管理措施等（中文或英文）。海关总署将进行审核，审核通过后予以注册并在网站公布，注册有效期为5年。有效期届满前3个月，由所在国家或地区植物检疫主管部门向海关总署重新推荐，海关总署审核通过后，有效期延续5年。

四、产品要求

（一）不带《中华人民共和国进境植物检疫性有害生物名录》内的有害生物，包括松生枝干溃疡病菌 *Atropellis pinicola*、嗜松枝干溃疡病菌 *Atropellis piniphila*、苹果壳色单隔孢溃疡病菌 *Botryosphaeria stevensii*、甘蔗凋萎病菌 *Cephalosporium sacchari*、栎枯萎病菌 *Ceratocystis fagacearum*、松树脂溃疡病菌 *Fusarium circinatum*、油棕枯萎病菌 *Fusarium oxysporum f. sp. elaeidis*、橡胶南美叶疫病菌 *Microcyclus ulei*、榆枯萎病菌 *Ophiostoma ulmi*、木层孔褐根腐病菌 *Phellinus noxius*、栎树猝死病菌 *Phytophthora ramorum*、棉花黄萎病菌 *Verticillium dahliae*、腐烂茎线虫 *Ditylenchus destructor*、根结线虫属（非中国种）*Meloidogyne* spp.（non-Chinese species）、短体线虫（非中国种）*Pratylenchus* spp.（non-Chinese species），以及对农林业生产、生态环境有严重危害的其他有害生物和外来物种。

（二）不带栽培介质成分以外的其他物质，如植物种子、土壤、动物尸体、动物粪便、禽类羽毛、植物残体以及其他生物安全风险物质。

（三）未曾用于栽培或其他农业用途。

（四）栽培介质中的所有材料应不具备繁殖能力。

五、产品包装、存放和运输要求

（一）栽培介质应密封包装。

（二）包装材料应是首次使用且干净的。

（三）每个包装上应用中文或英文注明栽培介质名称、产地和生产、加工、存放企业名称及其在华注册编号等信息。

（四）栽培介质出口前的存放场所应相对独立、干净卫生，并采取有效措施防止有害生物侵染。

（五）运输工具应干净卫生，不带有害生物以及其他杂物。运输过程中不得拆开或更换包装。

六、出口前检疫要求

出口国家或地区植物检疫主管部门应在栽培介质输华前对其实施检疫，对符合本要求的栽培介质，依照第12号国际植物检疫措施标准出具植物检疫证书，并在附加声明中注明“该批货物符合中国进境有机栽培介质植物检疫要求”，同时注明生产、加工、存放企业名称及其在华注册编号。对于经除害处理的栽培介质，应在植物检疫证书中注明处理技术指标，包括温度、湿度、药剂、浓度等。

七、进境检疫及不合格处理

（一）证单核查。

核查植物检疫证书是否真实有效，是否与申报信息和货物信息一致。

（二）货物检查。

对栽培介质及其包装、运输工具实施检疫查验。必要时，抽取样品送实验室检疫。经检疫合格的，准予进境。

（三）不合格情况处理。

1. 无出口国家或地区植物检疫主管部门出具的有效检疫证书的，作退回或销毁处理。

2. 发现土壤、动物尸体等《中华人民共和国进出境动植物检疫法》规定的禁止进境物的，作退回或销毁处理。

3. 发现活体检疫性有害生物或其他对农林业生产、生态环境有严重危害的活体有害生物的，经除害处理合格后，准予入境。无有效除害处理方法的，作退回或销毁处理。

4. 发现其他不符合中国进境植物检疫法律法规和国家标准的，按照相关规定处理。

针对发现的相关违规情况，海关总署将向出口国家或地区植物检疫主管部门通报，并视情况根据相关法律法规采取暂停相关生产企业、相关种类栽培介质输华等措施。

八、其他要求

海关总署将根据有害生物截获等情况对进境有机栽培介质开展进一步风险评估，对允许进境有机栽培介质种类及出口国家或地区名单进行动态调整。

进境植物因保活需要带有的有机栽培介质，按照《中华人民共和国进出境动植物检疫法》及其实施条例等相关规定随进境植物实施检疫，不属于本公告适用范围。

本公告自2025年7月1日实施。

特此公告。

二十六、《关于进一步规范携带宠物入境检疫监管工作的公告》（海关总署公告2019年第5号）

该文件于2019年1月2日发布，原文如下。

为进一步适应口岸执法新形势，安全、科学、规范做好携带入境宠物（犬、猫）的检疫监管工作。现将有关事项公告如下：

一、携带入境的活动物仅限犬或者猫（以下称“宠物”），并且每人每次限带1只。携带宠物入境的，携带人应当向海关提供输出国家或者地区官方动物检疫机构出具的有效检疫证书和狂犬病疫苗接种证书。宠物应当具有电子芯片。

二、携带入境的宠物应在海关指定的隔离场隔离检疫30天（截留期限计入在内)。需隔离检疫的宠物应当从建设有隔离检疫设施的口岸入境。海关对隔离检疫的宠物实行监督检查。海关按照指定国家或地区和非指定国家或地区对携带入境的宠物实施分类管理，具有以下情形的宠物免于隔离检疫：

（一）来自指定国家或者地区携带入境的宠物，具有有效电子芯片，经现场检疫合格的；

（二）来自非指定国家或者地区的宠物，具有有效电子芯片，提供采信实验室出具的狂犬病抗体检测报告（抗体滴度或免疫抗体量须在0.5 IU/mL以上）并经现场检疫合格的；

（三）携带宠物属于导盲犬、导听犬、搜救犬的，具有有效电子芯片，携带人提供相应使用者证明和专业训练证明并经现场检疫合格的。

指定国家或地区名单、采信狂犬病抗体检测结果的实验室名单、建设有隔离检疫设施的口岸名单以海关总署公布为准。

三、携带宠物入境有下列情况之一的，海关按照有关规定予以限期退回或者销毁处理：

（一）携带宠物超过限额的；

（二）携带人不能向海关提供输出国家或者地区官方动物检疫机构出具的有效检疫证书或狂犬病疫苗接种证书的；

（三）携带需隔离检疫的宠物，从不具有隔离检疫设施条件的口岸入境的；

（四）宠物经隔离检疫不合格的。

对仅不能提供疫苗接种证书的导盲犬、导听犬、搜救犬，经携带人申请，可以在有资质的机构对其接种狂犬病疫苗。

作限期退回处理的宠物，携带人应当在规定的期限内持海关签发的截留凭证，领取并携带宠物出境；逾期不领取的，作自动放弃处理。

四、关于携带宠物入境的具体检疫要求详见附件《中华人民共和国携带入境宠物检疫要求》。

本公告内容自2019年5月1日起施行。

特此公告。

附件：1. 中华人民共和国携带入境宠物检疫要求

2. 海关总署采信狂犬病抗体检测结果的实验室名单①（略）

3. 携带入境宠物（犬、猫）信息登记表

4. 具备进境宠物隔离检疫条件的口岸名单

附件1

中华人民共和国携带入境宠物检疫要求

一、总体要求

（一）携带入境的宠物（犬、猫）必须依据《中华人民共和国海关法》《中华人民共和国进出境动植物检疫法》及其实施条例的相关规定，接受海关检疫监管。

（二）中国海关对携带入境的宠物按照指定国家或地区、非指定国家或地区实施分类管理。

（三）1名携带人每次入境仅限携带1只宠物。

（四）携带入境的宠物应当在入境口岸海关接受现场检疫。海关依据现场检疫、隔离检疫结果，对宠物作放行、限期退回或销毁处理。

（五）需实施隔离检疫的宠物须从建设有隔离检疫设施的口岸入境，并在海关指定的隔离检疫场隔离检疫30天。

（六）作限期退回处理的宠物，携带人应当在规定期限内持海关签发的截留凭证，领取并携带宠物出境；逾期不领取的或无法限期退回的，视为自动放弃，作销毁处理。

（七）为全面、准确掌握旅客携带宠物进境的情况，携带人在现场应填写《携带入境宠物（犬、猫）信息登记表》。

二、来自于指定国家或地区的宠物

（一）指定国家或地区包括新西兰、澳大利亚、斐济、法属波利尼西亚、美国夏威夷、美国关岛、牙买加、冰岛、英国、爱尔兰、列支敦士登、塞浦路斯、葡萄牙、瑞典、瑞士、日本、新加坡、中国香港、中国澳门。

（二）来自上述国家或地区携带入境的宠物，应提供有效的输出国家或地区官方出具的检疫证书和疫苗接种证书，并植入有效电子芯片，经现场检疫合格后，予以放行。

（三）无需隔离检疫的宠物可通过任何口岸入境。需要隔离检疫的宠物仅在具备隔离检疫条件的口岸允许携带入境。需要隔离检疫的宠物从不具备隔离检疫条件的非指定口岸携带入境的宠物，作

① 编者注：已被海关总署公告2019年第64号更新。

限期退回或销毁处理。

（四）对于无法提供官方检疫证书或疫苗接种证书的宠物，作限期退回或销毁处理。

对于仅未植入芯片的宠物，作隔离检疫30天处理。

（五）宠物植入的芯片须符合国际标准ISO 11784和11785。15位微芯片代码只包含数字，并确保可被读写器读取。

如芯片不符合上述标准，应自备可以读取所植入芯片的读写器。

（六）宠物须在抵境之前14日内，接受输出国家或地区官方机构进行的动物卫生临床检查，确保没有感染《中华人民共和国进境动物检疫疫病名录》① 中所列包括狂犬病在内的相关动物传染病、寄生虫病。

（七）宠物随附的官方检疫证书须包括以下内容：

1. 宠物资料（包括品种、学名、性别、毛色、出生日期或年龄）；

2. 植入芯片的编号、日期和植入部位；

3. 动物卫生临床检查结果与日期。

以上内容涂改将导致证书无效。

如果证书存在任何缺陷，宠物将做退回或销毁处理。

（八）中国海关对携带入境、来自指定国家或地区宠物的现场检疫内容主要包括核验官方检疫证书、芯片和现场临床检查。

（九）现场临床检查发现动物传染病、寄生虫病症状的宠物应进行隔离检疫。

三、来自于非指定国家或地区的宠物

（一）非指定国家或地区是指除前文所列国家或地区以外的所有国家或地区。

（二）来自非指定国家和地区的宠物，应提供官方检疫证书、疫苗接种证书、中国海关采信检测结果的实验室出具的狂犬病抗体检测报告（抗体滴度或免疫抗体量须在0.5 IU/mL以上），并植入有芯片，经现场检疫合格后，予以放行。

（三）无需隔离检疫的宠物可通过任何口岸入境。需要隔离检疫的宠物仅在具备隔离检疫条件的口岸允许携带入境。需要隔离检疫的宠物从不具备隔离检疫条件的非指定口岸携带入境的宠物，作退回或销毁处理。

（四）对于无法提供官方检疫证书或疫苗接种证书的宠物，作退回或销毁处理。

对于出现无法提供中国海关采信检测结果实验室出具的狂犬病抗体检测报告或未植入芯片情况中的一种或两种（包括无法提供或提供材料不合格）的宠物，作隔离检疫30天处理。

（五）宠物植入的芯片须符合国际标准ISO 11784和11785。15位微芯片代码只包含数字，并确保可被读写器读取。

如芯片不符合上述标准，应自备可以读取所植入芯片的读写器。

（六）宠物接受注射的疫苗应为灭活病毒疫苗或重组/改良疫苗，不应为活病毒疫苗。

（七）狂犬病抗体滴度检测的采血日期应不早于第2次狂犬病疫苗接种（可同一天或晚于）。

狂犬病抗体滴度检测的有效期为自采血日起一年内（注：宠物接受狂犬病疫苗接种后，在有效期内再次接种疫苗的，则狂犬病抗体滴度检测的结果持续有效）。

（八）宠物必须在“狂犬病疫苗接种的有效期间”和“狂犬病抗体检测的有效期间”内抵境。

（九）宠物须在抵境之前14日内，接受输出国家或地区官方机构进行的动物卫生临床检查，确保没有感染《中华人民共和国进境动物检疫疫病名录》中所列包括狂犬病在内的相关动物传染病、寄生虫病。

---

① 编者注：《中华人民共和国进境动物检疫疫病名录》（农业农村部 海关总署公告第256号），见本节。

（十）宠物随附的官方检疫证书必须包括以下内容：

1. 宠物资料（包括出生日期或年龄）；

2. 植入芯片的编号、日期和植入部位；

3. 狂犬病疫苗接种时间和有效期，疫苗的种类（非活性疫苗或者重组型疫苗）、疫苗的品名、制造公司名；

4. 狂犬病抗体滴度检测采血年月日、检测机构名、抗体滴度结果；

5. 动物卫生临床检查结果与日期。

以上内容不能出现修改痕迹。

如果证书存在任何缺陷，宠物将做退回或销毁处理。

（十一）中国海关对携带入境、来自非指定国家或地区宠物的现场检疫内容主要包括核验官方检疫证书、疫苗接种证书、狂犬病抗体滴度检测结果、芯片和现场临床检查。

（十二）现场临床检查发现动物传染病、寄生虫病症状的宠物做隔离检疫处理。

四、携带入境宠物的隔离检疫要求

（一）隔离检疫期间，宠物原则不允许被带出隔离场所。

（二）隔离检疫期间，如宠物出现异常健康状况，海关应及时通知携带人。经携带人申请，海关可以允许宠物诊疗机构进入指定隔离场所的指定区域诊疗；相应诊疗项目无法在指定隔离场所内完成的，宠物在满足诊疗条件和海关监管要求的机构实施诊疗，海关对诊疗过程实施监督。

五、其他说明事项

（一）携带导盲犬、导听犬、搜救犬入境的，具备有效官方检疫证书、疫苗接种证书、电子芯片、相应专业训练证明的，经现场检疫合格，可以免予隔离检疫。

（二）年老体弱、处于妊娠或哺乳期以及有既往病症的宠物可能不适于运输或隔离检疫，携带者应在咨询本地兽医确保其承受能力后，携带入境并承担相应责任。

附件3

携带进境宠物（犬、猫）信息登记表
（指定国家或地区版）
Registration for Pet Dogs and Cats Carried by Passengers
(Designated Country or Region)

<table>
<tr><td colspan="5">宠物信息
Pet's information</td></tr>
<tr><td colspan="3">宠物种类：
Species of animal（S）</td><td colspan="2">宠物姓名：
Name</td></tr>
<tr><td colspan="3">来源国家（地区）：
Country（Area） of export</td><td colspan="2">性别：
Sex</td></tr>
<tr><td colspan="3">品种：
Breed</td><td colspan="2">数量：
Quantity</td></tr>
<tr><td colspan="3">生日：
Date of birth</td><td colspan="2">毛色：
Color</td></tr>
<tr><td colspan="3">运送状态：
Hand luggage or cargo</td><td colspan="2">抵达时期：
Date of arrival</td></tr>
<tr><td colspan="3">抵达口岸：
Port of arrival</td><td colspan="2">搭乘交通工具编号：
Number of transportation</td></tr>
<tr><td rowspan="2">芯片：
microchip</td><td>类型：
Type</td><td>识别号码：
Identification number</td><td>植入日期：
Date of identification</td><td>植入部位：
Location of identification</td></tr>
<tr><td></td><td></td><td></td><td></td></tr>
<tr><td colspan="5">携带人信息
Passenger's information</td></tr>
<tr><td colspan="3">姓名：
Name</td><td colspan="2">联系电话：
Telephone</td></tr>
<tr><td colspan="3">邮箱：
E-mail</td><td colspan="2"></td></tr>
<tr><td colspan="5">境外住址：
Overseas address</td></tr>
<tr><td colspan="5">境内地址：
Domestic address</td></tr>
</table>

携带进境宠物（犬、猫）信息登记表
（非指定国家或地区版）
Registration for Pet Dogs and Cats Carried by Passengers
(Non Designated Country or Region)

<table>
<tr><td colspan="5">宠物信息
Pet's information</td></tr>
<tr><td colspan="3">宠物种类：
Species of animal (S)</td><td colspan="2">宠物姓名：
Name</td></tr>
<tr><td colspan="3">来源国家（地区）：
Country (Area) of export</td><td colspan="2">性别：
Sex</td></tr>
<tr><td colspan="3">品种：
Breed</td><td colspan="2">数量：
Quantity</td></tr>
<tr><td colspan="3">生日：
Date of birth</td><td colspan="2">毛色：
Color</td></tr>
<tr><td colspan="3">运送状态：
Hand luggage or cargo</td><td colspan="2">抵达时期：
Date of arrival</td></tr>
<tr><td colspan="3">抵达口岸：
Port of arrival</td><td colspan="2">搭乘交通工具编号：
Number of transportation</td></tr>
<tr><td rowspan="2">芯片：
microchip</td><td>类型：
Type</td><td>识别号码：
Identification number</td><td>植入日期：
Date of identification</td><td>植入部位：
Location of identification</td></tr>
<tr><td></td><td></td><td></td><td></td></tr>
<tr><td rowspan="2">狂犬病抗体检测：
Rabies
serological test</td><td>采血日：
Date of blood sam-
pling</td><td>抗体滴度：
Antibody titer</td><td colspan="2">检测机构：
Name of the designated laboratory</td></tr>
<tr><td></td><td></td><td colspan="2"></td></tr>
<tr><td>狂犬病疫苗接种：
Rabies vaccination</td><td></td><td>接种日期：
Date of vaccination</td><td>有效期：
Date of expiry</td><td>制造商：
Name of manufacturer</td></tr>
<tr><td colspan="5">携带人信息
Passenger's information</td></tr>
<tr><td colspan="3">姓名：
Name</td><td colspan="2">联系电话：
Telephone</td></tr>
<tr><td colspan="3">邮箱：
E-mail</td><td colspan="2"></td></tr>
<tr><td colspan="5">境外住址：
Overseas address</td></tr>
<tr><td colspan="5">境内地址：
Domestic address</td></tr>
</table>

附件 4

具备进境宠物隔离检疫条件的口岸名单①

（2019 年 01 月 02 日发布）

口岸名称	机构名称
北京首都机场	首都机场海关
北京西站	北京西站海关
上海虹桥国际机场	虹桥国际机场海关
上海浦东国际机场	浦东国际机场海关
上海火车站	车站海关
上海国际客运中心	浦江海关
吴淞口国际邮轮码头	吴淞海关
乌鲁木齐地窝堡国际机场	乌鲁木齐机场海关
阿拉山口	阿拉山口海关

二十七、《关于更新携带入境宠物狂犬病抗体检测结果采信实验室名单的公告》（海关总署公告 2019 年第 64 号）

该文件于 2019 年 4 月 17 日发布，原文如下。

根据《海关总署关于进一步规范携带宠物入境检疫监管工作的公告》（海关总署公告 2019 年第 5 号），经审核，现将更新后的海关总署采信狂犬病抗体检测结果实验室名单予以公布（见附件）。

今后，凡指定狂犬病非疫区名单、狂犬病抗体检测结果采信实验室名单、有隔离检疫设施的口岸名单发生变化时，海关总署将在官方网站及时更新公布②。

特此公告。

附件：海关总署采信狂犬病抗体检测结果实验室名单（2019 年 4 月 10 日更新，略）

二十八、《进出境邮寄物检疫管理办法》（国质检联〔2001〕34 号）

该文件于 2001 年 6 月 15 日由国家质检总局、国家邮政局发布，国家质检总局公告 2017 年第 54 号公布为有效规范性文件，原文如下。

进出境邮寄物检疫管理办法

第一章　总　则

第一条　为做好进出境邮寄物的检疫工作，防止传染病、寄生虫病、危险性病虫杂草及其他有害生物随邮寄物传入、传出国境，保护我国农、林、牧、渔业生产安全和人体健康，根据《中华人民共和国进出境动植物检疫法》及其实施条例、《中华人民共和国国境卫生检疫法》及其实施细则、

① 编者注：海关总署网站动植物检疫司页面公布的《进境动物隔离检疫场名单》中包含广州白云国际机场口岸，隔离检疫场名称为“广州白云机场进境宠物隔离场”。

② 编者注：目前最新的名单为 2022 年 9 月 6 日发布的名单，详见海关总署网站动植物检疫司页面。

《中华人民共和国邮政法》及其实施细则等有关法律、法规的规定，制定本办法。

第二条 本办法适用于通过邮政进出境的邮寄物（不包括邮政机构和其他部门经营的各类快件）的检疫管理。

第三条 本办法所称邮寄物是指通过邮政寄递的下列物品：

（一）进境的动植物、动植物产品及其他检疫物；

（二）进出境的微生物、人体组织、生物制品、血液及其制品等特殊物品；

（三）来自疫区的、被检疫传染病污染的或者可能成为检疫传染病传播媒介的邮包；

（四）进境邮寄物所使用或携带的植物性包装物、铺垫材料；

（五）其他法律法规、国际条约规定需要实施检疫的进出境邮寄物。

第四条 国家质量监督检验检疫总局（以下简称国家质检总局）统一管理全国进出境邮寄物的检疫工作，国家质检总局设在各地的出入境检验检疫机构（以下简称检验检疫机构）负责所辖地区进出境邮寄物的检疫和监管工作。

第五条 检验检疫机构可根据工作需要在设有海关的邮政机构或场地设立办事机构或定期派人到现场进行检疫。邮政机构应提供必要的工作条件，并配合检验检疫机构的工作。

检验检疫机构对邮寄物的检疫应结合海关的查验程序进行，原则上同一邮寄物不得重复开拆、查验。

第六条 依法应实施检疫的进出境邮寄物，未经检验检疫机构检疫，不得运递。

第二章 检疫审批

第七条 邮寄进境植物种子、苗木及其繁殖材料，收件人须事先按规定向有关农业或林业主管部门办理检疫审批手续，因特殊情况无法事先办理的，收件人应向进境口岸所在地直属检验检疫局申请补办检疫审批手续。

邮寄进境植物产品需要办理检疫审批手续的，收件人须事先向国家质检总局或经其授权的进境口岸所在地直属检验检疫局申请办理检疫审批手续。

第八条 因科研、教学等特殊需要，需邮寄进境《中华人民共和国禁止携带、邮寄进境的动物、动物产品和其他检疫物名录》① 和《中华人民共和国进境植物检疫禁止进境物名录》② 所列禁止进境物的，收件人须事先按有关规定向国家质检总局申请办理特许检疫审批手续③。

第九条 邮寄《中华人民共和国禁止携带、邮寄进境动物、动物产品和其他检疫物名录》以外的动物产品，收件人须事先向国家质检总局或经其授权的进境口岸所在地直属检验检疫局申请办理检疫审批手续。

第十条 邮寄物属微生物、人体组织、生物制品、血液及其制品等特殊物品的，收件人或寄件人须向进出境口岸所在地直属检验检疫局申请办理检疫审批手续。

第三章 进出境检疫

第十一条 邮寄物进境后，由检验检疫机构实施现场检疫。

---

① 编者注：由《关于公布〈中华人民共和国进境动物一、二类传染病、寄生虫病名录〉和〈中华人民共和国禁止携带、邮寄进境的动物、动物产品和其他检疫物名录〉通知》［农（检疫）字〔1992〕第 12 号］公布，被《中华人民共和国禁止携带、邮寄进境的动植物及其产品名录》（农业部、国家质检总局公告第 1712 号）废止；后文已被《中华人民共和国禁止携带、寄递进境的动植物及其产品和其他检疫物名录》（农业农村部 海关总署公告第 470 号，见本节）替代。

② 编者注：《中华人民共和国进境植物检疫禁止进境物名录》（农业部公告第 72 号），见本节。

③ 编者注：禁止进境物特许检疫审批相关事宜见《关于优化进境动植物特许检疫审批有关事宜的公告》（海关总署公告 2024 年第 209 号），见本节。

第十二条 现场检疫时，检验检疫机构应审核单证并对包装物进行检疫。需拆包查验时，由检验检疫机构的工作人员进行拆包、重封，邮政工作人员应在场给予必要的配合。重封时，应加贴检验检疫封识。

第十三条 检验检疫机构需作进一步检疫的进境邮寄物，由检验检疫机构同邮政机构办理交接手续后予以封存，并通知收件人。封存期一般不得超过45日，特殊情况需要延长期限的，应当告知邮政机构及收件人。

邮寄物在检验检疫机构查验和封存期间发生部分或全部丢失，或因非工作需要发生损毁的，由检验检疫机构按照有关规定负责赔偿或处理。

第十四条 出境邮寄物中含有微生物、人体组织、生物制品、血液及其制品等特殊物品的，寄件人应当向所在地检验检疫机构申报，并接受检疫。

第十五条 对输入国有要求或物主有检疫要求的出境邮寄物，由寄件人提出申请，检验检疫机构按有关规定实施检疫。

第四章 检疫放行与处理

第十六条 检验检疫机构对来自疫区或者被检疫传染病污染的进出境邮寄物实施卫生处理，并签发有关单证。

第十七条 进境邮寄物经检疫合格或经检疫处理合格的，由检验检疫机构在邮件显著位置加盖检验检疫印章放行，由邮政机构运递。

第十八条 进境邮寄物有下列情况之一的，由检验检疫机构作退回或销毁处理：

（一）未按规定办理检疫审批或未按检疫审批的规定执行的；

（二）单证不全的；

（三）经检疫不合格又无有效方法处理的；

（四）其他需作退回或销毁处理的。

第十九条 对进境邮寄物作退回处理的，检验检疫机构应出具有关单证，注明退回原因，由邮政机构负责退回寄件人；作销毁处理的，检验检疫机构应出具有关单证，并与邮政机构共同登记后，由检验检疫机构通知寄件人。

第二十条 出境邮寄物经检验检疫机构检疫合格的，由检验检疫机构出具有关单证，由邮政机构运递。

第五章 附 则

第二十一条 对违反本办法的，依照有关法律法规规定予以处罚。

第二十二条 本办法由国家质检总局负责解释。

第二十三条 本办法自2001年8月1日起施行。

二十九、《中华人民共和国禁止携带、寄递进境的动植物及其产品和其他检疫物名录》（农业农村部 海关总署公告第470号）

该文件于2021年10月20日发布，原文如下。

为防止动植物疫病及有害生物传入和防范外来物种入侵，保护我国农林牧渔业生产安全、生态安全和公共卫生安全，根据《中华人民共和国生物安全法》《中华人民共和国动物防疫法》《中华人民共和国进出境动植物检疫法》《中华人民共和国种子法》等法律法规，农业农村部会同海关总署对《中华人民共和国禁止携带、邮寄进境的动植物及其产品名录》（农业部、国家质量监督检验检疫总局公告第1712号）进行了修订完善，形成了新的《中华人民共和国禁止携带、寄递进境的动植物及其产品和其他检疫物名录》（以下简称《名录》），现予以发布。

《名录》自发布之日起生效，适用于进（过）境旅客、进境交通运输工具司乘人员、自境外进入边民互市或海关特殊监管区域内的人员、享有外交特权和豁免权的人员随身携带或分离托运，以及邮递、快件和跨境电商直购进口等寄递方式进境的动植物及其产品和其他检疫物。原《中华人民共和国禁止携带、邮寄进境的动植物及其产品名录》（农业部、国家质量监督检验检疫总局公告第1712号）同时废止。

农业农村部和海关总署将在风险评估的基础上，对《名录》实施动态调整。

特此公告。

中华人民共和国禁止携带、寄递进境的动植物及其产品和其他检疫物名录[1]①

一、动物及动物产品类

（一）活动物（犬、猫除外[2]）。包括所有的哺乳动物、鸟类、鱼类、甲壳类、两栖类、爬行类、昆虫类和其他无脊椎动物，动物遗传物质。

（二）（生或熟）肉类（含脏器类）及其制品。

（三）水生动物产品。干制，熟制，发酵后制成的食用酱汁类水生动物产品除外。

（四）动物源性乳及乳制品。包括生乳、巴氏杀菌乳、灭菌乳、调制乳、发酵乳，奶油、黄油、奶酪、炼乳等乳制品。

（五）蛋及其制品。包括鲜蛋、皮蛋、咸蛋、蛋液、蛋壳、蛋黄酱等蛋源产品。

（六）燕窝。经商业无菌处理的罐头装燕窝除外。

（七）油脂类，皮张，原毛类，蹄（爪）、骨、牙、角类及其制品。经加工处理且无血污、肌肉和脂肪等的蛋壳类、蹄（爪）骨角类、贝壳类、甲壳类等工艺品除外。

（八）动物源性饲料、动物源性中药材、动物源性肥料。

二、植物及植物产品类

（九）新鲜水果、蔬菜。

（十）鲜切花。

（十一）烟叶。

（十二）种子、种苗及其他具有繁殖能力的植物、植物产品及材料。

三、其他检疫物类

（十三）菌种、毒种、寄生虫等动植物病原体，害虫及其他有害生物，兽用生物制品，细胞、器官组织、血液及其制品等生物材料及其他高风险生物因子。

（十四）动物尸体、动物标本、动物源性废弃物。

（十五）土壤及有机栽培介质。

（十六）转基因生物材料。

（十七）国家禁止进境的其他动植物、动植物产品和其他检疫物。

注：1. 通过携带或寄递方式进境的动植物及其产品和其他检疫物，经国家有关行政主管部门审

① 编者注：澳门居民可以携带熟的肉类（含脏器类）及其制品，有商业包装的动物源性乳及乳制品，熟蛋及其制品，新鲜水果，以及有商业包装经过加工的鲜食水果沙拉，新鲜蔬菜，以及有商业包装经过加工的鲜食蔬菜沙拉，新鲜食用菌，以及有商业包装经过加工的鲜食菌菇沙拉，鲜切花组合进入横琴粤澳深度合作区。具体见《关于允许澳门居民携带相关动植物产品进入横琴粤澳深度合作区的公告》。

批许可，并具有输出国家或地区官方机构出具的检疫证书，不受此名录的限制。

2. 具有输出国家或地区官方机构出具的动物检疫证书和疫苗接种证书的犬、猫等宠物，每人仅限携带或分离托运一只。具体检疫要求按相关规定执行①。

3. 法律、行政法规、部门规章对禁止携带、寄递进境的动植物及其产品和其他检疫物另有规定的，按相关规定办理。

三十、《关于公布出境货物使用的木质包装有关要求的公告》（国家质检总局、海关总署、商务部、国家林业局公告 2005 年第 4 号）

该文件于 2005 年 1 月 13 日发布，原文如下。

为防止林木有害生物随货物使用的木质包装在国际间传播蔓延，2002 年 3 月，国际植物保护公约组织（IPPC）公布了国际植物检疫措施标准第 15 号《国际贸易中的木质包装材料管理准则》，要求货物使用的木质包装应在出境前进行除害处理，并加施 IPPC 确定的专用标识。目前，欧盟、加拿大、美国、澳大利亚等国家已采纳该标准并将于 2005 年 3 月 1 日陆续开始实施，将来会有更多的国家采用该国际标准。对于不符合国际标准的木质包装，进口国家或地区将在入境口岸采取除害处理、销毁、拒绝入境等措施。为使中国出境货物使用的木质包装符合进口国家或地区的检疫规定，避免经济损失，现将出境货物木质包装的有关要求公告如下：

一、本公告所称木质包装是指用于承载、包装、铺垫、支撑、加固货物的木质材料，如木板箱、木条箱、木托盘、木框、木桶、木轴、木楔、垫木、枕木、衬木等。

以下除外：

经人工合成或经加热、加压等深度加工的包装用木质材料，如胶合板、刨花板、纤维板等。

薄板旋切芯、锯屑、木丝、刨花等以及厚度等于或者小于 6 mm 的木质材料。

二、出境货物使用的木质包装，应按规定的检疫除害处理方法进行处理，并加施专用标识。除害处理方法、标识要求及监管规定由国家质检总局另行通知。

三、出入境检验检疫机构对出境货物使用的木质包装实施抽查检疫，不符合规定的，不准出境。

四、各地出入境检验检疫机构、海关及商务、林业主管部门应加强对出口企业的宣传工作，提高服务意识，帮助出口企业做好相关工作，避免因木质包装不符合国外要求而造成经济损失。

五、本公告自 2005 年 3 月 1 日起实施，原有关出境货物木质包装检疫规定同时废止。

特此公告。

三十一、《关于公布进境货物使用的木质包装检疫要求的公告》（国家质检总局、海关总署、商务部、国家林业局公告 2005 年第 11 号）

该文件于 2005 年 1 月 31 日发布，原文如下。

为防止林木有害生物随进境货物木质包装传入中国，保护中国森林、生态环境及旅游资源，根据《中华人民共和国进出境动植物检疫法》及其实施条例，参照国际植物保护公约组织（IPPC）公布的国际植物检疫措施标准第 15 号《国际贸易中木质包装材料管理准则》，现将进境货物使用的木质包装检疫要求公告如下：

一、本公告所称木质包装是指用于承载、包装、铺垫、支撑、加固货物的木质材料，如木板箱、木条箱、木托盘、木框、木桶、木轴、木楔、垫木、枕木、衬木等。

以下除外：

---

① 编者注：见《关于进一步规范携带宠物入境检疫监管工作的公告》（海关总署公告 2019 年第 5 号），见本节。

经人工合成或经加热、加压等深度加工的包装用木质材料，如胶合板、刨花板、纤维板等。

薄板旋切芯、锯屑、木丝、刨花等木质材料以及厚度等于或小于6 mm的木质材料。

二、进境货物使用的木质包装应当由输出国家或地区政府植物检疫机构认可的企业按中国确认的检疫除害处理方法处理，并加施政府植物检疫机构批准的IPPC专用标识。检疫除害处理方法由国家质检总局另行公布①。

三、进境货物使用木质包装的，货主或其代理人应当向出入境检验检疫机构报检，并配合出入境检验检疫机构实施检疫。对未报检的，出入境检验检疫机构依照有关法律规定进行处罚。

四、出入境检验检疫机构对进境货物使用的木质包装检疫实施分类管理，加强与港务、船代、海关等部门的信息沟通，通过审核货物载货清单等信息对经常使用木质包装的货物实施重点检疫。

五、列入《出入境检验检疫机构实施检验检疫的进出境商品目录》（以下简称目录）的进境货物使用木质包装的，检验检疫机构签发《入境货物通关单》并对木质包装实施检疫。未列入目录的进境货物使用木质包装的，出入境检验检疫机构可在海关放行后实施检疫。

六、经检疫发现木质包装标识不符合要求或截获活的有害生物的，出入境检验检疫机构监督货主或其代理人对木质包装实施除害处理、销毁处理或联系海关连同货物作退运处理，所需费用由货主承担。需实施木质包装检疫的货物，未经检疫合格的，不得擅自使用。

七、来自中国香港、澳门特别行政区和中国台湾地区的货物使用的木质包装适用本公告的规定。

八、本公告自2006年1月1日起正式实施，原进境货物木质包装检疫规定的有关公告同时废止。正式实施前，已经符合本公告第二条规定的进境货物木质包装，出入境检验检疫机构应当接受报检。

特此公告。

三十二、《关于公布确认的木质包装检疫除害处理方法及标识要求的公告》（国家质检总局公告2005年第32号）

该文件于2005年2月22日发布，原文如下。

为防止林木有害生物随进境货物木质包装传入中国，保护中国森林、生态环境及旅游资源，根据《中华人民共和国进出境动植物检疫法》及其实施条例，参照国际植物保护公约组织（IPPC）公布的国际植物检疫措施标准第15号《国际贸易中木质包装材料管理准则》，国家质检总局、海关总署、商务部和国家林业局联合发布了2005年第11号公告，要求进境货物木质包装应在输出国家或地区进行检疫除害处理，并加施专用标识。现将确认的木质包装检疫除害处理方法及标识要求公告如下：

一、检疫除害处理方法

（一）热处理（HT）

1. 必须保证木材中心温度至少达到56℃，并持续30分钟以上。

2. 窑内烘干（KD）、化学加压浸透（CPI）或其他方法只要达到热处理要求，可以视为热处理。如化学加压浸透可通过蒸汽、热水或干热等方法达到热处理的技术指标要求。

（二）溴甲烷熏蒸处理（MB）②

1. 常压下，按下列标准处理：

---

① 编者注：见《关于公布确认的木质包装检疫除害处理方法及标识要求的公告》（国家质检总局公告2005年第32号）、《关于调整进出境货物木质包装溴甲烷熏蒸处理技术要求的公告》（国家质检总局公告2006年第105号）、《关于进出境货物木质包装标识编码和检疫处理方式有关事项的通知》（动植函〔2018〕28号），见本节。

② 编者注：《关于调整进出境货物木质包装溴甲烷熏蒸处理技术要求的公告》（国家质检总局公告2006年第105号，见本节）对溴甲烷熏蒸处理技术做出调整。

温度	剂量（g/m^3）	最低浓度要求（g/m^3）			
		0.5小时	2小时	4小时	16小时
≥21℃	48	36	24	17	14
≥16℃	56	42	28	20	17
≥11℃	64	48	32	22	19

2. 最低熏蒸温度不应低于10℃，熏蒸时间最低不应少于16小时。

3. 来自松材线虫疫区国家或地区的针叶树木质包装暂按照以下要求进行溴甲烷熏蒸处理：

温度	溴甲烷剂量（g/m^3）	24小时最低浓度要求（g/m^3）
≥21℃	48	24
≥16℃	56	28
≥11℃	64	32
注：最低熏蒸温度不应低于10℃，熏蒸时间最低不应少于24小时。松材线虫疫区为：日本、美国、加拿大、墨西哥、韩国、葡萄牙及中国台湾、香港地区。		

待IPPC对溴甲烷熏蒸标准修订后，按照其确认的标准执行。

（三）国际植物检疫措施标准或国家质检总局认可的其他除害处理方法。

（四）依据有害生物风险分析结果，当上述除害处理方法不能有效杀灭中国关注的有害生物时，国家质检总局可要求输出国家或地区采取其他除害处理措施。

二、标识要求

（一）标识式样：

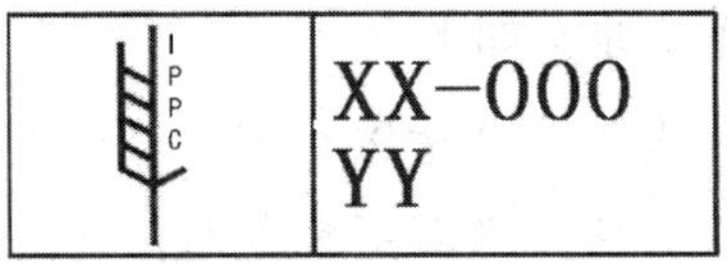

其中：

IPPC——《国际植物保护公约》的英文缩写；

XX——国际标准化组织（ISO）规定的2个字母国家编号；

000——输出国家或地区官方植物检疫机构批准的木质包装生产企业编号；

YY——确认的检疫除害处理方法，如溴甲烷熏蒸为MB，热处理为HT。

（二）输出国家或地区官方植物检疫机构或木质包装生产企业可以根据需要增加其他信息，如去除树皮以DB表示。

（三）标识必须加施于木质包装显著位置，至少应在相对的两面，标识应清晰易辨、永久且不能移动。

（四）标识避免使用红色或橙色。

三十三、《关于调整进出境货物木质包装溴甲烷熏蒸处理技术要求的公告》（国家质检总局公告2006年第105号）

该文件于2006年7月26日发布，原文如下。

根据2006年4月国际植物保护公约组织（IPPC）修订的国际植物检疫措施标准第15号《国际贸易中木质包装材料管理准则》中溴甲烷熏蒸处理技术要求，现对国家质检总局2005年第32号公告及第69号局令《出境货物木质包装检疫处理管理办法》中溴甲烷熏蒸处理技术要求作相应调整如下：

溴甲烷熏蒸处理（MB）

一、常压下，按下列标准处理：

温度	剂量（g/m^3）	最低浓度要求（g/m^3）			
		2小时	4小时	12小时	24小时
≥21℃	48	36	31	28	24
≥16℃	56	42	36	32	28
≥11℃	64	48	42	36	32

二、熏蒸温度不低于10℃，熏蒸时间不少于24小时。熏蒸处理过程中应至少在第2、4、24小时时进行熏蒸浓度检测。

本公告施行前已按原溴甲烷熏蒸技术要求处理并加施标识的木质包装，不需按新的技术要求重新进行处理及标识。

本公告自2006年10月1日起施行。

三十四、《关于进出境货物木质包装标识编码和检疫处理方式有关事项的通知》（动植函〔2018〕28号）

该文件于2018年12月10日发布，原文如下。

我国于2005年采纳国际植物检疫措施第15号标准《国际贸易中木质包装材料管理准则》（ISPM15标准），发布了《进境货物木质包装检疫监督管理办法》① 和《出境货物木质包装除害处理管理办法》②。近期，国际植物保护公约（IPPC）植物检疫措施委员会对ISPM 15标准进行了修订。根据上述管理办法，结合当前业务工作需要，现对出境货物木质包装IPPC标识编码规则和进出境货物木质包装新增检疫处理方式等事项通知如下：

一、关于出境货物木质包装IPPC标识编码规则

为配合总署行政审批网上办理平台升级，出境货物木质包装IPPC标识编码需做相应改变。对新增出境货物木质包装标识加施企业，其“注册登记证书编号（证书样式见附件1③）”为“4位关区代码+MZBZ+3位流水号”构成的11位代码，如5100MZBZ001，其木质包装上对应的IPPC标识编号应为“处理方式代码+2位关区代码+3位流水号”构成的7位代码，如HT 51001（编码规则见附件1）。各直属海关编制标识号时，应注意核对总署网站上公布的企业名单，如标识号与其他关区原有企业IPPC标识号重合，则流水号向后顺延。

已获批并仍有效的出境货物木质包装IPPC标识加施企业的标识号继续有效，待其换证审核时对其标识号和注册登记证书编号重新进行编码和编号。

二、关于增加进出境木质包装检疫处理方式

2018年，IPPC植物检疫措施委员会对ISPM 15标准进行修订，对木质包装的处理方式除热处理（HT）、溴甲烷熏蒸处理（MB）、介电加热处理（DH）外，增加硫酰氟熏蒸处理（SF）。4种处理方

① 编者注：《进境货物木质包装检疫监督管理办法》（国家质检总局令第84号公布，根据海关总署令第238号修改），见本书第二章第二节。

② 编者注：《出境货物木质包装检疫处理管理办法》（国家质检总局令第69号公布，根据海关总署令第238号、第240号修改），见本书第二章第二节。

③ 海关总署网站未列附件。

式的参数见附件2①。因此，对于出境货物木质包装，请各直属海关将该要求通知辖区内出境货物木质包装IPPC标识加施企业，如企业或签约的除害处理单位具备硫酰氟熏蒸处理资质，根据其申请，考核合格后可授予其硫酰氟熏蒸处理IPPC标识。对进境货物木质包装上IPPC标识显示SF处理方式的，各海关可判定符合IPPC标识规定，并按有关要求对木质包装进行查验。

请各直属海关及时将上述调整的措施通报辖区内的出境货物木质包装IPPC标识加施企业和进出口企业。同时，加强对硫酰氟熏蒸处理工作监管，确保熏蒸处理质量。

特此通知。

（本文发布于海关总署网站政府信息公开专栏）

三十五、《中华人民共和国进境植物检疫禁止进境物名录》（农业部公告第72号）

该文件于1997年7月29日发布，农业农村部公告第522号确认为现行有效规范性文件，原文如下。

根据《中华人民共和国进出境动植物检疫法》第五条和《中华人民共和国进出境动植物检疫法实施条例》第四条和第七条的规定，为防止植物危险性病、虫、杂草及其他有害生物传入中国，中华人民共和国农业部根据所掌握的国外疫情情况，修订了新的《中华人民共和国进境植物检疫禁止进境物名录》，现予发布执行。

中华人民共和国进境植物检疫禁止进境物名录

禁止进境物	禁止进境的原因 （防止传入的危险性病虫害）	禁止的国家或地区
玉米 （*Zea mavs*） 种子	玉米细菌性枯萎病菌 *Erwinia stewartii*（E. F. Smith）Dye	亚洲：越南、泰国 欧洲：独联体、波兰、瑞士、意大利、罗马尼亚、南斯拉夫 美洲：加拿大、美国、墨西哥
大豆 （*Glycine max*） 种子	大豆疫病菌 *Phytophthora megasperma*（D.）f. sp. glycinea K. & E.	亚洲：日本 欧洲：英国、法国、独联体、德国 美洲：加拿大、美国 大洋洲：澳大利亚、新西兰
马铃薯 （*Solanum tuberosum*） 块茎及其繁殖材料	马铃薯黄矮病毒 Potato yellow dwarf virus 马铃薯帚顶病毒 Potato mop—top virus 马薯金线虫 *Clobodera rostochiensis*（Wollen.）Skarbilovich 马铃薯白线虫 Globodera pallida（stone）Mulvey & Stone 马铃薯癌肿病菌 *Synchytrium endobioticum*（Schilb.）Percival	亚洲：日本、印度、巴勒斯坦、黎巴嫩、尼泊尔、以色列、缅甸 欧洲：丹麦、挪威、瑞典、独联体、波兰、捷克、斯洛伐克、匈牙利、保加利亚、芬兰、冰岛、德国、奥地利、瑞士、荷兰、比利时、英国、爱尔兰、法国、西班牙、葡萄牙、意大利 非洲：突尼斯、阿尔及利亚、南非、肯尼亚、坦桑尼亚、津巴布韦 美洲：加拿大、美国、墨西哥、巴拿马、委内瑞拉、秘鲁、阿根廷、巴西、厄瓜多尔、玻利维亚、智利 大洋洲：澳大利亚、新西兰

① 海关总署网站未列附件。

续表1

禁止进境物	禁止进境的原因 （防止传入的危险性病虫害）	禁止的国家或地区
榆属 （*Ulmus* spp.） 苗、插条	榆枯萎病菌 *Ceratocystis ulmi*（Buisman）Moreall	亚洲：印度、伊朗、土耳其 欧洲：各国 美洲：加拿大、美国
松属 （*Pinus* spp.） 苗、接惠穗	松材线虫 *Bursaphelenchus Xylophilus*（Steiner & Buhrer）Nckle 松突圆蚧 *Hemiberlesia pitysophila* Takagi	亚洲：朝鲜、日本、中国香港地区、中国澳门地区 欧洲：法国 美洲：加拿大、美国
橡胶属 （*Hevea* spp.） 芽、苗、籽	橡胶南美叶疫病菌 *Microcyclus ulei*（P. henn.）Von Arx.	美洲：墨西哥、中美洲及南美洲各国
烟属 （*Nicotiana* spp.） 繁殖材料烟叶	烟霜霉病菌 *Peronospora hyoscyami* de Bary f. sp. *tabacia*（Adem.）Skalicky	亚洲：缅甸、伊朗、也门、伊拉克、叙利亚、黎巴嫩、约旦、以色列、土耳其 欧洲：各国 美洲：加拿大、美国、墨西哥、危地马拉、萨尔瓦多、古巴、多米尼加、巴西、智利、阿根廷、乌拉圭 大洋洲：各国
小麦（商品）	小麦矮腥黑穗病菌 *Tilleiia Controversa* kuehn 小麦蝙腥黑穗病菌 *Tilletia indica* Mitra	亚洲：印度、巴基斯坦、阿富汗、尼泊尔、伊朗、伊拉克、土耳其、沙特阿拉伯 欧洲：独联体、捷克、斯洛伐克、保加利亚、匈牙利、波兰（海乌姆、卢步林、普热梅布尔、热舒夫、塔尔诺布热格、扎莫希奇）、罗马尼亚、阿尔巴尼亚、南斯拉夫、德国、奥地利、比利时、瑞士、瑞典、意大利、法国（罗讷—阿尔卑斯）。 非洲：利比亚、阿尔及利亚 美洲：乌拉圭、阿根廷（布宜诺斯艾利斯、圣非）、巴西、墨西哥、加拿大（安大略）、美国（华盛顿、怀俄明，蒙大拿、科罗拉多、爱达荷、俄勒冈、犹他及其他有小麦印度腥黑穗病发生的地区）
水果及茄子辣椒、番茄果实	地中海实蝇 *Ceratitis capitata*（Wiedemann）	亚洲：印度、伊朗、沙特阿拉伯、叙利亚、黎巴嫩、约旦、巴勒斯坦、以色列、塞浦路斯、土耳其 欧洲：匈牙利、德国、奥地利、比利时、法国、西班牙、葡萄牙、意大利、马耳他、南斯拉夫、阿尔巴尼亚、希腊 非洲：埃及、利比亚、突尼斯、阿尔及利亚、摩洛哥、塞内加尔、布基纳法索、马里、几内亚、塞拉利昂、利比里亚、加纳、多哥、贝宁、尼日尔、尼日利亚、喀麦隆、苏丹、埃塞俄比亚、肯尼亚、乌干达、坦桑尼亚、卢旺达、布隆迪、扎伊尔、安哥拉、赞比亚、马拉维、莫桑比克、马达加斯加、毛里求斯、留尼汪、津巴布韦、博茨瓦纳、南非 美洲：美国（包括夏威夷）、墨西哥、危地马拉、萨尔瓦多、洪都拉斯、尼加拉瓜、厄瓜多尔、哥斯达黎加、巴拿马、牙买加、委内瑞拉、秘鲁、巴西、玻利维亚、智利、阿根廷、乌拉圭、哥伦比亚 大洋洲：澳大利亚、新西兰（北岛）

续表2

禁止进境物	禁止进境的原因（防止传入的危险性病虫害）	禁止的国家或地区
植物病原体（包括菌种、毒种）、害虫生物体及其他转基因生物材料	根据《中华人民共和国进出境动植物检疫法》第5条规定	所有国家或地区
土壤	同上	所有国家或地区

注：因科学研究等特殊原因需要引进本表所列禁止进境的物品，必须事先提出申请，经海关总署批准。

三十六、《中华人民共和国进境动物检疫疫病名录》（农业农村部 海关总署公告第256号）

该文件于2020年1月15日发布，原文如下。

为防范动物传染病、寄生虫病传入，保护我国畜牧业及渔业生产安全、动物源性食品安全和公共卫生安全，根据《中华人民共和国动物防疫法》《中华人民共和国进出境动植物检疫法》等法律法规，农业农村部会同海关总署组织修订了《中华人民共和国进境动物检疫疫病名录》（以下简称《名录》），现予以发布。该《名录》自发布之日起生效，2013年11月28日发布的《中华人民共和国进境动物检疫疫病名录》（农业部、国家质量监督检验检疫总局联合公告第2013号）同时废止。

农业农村部和海关总署将在风险评估的基础上对《名录》实施动态调整。

特此公告。

中华人民共和国进境动物检疫疫病名录

List of Quarantine Diseases for the Animals Imported to the People's Republic of China

一类传染病、寄生虫病（16种）

List A diseases

口蹄疫 Infection with foot and mouth disease virus

猪水泡病 Swine vesicular disease

猪瘟 Infection with classical swine fever virus

非洲猪瘟 Infection with African swine fever virus

尼帕病 Nipah virus encephalitis

非洲马瘟 Infection with African horse sickness virus

牛传染性胸膜肺炎 Infection with Mycoplasma mycoides subsp. mycoides SC（contagious bovine pleuropneumonia）

牛海绵状脑病 Bovine spongiform encephalopathy

牛结节性皮肤病 Infection with lumpy skin disease virus①

痒病 Scrapie

蓝舌病 Infection with bluetongue virus

小反刍兽疫 Infection with peste des petits ruminants virus

绵羊痘和山羊痘 Sheep pox and Goat pox

高致病性禽流感 Infection with highly pathogenic avian influenza

① 农业农村部 海关总署公告第521号将牛结节性皮肤病由一类动物传染病调整为二类动物传染病。

新城疫 Infection with Newcastle disease virus

埃博拉出血热 Ebola haemorrhagic fever

二类传染病、寄生虫病（154 种）
List B diseases

共患病（29 种）Multiple species diseases

狂犬病 Infection with rabies virus

布鲁氏菌病 Infection with Brucella abortus，Brucella melit-ensis and Brucella suis

炭疽 Anthrax

伪狂犬病 Aujeszky's disease（Pseudorabies）

魏氏梭菌感染 Clostridium perfringens infections

副结核病 Paratuberculosis（Johne's disease）

弓形虫病 Toxoplasmosis

棘球蚴病 Infection with Echinococcus granulosus，Infection with Echinococcus multilocularis

钩端螺旋体病 Leptospirosis

施马伦贝格病 Schmallenberg disease

梨形虫病 Piroplasmosis

日本脑炎 Japanese encephalitis

旋毛虫病 Infection with Trichinella spp.

土拉杆菌病 Tularemia

水泡性口炎 Vesicular stomatitis

西尼罗热 West Nile fever

裂谷热 Infection with Rift Valley fever virus

结核病 Infection with Mycobacterium tuberculosis complex

新大陆螺旋蝇蛆病（嗜人锥蝇）New world screwworm（*Cochliomyia hominivorax*）

旧大陆螺旋蝇蛆病（倍赞氏金蝇）Old world screwworm（*Chrysomya bezziana*）

Q 热 Q Fever

克里米亚刚果出血热 Crimean Congo hemorrhagic fever

伊氏锥虫感染（包括苏拉病）Trypanosoma Evansi infection（including Surra）

利什曼原虫病 Leishmaniasis

巴氏杆菌病 Pasteurellosis

心水病 Heartwater

类鼻疽 Malioidosis

流行性出血病感染 Infection with epizootic haemorrhagicdisease

小肠结肠炎耶尔森菌病（Yersinia enterocolitica）

牛病（11 种）Bovine diseases

牛传染性鼻气管炎/传染性脓疱性阴户阴道炎 Infectious bovine rhinotracheitis/Infectious pustular vulvovaginitis

牛恶性卡他热 Malignant catarrhal fever

牛白血病 Enzootic bovine leukosis

牛无浆体病 Bovine anaplasmosis

牛生殖道弯曲杆菌病 Bovine genital campylobacteriosis
牛病毒性腹泻/黏膜病 Bovine viral diarrhoea/Mucosal disease
赤羽病 Akabane disease
牛皮蝇蛆病 Cattle Hypodermosis
牛巴贝斯虫病 Bovine babesiosis
出血性败血症 Haemorrhagic septicaemia
泰勒虫病 Theileriosis

马病（11 种）Equine diseases

马传染性贫血 Equine infectious anaemia
马流行性淋巴管炎 Epizootic lymphangitis
马鼻疽 Infection with Burkholderia mallei（Glanders）
马病毒性动脉炎 Infection with equine arteritis virus
委内瑞拉马脑脊髓炎 Venezuelan equine encephalomyelitis
马脑脊髓炎（东部和西部）Equine encephalomyelitis（Eastern and Western）
马传染性子宫炎 Contagious equine metritis
亨德拉病 Hendra virus disease
马腺疫 Equine strangles
溃疡性淋巴管炎 Equine ulcerative lymphangitis
马疱疹病毒-1 型感染 Infection with equid herpesvirus-1（EHV-1）

猪病（16 种）Swine diseases

猪繁殖与呼吸道综合征 Infection with porcine reproductive and respiratory syndrome virus
猪细小病毒感染 Porcine parvovirus infection
猪丹毒 Swine erysipelas
猪链球菌病 Swine streptococosis
猪萎缩性鼻炎 Atrophic rhinitis of swine
猪支原体肺炎 Mycoplasmal hyopneumonia
猪圆环病毒感染 Porcine circovirus infection
革拉泽氏病（副猪嗜血杆菌）Glaesser's disease（Haemophilus parasuis）
猪流行性感冒 Swine influenza
猪传染性胃肠炎 Transmissible gastroenteritis of swine
猪铁士古病毒性脑脊髓炎（原称猪肠病毒脑脊髓炎、捷申或塔尔凡病）Teschovirus encephalomyelitis（previously Enterovirus encephalomyelitis or Teschen/Talfan disease）
猪密螺旋体痢疾 Swine dysentery
猪传染性胸膜肺炎 Infectious pleuropneumonia of swine
猪带绦虫感染/猪囊虫病 Infection with Taenia solium（Porcine cysticercosis）
塞内卡病毒病（Infection with Seneca virus）
猪 δ 冠状病毒（德尔塔冠状病毒）Porcine deltacorona virus（PDCoV）

禽病（21 种）Avian diseases

鸭病毒性肠炎（鸭瘟）Duck virus enteritis
鸡传染性喉气管炎 Avian infectious laryngotracheitis
鸡传染性支气管炎 Avian infectious bronchitis

传染性法氏囊病 Infectious bursal disease

马立克氏病 Marek’s disease

鸡产蛋下降综合征 Avian egg drop syndrome

禽白血病 Avian leukosis

禽痘 Fowl pox

鸭病毒性肝炎 Duck virus hepatitis

鹅细小病毒感染（小鹅瘟）Goose parvovirus infection

鸡白痢 Pullorum disease

禽伤寒 Fowl typhoid

禽支原体病（鸡败血支原体、滑液囊支原体）Avian mycoplasmosis（*Mycoplasma Gallisepticum*, *M. synoviae*）

低致病性禽流感 Infection with Low pathogenic avian influenza

禽网状内皮组织增殖症 Reticuloendotheliosis

禽衣原体病（鹦鹉热）Avian chlamydiosis

鸡病毒性关节炎 Avian viral arthritis

禽螺旋体病 Avian spirochaetosis

住白细胞原虫病（急性白冠病）Leucocytozoonosis

禽副伤寒 Avian paratyphoid

火鸡鼻气管炎（禽偏肺病毒感染）Turkey rhinotracheitis（avian metapneumovirus）

羊病（4 种）Sheep and goat diseases

山羊关节炎/脑炎 Caprine arthritis/encephalitis

梅迪—维斯纳病 Maedi-visna

边界病 Border disease

羊传染性脓疱皮炎 Contagious pustular dermertitis（Contagious Echyma）

水生动物病（43 种）Aquatic animal diseases

鲤春病毒血症 Infection with spring viraemia of carp virus

流行性造血器官坏死病 Epizootic haematopoietic necrosis

传染性造血器官坏死病 Infection with infectious haematopoietic necrosis

病毒性出血性败血症 Infection with viral haemorrhagic septicaemia virus

流行性溃疡综合征 Infection with Aphanomyces invadans（epizootic ulcerative syndrome）

鲑鱼三代虫感染 Infection with Gyrodactylus Salaris

真鲷虹彩病毒病 Infection with red sea bream iridovirus

锦鲤疱疹病毒病 Infection with koi herpesvirus

鲑传染性贫血 Infection with HPR-deleted or HPRO infectious salmon anaemia virus

病毒性神经坏死病 Viral nervous necrosis

斑点叉尾鮰病毒病 Channel catfish virus disease

鲍疱疹样病毒感染 Infection with abalone herpesvirus

牡蛎包拉米虫感染 Infection with Bonamia Ostreae

杀蛎包拉米虫感染 Infection with Bonamia Exitiosa

折光马尔太虫感染 Infection with Marteilia Refringens

奥尔森派琴虫感染 Infection with Perkinsus Olseni

海水派琴虫感染 Infection with Perkinsus Marinus
加州立克次体感染 Infection with Xenohaliotis Californiensis
白斑综合征 Infection with white spot syndrome virus
传染性皮下和造血器官坏死病 Infection with infectious hypodermal and haematopoietic necrosis virus
传染性肌肉坏死病 Infection with infectious myonecrosis virus
桃拉综合征 Infection with Taura syndrome virus
罗氏沼虾白尾病 Infection with Macrobrachium rosenbergii nodavirus（white tail disease）
黄头病 Infection with yellow head virus genotype 1
螯虾瘟 Infection with Aphanomyces astaci（crayfish plague）
箭毒蛙壶菌感染 Infection with Batrachochytrium Dendrobatidis
蛙病毒感染 Infection with Ranavirus species
异尖线虫病 Anisakiasis
坏死性肝胰腺炎 Infection with Hepatobacter penaei（necrotising hepatopancreatitis）
传染性脾肾坏死病 Infectious spleen and kidney necrosis
刺激隐核虫病 Cryptocaryoniasis
淡水鱼细菌性败血症 Freshwater fish bacteria septicemia
鮰类肠败血症 Enteric septicaemia of catfish
迟缓爱德华氏菌病 Edwardsiellasis
鱼链球菌病 Fish streptococcosis
蛙脑膜炎败血金黄杆菌病 Chryseobacterium meningsepticum of frog（Rana spp）
鲑鱼甲病毒感染 Infection with salmonid alphavirus
蝾螈壶菌感染 Infection with Batrachochytrium salamandrivorans
鲤浮肿病毒病 Carp edema virus disease
罗非鱼湖病毒病 Tilapia Lake virus disease
细菌性肾病 Bacterial kidney disease
急性肝胰腺坏死 Acute hepatopancreatic necrosis disease
十足目虹彩病毒 1 感染 Infection with Decapod iridescent virus 1

蜂病（6 种）Bee diseases

蜜蜂盾螨病 Acarapisosis of honey bees
美洲蜂幼虫腐臭病 Infection of honey bees with Paenibacillus larvae（American foulbrood）
欧洲蜂幼虫腐臭病 Infection of honey bees with Melissococcus plutonius（European foulbrood）
蜜蜂瓦螨病 Varroosis of honey bees
蜂房小甲虫病（蜂窝甲虫）Small hive beetle infestation（*Aethina tumida*）
蜜蜂亮热历螨病 Tropilaelaps infestation of honey bees

其他动物病（13 种）Diseases of other animals

鹿慢性消耗性疾病 Chronic wasting disease of deer
兔黏液瘤病 Myxomatosis
兔出血症 Rabbit haemorrhagic disease
猴痘 Monkey pox
猴疱疹病毒 I 型（B 病毒）感染症 Cercopithecine Herpesvirus Type I（B virus）infectious diseases
猴病毒性免疫缺陷综合征 Simian virus immunodeficiency syndrome

马尔堡出血热 Marburg haemorrhagic fever
犬瘟热 Canine distemper
犬传染性肝炎 Infectious canine hepatitis
犬细小病毒感染 Canine parvovirus infection
水貂阿留申病 Mink aleutian disease
水貂病毒性肠炎 Mink viral enteritis
猫泛白细胞减少症（猫传染性肠炎）Feline panleucopenia (Feline infectious enteritis)

其他传染病、寄生虫病（41 种）
Other diseases

共患病（9 种）Multiple species diseases

大肠杆菌病 Colibacillosis
李斯特菌病 Listeriosis
放线菌病 Actinomycosis
肝片吸虫病 Fasciolasis
丝虫病 Filariasis
附红细胞体病 Eperythrozoonosis
葡萄球菌病 Staphylococcosis
血吸虫病 Schistosomiasis
疥癣 Mange

牛病（5 种）Bovine diseases

牛流行热 Bovine ephemeral fever
毛滴虫病 Trichomonosis
中山病 Chuzan disease
茨城病 Ibaraki disease
嗜皮菌病 Dermatophilosis

马病（3 种）Equine diseases

马流行性感冒 Equine influenza
马媾疫 Dourine
马副伤寒（马流产沙门氏菌）Equine paratyphoid (*Salmonella Abortus Equi.*)

猪病（2 种）Swine diseases

猪副伤寒 Swine salmonellosis
猪流行性腹泻 Porcine epizootic diarrhea

禽病（5 种）Avian diseases

禽传染性脑脊髓炎 Avian infectious encephalomyelitis
传染性鼻炎 Infectious coryza
禽肾炎 Avian nephritis
鸡球虫病 Avian coccidiosis
鸭疫里默氏杆菌感染（鸭浆膜炎）Riemerella anatipestifer infection

绵羊和山羊病（7 种）Sheep and goat diseases

羊肺腺瘤病 Ovine pulmonary adenocarcinoma

干酪性淋巴结炎 Caseous lymphadenitis

绵羊地方性流产（绵羊衣原体病）Infection with Chlamydophila abortus（Enzootic abortion of ewes, ovine chlamydiosis）

传染性无乳症 Contagious agalactia

山羊传染性胸膜肺炎 Contagious caprine pleuropneumonia

羊沙门氏菌病（流产沙门氏菌）Salmonellosis（*S. abortusovis*）

内罗毕羊病 Nairobi sheep disease

蜂病（2 种）Bee diseases

蜜蜂孢子虫病 Nosemosis of honey bees

蜜蜂白垩病 Chalkbrood of honey bees

其他动物病（8 种）Diseases of other animals

兔球虫病 Rabbit coccidiosis

骆驼痘 Camel pox

家蚕微粒子病 Pebrine disease of Chinese silkworm

蚕白僵病 Bombyx mori white muscardine

淋巴细胞性脉络丛脑膜炎 Lymphocytic choriomeningitis

鼠痘 Mouse pox

鼠仙台病毒感染症 Sendai virus infectious disease

小鼠肝炎 Mouse hepatitis

三十七、《〈中华人民共和国进境动物检疫疫病名录〉调整公告》（农业农村部 海关总署公告第 521 号）

该文件于 2022 年 1 月 30 日发布，原文如下。

根据《中华人民共和国生物安全法》《中华人民共和国动物防疫法》《中华人民共和国进出境动植物检疫法》等法律法规，农业农村部和海关总署在风险评估的基础上，将 2020 年 1 月 15 日发布的《中华人民共和国进境动物检疫疫病名录》（农业农村部、海关总署公告第 256 号）中牛结节性皮肤病由一类动物传染病调整为二类动物传染病。

特此公告。

三十八、《一、二、三类动物疫病病种名录》（农业农村部公告第 573 号）

该文件于 2022 年 6 月 23 日发布，原文如下。

根据《中华人民共和国动物防疫法》有关规定，我部对原《一、二、三类动物疫病病种名录》进行了修订，现予发布，自发布之日起施行。2008 年发布的中华人民共和国农业部公告第 1125 号、2011 年发布的中华人民共和国农业部公告第 1663 号、2013 年发布的中华人民共和国农业部公告第 1950 号同时废止。

特此公告。

附件：一、二、三类动物疫病病种名录

附件

一、二、三类动物疫病病种名录

一类动物疫病（11 种）

口蹄疫、猪水疱病、非洲猪瘟、尼帕病毒性脑炎、非洲马瘟、牛海绵状脑病、牛瘟、牛传染性胸膜肺炎、痒病、小反刍兽疫、高致病性禽流感

二类动物疫病（37 种）

多种动物共患病（7 种）：狂犬病、布鲁氏菌病、炭疽、蓝舌病、日本脑炎、棘球蚴病、日本血吸虫病

牛病（3 种）：牛结节性皮肤病、牛传染性鼻气管炎（传染性脓疱外阴阴道炎）、牛结核病

绵羊和山羊病（2 种）：绵羊痘和山羊痘、山羊传染性胸膜肺炎

马病（2 种）：马传染性贫血、马鼻疽

猪病（3 种）：猪瘟、猪繁殖与呼吸综合征、猪流行性腹泻

禽病（3 种）：新城疫、鸭瘟、小鹅瘟

兔病（1 种）：兔出血症

蜜蜂病（2 种）：美洲蜜蜂幼虫腐臭病、欧洲蜜蜂幼虫腐臭病

鱼类病（11 种）：鲤春病毒血症、草鱼出血病、传染性脾肾坏死病、锦鲤疱疹病毒病、刺激隐核虫病、淡水鱼细菌性败血症、病毒性神经坏死病、传染性造血器官坏死病、流行性溃疡综合征、鲫造血器官坏死病、鲤浮肿病

甲壳类病（3 种）：白斑综合征、十足目虹彩病毒病、虾肝肠胞虫病

三类动物疫病（126 种）

多种动物共患病（25 种）：伪狂犬病、轮状病毒感染、产气荚膜梭菌病、大肠杆菌病、巴氏杆菌病、沙门氏菌病、李氏杆菌病、链球菌病、溶血性曼氏杆菌病、副结核病、类鼻疽、支原体病、衣原体病、附红细胞体病、Q 热、钩端螺旋体病、东毕吸虫病、华支睾吸虫病、囊尾蚴病、片形吸虫病、旋毛虫病、血矛线虫病、弓形虫病、伊氏锥虫病、隐孢子虫病

牛病（10 种）：牛病毒性腹泻、牛恶性卡他热、地方流行性牛白血病、牛流行热、牛冠状病毒感染、牛赤羽病、牛生殖道弯曲杆菌病、毛滴虫病、牛梨形虫病、牛无浆体病

绵羊和山羊病（7 种）：山羊关节炎/脑炎、梅迪-维斯纳病、绵羊肺腺瘤病、羊传染性脓疱皮炎、干酪性淋巴结炎、羊梨形虫病、羊无浆体病

马病（8 种）：马流行性淋巴管炎、马流感、马腺疫、马鼻肺炎、马病毒性动脉炎、马传染性子宫炎、马媾疫、马梨形虫病

猪病（13 种）：猪细小病毒感染、猪丹毒、猪传染性胸膜肺炎、猪波氏菌病、猪圆环病毒病、格拉瑟病、猪传染性胃肠炎、猪流感、猪丁型冠状病毒感染、猪塞内卡病毒感染、仔猪红痢、猪痢疾、猪增生性肠病

禽病（21 种）：禽传染性喉气管炎、禽传染性支气管炎、禽白血病、传染性法氏囊病、马立克病、禽痘、鸭病毒性肝炎、鸭浆膜炎、鸡球虫病、低致病性禽流感、禽网状内皮组织增殖病、鸡病毒性关节炎、禽传染性脑脊髓炎、鸡传染性鼻炎、禽坦布苏病毒感染、禽腺病毒感染、鸡传染性贫血、禽偏肺病毒感染、鸡红螨病、鸡坏死性肠炎、鸭呼肠孤病毒感染

兔病（2 种）：兔波氏菌病、兔球虫病

蚕、蜂病（8 种）：蚕多角体病、蚕白僵病、蚕微粒子病、蜂螨病、瓦螨病、亮热厉螨病、蜜蜂孢子虫病、白垩病

犬猫等动物病（10 种）：水貂阿留申病、水貂病毒性肠炎、犬瘟热、犬细小病毒病、犬传染性肝炎、猫泛白细胞减少症、猫嵌杯病毒感染、猫传染性腹膜炎、犬巴贝斯虫病、利什曼原虫病

鱼类病（11 种）：真鲷虹彩病毒病、传染性胰脏坏死病、牙鲆弹状病毒病、鱼爱德华氏菌病、链球菌病、细菌性肾病、杀鲑气单胞菌病、小瓜虫病、粘孢子虫病、三代虫病、指环虫病

甲壳类病（5 种）：黄头病、桃拉综合征、传染性皮下和造血组织坏死病、急性肝胰腺坏死病、河蟹螺原体病

贝类病（3 种）：鲍疱疹病毒病、奥尔森派琴虫病、牡蛎疱疹病毒病

两栖与爬行类病（3 种）：两栖类蛙虹彩病毒病、鳖腮腺炎病、蛙脑膜炎败血症

三十九、《中华人民共和国进境植物检疫性有害生物名录》（农业部公告第 862 号）

该文件于 2007 年 5 月 28 日发布，原文如下。

为防止危险性植物有害生物传入我国，根据《中华人民共和国进出境动植物检疫法》的规定，我部与国家质量监督检验检疫总局共同制定了《中华人民共和国进境植物检疫性有害生物名录》。[①] 1992 年 7 月 25 日我部发布的《中华人民共和国进境植物检疫危险性病、虫、杂草名录》同时废止。

本公告自发布之日起执行。

附件：中华人民共和国进境植物检疫性有害生物名录

附件

中华人民共和国进境植物检疫性有害生物名录

昆虫

1. *Acanthocinus carinulatus* (Gebler)　白带长角天牛
2. *Acanthoscelides obtectus* (Say)　菜豆象
3. *Acleris variana* (Fernald)　黑头长翅卷蛾
4. *Agrilus* spp. (non-Chinese)　窄吉丁（非中国种）
5. *Aleurodicus dispersus* Russell　螺旋粉虱
6. *Anastrepha* Schiner　按实蝇属
7. *Anthonomus grandis* Boheman　墨西哥棉铃象
8. *Anthonomus quadrigibbus* Say　苹果花象
9. *Aonidiella comperei* McKenzie　香蕉肾盾蚧
10. *Apate monachus* Fabricius　咖啡黑长蠹
11. *Aphanostigma piri* (Cholodkovsky)　梨矮蚜
12. *Arhopalus syriacus* Reitter　辐射松幽天牛
13. *Bactrocera* Macquart　果实蝇属
14. *Baris granulipennis* (Tournier)　西瓜船象
15. *Batocera* spp. (non-Chinese)　白条天牛（非中国种）
16. *Brontispa longissima* (Gestro)　椰心叶甲
17. *Bruchidius incarnates* (Boheman)　埃及豌豆象

---

① 编者注：后续增补见农业部 国家质检总局公告第 1147 号、第 1472 号、第 1600 号、第 1831 号，农业部、国家质检总局、国家林业局公告第 1902 号和农业农村部 海关总署公告第 413 号、第 845 号，详见本节。

18. *Bruchophagus roddi* Gussak 苜蓿籽蜂
19. *Bruchus* spp. (non-Chinese) 豆象（属）（非中国种）
20. *Cacoecimorpha pronubana* (Hübner) 荷兰石竹卷蛾
21. *Callosobruchus* spp. (*maculatus* (F.) and non-Chinese) 瘤背豆象（四纹豆象和非中国种）
22. *Carpomya incompleta* (Becker) 欧非枣实蝇
23. *Carpomya vesuviana* Costa 枣实蝇
24. *Carulaspis juniperi* (Bouchè) 松唐盾蚧
25. *Caulophilus oryzae* (Gyllenhal) 阔鼻谷象
26. *Ceratitis* Macleay 小条实蝇属
27. *Ceroplastes rusci* (L.) 无花果蜡蚧
28. *Chionaspis pinifoliae* (Fitch) 松针盾蚧
29. *Choristoneura fumiferana* (Clemens) 云杉色卷蛾
30. *Conotrachelus* Schoenherr 鳄梨象属
31. *Contarinia sorghicola* (Coquillett) 高粱瘿蚊
32. *Coptotermes* spp. (non-Chinese) 乳白蚁（非中国种）
33. *Craponius inaequalis* (Say) 葡萄象
34. *Crossotarsus* spp. (non-Chinese) 异胫长小蠹（非中国种）
35. *Cryptophlebia leucotreta* (Meyrick) 苹果异形小卷蛾
36. *Cryptorrhynchus lapathi* L. 杨干象
37. *Cryptotermes brevis* (Walker) 麻头砂白蚁
38. *Ctenopseustis obliquana* (Walker) 斜纹卷蛾
39. *Curculio elephas* (Gyllenhal) 欧洲栗象
40. *Cydia janthinana* (Duponchel) 山楂小卷蛾
41. *Cydia packardi* (Zeller) 樱小卷蛾
42. *Cydia pomonella* (L.) 苹果蠹蛾
43. *Cydia prunivora* (Walsh) 杏小卷蛾
44. *Cydia pyrivora* (Danilevskii) 梨小卷蛾
45. *Dacus* spp. (non-Chinese) 寡鬃实蝇（非中国种）
46. *Dasineura mali* (Kieffer) 苹果瘿蚊
47. *Dendroctonus* spp. (*valens* LeConte and non-Chinese) 大小蠹（红脂大小蠹和非中国种）
48. *Deudorix isocrates* Fabricius 石榴小灰蝶
49. *Diabrotica* Chevrolat 根萤叶甲属
50. *Diaphania nitidalis* (Stoll) 黄瓜绢野螟
51. *Diaprepes abbreviata* (L.) 蔗根象
52. *Diatraea saccharalis* (Fabricius) 小蔗螟
53. *Dryocoetes confusus* Swaine 混点毛小蠹
54. *Dysmicoccus grassi* Leonari 香蕉灰粉蚧
55. *Dysmicoccus neobrevipes* Beardsley 新菠萝灰粉蚧
56. *Ectomyelois ceratoniae* (Zeller) 石榴螟
57. *Epidiaspis leperii* (Signoret) 桃白圆盾蚧
58. *Eriosoma lanigerum* (Hausmann) 苹果绵蚜
59. *Eulecanium gigantea* (Shinji) 枣大球蚧

60. *Eurytoma amygdali* Enderlein　扁桃仁蜂
61. *Eurytoma schreineri*Schreiner　李仁蜂
62. *Gonipterus scutellatus*Gyllenhal　桉象
63. *Helicoverpa zea*（Boddie）　谷实夜蛾
64. *Hemerocampa leucostigma*（Smith）　合毒蛾
65. *Hemiberlesia pitysophila* Takagi　松突圆蚧
66. *Heterobostrychus aequalis*（Waterhouse）　双钩异翅长蠹
67. *Hoplocampa flava*（L.）　李叶蜂
68. *Hoplocampa testudinea*（Klug）　苹叶蜂
69. *Hoplocerambyx spinicornis*（Newman）　刺角沟额天牛
70. *Hylobius pales*（Herbst）　苍白树皮象
71. *Hylotrupes bajulus*（L.）　家天牛
72. *Hylurgopinus rufipes*（Eichhoff）　美洲榆小蠹
73. *Hylurgus ligniperda*Fabricius　长林小蠹
74. *Hyphantria cunea*（Drury）　美国白蛾
75. *Hypothenemus hampei*（Ferrari）　咖啡果小蠹
76. *Incisitermes minor*（Hagen）　小楹白蚁
77. *Ips* spp.（non-Chinese）　齿小蠹（非中国种）
78. *Ischnaspis longirostris*（Signoret）　黑丝盾蚧
79. *Lepidosaphes tapleyi*Williams　芒果蛎蚧
80. *Lepidosaphes tokionis*（Kuwana）　东京蛎蚧
81. *Lepidosaphes ulmi*（L.）　榆蛎蚧
82. *Leptinotarsa decemlineata*（Say）　马铃薯甲虫
83. *Leucoptera coffeella*（Guérin-Méneville）　咖啡潜叶蛾
84. *Liriomyza trifolii*（Burgess）　三叶斑潜蝇
85. *Lissorhoptrus oryzophilus* Kuschel　稻水象甲
86. *Listronotus bonariensis*（Kuschel）　阿根廷茎象甲
87. *Lobesia botrana*（Denis et Schiffermuller）　葡萄花翅小卷蛾
88. *Mayetiola destructor*（Say）　黑森瘿蚊
89. *Mercetaspis halli*（Green）　霍氏长盾蚧
90. *Monacrostichus citricola*Bezzi　桔实锤腹实蝇
91. *Monochamus*spp.（non-Chinese）　墨天牛（非中国种）
92. *Myiopardalis pardalina*（Bigot）　甜瓜迷实蝇
93. *Naupactus leucoloma*（Boheman）　白缘象甲
94. *Neoclytus acuminatus*（Fabricius）　黑腹尼虎天牛
95. *Opogona sacchari*（Bojer）　蔗扁蛾
96. *Pantomorus cervinus*（Boheman）　玫瑰短喙象
97. *Parlatoria crypta* Mckenzie　灰白片盾蚧
98. *Pharaxonotha kirschi*Reither　谷拟叩甲
99. *Phloeosinus cupressi* Hopkins　美柏肤小蠹
100. *Phoracantha semipunctata*（Fabricius）　桉天牛
101. *Pissodes* Germar　木蠹象属

102. *Planococcus lilacius* Cockerell 南洋臀纹粉蚧
103. *Planococcus minor* (Maskell) 大洋臀纹粉蚧
104. *Platypus*spp. (non-Chinese) 长小蠹(属)(非中国种)
105. *Popillia japonica* Newman 日本金龟子
106. *Prays citri* Milliere 桔花巢蛾
107. *Promecotheca cumingi* Baly 椰子缢胸叶甲
108. *Prostephanus truncatus* (Horn) 大谷蠹
109. *Ptinus tectus* Boieldieu 澳洲蛛甲
110. *Quadrastichus erythrinae* Kim 刺桐姬小蜂
111. *Reticulitermes lucifugus* (Rossi) 欧洲散白蚁
112. *Rhabdoscelus lineaticollis* (Heller) 褐纹甘蔗象
113. *Rhabdoscelus obscurus* (Boisduval) 几内亚甘蔗象
114. *Rhagoletis* spp. (non-Chinese) 绕实蝇(非中国种)
115. *Rhynchites aequatus* (L.) 苹虎象
116. *Rhynchites bacchus* L. 欧洲苹虎象
117. *Rhynchites cupreus* L. 李虎象
118. *Rhynchites heros* Roelofs 日本苹虎象
119. *Rhynchophorus ferrugineus* (Olivier) 红棕象甲
120. *Rhynchophorus palmarum* (L.) 棕榈象甲
121. *Rhynchophorus phoenicis* (Fabricius) 紫棕象甲
122. *Rhynchophorus vulneratus* (Panzer) 亚棕象甲
123. *Sahlbergella singularis* Haglund 可可盲蝽象
124. *Saperda* spp. (non-Chinese) 楔天牛(非中国种)
125. *Scolytus multistriatus* (Marsham) 欧洲榆小蠹
126. *Scolytus scolytus* (Fabricius) 欧洲大榆小蠹
127. *Scyphophorus acupunctatus* Gyllenhal 剑麻象甲
128. *Selenaspidus articulatus* Morgan 刺盾蚧
129. *Sinoxylon*spp. (non-Chinese) 双棘长蠹(非中国种)
130. *Sirex noctilio* Fabricius 云杉树蜂
131. *Solenopsis invicta*Buren 红火蚁
132. *Spodoptera littoralis* (Boisduval) 海灰翅夜蛾
133. *Stathmopoda skelloni* Butler 猕猴桃举肢蛾
134. *Sternochetus*Pierce 芒果象属
135. *Taeniothrips inconsequens* (Uzel) 梨蓟马
136. *Tetropium*spp. (non-Chinese) 断眼天牛(非中国种)
137. *Thaumetopoea pityocampa* (Denis et Schiffermuller) 松异带蛾
138. *Toxotrypana curvicauda* Gerstaecker 番木瓜长尾实蝇
139. *Tribolium destructor* Uyttenboogaart 褐拟谷盗
140. *Trogoderma*spp. (non-Chinese) 斑皮蠹(非中国种)
141. *Vesperus* Latreile 暗天牛属
142. *Vinsonia stellifera* (Westwood) 七角星蜡蚧
143. *Viteus vitifoliae* (Fitch) 葡萄根瘤蚜

144. *Xyleborus*spp. （non-Chinese） 材小蠹（非中国种）
145. *Xylotrechus rusticus*L. 青杨脊虎天牛
146. *Zabrotes subfasciatus*（Boheman） 巴西豆象

软体动物

147. *Achatina fulica* Bowdich 非洲大蜗牛
148. *Acusta despecta* Gray 硫球球壳蜗牛
149. *Cepaea hortensis* Müller 花园葱蜗牛
150. *Helix aspersa*Müller 散大蜗牛
151. *Helix pomatia*Linnaeus 盖罩大蜗牛
152. *Theba pisana* Müller 比萨茶蜗牛

真菌

153. *Albugo tragopogi*（Persoon）Schröter var. *helianthi* Novotelnova 向日葵白锈病菌
154. *Alternaria triticina* Prasada et Prabhu 小麦叶疫病菌
155. *Anisogramma anomala*（Peck）E. Muller 榛子东部枯萎病菌
156. *Apiosporina morbosa*（Schweinitz）von Arx 李黑节病菌
157. *Atropellis pinicola*Zaller et Goodding 松生枝干溃疡病菌
158. *Atropellis piniphila*（Weir）Lohman et Cash 嗜松枝干溃疡病菌
159. *Botryosphaeria laricina*（K. Sawada）Y. Zhong 落叶松枯梢病菌
160. *Botryosphaeria stevensii*Shoemaker 苹果壳色单隔孢溃疡病菌
161. *Cephalosporium gramineum*Nisikado et Ikata 麦类条斑病菌
162. *Cephalosporium maydis*Samra，Sabet et Hingorani 玉米晚枯病菌
163. *Cephalosporium sacchari*E. J. Butler et Hafiz Khan 甘蔗凋萎病菌
164. *Ceratocystis fagacearum*（Bretz）Hunt 栎枯萎病菌
165. *Chrysomyxa arctostaphyli*Dietel 云杉帚锈病菌
166. *Ciborinia camelliae* Kohn 山茶花腐病菌
167. *Cladosporium cucumerinum* Ellis et Arthur 黄瓜黑星病菌
168. *Colletotrichum kahawae* J. M. Waller et Bridge 咖啡浆果炭疽病菌
169. *Crinipellis perniciosa*（Stahel）Singer 可可丛枝病菌
170. *Cronartium coleosporioides*J. C. Arthur 油松疱锈病菌
171. *Cronartium comandrae*Peck 北美松疱锈病菌
172. *Cronartium conigenum* Hedgcock et Hunt 松球果锈病菌
173. *Cronartium fusiforme*Hedgcock et Hunt ex Cummins 松纺锤瘤锈病菌
174. *Cronartium ribicola*J. C. Fisch. 松疱锈病菌
175. *Cryphonectria cubensis*（Bruner）Hodges 桉树溃疡病菌
176. *Cylindrocladium parasiticum*Crous，Wingfield et Alfenas 花生黑腐病菌
177. *Diaporthe helianthi*Muntanola-Cvetkovic Mihaljcevic et Petrov 向日葵茎溃疡病菌
178. *Diaporthe perniciosa*É. J. Marchal 苹果果腐病菌
179. *Diaporthe phaseolorum*（Cooke et Ell.）Sacc. var. *caulivora* Athow et Caldwell 大豆北方茎溃疡病菌
180. *Diaporthe phaseolorum*（Cooke et Ell.）Sacc. var. *meridionalis* F. A. Fernandez 大豆南方茎溃疡病菌
181. *Diaporthe vaccinii*Shear 蓝莓果腐病菌

182. *Didymella ligulicola*（K. F. Baker, Dimock et L. H. Davis）von Arx　菊花花枯病菌

183. *Didymella lycopersici* Klebahn　番茄亚隔孢壳茎腐病菌

184. *Endocronartium harknessii*（J. P. Moore）Y. Hiratsuka　松瘤锈病菌

185. *Eutypa lata*（Pers.）Tul. et C. Tul.　葡萄藤猝倒病菌

186. *Fusarium circinatum* Nirenberg et O´Donnell　松树脂溃疡病菌

187. *Fusarium oxysporum*Schlecht. f. sp. *apii* Snyd. et Hans　芹菜枯萎病菌

188. *Fusarium oxysporum*Schlecht. f. sp. *asparagi* Cohen et Heald　芦笋枯萎病菌

189. *Fusarium oxysporum*Schlecht. f. sp. *cubense*（E. F. Sm.）Snyd. et Hans（Race 4 non－Chinese races）　香蕉枯萎病菌（4号小种和非中国小种）

190. *Fusarium oxysporum* Schlecht. f. sp. *elaeidis* Toovey　油棕枯萎病菌

191. *Fusarium oxysporum* Schlecht. f. sp.*fragariae* Winks et Williams　草莓枯萎病菌

192. *Fusarium tucumaniae*T. Aoki，O'Donnell，Yos. Homma et Lattanzi　南美大豆猝死综合症病菌

193. *Fusarium virguliforme*O' Donnell et T. Aoki　北美大豆猝死综合症病菌

194. *Gaeumannomyces graminis*（Sacc.）Arx et D. Olivier var. *avenae*（E. M. Turner）Dennis　燕麦全蚀病菌

195. *Greeneria uvicola*（Berk. et M. A. Curtis）Punithalingam　葡萄苦腐病菌

196. *Gremmeniella abietina*（Lagerberg）Morelet　冷杉枯梢病菌

197. *Gymnosporangium clavipes*（Cooke et Peck）Cooke et Peck　榲桲锈病菌

198. *Gymnosporangium fuscum*R. Hedw.　欧洲梨锈病菌

199. *Gymnosporangium globosum*（Farlow）Farlow　美洲山楂锈病菌

200. *Gymnosporangium juniperi-virginianae*Schwein　美洲苹果锈病菌

201. *Helminthosporium solani* Durieu et Mont.　马铃薯银屑病菌

202. *Hypoxylon mammatum*（Wahlenberg）J. Miller　杨树炭团溃疡病菌

203. *Inonotus weirii*（Murrill）Kotlaba et Pouzar　松干基褐腐病菌

204. *Leptosphaeria libanotis*（Fuckel）Sacc.　胡萝卜褐腐病菌

205. *Leptosphaeria maculans*（Desm.）Ces. et De Not.　十字花科蔬菜黑胫病菌

206. *Leucostoma cincta*（Fr.：Fr.）Hohn.　苹果溃疡病菌

207. *Melampsora farlowii*（J. C. Arthur）J. J. Davis　铁杉叶锈病菌

208. *Melampsora medusae*Thumen　杨树叶锈病菌

209. *Microcyclus ulei*（P. Henn.）von Arx　橡胶南美叶疫病菌

210. *Monilinia fructicola*（Winter）Honey　美澳型核果褐腐病菌

211. *Moniliophthora roreri*（Ciferri et Parodi）Evans　可可链疫孢荚腐病菌

212. *Monosporascus cannonballus* Pollack et Uecker　甜瓜黑点根腐病菌

213. *Mycena citricolor*（Berk. et Curt.）Sacc.　咖啡美洲叶斑病菌

214. *Mycocentrospora acerina*（Hartig）Deighton　香菜腐烂病菌

215. *Mycosphaerella dearnessii*M. E. Barr　松针褐斑病菌

216. *Mycosphaerella fijiensis*Morelet　香蕉黑条叶斑病菌

217. *Mycosphaerella gibsonii*H. C. Evans　松针褐枯病菌

218. *Mycosphaerella linicola*Naumov　亚麻褐斑病菌

219. *Mycosphaerella musicola*J. L. Mulder　香蕉黄条叶斑病菌

220. *Mycosphaerella pini*E. Rostrup　松针红斑病菌

221. *Nectria rigidiuscula*Berk. et Broome　可可花瘿病菌

222. *Ophiostoma novo-ulmi*Brasier　新榆枯萎病菌
223. *Ophiostoma ulmi*（Buisman）Nannf.　榆枯萎病菌
224. *Ophiostoma wageneri*（Goheen et Cobb）Harrington　针叶松黑根病菌
225. *Ovulinia azaleae*Weiss　杜鹃花枯萎病菌
226. *Periconia circinata*（M. Mangin）Sacc.　高粱根腐病菌
227. *Peronosclerospora*spp.（non-Chinese）　玉米霜霉病菌（非中国种）
228. *Peronospora farinosa*（Fries：Fries）Fries f. sp. *betae* Byford　甜菜霜霉病菌
229. *Peronospora hyoscyami*de Bary f. sp. *tabacina*（Adam）Skalicky　烟草霜霉病菌
230. *Pezicula malicorticis*（Jacks.）Nannfeld　苹果树炭疽病菌
231. *Phaeoramularia angolensis*（T. Carvalho et O. Mendes）P. M. Kirk　柑橘斑点病菌
232. *Phellinus noxius*（Corner）G. H. Cunn.　木层孔褐根腐病菌
233. *Phialophora gregata*（Allington et Chamberlain）W. Gams　大豆茎褐腐病菌
234. *Phialophora malorum*（Kidd et Beaum.）McColloch　苹果边腐病菌
235. *Phoma exigua*Desmazières f. sp. *foveata*（Foister）Boerema　马铃薯坏疽病菌
236. *Phoma glomerata*（Corda）Wollenweber et Hochapfel　葡萄茎枯病菌
237. *Phoma pinodella*（L. K. Jones）Morgan-Jones et K. B. Burch　豌豆脚腐病菌
238. *Phoma tracheiphila*（Petri）L. A. Kantsch. et Gikaschvili　柠檬干枯病菌
239. *Phomopsis sclerotioides* van Kesteren　黄瓜黑色根腐病菌
240. *Phymatotrichopsis omnivora*（Duggar）Hennebert　棉根腐病菌
241. *Phytophthora cambivora*（Petri）Buisman　栗疫霉黑水病菌
242. *Phytophthora erythroseptica*Pethybridge　马铃薯疫霉绯腐病菌
243. *Phytophthora fragariae* Hickman　草莓疫霉红心病菌
244. *Phytophthora fragariae*Hickman var. *rubi* W. F. Wilcox et J. M. Duncan　树莓疫霉根腐病菌
245. *Phytophthora hibernalis* Carne　柑橘冬生疫霉褐腐病菌
246. *Phytophthora lateralis*Tucker et Milbrath　雪松疫霉根腐病菌
247. *Phytophthora medicaginis* E. M. Hans. et D. P. Maxwell　苜蓿疫霉根腐病菌
248. *Phytophthora phaseoli*Thaxter　菜豆疫霉病菌
249. *Phytophthora ramorum*Werres, De Cock et Man in' t Veld　栎树猝死病菌
250. *Phytophthora sojae*Kaufmann et Gerdemann　大豆疫霉病菌
251. *Phytophthora syringae*（Klebahn）Klebahn　丁香疫霉病菌
252. *Polyscytalum pustulans*（M. N. Owen et Wakef.）M. B. Ellis　马铃薯皮斑病菌
253. *Protomyces macrosporus*Unger　香菜茎瘿病菌
254. *Pseudocercosporella herpotrichoides*（Fron）Deighton　小麦基腐病菌
255. *Pseudopezicula tracheiphila*（Müller-Thurgau）Korf et Zhuang　葡萄角斑叶焦病菌
256. *Puccinia pelargonii-zonalis*Doidge　天竺葵锈病菌
257. *Pycnostysanus azaleae*（Peck）Mason　杜鹃芽枯病菌
258. *Pyrenochaeta terrestris*（Hansen）Gorenz, Walker et Larson　洋葱粉色根腐病菌
259. *Pythium splendens*Braun　油棕猝倒病菌
260. *Ramularia beticola* Fautr. et Lambotte　甜菜叶斑病菌
261. *Rhizoctonia fragariae* Husain et W. E. McKeen　草莓花枯病菌
262. *Rigidoporus lignosus*（Klotzsch）Imaz.　橡胶白根病菌
263. *Sclerophthora rayssiae* Kenneth, Kaltin et Wahl var. *zeae* Payak et Renfro　玉米褐条霜霉病菌

264. *Septoria petroselini*（Lib.）Desm.　欧芹壳针孢叶斑病菌
265. *Sphaeropsis pyriputrescens*Xiao et J. D. Rogers　苹果球壳孢腐烂病菌
266. *Sphaeropsis tumefaciens* Hedges　柑橘枝瘤病菌
267. *Stagonospora avenae*Bissett f. sp. *triticea* T. Johnson　麦类壳多胞斑点病菌
268. *Stagonospora sacchari*Lo et Ling　甘蔗壳多胞叶枯病菌
269. *Synchytrium endobioticum*（Schilberszky）Percival　马铃薯癌肿病菌
270. *Thecaphora solani*（Thirumalachar et M. J. O' Brien）Mordue　马铃薯黑粉病菌
271. *Tilletia controversa*Kühn　小麦矮腥黑穗病菌
272. *Tilletia indica*Mitra　小麦印度腥黑穗病菌
273. *Urocystis cepulae* Frost　葱类黑粉病菌
274. *Uromyces transversalis*（Thümen）Winter　唐菖蒲横点锈病菌
275. *Venturia inaequalis*（Cooke）Winter　苹果黑星病菌
276. *Verticillium albo-atrum*Reinke et Berthold　苜蓿黄萎病菌
277. *Verticilliumdahliae* Kleb.　棉花黄萎病菌

原核生物

278. *Acidovorax avenae* subsp. *cattleyae*（Pavarino）Willems et al.　兰花褐斑病菌
279. *Acidovorax avenae* subsp. *citrulli*（Schaad et al.）Willems et al.　瓜类果斑病菌
280. *Acidovorax konjaci*（Goto）Willems et al.　魔芋细菌性叶斑病菌
281. Alder yellows phytoplasma　桤树黄化植原体
282. Apple proliferation phytoplasma　苹果丛生植原体
283. Apricot chlorotic leafroll phtoplasma　杏褪绿卷叶植原体
284. Ash yellows phytoplasma　白蜡树黄化植原体
285. Blueberry stunt phytoplasma　蓝莓矮化植原体
286. *Burkholderia caryophylli*（Burkholder）Yabuuchi et al.　香石竹细菌性萎蔫病菌
287. *Burkholderia gladioli*pv. *alliicola*（Burkholder）Urakami et al.　洋葱腐烂病菌
288. *Burkholderia glumae*（Kurita et Tabei）Urakami et al.　水稻细菌性谷枯病菌
289. *CandidatusLiberobacter africanum* Jagoueix et al.　非洲柑桔黄龙病菌
290. *CandidatusLiberobacter asiaticum* Jagoueix et al.　亚洲柑桔黄龙病菌
291. *Candidatus* Phytoplasma australiense　澳大利亚植原体候选种
292. *Clavibacter michiganensis* subsp. *insidiosus*（McCulloch）Davis et al.　苜蓿细菌性萎蔫病菌
293. *Clavibacter michiganensis* subsp. *michiganensis*（Smith）Davis et al.　番茄溃疡病菌
294. *Clavibacter michiganensis* subsp. *nebraskensis*（Vidaver et al.）Davis et al.　玉米内州萎蔫病菌
295. *Clavibacter michiganensis* subsp. *sepedonicus*（Spieckermann et al.）Davis et al.　马铃薯环腐病菌
296. Coconut lethal yellowing phytoplasma　椰子致死黄化植原体
297. *Curtobacterium flaccumfaciens*pv. *flaccumfaciens*（Hedges）Collins et Jones　菜豆细菌性萎蔫病菌
298. *Curtobacterium flaccumfaciens*pv. *oortii*（Saaltink et al.）Collins et Jones　郁金香黄色疱斑病菌
299. Elm phloem necrosis phytoplasma　榆韧皮部坏死植原体
300. *Enterobacter cancerogenus*（Urosevi）Dickey et Zumoff　杨树枯萎病菌
301. *Erwinia amylovora*（Burrill）Winslow et al.　梨火疫病菌
302. *Erwinia chrysanthemi*Burkhodler et al.　菊基腐病菌
303. *Erwinia pyrifoliae* Kim, Gardan, Rhim et Geider　亚洲梨火疫病菌
304. Grapevine flavescence dorée phytoplasma　葡萄金黄化植原体

305. Lime witches' broom phytoplasma 来檬丛枝植原体
306. *Pantoea stewartii*subsp. *stewartii*（Smith）Mergaert et al. 玉米细菌性枯萎病菌
307. Peach X-disease phytoplasma 桃X病植原体
308. Pear decline phytoplasma 梨衰退植原体
309. Potato witches' broom phytoplasma 马铃薯丛枝植原体
310. *Pseudomonas savastanoi* pv. *phaseolicola*（Burkholder）Gardan et al. 菜豆晕疫病菌
311. *Pseudomonas syringae* pv. *morsprunorum*（Wormald）Young et al. 核果树溃疡病菌
312. *Pseudomonas syringae* pv. *persicae*（Prunier et al.）Young et al. 桃树溃疡病菌
313. *Pseudomonas syringae* pv. *pisi*（Sackett）Young et al. 豌豆细菌性疫病菌
314. *Pseudomonas syringae* pv. *maculicola*（McCulloch）Young *et al* 十字花科黑斑病菌
315. *Pseudomonas syringae* pv. *tomato*（Okabe）Young et al. 番茄细菌性叶斑病菌
316. *Ralstonia solanacearum*（Smith）Yabuuchi et al.（race 2） 香蕉细菌性枯萎病菌（2号小种）
317. *Rathayibacter rathayi*（Smith）Zgurskaya et al. 鸭茅蜜穗病菌
318. *Spiroplasma citri* Saglio et al. 柑橘顽固病螺原体
319. Strawberry multiplier phytoplasma 草莓簇生植原体
320. *Xanthomonas albilineans*（*Ashby*）Dowson 甘蔗白色条纹病菌
321. *Xanthomonas arboricola*pv. *celebensis*（Gaumann）Vauterin et al. 香蕉坏死条纹病菌
322. *Xanthomonas axonopodis*pv. *betlicola*（Patel et al.）Vauterin et al. 胡椒叶斑病菌
323. *Xanthomonas axonopodis*pv. *citri*（Hasse）Vauterin et al. 柑橘溃疡病菌
324. *Xanthomonas axonopodis*pv. *manihotis*（Bondar）Vauterin et al. 木薯细菌性萎蔫病菌
325. *Xanthomonas axonopodis*pv. *vasculorum*（Cobb）Vauterin et al. 甘蔗流胶病菌
326. *Xanthomonas campestris* pv. *mangiferaeindicae*（Patel et al.）Robbs et al. 芒果黑斑病菌
327. *Xanthomonas campestris* pv. *musacearum*（Yirgou et Bradbury）Dye 香蕉细菌性萎蔫病菌
328. *Xanthomonas cassavae*（ex Wiehe et Dowson）Vauterin et al. 木薯细菌性叶斑病菌
329. *Xanthomonas fragariae* Kennedy et King 草莓角斑病菌
330. *Xanthomonas hyacinthi*（Wakker）Vauterin et al. 风信子黄腐病菌
331. *Xanthomonas oryzae* pv. *oryzae*（Ishiyama）Swings et al. 水稻白叶枯病菌
332. *Xanthomonas oryzae* pv. *oryzicola*（Fang et al.）Swings et al. 水稻细菌性条斑病菌
333. *Xanthomonas populi*（ex Ride）Ride et Ride 杨树细菌性溃疡病菌
334. *Xylella fastidiosa* Wells et al. 木质部难养细菌
335. *Xylophilus ampelinus*（Panagopoulos）Willems et al. 葡萄细菌性疫病菌

线虫

336. *Anguina agrostis*（Steinbuch）Filipjev 剪股颖粒线虫
337. *Aphelenchoides fragariae*（Ritzema Bos）Christie 草莓滑刃线虫
338. *Aphelenchoides ritzemabosi*（Schwartz）Steiner et Bührer 菊花滑刃线虫
339. *Bursaphelenchuscocophilus*（Cobb）Baujard 椰子红环腐线虫
340. *Bursaphelenchus xylophilus*（Steiner et Bührer）Nickle 松材线虫
341. *Ditylenchus angustus*（Butler）Filipjev 水稻茎线虫
342. *Ditylenchus destructor*Thorne 腐烂茎线虫
343. *Ditylenchus dipsaci*（Kühn）Filipjev 鳞球茎茎线虫
344. *Globodera pallida*（Stone）Behrens 马铃薯白线虫
345. *Globodera rostochiensis*（Wollenweber）Behrens 马铃薯金线虫

346. *Heterodera schachtii*Schmidt　甜菜胞囊线虫
347. *Longidorus*（Filipjev）Micoletzky（The species transmit viruses）　长针线虫属（传毒种类）
348. *Meloidogyne*Goeldi（non-Chinese species）　根结线虫属（非中国种）
349. *Nacobbus abberans*（Thorne）Thorne et Allen　异常珍珠线虫
350. *Paralongidorus maximus*（Bütschli）Siddiqi　最大拟长针线虫
351. *Paratrichodorus*Siddiqi（The species transmit viruses）　拟毛刺线虫属（传毒种类）
352. *Pratylenchus* Filipjev（non-Chinese species）　短体线虫（非中国种）
353. *Radopholus similis*（Cobb）Thorne　香蕉穿孔线虫
354. *Trichodorus*Cobb（The species transmit viruses）　毛刺线虫属（传毒种类）
355. *Xiphinema*Cobb（The species transmit viruses）　剑线虫属（传毒种类）

病毒及类病毒

356. *African cassava mosaic virus*, ACMV　非洲木薯花叶病毒（类）
357. *Apple stem grooving virus*, ASPV　苹果茎沟病毒
358. *Arabis mosaic virus*, ArMV　南芥菜花叶病毒
359. *Banana bract mosaic virus*, BBrMV　香蕉苞片花叶病毒
360. *Bean pod mottle virus*, BPMV　菜豆荚斑驳病毒
361. *Broad bean stain virus*, BBSV　蚕豆染色病毒
362. *Cacao swollen shoot virus*, CSSV　可可肿枝病毒
363. *Carnation ringspot virus*, CRSV　香石竹环斑病毒
364. *Cotton leaf crumple virus*, CLCrV　棉花皱叶病毒
365. *Cotton leaf curl virus*, CLCuV　棉花曲叶病毒
366. *Cowpea severe mosaic virus*, CPSMV　豇豆重花叶病毒
367. *Cucumber green mottle mosaic virus*, CGMMV　黄瓜绿斑驳花叶病毒
368. *Maize chlorotic dwarf virus*, MCDV　玉米褪绿矮缩病毒
369. *Maize chlorotic mottle virus*, MCMV　玉米褪绿斑驳病毒
370. *Oat mosaic virus*, OMV　燕麦花叶病毒
371. *Peach rosette mosaic virus*, PRMV　桃丛簇花叶病毒
372. *Peanut stunt virus*, PSV　花生矮化病毒
373. *Plum pox virus*, PPV　李痘病毒
374. *Potato mop-top virus*, PMTV　马铃薯帚顶病毒
375. *Potato virus A*, PVA　马铃薯 A 病毒
376. *Potato virus V*, PVV　马铃薯 V 病毒
377. *Potato yellow dwarf virus*, PYDV　马铃薯黄矮病毒
378. *Prunus necrotic ringspot virus*, PNRSV　李属坏死环斑病毒
379. *Southern bean mosaic virus*, SBMV　南方菜豆花叶病毒
380. *Sowbane mosaic virus*, SoMV　藜草花叶病毒
381. *Strawberry latent ringspotvirus*, SLRSV　草莓潜隐环斑病毒
382. *Sugarcane streak virus*, SSV　甘蔗线条病毒
383. *Tobacco ringspot virus*, TRSV　烟草环斑病毒
384. *Tomato black ring virus*, TBRV　番茄黑环病毒
385. *Tomato ringspot virus*, ToRSV　番茄环斑病毒
386. *Tomato spotted wilt virus*, TSWV　番茄斑萎病毒

387. *Wheat streak mosaic virus*, WSMV 小麦线条花叶病毒
388. *Apple fruit crinkle viroid*, AFCVd 苹果皱果类病毒
389. *Avocado sunblotch viroid*, ASBVd 鳄梨日斑类病毒
390. *Coconut cadang-cadang viroid*, CCCVd 椰子死亡类病毒
391. *Coconut tinangaja viroid*, CTiVd 椰子败生类病毒
392. *Hop latent viroid*, HLVd 啤酒花潜隐类病毒
393. *Pear blister canker viroid*, PBCVd 梨疱症溃疡类病毒
394. *Potato spindle tuber viroid*, PSTVd 马铃薯纺锤块茎类病毒

杂草

395. *Aegilops cylindrica* Horst 具节山羊草
396. *Aegilops squarrosa* L. 节节麦
397. *Ambrosia* spp. 豚草（属）
398. *Ammi majus* L. 大阿米芹
399. *Avena barbata* Brot. 细茎野燕麦
400. *Avena ludoviciana* Durien 法国野燕麦
401. *Avena sterilis* L. 不实野燕麦
402. *Bromus rigidus* Roth 硬雀麦
403. *Bunias orientalis* L. 疣果匙荠
404. *Caucalis latifolia* L. 宽叶高加利
405. *Cenchrus*spp. （non-Chinese species） 蒺藜草（属）（非中国种）
406. *Centaurea diffusa* Lamarck 铺散矢车菊
407. *Centaurea repens* L. 匍匐矢车菊
408. *Crotalaria spectabilis* Roth 美丽猪屎豆
409. *Cuscuta*spp. 菟丝子（属）
410. *Emex australis*Steinh. 南方三棘果
411. *Emex spinosa*（L.）Campd. 刺亦模
412. *Eupatorium adenophorum* Spreng. 紫茎泽兰
413. *Eupatorium odoratum*L. 飞机草
414. *Euphorbia dentata* Michx. 齿裂大戟
415. *Flaveria bidentis*（L.）Kuntze 黄顶菊
416. *Ipomoea pandurata*（L.）G. F. W. Mey. 提琴叶牵牛花
417. *Iva axillaris* Pursh 小花假苍耳
418. *Iva xanthifolia* Nutt. 假苍耳
419. *Knautia arvensis*（L.）Coulter 欧洲山萝卜
420. *Lactuca pulchella*（Pursh）DC. 野莴苣
421. *Lactuca serriola*L. 毒莴苣
422. *Lolium temulentum* L. 毒麦
423. *Mikania micrantha* Kunth 薇甘菊
424. *Orobanche* spp. 列当（属）
425. *Oxalis latifolia* Kubth 宽叶酢浆草
426. *Senecio jacobaea*L. 臭千里光
427. *Solanum carolinense* L. 北美刺龙葵

428. *Solanum elaeagnifolium* Cay.　银毛龙葵
429. *Solanum rostratum* Dunal.　刺萼龙葵
430. *Solanum torvum* Swartz　刺茄
431. *Sorghum almum* Parodi.　黑高粱
432. *Sorghum halepense*（L.）Pers.（Johnsongrass and its cross breeds）　假高粱（及其杂交种）
433. *Striga* spp.（non-Chinese species）　独脚金（属）（非中国种）
434. *Tribulus alatus* Delile　翅蒺藜
435. *Xanthium* spp.（non-Chinese species）　苍耳（属）（非中国种）

备注1：非中国种是指中国未有发生的种；
备注2：非中国小种是指中国未有发生的小种；
备注3：传毒种类是指可以作为植物病毒传播介体的线虫种类。

四十、《扶桑绵粉蚧列入〈中华人民共和国进境植物检疫性有害生物名录〉》（农业部、国家质检总局公告第1147号）

该文件于2009年2月3日发布，原文如下。

近期，在广东省广州市局部地区的扶桑上发现扶桑绵粉蚧（*Phenacoccus solenopsis* Tinsley）。此前，没有该虫在我国发现的记载。据报道，该虫在北美、南美、亚洲、非洲的一些国家或地区有发生，主要危害棉花、扶桑、向日葵、南瓜、番茄、人参果、曼陀罗、茄子、羽扇豆等植物。

广州市农业主管部门已对发现的扶桑绵粉蚧采取了封锁扑灭措施。为保护我国农业生产安全，根据《中华人民共和国进出境动植物检疫法》的规定和扶桑绵粉蚧的风险分析结果，现决定将扶桑绵粉蚧列入《中华人民共和国进境植物检疫性有害生物名录》，请出入境检验检疫机构依法加强对来自该虫发生国家或地区寄主植物的检验检疫。

本公告自发布之日起执行。

四十一、《向日葵黑茎病列入〈中华人民共和国进境植物检疫性有害生物名录〉》（农业部、国家质检总局公告第1472号）

该文件于2010年10月20日发布，原文如下。

近期，在我国新疆伊犁州特克斯、新源、尼勒克和巩留县，宁夏惠农区、永宁县以及内蒙古赤峰市局部田块发现向日葵黑茎病（*Leptosphaeria lindquistii Frezzi*，无性态：*Phoma macdonaldii Boerma*）危害。此前，没有该病在我国发生危害记载。据报道，该病害可造成向日葵减产20%~80%、含油率大幅降低。

向日葵是我国重要的油料作物之一，为保护我国农业生产安全，根据《中华人民共和国进出境动植物检疫法》的规定和风险分析结果，决定将向日葵黑茎病列入《中华人民共和国进境植物检疫性有害生物名录》。各地出入境检验检疫机构依法加强对来自该病害发生国家或地区向日葵种子的检验检疫，各省（区、市）农业行政主管部门严格国外引种检疫审批，要求引种单位或个人必须提供出口国官方检疫机构出具的其种子产地没有向日葵黑茎病及其他检疫性有害生物发生的证明，防止向日葵黑茎病传入和扩散。

本公告自发布之日起执行。

四十二、《木薯绵粉蚧和异株苋亚属杂草列入〈中华人民共和国进境植物检疫性有害生物名录〉》（农业部、国家质检总局公告第1600号）

该文件于2011年6月20日发布，原文如下。

木薯绵粉蚧（*Phenacoccus manihoti* Matile-Ferrero）和异株苋亚属（*Subgen Acnida* L.）杂草是危害多种农作物的有害生物。据非洲和美洲的研究报道，木薯绵粉蚧可危害木薯、大豆、柑橘等农作物，对木薯产量的影响达 80%；异株苋亚属杂草可造成玉米、棉花、大豆等主要作物减产 11%~74%。风险分析结果表明，上述有害生物随农产品贸易传入我国的风险高，防控难度大，对农业生产和生态环境构成严重威胁。

根据《中华人民共和国进出境动植物检疫法》的规定，决定将木薯绵粉蚧和异株苋亚属杂草列入《中华人民共和国进境植物检疫性有害生物名录》。各地出入境检验检疫机构要依法加强对来自木薯绵粉蚧和异株苋亚属杂草发生国家或地区植物及植物产品的检验检疫，各省（区、市）农业行政主管部门要严格国外引种检疫审批，加强疫情监测，防止上述有害生物传入我国。

本公告自发布之日起执行。

四十三、《地中海白蜗牛列入〈中华人民共和国进境植物检疫性有害生物名录〉》（农业部、国家质检总局公告第 1831 号）

该文件于 2012 年 9 月 17 日发布，原文如下。

近年来，中国出入境检验检疫机构多次在澳大利亚进境的大麦和罗马尼亚、新西兰等进境的集装箱中截获地中海白蜗牛（*Cernuella virgata* Da Costa）。风险分析表明，地中海白蜗牛主要危害麦类、玉米、豆类、柑橘类等农作物和多种牧草，寄主广泛，生殖力和抗逆性强，易随粮食、水果、蔬菜、花卉、盆景等农产品以及木质包装材料、运输工具等远距离传播，对我国农业生产和生态环境安全构成威胁。

根据《中华人民共和国进出境动植物检疫法》的规定，决定将地中海白蜗牛列入《中华人民共和国进境植物检疫性有害生物名录》。各地出入境检验检疫机构要依法加强对来自地中海白蜗牛发生国家或地区限定物的检验检疫，各省（区、市）农业行政主管部门要严格国外引种检疫审批，加强疫情监测，防止疫情传入我国。

本公告自发布之日起执行。

四十四、《白蜡鞘孢菌列入〈中华人民共和国进境植物检疫性有害生物名录〉》（农业部、国家质检总局、国家林业局公告第 1902 号）

该文件于 2013 年 3 月 6 日发布，原文如下。

白蜡树枯梢病（Ash Dieback）是由白蜡鞘孢菌（*Chalara fraxinea* T. Kowalski）引起的毁灭性真菌病害。风险分析结果表明，白蜡鞘孢菌适生性强，其寄主白蜡属植物在我国广泛分布，该病菌一旦传入，定殖和扩散的风险很高，将对我国白蜡树生产和生态环境安全构成严重威胁。根据《中华人民共和国进出境动植物检疫法》及其实施条例有关规定，决定将白蜡鞘孢菌列入《中华人民共和国进境植物检疫性有害生物名录》，并采取以下紧急措施：

一、暂停从白蜡鞘孢菌疫情发生国家和地区（见附件）引进白蜡属植物种子、苗木等繁殖材料。

二、各地出入境检验检疫机构要依法加强对来自白蜡鞘孢菌疫情发生国家和地区的原木、锯材等的检验检疫，如发现白蜡树枯梢病菌，应对相关货物采取退运、销毁等检疫措施。

三、各级农业、出入境检验检疫、林业行政主管部门要依照职责分工严格国外引种检疫审批，加强疫情监测，严防疫情传入和扩散。

本公告自发布之日起执行。

附件：暂停引进白蜡属植物种子、苗木等繁殖材料国家和地区爱尔兰、爱沙尼亚、奥地利、比利时、波兰、丹麦、德国、俄罗斯（加里宁格勒）、法国、芬兰、荷兰、捷克共和国、克罗地亚、拉脱维亚、立陶宛、罗马尼亚、挪威、瑞典、瑞士、斯洛伐克、斯洛文尼亚、匈牙利、意大利、英国、英国皇家属地根西岛等白蜡树枯梢病分布国家和地区。

四十五、《番茄褐色皱果病毒、玉米矮花叶病毒等 5 种有害生物列入〈中华人民共和国进境植物检疫性有害生物名录〉》（农业农村部 海关总署公告第 413 号）

该文件于 2021 年 4 月 9 日发布，原文如下。

为防止疫情传入，保护农业生产安全和生态安全，根据《中华人民共和国进出境动植物检疫法》的规定和风险分析结果，决定将番茄褐色皱果病毒 *Tomato brown rugose fruit virus*、玉米矮花叶病毒 *Maize dwarf mosaic virus*、马铃薯斑纹片病菌 *Candidatus* Liberibacter solanacearum Liefting et al.、乳状耳形螺 *Otala lactea*（Müller）、玫瑰蜗牛 *Euglandina rosea*（Ferussac）5 种有害生物增补列入《中华人民共和国进境植物检疫性有害生物名录》。各海关和各地农业农村部门要切实做好有关寄主植物及其他限定物的进境检验检疫和疫情监测工作，一旦发现上述有害生物，依法采取检疫措施。

本公告自发布之日起执行。

四十六、《中华人民共和国进境植物检疫性有害生物增补名录》（农业农村部 海关总署公告第 845 号）

该文件于 2024 年 11 月 28 日发布，原文如下。

为防止危险性植物有害生物传入我国，保护农业生产安全和生态环境安全，根据《中华人民共和国进出境动植物检疫法》和风险分析结果，我部与海关总署决定将脐橙螟 *Amyelois transitella*（Walker）等 47 种有害生物增补列入《中华人民共和国进境植物检疫性有害生物名录》。各海关和相关部门要切实做好有关寄主植物及其他限定物的进境检验检疫和疫情监测工作，一旦发现上述有害生物，依法采取检疫措施。

本公告自发布之日起执行。

附件：中华人民共和国进境植物检疫性有害生物增补名录

附件

中华人民共和国进境植物检疫性有害生物增补名录

昆虫

1. *Amyelois transitella*（Walker）脐橙螟
2. *Ancylonotus tribulus*（Fabricius）爪哇木棉棘胸天牛
3. *Cordylomera spinicornis*（Fabricius）刺角楝天牛
4. *Deanolis sublimbalis Snellen* 芒果蛀果螟
5. *Dysmicoccus lepelleyi*（Betrem）李比利氏灰粉蚧
6. *Epiphyas postvittana*（Walker）苹淡褐卷蛾
7. *Exallomochlus hispidus*（Morrison）甘蔗簇粉蚧
8. *Gnathotrichus sulcatus*（LeConte）沟缝锤小蠹
9. *Hordeolicoccus nephelii*（Takahashi）红毛丹眼粉蚧
10. *Linepithema humile*（Mayr）阿根廷蚁
11. *Melanaspis bromiliae*（Leonardi）日黑圆盾蚧

12. *Melanaspis smilacis*（Comstock）菝葜黑圆盾蚧
13. *Mudaria luteileprosa* Holloway 榴莲果核夜蛾
14. *Paracoccus interceptus* Lit 截获秀粉蚧
15. *Phloeotribus liminaris*（Harris）桃韧皮胫小蠹
16. *Pityophthorus juglandis* Blackman 胡桃木细小蠹
17. *Platynota stultana* Walsingham 荷兰石竹小卷蛾
18. *Polygraphus rufipennis*（Kirby）红翅四眼小蠹
19. *Pseudococcus aurantiacus* Williams 黄皮粉蚧
20. *Pseudococcus elisae* Borchsenius 香蕉粉蚧
21. *Pseudococcus nakaharai* Gimpel & Miller 仙人掌粉蚧
22. *Pseudohylesinus granulatus*（LeConte）粗点平海小蠹
23. *Rastrococcus tropicasiaticus* Williams 热带平刺粉蚧
24. *Saissetia neglecta* De Lotto 弗州黑盔蚧
25. *Solenopsis richteri* Forel 黑火蚁
26. *Solenopsis xyloni* McCook 南方火蚁
27. *Stenoma catenifer* Walsingham 鳄梨织蛾
28. *Tomicus destruens*（Wollaston）欧洲纵坑切梢小蠹
29. *Wasmannia auropunctata*（Roger）金刻沃氏蚁
30. *Xyloperthella crinitarsis*（Imhoff）多毛碎木长蠹

软体动物

31. *Eobania vermiculata*（Müller）蠕虫尹氏蜗牛

真菌

32. *Neofabraea actinidiae*（P. R. Johnst., M. A. Manning & X. Meier）P. R. Johnst. 猕猴桃果腐病菌（猕猴桃明孢盘菌）
33. *Neofabraea kienholzii*（Seifert, Spotts & Lévesque）Spotts, Lévesque & Seifert 苹果牛眼果腐病菌（金霍尔茨明孢盘菌）
34. *Neofabraea perennans* Kienholz 苹果牛眼果腐病菌（多年生明孢盘菌）
35. *Neofabraea vagabunda*（Desm.）Rossman 苹果牛眼果腐病菌（白明孢盘菌）
36. *Phacidiopycnis washingtonensis* C. L. Xiao & J. D. Rogers 苹果星裂壳孢果腐病菌

原核生物

37. *Pseudomonas cannabina* pv. *Alisalensis* 十字花科细菌性疫病菌
38. *Ralstonia syzygii* subsp. *Celebesensis* 香蕉红腐病菌
39. *Xanthomonas vasicola* pv. *vasculorum* 玉米细菌性条斑病菌

线虫

40. *Anguina funesta* Price, Fisher&Kerr 致死粒线虫

病毒及类病毒

41. *Columnea latent viroid*, CLVd 金鱼草潜隐类病毒
42. *High Plains wheat mosaic virus*, HPWMoV 高原小麦花叶病毒
43. *Pepper chat fruit viroid*, PCFVd 辣椒小果类病毒
44. *Tomato chlorotic dwarf viroid*, TCDVd 番茄褪绿矮化类病毒
45. *Tomato leaf curl New Delhi virus*, ToLCNDV 新德里番茄曲叶病毒

杂草

46. *Heracleum mantegazzianum* Sommier & Levier 巨独活

47. *Nassella trichotoma*（Nees）Hack. ex Arechav. 三叉针茅

注：2007 年 5 月 28 日原农业部公告第 862 号发布 435 种（属），2009 年 2 月 3 日原农业部、原国家质量监督检验检疫总局公告第 1147 号增补 1 种，2010 年 10 月 20 日原农业部、原国家质量监督检验检疫总局公告第 1472 号增补 1 种、2011 年 6 月 20 日原农业部、原国家质量监督检验检疫总局公告第 1600 号增补 2 种（属）、2012 年 9 月 17 日原农业部、原国家质量监督检验检疫总局公告第 1831 号增补 1 种，2013 年 3 月 6 日原农业部、原国家质量监督检验检疫总局、国家林业局公告第 1902 号增补 1 种，2021 年 4 月 9 日农业农村部、海关总署公告第 413 号增补 5 种同时有效，合计 493 种（属）。

四十七、《重点管理外来入侵物种名录》（农业农村部等六部委公告第 567 号）

该文件由农业农村部、自然资源部、生态环境部、住房和城乡建设部、海关总署、国家林草局于 2022 年 12 月 20 日发布，原文如下。

根据《中华人民共和国生物安全法》，农业农村部会同自然资源部、生态环境部、住房和城乡建设部、海关总署和国家林草局组织制定了《重点管理外来入侵物种名录》，现予以发布，自 2023 年 1 月 1 日起施行。

特此公告。

重点管理外来入侵物种名录

序号	中文名称	学名
植物		
1	紫茎泽兰	*Ageratina adenophora*（Spreng.）R. M. King & H. Rob.（syn. *Eupatorium adenophora* Spreng.）
2	藿香蓟	*Ageratum conyzoides*L.
3	空心莲子草	*Alternanthera philoxeroides*（Mart.）Griseb.
4	长芒苋	*Amaranthus palmeri*S. Watson
5	刺苋	*Amaranthus spinosus*L.
6	豚草	*Ambrosia artemisiifolia*L.
7	三裂叶豚草	*Ambrosia trifida*L.
8	落葵薯	*Anredera cordifolia*（Ten.）Steenis
9	野燕麦	*Avena fatua*L.
10	三叶鬼针草	*Bidens pilosa*L.
11	水盾草	*Cabomba caroliniana*Gray
12	长刺蒺藜草	*Cenchrus longispinus*（Hack.）Fernald
13	飞机草	*Chromolaena odorata*（L.）R. M. King & H. Rob.
14	凤眼蓝	*Eichhornia crassipes*（Mart.）Solms
15	小蓬草	*Erigeron canadensis*L.［*Conyza canadensis*（L.）Cronquist］

续表1

序号	中文名称	学名
16	苏门白酒草	*Erigeron sumatrensis* Retz.
17	黄顶菊	*Flaveria bidentis*（L.）Kuntze
18	五爪金龙	*Ipomoea cairica*（L.）Sweet
19	假苍耳	*Cyclachaena xanthiifolia* Nutt.
20	马缨丹	*Lantana camara* L.
21	毒莴苣	*Lactuca serriola* L.
22	薇甘菊	*Mikania micrantha* Kunth
23	光荚含羞草	*Mimosa bimucronata*（DC.）Kuntze
24	银胶菊	*Parthenium hysterophorus* L.
25	垂序商陆	*Phytolacca americana* L.
26	大薸	*Pistia stratiotes* L.
27	假臭草	*Praxelis clematidea* R. M. King & H. Rob.
28	刺果瓜	*Sicyos angulatus* L.
29	黄花刺茄	*Solanum rostratum* Dunal
30	加拿大一枝黄花	*Solidago canadensis* L.
31	假高粱	*Sorghum halepense*（L.）Pers.
32	互花米草	*Spartina alterniflora* Loisel.
33	刺苍耳	*Xanthium spinosum* L.
昆虫		
34	苹果蠹蛾	*Cydia pomonella* L.
35	红脂大小蠹	*Dendroctonus valens* LeConte
36	美国白蛾	*Hyphantria cunea*（Drury）
37	马铃薯甲虫	*Leptinotarsa decemlineata*（Say）
38	美洲斑潜蝇	*Liriomyza sativae* Blanchard
39	稻水象甲	*Lissorhoptrus oryzophilus* Kuschel
40	日本松干蚧	*Matsucoccus matsumurae*（Kuwana）
41	湿地松粉蚧	*Oracella acuta*（Lobdell）
42	扶桑绵粉蚧	*Phenacoccus solenopsis* Tinsley
43	锈色棕榈象	*Rhynchophorus ferrugineus*（Olivier）
44	红火蚁	*Solenopsis invicta* Buren
45	草地贪夜蛾	*Spodoptera frugiperda*（Smith）
46	番茄潜叶蛾	*Tuta absoluta*（Meyrick）
植物病原微生物		
47	梨火疫病菌	*Erwinia amylovora*（Burrill）Winslow et al.
48	亚洲梨火疫病菌	*Erwinia pyrifoliae* Kim，Gardan，Rhim et Geider

续表2

序号	中文名称	学名
49	落叶松枯梢病菌	*Botryosphaeria laricina*（Sawada）Y. Z. Shang
50	香蕉枯萎病菌4号小种	*Fusarium oxysporum* Schlecht f. sp. *cubense*（E. F. Sm.）Snyd. et Hans（Race 4）
植物病原线虫		
51	松材线虫	*Bursaphelenchus xylophilus*（Steiner et Buhrer）Nickle
软体动物		
52	非洲大蜗牛	*Achatina fulica*Bowdich
53	福寿螺	*Pomacea canaliculata*（Lamarck）
鱼类		
54	鳄雀鳝	*Atractosteus spatula*（Lacépède）
55	豹纹翼甲鲶	*Pterygoplichthys pardalis*（Castelnau）
56	齐氏罗非鱼	*Coptodon zillii*（Gervais）
两栖动物		
57	美洲牛蛙	*Rana catesbeiana*Shaw
爬行动物		
58	大鳄龟	*Macroclemys temminckii* Troost
59	红耳彩龟	*Trachemys scripta elegans*（Wied）
注：1. 本名录将外来入侵物种分为8个类群，每个类群按物种学名首字母顺序排列。 2. 依照有关规定，在特定区域内合法养殖的水产物种不在名录管理范围内。 3. 农业农村部会同有关部门在风险研判和入侵趋势分析基础上对名录实行动态调整。 4. 本名录所列外来入侵物种的监测与防控按照相关部门职责分工开展。		

四十八、《关于境外进入综合保税区动植物产品检验项目实行“先入区、后检测”有关事项的公告》（海关总署公告2019年第36号）

该文件于2019年2月27日发布，原文如下。

为贯彻落实《国务院关于促进综合保税区高水平开放高质量发展的若干意见》（国发〔2019〕3号），经风险分析，决定对境外进入综合保税区的动植物产品的检验项目实行“先入区、后检测”监管模式。现就有关事项公告如下：

一、动植物产品是指从境外进入综合保税区后再运往境内区外，及加工后再运往境内区外或出境，依据中国法律法规规定应当实施检验检疫的动植物产品（不包括食品）。

二、检验项目包括动植物产品涉及的农（兽）药残留、环境污染物、生物毒素、重金属等安全卫生项目。

三、“先入区、后检测”监管模式按以下规则执行：动植物产品在进境口岸完成动植物检疫程序后，对需要实施检验的项目，可先行进入综合保税区内的监管仓库，海关再进行有关检验项目的抽样检测和综合评定，并根据检测结果进行后续处置。

本公告自发布之日起实施。

特此公告。

四十九、《关于〈进境动物隔离检疫场使用监督管理办法〉配套文件的公告》（国家质检总局公告2009年第116号）

该文件于2009年12月14日发布，原文如下。

根据《进境动物隔离检疫场使用监督管理办法》（中华人民共和国国家质量监督检验检疫总局令第122号），现将《进出境动物指定隔离场使用申请表》等配套文件予以公布。

附件：1. 中华人民共和国进出境动物指定隔离检疫场使用申请表（略）

2. 中华人民共和国进出境动物指定隔离检疫场使用证（略）

3. 进境大中动物指定隔离场基本要求

4. 进境小动物指定隔离检疫场基本要求

5. 进境陆生野生动物指定隔离检疫场基本要求

6. 进境演艺、竞技、展览及伴侣动物指定隔离检疫场基本要求

7. 进境水生动物指定隔离检疫场基本要求

8. 进境实验动物隔离场基本要求

附件3

进境大中动物指定隔离场基本要求

牛、羊指定隔离场应当符合《进境牛羊隔离场建设的要求（SN/T 1491—2004）》① 标准；猪指定隔离场应当符合《进境种猪临时隔离场建设规范（SN/T 2032—2007）》②；马、驴等其他大中动物指定隔离场参照牛、羊指定隔离场标准执行。

附件4

进境小动物指定隔离检疫场基本要求

一、具有完善的动物饲养、卫生防疫等管理制度。

二、配备兽医专业技术人员。

三、须远离相应的动物饲养场、屠宰加工厂、兽医院、居民生活区及交通主干道、动物交易市场等场所至少3 km。

四、四周必须有实心围墙，能够有效防止人员、车辆和其他动物进入隔离场。如果隔离场具有良好的自然隔离条件，如环山、环水等，可以用铁丝网代替外围墙。

五、隔离场大门及其显著位置须设立隔离检疫警示标志。入口处须设有消毒池（垫）。

六、场内应有必要的供水、电、保温及通风等设施，水质符合国家饮用水标准。

七、场内应分设生活办公区和隔离区，各区之间须有实心墙分隔。隔离区内应包括隔离饲养区（或种蛋孵化区）、病畜禽隔离区、粪便污水处理区、草料区、兽医诊疗室等。

---

① 编者注：该标准已被《进境牛羊指定隔离场建设要求》（SN/T 4233—2015）替代，后者已被《进境牛羊指定隔离检疫场建设规范》（SN/T 4233—2021）替代。

② 编者注：该标准已被《进境种猪临时隔离场建设规范》（SN/T 2032—2019）替代，后者已被《进境种猪指定隔离检疫场建设规范》（SN/T 2032—2021）替代。

八、与外界及各区间的通道应设有消毒池（垫），用于进出人员脚底和车辆等的消毒设施，通道应避免交叉污染。

九、人员进出隔离区的通道要设更衣室、淋浴室。备有专用工作服、鞋、帽。淋浴室应能满足人员进出洗浴的要求。

十、隔离饲养舍应满足不同动物的生活习性需要，与其他栏舍及外界相对封闭，且有必要的饲喂、饮水、保温、通气等设施，能够满足动物饲养、生存及福利等基本需要。

十一、须配备供存放和运输样品、死亡动物的设备；场内设有死亡动物及废弃物无害化处理设施。

十二、有供检验检疫人员工作和休息的场所，并配备电话、电脑等必要的办公设备。

附件 5

进境陆生野生动物指定隔离检疫场基本要求

一、具有完善的动物饲养管理、卫生防疫等管理制度。

二、配备兽医专业技术人员。

三、须远离相应的动物饲养场、屠宰加工厂、兽医院、居民生活区及交通主干道、动物交易市场等场所。

四、四周须有实心围墙或与外界环境隔离的设施，并有醒目的警示标志。

五、人员进出隔离区的通道要设更衣室。备有专用工作服、鞋、帽。

六、场内具备与申请进境野生动物种类和数量相适应的饲养条件和隔离检疫设施，具有安全的防逃逸装置。

七、场内设有污水处理和粪便储存场所。

八、场内应具有捕捉、保定动物所需场地和设施。

九、场内应有必要的供水、电、保温及通风等设施，水质符合国家饮用水标准。

十、隔离检疫区与生活办公区严格分开。隔离场和隔离舍入口均须设有消毒池（垫）。

十一、场内须配备供存放和运输样品、死亡动物的设备。场内须有死亡动物及废弃物无害化处理设施。

十二、有供检验检疫人员工作和休息的场所，并配备电话、电脑等必要的办公设备。

附件 6

进境演艺、竞技、展览及伴侣动物指定隔离检疫场基本要求

一、具有完善的动物饲养管理、卫生防疫等管理制度。

二、配备兽医专业技术人员。

三、须远离相应的动物饲养场、屠宰加工厂、兽医院、交通主干道及动物交易市场等场所。

四、四周须有与外界环境隔离的设施，并有醒目的警示标志，入口须设有消毒池（垫）。

五、具备与申请进境演艺、竞技、展览及伴侣动物种类和数量相适应的饲养条件和隔离舍，具有安全的防逃逸装置。

六、设有污水和粪便集中消毒处理的场所。

七、有专用捕捉、固定动物所需场地和设施。

八、场内应有必要的供水、电、保温及通风等设施，水质符合国家饮用水标准。

九、配备供存放和运输样品、死亡动物的设备。

十、有供检验检疫人员工作和休息的场所，并配备电话、电脑等必要的办公设备。

附件 7

进境水生动物指定隔离检疫场基本要求

一、具有完善的动物饲养管理、卫生防疫等管理制度。

二、配备水产养殖专业技术人员。

三、须远离其他水生动物养殖场、水产加工厂及居民生活区等场所。

四、四周须有与外界环境隔离的设施，并有醒目的警示标志。

五、具有独立的供水系统及消毒设施。水源无污染，养殖用水应符合我国渔业水域水质标准，并经过滤净化处理。

六、有可靠的供电系统、良好的增氧设备，具备与申请进出境动物种类和数量相适应的养殖环境和条件，必要时还应有可调控水温的设备。

七、排水系统完全独立，并具有无害化处理设施。

八、隔离检疫区与生活区严格分开。隔离场和隔离池舍入口均须设有消毒池（垫）。

九、具有防逃逸设施。

十、配备供存放和运输样品、死亡动物的设备。

十一、有供检验检疫人员工作和休息的场所，并配备电话、电脑等必要的办公设备。

附件 8

进境实验动物隔离场基本要求

实验动物隔离场，应当符合《实验动物 环境及设施》（GB 14925—2001）① 标准；该标准未涉及的其他实验动物参照该标准执行。

五十、《关于发布〈出入境检疫处理管理工作规定〉的公告》（国家质检总局公告 2017 年第 115 号）

该文件于 2017 年 12 月 29 日发布，原文如下。

为规范和加强出入境检疫处理管理工作，根据《中华人民共和国进出境动植物检疫法》及其实施条例、《中华人民共和国国境卫生检疫法》及其实施细则，以及《出入境检疫处理单位和人员管理办法》，质检总局制定了《出入境检疫处理管理工作规定》。现予发布，自 2018 年 3 月 1 日起施行。

特此公告。

---

① 编者注：该标准已被《实验动物 环境及设施》（GB 14925—2023）替代。

出入境检疫处理管理工作规定

第一章 总 则

第一条 为规范出入境检疫处理（以下简称检疫处理）管理工作，提高检疫处理质量安全水平，根据《中华人民共和国进出境动植物检疫法》及其实施条例、《中华人民共和国国境卫生检疫法》及其实施细则，以及《出入境检疫处理单位和人员管理办法》①，制定本工作规定。

第二条 本规定适用于检验检疫机构对所辖区域检疫处理业务的管理工作。

第三条 质检总局主管全国检疫处理的监督管理工作。

直属检验检疫局的通关业务管理部门组织所辖区域检疫处理监督管理工作，卫生检疫、动植物检疫业务管理部门负责检疫处理业务的指导、检查；分支机构负责所辖区域检疫处理业务的日常监督管理。

第四条 检疫处理单位应当落实检疫处理质量安全的主体责任，规范内部管理，按照规定和要求实施检疫处理，确保出入境检疫处理工作质量安全。

第二章 检疫处理过程

第五条 具有以下情况之一的，应当实施检疫处理：

（一）法律法规明确规定应当实施检疫处理的情况。动植物检疫处理具体指征见附件1。卫生检疫处理具体指征见附件2。

（二）质检总局发布或与其他部门联合发布的公告、警示通报等规范性文件有明确规定需要实施检疫处理的。

（三）双边协议、议定书、备忘录以及其他协定要求实施检疫处理的。

（四）因输入国家（地区）官方需要，由货主或代理人申请检验检疫机构出具《熏蒸/消毒证书》（检验检疫证单格式7–1）的。

第六条 对拟实施检疫处理的对象，应遵循以下原则确定检疫处理技术措施：

（一）我国有明确处理技术标准、规范或指标的，按照相应的要求实施。

（二）我国无明确处理技术标准、规范或指标的，按照质检总局业务主管部门评估认可的技术措施实施。

（三）输入国家（地区）官方有具体检疫处理要求的，按照相应的要求实施。

检疫处理操作技术规范目录见附件3，各种检疫对象的处理方式见附件4。

第七条 检验检疫部门在现场查验过程中发现符合检疫处理指征的，应详细记录检出情况，确定实施检疫处理的原因，并向交通工具负责人、货主或代理人出具《检验检疫处理通知书》（检验检疫证单格式4–2）。

第八条 根据相关法律法规，或我国与输入、输出国家（地区）签订的强制性检疫处理协议，需要实施检疫处理的，检验检疫机构向交通工具负责人、货主或代理人出具《检验检疫处理通知书》。其他因输入国家（地区）官方需要，由货主或代理人主动申请出具《熏蒸/消毒证书》（检验检疫证单格式7–1）的除外。

《检验检疫处理通知书》应当明确标注检疫处理的对象、原因、方法等。检验检疫机构不得将《检验检疫处理通知书》直接交给检疫处理单位。

---

① 编者注：《出入境检疫处理单位和人员管理办法》（国家质检总局令第181号发布，根据海关总署令第238号、第240号修正），见本书第二章第一节。

第九条 交通工具负责人、货主或代理人应当委托具备相应资质的检疫处理单位实施检疫处理。

第十条 检疫处理单位应当根据不同类型的检疫处理任务制定相应的检疫处理方案，明确检疫处理人员、药品、器械以及防护用品等配置要求，报当地检验检疫机构备案。

第十一条 检疫处理单位应当按照检疫处理方案安排具有相应资质的检疫处理人员实施检疫处理，现场处理人员不得少于2人，并建立突发事件应急处置预案。

第十二条 检疫处理完成后，检疫处理单位应当填写检疫处理工作记录，按要求出具检疫处理结果报告单，并提交委托方和有关检验检疫机构。检疫处理工作记录基本内容见附件5，检疫处理结果报告单推荐格式见附件6。

第十三条 检疫处理单位应妥善保存检疫处理工作记录、检疫处理结果报告单、检疫处理方案及效果评价等相关资料，保存期限为3年。

第三章 现场监督检查

第十四条 检疫处理日常管理工作按照风险评估、分类管理的原则，根据业务类型、处理指征、处理方式等特点，分为高风险和一般风险两个级别动态管理。

高风险检疫处理业务由质检总局发布并动态调整。高风险检疫处理业务内容见附件7。

第十五条 检验检疫机构对高风险的检疫处理业务每批均应实施全过程监管。全过程监管包括以下内容：

（一）检疫处理方案审核。审核有关检疫处理单位和人员资质、检疫处理场所、设施设备、处理措施、使用药剂、技术指标及安全防护措施等。

（二）现场操作检查。检查检疫处理对象和检疫处理现场条件与检疫处理技术规范等要求的符合性，检查检疫处理操作过程的规范性。对实施数据监控的，重点检查过程数据有无异常。

（三）安全防范监督。检查检疫处理现场安全防护设施设备配备情况，检疫处理工作人员个人防护措施，警示标志设置情况。检疫处理操作现场应与工作区、生活区保持安全距离或有效隔离。

第十六条 对一般风险的检疫处理业务，检验检疫机构应结合既往监管情况和检疫处理单位质量自控情况等确定监管频次，每月至少实施1次监管，相关监管工作按照第十五条全过程监管要求实施。

第十七条 对实施全过程监管的检疫处理批次，检验检疫机构应依据相关标准和技术规范，结合检疫处理单位提交的检疫处理方案、现场监管情况及检疫处理结果报告单，对检疫处理效果进行评价。现场监管应填写检疫处理现场监管记录表。检疫处理现场监管记录表推荐格式见附件8。

第十八条 对未实施现场监管的检疫处理批次，检验检疫机构应依据相关标准和技术规范，结合检疫处理方案及检疫处理单位提交的检疫处理结果报告单，对检疫处理效果的符合性进行审核确认。

第十九条 监管中发现检疫处理条件不符合要求、现场操作不规范、安全防范工作不到位的，应责令检疫处理单位现场整改。检疫处理技术指标不符合相关要求的，应责令检疫处理单位按相关技术规范要求采取补救措施或重新实施处理。监管中发现问题需追究法律责任的，按照《出入境检疫处理单位和人员管理办法》有关规定执行。

第二十条 检验检疫机构应妥善保存《检验检疫处理通知书》（留存联）、检疫处理结果报告单、检疫处理现场监管记录表，随报检资料存档；无报检资料的单独存档。建立检疫处理监管工作档案，保存效果评价、专项督查、年度监督检查等资料和检疫处理单位报备的检疫处理方案。

第二十一条 各直属检验检疫局每年至少组织1次现场检验检疫机构检疫处理监管工作检查，并形成工作检查报告。

第四章 年度监督检查

第二十二条 各直属检验检疫局负责组织年度检疫处理单位监督检查，并针对各检疫处理单位分别形成年度监督检查报告。年度监督检查应包括以下内容：

（一）核准范围内经营情况，持证上岗执行情况。

（二）检疫处理制度、监督管理制度等质量管理体系运行情况。

（三）检疫处理设施设备配备，包括检疫处理场地、药剂器械库房/存放点、器械设备情况。

（四）检疫处理业务单证和工作记录。

（五）检疫处理药剂使用、质量保障和效果评价。

（六）检疫处理安全管理，包括人员、设施的安全管理，防护用品配备等情况。

（七）检疫处理单位变更情况。

第二十三条 对监督检查中发现违反检验检疫有关要求的，按照规定进行处置；存在违法行为的，依照相关法律法规规定处理。

第五章 附 则

第二十四条 出境木质包装标识企业对出境木质包装的检疫处理及进出境货物生产企业在生产过程中进行的检疫处理不适用本规定。

第二十五条 本规定由质检总局负责解释。

第二十六条 本规定自2018年3月1日起施行。《国境口岸卫生处理监督管理办法》（质检总局2013年第143号公告）同时废止，其他已发文件与本规定要求不一致的，以本规定为准。

附件：1. 动植物检疫处理指征

2. 卫生检疫处理指征

3. 检疫处理操作技术规范目录

4. 各种检疫对象的处理方式

5. 检疫处理工作记录基本内容

6. 检疫处理结果报告单（推荐格式）

7. 高风险检疫处理业务内容

8. 检疫处理现场监管记录表（推荐格式）

附1

动植物检疫处理指征

检疫处理对象	动植物检疫处理指征	处理方式
进（过）境动物、动物产品	1. 进（过）境时发现疑似感染传染病的动物或死亡动物	疑似染病动物：喷洒消毒 死亡动物：化制、焚烧或深埋 （根据实际情况选择一种方式）
	2. 实验室检出《中华人民共和国动物检疫疫病名录》所列一、二类传染病、寄生虫病	动物：化制、焚烧或深埋（根据实际情况选择一种方式） 动物产品：辐照（不适用于检出寄生虫的情况）、化制、焚烧或深埋（根据实际情况选择一种方式）
受污染场地	可能受进境动物、动物产品污染的场地	喷洒消毒
受污染的饲料	可能受疑似、确诊感染传染病的动物或死亡动物污染的饲料	熏蒸、喷洒消毒、焚烧或深埋（根据实际情况选择一种方式）
动物检疫隔离场	使用前后	熏蒸或喷洒消毒

续表1

<table>
<tr><th>检疫处理对象</th><th>动植物检疫处理指征</th><th>处理方式</th></tr>
<tr><td rowspan="2">进（过）境植物、动植物产品和其他检疫物</td><td>1. 发现活体检疫性有害生物或者其他具有检疫风险的活体有害生物，且可能造成扩散的</td><td>检出昆虫的：熏蒸、冷处理、热处理或微波处理（根据实际情况选择一种方式）
检出病害的：熏蒸、热处理、喷洒消毒或浸泡处理（根据实际情况选择一种方式）
检出杂草的：热处理或粉碎处理</td></tr>
<tr><td>2. 来自俄罗斯、美国阿拉斯加州、加拿大 BC 省的未经检疫处理的带皮原木</td><td>熏蒸</td></tr>
<tr><td rowspan="2">出境植物、植物产品和其他检疫物</td><td>1. 发现输入国家或地区关注的有害生物的</td><td rowspan="2">检出昆虫的：熏蒸、冷处理、热处理或微波处理（根据实际情况选择一种方式）
检出病害的：熏蒸、热处理、喷洒消毒或浸泡处理（根据实际情况选择一种方式）
如植物检出病毒，还可用脱毒处理</td></tr>
<tr><td>2. 输入国家或地区官方需要检验检疫机构出具《熏蒸/消毒证书》（检验检疫证单格式 7-1）的</td></tr>
<tr><td rowspan="4">包装外表、进境植物性包装物（含木质包装）、铺垫材料</td><td>1. 发现活体检疫性有害生物或者其他具有检疫风险的活体有害生物，且可能造成扩散的</td><td>检出昆虫的：熏蒸、冷处理、热处理或微波处理（根据实际情况选择一种方式）
检出病害的：熏蒸、热处理、喷洒或浸泡处理（根据实际情况选择一种方式）
检出杂草的：热处理或粉碎处理</td></tr>
<tr><td>2. 发现进境木质包装带有活的有害生物或未加施 IPPC 专用标识的</td><td>熏蒸或热处理</td></tr>
<tr><td>3. 进境动物产品的外包装</td><td rowspan="2">喷洒消毒、焚烧或深埋（根据实际情况选择一种方式）</td></tr>
<tr><td>4. 进境动物、动物产品的铺垫材料</td></tr>
<tr><td rowspan="2">携带、邮寄物</td><td>禁止携带、邮寄进境的动植物及其产品需要作销毁处理的</td><td>焚烧、化制或深埋（根据实际情况选择一种方式）</td></tr>
<tr><td>发现活体检疫性有害生物或者其他具有检疫风险的活体有害生物，且可能造成扩散的</td><td>检出昆虫的：熏蒸、冷处理、热处理或微波处理（根据实际情况选择一种方式）
检出病害的：熏蒸、热处理、喷洒消毒或浸泡处理（根据实际情况选择一种方式）
检出杂草的：热处理或粉碎处理</td></tr>
<tr><td rowspan="2">其他检疫物及其包装物</td><td>1. 外包装破损</td><td>喷洒消毒</td></tr>
<tr><td>2. 内包装破损的</td><td>熏蒸、喷洒消毒或热处理（含化制）（根据实际情况选择一种方式）</td></tr>
</table>

续表2

检疫处理对象	动植物检疫处理指征	处理方式
运输工具（船舶、航空器、列车、汽车等）	1. 装载进境、过境动物的（汽车除外）	喷洒消毒
	2. 发现禁止进境物须作除害处理的	禁止进境物：熏蒸或热处理（含化制） 运输工具：熏蒸或喷洒消毒
	3. 进境汽车（普通进境车辆轮胎消毒，装装载进境、过境动物的车辆和装运供应香港、澳门地区的动物的回空车辆整车防疫消毒，由交通工具运输的新车除外）	车身：喷洒消毒 轮胎：喷洒消毒或过消毒池
	4. 装载动物的出境汽车	
	5. 发现检疫性有害生物或者其他具有检疫风险的活体有害生物，且可能造成扩散的	检出昆虫的：熏蒸、冷处理、热处理或微波处理（根据实际情况选择一种方式） 检出病害的：熏蒸、热处理或喷洒消毒（根据实际情况选择一种方式） 检出杂草的：热处理或粉碎处理
	6. 来自动植物疫区的运输工具上动植物性废弃物（含泔水）及其存放场所、容器	废弃物（含泔水）：喷洒消毒、熏蒸或热处理（含化制）（根据实际情况选择一种方式） 存放场所、容器：熏蒸或喷洒消毒
容器（含集装箱）	1. 发现禁止进境物需要除害处理的	禁止进境物：熏蒸或热处理（含化制） 容器：熏蒸或喷洒消毒
	2. 发现植物检疫性有害生物及其他具有检疫风险的活体有害生物，且可能造成扩散的	检出昆虫的：熏蒸、冷处理、热处理或微波处理（根据实际情况选择一种方式） 检出病害的：熏蒸、热处理、喷洒消毒或浸泡处理（根据实际情况选择一种方式） 检出杂草的：热处理或粉碎处理 容器：熏蒸
	3. 输入国家或地区要求作检疫除害处理的	熏蒸或喷洒消毒
	4. 装载进（过）境动物、进境动物产品的	喷洒消毒

附 2①

卫生检疫处理指征

检疫处理对象	卫生检疫处理指征	处理方式
交通工具（航空器、船舶、列车、汽车等）	1. 发现活病媒昆虫	除虫
	2. 发现啮齿动物或啮齿动物活动迹象	除虫、灭鼠，对有可能污染的进行消毒
	3. 废旧交通工具	根据卫生状况确定除虫、灭鼠、消毒
	4. 船舶压舱水病源微生物超过国际公约的要求	消毒
	5. 染疫交通工具	视情况进行消毒、除虫、灭鼠
	6. 发现其他公共卫生问题	根据公共卫生问题的性质确定消毒、除虫、灭鼠等
集装箱（重箱或空箱）	1. 装载废旧物品	根据卫生状况确定除虫、灭鼠、消毒
	2. 发现病媒昆虫	除虫
	3. 发现啮齿动物或啮齿动物活动迹象	除虫、灭鼠，对有可能污染的进行消毒
	4. 发现其他公共卫生问题	根据公共卫生问题的性质确定消毒、除虫、灭鼠等
散装货物	1. 散装废旧物品	根据卫生状况确定除虫、灭鼠、消毒
	2. 发现其他公共卫生问题	根据公共卫生问题的性质确定消毒、除虫、灭鼠等
行李、邮包、快件、尸体骸骨、特殊物品等其他应检物	1. 发现活病媒昆虫	除虫
	2. 发现啮齿动物或啮齿动物活动迹象	除虫、灭鼠，对有可能污染的进行消毒
	3. 发现其他公共卫生问题	根据公共卫生问题的性质确定消毒、除虫、灭鼠等
可疑病例污染的环境和物品	1. 被疑似肺鼠疫或其他呼吸道传染病可疑病例污染的环境和物品	对可疑病例污染的交通工具、国际旅客通道的空气及环境，以及污染的废弃物、食品、饮用水、个人物品等进行消毒
	2. 被疑似霍乱或其他消化道传染病可疑病例污染的环境和物品	对可疑病例污染的交通工具、食品、饮用水、废弃物、个人物品等进行消毒
涉及突发公共卫生事件的出入境交通工具、货物、集装箱、行李、邮件、快件、物品、场所、环境	发生突发公共卫生事件	根据突发公共卫生事件性质，进行消毒、除虫、灭鼠等卫生处理措施
其他	国家质检总局公告、技术规范等文件明确要求采取的卫生处理措施，按要求执行。	

注：表中所述“病媒昆虫”包括蚊、蝇、蜚蠊、蚤、蜱、螨、蠓、臭虫、白蛉、蚋、虻、锥蝽等的成虫及其幼虫、虫卵等；“啮齿动物”主要指鼠类，也可包括蝙蝠和一些食虫目动物；“其他公共卫生问题”主要指交通工具发现食品、饮用水被病原微生物污染，集装箱、货物发现粪便以及其他腐烂变质物质，尸体骸骨棺柩、特殊物品等发生污染、包装渗漏等情况。

---

① 为与每章附件进行区别，节中此处的“附件×”统一改为“附×”，下同。

附 3

检疫处理操作技术规范目录

序号	文件名称
1	GB 10252 γ 辐照装置的辐射防护与安全规范
2	GB 17568 γ 辐照装置设计建造和使用规范①
3	GB/T 21659 植物检疫措施准则辐照处理
4	GB/T 23477 松材线虫病疫木处理技术规范
5	GB/T 26420 林业检疫性害虫除害处理技术规程
6	GB/T 28838 木质包装热处理作业规范
7	GB/T 31752 溴甲烷检疫熏蒸库技术规范
8	SN/T 1123 帐幕熏蒸处理操作规程
9	SN/T 1124 集装箱熏蒸规程②
10	SN/T 1143 熏蒸库中植物有害生物熏蒸处理操作规程③
11	SN/T 1442 磷化铝帐幕熏蒸操作规程④
12	SN/T 1425 二硫化碳熏蒸香梨中苹果蠹蛾的操作规程
13	SN/T 1456 磷化铝随航熏蒸操作规程
14	SN/T 1484 进境原木火车熏蒸操作规程
15	SN/T 1587 林木蛀干害虫真空熏蒸处理规程
16	SN/T 1592 输韩饲草福尔马林熏蒸处理操作规程
17	SN/T 1890 进出口冷冻肉类辐照规范
18	SN/T 1937 进出口辐照猪肉杀囊尾蚴的最低剂量
19	SN/T 2015 出境林木种子有害生物检疫除害处理方法
20	SN/T 2016 TCK 疫麦环氧乙烷熏蒸处理方法⑤
21	SN/T 2020 进出境栽培介质检疫和除害处理规程
22	SN/T 2370 木制品检疫除害处理方法
23	SN/T 2371 木质包装热处理操作规程
24	SN/T 2526 鲜切花溴甲烷库房熏蒸除害处理规程
25	SN/T 2556 出口荔枝蒸热处理检疫操作规程
26	SN/T 2587 刺桐姬小蜂检疫处理技术标准
27	SN/T 2590 按实蝇属除害处理技术指标
28	SN/T 2771 进境原木船舶熏蒸操作规程

① 编者注：目前有效版本为 GB/T 17568—2019《γ 辐照装置设计建造和使用规范》。

② 编者注：因已有国标 GB/T 36854—2018《集装箱熏蒸操作规程》，被海关总署公告 2019 年第 231 号废止。

③ 编者注：因已有国标 GB/T 31752—2015《溴甲烷检疫熏蒸库技术规范》，被《国家认监委关于公布 2017 年检验检疫行业标准复审结论的通知》（国认科〔2017〕146 号）废止。

④ 编者注：已被 SN/T 1123—2010《帐幕熏蒸处理操作规程》替代。

⑤ 编者注：已被海关总署公告 2022 年第 25 号废止。

续表1

序号	文件名称
29	SN/T 2837 进境集装箱承载废物原料动植物检疫除害处理规程①
30	SN/T 2960 水果蔬菜和繁殖材料处理技术要求
31	SN/T 3070 蔬菜类种子溴甲烷熏蒸处理技术标准
32	SN/T 3167 花卉真空熏蒸处理规范
33	SN/T 3275 出口竹制品溴甲烷熏蒸处理规程
34	SN/T 3279 富士苹果磷化氢低温检疫熏蒸处理方法
35	SN/T 3282 检疫熏蒸处理基本要求
36	SN/T 3291 热处理通用要求
37	SN/T 3295 栽培介质检疫处理要求
38	SN/T 3401 进出境植物检疫熏蒸处理后熏蒸剂残留浓度检测规程
39	SN/T 3568 危险性有害生物检疫处理原则
40	SN/T 4330 进境水果检疫处理一般要求
41	SN/T 4333 苹果溴甲烷检疫熏蒸处理操作规程及技术要求
42	SN/T 4332 新鲜水果中磷化氢熏蒸气体残留测定方法气相色谱法
43	SN/T 4334 大型景观植物检疫处理设施及技术要求
44	SN/T 4411 木质包装材料真空熏蒸处理规程
45	SN/T 4642 枇杷橘小实蝇、梨小食心虫检疫处理技术标准②
46	SN/T 4719 进境百合种球传带检疫性线虫的检疫处理操作规程
47	SN/T 4982 鲜切花三种有害生物磷化氢低温熏蒸处理方法
48	SN/T 4983 橘小实蝇磷化氢低温检疫熏蒸处理技术要求
49	SN/T 4986 出口番木瓜蒸热处理操作技术规程
50	SN/T 4987 出口芒果蒸热处理操作技术规程
51	SN/T 4991 真空检疫熏蒸设备基本要求
52	《质检总局关于印发进出境动物防疫消毒技术规范的通知》（国质检动〔2012〕665 号）
53	SN/T 1268 入出境航空器消毒规程③
54	SN/T 1250 入出境船舶船舱消毒规程
55	SN/T 1285 入出境船舶货舱消毒规程④
56	SN/T 1343 入出境船舶压舱水消毒规程
57	SN/T 1528 入出境船舶饮用水消毒规程
58	SN/T 1245 入出境列车消毒规程
59	SN/T 1333 入出境汽车及其他车辆消毒规程
60	SN/T 1253 入出境集装箱及其货物消毒规程

① 编者注：已被海关总署公告 2022 年第 25 号废止。
② 编者注：已被海关总署公告 2022 年第 25 号废止。
③ 编者注：已被海关总署公告 2023 年第 47 号废止。
④ 编者注：已被 SN/T 1250—2010《入出境船舶船舱消毒规程》替代。

续表2

序号	文件名称
61	SN/T 1270 入出境散装货物消毒规程
62	SN/T 1212 入出境棺柩消毒处理规程
63	SN/T 1267 入出境航空器除虫规程
64	SN/T 1275 入出境船舶除虫规程
65	SN/T 1595 入出境船舶熏蒸灭蜚蠊规程
66	SN/T 1215 入出境客运列车除虫规程
67	SN/T 1281 入出境集装箱及其货物除虫规程
68	SN/T 1302 入出境散装货物除虫规程
69	SN/T 2620 航空器上发现活鼠应急处置规程
70	SN/T 1287 入出境船舶除鼠规程
71	SN/T 1263 国际航行船舶硫酰氟熏蒸除鼠规程
72	SN/T 1213 入出境列车除鼠规程
73	SN/T 1286 入出境集装箱及其货物除鼠规程
74	SN/T 1331 入出境散装货物除鼠规程
75	SN/T 1298 入出境鼠染疫航空器卫生处理规程
76	SN/T 1290 入出境鼠疫染疫船舶卫生处理规程
77	SN/T 1261 入出境鼠疫染疫列车卫生处理规程
78	SN/T 1211 入出境霍乱染疫航空器卫生处理规程
79	SN/T 1284 入出境霍乱染疫船舶卫生处理规程
80	SN/T 1189 入出境霍乱染疫列车卫生处理规程
81	SN/T 1322 入出境黄热病染疫航空器卫生处理规程
82	SN/T 1246 入出境黄热病染疫船舶卫生处理规程
83	SN/T 1241 入出境黄热病染疫列车卫生处理规程
84	SN/T 2350 入出境检疫传染病染疫车辆卫生处理规程
85	SN/T 2064 国际直达列车突发公共卫生事件处理规程
86	SN/T 3161 入出境船舶食源性疾病卫生处理规程
87	SN/T 2778 入出境虫媒传染病受染船舶卫生处理规程
88	SN/T 1288 入境废旧船舶卫生处理规程
89	SN/T 1844 入出境快件及邮寄物卫生处理规程
90	SN/T 1334 入出境尸体和骸骨卫生处理规程
91	SN/T 1279 入出境特殊物品处理规程

注：更新至2017年11月6日。

附 4

各种检疫对象的处理方式

处理对象	处理目的	处理方法
航空器	消毒	喷洒、喷雾、擦拭、投药、其他
	除虫	喷洒、喷雾、熏蒸、其他
	灭鼠	器械、熏蒸、喷雾（超微粒雾化）、其他
船舶	消毒	喷洒、喷雾、擦拭、投药、其他
	除虫	熏蒸、喷洒、喷雾、投药、其他
	灭鼠	熏蒸、器械、毒饵、喷雾（超微粒雾化）、其他
车辆	消毒	喷洒、喷雾、擦拭、其他
	除虫	喷洒、喷雾、其他
	灭鼠	器械、喷雾（超微粒雾化）、其他
列车	消毒	喷洒、喷雾、擦拭、其他
	除虫	喷洒、喷雾、其他
	灭鼠	器械、熏蒸、喷雾（超微粒雾化）、其他
集装箱重箱	消毒	熏蒸、喷雾（超微粒雾化）、其他
	除虫	熏蒸、喷雾（超微粒雾化）、其他
	灭鼠	熏蒸、喷雾（超微粒雾化）、其他
集装箱空箱	消毒	喷洒、喷雾、熏蒸、其他
	除虫	喷洒、喷雾、熏蒸、其他
	灭鼠	熏蒸、器械、喷雾（超微粒雾化）、其他
散货	消毒	喷洒、熏蒸、其他
	除虫	喷洒、熏蒸、其他
	除鼠	熏蒸、喷雾（超微粒雾化）、其他
行李、邮包、快件、尸体骸骨、特殊物品等其他应检物	消毒	喷洒、擦拭、浸泡、熏蒸、紫外线、其他
	除虫	喷洒、擦拭、浸泡、熏蒸、其他
	灭鼠	熏蒸、喷雾（超微粒雾化）、其他
可疑病例污染的环境	消毒	喷洒、喷雾、擦拭、浸泡、投药、煮沸、紫外线、其他
涉及突发公共卫生事件的检疫对象、口岸场所和物品	消毒	喷洒、喷雾、擦拭、浸泡、投药、煮沸、紫外线、其他
	除虫	滞留喷洒、空间喷雾、超微粒雾化、熏蒸、投药、其他
	灭鼠	熏蒸、器械、毒饵、熏蒸、喷雾（超微粒雾化）、其他

注：喷洒主要指滞留喷洒，喷雾主要包括低容量、超低容量喷雾、热烟雾和超微粒雾化。

附 5

检疫处理工作记录基本内容

1. 原始记录编号：由检疫处理单位统一编号。
2. 处理通知书编号：如有应与检验检疫处理通知书编号一致。
3. 委托单位：国内收货人、货主或代理人单位均可。
4. 作业地点。
5. 检疫处理的对象名称、数/重量、标识号、区域。
6. 检疫处理的方式：熏蒸、喷洒、热处理、辐照处理、冷处理、微波处理等。
7. 使用药剂名称、使用浓度、稀释比、投药量、处理结束药剂浓度、中心温度、辐照剂量等。
8. 检疫处理作业时间段：开始操作时间和结束操作时间。
9. 作业现场天气状况：温度、湿度、风速。
10. 作业人员签字：双人签字。

附 6

检疫处理结果报告单
（推荐格式）

编号：

检疫处理单位		处理通知书/委托号			
委托单位		处理实施地点			
处理对象					
规格数量	20'×只 40'×只 重量吨 面积 m^2体积 m^3 其他：________				
处理方法	**消毒**□喷洒□喷雾□熏蒸□其他：____	**除虫**□喷洒□喷雾□熏蒸□其他：____			
	灭鼠□器械□毒饵□熏蒸□其他：____	**其他**□热处理□辐照处理□冷处理□微波处理□其他：____			
药　　剂	□硫酰氟 □溴甲烷 □磷化铝 □其他____				
处理开始时间	月　日　时至　时	风速	m/s	天气	
温度/湿度	℃/　%	警示标识设置	□是　□否		
辐照剂量	rad	中心温度	℃		
处理剂量/浓度	浓度：g/m^3　共 kg 配比浓度：剂量：　共 kg		异常情况	□有 □无	
浓度动态监测	起始浓度____g/m^3____时浓度____ g/m^3____时浓度____ g/m^3 时浓度____ g/m^3____时浓度____ g/m^3散毒前浓度____ g/m^3				
其他参数					
散毒时间	月　日　时至　时	作用时间	小时　分钟		
结束时间	月　日　时				
检疫处理人员	安全员：　操作人员：				
效果评价	□未做效果评价　□已做效果评价，评价记录编号：				

续表

申明： 本公司现持有有效的《出入境检验处理单位核准证书》，本次作业的操作人员均持有有效期内的《检疫处理人员从业证》。本次检疫处理过程在确保现场作业人员职业健康安全的前提下，严格依照所报检疫处理方案规范操作，用药合理规范，检疫处理器械运行正常，计量合格有效，技术标准达到相关检疫处理标准要求，经检测被处理对象有毒物质残留浓度低于人体允许的安全阈值。 报告签发人：　　　　　　日期： （单位签章）
备注：

附 7

高风险检疫处理业务内容

目前经国家质检总局确定的高风险检疫处理业务包括：

1. 交通工具的熏蒸处理。
2. 突发公共卫生事件检疫处理。
3. 粮食、饲料、原木等大宗散货的熏蒸处理。
4. 种苗花卉等繁殖材料检疫处理。
5. 发现检疫性有害生物并需实施检疫处理的。
6. 检出动物疫病的进境动物产品的检疫处理。
7. 进境大中种用和屠宰用动物运输工具、装卸场所、隔离场所的防疫消毒处理。

附 8

检疫处理现场监管记录表
（推荐格式）

编号：　　　　　　　　　　　　　　　　　　　　监管日期：　　年　　月　　日

处理对象	□船舶 □飞机 □汽车 □列车 □集装箱 □散货 □其他				
	交通工具标识号码	集装箱号	货物名称	报检号	
目　的	□消毒　□除虫　□灭鼠　□其他：____				
方　法	□熏蒸　□喷洒/喷雾　□毒饵　□器械　□其他：____				
药　剂	名称	浓度/剂量	处理面积（m^2）	处理体积（m^3）	药量
作业时间	年　　月　　日　　时　　分 — 　　日　　时　　分				
作业地点					

续表

现场监管效果评价	作业人员资质	□合格　□不合格
	检疫处理方案	□合格　□不合格
	现场操作	□合格　□不合格
	安全防护措施	□合格　□不合格
发现问题及处置情况		
监管结论	□本次检验检疫处理方法正确、程序符合规范，处理有效。 □其他：	
作业人员确认		监管人员

五十一、《关于做好〈出入境检疫处理管理工作规定〉实施有关工作的公告》（国家质检总局公告2018年第30号）

该文件于2018年3月6日发布，原文如下。

《出入境检疫处理管理工作规定》（质检总局2017年第115号公告，以下简称《规定》）将于2018年3月1日起正式施行，为确保相关政策规定落实到位，现将有关工作要求进一步明确如下：

一、检疫处理单证及流程管理要求

（一）对涉及“附件1”中检疫处理对象为“运输工具”、检疫处理指征为“3. 进境汽车”和“4. 装载动物的出境汽车”的检疫处理业务，检验检疫机构可以依据便利通关的原则，在做好告知行政相对人并对检疫处理单位监督管理的基础上，简化检疫处理流程，免于签发《检验检疫处理通知书》，检疫处理单位免于逐车提交检疫处理结果报告单。

除《规定》第八条“除外”的情况和上款所列情况外，对其他检疫处理业务检验检疫部门均应出具《检验检疫处理通知书》，包括按照法律法规和检疫处理指征，在查验前就明确需要实施检疫处理的货物（如废旧物品等）。

（二）检验检疫人员应严格按照规范拟制《检验检疫处理通知书》，做到内容完整、用词准确。《检验检疫处理通知书》抬头应填写交通工具负责人、货主或代理人；处理对象应具体明确，涉及集装箱的应备注需要处理的集装箱号；处理原因应对应检疫处理指征；处理方法应由检验检疫部门明确指定。

（三）检验检疫人员可以现场签发《检验检疫处理通知书》，但应按照《出入境检验检疫签证管理办法》的相关规定完成空白证单领用、核销等手续。

（四）对于《检验检疫处理通知书》通过计算机系统电子化推送，且符合业务过程无纸化和签证电子化管理要求的，检验检疫部门可以不再出具纸质《检验检疫处理通知书》。

（五）在实施审单放行过程中，符合检疫处理指征的，应该按规定实施检疫处理。

二、《规定》附件1动植物检疫处理指征有关说明及实施要求

（一）附件1中的“动植物疫区”同质检总局网站发布的“禁止从动物疫病流行国家/地区输入的动物及其产品一览表①（动态更新）”中的疫区。

（二）动物产品的定义按照《中华人民共和国进出境动植物检疫法》第四十六条“动物产品是

① 编者注：详见本书附录2，实时数据可查询海关总署动植物检疫司网站。

指来源于动物未经加工或者虽经加工但仍有可能传播疫病的产品，如生皮张、毛类、肉类、脏器、油脂、动物水产品、奶制品、蛋类、血液、精液、胚胎、骨、蹄、角等”的定义执行。

（三）进境动物产品的有关检疫处理按下列要求实施：

1. 对装载非食用动物产品的容器（含集装箱，下同）、外表包装、铺垫材料进行消毒处理。

2. 对装载动物源性饲料（饵料用活动物、饲料用（含饵料用）冰鲜冷冻动物产品及水产品、生的宠物食品）的容器实施消毒处理；现场发现包装破损的，应当对所污染的场地、物品、器具进行消毒处理。

3. 对进口动物源性食品（肉类、脏器、油脂、动物水产品、奶制品、蛋类、肠衣等），如发现货物出现腐败变质，或集装箱内发现禁止进境物、检疫性有害生物、媒介生物，存在疫情传播风险的，应当对运输工具及装载容器，外表包装、铺垫材料、被污染场地等进行消毒处理。

4. 上述检疫处理工作由具备资质的检疫处理单位按规定在口岸或目的地实施。

（四）对进口中药材，如发现货物出现腐败变质，或集装箱内发现禁止进境物、检疫性有害生物、媒介生物，存在疫情传播风险的，应当对运输工具及装载容器，外表包装、铺垫材料、被污染场地等进行消毒处理。

（五）检疫处理对象“运输工具”的检疫处理指征“5. 发现检疫性有害生物或者其他具有检疫风险的活体有害生物，且可能造成扩散的”和检疫处理对象“容器”的检疫处理指征“2. 发现植物检疫性有害生物及其他具有检疫风险的活体有害生物，且可能造成扩散的”，其中的检疫性有害生物是指活体检疫性有害生物。

（六）进境供拆解的废旧船舶对应的检疫处理指征和处理方式如下：

检疫处理对象	动植物检疫处理指征	处理方式
进境供拆解的废旧船舶	发现《中华人民共和国动物检疫疫病名录》① 所列一、二类传染病、寄生虫病的	动物、动物产品：化制、焚烧或深埋（根据实际情况选择一种方式） 废旧船舶：熏蒸或喷洒消毒
	发现活体检疫性有害生物或者其他具有检疫风险的活体有害生物的	有害生物：熏蒸、热处理、喷洒消毒或粉碎处理 废旧船舶：熏蒸或喷洒消毒
	发现禁止进境物的	禁止进境物：销毁处理 废旧船舶：熏蒸或喷洒消毒

（七）附件1中的部分处理方式如：销毁、焚烧、化制、深埋、脱毒等，不在《出入境检疫处理单位和人员管理办法》（质检总局2016年第181号令）规定的检疫处理单位A类、B类、C类、D类、E类、F类和G类业务范围内。上述检疫处理业务根据相应产品的管理办法或工作规范实施，检验检疫机构按要求做好监督管理工作。

三、《规定》附件2卫生检疫处理指征有关说明及实施要求

（一）检疫处理对象“交通工具”的检疫处理指征“船舶压舱水病原微生物超过国际公约的要求”，其中的“国际公约”是指《国际航行船舶压载水及沉积物控制与管理公约》（International Convention for the Control and Management of Ships Ballast Water and Sediments）。对装自霍乱疫区的压舱水，未经消毒，不得排放。

（二）检疫处理对象“集装箱”的检疫处理指征“装载废旧物品”的处理方式为“根据卫生状况确定除虫、灭鼠、消毒”，“卫生状况”包括公共卫生风险评估结果。

（三）检疫处理对象“集装箱”的检疫处理指征“发现病媒昆虫”：一是指发现活的病媒昆虫，

① 编者注：见《中华人民共和国进境动物检疫疫病名录》（农业农村部 海关总署公告第256号），见本节。

包括活的成虫或若虫以及蛹和卵，进行除虫处理；二是指发现蟑螂、苍蝇等可携带病原体的死昆虫，且怀疑造成病原体污染的可消毒处理。

（四）附件2中“可疑病例”是指具有下列一种或多种症状和/或体征的人员：包括发热、咳嗽、恶心、呕吐、腹泻、呕血、便血、头痛、肌肉痛、关节痛等；皮疹、黄疸、粘膜出血、不正常的颜面、颈部、胸部潮红、出血点或面色苍白、淋巴结（腺）肿大、无辅助设备状态下无力行走等。经初步医学排查措施后，不能排除传染病的病例。

特此公告。

五十二、《关于进一步优化出入境检疫处理监督工作的公告》（海关总署公告2022年第77号）

该文件于2022年8月23日发布，原文如下。

为深入贯彻落实《国务院关于印发优化口岸营商环境促进跨境贸易便利化工作方案的通知》（国发〔2018〕37号）关于“鼓励竞争，破除垄断”工作要求，持续优化口岸营商环境，促进贸易便利化，激发市场活力，进一步减轻企业负担，根据《国务院办公厅关于全面实行行政许可事项清单管理的通知》（国办发〔2022〕2号），海关总署现就进一步优化出入境检疫处理监督工作相关事宜公告如下：

一、海关对从事进出境动植物检疫除害处理业务的单位实施核准，并加强监督管理。出入境卫生检疫卫生处理实施单位无须取得海关核准，前期已经获得出入境卫生检疫卫生处理核准的，予以撤回，不影响现行业务开展。

二、出入境卫生检疫卫生处理实施单位应当具备现场消毒、除虫、除鼠能力，配备操作人员和专用设备；操作人员应当经过专业培训，掌握消毒、除虫、除鼠和个人防护基本知识及技能。

三、进出境动植物检疫除害处理单位和出入境卫生检疫卫生处理实施单位应当承担相应的主体责任。海关依法加强对进出境动植物检疫除害处理和出入境卫生检疫卫生处理现场作业的监督，相关单位应当予以配合。

四、进出境动植物检疫除害处理单位和出入境卫生检疫卫生处理实施单位应严格按照相关技术规范和标准开展工作，确保工作质量和生产安全。

本公告自发布之日起实施。

五十三、《关于加强对来自动物疫区运输工具监督管理的公告》（海关总署公告2021年第94号）

该文件于2021年11月22日发布，原文如下。

为切实防范境外重大动物疫病随进境运输工具传入我国，进一步筑牢口岸国门生物安全防线，现就对来自动物疫区运输工具加强监督管理的有关事项公告如下：

一、进境运输工具负责人应按照本公告附件要求，完整、准确填写载有的活体动物、拟卸下的动植物性废弃物和泔水等信息，并按照有关规定向海关申报进境运输工具相关电子数据。

二、进境运输工具负责人应切实履行生物安全主体责任，自行或委托相关单位，对从进境运输工具上卸下的动植物性废弃物、泔水严格实施动植物检疫除害处理。

本公告自发布之日起实施。

附件：1. 水运进出境运输工具数据项填制规范（调整部分，略）

2. 空运进出境运输工具数据项填制规范（调整部分，略）

五十四、《关于实施〈供港澳食用陆生动物检验检疫管理办法〉相关事宜的公告》（海关总署公告2024年第149号）

该文件于2024年10月18日发布，原文如下。

根据《供港澳食用陆生动物检验检疫管理办法》（海关总署令第266号）有关要求，现将《供港澳活猪饲养场应具备的条件》等有关检验检疫要求（详见附件1-9）予以公布。

本公告自发布之日起实施，原国家出入境检验检疫局《关于贯彻实施国家局第3、4、5、6号令有关问题的通知》（国检动函〔1999〕500号）、《关于贯彻实施〈供港澳活禽检验检疫管理办法〉有关问题的通知》（国检动函〔2000〕697号）同时废止。

附件：

1. 供港澳活猪饲养场应具备的条件
2. 供港澳活羊饲养场应具备的条件
3. 供港澳活牛饲养场应具备的条件
4. 供港澳活禽饲养场注册登记条件
5. 注册登记饲养场日常管理要求
6. 活畜接驳场动物卫生防疫要求
7. 供港澳食用陆生动物标志要求
8. 《动物卫生证书》有效期
9. 供港澳食用陆生动物饲养场注册登记申请表（略）

附件1

供港澳活猪饲养场应具备的条件

一、具有经营主体资格；不具备经营主体资格的，应当由经营该饲养场的经营主体申请注册登记。

二、取得农业农村部门颁发的《动物防疫条件合格证》。

三、周围10公里范围内过去6个月没有《一、二、三类动物疫病病种名录》① 中与猪相关的一类动物疫病发生和流行；周围1000米范围内无涉及偶蹄动物的下列场所，包括动物饲养场、动物疫病实验室、饲养场、隔离场所、野生动物保护区、病死畜禽无害化处理场、动物屠宰加工场、原毛原皮加工厂、动物诊疗或繁育场所、动物和动物产品集贸市场等；周围500米范围内无居民生活区、生活饮用水水源地、学校、医院等公共场所。

四、饲养场年出栏量应当大于1万头，并严格执行“自繁自养”的规定。采取种猪和育成猪分离式“点对点”饲养模式的，种猪和育成猪所在的饲养区应属同一经营主体，生产过程做到统一管理，实施统一标准的卫生防疫制度，并均需取得农业农村部门颁发的《动物防疫条件合格证》，符合“自繁自养”的原则要求。

五、饲养场周围设有围墙，并设有专人看守的大门；场区整洁，布局合理，生产区与生活区严格分开，生产区内设置有饲料存放区、饲养区、兽医室、病死畜隔离处理区、粪便处理区和独立的种猪引进隔离区等，不同功能区分开；饲养场及其生产区出入口处以及生产区中饲料加工及存放区、

① 编者注：《一、二、三类动物疫病病种名录》（农业农村部公告第573号），见本节。

病死畜隔离处理区、粪便处理区与饲养区之间均有隔离屏障，且须设置：

1. 生产区出入口须设置与门同宽、长度不少于4米、深度不少于0.3米的车辆消毒池；

2. 生产区出入口具有淋浴室和更衣室；

3. 生产区人行通道出入口设有消毒池或消毒垫；

4. 每栋猪舍门口设有消毒池或消毒垫。

六、设置配备疫苗冷藏冷冻设备、消毒和诊疗等防疫设备的兽医室；兽医室内药物放置规范，记录详细，无禁用药品，配备有必要的诊疗设施；生产区清洁道、污染道分设；配备与其生产经营规模相适应的污水、污物处理设施，清洗消毒设施设备，以及必要的防鼠、防鸟、防虫设施设备；配备符合国家规定的病死畜禽无害化处理设施设备或者冷藏冷冻等暂存设施设备。

七、设有动物卫生防疫领导小组；具有健全的动物卫生防疫制度（包括日常卫生管理制度、防疫消毒制度、疫情报告制度、疫病防治制度、用药管理制度）和饲养管理制度（包括种猪引进管理制度、饲料及添加剂使用管理制度）及相关的记录表。

八、场区工作人员健康，无牛结核病、布鲁氏菌病等人畜共患病；场区内水源充足，水质符合国家规定的饮用水卫生标准①；生产区内不得饲养除猪以外的其他动物；所用饲料及饲料添加剂不含违禁物质。

九、配备与其生产经营规模相适应的执业兽医或者动物防疫技术人员。

附件2

供港澳活羊饲养场应具备的条件

一、具有经营主体资格；不具备经营主体资格的，应当由经营该饲养场的经营主体申请注册登记。

二、取得农业农村部门颁发的《动物防疫条件合格证》。

三、周围10公里范围内过去6个月没有《一、二、三类动物疫病病种名录》② 中与羊相关的一类动物疫病发生和流行；在过去21天内，未发生过炭疽；周围500米范围内无涉及偶蹄动物的下列场所，包括动物饲养场、动物疫病实验室、饲养场、隔离场所、野生动物保护区、病死畜禽无害化处理场、动物屠宰加工场、原毛原皮加工厂、动物诊疗或繁育场所、动物和动物产品集贸市场等；周围500米范围内无居民生活区、生活饮用水水源地、学校、医院等公共场所。

四、活羊饲养场设计存栏量应当大于200只。

五、饲养场周围设有围墙；场内分设健康羊圈舍和与其远离的病羊隔离舍；场内清洁卫生，生产区出入口须设置与门同宽、长度不少于4米、深度不少于0.3米的车辆消毒池，生产区人行通道出入口设有消毒池或消毒垫。生产区出入口具有淋浴室或更衣室；生产区人行通道出入口设有消毒池或消毒垫。

六、设置配备疫苗冷藏冷冻设备、消毒和诊疗等防疫设备的兽医室；生产区清洁道、污染道分设；配备与其生产经营规模相适应的污水、污物处理设施，清洗消毒设施设备，以及必要的防鼠、防鸟、防虫设施设备；配备符合国家规定的病死畜禽无害化处理设施设备或者冷藏冷冻等暂存设施设备。

七、设有动物卫生防疫领导小组；具有健全的动物卫生防疫制度（包括日常卫生管理制度、防

---

① 编者注：见《生活饮用水卫生标准》（GB 5749—2022）。

② 编者注：《一、二、三类动物疫病病种名录》（农业农村部公告第573号），见本节。

疫消毒制度、疫情报告制度、疫病防治制度、用药管理制度）和饲养管理制度（包括活羊入出场管理制度、饲料饲草及添加剂使用管理制度）及相关的记录表。

八、场区工作人员健康，无牛结核病、布鲁氏菌病等人畜共患病；场区内水源充足，水质符合国家规定的生活饮用水卫生标准①；生产区内不得饲养除羊以外的其他动物；所用饲料及饲料添加剂不含违禁物质。

九、配备与其生产经营规模相适应的执业兽医或者动物防疫技术人员。

附件3

供港澳活牛饲养场应具备的条件

一、具有经营主体资格；不具备经营主体资格的，应当由经营该饲养场的经营主体申请注册登记。

二、取得农业农村部门颁发的《动物防疫条件合格证》。

三、周围10公里范围内过去6个月没有《一、二、三类动物疫病病种名录》② 中与牛相关的一类动物疫病发生和流行；场内未发生过炭疽、结核病和布氏杆菌病；周围500米范围内无涉及偶蹄动物的下列场所，包括动物饲养场、动物疫病实验室、饲养场、隔离场所、野生动物保护区、病死畜禽无害化处理场、动物屠宰加工场、原毛原皮加工厂、动物诊疗或繁育场所、动物和动物产品集贸市场等；周围500米范围内无居民生活区、生活饮用水水源地、学校、医院等公共场所。

四、活牛饲养场设计存栏量及实际存栏量均应当大于200头。

五、饲养场周围设有围墙（围栏或铁丝网），并设有专人看守的大门；场区整洁，生产区与生活区严格分开，生产区内设置有饲料存放区、进出场隔离检疫区、育肥区、兽医室、病畜隔离区等，不同功能区分开，布局合理；进出场隔离检疫区为专用或兼用检疫圈舍，距离育肥区至少50米；生产区出入口须设置与门同宽、长度不少于4米、深度不少于0.3米的车辆消毒池；生产区出入口具有淋浴室或更衣室；生产区人行通道出入口设有消毒池或消毒垫。

六、设置配备疫苗冷藏冷冻设备、消毒和诊疗等防疫设备的兽医室；具有相对独立的动物隔离舍；配备与其生产经营规模相适应的污水、污物处理设施，清洗消毒设施设备；配备符合国家规定的病死畜禽无害化处理设施设备或者冷藏冷冻等暂存设施设备。

七、设有动物卫生防疫领导小组；具有健全的动物卫生防疫制度（包括日常卫生管理制度、防疫消毒制度、疫情报告制度、疫病防治制度、用药管理制度）和饲养管理制度（包括活牛入出场管理制度、饲料及添加剂使用管理制度）及相应的记录表册。

八、场区工作人员健康，无牛结核病、布鲁氏菌病等人畜共患病；场区内水源充足，水质符合国家规定的生活饮用水卫生标准③；生产区内不得饲养除牛以外的其他动物；所有饲料及饲料添加剂不含违禁物质。

九、配备与其生产经营规模相适应的执业兽医或者动物防疫技术人员。

---

① 编者注：见《生活饮用水卫生标准》（GB5749—2022）。

② 编者注：《一、二、三类动物疫病病种名录》（农业农村部公告第573号），见本节。

③ 编者注：见《生活饮用水卫生标准》（GB 5749—2022）。

附件 4

供港澳活禽饲养场注册登记条件

一、具有经营主体资格；不具备经营主体资格的，应当由经营该饲养场的经营主体申请注册登记。

二、取得农业农村部门颁发的《动物防疫条件合格证》。

三、周围 10 公里范围内过去 3 个月没有《一、二、三类动物疫病病种名录》① 中禽鸟的一类动物疫病发生。

四、与周边禽鸟饲养场、禽鸟隔离场、动物屠宰加工场、禽副产品加工厂、病死畜禽无害化处理场、动物诊疗场所、动物和动物产品集贸市场、居民生活区、生活饮用水水源地、学校、医院等场所保持必要的生物安全距离。

五、活禽饲养场年出栏量应当大于 5 万羽，具有自繁自养能力。

六、场内除注册登记的养殖禽鸟品种外，没有养殖其他品种禽鸟和其他动物（看护犬除外）。

七、饲养场周围设有围墙或围栏；场区整洁，生产区与生活区严格分开，生产区内设置有饲料存放区、活禽出场隔离检疫区、育雏区、兽医室、病死禽隔离处理区和独立的种禽引进隔离区等，不同功能区分开，布局合理；生产区出入口须设置与门同宽、长度不少于 4 米、深度不少于 0.3 米的车辆消毒池；生产区出入口设有更衣室；每栋禽舍门口设有消毒池或消毒垫；生产区人行通道出入口设有消毒池或消毒垫。

八、设置配备疫苗冷藏冷冻设备、消毒和诊疗等防疫设备的兽医室；药物放置规范，记录详细，无禁用药物、疫苗、兴奋剂和激素等，且配备有必要的诊疗设施；具有相对独立的动物隔离舍；配备与其生产经营规模相适应的污水、污物处理设施，清洗消毒设施设备，以及必要的防鼠、防鸟、防虫设施设备；配备符合国家规定的病死畜禽无害化处理设施设备或者冷藏冷冻等暂存设施设备。

九、场区内水源充足，水质符合国家规定的生活饮用水卫生标准②；所用饲料、饲料添加剂符合国家饲料卫生有关规定。

十、设有动物卫生防疫领导小组；具有健全的生物安全管理制度（包括免疫、用药、检疫申报、人员、车辆、物料出入管理、无害化处理、防疫管理、疫情报告和应急处置制度、用药管理制度）和饲养管理制度（包括标识、养殖档案、种禽引进、饲料及饲料添加剂使用等制度）及相关记录表册，有效执行各项制度并真实、全面填写记录表册。

十一、配备与其生产经营规模相适应的执业兽医或者动物防疫技术人员；场区工作人员身体健康。

十二、在满足上述条件基础上，种禽场还应满足下列条件：

1. 取得农业农村部门颁发的《种畜禽生产经营许可证》；

2. 具有与养殖和孵化规模配套的孵化间；

3. 孵化间与养殖区设置了隔离设施，并配备种蛋熏蒸消毒设施，孵化间的流程应当单向，不得交叉或者回流；

4. 繁殖种群具有一定规模，符合防疫要求并能够严格落实有关生物安全和防疫制度；

5. 具有农业农村部门规定的动物疫病净化制度并持续有效执行。

---

① 编者注：《一、二、三类动物疫病病种名录》（农业农村部公告第 573 号），见本节。

② 编者注：见《生活饮用水卫生标准》（GB5749—2022）。

附件 5

注册登记饲养场日常管理要求

一、引进动物不得来自与所养动物相关的动物疫病疫区，应当随附官方有效的动物检疫合格证明，经过临床检查和隔离观察合格后，方可引进饲养。引进种用动物的，应隔离观察 30 日；引进育肥牛、羊的，应当至少隔离观察 7 日。供港澳活牛应当在注册登记饲养场饲养至少 60 日；供港澳活羊应当在注册登记饲养场饲养至少 30 日。

二、严格落实动物卫生防疫制度。做好日常防疫消毒，对所有进出场人员、物资和车辆严格实施防疫消毒，定期对饲养场地、栏舍、笼具、用具等进行消毒。做好鼠、蚊、蜱、库蠓等媒介生物防治工作，保持注册登记饲养场良好卫生条件。

三、所有投入品的使用应当符合国家法律法规和国家强制性标准要求。不得使用或存放国家禁用药物或其他禁用投入品。根据国家强制免疫要求和注册登记饲养场的疫病防控情况制定免疫程序并报所在地海关，严格按免疫程序实施免疫。

四、应当严格按照动物防疫和环保要求，对病死畜禽、粪便、污水污物进行无害化处理。

五、装载供港澳食用陆生动物的运输工具应当符合国家动物运输防疫管理有关规定，每次只能装运同一注册登记饲养场的动物，运输途中不得与其他动物接触。承运人不得将动物、饲料、粪便、垫料擅自卸离运输工具。

六、注册登记饲养场应当建立饲养管理和动物防疫记录，记录动物引种、用药、用料、销售、防疫消毒、免疫、动物死亡数量、淘汰数量、疫病诊治和病死畜禽处置等情况，相关记录应当保存至少 2 年。

附件 6

活畜接驳场动物卫生防疫要求

一、应与生活饮用水水源地、学校、医院等公共场所之间保持必要的距离，场址应地势高燥，通风、排水良好，应位于居民区主导风向的下风或侧向风。

二、应与外界有效隔离，配备必要的消毒、供电、供水等设施设备，水质符合国家规定的生活饮用水卫生标准①。

三、具有出入场、运输、日常巡查、残次剔除、无害化处理、疫情报告等管理制度并有效运行。配备与其接驳经营规模相适应的工作人员，且工作人员无牛结核病、布鲁氏菌病等人畜共患病。

四、供港澳食用陆生动物需由海关在接驳场实施离境检疫的，接驳场还应符合以下要求：

1. 具有经营主体资格，不具备经营主体资格的，应当有经营该接驳场的经营主体。符合地方主管部门对动物防疫的要求，污水处理、排放符合国家有关畜禽养殖污染防治的要求。

2. 周围 1 公里范围内没有相关陆生动物饲养场、隔离场、屠宰厂、牲畜交易市场、动物诊疗场所、无害化处理场所等。不满足 1 公里条件的，要有自然屏障或人工屏障，配套与防疫相对应的隔断设施。与居民生活区保持必要的距离。

3. 建有不低于 2.5 米的实心围墙，与外界有效隔离。出入口应当设置值班室和符合防疫要求的

---

① 编者注：见《生活饮用水卫生标准》（GB 5749—2022）。

车辆、人员等消毒通道，按照人车分离原则，车辆出入通道设置符合海关监管要求的电子闸口。配备必要的防鼠、防虫、供电及备用供电、供水及蓄水设施设备。

4. 场内设置检疫作业区、检疫处理区和配套设施区等功能区域，不同功能区域分区合理。检疫作业区包括活畜装卸台、栏舍、通道等，检疫处理区包括药品储存室、器械物资储存室、消毒配药室、清洗消毒区、病死畜禽暂存区等，配套设施区包括符合海关监管要求的办公用房、技术用房、停车场等。

5. 接驳场出入口、装卸台、栏舍等重点区域应当设置符合海关监管要求的视频监控设备。

附件 7

供港澳食用陆生动物标志要求

一、供港澳活猪应当在两侧臀部加施清晰可辨的针印。

二、供港澳活牛、活羊应当在左耳加施规格为 3cm×6cm 的耳牌，编号为注册登记饲养场编号加耳牌流水号，耳牌使用情况应当如实记录。

附件 8

《动物卫生证书》有效期

一、供港澳活猪、活牛、活羊《动物卫生证书》有效期为 14 日。

二、供港澳活禽《动物卫生证书》有效期为 3 日。

第二节｜有效的检验检疫文件清单

本节以《关于公布继续有效规范性文件和废止部分规范性文件的公告》（国家质检总局公告 2017 年第 54 号）为基础，梳理出涉及检验检疫工作的文件：

一是有效公告类文件，包含 2017—2018 年国家质检总局发布的与检验检疫工作相关的有效公告，详细见《海关检验检疫业务实务手册——国境卫生检疫篇》第十三章第二节；

二是其他有效文件（截至 2016 年 12 月底），详见《海关检验检疫业务实务手册——国境卫生检疫篇》第十三章第三节。

同时，梳理了 2018 年后海关总署发布的与检验检疫工作相关的有效公告清单，详见《海关检验检疫业务实务手册——国境卫生检疫篇》第十三章第五节。

第三节｜已废止的检验检疫文件清单

本节收集了国家质检总局以公告形式宣布废止的检验检疫文件清单，清单列明了废止文件的公告，以及该文件在公告清单中的序号，以便核对，详见《海关检验检疫业务实务手册——国境卫生检疫篇》第十三章第四节；收集了海关总署宣布废止或修改的检验检疫文件清单，详见《海关检验检疫业务实务手册——国境卫生检疫篇》第十三章第六节；收集了虽未经宣布废止但因后续文件变更或业务调整、实际已失效的检验检疫文件清单，详见《海关检验检疫业务实务手册——国境卫生检疫篇》第十三章第七节。

上述清单按照被废止文件发文时间排序，可以用来检索文件的有效性。

进出境动植物及其产品相关检验检疫资质管理

导读：

本部分主要对进出境动植物检疫相关政策中进出口货物及行政相对人的资质管理要求进行了梳理和介绍，使读者较为全面地了解在进出口贸易过程中，海关对哪些与动植物检疫相关的货物及行政相对人有资质管理方面的要求，同时了解相关资质要求的法律依据、办理流程和审核要点。

第四章 | 进境（过境）动植物及其产品检疫审批

第一节 | 进境（过境）动物及其产品检疫审批（行政许可）

一、事项名称

进境（过境）动物及其产品检疫审批。

二、事项类型

行政许可。

三、设定及实施依据

（一）《进出境动植物检疫法》

第五条 国家禁止下列各物进境：

（一）动植物病原体（包括菌种、毒种等）、害虫及其他有害生物；

（二）动植物疫情流行的国家和地区的有关动植物、动植物产品和其他检疫物；

（三）动物尸体；

（四）土壤。

口岸动植物检疫机关发现有前款规定的禁止进境物的，作退回或者销毁处理。

因科学研究等特殊需要引进本条第一款规定的禁止进境物的，必须事先提出申请，经国家动植物检疫机关批准。

本条第一款第二项规定的禁止进境物的名录，由国务院农业行政主管部门制定并公布。

第十条 输入动物、动物产品、植物种子、种苗及其他繁殖材料的，必须事先提出申请，办理检疫审批手续。

（二）《进出境动植物检疫法实施条例》

第九条 输入动物、动物产品和进出境动植物检疫法第五条第一款所列禁止进境物的检疫审批，由国家动植物检疫局或者其授权的口岸动植物检疫机关负责。

输入植物种子、种苗及其他繁殖材料的检疫审批，由植物检疫条例规定的机关负责。

（三）其他

1.《进境动植物检疫审批管理办法》（国家质检总局令第 25 号公布，根据国家质检总局令第 170 号，海关总署令第 238 号、第 240 号、第 262 号修正）。

2.《关于推广京津冀沪进境生物材料监管试点经验及开展新一轮试点的公告》（国家质检总局公

告 2017 年第 94 号）。

3.《海关总署决定公布第一批取消的证明事项》（见海关总署网站政府信息公开专栏）。

4.《关于授权直属海关开展部分进境动植物及其产品检疫审批事宜的公告》（海关总署公告 2021 年第 101 号）。

5.《关于授权直属海关开展部分进境动植物及其产品检疫审批事宜的公告》（海关总署公告 2022 年第 83 号）。

6.《关于取消部分动植物产品进境检疫审批的公告》（海关总署公告 2024 年第 77 号）。

7.《关于调整实施进境动植物检疫审批管理的进口食品名录的公告》（海关总署公告 2024 年第 158 号）。

须向海关申请办理进境检疫审批的动植物及其产品范围可参考本书附录 1。

四、实施机构

海关总署统一管理本节所规定的检疫审批工作。

由海关总署负责实施的检疫审批事项，海关总署可以委托直属海关负责受理申请并开展初步审查。

海关总署授权直属海关实施的检疫审批事项，由直属海关负责检疫审批的受理、审查和决定。

五、法定办结时限

自受理申请之日起 20 个工作日内作出准予许可或不予许可的决定；20 个工作日内不能作出决定的，经本行政机关负责人批准，延长 10 个工作日。

六、承诺办结时限

自受理申请之日起 20 个工作日内作出准予许可或不予许可的决定；20 个工作日内不能作出决定的，经本行政机关负责人批准，延长 10 个工作日。

七、结果名称

中华人民共和国进境动植物检疫许可证、中华人民共和国×××海关行政许可申请不予受理通知书、中华人民共和国×××海关不予行政许可决定书。

八、结果样本

1. 中华人民共和国进境动植物检疫许可证。
2. 中华人民共和国×××海关行政许可申请不予受理通知书。
3. 中华人民共和国×××海关不予行政许可决定书。

九、收费标准

不收费。

十、收费依据

无。

十一、申请条件

1. 申请办理检疫审批手续的单位（以下简称申请单位）应当是具有独立法人资格并直接对外签

订贸易合同或者协议的单位（单位法人资格证明文件不再验核）。

2. 过境动物的申请单位应当是具有独立法人资格并直接对外签订贸易合同或者协议的单位或者其代理人。

十二、申请材料和相关管理要求

在线填写申请表，并根据随附单证要求上传扫描件。随附单证要求如下：

1. 输入动物需要隔离检疫的，应当提交有效的隔离场使用证；

2. 输入进境后需要指定生产、加工、存放的动植物及其产品，应当提交生产、加工、存放单位信息以及符合海关要求的生产、加工、存放能力证明材料；

3. 办理动物过境的，应当说明过境路线，并提供输出国家或者地区官方检疫部门出具的动物卫生证书（复印件）和输入国家或者地区官方检疫部门出具的准许动物进境的证明文件；

4. 因科学研究等特殊需要，引进《进出境动植物检疫法》第五条第一款所列禁止进境物的，必须提交书面申请，说明其数量、用途、引进方式、进境后的防疫措施、科学研究的立项报告及相关主管部门的批准立项证明文件。

十三、企业办理流程

1. 申请单位登录海关总署“互联网+海关”全国一体化在线政务服务平台（https：//online. customs. gov. cn/），进入“行政审批”版块办理申请。海关向申请人出具受理单或不予受理通知书。

2. 受理申请后，根据法定条件和程序进行全面审查，自受理申请之日起20个工作日内作出准予许可或不予许可的决定。

3. 依法作出许可决定的，签发“中华人民共和国进境动植物检疫许可证”；或者依法作出不予许可决定。

进境（过境）动物及其产品检疫审批业务流程见图4-1。

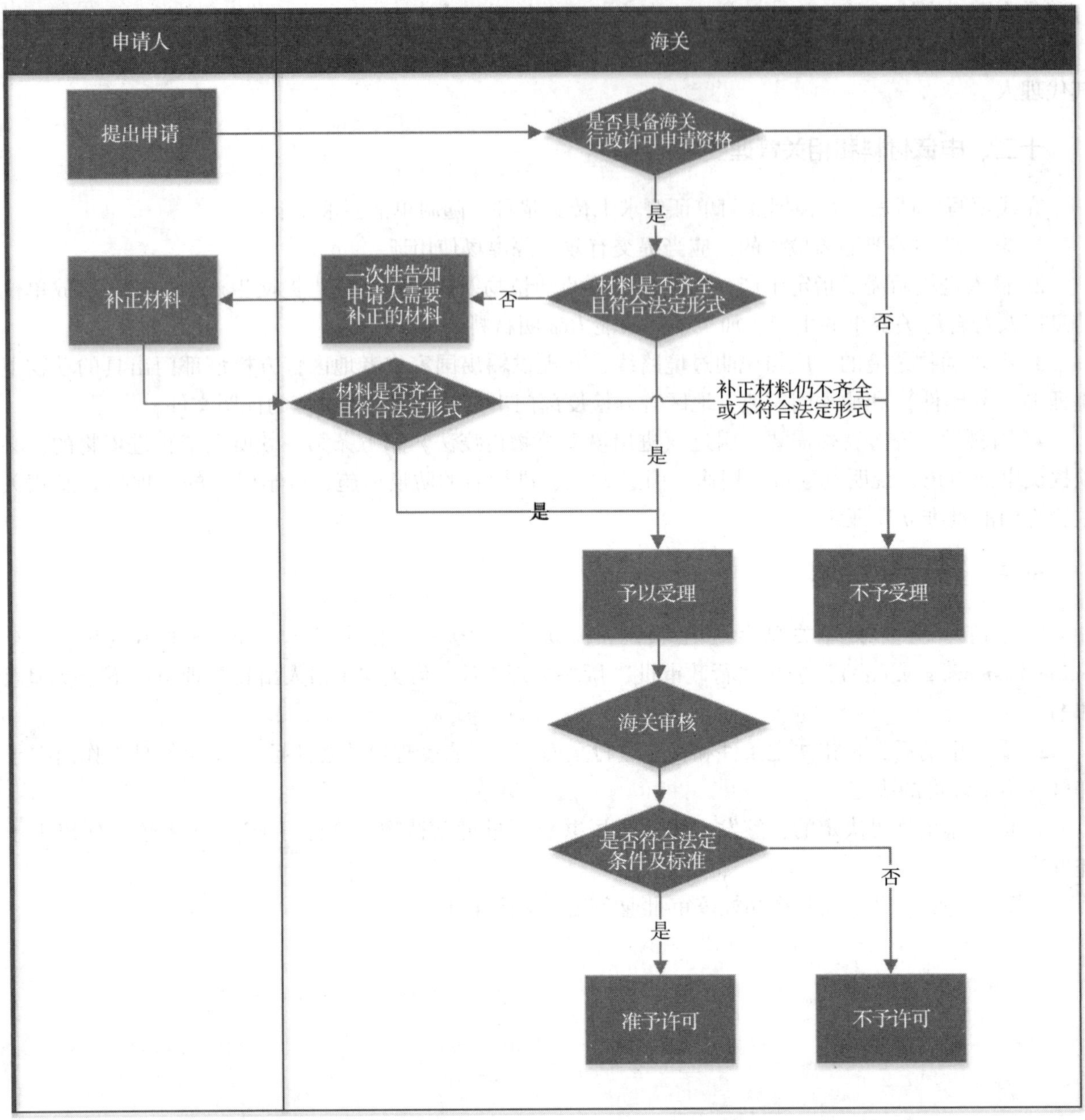

图 4-1　进境（过境）动物及其产品检疫审批业务流程

十四、办理形式

网上办理。

十五、到办理现场次数

0 次。

十六、审查标准

1. 申请单位提交的材料是否齐全，是否符合上述第十一、十二条的规定；
2. 输出和途经国家或者地区有无相关的动植物疫情；
3. 是否符合中国有关动植物检疫法律法规和部门规章的规定；

4. 是否符合中国与输出国家或者地区签订的双边检疫协定（包括检疫协议、议定书、备忘录等）；

5. 进境后需要对生产、加工过程实施检疫监督的动植物及其产品，审查其运输、生产、加工、存放及处理等环节是否符合检疫防疫及监管条件，根据生产、加工企业的加工能力核定其进境数量；

6. 可以核销的进境动植物产品，应当按照有关规定审核其上一次审批的《检疫许可证》的使用、核销情况。

十七、通办范围

海关总署，各直属海关关区。

十八、预约办理

否。

十九、网上支付

否。

二十、物流快递

否。

二十一、办理地点

网上办理。

网上办理：登录“互联网+海关”一体化平台（http：//online. customs. gov. cn），进入“行政审批”版块办理。

二十二、办理时间

1. 企业申请时间：24 小时。
2. 审核办理时间：各直属海关工作时间；海关总署周一至周五 8：00~11：30，14：00~17：00。

二十三、咨询电话

各直属海关咨询电话（详见各直属海关网站）或 12360 海关服务热线。

二十四、监督电话

各直属海关监督电话（详见各直属海关网站）或 12360 海关服务热线。

第二节｜进境（过境）植物及其产品检疫审批（行政许可）

一、事项名称

进境（过境）植物及其产品检疫审批。

二、事项类型

行政许可。

三、设定及实施依据

（一）《进出境动植物检疫法》

第五条 国家禁止下列各物进境：

（一）动植物病原体（包括菌种、毒种等）、害虫及其他有害生物；

（二）动植物疫情流行的国家和地区的有关动植物、动植物产品和其他检疫物；

（三）动物尸体；

（四）土壤。

口岸动植物检疫机关发现有前款规定的禁止进境物的，作退回或者销毁处理。

因科学研究等特殊需要引进本条第一款规定的禁止进境物的，必须事先提出申请，经国家动植物检疫机关批准。

本条第一款第二项规定的禁止进境物的名录，由国务院农业行政主管部门制定并公布。

第十条 输入动物、动物产品、植物种子、种苗及其他繁殖材料的，必须事先提出申请，办理检疫审批手续。

第二十八条 携带、邮寄植物种子、种苗及其繁殖材料进境的，必须事先提出申请，办理检疫审批手续。

（二）《进出境动植物检疫法实施条例》

第九条 输入动物、动物产品和进出境动植物检疫法第五条第一款所列禁止进境物的检疫审批，由国家动植物检疫局或者其授权的口岸动植物检疫机关负责。

输入植物种子、种苗及其他繁殖材料的检疫审批，由植物检疫条例规定的机关负责。

第十二条 携带、邮寄植物种子、种苗及其他繁殖材料进境的，必须事先提出申请，办理检疫审批手续；因特殊情况无法事先办理的，携带人或者邮寄人应当在口岸补办检疫审批手续，经审批机关同意并经检疫合格后方准进境。

（三）其他

1.《进境动植物检疫审批管理办法》（国家质检总局令第 25 号公布，根据国家质检总局令第 170 号，海关总署令第 238 号、第 240 号、第 262 号修正）；

2.《关于推广京津冀沪进境生物材料监管试点经验及开展新一轮试点的公告》（国家质检总局公告 2017 年第 94 号）；

3.《海关总署决定公布第一批取消的证明事项》（见海关总署网站政府信息公开专栏）；

4.《关于授权直属海关开展部分进境动植物及其产品检疫审批事宜的公告》（海关总署公告 2021 年第 101 号）；

5.《关于授权直属海关开展进境粮食等植物产品检疫审批事宜的公告》（海关总署公告 2022 年第 22 号）；

6.《关于授权直属海关开展部分进境动植物及其产品检疫审批事宜的公告》（海关总署公告 2022 年第 83 号）；

7.《关于取消部分动植物产品进境检疫审批的公告》（海关总署公告 2024 年第 77 号）。

须向海关申请办理检疫审批的进境动植物及其产品范围可参考本书附录 1。

四、实施机构

海关总署统一管理本节所规定的检疫审批工作。

由海关总署负责实施的检疫审批事项，海关总署可以委托直属海关负责受理申请并开展初步审查。

海关总署授权直属海关实施的检疫审批事项，由直属海关负责检疫审批的受理、审查和决定。

五、法定办结时限

自受理申请之日起 20 个工作日内作出准予许可或不予许可的决定；20 个工作日内不能作出决定的，经本行政机关负责人批准，延长 10 个工作日。

六、承诺办结时限

自受理申请之日起 20 个工作日内作出准予许可或不予许可的决定；20 个工作日内不能作出决定的，经本行政机关负责人批准，延长 10 个工作日。

七、结果名称

中华人民共和国进境动植物检疫许可证、中华人民共和国×××海关行政许可申请不予受理通知书、中华人民共和国×××海关不予行政许可决定书。

八、结果样本

1. 中华人民共和国进境动植物检疫许可证。
2. 中华人民共和国×××海关行政许可申请不予受理通知书。
3. 中华人民共和国×××海关不予行政许可决定书。

九、收费标准

不收费。

十、收费依据

无。

十一、申请条件

申请办理检疫审批手续的单位（以下简称申请单位）应当是具有独立法人资格并直接对外签订贸易合同或者协议的单位（单位法人资格证明文件不再验核）。

十二、申请材料

在线填写申请表，并根据随附单证要求上传扫描件。随附单证要求如下：

1. 输入进境后需要指定生产、加工、存放的动植物及其产品，应当提交生产、加工、存放单位信息以及符合海关要求的生产、加工、存放能力证明材料；

2. 因科学研究等特殊需要，引进《进出境动植物检疫法》第五条第一款所列禁止进境物的，必须提交书面申请，说明其数量、用途、引进方式、进境后的防疫措施、科学研究的立项报告及相关主管部门的批准立项证明文件。

十三、办理流程

1. 申请单位海关总署“互联网+海关”全国一体化在线政务服务平台（https：//online. customs. gov. cn/），进入“行政审批”版块办理申请。海关向申请人出具受理单或不予受理通知书。

2. 受理申请后，根据法定条件和程序进行全面审查，自受理申请之日起 20 个工作日内作出准予许可或不予许可的决定。

3. 依法作出许可决定的，签发《中华人民共和国进境动植物检疫许可证》；或者依法作出不予许可决定。

进境（过境）植物及其产品检疫审批业务流程见图 4-2。

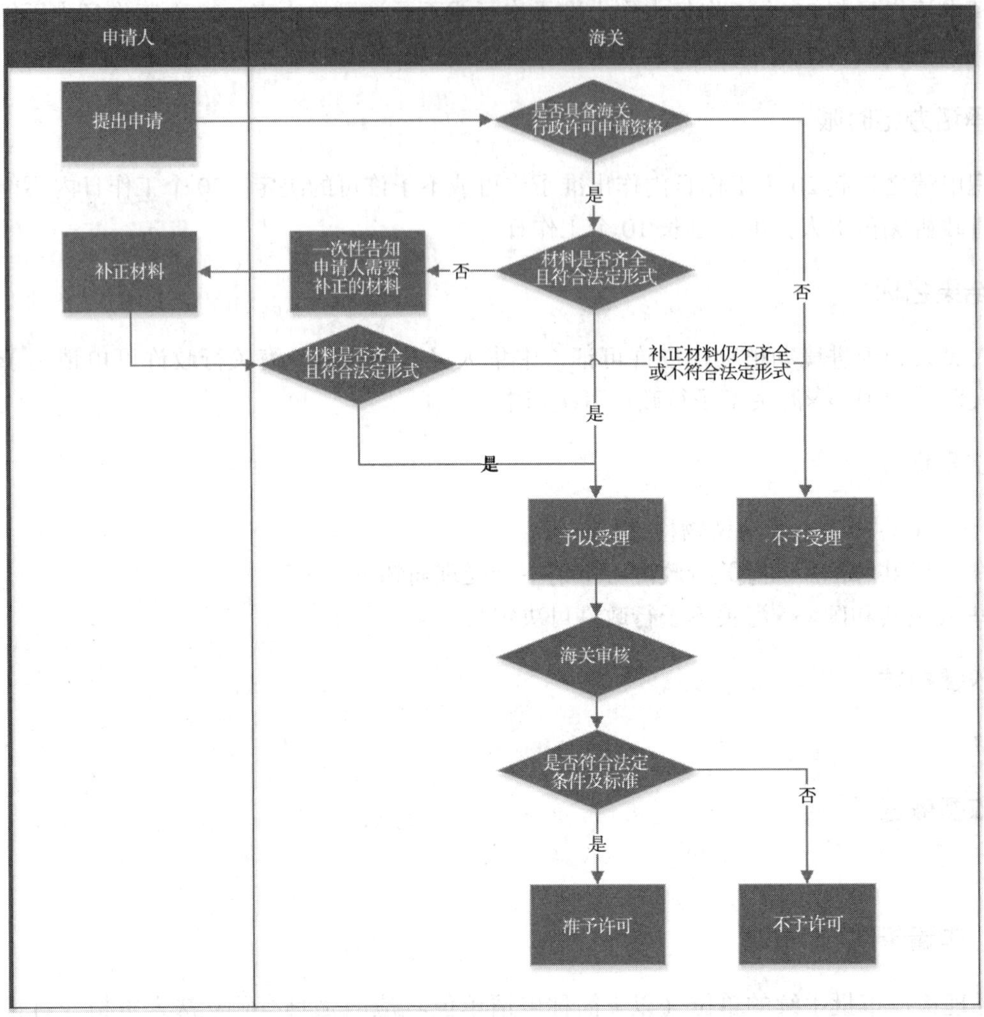

图 4-2　进境（过境）植物及其产品检疫审批业务流程

十四、办理形式

网上办理。

十五、到办理现场次数

0 次。

十六、审查标准

1. 申请单位提交的材料是否齐全，是否符合上述第十一、十二条的规定；
2. 输出和途经国家或者地区有无相关的动植物疫情；
3. 是否符合中国有关动植物检疫法律法规和部门规章的规定；
4. 是否符合中国与输出国家或者地区签订的双边检疫协定（包括检疫协议、议定书、备忘录等）；

5. 进境后需要对生产、加工过程实施检疫监督的动植物及其产品，审查其运输、生产、加工、存放及处理等环节是否符合检疫防疫及监管条件，根据生产、加工企业的加工能力核定其进境数量；

6. 可以核销的进境动植物产品，应当按照有关规定审核其上一次审批的《中华人民共和国进境动植物检疫许可证》的使用、核销情况。

十七、通办范围

海关总署，各直属海关关区。

十八、预约办理

否。

十九、网上支付

否。

二十、物流快递

否。

二十一、办理地点

网上办理。

网上办理：登录“互联网+海关”一体化平台（http：//online. customs. gov. cn），进入“行政审批”版块办理。

二十二、办理时间

1. 企业申请时间：24 小时。
2. 审核办理时间：各直属海关工作时间；海关总署周一至周五 8：00~11：30，14：00~17：00。

二十三、咨询电话

各直属海关咨询电话或 12360 海关服务热线。

二十四、监督电话

各直属海关监督电话或 12360 海关服务热线。

第五章 出境特定动植物及其产品、其他检疫物的生产、加工、存放单位注册登记

第一节 出境动物及其产品、其他检疫物的生产、加工、存放单位注册登记（行政许可）

一、事项名称

出境动物及其产品、其他检疫物的生产、加工、存放单位注册登记。

二、事项类型

行政许可。

三、设定及实施依据

（一）《进出境动植物检疫法》

第七条 国家动植物检疫机关和口岸动植物检疫机关对进出境动植物、动植物产品的生产、加工、存放过程，实行检疫监督制度。

（二）《进出境动植物检疫法实施条例》

第三十二条 对输入国要求中国对向其输出的动植物、动植物产品和其他检疫物的生产、加工、存放单位注册登记的，口岸动植物检疫机关可以实行注册登记，并报国家动植物检疫局备案。

（三）其他

1.《供港澳食用陆生动物检验检疫管理办法》（海关总署令第266号公布）。

第五条 海关对供港澳食用陆生动物饲养场（以下简称“饲养场”）实行注册登记管理。注册登记以饲养场为单位，一场一证，注册登记编号应专场专用。饲养场未经注册登记的，其饲养的食用陆生动物不得供应香港、澳门特别行政区。

2.《关于实施〈供港澳食用陆生动物检验检疫管理办法〉相关事宜的公告》（海关总署公告2024年第149号）。

3.《出境水生动物检验检疫监督管理办法》（国家质检总局令第99号公布，根据国家质检总局令第196号和海关总署令第238号、第240号、第243号修正）。

第四条 对输入国家或者地区要求中国对向其输出水生动物的生产、加工、存放单位注册登记的，海关总署对出境水生动物养殖场、中转场实施注册登记制度。

4.《进出境非食用动物产品检验检疫监督管理办法》(国家质检总局令第159号公布，根据国家质检总局令第184号和海关总署令第238号、第240号、第262号修正)。

第四十条 输入国家或者地区要求中国对向其输出非食用动物产品生产、加工、存放企业（以下简称出境生产加工企业）注册登记的，海关总署对出境生产加工企业实行注册登记。

5.《关于开展“证照分离”改革全覆盖实现的公告》（海关总署公告2019年第182号）附件13：“出境动物及其产品、其他检疫物的生产、加工、存放单位注册登记”。

6.《海关总署决定公布第一批取消的证明事项》(见海关总署网站政府信息公开专栏)。

7.《国务院关于深化“证照分离”改革进一步激发市场主体发展活力的通知》(国发〔2021〕7号)。

8.《海关总署关于印发〈海关深化“证照分离”改革进一步激发市场主体发展活力的实施方案〉的通知》(署法发〔2021〕60号)。

四、实施机构

各直属海关、隶属海关。

五、法定办结时限

自受理申请之日起20个工作日内作出是否核准的决定。20个工作日内不能作出决定的，经直属海关负责人批准，可以延长10个工作日，并将延长期限的理由书面告知申请单位。

六、承诺办结时限

自受理申请之日起20个工作日内作出是否核准的决定。20个工作日内不能作出决定的，经直属海关负责人批准，可以延长10个工作日，并将延长期限的理由书面告知申请单位。

七、结果名称

注册登记证书、中华人民共和国×××海关行政许可申请不予受理通知书、中华人民共和国×××海关不予行政许可决定书。

八、结果样本

1. 注册登记证书。
2. 中华人民共和国×××海关行政许可申请不予受理通知书。
3. 中华人民共和国×××海关不予行政许可决定书。

九、收费标准

不收费。

十、收费依据

无。

十一、申请条件

（一）供港澳活猪饲养场

1. 具有经营主体资格；不具备经营主体资格的，应当由经营该饲养场的经营主体申请注册登记。
2. 取得农业农村部门颁发的《动物防疫条件合格证》。

3. 周围10公里范围内过去6个月没有《一、二、三类动物疫病病种名录》① 中与猪相关的一类动物疫病发生和流行；周围1000米范围内无涉及偶蹄动物的下列场所，包括动物饲养场、动物疫病实验室、饲养场、隔离场所、野生动物保护区、病死畜禽无害化处理场、动物屠宰加工场、原毛原皮加工厂、动物诊疗或繁育场所、动物和动物产品集贸市场等；周围500米范围内无居民生活区、生活饮用水水源地、学校、医院等公共场所。

4. 饲养场年出栏量应当大于1万头，并严格执行“自繁自养”的规定。采取种猪和育成猪分离式“点对点”饲养模式的，种猪和育成猪所在的饲养区应属同一经营主体，生产过程做到统一管理，实施统一标准的卫生防疫制度，并均需取得农业农村部门颁发的《动物防疫条件合格证》，符合“自繁自养”的原则要求。

5. 饲养场周围设有围墙，并设有专人看守的大门；场区整洁，布局合理，生产区与生活区严格分开，生产区内设置有饲料存放区、饲养区、兽医室、病死畜隔离处理区、粪便处理区和独立的种猪引进隔离区等，不同功能区分开；饲养场及其生产区出入口处以及生产区中饲料加工及存放区、病死畜隔离处理区、粪便处理区与饲养区之间均有隔离屏障，且须设置：

（1）生产区出入口须设置与门同宽、长度不少于4米、深度不少于0.3米的车辆消毒池；

（2）生产区出入口具有淋浴室和更衣室；

（3）生产区人行通道出入口设有消毒池或消毒垫；

（4）每栋猪舍门口设有消毒池或消毒垫。

6. 设置配备疫苗冷藏冷冻设备、消毒和诊疗等防疫设备的兽医室；兽医室内药物放置规范，记录详细，无禁用药品，配备有必要的诊疗设施；生产区清洁道、污染道分设；配备与其生产经营规模相适应的污水、污物处理设施，清洗消毒设施设备，以及必要的防鼠、防鸟、防虫设施设备；配备符合国家规定的病死畜禽无害化处理设施设备或者冷藏冷冻等暂存设施设备。

7. 设有动物卫生防疫领导小组；具有健全的动物卫生防疫制度（包括日常卫生管理制度、防疫消毒制度、疫情报告制度、疫病防治制度、用药管理制度）和饲养管理制度（包括种猪引进管理制度、饲料及添加剂使用管理制度）及相关的记录表。

8. 场区工作人员健康，无牛结核病、布鲁氏菌病等人畜共患病；场区内水源充足，水质符合国家规定的饮用水卫生标准；生产区内不得饲养除猪以外的其他动物；所用饲料及饲料添加剂不含违禁物质。

9. 配备与其生产经营规模相适应的执业兽医或者动物防疫技术人员。

（二）供港澳活羊饲养场

1. 具有经营主体资格；不具备经营主体资格的，应当由经营该饲养场的经营主体申请注册登记。

2. 取得农业农村部门颁发的《动物防疫条件合格证》。

3. 周围10公里范围内过去6个月没有《一、二、三类动物疫病病种名录》② 中与羊相关的一类动物疫病发生和流行；在过去21天内，未发生过炭疽；周围500米范围内无涉及偶蹄动物的下列场所，包括动物饲养场、动物疫病实验室、饲养场、隔离场所、野生动物保护区、病死畜禽无害化处理场、动物屠宰加工场、原毛原皮加工厂、动物诊疗或繁育场所、动物和动物产品集贸市场等；周围500米范围内无居民生活区、生活饮用水水源地、学校、医院等公共场所。

4. 活羊饲养场设计存栏量应当大于200只。

5. 饲养场周围设有围墙；场内分设健康羊圈舍和与其远离的病羊隔离舍；场内清洁卫生，生产区出入口须设置与门同宽、长度不少于4米、深度不少于0.3米的车辆消毒池，生产区人行通道出

① 《一、二、三类动物疫病病种名录》（农业农村部公告第573号），见本书第三章第一节。

② 《一、二、三类动物疫病病种名录》（农业农村部公告第573号），见本书第三章第一节。

入口设有消毒池或消毒垫。生产区出入口具有淋浴室或更衣室；生产区人行通道出入口设有消毒池或消毒垫。

6. 设置配备疫苗冷藏冷冻设备、消毒和诊疗等防疫设备的兽医室；生产区清洁道、污染道分设；配备与其生产经营规模相适应的污水、污物处理设施，清洗消毒设施设备，以及必要的防鼠、防鸟、防虫设施设备；配备符合国家规定的病死畜禽无害化处理设施设备或者冷藏冷冻等暂存设施设备。

7. 设有动物卫生防疫领导小组；具有健全的动物卫生防疫制度（包括日常卫生管理制度、防疫消毒制度、疫情报告制度、疫病防治制度、用药管理制度）和饲养管理制度（包括活羊入出场管理制度、饲料饲草及添加剂使用管理制度）及相关的记录表。

8. 场区工作人员健康，无牛结核病、布鲁氏菌病等人畜共患病；场区内水源充足，水质符合国家规定的生活饮用水卫生标准；生产区内不得饲养除羊以外的其他动物；所用饲料及饲料添加剂不含违禁物质。

9. 配备与其生产经营规模相适应的执业兽医或者动物防疫技术人员。

（三）供港澳活牛饲养场

1. 具有经营主体资格；不具备经营主体资格的，应当由经营该饲养场的经营主体申请注册登记。

2. 取得农业农村部门颁发的《动物防疫条件合格证》。

3. 周围 10 公里范围内过去 6 个月没有《一、二、三类动物疫病病种名录》① 中与牛相关的一类动物疫病发生和流行；场内未发生过炭疽、结核病和布氏杆菌病；周围 500 米范围内无涉及偶蹄动物的下列场所，包括动物饲养场、动物疫病实验室、饲养场、隔离场所、野生动物保护区、病死畜禽无害化处理场、动物屠宰加工场、原毛原皮加工厂、动物诊疗或繁育场所、动物和动物产品集贸市场等；周围 500 米范围内无居民生活区、生活饮用水水源地、学校、医院等公共场所。

4. 活牛饲养场设计存栏量及实际存栏量均应当大于 200 头。

5. 饲养场周围设有围墙（围栏或铁丝网），并设有专人看守的大门；场区整洁，生产区与生活区严格分开，生产区内设置有饲料存放区、进出场隔离检疫区、育肥区、兽医室、病畜隔离区等，不同功能区分开，布局合理；进出场隔离检疫区为专用或兼用检疫圈舍，距离育肥区至少 50 米；生产区出入口须设置与门同宽、长度不少于 4 米、深度不少于 0. 3 米的车辆消毒池；生产区出入口具有淋浴室或更衣室；生产区人行通道出入口设有消毒池或消毒垫。

6. 设置配备疫苗冷藏冷冻设备、消毒和诊疗等防疫设备的兽医室；具有相对独立的动物隔离舍；配备与其生产经营规模相适应的污水、污物处理设施，清洗消毒设施设备；配备符合国家规定的病死畜禽无害化处理设施设备或者冷藏冷冻等暂存设施设备。

7. 设有动物卫生防疫领导小组；具有健全的动物卫生防疫制度（包括日常卫生管理制度、防疫消毒制度、疫情报告制度、疫病防治制度、用药管理制度）和饲养管理制度（包括活牛入出场管理制度、饲料及添加剂使用管理制度）及相应的记录表册。

8. 场区工作人员健康，无牛结核病、布鲁氏菌病等人畜共患病；场区内水源充足，水质符合国家规定的生活饮用水卫生标准；生产区内不得饲养除牛以外的其他动物；所有饲料及饲料添加剂不含违禁物质。

9. 配备与其生产经营规模相适应的执业兽医或者动物防疫技术人员。

（四）供港澳活禽饲养场

1. 具有经营主体资格；不具备经营主体资格的，应当由经营该饲养场的经营主体申请注册登记。

2. 取得农业农村部门颁发的《动物防疫条件合格证》。

---

① 《一、二、三类动物疫病病种名录》（农业农村部公告第 573 号），见本书第三章第一节。

3. 周围10公里范围内过去3个月没有《一、二、三类动物疫病病种名录》① 中禽鸟的一类动物疫病发生。

4. 与周边禽鸟饲养场、禽鸟隔离场、动物屠宰加工场、禽副产品加工厂、病死畜禽无害化处理场、动物诊疗场所、动物和动物产品集贸市场、居民生活区、生活饮用水水源地、学校、医院等场所保持必要的生物安全距离。

5. 活禽饲养场年出栏量应当大于5万羽，具有自繁自养能力。

6. 场内除注册登记的养殖禽鸟品种外，没有养殖其他品种禽鸟和其他动物（看护犬除外）。

7. 饲养场周围设有围墙或围栏；场区整洁，生产区与生活区严格分开，生产区内设置有饲料存放区、活禽出场隔离检疫区、育雏区、兽医室、病死禽隔离处理区和独立的种禽引进隔离区等，不同功能区分开，布局合理；生产区出入口须设置与门同宽、长度不少于4米、深度不少于0.3米的车辆消毒池；生产区出入口设有更衣室；每栋禽舍门口设有消毒池或消毒垫；生产区人行通道出入口设有消毒池或消毒垫。

8. 设置配备疫苗冷藏冷冻设备、消毒和诊疗等防疫设备的兽医室；药物放置规范，记录详细，无禁用药物、疫苗、兴奋剂和激素等，且配备有必要的诊疗设施；具有相对独立的动物隔离舍；配备与其生产经营规模相适应的污水、污物处理设施，清洗消毒设施设备，以及必要的防鼠、防鸟、防虫设施设备；配备符合国家规定的病死畜禽无害化处理设施设备或者冷藏冷冻等暂存设施设备。

9. 场区内水源充足，水质符合国家规定的生活饮用水卫生标准；所用饲料、饲料添加剂符合国家饲料卫生有关规定。

10. 设有动物卫生防疫领导小组；具有健全的生物安全管理制度（包括免疫、用药、检疫申报、人员、车辆、物料出入管理、无害化处理、防疫管理、疫情报告和应急处置制度、用药管理制度）和饲养管理制度（包括标识、养殖档案、种禽引进、饲料及饲料添加剂使用等制度）及相关记录表册，有效执行各项制度并真实、全面填写记录表册。

11. 配备与其生产经营规模相适应的执业兽医或者动物防疫技术人员；场区工作人员身体健康。

12. 在满足上述条件基础上，种禽场还应满足下列条件：

（1）取得农业农村部门颁发的《种畜禽生产经营许可证》；

（2）具有与养殖和孵化规模配套的孵化间；

（3）孵化间与养殖区设置了隔离设施，并配备种蛋熏蒸消毒设施，孵化间的流程应当单向，不得交叉或者回流；

（4）繁殖种群具有一定规模，符合防疫要求并能够严格落实有关生物安全和防疫制度；

（5）具有农业农村部门规定的动物疫病净化制度并持续有效执行。

（五）出境水生动物养殖场、中转场

1. 周边和场内卫生环境良好，无工业、生活垃圾等污染源和水产品加工厂，场区布局合理，分区科学，有明确的标识。

2. 具有符合检验检疫要求的养殖、包装、防疫、饲料和药物存放等设施、设备和材料。

3. 具有符合检验检疫要求的养殖、包装、防疫、疫情报告、饲料和药物存放及使用、废弃物和废水处理、人员管理、引进水生动物等专项管理制度。

4. 配备有养殖、防疫方面的专业技术人员，有从业人员培训计划，从业人员持有健康证明。

5. 中转场的场区面积、中转能力应当与出口数量相适应。

（六）出境食用水生动物非开放性水域养殖场、中转场

1. 周边和场内卫生环境良好，无工业、生活垃圾等污染源和水产品加工厂，场区布局合理，分

---

① 《一、二、三类动物疫病病种名录》（农业农村部公告第573号），见本书第三章第一节。

区科学，有明确的标识。

2. 具有符合检验检疫要求的养殖、包装、防疫、饲料和药物存放等设施、设备和材料。

3. 具有符合检验检疫要求的养殖、包装、防疫、疫情报告、饲料和药物存放及使用、废弃物和废水处理、人员管理、引进水生动物等专项管理制度。

4. 配备有养殖、防疫方面的专业技术人员，有从业人员培训计划，从业人员持有健康证明。

5. 中转场的场区面积、中转能力应当与出口数量相适应。

6. 具有与外部环境隔离或者限制无关人员和动物自由进出的设施，如隔离墙、网、栅栏等。

7. 养殖场养殖水面应当具备一定规模，一般水泥池养殖面积不少于 20 亩，土池养殖面积不少于 100 亩。

8. 养殖场具有独立的引进水生动物的隔离池；各养殖池具有独立的进水和排水渠道；养殖场的进水和排水渠道分设。

（七）出境食用水生动物开放性水域养殖场、中转场

1. 周边和场内卫生环境良好，无工业、生活垃圾等污染源和水产品加工厂，场区布局合理，分区科学，有明确的标识。

2. 具有符合检验检疫要求的养殖、包装、防疫、饲料和药物存放等设施、设备和材料。

3. 具有符合检验检疫要求的养殖、包装、防疫、疫情报告、饲料和药物存放及使用、废弃物和废水处理、人员管理、引进水生动物等专项管理制度。

4. 配备有养殖、防疫方面的专业技术人员，有从业人员培训计划，从业人员持有健康证明。

5. 中转场的场区面积、中转能力应当与出口数量相适应。

6. 养殖、中转、包装区域无规定的水生动物疫病。

7. 养殖场养殖水域面积不少于 500 亩，网箱养殖的网箱数一般不少于 20 个。

（八）出境观赏用和种用水生动物养殖场、中转场

1. 周边和场内卫生环境良好，无工业、生活垃圾等污染源和水产品加工厂，场区布局合理，分区科学，有明确的标识。

2. 具有符合检验检疫要求的养殖、包装、防疫、饲料和药物存放等设施、设备和材料。

3. 具有符合检验检疫要求的养殖、包装、防疫、疫情报告、饲料和药物存放及使用、废弃物和废水处理、人员管理、引进水生动物等专项管理制度。

4. 配备有养殖、防疫方面的专业技术人员，有从业人员培训计划，从业人员持有健康证明。

5. 中转场的场区面积、中转能力应当与出口数量相适应。

6. 场区位于水生动物疫病的非疫区，过去 2 年内没有发生世界动物卫生组织（WOAH）规定应当通报和农业部规定应当上报的水生动物疾病。

7. 养殖场具有独立的引进水生动物的隔离池和水生动物出口前的隔离养殖池，各养殖池具有独立的进水和排水渠道。养殖场的进水和排水渠道分设。

8. 具有与外部环境隔离或者限制无关人员和动物自由进出的设施，如隔离墙、网、栅栏等。

9. 养殖场面积水泥池养殖面积不少于 20 亩，土池养殖面积不少于 100 亩。

10. 出口淡水水生动物的包装用水必须符合饮用水标准；出口海水水生动物的包装用水必须清洁、透明并经有效消毒处理。

11. 养殖场有自繁自养能力，并有与养殖规模相适应的种用水生动物。

12. 不得养殖食用水生动物。

（九）出境非食用动物产品生产加工企业

应当符合进境国家或者地区的法律法规有关规定，并遵守下列要求：

1. 建立并维持进境国家或者地区有关法律法规规定的注册登记要求。

2. 按照建立的兽医卫生防疫制度组织生产。

3. 按照建立的合格原料供应商评价制度组织生产。

4. 建立并维护企业档案，确保原料、产品可追溯。

5. 如实填写《出境非食用动物产品生产、加工、存放注册登记企业监管手册》。

6. 符合中国其他法律法规规定的要求。

十二、申请材料

（一）首次申请

1. 供港澳食用陆生动物饲养场

（1）饲养场注册登记申请表（见附录2）。

（2）饲养场平面图。

2. 出境水生动物养殖场、中转场

（1）出境水生动物养殖场、中转场注册登记申请表。

（2）废弃物、废水处理程序说明材料。

（3）进口国家或者地区对水生动物疾病有明确检测要求的，需提供有关检测报告。

3. 出境非食用动物产品生产、加工、存放企业

（1）出境非食用动物产品生产、加工、存放企业检验检疫注册登记申请表。

（2）厂区平面图。

（3）工艺流程图，包括生产、加工的温度，使用化学试剂的种类、浓度和 pH 值、处理的时间和使用的有关设备等情况。

（二）变更申请

1. 出口动物产品生产、加工、存放企业注册登记变更申请。

2. 与变更内容相关的资料（变更项目的生产工艺说明、产业政策证明材料）。

（三）延续申请

企业延期申请书。

（四）注销申请

注销申请书。

企业取得准予注销许可后应当一并交回原注册登记证书。

十三、办理流程

1. 企业登录海关总署“互联网＋海关”全国一体化在线政务服务平台（http://online.customs.gov.cn）向所在地直属海关或隶属海关提出网上申请，提交电子版申请材料。

2. 所在地直属海关或隶属海关受理申请后，应当根据法定条件和程序进行全面审查，自受理之日起20个工作日内作出决定。审核工作参照“出境动植物及其产品、其他检疫物的生产、加工、存放单位注册登记”审查工作细则实施。

3. 经审查符合许可条件的，依法作出准予注册登记许可的书面决定，并送达申请人，同时核发注册登记证书。经审查不符合许可条件的，出具不予许可决定书。

首次、变更、延续、注销申请均按上述流程办理。

出境动物及其产品、其他检疫物的生产、加工、存放单位注册登记业务流程见图5-1。

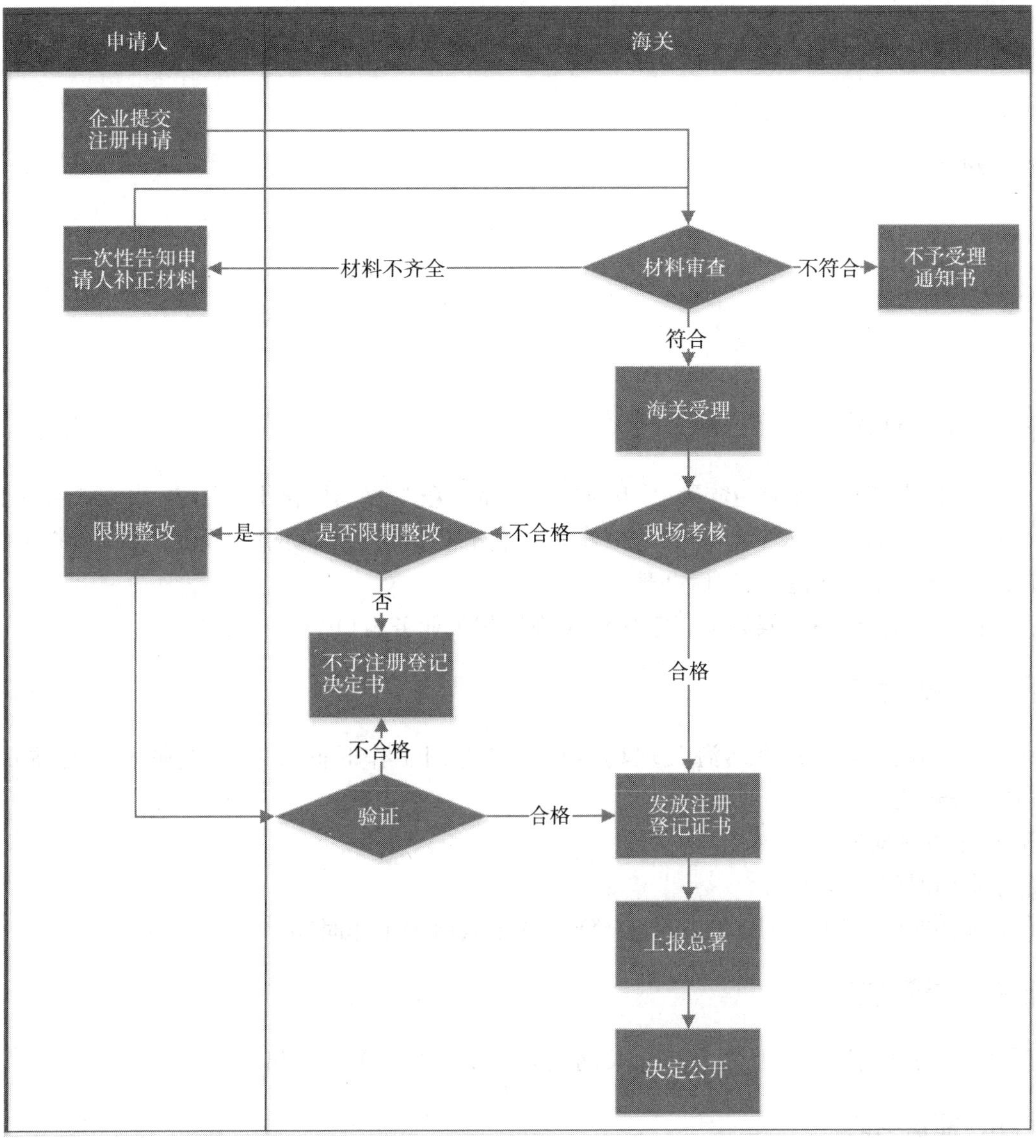

图 5-1　出境动物及其产品、其他检疫物的生产、加工、存放单位注册登记业务流程

十四、办理形式

网上或窗口办理。

十五、到办理现场次数

网上办理或窗口办理 1 次。

十六、审查标准

申请材料填写准确、完整、真实、有效。

十七、通办范围

各直属海关关区。

十八、预约办理

否。

十九、网上支付

否。

二十、物流快递

否。

二十一、办理地点

（一）网上办理：用户登录“互联网 + 海关”一体化网上办事平台（http://online.customs.gov.cn），进入“行政审批”模块，点击“出境特定动植物及其产品和其他检疫物的生产、加工、存放单位注册登记”后办理。

（二）窗口办理：到各直属海关、隶属海关现场相关业务窗口。

二十二、办理时间

（一）现场办理时间：各直属海关现场审批窗口部门工作时间（见各直属海关网站）或拨打 12360 海关服务热线。

（二）网上办理时间：

1. 企业申请时间：24 小时。
2. 海关审核时间：周一至周五，各直属海关或隶属海关工作时间。

二十三、咨询电话

各直属海关咨询电话（详见各直属海关网站）或 12360 海关服务热线。

二十四、监督电话

各直属海关监督电话（详见各直属海关网站）或 12360 海关服务热线。

第二节｜出境植物及其产品、其他检疫物的生产、加工、存放单位注册登记（行政许可）

一、事项名称

出境植物及其产品、其他检疫物的生产、加工、存放单位注册登记。

二、事项类型

行政许可。

三、设定及实施依据

（一）《进出境动植物检疫法》

第七条 国家动植物检疫机关和口岸动植物检疫机关对进出境动植物、动植物产品的生产、加工、存放过程，实行检疫监督制度。

（二）《进出境动植物检疫法实施条例》

第三十二条 对输入国要求中国对向其输出的动植物、动植物产品和其他检疫物的生产、加工、存放单位注册登记的，口岸动植物检疫机关可以实行注册登记，并报国家动植物检疫局备案。

（三）其他

1.《进出境粮食检验检疫监督管理办法》（国家质检总局令第 177 号公布，根据海关总署令第 238 号、第 240 号、第 243 号修正）。

2.《关于加强进出境种苗花卉检验检疫工作的通知》（国质检动函〔2007〕831 号）。

3.《进境水果检验检疫监督管理办法》（国家质检总局令第 68 号公布，根据海关总署令第 238 号、第 243 号修正）。

4.《出境竹木草制品检疫管理办法》（国家质检总局令第 45 号公布，根据海关总署令第 238 号、第 240 号修正）。

5.《进出口饲料和饲料添加剂检验检疫监督管理办法》（国家质检总局令第 118 号公布，根据国家质检总局令第 184 号及海关总署令第 238 号、第 240 号、第 243 号、第 262 号修正）。

6.《出境货物木质包装检疫处理管理办法》（国家质检总局令第 69 号公布，根据海关总署令第 238 号、第 240 号修正）。

7.《关于开展“证照分离”改革全覆盖试点的公告》（海关总署公告 2019 年第 182 号）附件 14：出境植物及其产品、其他检疫物的生产、加工、存放单位注册登记。

8.《政策法规司关于做好清理证明事项有关工作的通知》（政法函〔2019〕137 号）。

9.《国务院关于深化“证照分离”改革进一步激发市场主体发展活力的通知》（国发〔2021〕7 号）。

10.《海关总署关于印发〈海关深化“证照分离”改革进一步激发市场主体发展活力的实施方案〉的通知》（署法发〔2021〕60 号）。

四、实施机构

各直属海关、隶属海关。

五、法定办结时限

自受理申请之日起 20 个工作日内作出是否核准的决定。20 个工作日内不能作出决定的，经直属海关负责人批准，可以延长 10 个工作日，并将延长期限的理由书面告知申请单位。

六、承诺办结时限

自受理申请之日起 20 个工作日内作出是否核准的决定。20 个工作日内不能作出决定的，经直属海关负责人批准，可以延长 10 个工作日，并将延长期限的理由书面告知申请单位。

七、结果名称

注册登记证书 、中华人民共和国×××海关行政许可申请不予受理通知书 、中华人民共和国×××海关不予行政许可决定书。

八、结果样本

1. 注册登记证书。
2. 中华人民共和国×××海关行政许可申请不予受理通知书。
3. 中华人民共和国×××海关不予行政许可决定书。

九、收费标准

不收费。

十、收费依据

无。

十一、申请条件

（一）出境饲料生产、加工、存放企业

1. 厂房、工艺、设备和设施：
（1）厂址应当避开工业污染源，与养殖场、屠宰场、居民点保持适当距离；
（2）厂房、车间布局合理，生产区与生活区、办公区分开；
（3）工艺设计合理，符合安全卫生要求；
（4）具备与生产能力相适应的厂房、设备及仓储设施；
（5）具备有害生物（啮齿动物、苍蝇、仓储害虫、鸟类等）防控设施。
2. 具有与其所生产产品相适应的质量管理机构和专业技术人员。
3. 具有与安全卫生控制相适应的检测能力。
4. 管理制度：
（1）岗位责任制度；
（2）人员培训制度；
（3）从业人员健康检查制度；
（4）按照危害分析与关键控制点（HACCP）原理建立质量管理体系，在风险分析的基础上开展自检自控；
（5）标准卫生操作规范（SSOP）；
（6）原辅料、包装材料合格供应商评价和验收制度；
（7）饲料标签管理制度和产品追溯制度；
（8）废弃物、废水处理制度；
（9）客户投诉处理制度；
（10）质量安全突发事件应急管理制度。
5. 海关总署按照饲料产品种类分别制定的出口检验检疫要求。审查合格，准予注册登记；审查不合格，不予注册登记。
6. 根据海关总署公告2020年第99号的要求，出境饲料及饲料添加剂生产企业，输入国家或地区无注册登记要求的，免于向海关注册登记。

（二）出境新鲜水果（含冷冻水果）果园和包装厂

1. 申请注册出境新鲜水果（含冷冻水果）果园须符合下列要求：
（1）连片种植，面积在100亩以上。
（2）周围无影响水果生产的污染源。

（3）有专职或者兼职植保专业技术人员，负责果园有害生物监测防治等工作。

（4）建立完善的质量管理体系。质量管理体系文件包括组织机构、人员培训、农用化学品使用管理、良好农业操作规范等有关资料。

（5）近两年未发生重大植物疫情。

（6）双边协议、议定书或输入国家或地区法律法规对注册登记有特别规定的，还须符合其规定。

2. 申请注册出境新鲜水果（含冷冻水果）包装厂须符合下列要求：

（1）厂区整洁卫生，有满足水果贮存要求的原料场、成品库。

（2）水果存放、加工、处理、储藏等功能区相对独立、布局合理，且与生活区采取隔离措施并有适当的距离。

（3）具有符合检疫要求的清洗、加工、防虫防病及除害处理设施。

（4）加工水果所使用的水源及使用的农用化学品均须符合有关食品卫生要求及输入国家或地区的要求。

（5）有完善的卫生质量管理体系，包括对水果供货、加工、包装、储运等环节的管理；对水果溯源信息、防疫监控措施等信息有详细记录。

（6）配备专职或者兼职植保专业技术人员，负责原料水果验收、加工、包装、存放等环节防疫措施的落实、有毒有害物质的控制、弃果处理和成品水果自检等工作。

（7）有与其加工能力相适应的提供水果货源的果园，或与供货果园建有固定的供货关系。

（8）双边协议、议定书或输入国家或地区法律法规对注册登记有特别规定的，还须符合其规定。

（三）出境种苗花卉生产企业

1. 申请注册出境种苗花卉种植基地须符合下列要求：

（1）应符合中国和输入国家或地区规定的植物卫生防疫要求。

（2）近两年未发生重大植物疫情，未出现重大质量安全事故。

（3）应建立完善的质量管理体系。质量管理体系文件包括组织机构、人员培训、有害生物监测与控制、农用化学品使用管理、良好农业操作规范、溯源体系等有关资料。

（4）建立种植档案，对种苗花卉来源流向、种植收获时间、有害生物监测防治措施等日常管理情况进行详细记录。

（5）应配备专职或者兼职植保专业技术人员，负责基地有害生物监测、报告、防治等工作。

（6）符合其他相关规定。

2. 申请注册出境种苗花卉加工包装厂及储存库须符合下列要求：

（1）厂区整洁卫生，有满足种苗花卉贮存要求的原料场、成品库。

（2）存放、加工、处理、储藏等功能区相对独立、布局合理，且与生活区采取隔离措施并有适当的距离。

（3）具有符合检疫要求的清洗、加工、防虫防病及必要的除害处理设施。

（4）加工种苗花卉所使用的水源及使用的农用化学品均须符合中国和输入国家或地区有关卫生环保要求。

（5）建立完善的质量管理体系，包括对种苗花卉加工、包装、储运等相关环节疫情防控措施、应急处置措施、人员培训等内容。

（6）建立产品进货和销售台账，种苗花卉各个环节溯源信息要有详细记录。

（7）出境种苗花卉包装材料应干净卫生，不得二次使用，在包装箱上标明货物名称、数量、生产经营企业注册登记号、生产批号等信息。

（8）配备专职或者兼职植保专业技术人员，负责原料种苗花卉验收、加工、包装、存放等环节防疫措施的落实、质量安全控制、成品自检等工作。

（9）有与其加工能力相适应的提供种苗花卉货源的种植基地，或与经注册登记的种植基地建有固定的供货关系。

（10）符合其他相关规定。

（四）出境竹木草制品生产企业

1. 厂区整洁卫生，道路及场地地面硬化、无积水。

2. 厂区布局合理，原料存放区、生产加工区、包装及成品存放区划分明显，相对隔离。

3. 有相对独立的成品存放场所，成品库/区干净卫生，产品堆垛整齐，标识清晰。

4. 具备相应的防疫除害处理措施，防疫除害处理能力与出口数量相适应。

5. 配备经海关培训合格的厂检员，熟悉生产工艺，并能按要求做好相关防疫和自检工作。

6. 建立质量管理体系或制度，包括卫生防疫制度、原辅料合格供方评价制度、溯源管理制度、厂检员管理制度、自检自控制度等。

（五）出境货物木质包装除害处理标识加施企业

1. 热处理条件及设施

（1）热处理库应保温、密闭性能良好，具备供热、调湿、强制循环设备，如采用非湿热装置提供热源的，需安装加湿设备。

（2）配备木材中心温度检测仪或耐高温的干湿球温度检测仪，且具备自动打印、不可人为修改或数据实时传输功能。

（3）供热装置的选址与建造应符合环保、劳动、消防、技术监督等部门的要求。

（4）热处理库外具备一定面积的水泥地面周转场地。

（5）设备运行能达到热处理技术指标要求。

2. 熏蒸处理条件及设施

（1）具备经海关考核合格的熏蒸队伍或签约委托的经海关考核合格的熏蒸队伍。

（2）熏蒸库应密闭性能良好，具备低温下的加热设施，并配备相关熏蒸气体检测设备。

（3）具备相应的水泥硬化地面周转场地。

（4）配备足够的消防设施及安全防护用具。

3. 厂区环境与布局

（1）厂区道路及场地应平整、硬化，热处理库、熏蒸库、成品库及周围应为水泥地面。厂区内无杂草、积水，树皮等下脚料集中存放处理。

（2）热处理库、熏蒸库和成品库与原料存放场所、加工车间及办公、生活区域有效隔离。成品库应配备必要的防疫设施，防止有害生物再次侵染。

（3）配备相应的灭虫药械，定期进行灭虫防疫并做好记录。

4. 组织机构及人员管理

（1）建立职责明确的防疫管理小组，成员由企业负责人、相关部门负责人、除害处理技术人员等组成。防疫小组成员应熟悉有关检验检疫法律法规。

（2）配备经海关考核合格的协管员，应掌握木质包装检疫要求及除害处理效果验收标准，协助海关做好监管工作。协管员应为防疫管理小组成员。

（3）主要管理和操作人员应经海关培训并考核合格。除害处理技术及操作人员应掌握除害处理操作规程。

5. 防疫、质量管理体系

（1）明确生产质量方针和目标，将除害处理质量纳入质量管理目标。

（2）制定原料采购质量控制要求，建立原料采购台账，注明来源、材种、数量等。

（3）制定木质包装检疫及除害处理操作流程及质量控制要求，进行自检和除害处理效果检查，并做好记录。

（4）制定标识加施管理及成品库防疫管理要求，并做好进出库、销售记录，保证有效追溯产品流向。

（5）制定环境防疫控制要求，定期做好下脚料处理、环境防疫并做好记录。

（6）建立异常情况的处置和报告程序。

（六）出境粮食加工、仓储企业

1. 具有法人资格，在工商行政管理部门注册，持有“企业法人营业执照”，并具有粮食仓储经营的资格。

2. 仓储区域布局合理，不得建在有碍粮食卫生和易受有害生物侵染的区域，仓储区内不得兼营、生产、存放有毒有害物质。具有足够的粮食储存库房和场地，库场地面平整、无积水，货场应硬化，无裸露土地面。

3. 在装卸、验收、储存、出口等全过程建立仓储管理制度和质量管理体系，并运行有效。仓储企业的各台账记录应清晰完整，能准确反映出入库粮食物流信息及在储粮食信息，具备追溯性。台账在粮食出库后保存期限至少为2年。

4. 建立完善的有害生物监控体系，制订有害生物监测计划及储存库场防疫措施（如垛位间隔距离、场地卫生、防虫计划、防虫设施等），保留监测记录；制订有效的防鼠计划，储存库场及周围应当具备防鼠、灭鼠设施，保留防鼠记录；具有必要的防鸟设施。

5. 制订仓储粮食检疫处理计划，出现疫情时应及时上报海关，在海关的监管下由海关认可的检疫处理部门进行除害处理，并做好除害处理记录。

6. 建立质量安全事件快速反应机制，对储存期间及出入库时发现的撒漏、水湿、发霉、污染、掺伪、虫害等情况，能及时通知货主、妥善处理、做好记录并向海关报告，未经海关允许不得将有问题的货物码入垛内或出库。

7. 仓储粮食应集中分类存放，离地、离墙，堆垛之间应保留适当的间距，并以标牌示明货物的名称、规格、发站、发货人、收货人、车号、批号、垛位号及入库日期等。不同货物不得混杂堆放。

8. 应具备与业务量相适应的粮食检验检疫实验室，实验室具备品质、安全卫生常规项目检验能力及常见仓储害虫检疫鉴定能力。

9. 配备满足需要的仓库保管员和实验室检验员。经过海关培训并考核合格，能熟练完成仓储管理、疫情监控及实验室检测及检疫鉴定工作。

出口粮食中转、暂存库房、场地、货运堆场等设施的所属企业，应符合以上第2、4、5、6、7条要求。

（七）出境烟叶加工、仓储企业

1. 申请出口烟叶加工企业应符合的要求

（1）具有法人资格，在工商行政管理部门注册，持有“企业法人营业执照”，并具有烟叶及其副产品经营的资格。

（2）具有健全的质量管理体系，有完整的生产加工过程产品质量控制记录，获得质量体系认证或者具备相应的质量保证能力，且运行有效。

（3）了解原料烟叶产地、种植期间的质量和安全状况，对原料烟种植安全卫生管理提出要求，并提供技术指导和协助。

（4）具有完善的厂区及周边有害生物监测体系，监测人员应经过海关培训，监测设施齐备，具有监测计划、监测记录及检疫处理预案等。

（5）产品所使用的原料、辅料、添加剂应符合进口国家或地区法律、行政法规的规定和强制性标准。

（6）产品形成一定的规模，产品质量稳定，信誉良好，企业诚信度高。

（7）具有原料进货和产品销售台账，且至少保存至成品出口后 2 年。进货台账包括货物名称、规格、等级、数重量、批次号、来源地区、供货商及其联系方式、进货时间、除害处理时间、药剂及浓度等，销售台账包括货物名称、规格、等级、数量、批次号、进口国家或地区、收货人及其联系方式、加工时间、出口时间、除害处理时间、药剂及浓度等。在出口烟叶及其副产品的外包装和厂检合格单上标明检验检疫批次编号，完善溯源记录。

（8）符合其他相关规定。

2. 申请注册出口烟叶仓储企业应符合的要求

（1）具有法人资格，在工商行政管理部门注册，持有“企业法人营业执照”，并具有烟叶及其副产品经营的资格。

（2）仓储场地应保持整洁、仓库密闭情况良好，检疫处理场所和设施等应符合安全防护措施要求。

（3）国内销售烟草、出口烟草应分区分仓存放，出口烟草按种类堆垛整齐，并注明检验检疫批次号、数重量、生产厂、等级、生产年份，对已加工的烟草和未加工的烟草应分仓仓储。

（4）建立烟草仓储害虫监控体系，监测人员应经过海关培训，监测设施齐备，具有监测计划、监测记录及检疫处理预案等，定期将本单位仓储的虫情发生情况及所采取的防疫处理措施上报当地海关。

（5）仓库能够进行温、湿度监测与控制，仓库温湿度数据能够记录，确保适应烟叶及其副产品储存安全的温度和湿度，必要时采取降温、排湿措施。

（6）符合其他相关规定。

3. 申请注册出口烟叶中转、暂存场所应符合的要求

（1）仓储场地应保持整洁，具有防雨、防潮、防虫设施。

（2）出口烟草应按种类、检验检疫批次号分别堆码、堆垛整齐。

（3）具有有效的烟草仓储害虫监测措施，监测记录和检疫处理预案。

（4）符合其他相关规定。

十二、申请材料

（一）首次申请

1. 出境饲料生产、加工、存放企业

（1）出境饲料生产、加工、存放企业检验检疫注册登记申请表（随附申请注册登记的产品及原料清单）。

（2）生产工艺流程图，并标明必要的工艺参数（涉及商业秘密的除外）。

（3）厂区平面图。

以上材料，申请表提供一份原件，其他材料均提供一份复印件。

2. 出境新鲜水果（含冷冻水果）果园和包装厂

（1）出境水果果园申请材料如下：

①出境水果果园注册登记申请表。

②果园示意图、平面图。

（2）出境水果包装厂申请材料如下：

①出境水果包装厂注册登记申请表。

②包装厂厂区平面图，包装厂工艺流程及简要说明。

③提供水果货源的果园名单及包装厂与果园签订的有关水果生产、收购合约复印件。

以上材料，申请表提供一份原件，其他材料均提供一份复印件。

3. 出境种苗花卉生产企业

（1）出境种苗花卉生产经营企业注册登记申请表。

（2）种植基地及加工包装厂布局示意图、检测实验室平面图，以及主要生产加工区域、除害处理设施的照片。

以上材料，申请表提供一份原件，其他材料均提供一份复印件。

4. 出境竹木草制品生产企业

（1）出境竹木草制品生产企业注册登记申请表。

（2）企业厂区平面图及简要说明。

（3）生产工艺流程图，包括各环节的技术指标及相关说明。

（4）生产加工过程中所使用主要原辅料清单、自检自控计划。

以上材料，申请表提供一份原件，其他材料均提供一份复印件。

5. 出境货物木质包装除害处理标识加施企业

（1）出境货物木质包装除害处理标识加施资格申请考核表。

（2）企业厂区平面图及简要说明。

（3）热处理或者熏蒸处理等除害设施及相关技术、管理人员的资料。

以上材料，申请表提供一份原件，其他材料均提供一份复印件。

6. 出境粮食加工、存储企业

（1）出境其他植物生产、加工、存放企业注册登记申请表。

（2）企业厂区平面图及简要说明。

（3）涉及本企业粮食业务的全流程管理制度、质量安全控制措施和溯源管理体系说明。

（4）有害生物监测与控制措施（包括配备满足防疫需求的人员，具有对虫、鼠、鸟等的防疫措施及能力）。

以上材料，申请表提供一份原件，其他材料均提供一份复印件。

7. 出境烟叶加工、仓储企业

（1）出境其他植物产品生产、加工、存放企业注册登记申请表。

（2）企业厂区平面图及简要说明。

（3）生产加工情况的说明材料。

以上材料，申请表提供一份原件，其他材料均提供一份复印件。

（二）变更申请

1. 出口动植物产品生产、加工、存放企业注册登记变更申请表。

2. 与变更内容相关的资料（变更项目的生产工艺说明、产业政策证明材料）。

以上材料，申请表提供一份原件，其他材料均提供一份复印件。

（三）延续申请

企业延期申请书。申请书提供一份原件。

（四）注销申请

注销申请书。申请书提供一份原件。

企业取得准予注销许可后应当一并交回原注册登记证书。

十三、办理流程

1. 企业登录海关总署“互联网＋海关”全国一体化在线政务服务平台（http://online.customs.gov.cn）向所在地直属海关或隶属海关提出网上申请，提交电子版申请材料。

2. 所在地直属海关或隶属海关受理申请后，应当根据法定条件和程序进行全面审查，自受理之日起 20 个工作日内作出决定。审核工作参照“出境动植物及其产品、其他检疫物的生产、加工、存放单位注册登记”审查工作细则实施。

3. 经审查符合许可条件的，依法作出准予注册登记许可的书面决定，并送达申请人，同时核发注册登记证书。经审查不符合许可条件的，出具不予许可决定书。

首次、变更、延续、注销申请均按上述流程办理。

出境植物及其产品、其他检疫物的生产、加工、存放单位注册登记业务流程见图 5-2。

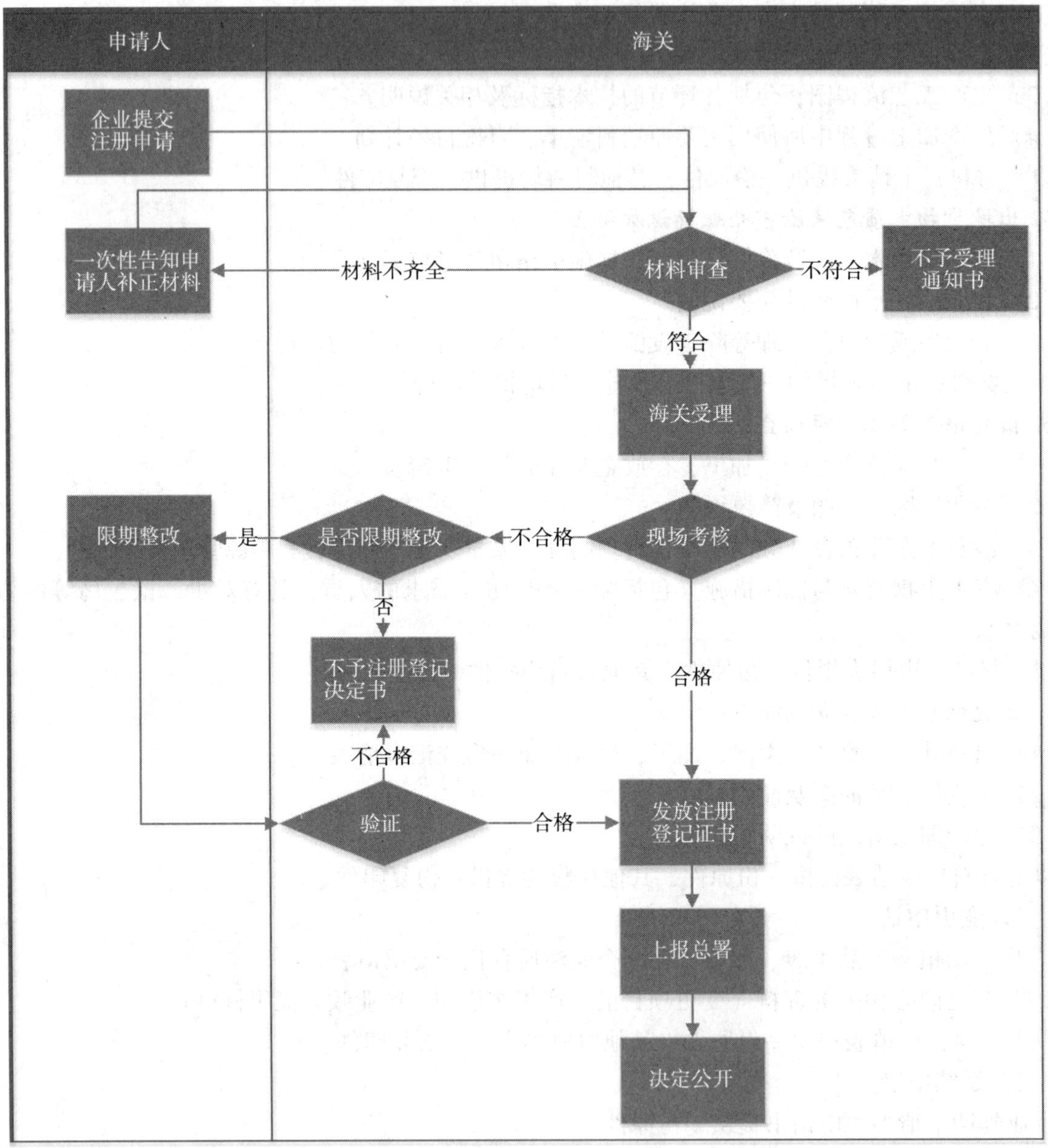

图 5-2　出境植物及其产品、其他检疫物的生产、加工、存放单位注册登记业务流程

十四、办理形式

网上或窗口办理。

十五、到办理现场次数

0 次。

十六、审查标准

申请材料填写准确、完整、真实、有效。

十七、通办范围

直属海关、隶属海关。

十八、预约办理

否。

十九、网上支付

否。

二十、物流快递

否。

二十一、办理地点

（一）网上办理：用户登录“互联网+海关”一体化网上办事平台（http：//online. customs. gov. cn），进入“行政审批”模块，点击“出境特定动植物及其产品和其他检疫物的生产、加工、存放单位注册登记”后办理。

（二）窗口办理：到各直属海关、隶属海关现场相关业务窗口。

二十二、办理时间

（一）现场办理时间：各直属海关现场审批窗口部门工作时间（见各直属海关网站）或拨打12360海关服务热线。

（二）网上办理时间：

1. 企业申请时间：24小时。
2. 海关审核时间：周一至周五，各直属海关或隶属海关工作时间。

二十三、咨询电话

12360海关服务热线。

二十四、监督电话

12360海关服务热线。

附件 1

供港澳食用陆生动物饲养场注册登记

申　请　表

申请企业：____________

主管海关：____________

申请日期：____________

申请项目：□猪　□禽　□牛　□羊　□其他

申请类别：□首次　□变更　□延续　□其他

海关总署　监制

<table>
<tr><td rowspan="11">概况</td><td>饲养场名称</td><td colspan="3"></td></tr>
<tr><td>地址</td><td colspan="3"></td></tr>
<tr><td>统一社会信用代码</td><td colspan="3"></td></tr>
<tr><td>地理坐标</td><td colspan="3">东经：，北纬：</td></tr>
<tr><td>电子邮箱</td><td colspan="3"></td></tr>
<tr><td>邮政编码</td><td></td><td>传真</td><td></td></tr>
<tr><td>营业执照登记名称</td><td></td><td>法定代表人或负责人及联系电话</td><td></td></tr>
<tr><td>联系人</td><td></td><td>联系电话</td><td></td></tr>
<tr><td>兽医人数</td><td></td><td>员工人数</td><td></td></tr>
<tr><td>资格条件</td><td colspan="3">□动物防疫条件合格证</td></tr>
<tr><td>制度情况</td><td colspan="3">□日常卫生管理 □防疫消毒 □动物疫情报告
□疫病防治 □用药管理 □种畜引进管理
□饲料及添加剂使用管理 □饲养管理记录
□畜禽（牛羊育肥、禽养殖）引进管理
□其他：</td></tr>
<tr><td rowspan="4">生产情况</td><td>动物品种</td><td colspan="3"></td></tr>
<tr><td>饲养模式</td><td colspan="3">□自繁自养（猪、禽）　□其他（猪）：
□育肥（牛、羊）　□其他：</td></tr>
<tr><td>最大存栏量</td><td></td><td>年最大出栏量</td><td></td></tr>
<tr><td>饲料来源</td><td colspan="3">□外购　□自配　□其他：</td></tr>
</table>

<table>
<tr><td rowspan="4">设施情况</td><td>场区总面积</td><td>m^2</td><td>生产区面积</td><td>m^2</td></tr>
<tr><td>种群栏舍</td><td>栋，　　m^2</td><td>保育栏舍</td><td>栋，　　m^2</td></tr>
<tr><td>育成栏舍</td><td>栋，　　m^2</td><td>患病动物隔离栏舍</td><td>栋，　　m^2</td></tr>
<tr><td>死亡畜禽处理设施</td><td colspan="3">□焚烧 □深埋 □化学处理 □其他：</td></tr>
<tr><td>变更项目及原因</td><td colspan="4"></td></tr>
<tr><td>申请单位声明</td><td colspan="4">本企业自愿申请注册登记，保证所填报的材料真实无误，并将严格遵守《中华人民共和国进出境动植物检疫法》及其实施条例、《中华人民共和国行政许可法》、《中华人民共和国动物防疫法》等相关规定，接受海关的监督管理，做好免疫、消毒、隔离、净化、无害化处理等动物防疫工作，履行产品质量安全主体责任，保护动物福利，承担社会责任，确保供港澳食用陆生动物的生物安全和食品安全。
法定代表人签名：　　　　（企业公章）
年　月　日</td></tr>
<tr><td colspan="5">以下由海关填写</td></tr>
<tr><td>受理意见</td><td colspan="4">受理人签名：
年　月　日</td></tr>
<tr><td>审核意见</td><td colspan="4">（主管部门公章）
负责人签名：
年　月　日</td></tr>
<tr><td>审批意见</td><td colspan="4">（单位公章）
负责人签名：
年　月　日</td></tr>
</table>

备注：如通过线上信息化系统办理，海关填写部分不用填写。

第六章｜进出境动植物检疫除害处理单位核准

一、事项名称

进出境动植物检疫除害处理单位核准。

二、事项类型

行政许可。

三、设定及实施依据

（一）《进出境动植物检疫法实施条例》

第五十五条 从事进出境动植物检疫熏蒸、消毒处理业务的单位和人员，必须经口岸动植物检疫机关考核合格。

口岸动植物检疫机关对熏蒸、消毒工作进行监督、指导，并负责出具熏蒸、消毒证书。

（二）其他

1.《出入境检疫处理单位和人员管理办法》（国家质检总局令第181号公布，根据海关总署令第238号、第240号修正）。

第二条 本办法适用于对出入境检疫处理单位和人员的核准以及监督管理。

第六条 检疫处理单位和人员应当在核准范围内从事出入境检疫处理工作；未经核准，不得从事或者超范围从事出入境检疫处理工作。

海关根据相关法律法规或者输入国家（地区）要求，对需要实施检疫处理的对象，向货主或者其代理人签发检验检疫处理通知书。货主或者其代理人应当委托有资质的检疫处理单位实施检疫处理。

2.《海关总署办公厅关于取消从事进出境动植物检疫处理业务人员资格许可的通知》（署办动植函〔2020〕16号）。

3.《国务院关于深化“证照分离”改革进一步激发市场主体发展活力的通知》（国发〔2021〕7号）。

4. 海关总署关于印发《海关深化“证照分离”改革进一步激发市场主体发展活力的实施方案》的通知（署法发〔2021〕60号）。

5.《关于进一步优化出入境检疫处理监督工作的公告》（海关总署公告2022年第77号）。

6.《海关总署办公厅关于进一步规范进出境动植物检疫除害处理单位核准和监督工作的通知》（署办动植函〔2022〕13号）。

四、实施机构

各直属海关。

五、法定办结时限

自受理申请之日起20个工作日内作出是否核准的决定。20个工作日内不能作出决定的，经直属海关负责人批准，可以延长10个工作日，并将延长期限的理由书面告知申请单位。

六、承诺办结时限

自受理申请之日起20个工作日内作出是否核准的决定。20个工作日内不能作出决定的，经直属海关负责人批准，可以延长10个工作日，并将延长期限的理由书面告知申请单位。

七、结果名称

进出境动植物检疫除害处理核准证书。

八、结果样本

进出境动植物检疫除害处理核准证书。

九、收费标准

无。

十、收费依据

无。

十一、申请条件

按照实施方式和技术要求，进出境动植物检疫除害处理单位分为A类、B类、C类。其中，A类为动植物病虫害熏蒸消毒处理（大宗动植物产品船舶熏蒸）；B类为动植物病虫害熏蒸除害处理（A类熏蒸除外）；C类为动植物病虫害消毒除害处理（不包括动植物检疫防疫消毒）。《出入境检疫处理单位和人员管理办法》中规定的D类、E类、F类、G类处理业务，以及C类中的卫生检疫消毒业务，实施单位无须取得海关核准。

1. 申请从事进出境动植物检疫除害处理工作的单位，应当具备下列基本条件：

（1）具有独立法人资格；

（2）具有满足条件的办公场所；

（3）申请从事的检疫处理类别需要使用危险化学品的，其从业人员及危险化学品的运输、储存、使用应当符合国家有关规定；

（4）使用的出入境检疫处理器械、药剂以及计量器具应当符合国家有关规定；

（5）具有必要的出入境检疫处理安全防护装备、急救药品和设施；

（6）建立有效的质量控制、效果评价、安全保障以及突发事件应急机制等管理制度；

（7）建立完整的出入境检疫处理业务档案、技术培训档案和职工职业健康档案管理制度；

（8）配备经直属海关核准的检疫处理人员；

（9）配备专职或者兼职安全员，法律法规有规定的，还应当具备相应的资质。

2. 申请从事A类进出境动植物检疫除害处理工作的单位，除应当具备《出入境检疫处理单位和人员管理办法》（以下简称“本办法”）第七条所列条件以外，还应当符合下列条件：

（1）具有B类出入境检疫处理资质3年以上，近3年无安全和质量事故；

（2）药品、仪器、设备、材料、专用药品库及操作规范符合法律法规、标准和技术规范的要求；

（3）配备检疫处理熏蒸气体浓度测定仪器、残留毒气检测仪器、大气采样仪器等设备。

3. 申请从事 B 类进出境动植物检疫除害处理工作的单位，除应当具备本办法第七条所列条件以外，还应当符合下列条件：

（1）处理场所、药品、仪器、设备、材料、专用药品库及操作规范符合法律法规、标准和技术规范的要求；

（2）配备检疫处理熏蒸气体浓度测定仪器、残留毒气检测仪器、大气采样仪器等设备。

4. 申请从事 C 类进出境动植物检疫除害处理工作的单位，除应当具备本办法第七条所列条件以外，还应当符合下列条件：

（1）药品、仪器、设备、材料、专用药品库及操作规范符合法律法规、标准和技术规范的要求；

（2）配备消毒效果评价相关检测设备。

5. 有下列情形之一的，检疫处理单位应当自变更之日起 30 日内向颁发核准证书的直属海关申请办理变更手续：

（1）法定代表人变更；

（2）检疫处理人员变更；

（3）其他重大事项变更。

6. 检疫处理单位需要延续核准证书有效期的，向颁发核准证书的直属海关申请办理延续手续；有效期 6 年届满 3 个月前。

7. 有下列情形之一的，检疫处理单位需要向颁发核准证书的直属海关申请办理注销手续：

（1）检疫处理单位核准证书有效期届满未申请延续的；

（2）检疫处理单位依法终止的；

（3）核准证书依法被撤销、撤回或者吊销的；

（4）因不可抗力导致许可事项无法实施的；

（5）法律、法规规定的应当注销的其他情形。

十二、申请材料

（一）核准申请

登录海关总署“互联网+海关”全国一体化在线政务服务平台（http：//online. customs. gov. cn）在线填写申请表，并根据随附单证要求上传扫描件。随附单证要求：

1. “进出境动植物检疫除害处理单位核准申请表”原件扫描件；

2. 工商营业执照原件扫描件；

3. 申请单位所在地地方政府对检疫处理单位实施职业卫生安全许可的，提交职业卫生安全许可证原件扫描件；

4. 申请单位章程、质量管理体系、安全保障体系、突发事件应急机制、检疫处理操作规范等文件材料原件扫描件。

（二）变更申请

登录海关总署“互联网+海关”全国一体化在线政务服务平台（http：//online. customs. gov. cn）在线填写“进出境动植物检疫除害处理单位变更申请表”。

（三）延续申请

登录海关总署“互联网+海关”全国一体化在线政务服务平台（http：//online. customs. gov. cn）在线填写“进出境动植物检疫除害处理单位延续申请表”。

（四）注销申请

登录海关总署“互联网+海关”全国一体化在线政务服务平台（http：//online. customs. gov. cn）

在线填写“进出境动植物检疫除害处理单位注销申请表”。

取得准予注销许可后，应交回原“进出境动植物检疫除害处理单位核准证书”（纸质原件一份）。

十三、办理流程

进出境动植物检疫除害处理单位核准流程见图 6-1。

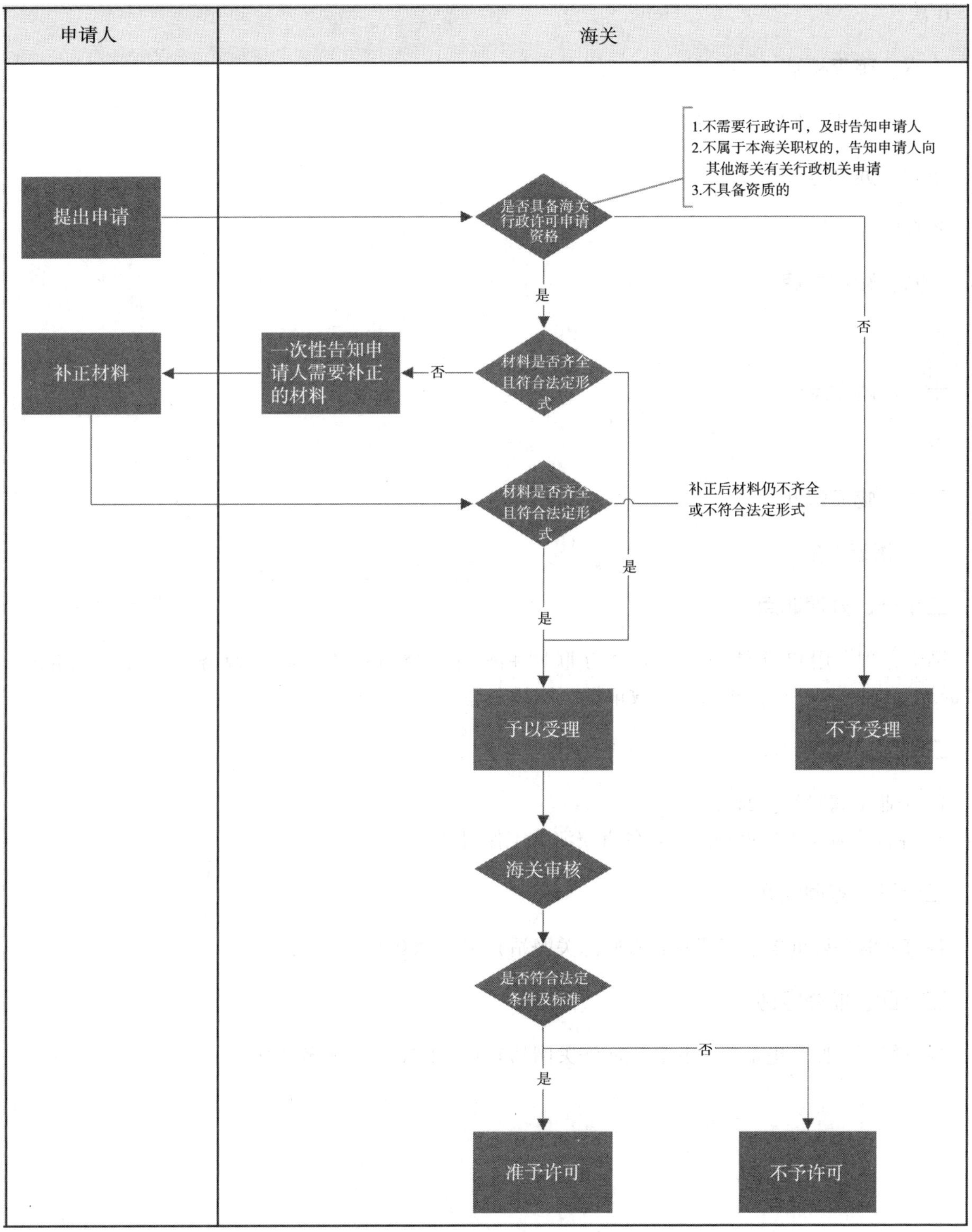

图 6-1　进出境动植物检疫除害处理单位核准流程

十四、办理形式

网上办理。

十五、到办理现场次数

0 次。

十六、审查标准

申请材料填写准确、完整、真实、有效。

十七、通办范围

各直属海关关区。

十八、预约办理

否。

十九、网上支付

否。

二十、物流快递

支持物流快递。

二十一、办理地点

网上办理。用户登录海关总署“互联网+海关”全国一体化在线政务服务平台（http：//online. customs. gov. cn），进入“行政审批”版块办理。

二十二、办理时间

1. 企业申请时间：24 小时。
2. 各直属海关审核办理时间：各直属海关工作时间。

二十三、咨询电话

各直属海关咨询电话（详见各直属海关网站）或 12360 海关服务热线。

二十四、监督电话

各直属海关监督电话（详见各直属海关网站）或 12360 海关服务热线。

第七章｜进境动植物产品国外生产、加工、存放单位注册登记

第一节｜进境动物产品国外生产、加工、存放单位注册登记

一、事项名称

进境动物产品国外生产、加工、存放单位注册登记。

二、事项类型

行政确认。

三、设定及实施依据

（一）《进出境动植物检疫法实施条例》

第十七条 国家对向中国输出动植物产品的国外生产、加工、存放单位，实行注册登记制度。具体办法由国务院农业行政主管部门制定。

（二）其他

1.《进出口饲料和饲料添加剂检验检疫监督管理办法》（国家质检总局令第118号公布，根据国家质检总局令第184号和海关总署令第238号、第240号、第243号、第262号修正）；

2.《进出境非食用动物产品检验检疫监督管理办法》（国家质检总局令第159号公布，根据国家质检总局令第184号和海关总署令第238号、第240号、第262号修正）；

3.《进境水生动物检验检疫监督管理办法》（国家质检总局令第183号公布，根据海关总署令第243号修正）。

四、实施机构

海关总署。海关总署动植物检疫司负责进境动物产品国外生产、加工、存放单位注册审查，所有关键环节包括申请受理、文件审查、组建专家组、专家评审（包括文件审查及境外现场评审）、审核、结果反馈。

五、法定办结时限

无。

六、承诺办结时限

自受理之日起20个工作日内作出决定；不能作出决定的，经负责人批准，可以延长10个工作日。涉及首次输华检疫准入事项的除外。

七、结果名称

进境动物产品国外生产、加工、存放注册登记单位名单。

八、结果样本

注册登记决定以外函方式通报输出国家或者地区官方主管部门，将需整改后批准的和不予注册的企业情况一并告知。批准注册登记的企业名单在海关总署网站公布。

九、收费标准

不收费。

十、收费依据

无。

十一、申请条件

1. 向中国输出动物产品的境外生产加工企业应当符合输出国家或者地区相关法律法规和标准要求，并达到中国有关法律法规和强制性标准要求。

2. 产品种类：动物遗传物质（精液、胚胎）、动物源性饲料（水生动物蛋白、陆生动物蛋白、动物油脂、宠物食品等）、高中风险非食用动物产品（生皮毛、水洗羽毛羽绒、热处理动物骨等）、饲料添加剂、生物材料（牛血液制品）等。

3. 国外动物产品生产、加工、存放单位的注册登记首次、延续、变更和注销申请。

4. 动物产品已获准入资质。

十二、申请材料

（一）注册登记

注册登记需提交的材料见表7-1。

表7-1　注册登记需提交的材料

序号	提交材料名称	原件/复印件	份数	纸质/电子	要求
1	输出国家或者地区相关动物疫情防控、兽医卫生管理、兽药残留控制、生产企业注册管理等方面的法律法规和标准规范	复印件	1	纸质/电子	中文或英文
2	输出国家或者地区主管部门机构设置、实验室检测体系以及管理和技术人员配置情况	复印件	1	纸质/电子	中文或英文
3	输出国家或者地区主管部门对其推荐企业的检验检疫、兽医卫生控制情况的评估	原件	1	纸质/电子	中文或英文

表7-1 续

序号	提交材料名称	原件/复印件	份数	纸质/电子	要求
4	生产、加工、存放企业信息（企业名称、地址、官方批准编号），注册产品信息（产品名称、主要原料、用途等），企业产品允许在输出国家或者地区自由销售的官方证明	原件或扫描件	1	纸质/电子	中文或英文

（二）延续申请

材料同注册登记。

（三）变更申请

变更申请需提交材料见表 7-2。

表 7-2　变更申请需提交材料

序号	提交材料名称	原件/复印件	份数	纸质/电子	要求
1	输出国家或者地区主管部门对已注册登记企业信息变更的证明性材料	复印或扫描件	1	纸质/电子	中文或英文

（四）注销申请

注册登记的境外生产、加工、存放企业不再向中国输出动物产品的，输出国家或者地区主管部门书面通报海关总署。

十三、办理流程

（一）推荐

实施注册登记管理的动物产品境外生产、加工、存放企业，经输出国家或者地区主管部门审查合格后向海关总署推荐。

（二）审查

审核工作参照“进境动植物产品国外生产、加工、存放单位注册登记”审查工作细则实施。

1. 审查环节

海关总署对推荐材料进行审查，必要时经与输出国家或者地区主管部门协商，派出专家到输出国家或者地区对申请注册登记的企业进行检查评估。

2. 审查内容

（1）文件审查。动植物检疫司相关业务处室收到国（境）外生产、加工、存放单位通过国（境）外官方主管部门提交的进境动物产品生产、加工、存放单位注册书面申请后，对申请材料进行审核，重点审核提交材料是否齐全。如有问题，及时告知驻华使馆相关问题，并要求补正。

（2）申请受理。申请事项属于本单位职权范围，申请材料齐全、符合法定形式，或者申请人按照本单位的要求提交全部补正申请材料的，予以受理行政许可申请。

（3）组建专家组。动植物检疫司相关业务处室针对提交申请情况，综合考虑专家的专业背景、此前执行注册任务情况等，从各地方海关选择熟悉业务的专家组成文件审核专家组和现场评审专家组，两组人员可以不同。

（4）专家评审。动植物检疫司相关业务处室在收到申请材料并完成形式审核后，视申请情况集中安排专家对申请文件进行审核，重点是对照议定书和中国法律法规要求，审核材料中是否存在不符合中方要求的内容，由文件审核专家组形成现场评审方案。动植物检疫司相关业务处室与国（境）外官方主管部门商定现场评审时间、路线、评审企业名单等情况，现场评审前确定现场评审专家组人员组成、检查方案等。

（5）审核。专家组将评审报告初稿转交动植物检疫司进行审核。

（6）结果反馈。审查结束后，动植司相关业务处室起草外函后向国（境）外官方主管部门反馈，对符合要求的企业进行注册登记并函告国（境）外官方主管部门，将需整改后批准的和不予注册的企业情况一并告知。获准注册登记的企业名单在海关总署网站公布。

（三）注册登记

符合要求的国家或者地区的境外生产、加工、存放企业，经检查合格的予以注册登记。不符合要求的国家或者地区的境外生产加工存放企业，不予注册登记。

进境动物产品国外生产、加工、存放单位注册登记办理业务流程见图 7-1。

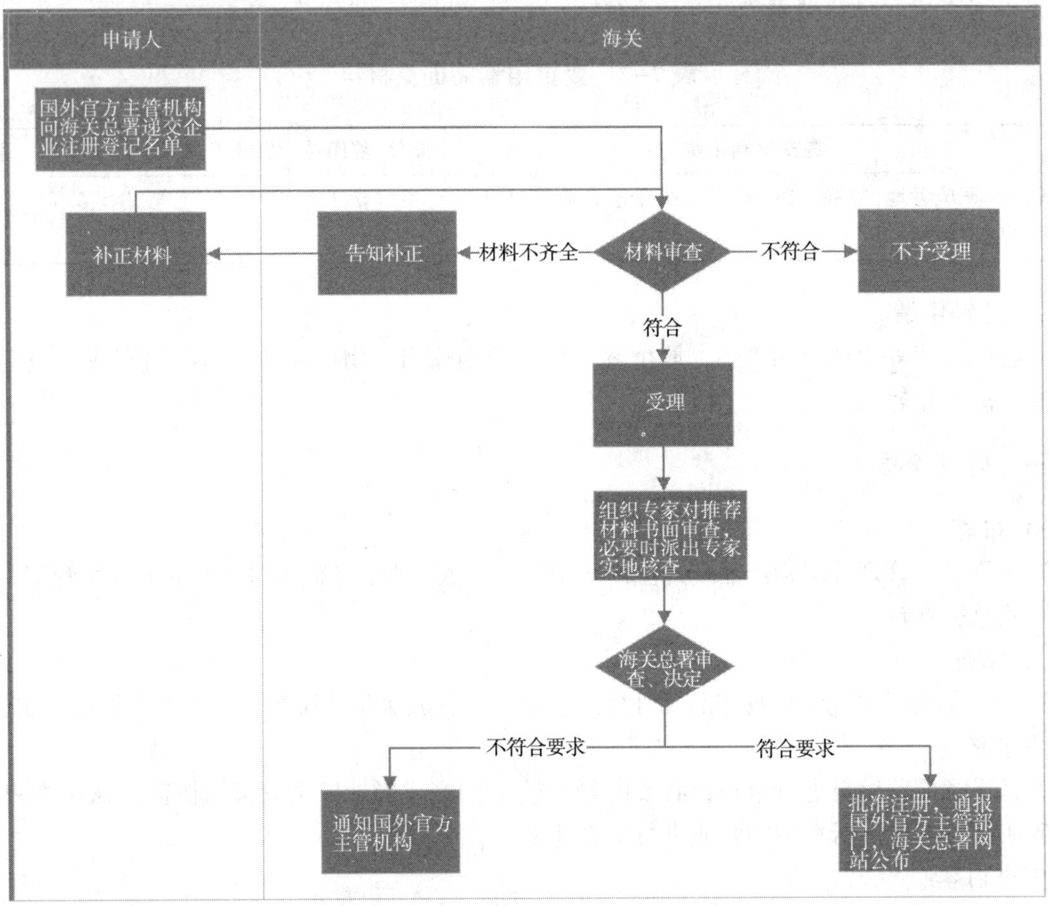

图 7-1　进境动物产品国外生产、加工、存放单位注册登记办理业务流程

十四、办理形式

网上办理。

十五、到办理现场次数

0 次。

十六、审查标准

输出国家或地区官方规章制度的符合性、充分性、科学性，是否符合有关国际规则，是否充分满足检验检疫要求。推荐企业的硬件设施和管理制度是否符合实际生产、加工、存放要求，生产、加工、存放的工艺和条件是否符合防疫要求，产品是否符合中国法律法规和相关检验检疫标准要求。

十七、通办范围

海关总署。

十八、预约办理

否。

十九、网上支付

否。

二十、物流快递

支持物流快递。

二十一、办理地点

网上办理。登录海关总署“互联网+海关”全国一体化在线政务服务平台（http://online.customs.gov.cn），进入“动植物检疫”版块，点击“进境动物产品国外生产、加工、存放单位注册登记”后办理。

二十二、办理时间

1. 输出国家或者地区主管部门推荐时间：24小时。
2. 海关总署审核办理时间以对外公布办公时间为准。

二十三、咨询电话

12360海关服务热线。

二十四、监督电话

12360海关服务热线。

第二节｜进境植物产品国外生产、加工、存放单位注册登记

一、事项名称

进境植物产品国外生产、加工、存放单位注册登记。

二、事项类型

注册登记。

三、设定及实施依据

（一）《进出境动植物检疫法实施条例》

第十七条 国家对向中国输出动植物产品的国外生产、加工、存放单位，实行注册登记制度。

具体办法由国务院农业行政主管部门制定。

（二）其他

1.《进境水果检验检疫监督管理办法》（国家质检总局令第 68 号公布，根据海关总署令第 238 号、第 243 号修正）；

2.《进出口饲料和饲料添加剂检验检疫监督管理办法》（国家质检总局令第 118 号公布，根据国家质检总局令第 184 号和海关总署令第 238 号、第 240 号、第 243 号、第 262 号修正）；

3.《进出境粮食检验检疫监督管理办法》（国家质检总局令第 177 号公布，根据海关总署令第 238 号、第 240 号、第 243 号修正）。

四、实施机构

海关总署。海关总署动植物检疫司负责进境植物产品国外生产、加工、存放单位注册审查，所有关键环节包括申请受理、文件审查、组建专家组、专家评审（包括文件审查及境外现场评审）、审核、结果反馈。

五、法定办结时限

无。

六、承诺办结时限

自收到国外官方推荐的注册企业名单 20 个工作日内办结。如有特殊情况，经负责人批准，可延长 10 个工作日。涉及首次输华检疫准入事项的除外。

七、结果名称

进境植物产品国外生产、加工、存放注册登记单位名单。

八、结果样本

注册登记决定以外函方式通报输出国家或者地区官方主管部门，将需整改后批准的和不予注册的企业情况一并告知。批准注册登记的企业名单在海关总署网站公布。

九、收费标准

不收费。

十、收费依据

无。

十一、申请条件

1. 向中国输出植物产品的境外生产加工企业应当符合输出国家或者地区的相关法律法规和标准要求，并达到中国有关法律法规和强制性标准要求。

2. 产品种类：粮食（大豆、小麦、大麦、油菜籽、玉米等）、水果、植物源性饲料（粕类饲料、饲草等）等。

3. 国外植物产品生产、加工、存放单位的注册登记首次、延续、变更和注销申请。

4. 植物产品已获准入资质。

十二、申请材料

（一）注册登记

注册登记需提交材料见表 7-3。

表 7-3　注册登记需提交材料

序号	提交材料名称	原件/复印件	份数	纸质/电子	要求
1	输出国家或者地区相关植物疫情防控、植物保护、农药残留控制、生产企业注册管理等方面的法律法规和标准规范	复印件	1	纸质/电子	中文或英文
2	输出国家或者地区主管部门机构设置、实验室检测体系以及管理和技术人员配置情况	复印件	1	纸质/电子	中文或英文
3	输出国家或者地区主管部门对其推荐企业的检验检疫、卫生控制实际情况的评估	原件	1	纸质/电子	中文或英文
4	生产、加工、存放企业信息（企业名称、地址、官方批准编号），注册产品信息（产品名称、主要原料、用途等），企业产品允许在输出国家或者地区自由销售的官方证明	原件或扫描件	1	纸质/电子	中文或英文

（二）延续申请

延续申请需提交材料同注册登记。

（三）变更申请

变更申请需提交的材料见表 7-4。

表 7-4　变更申请需提交材料

序号	提交材料名称	原件/复印件	份数	纸质/电子	要求
1	输出国家或者地区主管部门对已注册登记企业信息变更的证明性材料	复印或扫描件	1	纸质/电子	中文或英文

（四）注销申请

出口国（地区）官方出具注销申请。

十三、办理流程

（一）推荐

实施注册登记管理的植物产品境外生产、加工、存放企业，经输出国家或者地区主管部门审查合格后向海关总署推荐。

（二）审查

审核工作参照“进境动植物产品国外生产、加工、存放单位注册登记”审查工作细则实施。

1. 审查环节

海关总署对推荐材料进行审查，必要时经与输出国家或者地区主管部门协商，派出专家到输出国家或者地区对申请注册登记的企业进行检查评估。

2. 审查内容

（1）文件审查。动植物检疫司相关业务处室收到国（境）外生产、加工、存放单位通过国

（境）外官方主管部门提交的进境植物产品生产、加工、存放单位注册书面申请后，对申请材料进行审核，重点审核提交材料是否齐全。如有问题，及时告知驻华使馆相关问题，并要求补正。

（2）申请受理。申请事项属于本单位职权范围，申请材料齐全、符合法定形式，或者申请人按照本单位的要求提交全部补正申请材料的，予以受理行政许可申请。

（3）组建专家组。动植物检疫司相关业务处室针对提交申请情况，综合考虑专家的专业背景、此前执行注册任务情况等，从各地方海关选择熟悉业务的专家组成文件审核专家组和现场评审专家组，两组人员可以不同。

（4）专家评审。动植物检疫司相关业务处室在收到申请材料并完成形式审核后，视申请情况集中安排专家对申请文件进行审核，重点是对照议定书和中国法律法规要求，审核材料中是否存在不符合中方要求的内容，由文件审核专家组形成现场评审方案。动植物检疫司相关业务处室与国（境）外官方主管部门商定现场评审时间、路线、评审企业名单等情况，现场评审前确定现场评审专家组人员组成、检查方案等。

（5）审核。专家组将评审报告初稿转交动植物检疫司进行审核。

（6）结果反馈。审查结束后，动植物检疫司相关业务处室起草外函后向国（境）外官方主管部门反馈，对符合要求的企业进行注册登记并函告国（境）外官方主管部门，将需整改后批准的和不予注册的企业情况一并告知。获准注册登记的企业名单在动植物检疫司网站公布。

（三）注册登记

符合要求的国家或者地区的境外生产、加工、存放企业，经检查合格的予以注册登记。不符合要求的国家或者地区的境外生产加工存放企业，不予注册登记。

进境植物产品国外生产、加工、存放单位注册登记办理业务流程见图 7-2。

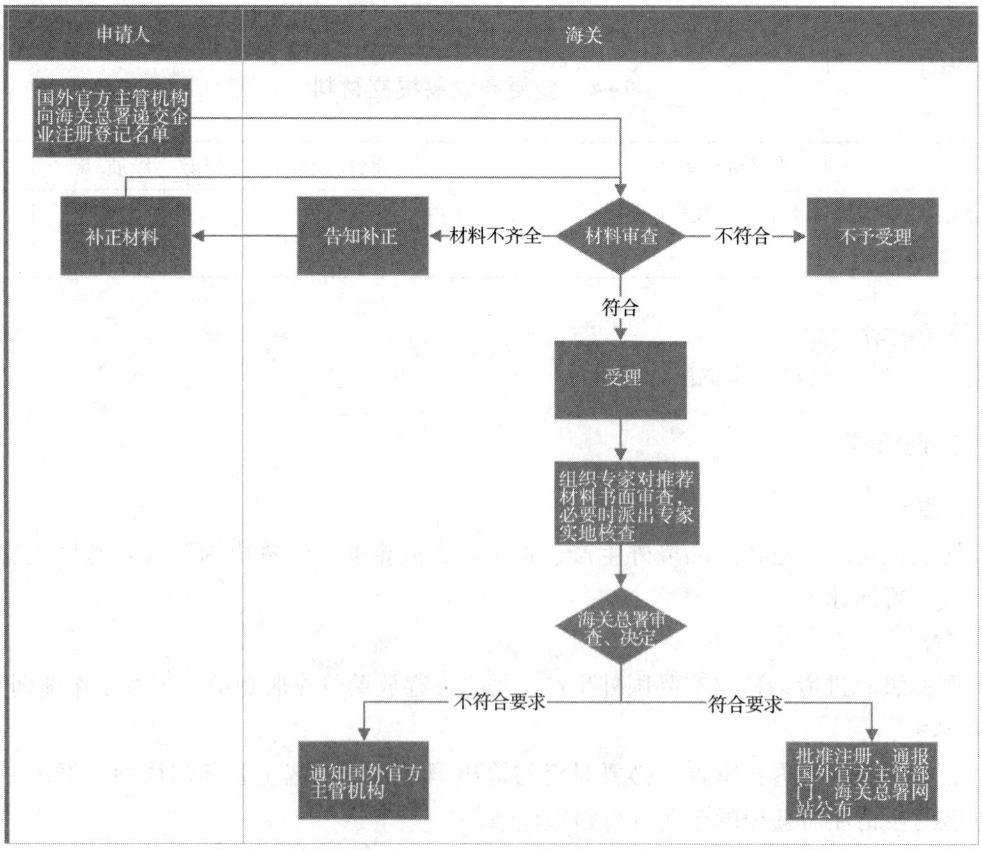

图 7-2　进境植物产品国外生产、加工、存放单位注册登记办理业务流程

十四、办理形式

网上办理。

十五、到办理现场次数

0 次。

十六、审查标准

申请材料填写准确、完整、真实、有效。

十七、通办范围

海关总署。

十八、预约办理

否。

十九、网上支付

否。

二十、物流快递

支持物流快递。

二十一、办理地点

网上办理。登录海关总署“互联网+海关”全国一体化在线政务服务平台（http：//online. customs. gov. cn），进入“行政审批”版块，点击“进境植物产品国外生产、加工、存放单位注册登记”后办理。

二十二、办理时间

1. 输出国家或者地区主管部门推荐时间：24 小时。
2. 海关总署审核办理时间以对外公布办公时间为准。

二十三、咨询电话

12360 海关服务热线。

二十四、监督电话

12360 海关服务热线。

第八章 进境动植物产品生产、加工、存放过程的检疫监督

第一节 进境非食用动物产品存放、加工过程的检疫监督

一、事项名称

进境非食用动物产品存放、加工过程的检疫监督。

二、事项类型

行政检查。

三、设定及实施依据

（一）《进出境动植物检疫法》

第七条 国家动植物检疫机关和口岸动植物检疫机关对进出境动植物、动植物产品的生产、加工、存放过程，实施检疫监督制度。具体办法由国务院农业行政主管部门制定。

（二）《进出境动植物检疫法实施条例》

第五十三条 国家动植物检疫局和口岸动植物检疫机关对进出境动植物、动植物产品的生产、加工、存放过程，实施检疫监督制度。具体办法由国务院农业行政主管部门制定。

（三）其他

1.《进出境非食用动物产品检验检疫监督管理办法》（国家质检总局令第159号公布，根据国家质检总局令第184号和海关总署令第238号、第240号、第262号修正）。

第二十一条 进境非食用动物产品，由进境口岸海关实施检验检疫。

因口岸条件限制等原因，进境后应当运往指定企业检疫的非食用动物产品，由进境口岸海关实施现场查验和相应防疫消毒处理后，通知指定企业所在地海关。货主或者其代理人将非食用动物产品运往检疫许可证列明的指定企业后，应当向指定企业所在地海关申报，由指定企业所在地海关实施检验检疫，并对存放、加工过程实施检疫监督。

第三十一条 海关对进境非食用动物产品存放、加工过程，实施检疫监督制度。

2.《关于优化进境非食用动物产品风险级别及检验检疫监管措施的公告》（海关总署公告2024年第208号）

进境Ⅰ级风险产品进境后在指定企业存放、加工并接受检验检疫监督。

四、实施机构

各直属海关。

五、法定办结时限

自受理申请之日起20个工作日之内。

六、承诺办结时限

自受理申请之日起20个工作日之内。

七、结果名称

进境非食用动物产品存放、加工指定企业名单。

八、结果样本

在海关总署网站公布指定企业名单。

九、收费标准

不收费。

十、收费依据

无。

十一、申请条件

符合进境非食用动物产品生产、加工、存放企业兽医卫生基本要求。

十二、办理（申请）材料

（一）新申请指定

1. 进境非食用动物产品生产、加工、存放指定企业申请表。

2. 厂区平面图。

3. 工艺流程图，包括加工的温度，使用化学试剂的种类、浓度和pH值、处理的时间和使用的有关设备等情况。（此项不适用于存放企业）

4. 规章制度：应涵盖生产、加工、存放各环节，包括兽医卫生防疫工作领导小组及其职责、出入库及加工登记管理制度、防疫处理制度、检疫处理药物管理制度、出入库登记及加工登记制度、人员管理制度、疫情应急处置预案以及有效的防火、防盗、防鸟、防虫、灭鼠等安全保障制度。

（二）申请变更

1. 进境非食用动物产品生产、加工、存放指定企业申请表。

2. 企业改建或扩建平面图（适用于调整加工、存放能力及加工产品种类）。

3. 工艺流程图，包括加工的温度，使用化学试剂的种类、浓度和pH值、处理的时间和使用的有关设备等情况。（此项不适用于存放企业）

4. 图片资料。有关生产、加工、存放设施布局发生变更的情况。

十三、办事流程

1. 企业登录海关总署“互联网+海关”全国一体化在线政务服务平台（http：//

online. customs. gov. cn）向所在地直属海关申请，提交电子版申请材料。

2. 直属海关收到申请后对申请材料进行审查，不符合受理条件的不予受理，材料符合或经补正合格的予以受理。

3. 直属海关受理申请后，组织进行现场评估，评估合格的，上报海关总署备案；评估不合格的，不予核准。

4. 海关总署在官网公布指定企业名单。

进境非食用动物产品存放、加工过程的检疫监督办理业务流程见图 8-1。

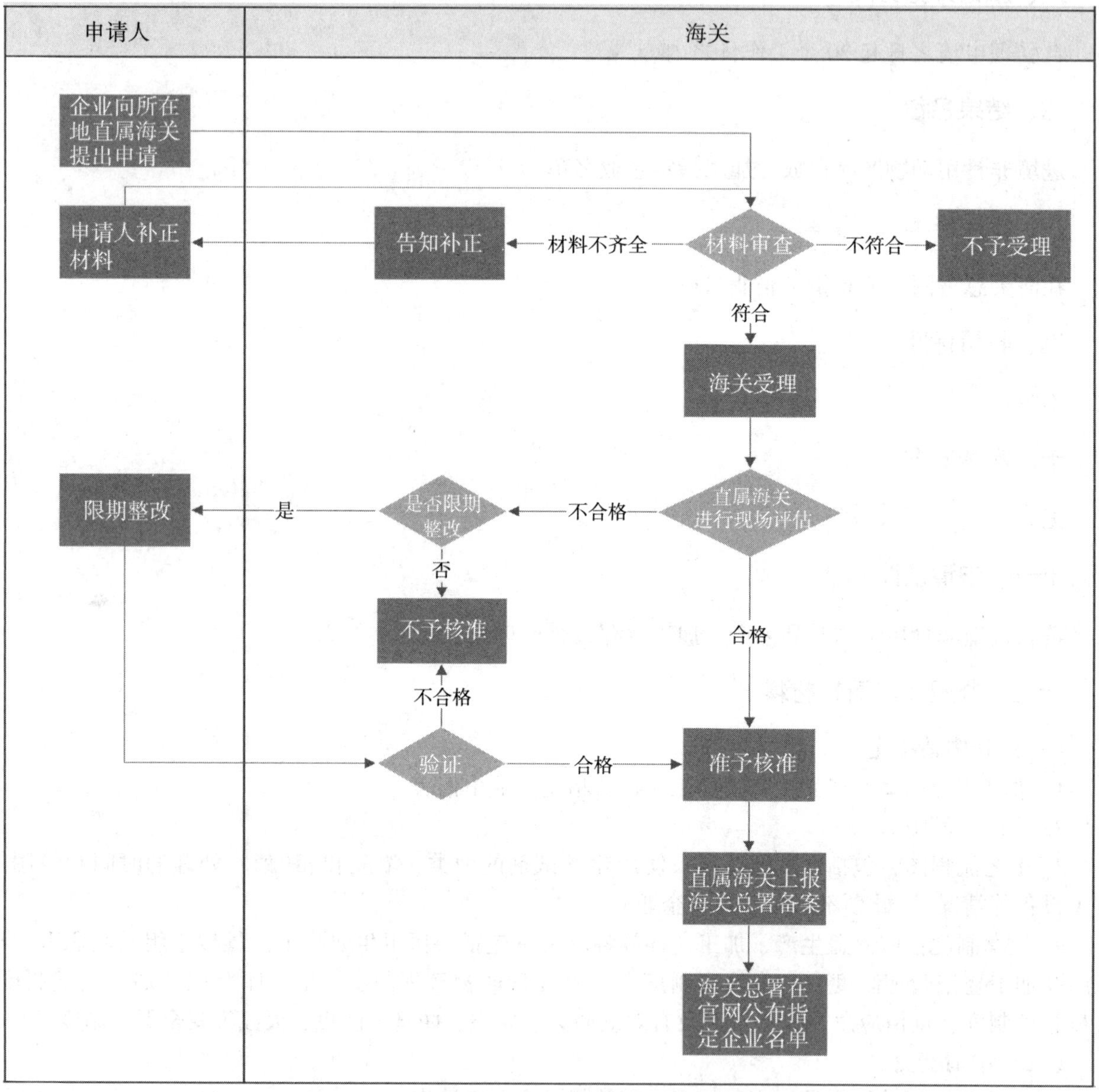

图 8-1　进境非食用动物产品存放、加工过程的检疫监督办理业务流程

十四、办理形式

网上办理。

十五、到办理现场次数

0 次。

十六、审查标准

申请材料填写准确、完整、真实、有效；满足进境非食用动物产品生产、加工、存放企业兽医卫生基本要求（见本章附件）。

十七、通办范围

各直属海关关区。

十八、预约办理

否。

十九、网上支付

否。

二十、办理地点

通过海关总署“互联网+海关”全国一体化在线政务服务平台（http：//online. customs. gov. cn）“动植物检疫”版块办理。

二十一、办理时间

1. 企业申请时间：24 小时。
2. 各直属海关审核办理时间以对外公布办公时间为准。

二十二、咨询电话

详见海关总署、各直属海关网站或拨打 12360 海关服务热线。

二十三、监督电话

详见海关总署、各直属海关网站或拨打 12360 海关服务热线。

第二节｜进境动物遗传物质使用单位备案

一、事项名称

进境动物遗传物质使用单位备案。

二、事项类型

行政检查。

三、设定及实施依据

《进境动物遗传物质检疫管理办法》（国家质检总局令第 47 号公布，根据海关总署令第 238 号、第 240 号、第 262 号修正）。

第十九条　进境动物遗传物质的使用单位应当到所在地直属海关备案。

四、实施机构

直属海关。

五、法定办结时限

无。

六、承诺办结时限

自受理之日起 20 个工作日内作出准予备案或者不予备案的决定。

七、结果名称

进境动物遗传物质使用单位备案。

八、结果样本

在海关总署网站公布指定企业名单。

九、收费标准

不收费。

十、收费依据

无。

十一、申请条件

进境动物遗传物质的使用单位（动物遗传物质是指哺乳动物精液、胚胎和卵细胞）。

十二、申请材料

申请材料见表 8-1。

表 8-1　申请材料

序号	申请材料目录	份数	资料形式		备注
			书面	电子	
1	进境动物遗传物质使用单位备案表（法人签字，盖章）	1	√	√	网上办理提供电子材料；现场办理提供纸质材料
2	熟悉动物遗传物质保存、运输、使用技术的专业人员证明文件复印件（加盖公章）	1	√	√	网上办理提供电子材料；现场办理提供纸质材料
3	进境动物遗传物质的专用存放场所及其他必要的设施的图片资料（加盖公章）	1	√	√	网上办理提供电子材料；现场办理提供纸质材料

十三、办理流程

1. 进境动物遗传物质使用单位首次申请《中华人民共和国进境动植物检疫许可证》前，应向直属海关申请办理进境动物遗传物质使用单位备案，并提交有关材料。

2. 直属海关对申请单位提交的申请材料在 5 个工作日内完成受理审核，材料符合申请要求的，予以受理，不符合要求的一次性告知需补正的材料。材料符合要求正式受理后，直属海关依据《进境动物遗传物质检疫管理办法》及海关总署的有关要求进行备案。

3. 备案完成后，直属海关应将已备案的使用单位报告海关总署。

进境动物遗传物质使用单位备案业务流程详见图 8-2。

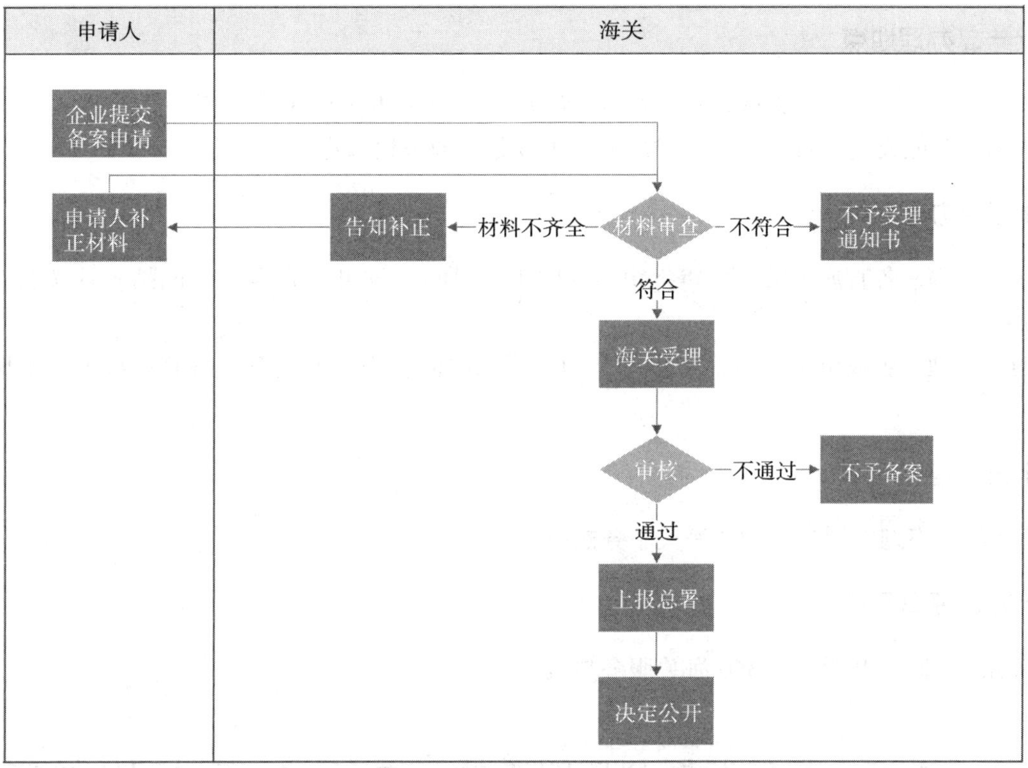

图 8-2　进境动物遗传物质使用单位备案业务流程

十四、办理形式

网上或窗口办理。

十五、到办理现场次数

网上办理 0 次或窗口办理 1 次。

十六、审查标准

申请材料填写准确、完整、真实、有效。

十七、通办范围

各直属海关关区。

十八、预约办理

否。

十九、网上支付

否。

二十、物流快递

否。

二十一、办理地点

网上办理的用户登录海关总署“互联网+海关”全国一体化在线政务服务平台进入“动植物检疫”版块相关功能或到各直属海关、隶属海关现场相关业务窗口办理。

二十二、办理时间

1. 现场办理。各直属海关现场审批窗口部门工作时间（详见各直属海关网站）或拨打12360海关服务热线。

2. 网上办理。企业申请时间：24小时。海关审核时间：周一至周五，各直属海关或隶属海关工作时间。

二十三、咨询电话

各直属海关咨询电话或12360海关服务热线。

二十四、监督电话

各直属海关监督电话或12360海关服务热线。

第三节　进境Ⅰ级风险饲料原料存放、生产、加工过程的检疫监督

一、事项名称

进境Ⅰ级风险饲料原料存放、生产、加工过程的检疫监督。

二、事项类型

行政检查。

三、设定及实施依据

（一）《进出境动植物检疫法》

第七条　国家动植物检疫机关和口岸动植物检疫机关对进出境动植物、动植物产品的生产、加工、存放过程，实施检疫监督制度。具体办法由国务院农业行政主管部门制定。

（二）《进出境动植物检疫法实施条例》

第五十三条　国家动植物检疫局和口岸动植物检疫机关对进出境动植物、动植物产品的生产、加工、存放过程，实施检疫监督制度。

（三）《关于修订进出口饲料和饲料添加剂风险级别及检验检疫监管方式的公告》（国家质检总局公告 2015 年第 144 号）

对Ⅰ级风险饲料原料，包括饵料用活动物、饲料用（含饵料用）冰鲜冷冻动物产品、生的宠物食品、饲料粮谷类、饲料用草籽、来自 TCK 疫区的麦麸等，进口后的存放、生产、加工场所实施检疫监督。

四、实施机构

各直属海关。

五、法定办结时限

无。

六、承诺办结时限

20 个工作日。

七、结果名称

进境Ⅰ级风险饲料原料存放、生产、加工指定企业。

八、结果样本

在海关总署网站公布指定企业名单。

九、收费标准

不收费。

十、收费依据

无。

十一、申请条件

（一）动物源性饲料原料存放、生产、加工指定企业条件

1. 企业选址及环境要求

（1）生产、加工、存放企业的选址应符合动物卫生防疫要求；企业应远离动物饲养场、兽医站、屠宰厂和水源等，以厂区或库区为中心半径 1 公里范围内没有饲养家畜、家禽。

（2）企业应有围墙，厂区布局合理，存放加工生产区和生活区须分开。加工存放区按产品进厂、原料存放、深加工等工艺流程单向布局。

（3）厂区环境应保持干净、整洁，物品堆放整齐，有专门垃圾存放场所和杂物堆放区。

（4）厂区路面应硬化，车间、库房等墙面、地面应不渗水、不积水，易于清洗消毒。

2. 防疫消毒设施及设备要求

（1）加工存放区入口处的人员与车辆通道应分设；车辆进出通道须设置与门等宽、长度不少于 4 米、深度不低于 0.2 米的消毒池，或其他等效设施；人员进出通道应设置与门等宽、长度不少于 2 米的消毒池（垫）。工作人员和车辆凭证经此进出，无关人员和车辆不得随意进出。

（2）原料库的出入口和加工车间的入口处应设有与门等宽、长度不少于 2 米的消毒池（垫）。

（3）原料库应设更衣室，配有与防疫消毒员数量相适应的更衣柜、消毒杀菌装置、洗手消毒设施、带锁的防疫消毒药品和器械存放柜。日常衣物和工作服应分柜放置。

（4）加工存放区应设更衣室、盥洗室和浴室。更衣室应配有消毒杀菌装置，与工作人员数量相适应的更衣柜，日常衣物和工作服应分柜放置；盥洗室内应有洗手消毒设施、防护用品、清洗消毒的设备。

（5）接触原料的工作人员应配备工作服、工作鞋、帽、手套、口罩等必要的防护用品，并有相应的清洗消毒设施。

（6）配备与加工存放产品类别、加工存放能力相适应的防疫消毒器械和防疫消毒药品，并存放在专人保管的专用存放场所。

（7）配备必要的突发疫情应急处置设施和物资。

（8）须有对进境动物源性饲料包装物或铺垫材料、加工过程中产生的下脚料与废弃物等进行无害化处理的设施。

（9）存放仓库及加工车间有防火、防盗、防鸟、防虫、灭鼠设施。

（10）具有与其加工能力相适应的加工设备；有经检验检疫审核符合兽医卫生防疫要求，经过加工能使疫病传播风险降低到可接受水平的加工工艺及设施。

（11）具有专用存放库，库容量应与生产加工能力相适应。仓库应有与产品储存要求相适应的温度保持系统，必要时应建有冷库。

（12）厂区显著位置设立防疫知识宣传栏。

3. 规章制度及措施

（1）成立以单位主要负责人任组长的兽医卫生防疫领导小组，明确职责，制定相关管理制度。

（2）建立防疫处理制度，包括对包装物、铺垫材料和加工过程中产生的下脚料、废弃物等进行防疫处理所用药物名称及浓度、负责及操作岗位或人员、处理操作程序等。

（3）建立出入库登记及加工登记制度。

（4）建立检疫处理药物管理制度，包括采购、存放保管、使用、回收等。

（5）建立人员管理制度，包括出入人员登记、人员防护、员工培训及体检等。

（6）制订详细的疫情应急处置预案。

（7）有防火、防盗、防鸟、防虫、灭鼠等安全保障制度。

4. 日常管理及相关记录

（1）进境产品流向记录，包括出入库记录、加工记录、下脚料流向记录等。

（2）产品与车辆防疫处理记录等。

（3）产品包装物、铺垫材料和加工过程中产生的下脚料、废弃物的防疫处理记录，场地日常防疫处理记录等记录。

（4）药物使用及管理记录，包括采购、存放保管、使用、回收等记录。

（5）员工体检及培训记录。

（6）有防火、防盗、防鸟、防虫、灭鼠等措施的落实记录。

（二）植物源性饲料原料存放、生产、加工指定企业条件

1. 存放企业

（1）厂区布局合理，整洁卫生，地面硬化，设施良好，具有防疫条件及设施，与生活区有适当距离，并采取隔离措施。

（2）具有完善的质量管理体系并有效运行。建立进口饲料进口装卸、运输、入库、出库等全过程质量安全管理措施，并实施可溯源的登记管理制度。

（3）存储能力与申请进口数量相适应。

（4）进口饲料不得与其他货物混存混运，且相对隔离，避免交叉污染。

（5）具备疫情防控、监测设施，建立外来有害生物防疫制度及措施，并有效运行。

2. 生产、加工企业

（1）企业周围有实体围墙与周边环境隔离。

（2）企业布局合理，整洁卫生，地面硬化，设施良好。接卸、储存、加工等场所应与周边环境相对隔离，能有效防止进口植物源性饲料撒漏和疫情扩散。

（3）运输工具应采取密封措施，防止进口植物源性饲料撒漏。

（4）生产、加工指定企业应具有经海关认可的无害化处理设施，处理能力与加工能力相匹配。

（5）具有植物疫情防控、监测设施及措施，建立进口饲料突发应急处置措施，并有效运行。

十二、申请材料

“进境Ⅰ级风险动物源性饲料原料存放、生产、加工指定企业申请表”“进境Ⅰ级风险植物源性饲料原料存放、生产、加工指定企业申请表”中规定的相关随附材料见表 8-2。

表 8-2　申请材料

材料名称	材料填写样本	材料类型	来源渠道	材料份数	材料必要性
进境Ⅰ级风险动物源性饲料原料存放、生产、加工指定企业申请表	无	原件	申请人自备	电子 1 份	必要
厂区平面图	无	原件	申请人自备	电子 1 份	必要
工艺流程图，包括加工的温度，使用化学试剂的种类、浓度和 pH 值、处理的时间和使用的有关设备等情况。（此项不适用于存放企业）	无	复印件	申请人自备	电子 1 份	必要
规章制度	无	复印件	申请人自备	电子 1 份	必要
企业改建或扩建平面图（适用于调整加工、存放能力及加工产品种类）	无	原件	申请人自备	电子 1 份	必要
图片资料：有关生产、加工、存放设施布局发生变更的情况	无	原件	申请人自备	电子 1 份	必要
进境Ⅰ级风险植物源性饲料原料存放、生产、加工指定企业申请表	无	原件	申请人自备	电子 1 份	必要
进口植物源性饲料原料企业检验检疫考核申请	无	复印件	申请人自备	电子 1 份	必要
工艺流程、关键技术指标、下脚料处理方法	无	复印件	申请人自备	电子 1 份	必要
接卸、运输、储存、加工、下脚料处理能力说明	无	复印件	申请人自备	电子 1 份	必要
进口植物源性饲料原料从装卸码头、中转库到加工企业的运输方式和路线示意图	无	复印件	申请人自备	电子 1 份	必要
质量管理体系（ISO9001 或 HACCP）证书	无	复印件	申请人自备	电子 1 份	非必要
质量管理体系中涉及进口植物源性饲料原料疫情防控的相关制度	无	复印件	申请人自备	电子 1 份	必要
企业防疫领导小组人员名单及质量监督员培训合格证明	无	复印件	申请人自备	电子 1 份	必要

十三、办理流程

1. 企业登录海关总署“互联网+海关”全国一体化在线政务服务平台（http：//online.customs.gov.cn）向所在地直属海关提出申请，提交电子版申请材料。

2. 直属海关收到申请后对申请材料进行审查，不符合受理条件的不予受理，材料符合或经补正合格的予以受理。

3. 直属海关受理申请后，组织进行现场评估，评估合格的，上报海关总署备案；评估不合格的，不予核准。

4. 海关总署在官网公布指定企业名单。

进境Ⅰ级风险饲料原料存放、生产、加工指定企业核准办理业务流程详见图 8-3。

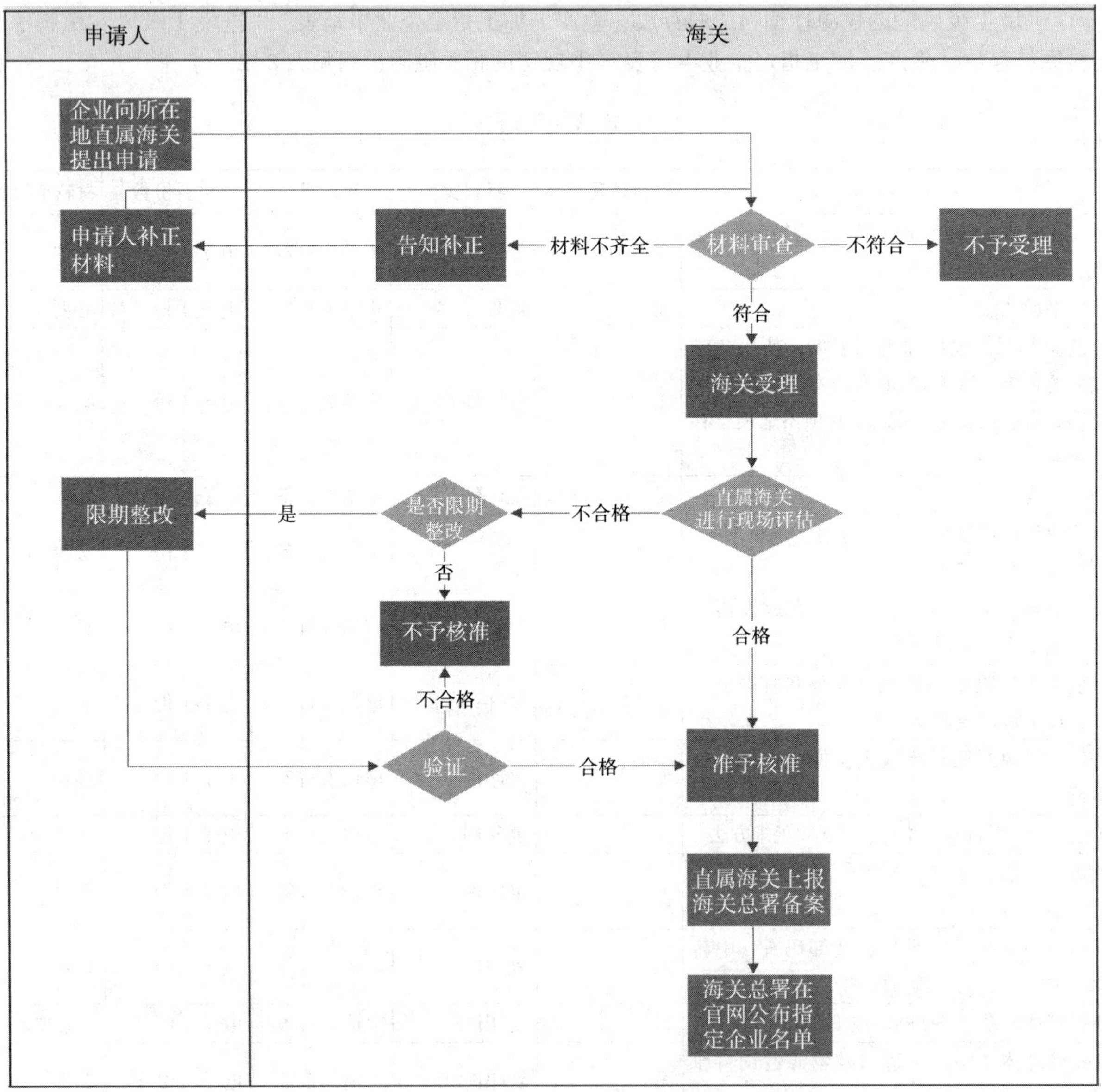

图 8-3　进境Ⅰ级风险饲料原料存放、生产、加工指定企业核准办理业务流程

十四、办理形式

网上办理。

十五、到办理现场次数

0 次。

十六、审查标准

是否符合动、植物源性饲料原料存放、生产、加工指定企业动植物检疫要求。

十七、通办范围

各直属海关。

十八、预约办理

否。

十九、网上支付

否。

二十、物流快递

支持物流快递。

二十一、办理地点

网上办理。用户登录海关总署“互联网+海关”全国一体化在线政务服务平台（http://online.customs.gov.cn），进入“动植物检疫”版块办理。

二十二、办理时间

1. 企业申请时间：24 小时。
2. 各直属海关审核办理时间以对外公布办公时间为准。

二十三、咨询电话

各直属海关监督电话（详见各直属海关网站）或 12360 海关服务热线。

二十四、监督电话

各直属海关监督电话（详见各直属海关网站）或 12360 海关服务热线。

第四节｜进口毛燕指定加工企业备案

一、事项名称

进口毛燕指定加工企业备案。

二、事项类型

行政检查。

三、设定及实施依据

《进出境动植物检疫法》。

第七条 国家动植物检疫机关和口岸动植物检疫机关对进出境动植物、动植物产品的生产、加工、存放过程，实行检疫监督制度。

第十四条 输入动植物、动植物产品和其他检疫物，应当在进境口岸实施检疫。未经口岸动植物检疫机关同意，不得卸离运输工具。

输入动植物，需隔离检疫的，在口岸动植物检疫机关指定的隔离场所检疫。

因口岸条件限制等原因，可以由国家动植物检疫机关决定将动植物、动植物产品和其他检疫物运往指定地点检疫。在运输、装卸过程中，货主或者其代理人应当采取防疫措施。指定的存放、加工和隔离饲养或者隔离种植的场所，应当符合动植物检疫和防疫的规定。

四、实施机构

主管海关负责企业管理工作的部门。

五、法定办结时限

无。

六、承诺办结时限

无。

七、结果名称

进口毛燕指定加工企业备案名单。

八、结果样本

无。

九、收费标准

无。

十、收费依据

无。

十一、申请条件

具有独立法人资格和符合相应防疫要求的企业可以作为申请人。

十二、申请材料

1. 进口毛燕指定加工企业申请表原件。
2. 企业食品生产许可证或兽医防疫许可证（复印件）。
3. 企业功能区域布局平面图原件。
4. 企业全景、正门、生产车间、仓库等区域，以及主要生产加工、防疫处理设备设施等照片原件。

5. 企业管理组织机构图原件。

6. 生产工艺流程图原件。

7. 企业防疫管理体系文件原件。

上述资料均为纸质版，需加盖申请单位公章，一式两份。

十三、办理流程

1. 申请人向所在地主管海关申请进口毛燕指定加工企业资质，并提交申请材料。

2. 主管海关成立专家组对申请企业防疫条件考核验收，对存在问题的企业应书面通知其限期整改，并跟踪整改情况，整改结束后做出是否符合防疫要求的意见。

3. 对审核通过的企业在网站上予以公布。

进口毛燕指定加工企业备案业务流程详见图 8-4。

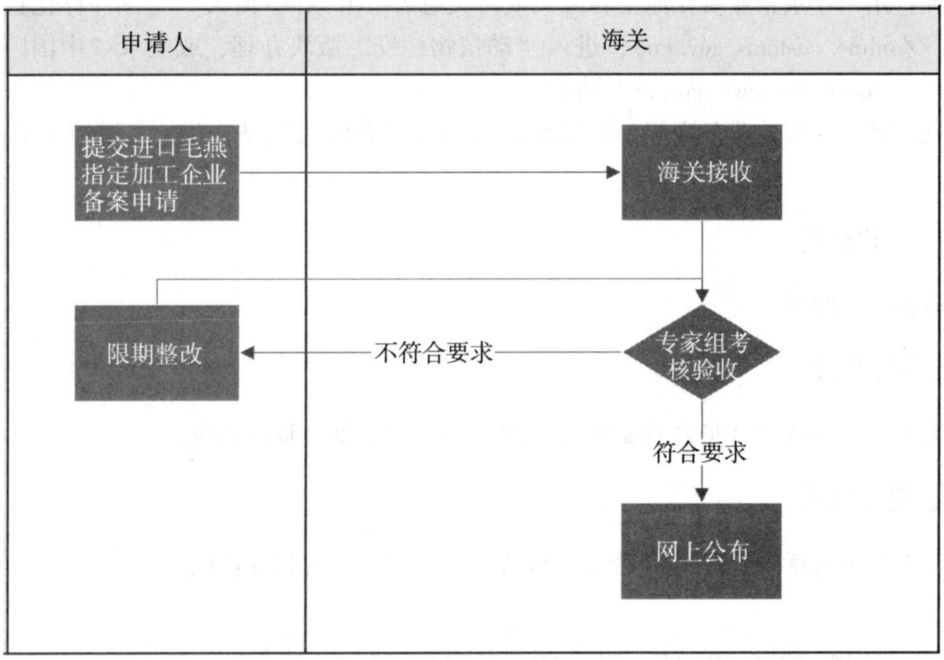

图 8-4　进口毛燕指定加工企业备案业务流程

十四、办理形式

窗口办理或网上办理。

十五、到办理现场次数

窗口办理 1 次或网上办理 0 次。

十六、审查标准

1. 申请材料填写准确、完整、真实、有效。

2. 企业符合相应防疫要求。

十七、通办范围

各直属海关业务现场。

十八、预约办理

否。

十九、网上支付

否。

二十、物流快递

否。

二十一、办理地点

网上办理：用户登录企业所在地主管海关或海关总署“互联网+海关”全国一体化在线政务服务平台（http：//online. customs. gov. cn），进入“动植物检疫”版块办理，或登录“中国国际贸易单一窗口”（https：//www. singlewindow. cn）办理。

窗口办理：各主管海关业务现场，具体地址可通过主管海关网站查询。（链接至各直属海关网站）

二十二、办理时间

各主管海关工作时间。

二十三、咨询电话

各直属海关咨询电话（详见各直属海关网站）或12360海关服务热线。

二十四、监督电话

各直属海关咨询电话（详见各直属海关网站）或12360海关服务热线。

第五节｜进境粮食存放、加工过程的检疫监督

一、事项名称

进境粮食存放、加工过程的检疫监督。

二、事项类型

行政检查。

三、设定及实施依据

（一）《进出境动植物检疫法》

第七条 国家动植物检疫机关和口岸动植物检疫机关对进出境动植物、动植物产品的生产、加工、存放过程，实行检疫监督制度。

（二）《进出境动植物检疫法实施条例》

第五十三条 国家动植物检疫局和口岸动植物检疫机关对进出境动植物、动植物产品的生产、

加工、存放过程，实行检疫监督制度。具体办法由国务院农业行政主管部门制定。

（三）《进出境粮食检验检疫监督管理办法》（国家质检总局令第177号公布，根据海关总署令第238号、第240号、第243号修改）

第五条 进出境粮食收发货人及生产、加工、存放、运输企业应当依法从事生产经营活动，建立并实施粮食质量安全控制体系和疫情防控体系，对进出境粮食质量安全负责，诚实守信，接受社会监督，承担社会责任。

第十条 海关总署对进境粮食实施检疫许可制度。进境粮食货主应当在签订贸易合同前，按照《进境动植物检疫审批管理办法》等规定申请输检疫审批手续，取得《中华人民共和国进境动植物检疫许可证》（以下简称《检疫许可证》），并将国家粮食质量安全要求、植物检疫要求及《检疫许可证》中规定的相关要求列入贸易合同。

因口岸条件限制等原因，进境粮食应当运往符合防疫及监管条件的指定存放、加工场所（以下简称指定企业），办理《检疫许可证》时，货主或者其代理人应当明确指定场所并提供相应证明文件。

未取得《检疫许可证》的粮食，不得进境。

第二十条 海关对进境粮食实施检疫监督。进境粮食应当在具备防疫、处理等条件的指定场所加工使用。未经有效的除害处理或加工处理，进境粮食不得直接进入市场流通领域。

进境粮食装卸、运输、加工、下脚料处理等环节应当采取防止撒漏、密封等防疫措施。进境粮食加工过程应当具备有效杀灭杂草籽、病原菌等有害生物的条件。粮食加工下脚料应当进行有效的热处理、粉碎或者焚烧等除害处理。

海关应当根据进境粮食检出杂草等有害生物的程度、杂质含量及其他质量安全状况，并结合拟指定加工、运输企业的防疫处理条件等因素，确定进境粮食的加工监管风险等级，并指导与监督相关企业做好疫情控制、监测等安全防控措施。

第二十一条 进境粮食用作储备、期货交割等特殊用途的，其生产、加工、存放应当符合海关总署相应检验检疫监督管理规定。

四、实施机构

各直属海关、隶属海关。

五、法定办结时限

无。

六、承诺办结时限

自受理申请之日起20个工作日内作出是否批准的决定。20个工作日内不能作出决定的，经直属海关负责人批准，可以延长10个工作日，并将延长期限的理由书面告知申请单位。

七、结果名称

进境粮食存放、加工过程的检疫监督。

八、结果样本

在海关总署网站公布指定企业名单。

九、收费标准

不收费。

十、收费依据

无。

十一、申请条件

（一）进口粮食定点加工厂应具备的条件

1. 加工厂周围有实体围墙与周边环境隔离。

2. 加工厂布局合理，整洁卫生，地面硬化，设施良好；接卸、储存、加工等场所应与周边环境相对隔离，能有效防止疫情扩散。

3. 进口粮进入加工厂的运输工具及运输路线应经所在地海关确认。运输工具应采取密封措施，防止进口粮撒漏。

4. 加工过程应具有过筛清杂设施，加工工艺流程满足检疫性病菌或杂草灭活的要求。

5. 加工厂应具有对下脚料焚烧、深埋或其他经海关认可的无害化处理设施，处理能力与加工能力相匹配。

6. 具有完善的进口粮加工质量安全管理制度及措施，建立进口粮突发疫情应急处置措施，并有效运行。

（二）进口粮食中转库应具备的条件

1. 位于进境口岸港区内。

2. 库区布局合理，整洁卫生，地面硬化，设施良好，满足进口粮储存条件。

3. 具有完善的质量安全管理及防疫措施，并有效运行。

4. 进口粮不得与其他货物混存混运，且相对隔离，避免交叉污染。

5. 仓储能力与申请进口数量相适应。

（三）进口粮储备库应具备的条件

1. 被列入国家进口储备粮接收计划名单。

2. 库区布局合理，整洁卫生，地面硬化，设施良好，满足进口粮储存条件，符合进口储备粮库统一标准及管理要求。

3. 具有防疫条件及设施，与生活区有适当距离，并采取隔离措施。

4. 具有完善的质量管理体系并有效运行。建立进口储备粮进口装卸、运输、入库、出库等全过程质量安全管理措施，并实施可溯源的登记管理制度。

5. 储备库存储能力与申请进口数量相适应。

6. 与进口储备粮中转库、出库加工企业等保持稳定、良好合作关系。

7. 具备疫情防控、监测设施，建立外来有害生物防疫制度及措施，并有效运行。

8. 具有进口储备粮检验检疫应急突发处置制度及措施。

十二、申请材料

（一）加工厂

1. 拟加工进口粮的企业，向所在地海关提出书面申请，填写“进口粮食指定生产、加工、存放企业检验检疫考核申请表”。

2. 加工企业平面图及主要设施照片。

3. 加工工艺流程、关键技术指标、下脚料处理方法。

4. 接卸、运输、储存、加工、下脚料处理能力说明。

5. 进口粮食从装卸码头、中转库到加工企业的运输方式和路线示意图。

6. 质量管理体系（ISO9001 或 HACCP）证书。

7. 质量管理体系中涉及进口粮食疫情防控的相关制度。

8. 企业防疫领导小组人员名单及质量监督员培训合格证明。

以上材料，申请表为一份原件，其他材料均为一份复印件。

（二）中转库

1. 进口储备粮需使用港口中转库临时储存的，向进境口岸所在地海关提出书面申请，填写“进口粮储备库、中转库考核申请表”。

2. 储备库提供国家进口储备粮接收计划名单，储备库、中转库的法人代码证、工商注册证等文件。

3. 接卸、运输、仓储、下脚料处理的设施照片及能力说明。

4. 从卸货码头到储备库、中转库的运输方式和路线示意图。

5. 仓库平面图（包括各仓库的大小、容量）。

6. 质量管理体系文件。

7. 防疫体系文件和外来有害生物监测体系（包括监测制度和监测设施）。

8. 企业防疫领导小组人员名单。

9. 进口粮入库、储存、出库流程。

以上材料，申请表为一份原件，其他材料均为一份复印件。

（三）储备库

1. 列入国家进口储备粮接收计划名单的进口粮储备库，向所在地海关提出书面申请，填写“进口粮储备库、中转库考核申请表”。

2. 储备库提供国家进口储备粮接收计划名单，储备库、中转库的法人代码证、工商注册证等文件。

3. 从卸货码头到储备库、中转库的运输方式和路线示意图。

4. 仓库平面图（包括各仓库的大小、容量）。

5. 接卸、运输、仓储、下脚料处理的设施照片及能力说明。

6. 质量管理体系文件。

7. 防疫体系文件和外来有害生物监测体系（包括监测制度和监测设施）。

8. 企业防疫领导小组人员名单。

9. 进口粮入库、储存、出库流程。

以上材料，申请表为一份原件，其他材料均为一份复印件。

十三、办理流程

1. 企业登录海关总署“互联网+海关”全国一体化在线政务服务平台（http://online.customs.gov.cn）向所在地直属海关或隶属海关申请，提交电子版申请材料。

2. 直属海关或隶属海关收到申请后对申请材料进行审查，不符合受理条件的不予受理，材料符合或经补正合格的予以受理。

3. 直属海关或隶属海关受理申请后，组织进行现场评估，评估合格的，由直属海关上报海关总署备案；评估不合格的，不予核准。

4. 海关总署在官网公布指定企业名单。

进境粮食存放、加工过程的检疫监督办理流程详见图 8-5。

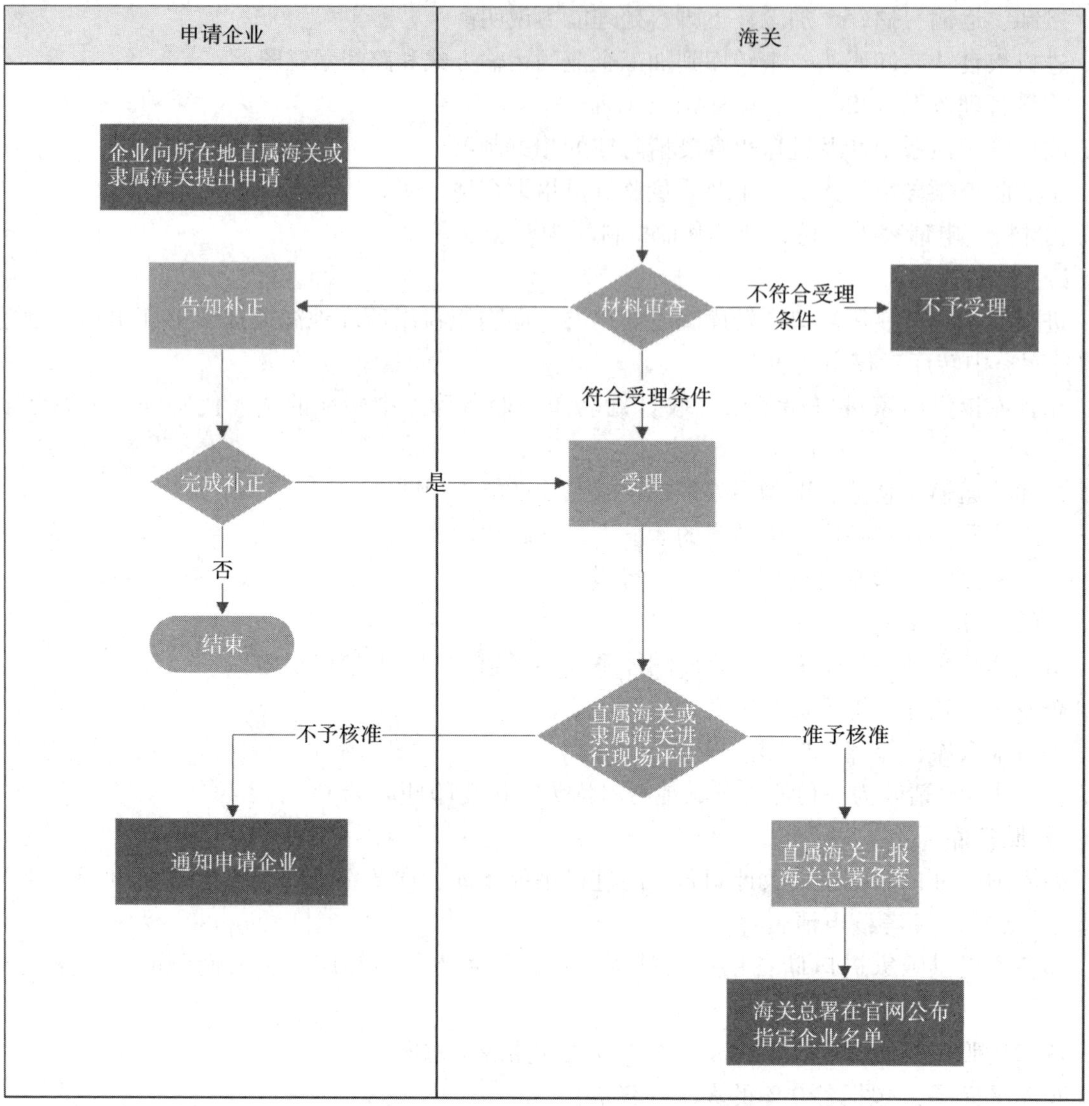

图 8-5　进境粮食存放、加工过程的检疫监督办理流程

十四、办理形式

网上办理，登录海关总署“互联网+海关”全国一体化在线政务服务平台（http://online.customs.gov.cn）。

十五、到办理现场次数

0 次。

十六、审查标准

申请材料填写准确、完整、真实、有效。

十七、通办范围

直属海关、隶属海关。

十八、预约办理

否。

十九、网上支付

否。

二十、物流快递

否。

二十一、办理地点

海关总署“互联网+海关”全国一体化在线政务服务平台（http：//online. customs. gov. cn）。

二十二、办理时间

1. 企业申请时间：24 小时。
2. 各直属海关审核办理时间以对外公布办公时间为准。

二十三、咨询电话

12360 海关服务热线。

二十四、监督电话

12360 海关服务热线。

第六节｜进境中药材指定存放、加工企业备案

一、事项名称

进境中药材指定存放、加工企业备案。

二、事项类型

行政检查。

三、设定及实施依据

（一）《进出境动植物检疫法》

第七条　国家动植物检疫机关和口岸动植物检疫机关对进出境动植物、动植物产品的生产、加工、存放过程，实行检疫监督制度。

第十四条　输入动植物、动植物产品和其他检疫物，应当在进境口岸实施检疫。未经口岸动植物检疫机关同意，不得卸离运输工具。

输入动植物，需隔离检疫的，在口岸动植物检疫机关指定的隔离场所检疫。

因口岸条件限制等原因，可以由国家动植物检疫机关决定将动植物、动植物产品和其他检疫物运往指定地点检疫。在运输、装卸过程中，货主或者其代理人应当采取防疫措施。指定的存放、加

工和隔离饲养或者隔离种植的场所，应当符合动植物检疫和防疫的规定。

（二）《进出境中药材检疫监督管理办法》（国家质检总局令第169号公布，根据海关总署令第238号、第240号、第243号修正）

第二十三条 中药材在取得检疫合格证明前，应当存放在海关认可的地点，未经海关许可，任何单位和个人不得擅自调离、销售、加工。

《进境动植物检疫许可证》列明该产品由目的地海关实施检疫、加工监管，口岸海关验证查验并做外包装消毒处理后，出具《入境货物调离通知单》，收货人或者其代理人在规定时限内向目的地海关申请检疫。未经检疫，不得销售、加工。

需要进境检疫审批的进境中药材应当在检疫审批许可列明的指定企业中存放和加工。

四、实施机构

各主管海关负责企业管理工作的部门。

五、法定办结时限

无。

六、承诺办结时限

20个工作日。

七、结果名称

进境中药材指定存放、加工企业备案名单。

八、结果样本

无。

九、收费标准

不收费。

十、收费依据

无。

十一、申请条件

具有独立法人资格和符合相应防疫要求的企业可以作为申请人。

十二、申请材料

（一）申请企业应向工商注册地主管海关提交以下资料：

1. “进境中药材存放、加工单位申请表”原件。
2. 拟存放、加工单位所建立的各项制度原件。
3. 厂区平面图，并提供重点区域的照片或者视频资料原件。
4. 产品加工工艺原件。

上述资料均为书面材料，需加盖申请单位公章，并提供厂区重点区域的照片或者视频资料。

（二）变更备案

进境中药材存放、加工单位申请表（原件）。

上述资料均为纸质版，需加盖申请单位公章。

十三、办理流程

1. 用户登录海关总署“互联网+海关”全国一体化在线政务服务平台（http://online.customs.gov.cn）进入“企业管理与稽查”栏目下的“进境中药材指定存放、加工企业备案”，填写并提交网上申请及上述纸质材料的扫描件。

2. 主管海关受理申请后，对企业提交的纸质备案申请材料进行审核；申请人提交材料不齐全的，主管海关应当当场或者在接到申请后5个工作日内一次性告知申请人需补正的全部内容，以申请人补正材料之日为受理日期。

主管海关应当自受理备案申请之日起20日内，组织评审组完成评审工作，并出具评审报告。

3. 主管海关对经评审合格的企业，予以备案、编号并公布。自公布之日起，有效期4年。

进境中药材指定存放、加工企业备案业务流程详见图8-6。

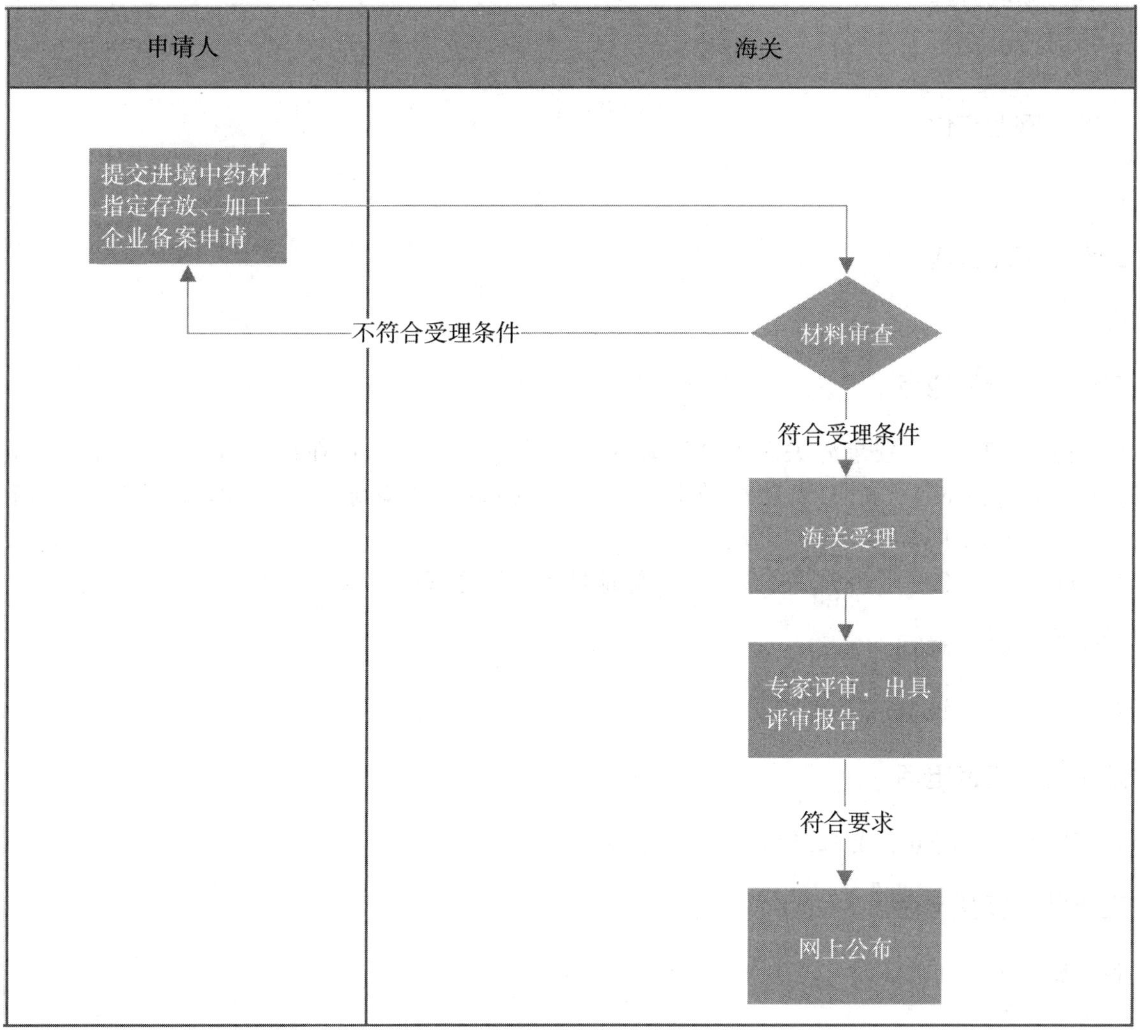

图8-6　进境中药材指定存放、加工企业备案业务流程

十四、办理形式

窗口办理或网上办理。

十五、到办理现场次数

窗口办理 1 次或网上办理 0 次。

十六、审查标准

1. 申请材料填写准确、完整、真实、有效。
2. 企业符合审核要求。

十七、通办范围

各主管海关。

十八、预约办理

否。

十九、网上支付

否。

二十、物流快递

否。

二十一、办理地点

1. 网上办理。用户登录海关总署“互联网+海关”全国一体化在线政务服务平台（http：//online. customs. gov. cn），进入“动植物检疫”版块办理，或登录“中国国际贸易单一窗口”（https：//www. singlewindow. cn）办理。
2. 窗口办理。各主管海关业务现场，具体地址可通过主管海关网站查询。

二十二、办理时间

各主管海关工作时间。

二十三、咨询电话

各直属海关咨询电话或 12360 海关服务热线。

二十四、监督电话

各直属海关咨询电话或 12360 海关服务热线。

附件

进出境非食用动物产品生产、加工、存放企业兽医卫生基本要求

一、企业选址及环境要求

1. 企业生产、加工设施的选址、布局符合动物卫生防疫要求。《进出境非食用动物产品风险级别及检验检疫监管方式》中I级检疫风险的进出境非食用动物产品生产、加工、存放企业还应满足：企业选址应远离动物饲养场、兽医站、屠宰厂和水源等，以厂区或库区为中心半径1公里范围内没有饲养家畜、家禽。

2. 企业应有围墙，厂区布局合理，加工存放区和生活区须分开。加工存放区按产品进厂、原料存放、深加工等工艺流程单向布局，物流方向应遵循从污染区到非污染区的原则。

3. 厂区环境应保持干净、整洁，物品堆放整齐，有专门垃圾存放场所和杂物堆放区。

4. 厂区路面应硬化，加工车间、库房等墙面、地面应不渗水、不积水，易于清洗消毒。

二、防疫消毒设施及设备要求

5. 加工存放区入口处，人员与车辆通道应分设；车辆进出通道须设置与门等宽、长度不少于4米、深度不低于0.2米的消毒池，或其他等效设施；人员进出通道应设置与门等宽，长度不少于2米的消毒池（垫）。工作人员和车辆凭证经此进出，无关人员和车辆不得随意进出。

6. 原料库的出入口和加工车间的入口处应设有与门等宽，长度不少于2米的消毒池（垫）。

7. 原料库应设更衣室，配有与防疫消毒员数量相适应的更衣柜、消毒杀菌装置、洗手消毒设施、带锁的防疫消毒药品和器械存放柜。日常衣物和工作服应分柜放置。

8. 加工存放区应设更衣室、盥洗室和浴室。更衣室应配有消毒杀菌装置，与工作人员数量相适应的更衣柜，日常衣物和工作服应分柜放置；盥洗室内应有洗手消毒设施、防护用品、清洗消毒的设备。

9. 接触原料的工作人员应配备工作服、工作鞋、帽、手套、口罩等必要的防护用品，并有相应的清洗消毒设施。

10. 配备与加工存放动物产品类别、加工存放能力相适应的防疫消毒器械和防疫消毒药品，并存放在专人保管的专用存放场所。

11. 配备必要的突发疫情应急处置设施和物资。

12. 涉及环保要求的，须提供县级或者县级以上环保部门出具的环保合格证明。（备注：与国家质检总局令第159号相一致）

13. 须有对进境非食用动物产品包装物或铺垫材料、加工过程中产生的下脚料与废弃物等进行无害化处理的设施。

14. 存放仓库及加工车间有防火、防盗、防鸟、防虫、灭鼠设施。

15. 具有与其加工能力相适应的加工设备，有经检验检疫审核符合兽医卫生防疫要求、经过加工能使疫病传播风险降低到可接受水平的加工工艺及设施。

16. 具有专用存放库，库容量应与生产加工能力相适应。仓库应有与产品储存要求相适应的温度保持系统，必要时应建有冷库。

17. 厂区显著位置设立防疫知识宣传栏。

三、规章制度及措施

18. 成立以单位主要负责人任组长的兽医卫生防疫领导小组，明确职责，制定相关管理制度。

19. 建立防疫处理制度，包括对进境皮毛包装物、铺垫材料和加工过程中产生的下脚料、废弃物等进行防疫处理所用药物名称及浓度、负责及操作岗位或人员、处理操作程序等。

20. 建立进出境非食用动物产品出入库登记及加工登记制度。

21. 建立检疫处理药物管理制度，包括采购、存放保管、使用、回收等。

22. 建立人员管理制度，包括出入人员登记、人员防护、员工培训及体检等。

23. 制订详细的疫情应急处置预案。

24. 有防火、防盗、防鸟、防虫、灭鼠等安全保障制度。

四、日常管理及相关记录

25. 进境非食用动物产品流向记录，包括出入库记录、加工记录、下脚料流向记录等。

26. 非食用动物产品与车辆防疫处理记录，包括非食用动物产品与车辆入场时防疫处理记录、入库时的防疫处理记录等。

27. 非食用动物产品包装物、铺垫材料和加工过程中产生的下脚料、废弃物的防疫处理记录、场地日常防疫处理记录等记录。

28. 药物使用及管理记录，包括采购、存放保管、使用、回收等记录。

29. 员工体检及培训记录。

30. 有防火、防盗、防鸟、防虫、灭鼠等措施的落实记录。

第九章｜进境动植物指定隔离检疫场（圃）的监督管理

第一节｜进境动物指定隔离检疫场使用核准

一、事项名称

进境动物指定隔离检疫场使用核准。

二、事项类型

其他事项。

三、设定及实施依据

（一）《进出境动植物检疫法》

第十四条 输入动植物、动植物产品和其他检疫物，应当在进境口岸实施检疫。未经口岸动植物检疫机关同意，不得卸离运输工具。

输入动植物，需隔离检疫的，在口岸动植物检疫机关指定的隔离场所检疫。

因口岸条件限制等原因，可以由国家动植物检疫机关决定将动植物、动植物产品和其他检疫物运往指定地点检疫。在运输、装卸过程中，货主或者其代理人应当采取防疫措施。指定的存放、加工和隔离饲养或者隔离种植的场所，应当符合动植物检疫和防疫的规定。

（二）《进出境动植物检疫法实施条例》

第二十四条 输入种用大中家畜的，应当在国家动植物检疫局设立的动物隔离检疫场所隔离检疫45日；输入其他动物的，应当在口岸动植物检疫机关指定的动物隔离检疫场所隔离检疫30日。动物隔离检疫场所管理办法，由国务院农业行政主管部门制定。

（三）其他

1.《进境动物隔离检疫场使用监督管理办法》（国家质检总局令第122号公布，根据海关总署令第238号、第240号、第243号修正）。

第六条 使用国家隔离场，应当经海关总署批准。使用指定隔离场，应当经所在地直属海关批准。

进境种用大中动物应当在国家隔离场隔离检疫，当国家隔离场不能满足需求，需要在指定隔离场隔离检疫时，应当报经海关总署批准。

进境种用大中动物之外的其他动物应当在国家隔离场或者指定隔离场隔离检疫。

2.《关于发布〈进境种用雏禽指定隔离检疫场建设规范〉等90项行业标准的公告》（海关总署公告2022年第57号）。

3.《关于发布〈进境种猪指定隔离检疫场建设规范〉等83项行业标准的公告》（海关总署公告2021年第97号）。

四、实施机构

海关总署、直属海关及各隶属海关。

五、法定办结时限

受理申请之日起20个工作日内做出书面审批意见（现场考核评审时间不计入20个工作日）。20个工作日内不能做出决定的，经本机构负责人批准，可以延长10个工作日。

六、承诺办结时限

自受理申请之日起20个工作日内做出书面审批意见（现场考核评审时间不计入20个工作日）。20个工作日内不能做出决定的，经本机构负责人批准，可以延长10个工作日。

七、结果名称

中华人民共和国进出境动物指定隔离检疫场使用证。

八、结果样本

中华人民共和国进出境动物指定隔离检疫场使用证。

九、收费标准

不收费。

十、收费依据

无。

十一、申请条件

申请人应为申请使用隔离检疫场的单位或个人。

（一）进境大中动物指定隔离检疫场基本要求

牛、羊指定隔离检疫场应当符合《进境牛羊指定隔离检疫场建设规范》（SN/T 4233—2021）标准；猪指定隔离检疫场应当符合《进境种猪指定隔离检疫场建设规范》（SN/T 2032—2021）；马、驴等其他大中动物指定隔离检疫场应当符合《进境马属动物指定隔离检疫场建设规范》（SN/T 5476—2022）标准。

（二）进境小动物指定隔离检疫场基本要求

进境种用雏禽指定隔离检疫场应当符合《进境种用雏禽指定隔离检疫场建设规范》（SN/T 5475—2022）标准。

1. 具有完善的动物饲养、卫生防疫等管理制度。

2. 配备兽医专业技术人员。

3. 须远离相应的动物饲养场、屠宰加工厂、兽医院、居民生活区及交通主干道、动物交易市场等场所至少3000米。

4. 四周必须有实心围墙，能够有效防止人员、车辆和其他动物进入隔离场。如果隔离场具有良好的自然隔离条件，如环山、环水等，可以用铁丝网代替外围墙。

5. 隔离场大门及其显著位置须设立隔离检疫警示标志。入口处须设有消毒池（垫）。

6. 场内应有必要的供水、电、保温及通风等设施，水质符合国家饮用水标准。

7. 场内应分设生活办公区和隔离区，各区之间须有实心墙分隔。隔离区内应包括隔离饲养区（或种蛋孵化区）、病畜禽隔离区、粪便污水处理区、草料区、兽医诊疗室等。

8. 与外界及各区间的通道应设有消毒池（垫），用于进出人员脚底和车辆等的消毒设施，通道应避免交叉污染。

9. 人员进出隔离区的通道要设更衣室、淋浴室。备有专用工作服、鞋、帽。淋浴室应能满足人员进出洗浴的要求。

10. 隔离饲养舍应满足不同动物的生活习性需要，与其他栏舍及外界相对封闭，且有必要的饲喂、饮水、保温、通气等设施，能够满足动物饲养、生存及福利等基本需要。

11. 须配备供存放和运输样品、死亡动物的设备；场内设有死亡动物及废弃物无害化处理设施。

12. 有供海关工作人员工作和休息的场所，并配备电话、电脑等必要的办公设备。

（三）进境陆生野生动物指定隔离检疫场基本要求

1. 具有完善的动物饲养管理、卫生防疫等管理制度。

2. 配备兽医专业技术人员。

3. 须远离相应的动物饲养场、屠宰加工厂、兽医院、居民生活区及交通主干道、动物交易市场等场所。

4. 四周须有实心围墙或与外界环境隔离的设施，并有醒目的警示标志。

5. 人员进出隔离区的通道要设更衣室。备有专用工作服、鞋、帽。

6. 场内具备与申请进境野生动物种类和数量相适应的饲养条件和隔离检疫设施，具有安全的防逃逸装置。

7. 场内设有污水处理和粪便储存场所。

8. 场内应具有捕捉、固定动物所需场地和设施。

9. 场内应有必要的供水、电、保温及通风等设施，水质符合国家饮用水标准。

10. 隔离检疫区与生活办公区严格分开。隔离场和隔离舍入口均须设有消毒池（垫）。

11. 场内须配备供存放和运输样品、死亡动物的设备。场内须有死亡动物及废弃物无害化处理设施。

12. 有供海关人员工作和休息的场所，并配备电话、电脑等必要的办公设备。

（四）进境演艺、竞技、展览及伴侣动物指定隔离检疫场基本要求

1. 具有完善的动物饲养管理、卫生防疫等管理制度。

2. 配备兽医专业技术人员。

3. 须远离相应的动物饲养场、屠宰加工厂、兽医院、交通主干道及动物交易市场等场所。

4. 四周须有与外界环境隔离的设施，并有醒目的警示标志，入口须设有消毒池（垫）。

5. 具备与申请进境演艺、竞技、展览及伴侣动物种类和数量相适应的饲养条件和隔离舍，具有安全的防逃逸装置。

6. 设有污水和粪便集中消毒处理的场所。

7. 有专用捕捉、固定动物所需场地和设施。

8. 场内应有必要的供水、电、保温及通风等设施，水质符合国家饮用水标准。

9. 配备供存放和运输样品、死亡动物的设备。

10. 有供海关人员工作和休息的场所，并配备电话、电脑等必要的办公设备。

（五）进境水生动物指定隔离检疫场基本要求

1. 具有完善的动物饲养管理、卫生防疫等管理制度。

2. 配备水产养殖专业技术人员。

3. 须远离其他水生动物养殖场、水产加工厂及居民生活区等场所。

4. 四周须有与外界环境隔离的设施，并有醒目的警示标志。

5. 具有独立的供水系统及消毒设施。水源无污染，养殖用水应符合中国渔业水域水质标准，并经过滤净化处理。

6. 有可靠的供电系统、良好的增氧设备，具备与申请进出境动物种类和数量相适应的养殖环境和条件，必要时还应有可调控水温的设备。

7. 排水系统完全独立，并具有无害化处理设施。

8. 隔离检疫区与生活区严格分开。隔离场和隔离池舍入口均须设有消毒池（垫）。

9. 具有防逃逸设施。

10. 配备供存放和运输样品、死亡动物的设备。

11. 有供海关人员工作和休息的场所，并配备电话、电脑等必要的办公设备。

（六）进境实验动物隔离场基本要求

实验动物隔离场，应当符合《实验动物环境及设施》（GB 14925—2023）标准，该标准未涉及的其他实验动物参照该标准执行。

十二、申请材料

（一）需提交的申请材料

需提交的申请材料见表 9-1。

表 9-1　需提交的申请材料

序号	提交材料名称	原件/复印件	份数	纸质/电子	要求
1	中华人民共和国进出境动物指定隔离检疫场使用申请表	原件	2	纸质	加盖企业公章
2	对外贸易经营权证明材料	复印件	2	纸质	加盖企业公章
3	隔离检疫场整体平面图及显示隔离场主要设施和环境的照片	复印件	2	纸质	加盖企业公章
4	隔离检疫场动物防疫、饲养管理等制度	复印件	2	纸质	加盖企业公章或骑缝章
5	县级或者县级以上兽医行政主管部门出具的隔离检疫场所在地未发生《中华人民共和国进境动物检疫疫病名录》①《一、二、三类动物疫病病种名录》② 中规定的与隔离检疫动物相关的一类动物传染病证明	复印件	2	纸质	加盖企业公章
6	进境动物从入境口岸进入隔离场的运输安排计划和运输路线	复印件	2	纸质	加盖企业公章或骑缝章
7	当隔离场的使用人与所有人不一致时，使用人还须提供与所有人签订的隔离场使用协议	复印件	2	纸质	加盖企业公章
8	主管海关要求的其他材料	复印件	2	纸质	—

① 《中华人民共和国进境动物检疫疫病名录》（农业农村部 海关总署公告第 256 号），见本书第三章第一节。

② 《一、二、三类动物疫病病种名录》（农业农村部公告 第 573 号），见本书第三章第一节。

（二）申请材料提交

申请人登录海关总署“互联网+海关”全国一体化在线政务服务平台办理（http：//online. customs. gov. cn），或到各隶属海关窗口办理。

十三、办理流程

受理。申请使用人向直属海关递交“中华人民共和国进出境动物指定隔离检疫场使用申请表”和相关随附资料，隔离场使用人申请材料不齐全或者不符合法定形式的，应当当场或者在5个工作日内一次告知使用人需要补正的全部内容，逾期不告知的，自收到申请材料之日起即为受理。

审核考核。受理申请后，直属海关对使用人提供的有关材料进行审核，并对申请使用的隔离场组织实地考核。

批准。现场考核通过或整改验收合格后，进境大中动物指定隔离场由直属海关提出审核意见报海关总署批准，其他动物指定隔离场的申请企业向直属海关领取“中华人民共和国进出境动物指定隔离检疫场使用证”。

（一）进境大中种用动物、水生动物A类隔离检疫场核准

进境大中种用动物、水生动物A类隔离检疫场核准业务办理流程详见图9-1。

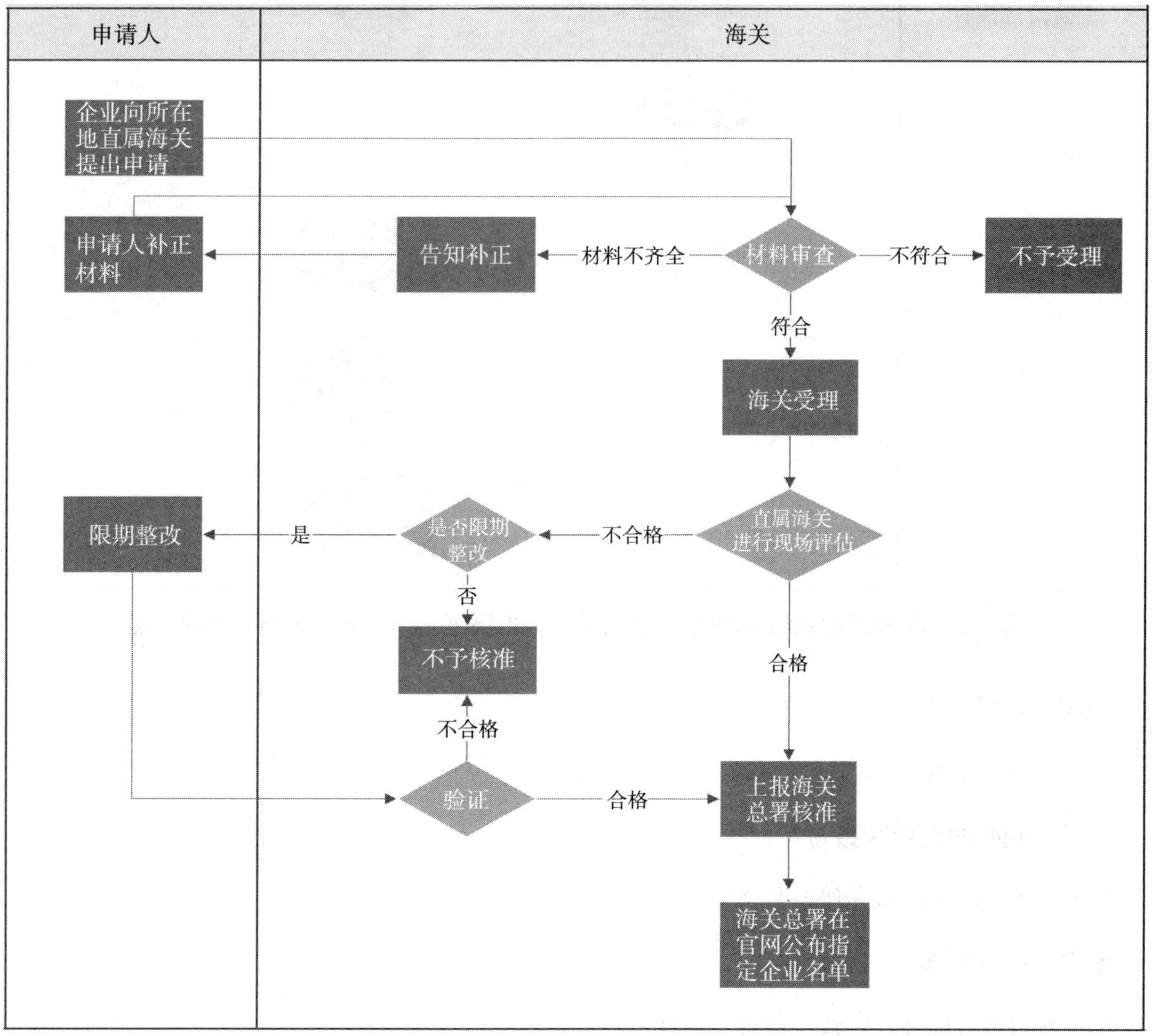

图9-1 进境大中种用动物、水生动物A类隔离检疫场核准业务办理流程

（二）除进境大中种用动物、水生动物 A 类隔离检疫场外的核准

除进境大中种用动物、水生动物 A 类隔离检疫场外的核准业务办理流程详见图 9-2。

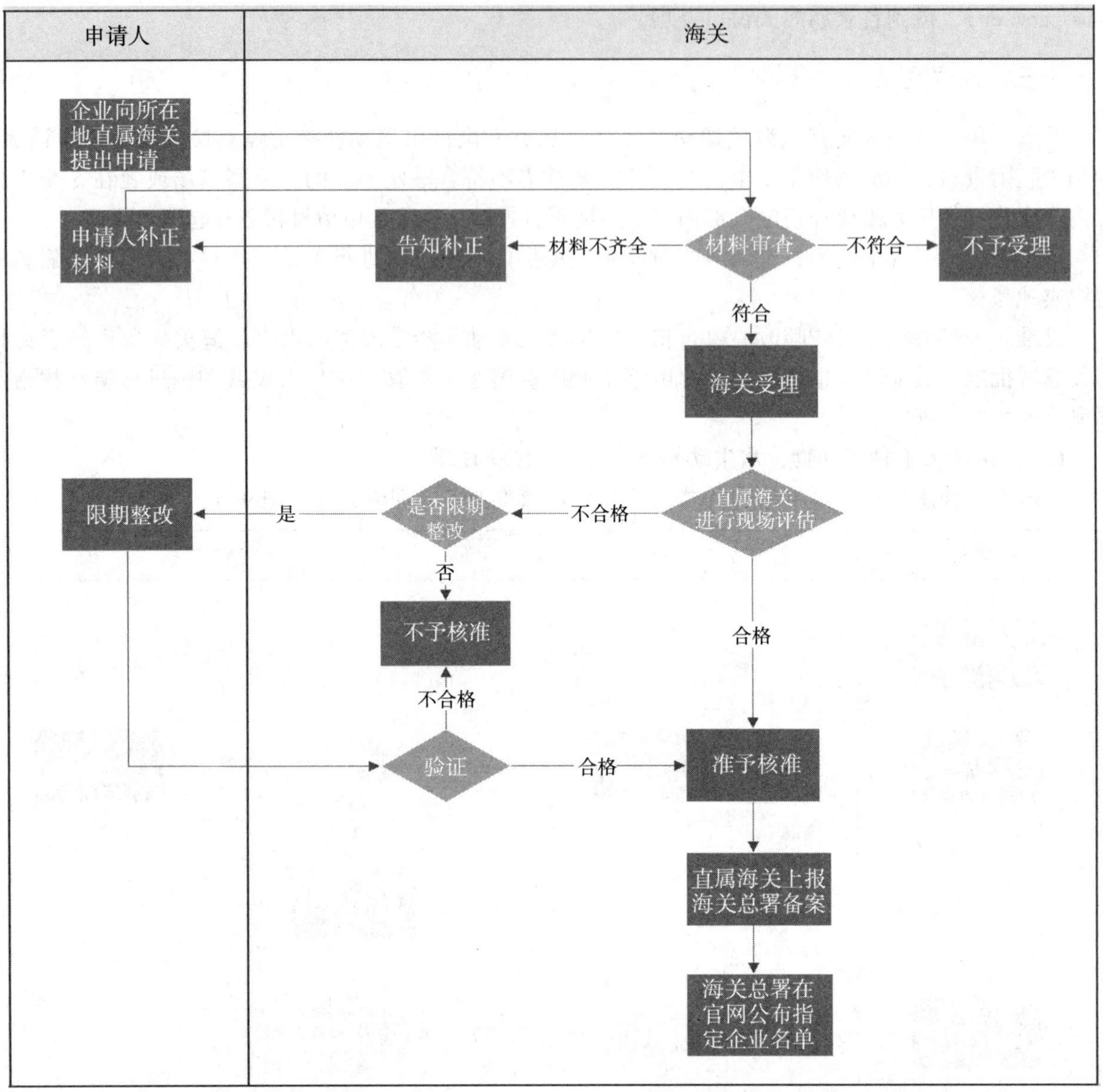

图 9-2　除进境大中种用动物、水生动物 A 类隔离检疫场外的核准业务办理流程

十四、办理形式

网上或窗口办理。

十五、到办理现场次数

网上办理 0 次或窗口办理 1 次。

十六、审查标准

申请材料填写准确、完整、真实、有效。

十七、通办范围

直属海关及各隶属海关。

十八、预约办理

否。

十九、网上支付

否。

二十、物流快递

否。

二十一、办理地点

用户登录海关总署“互联网+海关”全国一体化在线政务服务平台（http://online.customs.gov.cn）进入“动植物检疫”版块相关功能，或到各隶属海关现场相关业务窗口办理。

二十二、办理时间

1. 现场办理。各隶属海关现场审批窗口部门工作时间或拨打12360海关服务热线查询。
2. 网上办理。企业申请时间：24小时。
海关审核时间：周一至周五，直属海关及各隶属海关的工作时间。

二十三、咨询电话

直属海关及各隶属海关咨询电话或12360海关服务热线。

二十四、监督电话

直属海关及各隶属海关监督电话或12360海关服务热线。

第二节｜进境植物繁殖材料地方隔离检疫圃指定

一、事项名称

进境植物繁殖材料地方隔离检疫圃指定。

二、事项类型

其他事项。

三、设定及实施依据

（一）《进出境动植物检疫法》

第十四条 输入动植物、动植物产品和其他检疫物，应当在进境口岸实施检疫。未经口岸动植物检疫机关同意，不得卸离运输工具。

输入动植物，需隔离检疫的，在口岸动植物检疫机关指定的隔离场所检疫。

因口岸条件限制等原因，可以由国家动植物检疫机关决定将动植物、动植物产品和其他检疫物运往指地点检疫。在运输、装卸过程中，货主或者其代理人应当采取防疫措施。指定的存放、加工和隔离饲养或者隔离种植的场所，应当符合动植物检疫和防疫的规定。

（二）《进出境动植物检疫法实施条例》

第五十四条 进出境动物和植物种子、种苗及其他繁殖材料，需要隔离饲养、隔离种植的，在隔离期间，应当接受口岸动植物检疫机关的检疫监督。

（三）《进境植物繁殖材料隔离检疫圃管理办法》（国家出入境检验检疫局令第 11 号公布，根据国家质检总局令第 196 号、海关总署令第 238 号修正）

第五条 申请从事进境植物繁殖材料隔离工作的隔离检疫圃的隔离条件、设施、仪器设备、人员、管理措施应当符合隔离检疫需要。

第六条 从事进境植物繁殖材料隔离工作的隔离检疫圃须按以下程序办理申请手续：

（一）申请成为国家圃或者专业圃的隔离检疫圃，须事先向海关总署提出书面申请，并同时提交符合第五条规定的证明材料，经审核符合要求的可以指定为国家圃或者专业圃。

（二）申请成为地方圃的隔离检疫圃，须在进境植物繁殖材料入圃前 30 日向直属海关提出书面申请，并同时提交符合第五条规定的证明材料，经审核符合要求的可以指定为地方圃。

（三）对于已经核准为国家圃、专业圃或地方圃的隔离检疫圃，海关将对其进行定期考核。

四、实施机构

各直属海关或指定的隶属海关。

五、法定办结时限

5 个工作日。

六、承诺办结时限

5 个工作日。

七、结果名称

在直属海关网站上予以公布。

八、结果样本

无。

九、收费标准

不收费。

十、收费依据

无。

十一、申请条件

具有独立法人资格的隔离检疫圃经营企业。

十二、申请材料

需提交的申请材料见表 9-2。

表 9-2　需提交的申请材料

序号	提交材料名称	原件/复印件	份数	纸质/电子	要求
1	进境植物繁殖材料临时隔离检疫圃指定申请表	原件	1	纸质	加盖企业公章
2	营业执照	复印件	1	纸质	加盖企业公章
3	隔离检疫圃位置及平面图（标注主要设施设备及周边作物）	复印件	1	纸质	加盖企业公章或骑缝章
4	进境植物繁殖材料从入境口岸进入隔离检疫圃的运输安排计划和运输路线说明	复印件	1	纸质	加盖企业公章或骑缝章
5	拟进境植物繁殖材料背景材料（如生物学分类、形态特征、主要发生的病虫害等）	复印件	1	纸质	加盖企业公章或骑缝章
6	防疫管理制度	复印件	1	纸质	加盖企业公章或骑缝章

十三、办理流程

进境植物繁殖材料地方隔离检疫圃业务办理流程见图 9-3。

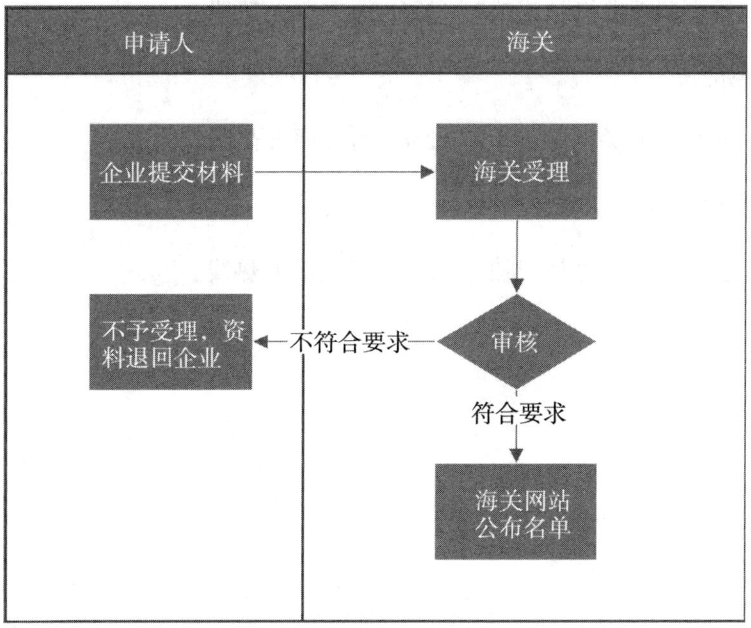

图 9-3　进境植物繁殖材料地方隔离检疫圃业务办理流程

十四、办理形式

窗口办理。

十五、到办理现场次数

窗口办理1次。

十六、审查标准

申请材料填写准确、完整、真实、有效。

十七、通办范围

直属海关关区。

十八、预约办理

否。

十九、网上支付

否。

二十、办理地点

直属海关或指定的隶属海关。

二十一、办理时间

详见海关总署、各直属海关网站或拨打12360海关服务热线。

二十二、咨询电话

详见海关总署、各直属海关网站或拨打12360海关服务热线。

二十三、监督电话

详见海关总署、各直属海关网站或拨打12360海关服务热线。

进出境动植物检疫涉检申报业务管理

导读：

本部分对进出口货物报关过程中需要实施动植物检疫的涉检申报业务进行梳理和介绍，同时，对审核报关单及随附单证所应关注的要点进行梳理，使读者全面了解海关对需要实施动植物检疫的不同货物在申报环节的业务要求，包括产品范围、法规依据、管理要求、所需单证要点、审单要点、特定国家和地区进出商品官方证书要求等。

第十章 进境动物和动物产品的动植物检疫审单及管理

第一节 进境动物和动物产品的动植物检疫申报

一、进境动物和动物产品的动植物检疫申报范围

进境动物和动物产品的动植物检疫申报范围包括进境活动物、动物产品和其他检疫物三大类。

（一）进境活动物

进境活动物包括饲养、野生的活动物，如畜、禽、兽、蛇、龟、鱼、虾、蟹、贝、蚕、蜂等。

（二）动物产品

动物产品是指来自动物未经加工，或虽经加工但仍然有可能传播疾病的产品，如生皮张、毛类、肉类、脏器、动物水产品、奶制品、蛋类、血液、精液、胚胎、骨、蹄、角等。

（三）其他检疫物

其他检疫物是指动物疫苗、血清、诊断液、动物性废弃物等。

凡是进境活动物、动物产品及其他检疫物，装载动物、动物产品及其他检疫物的装载容器包装物，以及来自动植物疫区的运输工具，均属于实施检疫的范围。

国家禁止进境的动物和动物产品包括：

1. 动物病原体及其他有害生物；

2. 动物疫情流行的国家和地区的有关动物、动物产品和其他检疫物；

3. 动物尸体。

动物疫情流行的国家和地区的有关动物、动物产品名录，可参考《禁止从动物疫病流行国家/地区输入的动物及其产品一览表》（见本书附录 2）。

二、进境动物和动物产品的动植物检疫申报相关管理要求

1. 进境的动物及其产品，在提供贸易合同、发票、产地证书的同时，还必须提供输出国家（地区）官方的检疫证书。

2. 种畜、禽及其精液、胚胎、受精卵，应当在入境前 30 天申报。

3. 输入其他动物的，应当在入境前 15 天申报。

4. 海关总署根据法律法规的有关规定以及国务院有关部门发布的禁止进境物名录，制定、调整并发布需要检疫审批的动植物及其产品名录（名录可参考本书附录 1）。申请办理检疫审批手续的单

位应当在签订贸易合同或者协议前，向审批机构提出申请并取得“进境动植物检疫许可”。

第二节｜进境动物和动物产品的动植物检疫审单

进境动物和动物产品申报时，应提交输出国家或者地区政府动植物检疫机关出具的检疫证书、产地证书和贸易合同、信用证、发票等单证；依法应当办理检疫审批手续的，还应当提交检疫审批单。无输出国家或者地区政府动植物检疫机关出具的有效检疫证书，或者未依法办理检疫审批手续的，口岸动植物检疫机关可以根据具体情况，作退回或者销毁处理。

处理方式行政裁量：

1. 无输出国家或者地区政府动植物检疫机关出具的有效检疫证书的（按规定海关免于核查证书的除外），作退回或者销毁处理均可。

2. 未依法办理检疫审批手续的，作退回或者销毁处理均可。

3. 作退回或者销毁处理时，可以听取行政相对人意见。

一、陆生动物

（一）产品范围

进境活动物包括饲养、野生的陆生动物和水生动物。陆生动物主要包括两类：一类是大中动物，如黄牛、水牛、牦牛、犀牛、马、驴、骡、骆驼、象、斑马、猪、绵羊、山羊、羚羊、鹿、狮、虎、豹、猴、狼、河马、海豚、海豹、海狮等；另一类是小动物，如猫、犬、兔、狐狸、水獭、鸡、鸭、鹅、鸽、各种鸟类等。

（二）文件依据

1.《进境动物隔离检疫场使用监督管理办法》（国家质检总局令第 122 号公布，根据海关总署令第 238 号、第 240 号、第 243 号修正）。

2.《进境动植物检疫审批管理办法》（国家质检总局令第 25 号公布，根据国家质检总局令第 170 号和海关总署令第 238 号、第 240 号、第 262 号修改）。

3.《关于修订〈海关监管作业场所（场地）设置规范〉〈海关监管作业场所（场地）监控摄像头设置规范〉和〈海关指定监管场地管理规范〉的公告》（海关总署公告 2021 年第 4 号）。

（三）管理要求

1. 准入要求

输出国家（地区）有关主管机构必须与海关总署签订输华动物双边检疫协定后，相关动物方可向中国出口。

海关总署和农业农村部根据《进出境动植物检疫法》及其实施条例等有关法律法规的规定发布公告，禁止有关国家（地区）的相关动物输入，或对有关国家（地区）已禁止的相关动物解除禁令。

2. 指定隔离检疫场使用核准

进境种用大中动物应当在国家隔离场隔离检疫，进境种用大中动物之外的其他动物应当在国家隔离场或者指定隔离场隔离检疫。使用人应当在办理检疫许可前按照《进境动物隔离检疫场使用监督管理办法》的规定取得“中华人民共和国进出境动物指定隔离检疫场使用证”。

国家隔离场是指海关总署设立的动物隔离检疫场所，指定隔离场是指各直属海关指定的动物隔离场所。

3. 进境动植物检疫审批

海关总署对进境陆生动物实行检疫审批制度。进境陆生动物的进口商应当在签订贸易合同前办理检疫审批手续，取得进境动植物检疫许可。

进境种用大中动物隔离场使用人应凭有效“中华人民共和国进出境动物指定隔离检疫场使用证”向隔离场所在地直属海关申请办理进境动植物检疫许可。

（四）所需单证要点

1. 输出国家（地区）官方动物检疫证书。

2. 原产地证书。

3. 进境动植物检疫许可。

4. 允许进出口证明书（即濒危野生动植物种国际贸易公约允许进出口证明书，适用于濒危野生动物）。

（五）审单要点

1. 输出国家（地区）官方动物检疫证书

输出国（地区）官方检疫部门出具的有效动物检疫证书（正本）及所附有关检测结果报告应与相关检疫条款一致，动物数量、品种应与“进境动植物检疫许可证”相符。

检疫证书须符合下列要求：检疫证书一正一副或多副，且正本必须随动物同行，不得涂改；除非由政府授权兽医修改后签上其姓名，否则涂改无效。

检疫证书应包含以下内容：输出动物的数量，收发货人的名称、地址，输出国（地区）官方检疫部门的兽医官签字，输出国（地区）官方检疫部门的印章，符合进境动植物检疫许可要求的检疫证书评语。

2. 进境动植物检疫许可证

对检疫许可证的批准数（重）量进行核销。许可证应在有效期之内。检验检疫申报的产品种类、来源国家或地区、境进境口岸、流向地区、实际运输路线应与“进境动植物检疫许可证”一致。

（六）特定国家和地区进境要求

1. 爱尔兰种猪

（1）依据文件

《关于进口爱尔兰种猪检疫和卫生要求的公告》（海关总署公告 2024 年第 14 号）。

（2）商品范围

种猪。

（3）商品产地

爱尔兰。

（4）证书要求

爱尔兰共和国农业、食品和海事部在确认中华人民共和国海关总署已签发“进境动植物检疫许可证”后，对输华种猪实施检验检疫。每份“进境动植物检疫许可证”只允许进口 1 批种猪。检疫合格的，由爱尔兰按照双方确认的证书样本签发动物卫生证书。

2. 法国种猪

（1）执法依据

《关于进口法国种猪检疫卫生要求的公告》（海关总署公告 2023 年第 39 号）。

（2）商品范围

种猪。

（3）商品产地

法国。

（4）证书要求

检疫合格的，由法方按照双方确认的证书样本签发动物卫生证书。

3. 老挝屠宰用肉牛

（1）依据文件

《关于进口老挝屠宰用肉牛检疫卫生要求的公告》（海关总署公告2022年第126号）。

（2）商品范围

指年龄小于4岁且在入境中国后7天内完成屠宰供人类食用的肉牛和水牛。

（3）商品产地

老挝。

（4）证书要求

检疫合格的，由老挝按照双方确认的证书样本签发检疫证书。

4. 蒙古国屠宰用绵羊和山羊

（1）执法依据

《关于进口蒙古国屠宰用绵羊和山羊检疫卫生要求的公告》（海关总署公告2023年第92号）。

（2）商品范围

指在中国入境后14天内完成屠宰，不用于繁殖目的的绵羊和山羊。

（3）商品产地

蒙古国。

（4）证书要求

检疫合格的，由蒙方按照双方确认的证书样本签发检疫证书。

5. 斯洛伐克熊蜂

（1）执法依据《关于进口斯洛伐克熊蜂检疫和卫生要求的公告》（海关总署公告2024年第162号）。（2）商品范围熊蜂，仅限于红光熊蜂（Bombus ignitus）。（3）商品产地斯洛伐克。（4）证书要求检疫证书须用斯洛伐克文、中文和英文打印，手写（官方兽医官签名除外）或涂改无效；检疫证书正本随熊蜂同时运抵中国，并附有相关的实验室检测报告。

6. 乌拉圭运动马

（1）执法依据

《关于进口乌拉圭运动马检疫和卫生要求的公告》（海关总署公告2023年第183号）。

（2）商品范围

在乌拉圭本土出生、饲养的，或在乌拉圭连续饲养至少6个月的运动马（速度和马术比赛马）。

（3）商品产地

乌拉圭。

（4）证书要求

检疫合格的，由乌方按照双方确认的证书样本签发检疫卫生证书（中文、西班牙文和英文打印），须一正本和至少两副本，并包括以下内容：

①出口商和进口商的名称和地址，以及出口检疫隔离场名称和地址；

②装运日期、启运口岸、运输工具和航班号；

③输出运动马的数量、品种、芯片号和/或护照号、性别、年龄；

④陈述已满足本议定书规定的检疫要求；

⑤临床检查结果，实验室检测方法及结果（并注明采样日期和检测日期），官方实验室或官方认可实验室的名称和地址；

⑥驱除寄生虫、预防治疗、消毒所用药物的名称、剂量、生产厂家及实施日期和地点；接种疫苗的种类、有效期、生产厂家及接种时间；

⑦证书签发的日期、签证官方兽医姓名印刷体和签字；

⑧官方印章。

7. 智利马

（1）依据文件

《关于进口智利马匹检疫卫生要求的公告》（海关总署公告 2021 年第 38 号）。

（2）商品范围

在智利本土出生、饲养的，或在智利连续饲养至少 6 个月的马。

（3）商品产地

智利。

（4）证书要求

检疫合格的，由智利按照双方确认的证书样本签发检疫卫生证书。

二、水生动物

（一）产品范围

水生动物是指人工养殖或者天然水域捕捞的活的鱼类、软体类、甲壳类、水母类、棘皮类、头索类、两栖类动物，包括其繁殖用的精液、受精卵。

（二）文件依据

1.《进境水生动物检验检疫监督管理办法》（国家质检总局令第 183 号公布，根据海关总署令第 243 号修正）。

2.《进境动植物检疫审批管理办法》（国家质检总局令第 25 号公布，根据国家质检总局令第 170 号和海关总署令第 238 号、第 240 号、第 262 号修改）。

3.《进境动物隔离检疫场使用监督管理办法》（国家质检总局令第 122 号公布，根据海关总署令第 238 号、第 240 号、第 243 号修改）。

4.《关于修订〈海关监管作业场所（场地）设置规范〉〈海关监管作业场所（场地）监控摄像头设置规范〉和〈海关指定监管场地管理规范〉的公告》（海关总署公告 2021 年第 4 号）。

（三）管理要求

1. 准入要求

海关总署对进境水生动物实施检疫准入制度。

为全面防范日本福岛核污染水排海对食品安全造成的放射性污染风险，保护中国消费者健康，确保进口食品安全，海关总署决定自 2023 年 8 月 24 日（含）起全面暂停进口原产地为日本的食用水生动物。

2. 国（境）外养殖和包装企业注册登记

海关总署对向中国输出水生动物的养殖和包装企业实施注册登记管理。向中国输出水生动物的境外养殖和包装企业应当符合输出国家（地区）有关法律法规的规定，输出国家（地区）官方主管部门批准后向海关总署推荐。

3. 指定隔离检疫场使用核准

进境种用、养殖和观赏水生动物应当在指定隔离场进行至少 14 天的隔离检疫。进境种用、养殖和观赏水生动物收货人或者其代理人，应当在办理检疫许可前按照《进境动物隔离检疫场使用监督管理办法》的规定取得“中华人民共和国进出境动物指定隔离检疫场使用证”。

4. 进境动植物检疫审批

海关总署对进境水生动物实行检疫审批制度。进境水生动物的进口商应当在签订贸易合同前办理检疫审批手续，取得进境动植物检疫许可。

5. 海关指定监管场地

食用水生动物应当从进境食用水生动物指定监管场地所在口岸进境。

（四）所需单证要点

1. 输出国家（地区）官方动物检疫证书（新西兰已实施证书无纸化）。

2. 原产地证书。

3. 进境动植物检疫许可。

4. 允许进出口证明书（即濒危野生动植物种国际贸易公约允许进出口证明书，适用于濒危野生水生动物）。

（五）审单要点

1. 列入允许进境水生动物种类及输出国家或者地区名单。

2. 输出国家（地区）官方动物检疫证书。

（1）应是输出国家（地区主管部门）官方出具，并加盖官方印章及官方兽医签名。目的地须标明为中华人民共和国。检验检疫证书应当按照海关总署确认的格式和内容出具。

（2）国（境）外官方主管部门出具的检验检疫证书上的收货人和货运提单上的收货人应当一致。证书上产品相关信息须与报关货物的品名、数（重）量、包装、输出日期、运输工具信息、输出国家或者地区、中转国家或者地区等信息一一相符。

（3）新西兰的官方证书可通过检验检疫电子证书信息交换核查系统进行核查核销，且新西兰已不再签发纸质卫生证书。

3. 进境动植物检疫许可证。

对检疫许可证的批准数（重）量进行核销。许可证应在有效期之内。申报的产品种类、来源国家或地区、境外注册加工包装企业、进境口岸、流向地区、实际运输路线应与检疫许可证一致。检疫许可证上的申请单位和货运提单上的收货人应当一致。

4. 国（境）外养殖和包装企业注册登记。

登录海关总署动植物检疫司网站（http：//dzs. customs. gov. cn/），点击“企业信息”—“活动物类”—“水生动物”，查看“已准入水生动物国家（地区）及品种名单”，可获得登记的注册登记企业名单。

5. 经第三方国家或者地区中转的，须由第三方国家或者地区官方主管部门按照海关总署有关要求出具中转证明文件。经香港或者澳门中转运输到内地的，发货人或者其代理人应当向海关总署指定的检验机构申请中转检验。未经中转检验或者中转检验不合格的，不得转运内地。

6. 海关指定监管场地。

食用水生动物应当从进境食用水生动物指定监管场地所在口岸进境。

（六）特定国家和地区进境要求

1. 阿联酋食用水生动物

（1）执法依据

《关于进口阿联酋食用水生动物检疫和卫生要求的公告》（海关总署公告 2024 年第 69 号）。

（2）商品范围

原产于阿联酋，输往中国用于供人类食用的活水生动物，生产方式包括野生捕捞和人工养殖，具体品种不包括《濒危野生动植物种国际贸易公约》（CITES）附录、中国《国家重点保护野生动物名录》和《重点管理外来入侵物种名录》[①] 所列物种，相关品种清单在中华人民共和国海关总署网站公布。

（3）商品产地

阿联酋。

（4）证书要求

每批输华食用水生动物须附有阿方主管部门出具的卫生证书，卫生证书须一正本和两副本，且正本须随货同行。卫生证书须用中英文或英文打印，手写（除检查官员签字）或涂改无效。

卫生证书至少包括以下内容：

①食用水生动物的品种（学名及拉丁文名）、包装类型以及数量或重量；

②食用水生动物是养殖的，养殖场名称和批准编号等信息；

③食用水生动物是野生捕捞的，捕捞水域具体信息、包装企业名称和批准编号等信息；

④出口商和进口商的名称和地址；

⑤启运时间、口岸以及运输工具类别、编号；

⑥声明食用水生动物符合《议定书》规定的有关要求；

⑦声明适合人类食用；

⑧证书的签发时间、阿方官方兽医姓名的签名或印章；

⑨阿方主管部门的官方印章或验证二维码。

2. 巴布亚新几内亚食用水生动物

（1）执法依据

《关于进口巴布亚新几内亚食用水生动物检疫和卫生要求的公告》（海关总署公告 2022 年第 96 号）。

（2）商品范围

原产于巴布亚新几内亚，捕捞自巴布亚新几内亚独立管理海域，输往中国用于食用的甲壳类、鱼类、软体类活水生动物，不包括《濒危野生动植物种国际贸易公约》（CITES）附录、《中国国家重点保护野生动物名录》和《重点管理外来入侵物种名录》[②] 所列物种。

（3）商品产地

巴布亚新几内亚。

（4）证书要求

巴新方应事先向中方提交双方已商定的卫生证书和官方出证机构印章样本备案。并按照双方商定的卫生证书样本对输华产品签发卫生证书。证书上完整填写捕捞、加工、包装、存储、运输、中转和出口等全过程中涉及的生产企业信息，包括生产企业名称和注册编号等。每批输华食用水生动物须附有官方卫生证书，卫生证书须一正本和两副本，且正本须随货同行。卫生证书须用中英文或英文打印，手写（除兽医官签字）或涂改无效。

3. 柬埔寨食用水生动物

（1）执法依据

《关于进口柬埔寨食用水生动物检疫和卫生要求的公告》（海关总署公告 2023 年第 16 号）。

---

① 《重点管理外来入侵物种名录》（农业农村部、自然资源部、生态环境部、住房和城乡建设部、海关总署、国家林草局公告第 567 号）见本书第三章第一节。

② 同①。

（2）商品范围

原产于柬埔寨，输往中国用于食用的甲壳类、鱼类、软体类等活水生动物，生产方式包括野生捕捞和人工养殖，具体品种不包括《濒危野生动植物种国际贸易公约》（CITES）附录、中国《国家重点保护野生动物名录》和《重点管理外来入侵物种名录》① 所列物种。

（3）商品产地

柬埔寨。

（4）证书要求

柬方应事先向中方提供双方已商定的卫生证书、出证机构官方印章、签名样本备案，并按照双方商定的卫生证书样本对输华产品签发卫生证书。证书上完整填写养殖、捕捞、包装、存储、运输、中转和出口等全过程中涉及的生产企业信息，包括生产企业名称和注册编号等。每批输华食用水生动物须附有官方卫生证书，卫生证书须一正本和两副本，且正本须随货同行。卫生证书须用中英文或英文打印，手写（除检查官员签字）或涂改无效。

4. 科摩罗食用水生动物

（1）执法依据

《关于进口科摩罗食用水生动物检疫和卫生要求的公告》（海关总署公告 2023 年第 2 号）。

（2）商品范围

原产于科摩罗，输往中国用于食用的甲壳类、鱼类、软体类等活水生动物，生产方式包括野生捕捞和人工养殖，具体品种不包括《濒危野生动植物种国际贸易公约》（CITES）附录、中国《国家重点保护野生动物名录》和《重点管理外来入侵物种名录》② 所列物种。

（3）商品产地

科摩罗。

（4）证书要求

科方应事先向中方提供双方已商定的卫生证书和官方出证机构印章、签名样本备案。并按照双方商定的卫生证书样本对输华产品签发卫生证书。证书上完整填写养殖、捕捞、加工、包装、存储、运输、中转和出口等全过程中涉及的生产企业信息，包括生产企业名称和注册编号等。每批输华食用水生动物须附有官方卫生证书，卫生证书须一正本和两副本，且正本须随货同行。卫生证书须用中文、法文、英文，或至少使用英文打印，手写（除兽医官签字）或涂改无效。

5. 乌拉圭食用水生动物

（1）执法依据

《关于进口乌拉圭食用水生动物检疫和卫生要求的公告》（海关总署公告 2023 年第 176 号）。

（2）商品范围

原产于乌拉圭，输往中国用于食用的鱼类、甲壳类、软体类等活水生动物，生产方式包括野生捕捞和人工养殖，具体品种不包括《濒危野生动植物种国际贸易公约》（CITES）附录、中国《国家重点保护野生动物名录》和《重点管理外来入侵物种名录》③ 所列物种，相关品种清单在海关总署网站公布。

（3）商品产地

乌拉圭。

---

① 《重点管理外来入侵物种名录》（农业农村部、自然资源部、生态环境部、住房和城乡建设部、海关总署、国家林草局公告第 567 号）见本书第三章第一节。

② 同①。

③ 同①。

（4）证书要求

每批输华食用水生动物须附有乌方主管部门出具的卫生证书，卫生证书须一正本和两副本，且正本须随货同行。卫生证书须用中英文或英文打印，手写（除检查官员签字）或涂改无效。

卫生证书至少包括以下内容：

①食用水生动物的品种（学名及拉丁文名）、包装类型和数重量；

②食用水生动物是养殖的，养殖场名称和批准编号等信息；

③食用水生动物是野生捕捞的，捕捞水域具体信息和包装企业名称和批准编号等信息；

④出口商和进口商的名称和地址；

⑤启运时间、口岸以及运输工具类别、编号；

⑥声明食用水生动物符合本议定书规定的有关要求；

⑦声明适合人类食用；

⑧证书的签发时间、乌方官方兽医姓名的签名或印章；

⑨乌方主管部门的官方印章。

6. 印度尼西亚食用水生动物

（1）执法依据

《关于进口印度尼西亚食用水生动物检疫和卫生要求的公告》（海关总署公告 2023 年第 154 号）。

（2）商品范围

原产于印度尼西亚，输往中国用于食用的鱼类、甲壳类、软体类等活水生动物，生产方式包括野生捕捞和人工养殖，具体品种不包括《濒危野生动植物种国际贸易公约》（CITES）附录、中国《国家重点保护野生动物名录》和《重点管理外来入侵物种名录》① 所列物种。

（3）商品产地

印度尼西亚。

（4）证书要求

证书上应完整填写食用水生动物的品种、生产方式（养殖或捕捞）、包装类型、数量或重量、运输方式、养殖场/中转包装场和出口企业名称、注册编号等信息，并声明适合人类食用。每批输华食用水生动物须附有官方卫生证书，且正本须随货同行。卫生证书须至少用英文打印，手写（除兽医官签字）或涂改无效。

三、动物遗传物质

（一）产品范围

动物遗传物质是指哺乳动物精液、胚胎和卵细胞。

（二）文件依据

1.《进境动植物检疫审批管理办法》（国家质检总局令第 25 号公布，根据国家质检总局令第 170 号和海关总署令第 238 号、第 240 号、第 262 号修正）。

2.《进境动物遗传物质检疫管理办法》（国家质检总局令第 47 号公布，根据海关总署令第 238 号、第 240 号、第 262 号修正）。

（三）管理要求

1. 准入要求

输出国家（地区）有关主管机构必须与海关总署签订输华动物遗传物质双边检疫协定后，相关

① 《重点管理外来入侵物种名录》（农业农村部、自然资源部、生态环境部、住房和城乡建设部、海关总署、国家林草局公告第 567 号）见本书第三章第一节。

动物遗传物质才可向中国出口。海关总署对进境动物遗传物质实行风险分析管理。

2. 国外生产、加工、存放单位注册登记

海关总署对输出动物遗传物质的国外生产单位实行检疫注册登记。

3. 进境动植物检疫审批

输入动物遗传物质的，必须事先办理检疫审批手续，取得进境动植物检疫许可。

4. 进境动物遗传物质使用单位备案

进境动物遗传物质的使用单位应当到所在地直属海关备案。

（四）所需单证要点

1. 输出国家（地区）官方动物检疫证书。

2. 原产地证书。

3. 进境动植物检疫许可。

4. 允许进出口证明书（即濒危野生动植物种国际贸易公约允许进出口证明书，适用于濒危野生动物遗传物质）。

（五）审单要点

1. 登录海关总署网站动植物检疫司页面（http：//dzs. customs. gov. cn/），点击“企业信息”—“动物产品类”—“其他动物产品”，可查询允许向中国出口遗传物质注册企业名单。

2. 输出国家（地区）官方动物检疫证书。审核检疫证书是否符合“进境动植物检疫许可证”以及中国与输出国家或者地区签订的双边检疫协定的要求。国外输华检验检疫证书应是输出国家或地区主管部门出具，并加盖官方印章及官方兽医签名。目的地须标明为中华人民共和国。证书格式、官方印章等应与海关总署下发的证书模板相符。证书上产品相关信息须与报关货物的信息一一相符。

3. 进境动植物检疫许可证。许可证应在有效期之内。检验检疫申报的产品种类、来源国家或地区、境外生产加工企业、进境口岸、流向地区应与“进境动植物检疫许可证”一致。

（六）特定国家和地区进境要求

1. 巴基斯坦水牛胚胎

（1）执法依据

《关于进口巴基斯坦水牛胚胎检疫卫生要求的公告》（海关总署公告 2022 年第 89 号）；

《关于允许巴基斯坦部分区域水牛胚胎输华的公告》（海关总署 农业农村部公告 2024 年第 40 号）。

（2）商品范围

在巴基斯坦通过中巴双方注册的生产单位内，从水牛活体卵巢采集卵母细胞，使用体外授精方式生产的胚胎。

（3）商品产地

允许巴基斯坦地理坐标北纬 31°53′10. 3″、东经 73°41′28. 4″；北纬 31°53′10. 0″、东经 73°41′10. 8″；北纬 31°52′48. 5″、东经 73°41′11. 5″；北纬 31°52′48. 9″、东经 73°41′28. 8″四点连线所在范围内符合我国检疫卫生要求的水牛胚胎输华。

（4）证书要求

巴基斯坦伊斯兰共和国国家粮食安全与研究部（以下简称“巴方”）凭中华人民共和国海关总署（以下简称“中方”）签发的《中华人民共和国进境动植物检疫许可证》对输华水牛胚胎实施检疫。每份进境水牛胚胎检疫许可证只允许进口一批水牛胚胎。检疫合格的，由巴方按照双方确认的证书样本签发检疫证书。

2. 法国猪精液

（1）执法依据

《关于进口法国猪精液检疫卫生要求的公告》（海关总署公告 2023 年第 40 号）。

（2）商品范围

猪精液。

（3）商品产地

法国。

（4）证书要求

检疫合格的，由法方按照双方确认的证书样本签发动物卫生证书。

3. 法国种禽种蛋

（1）执法依据

《关于进口法国种禽种蛋检疫和卫生要求的公告》（海关总署公告 2020 年第 106 号）。

（2）商品范围

用于孵育、繁衍幼禽的禽鸟和受精禽蛋，包括鸡、鸭、鹅等饲养禽鸟。

（3）商品产地

法国。

（4）证书要求

检疫合格的，由法方按照双方确认的证书样本签发检疫证书。

4. 荷兰猪精液

（1）执法依据

《关于进口荷兰猪精液检疫和卫生要求的公告》（海关总署公告 2024 年第 61 号）。

（2）商品范围

猪精液。

（3）商品产地

荷兰。

（4）证书要求

检疫合格的，由荷方按照双方确认的证书样本签发检疫证书，且检疫证书应随输出的猪精液一起运输到中国。猪精液抵达中国入境口岸时，如无有效检疫证书或无检疫证书，作退回或销毁处理。

5. 匈牙利牛精液

（1）执法依据

《关于进口匈牙利牛精液检疫和卫生要求的公告》（海关总署公告 2024 年第 55 号）。

（2）商品范围

牛精液。

（3）商品产地

匈牙利。

（4）证书要求

牛精液检疫合格的，由匈方按照双方确认的证书样本签发动物卫生证书，且检疫证书应随输出的牛精液一起运输到中国。牛精液运抵中国入境口岸时，如无有效检疫证书或无检疫证书，作退回或销毁处理。

四、非食用动物产品

（一）产品范围

非食用动物产品是指非直接供人类或者动物食用的动物副产品及其衍生物、加工品，如非直接供人类或者动物食用的动物皮张、毛类、纤维、骨、蹄、角、油脂、明胶、标本、工艺品、内脏、动物源性肥料、蚕产品、蜂产品、水产品、奶产品等，不包括动物源性饲料和饲料添加剂、动物遗传物质、动物源性生物材料及制品。

（二）文件依据

1.《进出境非食用动物产品检验检疫监督管理办法》（国家质检总局令第159号公布，根据国家质检总局令第184号和海关总署令第238号、第240号、第262号修正）。

2.《进境动植物检疫审批管理办法》（国家质检总局令第25号公布，根据国家质检总局令第170号和海关总署令第238号、第240号、第262号修正）。

3.《关于优化进境非食用动物产品风险级别及检验检疫监管措施的公告》（海关总署公告2024年第208号）。

（三）管理要求

1. 准入要求

海关总署对进境非食用动物产品实施检疫准入制度，海关总署与输出国家（地区）主管部门协商确定向中国输出非食用动物产品的检验检疫要求，并商签有关双边协定或者确定检验检疫证书。

实施检疫准入的非食用动物产品见《进境非食用动物产品风险级别及检验检疫监管措施清单》（详见表10-1）中"检验检疫监管措施"中列明要求的产品。

2. 国外生产、加工、存放单位注册登记

海关总署对向中国输出非食用动物产品的境外生产、加工、存放企业实施注册登记制度。

实施境外生产、加工、存放单位注册登记制度的产品见《进境非食用动物产品风险级别及检验检疫监管措施清单》（详见表10-1）中"检验检疫监管措施"中列明要求的产品。

3. 进境动植物检疫审批

海关总署对进境非食用动物产品实行检疫审批制度。收货人应当在签订贸易合同前办理检疫审批手续，取得进境动植物检疫许可。

实施进境动植物检疫审批的产品见《进境非食用动物产品风险级别及检验检疫监管措施清单》（详见表10-1）中"检验检疫监管措施"中列明要求的产品。

4. 进境非食用动物产品存放、加工过程的检疫监督

高风险境非食用动物产品进境后应当运往指定的存放、加工场所（指定企业）。

实施进境非食用动物产品存放、加工过程的检疫监督的产品见《进境非食用动物产品风险级别及检验检疫监管措施清单》（详见表10-1）中"检验检疫监管措施"中列明要求的产品。

表 10-1　进境非食用动物产品风险级别及检验检疫监管措施清单

类别	产品	风险级别	检验检疫监管措施
皮张	马属动物生皮张	Ⅰ级	需检疫准入；境外生产加工企业注册登记；进境时查验检疫证书并实施检验检疫；进境后在指定企业存放、加工
	所有野生动物皮张	Ⅰ级	需检疫准入；进境前需办理《进境动植物检疫许可证》；境外生产加工企业注册登记；进境时查验检疫证书并实施检验检疫；进境后在指定企业存放、加工
	其他动物生皮张	Ⅱ级	需检疫准入；境外生产加工企业注册登记；进境时查验检疫证书并实施检验检疫
	灰皮（PH 值不低于 14 的环境中处理至少 2 小时）、浸酸皮（PH 值不高于 2 的环境中处理至少 1 小时）和其他等效方法加工的未鞣制动物皮张，鞣制皮张（来自相关动物疫情禁令国家或地区）	Ⅲ级	境外生产加工企业注册登记；进境时查验检疫证书并实施检验检疫
	鞣制皮张（来自无相关动物疫情禁令国家或地区）	Ⅳ级	进境时实施检验检疫
毛类和纤维	原毛，原绒，未水洗羽毛羽绒，未经加工的鬃、尾	Ⅰ级	需检疫准入；境外生产加工企业注册登记；进境前需办理《进境动植物检疫许可证》；进境时查验检疫证书并实施检验检疫；进境后在指定企业存放、加工
	洗净毛、绒，水洗羽毛羽绒，水洗马、牛（鬃）尾毛，水煮猪鬃，羊毛落毛	Ⅲ级	境外生产加工企业注册登记；进境时查验检疫证书并实施检验检疫
	已脱脂或染色的装饰羽毛羽绒，炭化毛，已梳毛，毛条	Ⅳ级	进境时实施检验检疫
骨蹄角	未经加工和初级加工的陆生动物骨、蹄、角	Ⅰ级	需检疫准入；境外生产加工企业注册登记；进境前需办理《进境动植物检疫许可证》；进境时查验检疫证书并实施检验检疫；进境后在指定企业存放、加工
	热加工（产品中心温度不低于 80℃至少 30 分钟）反刍动物骨、蹄、角，河马牙等动物原牙	Ⅱ级	需检疫准入；境外生产加工企业注册登记；进境前需办理《进境动植物检疫许可证》；进境时查验检疫证书并实施检验检疫
	热加工（产品中心温度不低于 80℃至少 30 分钟）非反刍动物骨、蹄、角	Ⅲ级	境外生产加工企业注册登记；进境时查验检疫证书并实施检验检疫
	猛犸牙等化石类动物骨、蹄、角、牙，深加工的动物骨蹄角牙制成的文化艺术品，动物角加工的研磨钵、茶叶勺、梳子、鞋拔等制品	Ⅳ级	进境时实施检验检疫

表10-1　续

类别	产品	风险级别	检验检疫监管措施
油脂	未经加工陆生动物脂肪及其冷榨油脂，TSE疫情禁令国家或地区的高温炼制（产品中心温度不低于80℃至少30分钟）反刍动物油脂	Ⅱ级	需检疫准入；境外生产加工企业注册登记；进境前需办理《进境动植物检疫许可证》；进境时查验检疫证书并实施检验检疫
	高温炼制（产品中心温度不低于80℃至少30分钟）的动物油脂（TSE疫情禁令国家或地区的反刍动物油脂除外），两栖类和爬行类动物油脂，羊毛脂	Ⅲ级	境外生产加工企业注册登记；进境时查验检疫证书并实施检验检疫
动物标本	经防腐处理动物标本	Ⅳ级	进境时实施检验检疫
蚕产品	未经加工蚕茧、蚕蛹、削口茧，长吐，滞头	Ⅱ级	需检疫准入；境外生产加工企业注册登记；进境前需办理《进境动植物检疫许可证》；进境时查验检疫证书并实施检验检疫
	落绵	Ⅲ级	进境时查验检疫证书并实施检验检疫
	生丝	Ⅳ级	进境时实施检验检疫
蜂产品	未经加工蜂巢、蜂蜡、蜂胶	Ⅱ级	需检疫准入；境外生产加工企业注册登记；进境前需办理《进境动植物检疫许可证》；进境时查验检疫证书并实施检验检疫
	其他蜂产品	Ⅳ级	进境时实施检验检疫
水产品	未经加工皮、骨、鳞、壳等水生动物副产品	Ⅲ级	进境时查验检疫证书并实施检验检疫
	加工的皮、骨、鳞、壳等水生动物副产品，珊瑚、珍珠、天然海绵及其制品	Ⅳ级	进境时实施检验检疫
其他非食用动物产品	未经加工和初级加工的内脏、组织和消化液	Ⅰ级	需检疫准入；境外生产加工企业注册登记；进境前需办理《进境动植物检疫许可证》；进境时查验检疫证书并实施检验检疫；进境后在指定企业存放、加工
	动物源性肥料，反刍动物源性骨明胶	Ⅱ级	需检疫准入；境外生产加工企业注册登记；进境前需办理《进境动植物检疫许可证》；进境时查验检疫证书并实施检验检疫
	干酪素等深加工或提炼的奶源性产品，其他明胶，硫酸软骨素、磷酸二氢钙、胆盐等深加工或提炼后的动物源性副产品	Ⅲ级	进境时查验检疫证书并实施检验检疫

（四）所需单证要点

1. 输出国家（地区）官方动物检疫证书（适用于《进境非食用动物产品风险级别及检验检疫监管措施清单》（详见表10-1）中“检验检疫监管措施”列明要求的产品）。

2. 原产地证书。

3. 进境动植物检疫许可（适用于《进境非食用动物产品风险级别及检验检疫监管措施清单》（详见表10-1）中“检验检疫监管措施”列明要求的产品）。

4. 允许进出口证明书（即濒危野生动植物种国际贸易公约允许进出口证明书，适用于濒危野生动物产品）。

（五）审单要点

1. 输出国家（地区）官方动物检疫证书。应是输出国家或者地区官方主管部门出具，并加盖官方印章及官方兽医签名。目的地须标明为中华人民共和国。证书格式、官方印章等应与海关总署下发的证书模板相符。证书上产品相关信息须与报关货物的名称、数（重）量、输出国家或者地区、包装、唛头、标记等信息一一相符。

澳大利亚、新西兰皮毛的官方证书可通过检验检疫电子证书信息交换核查系统进行核查核销。

2. 审核“进境动植物检疫许可证”，并对检疫许可证的批准数（重）量进行核销。许可证应在有效期之内。检验检疫申报的产品种类、来源国家或地区、境外生产加工企业、进境口岸、流向地区应与“进境动植物检疫许可证”一致。

3. 登录海关总署动植物检疫司网站（http：//dzs. customs. gov. cn/），点击“企业信息”—“动物产品类”—“非食用动物产品”—“已准入非食用动物产品国家（地区）及产品种类名单”，可查询已准入非食用动物产品国家或地区及产品种类名单和已获得注册的企业名单。

4. 企业资质栏目：应选取“307-进境非食用动物产品国外生产、加工、存放企业注册登记”，并填写注册登记编号等信息；产品资质栏目：应选取“325-进境动植物产品检疫许可”（如需检疫审批），并填写许可编号等信息。

（六）特定国家和地区进境要求

1. 阿根廷原羊毛

（1）执法依据

《关于进口阿根廷原羊毛检疫和卫生要求的公告》（海关总署公告 2023 年第 146 号）。

（2）商品范围

指产自阿根廷境内未经加工的含脂羊毛。

（3）商品产地

阿根廷。

（4）证书要求

原羊毛应由阿方根据阿根廷法律法规和有关议定书实施检验检疫，合格的出具卫生证书，证明符合有关议定书的要求。

2. 哈萨克斯坦牛皮

（1）执法依据

《关于进口哈萨克斯坦牛皮检疫和卫生要求的公告》（海关总署公告 2024 年第 188 号）。

（2）商品范围

指生牛皮，包括干制、盐干和盐湿牛皮。

（3）商品产地

哈萨克斯坦。

（4）证书要求

哈方负责对哈萨克斯坦输华牛皮实施兽医卫生控制和检疫监管，并出具兽医卫生证书，证明符合有关议定书的要求。

3. 老挝蚕茧

（1）执法依据

《关于进口老挝蚕茧检疫和卫生要求的公告》（海关总署公告 2024 年第 153 号）。

（2）商品范围

指产自老挝境内，经过 100℃干热处理、时间不少于 2 小时的热加工蚕茧。

（3）商品产地

老挝。

（4）证书要求

老方根据老挝法律法规和有关议定书要求对热加工蚕茧实施检验检疫，合格的出具卫生证书，证明符合有关议定书的要求。

4. 蒙古国洗净毛绒

（1）执法依据

《关于进口蒙古国洗净毛绒检疫和卫生要求的公告》（海关总署公告 2023 年第 89 号）。

（2）商品范围

经洗涤加工除去油脂、尘土、杂质等，达到规定技术指标的毛、绒，包括洗净绵羊毛、洗净羊绒（山羊绒）、洗净牛毛绒和洗净驼毛绒。

（3）商品产地

蒙古国。

（4）证书要求

输华洗净毛绒应由蒙方实施检验检疫，并出具兽医卫生证书，证明产品符合双边有关议定书的要求。

5. 南非原羊毛

（1）执法依据

《关于进口南非原羊毛检疫和卫生要求的公告》（海关总署公告 2024 年第 133 号）。

（2）商品范围

产自南非境内未经加工的含脂羊毛，包括原羊毛和马海毛。

（3）商品产地

南非。

（4）证书要求

原羊毛由南方根据南非法律法规和有关议定书实施检验检疫，合格的出具卫生证书，证明符合有关议定书的要求。

6. 匈牙利原羊毛

（1）执法依据

《关于进口匈牙利原羊毛检疫和卫生要求的公告》（海关总署公告 2023 年第 152 号）。

（2）商品范围

匈牙利。

（3）商品范围

产自匈牙利境内未经加工的含脂羊毛。

（4）证书要求

原羊毛应由匈方根据匈牙利法律法规和有关议定书实施检验检疫，合格的出具卫生证书，证明符合有关议定书的要求。

7. 蒙古国工业用陆生动物制品

（1）执法依据

《关于进口蒙古国工业用陆生动物制品检疫和兽医卫生要求的公告》（海关总署公告 2023 年第 159 号）。

（2）商品范围

源自牛、羊、马的骨、角、蹄、脂肪等，经过烘干、蒸煮、炼制、喷雾干燥等工艺加工，制成的工业用途产品，包括工业用明胶、油脂、蛋白胨、骨粒、角蹄制品等。

（3）商品产地

蒙古国。

（4）证书要求

工业用陆生动物制品应由蒙方实施检验检疫，并出具兽医卫生证书，证明产品符合双方有关议定书的要求。

五、生物材料及其制品

（一）产品范围

生物材料是指以科研、研发、预防、诊断、注册、检验、保藏为目的进口的可能造成动植物疫病疫情传播风险的微生物、寄生虫，动植物组织、细胞、分泌物、提取物，动物器官、排泄物、血液及其制品、蛋白，以及由上述材料制成的培养基、诊断试剂、酶制剂、单（多）克隆抗体、生物合成体、抗毒素、细胞因子等生物制品和 SPF 级及以上级别的实验动物。

（二）文件依据

1.《进境动植物检疫审批管理办法》（国家质检总局令第 25 号公布，根据国家质检总局令第 170 号和海关总署令第 238 号、第 240 号、第 262 号修改）。

2.《关于复制推广自由贸易试验区新一批改革试点经验的公告》（国家质检总局公告 2016 年第 120 号）。

3.《关于推广京津冀沪进境生物材料监管试点经验及开展新一轮试点的公告》（国家质检总局公告 2017 年第 94 号）。

4.《关于做好进境动物源性生物材料及制品检验检疫工作的通知》（国质检动函〔2011〕2 号）。

（三）管理要求

1. 进境动植物检疫审批

海关总署对进境生物材料实施检疫审批制度。《进境生物材料风险级别及检疫监管措施清单》（见表 10-2）中列明需要进境检疫审批的产品，申请单位应当办理检疫审批手续，取得进境动植物检疫许可。

表 10-2　进境生物材料风险级别及检疫监管措施清单

风险级别	生物材料范围	进境检疫审批	国外官方检疫证书	申报时附加声明	口岸查验	后续监管
一级	科研用《动物病原微生物分类名录》（农业部令第 53 号，附后）中的动物病原微生物	是	是	否	是	是
	科研用动物寄生虫、动物源性感染性物质（包括器官、组织、细胞、体液、血液、排泄物、羽毛、感染性生物合成体等）					
	动物疫苗注册、检验和保藏用菌（毒）种					
	用于国际比对试验或能力验证的疫病检测盲样					
二级	SPF 级及以上级别实验动物	是	是	否	是	是
	SPF 级及以上级别实验动物的精液、胚胎、卵细胞等遗传物质					
	非感染性的动物器官、组织、细胞、血液及其制品、分泌物、排泄物、提取物等（不包括源自 SPF 级及以上级别实验动物的生物材料）					

表10-2　续

<table>
<tr><th>风险级别</th><th>生物材料范围</th><th>进境检疫审批</th><th>国外官方检疫证书</th><th>申报时附加声明</th><th>口岸查验</th><th>后续监管</th></tr>
<tr><td rowspan="5">三级</td><td>动物体内诊断试剂、含动物源性成分的非商品化诊断试剂</td><td>是</td><td>否</td><td>是</td><td>是</td><td>否</td></tr>
<tr><td>科研用明胶（仅限猪皮明胶、牛皮明胶、鱼皮明胶）</td><td>是</td><td>否</td><td>是</td><td>是</td><td>否</td></tr>
<tr><td>含动物源性成分高于5%的培养基</td><td>否</td><td>是</td><td>否</td><td>是</td><td>否</td></tr>
<tr><td>SPF级及以上级别的实验动物的器官、组织、细胞、血液及其制品、分泌物、排泄物、提取物等</td><td>否</td><td>是</td><td>否</td><td>是</td><td>否</td></tr>
<tr><td>实验用模式果蝇、模式线虫</td><td>是</td><td>否</td><td>否</td><td>是</td><td>否</td></tr>
<tr><td rowspan="7">四级</td><td>含动物源性成分≤5%的培养基</td><td rowspan="7">否</td><td rowspan="7">否</td><td rowspan="7">是</td><td rowspan="7">是</td><td rowspan="7">否</td></tr>
<tr><td>检测抗原抗体等生物活性物质的商品化体外诊断试剂</td></tr>
<tr><td>检测酶类、糖类、脂类、蛋白和非蛋白氮类和无机元素类等生化类商品化体外诊断试剂</td></tr>
<tr><td>来自商品化细胞库（ATCC、NVSL、DSMZ、ECACC、KCLB、JCRB、RIKEN）的动物传代细胞系</td></tr>
<tr><td>《动物病原微生物分类名录》（农业部令第53号）外的微生物，非致病性微生物的DNA/RNA，无感染性动物质粒、噬菌体等遗传物质和生物合成体</td></tr>
<tr><td>动物干扰素、激素、毒素、类毒素、酶和酶制剂、单（多）克隆抗体、抗毒素、细胞因子、微粒体等</td></tr>
<tr><td>经化学变性处理的动物组织、器官及其切片</td></tr>
</table>

2. 国外企业

属于允许向中国出口生物材料（包含血液制品）的国外企业名单。

（四）所需单证要点

1. 按照《进境生物材料风险级别及检疫监管措施清单》（见表10-2）的要求提供国外官方检疫证书或附加声明。

2. 允许进出口证明书（即濒危野生动植物种国际贸易公约允许进出口证明书，适用于濒危野生生物材料及其制品）。

3. 部分免于核查输出国家或地区动植物检疫证书的产品，须提供的附加声明。具体要求见表10-3。

表10-3　免于核查输出国家或地区动植物检疫证书的产品范围及申报时须提供的附加声明

序号	产品范围	申报时须提供的附加声明
1	含微量（含量≤5%）动植物源性成分的琼脂培养基、蛋白胨培养基。	境外输出单位出具的安全声明。
2	含微量（含量≤5%）动物源性成分用于体外检测的商品化试剂盒。	商品化试剂盒在境外市场销售使用的证明；产品说明书。
3	对于检测抗原抗体等生物活性物质的商品化体外诊断试剂。	随附境外提供者出具的安全声明及国外允许销售证明。

表10-3　续

序号	产品范围	申报时须提供的附加声明
4	经化学变性处理的科研用动物组织、器官；科研用工业明胶。	境外输出单位出具的化学变性处理的工艺说明；进口使用单位的安全承诺书。
5	来自商品化细胞库（包括：ATCC、NVSL、DSMZ、ECACC、KCLB、JCRB、RIKEN）的传代细胞系。	境外提供者出具的安全声明。

（五）审单要点

1. 对进境生物材料实施四级风险分类管理。根据动植物检疫风险等级不同，分别采取检疫准入、检疫审批、官方证书、安全声明等审单要求。进境生物材料风险级别及审单要求见表10-1《进境生物材料风险级别及检疫监管措施清单》。

2. 进境生物材料的，“进境动植物检疫许可证”凡符合同一发货人、同一收货人、同一输出国家/地区、同一品种的，许可证允许分批核销（特许审批物及实验动物除外）。

3. 进境SPF级及以上级别实验鼠遗传物质按照生物材料管理，进境时须随附输出国家/地区官方检疫证书。

4. 对于检测抗原抗体等生物活性物质的商品化体外诊断试剂，免于提供国外官方检疫证书，进境时随附境外提供者出具的安全声明及国外允许销售证明。

5. 来自商品化细胞库（ATCC、NVSL、DSMZ、ECACC、KCLB、JCRB、RIKEN）的动物传代细胞系调整为四级风险进行管理，免于提供国外官方检疫证书，进境时随附境外提供者出具的安全声明。

6. 进口培养基中动物源性成分不高于5%的，口岸凭境外生产商出具的安全声明核放。

7. 科研用途进境一级风险产品，应提供部级及以上单位出具的有效科研用途证明材料。进口《动物病原微生物分类名录》（农业部令第53号，附后）中的第一、二类动物病原微生物的，还应提供“高致病性动物病原微生物实验室资格证书”和从事高致病性动物病原微生物实验活动的批准文件。

8. 含微量（含量≤5%）动植物源性成分的琼脂培养基、蛋白胨培养基，免于核查输出国家或地区动植物检疫证书，需提供该类产品境外生产商的产品说明书或境外输出单位出具的安全声明。

9. 含微量（含量≤5%）动物源性成分用于体外检测的商品化试剂盒，免于核查输出国家或地区动植物检疫证书，需提供该类产品商品化试剂盒在境外市场销售使用的证明和产品说明书。

10. 经化学变性处理的科研用动物组织、器官，以及科研用工业明胶，免于核查输出国家或地区动植物检疫证书，需提供该类产品境外输出单位出具的化学变性处理的工艺说明和进口使用单位的安全承诺书。

11. 来自商品化细胞库（包括：ATCC、NVSL、DSMZ、ECACC、KCLB、JCRB、RIKEN）的传代细胞系，免于核查输出国家或地区动植物检疫证书，需提供该类产品境外输出单位出具的安全声明（包括描述传代细胞的来源和细胞冻存液的成分）。

12. 登录海关总署动植物检疫司网站（http：//dzs.customs.gov.cn/），点击“企业信息”—“动物产品类”—“生物材料”，可查询“允许向中国出口生物材料（包含血液制品）的国外企业名单”。

（六）特定国家和地区进境要求

1. 巴西牛血液制品

（1）执法依据

《关于进口巴西牛血液制品检疫和卫生要求的公告》（海关总署公告2024年第43号）。

（2）商品范围

源于牛且经过充分处理可直接用于科研、生产的牛血液制品成品，以及经过初加工的牛血液制品半成品，包括牛血清成品、牛血清白蛋白及牛血清半成品等。

（3）商品产地

巴西。

（4）证书要求

每批输华牛血液制品必须附有巴方出具的卫生证书，卫生证书至少应包含英文。卫生证书内容包括：

①陈述输华牛血液制品符合《议定书》规定的所有要求；

②品名和数（重）量；

③生产企业的名称、地址和注册号；

④产地、生产批号、储存条件、保质期；

⑤出口商和进口商的名称和地址；

⑥装运日期、启运口岸和运输工具名称；

⑦证书签发日期、官方兽医姓名印刷体和签字；

⑧巴方的官方印章。

牛血液制品如经过辐照处理，还应随附辐照证书。

附加材料

动物病原微生物分类名录

（2005年5月24日中华人民共和国农业部令第53号公布）

根据《病原微生物实验室生物安全管理条例》第七条、第八条的规定，对动物病原微生物分类如下：

一、一类动物病原微生物

口蹄疫病毒、高致病性禽流感病毒、猪水泡病病毒、非洲猪瘟病毒、非洲马瘟病毒、牛瘟病毒、小反刍兽疫病毒、牛传染性胸膜肺炎丝状支原体、牛海绵状脑病病原、痒病病原。

二、二类动物病原微生物

猪瘟病毒、鸡新城疫病毒、狂犬病病毒、绵羊痘/山羊痘病毒、蓝舌病病毒、兔病毒性出血症病毒、炭疽芽孢杆菌、布氏杆菌。

三、三类动物病原微生物

多种动物共患病病原微生物：低致病性流感病毒、伪狂犬病病毒、破伤风梭菌、气肿疽梭菌、结核分支杆菌、副结核分支杆菌、致病性大肠杆菌、沙门氏菌、巴氏杆菌、致病性链球菌、李氏杆菌、产气荚膜梭菌、嗜水气单胞菌、肉毒梭状芽孢杆菌、腐败梭菌和其他致病性梭菌、鹦鹉热衣原体、放线菌、钩端螺旋体。

牛病病原微生物：牛恶性卡他热病毒、牛白血病病毒、牛流行热病毒、牛传染性鼻气管炎病毒、牛病毒腹泻/粘膜病病毒、牛生殖器弯曲杆菌、日本血吸虫。

绵羊和山羊病病原微生物：山羊关节炎/脑脊髓炎病毒、梅迪/维斯纳病病毒、传染性脓疱皮炎病毒。

猪病病原微生物：日本脑炎病毒、猪繁殖与呼吸综合症病毒、猪细小病毒、猪圆环病毒、猪流行性腹泻病毒、猪传染性胃肠炎病毒、猪丹毒杆菌、猪支气管败血波氏杆菌、猪胸膜肺炎放线杆菌、副猪嗜血杆菌、猪肺炎支原体、猪密螺旋体。

马病病原微生物：马传染性贫血病毒、马动脉炎病毒、马病毒性流产病毒、马鼻炎病毒、鼻疽假单胞菌、类鼻疽假单胞菌、假皮疽组织胞浆菌、溃疡性淋巴管炎假结核棒状杆菌。

禽病病原微生物：鸭瘟病毒、鸭病毒性肝炎病毒、小鹅瘟病毒、鸡传染性法氏囊病病毒、鸡马立克氏病病毒、禽白血病/肉瘤病毒、禽网状内皮组织增殖病病毒、鸡传染性贫血病毒、鸡传染性喉气管炎病毒、鸡传染性支气管炎病毒、鸡减蛋综合征病毒、禽痘病毒、鸡病毒性关节炎病毒、禽传染性脑脊髓炎病毒、副鸡嗜血杆菌、鸡毒支原体、鸡球虫。

兔病病原微生物：兔粘液瘤病病毒、野兔热土拉杆菌、兔支气管败血波氏杆菌、兔球虫。

水生动物病病原微生物：流行性造血器官坏死病毒、传染性造血器官坏死病毒、马苏大麻哈鱼病毒、病毒性出血性败血症病毒、锦鲤疱疹病毒、斑点叉尾鮰病毒、病毒性脑病和视网膜病毒、传染性胰脏坏死病毒、真鲷虹彩病毒、白鲟虹彩病毒、中肠腺坏死杆状病毒、传染性皮下和造血器官坏死病毒、核多角体杆状病毒、虾产卵死亡综合症病毒、鳖鳃腺炎病毒、Taura综合症病毒、对虾白斑综合症病毒、黄头病病毒、草鱼出血病毒、鲤春病毒血症病毒、鲍球形病毒、鲑鱼传染性贫血病毒。

蜜蜂病病原微生物：美洲幼虫腐臭病幼虫杆菌、欧洲幼虫腐臭病蜂房蜜蜂球菌、白垩病蜂球囊菌、蜜蜂微孢子虫、跗腺螨、雅氏大蜂螨。

其他动物病病原微生物：犬瘟热病毒、犬细小病毒、犬腺病毒、犬冠状病毒、犬副流感病毒、猫泛白细胞减少综合症病毒、水貂阿留申病病毒、水貂病毒性肠炎病毒。

四、四类动物病原微生物

是指危险性小、低致病力、实验室感染机会少的兽用生物制品、疫苗生产用的各种弱毒病原微生物以及不属于第一、二、三类的各种低毒力的病原微生物。

第十一章 进境植物和植物产品的动植物检疫审单及管理

第一节 进境植物和植物产品的动植物检疫申报

一、进境植物和植物产品的动植物检疫申报范围

1. 进境植物及植物产品的动植物检疫申报范围包括植物、植物产品及其他检疫物三类。

(1) 植物。植物是指栽培植物、野生植物及其种子、种苗及其他繁殖材料等。

(2) 植物产品。植物产品是指来自植物未经加工或者虽经加工但仍有可能传播病虫害的产品，如粮食、豆、棉花、油、麻、烟草、籽仁、干果、鲜果、蔬菜、生药材、木材、饲料等。

(3) 其他检疫物。其他检疫物是指植物性废弃物等，如垫木、芦苇、麻袋、草帘、竹篓、纸等废旧植物性包装物、有机肥料等。

2. 中国禁止入境的植物及植物产品包括以下几种：

(1) 植物病原体、害虫及其他有害生物；

(2) 植物疫情流行的国家和地区的有关植物、植物产品和其他检疫物；

(3) 土壤。

禁止进境的植物及植物产品，包括但不限于《中华人民共和国进境植物检疫禁止进境物名录》(农业部公告第 72 号)，见本书第三章第一节。

二、进境植物和植物产品的动植物检疫申报相关管理要求

(一) 进境植物和植物产品检验检疫申报通用管理要求

1. 进境的植物及其产品，在提供贸易合同、发票、产地证书的同时，还必须提供输出国家或地区官方的检疫证书。

2. 输入植物、种子、种苗及其他繁殖材料的，应当在入境前 7 天申报。

3. 海关总署根据法律法规的有关规定以及国务院有关部门发布的禁止进境物名录，制定、调整并发布需要检疫审批的动植物及其产品名录（名录可参考本书附录 1)。申请办理检疫审批手续的单位应当在签订贸易合同或者协议前，向审批机构提出申请并取得“进境动植物检疫许可”。

4. 海关总署对进境植物产品境外生产、加工、存放单位实施注册登记制度。境外生产加工企业应当符合输出国家或地区法律法规和标准的相关要求，并达到中国有关法律法规和强制性标准的要求。

（二）进境植物和植物产品检验检疫申报其他管理要求

1. 转基因产品

（1）转基因产品是指《农业转基因生物安全管理条例》规定的农业转基因生物及其他法律法规规定的转基因生物与产品。根据农业农村部公布的农业转基因生物安全证书（进口）批准清单，我国目前允许进口的转基因产品包括：大豆、玉米、油菜、甜菜、甘蔗、苜蓿、棉花。

（2）海关总署对进境转基因动植物及其产品、微生物及其产品实行申报制度。

（3）货主或者其代理人在办理进境申报手续时，申报为转基因产品的，除按规定提供有关单证外，还应当取得法律法规规定的主管部门签发的“农业转基因生物安全证书（进口）”或者相关批准文件。海关对“农业转基因生物安全证书（进口）”电子数据进行系统自动比对验核。

（4）申报具体要求如下：

①在“货物属性”栏选择“16-转基因产品”；

②HS 编码为 1005900001（其他玉米（配额内）的，应将《农业转基因生物安全证书》的拟流向企业填报在备注栏中，格式为：<NLX 企业名称>；

③在产品资质中选择“330-农业转基因生物安全证书（进口）”，许可证编号填写《农业转基因生物安全证书》编号。

2. 从日本进口食用农产品、饲料

（1）禁止从日本福岛县、群马县、栃木县、茨城县、宫城县、新潟县、长野县、琦玉县、东京都、千叶县 10 个都县进口食用农产品及饲料。

（2）允许输华的日本食用农产品和饲料中，蔬菜、水生动物、水果、药用植物产品，报关时应提供日本政府出具的放射性物质检测合格证明。

（3）所有允许输华的日本食用农产品和饲料需日本官方出具原产地证明。

第二节｜进境植物和植物产品的动植物检疫审单

进口植物和植物产品申报时，应提交输出国家或者地区政府动植物检疫机关出具的检疫证书、产地证书和贸易合同、信用证、发票等单证；依法应当办理检疫审批手续的，还应当提交检疫审批单。无输出国家或者地区政府动植物检疫机关出具的有效检疫证书，或者未依法办理检疫审批手续的，海关可以根据具体情况，作退回或者销毁处理。处理方式行政裁量：

1. 无输出国家或者地区政府动植物检疫机关出具的有效检疫证书的（按规定海关免于核查证书的除外），作退回或者销毁处理均可。

2. 未依法办理检疫审批手续的，作退回或者销毁处理均可。

3. 作退回或者销毁处理时，可以听取行政相对人意见。

审单时，除按照货物大类关注具体审单要求之外，需特别注意以下具体情况：

1. 转基因产品

（1）申报为转基因产品的，需审核“农业转基因生物安全证书（进口）”或者相关批准文件。根据《关于〈国（境）外引进农业种苗检疫审批单〉等 3 种监管证件实施联网核查的公告》（海关总署 农业农村部 国家林业和草原局公告 2018 年第 141 号），该证书已联网核查。

（2）同一编号的《农业转基因生物安全证书》仅在一个报关单上使用。例外情况：同一 HS 编码、同一水路运输工具、同一原产国、同一收货人、同一发货人、同一合同号下，且在同一日报关的货物，允许使用同一编号的证书。

2. 从日本进口食用农产品、饲料

（1）禁止从日本福岛县、群马县、枥木县、茨城县、宫城县、新潟县、长野县、琦玉县、东京都、千叶县等10个都县进口食用农产品、饲料。

（2）允许输华的日本食用农产品和饲料中，蔬菜、水生动物、水果、药用植物产品，报关时应提供日本政府出具的放射性物质检测合格证明。

（3）所有允许输华的日本食用农产品和饲料需日本官方出具原产地证明。日本官方出具的原产地证明和放射性物质检测合格证明需要符合证书样本和签章要求。

一、植物繁殖材料

（一）产品范围

植物繁殖材料是植物种子、种苗及其他繁殖材料的统称，指栽培、野生的可供繁殖的植物全株或者部分，如植株、苗木（含试管苗）、果实、种子、砧木、接穗、插条、叶片、芽体、块根、块茎、鳞茎、球茎、花粉、细胞培养材料（含转基因植物）等。

（二）文件依据

1.《进境植物繁殖材料检疫管理办法》（国家出入境检验检疫局令第10号发布，根据海关总署令第238号、第240号修正）。

2.《关于优化进境植物繁殖材料检疫监管的公告》（海关总署 农业农村部 国家林草局公告2024年第152号）。

3.《关于修订〈海关监管作业场所（场地）设置规范〉〈海关监管作业场所（场地）监控摄像头设置规范〉和〈海关指定监管场地管理规范〉的公告》（海关总署公告2021年第4号）。

4.《关于从栎树猝死病发生国家或地区进口寄主植物检疫要求的公告》（国家质检总局公告2009年第70号）。

5.《关于进境种苗实施附条件提离便利化措施的公告》（海关总署公告2022年第53号）。

（三）管理要求

1. 国外植物繁殖材料出口商、种植企业和相关设施注册登记

向我国输出植物繁殖材料的国外出口商、种植企业和相关设施的注册，按海关总署与输出国家（地区）有关主管机构签订的输华植物繁殖材料植物检疫要求议定书规定办理。通常由输出国家（地区）进行注册，并向海关总署提供。

2. 进境动植物检疫审批

输入植物繁殖材料的，必须事先办理检疫审批手续。进境植物繁殖材料的检疫审批根据以下不同情况分别由相应部门负责。

（1）因科学研究、教学等特殊原因，需从国外引进禁止进境的植物繁殖材料的引种单位、个人或其代理人须按照有关规定向海关总署申请办理特许检疫审批手续。

（2）引进非禁止进境的植物繁殖材料的，引种单位、个人或其代理人须按照有关规定向农业农村部或国家林业和草原局省级林业和草原主管部门所属的植物检疫机构申请办理国外引种检疫审批手续。

（3）因特殊原因引进带有土壤或生长介质的植物繁殖材料的，引种单位、个人或其代理人须向海关总署申请办理输入土壤和生长介质的特许检疫审批手续。

特许检疫审批相关事宜见《关于优化进境动植物特许检疫审批有关事宜的公告》（海关总署公告2024年第209号，见本书第三章第一节）。

3. 进境植物繁殖材料隔离检疫圃指定

所有高、中风险的进境植物繁殖材料必须在海关指定的隔离检疫圃进行隔离检疫。

4. 海关指定监管场地

植物种苗应当从进境植物种苗指定监管场地所在口岸进境。

（四）所需单证要点

1. 输出国家（地区）官方植物检疫证书。

2. 同意调入函（跨关区调运到异地检疫监管的需提供）。

3. 原产地证书。

4. “引进林木种子、苗木检疫审批”或“国（境）外引进农业种苗检疫审批”或“进境动植物产品检疫许可”。

5. 允许进出口证明书（即濒危野生动植物种国际贸易公约允许进出口证明书，适用于濒危野生植物繁殖材料）。

6. 海关考核报告（适用于申请附条件提离的）。

（五）审单要点

1. 输出国家（地区）官方植物检疫证书。植物检疫证书应是输出国家（地区）官方出具，并加盖官方印章及官方植物检疫官签名。目的地须标明为中华人民共和国，证书上产品相关信息须与申报数据的品名、数重量等信息一一相符。

2. 进境动植物检疫许可，在检疫审批系统进行核销。

3. 海关指定监管场地。植物种苗应当从进境植物种苗指定监管场地所在口岸进境。

4. 登录海关总署动植物检疫司网站（http：//dzs. customs. gov. cn/），点击“企业信息”—“植物类”，可查询获得输出国家（地区）种苗、花卉注册企业产品名单（韩国大花蕙兰、荷兰马铃薯微型薯、美国阿拉斯加马铃薯种薯、智利种球、荷兰种球、以色列葡萄苗等）。

（六）特定国家和地区进境要求

1. 栎树猝死病发生国家或地区进口寄主植物

（1）依据文件

《关于从栎树猝死病发生国家或地区进口寄主植物检疫要求的公告》（国家质检总局公告 2009 年第 70 号）。

（2）商品范围

栎树猝死病菌寄主植物名单见表 11-1。

表 11-1 栎树猝死病菌寄主植物名单

序号	拉丁文	中文	序号	拉丁文	中文
1	*Abies*	冷杉属	38	*Lonicera*	忍冬属
2	*Acer*	槭属	39	*Loropetalum*	檵木属
3	*Adiantum*	铁线蕨属	40	*Magnolia*	木兰属
4	*Aesculus*	七叶树属	41	*Maianthemum*	舞鹤草属
5	*Arbutus*	浆果鹃属	42	*Manglietia*	木莲属
6	*Arctostaphylos*	熊果属	43	*Michelia*	含笑属
7	*Ardisia*	紫金牛属	44	*Nerium*	夹竹桃属
8	*Berberis*	小蘖属	45	*Nothofagus*	假山毛榉属
9	*Calluna*	帚石楠属	46	*Osmanthus*	木犀属
10	*Calycanthus*	夏腊梅属	47	*Osmorhiza*	香根芹属
11	*Camellia*	山茶属	48	*Parakmeria*	拟单性木兰属
12	*Castanea*	栗属	49	*Parrotia*	银缕梅属
13	*Castanopsis*	栲属	50	*Photinia*	石楠属
14	*Cercis*	紫荆属	51	*Physocarpus*	风箱果属
15	*Ceanothus*	美洲茶属	52	*Pieris*	马醉木属
16	*Cinnamomum*	樟属	53	*Pittosporum*	海桐属
17	*Clintonia*	七筋姑属	54	*Prunus*	李属
18	*Cornus*	梾木属	55	*Pseudotsuga*	黄杉属
19	*Corylopsis*	蜡瓣花属	56	*Pyracantha*	火棘属
20	*Corylus*	榛属	57	*Quercus*	栎属
21	*Distylium*	蚊母树属	58	*Rhamnus*	鼠李属
22	*Drimys*	卤室木属	59	*Rhododendron*	杜鹃花属
23	*Dryopteris*	鳞毛蕨属	60	*Rosa*	蔷薇属
24	*Eucalyptus*	桉属	61	*Rubus*	悬钩子属
25	*Euonymus*	卫茅属	62	*Salix*	柳属
26	*Fagus*	水青冈属	63	*Schima*	木荷属
27	*Fraxinus*	白蜡属	64	*Sequoia*	红杉属
28	*Garrya*	丝穗木属	65	*Syringa*	丁香属
29	*Gaultheria*	白珠树属	66	*Taxus*	紫杉属
30	*Griselinia*	山茱萸属	67	*Torreya*	榧树属
31	*Hamamelis*	金缕梅属	68	*Toxicodendron*	漆树属
32	*Heteromeles*	假苹果属	69	*Trientalis*	七瓣莲属
33	*Ilex*	冬青属	70	*Umbellularia*	伞桂属
34	*Kalmia*	山月桂属	71	*Vaccinium*	越桔属
35	*Laurus*	月桂属	72	*Vancouveria*	范库弗草属
36	*Leucothoe*	木藜芦属	73	*Viburnum*	荚蒾属
37	*Lithocarpus*	石栎属			

（3）商品产地

栎树猝死病菌发生国家或地区名单：德国、荷兰、波兰、西班牙、英国、比利时、法国、意大利、丹麦、瑞典、爱尔兰、斯洛文尼亚、芬兰、瑞士、挪威、立陶宛、美国（暂限加利福尼亚州、俄勒冈州）。

（4）证书要求

植物检疫要求适用于从栎树猝死病菌发生国家或地区［名单见（3）商品产地］输往中国的寄主植物［名单见（2）商品名称］。

对符合要求的寄主植物，输出国家或地区检验检疫部门应出具植物检疫证书，并在证书附加声明栏中注明："The plants in this shipment originate in（name of registered nursery）where is free of Phytophthora ramorum, and have been tested found free of Phytophthora ramorum prior to export."（本批植物产自没有栎树猝死病菌发生的××注册种植苗圃，出口前检测没有发现栎树猝死病菌。）

2. 韩国大花蕙兰

（1）依据文件

《关于进口韩国大花蕙兰植物检验检疫要求的公告》（国家质检总局公告2014年第131号）。

（2）商品范围

大花蕙兰。

（3）商品产地

韩国。

（4）证书要求

韩方对检疫合格货物签发植物检疫证书，在附加声明栏中注明种植企业名称或注册登记编号及"该批大花蕙兰符合中国进境植物检疫要求，不带中方关注的有害生物"。

3. 荷兰马铃薯微型薯植物

（1）依据文件

《关于进口荷兰马铃薯微型薯植物检验检疫要求的公告》（国家质检总局公告2014年第81号）。

（2）商品范围

用于种植用的马铃薯微型薯，学名 *Solanum tuberosum*，英文名 Potato mini tuber。

（3）商品产地

荷兰全境。

（4）证书要求

荷方出具植物检疫证书，并在附加声明栏中注明："The consignment complies with the requirements described in the Protocol of Phytosanitary Requirements for the Export of Potato Mini Tubers from the Kingdom of the Netherlands to China and is free from the quarantine pests of concern of China."（该批微型薯符合荷兰输华马铃薯微型薯植物检疫要求议定书的规定，不带中方关注的检疫性有害生物。）包装箱/袋上的认证号码应在植物检疫证书或随附授权签发的装箱单上注明。

4. 荷兰花卉种球

（1）依据文件

《关于印发〈荷兰花卉种球进境植物检疫要求〉的通知》（国质检动函〔2010〕913号）。

（2）商品范围

百合（*Lilium* sp.）、郁金香（Tulipa）种球，以下简称"花卉种球"。

（3）商品产地

荷兰。

（4）证书要求

荷兰检疫部门对检疫合格的花卉种球签发植物检疫证书，并在附加声明栏中注明：“该批百合/郁金香种球符合中国植物检疫要求，不带中方关注的管制性有害生物”。

货物装箱单将作为植物检疫证书的附件，并由荷兰植物检疫部门签字盖章。装箱单包括出口商、种植地编码（Lot number）、品种、规格、数量等信息。

5. 泰国罗汉松

（1）依据文件

《关于进口泰国罗汉松植物检疫要求的公告》（海关总署公告 2024 年第 25 号）。

（2）商品范围

罗汉松（学名 *Podocarpus macrophyllus*，*Podocarpus polystachyus*，英文名 podocarpus plant），是指在泰国境内育苗、栽培，输往中国用于观赏的罗汉松植株。

（3）商品产地

泰国。

（4）证书要求

经检疫合格的，泰方应按国际植物检疫措施标准第 12 号《植物检疫证书准则》出具植物检疫证书，并在附加声明中注明“The consignment is in compliance with requirements described in the Protocol of Phytosanitary Requirements for the Export of Podocarpus Plants from Thailand to China and free from soil and the pests of concerned to China”（该批货物符合泰国罗汉松输华植物检疫要求议定书要求的规定，不带有土壤及中方关注的有害生物），同时注明苗圃注册编号及每株罗汉松对应的合格编号，如在出口前实施检疫除害处理的，还应在证书中注明处理方式、药剂名称、浓度、处理时间等内容。

6. 英国马铃薯田间种薯

（1）依据文件

《关于进口英国马铃薯田间种薯植物检疫要求的公告》（海关总署公告 2018 年第 118 号）。

（2）商品范围

马铃薯田间种薯，学名 *Solanum tuberosum* L.，英文名 Seed Potatoes。

（3）商品产地

苏格兰地区。

（4）证书要求

①经检疫合格的，英国主管部门应出具植物检疫证书，注明集装箱号码，并在附加声明栏中注明：“This batch of seed potatoes complies with the phytosanitary requirements of the Phytosanitary Protocol for the Supply of UK Solanum tuberosum Seed Potatoes for Import into China.”（该批马铃薯种薯符合英国马铃薯田间种薯输往中国植物检疫要求议定书。）

②植物检疫证书的内容和格式应符合国际植物检疫措施第 12 号标准要求。

7. 智利种球

（1）依据文件

《关于印发〈智利百合种球进境植物检疫要求〉的通知》（国质检动函〔2011〕224 号）。

（2）商品范围

百合（*Lilium* L.）鳞球茎，简称百合。

（3）商品产地

智利。

（4）证书要求

对检疫合格的百合，签发植物检疫证书，注明生产商和种植地编号，并在附加声明栏中注明：

“This batch of lily bulbs meet with the phytosanitary requirements of China and do not carry any quarantine pest concerned by China.”（该批百合符合中国植物检疫要求，不带中方关注的检疫性有害生物。）集装箱号码和封识号必须在植物检疫证书中注明。

8. 番茄和辣椒属种子

（1）依据文件

《关于防止番茄褐色皱果病毒随番茄和辣椒属种子传入的公告》（海关总署公告 2021 年第 91 号）。

（2）管理要求

各海关对进口番茄和辣椒属种子随附的植物检疫证书进行审核，并对货物实施检疫，发现证书不符合要求或检出番茄褐色皱果病毒的，依法作退回或销毁处理。

（3）证书要求

①如原产国家或地区未发生番茄褐色皱果病毒的，植物检疫主管部门须在出具的植物检疫证书附加声明栏中注明：“This consignment of seeds is originated from（country or area），where is free of ToBRFV.”［该批种子产自未发生番茄褐色皱果病毒的（国家或地区）。］

②如原产国家或地区有番茄褐色皱果病毒发生，但来自按照国际植物检疫措施标准第 4 号《建立非疫区的要求》（ISPM No. 4）建立的番茄褐色皱果病毒非疫区，植物检疫主管部门须在出具的植物检疫证书附加声明栏中注明：“This consignment of seeds is originated from pest free area for ToBRFV.”（该批种子产自番茄褐色皱果病毒非疫区。）

③如原产国家或地区有番茄褐色皱果病毒发生，且未建立非疫区的，植物检疫主管部门应实施田间调查，确认其种植地在生长期未发生番茄褐色皱果病毒，并在出口前对该批种子抽取至少 3000 粒（小批量种子至少取 10%）代表性样品，采用 RT-PCR 或实时荧光 RT-PCR 方法进行检测，确认不带番茄褐色皱果病毒。植物检疫主管部门应在植物检疫证书附加声明栏中注明：“Field survey was carried out during the growth period of this consignment of seeds, no ToBRFV occurred in the planting area. Prior to export, this consignment of seeds has been tested by RT-PCR（or real-time RT-PCR）and found free of ToBRFV.”［在该批种子生长期进行田间调查，种植地未发生番茄褐色皱果病毒。出口前经 RT-PCR（或实时荧光 RT-PCR）检测，该批种子不带番茄褐色皱果病毒。］

对于 2022 年 1 月 1 日前已收获的种子，可免于田间调查要求，应在植物检疫证书附加声明栏中注明：“This consignment of seeds was harvested before January 1st, 2022, tested by RT-PCR（or real-time RT-PCR）prior to export, and found free of ToBRFV.”［该批种子于 2022 年 1 月 1 日前收获，出口前经 RT-PCR（或实时荧光 RT-PCR）检测，不带番茄褐色皱果病毒。］

④经第三国或地区输华的番茄和辣椒属种子，应根据国际植物检疫措施标准第 12 号《植物检疫证书》（ISPM No. 12）要求，随附原产国家或地区植物检疫主管部门出具且带有相应附加声明的植物检疫证书正本，或经第三国或地区植物检疫主管部门确认的副本，同时：

如该批种子在第三国或地区仅实施了储藏或与其他货物拼装，未受到有害生物污染，第三国或地区植物检疫主管部门应出具转口植物检疫证书。

如该批种子受到有害生物污染，第三国或地区植物检疫主管部门应实施出口前检测，并出具植物检疫证书，在附加声明栏中注明：“Prior to export, this consignment of seeds has been tested by RT-PCR（or real-time RT-PCR）, and found free of ToBRFV.”［该批种子在出口前经 RT-PCR（或实时荧光 RT-PCR）检测，不带番茄褐色皱果病毒。］

二、粮食

（一）产品范围

粮食指用于加工、非繁殖用途的禾谷类、豆类、油料类等作物的籽实，以及薯类的块根或者块茎等。

（二）文件依据

1.《进境动植物检疫审批管理办法》（国家质检总局令第25号公布，根据国家质检总局令第170号和海关总署令第238号、第240号、第262号修正）。

2.《进出境转基因产品检验检疫管理办法》（国家质检总局令第62号公布，根据海关总署令第238号、第243号、第262号修正）。

3.《进出境粮食检验检疫监督管理办法》（国家质检总局令第177号公布，根据海关总署令第238号、第240号、第243号修正）。

4.《关于修订〈海关监管作业场所（场地）设置规范〉〈海关监管作业场所（场地）监控摄像头设置规范〉和〈海关指定监管场地管理规范〉的公告》（海关总署公告2021年第4号）。

（三）管理要求

1. 准入要求

海关总署对进境粮食实施检疫准入制度。首次从输出国家（地区）进口某种粮食，应当由输出国家（地区）官方主管机构向海关总署提出书面申请。特殊情况下，可以由进口企业申请并提供技术资料。

2. 国外生产、加工、存放单位注册登记

海关总署对进境粮食境外生产、加工、存放企业实施注册登记制度。实施注册登记管理的进境粮食境外生产加工企业，经输出国家（地区）主管部门审查合格后向海关总署推荐。

3. 进境动植物检疫审批

海关总署对进境粮食实施检疫许可制度。进境粮食货主应当在签订贸易合同前，申请办理检疫审批手续，取得进境动植物检疫许可。

4. 进境粮食存放、加工过程的检疫监督

海关对进境粮食实施检疫监督。进境粮食应当运往符合防疫及监管条件的指定存放、加工场所（指定企业）。

5. 海关指定监管场地

粮食应当从进境粮食指定监管场地所在口岸进境。

6. 申报海关

货主或者其代理人应当在粮食进境前向进境口岸海关申报。

（四）所需单证要点

1. 输出国家（地区）官方出具的植物检疫证书。

2. 原产地证书。

3. 进境动植物产品检疫许可证。

4. 申报转基因产品的，还应当取得“农业转基因生物安全证书（进口）”。

5. TCK（小麦矮腥黑穗病菌）检验证书（适用美国小麦）。

6. 进口日本粮食，还应随附以下文件：

（1）日本官方出具的原产地证明；

（2）日本政府出具的放射性物质检测合格的证明（豆类、薯类等块茎产品需要）。

（五）审单要点

1. 允许进境的粮食种类及来源国家或者地区名单见海关总署网站动植物检疫司页面（http：//dzs. customs. gov. cn/）“动植物检疫要求和警示信息—准予进口农产品名单—准予进口粮食（含籽实类和块茎类粮食、油籽）和植物源性饲料种类及输出国家或地区名录”。

2. 允许进口粮食境外注册登记企业名单见海关总署网站动植物检疫司页面（http：//dzs. customs. gov. cn/）“企业信息”—“植物产品类”—“粮食”部分。

3. 输出国家（地区）官方植物检疫证书。输华植物检疫证书应是输出国家（地区）官方出具，并加盖官方印章及官方检疫官员签名。目的地须标明为中华人民共和国。证书格式、官方印章等应与海关总署下发的证书模板相符，证书上产品相关信息须与检验检疫申报货物的品名、数重量等信息一致。

4. 进境动植物检疫许可证。许可证在有效期之内；检验检疫申报的粮食种类、来源国家或地区、进境口岸、流向地区应与进境动植物检疫许可证一致，申报数量不超过检疫许可证许可量的5%。

5. 随附检验检疫申报资料标注的境外生产、加工、存放企业，应在检疫许可证许可的境外生产、加工、存放企业名单之内。

6. 海关指定监管场地。粮食应当从进境粮食指定监管场地所在口岸进境。

7. 申报海关。货主或者其代理人应当在粮食进境前向进境口岸海关申报。

8. 鼓励货主向境外粮食出口商索取由输出国家（地区）主管部门或者由第三方检测机构出具的品质证书、卫生证书、适载证书、重量证书等其他单证。

9. 对于离岸现货交易大豆。

①大豆进境前，进口商需以保税交易库作为境内存放场所，申请取得用途为“现货交易和期货实物交割”的进境动植物检疫许可。

②大豆从境外进入保税交易库报关或者备案时，境内收货人或其代理人应当在报关单或备案清单的“货物存放地点”栏填写保税交易库经营企业10位海关编码，“运输方式”栏填写实际进出境运输方式，“用途”栏填写“现货交易和期货实物交割”，并提供检疫许可、植物检疫证书、农业转基因生物安全证书等。

③大豆调出保税交易库办理进口报关时，境内收货人或其代理人向保税交易库主管海关申报纳税，监管方式应为一般贸易（0110），“运输方式”栏填写实际出库的特殊运输方式，“备注”栏需注明大豆从境外进入保税交易库的报关单号或者备案清单号，并提供自动进口许可证等。

10. 企业资质栏目：应选取“327-进口粮食境外出口、仓储企业注册登记”，并填写注册登记号码等信息。

产品资质栏目：应选取“325-进境动植物产品检疫许可”，并填写许可编号等信息；申报为转基因产品的（适用大豆、玉米、油菜籽等），还应选取“330-农业转基因生物安全证书（进口）”，并填写证书编号等信息。

货物属性栏目：根据货物是否含有转基因成分，选择“16-转基因产品”或“17-非转基因产品”。

（六）特定国家和地区进境要求

1. 阿根廷大麦

（1）依据文件

《关于印发〈阿根廷大麦进境植物检疫要求〉的通知》（国质检动函〔2011〕3号）。

（2）商品范围

大麦（学名：*Hordeum vulgare*，英文名：Barley）非种用。

（3）商品产地

阿根廷小麦叶疫病菌、小麦矮腥黑穗病非疫区。

（4）证书要求

出口前，阿方必须对输华大麦进行检验检疫。对符合议定书要求的大麦，出具植物检疫证书，并在附加声明栏中注明：“The consignment is in compliance with requirements described in the Protocol of Phytosanitary Requirements for the Export of barley from Argentina to China and is free from the quarantine pests concerned by China”（“该批货物符合《阿根廷大麦输华植物检疫要求议定书》要求，不带中方关注的检疫性有害生物”）。

2. 埃塞俄比亚大豆

（1）依据文件

《埃塞俄比亚大豆输华植物检验检疫要求的公告》（国家质检总局公告 2015 年 94 号）。

（2）商品范围

大豆（学名 *Glycine max* Merrill，英文名 Soybean）。

（3）商品产地

埃塞俄比亚

（4）证书要求

出口前，MOA（埃塞俄比亚农业部）应对输华大豆实施检疫。对符合议定书要求的，出具植物检疫证书，并在附加声明栏中注明：“The consignment is in compliance with phytosanitary requirements described in the Protocol of soybean from the Federal Democratic of Ethiopia to the People’s Republic of China between the General Administration of Quality Supervision, Inspection and Quarantine of China and the Ministry of Agriculture of Ethiopia, and does not contain the quarantine pests of concern to China”，同时注明本批货物注册出口、仓储企业名称或代码。

3. 埃塞俄比亚绿豆

（1）依据文件

《关于进口埃塞俄比亚绿豆检验检疫要求的公告》（海关总署公告 2019 年第 181 号）。

（2）商品范围

在埃塞俄比亚境内生产、加工的绿豆（*Vigna radiate*）。

（3）商品产地

埃塞俄比亚。

（4）证书要求

每批进口埃塞俄比亚绿豆须随附埃方出具的官方植物检疫证书，并注明具体产地。每一植物检疫证书都应有如下中文或英文附加证明：“该植物检疫证书所证明的绿豆符合中埃双方于 2019 年 11 月 14 日在亚的斯亚贝巴签署的关于埃塞俄比亚绿豆输华检验检疫要求议定书的规定。”或“The mung beans covered by this phytosanitary certificate comply with the requirements of the Protocolof Inspection and Quarantine Requirements for the Export of Mung Beans from Ethiopia to China, signed on November 14th, 2019, in Addis Ababa, between the Chinese side and the Ethiopia side.”

4. 埃塞俄比亚芸豆

（1）依据文件

《关于进口埃塞俄比亚芸豆植物检疫要求的公告》（海关总署公告 2024 年第 119 号）。

（2）商品范围

芸豆（*Phaseolus vulgaris* L.），是指在埃塞俄比亚种植和加工，输往中国用于食用或食品加工用的非种用的芸豆籽粒。

（3）商品产地

埃塞俄比亚全境。

（4）证书要求

出口前，埃塞方应对输华芸豆实施检验检疫。对符合要求的货物，根据国际植物检疫措施标准第12号（ISPM12）出具植物检疫证书，注明加工企业名称或注册号、集装箱号及封识号，并在附加声明中注明："This consignment complies with the requirements specified in the Protocol of Inspection and Quarantine Requirements for Export of kidney beans from Ethiopia to China, and is free from quarantine pests of concern to China."（该批货物符合埃塞俄比亚芸豆输华检验检疫要求议定书的规定，不带中方关注的检疫性有害生物。）

输华芸豆经熏蒸处理的，应在植物检疫证书中注明熏蒸剂的名称、使用剂量、处理温度和持续时间等信息。

5. 澳大利亚葡萄籽

（1）依据文件

《关于进口澳大利亚葡萄籽检验检疫要求的公告》（国家质检总局公告2013年第174号）。

（2）商品范围

非种用的葡萄籽，英文名：Grape seed，以下简称葡萄籽。

（3）商品产地

澳大利亚。

（4）证书要求

澳大利亚政府农林渔业部应对输华葡萄籽进行检疫并出具植物检疫证书，证明其符合中方的植物检疫要求，还需注明具体产地，并在附加声明栏中注明："The grape seeds certificated by thisphytosanitary certificate have been through high-temperature treatment, with no viability, and complied with the requirements of Plant Quarantine Protocol on Australian Grape Seeds Exported to China signed on June 20, 2013 in Beijing between China and Australia."

6. 澳大利亚小麦大麦

（1）依据文件

《关于进口澳大利亚小麦大麦植物检验检疫要求的公告》（国家质检总局公告2015年第29号）。

（2）商品范围

非种用的小麦、大麦籽实，小麦学名：*Triticu maestivum* L.、*Triticum durum* L.、*Triticum Tauschill* L.，英文名wheat；大麦学名：*Hordeum vulgare* L，英文名barley，不作种植用途。

（3）商品产地

澳大利亚。

（4）证书要求

出口前，澳方应对输华小麦大麦进行检验检疫。对符合议定书要求的，出具植物检疫证书，并在附加声明栏中注明："The consignment meets the requirements established in the Protocol of phytosanitary requirements for the export of wheat and barley from Australia to China."（该批货物符合《关于澳大利亚小麦大麦输华植物检疫要求议定书》要求）。同时，注明出口前供货仓储企业名称及地点。

7. 巴西花生

（1）依据文件

《关于进口巴西花生检验检疫要求的公告》（海关总署公告2022年第63号）。

（2）商品范围

花生（*Arachis hypogaea* L.），指产自巴西境内的脱壳花生籽实，输往中国用于加工，不作种植用途。

（3）商品产地

巴西全境。

（4）证书要求

对符合要求的货物，巴方应出具植物检疫证书，并在附加声明栏中用英文注明："The consignment meets the phytosanitary requirements described in the Peanut Protocol from Brazil to China and is free from the quarantine pests concerned by China."（该批货物符合巴西花生输华植物检疫要求议定书要求，不带中方关注的检疫性有害生物。）同时，注明企业名称、注册号以及集装箱编号。如发现活虫，应在出口前进行熏蒸处理，处理指标应在植物检疫证书上注明。

8. 巴西玉米

（1）依据文件

《关于进口巴西玉米植物检验检疫要求的公告》（国家质检总局公告2014年第35号）。

（2）商品范围

用于加工的玉米籽实，不作种植用途（*Zea mays* L.，英文名Maize、Corn）。

（3）商品产地

巴西。

（4）证书要求

出口前，巴方必须对输华玉米进行检验检疫。对符合议定书要求的，出具植物检疫证书，并在附加声明栏中注明："The consignment is in compliance with requirements described in the Protocol of Phytosanitary Requirements for the Export of Maize from Brazil to China and is free from the quarantine pests concerned by China"（该批货物符合《巴西玉米输华植物检疫要求议定书》要求，不带中方关注的检疫性有害生物）。

9. 保加利亚去壳葵花籽

（1）依据文件

《关于进口保加利亚去壳葵花籽植物检疫要求的公告》（海关总署公告2018年第97号）。

（2）商品范围

保加利亚去壳葵花籽，指产自保加利亚境内的去壳向日葵（*Helianthus annuus* L.）籽粒。

（3）商品产地

保加利亚。

（4）检疫要求

每批保加利亚输华去壳葵花籽须随附保加利亚共和国农业林业和粮食部食品安全局（BFSA）出具的官方植物检疫证书，证明其符合中国植物检疫要求，并注明具体产地。

10. 保加利亚玉米

（1）依据文件

《关于进口保加利亚玉米植物检验检疫要求的公告》（国家质检总局公告2013年第112号）。

（2）商品范围

非种用的玉米籽实，学名：*Zea mays* L.，英文名：Maize、Corn，以下简称玉米。

（3）商品产地

保加利亚。

（4）证书要求

出口前，保方应对输华玉米进行检验检疫。对符合议定书要求的，出具植物检疫证书，并在附加声明栏中注明："The consignment is in compliance with phytosanitary requirements described in the Protocol of Phytosanitary Requirements for the Export of Maize from Bulgaria to China."（"该批货物符合《保加利亚玉米输华植物检疫要求议定书》要求"）。

11. 贝宁大豆

（1）依据文件

《关于进口贝宁大豆植物检疫要求的公告》（海关总署公告 2019 年第 151 号）。

（2）商品范围

输华大豆（学名 *Glycine max*，英文名 Soybean），指产自贝宁，输往中国仅用于加工的大豆籽实，不作种植用途。

（3）商品产地

贝宁全境。

（4）证书要求

出口前，贝方应对输华大豆实施植物检疫。对符合议定书要求的货物，贝方应出具植物检疫证书，并在附加声明栏中注明："The consignment is in compliance with phytosanitary requirements described in the Protocol of soybean from Benin to China between the General Administration of Customs of the People's Republic of China and the Ministry of Agriculture, Livestock and Fisheries of the Republic of Benin, and free from the quarantine pests concerned by China."（该批货物符合贝宁大豆输华植物检疫要求议定书要求，不带中方关注的检疫性有害生物。）同时，注明本批货物仓储企业名称或其代码。对于发现活虫的货物，应在出口前进行熏蒸处理，其熏蒸处理指标应在植物检疫证书上注明。

12. 秘鲁藜麦

（1）依据文件

《关于进口秘鲁藜麦检验检疫要求的公告》（海关总署公告 2019 年第 120 号）。

（2）商品范围

在秘鲁种植并加工的藜麦谷物（*Chenopodium quinoa* Willd.）（包括去皮藜麦籽粒、藜麦粉、藜麦片）。

（3）商品产地

秘鲁。

（4）证书要求

每批进口秘鲁藜麦须随附秘鲁官方出具的植物检疫证书，并注明熏蒸处理的温度、时间、药剂等信息，以及附加声明栏中使用中文或英文注明："该植物检疫证书所证明的藜麦符合中秘双方于 2019 年 6 月 28 日在北京签署的关于秘鲁藜麦输华植物检疫要求议定书的规定。"

13. 波兰菜豆

（1）依据文件

《关于进口波兰菜豆检验检疫要求的公告》（海关总署公告 2024 年第 76 号）。

（2）商品范围

在波兰境内种植和加工，用于直接食用或食品加工用的非种用的菜豆（*Phaseolus vulgaris* L.）的籽实。

（3）商品产地

波兰全境。

（4）证书要求

出口前，波方应对输华菜豆实施检验检疫。对符合要求的货物，根据国际植物检疫措施标准（ISPM）第12号《植物检疫证书准则》出具植物检疫证书，并在附加声明中注明“This consignment meets requirement of the Protocol of phytosanitary requirements applicable to the export of beans (Phaseolus vulgaris L.) from the Republic of Poland to the People´s Republic of China and is free of any quarantine pest concerned to the People´s Republic of China”（该批货物符合波兰菜豆（*Phaseolus vulgaris* L.）输华植物检疫要求议定书的规定，不带有中方关注的检疫性有害生物），同时注明该批货物的加工企业及其注册号、出口商信息等。

如发现输华菜豆中有活体昆虫的，应在出口前进行有效的检疫处理，并在植物检疫证书中注明处理方法、时间、温度、药剂等信息。

14. 玻利维亚大豆

（1）依据文件

《关于进口玻利维亚大豆植物检疫要求的公告》（海关总署公告2019年第35号）。

（2）商品范围

输华大豆［学名 *Glycine max*（L.）Merr.，英文名 Soybean］，指玻利维亚生产，输往中国用于加工的大豆籽实，不作种植用途。

（3）商品产地

玻利维亚。

（4）证书要求

玻方应在大豆输华前对其进行植物检疫。对符合议定书要求的货物，出具植物检疫证书，并在附加声明栏中用英文注明：“该批货物符合玻利维亚大豆输华植物检疫要求议定书要求，不带中方关注的检疫性有害生物。”（The consignment is in compliance with requirements described in the Protocol of Phytosanitary Requirements for the Export of soybean from BOLIVIA to China and is free from the quarantine pests concerned by China.）

15. 玻利维亚藜麦

（1）依据文件

《关于进口玻利维亚藜麦检验检疫要求的公告》（海关总署公告2018年第87号）。

（2）商品范围

在玻利维亚种植和加工的藜麦谷物（学名 *Chenopodium quinoa* Willd.）（包括去皮藜麦籽粒、藜麦粉、藜麦片）。

（3）商品产地

玻利维亚。

（4）证书要求

每批玻利维亚输华藜麦须随附SENASAG（玻利维亚农村发展与土地部）出具的官方植物检疫证书，证明其符合中国植物检疫要求，并注明具体产地。

16. 丹麦大麦

（1）依据文件

《关于印发〈丹麦大麦进境植物检疫要求〉的通知》（国质检动函〔2008〕650号）。

（2）商品范围

大麦（学名：*Hordeum vulgare* L.，英文名：Barley）；非种用。

（3）商品产地

丹麦全境。

（4）证书要求

出口前，丹方须对大麦进行检验检疫。对符合议定书要求的，根据国际植物保护公约组织的有关标准出具植物检疫证书，并在附加声明栏中注明："The consignment is in compliance with requirements described in the Protocol of Phytosanitary Requirements for the Export of Malting barley from Denmark to China initialed in Beijing on February 29, 2008 and is free from the quarantine pests concerned by China, listed in Annex 1 of this protocol"（该批货物符合2008年2月29日在北京草签的《丹麦大麦输往中国植物检疫要求议定书》要求，不带议定书附件中中方关注的检疫性有害生物）。

17. 俄罗斯大豆

（1）依据文件

《关于进口俄罗斯小麦、大豆、玉米、水稻、油菜籽和哈萨克斯坦小麦植物检验检疫要求的公告》（国家质检总局公告2016年第8号）；

《关于允许俄罗斯全境大豆进口的公告》（海关总署公告2019年第124号）。

（2）商品范围

用于加工的大豆［学名 *Glycine max*（L.）Merr，英文名 Soybean］，不作种植用途。

（3）商品产地

俄罗斯境内所有产区。

（4）证书要求

出口前，俄方应对输华大豆实施检疫。对符合议定书要求的，依照国际植物保护组织有关标准要求出具植物检疫证书，注明大豆名称和产区，并在附加声明中注明："该批玉大豆合俄罗斯玉米输华植物检疫要求议定书（2015年12月17日，北京）的要求"。

18. 俄罗斯大麦

（1）依据文件

《关于进口俄罗斯大麦植物检疫要求的公告》（海关总署公告2019年第126号）。

（2）商品范围

输华大麦（学名 *Hordeum vulgare* L.，英文名 Barley），指俄罗斯生产，输往中国仅用于加工的春大麦籽实，不作种植用途。

（3）商品产地

大麦产自俄罗斯车里雅宾斯克州、鄂木斯克州、新西伯利亚州、库尔干州、阿尔泰边疆区、克拉斯诺亚尔斯克边疆区和阿穆尔州。上述7个地区被认为没有发生小麦矮腥黑穗病。

（4）证书要求

每批输华大麦，俄方在完成出口检验检疫后，依照国际植物检疫措施标准第12号（ISPM 12）出具植物检疫证书，并在附加声明栏中注明："The consignment of barley complies with the requirements specified in the Protocol between the General Administration of Customs of the People's Republic of China and the Federal Service for Veterinary and Phytosanitary Surveillance (the Russian Federation) on phytosanitary requirements for barely exported from the Russian Federation to the People's Republic of China."（该批大麦符合中华人民共和国海关总署与俄罗斯联邦兽医和植物检疫监督局关于俄罗斯大麦输华植物检疫要求议定书要求。）同时，标明来源产区（州或边疆区）、出口存放地点、出口存放企业名称等信息。

19. 俄罗斯葵花籽

（1）依据文件

《关于进口俄罗斯燕麦、荞麦、葵花籽和亚麻籽植物检疫要求的公告》（国家质检总局公告2017

年第 110 号）。

（2）商品范围

俄罗斯葵花籽 *Helianthus annuus* 是指食用或食品加工用的非种用的向日葵籽实。

（3）商品产地

俄罗斯。

（4）证书要求

俄罗斯输华葵花籽应随附俄方主管部门出具的植物检疫证书，证明其符合中方的植物检疫要求，并在证书附加声明中注明："该批葵花籽符合于 2017 年 11 月 1 日在北京签订的《中华人民共和国国家质量监督检验检疫总局与俄罗斯联邦农业部关于俄罗斯葵花籽输华植物检疫要求议定书》及中华人民共和国植物检疫要求的规定，不携带中国关注的检疫性有害生物"。

20. 俄罗斯荞麦

（1）依据文件

《关于进口俄罗斯燕麦、荞麦、葵花籽和亚麻籽植物检疫要求的公告》（国家质检总局公告 2017 年第 110 号）。

（2）商品范围

俄罗斯荞麦 *Fagopyrum esculentum* 是指食用或食品加工用的非种用荞麦籽实，包括荞麦片。

（3）商品产地

俄罗斯。

（4）证书要求

俄罗斯输华荞麦应随附俄方主管部门出具的植物检疫证书，证明其符合中方的植物检疫要求，并在证书附加声明中注明："该批荞麦符合于 2017 年 11 月 1 日在北京签订的《中华人民共和国国家质量监督检验检疫总局与俄罗斯联邦农业部关于俄罗斯荞麦输华植物检疫要求议定书》及中华人民共和国植物检疫要求的规定，不携带中国关注的检疫性有害生物"。

21. 俄罗斯小麦

（1）依据文件

《关于进口俄罗斯小麦和匈牙利玉米植物检验检疫要求的公告》（国家质检总局公告 2018 年第 25 号）；《关于允许俄罗斯全境小麦进口的公告》（海关总署公告 2022 年第 21 号）。

（2）商品范围

在俄罗斯联邦境内且未发生小麦矮腥黑穗病的地区种植的，仅限于加工用途的春小麦。

（3）商品产地

俄罗斯全境。

（4）证书要求

俄方出具符合国际植物检疫措施标准的植物检疫证书，并在附加声明栏中注明："The consignment of wheat complies with the requirements specified in the Protocol of phytosanitary requirements for wheat exported from the Russian Federation to the People's Republic of China and is free from dwarf bunt of wheat Tilletia controversa J. G. Kuhn."（该批小麦符合俄罗斯小麦输华植物检疫要求议定书要求，不带小麦矮腥黑穗病菌。）同时，标明来源产区、出口存放地点、出口存放企业名称等信息。

22. 俄罗斯亚麻籽

（1）依据文件

《关于进口俄罗斯燕麦、荞麦、葵花籽和亚麻籽植物检疫要求的公告》（国家质检总局公告 2017 年第 110 号）。

（2）商品范围

俄罗斯亚麻籽 *Linum usitatissimum* 是指食用或食品加工用的非种用的亚麻籽实。

（3）商品产地

俄罗斯。

（4）证书要求

俄罗斯输华亚麻籽应随附俄方主管部门出具的植物检疫证书，证明其符合中方的植物检疫要求，并在证书附加声明中注明："该批亚麻籽符合于 2017 年 11 月 1 日在北京签订的《中华人民共和国国家质量监督检验检疫总局与俄罗斯联邦农业部关于俄罗斯亚麻籽输华植物检疫要求议定书》及中华人民共和国植物检疫要求的规定，不携带中国关注的检疫性有害生物"。

23. 俄罗斯燕麦

（1）依据文件

《关于进口俄罗斯燕麦、荞麦、葵花籽和亚麻籽植物检疫要求的公告》（国家质检总局公告 2017 年第 110 号）。

（2）商品范围

俄罗斯燕麦 *Avena sativa* 是指食用或食品加工用的非种用的燕麦籽实，包括燕麦片。

（3）商品产地

俄罗斯。

（4）证书要求

俄罗斯输华燕麦应随附俄方主管机构出具的植物检疫证书，证明其符合中方的植物检疫要求，并在证书附加声明中注明："该批燕麦符合于 2017 年 11 月 1 日在北京签订的《中华人民共和国国家质量监督检验检疫总局与俄罗斯联邦农业部关于俄罗斯燕麦输华植物检疫要求议定书》及中华人民共和国植物检疫要求的规定，不携带中国关注的检疫性有害生物"。

24. 俄罗斯油菜籽

（1）依据文件

《关于进口俄罗斯小麦、大豆、玉米、水稻、油菜籽和哈萨克斯坦小麦植物检验检疫要求的公告》（国家质检总局公告 2016 年第 8 号）。

（2）商品范围

用于加工的玉米油菜籽（学名：*Brassica napus* L.，英文名 rapeseed，canola）籽实，不作种植用途。

（3）商品产地

仅限俄罗斯西伯利亚及远东地区。

（4）证书要求

出口前，俄方应对输华油菜籽实施检疫。对符合议定书要求的，依照国际植物保护组织有关标准要求出具植物检疫证书，注明油菜籽名称和产区，并在附加声明中注明："该批油菜籽符合俄罗斯玉米输华植物检疫要求议定书（2015 年 12 月 17 日，北京）的要求"。

25. 芬兰大麦

（1）依据文件

《关于进口芬兰大麦植物检疫要求的公告》（国家质检总局公告 2014 年第 24 号）。

（2）商品范围

用于加工的大麦籽实，不作种植用途（*Hordeum vulgare*，英文名 barley）。

（3）商品产地

芬兰全境。

（4）证书要求

出口前，Evira（芬兰食品安全部门）须对大麦进行检验检疫。对符合议定书要求的，出具植物检疫证书，并在附加声明栏中注明：The consignment is incompliance with requirements described in the Protocol of Phytosanitary Requirements for the Export of barley from Finland to China and is free from the quarantine pests concerned by China（该批货物符合《芬兰大麦输往中国植物检疫要求议定书》要求，不带有中方关注的检疫性有害生物）。

26. 芬兰燕麦

（1）依据文件

《质检总局关于做好芬兰输华燕麦检验检疫工作的通知》（国质检食函〔2013〕360号）。

（2）商品范围

芬兰燕麦（学名*Avena sativa*），非种用，以下简称燕麦。

（3）商品产地

芬兰。

（4）证书要求

出口前，芬兰食品安全部门（Evira）须对燕麦进行检验检疫。对符合议定书要求的，出具植物检疫证书，并在附加声明栏中注明："该批货物符合《芬兰燕麦输往中国植物检疫要求议定书》要求，不带中方关注的检疫性有害生物。

27. 哥伦比亚藜麦

（1）依据文件

《关于进口哥伦比亚藜麦植物检疫要求的公告》（海关总署公告2023年第155号）。

（2）商品范围

指在哥伦比亚境内种植和加工，用于食用或食品加工用的非种用的藜麦（*Chenopodium quinoa* Willd.）的籽实。

（3）商品产地

哥伦比亚全境。

（4）证书要求

1. 出口前，ICA应对藜麦进行检验检疫。对符合要求的货物，ICA根据国际植物检疫措施标准第12号《植物检疫证书准则》出具植物检疫证书，并在附加声明中注明"该批货物符合哥伦比亚藜麦输华植物检疫要求议定书的规定，不带中方关注的检疫性有害生物"，同时注明该批货物的加工企业及其注册号等信息。

2. 如发现输华藜麦中有活体昆虫的，应在出口前进行有效的检疫处理，检疫处理的方法、时间、温度、药剂等信息应在植物检疫证书中注明。

28. 哈萨克斯坦兵豆

（1）依据文件

《关于进口哈萨克斯坦食用豌豆、兵豆植物检疫要求的公告》（海关总署公告2023年第65号）。

（2）商品范围

兵豆（*Lens culinaris*），是指在哈萨克斯坦境内种植和加工，输华用于食用或食品加工的籽实，不得作种植用途。

（3）商品产地

哈萨克斯坦全境。

（4）证书要求

哈方应在兵豆出口前对其实施检疫，对符合要求的货物出具植物检疫证书，注明品种并在附加声明栏注明“The lentils covered by this Phytosanitary Certificate comply with the requirements of the protocol of inspection and quarantine requirements for the export of lentils used as food from Kazakhstan to China”（“该植物检疫证书证明的兵豆符合哈萨克斯坦兵豆输华检验检疫要求议定书规定”）。

4. 出口前，应对兵豆实施检疫处理，确保不带中方关注的有害生物和其他活虫。检疫处理方法（如药剂、温度、时间等技术要求）由双方共同确认并在植物检疫证书中注明。

29. 哈萨克斯坦大豆

（1）依据文件

《关于进口哈萨克斯坦大豆和乌拉圭大豆植物检验检疫要求的公告》（国家质检总局公告 2017 年第 9 号）。

（2）商品范围

用于加工的大豆籽实，不作种植用途，学名为 *Glycine max* Merrill。

（3）商品产地

哈萨克斯坦全境。

（4）证书要求

哈萨克斯坦应在大豆输华前对其进行检验检疫。对符合议定

书要求的，出具植物检疫证书，并在附加声明栏中注明：“This consignment of soybean complies with the Protocol between The Ministry of Agriculture of the Republic of Kazakhstan and the General Administration of Quality Supervision, inspection and quarantine of the People's Republic of China on Phytosanitary Requirements for the Export of Soybean From the Republic of Kazakhstan to the People's Republic of China, and is free from the quarantine pests of concern toChina”（该批大豆符合《哈萨克斯坦共和国农业部和中华人民共和国国家质量监督检验检疫总局关于哈萨克斯坦大豆输华植物检疫要求议定书》要求，不带中方关注的检疫性有害生物）。

30. 哈萨克斯坦大麦

（1）依据文件

《关于进口哈萨克斯坦大麦植物检疫要求的公告》（海关总署公告 2019 年第 11 号）。

（2）商品范围

输华大麦（学名 *Hordeum vulgare* L.，英文名 Barley），指哈萨克斯坦生产，输往中国用于加工的春大麦，不作种植用途。

（3）商品产地

产自哈萨克斯坦小麦矮腥黑穗病的非疫区。

（4）证书要求

每批输华大麦，哈方应依照国际植物检疫措施标准第 12 号（ISPM 12）出具植物检疫证书，注明大麦产区，并在附加声明栏中注明：“Export consignment of goods is in compliance with the requirements listed in the Protocolbetween the General Administration of Customs of the People's Republic of China and the Ministry of Agriculture of the Republic of Kazakhstan on Phytosanitary Requirements for the Export of Barley from the Republic of Kazakhstan to the people's Republic of China, is free from the quarantine pests.”（该批货物符合中华人民共和国海关总署和哈萨克斯坦共和国农业部关于哈萨克斯坦大麦输往中国植物检疫要求议定书列明的要求，不带检疫性有害生物。）

31. 哈萨克斯坦豌豆

（1）依据文件

《关于进口哈萨克斯坦食用豌豆、兵豆植物检疫要求的公告》（海关总署公告 2023 年第 65 号）。

（2）商品范围

豌豆（*Pisum sativum*），是指在哈萨克斯坦境内种植和加工，输华用于食用或食品加工的籽实，不得作种植用途。

（3）商品产地

哈萨克斯坦全境。

（4）证书要求

哈方应在豌豆出口前对其实施检疫，对符合要求的货物出具植物检疫证书，注明品种并在附加声明栏注明“The peas covered by this Phytosanitary Certificate comply with the requirements of the protocol of inspection and quarantine requirements for the export of peas used as food from Kazakhstan to China”（“该植物检疫证书证明的豌豆符合哈萨克斯坦豌豆输华检验检疫要求议定书规定”）。

出口前，应对豌豆实施检疫处理，确保不带中方关注的有害生物和其他活虫。检疫处理方法（如药剂、温度、时间等技术要求）由双方共同确认并在植物检疫证书中注明。

32. 哈萨克斯坦小麦

（1）依据文件

《关于进口俄罗斯小麦、大豆、玉米、水稻、油菜籽和哈萨克斯坦小麦植物检验检疫要求的公告》（国家质检总局公告 2016 年第 8 号）。

（2）商品范围

用于加工的春小麦籽实，不作种植用途。

（3）商品产地

产自哈萨克斯坦小麦矮腥黑穗病、小麦印度腥黑穗病的非疫区，哈方应按国际植物保护组织的有关标准建立和维护非疫区。中方与哈方将共同对上述非疫区进行认定。

（4）证书要求

哈方依照国际植物保护组织有关标准出具植物检疫证书，注明春小麦产区，并在附加声明中注明：“该批货物符合《关于哈萨克斯坦小麦输华植物检疫要求议定书》列明的要求，不带检疫性有害生物。”

哈方将在植物检疫认可实验室检测基础上，签发植物检疫证书，证明货物不带有法国野燕麦。小麦货物应来自法国野燕麦非疫区。

33. 哈萨克斯坦玉米

（1）依据文件

《关于进口哈萨克斯坦玉米植物检疫要求的公告》（海关总署公告 2019 年第 12 号）。

（2）商品范围

输华玉米（学名 *Zea mays* L.，英文名 maize 或 corn），指哈萨克斯坦生产，输往中国用于加工的玉米籽实，不作种植用途。

（3）商品产地

哈萨克斯坦。

（4）证书要求

每批输华玉米，哈方应依照国际植物检疫措施标准第 12 号（ISPM 12）出具植物检疫证书，注明玉米产区，并在附加声明栏中注明：“Export consignment of goods is in compliance with the requirements listed in the Protocol between the General Administration of Customs of the People's Republic of China and the Ministry of Agriculture of the Republic of Kazakhstan on Phytosanitary Requirements for the Export of maize from the Republic of Kazakhstan to the people's Republic of China, is free from the quarantine pests.”（该批货物符合中华人民共和国海关总署和哈萨克斯坦共和国农业部关于哈萨克斯坦玉米输

往中国植物检疫要求议定书列明的要求，不带检疫性有害生物。）

34. 加拿大谷物油籽

（1）依据文件

《关于进口加拿大谷物油籽植物检验检疫要求的公告》（国家质检总局公告 2013 年第 101 号）。

（2）商品范围

非种用的谷物、油籽籽实，包括小麦、大麦、大豆，以下简称谷物油籽。

（3）商品产地

加拿大全境。

（4）证书要求

加方应通过出口前检验及出证，确保输华谷物油籽符合中国进口检疫要求。对符合本议定书列出要求的货物，加方须出具植物检疫证书，并在附加声明栏中注明："This consignment was shipped under the Phytosanitary Arrangement between AQSIQ and CFIA for Canadian Grain and Oilseed Imports into China."（本批货物符合 AQSIQ 与 CFIA 签署的加拿大谷物油籽输华植物检疫议定书。）

35. 加纳木薯干

（1）依据文件

《关于进口加纳木薯干植物检验检疫要求的公告》（国家质检总局公告 2013 年第 48 号）。

（2）商品范围

木薯干（学名 *Manihot esculenta* Crantz，英文名 Tapioca），包括木薯片和木薯粒。

（3）商品产地

加纳。

（4）证书要求

出口前，加方应对输华木薯干进行检验检疫。符合议定书要求的，由加方植物检疫部门出具植物检疫证书，并在附加声明栏中注明："The consignment is in compliance with requirements described in the Protocol on Phytosanitary Requirements for the Export of tapioca from Ghana to China and is free of the quarantine pests concerned by China."（该批货物符合加纳木薯干输华植物检验检疫要求议定书要求，不带有中方关注的检疫性有害生物。）如采取了熏蒸处理，应在植物检疫证书上标明熏蒸药剂、处理时间、温度等技术指标，或者由加方植物检疫部门或认可的第三方机构出具正式熏蒸证书。

36. 柬埔寨木薯干

（1）依据文件

《关于印发〈柬埔寨木薯干进境植物检验检疫要求〉的通知》（国质检动函〔2011〕27 号）。

（2）商品范围

木薯干（学名：*Manihot esculenta* Crantz，英文名：Tapioca），包括木薯片和木薯粒。

（3）商品产地

柬埔寨全境。

（4）证书要求

出口前，柬方应对输华木薯干进行检验检疫。符合议定书要求的，出具植物检疫证书，并在附加声明栏中注明："The consignmentis in compliance with requirements described in the Protocol on Phytosanitary Requirements for the Export of tapioca from Cambodia to China and is free of the quarantine pests concerned by China."（该批货物符合《柬埔寨木薯干输华植物检验检疫要求议定书》要求，不带有中方关注的检疫性有害生物）。如木薯于在出口前采取了熏蒸处理，应在植物检疫证书上标明熏蒸药剂、处理时间、温度或由柬方农业总司及其认可的企业出具熏蒸处理证书。

37. 立陶宛小麦

（1）依据文件

《关于允许进口立陶宛小麦的公告》（海关总署公告 2019 年第 118 号）。

（2）商品范围

输华小麦（学名 *Triticum aestivum* L. 、*Triticum durum* L. 或 *Triticum tauschii* L. ，英文名 Wheat），指产自立陶宛，输往中国用于加工的小麦籽实，不作种植用途。

（3）商品产地

立陶宛。

（4）证书要求

每批经检疫合格的输华小麦，立方应依照国际植物检疫措施标准第 12 号（ISPM 12）出具植物检疫证书，并在附加声明栏中注明："The consignment is in compliance with requirements described in the Protocol of Phytosanitary Requirements for the Export of wheat from Lithuania to China and is free from the quarantine pests concerned by China."（该批货物符合立陶宛小麦输华植物检疫要求议定书要求，不带中方关注的检疫性有害生物。）

38. 老挝甘薯

（1）依据文件

《关于进口老挝甘薯植物检疫要求的公告》（海关总署公告 2019 年第 175 号）。

（2）商品范围

输华甘薯［学名 *Ipomoea batatas*（L.）Lam.，英文名 Sweet potato］，指产自老挝，输往中国仅用于加工，不作种植用途的甘薯。

（3）商品产地

老挝全境。

（4）证书要求

出口前，老挝人民民主共和国农林部（MAF）应对输华甘薯进行检验检疫。符合议定书要求的，出具植物检疫证书，并在附加声明栏中注明："The consignment is in compliance with requirements described in the protocol of phytosanitary requirements for export of sweet potato from Laos to China and is free of soil and the quarantine pests concerned by China."（该批货物符合老挝甘薯输华植物检疫要求议定书要求，不带土壤和中方关注的检疫性有害生物。）

39. 老挝玉米

（1）依据文件

《关于进口老挝玉米植物检验检疫要求的公告》（国家质检总局公告 2012 年第 65 号）。

（2）商品范围

非种用的玉米籽实（学名 *Zea mays* L.，英文名 Maize、Corn）。

（3）商品产地

老挝全境。

（4）证书要求

①出口前，老方须对玉米实施检验检疫。对符合议定书要求的玉米，出具植物检疫证书，并在证书附加声明栏中注明："该批玉米符合老挝玉米输往中国植物检疫要求议定书"。

②申报转基因产品的，核查是否随附"农业转基因生物安全证书（进口）"。

③进口玉米应从磨憨等指定口岸入境，并在指定加工厂生产加工。

40. 缅甸玉米

(1) 依据文件

《关于进口缅甸玉米植物检疫要求的公告》(海关总署公告 2022 年第 19 号)。

(2) 商品范围

产自缅甸，输往中国用于加工的玉米籽实，不作种植用途。

(3) 商品产地

缅甸。

(4) 证书要求

缅方应在玉米输华前对其实施检验检疫，以确保输华玉米不携带中方关注的检疫性有害生物。对符合议定书要求的货物，缅方应出具植物检疫证书，并在证书附加声明栏中注明："The consignment is in compliance with the requirements described in the Protocol of Phytosanitary Requirements for the Export of Maize from Myanmar to China between the General Administration of Customs of the People's Republic of China and the Ministry of Agriculture, Livestock and Irrigation of the Republic of the Union of Myanmar and is free from the quarantine pests concerned by China."(该批玉米符合中华人民共和国海关总署与缅甸联邦共和国农业、畜牧和灌溉部关于缅甸玉米输往中国植物检疫要求议定书要求，不带中方关注的检疫性有害生物。)

41. 马达加斯加木薯干

(1) 依据文件

《关于进口马达加斯加木薯干植物检验检疫要求的公告》(国家质检总局公告 2015 年第 33 号)。

(2) 商品范围

木薯块根(学名 *Manihot esculenta* Crantz，英文名 cassava)，包括木薯片和木薯粒，以下简称"木薯干"。

(3) 商品产地

马达加斯加。

(4) 证书要求

出口前，如发现活虫，须在马方植物保护检疫局官方监督下对输华木薯干在装船前实施有效熏蒸处理。运输工具应干净、卫生，并避免运输过程中货物受到污染。马方应对输华木薯干进行检验检疫。符合议定书要求的，由马方植物检疫部门出具植物检疫证书，并在附加声明栏中注明："该批货物符合马达加斯加木薯干输华植物检验检疫要求议定书要求，不带有中方关注的检疫性有害生物。"(The consignment is in compliance with requirements described in the Protocol on Phytosanitary Requirements for the Export of cassava from Madagascar to China and is free of the quarantine pestsconcerned by China. 或简写为 The consignment is in compliance with the Cassava Protocol between China and Madagascar.) 如采取了熏蒸处理，应在植物检疫证书上标明熏蒸药剂、处理时间、温度等技术指标，或者由马方植物检疫部门或认可的第三方机构出具正式熏蒸证书。

42. 马拉维脱壳花生

(1) 依据文件

《关于进口马拉维花生植物检疫要求的公告》(海关总署公告 2024 年第 122 号)。

(2) 商品范围

花生(*Arachis hypogaea* L.)，指产自马拉维境内脱壳花生籽实，输往中国用于加工或食用，不作种植用途。

(3) 商品产地

马拉维全境。

（4）证书要求

出口前，马方应确保每批脱壳花生经过实验室检测，以证明没有下列检疫性有害生物：大谷蠹（*Prostephanus truncatus*）、四纹豆象（*Callosobruchus maculatus*）、豇豆轻斑驳病毒（*Cowpea mild mottle virus*）。马方确保每批脱壳花生都经过黄曲霉毒素限量检测，以确保其符合中国食品安全国家标准。

对符合要求的货物，马方应根据国际植物检疫措施标准（ISPM）第 12 号《植物检疫证书准则》出具植物检疫证书，并在附加声明中注明："The consignment meets the phytosanitary requirements described in the Peanut Protocol from Malawi to China and is free from the quarantine pests concerned by China"（该批货物符合马拉维花生输华植物检疫要求议定书的要求，不带中方关注的检疫性有害生物），同时注明本批货物生产企业名称、注册号以及集装箱编号。

输华脱壳花生在储藏过程中如发现仓储害虫或其他活虫，应当采取熏蒸处理，其熏蒸处理指标应在植物检疫证书上注明。

43. 美国马铃薯

（1）依据文件

《关于进口美国马铃薯检验检疫要求的公告》（海关总署公告 2020 年第 32 号）。

（2）商品范围

加工用新鲜马铃薯（*Solanum tuberosum*），指输往中国仅用于加工的马铃薯块茎，不作种植用途。

（3）商品产地

美国华盛顿州、俄勒冈州、爱达荷州。

（4）证书要求

对符合议定书要求的货物，美国农业部（USDA）应出具植物检疫证书，并在附加声明栏中注明："This consignment of fresh potatoes complies with Protocol of Phytosanitary Requirements for Fresh Potato for processing export from the United States of America U. S. A. to the People's Republic of China between USDA and GACC, and does not carry quarantine pests of concern to China."（本批货物符合中华人民共和国海关总署与美利坚合众国农业部关于美国加工用新鲜马铃薯输华植物检疫要求议定书，不带中方关注的检疫性有害生物。）同时，在植物检疫证书的"识别标志"中注明注册的出口商名称和种植企业批号。

44. 美国大麦

（1）依据文件

《关于进口美国大麦植物检疫要求的公告》（海关总署公告 2020 年第 65 号）。

（2）商品范围

输华大麦（学名 *Hordeum vulgare* L.，英文名 Barley），指产自美国，输往中国仅用于加工、不作种植用途的大麦籽实。

（3）商品产地

美国华盛顿州、俄勒冈州、爱达荷州。

（4）证书要求

输华大麦出口前须按照国际标准进行熏蒸，采用规范的操作程序防止熏蒸剂残留对大麦造成污染，以确保不携带活虫，特别是仓储害虫，并随附含有熏蒸内容的官方植物检疫证书。

美国农业部（USDA）应在大麦出口前对其进行检验检疫，经检疫合格后签发植物检疫证书，并在附加声明栏中注明："The consignment complies with Protocol of Phytosanitary Requirements for the Export of Barley from U. S. A. to China, and is free from the quarantine pests of concern to China."（该批货物符合美国大麦输华植物检疫要求议定书规定，不带中方关注的检疫性有害生物。）证书上还应注明出口企业、出口设施（如仓储企业）名称及熏蒸处理指标。

45. 美国小麦

（1）依据文件

《关于允许自美国全境进口各种类型的小麦的公告》（农业部、对外贸易经济合作部、国家出入境检验检疫局公告 2000 年第 114 号）。

（2）商品范围

小麦。

（3）商品产地

美国全境。

（4）证书要求

美国输往中国的小麦，在出口前，美国官方检验检疫部门须对小麦进行检验检疫，出具检验检疫证书。

46. 蒙古国大麦

（1）依据文件

《关于进口蒙古国大麦植物检验检疫要求的公告》（国家质检总局公告 2013 年第 102 号）。

（2）商品范围

非种用的大麦籽实（学名 *Hordeum vulgare* L.，英文名 Barley）。

（3）商品产地

蒙古国全境。

（4）证书要求

出口前，蒙方应对输华大麦进行检验检疫。符合议定书要求的，出具带有授权植物检疫官员签名的植物检疫证书，并在附加声明栏中注明："The consignment is in compliance with requirements described in the Protocol of Phytosanitary Requirements for the Export of Barley from Mongolia to China and is free of the quarantine pests concerned by China."（该批货物符合蒙古国大麦输华植物检疫要求议定书要求，不带有中方关注的检疫性有害生物。）

47. 蒙古国小麦

（1）依据文件

《关于印发〈蒙古小麦进境植物检疫要求〉的通知》（国质检动函〔2011〕96 号）。

（2）商品范围

春小麦（学名：*Triticum aestivum*，英文名：spring wheat），非种用，以下简称小麦。

（3）商品产地

蒙古国境内小麦矮腥黑穗病 *Tilletia controversa*、小麦印度腥黑穗病 *Tilletia. indica*、小麦基腐病菌 *Pseudocercosporella herpotrichoides* 非疫区。

（4）证书要求

出口前，蒙方应对输华小麦进行检验检疫。对符合议定书要求的小麦，出具植物检疫证书，并在附加声明栏中注明："The consignment is in compliance with requirements described in the Protocol of Phytosanitary Requirements for the Export of wheat from Mongolia to China and is free of the quarantine pests concerned by China."（"该批货物符合《蒙古国小麦输华植物检疫要求议定书》要求，不带有中方关注的检疫性有害生物"）。

48. 莫桑比克木豆

（1）依据文件

《关于进口莫桑比克木豆植物检疫要求的公告》（海关总署公告 2024 年第 121 号）。

（2）商品范围

木豆（*Cajanus cajan*），是指在莫桑比克境内种植和加工，用于食用或食品加工用的非种用木豆的籽实。

（3）商品产地

莫桑比克全境。

（4）证书要求

出口前，莫方应对木豆实施检验检疫。对符合要求的货物，莫方根据国际植物检疫措施标准ISPM 第 12 号《植物检疫证书准则》出具植物检疫证书，并在附加声明中用英文注明“This consignment meets requirements of the Protocol of Inspection and Quarantine Requirements for pigeon pea exported from Mozambique to China，and is free of any quarantine pest concerned by China.”（该批货物符合莫桑比克木豆输华植物检疫要求议定书的规定，不带有中方关注的检疫性有害生物），同时注明该批货物的加工企业及其注册号等信息。

如发现输华木豆中有活体昆虫的，应在出口前进行有效的检疫处理，检疫处理的方法、时间、温度、药剂等信息应在植物检疫证书中注明。

49. 墨西哥高粱

（1）依据文件

《关于进口墨西哥高粱检验检疫要求的公告》（海关总署公告 2020 年第 122 号）。

（2）商品范围

在墨西哥种植和加工的高粱籽实［（*Sorghum bicolor*（L.）］。

（3）商品产地

墨西哥。

（4）证书要求

出口前，墨方须对输华高粱进行检验检疫，并对每批符合议定书要求的输华高粱出具植物检疫证书。植物检疫证书中注明应熏蒸处理的温度、时间、药剂等信息，在附加声明栏中注明：“该植物检疫证书所证明的高粱符合中墨双方于 2020 年 10 月 29 日签署的关于墨西哥高粱输华植物检疫要求议定书的规定。”

50. 墨西哥玉米

（1）依据文件

《关于进口墨西哥玉米、英国大麦和哥斯达黎加菠萝等植物检验检疫要求的公告》（国家质检总局公告 2015 年第 139 号）。

（2）商品范围

玉米（学名 *Zea mays* L.，英文名 Maize 或 Corn）。

（3）商品产地

墨西哥全境。

（4）证书要求

出口前，墨西哥食品卫生、安全和质量服务局（SENASIC）应对输华玉米实施检疫。对符合议定书要求的，出具植物检疫证书，并在附加声明栏中注明：“The consignment is in compliance with requirements described in the Protocol of Phytosanitary Requirements for the Export of maize from Mexico to China and is free from the quarantine pests of concern to China”。

51. 尼日利亚木薯干

（1）依据文件

《关于同意进口尼日利亚木薯干的通知》（国质检动〔2005〕442 号）。

（2）商品范围

木薯干。

（3）商品产地

尼日利亚。

（4）证书要求

尼日利亚官方部门须对输华木薯干进行检验检疫，合格后出具植物检疫证书，并在证书中注明："该批货物符合中国法律法规要求，不带中方关注的检疫性有害生物和土壤。"

52. 尼日利亚脱壳花生

（1）依据文件

《关于进口尼日利亚花生植物检疫要求的公告》（海关总署公告 2024 年第 115 号）。

（2）商品范围

花生（*Arachis hypogaea* L.），指产自尼日利亚境内脱壳花生籽实，输往中国用于加工，不作种植用途。

（3）商品产地

尼日利亚全境。

（4）证书要求

出口前，尼方应对花生实施检验检疫，确保每批脱壳花生都经过黄曲霉毒素限量检测，以确保其符合中国食品安全国家标准（GB 2761）。如果发现活的有害生物，货物应在出口前经过熏蒸处理。

对符合要求的货物，出具植物检疫证书，并在附加声明中用英文注明："The consignment is in compliance with phytosanitary requirements described in the MOU of peanut from Nigeria to China, and free from the quarantine pests concerned by China"（该批货物符合尼日利亚花生输华植物检疫要求谅解备忘录的要求，不带中方关注的检疫性有害生物）。

53. 塞尔维亚小麦

（1）依据文件

《关于印发〈塞尔维亚小麦进境植物检疫要求〉的通知》（国质检动〔2007〕328 号）。

（2）商品范围

小麦（学名：*Triticum aestium* Linn，英文名：weat），加工用。

（3）商品产地

塞尔维亚全境。

（4）证书要求

出口前，塞方植物保护组织须对输华小麦进行检验检疫。符合议定书要求的，根据国际植物保护公约组织的有关标准出具植物检疫证书，并在附加声明中注明："The consignment is in compliance with requirements described in the Protocol of Phytosanitary Requirements for the Export of wheat from Serbia to China signed in Belgrade on April 18th, 2007 and is free from the quarantine pests concerned by China"（该批货物符合 2007 年 4 月 18 日在贝尔格莱德签署的《塞尔维亚小麦输往中国植物检疫要求议定书》要求，不带中方关注的检疫性有害生物）。

54. 塞尔维亚玉米

（1）依据文件

《关于进口塞尔维亚玉米植物检疫要求的公告》（海关总署公告 2021 年第 17 号）。

（2）商品范围

玉米（*Zea mays* L.），指产自塞尔维亚，输往中国用于加工的玉米籽实，不作种植用途。

（3）商品产地

塞尔维亚。

（4）证书要求

塞尔维亚农业、林业和水管理部（MAFWM）应在玉米输华前对其实施检验检疫。如果发现活的昆虫，应在出口前或者运输途中对货物实施熏蒸处理。对符合议定书要求的货物，出具植物检疫证书，并在附加声明栏中用英文注明："The consignment is in compliance with phytosanitary requirements described in the Protocol of maize from Serbia to China between the General Administration of Customs of the People's Republic of China and the Ministry of Agriculture, Forestry and Water Management of the Republic of Serbia, and free from the quarantine pests concerned by China."（该批货物符合塞尔维亚玉米输华植物检疫要求议定书要求，不带中方关注的检疫性有害生物。）

55. 塞内加尔花生

（1）依据文件

《关于进口塞内加尔花生检验检疫要求的公告》（国家质检总局公告 2015 年第 67 号）。

（2）商品范围

塞内加尔输华食用及榨油用花生，不包括种用花生。

（3）商品产地

塞内加尔。

（4）证书要求

塞内加尔应根据中方的植物卫生要求，对输华花生进行检疫，并出具带有经过授权的植物检疫官员签名的官方植物检疫证书，证书声明栏中应注明："该批货物符合中华人民共和国国家质量监督检验检疫总局和塞内加尔共和国农业和农村装备部关于塞内加尔花生输华植物卫生要求议定书的要求（英文）。"

56. 苏丹脱壳花生

（1）依据文件

《关于进口苏丹脱壳花生检验检疫要求的公告》（海关总署公告 2019 年第 104 号）。

（2）商品范围

苏丹脱壳花生，指产自苏丹，并在苏丹加工、储藏的脱壳花生。

（3）商品产地

苏丹。

（4）证书要求

苏丹输华脱壳花生须随附苏丹官方植物检疫证书，证书声明栏中应注明："该批货物符合苏丹输华花生植物卫生要求议定书的要求，不携带中方关注的检疫性有害生物"。植物检疫证书内容须用英文书写。

57. 坦桑尼亚大豆

（1）依据文件

《关于进口坦桑尼亚大豆植物检疫要求》（海关总署公告 2020 年第 117 号）。

（2）商品范围

大豆（学名 *Glycine max*，英文名 Soybean），指产自坦桑尼亚，输往中国用于加工的大豆籽实（限非转基因），不作种植用途。

（3）商品产地

坦桑尼亚。

（4）证书要求

输华大豆的出口、仓储企业应当经海关总署注册登记，确保大豆出口、仓储满足中国检验检疫的相关要求。坦方应提前向中方提交出口和仓储企业名单。出口前，坦方相关部门应对输华大豆实施检疫，对符合议定书要求的货物，出具植物检疫证书，并在附加声明栏中注明："该批货物符合坦桑尼亚大豆输华植物检疫要求议定书要求，不带中方关注的检疫性有害生物。"（The consignment complies with Protocol of Phytosanitary Requirements for the Export of soybean from Tanzania to China, and is free from the quarantine pests of concern to China.）同时，注明该批货物出口、仓储企业名称或其代码。对于发现活虫的货物，应在出口前进行熏蒸处理，其熏蒸处理指标应在植物检疫证书上注明。

58. 坦桑尼亚木薯干

（1）依据文件

《关于进口乌克兰甜菜粕和葵粕、哈萨克斯坦麦麸、坦桑尼亚木薯干检验检疫要求的公告》（国家质检总局公告 2017 年第 65 号）。

（2）商品范围

木薯干（学名 *Manihot esculenta* Crantz，英文名 Tapioca），包括木薯片和木薯粒。

（3）商品产地

坦桑尼亚。

（4）证书要求

坦方应对输华木薯干实施检验检疫。符合议定书要求的，由坦桑尼亚农业畜牧业渔业部植物健康服务部门（PHS）出具植物检疫证书，并在附加声明栏中注明："该批货物符合坦桑尼亚木薯干输华植物检验检疫要求议定书要求，不带有中方关注的检疫性有害生物。"（The consignment is in compliance with requirements described in the Protocol on Phytosanitary Requirements for the Export of dry cassava from the United Republic of Tanzania to China and is free of the quarantine pests of concern by China.）如采取了熏蒸处理，应在植物检疫证书上标明熏蒸药剂、处理时间、温度或者由 PHS 或其认可的企业出具熏蒸处理证书。认可企业出具的熏蒸证书应经 PHS 认证。

59. 乌克兰大豆

（1）依据文件

《关于进口乌克兰大豆植物检验检疫要求的公告》（国家质检总局公告 2014 年第 5 号）。

（2）商品范围

用于加工的大豆籽实，不作种植用途（学名 *Glycine max* Merrill，英文名 Soybean）。

（3）商品产地

乌克兰全境。

（4）证书要求

出口前，乌克兰农业政策和食品部（MAPFU）应对输华大豆实施检验检疫。对符合议定书要求的，出具植物检疫证书，并在附加声明栏中注明："The consignment is in compliance with phytosanitary requirements described in the Protocol of phytosanitary and inspection requirements for the export of soybean from Ukraine to the People's Republic of China between the General Administration of Quality Supervision, Inspection and Quarantine of the People's Republic of China and the Ministry of Agrarian Policy and Food of Ukraine anddoes not contain the quarantine pests of concern to China"（"该批货物符合《乌克兰大豆输华植物检疫要求议定书》要求，不带中方关注的检疫性有害生物"）。

60. 乌克兰大麦

（1）依据文件

《关于进口乌克兰大麦植物检验检疫要求的公告》（国家质检总局公告 2014 年第 4 号）

（2）商品范围

用于加工的大麦籽实（学名 *Hordeum vulgare* L.，英文名 Barley），不作种植用途。

（3）商品产地

乌克兰全境。

（4）证书要求

出口前，乌克兰农业政策和食品部（MAPFU）应对输华大麦实施检验检疫。对符合议定书要求的，出具植物检疫证书，并在附加声明栏中注明："The consignment is in compliance with phytosanitary requirements described in the Protocol of phytosanitary and inspection requirements for the export of Barley from Ukraine to the People's Republic of China between the General Administration of Quality Supervision, Inspection and Quarantine of the People's Republic of China and the Ministry of Agrarian Policy and Food of Ukraine and does not contain the quarantine pests of concern to China"（"该批货物符合《乌克兰大麦输华植物检疫要求议定书》要求，不带中方关注的检疫性有害生物"）。

61. 乌克兰玉米

（1）依据文件

《关于进口乌克兰玉米植物检验检疫要求的公告》（国家质检总局公告 2013 年第 2 号）。

（2）商品范围

非种用的玉米籽实（学名 *Zea mays* L.，英文名 Maize、Corn）。

（3）商品产地

乌克兰。

（4）证书要求

①出口前，乌方必须对输华玉米进行检验检疫。对符合议定书要求的玉米，出具植物检疫证书，并在附加声明栏中注明："The consignment meets the requirements established in the Protocol of Phytosanitary Requirements for the Export of Maize from Ukraine to China and does not contain the quarantine pests of concern to China."（该批货物符合乌克兰玉米输华植物检疫要求议定书要求，不带中方关注的检疫性有害生物。）

②申报为转基因产品的，核查是否随有"农业转基因生物安全证书（进口）"。

62. 乌拉圭大豆

（1）依据文件

《关于进口哈萨克斯坦大豆和乌拉圭大豆植物检验检疫要求的公告》（国家质检总局公告 2017 年第 9 号）。

（2）商品范围

用于加工的大豆籽实，不作种植用途，学名为 *Glycine max* Merrill。

（3）商品产地

乌拉圭全境。

（4）证书要求

乌方应在大豆输华前对其实施检验检疫。对符合议定书要求的货物，出具植物检疫证书，并在附加声明中用英文注明："The consignment is in compliance with requirements described in the Protocol of Phytosanitary Requirements for the Export of soybean from Uruguay to China and is free from the quarantine pests concerned by China"（该批货物符合《乌拉圭大豆输华植物检疫要求议定书》要求，不带中方关注的检疫性有害生物）。

63. 乌拉圭大麦

（1）依据文件

《关于进口乌拉圭大麦植物检疫要求的公告》（海关总署公告 2019 年第 33 号）。

（2）商品范围

输华大麦（学名 *Hordeum vulgare* L.，英文名 Barley），指乌拉圭生产，输往中国用于加工的大麦，不作种植用途。

（3）商品产地

乌拉圭。

（4）证书要求

乌方应在大麦输华前对其进行植物检疫。对符合本议定书要求的，乌方出具植物检疫证书，并在附加声明栏中注明："The consignment is in compliance with requirements described in the Protocol of Phytosanitary Requirements for the Export of Barley from Uruguay to China and is free from the quarantine pests concerned by China."（该批货物符合乌拉圭大麦输华植物检疫要求议定书要求，不带中方关注的检疫性有害生物。）

64. 乌拉圭玉米

（1）依据文件

《关于进口乌拉圭玉米植物检疫要求的公告》（海关总署公告 2019 年第 32 号）。

（2）商品范围

输华玉米（学名 *Zea mays* L.，英文名 maize 或 corn），指乌拉圭生产，输往中国用于加工的玉米籽实，不作种植用途。

（3）商品产地

乌拉圭。

（4）证书要求

乌方对符合议定书要求的货物，出具植物检疫证书，并在附加声明栏中用英文注明："The consignment is in compliance with requirements described in the Protocol of Phytosanitary Requirements for the Export of maize from Uruguay to China and is free from the quarantine pests concerned by China."（该批货物符合乌拉圭玉米输华植物检疫要求议定书要求，不带中方关注的检疫性有害生物。）

65. 乌兹别克斯坦菜豆

（1）依据文件

《关于进口乌兹别克斯坦菜豆检验检疫要求的公告》（海关总署公告 2022 年第 94 号）。

（2）商品范围

在乌兹别克斯坦境内种植和加工，用于食用或食品加工用的非种用的菜豆（*Phaseolus vulgaris*）的籽实。

（3）商品产地

乌兹别克斯坦。

（4）证书要求

对符合要求的货物，乌方应按照国际植物检疫措施标准 ISPM 第 12 号《植物检疫证书准则》出具植物检疫证书，并在附加声明栏中注明："The kidney bean meets the provisions of the Protocol of Inspection and Quarantine Requirements for kidney bean Exported from Uzbekistan to China and does not carry any quarantine pests of concern to China."（该批货物符合乌兹别克斯坦菜豆输华检验检疫要求议定书的要求，不带中方关注的检疫性有害生物。）

输华菜豆中发现活体昆虫的，乌方应在出口前进行有效的检疫处理，检疫处理的方法、时间、温度、药剂等信息应在植物检疫证书中注明。

66. 乌兹别克斯坦花生

（1）依据文件

《关于进口乌兹别克斯坦花生检验检疫要求的公告》（海关总署公告 2020 年第 39 号）。

（2）商品范围

乌兹别克斯坦花生，指在乌兹别克斯坦生产、加工、存放的花生。

（3）商品产地

乌兹别克斯坦。

（4）证书要求

每批乌兹别克斯坦输华花生须随附乌方出具的官方植物检疫证书，并在附加声明栏中注明："该批货物符合中华人民共和国海关总署与乌兹别克斯坦共和国国家植物检验检疫局关于乌兹别克斯坦花生输华检验检疫要求议定书要求，不带有中方关注的检疫性有害生物。"

67. 乌兹别克斯坦绿豆

（1）依据文件

《关于进口乌兹别克斯坦绿豆植物检疫要求的公告》（国家质检总局公告 2018 年第 6 号）。

（2）商品范围

绿豆（*Vigna radiate*）。

（3）商品产地

乌兹别克斯坦。

（4）证书要求

每批乌兹别克斯坦输华绿豆应随附官方植物检疫证书，并注明具体产地。植物检疫证书应具有如下附加证明："该植物检疫证书所证明的绿豆符合中乌双方于 2017 年 9 月 15 日在上海签署的关于乌兹别克斯坦绿豆输华植物检疫要求议定书的规定。"

68. 乌兹别克斯坦鹰嘴豆

（1）依据文件

《关于进口乌兹别克斯坦鹰嘴豆植物检疫要求的公告》（海关总署公告 2024 年第 15 号）。

（2）商品范围

在乌兹别克斯坦境内种植和加工，输华用于食用或食品加工用的非种用鹰嘴豆的籽实。

（3）商品产地

乌兹别克斯坦。

（4）证书要求

出口前，乌方应对鹰嘴豆进行检验检疫。对符合中方要求的货物，根据国际植物检疫措施标准 ISPM 第 12 号《植物检疫证书准则》出具植物检疫证书，并在附加声明中注明"The chickpeas meets the provisions of 'the Protocol of Inspection and Quarantine Requirements for Chickpeas Exported from Uzbekistan to China' and does not carry any quarantine pests of concern to China"（该批鹰嘴豆符合乌兹别克斯坦鹰嘴豆输华检验检疫要求议定书的规定，不带有中方关注的检疫性有害生物），同时注明生产加工企业名称及其注册号、集装箱号及封识号；

如发现输华鹰嘴豆中有活虫的，应在出口前进行有效的检疫处理，检疫处理的方法、时间、温度、药剂等信息应在植物检疫证书中注明。

69. 匈牙利玉米

（1）依据文件

《关于进口俄罗斯小麦和匈牙利玉米植物检验检疫要求的公告》（国家质检总局公告 2018 年第 25 号）。

（2）商品范围

用于加工的玉米籽实，不作种植用途。

（3）商品产地

匈牙利。

（4）证书要求

匈牙利主管当局应对输华玉米进行检验检疫。对符合本议定书要求的货物，匈牙利主管当局应出具植物检疫证书，并在附加声明栏中注明："该批货物符合关于匈牙利玉米输华植物检疫要求议定书要求，不带有中方关注的检疫性有害生物。"

70. 英国大麦

（1）依据文件

《关于进口墨西哥玉米、英国大麦和哥斯达黎加菠萝等植物检验检疫要求的公告》（国家质检总局公告 2015 年第 139 号）。

（2）商品范围

大麦（学名 *Hordeum vulgare* L.，英文名 Barley）。

（3）商品产地

英国。

（4）证书要求

出口前，英国食品环境与乡村事务部应对输华大麦实施检疫。对符合议定书要求的，出具植物检疫证书，并在附加声明栏中注明："The consignment is in compliance with requirements described in the Protocol of Phytosanitary Requirements for the Export of barley from UK to China and is free from the quarantine pests concerned by China."。

71. 越南甘薯

（1）依据文件

《关于进口越南甘薯植物检疫要求的公告》（海关总署公告 2022 年第 117 号）。

（2）商品范围

甘薯（拉丁名：*Ipomoea batatas*，英文名：sweet potato）是指产自越南，输往中国不作种植用途的新鲜甘薯。

（3）商品产地

越南。

（4）证书要求

经越方检疫，符合中国进境植物检疫要求的甘薯，允许向中国出口。越方应按国际标准出具植物检疫证书，注明种植基地、加工企业名称或注册号、集装箱号及封识号，并在附加声明中注明："This consignment complies with the requirements specified in the Protocol of Phytosanitary Requirements for Export of sweet potato from Vietnam to China, and is free from quarantine pests of concern to China."（该批货物符合越南甘薯输华植物检疫要求议定书的要求，不带中方关注的检疫性有害生物。）。

72. 乍得脱壳花生

（1）依据文件

《关于进口乍得花生、芝麻植物检疫要求的公告》（海关总署公告 2024 年第 136 号）。

（2）商品范围

花生（*Arachis hypogaea* L.），是指在乍得共和国境内种植和加工，用于食用或加工用的非种用脱壳花生籽实。

（3）商品产地

乍得全境。

（4）证书要求

出口前，乍方应对花生实施检验检疫。应对每批花生进行黄曲霉毒素限量检测，以确保其符合中国食品安全国家标准（GB 2761）。对符合要求的货物，由乍得负责植物保护和植物检疫控制的中央机关“植物保护和调节部（DPVC）”出具植物检疫证书，并在附加声明中注明：“The consignment meets the phytosanitary requirements described in the Peanut Protocol from Chad to China, and is free from the quarantine pests concerned by China.”（该批货物符合乍得花生输华植物检疫要求议定书的规定，不带中方关注的检疫性有害生物），同时注明本批货物企业名称、注册登记号以及集装箱编号。对于发现活虫的货物，应在出口前进行熏蒸处理，其熏蒸处理指标应在植物检疫证书上注明。

73. 乍得芝麻

（1）依据文件

《关于进口乍得花生、芝麻植物检疫要求的公告》（海关总署公告 2024 年第 136 号）。

（2）商品范围

芝麻（*Sesamum indicum* L.），是指在乍得共和国境内种植和加工，用于食用或加工用的非种用芝麻籽实。

（3）商品产地

乍得全境。

（4）证书要求

出口前，乍方应对芝麻实施检验检疫，对每批符合议定书要求的芝麻出具植物检疫证书，注明芝麻品种和产区，并在附加声明中注明：“This batch of goods complies with the provisions of the Protocol on Inspection and Quarantine Requirements for the Exportation of Sesame from Chad to China, and is free from the quarantine pests concerned by China.”（该批货物符合乍得芝麻输华检验检疫议定书的规定，不带中方关注的检疫性有害生物）。出口前，乍得输华芝麻应进行检疫处理，以保证杀灭活虫，特别是仓储性害虫，检疫处理方法（如药剂、温度、时间等技术要求）由双方共同确认并在植物检疫证书中注明。

三、木材

（一）产品范围

原木、锯材。

（二）文件依据

1.《关于修订〈海关监管作业场所（场地）设置规范〉〈海关监管作业场所（场地）监控摄像头设置规范〉和〈海关指定监管场地管理规范〉的公告》（海关总署公告 2021 年第 4 号）。

2.《关于调整进口原木检疫要求的公告》（国家出入境检验检疫局、海关总署、国家林业局、农业部、对外贸易经贸合作部公告 2001 年第 2 号）。

3.《关于印发〈中国进境原木除害处理方法及技术要求〉的通知》（国质检函〔2001〕202 号）。

4.《关于防止白蜡树枯梢病传入中国的公告》（国家质检总局、国家林业局公告 2013 年第 156 号）。

5.《关于明确经加工来自白蜡木枯梢病疫区白蜡木属板材及木制品进口检疫要求的函》（质检动函〔2015〕143 号）。

6.《关于进口松材线虫发生国家松木植物检疫要求的公告》（海关总署公告 2021 年第 110 号）。

（三）管理要求

1. 准入要求

（1）禁止从白蜡树枯梢病发生国家（地区）进口白蜡树属原木、锯材。

白蜡树枯梢病发生国家（地区）有：波兰、立陶宛、拉脱维亚、瑞典、捷克、德国、丹麦、爱沙尼亚、白俄罗斯、斯洛伐克、罗马尼亚、奥地利、挪威、俄罗斯（加里宁格勒）、斯洛文尼亚、瑞士、芬兰、法国、匈牙利、意大利、克罗地亚、比利时、荷兰、英国、爱尔兰、乌克兰。

白蜡树枯梢病菌主要寄主植物有：欧洲白蜡（Fraxinus excelsior）、垂枝欧洲白蜡（Fraxinus excelsior Pendula）、窄叶白蜡（Fraxinus angustifolia）、多瑙窄叶白蜡（Fraxinus angustifolia subsp. Danubialis）、花白蜡（Fraxinus ornus）、黑白蜡（Fraxinus nigra）、洋白蜡（Fraxinus pennsylvanica）、美国白蜡（Fraxinus americana）、水曲柳（Fraxinus mandschurica）。

（2）需满足松木植物检疫要求的松材线虫发生国家有加拿大、日本、韩国、墨西哥、葡萄牙、西班牙、美国。

2. 海关指定监管场地

原木应当从进境原木指定监管场地所在口岸进境。

来自加拿大、日本、韩国、墨西哥、葡萄牙、西班牙、美国的松木从指定口岸进境，具体口岸明细如下。

（1）江苏省：连云港（赣榆港、燕尾港、新东方码头）、南京（龙潭码头、新生圩港）。

（2）浙江省：宁波北仑港、舟山港、温州港、台州港。

（3）福建省：福州港（马尾、江阴）。

（4）山东省：黄岛港、日照港、日照岚山港、董家口港。

（5）广东省：佛山南海三山港、肇庆新港、黄埔港、东莞港、珠海湾仔港、汕头广澳港。

（四）所需单证要点

1. 输出国家（地区）官方植物检疫证书。

2. 原产地证书。

3. 允许进出口证明书（即濒危野生动植物种国际贸易公约允许进出口证明书，适用于濒危野生木材）。

（五）审单要点

1. 允许进口来自白蜡木枯梢病疫区经过高温长时间加工处理后的白蜡木属板材和木制品。加工处理的指标为板材或木制品去皮，厚度不超过 30 毫米，经过 66℃以上持续处理 24 小时，处理后含水率低于 20%。相关产品须随附出口国（地区）所出具的植物检疫证书，并且在证书中注明热处理的温度和时间。来自非疫区的板材须随附原产地证书。

2. 输出国家（地区）官方植物检疫证书。

（1）进口原木植物检疫证书需证明不带有中国关注的检疫性有害生物或双边植物检疫协定中规定的有害生物和土壤；进口原木带有树皮的，应当在输出国家（地区）进行有效的除害处理，并在植物检疫证书中注明除害处理方法、使用药剂、剂量、处理时间和温度；进口原木不带树皮的，应在植物检疫证书中作出声明。

单根原木带树皮表面积不超过 5%，且整批原木带树皮表面积不超过 2%的，该批原木可视为不带树皮原木。

（2）对来自加拿大、日本、韩国、墨西哥、葡萄牙、西班牙、美国的松木的要求为：实验室检测和熏蒸处理的原木或锯材，植物检疫证书上应注明熏蒸剂种类、持续时间、环境温度和剂量，并在附加声明栏中注明："This consignment of pine wood has been sampled and tested in laboratory, and Bursaphelenchus xylophilus was not detected."（该批松木已取样进行实验室检测，未检出松材线虫。）出口前实施热处理的锯材，植物检疫证书上应注明热处理的锯材中心温度和持续时间。

3. 进境木材申报时应如实录入货物属性信息。对于带有树皮的木材，“货物属性”应选择“23-带皮木材、板材”；对于不带树皮的木材，“货物属性”栏目应选择“24-不带皮木材、板材”。

4. 深加工的木制品、木家具、树根雕刻制品、木质雕刻制品、藤蔓编织品、植物枝条编织品免于提交植物检疫证书，但是须提交出口商出具的产品经加热、加压等深加工制作的声明。

四、新鲜水果

（一）产品范围

本部分水果指新鲜水果。不包含加工后在-18℃以下储存、运输的冷冻水果。

（二）文件依据

1.《进境水果检验检疫监督管理办法》（国家质检总局令第68号公布，根据海关总署令第238号、第243号修正）。

2.《关于修订〈海关监管作业场所（场地）设置规范〉〈海关监管作业场所（场地）监控摄像头设置规范〉和〈海关指定监管场地管理规范〉的公告》（海关总署公告2021年第4号）。

（三）管理要求

1. 准入要求

海关总署对新鲜水果实施准入制度。输出国家（地区）与中国签订双边协议、议定书的种类，才可进境。

禁止从日本福岛县、群马县、栃木县、茨城县、宫城县、新潟县、长野县、埼玉县、东京都、千叶县10个都县进口水果。

2. 果园、包装厂、冷藏库及冷处理设施的注册

向中国出口水果的果园、包装厂、冷藏库及冷处理设施等需经输出国家（地区）官方注册。

3. 进境动植物检疫审批

海关总署对进境水果实行检疫审批制度。进境水果的进口商应当在签订贸易合同前办理检疫审批手续，取得进境动植物检疫许可。

4. 海关指定监管场地

水果应当从进境水果指定监管场地所在口岸进境。

（四）所需单证要点

1. 输出国（地区）官方植物检疫证书。

2. 进境动植物产品检疫许可。

（五）审单要点

1. 获得我国检疫准入的新鲜水果种类及输出国家地区名录见海关总署网站动植物检疫司页面（http：//dzs. customs. gov. cn/）“企业信息”—“植物产品类”—“水果”部分。

2. 允许进口水果境外注册登记企业名单见海关总署网站动植物检疫司页面（http：//dzs. customs. gov. cn/）“企业信息”—“植物产品类”—“水果”部分。

3. 输出国（地区）官方植物检疫证书。植物检疫证书应当符合以下要求：

（1）植物检疫证书的内容与格式应当符合国际植物检疫措施标准（ISPM）第12号《植物检疫证书准则》的要求；

（2）用集装箱运输进境的，植物检疫证书上应注明集装箱号码；

（3）已与中国签订协定（含协议、议定书、备忘录等）的，还应符合相关协定中有关植物检疫证书的要求。

（4）智利葡萄的官方证书可通过检验检疫电子证书信息交换核查系统进行核查核销。

4. 进口日本水果时，还应随附以下文件：

（1）日本官方出具原产地证明；

（2）日本政府出具的放射性物质检测合格的证明。

5. 企业资质栏目：应选取“303-进境水果境外果园/包装厂注册登记”，并填写注册登记号码等信息；产品资质栏目：应选取“325-进境动植物产品检疫许可”，并填写许可编号等信息。

（六）特定国家和地区进境要求

1. 阿根廷鲜食柑橘

（1）依据文件

《关于进口阿根廷鲜食柑橘植物检疫要求的公告》（海关总署公告2020年第3号）。

（2）商品范围

鲜食柑橘，包括桔及其杂交种（*Citrus reticulata* and its hybrids）、橙（*Citrus sinensis*）、葡萄柚（*Citrus paradisi*）及柠檬（*Citrus limon*）。

（3）商品产地

阿根廷柑橘产区。

（4）证书要求

①经检疫合格的，由SENASA（阿根廷农牧渔业部下属的国家农业食品卫生质量局）签发植物检疫证书，并在附加声明栏中用英文注明：“THIS CONSIGNMETN OF CITRUS COMPLIES WITH REQUIREMENTS SPECIFIED IN THE PROTOCOL OF PHYTOSANITARY REQUIREMENTS FOR EXPORT OF ARGENTINE FRESH CITRUS FRUITS TO CHINA, AND IS FREE FROM ANY QUARANTINE PESTS OF CONCERN TO CHINA.”（该批柑橘符合阿根廷鲜食柑橘输华植物检疫要求的议定书，不带中方关注的检疫性有害生物。）

②应在植物检疫证书上注明冷处理的温度、处理时间、集装箱号码及封识编号等。柑橘到达中国入境口岸时，海关核查冷处理报告、果温探针校正记录等。

2. 阿根廷鲜食蓝莓

（1）依据文件

《关于进口阿根廷鲜食蓝莓植物检疫要求的公告》（海关总署公告2018年第136号）。

（2）商品范围

鲜食蓝莓（学名 *Vaccinium* L.，英文名 Blueberry）。

（3）商品产地

阿根廷蓝莓产区。

（4）证书要求

①经检疫合格的，SENASA（阿根廷农牧渔业部下属的国家农业食品卫生质量局）签发植物检疫证书，并填写以下附加声明：“该批蓝莓符合阿根廷共和国鲜食蓝莓输往中华人民共和国植物检疫要求的议定书，不带中方关注的检疫性有害生物。”（THIS CONSIGNMENT OF BLUEBERRIES COMPLIES WITH THE PROTOCOL OF PHYTOSANITARY REQUIREMENTS FOR THE EXPORT OF FRESH BLUEBERRIES FROM WE ARGENTWE REPUBLIC TO THE PEOPLE'S REPUBLIC OF CHINA, AND IS FREE FROM ANY QUARANTINE PESTS OF CONCERN TO CHINA.）

②对于实施出口前检疫处理的，应在植物检疫证书上注明处理温度、剂量（熏蒸处理）、持续时间及处理设施名称或编号、集装箱号码等。对于实施运输途中冷处理的，应在植物检疫证书上注明冷处理的温度、处理时间、集装箱号码及封识号码等。

3. 阿根廷苹果和梨

（1）依据文件

《关于进口阿根廷鲜食柑橘植物检疫要求的公告》（海关总署公告 2020 年第 3 号）。

（2）商品范围

1. 新鲜梨，学名 *Pyrus communis*，英文名 Pear。

2. 新鲜苹果，学名 *Malus domestica*，英文名 Apple。

（3）商品产地

阿根廷。

（4）证书要求

对符合本议定书所有要求的水果，阿根廷农牧渔业部下属的国家农业食品卫生质量局（SENASA）将出具植物检疫证书。植物检疫证书中须声明："该批货物符合议定书中的阿根廷苹果和梨输华的植物检疫要求，不带有中方关注的检疫性有害生物。"植物检疫证书上应注明果园和包装厂名称及注册号。冷处理的温度、处理时间以及集装箱号码及封识号也须在植物检疫证书处理部分中注明。

4. 阿根廷鲜食葡萄

（1）依据文件

《关于进口阿根廷鲜食葡萄植物检疫要求的公告》（海关总署公告 2019 年第 194 号）。

（2）商品范围

鲜食葡萄（学名 *Vitis vinifera* L.，英文名 Table Grapes）。

（3）商品产地

阿根廷葡萄产区。

（4）证书要求

经检疫合格的，由阿根廷农牧渔业部下属的国家农业食品卫生质量局签发植物检疫证书，注明集装箱号码和封识号，并填写以下附加声明："The consignment complies with the Protocol of Phytosanitary Requirements for the Export of Table Grapes from the Argentine Republic to the People's Republic of China, and is free of any quarantine pests of concern to China."（该批货物符合阿根廷共和国鲜食葡萄输往中华人民共和国植物检疫要求的议定书，不带中华人民共和国关注的检疫性有害生物。）

对于实施出口前冷处理的，应在植物检疫证书上注明冷处理的温度、持续时间及处理设施名称或编号等。对于实施运输途中冷处理的，应在植物检疫证书上注明冷处理的温度、处理时间、集装箱号码及封识编号等。

该植物检疫证书的内容和格式应按照国际植物保护公约（IPPC）指南填写。

5. 阿根廷樱桃

（1）依据文件

《关于进口阿根廷樱桃植物检疫要求的公告》（海关总署公告 2019 年第 16 号）。

（2）商品范围

鲜食樱桃（学名 *Prunus avium*，英文名 Cherry）。

（3）商品产地

阿根廷樱桃产区。

（4）证书要求

经检疫合格的，阿根廷农牧渔业部下属的国家农业食品卫生质量局签发植物检疫证书，并填写以下附加声明："该批樱桃符合阿根廷鲜食樱桃输华植物检疫要求的议定书，不带中方关注的检疫性有害生物。"（THIS CONSIGNMENT OF CHERRIES COMPLIES WITH THE PROTOCOL OF PHYTOSAN-

ITARY REQUIREMENTS FOR EXPORT OF ARGENTINE FRESH CHERRIES TO CHINA，AND IS FREE FROM ANY QUARANTINE PESTS OF CONCERN TO CHINA.）

对于实施出口前冷处理的，应在植物检疫证书上注明冷处理的温度、持续时间及处理设施名称或编号等。对于实施运输途中冷处理的，应在植物检疫证书上注明冷处理的温度、处理时间、集装箱号码及封识号码等。

6. 埃及鲜食芒果

（1）依据文件

《关于进口埃及鲜食芒果植物检疫要求的公告》（海关总署公告 2023 年第 122 号）。

（2）商品范围

鲜食芒果，学名 *Mangifera indica*，英文名 Mango。

（3）商品产地

埃及芒果产区。

（4）证书要求

①经检疫合格的，埃方应出具植物检疫证书，注明果园和包装厂名称或注册号，并填写以下附加声明："This consignment complies with requirements specified in the MOU on Phytosanitary Requirements for Export of Egypt Fresh Mango to China, and is free from any quarantine pests of concert to China."（该批货物符合埃及鲜食芒果输华植物检疫谅解备忘录要求，不带中方关注的检疫性有害生物。）

②在植物检疫证书检疫处理栏目内，填写热处理的温度、持续时间及处理设施名称或编号等。

7. 埃及葡萄

（1）依据文件

《关于出口新西兰葡萄及进口新西兰苹果、墨西哥蓝莓、秘鲁蓝莓、智利油桃、埃及葡萄植物检验检疫要求的公告》（国家质检总局公告 2017 年第 1 号）。

（2）商品范围

鲜食葡萄，学名 *Vitis vinifera Linn*，英文名 Table Grapes。

（3）商品产地

埃及。

（4）证书要求

①经检疫合格的产品，由 CAPQ 或 CAPQ 授权人员签发植物检疫证书，注明集装箱号码，并填写以下附加声明："该批葡萄符合《埃及鲜食葡萄输往中国植物检疫要求的议定书》，不带中方关注的检疫性有害生物。"

②对于实施出口前冷处理的（见此公告附 1），应在植物检疫证书上注明冷处理的温度、持续时间及处理设施名称或编号、集装箱号码等。对于实施运输途中冷处理的（见此公告附 2），应在植物检疫证书上注明冷处理的温度、处理时间、集装箱号码及封识号码等。

8. 埃及鲜食石榴

（1）依据文件

《关于进口埃及鲜食石榴植物检疫要求的公告》（海关总署公告 2022 年第 72 号）。

（2）商品范围

新鲜石榴（学名 *Punica granatum* L.，英文名 Pomegranate）。

（3）商品产地

埃及石榴产区。

（4）证书要求

经检疫合格的，阿拉伯埃及共和国农业和土地开垦部中央植物检疫局（CAPQ）应签发植物检疫证书，注明集装箱号码，并填写以下附加声明："This consignment of pomegranates complies with the Memorandum of Understanding on Phytosanitary Requirements for Export of Fresh Pomegranates from Egypt to China, and is free from quarantine pests of concern to China."（该批石榴符合埃及新鲜石榴输华植物检疫要求的合作谅解备忘录，不带中方关注的检疫性有害生物。）

对于实施出口前冷处理的，应在植物检疫证书上注明冷处理的温度、持续时间及处理设施名称或编号等。对于实施运输途中冷处理的，应在植物检疫证书上注明冷处理的温度、处理时间、集装箱号码及封识编号等。

9. 埃及新鲜椰枣

（1）依据文件

《关于进口埃及新鲜椰枣植物检疫要求的公告》（海关总署公告 2019 年第 153 号）。

（2）商品范围

新鲜椰枣（学名 *Phoenix dactylifera*，英文名 Dates palm）。

（3）商品产地

埃及椰枣产区。

（4）证书要求

经检疫合格的，由阿拉伯埃及共和国农业和土地开垦部中央植物检疫局（CAPQ）签发植物检疫证书，注明集装箱号码和封识号，并填写以下附加声明："THIS CONSIGNMENT OF DATES COMPLIES WITH THE MEMORANDUM OF UNDERSTANDING ON PHYTOSANITARY REQUIREMENTS FOR THE EXPORT OF FRESH DATE FROM EGYPT TO CHINA."（该批椰枣符合埃及新鲜椰枣输华植物检疫要求的合作谅解备忘录，不带中方关注的检疫性有害生物。）

对于实施出口前冷处理的，应在植物检疫证书上注明冷处理的温度、持续时间及处理设施名称或编号等。对于实施运输途中冷处理的，应在植物检疫证书上注明冷处理的温度、处理时间、集装箱号码及封识编号等。

10. 澳大利亚柑橘

（1）依据文件

《关于中国核果、苹果、梨出口澳大利亚和进口新西兰鳄梨及澳大利亚核果、葡萄、樱桃、柑橘植物检验检疫要求的公告》（国家质检总局公告 2018 年第 1 号）。

（2）商品范围

柑橘，包括橙（学名 *Citrus sinensis*，英文名 Orange）、橘（学名 *Citrus reticulata*，英文名 Mandarin）、柠檬（学名 *Citrus limon*，英文名 Lemon）、葡萄柚（学名 *Citrus paradisi*，英文名 Grapefruit）、酸橙（学名 *Citrus aurantifolia*、*Citrus latifolia*、*Citrus limonia*，英文名 Limes）、橘柚（学名 *Citrus tangelo*，英文名 Tangelo）和甜葡萄柚（学名 *Citrus grandis*、*Citrus paradisi*，英文名 Sweetie grapefruit）。

（3）商品产地

澳大利亚柑橘产区。

（4）证书要求

①检疫合格的，澳大利亚农业与水利部（DA）应出具植物检疫证书，并在附加声明栏中注明："该批柑橘符合关于澳大利亚柑橘输往中国植物检疫要求的议定书，不带中方关注的检疫性有害生物。"（This consignment of citrus complies with the Protocol of Phytosanitary Requirements for the Export of Citrus from Australia to China, and is free of any pests of quarantine concern to China.）

②于实施出口前冷处理的，植物检疫证书上应注明冷处理的温度、持续时间及处理设施的名称和编号、集装箱号和封识号（海运）。对于实施运输途中的冷处理，应在植物检疫证书上注明冷处理的温度、持续时间、集装箱号和封识号（海运）。

对于实施出口前熏蒸处理的，植物检疫证书上应注明剂量、熏蒸处理的温度和持续时间、集装箱号和封识号（海运）。

③自有害生物非疫区的柑橘，植物检疫证书应注明相关有害生物的非疫区。

④柑橘到达中国入境口岸时，应向出入境检验检疫机构报检。检验检疫人员将对植物检疫证书、进境动植物检疫许可证等有关单证和标志核查，并实施检验检疫。对于出口前实施冷处理的货物，报检时还需提供冷处理结果报告单以及果温探针校准记录表格；对于运输途中实施冷处理的货物，报检时还需提供冷处理结果报告、果温探针校准记录等。

⑤如发现来自未经批准的果园和包装厂，该批柑橘不准入境。

11. 澳大利亚鲜食葡萄

（1）依据文件

《关于中国核果、苹果、梨出口澳大利亚和进口新西兰鳄梨及澳大利亚核果、葡萄、樱桃、柑橘植物检验检疫要求的公告》（国家质检总局公告 2018 年第 1 号）。

（2）商品范围

鲜食葡萄（学名 *Vitis vinifera* Linn，英文名 Table Grapes），包括杂交在内的所有栽培品种。

（3）商品产地

澳大利亚葡萄产区。

（4）证书要求

①经检疫合格的，澳大利亚农业与水利部（DA）应出具植物检疫证书，并在附加声明栏中注明："该批葡萄符合关于澳大利亚鲜食葡萄输往中国植物检疫要求的议定书，不带中方关注的检疫性有害生物。"（This consignment of table grapes complies with the Protocol of Phytosanitary Requirements for the Export of Table grapes from Australia to China，and is free of any pests of quarantine concern to China.）

②对于实施出口前冷处理的，植物检疫证书上应注明冷处理的温度、持续时间及处理设施的名称和编号、集装箱号和封识号（海运）。对于实施运输途中冷处理的，植物检疫证书上应注明冷处理的温度、持续时间、集装箱号和封识号（海运）。

对于实施出口前熏蒸处理的，植物检疫证书上应注明剂量、熏蒸处理的温度和持续时间、集装箱号和封识号（海运）。

③对来自非疫区的葡萄，植物检疫证书应注明相关有害生物的非疫区。

12. 澳大利亚鲜食樱桃

（1）依据文件

《关于中国核果、苹果、梨出口澳大利亚和进口新西兰鳄梨及澳大利亚核果、葡萄、樱桃、柑橘植物检验检疫要求的公告》（国家质检总局公告 2018 年第 1 号）。

（2）商品范围

樱桃（学名 *Prunus avium*，英文名 Cherry），包括杂交在内的所有栽培品种。

（3）商品产地

澳大利亚樱桃产区。

（4）证书要求

①经检疫合格的，澳大利亚农业与水利部（DA）应出具植物检疫证书，并在附加声明栏中注明："该批樱桃符合关于澳大利亚樱桃输往中国植物检疫要求的议定书，不带中方关注的检疫性有害生物。"（This consignment of cherries complies with the Protocol of Phytosanitary Requirements for the Export of Cherries from Australia to China，and is free of any pests of quarantine concern to China.）

②对于实施出口前冷处理的，植物检疫证书上应注明冷处理的温度、持续时间及处理设施的名称和编号、集装箱号和封识号（海运）。对于实施运输途中冷处理的，植物检疫证书上应注明冷处理

的温度、持续时间、集装箱号和封识号（海运）。

对于实施出口前熏蒸处理的，植物检疫证书上应注明剂量、熏蒸处理的温度和持续时间、处理设施的名称及编号、集装箱号和封识号（海运）。

③对来自有害生物非疫区的樱桃，植物检疫证书应注明相关害虫的非疫区。

13. 澳大利亚核果（油桃、桃、李、杏）

（1）依据文件

《关于中国核果、苹果、梨出口澳大利亚和进口新西兰鳄梨及澳大利亚核果、葡萄、樱桃、柑橘植物检验检疫要求的公告》（国家质检总局公告 2018 年第 1 号）。

（2）商品范围

核果，包括油桃（学名 *Prunus persica var. nectarina*，英文名 Nectarine）、桃（学名 *Prunus persica*，英文名 Peach）、李（学名 *Prunus domestica/salicina*，英文名 Plum）、杏（学名 *Prunus armeniaca*，英文名 Apricot），包括杂交在内的所有的栽培品种。

（3）商品产地

澳大利亚核果（油桃、桃、李、杏）产区。

（4）证书要求

①经检疫合格的，澳大利亚农业与水利部（DA）应出具植物检疫证书，并填写以下声明："该批油桃/桃/李/杏符合关于澳大利亚鲜食油桃、桃、李、杏输华植物检疫要求的议定书，不带中方关注的检疫性有害生物。"（This consignment of nectarines/ peaches/ plums/ apricots complies with the Protocol of Phytosanitary Requirements for the Export of Nectarines, Peaches, Plums or Apricots from Australia to China, and is free of any pests of quarantine concern to China.）

②对于实施出口前冷处理的，植物检疫证书上应注明冷处理的温度、持续时间及处理设施的名称和编号、集装箱号和封识号（海运）。对于实施运输途中冷处理的，植物检疫证书上应注明冷处理的温度、持续时间、集装箱号和封识号（海运）。

对于实施出口前熏蒸处理的，植物检疫证书上应注明剂量、熏蒸处理的温度和持续时间、集装箱号和封识号（海运）。

③对来自有害生物非疫区的油桃、桃、李、杏，在植物检疫证书上应注明相关有害生物的非疫区。

14. 巴基斯坦芒果

（1）依据文件

《关于进口巴基斯坦芒果植物检验检疫要求的公告》（国家质检总局公告 2013 年第 126 号）。

（2）商品范围

芒果，学名 *Mangifera indica Linn*，英文名 Mango。

（3）商品产地

巴基斯坦。

（4）证书要求

芒果出口前，巴方须对芒果实施检验检疫，合格的出具植物检疫证书，并在证书附加声明中注明"The mango fruit is inspected and treated in compliance with the requirements established by the protocol signed between China and Pakistan"（该批芒果按照中国和巴基斯坦签署的议定书要求进行了检疫和处理）。同时，在证书中要注明处理方法和技术指标。此外，应随附热水处理温度探针校正报告和处理温度记录。

15. 巴基斯坦樱桃

（1）依据文件《关于进口巴基斯坦鲜食樱桃植物检疫要求的公告》（海关总署公告 2022 年第 111 号）。

（2）商品范围

巴基斯坦鲜食樱桃 *Prunus avium* L.（以下简称“樱桃”）。

（3）商品产地

巴基斯坦樱桃产地。

（4）证书要求

经检疫合格的，巴方应出具植物检疫证书，注明果园和包装厂名称或注册号，并在附加声明中注明：“This consignment of cherries complies with the Protocol of Phytosanitary Requirements for Export of Fresh Cherries from Pakistan to China, and is free from any quarantine pests of concern to China.”（该批货物符合巴基斯坦鲜食樱桃输华植物检疫要求的议定书，不带中方关注的检疫性有害生物。）

对于实施出口前冷处理的樱桃，应在植物检疫证书上注明检疫处理方式、处理温度、持续时间及处理设施名称或编号等信息。对于实施运输途中冷处理的，应在植物检疫证书上标注“Cold treatment in transit”（途中冷处理），并注明冷处理的温度、处理时间、集装箱号码及封识号码等。

16. 巴拿马鲜食菠萝

（1）依据文件

《关于进口巴拿马鲜食菠萝植物检疫要求的公告》（海关总署公告 2019 年第 47 号）。

（2）商品范围

鲜食菠萝（学名 *Ananas comosus*，英文名 Pineapple）。

（3）商品产地

巴拿马菠萝产区。

（4）证书要求

经检疫合格的菠萝，由巴拿马共和国农业发展部（MIDA）签发植物检疫证书，注明集装箱和封识号，并在附加声明栏中注明：“该批货物符合巴拿马鲜食菠萝输华植物检疫要求的议定书的规定，不携带中方关注的检疫性有害生物。”（The consignment is in compliance with regulations described in the PROTOCOL OF PHYTOSANITARY REQUIREMENTS FOR THE EXPORT OF FRESH PINEAPPLES FROM PANAMA TO CHINA, and is free from the quarantine pests of concern to China.）

17. 巴西葡萄

（1）依据文件

《关于进口巴西葡萄植物检疫要求的公告》（海关总署公告 2024 年第 180 号）。

（2）商品范围

鲜食葡萄，学名 *Vitis vinifera*，英文名 Table grapes。

（3）商品产地

巴西伯南布哥州（Pernambuco）和巴伊亚州（Bahia）葡萄产区。

（4）证书要求

①经检疫合格的葡萄，巴方出具植物检疫证书，注明果园和包装厂名称或注册号码，并在附加声明中注明：“This consignment complies with the requirements specified in the Protocol of Phytosanitary Requirements for Export of Table Grapes from Brazil to China, and is free from quarantine pests of concern to China.”（该批货物符合巴西鲜食葡萄输华植物检疫议定书要求，不带中方关注的检疫性有害生物）。

②对于实施出口前冷处理的葡萄，应在植物检疫证书上注明处理温度、持续时间及处理设施名称或注册号码等信息。对于实施运输途中冷处理的，应在植物检疫证书上标注“Cold treatment in transit”（途中冷处理），并注明处理温度、持续时间、集装箱和封识号码等信息。

18. 巴西鲜食甜瓜

（1）依据文件

《关于进口巴西鲜食甜瓜植物检疫要求的公告》（海关总署公告 2020 年第 12 号）。

（2）商品范围

鲜食甜瓜（以下简称“甜瓜”），学名 *Cucumis melo* L.，英文名 Melon。巴西输华甜瓜限于以下品种的商业级果实：Amarelo 甜瓜（*Melon var. Amarelo*）、罗马甜瓜（*Melon var. Cantaloupe*）、加西亚甜瓜（*Melon var. Gália*）、Rami 甜瓜（*Melon var. Rami*）、波尔撒甜瓜（*Melon var. Pele de sapo*）、Dino 甜瓜（*Melon var. Dino*）。

（3）商品产地

巴西甜瓜产区。

（4）证书要求

经检疫合格的，由巴西联邦共和国农业、畜牧和食品供应部，也可称为巴西农牧业和食品供应部（MAPA）或其授权人员签发植物检疫证书，并在附加声明栏中以英文注明：“THIS BATCH OF MELONS COMPLIES WITH REQUIREMENTS SPECIFIED IN THE PROTOCOL OF PHYTOSANITARY REQUIREMENTS FOR EXPORT OF BRAZILIAN MELONS TO CHINA, AND IS FREE FROM ANY QUARANTINE PESTS OF CONCERN TO CHINA.”（该批货物符合巴西甜瓜输华植物检疫要求的议定书，不带有中方关注的检疫性有害生物）。

19. 贝宁鲜食菠萝

（1）依据文件

《关于进口贝宁鲜食菠萝植物检疫要求的公告》（海关总署公告 2023 年第 114 号）。

（2）商品范围

鲜食菠萝，学名 *Ananas comosus*，英文名 Pineapple。

（3）商品产地

贝宁菠萝产区。

（4）证书要求

经检疫合格的货物，贝方应出具植物检疫证书，注明果园、包装厂名称或其注册号以及集装箱号码，并在附加声明中注明：“This consignment complies with the requirements specified in the Protocol of Phytosanitary Requirements for Export of Fresh Pineapple Fruits from Benin to China, and is free from quarantine pests of concern to China.”（该批货物符合贝宁鲜食菠萝输华植物检疫议定书要求，不带中方关注的检疫性有害生物）。

同时，在植物检疫证书检疫处理栏目内，还应注明熏蒸处理所使用的溴甲烷剂量、持续时间和处理温度，以及熏蒸处理企业名称或其注册号。

20. 秘鲁鳄梨

（1）依据文件

《关于进口秘鲁鳄梨植物检验检疫要求的公告》（国家质检总局公告 2015 年第 80 号）。

（2）商品范围

鲜食鳄梨，学名 *Persea americana Mills*，英文名 avocado。仅限于 Hass 非过成熟果（果实为绿色），果柄不得长于 3 毫米。

（3）商品产地

鳄梨应来自鳄梨织蛾（Stenoma catenifer）非疫生产点。

（4）证书要求

对符合本议定书所有要求的水果，秘鲁国家动植物检疫局或秘鲁国家动植物检疫局授权人员应出具植物检疫证书，注明集装箱号，并填写以下附加声明：“该批鳄梨符合《中华人民共和国国家质检总局与秘鲁国农业部关于秘鲁鲜食鳄梨输往中国植物检疫要求的议定书》，不带中方关注的检疫性有害生物”。

21. 秘鲁柑橘

（1）依据文件

《关于印发〈秘鲁柑橘进境植物检疫要求〉的通知》（国质检动函〔2009〕596号）。

（2）商品范围包括葡萄柚（*Citrus paradisii*）、橘子（*Citrus reticulate*）及其杂交种、橙（*Citrus sinensis*）、莱檬（*Citrus aurantifolia*）和塔西提莱檬（*Citrus latifolia*）。

（3）商品产地

秘鲁。

（4）证书要求

检验检疫合格后，秘鲁共和国农业部及国家动植物检疫局（SENASA）签发植物检疫证书，证书“原产地”栏中应注明柑橘生产的省，并在附加声明中用英文注明：“Theconsignment is in compliance with requirement described in the Protocol of phytosanitary requirements for the export of citrusfrom Peru to China and is free from quarantine pest concern to China”（该批货物符合《秘鲁柑橘输华植物检疫要求议定书》，不带有中方关注的检疫性有害生物。）

22. 秘鲁蓝莓

（1）依据文件

《关于出口新西兰葡萄及进口新西兰苹果、墨西哥蓝莓、秘鲁蓝莓、智利油桃、埃及葡萄植物检验检疫要求的公告》（国家质检总局公告2017年第1号）。

（2）商品范围

鲜食蓝莓，学名 *Vaccinium* L.，英文名 Blueberry。

（3）商品产地

秘鲁蓝莓产区。

（4）证书要求

①经检疫合格的，秘鲁国家动植物检疫局的检疫官员应出具植物检疫证书，注明集装箱号码，并填写以下附加声明：“该批蓝莓符合《秘鲁鲜食蓝莓输往中国植物检疫要求的议定书》，不携带中方关注的检疫性有害生物”。

②对于实施出口前冷处理的，应在植物检疫证书上注明冷处理的温度、持续时间及处理设施名称或编号等信息。对于实施运输途中冷处理的，应在植物检疫证书上注明冷处理的温度、处理时间、集装箱号码及封识号码等。

23. 秘鲁芒果

（1）依据文件

《关于印发〈秘鲁芒果进境植物检疫要求〉的通知》（国质检动〔2006〕254号）。

（2）商品范围

芒果，学名 *Mangifera indica* L.，英文名称 Mangoes。

（3）商品产地

在秘鲁国家动植物检疫局（SENASA）注册的果园。

（4）证书要求

秘鲁国家动植物检疫局（SENASA）出具的植物检疫证书应注明产区（大区）、热处理温度、持续时间和日期，并在附加声明中注明“The consignment is in compliance with requirements described in the Protocol of Phytosanitary Requirements for the Export of Mango from Peru to China and is free of the quarantine pests of concern to China."（该批芒果符合《秘鲁芒果输华植物检疫要求的议定书》规定的要求，不带中方关注的检疫性有害生物）。

热水处理详细记录数据复印件应随附植物检疫证书。

24. 秘鲁鲜食葡萄

（1）依据文件

《关于进口秘鲁鲜食葡萄植物检疫要求的公告》（海关总署公告2024年第84号）。

（2）商品范围

鲜食葡萄，学名 *Vitis vinifera*，英文名 Grape。

（3）商品产地

秘鲁葡萄产区。

（4）证书要求

①检疫合格的，秘方官员应出具植物检疫证书，并在附加声明中注明："The consignment is in compliance with requirements described in the Protocol of Phytosanitary Requirements for Export of Fresh Grapes from Peru to China, and is free from the quarantine pests of concern to China."（该批货物符合秘鲁鲜食葡萄输华植物检疫议定书要求，不带中方关注的检疫性有害生物。）

②对于实施出口前冷处理的，应在植物检疫证书上注明冷处理的温度、持续时间及处理设施名称或编号等信息。对于实施运输途中冷处理的，应在植物检疫证书上注明冷处理的温度、处理时间、集装箱号码及封识号码等。

25. 波兰鲜食蓝莓

（1）依据文件

《关于进口波兰鲜食蓝莓植物检疫要求的公告》（海关总署公告2023年第77号）。

（2）商品范围

鲜食蓝莓，学名 *Vaccinium* L.，英文名 Blueberry。

（3）商品产地

波兰蓝莓产区。

（4）证书要求

经检疫合格的蓝莓，波方应出具植物检疫证书，注明果园和包装厂名称或注册号码，并填写以下附加声明："This consignment of blueberries complies with requirements specified in the Protocol of Phytosanitary Requirements for Export of Polish Fresh Blueberries to China, and is free from any quarantine pests of concern to China."（该批货物符合波兰鲜食蓝莓输华植物检疫议定书要求，不带中方关注的检疫性有害生物。）。

26. 德国鲜食苹果

（1）依据文件

《关于进口德国鲜食苹果植物检疫要求的公告》（海关总署公告2024年第47号）。

（2）商品范围

鲜食苹果学名 *Malus domestica*，英文名 Apple。

（3）商品产地

德国苹果产区。

（4）证书要求

①经检疫合格的苹果，由德方为其签发植物检疫证书，并在附加声明中注明："This consignment complies with the requirements described in the Arrangement on Phytosanitary Requirements for Export of Fresh Apples from Germany to China, and is free from the quarantine pests of concern to China."（该批货

物符合德国鲜食苹果输华植物检疫工作安排要求，不带中方关注的检疫性有害生物。)

②对于实施出口前冷处理的苹果，应在植物检疫证书上注明处理温度、持续时间及处理设施名称或注册号码等信息。对于实施运输途中冷处理的，应在植物检疫证书上标注“Cold treatment in transit”（途中冷处理），并注明处理温度、持续时间、集装箱和封识号码等信息。

27. 多米尼加鲜食鳄梨

（1）依据文件

《关于进口多米尼加鲜食鳄梨植物检疫要求的公告》（海关总署公告 2020 年第 97 号）。

（2）商品范围

鲜食鳄梨，学名 *Persea americana Mills*，仅限 Hass 品种。

（3）商品产地

多米尼加鳄梨产区。

（4）证书要求

经检疫合格的鳄梨，由多米尼加共和国农业部（MA/RD）签发植物检疫证书，并在附加声明栏中用英文注明：“This consignment is in compliance with the requirements specified in the Protocol of Phytosanitary Requirements for the Export of Fresh Avocados from the Dominican Republic to China, and is free from quarantine pests of concern to China.”（该批货物符合多米尼加鲜食鳄梨输华植物检疫要求的议定书，不带有中方关注的检疫性有害生物。)

28. 厄瓜多尔火龙果

（1）依据文件

《关于进口厄瓜多尔火龙果植物检疫要求的公告》（海关总署公告 2022 年第 67 号）。

（2）商品范围

商业级火龙果，包括黄色火龙果［*Hylocereus magalanthus*（*K. Schmann ex Vaupel*）Ralf Bauer］、红色火龙果（*Hylocereus undatus* Haw.），英文名 Pitahaya。

（3）商品产地

厄瓜多尔火龙果产区。

（4）证书要求

经检验检疫合格的火龙果，由厄瓜多尔共和国植物和动物卫生调控局（AGROCALIDAD）签发植物检疫证书，并在附加声明栏中注明：“This consignment of pitahayas complies with the requirements specified in the Protocol of Phytosanitary Requirements for Export of Ecuadorian Pitahaya fruits to China, and is free of any quarantine pests of concern to China.”（该批货物符合厄瓜多尔火龙果输华植物检疫要求的议定书，不带中方关注的检疫性有害生物。)

29. 法国鲜食软枣猕猴桃

（1）依据文件

《关于进口法国鲜食软枣猕猴桃植物检疫要求的公告》（海关总署公告 2023 年第 35 号）。

（2）商品范围

鲜食软枣猕猴桃，学名 *Actinidia arguta*，英文名 kiwi berry。

（3）商品产地

法国软枣猕猴桃产区。

（4）证书要求

①经检疫合格的软枣猕猴桃，法方应出具植物检疫证书，注明果园与包装厂注册号和集装箱封识号，并填写以下附加声明：“This consignment complies with the requirements specified in the Protocol of Phytosanitary Requirements for Export of Fresh Kiwi berries from France to China, and is free from the quarantine pests of concern to China.”（该批货物符合法国鲜食软枣猕猴桃输华植物检疫议定书要求，不带中方关注的检疫性有害生物。）

②对于实施出口前检疫处理的软枣猕猴桃，应在植物检疫证书上注明检疫处理方式、处理温度、持续时间及处理设施名称或编号等信息。对于实施运输途中冷处理的，应在植物检疫证书上注明冷处理的温度、处理时间、集装箱号码及封识号码等。

30. 菲律宾鲜食鳄梨

（1）依据文件

《关于进口菲律宾鲜食鳄梨植物检疫要求的公告》（海关总署公告 2019 年第 184 号）。

（2）商品范围

鲜食 HASS 鳄梨，学名 *Persea americana* Mills.，英文名 Avocado。

（3）商品产地

菲律宾鳄梨产区。

（4）证书要求

经检疫合格的，由菲律宾共和国农业部（DA）签发植物检疫证书，并填写以下附加声明：“该批货物符合菲律宾鲜食鳄梨输往中国植物检疫要求的议定书，不带有中方关注的检疫性有害生物。”（“This consignment is in compliance with the requirements specified in the Protocol of Phytosanitary Requirements for the Export of avocado from the Philippines to China, and is free from quarantine pests of concern to China.”）

31. 菲律宾鲜食榴莲

（1）依据文件

《关于进口菲律宾鲜食榴莲植物检疫要求的公告》（海关总署公告 2023 年第 1 号）。

（2）商品范围

鲜食榴莲，学名 *Durio zibethinus* Murr.，英文名 Durian。

（3）商品产地

菲律宾榴莲产区。

（4）证书要求

经检疫合格的，由菲方签发植物检疫证书，注明果园和包装厂名称或注册号，并填写以下附加声明：“This consignment of durian fruits complies with the requirements specified in the Protocol of Phytosanitary Requirements for Export of Fresh Durians from The Philippines to China, and is free from quarantine pests of concern to China.”（该批货物符合菲律宾鲜食榴莲输华植物检疫议定书要求，不带中方关注的检疫性有害生物。）

32. 菲律宾新鲜椰子

（1）依据文件

《关于进口菲律宾新鲜椰子植物检疫要求的公告》（海关总署公告 2019 年第 85 号）。

（2）商品范围

新鲜椰子，学名 *Cocos nucifera* L.，英文名 Fresh Young Coconuts，指从开花到收获时间为 8 至 9 个月，并完全去除果皮和果柄的椰子。

（3）商品产地

菲律宾棉兰老岛（Mindanao islands）及雷伊泰岛（Leyte islands）椰子产区。

（4）证书要求

经检疫合格的椰子，由菲律宾共和国农业部（DA）签发植物检疫证书，注明集装箱号码，并填写以下附加声明：“该批椰子符合关于菲律宾新鲜椰子输华植物检疫要求的议定书，不带中方关注的检疫性有害生物。”（This consignment of fresh young coconuts conform to the Protocol of Phytosanitary Requirements for the Export of Fresh young coconuts from Philippines to China, and will not carry quarantine pests concerned by China.）

33. 哥伦比亚鲜食鳄梨

（1）依据文件

《关于进口哥伦比亚鲜食鳄梨植物检疫要求的公告》（海关总署公告 2019 年第 195 号）。

（2）商品范围

鲜食鳄梨的 Has 品种（学名 *Persea americana* Mills，英文名 Avocado）。

（3）商品产地

哥伦比亚海拔 1500 米以上的鳄梨产区。

（4）证书要求

经检疫合格的鳄梨，由哥伦比亚农牧业署（ICA）签发植物检疫证书，注明集装箱码和封识号，并填写以下附加声明：“THIS BATCH OF AVOCADOS COMPLIES WITH THE PROTOCOL OF PHYTOSANITARY REQUIREMENTS FOR EXPORT OF COLOMBIAN FRESH AVOCADOS TO CHINA. AND IS FREE OF ANY QUARANTINE PESTS OF CONCERN TO CHINA.”（该批货物符合哥伦比亚鲜食鳄梨输华植物检疫要求的议定书的规定，不携带中方关注的检疫性有害生物。）

34. 哥斯达黎加新鲜菠萝

（1）依据文件

《关于进口墨西哥玉米、英国大麦和哥斯达黎加菠萝等植物检验检疫要求的公告》（国家质检总局公告 2015 年第 139 号）。

（2）商品范围

新鲜菠萝，学名 *Ananas comosus*，英文名 pineapple。

（3）商品产地

哥斯达黎加。

（4）证书要求

对每批经检验检疫合格的货物，国家植物检疫服务局（SPS）应签发植物检疫证书，注明集装箱和封识号，并在附加声明中注明“该批货物符合《哥斯达黎加菠萝输往中国检验检疫要求议定书》的规定，不带中方关注的检疫性有害生物”。

35. 韩国葡萄

（1）依据文件

《关于泰国莲雾、斯里兰卡香蕉、韩国葡萄、埃塞俄比亚大豆输华和中国荔枝输韩国等检验检疫要求的公告》（国家质检总局公告 2015 年第 94 号）。

（2）商品范围

葡萄（*Vitis vinifera* Linn.）。

（3）商品产地

韩国葡萄产区。

（4）证书要求

经检疫合格的，韩国动植物检疫局（QIA）或 QIA 授权人员应出具植物检疫证书，注明集装箱号码，并填写以下附加声明：“该批葡萄符合《韩国鲜食葡萄输华检验检疫要求》，不带中方关注的检疫性有害生物。”。

36. 荷兰鲜梨

（1）依据文件

《关于进口荷兰鲜梨植物检验检疫要求的公告》（国家质检总局公告 2014 年第 112 号）。

（2）商品范围

新鲜梨，学名 *Pyrus communis*，英文名 Pear。

（3）商品产地

荷兰。

（4）证书要求

经检疫合格的，荷兰经济部（EA）将签发植物检疫证书，并在附加声明中注明："该批梨符合《荷兰鲜梨输华植物检疫要求的议定书》，不带中方关注的检疫性有害生物。"同时，还应在植物检疫证书上注明该批货物的产区、包装厂和冷藏信息。

37. 洪都拉斯鲜食甜瓜

（1）依据文件

《关于进口洪都拉斯鲜食甜瓜植物检疫要求的公告》（海关总署公告 2024 年第 109 号）。

（2）商品范围

鲜食甜瓜，学名 *Cucumis melo*，英文名 Melon。洪都拉斯输华甜瓜仅限于厚皮甜瓜，包括哈密瓜（Cantaloupe：Harper）、白皮和黄皮密瓜（White and Yellow Honey Dew Melon）、Galia 甜瓜（Galia Melon：Amaregal，Agrogal，Apacigal）。

（3）商品产地

洪都拉斯甜瓜产区。

（4）证书要求

经检疫合格的甜瓜，洪方应按国际植物检疫措施标准第 12 号（ISPM 12）出具植物检疫证书，注明果园和包装厂名称或注册号码，并在附加声明中注明："This consignment complies with the requirements specified in the Protocolof Phytosanitary Requirements for Export of Fresh Melons from Honduras to China, and is free from quarantine pests of concern to China."（该批货物符合洪都拉斯鲜食甜瓜输华植物检疫议定书要求，不带中方关注的检疫性有害生物。）

38. 洪都拉斯鲜食香蕉

（1）依据文件

《关于进口洪都拉斯鲜食香蕉植物检疫要求的公告》（海关总署公告 2023 年第 68 号）。

（2）商品范围

鲜食香蕉，学名 *Musa sapientum*，英文名 Banana，仅限开花后 10~11 周内采收的未成熟且果皮未开裂的青香蕉。

（3）商品产地

洪都拉斯香蕉产区。

（4）证书要求

经检疫合格的香蕉，洪方应按国际植物检疫措施标准第 12 号（ISPM 12）出具植物检疫证书，注明果园和包装厂名称或注册号码，并填写以下附加声明："This consignment complies with the Protocol of Phytosanitary Requirements for Export of Fresh Bananas from Honduras to China, and is free from quarantine pests of concern to China."（该批货物符合洪都拉斯鲜食香蕉输华植物检疫议定书要求，不带中方关注的检疫性有害生物。）。

39. 哈萨克斯坦鲜食核果

（1）依据文件

《关于进口哈萨克斯坦鲜食核果植物检疫要求的公告》（海关总署公告 2023 年第 174 号）。

（2）商品范围

鲜食核果，包括桃 *Prunus persica*、杏 *Prunus armeniaca*。

（3）商品产地

哈萨克斯坦核果产区。

（4）证书要求

经检疫合格的，哈方应按国际植物检疫措施标准第 12 号（ISPM 12）出具植物检疫证书，注明果园和包装厂名称或注册号码，并在附加声明中注明："This consignment complies with the requirements specified in the Protocol of Phytosanitary Requirements for Export of Stone fruits from Kazakhstan to China, and is free from quarantine pests of concern to China."（该批货物符合哈萨克斯坦鲜食核果输华植物检疫议定书要求，不带中方关注的检疫性有害生物。）。

40. 印度尼西亚鲜食椰子

（1）依据文件

《关于进口印度尼西亚鲜食椰子植物检疫要求的公告》（海关总署公告 2024 年第 161 号）。

（2）商品范围

鲜食椰子，学名 *Cocos nucifera*，英文名 Coconut。

（3）商品产地

印度尼西亚椰子产区。

（4）证书要求

经检疫合格的货物，印尼方应按国际植物检疫措施标准第 12 号出具植物检疫证书，注明果园和包装厂名称或其注册号码，并填写以下附加声明："This consignment complies with requirements specified in the Protocol of Phytosanitary Requirements for Export of Fresh Coconuts from Indonesia to China, and is free from the quarantine pests of concern to China."（该批货物符合印度尼西亚鲜食椰子输华植物检疫议定书要求，不带中方关注的检疫性有害生物。）

41. 吉尔吉斯斯坦鲜食核果

（1）依据文件

《关于进口吉尔吉斯斯坦鲜食核果植物检疫要求的公告》（海关总署公告 2024 年第 98 号）。

（2）商品范围

鲜食核果包括杏（学名 *Prunus armeniaca*，英文名 Apricot）和桃（学名 *Prunus persica*，英文名 Peach）。

（3）商品产地

吉尔吉斯斯坦核果产区。

（4）证书要求

经检疫合格的核果，吉方应按照国际植物检疫措施标准第 12 号（ISPM 12）出具植物检疫证书，注明果园和包装厂名称或注册号码，并在附加声明中注明："This consignment complies with requirements specified in the Protocol of Phytosanitary Requirements for Export of Fresh Stone fruits from the Kyrgyz Republic to the People's Republic of China, and is free from quarantine pests of concern to the People's Republic of China."（该批货物符合吉尔吉斯斯坦鲜食核果输华植物检疫议定书要求，不带中方关注的检疫性有害生物）。

42. 吉尔吉斯斯坦鲜食葡萄

（1）依据文件

《关于进口吉尔吉斯共和国鲜食葡萄植物检疫要求的公告》（海关总署公告 2023 年第 56 号）。

（2）商品范围

鲜食葡萄，学名 *Vitis vinifera* L.，英文名 Table grapes。

（3）商品产地

吉尔吉斯共和国葡萄产区。

（4）证书要求

经检疫合格的葡萄，吉方应按国际植物检疫措施标准第 12 号（ISPM 12）出具植物检疫证书，注明果园和包装厂名称或注册号码，并在附加声明中注明："This consignment complies with the requirements specified in the Protocol of Phytosanitary Requirements for Export of Table Grapes from the Kyrgyz Republic to the Peoplen to China. AND IS FREE OF ANY QUARANTINE PESTS OF CONCERN concern to the People's Republic of China."（该批货物符合吉尔吉斯斯坦鲜食葡萄输华植物检疫议定书要求，不带中方关注的检疫性有害生物。）。

43. 吉尔吉斯斯坦鲜食甜瓜

（1）依据文件

《关于进口吉尔吉斯斯坦鲜食甜瓜植物检疫要求的公告》（海关总署公告 2018 年第 101 号）。

（2）商品范围

鲜食甜瓜，学名 *Cucumis melo* L.，英文名 Melon。

（3）商品产地

出口中国的甜瓜须来自甜瓜迷实蝇（Caromya pardalina）的非疫产区。

（4）证书要求

对检疫合格的甜瓜，吉尔吉斯共和国农业、食品工业和土壤改良部（以下简称"MAFIM"）应出具植物检疫证书，注明集装箱号码，并填写以下附加声明："该批甜瓜符合吉尔吉斯斯坦鲜食甜瓜输华植物检疫要求的议定，不带中方关注的检疫性有害生物。"（THIS CONSIGNMENT OF MELONS COMPLIES WITH THE PROTOCOL OF PHYTOSANITARY REQUIREMENTS FOR THE EXPORT OF FRESH MELON FROM THE KYRGYZ REPUBLIC TO THE PEOPLE'S REPUBLIC OF CHINA, AND IS FREE FROM ANY QUARANTINE PESTS OF CONCERN TO CHINA.）

植物检疫证书的内容和格式应符合国际植物检疫措施标准第 12 号要求。

44. 柬埔寨香蕉

（1）依据文件

《关于进口柬埔寨香蕉植物检验检疫要求的公告》（海关总署公告 2018 年第 111 号）。

（2）商品范围

香蕉，学名 *Musa supientum*，英文名 Banana。柬埔寨输华香蕉限定为开花后 10 至 11 周内采收的未成熟青香蕉，任何成熟香蕉或果皮开裂的香蕉不得向中国出口。

（3）商品产地

柬埔寨香蕉产区。

（4）证书要求

经检疫合格的，柬埔寨王国农林渔业部需按国际植物检疫措施标准第 12 号（ISPM 12）出具植物检疫证书，注明集装箱号码、包装厂的名称或注册号码，并在附加声明栏中注明："该批货物符合柬埔寨香蕉输华植物检验检疫要求议定书的规定，不带中方关注的检疫性有害生物。"（The consignment accords with the Protocol of Phytosanitary Requirements for the export of bananas from Cambodia to China and free of quarantine pests concern to China.）

45. 柬埔寨鲜食龙眼

（1）依据文件

《关于进口柬埔寨鲜食龙眼植物检疫要求的公告》（海关总署公告 2022 年第 41 号）。

（2）商品范围

鲜食龙眼，学名 *Dimocarpus longan*，英文名 Longan。

（3）商品产地

柬埔寨龙眼产区。

（4）证书要求

经检疫合格的龙眼，由柬埔寨王国农林渔业部出具植物检疫证书，注明果园、包装厂的名称或注册号码，并在附加声明栏中注明："This consignment complies with requirements specified in the Protocol of Phytosanitary Requirements for Export of Fresh Longans from Cambodia to China, and is free from the quarantine pests of concern to China."（该批货物符合柬埔寨鲜食龙眼输华植物检疫要求议定书，不带有中方关注的检疫性有害生物。）

MAFF 应在贸易启动前向海关总署提供植物检疫证书样本，以便中方备案核查。

46. 柬埔寨鲜食芒果

（1）依据文件

《关于进口柬埔寨鲜食芒果植物检疫要求的公告》（海关总署公告 2020 年第 86 号）。

（2）商品范围

鲜食芒果，学名 *Mangifera indica*，英文名 Mango。（3）商品产地

柬埔寨芒果产区。

（4）证书要求

经检验检疫合格的芒果，由柬埔寨王国农林渔业部（MAFF）签发植物检疫证书，注明热处理类型、温度、持续时间等技术指标和集装箱号码，并在植物检疫证书的附加声明栏中注明："The consignment complies with the provisions of Protocol of Phytosanitary Requirements for the Export of Fresh Mango from Cambodia to China, and is free of any quarantine pests concernsby China."（该批货物符合柬埔寨芒果输华植物检验检疫要求议定书的规定，不带中方关注的检疫性有害生物。）附加声明中还需要标注涉及的果园和包装厂的名称或注册号。

47. 柬埔寨鲜食椰子

（1）依据文件

《关于进口柬埔寨鲜食椰子植物检疫要求的公告》（海关总署公告 2023 年第 119 号）。

（2）商品范围

鲜食椰子，学名 *Cocos nucifera*，英文名 Coconut。

（3）商品产地

柬埔寨椰子产区。

（4）证书要求

经检疫合格的椰子，柬方应按国际植物检疫措施标准第 12 号（ISPM 12）出具植物检疫证书，注明果园和包装厂名称或注册号码，并填写以下附加声明："This consignment complies with requirements specified in the Protocol of Phytosanitary Requirements for Export of Fresh Coconut Fruits from Cambodia to China, and is free from quarantine pests of concern to China."（该批货物符合柬埔寨鲜食椰子输华植物检疫议定书要求，不带中方关注的检疫性有害生物。）。

48. 津巴布韦鲜食鳄梨

（1）依据文件

《关于进口津巴布韦鲜食鳄梨植物检疫要求的公告》（海关总署公告 2024 年第 124 号）。

（2）商品范围

鲜食鳄梨，学名 *Persea americana*，英文名 Avocado。

（3）商品产地

津巴布韦鳄梨产区。

（4）证书要求

①经检疫合格的鳄梨，津方应出具植物检疫证书，注明果园、包装厂、熏蒸处理企业名称或其注册号以及集装箱号码，并在附加声明中注明："This consignment complies with the requirements specified in the Protocol of Phytosanitary Requirements for Export of Fresh Avocado Fruits from Zimbabwe to China, and is free from quarantine pests of concern to China."（该批货物符合津巴布韦鲜食鳄梨输华植物检疫议定书要求，不带中方关注的检疫性有害生物。）

②在植物检疫证书检疫处理栏目内，还须注明熏蒸处理所使用的溴甲烷剂量、持续时间和处理温度。

49. 津巴布韦鲜食柑橘

（1）依据文件

《关于进口津巴布韦鲜食柑橘植物检疫补充要求的公告》（海关总署公告 2023 年第 58 号）。

（2）商品范围

新鲜柑橘，包括甜橙 *Citrus sinensis*、桔 *Citrus reticulata*、葡萄柚 *Citrus paradisi*、柠檬 *Citrus limon*、莱檬 *Citrus aurantifolia*、酸橙 *Citrus aurantium*。

（3）商品产地

津巴布韦全境。

（4）证书要求

①经检疫合格的柑橘，由 MLAFWRD（津巴布韦共和国土地、农业、渔业、水资源和农村发展部）签发植物检疫证书，注明果园和包装厂注册号，并在附加声明中注明："THIS CONSIGNMENT OF CITRUS COMPLIES WITH THE PROTOCOL OF PHYTOSANITARY REQUIREMENTS FOR EXPORT OF ZIMBABWEAN FRESH CITRUS TO CHINA, AND IS FREE FROM ANY QUARANTINE PESTS OF CONCERN TO CHINA."（该批柑橘符合津巴布韦鲜食柑橘输华植物检疫要求的议定书，不带中方关注的检疫性有害生物。）

②植物检疫证书需注明冷处理的温度、处理时间、集装箱号码及封识号码等。

③允许津巴布韦输华鲜食柑橘途经第三国实施运输途中冷处理。津方应详细注明每批货物所包含的托盘数目及货物编号清单（以下简称货物清单）。

货物清单一式三份，一份以附件形式随附在植物检疫证书中，一份给船运公司以便其验核运抵的货物，另一份给授权的监管人员，并以附件形式随附在冷处理报告中。

50. 肯尼亚鲜食鳄梨

（1）依据文件

《关于进口肯尼亚鲜食鳄梨植物检疫要求的公告》（海关总署公告 2022 年第 47 号）。

（2）商品范围

鲜食鳄梨，学名 *Persea americana* Mills.，英文名 Avocado，仅限 Hass 品种。

（3）商品产地

肯尼亚鳄梨产区。

（4）证书要求

经检疫合格的鳄梨，由肯尼亚共和国农业、畜牧业、渔业和合作部的国家植物健康监督局（KEPHIS）签发植物检疫证书，注明集装箱和封识号，并在附加声明栏中注明："This consignment is in compliance with the requirements specified in the Protocol of Phytosanitary Requirements for Export of Fresh Avocado Fruits from Kenya to China, and is free from quarantine pests of concern to China."（该批货物符合肯尼亚鲜食鳄梨输华植物检疫要求的议定书，不带中方关注的检疫性有害生物。）同时，在检疫处理栏目内，填写熏蒸处理所使用的溴甲烷剂量、持续时间和处理温度。

51. 老挝鲜食百香果

（1）依据文件

《关于进口老挝鲜食百香果植物检疫要求的公告》（海关总署公告2021年第90号）。

（2）商品范围

鲜食百香果为紫果西番莲，学名 *Passiflora edulis*，英文名 Passion fruits。

（3）商品产地

老挝百香果产区。

（4）证书要求

经检疫合格的，由老挝人民民主共和国农林部（MAF）签发植物检疫证书，注明果园和包装厂注册号，并在附加声明栏中注明："This consignment of passion fruits complies with the Protocol on Phytosanitary Requirements for Export of Fresh Passion Fruits from Lao PDR to China, and is free from any quarantine pests of concern to China."（该批百香果符合老挝鲜食百香果输华植物检疫要求的议定书规定，不带中方关注的检疫性有害生物。）

52. 老挝西瓜

（1）依据文件

《关于允许进口老挝西瓜的公告》（海关总署公告2019年第111号）。

（2）商品范围

鲜食西瓜（学名 *Citrullus lanatus* Matsum et Nakai，英文名 Watermelon）。

（3）商品产地

老挝西瓜产区。

（4）证书要求

经检疫合格的西瓜，老挝人民民主共和国农林部（MAF）须签发植物检疫证书，注明果园及包装厂的备案代码，并填写以下附加声明："The consignment is in compliance with requirements described in the Protocol on Phytosanitary Requirements for the Export of Watermelon from Laos to China and is free of soil and the quarantine pests concerned by China."（该批西瓜符合老挝西瓜输华植物检验检疫要求议定书的规定，不带中方关注的检疫性有害生物。）

53. 老挝柑橘

（1）依据文件

《关于进口老挝柑橘植物检疫要求的公告》（海关总署公告2021年第117号）。

（2）商品范围

柑橘类水果，包括橘（学名 *Citrus reticulata*，英文名 Mandarin）、柚子（学名 *Citrus maxima*，英文名 Pomelo）和柠檬（学名 *Citrus limon*，英文名 Lemon）。

（3）商品产地

老挝柑橘产区。

（4）证书要求

经检疫合格的，由老挝人民民主共和国农林部（MAF）签发植物检疫证书，注明果园和包装厂注册号，并在附加声明栏中注明："This consignment of citrus fruits complies with the Protocol on Phytosanitary Requirements for Export of Fresh Citrus Fruits from Lao PDR to China, and is free from any quarantine pests of concern to China."（该批柑橘符合老挝鲜柑橘输华植物检疫要求的议定书规定，不带中方关注的检疫性有害生物。）

橘和柠檬的植物检疫证书上须注明冷处理情况，包括处理温度、持续时间和冷处理设施注册号等信息。

54. 老挝芒果

（1）依据文件

《关于进口老挝鲜食芒果植物检疫要求的公告》（海关总署公告 2023 年第 143 号）。

（2）商品范围

鲜食芒果，学名 *Mangifera indica* L.，英文名 Mango。

（3）商品产地

老挝芒果产区。

（4）证书要求

①经检疫合格的货物，老方应出具植物检疫证书，注明果园和包装厂名称或注册号码，并填写以下附加声明："This consignment complies with requirements specified in the Protocol of Phytosanitary Requirements for Export of Fresh Mango from LAO PDR to China, and is free from any quarantine pests of concern to China."（该批货物符合老挝鲜食芒果输华植物检疫议定书要求，不带中方关注的检疫性有害生物）。

②在植物检疫证书检疫处理栏目内，填写热处理的温度、持续时间及处理设施名称或注册号码等。

55. 老挝香蕉

（1）依据文件

《关于进口老挝香蕉植物检验检疫要求的公告》（国家质检总局公告 2018 年第 16 号）。

（2）商品范围

香蕉，学名 *Musa supientum*，英文名 Banana。

（3）商品产地

老挝。

（4）证书要求

香蕉出口时，老方须实施检验检疫，保证输华香蕉处于未成熟状态且不带有中方关注的检疫性有害生物。对符合中方要求的，出具植物检疫证书，注明果园及包装厂的注册代码，并在附加声明中注明："The consignment is in compliance with requirements described in the Protocol on Phytosanitary Requirements for the Export of Banana from Laos to China and is free of soil and the quarantine pests concerned by China."（该批香蕉符合《老挝香蕉输华植物检验检疫要求议定书》的规定，不带土壤和中方关注的检疫性有害生物。）证书格式须符合 ISPM 12 号标准，老方应向中方提供证书样本，以便确认和备案。

56. 马来西亚菠萝

（1）依据文件

《关于进口马来西亚菠萝植物检验检疫要求的公告》（国家质检总局公告 2017 年第 46 号）。

（2）商品范围

马来西亚菠萝产区。

（3）商品产地

菠萝，学名 *Ananas comosus* ，英文名 Pineapple。

（4）证书要求

对检验检疫合格的货物，马来西亚农业和农基产业部（MOA）应签发植物检疫证书。检疫处理企业或设施名称、集装箱号和封识号须在植物检疫证书中注明。并在附加声明中注明“该批货物符合《马来西亚菠萝出口中国检验检疫要求议定书》的规定，不带中方关注的检疫性有害生物”。

57. 马来西亚鲜食菠萝蜜

（1）依据文件

《关于进口马来西亚鲜食菠萝蜜植物检疫要求的公告》（海关总署公告 2023 年第 34 号）。

（2）商品范围

鲜食菠萝蜜，学名 *Artocarpus heterophyllus*，英文名 Jackfruit。

（3）商品产地

马来西亚菠萝蜜产区。

（4）证书要求

经检疫合格的菠萝蜜，马方应出具植物检疫证书，注明果园和包装厂名称或注册号码，并填写以下附加声明：“The consignment complies with requirements specified in the Protocol of Phytosanitary Requirements for Export of Jackfruits from Malaysia to China, and is free from soil and the quarantine pests of concern to China.”（该批货物符合马来西亚菠萝蜜输华植物检疫议定书要求，不带土壤和中方关注的检疫性有害生物。）

58. 马来西亚鲜食榴莲

（1）依据文件

《关于进口马来西亚鲜食榴莲植物检疫要求的公告》（海关总署公告 2024 年第 72 号）。

（2）商品范围

鲜食榴莲，学名 *Durio zibethinus* Murr.，英文名 Durian。

（3）商品产地

马来西亚榴莲产区。

（4）证书要求

经检疫合格的货物，由马方签发植物检疫证书，注明果园和包装厂名称或注册号码，并填写以下附加声明：“This consignment complies with the requirements specified in the Protocol of Phytosanitary Requirements for Export of Fresh Durian Fruits from Malaysia to China, and is free from quarantine pests of concern to China.”（该批货物符合马来西亚鲜食榴莲输华植物检疫议定书要求，不带中方关注的检疫性有害生物。）

59. 缅甸鲜食菠萝

（1）依据文件

《关于进口缅甸鲜食菠萝植物检疫要求的公告》（海关总署公告 2024 年第 156 号）。

（2）商品范围

鲜食菠萝，学名 *Ananas comosus*，英文名 Pineapple。

（3）商品产地

缅甸菠萝产区。

（4）证书要求

经检疫合格的菠萝，缅方应出具植物检疫证书，注明果园和包装厂名称或其注册号码，并在附加声明中注明："This consignment complies with the requirements specified in the Protocol of Phytosanitary Requirements for Export of Fresh Pineapple Fruits from Myanmar to China, and is free from the quarantine pests of concern to China."（该批货物符合缅甸鲜食菠萝输华植物检疫议定书要求，不带中方关注的检疫性有害生物。）

60. 缅甸香蕉

（1）依据文件

《关于进口缅甸香蕉植物检疫要求的公告》（海关总署公告2022年第49号）。

（2）商品范围

香蕉（学名 *Musa sapientum*，英文名 Banana），指开花后10至11周内采收的未成熟的青香蕉，任何黄香蕉不得出口中国。

（3）商品产地

缅甸香蕉产区。

（4）证书要求

经检疫合格的香蕉，由MOALI（缅甸联邦共和国农业、畜牧和灌溉部）签发植物检疫证书，注明果园及包装厂的注册代码，并在附加声明栏中注明："The consignment is in compliance with requirements described in the Protocol of Phytosanitary Requirements for the Export of Banana from Myanmar to China, and is free of soil and the quarantine pests of concern to China."（该批香蕉符合缅甸香蕉输华植物检验检疫要求议定书，不带土壤和中方关注的检疫性有害生物。）

证书格式须符合ISPM 12号（植物检疫证书准则）标准。

61. 美国鲜食鳄梨

（1）依据文件

《关于进口美国鲜食鳄梨植物检疫要求的公告》（海关总署公告2020年第60号）。

（2）商品范围

商业级鲜食哈斯鳄梨，学名 *Persea americana* Mills，英文名 Hass Avocado。

（3）商品产地

加利福尼亚州。

（4）证书要求

经检疫合格的鳄梨，由美国农业部动植物检疫局（USDA）或USDA授权人员签发植物检疫证书，并填写以下附加声明："This consignment of avocado fruit complies with Protocol of Phytosanitary Requirements for the Export of Fresh Avocado Fruit from U. S. A. to China , and is free from any quarantine pests of concern to China."（该批鳄梨符合美国鲜食鳄梨输华植物检疫要求的议定书规定，不携带中方关注的检疫性有害生物。）在植物检疫证书的"识别标志"中注明包装厂名称和生产地块编号。

62. 美国鲜梨

（1）依据文件

《关于进口美国鲜梨植物检验检疫要求的公告》（国家质检总局公告2013年第11号）。

（2）商品范围

新鲜梨，学名 *Pyrus communis* ，英文名 Pear。

（3）商品产地

加利福尼亚州、华盛顿州及俄勒冈州。

（4）证书要求

①经植物检疫合格的梨，美方将出具一份植物检疫证书，并在附加声明栏中注明："This shipment of pears complies with the 'Protocol of Phytosanitary Requirements for the U. S. Fresh Pears Exported to China' and do not carry quarantine pests of concern to China"（该批梨符合"美国鲜食梨输往中国植物检疫要求的议定书"，不带中方关注的检疫性有害生物）。同时，还应在植物检疫证书上注明该批货物的产地、包装厂代码和集装箱号码。

②对于实施出口前冷处理的，应在植物检疫证书上注明冷处理的温度、持续时间及处理设施名称或编号、集装箱号码等。对于运输途中实施冷处理的，应在植物检疫证书上注明冷处理的温度、处理时间、集装箱号码及封识号码等。

63. 美国苹果

（1）依据文件

《关于进口美国苹果植物检验检疫要求的公告》（国家质检总局公告 2015 年第 60 号）。

（2）商品范围

新鲜苹果，学名 *Malus domestica*，英文名 Apple。

（3）商品产地

美国。

（4）证书要求

①经植物检疫合格的苹果，美方将出具一份植物检疫证书，并在附加声明栏中注明："All fruits in the shipment meet the requirements of the work plan of quarantine inspection for U. S. fresh apples to be exported to China" and "Fruit in this shipment were produced under a systems approach to mitigate postharvest diseases of quarantine concern."（该批苹果符合美国鲜苹果出口中国检疫工作计划要求和所有装运果实已采取了降低产后检疫性病害的系统管理措施）。同时，还应在植物检疫证书上注明包装厂注册号和集装箱封识号。

②对于实施冷处理的，应在植物检疫证书上同时注明冷处理的温度、持续时间及处理设施名称或编号等。对于运输途中实施冷处理的，应在植物检疫证书上同时注明冷处理的温度、要求持续的处理时间、集装箱封识号等。

64. 美国油桃

（1）依据文件

《关于进口美国油桃植物检疫要求的公告》（海关总署公告 2020 年第 37 号）。

（2）商品范围

商业级新鲜油桃，学名 *Prunus persica* var. *nucipersica*，英文名 Nectarine。

（3）商品产地

来自加利福尼亚州的 Fresno、Tulare、Kern、Kings 和 Madera 5 个产区。

（4）证书要求

经检疫合格的油桃，由美国农业部（USDA）或 USDA 授权人员签发植物检疫证书，并填写以下附加声明："The consignment complies with Protocol of Phytosanitary Requirements for the Export of Nectarines from U. S. A. to China, and is free of any quarantine pests of concern to China."（该批货物符合美国油桃输华植物检疫要求的议定书规定，不带有任何中方关注的检疫性有害生物。）

植物检疫证书注明包装厂或发货人的名称；通过海运集装箱运输的，需注明集装箱号。

65. 美国鲜食蓝莓

（1）依据文件

《关于进口美国鲜食蓝莓植物检疫要求的公告》（海关总署公告 2020 年第 64 号）。

（2）商品范围

商品级鲜食蓝莓（学名 *Vaccinium corymbosum*、*V. virgatum*，英文名 Fresh blueberry）及其杂交种。

（3）商品产地

美国加利福尼亚州、佛罗里达州、佐治亚洲、印第安纳州、路易斯安那州、密歇根州、密西西比州、新泽西州、北卡罗来纳州、俄勒冈州、华盛顿州等蓝莓产区。

（4）证书要求

经检疫合格的蓝莓，由美国农业部（USDA）或其授权人员签发植物检疫证书。在植物检疫证书中要注明包装厂或发货人的名称和生产地块编号，并填写以下附加声明："The consignment complies with Protocol of Phytosanitary Requirements for the Export of Fresh Blueberry from U. S. A. to China, and is free of any quarantine pests of concern to China."（该批货物符合美国鲜食蓝莓输华植物检疫要求的议定书规定，不带有任何中方关注的检疫性有害生物。）

对于实施熏蒸处理的，还须在植物检疫证书上注明溴甲烷剂量、处理温度和持续时间。

66. 孟加拉国鲜食芒果

（1）依据文件

《关于进口孟加拉国鲜食芒果植物检疫要求的公告》（海关总署公告 2024 年第 94 号）。

（2）商品范围

鲜食芒果，学名 *Mangifera indica*，英文名 Mango。

（3）商品产地

孟加拉国芒果产区。

（4）证书要求

①经检疫合格的货物，孟方应按国际植物检疫措施标准第 12 号（ISPM 12）出具植物检疫证书，注明果园和包装厂名称或注册号码，并在附加声明中注明："This consignment complies with requirements specified in the Protocol of Phytosanitary Requirements for Export of Fresh Mangoes from Bangladesh to China, and is free from quarantine pests of concern to China."（该批货物符合孟加拉国鲜食芒果输华植物检疫议定书要求，不带中方关注的检疫性有害生物）。

②在植物检疫证书检疫处理栏目内，填写热处理的温度、持续时间及处理设施名称或注册号码等信息。

67. 摩洛哥柑橘

（1）依据文件

《关于印发〈摩洛哥柑橘进境植物检疫要求〉的通知》（国质检动函〔2010〕207 号）。

（2）商品范围

新鲜柑橘果实，包括橙（学名 *Citrus sinensis*，英文名 Orange）、宽皮橘（学名 *Citrus reticulata*，英文名 Mandarin）、克里曼丁橘（学名 *Citrus clementina*，英文名 Clementine）、葡萄柚（学名 *Citrus marima*、*Citrus paradisi*，英文名 Grape/Mi）。

（3）商品产地

摩洛哥全境。

（4）证书要求

在植检证书附加声明栏中注明："The consignment is in compliance with requirements described in the Protocol of Phytosanitary Requirements for the Export of Citrus Fruit from Morocco to China signed in Rabat on March 26, 2008 and is free from the quarantine pests of concerned to China."（该批货物符合 2008 年 3 月 26 日在拉巴特签署的摩洛哥柑橘出口中国植物检疫要求议定书的规定，不带中方关注的检疫性有害生物。）

冷处理的温度、处理时间、集装箱号码和封识号码必须在植物检疫证书中注明。

如针对玫瑰短喙象进行了溴甲烷熏蒸处理，处理的温度、剂量、时间必须在植物检疫证书处理栏中注明。

每个集装箱有一份由输出国家（地区）官方检疫机构官员签字盖章的“果温探针校准记录”，正本须附在随货的植物检疫证书上。

核查由船运公司下载的冷处理记录（运输途中冷处理方式），以及由摩洛哥王国农业与海洋渔业部（MAMF）官方检疫官员签字盖章的“果温探针校正记录”正本。

68. 墨西哥鳄梨

（1）依据文件

《关于印发〈墨西哥鳄梨进境植物检疫要求〉的通知》（国质检动〔2005〕183号）。

（2）商品范围

鳄梨，学名 *Persea anericana*，仅限于 Hass 品种。英文名称为 avocado。

（3）商品产地

来自墨西哥 Michoacan 州经墨西哥农牧业农村发展渔业和食品部（SAGARPA）注册的果园。

（4）证书要求

经检验检疫合格的，墨西哥农牧业农村发展渔业和食品部（SAGAPRA）将出具植检证书，证明该批鳄梨符合议定书列明的中方检疫要求，不带有中方关注的检疫性有害生物。证书中应注明产地和包装厂。

69. 墨西哥浆果（陆海联运）

（1）依据文件

《关于进口墨西哥浆果陆海联运检疫要求的公告》（海关总署公告2020年第6号）。

（2）商品范围

采用“陆海联运”方式进境的墨西哥浆果，包括已经获得中国检疫准入的黑莓、树莓和蓝莓。

（3）商品产地

墨西哥。

（4）证书要求

墨西哥国家食品卫生、安全和质量服务局（SENASICA）代表墨西哥合众国农业和农村发展部，按照议定书要求对输华浆果进行检疫并出具植物检疫证书，证书中应附加声明该货物通过“Land-Sea Modality”（陆海联运）方式运输，并标注运输路线及托盘的编号。

植物检疫证书需同时符合《关于进口墨西哥鲜食黑莓和树莓植物检验检疫要求的公告》（国家质检总局公告2014年第134号）和《关于出口新西兰葡萄及进口新西兰苹果、墨西哥蓝莓、秘鲁蓝莓、智利油桃、埃及葡萄植物检验检疫要求的公告》（国家质检总局公告2017年第1号）的相关规定。

70. 墨西哥浆果（陆空联运）

（1）依据文件

《关于进口墨西哥浆果陆空联运检疫要求的公告》（海关总署公告2018年第110号）。

（2）商品范围

浆果，包括已经获得中国检疫准入的黑莓、树莓和蓝莓。

（3）商品产地

墨西哥。

（4）证书要求

墨西哥国家食品卫生、安全和质量服务局（SENASICA）按照议定书要求对输华浆果进行检疫、出具植物检疫证书，并在证书附加声明内标注“陆空联运”方式（Land-Air Modality）、运输路线及托盘的编号。

植物检疫证书需同时符合《关于进口墨西哥鲜食黑莓和树莓植物检验检疫要求的公告》（国家质检总局公告2014年第134号）和《关于出口新西兰葡萄及进口新西兰苹果、墨西哥蓝莓、秘鲁蓝莓、智利油桃、埃及葡萄植物检验检疫要求的公告》（国家质检总局公告2017年第1号）的相关规定。

71. 墨西哥葡萄

（1）依据文件

《关于印发〈墨西哥葡萄进境植物检疫要求〉的通知》（国质检动〔2006〕252号）。

（2）商品范围

葡萄，学名 *Vitis vinifera* Linn，英文名 Table Grape。

（3）商品产地

墨西哥索诺拉州（Sonora）。

（4）证书要求

经2%抽样检验检疫合格后，墨西哥农牧业农村发展渔业和食品部（SAGAPRA）将出具植物检疫证书，证明该批葡萄符合议定书列明的中方检疫要求，不带有中方关注的检疫性有害生物。证书中应注明产地和包装厂。

72. 墨西哥鲜食黑莓和树莓

（1）依据文件

《关于进口墨西哥鲜食黑莓和树莓植物检验检疫要求的公告》（国家质检总局公告2014年第134号）。

（2）商品范围

1. 新鲜黑莓，学名 *Rubus ulmifo-lius* ，英文名 Blackberry。

2. 新鲜树莓，学名 *Rubus idaeus* ，英文名 Raspberry。

（3）商品产地

墨西哥。

（4）证书要求

经检疫合格的输华黑莓和树莓，墨西哥农业、畜牧业、农村发展、渔业和食品部（SAGARPA）或SAGARPA授权人员应出具植物检疫证书，并填写以下附加声明：“该批黑莓和树莓符合《墨西哥鲜食黑莓和树莓输往中国植物检疫要求的议定书》，不带中方关注的有害生物。”。

73. 墨西哥鲜食蓝莓

（1）依据文件

《关于出口新西兰葡萄及进口新西兰苹果、墨西哥蓝莓、秘鲁蓝莓、智利油桃、埃及葡萄植物检验检疫要求的公告》（国家质检总局公告2017年第1号）。

（2）商品范围

鲜食蓝莓，学名 *Vaccinium spp.*，英文名 Blueberry。

（3）商品产地

墨西哥蓝莓产区。

（4）证书要求

经检疫合格的输华蓝莓，SAGARPA（墨西哥农业、畜牧业、农村发展、渔业和食品部）人员应出具植物检疫证书，并填写以下附加声明：“该批蓝莓符合《墨西哥鲜食蓝莓输华植物检疫要求议定书》要求，不带中方关注的检疫性有害生物。”使用海运集装箱运输的应在植物检疫证书注明集装箱号。

74. 墨西哥香蕉

（1）依据文件

《关于进口墨西哥香蕉植物检疫要求的公告》（海关总署公告2019年第187号）。

（2）商品范围

墨西哥香蕉，学名 *Musa* spp.，英文名 Banana。

（3）商品产地

墨西哥香蕉产区。

（4）证书要求

经检疫合格的，墨西哥国家食品卫生、安全和质量服务局官员出具植物检疫证书，注明集装箱号码，并填写以下附加声明："The consignment is in compliance with requirements established in the Protocol of Phytosanitary Requirements for the Export of Bananas from Mexico to China, and is free of soil and the quarantine pests concerned by China."（该批货物符合墨西哥香蕉输华植物检验检疫要求议定书规定，不带土壤和中方关注的检疫性有害生物。）

SENASICA 应在贸易进行前向海关总署提供植物检疫证书样本，以便中方备案核查。

75. 南非鲜食鳄梨

（1）依据文件

《关于进口南非鲜食鳄梨植物检疫要求的公告》（海关总署公告2023年第107号）。

（2）商品范围

鲜食鳄梨，学名 *Persea americana* Mills.，英文名 Avocado。

（3）商品产地

南非鳄梨产区。

（4）证书要求

①经检疫合格的南非鳄梨，南方应出具植物检疫证书，注明果园、包装厂、熏蒸处理设施名称或其注册号码以及集装箱号码，并在附加声明中注明："This consignment complies with the requirements specified in the Protocol of Phytosanitary Requirements for Export of Fresh Avocado Fruits from South Africa to China, and is free from quarantine pests of concern to China."（该批货物符合南非鲜食鳄梨输华植物检疫议定书要求，不带中方关注的检疫性有害生物。）

②在植物检疫证书检疫处理栏目内，须注明熏蒸处理所使用的溴甲烷剂量、持续时间和处理温度。

76. 南非柑橘（冷藏船运输）

（1）依据文件

《关于进口南非柑橘冷藏船运输检疫要求的公告》（海关总署公告2018年第207号）。

（2）商品范围

采用"冷藏船运输"方式进境的南非柑橘。

（3）商品产地

南非。

（4）证书要求

南非共和国农林渔业部按照议定书要求对输华柑橘进行检疫、出具植物检疫证书。在植物检疫证书附加声明栏中标注"冷藏船运输"方式（chartered reefer ships）、运输路线（南非离境港口到中国进境港口）、冷处理温度和持续时间、船舱号、封识号和托盘号。

77. 南非鲜食柑橘

（1）依据文件

《关于进口南非鲜食柑橘植物检疫要求的公告》（海关总署公告 2021 年第 66 号）。

（2）商品范围

新鲜柑橘，包括橙（学名 *Citrus sinensis*，英文名 Orange）、葡萄柚（学名 *Citrus paradisi*，英文名 Grapefruit）、柠檬（学名 *Citrus limon*，英文名 Lemon）、橘（学名 *Citrus reticulata*，英文名 Mandarin）及其杂交品种。

（3）商品产地

南非柑橘产区。

（4）证书要求

经检疫合格的柑橘，由南非共和国农业、土地改革和农村发展部签发植物检疫证书，并在附加声明栏中注明："This consignment is in compliance with the requirements specified in the Protocol of Phytosanitary Requirements for Export of South African Citrus Fruits to China, and is free from quarantine pests of concern to China."（该批货物符合南非柑橘输华植物检疫要求的议定书，不带有中方关注的检疫性有害生物。）

实施途中冷处理的，附加声明需用英文标注"Cold treatment in transit"（途中冷处理），并注明冷处理温度、处理时间、集装箱、封识号码等信息。

78. 南非鲜梨

（1）依据文件

《关于进口南非鲜梨植物检疫要求的公告》（海关总署公告 2022 年第 7 号）。

（2）商品范围

鲜梨，学名 *Pyrus communis*，英文名 Pear。

（3）商品产地

南非鲜梨产区。

（4）证书要求

经检疫合格的鲜梨，由南非共和国农业、土地改革和农村发展部签发植物检疫证书，并在附加声明栏中注明："This consignment is in compliance with the requirements specified in the Protocol of Phytosanitary Requirements for the Export of Fresh Pears from South Africa to China, and is free from quarantine pests of concern to China."（该批货物符合南非鲜梨输华植物检疫要求的议定书，不带有中方关注的检疫性有害生物。）

实施出口前检疫处理的，应在植物检疫证书上注明处理温度、持续时间及处理设施名称或编号等信息。实施运输途中冷处理的，应在植物检疫证书上标注"Cold treatment in transit"（途中冷处理），并注明处理温度、持续时间、集装箱号码及封识号码等信息。

79. 南非鲜食苹果

（1）依据文件

《关于进口南非鲜食苹果植物检验检疫要求的公告》（国家质检总局公告 2015 年第 13 号）。

（2）商品范围

新鲜苹果果实，学名 *Malus domestica*，英文名 Apple。

（3）商品产地

南非。

（4）证书要求

如在离境前进行冷处理，冷处理的温度、处理时间和集装箱号码及封识号必须在植物检疫证书中处理部分注明。经检疫合格的，南非农业、林业和渔业部（DAFF）应出具植物检疫证书，并填写以下附加声明：“该批苹果符合《南非鲜食苹果输往中国植物检疫要求的议定书》，不带中方关注的检疫性有害生物”。应在植物检疫证书注明生产单元代码、包装厂代码及集装箱代码。

80. 葡萄牙鲜食葡萄

（1）依据文件

《关于进口葡萄牙鲜食葡萄植物检疫要求的公告》（海关总署公告 2019 年第 147 号）。

（2）商品范围

鲜食葡萄，学名 *Vitis vinifera* L.，英文名 Table Grapes。

（3）商品产地

葡萄牙葡萄产区。

（4）证书要求

①经检疫合格的葡萄，MAFDR（葡萄牙共和国农业、林业与农村发展部）官员应出具植物检疫证书，注明集装箱号码，并填写以下附加声明：“该批葡萄符合中华人民共和国海关总署与葡萄牙农业、林业与农村发展部关于葡萄牙鲜食葡萄输往中国植物检疫要求的议定书，不带中方关注的检疫性有害生物。”（THIS BATCH OF GRAPES COMPLIES WITH THE PROTOCOL OF PHYTOSANITARY REQUIREMENTS FOR EXPORT OF PORTUGUESE TABLE GRAPES TO THE PEOPLE'S REPUBLIC OF CHINA BETWEEN GENERAL ADMINISTRATION OF CUSTOMS OF THE PEOPLE'S REPUBLIC OF CHINA AND THE MINISTRY OF AGRICULTURE, FORESTRY AND RURAL DEVELOPMENT OF PORTUGAL, AND IS FREE FROM ANY QUARANTINE PESTS CONCERNED TO THE PEOPLE'S REPUBLIC OF CHINA.）

②对于实施出口前检疫处理的，应在植物检疫证书上注明检疫处理方式、处理温度、持续时间及处理设施名称或编号等信息。对于实施运输途中冷处理的，应在植物检疫证书上注明冷处理的温度、处理时间、集装箱号码及封识号码等。

81. 塞尔维亚鲜食蓝莓

（1）依据文件

《关于进口塞尔维亚鲜食蓝莓植物检疫要求的公告》（海关总署公告 2024 年第 53 号）。

（2）商品范围

鲜食蓝莓，学名 *Vaccinium* L.，英文名 Blueberry。

（3）商品产地

塞尔维亚蓝莓产区。

（4）证书要求

①经检疫合格的蓝莓，由塞方签发植物检疫证书，注明果园和包装厂名称或注册号码，并在附加声明中注明：“This consignment complies with requirements specified in the Protocol of Phytosanitary Requirements for Export of Fresh Blueberries from Republic of Serbia to the People's Republic of China, and is free from the quarantine pests of concern to the People's Republic of China.”（该批货物符合塞尔维亚鲜食蓝莓输华植物检疫议定书要求，不带中方关注的检疫性有害生物。）

②对于实施出口前冷处理的蓝莓，应在植物检疫证书上注明处理温度、持续时间及处理设施名称或代码等信息。对于实施运输途中冷处理的，应在植物检疫证书上标注“Cold treatment in transit”（途中冷处理），并注明处理温度、持续时间、集装箱和封识号码等信息。

82. 塞尔维亚苹果

（1）依据文件

《关于进口塞尔维亚苹果植物检疫要求的公告》（海关总署公告 2023 年第 147 号）。

（2）商品范围

鲜食苹果，学名 *Malus domestica*，英文名 Apple。

（3）商品产地

塞尔维亚苹果产区。

（4）证书要求

①经检疫合格的，塞方签发植物检疫证书，注明果园和包装厂名称或注册号码，并在附加声明中注明："This consignment complies with requirements specified in the Protocol of Phytosanitary Requirements for Export of Fresh Apples from Serbia to China, and is free from the quarantine pests of concern to China."（该批货物符合塞尔维亚苹果输华植物检疫议定书要求，不带中方关注的检疫性有害生物。）

②对于实施出口前冷处理的苹果，应在植物检疫证书上注明处理温度、持续时间及处理设施名称或代码等信息。对于实施运输途中冷处理的，应在植物检疫证书上标注"Cold treatment in transit"（途中冷处理），并注明处理温度、持续时间、集装箱和封识号码等信息。

83. 塞浦路斯柑橘

（1）依据文件

《关于印发〈塞浦路斯柑橘进境植物检验检疫要求〉的通知》（国质检动函〔2011〕166 号）。

（2）商品范围

新鲜柑橘果实，包括橙（*Citrus sinensis*）、柠檬（*Citrus limon*）、葡萄柚（*Citrus paradisii*）和橘橙 *Mandora*（*Citrus sinensis Citrus reticulata*），英文名称为 Citrus。

（3）商品产地

塞浦路斯的尼科西亚（Nicosia）、利马索尔（Lemesos）和帕福斯（Paphos）地区。

（4）证书要求

在植检证书附加声明栏中注明："The consignment is in compliance with requirements described in the Protocol of Phytosanitary Requirements for the Export of Citrus Fruit from Cyprus to China and is free from the quarantine pests of concern to China."（该批柑橘符合塞浦路斯柑橘输华植物检疫要求议定书的要求，不带中方关注的检疫性有害生物。）

冷处理的温度、处理时间、集装箱号码和封识号码必须在植物检疫证书中注明。

每个集装箱有一份由输出国家（地区）官方检疫机构官员签字盖章的"果温探针校准记录"，正本须附在随货的植物检疫证书上。

84. 斯里兰卡菠萝

（1）依据文件

《关于进口斯里兰卡鲜食菠萝植物检疫要求的公告》（海关总署公告 2024 年第 35 号）。

（2）商品范围

鲜食菠萝，学名 *Ananas comosus*，英文名 Pineapple。

（3）商品产地

斯里兰卡菠萝产区。

（4）证书要求

经检疫合格的菠萝，斯方应出具植物检疫证书，注明果园和包装厂名称或注册号码以及集装箱号码，并在附加声明中注明："This consignment complies with the requirements specified in the Protocol of Phytosanitary Requirements for Export of Fresh Pineapple Fruits from Sri Lanka to China, and is free from quarantine pests of concern to China."（该批货物符合斯里兰卡鲜食菠萝输华植物检疫议定书要求，不带中方关注的检疫性有害生物。）

85. 斯里兰卡香蕉

(1) 依据文件

《关于泰国莲雾、斯里兰卡香蕉、韩国葡萄、埃塞俄比亚大豆输华和中国荔枝输韩国等检验检疫要求的公告》(国家质检总局公告 2015 年第 94 号)。

(2) 商品范围

香蕉，学名 *Musa supientum*，英文名为 Banana。

(3) 商品产地

斯里兰卡香蕉产区。

(4) 证书要求对符合中方要求的，斯里兰卡农业灌溉部 (MOA) 出具植物检疫证书，注明果园及包装厂的注册代码，并在附加声明中注明："The consignment is in compliance with requirements described in the Protocol on Phytosanitary Requirements for the Export of Banana from Sri Lanka to China and is free of soil and the quarantine pests concerned by China." (该批香蕉符合"斯里兰卡香蕉输华植物检验检疫要求议定书"的规定，不带土壤和中方关注的检疫性有害生物)。证书格式须符合 ISPM 12 号标准，并向中方提供证书样本，以便确认和备案。

86. 塔吉克斯坦鲜食葡萄

(1) 依据文件

《关于进口塔吉克斯坦鲜食葡萄植物检疫要求的公告》(海关总署公告 2023 年第 55 号)。

(2) 商品范围

鲜食葡萄，学名 *Vitis vinifera* L.，英文名 Table grapes。

(3) 商品产地

塔吉克斯坦葡萄产区。

(4) 证书要求

经检疫合格的，塔方应按照国际植物检疫措施标准第 12 号 (ISPM 12) 出具植物检疫证书，注明果园和包装厂名称或注册号码，并在附加声明中注明："This consignment complies with the requirements specified in the Protocol of Phytosanitary Requirements for Export of Table Grapes from Tajikistan to China, and is free from quarantine pests of concern to China." (该批货物符合塔吉克斯坦鲜食葡萄输华植物检疫议定书要求，不带中方关注的检疫性有害生物。)

87. 塔吉克斯坦鲜食柿子

(1) 依据文件

《关于进口塔吉克斯坦鲜食柿子植物检疫要求的公告》(海关总署公告 2024 年第 86 号)。

(2) 商品范围

鲜食柿子，学名 *Diospyros kaki*，英文名 Persimmon。

(3) 商品产地

塔吉克斯坦柿子产区。

(4) 证书要求经检疫合格的柿子，塔方应按国际植物检疫措施标准第 12 号 (ISPM 12) 出具植物检疫证书，注明果园和包装厂名称或注册号码，并在附加声明中注明："This consignment complies with requirements specified in the Protocol of Phytosanitary Requirements for Export of Fresh Persimmons from Tajikistan to China, and is free from the quarantine pests of concern to China." (该批货物符合塔吉克斯坦鲜食柿子输华植物检疫议定书要求，不带中方关注的检疫性有害生物。)。

88. 塔吉克斯坦樱桃

(1) 依据文件

《进口塔吉克斯坦樱桃植物检验检疫要求》(国家质检总局公告 2013 年第 79 号)。

（2）商品范围

鲜食樱桃（学名 *Prunus avium*，英文名 Fresh Cherry）。

（3）商品产地

塔吉克斯坦全境。

（4）证书要求

经检验检疫合格的，塔吉克斯坦方应出具植物检疫证书。如在出口前进行检疫除害处理，应在植物检疫证书上注明处理方法和技术指标。

塔吉克斯坦方应在贸易进行前向中方提供植物检疫证书样本，以便中方备案核查。

89. 塔吉克斯坦柠檬

（1）依据文件

《关于允许进口塔吉克斯坦柠檬的公告》（海关总署公告 2019 年第 129 号）。

（2）商品范围

柠檬，学名 *Citruslimon*，英文名 Lemon。

（3）商品产地

塔吉克斯坦柠檬产区。

（4）证书要求

经检疫合格的柠檬，由塔吉克斯坦共和国粮食安全委员会授权机构签发植物检疫证书，并在附加声明栏中注明："该批柠檬符合塔吉克斯坦共和国粮食安全委员会与中华人民共和国海关总署关于塔吉克斯坦柠檬输往中国植物检疫要求的议定书，不带中方关注的检疫性有害生物。"（This batch of lemons complies with the Protocol on phytosanitary requirements for the export of fruit-lemon from the Republic of Tajikistan to the People's Republic of China between the Committee for Food Security under the Government of the Republic of Tajikistan and the General Administration of Customs of the People's Republic of China, and is free from any quarantine pest of China's concern.）委员会在开展贸易前向海关总署提供植物检疫证书样本，以便确认备案。

90. 泰国莲雾

（1）依据文件

《关于泰国莲雾、斯里兰卡香蕉、韩国葡萄、埃塞俄比亚大豆输华和中国荔枝输韩国等检验检疫要求的公告》（国家质检总局公告 2015 年第 94 号）。

（2）商品范围

鲜食莲雾，学名 *Syzygium samarangense*，英文名为 Rose Apple。

（3）商品产地

泰国莲雾产区。

（4）证书要求

经检验检疫符合中国检验检疫法律法规和议定书要求的，泰国农业部（MOAC）将出具植物检疫证书。证书中注明果园、包装厂注册信息。植物检疫证书应包括以下附加声明："该批莲雾符合《关于泰国鲜食莲雾输往中国植物检疫要求的议定书》，不带中方关注的检疫性有害生物"。

91. 泰国鲜食西番莲

（1）依据文件

《关于进口泰国鲜食西番莲植物检疫要求的公告》（海关总署公告 2023 年第 137 号）。

（2）商品范围

鲜食西番莲包括西番莲 *Passiflora caerulea* 和百香果（紫果西番莲）*Passiflora edulis*，英文名 Passion fruit。

（3）商品产地

泰国西番莲产区。

（4）证书要求

经检疫合格的西番莲，泰方官员应签发植物检疫证书，注明果园和包装厂注册号码，并填写以下附加声明："This consignment complies with the requirements specified in the Protocol on the Phytosanitary Requirements for the Export of Fresh Passion Fruits from Thailand to China, and is free from quarantine pests of concern to China."（该批货物符合泰国西番莲输华植物检疫要求议定书，不带中方关注的检疫性有害生物。）

92. 中泰进出口水果过境第三国

（1）依据文件

《关于中泰进出口水果过境第三国检验检疫要求的公告》（海关总署公告 2021 年第 89 号）。

（2）商品范围

进出口水果应为中华人民共和国海关总署和泰王国农业与合作社部允许的水果种类清单中所列的水果。

（3）商品产地

泰国。

（4）证书要求

水果出口前，泰国农业部（MOAC）应实施检验检疫。对符合要求的水果签发植物检疫证书，并在附加声明栏中注明："This fruit is in compliance with the Protocol on the Inspection and Quarantine Requirements for Exportation and Importation of Fruits between China and Thailand through Territories of the Third Countries."（该批水果符合中国和泰国进出口水果过境第三国检验检疫要求的议定书。）植物检疫证书还须注明集装箱号和封识号码。

植物检疫证书有效期为 10 天。

93. 坦桑尼亚鲜食鳄梨

（1）依据文件

《关于进口坦桑尼亚鲜食鳄梨植物检疫要求的公告》（海关总署公告 2022 年第 112 号）。

（2）商品范围

鲜食鳄梨，学名 *Persea americana* Mills.，英文名 Avocado（以下简称"鳄梨"），仅限 Hass 品种。

（3）商品产地

坦桑尼亚鳄梨产区。

（4）证书要求

经检疫合格的鳄梨，坦方官员应出具植物检疫证书，注明果园和包装厂名称或注册代码，并在附加声明中注明："This consignment complies with the requirements specified in the Protocol of Phytosanitary Requirements for Export of Fresh Avocado Fruits from Tanzania to China, and is free from quarantine pests of concern to China."（该批鳄梨符合坦桑尼亚鲜食鳄梨输华植物检疫要求的议定书，不带中方关注的检疫性有害生物。）

此外，在植物检疫证书检疫处理栏中，须填写熏蒸处理所使用的熏蒸剂名称、剂量、持续时间和处理温度以及处理设施名称或代码。

94. 土耳其樱桃

（1）依据文件

《关于进口新西兰柿子和土耳其樱桃植物检验检疫要求的公告》（国家质检总局公告 2016 年第

51号）。

（2）商品范围

新鲜樱桃果实，学名 *Prunus avium* L.，英文名 Cherry。

（3）商品产地

土耳其全境。（产自地中海实蝇疫区的樱桃，须进行冷处理。地中海实蝇非疫区的确认，应符合植物检疫措施国际标准第26号要求，并由双方专家认可。）

（4）证书要求

土方对符合要求的输华樱桃出具植物检疫证书，并在植物检验证书附加声明栏中注明："This consignment of cherry complies with the Protocol of Phytosanitary Requirements for the Export of Fresh Cherry Fruit from Turkey to China, and is free of any pests of quarantine concern to China."（该批樱桃符合"土耳其樱桃输华植物检疫要求议定书"的规定，不带中方关注的检疫性有害生物。）

对于实施运输途中冷处理的，应在植物检疫证书上注明冷处理的温度、处理时间、集装箱号码及封识号码等。

95. 文莱鲜食甜瓜

（1）依据文件

《关于进口文莱鲜食甜瓜植物检疫要求的公告》（海关总署公告2019年第225号）。

（2）商品范围

鲜食甜瓜（网纹甜瓜，学名 *Cucumis melo Linn* var. *reticulatus*，英文名 Melon）。

（3）商品产地

文莱甜瓜产区。

（4）证书要求

经检疫合格的，文莱达鲁萨兰国初级资源与旅游部（MPRT）应出具植物检疫证书，注明集装箱号码，并填写以下附加声明："该批甜瓜符合文莱达鲁萨兰国鲜食网纹甜瓜输华植物检疫要求的议定书，不带中方关注的检疫性有害生物。"（The consignment is in compliance with requirement described in the Protocol on Phytosanitary Requirement for the Export of melons from Brunei to China, and free from the quarantine pests of concern to China.）

96. 委内瑞拉鳄梨

（1）依据文件

《关于进口委内瑞拉鲜食鳄梨植物检疫要求的公告》（海关总署公告2023年第118号）

（2）商品范围

鲜食鳄梨的Hass品种，学名 *Persea americana Mills.*，英文名 Avocado。

（3）商品产地

委内瑞拉鳄梨产区。

（4）证书要求

经检疫合格的鳄梨，委方应出具植物检疫证书，注明果园、包装厂名称或其注册号以及集装箱号码，并在附加声明中注明："This consignment complies with the requirements specified in the Protocol of Phytosanitary Requirements for Export of Fresh Avocado Fruits from Venezuela to China, and is free from quarantine pests of concern to China."（该批货物符合委内瑞拉鲜食鳄梨输华植物检疫议定书要求，不带中方关注的检疫性有害生物）。

97. 乌拉圭鲜食柑橘

（1）依据文件

《关于进口乌拉圭鲜食柑橘植物检疫要求的公告》（海关总署公告2023年第173号）。

（2）商品范围

鲜食柑橘，包括橙（学名：*Citrus sinensis*，英文名：Orange）、桔及其杂交品种（学名：*Citrus reticulata*，英文名：Mandarin and their hybrids）、葡萄柚（学名：*Citrus paradisi*，英文名：Grapefruit）、柠檬（学名：*Citrus limon*，英文名：Lemon）。

（3）商品产地

乌拉圭柑橘产区。

（4）证书要求

①经检疫合格的柑橘，由乌方签发植物检疫证书，证书“原产地”栏中应注明柑橘产地，并在附加声明中用英文注明：“The consignment is in compliance with requirement described in the Protocol of Phytosanitary Requirements for Export of Citrus from Uruguay to China, and is free from quarantine pest concern to China.”（该批货物符合乌拉圭柑橘输华植物检疫议定书要求，不带中方关注的检疫性有害生物。）

②实施冷处理的，应将冷处理的温度、处理时间和集装箱号码及封识号在植物检疫证书中注明。

98. 乌拉圭鲜食蓝莓

（1）依据文件

《关于进口乌拉圭鲜食蓝莓植物检疫要求的公告》（海关总署公告2018年第96号）。

（2）商品范围

鲜食蓝莓（学名 *Vaccinium* L.，英文名 Blueberry）。

（3）商品产地

乌拉圭蓝莓产区。

（4）证书要求

经检疫合格的，乌拉圭东岸共和国农牧渔业部（以下简称“MGAP”）签发植物检疫证书，在植物检疫证书注明集装箱号码，并填写以下附加声明：“该批蓝莓符合乌拉圭鲜食蓝莓输往中国植物检疫要求的议定书，不带中方关注的检疫性有害生物。”（THIS BATCH OF BLUEBERRIES COMPLIES WITH THE PROTOCOL OF PHYTOSANITARY REQUIREMENTS FOR EXPORT OF URUGUAYAN FRESH BLUEBERRIES TO CHINA. IT IS FREE FROM ANY QUARANTINE PESTS CONCERNED TO CHINA.）

对于实施出口前检疫处理的，应在植物检疫证书上注明检疫处理方式，处理温度、持续时间及处理设施名称或编号等信息。对于实施运输途中冷处理的，应在植物检疫证书上注明冷处理的温度、处理时间、集装箱号码及封识号码等。

99. 乌兹别克斯坦鲜食核果

（1）依据文件

《关于进口乌兹别克斯坦鲜食核果植物检疫要求的公告》（海关总署公告2024年第92号）。

（2）商品范围

鲜食核果包括油桃（学名 *Prunus persica var. nucipersica*，英文名 Nectarine）、李子（学名 *Prunus salicina*，英文名 Plum）和杏（学名 *Prunus armeniaca*，英文名 Apricot。

（3）商品产地

乌兹别克斯坦核果产区。

（4）证书要求

经检疫合格的，乌方应按国际植物检疫措施标准第12号（ISPM 12）出具植物检疫证书，注明果园和包装厂名称或注册号码，并在附加声明中注明：“This consignment complies with the requirements specified in the Protocol of Phytosanitary Requirements for Export of Fresh Stone Fruits from Uzbekistan to China, and is free from any quarantine pests of concernto China.”（该批货物符合乌兹别克斯

坦鲜食核果输华植物检疫议定书要求，不带中方关注的检疫性有害生物。）

100. 乌兹别克斯坦鲜食葡萄

（1）依据文件

《关于进口乌兹别克斯坦鲜食葡萄植物检疫要求的公告》（海关总署公告 2023 年第 57 号）。

（2）商品范围

鲜食葡萄，学名 *Vitis vinifera* L.，英文名 Table grapes。

（3）商品产地

乌兹别克斯坦葡萄产区。

（4）证书要求

经检疫合格的葡萄，乌方应按国际植物检疫措施标准第 12 号（ISPM 12）出具植物检疫证书，注明果园和包装厂名称或注册号码，并填写以下附加声明：“This consignment complies with the requirements specified in the Protocol of Phytosanitary Requirements for Export of Table grapes from Uzbekistan to China, and is free from quarantine pests of concern to China.”（该批货物符合乌兹别克斯坦鲜食葡萄输华植物检疫议定书要求，不带中方关注的检疫性有害生物。）

101. 乌兹别克斯坦鲜食樱桃

（1）依据文件

《关于进口乌兹别克斯坦樱桃、乌拉圭柑橘和智利鳄梨植物检验检疫要求的公告》（国家质检总局公告 2017 年第 55 号）。

（2）商品范围

鲜食樱桃，学名 *Prunus avium* L.，英文名 Cherry。

（3）商品产地

乌兹别克斯坦塔什干、撒马尔罕、纳曼干、安集延、费尔干纳 5 个樱桃产区。

（4）证书要求

经检疫合格的樱桃，由乌方签发植物检疫证书，并在附加声明中注明“该批樱桃符合《乌兹别克斯坦鲜食樱桃输往中国植物检疫要求的议定书》规定，不带有中方关注的检疫性有害生物”（“The cherry accords with the provisions of the Protocol on the Phytosanitary Requirements for Export of Cherries from Uzbekistan to China ，and does not carry quarantine pests concern to China”）。

植物检疫证书必须注明检疫处理方法、温度、浓度（熏蒸）和持续时间，以及处理设施名称或代码和集装箱编号。对于实施出口前冷处理的，还须随附冷处理温度记录。

102. 乌兹别克斯坦柠檬

（1）依据文件

《关于进口乌兹别克斯坦柠檬植物检疫要求的公告》（海关总署公告 2021 年第 95 号）。

（2）商品范围

柠檬，学名 *Citrus limon*，英文名 Lemon。

（3）商品产地

乌兹别克斯坦柠檬产区。

（4）证书要求

经检疫合格的，由乌方签发植物检疫证书，并在附加声明栏中注明：“This batch of lemons complies with the Protocol of Phytosanitary Requirements for the Export of Fresh Lemon from Uzbekistan to China, and are free from any quarantine pests of concern to China.”（该批柠檬符合乌兹别克斯坦柠檬输华植物检疫要求的议定书，不带中方关注的检疫性有害生物。）

103. 乌兹别克斯坦石榴

（1）依据文件

《关于进口乌兹别克斯坦石榴植物检疫要求的公告》（海关总署公告 2021 年第 36 号）。

（2）商品范围

石榴，学名 *Punica granatum* L.，英文名 Pomegranate。

（3）商品产地

乌兹别克斯坦石榴产区。

（4）证书要求

经检疫合格的，由乌方签发植物检疫证书，注明集装箱号码，并填写以下附加声明："THIS CONSIGNMENT OF POMEGRANATES COMPLIES WITH THE PROTOCOL OF PHYTOSANITARY REQUIREMENTS FOR THE EXPORT OF FRESH POMEGRANATE FROM THE REPUBLIC OF UZBEKSTAN TO THE PEOPLE'S REPUBLIC OF CHINA, AND IS FREE FROM ANY QUARANTINE PESTS OF CONCERN TO CHINA."（该批石榴符合乌兹别克斯坦石榴输华植物检疫要求的议定书，不带中方关注的检疫性有害生物。）

104. 乌兹别克斯坦过境第三国水果

（1）依据文件

《关于中国和乌兹别克斯坦水果过境第三国进出口检疫要求的公告》（海关总署公告 2019 年第 186 号）。

（2）商品范围

适用"过境第三国"方式进出口水果是指已获得进口国家检疫准入的水果。

（3）商品产地

乌兹别克斯坦。

（4）证书要求

产品出口前，出口国主管部门应当按照双方签署的有关协议要求，对产品实施检验检疫，并签发植物检疫证书。

105. 乌兹别克斯坦鲜食甜瓜

（1）依据文件

《关于进口乌兹别克斯坦鲜食甜瓜植物检疫要求的公告》（海关总署公告 2019 年第 174 号）。

（2）商品范围

鲜食甜瓜，学名 *Cucumis melo* L.，英文名 Melon。

（3）商品产地

乌兹别克斯坦花剌子模州、锡尔河州、吉扎克州和卡什卡达里亚州 4 个甜瓜产区。

（4）证书要求

经检疫合格的，乌方应出具植物检疫证书，注明集装箱号码，并填写以下附加声明："该批甜瓜符合乌兹别克斯坦共和国鲜食甜瓜输华植物检疫要求的议定书，不带中方关注的检疫性有害生物。"（THIS CONSIGNMENT OF MELONS COMPLIES WITH THE PROTOCOL ON PHYOSANITARY REQUIREMENS FOR THE EXPORT OF FRESH MELON FROM THE UZBEKTSTAN REPUBLIC TO THE PEOPLE S REPUBLIC OF CHINA AND IS FREE FROM ANY QUARANTINE PESTS OF CONCERN TO CHINA.）

106. 西班牙鲜食葡萄

（1）依据文件

《关于进口西班牙鲜食葡萄植物检疫要求的公告》（海关总署公告 2019 年第 79 号）。

（2）商品范围

鲜食葡萄，学名 *Vitis vinifera* L.，英文名 Table Grapes。

（3）商品产地

西班牙葡萄产区。

（4）证书要求

经检疫合格的葡萄，由西班牙王国农业、渔业和食品部签发植物检疫证书，注明集装箱号码，并填写以下附加声明："该批葡萄符合中华人民共和国海关总署与西班牙王国农业、渔业和食品部关于西班牙鲜食葡萄输华植物检疫要求的议定书，不带中方关注的检疫性有害生物。"（THIS BATCH OF GRAPES COMPLIES WITH THE PROTOCOL OF PHYTOSANITARY REQUIREMENTS FOR EXPORT OF SPANISH FRESH TABLE GRAPES TO CHINA BETWEEN GENERAL ADMINISTRATION OF CUSTOMS Of THE PEOPLE'S REPUBLIC OF CHINA And MINISTRY OF AGRICULTURE, FISHERIES AND FOOD OF THE KINGDOM OF SPAIN. IT IS FREE FROM ANY QUARANTINE PESTS CONCERNED TO CHINA.）

对于实施出口前检疫处理的，应在植物检疫证书上注明检疫处理方式、处理温度、持续时间及处理设施名称或编号等信息。对于实施运输途中冷处理的，应在植物检疫证书上注明冷处理的温度、处理时间、集装箱号码及封识号码等。

107. 西班牙鲜食柿子

（1）依据文件

《关于进口西班牙鲜食柿子植物检疫要求的公告》（海关总署公告 2023 年第 33 号）。

（2）商品范围

鲜食柿子，学名 *Diospyros kaki*，英文名 Persimmon。

（3）商品产地

西班牙柿子产区。

（4）证书要求

①经检疫合格的柿子，西方应出具植物检疫证书，注明果园和包装厂名称或其注册号码以及集装箱号码，并在附加声明中注明："This consignment complies with the requirements specified in the Protocol of Phytosanitary Requirements for Export of Fresh Persimmon Fruits from Spain to China and is free from quarantine pests of concern to China."（该批货物符合西班牙鲜食柿子输华植物检疫议定书要求，不带中方关注的检疫性有害生物。）

②对于实施出口前冷处理的柿子，植物检疫证书上还应注明处理温度、持续时间及处理设施名称或其注册号码。对于实施运输途中冷处理的，植物检疫证书上还应注明冷处理温度、处理持续时间、集装箱号码及封识号码。

108. 希腊鲜食猕猴桃

（1）依据文件

《关于进口希腊鲜食猕猴桃植物检疫要求的公告》（海关总署公告 2019 年第 185 号）。

（2）商品范围

鲜食猕猴桃，学名 *Actinidia chinensis*、*A. deliciosa*，英文名 Kiwi fruit）。

（3）商品产地

希腊猕猴桃产区。

（4）证书要求

经检疫合格的，由希腊共和国农村发展与食品部（MRDF）签发植物检疫证书，注明集装箱号码，并填写以下附加声明："This consignment is in compliance with the requirements specified in the Protocol of Phytosanitary Requirements for the Export of Kiwi Fruits from the Hellenic Republic to China, and is free from quarantine pests of concern to China.”（该批猕猴桃符合希腊猕猴桃输华植物检疫要求议定书，不带中方关注的检疫性有害生物。）

对于实施出口前冷处理的，应在植物检疫证书上注明冷处理方式，处理温度、持续时间及处理设施名称或编号等信息。对于实施运输途中冷处理的，应在植物检疫证书上注明“cold treatment in transit”（运输途中冷处理），以及冷处理的温度、处理时间、集装箱号码及封识号码等。

109. 新西兰鳄梨

（1）依据文件

《关于中国核果、苹果、梨出口澳大利亚和进口新西兰鳄梨及澳大利亚核果、葡萄、樱桃、柑橘植物检验检疫要求的公告》（国家质检总局公告 2018 年第 1 号）。

（2）商品范围

鳄梨，学名 *Persea americana* Mills，英文名 Avocado，仅限于 Hass 品种。

（3）商品产地

新西兰鳄梨产区。

（4）证书要求

经检疫合格的鳄梨，新西兰初级产业部（MPI）应出具植物检疫证书，还应在植物检疫证书上注明果园与包装厂注册号和集装箱封识号，并填写以下附加声明：“该批鳄梨符合中华人民共和国国家质量监督检验检疫总局与新西兰初级产业部关于新西兰鲜食鳄梨输往中国植物检疫要求的议定书，不携带中方关注的检疫性有害生物”。

MPI 应在贸易进行前向海关总署提供植物检疫证书样本，以便中方备案核查。

110. 新西兰鲜食猕猴桃

（1）依据文件

《关于进口新西兰鲜食猕猴桃植物检疫要求的公告》（海关总署公告 2023 年第 79 号）。

（2）商品范围

鲜食猕猴桃，英文名 Kiwi fruits，包括中华猕猴桃（学名 *Actinidia chinensis*）、美味猕猴桃（学名 *Actinidia deliciosa*）及其杂交种（*Actinidia deliciosa x A. chinensis*）。

（3）商品产地

新西兰猕猴桃产区。

（4）证书要求

①经检疫合格的猕猴桃，新方需出具植物检疫证书，在证书上注明果园注册号、包装厂注册号及集装箱封识号（如使用）。每批货物的果园和包装厂注册号可标注在植物检疫证书附页上。

②植物检疫证书附加声明需包括以下内容：“This consignment is in compliance with the requirements specified in the Export Plan for Export of Fresh Kiwi fruits from New Zealand to China, and is free from any quarantine pests of concern to China.”（该批货物符合新西兰输华鲜食猕猴桃出口计划要求，不带中方关注的检疫性有害生物。）

111. 新西兰鲜食软枣猕猴桃

（1）依据文件

《关于进口新西兰鲜食软枣猕猴桃植物检疫要求的公告》（海关总署公告 2024 年第 73 号）。

（2）商品范围

鲜食软枣猕猴桃，学名 *Actinidia arguta*，英文名 kiwiberry。

（3）商品产地

新西兰软枣猕猴桃产区。

（4）证书要求

①经检疫合格的软枣猕猴桃，由新方为其签发植物检疫证书，证书上应注明果园注册号码、包装厂注册号码及集装箱封识号（如使用）。每批货物的果园和包装厂注册号可标注在植物检疫证书附页上。

②植物检疫证书须包括以下附加声明："This consignment is in compliance with the requirements specified in the Export Plan for Export of Fresh Kiwiberry from New Zealand to China, and is free from any quarantine pests of concern to China."（该批货物符合新西兰输华鲜食软枣猕猴桃出口计划要求，不带中方关注的检疫性有害生物。）

112. 新西兰苹果

（1）依据文件

《关于出口新西兰葡萄及进口新西兰苹果、墨西哥蓝莓、秘鲁蓝莓、智利油桃、埃及葡萄植物检验检疫要求的公告》（国家质检总局公告 2017 年第 1 号）

（2）商品范围

鲜食苹果，学名 *Malus domestica*，英文名 Apple。

（3）商品产地

新西兰苹果产区。

（4）证书要求

经检疫合格的，新西兰初级产业部（MPI）签发植物检疫证书。植物检疫证书中需注明集装箱号和封识号，并在附加声明中注明"该批苹果符合《新西兰苹果输华植物检疫要求议定书》的规定，并被认为不带中方关注的检疫性有害生物"。

113. 新西兰柿子

（1）依据文件

《关于进口新西兰柿子和土耳其樱桃植物检验检疫要求的公告》（国家质检总局公告 2016 年第 51 号）。

（2）商品范围

柿子果实，学名 *Diospyros kaki*，英文名 Persimmon。

（3）商品产地

新西兰。

（4）证书要求

①植检证书附加声明栏中注明："This consignment of Persimmon complies with the Protocol of Phytosanitary Requirements for the Export of Fresh Persimmon Fruit from New Zealand to China, and is free of any pests of quarantine concern to China."（该批柿子完全符合双方达成的"新西兰柿子输往中国植物检疫要求的议定书"，不带中方关注的检疫性有害生物）。

②植物检疫证书上应注明果园和包装厂名称及注册号。冷处理的温度、处理时间及处理设施名称或编号、集装箱号码等也须在植物检疫证书处理栏中注明。

114. 匈牙利鲜食樱桃

（1）依据文件

《关于进口匈牙利鲜食樱桃植物检疫要求的公告》（海关总署公告 2024 年第 54 号）。

（2）商品范围

鲜食樱桃（以下简称樱桃），学名 *Prunus avium* L.，英文名 Cherry。

（3）商品产地

匈牙利樱桃产区。

（4）证书要求

①经检疫合格的樱桃，匈方应出具植物检疫证书，注明果园和包装厂注册号码，并在附加声明中注明："This consignment complies with the requirements specified in the Protocol of Phytosanitary Requirements for Export of Fresh Cherries from Hungary to China, and is free from quarantine pests of concern to China."（该批货物符合匈牙利鲜食樱桃输华植物检疫议定书要求，不带中方关注的检疫性有害生物。）

②对于实施出口前冷处理的樱桃，应在植物检疫证书上注明处理温度、持续时间及处理设施名称或注册号码等信息。对于实施运输途中冷处理的，应在植物检疫证书上标注"Cold treatment in transit"（途中冷处理），并注明冷处理的温度、处理时间、集装箱号码及封识号码等。

115. 意大利猕猴桃

（1）依据文件

《关于印发〈意大利猕猴桃进境植物检疫要求〉的通知》（国质检动函〔2009〕74号）。

（2）商品范围

新鲜猕猴桃果实，学名 *Actinidia chinensis*、*Actinidia deliciosa*，英文名 Kiwi fruit。

（3）商品产地

输华猕猴桃须来自以下产区：皮埃蒙特、威尼托、拉齐奥、艾米利亚—罗马涅。

（4）证书要求

在植检证书附加声明栏中注明："The consignment has been strictly quarantine inspected and is considered to conform with the requirements described in the Protocol of Phytosanitary Requirements for the Export of Kiwi Fruit from Italy to China, and is free from the quarantine pests concerned by China."（该批货物已经严格检疫，符合意大利输华猕猴桃植物检疫要求议定书的要求，不带有中方关注的检疫性有害生物。）

运输途中集装箱冷处理的温度、处理时间、集装箱号码和封识号，必须在植物检疫证书中处理栏内注明。

核查由船运公司下载的冷处理记录（运输途中冷处理方式），以及由 MAFFP 官方检疫官员签字盖章的"果温探针校正记录"正本。

116. 意大利鲜梨

（1）依据文件

《关于进口意大利鲜梨植物检疫要求的公告》（海关总署公告2023年第80号）。

（2）商品范围

鲜梨，学名 *Pyrus communis*，英文名 Pear。

（3）商品产地

意大利梨产区。

（4）证书要求

①经检疫合格的意大利梨，意方需签发植物检疫证书，注明果园和包装厂名称或注册号码，并在附加声明中注明："This consignment complies with the requirements specified in the Protocol on Phytosanitary Requirements for the Export of Fresh Pears from Italy to China and is free from quarantine pests of concern to China."（该批货物符合意大利鲜梨输华植物检疫议定书要求，不带中方关注的检疫性有害生物。）

②对于实施出口前冷处理的意大利梨，需在植物检疫证书上注明处理温度、持续时间及处理设施名称或编号等信息。对于实施运输途中（在集装箱或者冷藏船）冷处理的，需在植物检疫证书上标注"Cold treatment in transit"（途中冷处理），并注明处理温度、持续时间、集装箱号码及封识号

码等。

117. 意大利猕猴桃冷藏船运输

（1）依据文件

《关于进口意大利猕猴桃冷藏船运输检疫要求的公告》（海关总署公告 2022 年第 85 号）。

（2）商品范围

采用“冷藏船运输”方式进境的意大利猕猴桃。

（3）商品产地

意大利。

（4）证书要求

意大利共和国农业、食品、林业政策部按照相关规定，对输华猕猴桃进行检疫并出具植物检疫证书。

在植物检疫证书附加声明栏中用英文注明“chartered reefer ships”（冷藏船运输），同时标注运输路线及冷处理温度、持续时间、船舱号、封识号和托盘号。

118. 意大利鲜食柑橘

（1）依据文件

《关于进口意大利鲜食柑橘植物检疫要求的公告》（海关总署公告 2019 年第 78 号）。

（2）商品范围

鲜食柑橘，种类包括产自意大利的甜橙（*Citrus sinensis*）中的血橙品种（包括 cv. *Tarocco*，cv. *Sanguinello* 和 cv. *Moro*）和柠檬（*Citrus limon* cv. *Femminello comune*）。

（3）商品产地

意大利柑橘产区。

（4）证书要求

经检疫合格的，由意大利共和国农业、食品、林业政策与旅游部或其授权人员签发植物检疫证书，注明集装箱号码及封识号码，果园、包装厂名称或注册号，并填写以下附加声明：“该批柑橘符合意大利鲜柑橘输华植物检疫要求的议定书，不带中方关注的检疫性有害生物。”（This lot of citrus fruit complies with the Protocol on the phytosanitary requirements for the exports of fresh citrus fruits from Italy to China and it carries no quarantine pests indicated by the Chinese Party.）

对于实施出口前检疫处理的，应在植物检疫证书上注明检疫处理方式、处理温度、持续时间及处理设施名称或编号等信息。对于实施运输途中冷处理的，应在植物检疫证书上注明冷处理的温度、处理时间、集装箱号码及封识号码等。

119. 印度芒果

（1）依据文件

《关于允许印度芒果进口的公告》（国家质检总局公告 2004 年第 70 号）。

（2）商品范围

芒果。

（3）商品产地

印度。

（4）证书要求

印度出具官方植物检疫证书，并在证书的附加声明栏中注明：“该植物检疫证书所证明的芒果符合中国和印度 2003 年 6 月 23 日签署的关于印度芒果输华植物卫生条件的议定书要求”。

120. 印度尼西亚火龙果

（1）依据文件

《关于进口印度尼西亚火龙果植物检疫要求的公告》（海关总署公告 2020 年第 70 号）。

（2）商品范围

火龙果，包括 3 个品种：红皮紫红肉火龙果（学名 *Hylocereus costaricensis*，英文名 Purple or super Red dragon fruit）、红皮红肉火龙果（学名 *Hylocereus polyrhizus*，英文名 Red dragon fruit）和红皮白肉火龙果（学名 *Hylocereus undatus*，英文名 White dragon fruit）。

（3）商品产地

印度尼西亚火龙果产区。

（4）证书要求

经检验检疫合格的火龙果，由印度尼西亚共和国农业部农业检疫局签发植物检疫证书，并在植物检疫证书的附加声明栏中注明："The consignment is in compliance with requirements described in the Protocol of Phytosanitary Requirements for the Export of Dragon Fruit from Indonesia to China and is free from quarantine pests concerned by China."（该批货物符合印度尼西亚火龙果输华植物检疫要求议定书的要求，不带有中方关注的检疫性有害生物。）

121. 印度尼西亚鲜食菠萝

（1）依据文件

《关于进口印度尼西亚鲜食菠萝植物检疫要求的公告》（海关总署公告 2022 年第 74 号）。

（2）商品范围

新鲜石榴（学名 *Punica granatum* L.，英文名 Pomegranate）。

（3）商品产地

印度尼西亚全境。

（4）证书要求

经检疫合格的菠萝，印度尼西亚共和国农业部农业检疫局应出具植物检疫证书，注明果园和包装厂名称或注册号码，并在附加声明栏中注明："This consignment is in compliance with the requirements specified in the Protocol of Phytosanitary Requirements for Export of Fresh Pineapple Fruits from Indonesia to China, and is free from quarantine pests of concern to China."（该批货物符合印度尼西亚鲜食菠萝输华植物检疫要求的议定书，不带中方关注的检疫性有害生物。）

122. 印度尼西亚鲜食香蕉

（1）依据文件

《关于进口印度尼西亚鲜食香蕉植物检疫要求的公告》（海关总署公告 2022 年第 118 号）。

（2）商品范围

鲜食香蕉（学名 *Musa spp.*，英文名 Banana），仅限用于食用的未成熟青香蕉。

（3）商品产地

印度尼西亚香蕉产区。

（4）证书要求

经检疫合格的，印尼方应按国际植物检疫措施标准第 12 号（ISPM 12）出具植物检疫证书，注明果园和包装厂名称或注册代码，并填写以下附加声明："This consignment complies with requirements specified in the Protocol of Phytosanitary Requirements for Export of Fresh Banana Fruits from Indonesia to China, and is free from quarantine pests of concern to China."（该批货物符合印度尼西亚鲜食香蕉输华植物检疫要求，不带中方关注的检疫性有害生物。）

123. 印度尼西亚山竹

（1）依据文件

《动植司关于印发进口印度尼西亚山竹植物检疫要求的函》（质检动函〔2018〕3 号）。

（2）商品范围

山竹，学名 *Garcinia mangostana* L.，英文名 Mangosteen。

（3）商品产地

印度尼西亚山竹产区。

（4）证书要求

经检验检疫合格的山竹，由印度尼西亚共和国农业部下属农业检疫局（IAQA）签发植物检疫证书，注明处理企业或设施名称、集装箱号和封识号，并在植物检疫证书的附加声明中注明"该批山竹符合印度尼西亚山竹输华植物检疫要求议定书的规定，不带中方关注的检疫性有害生物"（"This batch of mangosteen fruits comply with Protocol of Phytosanitary Requirements for the Export of Mangosteen Fruits from Indonesia to China and are free of any quarantine pest of concern to China"）。

124. 伊朗鲜食柑橘

（1）依据文件

《关于进口伊朗鲜食柑橘植物检疫要求的公告》（海关总署公告 2022 年第 82 号）。

（2）商品范围

鲜食柑橘，包括橙 *Citrus sinensis*、桔 *Citrus reticulata*、甜柠檬 *Citrus limetta*。

（3）商品产地

伊朗柑橘产地。

（4）证书要求

经检疫合格的柑橘，由伊朗伊斯兰共和国农业部（MJA）签发植物检疫证书，注明果园和包装厂名称或代码，并在附加声明栏中注明："This consignment of citrus complies with the Protocol of Phytosanitary Requirements for Export of Iranian Fresh Citrus to China, and is free from any quarantine pests of concern to China."（该批货物符合伊朗鲜食柑橘输华植物检疫要求的议定书，不带中方关注的检疫性有害生物。）

对于实施出口前冷处理的柑橘，应在植物检疫证书上注明处理温度、持续时间及处理设施名称或代码等信息。对于实施运输途中冷处理的，应在植物检疫证书上标注"Cold treatment in transit"（途中冷处理），并注明处理温度、持续时间、集装箱和封识号码等信息。

125. 伊朗鲜食苹果

（1）依据文件

《关于进口伊朗鲜食苹果植物检疫要求的公告》（海关总署公告 2023 年第 18 号）。

（2）商品范围

鲜食苹果，学名 *Malus domestica*，英文名 Fresh apple。

（3）商品产地

伊朗苹果产区。

（4）证书要求

①经检疫合格的苹果，伊方签发植物检疫证书，注明果园和包装厂名称或代码，并在附加声明中注明："This consignment of apples complies with the Protocol of Phytosanitary Requirements for Export of Iranian Fresh Apples to China, and is free from any quarantine pests of concern to China."（该批货物符合伊朗苹果输华植物检疫议定书要求，不带中方关注的检疫性有害生物。）

②对于实施出口前冷处理的苹果，应在植物检疫证书上注明处理温度、持续时间及处理设施名

称或代码等信息。对于实施运输途中冷处理的，应在植物检疫证书上标注“Cold treatment in transit”（途中冷处理），并注明处理温度、持续时间、集装箱和封识号码等信息。

126. 越南水果

（1）依据文件

《海关总署动植司关于中越进出口水果检疫相关事宜的通知》（动植函〔2018〕29 号）。

（2）商品范围

水果。

（3）商品产地

越南。

（4）证书要求

在植物检疫证书附加声明栏中需注明注册登记包装厂的名称或代码，货物来自经越南官方注册登记且经中华人民共和国海关总署认可的果园和包装厂。

127. 越南山竹

（1）依据文件

《关于进口越南山竹植物检疫要求的公告》（海关总署公告 2019 年第 140 号）。

（2）商品范围

山竹，学名 *Garcinia mangostana* L.，英文名 Mangosteen。

（3）商品产地

越南山竹产区。

（4）证书要求

经检疫合格的山竹，由越南社会主义共和国农业与农村发展部或其授权人员签发植物检疫证书，注明运输工具号码，并在附加声明栏中注明：“该批山竹符合越南山竹输往中国检验检疫要求的议定书的规定，不带中方关注的检疫性有害生物。”（The consignment complies with the requirements described in the Protocol of Phytosanitary Requirements for the Export of Mangosteen from Vietnam to China and is free from the quarantine pests of concern to China.）

128. 越南鲜食榴莲

（1）依据文件

《关于进口越南鲜食榴莲植物检疫要求的公告》（海关总署公告 2022 年第 66 号）。

（2）商品范围

鲜食榴莲，学名 *Durio zibethinus* Murr.，英文名 Durian。

（3）商品产地

越南榴莲产区。

（4）证书要求

经检疫合格的，由越南社会主义共和国农业与农村发展部签发植物检疫证书，注明果园和包装厂名称或代码，并填写以下附加声明：“This consignment of durian fruits complies with the requirements specified in the Protocol of Phytosanitary Requirements for Export of Fresh Durians from Vietnam to China, and is free from quarantine pests of concern to China.”（该批货物符合越南鲜食榴莲输华植物检疫要求的议定书，不带中方关注的检疫性有害生物。）

129. 越南鲜食西瓜

（1）依据文件

《关于进口越南鲜食西瓜植物检疫要求的公告》（海关总署公告 2023 年第 184 号）。

（2）商品范围

鲜食西瓜，学名 *Citrullus lanatus*，英文名 Watermelon。

（3）商品产地

越南西瓜产区。

（4）证书要求

经检疫合格的，越方应按国际植物检疫措施标准第 12 号（ISPM 12）出具植物检疫证书，注明果园和包装厂名称或注册号码，并在附加声明中注明：“This consignment complies with the requirements specified in the Protocol of Phytosanitary Requirements for Export of Fresh Watermelons from Viet Nam to China, and is free from quarantine pests of concern to China.”（该批货物符合越南鲜食西瓜输华植物检疫议定书要求，不带中方关注的检疫性有害生物。）

130. 越南鲜食香蕉

（1）依据文件

《关于进口越南鲜食香蕉植物检疫要求的公告》（海关总署公告 2022 年第 108 号）。

（2）商品范围

鲜食香蕉（学名 *Musa spp.*，英文名 Banana），仅限开花后 10—16 周内采收的未成熟且果皮未开裂的青香蕉。

（3）商品产地

越南香蕉产区。

（4）证书要求

经检疫合格的，MARD（越南社会主义共和国农业与农村发展部）应按国际植物检疫措施标准第 12 号（ISPM 12）出具植物检疫证书，注明果园和包装厂名称或注册代码，并填写以下附加声明：“This consignment complies with requirements specified in the Protocol of Phytosanitary Requirements for Export of Fresh Bananas from Viet Nam to China, and is free from the quarantine pests of concern to China.”（该批货物符合越南鲜食香蕉输华植物检疫要求的议定书，不带中方关注的检疫性有害生物。）

131. 越南鲜食椰子

（1）依据文件

《关于进口越南鲜食椰子植物检疫要求的公告》（海关总署公告 2024 年第 108 号）。

（2）商品范围

鲜食椰子（包括果柄≤5cm 的绿色椰子和去皮椰子，以下简称椰子），学名 *Cocos nucifera*，英文名 Coconut。

（3）商品产地

越南椰子产区。

（4）证书要求

经检疫合格的货物，越方应按国际植物检疫措施标准第 12 号（ISPM 12）出具植物检疫证书，注明果园和包装厂名称或其注册号码，并填写以下附加声明：“This consignment complies with requirements specified in the Protocol of Phytosanitary Requirements for Export of Fresh Coconuts from Viet Nam to China, and is free from the quarantine pests of concern to China.”（该批货物符合越南鲜食椰子输华植物检疫议定书要求，不带中方关注的检疫性有害生物。）

132. 赞比亚鲜食蓝莓

（1）依据文件

《关于进口赞比亚鲜食蓝莓植物检疫要求的公告》（海关总署公告 2023 年第 120 号）。

（2）商品范围

鲜食蓝莓，学名 *Vaccinium* L.，英文名 Blueberry。

（3）商品产地

赞比亚 Chisamba 地区。

（4）证书要求

①经检疫合格的输华蓝莓，赞方应出具植物检疫证书，注明果园和包装厂名称或代码，并用英文填写以下附加声明："This consignment of blueberries complies with requirements specified in the Protocol of Phytosanitary Requirements for Export of Zambian Fresh Blueberries to China, and is free from any quarantine pests of concern to China."（该批货物符合赞比亚鲜食蓝莓输华植物检疫议定书要求，不带中方关注的检疫性有害生物。）

②对于实施出口前检疫处理的输华蓝莓，需在植物检疫证书上注明处理温度、持续时间及处理设施名称或编号等信息。对于实施运输途中冷处理的，应在植物检疫证书上标注"Cold treatment in transit"（途中冷处理），并注明处理温度、持续时间、集装箱号码及封识号码等。

133. 智利鳄梨

（1）依据文件

《关于进口乌兹别克斯坦樱桃、乌拉圭柑橘和智利鳄梨植物检验检疫要求的公告》（国家质检总局公告 2017 年第 55 号）。

（2）商品范围

鲜食鳄梨，学名 *Perseaamericana* Mills，英文名 Avocado，仅限于 Hass 品种智利鳄梨产区。

（3）商品产地

智利鳄梨产区。

（4）证书要求

经检疫合格的，智利共和国部下属的农牧局（SAG）或 SAG 授权人员应出具植物检疫证书，注明集装箱号，并填写以下附加声明："该批鳄梨符合《中华人民共和国国家质检总局与智利共和国农业部关于智利鲜食鳄梨输华植物检疫要求的议定书》，不带中方关注的检疫性有害生物"。

134. 智利鲜食核果

（1）依据文件

《关于进口智利鲜食核果植物检疫要求的公告》（海关总署公告 2023 年第 138 号）。

（2）商品范围

鲜食核果，包括油桃 Prunus persica var. nectarina、桃 Prunus persica、杏 Prunus armeniaca 和李 Prunus domestica / Prunus salicina。

（3）商品产地

智利核果产自覆盖科金博第四大区和阿劳卡尼亚第九大区之间的区域，包括首都区（MR）和尼布勒第十六大区。

（4）证书要求

①经检疫合格的核果，智方应出具植物检疫证书，注明果园和包装厂名称或注册号，并填写以下附加声明："This consignment complies with the requirements specified in the Protocol of Phytosanitary Requirements for Export of Fresh Stone fruits from Chile to China, and is free from any quarantine pests of concern to China."（该批货物符合智利鲜食核果输华植物检疫议定书要求，不带中方关注的检疫性有害生物。）

②对于实施出口前冷处理的智利核果，需在植物检疫证书上注明处理温度、持续时间及处理设施名称或代码等信息。对于实施运输途中冷处理的，应在植物检疫证书上标注"Cold treatment in transit”（途中冷处理），并注明冷处理的温度、持续时间、集装箱号码及封识号码等。

135. 智利水果（冷藏船运输）

（1）依据文件

《关于进口智利水果冷藏船运输检疫要求的公告》（海关总署公告 2019 年第 1 号）。

（2）商品范围

采用“冷藏船运输”方式进境的智利水果，指获得中国检疫准入的水果。

（3）商品产地

智利。

（4）证书要求

每个船舱内所装载的水果托盘信息应在植物检疫证书及其附件上注明。智利农牧局按照议定书要求对输华水果进行检疫、出具植物检疫证书。在植物检疫证书附加声明栏中注明“冷藏船运输”方式（chartered reefer ships）、运输路线、船舱号和托盘号。

136. 智利水果（途经第三国转运输华的海空联运）

（1）依据文件

《关于进口智利鲜食水果途经第三国转运输华的海空联运检疫要求的公告》（海关总署公告 2018 年第 204 号）；海关总署公告 2024 年第 203 号（关于进口智利鲜食水果途经第三国转运输华的海空联运检疫补充要求的公告）。

（2）商品范围

采用“海空联运”方式进境的智利鲜食水果，指获得中国检疫准入的水果。

允许智利鲜食水果途经墨西哥采用“海空联运”方式进境。

（3）商品产地

智利。

（4）证书要求

智方按照相关议定书要求对输华水果进行检疫、出具植物检疫证书，并在证书上注明托盘识别码。

智利鲜食水果途经墨西哥采用“海空联运”方式进境的，代表智利共和国农业部的智利农牧局必须根据双边议定书中规定的要求对输华水果进行检疫、出具植物检疫证书，并在识别标记部分注明：“途经墨西哥的海运空运”。

137. 智利鲜食蓝莓

（1）依据文件

《关于进口智利鲜食蓝莓植物检验检疫要求的公告》（国家质检总局公告 2011 年第 207 号）。

（2）商品范围

新鲜蓝莓果实（学名 *Vaccinium* L.，英文名 Blueberry）。

（3）商品产地

智利第三大区至第十一大区和第十四大区以及首都大区。

（4）证书要求

在植物检疫证书附加声明栏中注明：“This batch of blueberries complies with the Protocol of Phytosanitary Requirements for Export of Chilean Fresh Blueberries to China between the Chilean Ministry of Agriculture and the General Administration for Quality Supervision, Inspection and Quarantine of the People's Republic of China. It is free from any quarantine pests of concern to China.”（该批蓝莓符合中华人民共和国国家质检总局与智利共和国农业部关于智利鲜食蓝莓输往中国植物检疫要求的议定书，不带中方关注的检疫性有害生物。）

对于实施出口前冷处理的，应在植物检疫证书上注明冷处理的温度、持续时间及处理设施名称或编号、集装箱号码等。对于实施运输途中冷处理的，应在植物检疫证书上注明冷处理的温度、处理时间、集装箱号码及封识号码等。

138. 智利鲜食柑橘

（1）依据文件

《关于进口智利鲜食柑橘植物检疫要求的公告》（海关总署公告 2020 年第 67 号）。

（2）商品范围

鲜食柑橘，包括桔及其杂交种（*Citrus reticulata* and its hybrids）、葡萄柚（*Citrus paradisi*）、橙（*Citrus sinensis*）和柠檬（*Citrus limon*）。

（3）商品产地

智利第三大区（阿塔卡玛 Atacama）至第六大区（奥希金斯将军解放者 O' Higgins），以及圣地亚哥首都大区（Metropolitan Region，MR）。

（4）证书要求

经检疫合格的柑橘，由智利共和国农业部的智利农牧局（SAG）签发植物检疫证书，并在附加声明栏中用英文注明："This consignment is in compliance with the requirements specified in the Protocol of Phytosanitary Requirements for Export of Chilean Fresh Citrus to China, and is free from quarantine pests of concern to China."（该批货物符合智利鲜食柑橘输华植物检疫要求的议定书，不带有中方关注的检疫性有害生物。）

对于实施出口前冷处理的，必须在植物检疫证书上注明处理温度、持续时间以及完成该处理设施的 SAG 代码等信息。对于实施运输途中冷处理的，必须在证书中用英文注明："cold treatment in transit"（运输途中冷处理），以及处理温度、持续时间、集装箱号和封识号。

139. 智利鲜梨

（1）依据文件

《关于允许进口智利鲜梨的公告》（海关总署公告 2019 年第 88 号）。

（2）商品范围

智利鲜梨（学名 *Pyrus communis* L.，英文名 Pear）。

（3）商品产地

智利科金博（Coquimbo）第四大区到阿劳卡尼亚（Araucania）第九大区的地区，包括首都大区（Metropolitan Region，MR）。

（4）证书要求

经检疫合格的鲜梨，由 SAG 签发植物检疫证书，并在附加声明栏中注明："该批货物符合智利鲜梨输往中国植物检疫要求的议定书，不带有中方关注的检疫性有害生物。"（This consignment is in compliance with the requirements specified in the Protocol of Phytosanitary Requirements for Chilean Fresh Pear Exports to China and is free from quarantine pests of concern to China.）

对于实施出口前实施冷处理的，应在植物检疫证书上注明处理温度、持续时间以及完成该处理设施的 SAG 批准代码。对于实施运输途中冷处理的，应在植物检疫证书中注明"cold treatment in transit（运输途中冷处理）"，以及处理温度、持续时间、集装箱号和封识号。

140. 中国台湾梨

（1）依据文件

《关于台湾梨输往大陆植物检验检疫要求的公告》（国家质检总局公告 2011 年第 190 号）。

（2）商品范围

新鲜梨果实，学名 *Pyrus pyrifolia*，英文名 Pear。

（3）商品产地

台湾梨产区。

（4）证书要求

经检疫合格的，台湾农业部门植保组织或其授权人员应出具有关证明文件，注明集装箱号码，并填写以下附加声明："该批梨符合台湾梨输往大陆检验检疫管理规范，不带大陆关注的检疫性有害生物。"

141. 中国台湾葡萄

（1）依据文件

《关于台湾葡萄输往大陆植物检验检疫要求的公告》（国家质检总局公告 2015 年第 68 号）。

（2）商品范围

新鲜葡萄果穗，学名 *Vitis vinifera Linn*，英文名 Table Grapes。

（3）商品产地

台湾葡萄产区。

（4）证书要求

经检疫合格的，台湾农业部门植保组织或其授权人员应出具有关证明文件，注明集装箱号码，并填写以下附加声明："该批葡萄符合台湾葡萄输往大陆检验检疫要求，不带大陆关注的检疫性有害生物。"

五、烟草

（一）产品范围

烟草，包括烟叶及烟草薄片。

（二）所需单证要点

1. 输出国家（地区）官方植物检疫证书。

2. 原产地证书。

（三）审单要点

1. 核实该批烟叶是否已按要求实施预检且提供单证与预检信息一致（适用需实施预检国家的进境烟叶）。

2. 审核植物检疫证书真实性、完整性、有效性、与检验检疫申报信息的一致性，是否符合相关要求（包括各国检验检疫要求、议定书等）。

（四）特定国家和地区进境要求

1. 阿根廷烟叶

（1）依据文件

《关于印发〈阿根廷烟叶进境植物检疫要求〉的通知》（国质检动〔2006〕583 号）。

（2）商品范围

经过初烤、复烤的烤烟和白肋烟。

（3）商品产地

允许进境商品名称及产地产自阿根廷 Tucuman、Misiones、Salta、Jujuy4 个省，经过初烤、复烤的烤烟和白肋烟。

（4）证书要求

对符合两国议定书要求的输华烟叶，阿方应按国际植物保护组织的标准签发植物检疫证书，并在植物检疫证书附加声明栏中注明："本批烟叶符合 2006 年 10 月 3 日签署的阿根廷烟叶输华植物卫生要求议定书的规定，不带有烟霜霉病等中方关注的检疫性有害生物及土壤。"（The consignment is in compliance with requirements described in the protocol of phytosanitary requirements for the export of tobacco leaves from argentina to china signed on October 3，2006，and is free from tbm and other quarantine pests and soil.)

2. 保加利亚烟叶

（1）依据文件

《关于进口保加利亚烟叶植物检疫要求的公告》（海关总署公告 2021 年第 21 号）。

（2）商品范围

经过调制、打叶和复烤加工后的烤烟烟叶（学名 *Nicotiana tabacum*，英文名 Tobacco leaves）。

（3）商品产地

保加利亚烟叶产区。

（4）证书要求

经检验检疫合格的烟叶，保加利亚食品安全局签发植物检疫证书，并填写以下附加声明：“THIS BATCH OF TOBACCO LEAVES COMPLIES WITH THE PROTOCOL OF PHYTOSANITARY REQUIREMENTS FOR EXPORT OF TOBACCO LEAVES FROM BULGARIA TO CHINA. IT IS FREE OF ANY QUARANTINE PESTS CONCERNED TO CHINA.”（本批烟叶符合保加利亚烟叶输华植物检疫要求，不带有任何中方关注的检疫性有害生物。）

3. 多米尼加雪茄烟叶

（1）依据文件

《关于进口多米尼加雪茄烟叶植物检疫要求的公告》（海关总署公告 2018 年第 186 号）。

（2）商品范围

雪茄烟叶（*Nicotiana tabacum*）。

（3）商品产地

多米尼加雪茄烟叶产区。

（4）证书要求

经检验检疫合格的，MA/RD（多米尼加农业部）签发植物检疫证书，并填写以下附加声明：“本批烟叶符合多米尼加共和国雪茄烟叶输华植物检疫要求，不带有中方关注的检疫性有害生物。”（THIS BATCH OF CIGAR TOBACCO LEAVES COMPLIES WITH THE PROTOCOL OF PHYTOSANITARY REQUIREMENTS FOR EXPORT OF CIGAR TOBACCO LEAVES FROM THE DOMINICAN REPUBLIC TO THE PEOPLE'S REPUBLIC OF CHINA. IT IS FREE OF ANY QUARANTINE PESTS CONCERNED TO CHINA.)

4. 加拿大烤烟

（1）依据文件

《关于允许进口加拿大烤烟有关要求的公告》（国家质检总局公告 2001 年第 37 号）。

（2）商品范围

烤烟。

（3）商品产地

加拿大安大略省（及其他省）。

（4）证书要求

加拿大烤叶向中国出口前，海关总署将派检疫人员随中国烤烟采购团，赴加拿大对拟采购的烤烟实施预检。经预检合格的烤烟，方可签署贸易合同及允许输往中国，加方将对列入合同烤烟批次签发植物检疫证书。

5. 美国烟叶

（1）依据文件

《允许进口美国烟叶有关要求的公告》（农业部、国家出入境检验检疫局公告 2001 年第 151 号）。

（2）商品范围

产于美国，并在美国经过调制和加工（打叶和复烤）后的烤烟和白肋烟。

（3）商品产地

美国。

（4）证书要求

美国输往中国的烟叶不得带有烟草霜霉菌卵孢子或者活的孢囊孢子、菌丝以及其他检疫性有害生物。美国官方检疫部门对输往中国的烟叶监督加工并进行严格检疫，对符合检疫要求的烟叶出具植物检疫证书，并在证书上注明烟叶的批次编号（合同编号）及烟草种植的州和县。没有上述植物检疫证书的美国烟叶不得入境。

6. 马拉维烟叶

（1）依据文件

《关于印发〈马拉维烟叶进境植物检疫要求〉的通知》（国质检动〔2009〕62号）。

（2）商品范围

经钏烤、复烤的烟叶，包括烤烟（英文名 Flue-cured tobacco leaves）和白肋烟（英文名 Burley tobacco leaves）。

（3）商品产地

马拉维全境。

（4）证书要求

马方应对输华烟叶进行出口检验检疫，对符合中方检疫要求的，应按国际植物保护组织有关标准签发植物检疫证书，并在植物检疫证书附加声明栏中注明："The consignment is in compliance with requirements described in the Agreement of Phytosanitary Requirements for the Export of tobacco leaves from Malawi to China signed in Beijing on March 25, 2008, and is free from tobacco blue mold and other quarantine pests and soil."（本批烟叶符合2008年3月25日在北京签署的关于马拉维输华烟叶植物检疫要求协议的规定，不带烟霜霉病等检疫性有害生物及土壤。）

六、饲料和饲料添加剂

（一）产品范围

饲料，指经种植、养殖、加工、制作的供动物食用的产品及其原料，包括饵料用活动物、饲料用（含饵料用）冰鲜冷冻动物产品及水产品、加工动物蛋白及油脂、宠物食品及咬胶、饲草类、青贮料、饲料粮谷类、糠麸饼粕渣类、加工植物蛋白及植物粉类、配合饲料、添加剂预混合饲料等。

饲料添加剂，指饲料加工、制作、使用过程中添加的少量或者微量物质，包括营养性饲料添加剂、一般饲料添加剂等，不包含药物饲料添加剂。

加工动物蛋白及油脂，包括肉粉（畜禽）、肉骨粉（畜禽）、鱼粉、鱼油、鱼膏、虾粉、鱿鱼肝粉、鱿鱼粉、乌贼膏、乌贼粉、鱼精粉、干贝精粉、血粉、血浆粉、血球粉、血细胞粉、血清粉、发酵血粉、动物下脚料粉、羽毛粉、水解羽毛粉、水解毛发蛋白粉、皮革蛋白粉、蹄粉、角粉、鸡杂粉、肠膜蛋白粉、明胶、乳清粉、乳粉、蛋粉、干蚕蛹及其粉、骨粉、骨灰、骨炭、骨制磷酸氢钙、虾壳粉、蛋壳粉、骨胶、动物油渣、动物脂肪、饲料级混合油、干虫及其粉等。

（二）文件依据

1.《进出口饲料和饲料添加剂检验检疫监督管理办法》（国家质检总局令第118号公布，根据国家质检总局令第184号和海关总署令第238号、第240号、第243号、第262号修正）。

2.《进境动植物检疫审批管理办法》（国家质检总局令第25号公布，根据国家质检总局令第170号和海关总署令第238号、第240号、第262号修正）。

3.《关于修订进出口饲料和饲料添加剂风险级别及检验检疫监管方式的公告》（国家质检总局公告 2015 年第 144 号）。

4.《关于复制推广自由贸易试验区新一批改革试点经验的公告》（国家质检总局公告 2016 年第 120 号）。

（三）管理要求

1. 准入要求

海关总署对饲料和饲料添加剂实施检疫准入制度。

禁止从日本福岛县、群马县、枥木县、茨城县、宫城县、新潟县、长野县、埼玉县、东京都、千叶县 10 个都县进口饲料。

2. 国外生产、加工、存放单位注册登记

海关总署对允许进口饲料和饲料添加剂的国家或者地区的生产企业实施注册登记制度，进口饲料应当来自注册登记的境外生产企业。

3. 进境动植物检疫审批

在《进出口饲料和饲料添加剂风险级别及检验检疫监管方式》（见表 11-2）清单中“进口检验检疫监管方式”中列明要求的产品应办理进境动植物检疫审批。收货人应当在签订贸易合同前办理检疫审批手续，取得进境动植物检疫许可。

4. 进口企业备案

海关对饲料进口企业（以下简称进口企业）实施备案管理。进口企业应当在首次申报前或者申报时向所在地海关备案。

5. 存放、加工场所检疫监督

海关总署对《进出口饲料和饲料添加剂风险级别及检验检疫监管方式》清单中风险级别列为“Ⅰ级”的饲料进口后的存放、加工场所实施检疫监督。

（四）所需单证要点

1. 输出国家或者地区官方签发的检验检疫证书（适用于《进出口饲料和饲料添加剂风险级别及检验检疫监管方式》中进口检验检疫监管方式列明的产品），包括植物检疫证书、兽医卫生证书（适用于饲草、青贮饲料等，以“（六）特定国家和地区进境要求”列明为准）。

2. 进境动植物产品检疫许可（适用于《进出口饲料和饲料添加剂风险级别及检验检疫监管方式》中进口检验检疫监管方式列明的产品）。

3. 进口日本饲料时，还应随附日本官方出具的原产地证明。

（五）审单要点

1. 允许进口的饲料和饲料添加剂种类及输出国家或者地区名单可在海关总署网站动植物检疫司页面（http：//dzs. customs. gov. cn/）查询：

允许进口的动物源性饲料种类及输出国家或者地区名单，可在“企业信息—动物产品类—动物源性饲料”部分、查询；

允许进口的植物源性饲料种类及输出国家或者地区名单，可在“检疫要求和警示信息”下“准予进口农产品名单”部分查询；

允许进口饲料添加剂和预混料产品及输出国家（地区）名单，可在“企业信息—动物产品类—饲料添加剂”部分查询。

2. 已获得注册登记的企业名单可在海关总署网站动植物检疫司页面（http：//dzs. customs. gov. cn/）查询：

动物源性饲料企业在“企业信息—动物产品类—动物源性饲料”部分查询；

植物源性饲料企业在“企业信息—植物产品类—植物源性饲料”部分查询；

饲料添加剂和预混料企业“企业信息—动物产品类—饲料添加剂”部分查询。

3. 进境动植物检疫许可。对检疫许可的批准数（重）量进行核销。许可应在有效期之内。检验检疫申报的产品种类、来源国家或地区、境外生产加工企业、进境口岸、流向地区应与进境动植物检疫许可一致。

4. 植物粉类（如玉米蛋白粉等经过特殊工艺的），青贮饲料不需要提交进境动植物检疫许可；饲料样品（重量、件数等特征符合饲料样品的管理要求），免于核查输出国家或地区动植物检疫证书，需提供产品动植物成分说明和饲料样品的用途说明；不含动物源性成分但含植物粉类成分的饲料添加剂，免于核查输出国家或地区动植物检疫证书，需提供产品成分说明和植物粉类成分经过深加工处理的工艺说明。

5. 饲料样品（重量、件数等特征符合饲料样品的管理要求）：免于核查输出国家或地区动植物检疫证书，但需提供产品动植物成分说明；饲料样品的用途说明。

6. 荷兰饲料用奶制品的官方证书可通过检验检疫电子证书信息交换核查系统进行核查核销。

7. 进口日本饲料时，还应随附日本官方出具的原产地证明。

8. 企业资质栏目：应选取“306-进口饲料和饲料添加剂企业注册登记”“322-饲料进口企业备案”，并分别填写注册登记编号和备案编号等信息。

产品资质栏目：应选取“325-进境动植物产品检疫许可”（适用需要办理动植物检疫审批的），并填写许可编号等信息；申报为转基因产品的（适用于苜蓿、甜菜粕、油菜籽粕等），还应选取“330-农业转基因生物安全证书（进口）”，并填写证书编号等信息。

货物属性栏目：根据货物申报是否含有转基因成分，选择“16-转基因产品”或“17-非转基因产品”。

货物用途栏目：应选择“18-饲用”。

表 11-2　进出口饲料和饲料添加剂风险级别及检验检疫监管方式

（2024 年 6 月版）

类别	种类		风险级别	进口检验检疫监管方式	出口检验检疫监管方式
动物源性饲料	饵料用活动物		Ⅰ级	进口前须申请并取得“进境动植物检疫许可”；进口时查验检疫证书并实施检疫；对进口后的隔离、加工场所实施检疫监督。	符合进口国家或地区的要求
	饲料用（含饵料用）冰鲜冷冻动物产品		Ⅰ级	进口前须申请并取得“进境动植物检疫许可”（鱼粉除外）；进口时查验检疫证书并实施检疫；对进口后的加工场所实施检疫监督。	符合进口国家或地区的要求
	饲料用（含饵料用）水产品		Ⅲ级	进口时查验检疫证书并实施检疫。	符合进口国家或地区的要求
	加工动物蛋白及油脂		Ⅱ级	进口前须申请并取得“进境动植物检疫许可”（另有规定的按照相关要求执行）；进口时查验检疫证书并实施检疫。	符合进口国家或地区的要求
	宠物食品和咬胶	生的宠物食品	Ⅰ级	进口前须申请并取得“进境动植物检疫许可”；进口时查验检疫证书并实施检疫，对进口后的加工场所实施检疫监督。	符合进口国家或地区的要求
		其他	Ⅱ级	进口前须申请并取得“进境动植物检疫许可”（另有规定的按照相关要求执行）；进口时查验检疫证书并实施检疫。	符合进口国家或地区的要求

表11-2 续

类别	种类		风险级别	进口检验检疫监管方式	出口检验检疫监管方式
植物源性饲料	饲料粮谷类		Ⅰ级	进口前须申请并取得“进境动植物检疫许可”；进口时查验检疫证书并实施检疫；对进口后的加工场所实施检疫监督。	符合进口国家或地区的要求
	饲料用草籽		Ⅰ级	进口前须申请并取得“进境动植物检疫许可”；进口时查验检疫证书并实施检疫；对进口后的加工场所实施检疫监督。	符合进口国家或地区的要求
	饲草类		Ⅱ级	进口时查验检疫证书并实施检疫。	符合进口国家或地区的要求
	加工植物蛋白、糠麸饼粕渣类	来自TCK疫区的麦麸	Ⅰ级	进口时查验检疫证书并实施检疫；对进口后的加工场所实施检疫监督。	符合进口国家或地区的要求
		其他	Ⅱ级	进口时查验检疫证书并实施检疫。	符合进口国家或地区的要求
	青贮料		Ⅲ级	进口时查验检疫证书并实施检疫。	符合进口国家或地区的要求
	植物粉类		Ⅲ级	进口时查验检疫证书并实施检疫。	符合进口国家或地区的要求
配合饲料			Ⅱ级	进口前须申请并取得“进境动植物检疫许可”（另有规定的按照相关要求执行）；进口时查验检疫证书并实施检疫。	符合进口国家或地区的要求
饲料添加剂、添加剂预混合饲料	含动物源性成分		Ⅱ级	进口前须申请并取得“进境动植物检疫许可”（另有规定的按照相关要求执行）；进口时查验检疫证书并实施检疫。	符合进口国家或地区的要求
	不含动物源性成分但含植物源性成份		按所含的植物源性成份分级	参照对应植物源性成份的监管方式。	符合进口国家或地区的要求
	其他		Ⅳ级	进口时实施检疫。	符合进口国家或地区的要求

（六）特定国家和地区进境要求

1. 阿根廷豆粕

（1）依据文件

《关于进口阿根廷豆粕检验检疫要求的公告》（海关总署公告2019年第146号）。

（2）商品范围

阿根廷豆粕（Soybean meal），指在阿根廷境内种植的大豆经压榨和浸出等工艺制取分离油脂后的副产品。

（3）商品产地

阿根廷。

（4）证书要求

每批输华豆粕应随附SENASA（阿根廷共和国农牧渔业部下属的国家农业食品质量卫生局）出具的符合国际植物检疫措施标准第12号要求的植物检疫证书。植物检疫证书应注明加工厂名称和注册登记号码、集装箱或运输工具号码等信息；如果豆粕在输出前或运输途中经除害处理的，应注明除害处理方式及处理指标等信息。

在植物检疫证书附加声明栏中注明："This consignment complies with the requirements described in the protocol of sanitary and phytosanitary requirements for the export of soybean meal from the the Republic of Argentine to the People's Republic of China ."（该批货物符合中华人民共和国海关总署与阿根廷农牧渔业部关于阿根廷豆粕输华卫生与植物卫生要求议定书要求。）

2. 阿根廷苜蓿草

（1）依据文件

《关于进口阿根廷苜蓿草检验检疫要求的公告》（国家质检总局公告 2015 年第 133 号）。

（2）商品范围

苜蓿草（*Medicago sativa* L.），是指在阿根廷共和国生产、经二次压缩的苜蓿草捆。

（3）商品产地

阿根廷。

（4）证书要求

SENASA（阿根廷共和国农牧渔业部下属的国家农业食品卫生质量局）仅允许经检疫合格的苜蓿草输往中国。经检疫合格的，SENASA 应出具官方植物检疫证书。

3. 埃及甜菜粕

（1）依据文件

《关于进口埃及甜菜粕检验检疫要求的公告》（海关总署公告 2018 年第 202 号）。

（2）商品范围

输华甜菜粕（Sugar beet pulp），指埃及生产的甜菜块根经清洗、扩散、挤压、干燥和制粒等工艺分离蔗糖后的制糖残余物干燥颗粒。

（3）商品产地

埃及。

（4）证书要求

每批输华甜菜粕，埃方应依照国际植物检疫措施标准第 12 号（ISPM 12）出具植物检疫证书。证书上应注明生产企业名称和注册登记号码，集装箱号码或船舶名称（散装船运时）等信息；输出前或运输途中经除害处理的，应注明除害处理方式及处理指标等信息，并在附加声明栏中注明："The consignment is free form quarantine pests of China concern and complies with the requirements of the Memorandum of Understanding for sanitary and phytosanitary requirements for the export of sugar beet pulp from Egypt to China between the Ministry of Agriculture and Land Reclamation of the Arab Republic of Egypt and the General Administration of Customs of the People's Republic of China."（该批货物符合"中华人民共和国海关总署与埃及农业与土地开垦部关于埃及甜菜粕输华卫生与植物卫生条件的谅解备忘录"要求，不带有中方关注的检疫性有害生物。）

4. 巴基斯坦菜籽粕

（1）依据文件

《关于进口巴基斯坦菜籽粕检验检疫要求的公告》（国家质检总局公告 2017 年第 22 号）。

（2）商品范围

菜籽粕（Rapeseed meal，包括 Canola meal）是指在巴基斯坦生产的油菜籽经压榨和浸出等工艺制取分离油脂后的残余物。

（3）商品产地

巴基斯坦。

（4）证书要求

离境前，巴基斯坦伊斯兰共和国国家食品安全研究部（MNFSR）应按照双边要求对菜籽粕进行现场检疫。如经检疫发现活的有害生物，应不准该批菜籽粕输往中国。经检验检疫合格的菜籽粕，MNFSR 应出具官方植物检疫证书。

5. 巴基斯坦虎尾草

（1）依据文件

《关于进口巴基斯坦虎尾草检验检疫要求的公告》（海关总署公告 2022 年第 97 号）。

（2）商品范围

虎尾草（*Chloris gayana Kunth*）是指在巴基斯坦境内种植，经高压压缩的虎尾草捆。

（3）商品产地

巴基斯坦。

（4）证书要求

①植物检疫证书

每批输华虎尾草应随附巴基斯坦官方出具的符合国际标准的植物检疫证书。植物检疫证书应注明加工企业名称和注册登记号码、集装箱或运输工具号码等信息，并在附加声明中注明“This consignment complies with the Protocol between the General Administration of Customs of the People's Republic of China and the Ministry of National Food Security & Research of the Islamic Republic of Pakistan on the sanitary and phytosanitary requirements for rhodes grass exported from the Islamic Republic of Pakistan to the People's Republic of China and free of pests of quarantine of concern to the People's Republic of China”（该批货物符合中华人民共和国海关总署与巴基斯坦伊斯兰共和国粮食安全与研究部关于巴基斯坦虎尾草输华卫生与植物卫生要求议定书规定，不带中方关注的检疫性有害生物）。

②兽医卫生证书

巴基斯坦官方应出具兽医卫生证书，证明以下内容：

Ⅰ. 无明显的动物源性物料污染；

Ⅱ. 经过以下任一方法处理，如果打捆包装，则应保证处理作用能达到草捆中心：

——蒸汽密闭仓内处理，草捆中心温度达到 80℃，至少 10 分钟；

——或用 35%-40% 甲醛溶液（甲醛气体）在密闭室内熏蒸，温度 19℃以上，至少熏蒸 8 小时；

或者，

Ⅲ. 在获准出口前，已储存至少 4 个月。

6. 巴西橙纤维颗粒

（1）依据文件

《关于进口巴西橙纤维颗粒检验检疫要求的公告》（海关总署公告 2022 年第 81 号）。

（2）商品范围

以巴西境内种植的柑桔类水果为原料，对提取果汁后的柑桔皮、籽、果肉残渣等混合物进行浸灰、压榨、干燥和制粒后得到的副产品。除石灰外，在加工过程中不添加其他任何化学添加剂。

（3）商品产地

巴西。

（4）证书要求

每批输华橙纤维颗粒应随附由巴方出具的植物检疫证书。在植物检疫证书附加声明栏中注明：“This consignment complies with the requirements described in the protocol of sanitary and phytosanitary requirements for the export of citric pulp pellet from the Federative Republic of Brazil to the People's Republic of China.”（该批货物符合巴西橙纤维颗粒输华卫生与植物卫生要求议定书的要求。）植物检疫证书

应注明加工企业名称和注册登记号码、集装箱或运输工具号码等信息。出口前或运输途中经除害处理的，应在证书中注明除害处理方式及处理指标等信息。

每批输华橙纤维颗粒应根据加工企业制定的质量管理体系进行检测，并随附巴方出具的国际卫生证书。

7. 巴西大豆蛋白

（1）依据文件

《关于进口巴西大豆蛋白检验检疫要求的公告》（海关总署公告2022年第86号）。

（2）商品范围

以巴西境内种植的大豆为原料，分离油脂产生的低温大豆粕，在去除其中非蛋白成分后获得的产品，蛋白质含量不低于65%（以干基计）。

（3）商品产地

巴西。

（4）证书要求

每批输华大豆蛋白应随附由巴方按照国际植物检疫措施标准第12号《植物检疫证书准则》要求出具的植物检疫证书。在植物检疫证书附加声明栏中注明："This consignment complies with the requirements described in the protocol of sanitary and phytosanitary requirements for the export of soy protein from the Federative Republic of Brazil to the People's Republic of China."（该批货物符合巴西大豆蛋白输华卫生与植物卫生要求议定书的要求。）同时，注明加工企业名称和注册登记号码、集装箱或运输工具号码等信息。出口前或运输途中经除害处理的，应在证书中注明除害处理方式及处理指标等信息。

每批输华大豆蛋白应根据加工企业制定的质量管理体系进行检测，并随附巴方出具的国际卫生证书。

8. 巴西豆粕

（1）依据文件

《关于进口巴西豆粕检验检疫要求的公告》（海关总署公告2022年第80号）。

（2）商品范围

豆粕（Soybean meal），指在巴西境内种植的大豆经压榨和浸出等工艺制取分离油脂后的副产品。

（3）商品产地

巴西。

（4）证书要求

每批输华豆粕应随附由巴方按照国际植物检疫措施标准第12号《植物检疫证书准则》要求出具的植物检疫证书。在植物检疫证书附加声明栏中注明："This consignment complies with the requirements described in the protocol of sanitary and phytosanitary requirements for the export of soybean meal from the Federative Republic of Brazil to the People's Republic of China ."（该批货物符合巴西豆粕输华卫生与植物卫生要求议定书的要求。）同时，注明加工企业名称和注册登记号码、集装箱或运输工具号码等信息。出口前或运输途中经除害处理的，应在证书中注明除害处理方式及处理指标等信息。

每批输华豆粕应根据加工企业制定的质量管理体系进行检测，并随附巴方出具的国际卫生证书。

9. 巴西陆生动物蛋白饲料

（1）依据文件

《关于进口巴西陆生动物蛋白饲料检疫和卫生要求的公告》（海关总署公告2023年第46号）。

（2）商品范围

禽源性蛋白饲料和猪源性蛋白饲料，包括肉粉、骨粉、肉骨粉、血粉和羽毛粉等。

（3）商品产地

巴西。

（4）证书要求

巴方负责对经检验检疫符合双方议定书要求的每批输华陆生动物蛋白饲料出具兽医卫生证书。

10. 巴西棉籽粕

（1）依据文件

《关于进口巴西棉籽粕检验检疫要求的公告》（海关总署公告 2019 年第 173 号）。

（2）商品范围

棉籽粕（Cottonseed meal），指在巴西境内种植的棉籽经压榨、浸提等工艺分离油脂后而生产的副产品。

（3）商品产地

巴西。

（4）证书要求

每批输华棉籽粕应随附 MAPA（巴西农牧业和食品供应部）出具的符合国际植物检疫措施标准第 12 号要求的植物检疫证书。植物检疫证书应注明加工厂名称和注册登记号码、集装箱或运输工具号码等信息。出口前或运输途中经除害处理的，应注明除害处理方式及处理指标等信息。

在植物检疫证书附加声明栏中注明："This consignment complies with the requirements described in the protocol of sanitary and phytosanitary requirements for the export of cottonseed meal from the Federative Republic of Brazil to the People's Republic of China ."（该批货物符合中华人民共和国海关总署与巴西联邦共和国农牧业和食品供应部关于巴西棉籽粕输华卫生与植物卫生要求议定书的要求。）

11. 巴西饲用水生动物蛋白及油脂

（1）依据文件

《关于进口巴西饲用水生动物蛋白及油脂检疫和卫生要求的公告》（海关总署公告 2024 年第 179 号）。

（2）商品范围

指水生动物（水生哺乳动物除外）及其加工过程中产生的副产品制成的鱼粉、鱼油等动物源性饲料。

（3）商品产地

巴西。

（4）证书要求

巴方根据巴西法律法规和议定书要求对输华饲用水生动物蛋白及油脂实施检验检疫，合格的出具兽医卫生证书，证明符合有关议定书的要求。

12. 白俄罗斯菜籽粕和豆粕

（1）依据文件

《关于进口白俄罗斯菜籽粕和豆粕检验检疫要求的公告》（海关总署公告 2022 年第 95 号）。

（2）商品范围

菜籽粕（Rapeseed meal）和豆粕（Soybean meal），指在白俄罗斯境内种植的油菜籽和大豆经压榨和浸出等工艺制取分离油脂后的副产品。

（3）商品产地

白俄罗斯。

（4）证书要求

每批输华菜籽粕和豆粕应随附由白方按照国际植物检疫措施标准第 12 号《植物检疫证书准则》

要求出具的植物检疫证书。在植物检疫证书附加声明栏中注明："The consignment complies with the requirements of the Protocol of sanitary and phytosanitary requirements for the export of the rapeseed meal and soybean meal from Belarus to China and is free from quarantinepests of China´s concern."（该批货物符合白俄罗斯菜籽粕、豆粕输华卫生与植物卫生要求议定书要求，不带中方关注的检疫性有害生物。）同时，注明加工企业名称和注册登记号码、集装箱号码或船舶名称（散装船运时）等信息。出口前或运输途中经除害处理的，应在证书中注明除害处理方式及处理指标等信息。

每批输华菜籽粕和豆粕应由加工企业依据其实验室检测计划进行检测并随附白方出具的安全卫生声明。

13. 白俄罗斯甜菜粕

（1）依据文件

《关于进口白俄罗斯甜菜粕检验检疫要求的公告》（海关总署公告 2019 年第 148 号）。

（2）商品范围

甜菜粕（Sugar beet pulp），指在白俄罗斯共和国境内种植的甜菜块根经清洗、切割、压榨、干燥、造粒等工艺分离糖后而生产的副产品。

（3）商品产地

白俄罗斯。

（4）证书要求

每批输华甜菜粕应随附 MOAFB（白俄罗斯共和国农业和食品部）出具的符合国际植物检疫措施标准第 12 号（ISPM 12）要求的植物检疫证书。证书上应注明生产企业名称和注册登记号码、集装箱（车厢）号码或船舶名称（散装船运时）等信息；如果甜菜粕在输出前或运输途中经除害处理的，应注明除害处理方式及处理指标等信息。

在植物检疫证书附加声明栏中用英文注明："The consignment complies with the requirements of the Protocol of sanitary and phytosanitary requirements for the export of the sugar beet pulp from the Republic of Belarus to the People's Republic of China between the General Administration of Customs of the People's Republic of China and the Ministry of Agriculture and Food of the Republic of Belarus and is free from quarantine pests of China's concern."（该批货物符合中华人民共和国海关总署与白俄罗斯共和国农业和食品部关于白俄罗斯甜菜粕输华卫生与植物卫生要求议定书要求，不带中方关注的检疫性有害生物。）

14. 保加利亚葵花籽粕

（1）依据文件

《关于允许进口保加利亚葵花籽粕的公告》（海关总署公告 2019 年第 119 号）。

（2）商品范围

葵花籽粕（Sunflower seed meal），又称葵花粕，指葵花籽经压榨和浸出等工艺制取分离油脂后的残余物。

（3）商品产地

保加利亚。

（4）证书要求

每批输华葵花籽粕，保方应依照国际植物检疫措施标准第 12 号（ISPM 12）出具植物检疫证书。证书上应注明生产企业名称和注册登记号码，集装箱号码或船舶名称（散装船运时）等信息；输出前或运输途中经除害处理的，应注明除害处理方式及处理指标等信息，并在附加声明栏中注明："This consignment is in compliance with Protocol of Safety and Sanitary Requirements for Bulgarian Sunflower Seed Meal to be Exported to China Between the General Administration of Customs of the People's Republic of China and the Ministry of Agriculture, Food and Forestry of the Republic of Bulgaria."（该批货物符合中华

人民共和国海关总署与保加利亚共和国农业、食品和林业部关于保加利亚葵花籽粕输华安全与卫生条件议定书要求。)

15. 保加利亚苜蓿草

（1）依据文件

《关于进口保加利亚苜蓿草检验检疫要求的公告》（国家质检总局公告 2015 年第 28 号）。

（2）商品范围

苜蓿草（*Medicago sativa* L.）是指在保加利亚生产的苜蓿干草及其加工产品如草粉、颗粒等。

（3）商品产地

保加利亚。

（4）证书要求

苜蓿草离境前，BFSA（保加利亚食品安全署）应对苜蓿草进行检验检疫。检疫合格或经熏蒸处理合格的苜蓿草允许向中国出口。经检验检疫或经熏蒸处理合格的苜蓿草，BFSA 应出具官方植物检疫证书。

16. 保加利亚饲料添加剂

（1）依据文件

《关于进口罗马尼亚苜蓿草、保加利亚植物源性配合饲料和饲料添加剂检验检疫要求》（国家质检总局公告 2018 年第 14 号）。

（2）商品范围

输华饲料添加剂（含添加剂预混料）是指在保加利亚本国生产，为满足特殊需要而在饲料加工、制作、使用过程中添加的少量或者微量物质。

（3）商品产地

保加利亚。

（4）证书要求

每批输华饲料添加剂应随附由 BFSA（保加利亚食品安全局）出具的兽医证书。兽医证书应注明加工厂名称、注册登记号码和集装箱号码等信息，还应注明该批货物不含未经中国官方批准的转基因成分，符合中国饲料相关安全卫生标准，放射性符合中国相关要求。

BFSA 需在兽医证书附加声明中注明“该批货物符合 AQSIQ-MAFF 关于保加利亚植物源性配合饲料及饲料添加剂输华安全与卫生条件的议定书要求”。

17. 保加利亚玉米酒糟粕

（1）依据文件

《关于进口保加利亚玉米酒糟粕检验检疫要求的公告》（海关总署公告 2019 年第 209 号）。

（2）商品范围

玉米酒糟粕（Distiller’s dried grains with solubles，DDGS），指以玉米为原料，通过与酵母、酶等混合发酵制取乙醇的过程中，其工业副产品干酒精糟（Distillers Dried Grains，DDG）和可溶干酒糟（Distillers Dried Soluble，DDS）的统称。

（3）商品产地

保加利亚。

（4）证书要求

每批输华玉米酒糟粕应随附 BFSA（保加利亚共和国农业、食品和林业部指定的食品安全局）出具的兽医卫生证书和符合国际植物检疫措施标准第 12 号要求的植物检疫证书。植物检疫证书应注明生产加工企业名称和注册登记号码、集装箱号码等信息；如果玉米酒糟粕在输出前或运输途中经除害处理的，应注明除害处理方式及处理指标等信息。

在植物检疫证书附加声明栏中注明："This consignment is in compliance with Protocol of Sanitary and Phytosanitary Requirements for Bulgarian Distiller's Dried Grains with Solubles（DDGS）to be Exported to China Between the General Administration of Customs of the People's Republic of China and the Ministry of Agriculture, Food and Forestry of the Republic of Bulgaria."［该批货物符合中华人民共和国海关总署与保加利亚共和国农业、食品和林业部关于保加利亚玉米酒糟粕（DDGS）输华卫生与植物卫生要求议定书要求。］

18. 保加利亚植物源性配合饲料

（1）依据文件

《关于进口罗马尼亚苜蓿草、保加利亚植物源性配合饲料和饲料添加剂检验检疫要求》（国家质检总局公告 2018 年第 14 号）。

（2）商品范围

在保加利亚本国生产，根据饲养动物的营养需要，将多种植物源性饲料原料和饲料添加剂按饲料配方经工业化加工的饲料。

（3）商品产地

保加利亚。

（4）证书要求

每批输华植物源性配合饲料应随附由 BFSA（保加利亚食品安全局）出具的植物检疫证书和兽医证书。

植物检疫证书应按照国际植物检疫措施标准第 12 号《植物检疫证书准则》要求出具。证书上应注明加工厂称、注册登记号码和集装箱号码等信息。输出前或运输途中经除害处理的，应注明除害处理方式及处理指标等信息。BFSA 需在证书附加声明中注明"该批货物符合 AQSIQ-MAFF 关于保加利亚植物源性配合饲料和饲料添加剂输华安全与卫生条件的议定书要求"

兽医证书应注明该批货物不含未经中国官方批准的转基因成分，符合中国饲料相关安全卫生标准，放射性符合中国相关要求。

19. 波兰宠物食品

（1）依据文件

《关于进口波兰宠物食品检疫和卫生要求的公告》（海关总署公告 2023 年第 78 号）。

（2）商品范围

经工业化加工、制作的供宠物直接食用的产品，包括宠物干粮、罐头、零食和咬胶等。

（3）商品产地

波兰。

（4）证书要求

输华宠物食品应由波方实施检验检疫，并出具卫生证书，证明产品符合双方有关议定书的要求。每批宠物食品须随附中文、波兰文和英文写成的卫生证书，一份正本和两份副本。

20. 波兰饲用乳制品

（1）依据文件

《关于进口波兰饲用乳制品检疫和卫生要求的公告》（海关总署公告 2021 年第 26 号）。

（2）商品范围

由蔬菜成分、维生素预混合饲料、益生菌以及其他中国与波兰法律准许使用的非动物源性原料与乳清、乳酪、脱脂乳等混合制成的饲用乳制品，以及由不含以上原料的乳清、乳酪、脱脂乳等制成的饲用乳制品。

（3）商品产地

波兰。

（4）证书要求

波兰官方负责对输华饲用乳制品实施检验检疫，并出具卫生证书，证明其符合双方议定书的要求。向中国出口的每批饲用乳制品均须随附一份正本官方卫生证书

21. 德国甜菜粕

（1）依据文件

《关于进口德国甜菜粕检验检疫要求的公告》（海关总署公告2020年第33号）。

（2）商品范围

甜菜粕（Dried sugar beet pulp pellets），指在由德国境内种植的甜菜经制糖工艺提取糖分之后的残余物制成的副产品，包括添加糖蜜和未添加糖蜜的产品。

（3）商品产地

德国。

（4）证书要求

德国官方主管部门应在出口前对输华甜菜粕实施检验检疫，确保其符合中国进境植物检疫法律法规和饲料安全卫生标准的要求。

每批输华甜菜粕应随附德国植物卫生主管部门（NPPO）依照国际植物检疫措施标准第12号（ISPM 12）出具的植物检疫证书。在植物检疫证书附加声明栏中注明：“the shipment is accord with Protocol of Sanitary and Phytosanitary Requirements for the Export of dried sugar beet pulp pellets from Germany to China between GACC and BMEL, free from phytosanitary quarantine pests of China's concern.”（该批货物符合中华人民共和国海关总署与德意志联邦食品和农业部关于德国甜菜粕输华卫生与植物卫生要求议定书规定，不带有中方关注的检疫性有害生物。）同时，注明生产加工企业名称和注册登记号码、集装箱号码或运输工具名称（散装运输时）等信息；如输出前经除害处理的，应注明除害处理方式及处理指标等信息。

22. 俄罗斯甜菜粕、大豆粕（饼）、油菜籽粕（饼）、葵花籽粕（饼）

（1）依据文件

《关于进口俄罗斯甜菜粕、大豆粕（饼）、油菜籽粕（饼）、葵花籽粕（饼）检验检疫要求的公告》（海关总署公告2019年第141号）。

（2）商品范围

甜菜粕（Sugar beet pulp）、大豆粕（饼）（Soybean meal）、油菜籽粕（饼）（Rapeseed meal）、葵花籽粕（饼）（Sunflower meal），指俄罗斯联邦境内种植的甜菜根、大豆、油菜籽、葵花籽经压榨、浸提、干燥等工艺分离糖或油脂后而生产的副产品。

（3）商品产地

俄罗斯。

（4）证书要求

每批粕/饼应附有俄方颁发的植物检疫证书。植物检疫证书应按照国际植物检疫措施标准第12号（ISPM 12）要求出具。证书应包括以下信息：经批准的注册生产企业的名称及其注册号，运输方式与相应的物流信息；如果货物在运输之前或运输过程中进行熏蒸，则应标明处理方法和相关参数。

在植物检疫证书附加声明栏中注明：“The consignment complies with the requirements specified in the Protocol between the General Administration of Customs of the People's Republic of China and the Federal Service for Veterinary and Phytosanitary Surveillance (the Russian Federation) on phytosanitary requirements for the export of beetroot pulp from the Russian Federation to the People's Republic of China.”（该货物符合

中华人民共和国海关总署与俄罗斯联邦兽医与植物卫生监督局关于俄罗斯甜菜粕输华卫生与植物卫生要求议定书要求）或“The consignment complies with the requirements specified in the Protocol between the General Administration of Customs of the People's Republic of China and the Federal Service for Veterinary and Phytosanitary Surveillance（the Russian Federation）on phytosanitary requirements for the export of soybean，rapeseed，sunflower meals，cakes from the Russian Federation to the People's Republic of China.”［该货物符合俄罗斯联邦兽医与植物卫生监督局与中华人民共和国海关总署关于俄罗斯大豆粕（饼）、油菜籽粕（饼）、葵花籽粕（饼）输华卫生与植物卫生要求议定书要求］。

23. 芬兰饲用动物蛋白和油脂

（1）依据文件

《关于进口芬兰饲用动物蛋白和油脂检疫和卫生要求的公告》（海关总署公告 2024 年第 164 号）。

（2）商品范围

从芬兰注册屠宰场获取的禽源、猪源性原料，经一定的加工工艺制成的用做动物饲料原料的动物蛋白、油脂。

（3）商品产地

芬兰。

（4）证书要求

芬兰官方主管部门负责对输华饲用动物蛋白和油脂进行检验检疫监督管理，并出具卫生证书，证明符合有关议定书的要求。

向中国出口的每批饲用动物蛋白和油脂须随附双方确认的卫生证书正本，卫生证书至少应包含英文。

24. 冈比亚饲用鱼粉、鱼油等水生动物蛋白及油脂

（1）依据文件

《关于进口冈比亚饲用鱼粉、鱼油等水生动物蛋白及油脂检疫和卫生要求的公告》（海关总署公告 2023 年第 7 号）。

（2）商品范围

来源于海洋捕捞水生动物（包括水生无脊椎动物，但不包括海洋哺乳类动物）非供人类食用的蛋白和油脂。

（3）商品产地

冈比亚。

（4）证书要求

每批输华产品均须随附一份正本官方卫生证书。

25. 哈萨克斯坦菜籽粕

（1）依据文件

《关于进口哈萨克斯坦菜籽粕检验检疫要求的公告》（海关总署公告 2018 年第 187 号）。

（2）商品范围

菜籽粕（Rapeseed meal），指在哈萨克斯坦生产的油菜籽经压榨和浸出等工艺制取分离油脂后的残余物。

（3）商品产地

哈萨克斯坦。

（4）证书要求

经植物检疫合格的，每批输华菜籽粕应随附哈方出具的符合国际植物检疫措施标准第 12 号要求的植物检疫证书。植物检疫证书应注明生产加工企业名称和注册登记号码、集装箱或运输工具号码等信息；输出前或运输途中经除害处理的，应注明除害处理方式及处理指标等信息；并在附加声明栏中注明：“该批货物符合中华人民共和国海关总署与哈萨克斯坦共和国农业部关于哈萨克斯坦菜籽粕输华卫生与植物卫生条件的议定书要求。”

26. 哈萨克斯坦葵花籽粕（饼）、红花籽粕（饼）、大豆粕（饼）、亚麻籽粕（饼）

（1）依据文件

《关于进口哈萨克斯坦葵花籽粕（饼）、红花籽粕（饼）、大豆粕（饼）、亚麻籽粕（饼）检验检疫要求的公告》（海关总署公告 2023 年第 66 号）。

（2）商品范围

指在哈萨克斯坦境内种植的葵花籽、红花籽、大豆、亚麻籽经压榨和浸出等工艺制取分离油脂后的副产品。

（3）商品产地

哈萨克斯坦。

（4）证书要求

每批输华粕/饼应随附由哈方按照国际植物检疫措施标准第 12 号《植物检疫证书准则》要求出具的植物检疫证书。植物检疫证书附加声明中注明“The consignment complies with the requirements of the Protocol of sanitary and phytosanitary requirements for the export of sunflower seed meal（cake）, safflower seed meal（cake）, soybean meal（cake）or flaxseed meal（cake）from the Republic of Kazakhstan to the People´s Republic of China between the General Administration of Customs of the People´s Republic of China and the Ministry of Agriculture of the Republic of Kazakhstan and is free of quarantine pests of China´s concern”（该批货物符合《中华人民共和国海关总署与哈萨克斯坦共和国农业部关于哈萨克斯坦葵花籽粕（饼）、红花籽粕（饼）、大豆粕（饼）、亚麻籽粕（饼）输华卫生与植物卫生要求议定书》要求，不带中方关注的检疫性有害生物）。同时注明加工企业名称和注册登记号码、集装箱号码或船舶名称（散装船运时）等信息。出口前或运输途中经除害处理的，应在证书中注明除害处理方式及处理指标等信息。

27. 哈萨克斯坦苜蓿草

（1）依据文件

《关于进口哈萨克斯坦苜蓿草检验检疫要求的公告》（海关总署公告 2018 年第 188 号）。

（2）商品范围

苜蓿草（*Medicago sativa* L.），指哈萨克斯坦生产的苜蓿干草捆及其颗粒。

（3）商品产地

哈萨克斯坦。

（4）证书要求

经检疫合格的苜蓿草，哈方应按照国际植物检疫措施标准第 12 号（ISPM 12）的要求出具官方植物检疫证书。植物检疫证书必须包括发货人的名称、集装箱号、产地、加工厂名称及注册号。对于离境前实施熏蒸处理的，哈方还应在证书“处理（Treatment）”栏中注明所采取化学药剂熏蒸处理的浓度及持续时间等信息。

在植物检疫证书附加声明栏中注明：“该批货物符合中华人民共和国海关总署与哈萨克斯坦共和国农业部关于哈萨克斯坦共和国苜蓿干草输华卫生与植物卫生条件的议定书。”

28. 哈萨克斯坦饲用大麦粉

（1）依据文件

《关于进口哈萨克斯坦饲用大麦粉植物检疫要求的公告》（海关总署公告 2021 年第 64 号）。

（2）商品范围

在哈萨克斯坦生产的大麦经加工而获得的精细粉状饲料原料（大麦全粉，含麸皮）。

（3）商品产地

哈萨克斯坦。

（4）证书要求

每批输华饲用大麦粉应随附由哈方出具的植物检疫证书，并在附加声明栏中使用中文或英文注明："该批货物符合中华人民共和国海关总署和哈萨克斯坦共和国农业部关于哈萨克斯坦饲用大麦粉输华植物检疫要求的议定书的要求，不带中方关注的检疫性有害生物（2021 年 7 月 27 日签署）。"（Feeding barley powder covered by this phytosanitary certificate complies with the requirements of the Protocol between the General Administration of Customs of the People's Republic of China and the Ministry of Agriculture of the Republic of Kazakhstan on phytosanitary requirements for the export of barley powder for feed from the Republic of Kazakhstan to the People's Republic of China, dated July 27, 2021.）

29. 哈萨克斯坦饲用小麦粉

（1）依据文件

《关于进口哈萨克斯坦饲用小麦粉检验检疫要求的公告》（海关总署公告 2019 年第 179 号）。

（2）商品范围

在哈萨克斯坦生产的春小麦经加工而获得的精细粉状饲料原料（小麦全粉，含麸皮）。

（3）商品产地

哈萨克斯坦。

（4）证书要求

饲用小麦粉向中国出口前，哈方应对其进行检验检疫，并对每批符合议定书要求的饲用小麦粉出具植物检疫证书，注明原料小麦产区，并在附加声明栏中使用中文或英文注明："该植物检疫证书所证明的饲用小麦粉符合中哈双方于 2019 年 11 月 4 日签署的中华人民共和国海关总署与哈萨克斯坦共和国农业部关于哈萨克斯坦饲用小麦粉输华植物检疫要求议定书列明的要求。"（The wheat flour for feed covered by this phytosanitary certificate complies with the requirements of the Protocol between General Administration of Customs of People's Republic of China and Ministry of Agriculture of the Republic of Kazakhstan on Phytosanitary Requirements for The Export of wheat flour for feed From The Republic of Kazakhstan to The People's Republic of China, on November 4, 2019.）

植物检疫证书的格式应由双方事先核实。

30. 加拿大梯牧草

（1）依据文件

《质检总局关于印发〈进口加拿大梯牧草检验检疫要求〉的通知》（国质检动函〔2014〕139 号）。

（2）商品范围

梯牧草（*Phleum pratense* L.），是指经二次压缩生产的干草。英文名称：Timothy hay。

（3）商品产地

加拿大。

（4）证书要求

检疫合格的，CFIA（加拿大食品检验署）应出具官方植物检疫证书，注明梯牧草的品名、重量、目的地、发货人及收货人的名称及地址、集装箱号及在"产地（Origin）"栏内注明产地省。对于离境前实施熏蒸处理的，CFIA 还应在证书"处理（Treatment）"栏中注明所采取化学药剂熏蒸处理的浓度及持续时间等信息。加工厂的名称及其在 CFIA 的注册号应在证书的"识别标志（Distinguishing Marks）”栏注明。CFIA 要在出具的植检证书附加声明中注明：“THIS CONSIGNMENT OF GOODS COMPLIES WEITH THE TERMS OF THE PROTOCOL ON SANITARY AND PHYTOSANTITARY CONDITIONS BETWEEN AQSIQ AND CIFA REGARDING THE EXPORT OF TIMOTHY HAY（该批货物符合 AQSIQ-CFIA 关于加拿大梯牧草输华卫生与植物卫生条件的议定书）”。

加工厂应为每一批输华货物出具安全卫生声明。

31. 柬埔寨牛皮咬胶半成品

（1）依据文件

《关于进口柬埔寨宠物食品加工用牛皮咬胶半成品检疫和卫生要求的公告》（海关总署公告 2024 年第 58 号）。

（2）商品范围

指生牛皮经褪毛脱脂、脱灰软化、水洗烘干等工艺加工，制成的宠物食品加工用牛皮咬胶半成品。

（3）商品产地

柬埔寨。

（4）证书要求

输华牛皮咬胶半成品应由柬方实施检验检疫，并出具卫生证书，证明产品符合双方有关议定书的要求。每批牛皮咬胶半成品须随附用英文、柬文或者中文写成的卫生证书。

32. 法国猪源性蛋白饲料

（1）依据文件

《关于进口法国猪源性蛋白饲料检疫和卫生要求的公告》（海关总署公告 2024 年第 52 号）。

（2）商品范围

猪源性蛋白饲料包括肉粉、骨粉、肉骨粉、血粉、血浆蛋白粉，血液制品如喷雾干燥的血浆粉和血红蛋白粉等。

（3）商品产地

法国。

（4）证书要求

法方负责输华猪源性蛋白饲料的检疫监管，并对经检疫合格的输华猪源性蛋白饲料出具兽医卫生证书，证明产品符合双方有关议定书的要求。每批货物应附有卫生证明原件。

33. 法国饲用乳制品

（1）依据文件

《关于进口法国饲用乳制品检疫和卫生要求的公告》（海关总署公告 2023 年第 36 号）。

（2）商品范围

指由含有蔬菜成分、维生素预混合饲料、益生菌以及其他中国和法国法律批准使用的原辅料的原料奶或副产品（乳清、酪乳、脱脂乳、初乳等）制成的饲用乳制品，以及由不含有以上原辅料成分的原料奶或副产品制成的饲用乳制品。

（3）商品产地

法国。

（4）证书要求

法国官方负责对输华饲用乳制品实施检验检疫，并出具卫生证书，证明该批产品符合双方议定书的要求。每批输华产品均须随附一份正本官方卫生证书。

34. 哈萨克斯坦麦麸

（1）依据文件

《关于进口乌克兰甜菜粕和葵粕、哈萨克斯坦麦麸、坦桑尼亚木薯干检验检疫要求的公告》（国家质检总局公告 2017 年第 65 号）。

（2）商品范围

哈萨克斯坦春小麦籽实加工后产生的麸皮副产品。

（3）商品产地

出口中国的麦麸原料小麦必须是来自哈萨克斯坦矮小麦黑穗病（*Tilletia controversa*）和小麦印度腥黑穗病（*Tilletia indica Mitra*）的非疫区。哈方确定非疫区，且符合国际植物保护公约的标准。

（4）证书要求

每批输华麦麸应随附哈官方出具的符合国际植物检疫措施标准第 12 号要求的植物检疫证书。植物检疫证书应注明生产加工企业名称和注册登记号码、集装箱或车皮号码等信息；输出前或运输途中经除害处理的，应注明除害处理方式及处理指标等信息。植物检疫证书附加声明栏同时应注明："该批货物符合中哈双方关于哈萨克斯坦麦麸输华卫生与植物卫生条件的议定书要求"。

35. 捷克配合饲料

（1）依据文件

《关于进口捷克配合饲料检疫和卫生要求的公告》（海关总署公告 2021 年第 25 号）。

（2）商品范围

根据养殖动物营养需要，将多种饲料原料和饲料添加剂按照一定比例配制的饲料。

（3）商品产地

捷克。

（4）证书要求

捷克官方应对输华配合饲料进行检验检疫监督管理，并出具卫生证书，证明配合饲料符合双边议定书的要求。向中国出口的每批配合饲料均须随附一份正本官方卫生证书。

36. 立陶宛青贮饲草

（1）依据文件

《关于进口立陶宛青贮饲草植物检疫要求的公告》（海关总署公告 2019 年第 52 号）。

（2）商品范围

青贮饲草（haylage），指在立陶宛种植、青贮、分拣包装的人工栽培牧草，包括多花黑麦草（*Lolium multiflorum*）、多年生黑麦草（*Lolium perenne*）、草甸羊茅（*Festuca pratensis*）、紫羊茅（*Festuca rubra*）、梯牧草（*Phleum pratense*）、草地早熟禾（*Poa pratensis*）、红三叶草（*Trifolium pratense*）、白三叶草（*Trifolium repens*）、羊茅黑麦草（*Festulolium braunii*）、苜蓿草（*Medicago sativa*）。

（3）商品产地

立陶宛。

（4）证书要求

青贮饲草离境前，立方应按照议定书要求对输华青贮饲草进行检疫，经检疫合格或经熏蒸除害处理合格的青贮饲草准予向中国出口。每批输华青贮饲草，立方应依照国际植物检疫措施标准第 12 号（ISPM 12）出具植物检疫证书，注明青贮饲草的品名、重量、产地（精确到省）、加工厂的名称及注册号、目的地、发货人及收货人的名称及地址、集装箱号。对于离境前实施熏蒸处理的，立方还应在证书"处理（Treatment）"栏中注明所采取熏蒸剂名称、熏蒸处理的药剂浓度、处理温度及持续时间、熏蒸气压等信息。

立方出具的证书附加声明栏中应注明："This consignment is in compliance with SFVS-MoA-GACC

Protocol of Veterinary and Phytosanitary Requirements for Lithuanian Haylage to Be Exported to China."（该批货物符合中华人民共和国海关总署与立陶宛共和国农业部、食品兽医局关于立陶宛青贮饲草输华卫生与植物卫生条件的议定书要求。）

37. 罗马尼亚苜蓿草

（1）依据文件

《关于进口罗马尼亚苜蓿草、保加利亚植物源性配合饲料和饲料添加剂检验检疫要求》（国家质检总局公告2018年第14号）。

（2）商品范围

指在罗马尼亚生产、经二次压缩的苜蓿草捆。

（3）商品产地

罗马尼亚。

（4）证书要求

苜蓿草离境前，NSVFSA（罗马尼亚国家兽医卫生与食品安全局）和CSVFSD（县兽医卫生与食品安全局）、NPA应按照双边议定书要求对苜蓿草进行现场检疫。如经检疫发现活的有害生物，该批苜蓿草应不准输往中国。CSVFSD只允许经检疫合格或经熏蒸处理合格的苜蓿草向中国出口。经检疫合格的，NPA应出具官方植物检疫证书。

38. 美国扁桃壳颗粒

（1）依据文件

《关于进口美国苜蓿干草块和颗粒、扁桃壳颗粒、梯牧干草植物检疫要求的公告》（海关总署公告2020年第66号）。

（2）商品范围

输华扁桃（学名 *Prunus dulcis*，异名 *Amygdalus communis*）壳颗粒，指扁桃分离出的果荚和果壳经研磨或（和）压缩，并在高温高压下烘干处理制成的块和颗粒。

（3）商品产地

美国。

（4）证书要求

在植物检疫证书附加声明栏中应注明："The consignment complies with Protocol of Phytosanitary Requirements for the Export of Almond Meal Cubes and Pellets from U. S. A. to China, and is free from the quarantine pests of concern to China."（该批货物符合美国扁桃壳颗粒输华植物检疫要求议定书规定，不带中方关注的检疫性有害生物。）证书上还应注明加工企业名称和注册登记号、集装箱号码或船舶名称（散装船运时）等信息。输出前或运输途中经除害处理的，应注明除害处理方式及处理指标等信息。

39. 美国苜蓿干草块和颗粒

（1）依据文件

《关于进口美国苜蓿干草块和颗粒、扁桃壳颗粒、梯牧干草植物检疫要求的公告》（海关总署公告2020年第66号）。

（2）商品范围

输华苜蓿干草块或颗粒（学名 *Medicago sativa* L.），指经高温和高压处理的苜蓿干草块或颗粒。

（3）商品产地

美国。

（4）证书要求

输华苜蓿干草块或颗粒离境前，USDA（美国农业部）将对货物进行现场检疫，如果发现活的有害生物，该批货物不得输往中国。USDA只允许经检疫合格或经熏蒸处理合格的苜蓿干草块或颗粒向中国出口。

每批输华苜蓿干草块或颗粒应随附 USDA 出具的符合国际植物检疫措施标准要求的植物检疫证书。在植物检疫证书附加声明栏中应注明："The consignment complies with Protocol of Phytosanitary Requirements for the Export of Alfalfa Hay Cubes and Pellets from U. S. A. to China, and is free from the quarantine pests of concern to China."（该批货物符合美国苜蓿干草块和颗粒输华植物检疫要求议定书规定，不带中方关注的检疫性有害生物。）植物检疫证书上还应注明加工企业名称和注册登记号、集装箱号码或船舶名称（散装船运时）等信息。输出前或运输途中经除害处理的，应注明除害处理方式及处理指标等信息。

40. 美国梯牧干草

（1）依据文件

《关于进口美国苜蓿干草块和颗粒、扁桃壳颗粒、梯牧干草植物检疫要求的公告》（海关总署公告 2020 年第 66 号）。

（2）商品范围

输华梯牧干草（学名 *Phleum pratense* L.），指经二次压缩生产的梯牧干草捆。

（3）商品产地

美国。

（4）证书要求

梯牧干草离境前，USDA（美国农业部）或其授权人员对货物进行现场检疫，对经检疫合格的梯牧干草，按照国际标准格式出具官方植物检疫证书。如经检疫发现活的有害生物，该批梯牧干草不得输往中国。USDA 只允许经检疫合格或经熏蒸处理合格的梯牧干草向中国出口。

在植物检疫证书附加声明栏中应注明："The consignment complies with Protocol of Phytosanitary Requirements for the Export of Timothy Hay from U. S. A. to China, and is free from the quarantine pests of concern to China."（该批货物符合美国梯牧干草输华植物检疫要求议定书规定，不带中方关注的检疫性有害生物。）对于离境前实施熏蒸处理的，应注明熏蒸日期、熏蒸方式、使用的化学药剂、熏蒸的时间及温度、药剂浓度和熏蒸气压。如在美国境内经过转运，还应注明转运仓库的名称及注册号。

41. 美国甜菜粕

（1）依据文件

《关于进口美国甜菜粕检验检疫要求的公告》（国家质检总局公告 2016 年第 97 号）。

（2）商品范围

甜菜粕（Sugar beet pulp），指在美国生产的甜菜经浸出、烘干和压制等工艺分离糖分后的干燥颗粒。

（3）商品产地

美国。

（4）证书要求

甜菜粕离境前，USDA（美国农业部）应按照双边议定书要求对甜菜粕进行现场检疫。如经检疫发现活的有害生物，该批甜菜粕应不准输往中国。经检验检疫合格的，USDA 应出具官方植物检疫证书。

42. 蒙古国饲用蛋白粉和油脂

（1）依据文件

《关于进口蒙古国饲用蛋白粉和油脂检疫和卫生要求的公告》（海关总署公告 2024 年第 171 号）。

（2）商品范围

饲用动物蛋白粉是指源自供人类食用动物屠宰厂的新鲜马有关副产品，经过高温高压蒸煮和高温喷雾干燥等工艺加工制成的饲料用蛋白粉。

饲用油脂是指源自供人类食用动物屠宰厂的新鲜马牛羊有关副产品，经过高温高压蒸煮和沉淀等工艺加工制成的饲料用油脂。

（3）商品产地

蒙古国。

（4）证书要求

蒙方根据蒙古国法律法规和有关议定书要求对输华饲用蛋白粉和饲用油脂实施检验检疫，合格的出具兽医卫生证书，证明符合有关议定书的要求。

43. 蒙古国天然饲草

（1）依据文件

《关于进口蒙古国天然饲草检验检疫要求的公告》（海关总署公告 2022 年第 125 号）。

（2）商品范围

产自蒙古国境内，收割后晒干，经湿热处理打包成捆（包）的天然饲草。

（3）商品产地

蒙古国。

（4）证书要求

输华天然饲草应随附蒙古国官方按照国际标准出具的植物检疫证书和兽医卫生证书，证书内容由双方协商确定。

44. 马来西亚水产饲料

（1）依据文件

《关于进口马来西亚水产饲料检疫和卫生要求的公告》（海关总署公告 2023 年第 32 号）。

（2）商品范围

指经工业化加工、制作的供水生动物食用的产品，包括添加剂预混合饲料、浓缩饲料、配合饲料等。

（3）商品产地

马来西亚。

（4）证书要求

马来西亚官方应对输华水产饲料进行检验检疫监督管理，并出具卫生证书，证明水产饲料符合双边议定书的要求。向中国出口的每批水产饲料均须随附一份正本官方卫生证书。

45. 南非苜蓿草

（1）依据文件

《关于进口南非苜蓿草检验检疫要求的公告》（海关总署公告 2018 年第 189 号）。

（2）商品范围

苜蓿草（*Medicago sativa* L.），指在南非生产、经高压压缩的苜蓿草捆。

（3）商品产地

南非。

（4）证书要求

苜蓿草离境前，南方应按照议定书要求对输华苜蓿草进行检疫，对经检疫合格的苜蓿草按照国际植物检疫措施标准第 12 号（ISPM 12）的要求出具官方植物检疫证书。对于离境前实施熏蒸处理的，南方还应在证书“处理（Treatment）”栏中注明所采取熏蒸剂名称、熏蒸处理的浓度、温度及熏蒸持续时间等信息。

在植物检疫证书附加声明栏中应注明："该批货物符合中华人民共和国海关总署与南非共和国农林渔业部关于南非苜蓿草输华的卫生与植物卫生条件的议定书要求。"

46. 尼泊尔青贮饲料

（1）依据文件

《关于进口尼泊尔青贮饲料检验检疫要求的公告》（海关总署公告 2022 年第 69 号）。

（2）商品范围

青贮饲料（*haylage*），指在尼泊尔境内种植、分拣、粉碎、包装的人工栽培青贮饲料，包括青贮玉米（*Zea mays*）、青贮象草（*Pennisetum purpureum*）、青贮高粱（*Sorghum bicolor*）。

（3）商品产地

尼泊尔。

（4）证书要求

每批输华青贮饲料应随附尼泊尔官方出具的符合国际标准的植物检疫证书和兽医卫生证书。植物检疫证书应注明加工企业名称和注册登记号码、集装箱或其他运输工具号码等信息。出口前或运输途中经消毒或除害处理的，应注明处理指标，并在植物检疫证书附加声明栏中注明："This consignment complies with the Protocol of safety and Health Conditions for the export of haylage from Nepal to China, and is free of any pests of quarantine concern to China."（该批货物符合尼泊尔青贮饲料输华安全卫生条件议定书的要求，不带中方关注的检疫性有害生物。）

兽医卫生证书应根据处理措施，注明以下内容：

①无明显动物源性物料污染；

②经过以下方法处理：蒸汽密闭仓内处理，草捆中心温度达到 80℃，至少 10 分钟；或用 35%~40%甲醛溶液（甲醛气体）在密闭室内熏蒸，温度 19℃以上，至少熏蒸 8 小时；或由世界动物卫生组织规定的其他处理方法；

③在获准出口前，已储存至少 4 个月。

47. 尼日利亚饲用高粱

（1）依据文件

《关于进口尼日利亚饲用高粱植物检疫要求的公告》（海关总署公告 2020 年第 7 号）。

（2）商品范围

高粱（学名 *Sorghum bicolor*，英文名 Sorghum），指产自尼日利亚，输往中国用于饲用加工的高粱籽实，不作种植用途。

（3）商品产地

尼日利亚。

（4）证书要求

出口前，尼方应对输华高粱进行检验检疫。对符合议定书要求的，出具植物检疫证书，并在附加声明栏中注明："该批货物符合尼日利亚高粱输华植物检疫要求议定书要求，不带有中方关注的检疫性有害生物。"（The consignment meets the requirements established in the Protocol of PhytosanitaryRequirements for the Export of sorghum from Nigeria to China and has been inspected in order to avoid the presence of the quarantine pests of concern to China.）同时，注明出口前供货仓储企业名称及地点。

48. 苏丹苜蓿草

（1）依据文件

《关于进口苏丹共和国苜蓿草检验检疫要求的公告》（国家质检总局公告 2016 年第 33 号）。

（2）商品范围

苜蓿草（*Medicago sativa* L.），是指在苏丹共和国生产、经二次压缩的苜蓿草捆。

（3）商品产地

苏丹。

（4）证书要求

经检验检疫合格的，SMOAF（苏丹共和国农业与林业部）应出具官方植物检疫证书。

49. 所罗门群岛椰子粕

（1）依据文件

《关于进口所罗门群岛椰子粕检验检疫要求的公告》（海关总署公告 2023 年第 88 号）。

（2）商品范围

椰子粕（copra oil cake），是指在所罗门群岛境内种植的椰子清洗、压榨和提炼油脂后的副产品。

（3）商品产地

所罗门群岛。

（4）证书要求

每批输华椰子粕应随附由所罗门群岛官方按照国际植物检疫措施标准第 12 号《植物检疫证书准则》要求出具的植物检疫证书。证书上应注明生产企业名称和注册登记号码，集装箱（车厢）号码或船舶名称（散装船运时）等信息，并在附加声明栏注明："The consignment complies with the requirements of the Protocol of sanitary and phytosanitary requirements for the export of copra oil cake from the Solomon Islands to the People´s Republic of China between the General Administration of Customs of the People´s Republic of China and the Ministry of Agriculture and Livestock of the Solomon Islands and is free of quarantine pests of China´s concern."（该批货物符合《中华人民共和国海关总署与所罗门群岛农业和畜牧业部关于所罗门群岛输华椰子粕卫生与植物卫生要求议定书》要求，不带中方关注的检疫性有害生物）。输出前或运输途中实施除害处理的，应在证书中注明除害处理方式及处理指标等信息。

50. 塞尔维亚宠物食品

（1）依据文件

《关于进口塞尔维亚宠物食品检疫和卫生要求的公告》（海关总署公告 2023 年第 54 号）。

（2）商品范围

指经工业化加工、制作的供宠物直接食用的产品，包括宠物干粮、罐头、零食和咬胶等。

（3）商品产地

塞尔维亚。

（4）证书要求

输华宠物食品应由塞方实施检验检疫，并出具卫生证书，证明产品符合双方有关议定书的要求。每批宠物食品须随附用中文、塞尔维亚文和英文写成的卫生证书，一份正本和两份副本。

51. 塞尔维亚甜菜粕

（1）依据文件

《关于进口塞尔维亚甜菜粕检验检疫要求的公告》（海关总署公告 2021 年第 22 号）。

（2）商品范围

甜菜粕（Pellet Beet Pulp），是指在塞尔维亚境内种植的甜菜，经清洗、切割、压榨、干燥、造粒等工艺分离糖后的残余物制成的副产品。

（3）商品产地

塞尔维亚。

（4）证书要求

每批输华甜菜粕应随附由 MAFWM（塞尔维亚农业、林业和水管理部）按照国际植物检疫措施标准第 12 号出具的植物检疫证书，植物检疫证书附加声明中注明："This consignment complies with the requirements of the Protocol of sanitary and phytosanitary requirements for the export of pellet beet pulp from Serbia to China between the General Administration of Customs of the People's Republic of China and the Ministry of Agriculture，Forestry and Water Management of the Republic of Serbia，and is free from quarantine pests of China's concern."（"该批货物符合'中华人民共和国海关总署与塞尔维亚共和国农业、林业和水管理部关于塞尔维亚甜菜粕输华卫生与植物卫生要求议定书'要求，不带有中方关注的检疫性有害生物。"）同时注明加工企业名称和注册登记号码、集装箱（车厢）号码或船舶名称（散装船运时）等信息；如出口前或运输途中作除害处理的，应注明除害处理方式及处理指标等信息。

52. 泰国米糠粕（饼）、棕榈仁粕（饼）

（1）依据文件

《关于进口泰国米糠粕（饼）、棕榈仁粕（饼）检验检疫要求的公告》（海关总署公告 2019 年第 189 号）。

（2）商品范围

米糠粕（饼）（Rice Bran meal/cake）、棕榈仁粕（饼）（Plam Kernel meal/cake）是指原产于泰国的米糠和棕榈仁，经过榨油工艺后生产的副产品。

（3）商品产地

泰国。

（4）证书要求

①每批输华米糠粕（饼）、棕榈仁粕（饼）应随附泰王国农业与合作社部（MOAC）出具的符合国际植物检疫措施标准第 12 号要求的植物检疫证书。植物检疫证书应注明加工企业名称和注册登记号码、集装箱或运输工具号码等信息。输出前或运输途中经除害处理的，应注明除害处理方式及处理指标等信息。

②植物检疫证书的附加声明应注明："The consignment complies with the requirements described in the Protocol of Sanitary and Phytosanitary Requirements of Importing Thailand Rice Bran Meal/Cake and Palm Kernel Meal/Cake between the General Administration of Customs of the Peoples Republic of China and the Ministry of Agriculture and Cooperatives of the Kingdom of Thailand."［"该批货物符合'中华人民共和国海关总署与泰王国农业与合作社部关于泰国米糠粕（饼）、棕榈仁粕（饼）输华卫生与植物卫生要求议定书'要求。"］。

53. 坦桑尼亚葵花籽饼

（1）依据文件

《关于进口坦桑尼亚葵花籽饼检验检疫要求的公告》（海关总署公告 2024 年第 112 号）。

（2）商品范围

葵花籽饼（sunflower seed cake），是指在坦桑尼亚境内种植的葵花籽经压榨和浸出等工艺分离油脂后的副产品。

（3）商品产地

坦桑尼亚。

（4）证书要求

每批输华葵花籽饼应随附由坦方官方按照国际植物检疫措施标准第 12 号《植物检疫证书准则》要求出具的植物检疫证书。证书上应注明生产企业名称和注册登记号，集装箱号码或船舶名称（散装船运时）等信息，并在附加声明栏用英文注明：“The consignment complies with the requirements of the Protocol of sanitary and phytosanitary requirements for the export of sunflower seed cake from Tanzania to China and is free of quarantine pests of China´s concern”（该批货物符合坦桑尼亚输华葵花籽饼卫生与植物卫生要求议定书的要求，不带中方关注的检疫性有害生物）。输出前或运输途中经除害处理的，应在证书中注明除害处理方式及处理指标等信息。

54. 乌克兰甜葵粕

（1）依据文件

《关于进口乌克兰甜菜粕和葵粕、哈萨克斯坦麦麸、坦桑尼亚木薯干检验检疫要求的公告》（国家质检总局公告 2017 年第 65 号）。

（2）商品范围范围

在乌克兰生产的葵花籽经压榨和浸出等工艺制取分离油脂后的残余物。

（3）商品产地

乌克兰。

（4）证书要求

①每批输华葵粕应随附乌克兰官方出具的符合国际植物检疫措施标准第 12 号要求的植物检疫证书。植物检疫证书应注明生产加工企业名称和注册登记号码、集装箱号码等信息；输出前或运输途中经除害处理的，应注明除害处理方式及处理指标等信息。植物检疫证书附加声明栏同时应注明：“该批货物符合中乌双方关于乌克兰葵粕输华卫生与植物卫生条件的议定书要求”。

②每批输华葵粕应进行理化指标、重金属、农药残留、微生物、真菌毒素、放射性残留等项目检测，并随附由乌克兰官方出具的动物卫生证书。

55. 乌克兰甜菜粕

（1）依据文件

《关于进口乌克兰甜菜粕和葵粕、哈萨克斯坦麦麸、坦桑尼亚木薯干检验检疫要求的公告》（国家质检总局公告 2017 年第 65 号）。

（2）商品范围

甜菜粕（Sugar beet pulp）是指在乌克兰生产的甜菜经清洗、扩散、挤压、干燥和制粒等工艺制取分离蔗糖后的残余物。

（3）商品产地

乌克兰。

（4）证书要求

每批输华甜菜粕应随附乌克兰官方出具的符合国际植物检疫措施标准第 12 号要求的植物检疫证书。植物检疫证书应注明生产加工企业名称和注册登记号码、集装箱号码等信息；输出前或运输途中经除害处理的，应注明除害处理方式及处理指标等信息。植物检疫证书附加声明栏同时应注明：“该批货物符合中乌双方关于乌克兰甜菜粕输华卫生与植物卫生条件的议定书要求”。

每批输华甜菜粕应进行理化指标、重金属、农药残留、微生物、真菌毒素、放射性残留等项目检测，并随附由乌克兰官方出具的动物卫生证书。

56. 乌克兰油菜籽粕（饼）

（1）依据文件

《关于进口乌克兰油菜籽粕（饼）检验检疫要求的公告》（海关总署公告 2019 年第 188 号）。

（2）商品范围

输华油菜籽粕（饼）（Rapeseed meal），指在乌克兰境内种植的油菜籽经压榨、浸提等工艺分离油脂后而生产的副产品。

（3）商品产地

乌克兰。

（4）证书要求

①每批输华油菜籽粕（饼）应随附 SSUFSCP（乌克兰国家食品安全和消费者保护局）出具的植物检疫证书和国际兽医证书。植物检疫证书应符合国际植物检疫措施标准第 12 号（ISPM 12）要求，并注明生产加工企业名称和注册登记号码、集装箱号码或船舶名称（散装船运时）等信息；如输出前经除害处理的，应注明除害处理方式及处理指标等信息。

②在植物检疫证书附加声明栏中应注明："The consignment complies with the requirements of Protocol of Sanitary and Phytosanitary Requirements for the Export of the Rapeseed Meal from Ukraine to the People's Republic of China between the General Administration of Customs of the People's Republic of China and the State Service of Ukraine on Food Safety and Consumer Protection and is free from quarantine pests of China's concern."［该批货物符合中华人民共和国海关总署与乌克兰国家食品安全和消费者保护局关于乌克兰油菜籽粕（饼）输华卫生与植物卫生要求议定书要求，不带有中方关注的检疫性有害生物。］

57. 西班牙橄榄粕

（1）依据文件

《关于进口西班牙橄榄粕检验检疫要求的公告》（海关总署公告 2019 年第 176 号）。

（2）商品范围

橄榄粕（Olive paste），指在西班牙境内种植的橄榄果经压榨、浸提等工艺分离油脂后而产生的副产品，不含橄榄枝、叶等其他组织的回填物。

（3）商品产地

西班牙。

（4）证书要求

①每批输华橄榄粕应随附 MAPA（西班牙农业、渔业和食品部）出具的符合国际植物检疫措施标准第 12 号（ISPM 12）要求的植物检疫证书。证书上应注明经批准的生产企业名称及其注册号，运输方式与相应的物流信息；如果货物在运输之前或运输过程中进行熏蒸，则应标明处理方法和相关参数。

②在植物检疫证书附加声明栏中应注明："This consignment complies with the requirements specified in the Protocol on Sanitation and Phytosanitary Requirements for Spanish Olive paste Exported to China between the General Administration of Customs of the People's Republic of China and the Ministry of Agriculture, Fisheries and Food of Spain and is free from quarantine pests of China's concern."（该批货物符合中华人民共和国海关总署与西班牙农业、渔业和食品部关于西班牙橄榄粕输华卫生与植物卫生要求议定书要求，不得带有中方关注的检疫性有害生物。）

58. 西班牙苜蓿草

（1）依据文件

《质检总局关于印发〈进口西班牙苜蓿草检验检疫要求〉的通知》（国质检动函〔2014〕291 号）。

（2）商品范围

苜蓿草（*Medicago sativa* L.），是指在西班牙生产的脱水苜蓿草捆和颗粒。

（3）商品产地

西班牙。

（4）证书要求

苜蓿草离境前，MAGRAMA（西班牙农业、食品与环境部）应对苜蓿草进行检验检疫。经检验检疫合格的，MAGRAMA 应出具官方植物检疫证书和兽医卫生证书。

59. 西班牙燕麦草

（1）依据文件

《关于进口西班牙燕麦草检验检疫要求的公告》（海关总署公告 2022 年第 52 号）。

（2）商品范围

燕麦（*Avena sativa* L.）和糙伏毛燕麦（*Avena Strigosa Schreb*），指在西班牙境内种植，经高温脱水的燕麦干草。

（3）商品产地

西班牙。

（4）证书要求

每批输华燕麦草应随附西班牙官方出具的符合国际标准的植物检疫证书。植物检疫证书应注明加工企业名称和注册登记号码、发货人及收货人名称及地址、集装箱或运输工具号码等信息，并在附加声明栏中注明："This consignment complies with the 'Protocol on the sanitary and phytosanitary requirements for the export of oaten hay from Spain to China', and is free of any quarantine pest concerned by China."（该批货物符合西班牙燕麦草输华卫生与植物卫生要求议定书规定，不带中方关注的有害生物。）

西班牙官方应出具兽医卫生证书。

60. 意大利苜蓿草

（1）依据文件

《关于进口意大利苜蓿草植物检疫要求的公告》（海关总署公告 2015 年第 51 号）。

（2）商品范围

输往中国的苜蓿草（*Medicago sativa* L.），指在意大利生产的脱水苜蓿草捆和颗粒。

（3）商品产地

意大利。

（4）证书要求

意方出具的证书附加声明栏中应注明："This consignment complies with GACC-MIPAAFT Protocol of Phytosanitary Requirements for Italian Alfalfa Hay to Be Exported to China."（该批货物符合中华人民共和国海关总署与意大利共和国农业、食品、林业政策与旅游部关于意大利苜蓿草输华安全卫生条件的议定书要求。）

61. 印度菜籽粕

（1）依据文件

《关于进口印度菜籽粕检验检疫要求的公告》（海关总署公告 2018 年第 137 号）。

（2）商品范围

菜籽粕（Rapeseed meal），指在印度生产的油菜籽，经压榨和浸出等工艺制取分离油脂后的残余物。

（3）商品产地

印度。

（4）证书要求

经植物检疫合格的，印方应出具官方植物检疫证书。

输华菜籽粕应进行理化指标、重金属、农药残留、微生物、真菌毒素、放射性残留等项目检测，并随附 EIC（印度共和国商业与农业部出口检验委员会）出具的"安全卫生声明"。

62. 印度辣椒粕

（1）依据文件

《关于进口印度辣椒粕检验检疫要求的公告》（海关总署公告 2019 年第 131 号）。

（2）商品范围

辣椒粕（Chilli spent），指在印度生产的辣椒果皮，经溶剂萃取工艺提取辣椒红素和辣椒素后的副产品，不含辣椒枝、叶等其他组织的回填物。

（3）商品产地

印度。

（4）证书要求

每批输华辣椒粕应经 EIC（印度共和国商业与农业部出口检验委员会）检验合格并出具“安全卫生声明”，且由印度农业与农民福利部依照国际植物检疫措施标准第 12 号（ISPM 12）出具植物检疫证书。植物检疫证书上应注明生产企业名称和注册登记号码，集装箱号码或船舶名称等信息。如输出前经除害处理的，应注明除害处理方式及处理指标等信息，并在附加声明栏中注明：“The shipment is accord with Protocol of Sanitary and Phytosanitary Regulations on importing India Chilli Spent, between General Administration of Customs, People’s Republic of China（GACC）and the Export Inspection Council（EIC）Ministry of Commerce and Industry, Government of India, free from quarantine pests of China concern.”（该批货物符合中华人民共和国海关总署与印度共和国商业与农业部出口检验委员会关于印度辣椒粕输华卫生与植物卫生条件议定书的规定，不带有中国关注的检疫性有害生物。）

63. 赞比亚豆粕

（1）依据文件

《关于进口赞比亚豆粕检验检疫要求的公告》（海关总署公告 2022 年第 75 号）。

（2）商品范围

豆粕（Soybean meal），指在赞比亚境内种植的大豆，经压榨和浸出等工艺制取分离油脂后的副产品。

（3）商品产地

赞比亚。

（4）证书要求

每批输华豆粕应随附由赞方按照国际植物检疫措施标准第 12 号《植物检疫证书准则》要求出具的植物检疫证书。在植物检疫证书附加声明栏中注明：“This consignment complies with the requirements described in the protocol of sanitary and phytosanitary requirements for the export of soybean meal from Zambia to China, and is free from the quarantine pests concerned by China.”（该批货物符合赞比亚豆粕输华卫生与植物卫生要求议定书的要求，不带中方关注的检疫性有害生物。）同时，注明加工企业名称和注册登记号码、集装箱或运输工具号码等信息。出口前经除害处理的，应注明除害处理方式及处理指标等信息。

七、栽培介质

（一）产品范围

栽培介质，指除土壤外的所有由一种或几种混合的具有贮存养分、保持水分、透气良好和固定植物等作用的人工或天然固体物质。

（二）文件依据

1.《进境栽培介质检疫管理办法》（国家出入境检验检疫局令第 13 号公布，根据国家质检总局令第 196 号和海关总署令第 238 号、第 240 号、第 243 号修改）。

2.《关于复制推广自由贸易试验区新一批改革试点经验的公告》（国家质检总局公告 2016 年第 120 号）。

3.《关于进境有机栽培介质植物检疫要求的公告》（海关总署公告 2024 年第 210 号）。

（三）管理要求

1. 国外生产、加工、存放单位注册登记

海关总署对向中国输出贸易性栽培介质的国外生产、加工、存放单位实行注册登记制度。

（四）所需单证要点

按要求提供输出国家或地区官方植物检疫证书。

（五）审单要点

1. 按要求提供输出国家或地区官方植物检疫证书，应由输出国家（地区）官方出具，并加盖官方印章及官方植物检疫官签名。目的地须标明为中华人民共和国，证书上产品的相关信息须与申报数据的品名、数重量等信息一一相符。

2. 对于有机栽培介质，植物检疫证书附加声明中注明“该批货物符合中国进境有机栽培介质植物检疫要求”，同时注明生产、加工、存放企业名称及其在华注册编号。对于经除害处理的栽培介质，应在植物检疫证书中注明处理技术指标，包括温度、湿度、药剂、浓度等。

3. 经高温、高压等自然生成的泥炭（泥煤）、苔藓（地衣）、泥炭藓有机栽培介质，免于核查输出国家或地区动植物检疫证书，需提供国外生产加工企业为海关总署动植物检疫司批准的优良企业的证明材料。

4. 进口有机栽培介质国外供货企业名单可在海关总署网站动植物检疫司页面（http：//dzs. customs. gov. cn/）“企业信息—植物产品类—其他植物产品”查询。

（六）特定国家和地区进境要求

1. 白俄罗斯有机栽培介质

（1）依据文件

《关于进口白俄罗斯有机栽培介质植物检疫要求的公告》（海关总署公告 2023 年第 24 号）。

（2）商品范围

在白俄罗斯共和国境内开采或种植的原料，经加工处理制成的有机栽培介质，包括以下产品：

①组织培养介质、椰壳纤维、椰糠、木屑、木材刨花、木片、软木、无活力的苔藓、泥炭、泥煤、稻壳/糠、谷壳、咖啡果壳、花生壳、棉籽壳、甘蔗渣、葡萄果渣、可可豆荚、油棕壳炭、树皮以及其他有机栽培介质，不包括土壤。

②含有或由两种以上上述栽培介质的混合介质。

（3）商品产地

白俄罗斯。

（4）证书要求

每批输华有机栽培介质应随附白方出具的符合国际标准的植物检疫证书。植物检疫证书应注明加工企业名称和注册登记号码、集装箱（车厢）号码等信息，并在附加声明中注明：“This batch of goods meets the requirements of the Protocol on Phytosanitary Requirements for Organic Culture Medium Exported to China from Belarus, and is free from pests of China’s concern”（该批货物符合白俄罗斯有机栽培介质输华植物检疫要求议定书要求，不带中方关注的有害生物）。经除害处理的，还应在植物检疫证书中注明处理指标，包括温度、湿度、药剂及其浓度等。

八、植物源性肥料

（一）产品范围

植物源性肥料，指来源于植物源材料，施用于土壤并为生长植物提供、保持、改善营养的有机物质，包括有机肥、生物有机肥等。

（二）文件依据

1.《进境栽培介质检疫管理办法》（国家出入境检验检疫局令第 13 号发布，根据国家质检总局令第 196 号和海关总署令第 238 号、第 240 号、第 243 号修正）。

2.《关于印发〈植物源性肥料进境植物检疫要求〉的通知》（国质检动函〔2011〕674 号）。

（三）管理要求

1. 国外生产、加工、存放单位注册登记

国外植物源性肥料生产供应者，应申请获得海关总署检疫注册登记。注册登记可选择采取以下方式进行：一是国外官方植物检疫部门注册后，向海关总署推荐确认；二是通过国内进口商提供申请技术材料，在送样检测及专家考察基础上注册；三是国外生产供应者直接申请，并提供技术材料，在送样检测及专家考察基础上注册。

2. 肥料产品登记证书

进口植物源性肥料应获得中国肥料产品登记证书。

（四）所需单证要点

1. 输出国家或地区官方植物检疫证书。

2. 原产地证书。

3. 中国农业农村部肥料登记证明。

（五）审单要点

1. 输出国家或地区官方植物检疫证书。应由输出国家（地区）官方出具，并加盖官方印章及官方检疫官员签名。目的地须标明为中华人民共和国。证书格式、官方印章等应与海关总署下发的证书模板相符，证书上产品相关信息须与检验检疫申报货物的品名、数重量等信息一致。

2. 进境动植物许可证申请人、申报数据收货人应保持一致。

3. 肥料登记证在有效期之内，进口产品的种类、形态应与肥料登记证一致。

4. 企业申报的产品名称、主要成分、来源国家或地区、境外生产企业名称、国内加工/使用企业名称等信息应与海关总署动植物检疫司公布的检疫监管要求一致。

5. 肥料产品申报时，货物用途应选择“29-肥料”。

九、中药材

（一）产品范围

中药材，指药用植物、动物的药用部分，采收后经初加工形成的原料药材。

（二）文件依据

1.《中华人民共和国药典》（2020 版）。

2.《进境动植物检疫审批管理办法》（国家质检总局令第 25 号公布，根据国家质检总局令第 170 号和海关总署令第 238 号、第 240 号、第 262 号修正）。

3.《进出境中药材检疫监督管理办法》（国家质检总局令第 169 号公布，根据海关总署令第 238 号、第 240 号、第 243 号修正）。

4.《关于进一步加强进出口中药材检验检疫监管工作的通知》（质检办食函〔2012〕832 号）。

（三）管理要求

1. 准入要求

海关对进境中药材实施准入制度。

目前，中国禁止从日本福岛县、群马县、栃木县、茨城县、宫城县、新潟县、长野县、埼玉县、东京都、千叶县10个都县进口中药材。

2. 境外生产、加工、存放单位注册登记

海关总署根据风险分析的结果，确定需要实施境外生产、加工、存放单位注册登记的中药材品种目录。海关总署对列入目录的中药材境外生产企业实施注册登记。

3. 进境中药材指定存放、加工企业备案

海关总署对需要检疫审批的进境动物源性中药材指定存放、加工企业实施备案管理。

4. 进境动植物检疫审批

海关总署对进境动物源性中药材实施检疫审批。

（四）所需单证要点

1. 输出国家或者地区的官方检验检疫证书（新西兰药用鹿茸和鹿角已实施证书无纸化）。

2. 原产地证明。

3. 进境动植物检疫许可（动物源性中药材）。

4. 允许进出口证明书（即濒危野生动植物种国际贸易公约允许进出口证明书，适用于濒危野生中药材）。

（五）审单要点

1. 获得我国检疫准入动植物源性药材种类、输出国家地区和注册要求的名录可在海关总署动植物检疫司官方网站（http：//dzs. customs. gov. cn/）“检疫要求和警示信息”栏目查询。《关于实施〈进口药材管理办法〉有关事项的公告》（国家药监局 海关总署 市场监管总局公告2020年第3号）附件1《非首次进口药材品种目录》所列并未都获得检疫准入，使用时应注意相关药材种类和输出国家是否列入《获得我国检疫准入动植物源性药材种类及输出国家地区名录》。

2. 已注册的中药材境外生产、加工、存放单位信息可在海关总署动植物检疫司官方网站（http：//dzs. customs. gov. cn/）“企业信息”栏目查询：

动物源性中药材企业在“企业信息—动物产品类—其他动物产品”部分查询；

植物源性中药材企业在“企业信息—植物产品类—其他植物产品”部分查询。

3. 进境动物源性中药材存放、加工指定企业名单可在中国海关企业进出口信用信息公示平台（http：//credit. customs. gov. cn/）“特定资质行政相对人名录”栏目查询。

4. 中药材进境时，企业应当向主管海关申报预期用途，明确“药用”或者“食用”。

申报为“药用”的中药材应为列入《中华人民共和国药典》药材目录的物品。药用的中药材，由国家药品监督管理部门依照《进口药材管理办法》（国家市场监督管理总局令第9号）实施检验和监督管理。海关依照《进出境中药材检疫监督管理办法》对其实施检疫和监督管理。

申报为“食用”的中药材应为国家法律、行政法规、规章、文件规定可用于食品的物品。食用的中药材，由海关依照进出口食品相关规定实施检验检疫和监督管理，详见《海关检验检疫业务实务手册——进出口食品化妆品检验检疫篇》相关章节。《按照传统既是食品又是中药材的物质目录》由国务院卫生行政部门会同国务院食品安全监督管理部门制定、公布。

5. 进境动物源性中药材需办理进境动植物检疫审批的，货主或者其代理人应当在签订贸易合同前，按照《进境动植物检疫审批管理办法》的规定取得进境动植物检疫许可。检疫许可上的申请单位应与报关单上的进口商一致，检疫许可上的品名、产地、输出国家（地区）、境外生产厂家、用途、进境和结关地口岸、目的地、运输路线等应与报关单、境外官方检验检疫证书、合同及提单上的内容相符。

6. 进口日本药用植物时，还应随附以下文件：

（1）日本官方出具的原产地证明；

（2）日本政府出具的放射性物质检测合格的证明。

7. 新西兰药用鹿茸和鹿角的官方证书可通过检验检疫电子证书信息交换核查系统进行核查核销，且新西兰已不再签发纸质卫生证书。

8. 产品资质栏目应选取“325-进境动植物产品检疫许可”（动物源性中药材适用），并填写许可证编号等信息；货物属性栏目应根据货物实际情况选择“14-预包装”或“15-非预包装”；货物用途栏目应选择“17-药用”或“12-食用”。

（六）特定国家和地区进境要求

1. 阿富汗藏红花

（1）依据文件

《关于进口阿富汗藏红花检验检疫要求的公告》（国家质检总局公告 2017 年第 53 号）。

（2）商品范围

藏红花 *Crocus sativus*。

（3）商品产地

阿富汗。

（4）证书要求

阿富汗政府主管部门应对阿富汗输华藏红花进行检疫，对经检疫合格的每批输华藏红花出具官方植物检疫证书，证明其符合中国的植物检疫要求，并注明种植基地、加工企业、出口商等英文信息。

2. 刚果（布）茯苓

（1）依据文件

《关于进口刚果共和国茯苓植物检疫要求的公告》（海关总署公告 2024 年第 125 号）。

（2）商品范围

在刚果共和国野生或种植的多孔菌科真菌茯苓（学名：*Poria cocos*；英文名：Poria）的干燥菌核。

（3）商品产地

刚果（布）。

（4）证书要求

经检疫合格的输华茯苓，刚方应按照国际植物检疫措施标准第 12 号（ISPM 12）出具植物检疫证书，注明企业名称或注册号码。植物检疫证书的附加声明应注明：“This consignment complies with the requirements specified in the Protocol of Phytosanitary Requirements for Export of Poria from Congo to China, and is free from quarantine pests of concern to China.”［该批货物符合刚果（布）茯苓输华植物检疫议定书要求，不带中方关注的检疫性有害生物。］

3. 老挝土茯苓和鸡血藤

（1）依据文件

《关于进口老挝土茯苓和鸡血藤植物检疫要求的公告》（海关总署公告 2022 年第 98 号）。

（2）商品范围

土茯苓，是指在老挝种植和加工的中药材用百合目菝葜科菝葜属光叶菝葜（学名：*Smilax glabra* Roxb.，Liliales：Smilacaceae）的干燥根茎或根茎切片。

鸡血藤，是指在老挝种植和加工的中药材用豆目豆科密花豆属密花豆（学名：*Spatholobus*

suberectus Dunn，Fabales：Fabaceae）的干燥藤茎或藤茎切片。

（3）商品产地

老挝。

（4）证书要求

老方须对每一批输华土茯苓和鸡血藤实施检疫并出具一份植物检疫证书，并注明熏蒸温度、时间和药剂浓度。植物检疫证书用中文和英文打印（填写证书内容时英文必填）。

4. 老挝植物源性中药材

（1）依据文件

《关于进口老挝植物源性中药材植物检疫要求的公告》（海关总署公告 2023 年第 150 号）。

（2）商品范围

植物源性中药材，是指在老挝野生或种植的红豆蔻等 12 种药用植物制品（见表 11-2）。

表 11-2　老挝输华植物源性中药材种类

序号	名称	产品描述
1	红豆蔻	姜科植物大高良姜 Alpinia galanga 的干燥成熟果实
2	草豆蔻	姜科植物草豆蔻 Alpinia katsumadai 的干燥近成熟种子
3	草果	姜科植物草果 Amomum tsaoko 的干燥成熟果实
4	肉豆蔻	肉豆蔻科植物肉豆蔻 Myristica fragrans 的干燥种仁
5	木蝴蝶	紫葳科植物木蝴蝶 *Oroxylum indicum* 的干燥成熟种子
6	山药	薯蓣科植物薯蓣 *Dioscorea opposita* 的干燥根茎
7	山柰	姜科植物山柰 *Kaempferia galanga* 的干燥根茎
8	黄精	百合科植物滇黄精 *Polygonatum kingianum*、黄精 *Polygonatum sibiricum* 或多花黄精 *Polygonatum cyrtonema* 的干燥根茎
9	百部	百部科植物直立百部 *Stemona sessilifolia*、蔓生百部 *Stemona japonica* 或对叶百部 *Stemona tuberosa* 的干燥块根
10	白及	兰科植物白及 *Bletilla striata* 的干燥块茎
11	千年健	天南星科植物千年健 *Homalomena occulta* 的干燥根茎
12	灵芝	多孔菌科真菌赤芝 *Ganoderma lucidum* 或紫芝 *Ganoderma sinense* 的干燥子实体

（3）商品产地

老挝。

（4）证书要求

经检疫合格的输华中药材，老方应按照国际植物检疫措施标准第 12 号（ISPM 12）出具植物检疫证书，注明企业名称或注册号码、集装箱或运输工具号码等信息。植物检疫证书的附加声明应注明："This consignment complies with the requirements specified in the Protocol of Phytosanitary Requirements for Export of Plant-derived Medicinal Materials from Laos to China, and is free from quarantine pests of concern to China."（该批货物符合老挝植物源性中药材输华植物检疫议定书要求，不带中方关注的检疫性有害生物）。

5. 蒙古国水飞蓟

（1）依据文件

《关于进口蒙古国水飞蓟籽检验检疫要求的公告》（国家质检总局公告 2016 年第 117 号）。

（2）商品范围

蒙古国水飞蓟籽（*Silybummarianum Gaertn*）。

（3）商品产地

蒙古国。

（4）证书要求

每批蒙古国输华水飞蓟籽应随附官方植物检疫证书，证明其符合中方的植物检疫要求，并注明具体产地。每一植物检疫证书上应有如下附加证明：“该植物检疫证书所证明的水飞蓟籽符合中国和蒙古于2016年8月29日在乌兰巴托签署的关于蒙古国水飞蓟籽输华植物检疫要求议定书的规定。（The milk thistle seedcovered by this phytosanitary certificate complies with the requirements of the Protocol of Phytosanitary Requirements for the Export of milk thistle seed from Mongolia to China, signed on Aug 29 2016 in Ulan Bator between China and Mongolia.）”

6. 尼泊尔植物源性中药材

（1）依据文件

《关于进口尼泊尔植物源性中药材植物检疫要求的公告》（海关总署公告2023年第126号）。

（2）商品范围

植物源性中药材是指在尼泊尔野生或种植的余甘子等15种药用植物制品（见表11-3）。

表11-3　尼泊尔输华植物源性中药材种类

序号	名称	产品描述
1	余甘子	大戟科植物余甘子 *Phyllanthus emblica* 的干燥成熟果实
2	重楼	百合科植物七叶一枝花 *Paris polyphylla* 的干燥根茎
3	沉香	瑞香科植物白木香 *Aquilaria sinensis* 或马来沉香 *Aquilaria malaccensis*（异名：*Aquilaria agallocha*）含有树脂的干燥木材
4	波棱瓜子	葫芦科植物波棱瓜 *Herpetospermum pedunculosum* 的干燥种子
5	九里香	芸香科植物九里香 *Murraya exotica*、千里香 *Murraya paniculata* 和调料九里香 *Murraya koenigii* 的干燥叶
6	决明子	豆科植物钝叶决明 *Cassia obtusifolia* 或决明（小决明）*Cassia tora*（异名：*Senna tora*）的干燥成熟种子
7	檀香	檀香科植物檀香 *Santalum album* 树干的干燥心材
8	印度獐牙菜	龙胆科植物印度獐牙菜 *Swertia chirayita* 的干燥全草
9	黄精	百合科植物滇黄精 *Polygonatum kingianum*、黄精 *Polygonatum sibiricum*、多花黄精 *Polygonatum cyrtonema*、卷叶黄精 *Polygonatum cirrhifolium* 或轮叶黄精 *Polygonatum verticillatum* 的干燥根茎
10	香豆蔻	姜科植物香豆蔻 *Amomum subulatum* 的干燥成熟果实
11	灵芝	多孔菌科真菌赤芝 *Ganoderma lucidum* 或紫芝 *Ganoderma sinense* 的干燥子实体
12	藏茜草	茜草科植物光茎茜草 *Rubia wallichiana* 和西藏茜草 *Rubia tibetica* 及同属数种植物的干燥根及根茎
13	荜茇	胡椒科植物荜茇 *Piper longum* 的干燥近成熟或成熟果穗
14	阿魏	伞形科植物新疆阿魏 *Ferula sinkiangensis*、阜康阿魏 *Ferula fukanensis* 或印度阿魏 *Ferula narthrex* 的树脂
15	鸭嘴花	爵床科植物鸭嘴花 *Justicia adhatoda* 的干燥叶

（3）商品产地

尼泊尔。

（4）证书要求

经检疫合格的输华中药材，尼方应按照国际植物检疫措施标准第 12 号（ISPM 12）出具植物检疫证书，注明企业名称或注册号码等信息。植物检疫证书的附加声明应注明："This consignment complies with the requirements specified in the Protocol of Phytosanitary Requirements for Export of Plant-derived Medicinal Materials from Nepal to China, and is free from quarantine pests of concern to China."（该批货物符合尼泊尔植物源性中药材输华植物检疫议定书要求，不带中方关注的检疫性有害生物。）

7. 印度尼西亚天竺黄

（1）依据文件

《关于进口印度尼西亚天竺黄植物检疫要求的公告》（海关总署公告 2023 年第 97 号）。

（2）商品范围

指产自印度尼西亚禾本科植物青皮竹（*Bambusa textilis*）或华思劳竹（*Schizostachyum chinense*）等秆内分泌液干燥后的块状物，不直接供人食用。

（3）商品产地

印度尼西亚。

（4）证书要求

经检疫合格的天竺黄，印尼方应出具植物检疫证书，注明加工企业名称或注册号码，并在附加声明中注明："This consignment complies with the requirements specified in the Protocol of Phytosanitary Requirements for Export of Tabasheer from Indonesia to China."（该批货物符合印度尼西亚天竺黄输华植物检疫议定书要求。）

8. 乌兹别克斯坦西红花

（1）依据文件

《关于进口乌兹别克斯坦西红花植物检疫要求的公告》（海关总署公告 2024 年第 83 号）。

（2）商品范围

指在乌兹别克斯坦野生或种植的鸢尾科植物番红花（学名：*Crocus sativus*；英文名：saffron）的干燥柱头。

（3）商品产地

乌兹别克斯坦。

（4）证书要求

经检疫合格的输华西红花，乌方应按国际植物检疫措施标准第 12 号（ISPM 12）出具植物检疫证书，注明种植基地和加工包装厂名称或其注册号码以及集装箱号码，并填写以下附加声明："This consignment complies with the requirements specified in the Protocol of Phytosanitary Requirements for Export of Saffrons from Uzbekistan to China, and is free from quarantine pests of concern to China."（该批货物符合乌兹别克斯坦西红花输华植物检疫议定书要求，不带中方关注的检疫性有害生物。）

十、新鲜蔬菜、未磨的调味料

（一）产品范围

本部分包括新鲜蔬菜（不包括冷冻蔬菜、脱水蔬菜、腌渍蔬菜等）和未磨的植物调味料等。

（二）管理要求

1. 准入要求

海关总署对新鲜蔬菜和未磨的植物调味料实施准入制度。输出国家（地区）与中国签订双边协议、议定书的种类，才可进境。

禁止从日本福岛县、群马县、栃木县、茨城县、宫城县、新潟县、长野县、埼玉县、东京都、千叶县10个都县进口蔬菜和调味料。

2. 境外生产企业注册

新鲜蔬菜和未磨的调味料的境外生产企业，应当获得海关总署注册。

（三）所需单证要点

1. 输出国家或者地区官方检验检疫证书。

2. 原产地证书。

（四）审单要点

1. 准予进口新鲜蔬菜、调味料等植物产品种类及输出国家地区名录见海关总署动植物检疫司网站（http：//dzs. customs. gov. cn/）“动植物检疫要求和警示信息”—“准予进口农产品名单”部分。

2. 允许进口境外新鲜蔬菜注册登记企业名单和允许进口境外调味料注册登记企业名单见海关总署动植物检疫司网站（http：//dzs. customs. gov. cn/）“企业信息”—“植物产品类”—“其他植物产品”部分。

3. 审核输出国家（地区）官方检验检疫证书时应对其基本信息的完整性，有效性进行审核。

4. 进口日本新鲜蔬菜时，还应随附以下文件：

（1）日本官方出具的原产地证明；

（2）日本政府出具的放射性物质检测合格证明。

（五）特定国家和地区进境要求

1. 埃及干辣椒

（1）依据文件

《关于进口埃及干辣椒植物检疫要求的公告》（海关总署公告2024年第67号）。

（2）商品范围

以在埃及种植的食用辣椒（*Capsicum annuum* L.）为原料，经自然晾晒或其他干制工艺加工后的产品。

（3）商品产地

埃及。

（4）证书要求

经检疫合格的干辣椒，埃方应出具植物检疫证书，注明种植基地和加工包装厂名称或注册号码，并填写以下附加声明：“This consignment complies with the requirements specified in the Memorandum of Phytosanitary Requirements for Export of Dried Chilies from Egypt to China, and is free from quarantine pests of concern to China.”（该批货物符合埃及干辣椒输华植物检疫备忘录的要求，不带中方关注的检疫性有害生物。）

2. 巴基斯坦干辣椒

（1）依据文件

《关于进口巴基斯坦干辣椒植物检疫要求的公告》（海关总署公告2023年第96号）。

（2）商品范围

以在巴基斯坦种植的食用辣椒（*Capsicum annuum* L.）为原料，经自然晾晒或其他干制工艺加工后的产品。

（3）商品产地

巴基斯坦。

（4）证书要求

经检疫合格的干辣椒，巴方应出具植物检疫证书，注明种植基地和加工包装企业名称或注册号码，并在附加声明中注明："This consignment complies with the requirements specified in the Protocol of Phytosanitary Requirements for Export of Dried Chilies from Pakistan to China, and is free from quarantine pests of concern to China."（该批货物符合巴基斯坦干辣椒输华植物检疫议定书要求，不带中方关注的检疫性有害生物。）

3. 比利时甜椒

（1）依据文件

《关于进口比利时甜椒植物检疫要求的公告》（海关总署公告 2024 年第 9 号）。

（2）商品范围

指在比利时境内种植和加工（分拣或包装）的甜椒（*Capsicum annuum* 或 *Capsicum grossum*）果实。

（3）商品产地

比利时。

（4）证书要求

经出口前检疫合格的货物，比方应出具植物检疫证书，并附加英文声明："The consignment complies with the requirements specified in the Protocol of Phytosanitary Requirements for Export of Bell Peppers from Belgium to China, and is free from quarantine pests of concern to China."（该批货物符合比利时甜椒输华植物检疫议定书要求，不带中方关注的检疫性有害生物。）

4. 比利时芽球菊苣

（1）依据文件

《关于进口比利时芽球菊苣植物检疫要求的公告》（海关总署公告 2023 年第 81 号）。

（2）商品范围

新鲜芽球菊苣的可食用芽球部分，学名 *Cichorium intybus var. foliosum*，英文名 Witloof chicory。

（3）商品产地

比利时芽球菊苣产区。

（4）证书要求

①经检疫合格的芽球菊苣，比方应出具植物检疫证书，并填写以下附加声明："The consignment complies with the requirements specified in the Protocol of Phytosanitary Requirements for Export of Witloof Chicory from Belgium to China, and is free from quarantine pests of concern to China."（该批货物符合比利时芽球菊苣输华植物检疫要求议定书的规定，不带中方关注的检疫性有害生物。）

②在收获后经除害处理的，还应在植物检疫证书中注明除害处理方法、时间和持续时长等信息。

5. 秘鲁芦笋

（1）依据文件

《关于秘鲁芦笋准入问题的公告》（国家质检总局公告 2015 年第 40 号）。

（2）商品范围

芦笋。

（3）商品产地

秘鲁。

（4）证书要求

秘鲁农业部所属的秘鲁国家动植物检疫局须按照议定书的要求对输华芦笋进行检疫并出具植物检疫证书，证明其符合中方的植物检疫要求，还需注明具体产地，并在附加声明栏中注明："The asparagus in this shipment complies with the requirements specified in the Protocol of Phytosanitary Requirements for the Export of Asparagus from Peru to China, signed on April 6, 2013 in Sanya."

6. 俄罗斯菊芋

（1）依据文件

《关于进口俄罗斯菊芋植物检疫要求的公告》（海关总署公告 2024 年第 62 号）。

（2）商品范围

菊芋（*Helianthus tuberosus*），是指在俄罗斯联邦境内种植和加工的新鲜或干燥菊芋块茎及其切片，不得做种植用途。

（3）商品产地

俄罗斯。

（4）证书要求

经检疫合格的货物，输华菊芋应随附俄方按照国际标准出具的植物检疫证书，并按照国际植物保护公约批准的样本注明企业名称、注册号码、集装箱或其他运输工具号码等信息。植物检疫证书附加声明应由俄方注明："The lot meets the requirements of the Protocol between the Federal Service for Veterinaryand Phytosanitary Surveillance (Russian Federation) and the General Administration of Customs of the People's Republic of China on phytosanitary requirements for the Jerusalem artichoke, exported from the Russian Federation to the People's Republic of China and is free of any pests subject to quarantine for the People's Republic of China."（该批货物符合俄罗斯联邦兽医和植物检疫监督局与中华人民共和国海关总署关于俄罗斯菊芋输华植物检疫议定书要求，不带中方关注的检疫性有害生物。）

7. 法国分葱

（1）依据文件

《关于进口法国分葱检验检疫要求的公告》（海关总署公告 2018 年第 161 号）。

（2）商品范围

指在法国种植和加工的用于食用的分葱（*Allium cepa var. aggreatum*）。

（3）商品产地

法国。

（4）证书要求

每批法国输华分葱须随附法兰西共和国农业食品部出具的官方植物检疫证书，证明其符合中国植物检疫要求，注明具体产地，并在附加声明栏中注明："该植物检疫证书所证明的分葱符合中法双方于 2018 年 9 月 19 日在巴黎签署的关于法国分葱输华植物检疫要求议定书的规定"。

8. 韩国甜椒

（1）依据文件

《关于进口韩国甜椒检验检疫要求的公告》（海关总署公告 2019 年第 190 号）。

（2）商品范围

在韩国温室种植的不同栽培品种的甜椒（Capsicum annuum var. grossum）。

（3）商品产地

韩国。

（4）证书要求

每批进口韩国甜椒须随附韩方出具的官方植物检疫证书，并在附加声明栏中注明："该批甜椒符合韩国甜椒输华检验检疫要求，不携带中方关注的检疫性有害生物。"

9. 荷兰甜椒

（1）依据文件

《关于进口荷兰甜椒检验检疫要求的公告》（国家质检总局公告 2016 年第 47 号）。

（2）商品范围

甜椒（*Capsicum annuum*）。

（3）商品产地

荷兰。

（4）证书要求

每批符合要求的荷兰输华甜椒应随附荷兰国家植物保护组织出具的植物检疫证书。

10. 柬埔寨胡椒

（1）依据文件

《关于进口柬埔寨胡椒植物检疫要求的公告》（海关总署公告 2022 年第 115 号）。

（2）商品范围

胡椒，学名 *Piper nigrum*，英文名 Peppercorns，仅限以食用胡椒果实为原料，采收后经脱粒、浸泡、烘干等工艺加工后的产品。

（3）商品产地

柬埔寨胡椒产区。

（4）证书要求

经检疫合格的，柬方应按国际植物检疫措施标准第 12 号（ISPM12）出具植物检疫证书，注明种植基地和包装厂名称或代码，并填写以下附加声明："This consignment complies with the requirements specified in the Protocol of Phytosanitary Requirements for Export of Peppercorns from Cambodia to China, and is free from quarantine pests of concern to China."（该批货物符合柬埔寨胡椒输华植物检疫要求，不带有中方关注的检疫性有害生物。）

11. 老挝新鲜菜豆

（1）依据文件

《关于进口老挝新鲜豆类检验检疫要求的公告》（海关总署公告 2021 年第 31 号）。

（2）商品范围

在老挝境内种植和加工的供人类食用的新鲜菜豆（*Phaseolus vulgaris Linn*）。

（3）商品产地

老挝。

（4）证书要求

老挝官方应对每批符合议定书要求的输华新鲜菜豆出具植物检疫证书，并在附加声明栏中注明以下内容：

"该植物检疫证书所证明的鲜菜豆由×××（具体生产企业）生产，符合中老双方于 2021 年 4 月 12 日在北京和万象签署的关于老挝新鲜豆类输华检验检疫要求议定书的规定，不带有螺旋粉虱（Aleurodicus dispersus）、瓜实蝇（Bactrocera cucurbitae）、南瓜实蝇（Bactrocera tau）、蚕豆象（Bruchus rufimanus）、扶桑绵粉蚧（Phenacoccus solenopsis）、大洋臀纹粉蚧（Planococcus minor）、薇甘菊（Mikania micrantha Kunth）等中方关注的检疫性有害生物。"（The fresh kidney bean covered by this Phytosanitary Certificate was produced by the name of production, processing and storage establishment, comply with the requirements of Protocol between China and Laos on Inspection and Quarantine Requirements for the Export of Fresh Beans from Laos to China, signed on April 12, 2021 in Beijing and Vientiane, is free of the following quarantine pests of concern to China: Aleurodicus dispersus, Bactrocera cucurbitae, Bactrocera tau，Bruchus rufimanus，Phenacoccus solenopsis，Planococcus minor，and Mikania micrantha Kunth.）

12. 老挝新鲜豇豆

（1）依据文件

《关于进口老挝新鲜豆类检验检疫要求的公告》（海关总署公告 2021 年第 31 号）。

（2）商品范围

在老挝境内种植和加工的供人类食用的新鲜豇豆［*Vigna unguiculata*（L.）Walp］。

（3）商品产地

老挝。

（4）证书要求

老挝官方应对每批符合议定书要求的输华新鲜豇豆出具植物检疫证书，并在附加声明栏中注明以下内容："该植物检疫证书所证明的鲜豇豆由 XXX（具体生产企业）生产，符合中老双方于 2021 年 4 月 12 日在北京和万象签署的关于老挝新鲜豆类输华检验检疫要求议定书的规定，不带有螺旋粉虱 *Aleurodicus dispersus*、瓜实蝇 *Bactrocera cucurbitae*、新菠萝灰粉蚧 *Dysmicoccus neobrevipes*、扶桑绵粉蚧 *Phenacoccus solenopsis*、薇甘菊 *Mikania micrantha* Kunth 等中方关注的检疫性有害生物。"（"The fresh cowpea covered by this Phytosanitary Certificate was produced by the name of production, processing and storage establishment, comply with the requirements of Protocol between China and Laos on Inspection and Quarantine Requirements for the Export of Fresh Beans from Laos to China, signed on April 12, 2021 in Beijing and Vientiane, is free of the following quarantine pests of concern to China: *Aleurodicus dispersus*, *Bactrocera cucurbitae*, *Dysmicoccus neobrevipes*, *Phenacoccus solenopsis*, and *Mikania micrantha* Kunth".）

13. 老挝新鲜毛豆

（1）依据文件

《关于进口老挝新鲜豆类检验检疫要求的公告》（海关总署公告 2021 年第 31 号）。

（2）商品范围

在老挝境内种植和加工的供人类食用的饱满且未成熟的新鲜连荚的毛豆［*Glycine max*（L.）Merr］。

（3）商品产地

老挝。

（4）证书要求

老挝官方应对每批符合议定书要求的输华新鲜毛豆出具植物检疫证书，并在附加声明栏中注明以下内容："该植物检疫证书所证明的鲜毛豆由 XXX（具体生产企业）生产，符合中老双方于 2021 年 4 月 12 日在北京和万象签署的关于老挝新鲜豆类输华检验检疫要求议定书的规定，不带有螺旋粉虱 *Aleurodicus dispersus*、木薯绵粉蚧 *Phenacoccus manihoti*、大洋臀纹粉蚧 *Planococcus minor*、刺蒺藜草 *Cenchrus echinatus*、飞机草 *Eupatorium odoratum* L.、薇甘菊 *Mikania micrantha* Kunth 等中方关注的检疫性有害生物。"（"This fresh vegetable soybean covered by this Phytosanitary Certificate was produced by the name of production, processing and storage establishment, comply with the requirements of Protocol between China and Laos on Inspection and Quarantine Requirements for the Export of Fresh Beans from Laos to China, signed on April 12, 2021 in Beijing and Vientiane, is free of the following quarantine pests of concern to China: *Aleurodicus dispersus*, *Phenacoccus manihoti*, *Planococcus minor*, *Cenchrus echinatus*, *Eupatorium odoratum* L., and *Mikania micrantha* Kunth".）

14. 斯里兰卡锡兰肉桂

（1）依据文件

《关于进口斯里兰卡锡兰肉桂植物检疫要求的公告》（海关总署公告 2023 年第 145 号）。

（2）商品范围

以在斯里兰卡种植的锡兰肉桂（*Cinnamomum verum*）树皮为原料，采收后经干制工艺加工后的产品。

（3）商品产地

斯里兰卡。

（4）证书要求

经检疫合格的货物，斯方应出具植物检疫证书，注明种植基地和加工包装厂名称或注册号码，并填写以下附加声明："The consignment complies with the requirements specified in the Protocol of Phytosanitary Requirements for Export of Ceylon Cinnamon from Sri Lanka to China, and is free from quarantine pests of concern to China."（该批货物符合斯里兰卡锡兰肉桂输华植物检疫议定书要求，不带中方关注的检疫性有害生物）。

15. 泰国新鲜蔬菜

（1）依据文件

《关于印发中泰新鲜蔬菜、熟制禽肉、泰输华鳄鱼肉卫生议定书的通知》（国质检食〔2005〕445 号）。

（2）商品范围

蔬菜包括以下 5 类：块茎、根和丁香类，果菜和豆类，花叶类，食用菌类，芽类蔬菜。

（3）商品产地

泰国。

（4）证书要求

蔬菜应附有植物检疫证书。

16. 坦桑尼亚辣椒

（1）依据文件

《关于进口坦桑尼亚辣椒植物检疫要求的公告》（海关总署公告 2024 年第 134 号）。

（2）商品范围

在坦桑尼亚境内种植和加工的食用辣椒果实（*Capsium spp.*）。

（3）商品产地

坦桑尼亚。

（4）证书要求

经检疫合格的，坦方应按国际植物检疫措施标准第 12 号（ISPM 12）出具植物检疫证书，注明种植基地和包装厂名称或注册号码，以及对该批货物使用的检疫处理条件，并填写以下附加声明："This consignment complies with the requirements specified in the Protocol of Phytosanitary Requirements for Export of Chilies from Tanzania to China, and is free from quarantine pests of concern to China."（该批货物符合坦桑尼亚辣椒输华植物检疫议定书要求，不带中方关注的检疫性有害生物。）

17. 汤加南瓜

（1）依据文件

《关于进口汤加南瓜植物检疫要求的公告》（国家质检总局公告 2018 年第 9 号）。

（2）商品范围

指原产地为汤加的南瓜（*Cucurbita maxima*）。

（3）商品产地

汤加。

（4）证书要求

每批汤加输华南瓜应随附官方植物检疫证书，注明集装箱号码，并填写如下附加声明："该批南瓜符合《汤加南瓜输华植物卫生要求议定书》，不携带中方关注的检疫性有害生物。"

18. 乌干达干辣椒

1）依据文件

《关于进口乌干达干辣椒植物检疫要求的公告》（海关总署公告 2024 年第 126 号）。

（2）商品范围

以在乌干达种植的食用辣椒（*Capsicum spp.*）为原料，经自然晾晒或其他干制工艺加工后的产品。

（3）商品产地

乌干达。

（4）证书要求

经检疫合格的干辣椒，乌方应出具植物检疫证书，注明种植基地和加工包装厂名称或注册号码，并填写以下附加声明："This consignment complies with the requirements specified in the Protocol of Phytosanitary Requirements for Export of Dried Chilies from Uganda to China, and is free from quarantine pests of concern to China."（该批货物符合乌干达干辣椒输华植物检疫议定书要求，不带中方关注的检疫性有害生物。）

19. 乌兹别克斯坦红辣椒

（1）依据文件

《关于进口乌兹别克斯坦红辣椒检验检疫要求的公告》（海关总署公告 2019 年第 134 号）。

（2）商品范围

在乌兹别克斯坦共和国种植和加工的用于食用的红辣椒（Cápsicumánnuum）。

（3）商品产地

乌兹别克斯坦。

（4）证书要求

每批进口乌兹别克斯坦红辣椒须随附乌方出具的官方植物检疫证书，并在附加声明栏中注明："该植物检疫证书所证明的红辣椒符合中乌双方于 2019 年 7 月 18 日在北京、塔什干签署的关于乌兹别克斯坦红辣椒输华植物卫生要求议定书的规定"。

20. 中国香港双孢菇

（1）依据文件

《关于香港双孢菇输内地检验检疫要求的公告》（海关总署公告 2019 年第 112 号）。

（2）商品范围

指在香港特别行政区种植的双孢菇 *Agaricus bisporus*（J. E. Lange）Pilát（1951）。

（3）商品产地

中国香港。

（4）证书要求

每批香港特别行政区输内地的双孢菇须随附香港特别行政区官方植物保护组织出具的植物检疫证书。

十一、咖啡豆、可可豆

（一）产品范围

未烘焙咖啡豆、未烘焙可可豆等。

（二）文件依据

1.《中华人民共和国进出口食品安全管理办法》（海关总署令第249号）。

2.《关于〈中华人民共和国进口食品境外生产企业注册管理规定〉和〈中华人民共和国进出口食品安全管理办法〉实施相关事宜的公告》（海关总署公告2021年第103号）。

（三）管理要求

1. 准入要求

海关对进口未烘焙咖啡豆、未烘焙可可豆实施检疫准入制度。输出国家（地区）与中国签订双边协议、议定书的种类，才可进境。

2. 境外生产企业注册

境外未烘焙咖啡豆、未烘焙可可豆的境外生产企业，应当获得海关总署注册登记。

（四）所需单证要点

1. 输出国（地区）官方植物检疫证书。

2. 原产地证书。

（五）审单要点

1. 获得准予进口咖啡豆和可可豆的输出国家或地区名录见海关总署动植物检疫司网站（http：//dzs. customs. gov. cn/）“动植物检疫要求和警示信息”—“准予进口农产品名单”部分。

2. 允许进口境外未烘焙咖啡豆、未烘焙可可豆注册企业名单见海关总署动植物检疫司网站（http：//dzs. customs. gov. cn/）“企业信息”—“植物产品类”—“其他植物产品”部分。

3. 货物属性栏目，根据货物实际情况选择“14-预包装”或“15-非预包装”。

（六）特定国家（地区）进境要求

1. 埃塞俄比亚咖啡豆

（1）依据文件

《关于进口埃塞俄比亚咖啡豆植物检疫要求的公告》（海关总署公告2023年第142号）。

（2）商品范围

咖啡豆，英文 Coffee Beans，是指在埃塞俄比亚种植和加工的未经烘焙脱壳咖啡（Coffea arabica L.）籽粒，已去除外皮、果肉、内果皮及银皮，经干燥、筛选等工艺制成。

（3）商品产地

埃塞俄比亚全境。

（4）证书要求

出口前，埃塞方须对输华咖啡豆实施检验检疫，对符合要求的出具植物检疫证书，注明加工企业名称和注册号，并在附加声明中注明：“This consignment complies with the requirements specified in the Protocol of Phytosanitary Requirements for Export of Unroasted Coffee Beans from Ethiopia to China, and is free from quarantine pests of concern to China.”（该批货物符合埃塞俄比亚未烘焙咖啡豆输华植物检疫要求的议定书，不带中方关注的检疫性有害生物。）经熏蒸处理的，熏蒸剂的名称、使用剂量、处理温度和持续时间等信息需在植物检疫证书中注明。

2. 巴布亚新几内亚咖啡豆

（1）依据文件

《关于进口巴布亚新几内亚咖啡豆、可可豆植物检疫要求的公告》（海关总署公告2024年第63

号）。

（2）商品范围

巴布亚新几内亚咖啡豆，学名 *Coffea arabica* L.，英文名 coffee beans，是指在巴布亚新几内亚境内种植和加工的未经烘焙脱壳咖啡籽粒，已去除外皮、果肉、内果皮及银皮，经干燥、筛选等工艺制成。

（3）商品产地

巴布亚新几内亚全境。

（4）证书要求

出口前，巴新方须对输华咖啡豆实施检验检疫，对符合要求的出具植物检疫证书，注明加工企业名称和注册号，并在附加声明中注明："This consignment complies with the requirements specified in the Protocol of Phytosanitary Requirements for Export of Unroasted Coffee Beans from Papua New Guinea to China, and is free from quarantine pests of concern to China."（该批货物符合巴布亚新几内亚未烘焙咖啡豆输华植物检疫要求的议定书，不带中方关注的检疫性有害生物）。如发现输华咖啡豆中有活体昆虫的，应在出口前进行有效的检疫处理，检疫处理的方法、时间、温度、药剂等信息应在植物检疫证书中注明。

3. 巴布亚新几内亚可可豆

（1）依据文件

《关于进口巴布亚新几内亚咖啡豆、可可豆植物检疫要求的公告》（海关总署公告 2024 年第 63 号）。

（2）商品范围

巴布亚新几内亚可可豆，学名 *Theobroma cacao* L.，英文名 cocoa beans，是指在巴布亚新几内亚境内种植和加工的未经烘焙可可籽粒，去除果肉和果荚，经发酵、干燥、筛选等工艺制成。

（3）商品产地

巴布亚新几内亚全境。

（4）证书要求

出口前，巴新方须对输华可可豆实施检验检疫，对符合要求的出具植物检疫证书，注明加工企业名称和注册号，并在附加声明中注明："This consignment complies with the requirements specified in the Protocol of 3Phytosanitary Requirements for Export of Unroasted Cocoa Bean from Papua New Guinea to China, and is free from quarantine pests of concern to China."（该批货物符合巴布亚新几内亚可可豆输华植物检疫要求的议定书，不带中方关注的检疫性有害生物）。如发现输华可可豆中有活体昆虫的，应在出口前进行有效的检疫处理，检疫处理的方法、时间、温度、药剂等信息应在植物检疫证书中注明。

4. 玻利维亚咖啡豆

（1）依据文件

《关于进口玻利维亚咖啡豆检验检疫要求的公告》（海关总署公告 2019 年第 128 号）。

（2）商品范围

在玻利维亚种植和加工的未经烘焙和已脱壳的咖啡（Coffea arabica L.）籽粒（不含内果皮）。

（3）商品产地

玻利维亚。

（4）证书要求

玻利维亚输华咖啡豆须随附玻利维亚官方植物检疫证书，证书声明栏中应注明"该批货物符合中玻双方于 2018 年 6 月 19 日在北京签署的《关于玻利维亚咖啡豆输华植物检疫要求议定书》的要求”。

5. 布隆迪咖啡豆

（1）依据文件

《关于进口布隆迪咖啡豆植物检疫要求的公告》（海关总署公告 2024 年第 117 号）。

（2）商品范围

咖啡豆（Coffee Beans），是指在布隆迪种植和加工的未经烘焙脱壳咖啡（Coffea Arabica L.）籽粒，已去除外皮、果肉、内果皮及银皮等，经干燥、筛选等工艺制成。

（3）商品产地

布隆迪全境。

（4）证书要求

出口前，布方须对输华咖啡豆实施检验检疫，对符合要求的出具植物检疫证书，注明加工企业名称和注册号，并在附加声明中注明：“This consignment complies with the requirements specified in the Protocol of Phytosanitary Requirements for Export of Coffee Bean from Burundi to China, and is free from quarantine pests of concern to China.”（该批货物符合布隆迪咖啡豆输华植物检疫要求议定书的要求，不带中方关注的检疫性有害生物）。经熏蒸处理的，熏蒸剂的名称、使用剂量、处理温度和持续时间等信息需在植物检疫证书中注明。

6. 洪都拉斯未烘焙咖啡豆

（1）依据文件

《关于进口洪都拉斯咖啡豆植物检疫要求的公告》（海关总署公告 2023 年第 67 号）。

（2）商品范围

学名 *Coffea arabica* L.，英文名 coffee beans，是指在洪都拉斯境内种植和加工的未经烘焙脱壳咖啡籽粒，已去除外皮、果肉、内果皮及银皮，经干燥、筛选等工艺制成。

（3）商品产地

洪都拉斯全境。

（4）证书要求

出口前，洪方须对输华咖啡豆实施检验检疫，对符合要求的出具植物检疫证书，注明加工企业名称和注册号，并在附加声明中注明：“This consignment complies with the requirements specified in the Protocol of Phytosanitary Requirements for Export of Unroasted Coffee Bean from Honduras to China, and is free from quarantine pests of concern to China.”（该批货物符合洪都拉斯未烘焙咖啡豆输华植物检疫要求的议定书，不带中方关注的检疫性有害生物）。经熏蒸处理的，熏蒸剂的名称、使用剂量、处理温度和持续时间等信息需在植物检疫证书中注明。

7. 圣多美和普林西比可可豆

（1）依据文件

《关于进口圣多美和普林西比可可豆植物检疫要求的公告》（海关总署公告 2024 年第 120 号）。

（2）商品范围

可可豆，英文名 Cocoa Beans，是指在圣多美和普林西比种植和加工的未经烘焙可可（Theobroma cacao L.）籽粒，去除果肉和果荚，经发酵、干燥、筛选等工艺制成。

（3）商品产地

圣多美和普林西比全境。

（4）证书要求

出口前，圣普方须对输华可可豆实施检验检疫，对符合要求的出具植物检疫证书，注明加工企业名称和注册登记号，并在附加声明中注明：“This consignment complies with the requirements specified in the Protocol of Phytosanitary Requirements for Export of Cocoa Beans from Sao Tome and Principe to China, and is free from quarantine pests of concern to China."（该批货物符合圣多美和普林西比可可豆输华植物检疫要求议定书的要求，不带中方关注的检疫性有害生物）。经熏蒸处理的，熏蒸剂的名称、使用剂量、处理温度和持续时间等信息需在植物检疫证书中注明。

8. 所罗门群岛未烘焙咖啡豆和可可豆

（1）依据文件

《关于进口所罗门群岛咖啡豆、可可豆植物检疫要求的公告》（海关总署公告 2024 年第 88 号）。

（2）商品范围

指在所罗门群岛种植和加工的未经烘焙脱壳咖啡（Coffea arabica L.）、可可（Theobroma cacao L.）籽粒，已去除外皮、果肉、内果皮及银皮等，经干燥、筛选等工艺制成。

（3）商品产地

所罗门群岛全境。

（4）证书要求

出口前，所方须对输华咖啡豆、可可豆实施检验检疫，对符合要求的出具植物检疫证书，注明加工企业名称和注册号，并在附加声明中注明："This consignment complies with the requirements specified in the Protocol of Phytosanitary Requirements for Export of Unroasted Coffee Beans and Cocoa Beans from Solomon Islands to China, and is free from quarantine pests of concern to China."（该批货物符合所罗门群岛未烘焙咖啡豆和可可豆输华植物检疫议定书的要求，不带中方关注的检疫性有害生物）。经熏蒸处理的，熏蒸剂的名称、使用剂量、处理温度和持续时间等信息需在植物检疫证书中注明。

9. 委内瑞拉未烘焙可可豆

（1）依据文件

《关于进口委内瑞拉可可豆植物检疫要求的公告》（海关总署公告 2024 年第 91 号）。

（2）商品范围

委内瑞拉可可豆，学名 *Theobroma cacao* L.，英文名 cocoa beans，是指在委内瑞拉境内种植和加工的未经烘焙可可籽粒，去除果肉和果荚，经发酵、干燥、筛选等工艺制成。

（3）商品产地

委内瑞拉全境。

（4）证书要求

出口前，委方须对输华可可豆实施检验检疫，对符合要求的出具植物检疫证书，注明加工企业名称和注册登记号，并在附加声明中注明："This consignment complies with the requirements specified in the Protocol of Phytosanitary Requirements for Export of Unroasted Cocoa Bean from Venezuela to China, and is free from quarantine pests of concern to China."（该批货物符合委内瑞拉可可豆输华植物检疫要求议定书的规定，不带中方关注的检疫性有害生物）。如发现输华可可豆中有活体昆虫的，应在出口前进行有效的检疫处理，检疫处理的方法、时间、温度、药剂等信息应在植物检疫证书中注明。

10. 委内瑞拉咖啡豆

（1）依据文件

《关于进口委内瑞拉可可豆植物检疫要求的公告》（海关总署公告 2024 年第 91 号）。

（2）商品范围

委内瑞拉咖啡豆，学名 *Coffea arabica* L.，英文名 coffee beans，是指在委内瑞拉种植和加工的未经烘焙脱壳咖啡籽粒，已去除外皮、果肉、内果皮及银皮，经干燥、筛选等工艺制成。

（3）商品产地

委内瑞拉全境。

（4）证书要求

出口前，委方须对输华咖啡豆实施检验检疫，对符合要求的出具植物检疫证书，注明加工企业名称和注册号，并在附加声明中注明："This shipment complies with the requirements specified in the Protocol of Phytosanitary Requirements for the Export of Unroasted Coffee Beans from Venezuela to China, and is free of quarantine pests of concern to China."（该批货物符合委内瑞拉未烘焙咖啡豆输华植物检疫要求的议定书，不带中方关注的检疫性有害生物）。经熏蒸处理的，熏蒸剂的名称、使用剂量、处理温度和持续时间等信息需在植物检疫证书中注明。

第十二章 出境动物和动物产品的动植物检疫申报及管理

第一节 | 出境动物和动物产品的动植物检疫申报范围

出境动物和动物产品的出口货物属地查检动植物检疫申报范围包括动物和动物产品。

一、动物

动物指饲养、野生的活动物，如畜、禽、兽、蛇、龟、鱼、虾、蟹、贝、蚕、蜂等。

二、动物产品

动物产品指来源于动物未经加工或者虽经加工但仍有可能传播疫病的产品，如生皮张、毛类、肉类、脏器、油脂、动物水产品、奶制品、蛋类、血液、精液、胚胎、骨、蹄、角等。

第二节 | 出境动物和动物产品的动植物检疫申报要求

一、出境水生动物

（一）产品范围

水生动物，指活的鱼类、软体类、甲壳类及其他在水中生活的无脊椎动物等，包括其繁殖用的精液、卵、受精卵。

（二）文件依据

《出境水生动物检验检疫监督管理办法》（国家质检总局令第 99 号公布，根据国家质检总局令第 196 号和海关总署令第 238 号、第 240 号、第 243 号修正）。

（三）管理要求

对输入国家（地区）要求中国对向其输出水生动物的生产、加工、存放单位注册登记的，海关总署对出境水生动物养殖场、中转场实施注册登记制度。

目前，已实施注册登记的有中国内地供港澳水生动物企业、中国向日本出口金鱼养殖场、中国输日本活鳗鱼养殖场、中国输韩国水生动物养殖企业等。

登录海关总署网站动植物检疫司页面（http：//dzs. customs. gov. cn/），点击“企业信息”—

“活动物类”—“水生动物”，可查询获得登记的注册登记企业名单。

（四）申报要求

1. 出境野生捕捞水生动物的发货人或者其代理人应当按照法律、行政法规和海关总署规定，向产地或者组货地海关提出出口货物属地查检申报，提供捕捞渔船与出口企业的供货协议（含捕捞船只负责人签字）。进口国家（地区）对捕捞海域有特定要求的，申报时应当申明捕捞海域。

2. 出境养殖水生动物的货主或者其代理人应当向注养殖场、中转场所在地海关申报。

3. 属于濒危野生水生动物或国家重点保护的野生水生动物，申报时应提供允许进出口证明书（包括濒危野生动植物种国际贸易公约允许进出口证明书和中华人民共和国野生动植物允许进出口证明书）。

二、出境饲料和饲料添加剂

（一）产品范围

饲料：经种植、养殖、加工、制作的供动物食用的产品及其原料，包括饵料用活动物、饲料用（含饵料用）冰鲜冷冻动物产品及水产品、加工动物蛋白及油脂、宠物食品及咬胶、饲草类、青贮料、饲料粮谷类、糠麸饼粕渣类、加工植物蛋白及植物粉类、配合饲料、添加剂预混合饲料等。

饲料添加剂：饲料加工、制作、使用过程中添加的少量或者微量物质，包括营养性饲料添加剂、一般饲料添加剂等。

加工动物蛋白及油脂：包括肉粉（畜禽）、肉骨粉（畜禽）、鱼粉、鱼油、鱼膏、虾粉、鱿鱼肝粉、鱿鱼粉、乌贼膏、乌贼粉、鱼精粉、干贝精粉、血粉、血浆粉、血球粉、血细胞粉、血清粉、发酵血粉、动物下脚料粉、羽毛粉、水解羽毛粉、水解毛发蛋白粉、皮革蛋白粉、蹄粉、角粉、鸡杂粉、肠膜蛋白粉、明胶、乳清粉、乳粉、蛋粉、干蚕蛹及其粉、骨粉、骨灰、骨炭、骨制磷酸氢钙、虾壳粉、蛋壳粉、骨胶、动物油渣、动物脂肪、饲料级混合油、干虫及其粉等。

（二）文件依据

《进出口饲料和饲料添加剂检验检疫监督管理办法》（国家质检总局令第118号公布，根据国家质检总局令第184号和海关总署令第238号、第240号、第243号、第262号修正）。

（三）管理要求

1. 海关总署对进出口饲料实施风险管理，包括在风险分析的基础上，对进出口饲料实施的产品风险分级、企业分类、监管体系审查、风险监控、风险警示等措施。

2. 海关总署对出口饲料的出口生产企业实施注册登记制度，输入国家或地区有注册登记要求的，出口饲料应当来自注册登记的出口生产企业。

（四）申报要求

1. 饲料出口前，货主或者代理人应当凭贸易合同、出厂合格证明等单证向属地海关提出出口货物属地查检申报。海关对所提供的单证进行审核，符合要求的受理申报。

出厂合格证明指注册登记的出口饲料或者饲料添加剂生产、加工企业出具的，证明其产品经本企业自检自控体系评定为合格的文件。

2. 出口饲料产品应符合进口国家或地区的要求，应货证相符。需要注册登记的，相关单证所载内容和产品标识信息应与注册登记信息一致。

三、出境非食用动物产品

（一）产品范围

非食用动物产品是指非直接供人类或者动物食用的动物副产品及其衍生物、加工品，如非直接供人类或者动物食用的动物皮张、毛类、纤维、骨、蹄、角、油脂、明胶、标本、工艺品、内脏、动物源性肥料、蚕产品、蜂产品、水产品、奶产品等。

（二）文件依据

《进出境非食用动物产品检验检疫监督管理办法》（国家质检总局令第159号公布，根据国家质检总局令第184号和海关总署令第238号、第240号、第262号修正）。

（三）管理要求

输入国家或者地区要求中国对向其输出非食用动物产品生产、加工、存放企业（以下简称出境生产加工企业）注册登记的，海关总署对出境生产加工企业实行注册登记。

（四）申报要求

非食用动物产品的发货人或者其代理人应当按照法律、行政法规和海关总署规定，向产地或者组货地海关提出出口货物属地查检申报，提供贸易合同、自检自控合格证明等相关单证，以及允许进出口证明书（包括濒危野生动植物种国际贸易公约允许进出口证明书和中华人民共和国野生动植物允许进出口证明书，适用于濒危野生动物产品）。海关对所提供的单证进行审核，符合要求的受理申报。

四、供港澳食用陆生动物

（一）产品范围

供港澳食用陆生动物指内地供应香港、澳门特别行政区用于屠宰食用的活牛、活羊、活猪、活禽等动物，其中活禽包括鸡、鸭、鹅、鸽、鹌鹑、鹧鸪及其他饲养的禽类。

（二）文件依据

1.《供港澳食用陆生动物检验检疫管理办法》（海关总署第266号令）

2.《关于实施〈供港澳食用陆生动物检验检疫管理办法〉相关事宜的公告》（海关总署公告2024年第149号）

（三）管理要求

海关对供港澳食用陆生动物饲养场实行注册登记管理。注册登记以饲养场为单位，一场一证，注册登记编号应专场专用。饲养场未经注册登记的，其饲养的食用陆生动物不得供应香港、澳门特别行政区。供港澳活禽饲养场向所在地海关提出注册登记申请。

（四）申报要求

1. 注册登记饲养场应当在供港澳食用陆生动物装运7日前向所在地海关报送供港澳计划。

2. 注册登记饲养场应当在装运3日前向所在地海关申请启运地检验检疫。特殊情况下，经海关同意，可以临时申请启运地检验检疫。

3. 货主或者其代理人出口供港澳食用陆生动物时应当依法向海关如实申报。

4. 经所在地海关检验检疫合格的供港澳食用陆生动物，由海关总署授权的兽医官签发动物卫生证书。供港澳活猪、活牛、活羊《动物卫生证书》有效期为14日。供港澳活禽《动物卫生证书》有效期为3日。供港澳食用陆生动物运抵出境口岸或者接驳场地时，海关实施离境检验检疫。应审核动物检疫标志、货主或者其代理人提交的动物卫生证书等单证。

第十三章 出境植物和植物产品的动植物检疫申报及管理

第一节 出境植物和植物产品的动植物检疫申报范围和管理要求

一、产品范围

出境植物及植物产品的出口货物属地查检动植物检疫申报范围包括植物、植物产品和其他检疫物。具体包括：出境植物、植物产品和其他检疫物；装载植物、植物产品和其他检疫物的装载容器、包装物、铺垫材料；有关法律、行政法规、国际条约规定或者贸易合同约定应当实施出境植物检疫的其他货物、物品。

1. 植物

植物是指栽培植物、野生植物及其种子、种苗及其他繁殖材料等。

2. 植物产品

植物产品是指来源于植物未经加工或者虽经加工但仍有可能传播病虫害的产品，如粮食、豆、棉花、油、麻、烟草、籽仁、鲜果、蔬菜、生药材、木材、饲料等。

3. 其他检疫物

其他检疫物是指植物废弃物，如垫舱木、芦苇、草帘、竹篓、麻袋、纸等废旧植物性包装物、有机肥料等。

二、管理要求

出境植物产品的生产、加工、存放单位注册登记：输入国（地区）要求中国对向其输出的植物产品的生产、加工、存放单位注册登记的，海关可以实行注册登记。

三、申报要求

1. 出境其他植物及其产品的发货人或者其代理人应当按照法律、行政法规和海关总署规定，向产地或者组货地海关提出出口货物属地查检申请。

2. 经检疫合格的植物产品，有下列情形之一的，货主或者其代理人应当重新申报：

（1）更改输入国家（地区）的，且更改好的输入国家（地区）又有不同检疫要求的；

（2）改换包装或者原未拼装后来拼装的；

（3）超过检疫规定有效期的。

第二节｜出境植物和植物产品的动植物检疫申报要求

一、出境水果

（一）产品范围

新鲜水果。

（二）文件依据

《出境水果检验检疫监督管理办法》（国家质检总局令第91号公布，根据海关总署令第238号、第240号、第243号修正）。

（三）管理要求

中国与输入国家（地区）签订的双边协议、议定书等有明确规定的，或者输入国家（地区）法律法规要求对输入该国家（地区）的水果果园和包装厂实施注册登记的，海关按照规定对输往该国家（地区）的出境水果果园和包装厂实行注册登记。

中国与输入国家（地区）签订的双边协议、议定书未有明确规定的，且输入国家（地区）法律法规未明确要求的，出境水果果园、包装厂可以向海关申请注册登记。

登录海关总署网站动植物检疫司页面（http：//dzs. customs. gov. cn/），点击“企业信息”—“植物产品类”—“水果”，可查询中国出口水果注册企业名单。

（四）申报要求

出境水果应当向包装厂所在地海关提出出口货物属地查检申请，按申报规定提供有关单证及产地供货证明；出境水果来源不清楚的，不予受理申报。

（五）特定国家和地区出境要求

1. 核果（油桃、桃、李、杏）出口澳大利亚

（1）依据文件

《关于中国核果、苹果、梨出口澳大利亚和进口新西兰鳄梨及澳大利亚核果、葡萄、樱桃、柑橘植物检验检疫要求的公告》（国家质检总局公告2018年第1号）。

（2）商品名称

中国油桃（*Prunuspersica var. nectarina*）、桃（*Prunus persica*）、李（*Prunus domestica/salicina*）、杏（*Prunus armeniaca*），包括杂交在内的所有的栽培品种。

（3）商品产地

中国所有商业生产区域。

（4）果园、包装厂和处理设施

出口油桃、桃、李、杏的果园、包装厂及处理设施（如需要）须经出入境检验检疫机构注册登记，并在每年出口季前，由国家质量监督检验检疫总局向澳大利亚农业与水利部提供所有注册登记名单。

2. 梨出口澳大利亚

（1）依据文件

《关于中国核果、苹果、梨出口澳大利亚和进口新西兰鳄梨及澳大利亚核果、葡萄、樱桃、柑橘植物检验检疫要求的公告》（国家质检总局公告2018年第1号）。

（2）商品名称

梨（包括白梨 *Pyrus bretschneideri*、砂梨 *Pyrus pyrifolia*、秋子梨 *Pyrus ussuriensis* 和香梨 *Pyrus sinki-*

angensis）。

（3）商品产地

中国所有商业生产区域。

（4）果园、包装厂和处理设施

出口梨的果园、包装厂和处理设施（如需要）须经出入境检验检疫机构注册登记，并在每年出口季前，由国家质量监督检验检疫总局向澳大利亚农业和与水利部提供所有注册登记名单。

3. 龙眼、荔枝出口澳大利亚

（1）依据文件

《关于向澳大利亚出口龙眼、荔枝有关问题的公告》（国家质检总局公告 2004 年第 53 号）。

（2）商品名称

龙眼、荔枝。

（3）果园和加工厂

出口果园、加工厂须在中国检验检疫机构注册。

4. 苹果出口澳大利亚

（1）依据文件

《关于中国核果、苹果、梨出口澳大利亚和进口新西兰鳄梨及澳大利亚核果、葡萄、樱桃、柑橘植物检验检疫要求的公告》（国家质检总局公告 2018 年第 1 号）。

（2）商品名称

苹果（*Malus domestica* Borkh.），包括杂交在内的所有栽培品种。

（3）商品产地

中国所有商业生产区域。

（4）果园、包装厂和处理设施

出口苹果果园、包装厂及处理设施（如需要）须经出入境检验检疫机构注册登记，并在每年苹果出口季节前，由国家质量监督检验检疫总局向澳大利亚农业与水利部提供所有注册登记名单。

5. 鲜梨出口巴西

（1）依据文件

《关于中国鲜梨出口巴西植物检疫要求的公告》（海关总署公告 2020 年第 1 号）。

（2）商品名称

鲜梨（*Pyrus spp.*）。

（3）商品产地

来自橘小实蝇（*Bactrocera dorsalis*）非疫区的鲜梨产区（中国北纬 33°以北地区）。

（4）果园和包装厂

出口鲜梨果园和包装厂均须经中华人民共和国海关总署（以下简称“GACC”）审核注册。GACC 须在出口前至少 30 天，向巴西联邦共和国农业、畜牧和食品供应部提供批准的注册果园和包装厂名单，以获得巴方审核批准。

6. 柑橘出口秘鲁

（1）依据文件

《关于印发〈中国柑橘输往秘鲁植物检疫要求〉的通知》（国质检动函〔2009〕610 号）。

（2）商品名称

葡萄柚（*Citrus paradis*）、桔子（*Citrus reticulate*）及其杂交种、橙（*Citrus sinensis*）、柠檬（*Citrus limon*）和柚子（*Citrus maxima* 或 *Citrus grandis*）（简称为“柑橘”）。

（3）果园和包装厂

输秘柑橘果园、包装厂须在出入境检验检疫机构注册，并国家质检总局（简称 AQSIQ），由秘鲁国家动植物检疫局（简称 SENASA）和 AQSIQ 共同批准。出口季节前，AQSIQ 应向 SENASA 提供输往秘鲁的注册果园、包装厂名单。

7. 苹果出口秘鲁

（1）依据文件

《关于输秘苹果有关要求的公告》（国家质检总局公告 2005 年第 26 号）。

（2）商品名称

苹果。

（3）商品产地

中国山东、陕西、山西、河南、河北、辽宁、甘肃、宁夏和北京 9 省、区（市）。

（4）果园和包装厂

输秘苹果果园、包装厂应在出入境检验检疫机构注册，并由中秘双方共同指定。

8. 鲜梨出口厄瓜多尔

（1）依据文件

《关于中国鲜梨出口厄瓜多尔植物检疫要求的公告》（海关总署公告 2022 年第 68 号）。

（2）商品名称

鲜梨，包括砂梨 *Pyrus pyrifolia*、白梨 *Pyrus bretschneideri*、香梨 *Pyrus sinkiangensis* 及其杂交种，英文名 Pear。

（3）果园和包装厂

出口鲜梨果园和包装厂须经中华人民共和国海关总署（以下简称“GACC”）注册，并由厄瓜多尔共和国植物和动物卫生调控局（以下简称“AGROCALIDAD”）批准。注册信息包括名称、地址及标识代码，以便在出口水果不符合本检疫要求相关规定时准确溯源。注册名单须在每年出口季节前由 GACC 向 AGROCALIDAD 提供，经后者评估后批准。

9. 水果出口哈萨克斯坦

（1）依据文件

《关于中国水果出口哈萨克斯坦植物检疫要求的公告》（海关总署公告 2020 年第 58 号）。

（2）商品范围

产自中国且符合本检疫要求的新鲜水果（以下简称“水果”），包括苹果、梨、桃、李、杏、油桃、柑橘类水果、葡萄、柿子、芒果、火龙果、猕猴桃、草莓、菠萝、番木瓜、甜瓜、百香果、龙眼、椰子、香蕉、荔枝等。

（3）果园、包装厂和口岸仓储库

出口水果果园、包装厂和口岸仓储库，须由中国海关审核批准注册，并在中国海关总署备案。海关总署将向哈萨克斯坦农业部提供注册果园、包装厂及口岸仓储库名单。

10. 荔枝出口韩国

（1）依据文件

《关于泰国莲雾、斯里兰卡香蕉、韩国葡萄、埃塞俄比亚大豆输华和中国荔枝输韩国等检验检疫要求的公告》（国家质检总局公告 2015 年第 94 号）。

（2）商品名称

新鲜荔枝（*Litchi chinensis*），以下简称荔枝。

（3）商品产地

中国荔枝产区。

（4）果园和包装厂

向韩国出口荔枝的水果种植园（以下简称“出口果园”）和包装加工厂（以下简称“出口包装加工厂”）必须向国家质量监督检验检疫总局（以下简称“AQSIQ”）下属的检验检疫局（以下简称“CIQ”）注册，分拣、包装和储存应接受 CIQ 监管。

每年荔枝出口前 AQSIQ 应该向韩国动植物检疫局（以下简称“QIA”）提供出口的果园和具备蒸热处理设备包装加工厂名称和注册号码的清单。

11. 鲜食柑橘出口美国

（1）依据文件

《关于中国鲜食柑橘出口美国植物检疫要求的公告》（海关总署公告 2020 年第 59 号）。

（2）商品名称

产自中国的鲜食柑橘［包括蜜柚 *Citrus grandis*（pummelo/pomelo）、南丰蜜桔 *Citrus kinokuni*（Nanfeng honey mandarin）、芦柑/椪柑 *Citrus poonensis*（ponkan）、甜橙 *Citrus sinensis*（sweet orange）、温州蜜桔 *Citrus unshiu*（Satsuma mandarin）以及相关品种］（以下简称“柑橘”），允许出口到美国大陆。具体信息如下：

①蜜柚 *Citrus grandis* = *Citrus maxima*；

②南丰蜜桔 *Citrus kinokuni* = *Citrus* × *aurantium cv.* ‘*Kinokuni*’、*Citrus kinokuni hort. ex Tanaka*、*Citrus cv.* ‘*Kinokuni*’；

③芦柑/椪柑 *Citrus poonensis* = *Citrus* × *poonensis hort. ex Tanaka*、*Citrus cv.* ‘*Poonensis*’；

④甜橙 *Citrus sinensis*；

⑤温州蜜桔 *Citrus unshiu* = *Citrus unshiu*、*Citrus* × *aurantium cv.* ‘*Unshiu*’、*Citrus cv.* ‘*Unshiu*’。

（3）果园和包装厂

出口柑橘果园和包装厂须由口岸海关审核批准注册，并由中华人民共和国海关总署（GACC）备案。GACC 将应要求向代表美利坚合众国农业部的美国动植物卫生检验局（APHIS）提供注册果园和包装厂名单。

12. 苹果出口美国

（1）依据文件

《关于中国鲜苹果输往美国植物检验检疫要求的公告》（国家质检总局公告 2015 年第 61 号）。

（2）商品名称

新鲜苹果果实（学名 *Malus Pumila*，异名 *Malus domestica*，英文名 Apple）。

（3）果园和包装厂

出口果园和包装厂须经出入境检验检疫机构注册，由质检总局批准后提供美方。

13. 砂梨出口美国

（1）依据文件

《关于中国砂梨出口美国植物检验检疫要求的公告》（国家质检总局公告 2013 年第 18 号）。

（2）商品名称

新鲜砂梨果实（学名 *Pyrus pyrifolia*，英文名 Sand pear）。

（3）商品产地

中国所有砂梨产区。

（4）果园和包装厂

出口果园和包装厂须经出入境检验检疫机构注册，由国家质检总局批准后提供美方。

14. 鲜枣出口美国

（1）依据文件

《关于中国鲜枣出口美国植物检疫要求的公告》（海关总署公告 2020 年第 42 号）。

（2）商品名称

产自中国的鲜枣［*Ziziphus jujuba*（Rhamnaceae）］，允许出口到美国大陆。

（3）果园和包装厂

出口鲜枣果园和包装厂须由中华人民共和国海关总署（以下简称“GACC”）审核批准注册。GACC 将应要求向以动植物卫生检验局为代表的美利坚合众国农业部提供注册果园和包装厂名单。

15. 水果出口毛里求斯

（1）依据文件

《关于向毛里求斯出口水果有关要求的公告》（国家质检总局公告 2005 年第 93 号）。

（2）商品名称

苹果、梨和柚子。

（3）商品产地

苹果、梨须产于陕西、山东、河北、辽宁、山西、新疆、安徽产区的注册果园和包装厂。柚子须产于湖南、湖北、江西、四川产区的注册果园和包装厂。

16. 柑橘输往墨西哥

（1）依据文件

《关于中国柑橘输往墨西哥植物检验检疫要求的公告》（国家质检总局公告 2015 年第 79 号）。

（2）商品名称

柑橘果实，包括橘（Citrus reticulata）、橙（Citrus sinensis）、杂柑（Citrus hybrids）、沙田柚（Citrus maxima）和柚（Citrus grandis）。

（3）商品产地

中国陕西、云南、贵州、四川、湖南、江西、浙江、福建、广西、广东、重庆和湖北。

（4）果园、冷处理设施和包装厂

柑橘果园、冷处理设施和包装厂必须经过国家质检总局（以下简称 AQSIQ）和墨西哥农业畜牧农村发展渔业和食品部（以下简称“SAGARPA”）的注册批准。AQSIQ 在每个出口季节前将通过批准的名单提供给 SAGARPA。柑橘果园、冷处理设施和包装厂必须有综合预防和治理措施，以控制墨方关注的有害生物处于较低水平。如果需要，该措施还需提交给 SAGARPA 批准。

17. 梨出口墨西哥

（1）依据文件

《关于输墨梨有关要求的公告》（国家质检总局公告 2005 年第 142 号）；

《关于印发中国梨输墨西哥和墨西哥葡萄输华检疫议定书的通知》（国质检动〔2005〕337 号）。

（2）商品名称

中国梨果实（*Pyrus bretschneider*，*Pyruspyrifolia*，*Pyrus sp.* Nr. *Communis*）。

（3）商品产地

输墨梨应产自中国山东、河北、新疆、陕西、安徽省和北京市 6 个省市区。

（4）果园和包装厂

出口果园、包装厂应经国家质检总局（以下简称 AQSIQ）注册，并由 AQSIQ 和墨西哥合众国农牧业农村发展渔业和食品部共同批准。

18. 苹果出口墨西哥

（1）依据文件

《关于输墨苹果有关要求的公告》（国家质检总局公告 2005 年第 27 号）；

《关于印发中国苹果输墨盒墨西哥鳄梨输华检疫议定书的通知》（国质检动〔2005〕62 号）。

（2）商品名称

中国苹果（*Malus domestica*）果实。

（3）商品产地

输墨苹果应产自中国山东、陕西、山西、河南、河北、辽宁、甘肃、宁夏和北京 9 个省市区。

（4）果园和包装厂

出口果园、包装厂应经国家质检总局（以下简称 AQSIQ）注册，并由 AQSIQ 和墨西哥合众国农牧业农村发展渔业和食品部共同批准。

19. 苹果、梨出口南非

（1）依据文件

《关于中国苹果、梨出口南非的公告》（国家质检总局公告 2007 年第 157 号）。

（2）商品名称

苹果、梨。

（3）商品产地

苹果、梨产区包括陕西、山东、河北、辽宁、山西、安徽、河南、甘肃、江苏、北京、天津、新疆、吉林。

（4）果园和包装厂

出口果园和包装厂须在出入境检验检疫机构注册登记，并经南非农业部批准。名单可在质检总局网站上查询。

20. 鲜枣出口南非

（1）依据文件

《关于中国鲜枣出口南非植物检验检疫要求的公告》（国家质检总局公告 2015 年第 14 号）。

（2）商品名称

中国鲜枣果实，学名：*Ziziphus jujube*，英文名：Chinese dates。

（3）商品产地

中国鲜枣产区包括安徽、北京、甘肃、河北、河南、江苏、吉林、辽宁、陕西、山西、山东、天津和新疆。

（4）果园、包装厂和冷藏库

出口鲜枣果园、包装厂、冷藏库须经出入境检验检疫机构注册编号，由质检总局提供给南非农业、林业和渔业部共同批准。

21. 水果出口泰国

（1）依据文件

《中国向泰国输入水果的检验检疫要求》（国家质检总局公告 2004 年第 193 号）。

（2）商品名称

中国输往泰国的苹果、梨、柑橘、葡萄和枣等水果。

（3）果园和包装厂

水果必须来自出入境检验检疫机构注册的果园和包装厂。

22. 荔枝和龙眼出口乌拉圭

（1）依据文件

《关于向乌拉圭出口荔枝和龙眼有关问题的公告》（国家质检总局公告2004年第51号）。

（2）商品名称

荔枝和龙眼。

（3）产地、包装厂和储存库

出口荔枝和龙眼的产地、包装厂、储存库应在中国检验检疫机构注册。

23. 葡萄出口新西兰

（1）依据文件

《关于出口新西兰葡萄及进口新西兰苹果、墨西哥蓝莓、秘鲁蓝莓、智利油桃、埃及葡萄植物检验检疫要求的公告》（国家质检总局公告2017年第1号）。

（2）商品名称

鲜食葡萄，学名*Vitis vinifera*，英文名Grape。适用于葡萄科（*Vitis vinifera*、*Vitis labrusca* 和 *Vitis labruscana*）鲜食葡萄串出口，包括葡萄、果梗和总果梗，不含卷须、茎、叶或根。

（3）商品产地

来自斑翅果蝇*Drosophila suzukii* 和/或橘小实蝇*Bactrocera dorsalis* 非疫区，或者是经过处理且检验后保证安全的产品。

（4）果园、包装厂、仓储设施、处理设施和出口商

出口果园、包装厂、仓储设施、处理设施及出口商（如果独立于包装厂和处理设施）须经出入境检验检疫机构（以下简称CIQ）注册，并由质检总局（以下简称AQSIQ）批准。该名单可在国家质检总局网站上查询。应要求，可向新西兰初级产业部（MPI）提供注册记录副本以供检查。

果园、包装厂、仓储设施和出口商的注册信息需包括地点和联系方式。

处理设施注册详细信息需包括地点、联系方式、平面图和尺寸、设备规格（例如控温设备、除霜周期控制器和综合温控记录设备的规格）和AQSIQ/CIQ审批状态。

24. 香蕉出口新西兰

（1）依据文件

《关于中国香蕉出口新西兰和进口意大利柑橘植物检疫要求的公告》（国家质检总局公告2017年第28号）。

（2）商品名称

香蕉，学名*Musa* spp.，英文名Banana。适用于成扇香蕉的出口，每扇由两排蕉果组成，不带茎、叶、根或其他植物组织。

（3）果园、包装厂、仓储设施和出口商

出口果园、包装厂、存储设施及出口商（如果独立于包装厂）须经出入境检验检疫机构（以下简称CIQ）注册，并由质检总局批准。该名单可在国家质检总局网站上查询。应要求，可向新西兰初级产业部提供注册记录副本以供核查。

出口果园、包装厂、存储设施和出口商的注册信息需包括地址和联系方式。

25. 砂梨和鸭梨出口以色列

（1）依据文件

《关于下发中国砂梨和鸭梨出口以色列植物检疫要求的函》（质检动函〔2015〕174号）。

（2）商品名称

中国鸭梨（*Pyrus bretschneideri*）和沙梨（*Pyrus pyrifolia*）。

（3）果园和包装厂

向以色列出口鸭梨和砂梨的水果种植园（以下简称“出口果园”）和包装加工厂（以下简称“出口包装加工厂”）必须向国家质量监督检验检疫总局（以下简称“AQSIQ”）注册，水果的分拣、包装和储存应接受AQSIQ下属检验检验局监管。

每年水果出口前AQSIQ应该向以色列植物保护和检疫局提供出口的果园和加工厂名称和注册号清单。

26. 水果出口越南

（1）依据文件

《海关总署动植司关于中越进出口水果检疫相关事宜的通知》（动植函〔2018〕29号）。

（2）商品名称

水果。

（3）果园和包装厂

水果须来自经注册登记的果园和包装厂。

27. 水果出口智利

（1）依据文件

《关于输智利水果有关要求的公告》（国家质检总局公告2004年第175号）。

（2）商品名称

中国输往智利的苹果、梨、新疆香梨、荔枝、龙眼。

（3）商品产地

输智苹果应产自中国山东、陕西、山西、河南、河北、辽宁、甘肃、宁夏、北京。

（4）果园和包装厂

输智水果果园、包装厂应在检验检疫机构注册，并由中智双方共同指定。

28. 猕猴桃出口智利

（1）依据文件

《关于中国猕猴桃出口智利植物检疫要求的公告》（海关总署公告2020年第2号）。

（2）商品名称

输往智利的鲜食猕猴桃，包括中华猕猴桃（*Actinidia chinensis Planchon*）、美味猕猴桃（*A. deliciosa C. F. Liang et A. R. Ferguson*）、软枣猕猴桃［*A. arguta*（*Siebold & Zuccarini*）*Planchon et Miquel*］，以及它们的杂交种。

（3）商品产地

中国猕猴桃产区。

（4）果园、包装厂和冷库

输往智利的猕猴桃果园、包装厂及冷库均须在中华人民共和国海关总署（以下简称“GACC”）注册，并由智利共和国农业部下属的农牧局（以下简称“SAG”）批准。注册信息需包括名称、地址及标识代码。GACC需对出口猕猴桃果园、包装厂和冷库进行监管，并在每年出口季节前向SAG提供注册名单。

29. 鲜枣出口智利

（1）依据文件

《关于中国鲜枣出口智利植物检疫要求的公告》（海关总署公告2018年第174号）。

（2）商品名称

中国鲜枣（*Ziziphus jujuba* Mill.）。

（3）商品产地

中国鲜枣产区。

（4）果园和包装厂

出口鲜枣果园和包装厂均须在海关总署（以下简称 GACC）注册，并由智利农牧局（以下简称 SAG）和 GACC 共同批准。注册信息需包括名称、地址及标识代码，以便在出口货物不符合本检疫要求相关规定时准确溯源。注册名单应在每年出口季节前，由 GACC 向 SAG 提供。

二、出境竹木草制品

（一）产品范围

包括出境的竹、木、藤、柳、草、芒等制品。

（二）文件依据

《出境竹木草制品检疫管理办法》（国家质检总局令第 45 号公布，根据海关总署令第 238 号、第 240 号修正）。

（三）管理要求

海关总署对出境竹木草制品及其生产加工企业实施分级分类监督管理。海关对出境竹木草制品的企业进行评估、考核，将企业分为一类、二类、三类 3 个企业类别。

（四）申报要求

企业或者其代理人办理出境竹木草制品申报手续时，应当按照检验检疫申报规定提供有关单证。一类、二类企业申报时应当同时提供"出境竹木草制品厂检记录单"。

三、出境粮食

（一）产品范围

粮食，指用于加工、非繁殖用途的禾谷类、豆类、油料类等作物的籽实以及薯类的块根或者块茎等。

（二）文件依据

1.《进出境粮食检验检疫监督管理办法》（国家质检总局令第 177 号公布，根据海关总署令第 238 号、第 240 号、第 243 号修改）。

2.《关于调整部分进出境货物监管要求的公告》（海关总署公告 2020 年第 99 号）。

（三）管理要求

输入国家或者地区要求中国对向其输出粮食生产、加工、存放企业注册登记的，直属海关负责组织注册登记，并向海关总署备案。

（四）申报要求

1. 装运出境粮食的船舶、集装箱等运输工具的承运人、装箱单位或者其代理人，应当在装运前向海关申请清洁、卫生、密固等适载检验。未经检验检疫或者检验检疫不合格的，不得装运。

2. 粮食的发货人或者其代理人应当按照法律、行政法规和海关总署规定，向储存或者加工企业所在地海关申报，并提供贸易合同、发票、质量合格声明等材料。［依据《关于调整部分进出境货物监管要求的公告》（海关总署公告 2020 年第 99 号）取消出境粮食申报提供自检合格证明的监管要求，改为提供质量合格声明。］贸易方式为凭样成交的，还应当提供成交样品。

3. 出境粮食检验有效期最长不超过 2 个月；检疫有效期原则定为 21 天，黑龙江、吉林、辽宁、内蒙古和新疆地区冬季（11 月至次年 2 月底）可以酌情延长至 35 天。超过检验检疫有效期的粮食，出境前应当重新申报。

4. 出境粮食经产地检验检疫合格后，出境口岸海关按照相关规定查验，重点检查货证是否相符、是否感染有害生物等。

5. 出境粮食到达口岸后拼装的，应当重新申报，并实施检疫。出境粮食到达口岸后因变更输入国家或者地区而有不同检验检疫要求的，应当重新申报，并实施检验检疫。

四、出境中药材

（一）产品范围

中药材是指药用植物、动物的药用部分，采收后经初加工形成的原料药材。

（二）文件依据

1.《进出境中药材检疫监督管理办法》（国家质检总局令第169号公布，根据海关总署令第238号、第240号、第243号修正）。

2.《中华人民共和国药典》（2020版）。

3.《关于进一步加强进出口中药材检验检疫监管工作的通知》（质检办食函〔2012〕832号）。

（三）管理要求

境外国家（地区）对中国输往该国家（地区）的出口中药材生产企业实施注册管理且要求海关总署推荐的，海关总署统一向该国家（地区）主管当局推荐。

（四）所需单证要点

出口中药材生产企业、出口商应当按照法律、行政法规和海关总署规定，向产地或者组货地海关提出出口货物属地查检申报。申报时，需如实申报产品的预期用途，除合同、发票、装箱单外，还应提交以下材料：

1. 生产企业出具的出厂合格证明；

2. 产品符合进境国家或者地区动植物检疫要求的书面声明；

3. 允许进出口证明书（包括濒危野生动植物种国际贸易公约允许进出口证明书和中华人民共和国野生动植物允许进出口证明，适用于濒危野生中药材）。

（五）审单要点

1. 中药材进出境时，企业应当向主管海关申报预期用途，明确“药用”或者“食用”。

申报为“药用”的中药材应为列入《中华人民共和国药典》药材目录的物品。

申报为“食用”的中药材应为国家法律、行政法规、规章、文件规定可用于食品的物品。

2. 货物用途栏目：选择“17-药用”或“12-食用”。

五、出境转基因产品

（一）产品范围

“转基因产品”是指《农业转基因生物安全管理条例》规定的农业转基因生物及其他法律法规规定的转基因生物与产品。

（二）文件依据

《进出境转基因产品检验检疫管理办法》（国家质检总局令第62号公布，根据海关总署令第238号、第243号、第262号修正）。

（三）管理要求

海关总署负责全国进出境转基因产品的检验检疫管理工作，主管海关负责所辖地区进出境转基因产品的检验检疫以及监督管理工作。

（四）申报要求

对出境产品需要进行转基因检测或者出具非转基因证明的，货主或者其代理人应当提前向所在地海关提出申请，并提供输入国家或者地区官方发布的转基因产品进境要求。

六、供港澳蔬菜

（一）产品范围

供港澳蔬菜是指由内地供应香港、澳门特别行政区的蔬菜。

（二）文件依据

《供港澳蔬菜检验检疫监督管理办法》（国家质检总局令第120号公布，根据国家质检总局令第196号和海关总署令第238号、第240号修正）。

（三）管理要求

1. 海关对供港澳蔬菜种植基地和供港澳蔬菜生产加工企业实施备案管理。种植基地和生产加工企业应当向海关备案。

2. 主管海关对种植基地实施备案管理。非备案基地的蔬菜不得作为供港澳蔬菜的加工原料，海关总署另有规定的小品种蔬菜除外。（小品种蔬菜，是指日供港澳蔬菜量小，不具备种植基地备案条件的蔬菜。）

（四）申报要求

1. 所需单证要点港澳蔬菜加工原料证明文件、出货清单以及出厂合格证明。

2. 生产加工企业应当保证供港澳蔬菜符合香港、澳门特别行政区或者内地的相关检验检疫要求，对供港澳蔬菜进行检测，检测合格后申报人向所在地海关申报，申报时应当提交供港澳蔬菜加工原料证明文件、出货清单以及出厂合格证明。依据《关于调整部分进出境货物监管要求的公告》（海关总署公告2020年第99号），取消企业报关时提交供港澳蔬菜加工原料证明文件、出货清单以及出厂合格证明的监管要求。

3. 供港澳蔬菜出货清单或者“出境货物换证凭单”实行一车/柜一单制度。出境口岸海关对供港澳蔬菜实施分类查验制度。未经海关监装和铅封的，除核查铅封外，还应当按规定比例核查货证，必要时可以进行开箱抽查检验。经海关实施监装和铅封的，在出境口岸核查铅封后放行。

进出境动植物检疫现场作业

导读：

本部分通过对海关总署及国家质检总局相关规章制度的梳理，介绍了进出境运输工具，木质包装，进出境动植物及其产品，进出境人员携带物、邮寄物、快件检验检疫及有关动植物及其产品议定的检验检疫要求等作业内容，有助于广大读者了解动植物检疫现场作业业务规定。

第十四章 | 进出境交通工具、集装箱、木质包装检验检疫

第一节 | 进出境交通工具、集装箱检验检疫

对进出境交通工具、集装箱实施检验、检疫，是检验检疫工作的重要内容。

《进出境动植物检疫法》第二条规定："进出境的动植物、动植物产品和其他检疫物，装载动植物、动植物产品和其他检疫物的装载容器、包装物，以及来自动植物疫区的运输工具，依照本法规定实施检疫。"

《中华人民共和国国境卫生检疫法》第九条规定："进境出境的人员、交通运输工具，集装箱等运输设备、货物、行李、邮包等物品及外包装（以下统称货物、物品），应当依法接受检疫查验，经海关准许，方可进境出境。"

《中华人民共和国食品安全法》第三十三条规定："贮存、运输和装卸食品的容器、工具和设备应当安全、无害，保持清洁，防止食品污染，并符合保证食品安全所需的温度、湿度等特殊要求，不得将食品与有毒、有害物品一同贮存、运输。"

《中华人民共和国进出口商品检验法》第十八条规定："对装运出口易腐烂变质食品的船舱和集装箱，承运人或者装箱单位必须在装货前申请检验。未经检验合格的，不准装运。"

为便于学习和使用，涉及交通工具、集装箱的检验检疫内容集中在国境卫生检疫现场作业部分集中阐述，详见《海关检验检疫业务实务手册——国境卫生检疫篇》有关内容。（进出境交通运输工具检验检疫有关内容见第六章，进出境集装箱检验检疫有关内容见第八章。）

第二节 | 进出境木质包装检疫

木质包装是指用于承载、包装、铺垫、支撑、加固货物的木质材料，如木板箱、木条箱、木托盘、木框、木桶（盛装酒类的橡木桶除外）、木轴、木楔、垫木、枕木、衬木等。

木质包装不包括完全由经过胶粘、加热、加压等方法生产的胶合板、刨花板、纤维板等制作的木质包装；完全由薄木材（厚度6毫米或以下）制作的木质包装；在制作过程中经过加热处理用于存放散装葡萄酒或烈酒的木桶；在制作过程中经过加工或其他去除有害生物的处理且用于包装葡萄酒、雪茄或其他商品的礼品盒；锯末、刨花木、丝；永久固定于运输车辆和集装箱上的木质配件。

木质包装材料可能出现在几乎所有进口货物中，有些货物不涉及检疫，但在检查过程中，应对

木质包装实施检疫。

一、制度依据和检疫要求

（一）制度依据

1.《出境货物木质包装检疫处理管理办法》（国家质检总局令第69号公布，根据海关总署令第238、240号修正）。

2.《进境货物木质包装检疫监督管理办法》（国家质检总局令第84号公布，根据海关总署令第238号修正）。

3.《关于公布出境货物使用的木质包装有关要求的公告》（国家质检总局、海关总署、商务部、国家林业局联合公告2005年第4号）。

4.《关于公布进境货物使用的木质包装检疫要求的公告》（国家质检总局、海关总署、商务部、国家林业局联合公告2005年第11号）。

5.《关于公布确认的木质包装检疫除害处理方法及标识要求的公告》（国家质检总局公告2005年第32号）。

6.《关于调整进出境货物木质包装溴甲烷熏蒸处理技术要求的公告》（国家质检总局公告2006年第105号）。

7.《关于规范动植物检疫处置方式行政裁量有关事项的公告》（海关总署公告2024年第202号）。

8.《关于进出境货物木质包装标识编码和检疫处理方式有关事项的通知》（动植函〔2018〕28号）。

（二）木质包装检疫要求

国际植物保护公约组织于2002年制定了国际植物检疫措施标准第15号《国际贸易中木质包装材料的管理》（ISPM 15），目的在于规范国际贸易中货物木质包装质量，防止农林有害生物随木质包装在世界范围内传播和扩散。ISPM 15使木质包装检疫在世界范围内有了一个统一的标准，提高了检疫查验的效率。目前执行版本为2018年通过，2019年出台。我国于2005年采纳该标准，发布了《进境货物木质包装检疫监督管理办法》和《出境货物木质包装检疫处理管理办法》。

1. 国际植物检疫措施标准第15号的适用范围

《国际贸易中木质包装材料的管理》（ISPM 15）适用于各种形式的包装材料，这些包装材料可能是有害生物的传播途径，主要给生长中的树木带来有害生物风险。它们包括板条箱、盒子、包装箱、垫木、货盘、电缆卷筒和卷轴等木质包装材料形式，这些形式的木质包装材料可能出现在几乎所有进口货物中，包括那些通常不作为检疫检验对象的货物。[其中，木材（即木材/木料）货物可由与该货物中的木材种类和质量相同，满足相同植物检疫要求的木材制作的垫木支撑。在这种情况下，垫木可视为货物的一部分，在ISPM 15中不应视为木质包装材料。]

《国际贸易中木质包装材料的管理》（ISPM 15）明确以下情形风险很低，可以不受ISPM 15规定的限制。

——完全由薄木材（厚度6毫米或以下）制造的木质包装材料。

——整体以处理过的木材为基础制造的木质包装，如采用了胶粘、加热和压缩或综合采用其中两种以上方法制造的多层板、颗粒板、线性绞合板和镶嵌胶合板等。

——在制作过程中经过加热的葡萄酒或饮料的包装桶。

——用于包装葡萄酒、雪茄或其他商品的礼品盒，木料在生产过程中，已加工或使用去除有害生物的处理方法。[并非所有种类的礼品盒和礼品桶的制作方式都使其不带有害生物，因此某些种类可视为属于ISPM 15范围。适当时，可由进口和出口的国家或地区植保机构对这些种类的商品作出具体安排。]

——锯末、刨花和木丝绒。

——永久性固定在运输车辆和集装箱上的木质配件。

2. 中国关于进出境木质包装的检疫要求

（1）进境木质包装检疫要求

根据《关于公布进境货物使用的木质包装检疫要求的公告》，进境货物使用的木质包装应当由输出国家或地区政府植物检疫机构认可的企业按中国确认的检疫除害处理方法处理，并加施政府植物检疫机构批准的 IPPC 专用标识。

（2）出境木质包装检疫要求

根据《关于公布出境货物使用的木质包装有关要求的公告》，出境货物使用的木质包装应参照国际植物检疫措施标准第 15 号的规定，在出境前进行除害处理，并加施 IPPC 确定的专用标识。同时还应符合输入国家或者地区的检疫要求。

（3）木质包装检疫特殊要求

过境货物裸露的木质包装以及作为货物整批进境的木质包装，按照进境木质包装规定执行。

进境船舶、飞机使用的垫舱木料卸离运输工具的，按照进境木质包装规定执行；不卸离运输工具的，应当接受海关的监督管理，在监管过程中发现检疫性有害生物的，应当实施除害或者销毁处理。

（三）木质包装检疫除害处理方法

《国际贸易中木质包装材料的管理》（ISPM 15）规定：

ⅰ. 无论采用哪种处理方法，木质包装材料都必须由去皮木材制作。就本标准而言，只要符合以下条件，可以残留一些可见的明显分开的小块树皮：

——宽度不到 3 厘米（不管长度是多少）或

——宽度大于 3 厘米，但单块树皮的总表面积不到 50 平方厘米。

ⅱ. 关于溴甲烷和硫酰氟处理，必须在处理前去皮，因为树皮影响溴甲烷处理效果。

ⅲ. 关于热处理，处理之前或之后去皮均可。当针对某种类型热处理（例如介电加热）明确了尺寸限制时，树皮必须包括在尺寸度量之内。

根据《关于公布确认的木质包装检疫除害处理方法及标识要求的公告》《关于调整进出境货物木质包装溴甲烷熏蒸处理技术要求的公告》以及《关于进出境货物木质包装标识编码和检疫处理方式有关事项的通知》，中国确认的木质包装检疫除害处理方法如下：

1. 热处理（HT）。

（1）必须保证木材中心温度至少达到 56℃，并持续 30 分钟以上。

（2）窑内烘干（KD）、化学加压浸透（CPI）或其他方法只要达到热处理要求，可以视为热处理。如化学加压浸透可通过蒸汽、热水或干热等方法达到热处理的技术指标要求。

更多详细内容可查阅《木质包装热处理操作规程》（SN/T 2371—2017）。

2. 溴甲烷熏蒸处理（MB）。

含有尺寸最小处切面超过 20 cm 的木料的木质包装材料不得采用溴甲烷处理。

（1）常压下，按表 14-1 所示标准处理。

表 14-1　处理标准

温度 ℃	剂量 g/m³	最低浓度要求 g/m³			
		2 h	4 h	12 h	24 h
≥21	48	36	31	28	24
≥16	56	42	36	32	28
≥11	64	48	42	36	32

（2）最低熏蒸温度不应低于 10℃，熏蒸时间最低不应少于 24 小时。熏蒸处理过程中应至少在第 2、4、24 小时时进行熏蒸浓度检测。

更多详细内容可查阅《木质包装材料真空熏蒸处理规程》（SN/T 4411—2015）。

3. 介电加热处理（DH）。

（1）使用微波等介电加热使木材表面温度在处理开始后 30 分钟内达到 60℃以上，并保持至少 1 分钟。

（2）介电加热处理要求：至少使用两组温度传感器在木质包装温度最低处（通常为木材表面）进行测量；厚度超过 5 厘米的木质包装材料，应使用双向或多向介电加热。

4. 硫酰氟熏蒸处理（SF）。

含有尺寸最小处切面超过 20cm 的木料的木质包装材料不得采用硫酰氟处理。对含水率高于 75%（干木料）的木质包装材料也不得采用硫酰氟处理。

（1）硫酰氟熏蒸处理指标如表 14-2 所示。

表 14-2　处理指标

温度 ℃	剂量 g/m³	最低浓度要求 g/m³						
		0.5 h	2 h	4 h	12 h	24 h	36 h	48 h
≥30	82	87	78	73	58	41	不适用	不适用
≥20	120	124	112	104	82	58	41	29

（2）硫酰氟熏蒸处理要求：熏蒸温度不低于 20℃，熏蒸时间为 48 小时或 24 小时；最小横截面不超过 20 厘米或含水率大于 75%的木质包装不得使用硫酰氟熏蒸处理。

5. 国际植物检疫措施标准或海关总署认可的其他除害处理方法。

6. 依据有害生物风险分析结果，当上述除害处理方法不能有效杀灭中国关注的有害生物时，海关总署可要求输出国家或地区采取其他除害处理措施。

（四）木质包装 IPPC 专用标识要求

对于进口货物使用的木质包装，一般认为，只要其标明的检疫处理方法在中国确认的木质包装检疫除害处理方法范围内，就应当视为符合规定。

对于出口货物使用的木质包装，必须选用《关于公布确认的木质包装检疫除害处理方法及标识要求的公告》（国家质检总局公告 2005 年第 32 号）所指定的式样。

1. IPPC 专用标识的式样

在《国际贸易中木质包装材料的管理》（ISPM 15）附件 2 中给出了 6 种可被接受的 IPPC 专用标识式样。带有这些专用标识就表明木质材料已经过了已批准的处理措施的处理。

（1）式样 1 见图 14-1。

该式样也是在《关于公布确认的木质包装检疫除害处理方法及标识要求的公告》（国家质检总局公告 2005 年第 32 号）所规定的式样。

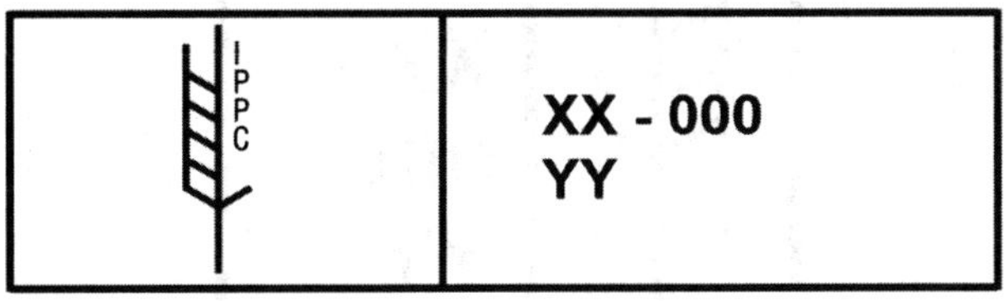

图 14-1　式样 1

（2）式样 2 见图 14-2。

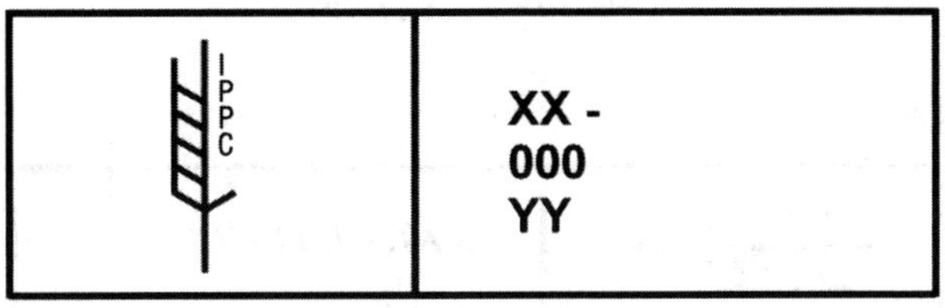

图 14-2　式样 2

（3）式样 3 见图 14-3。

这是一种未来的标示样式，边框带圆角。（This represents a prospective example of a mark with the border with rounded corners.）

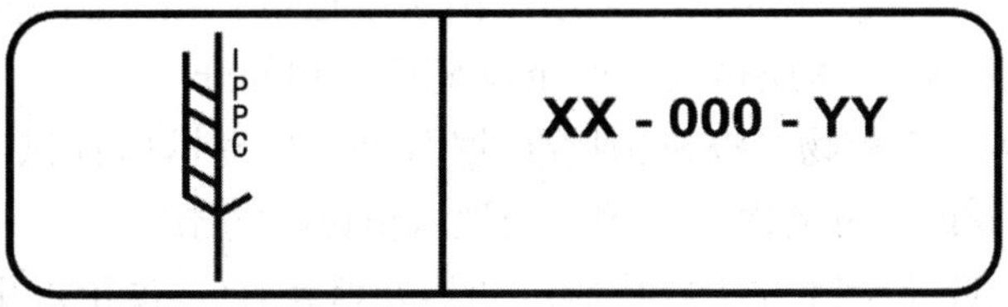

图 14-3　式样 3

（4）式样 4 见图 14-4。

这是一种未来模板刻印标示样式，在边框上、垂直线上或标示中其他位置可能会出现小缝隙。（This represents a prospective example of a mark applied by stencilling; small gaps may be present in the border, and the vertical line, and elsewhere among the components of the mark.）

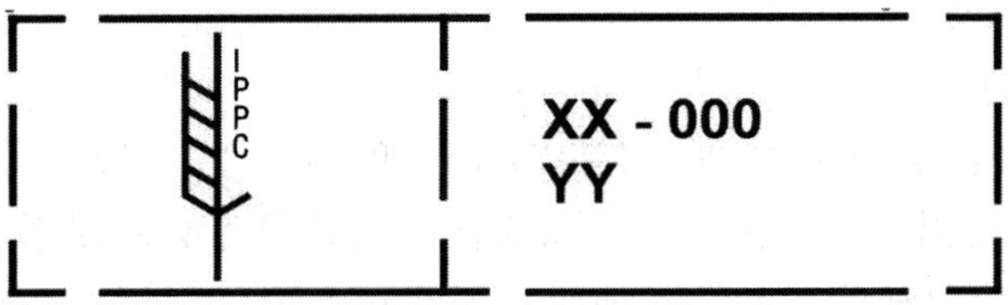

图 14-4　式样 4

（5）式样 5 见图 14-5。

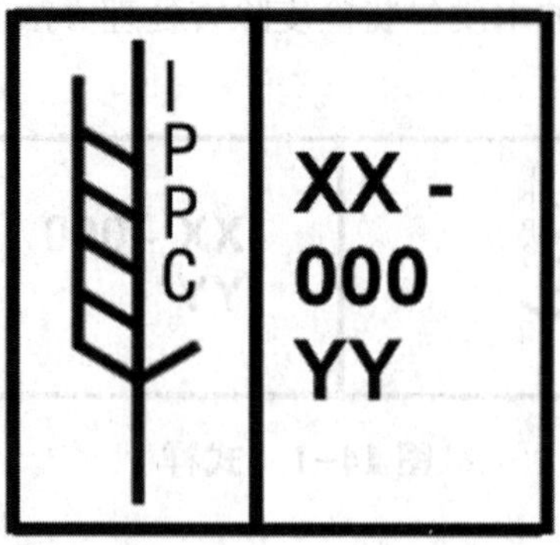

图 14-5　式样 5

（6）式样 6 见图 14-6。

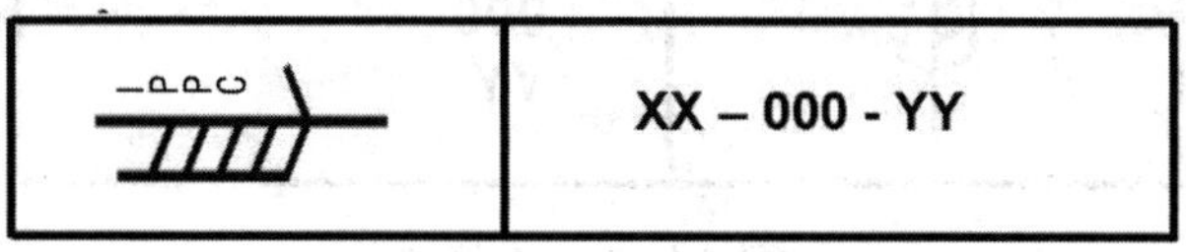

图 14-6　式样 6

其中：

左侧符号中的 IPPC 为《国际植物保护公约》的英文缩写。

XX 为国际标准化组织（ISO）规定的 2 个字母国家或地区代码。国家或地区代码必须用连字符与生产者/处理措施提供者代码（木质包装生产企业编号）相隔开。

000 为输出国家或地区官方植物检疫机构批准的生产者/处理措施提供者代码（木质包装生产企业编号）。数字以及数字和/或字母的次序由国家或地区植保机构指定。

YY 为处理措施（检疫除害处理方法）代码，如热处理为 HT、溴甲烷熏蒸处理为 MB、介电加热处理为 DH、硫酰氟熏蒸处理为 SF。处理措施代码必须在国家或地区代码和生产者/处理措施提供者代码（木质包装生产企业编号）之后出现，而且必须在国家或地区代码和生产者/处理措施提供者代码行之外的单独一行上出现，如与其他代码在同一行出现，则须使用连字号分开。

在《关于公布确认的木质包装检疫除害处理方法及标识要求的公告》（国家质检总局公告 2005 年第 32 号）中明确：输出国家或地区官方植物检疫机构或木质包装生产企业可以根据需要增加其他信息，如去除树皮以 DB 表示。

2. IPPC 专用标识的使用

在《国际贸易中木质包装材料的管理》（ISPM 15）的附件 2 中对标识的使用做出了以下规定。

（1）标识的大小、所使用的字体和位置可以变化，但其尺寸必须足够大，使检验人员无须使用视力辅助仪器就可以看清楚和辨认。标示必须是矩形或正方形，包括在一个边框内，同时用一条垂直线将符号与代码部分隔开。为便于模板刻印，在边框上、垂直线上或标示中其他位置可能会显示出小缝隙。

（2）在标识框内不能有任何其他信息。如认为附加标识（例如生产者商标、授权机构的标识）有利于在国家层面保护标示的使用，这种信息可置于标识框附近但在标识框外。

（3）标识必须清晰易辨认，永久加施不可转移，位于使用木质包装时易看见的位置，最好至少在木质包装单位的两个相对面上。

（4）标识不得手写。

（5）标识不得使用红色或橙色。

（6）当多个部分组装成一个单位的木质包装材料时，为了标识的目的，该组装的复合单位必须作为一个单个单位来考虑。在一个由处理过的木料和加工的木料（当加工的部分不需要处理时）共同组装的复合单元木质包装材料上，为了使标识位于容易看见的位置并有足够的大小，让标识显示在木质包装材料的加工部分上也是合适的。这种标识使用方法仅仅适用于单一复合材料制件，不适用于临时性木质包装材料的成套组装件。

（7）可能有必要特别考虑对垫木进行清晰地标识，因为处理过的木料用作垫木时，只有到了装运时才可能会被切割成最终长度。重要的是，货运者应确保所有用于固定和支撑货物的垫木是处理过的，并显示有 ISPM 15 附件 2 中所描绘的标识，而且这些标识是清晰和容易辨认的。那些没有包括标识所要求的所有部分的小木块不应用作垫木。对垫木进行适当标识的选择方案包括：

——对于旨在用作垫木的木料，沿着其纵向将整个长度的木料以非常小的间隔（注：当随后切割成非常小的木块用作垫木时，切割时必须保证在使用的垫木上显示完整的标识）全部进行标识。

——切割后在容易看见的位置对处理过的垫木额外加贴标示，但货运者须持有国家或地区植保机构的授权。

二、进境木质包装检疫

（一）进境木质包装检疫实施

按照《进境货物木质包装检疫监督管理办法》要求实施进境木质包装检疫。

对木质包装进行现场检疫时应当重点检查是否携带天牛、白蚁、蠹虫、树蜂、吉丁虫、象虫等钻蛀性害虫及其为害迹象，对有昆虫为害迹象的木质包装应当剖开检查；对带有疑似松材线虫等病害症状的，应当取样送实验室检验。

1. 已申报使用木质包装的情况

（1）对已加施 IPPC 专用标识的木质包装，按规定抽查检疫，未发现活的有害生物的，立即予以放行；发现活的有害生物的，监督货主或者其代理人对木质包装进行除害处理。

（2）对未加施 IPPC 专用标识的木质包装，在海关监督下对木质包装进行除害处理或者销毁处理。

（3）对报检时不能确定木质包装是否加施 IPPC 专用标识的，海关按规定抽查检疫。经抽查确认木质包装加施了 IPPC 专用标识，且未发现活的有害生物的，予以放行；发现活的有害生物的，监督货主或者其代理人对木质包装进行除害处理。经抽查发现木质包装未加施 IPPC 专用标识的，对木质包装进行除害处理或者销毁处理。

（4）处置方式行政裁量：① 根据病虫害生物学特点及不合规原因选择除害或者销毁处理方式；② 按规定可以作除害或者销毁处理的，只要能达到有效防止动植物疫情或外来有害生物传入效果，对木质包装作除害或者销毁处理均可；③ 作除害或者销毁处理均可时，可以听取行政相对人意见。

2. 未申报使用木质包装的情况

海关对未报检且经常使用木质包装的进境货物，可以实施重点抽查，抽查时按照以下情况处理。

（1）经抽查确认未使用木质包装的，立即放行。

（2）经抽查发现使用木质包装的，分别按照已加施 IPPC 专用标识和未加施 IPPC 专用标识的情况处理，并依照有关规定予以行政处罚。

海关应当加强与港务、运输、货物代理等部门的信息沟通，通过联网、电子监管及审核货物载货清单等方式获得货物及包装信息，根据情况作出是否抽查的决定。

3. 木质包装严重违规情况处置

主管海关对木质包装违规情况严重的，在报经海关总署批准同意后，监督货主或者其代理人连同货物一起作退运处理。

（二）进境木质包装检疫监管

1. 检疫期间监管

需要将货物运往指定地点实施检疫或者除害处理的，货主或者其代理人应当按照海关的要求，采取必要的防止疫情扩散的措施。集装箱装运的货物，应当在海关人员的监督下开启箱门，以防有害生物传播扩散。

需要实施木质包装检疫的货物，除特殊情况外，未经海关许可，不得擅自卸离运输工具和运递及拆除、遗弃木质包装。

2. 诚信分类管理

主管海关应当根据检疫情况做好进出口商和输出国家或者地区木质包装标识企业的诚信记录，对其诚信作出评价，实施分类管理。

对诚信好的企业，可以采取减少抽查比例和先行通关后在工厂或其他指定地点实施检疫等便利措施。

对诚信不良的企业，可以采取加大抽查比例等措施。

对多次出现问题的，海关总署可以向输出国家或者地区发出通报，暂停相关标识加施企业的木质包装入境。

（三）经港澳地区中转进境木质包装的特殊要求

经港澳地区中转进境货物使用木质包装，不符合检疫要求的，货主或者其代理人可以申请海关总署认定的港澳地区检验机构实施除害处理并加施 IPPC 标识或者出具证明文件，入境时，主管海关按照规定进行抽查或者检疫。

为便利通关，对于经港澳地区中转进境未使用木质包装的货物，货主或者其代理人可以向海关总署认定的港澳地区检验机构申请对未使用木质包装情况进行确认并出具证明文件。入境时，主管海关审核证明文件，不再检查木质包装，必要时可以进行抽查。

海关总署于 2019 年根据国务院简政放权、清理证明事项的决策部署，为进一步优化公共服务和营商环境，削减制度性交易成本，决定对港澳检验机构中转证明文件和港澳检验机构确认证明文件不再验核。

三、出境木质包装检疫

（一）出境木质包装标识加施企业备案

按照《出境货物木质包装检疫监督管理办法》要求，对木质包装实施除害处理并加施标识的企业（简称“标识加施企业”）应当建立木质包装生产防疫制度和质量控制体系。

1. 资格申请

标识加施企业应当向所在地海关提出除害处理标识加施资格申请并提供以下材料：

（1）出境货物木质包装除害处理标识加施申请考核表；

（2）厂区平面图，包括原料库（场）、生产车间、除害处理场所、成品库平面图；

（3）热处理或者熏蒸处理等除害设施及相关技术、管理人员的资料。

2. 考核备案

直属海关对标识加施企业的热处理或者熏蒸处理设施、人员及相关质量管理体系等进行考核，符合“出境货物木质包装除害处理标识加施企业考核要求”的，颁发除害处理标识加施资格证书，并公布标识加施企业名单，同时报海关总署备案，标识加施资格有效期为三年；不符合要求的，不予颁发资格证书，并连同不予颁发的理由一并书面告知申请企业。未取得资格证书的，不得擅自加施除害处理标识。

3. 资格变更申请

标识加施企业出现以下情况之一的，应当向海关重新申请标识加施资格：

（1）热处理或者熏蒸处理设施改建、扩建；

（2）木质包装成品库改建、扩建；

（3）企业迁址；

（4）其他重大变更情况。

未重新申请的，海关暂停直至取消其标识加施资格。

4. 资格的暂停及取消

因标识加施企业方面原因出现下列情况之一的，海关将暂停直至取消其标识加施资格，并予以公布。

（1）因《出境货物木质包装检疫处理管理办法》第十三条的原因，在国外遭除害处理、销毁或者退货的，具体包括：热处理/熏蒸处理设施、检测设备达不到要求的；除害处理达不到规定温度、剂量、时间等技术指标的；经除害处理合格的木质包装成品库管理不规范，存在有害生物再次侵染风险的；木质包装标识加施不符合规范要求的；木质包装除害处理、销售等情况不清的；相关质量管理体系运转不正常，质量记录不健全的；未按照规定向海关申报的；其他影响木质包装检疫质量的。

（2）未经有效除害处理加施标识的。

（3）倒卖、挪用标识等弄虚作假行为的。

（4）出现严重安全质量事故的。

（5）其他严重影响木质包装检疫质量的。

（二）除害处理的实施与监管

1. 标识加施企业的除害处理实施要求

标识加施企业应当将木质包装除害处理计划在除害处理前向所在地海关申报，海关对除害处理过程和加施标识情况实施监督管理。

除害处理结束后，标识加施企业应当出具处理结果报告单。经海关认定除害处理合格的，标识加施企业按照规定加施标识。再利用、再加工或者经修理的木质包装应当重新验证并重新加施标识，确保木质包装材料的所有组成部分均得到处理。

标识加施企业对加施标识的木质包装应当单独存放，采取必要的防疫措施防止有害生物再次侵染，建立木质包装销售、使用记录，并按照海关的要求核销。

未获得标识加施资格的木质包装使用企业，可以从海关公布的标识加施企业购买木质包装，并要求标识加施企业提供出境货物木质包装除害处理合格凭证。

2. 海关对标识加施企业的日常监管

海关对标识加施企业实施日常监督检查。

标识加施企业出现下列情况之一的，海关责令整改，整改期间暂停标识加施资格：

（1）热处理/熏蒸处理设施、检测设备达不到要求的；

（2）除害处理达不到规定温度、剂量、时间等技术指标的；

（3）经除害处理合格的木质包装成品库管理不规范，存在有害生物再次侵染风险的；

（4）木质包装标识加施不符合规范要求的；

（5）木质包装除害处理、销售等情况不清的；

（6）相关质量管理体系运转不正常、质量记录不健全的；

（7）未按照规定向海关申报的；

（8）其他影响木质包装检疫质量的。

（三）出境货物使用的木质包装检疫

海关对出境货物使用的木质包装实施抽查检疫。

出境货物使用的木质包装不符合规定的，不准出境。

伪造、变造、盗用标识的，依照《进出境动植物检疫法》及其实施条例的有关规定处罚。

（四）出境木质包装 IPPC 标识编码规则

按照《关于进出境货物木质包装标识编码和检疫处理方式有关事项的通知》的要求：新增出境货物木质包装标识加施企业，其“注册登记证书编号”为“4 位关区代码+MZBZ+3 位流水号”构成的 11 位代码，如 5100MZBZ001，其木质包装上对应的 IPPC 标识编号应为“处理方式代码+2 位关区代码+3 位流水号”构成的 7 位代码。出境木质包装 IPPC 标识示例如图 14-7 所示。

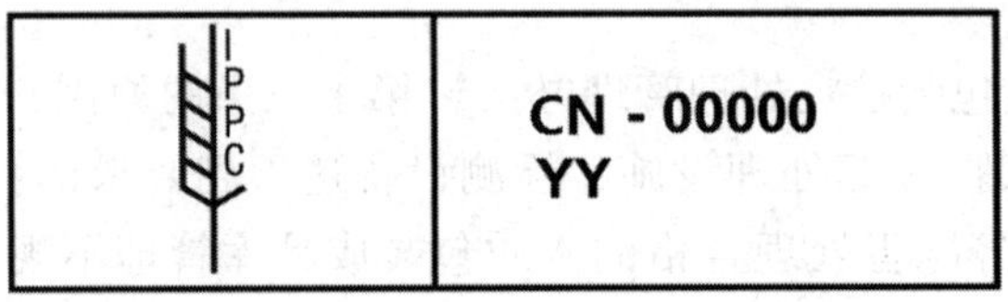

图 14-7　出境木质包装 IPPC 标识示例

其中，CN 为中国的国家代码；00000 为“2 位关区代码+3 位流水号”；YY 为处理方式代码，可为 HT（热处理）、MB（溴甲烷熏蒸处理）、DH（介电加热处理）、SF（硫酰氟熏蒸处理）。

在《关于进出境货物木质包装标识编码和检疫处理方式有关事项的通知》发布前已获批并仍有效的出境货物木质包装 IPPC 标识加施企业的标识号继续有效，待其换证审核时对其标识号和注册登记证书编号重新进行编码和编号。

（五）其他特殊要求

除须符合 ISPM 15 的要求外，国家质检总局还确认以下国家或地区提出的特殊要求：

1. 2004 年确认，输往新西兰新货物木质包装溴甲烷熏蒸处理按“温度 10℃及以上，处理时间 24 小时，剂量 80 g/m^3”的要求执行实施监管，并出具证书。

2. 2005 年确认：

（1）输往澳大利亚货物木质包装溴甲烷熏蒸时间须不小于 24 小时；

（2）输往土耳其货物木质包装不得带有树皮；

（3）输往欧盟货物木质包装，自 2006 年 3 月 1 日起不得带有树皮，并须在标识中加注“DB”；

（4）输往韩国的针叶木质包装须按 ISPM 15 要求进行热处理。

3. 2008 年确认，自 2009 年 4 月 1 日起，加拿大对来自中国的货物木质包装仅查验 IPPC 专用标识，凡随附植物检疫证书的，加拿大将拒绝入境。

参考材料

对于再利用、修复的或再制造的木质包装材料的处理和标识要求

在《国际贸易中木质包装材料的管理》（ISPM 15）中对带有 IPPC 标识的木质包装材料进行再利用、修复的或再制造的情形也做了相应的规定。国家植保机构有责任确保和验证此类木质包装材料出口系统完全符合 ISPM 15 的要求。

1. 木质包装材料的再利用

按照 ISPM 15 处理和标识过的某个单位的木质包装材料，如没有进行过修复、再制造或其他的

改造，在该单位整个使用期内不需要再处理或重新标识。

2. 修复过的木质包装材料

修复过的木质包装材料是指那些去除或替换了多达近三分之一的材料。国家植保机构必须确保当带有标识的木质包装材料进行修复时，仅使用按ISPM 15处理的木材，或由经加工过的木材制作的木料进行修复。当使用处理过的木材进行修复时，对增加的每个部分都必须按ISPM 15分别标识。

带有多重标识的木质包装材料，如发现其带有有害生物，在确定该木质包装材料的来源时会出现问题。建议国家植保机构对修复的木质包装材料上的标识数量进行限制，限制单个木质包装材料单元上可带有的不同标识数量。因此，对木质包装材料进行修复的国家植保机构，可要求从修复的木质包装材料上去除原有的标识，对该单元重新处理，重新加贴标识。如使用溴甲烷进行重新处理，应考虑《国际植物保护公约》有关“替代和减少使用溴甲烷作为植物检疫措施”的建议（植物检疫措施委员会，2008年）。

当对某个修复过的木质包装材料的所有部分是否全部按照ISPM 15进行过处理产生怀疑时，或该木质包装材料单元或其部分的来源难以确定时，对木质包装材料进行修复的国家植保机构，应要求对所修复的木质包装材料进行再次处理，销毁或采用其他方法使其不会作为符合ISPM 15的木质包装材料在国际贸易中使用。如进行再处理，对任何以前使用的标识必须进行永久性的清除（例如用油漆覆盖或打磨）。经再次处理后，必须按照ISPM 15进行重新标识。

3. 木质包装材料的再加工

如木质包装材料单元有大约三分之一以上的部分被替换，则认为该木质包装材料是再制造的。在此过程中，各部分（必要时需生产额外的部分）可以组合，然后重新装配进而形成木质包装材料。因此，再制造的木质包装材料可能同时包含了新的和以前使用过的部分。再制造的木质包装材料必须永久性地清除任何以前使用的标识（例如采用油漆覆盖或打磨）。对再制造的木质包装材料必须进行重新处理并按照本标准进行重新标识。

第十五章 | 动植物检疫除害处理

"出入境检疫处理"是指利用生物、物理、化学的方法，对出入境货物、交通工具、集装箱及其他检疫对象采取的消除疫情疫病风险或者潜在危害，防止人类传染病传播、动植物病虫害传入传出的措施。

"出入境检疫处理单位"（以下简称检疫处理单位）是指经直属海关核准从事出入境检疫处理工作的单位。进出境动植物检疫除害处理单位核准行政审批事项的办理有关内容详见本书第六章。

截至 2024 年年底，动植物检疫除害处理的制度依据有：

1.《出入境检疫处理单位和人员管理办法》（国家质检总局令第 181 号发布，根据海关总署令第 238 号、第 240 号修改）；

2.《关于发布〈出入境检疫处理管理工作规定〉的公告》（国家质检总局公告 2017 年第 115 号）；

3.《关于做好〈出入境检疫处理管理工作规定〉实施有关工作的公告》（国家质检总局公告 2018 年第 30 号）；

4.《关于进一步优化出入境检疫处理监督工作的公告》（海关总署公告 2022 年第 77 号）。

为与现行制度依据保持一致，动植物检疫除害处理工作以下仍称为"检疫处理"。相关工作中涉及卫生检疫卫生处理的内容，请参阅《海关检验检疫业务实务手册——国境卫生检疫篇》有关章节。

第一节 | 检疫处理过程

检疫处理过程应符合《出入境检疫处理管理工作规定》（见本书第三章第一节）第二章有关规定。

一、需实施检疫处理的情形

具有以下情况之一的，应当实施检疫处理。

1. 法律法规明确规定应当实施检疫处理的情况。（动植物检疫处理指征详见表 15-1）

2. 海关总署（国家质检总局）发布或与其他部门联合发布的公告、警示通报等规范性文件有明确规定需要实施检疫处理的。

3. 双边协议、议定书、备忘录以及其他协定要求实施检疫处理的。

4. 因输入国家（地区）官方需要，由货主或代理人申请检验检疫机构出具"熏蒸/消毒证书"的。

在实施审单放行过程中，符合检疫处理指证的，应该按规定实施检疫处理。

表 15-1　动植物检疫处理指征

检疫处理对象	动植物检疫处理指征	处理方式
进（过）境动物、动物产品（注 2）	1. 进（过）境时发现疑似感染传染病的动物或死亡动物	疑似染病动物：喷洒消毒 死亡动物：化制、焚烧或深埋（根据实际情况选择一种方式）
	2. 实验室检出《中华人民共和国动物检疫疫病名录》（注 3）所列一、二类传染病、寄生虫病	动物：化制、焚烧或深埋（根据实际情况选择一种方式） 动物产品：辐照（不适用于检出寄生虫的情况）、化制、焚烧或深埋（根据实际情况选择一种方式）
受污染场地	可能受进境动物、动物产品（注 2、6）、中药材（注 7）污染的场地	喷洒消毒
受污染的饲料	可能受疑似、确诊感染传染病的动物或死亡动物污染的饲料	熏蒸、喷洒消毒、焚烧或深埋（根据实际情况选择一种方式）
动物检疫隔离场	使用前后	熏蒸或喷洒消毒
进（过）境植物、动植物产品和其他检疫物	1. 发现活体检疫性有害生物（注 4）或者其他具有检疫风险的活体有害生物，且可能造成扩散的	检出昆虫的：熏蒸、冷处理、热处理或微波处理（根据实际情况选择一种方式） 检出病害的：熏蒸、热处理、喷洒消毒或浸泡处理（根据实际情况选择一种方式） 检出杂草的：热处理或粉碎处理
	2. 来自俄罗斯、美国阿拉斯加州、加拿大不列颠哥伦比亚省的未经检疫处理的带皮原木	熏蒸
出境植物、植物产品和其他检疫物	1. 发现输入国家或地区关注的有害生物的	检出昆虫的：熏蒸、冷处理、热处理或微波处理（根据实际情况选择一种方式） 检出病害的：熏蒸、热处理、喷洒消毒或浸泡处理（根据实际情况选择一种方式） 如植物检出病毒，还可用脱毒处理
	2. 输入国家或地区官方需要检验检疫机构出具《熏蒸/消毒证书》（检验检疫证单格式 7-1）的	
包装外表、进境植物性包装物（含木质包装）、铺垫材料	1. 发现活体检疫性有害生物（注 4）或者其他具有检疫风险的活体有害生物，且可能造成扩散的	检出昆虫的：熏蒸、冷处理、热处理或微波处理（根据实际情况选择一种方式） 检出病害的：熏蒸、热处理、喷洒或浸泡处理（根据实际情况选择一种方式） 检出杂草的：热处理或粉碎处理
	2. 发现进境木质包装带有活的有害生物或未加施 IPPC 专用标识的	熏蒸或热处理
	3. 进境动物产品（注 2、6）、中药材（注 7）的外包装	喷洒消毒、焚烧或深埋（根据实际情况选择一种方式）
	4. 进境动物、动物产品（注 2、6）、中药材（注 7）的铺垫材料	

表15-1　续1

检疫处理对象	动植物检疫处理指征	处理方式
携带、邮寄物	禁止携带、邮寄进境的动植物及其产品需要作销毁处理的	焚烧、化制或深埋（根据实际情况选择一种方式）
	发现活体检疫性有害生物（注4）或者其他具有检疫风险的活体有害生物，且可能造成扩散的	检出昆虫的：熏蒸、冷处理、热处理或微波处理（根据实际情况选择一种方式） 检出病害的：熏蒸、热处理、喷洒消毒或浸泡处理（根据实际情况选择一种方式） 检出杂草的：热处理或粉碎处理
其他检疫物及其包装物	1. 外包装破损	喷洒消毒
	2. 内包装破损的	熏蒸、喷洒消毒或热处理（含化制）（根据实际情况选择一种方式）
运输工具（船舶、航空器、列车、汽车等）	1. 装载进境、过境动物的（汽车除外）	喷洒消毒
	2. 发现禁止进境物须作除害处理的	禁止进境物：熏蒸或热处理（含化制） 运输工具：熏蒸或喷洒消毒
	3. 进境汽车（普通进境车辆轮胎消毒，装装载进境、过境动物的车辆和装运供应香港、澳门地区的动物的回空车辆整车防疫消毒，由交通工具运输的新车除外）	车身：喷洒消毒 轮胎：喷洒消毒或过消毒池
	4. 装载动物的出境汽车	检出昆虫的：熏蒸、冷处理、热处理或微波处理（根据实际情况选择一种方式） 检出病害的：熏蒸、热处理或喷洒消毒（根据实际情况选择一种方式） 检出杂草的：热处理或粉碎处理
	5. 发现活体检疫性有害生物（注4）或者其他具有检疫风险的活体有害生物，且可能造成扩散的	
	6. 来自动植物疫区（注5）的运输工具上动植物性废弃物（含泔水）及其存放场所、容器	废弃物（含泔水）：喷洒消毒、熏蒸或热处理（含化制）（根据实际情况选择一种方式） 存放场所、容器：熏蒸或喷洒消毒
	7. 进口动物源性食品（注6）、中药材（注7）	喷洒消毒
容器（含集装箱）	1. 发现禁止进境物需要除害处理的	禁止进境物：熏蒸或热处理（含化制） 容器：熏蒸或喷洒消毒
	2. 发现活体植物检疫性有害生物（注4）及其他具有检疫风险的活体有害生物，且可能造成扩散的	检出昆虫的：熏蒸、冷处理、热处理或微波处理（根据实际情况选择一种方式） 检出病害的：熏蒸、热处理、喷洒消毒或浸泡处理（根据实际情况选择一种方式） 检出杂草的：热处理或粉碎处理 容器：熏蒸
	3. 输入国家或地区要求作检疫除害处理的	熏蒸或喷洒消毒
	4. 装载进（过）境动物、进境动物产品（注2、6）、中药材（注7）的	喷洒消毒

表15-1 续2

检疫处理对象	动植物检疫处理指征	处理方式
进境供拆解的废旧船舶	发现《中华人民共和国动物检疫疫病名录》（注3）所列一、二类传染病、寄生虫病的	动物、动物产品：化制、焚烧或深埋（根据实际情况选择一种方式） 废旧船舶：熏蒸或喷洒消毒
	发现活体检疫性有害生物（注4）或者其他具有检疫风险的活体有害生物的	有害生物：熏蒸、热处理、喷洒消毒或粉碎处理 废旧船舶：熏蒸或喷洒消毒
	发现禁止进境物的	禁止进境物：销毁处理 废旧船舶：熏蒸或喷洒消毒

注：

1. 该表根据国家质检总局公告2017年第115号、国家质检总局公告2018年第30号有关内容整理。

2. 表中动物产品的定义按照《进出境动植物检疫法》第四十六条“动物产品是指来源于动物未经加工或者虽经加工但仍有可能传播疫病的产品，如生皮张、毛类、肉类、脏器、油脂、动物水产品、奶制品、蛋类、血液、精液、胚胎、骨、蹄、角等”的定义执行。

3. 表中《中华人民共和国动物检疫疫病名录》最新版本为农业农村部 海关总署公告第256号，见本书第三章第一节。

4. 表中所述检疫性有害生物包括《中华人民共和国进境植物检疫性有害生物名录》（农业部公告2007年第862号及修订文件，见本书第三章第一节）中所列的有害生物和我国政府与输出国家或者地区政府签署的双边协议、议定书、备忘录以及其他双边协定确定的有害生物。

5. 表中的“动植物疫区”同“禁止从动物疫病流行国家/地区输入的动物及其产品一览表”中的疫区（见本书第四章附件2）。

6. 进境动物产品的有关检疫处理按下列要求实施：

（1）对装载非食用动物产品的容器（含集装箱，下同）、外表包装、铺垫材料进行消毒处理；

（2）对装载动物源性饲料［饵料用活动物、饲料用（含饵料用）冰鲜冷冻动物产品及水产品、生的宠物食品］的容器实施消毒处理；现场发现包装破损的，应当对所污染的场地、物品、器具进行消毒处理；

（3）对进口动物源性食品（肉类、脏器、油脂、动物水产品、奶制品、蛋类、肠衣等），如发现货物出现腐败变质，或集装箱内发现禁止进境物、检疫性有害生物、媒介生物，存在疫情传播风险的，应当对运输工具及装载容器，外表包装、铺垫材料、被污染场地等进行消毒处理。

上述检疫处理工作由具备资质的检疫处理单位按规定在口岸或目的地实施。

7. 对进口中药材，如发现货物出现腐败变质，或集装箱内发现禁止进境物、检疫性有害生物、媒介生物，存在疫情传播风险的，应当对运输工具及装载容器、外表包装、铺垫材料、被污染场地等进行消毒处理。

8. 上下运输工具或者接近动物的人员应根据情况进行手部、鞋底等部位的防疫消毒。

二、检疫处理实施

（一）签发《检验检疫处理通知书》或主动申请出具《熏蒸/消毒证书》

1. 海关签发《检验检疫处理通知书》

属于根据相关法律法规，或我国与输入、输出国家（地区）签订的强制性检疫处理协议，需要实施检疫处理的；或在现场查验过程中发现符合检疫处理指征的，海关向交通工具负责人、货主或代理人出具《检验检疫处理通知书》。对于检疫处理对象为“运输工具”、检疫处理指证为“3、进境汽车”和“4、装在动物地出境汽车”的检疫处理业务，海关可以依据便利通关的原则，在做好告知行政相对人并对检疫处理单位监督管理的基础上，简化检疫处理流程，免于签发《检验检疫处理通知书》。除以上所列情况和货主或代理人主动申请出具《熏蒸/消毒证书》的情况外，海关对其他检疫处理业务均应出具《检验检疫处理通知书》，包括按照法律法规和检疫处理指证，在查验前就明确需要实施检疫处理的货物（如非食用动物产品的外包装等）。

《检验检疫处理通知书》应当严格按照规范拟制，做到内容完整、用词准确。《检验检疫处理通知书》抬头应填写交通工具负责人、货主或代理人；应具体明确标注检疫处理的对象、实施检疫处理的原因、方法等。涉及集装箱的应备注需要处理的集装箱号；处理原因应对应检疫处理指证；处理方法应由海关明确指定。属于在现场查验过程中发现符合检疫处理指征的，还应详细记录检出情况。

海关不得将《检验检疫处理通知书》直接交给检疫处理单位。

海关可以现场签发《检验检疫处理通知书》，但应按照《出入境检验检疫签证管理办法》的相关规定完成空白证单领用、核销等手续。对于《检验检疫处理通知书》通过计算机系统电子化推送，且符合业务过程无纸化和签证电子化管理要求的，可以不再出具纸质《检验检疫处理通知书》。

2. 货主或代理人主动申请出具《熏蒸/消毒证书》

其他因输入国家（地区）官方需要的，由货主或代理人主动申请出具《熏蒸/消毒证书》。

（二）选择具备资质的检疫处理单位

海关对从事进出境动植物检疫除害处理业务的单位实施核准，获得核准的出入境检疫处理单位名单可在所在地直属海关网站查询。

交通工具负责人、货主或代理人应当委托具备相应资质的检疫处理单位实施检疫处理。

（三）检疫处理单位实施检疫处理

1. 检疫处理单位应当根据不同类型的检疫处理任务制订相应的检疫处理方案，明确检疫处理人员、药品、器械以及防护用品等配置要求，报当地海关备案。

2. 检疫处理单位应当按照检疫处理方案安排实施检疫处理，现场处理人员不得少于 2 人。

3. 检疫处理完成后，检疫处理单位应当填写检疫处理工作记录，按要求出具检疫处理结果报告单，并提交委托方和有关海关。

检疫处理工作记录应按照国家质检总局公告 2017 年第 115 号附件 5 的要求，包括以下基本内容：

（1）原始记录编号：由检疫处理单位统一编号。

（2）处理通知书编号：如有应与检验检疫处理通知书编号一致。

（3）委托单位：国内收货人、货主或代理人单位均可。

（4）作业地点。

（5）检疫处理的对象名称、数/重量、标识号、区域。

（6）检疫处理的方式：熏蒸、喷洒、热处理、辐照处理、冷处理、微波处理等。

（7）使用药剂名称、使用浓度、稀释比、投药量、处理结束药剂浓度、中心温度、辐照剂量等。

（8）检疫处理作业时间段：开始操作时间和结束操作时间。

（9）作业现场天气状况：温度、湿度、风速。

（10）作业人员签字：双人签字。

检疫处理结果报告单推荐格式见国家质检总局公告 2017 年第 115 号附件 6，详见本书第三章第一节。

4. 检疫处理单位应妥善保存检疫处理工作记录、检疫处理结果报告单、检疫处理方案及效果评价等相关资料，保存期限为 3 年。

三、检疫处理技术措施

对拟实施检疫处理的对象，应遵循以下原则确定检疫处理技术措施：

1. 我国有明确处理技术标准、规范或指标的，按照相应的要求实施；

2. 我国无明确处理技术标准、规范或指标的，按照海关总署业务主管部门评估认可的技术措施实施；

3. 输入国家（地区）官方有具体检疫处理要求的，按照相应的要求实施。

检疫处理操作技术规范目录见国家质检总局公告 2017 年第 115 号附件 3，各种检疫对象的处理方式见国家质检总局公告 2017 年第 115 号附件 4，详见本书第三章第一节。

检疫处理相关的 SN 标准可在中国技术性贸易措施网（http：//www.tbtsps.cn）的“主页—标准—海关技术规范”栏目查阅。

防疫消毒应在具备条件的场地场所实施，《进出境动物防疫消毒技术规范》全文收录在《海关检验检疫业务实务手册——国境卫生检疫篇》第十六章。本书收录了针对检疫性线虫的苜蓿草检疫处理技术要求和指标，详见本段后文参考资料。

参考材料

苜蓿草检疫处理技术要求和指标

一、溴甲烷熏蒸处理

1. 货物名称

苜蓿草干草（捆包）。

2. 有害生物

一般害虫、鳞球茎茎线虫（*Ditylenchus dipsaci*）、菊花滑刃线虫（*Aphelenchoides ritzemabosi*）等线虫。

3. 处理方法

溴甲烷常压熏蒸（技术要求按相关标准执行，技术指标见表 15-2）。

表 15-2　溴甲烷常压熏蒸技术指标

温度 ℃	剂量 g/m^3	熏蒸时间 h	最低浓度要求 g/m^3				
			0.5 h	2 h	24 h	28 h	32 h
26.6~32.1	96	24	72	48	30		
21.1~26.5	128	24	96	64	35		
15.6~21.0	192	24	144	96	50		
10.0~15.5	192	28	144	96	50	50	
4.4~9.9	192	32	144	96	50	50	50

4. 其他技术要求

（1）投药：集装箱熏蒸时，从集装箱顶部投药，投药点在 3 处以上；

（2）浓度检测：在投药结束后 0.5、2、24、28、32 小时检测集装箱内溴甲烷浓度，检测点在 3 点以上（草捆中心、集装箱空间）。浓度值低于表中规定值，进行补充投药或延长熏蒸时间。

二、热处理

1. 货物名称

苜蓿草干草（捆包）。

2. 有害生物

一般害虫、鳞球茎茎线虫（*Ditylenchus dipsaci*）、菊花滑刃线虫（*Aphelenchoides ritzemabosi*）等线虫。

3. 处理方法

热处理。

4. 技术要求

加热使草捆中心温度（最低温度）达到56℃，持续处理30分钟以上。

第二节｜检疫处理监督检查

海关对检疫处理过程的现场监督检查应符合《出入境检疫处理管理工作规定》第三章有关规定。

海关对检疫处理单位的年度监督检查应符合《出入境检疫处理管理工作规定》第四章有关规定。

一、海关对检疫处理业务的监督检查

检疫处理日常管理工作按照风险评估、分类管理的原则，根据业务类型、处理指征、处理方式等特点，分为高风险和一般风险两个级别动态管理。

（一）高风险检疫处理业务

海关对高风险的检疫处理业务每批均应实施全过程监管。

高风险检疫处理业务由海关总署发布并动态调整。国家质检总局公告2017年第115号附件7公开发布的高风险检疫处理业务内容包括：

1. 交通工具的熏蒸处理；
2. 突发公共卫生事件检疫处理；
3. 粮食、饲料、原木等大宗散货的熏蒸处理；
4. 种苗花卉等繁殖材料检疫处理；
5. 发现检疫性有害生物并需实施检疫处理的；
6. 检出动物疫病的进境动物产品的检疫处理；
7. 进境大中种用和屠宰用动物运输工具、装卸场所、隔离场所的防疫消毒处理。

（二）一般风险检疫处理业务

对一般风险的检疫处理业务，海关应结合既往监管情况和检疫处理单位质量自控情况等确定监管频次，每月至少实施1次监管，相关监管工作按照全过程监管要求实施。

（三）全过程监管内容

检疫处理业务全过程监管包括以下内容。

1. 检疫处理方案审核

审核有关检疫处理单位和人员资质、检疫处理场所、设施设备、处理措施、使用药剂、技术指标及安全防护措施等。

2. 现场操作检查

检查检疫处理对象和检疫处理现场条件与检疫处理技术规范等要求的符合性，检查检疫处理操作过程的规范性。对实施数据监控的，重点检查过程数据有无异常。

3. 安全防范监督

检查检疫处理现场安全防护设施设备配备情况，检疫处理工作人员个人防护措施，警示标志设置情况。检疫处理操作现场应与工作区、生活区保持安全距离或有效隔离。由海关总署发布并动态

调整。

二、检疫处理效果评价与检疫处理效果符合性审核确认

（一）检疫处理效果评价

对实施全过程监管的检疫处理批次，海关应依据相关标准和技术规范，结合检疫处理单位提交的检疫处理方案、现场监管情况及检疫处理结果报告单，对检疫处理效果进行评价。

现场监管应填写检疫处理现场监管记录表（检疫处理现场监管记录表推荐格式见国家质检总局公告 2017 年第 115 号附件 8，详见本书第三章第一节）。

（二）检疫处理效果符合性审核确认

对未实施现场监管的检疫处理批次，海关应依据相关标准和技术规范，结合检疫处理方案及检疫处理单位提交的检疫处理结果报告单，对检疫处理效果的符合性进行审核确认。

三、检疫处理不符合处置

监管中发现检疫处理条件不符合要求、现场操作不规范、安全防范工作不到位的，应责令检疫处理单位现场整改。检疫处理技术指标不符合相关要求的，应责令检疫处理单位按相关技术规范要求采取补救措施或重新实施处理。

监管中发现问题需追究法律责任的，按照《出入境检疫处理单位和人员管理办法》有关规定执行。

四、直属海关对检疫处理监管工作的检查

开展检疫处理现场监督检查工作的海关，应妥善保存《检验检疫处理通知书》（留存联）、检疫处理结果报告单、检疫处理现场监管记录表；应建立检疫处理监管工作档案，保存效果评价、专项督查、年度监督检查等资料和检疫处理单位报备的检疫处理方案。

直属海关每年至少组织 1 次检疫处理监管工作检查，并形成工作检查报告。

五、海关对检疫处理单位的年度监督检查

直属海关负责组织年度检疫处理单位监督检查，并针对各检疫处理单位分别形成年度监督检查报告。年度监督检查应包括以下内容：

1. 核准范围内经营情况，持证上岗执行情况；
2. 检疫处理制度、监督管理制度等质量管理体系运行情况；
3. 检疫处理设施设备配备，包括检疫处理场地、药剂器械库房/存放点、器械设备情况；
4. 检疫处理业务单证和工作记录；
5. 检疫处理药剂使用、质量保障和效果评价；
6. 检疫处理安全管理，包括人员、设施的安全管理，防护用品配备等情况；
7. 检疫处理单位变更情况。

对监督检查中发现违反有关要求的，按照规定进行处置；存在违法行为的，依照相关法律法规规定处理。

六、其他事项

部分处理方式如销毁、焚烧、化制、深埋、脱毒等，不在《出入境检疫单位和人员管理办法》规定的进出境动植物检疫除害处理单位 A 类、B 类、C 类业务范围内。上述检疫处理业务根据相应产品的管理办法或工作规范实施。海关按要求做好监督管理工作。

第十六章｜进出境动植物及其产品检疫

涉及动植物产品的现场作业，应由具备相关资质的人员实施。

根据《关于境外进入综合保税区动植物产品检验项目实行“先入区、后检测”有关事项的公告》（海关总署公告2019年第36号，见本书第三章第一节），对境外进入综合保税区的动植物产品的检验项目实行“先入区、后检测”监管模式：动植物产品在进境口岸完成动植物检疫程序后，对需要实施检验的项目（包括农（兽）药残留、环境污染物、生物毒素、重金属等安全卫生项目），可先行进入综合保税区内的监管仓库，海关再进行有关检验项目的抽样检测和综合评定，并根据检测结果进行后续处置。

第一节｜特许进境的动植物及其产品

根据《进出境动植物检疫法》第五条规定，与动植物有关的禁止进境物包括：动植物病原体（包括菌种、毒种等）、害虫及其他有害生物；动植物疫情流行的国家和地区的有关动植物、动植物产品和其他检疫物；动物尸体；土壤。其中，动植物疫情流行国家和地区的有关动植物、动植物产品和其他检疫物名录，由国务院农业行政主管部门制定并公布。

一、特许检疫审批

依据《进出境动植物检疫法》第五条规定和有关制度安排，因科学研究等特殊需要引进上述禁止进境物的，必须事先办理进境动植物特许检疫审批手续。详见《关于优化进境动植物特许检疫审批有关事宜的公告》（海关总署公告2024年第209号，见本书第三章第一节）。

二、检验检疫实施

经批准的禁止进境物运抵口岸后，口岸海关需按照《进境动植物检疫许可证》列明的检疫要求对其实施查验，没有《进境动植物检疫许可证》及输出国家或地区出具的检疫证书的，不准入境。

所在地海关按照《进境动植物检疫许可证》列明的检疫要求对其实施检疫监督管理，并在其使用完毕后，按检疫要求对其实施检疫处理。

三、特许进境动物病原微生物（毒种、菌种）的具体要求

（一）入境口岸现场检疫

口岸现场查验主要内容有：

1. 查验“进境动植物检疫许可证”，审核报关单及随附的资料；

2. 查验包装是否完好、有无残损与渗漏现象。

许可进境手续完备，申报单证齐全的准予进境。如包装破损、残缺、有渗漏，作退回或销毁处理。

（二）属地检疫监督

检疫监督管理主要内容有：

1. 检查使用单位安全防范措施的落实情况；

2. 定期或不定期派员了解病原体存放、使用情况，查阅有关记录。

发生泄漏等意外情况时，使用单位必须在 4 小时内向所在地海关报告，由直属海关及时向海关总署报告，并及时采取措施，做好消毒工作，防止病原体扩散。

第二节｜进境动物检疫

进境动物为饲养、野生的活动物。

根据《进境动物检疫管理办法》（动植物检疫总所总检动字〔1992〕第 10 号），大中动物是指黄牛、水牛、牦牛、马、骡、驴、骆驼、象、斑马、猪、绵羊、山羊、鹿、狮、虎、豹、狐狸等。小动物是指犬、兔、貂；鸡、鸭、鹅、鸽等禽类、鸟类；鱼、蟹、虾等水生动物以及蜂、蚕、蛤蚧等其他动物。

进境活动物（不含旅客携带伴侣动物、水生动物）按照以下要求实施检疫。

进境旅客携带伴侣动物检疫详见本书第十七章第二节。

进境水生动物检疫详见本章第四节。

一、制度依据

1. 《进境动物隔离检疫场使用监督管理办法》（国家质检总局令第 122 号发布，根据海关总署令第 238 号、第 240 号、第 243 号修正）。

2. 《关于〈进境动物隔离检疫场使用监督管理办法〉配套文件的公告》（国家质检总局公告 2009 年第 116 号）。

3. 《进境动物检疫管理办法》（动植物检疫总所总检动字〔1992〕第 10 号附件 1，国家质检总局公告 2017 年第 54 号确认继续有效）。

二、进境隔离检疫场

隔离检疫场是指专用于进境动物隔离检疫的场所，包括两类：一是海关总署设立的动物隔离检疫场所（以下简称“国家隔离场”）；二是由各直属海关指定的动物隔离场所（以下简称“指定隔离场”）。

（一）隔离检疫时限

进境种用大中动物隔离检疫期为 45 天，其他动物隔离检疫期为 30 天。

需要延长或者缩短隔离检疫期的，应当报海关总署批准。

（二）隔离检疫场使用核准

进境种用大中动物应当在国家隔离场隔离检疫，当国家隔离场不能满足需求，需要在指定隔离场隔离检疫时，应当报经海关总署批准。

进境种用大中动物之外的其他动物应当在国家隔离场或者指定隔离场隔离检疫。

指定隔离检疫场应符合规定的要求，并在使用前办理“进境动物指定隔离检疫场使用核准”手续。详见本书第九章第一节。

（三）隔离检疫场使用前准备

按照《进境动物隔离检疫场使用监督管理办法》第三章的要求进行检疫准备。

隔离场经批准使用后，使用人应当做好隔离场的维护，保持隔离场批准时的设施完整和环境卫生条件，保证相关设施的正常运行。

1. 实地核查

动物进场前，海关应当派员实地核查隔离场设施和环境卫生条件的维护情况。

2. 具体要求

使用人应当确保隔离场使用前符合下列要求。

（1）动物进入隔离场前10天，所有场地、设施、工具必须保持清洁，并采用海关认可的有效方法进行不少于3次的消毒处理，每次消毒之间应当间隔3天。

（2）应当准备供动物隔离期间使用的充足的饲草、饲料和垫料。饲草、垫料不得来自严重动物传染病或者寄生虫病疫区，饲料应当符合法律法规的规定，并建立进场检查验收登记制度；

饲草、饲料和垫料应当在海关的监督下，由海关认可的单位进行熏蒸消毒处理；

水生动物不得饲喂鲜活饵料，遇特殊需要时，应当事先征得海关的同意。

（3）应当按照海关的要求，适当储备必要的防疫消毒器材、药剂、疫苗等，并建立进场检查验收和使用登记制度。

（4）饲养人员和隔离场管理人员，在进入隔离场前，应当到具有相应资质的医疗机构进行健康检查并取得健康证明。未取得健康证明的，不准进入隔离场。健康检查项目应当包括活动性肺结核、布氏杆菌病、病毒性肝炎等人畜共患病。

（5）饲养人员和管理人员在进入隔离场前应当接受海关的动物防疫、饲养管理等基础知识培训，经考核合格后方可上岗。

（6）人员、饲草、饲料、垫料、用品、用具等应当在隔离场作最后一次消毒前进入隔离检疫区。

（7）用于运输隔离检疫动物的运输工具及辅助设施，在使用前应当按照海关的要求进行消毒，人员、车辆的出入通道应当设置消毒池或者放置消毒垫。

三、口岸现场检疫查验

（一）查验内容

1. 对入境运输工具停泊的场地、所有装卸工具、中转运输工具进行消毒处理，上下运输工具或者接近动物的人员应接受防疫消毒。具体要求详见本书第十五章第一节。

2. 动物到达后，登机（轮、车）核查输出国（地区）官方检疫部门出具的有效动物检疫证书（正本），并查验证书所附有关检测结果报告是否与相关检疫条款一致，动物数量、品种是否与“进境动植物检疫许可证”相符。检疫证书须符合下列要求：检疫证书一正一副或多副，且正本必须随动物同行，不得涂改，除非由政府授权兽医修改后签上其姓名，否则涂改无效。检疫证书应包含以下内容：

（1）输出动物的数量；

（2）收发货人的名称、地址；

（3）输出国（地区）官方检疫部门的兽医官签字；

（4）输出国（地区）官方检疫部门的印章；

（5）符合《进境动植物检疫许可证》要求的检疫证书评语。

3. 查阅运行日志、货运单、贸易合同、发票、装箱单等，了解动物的启运时间、口岸、途径国家和地区，并与许可证的有关要求进行核对。

4. 登机（轮、车）清点动物数量、品种，并逐头进行临床检查。

5. 经现场检疫合格后，同意卸离运输工具。(应按规定监督运送动物到指定的隔离检疫场)

6. 对运输工具、停机坪、码头等相关场所、器材进行消毒，签发运输工具消毒证书，上下运输工具或者接近动物的人员接受检验检疫机构实施的防疫消毒。

（二）不符合处置

1. 凡不能提供有效检疫证书的，视情况作退回或销毁处理。

2. 现场检疫发现动物发生死亡或有一般可疑传染病临床症状时，应做好现场检疫记录，隔离有传染病临床症状的动物，对铺垫材料、剩余饲料、排泄物等作除害处理，对死亡动物进行剖检。根据需要采样送实验室进行诊断。

3. 现场检疫时，发现进境动物有《中华人民共和国进境动物检疫疫病名录》（见本书第三章第一节）中所列的一类传染病、寄生虫病临床症状的，必须立即封锁现场，采取紧急防疫措施，通知货主或其代理人停止卸运，并按照有关规定要求报告海关总署和地方人民政府。

4. 未按《进境动植物检疫许可证》指定的路线运输入境的，按《进出境动植物检疫法》的规定，视情况作处罚或退回、销毁处理。

5. 未经海关同意，擅自卸离运输工具的，按《进出境动植物检疫法实施条例》的规定，对有关人员给予处罚。

6. 动物到港前或到港时，产地国家或地区突发动物疫情的，根据相关公告、禁令执行。

四、隔离检疫实施

按照《进境动物隔离检疫场使用监督管理办法》第四章的要求进行隔离检疫。

经入境口岸海关现场检验检疫合格的进境动物方可运往隔离场进行隔离检疫。

（一）管理要求

海关对隔离场实行监督管理，监督和检查隔离场动物饲养、防疫等措施的落实。对进境种用大中动物，隔离检疫期间实行 24 小时海关工作人员驻场监管。

海关工作人员、隔离场使用人应当按照要求落实各项管理措施，认真填写《进出境动物隔离检疫场检验检疫监管手册》。

（二）检疫实施

海关负责隔离检疫期间样品的采集、送检和保存工作。隔离动物样品采集工作应当在动物进入隔离场后 7 天内完成。样品保存时间至少为 6 个月。动物的采样应遵循《出入境动物检疫采样》（GB/T 18088—2000）的规定。

海关按照有关规定，对动物进行临床观察和实验室项目的检测，根据检验检疫结果出具相关的单证，实验室检疫不合格的，应当尽快将有关情况通知隔离场使用人并对阳性动物依法及时进行处理。

海关按照相关的规定对进口动物进行必要的免疫和预防性治疗。隔离场使用人在征得海关同意后可以对患病动物进行治疗。

（三）使用人责任

动物隔离检疫期间，隔离场使用人应当做到以下事项。

1. 门卫室实行 24 小时值班制，对人员、车辆、用具、用品实行严格的出入登记制度。发现有异常情况及时向海关报告。

2. 保持隔离场完好和场内环境清洁卫生，做好防火、防盗和灭鼠、防蚊蝇等工作。

3. 人员、车辆、物品出入隔离场的应当征得海关的同意，并采取有效的消毒防疫措施后，方可进出隔离区；人员在进入隔离场前 15 天内未从事与隔离动物相关的实验室工作，也未参观过其他农场、屠宰厂或者动物交易市场等。

4. 不得将与隔离动物同类或者相关的动物及其产品带入隔离场内。

5. 不得饲养除隔离动物以外的其他动物。特殊情况需使用看门犬的，应当征得海关同意。犬类动物隔离场，不得使用看门犬。

6. 饲养人员按照规定作息时间做好动物饲喂、饲养场地的清洁卫生，定期对饲养舍、场地进行清洗、消毒，保持动物、饲养舍、场区和所有用具的清洁卫生，并做好相关记录。

7. 隔离检疫期间所使用的饲料、饲料添加剂与农业投入品应当符合法律、行政法规的规定和国家强制性标准的规定。

8. 严禁转移隔离检疫动物和私自采集、保存、运送检疫动物血液、组织、精液、分泌物等样品或者病料。未经海关同意，不得将生物制品带入隔离场内，不得对隔离动物进行药物治疗、疫苗注射、人工授精和胚胎移植等处理。

9. 隔离检疫期间，严禁将隔离动物产下的幼畜、蛋及乳等移出隔离场。

10. 隔离检疫期间，应当及时对动物栏舍进行清扫，粪便、垫料及污物、污水应当集中放置或者及时进行无害化处理。严禁将粪便、垫料及污物移出隔离场。

11. 发现疑似患病或者死亡的动物，应当立即报告所在地海关，并立即采取下列措施：将疑似患病动物移入患病动物隔离舍（室、池），由专人负责饲养管理；对疑似患病和死亡动物停留过的场所和接触过的用具、物品进行消毒处理；禁止自行处置（包括解剖、转移、急宰等）患病、死亡动物；死亡动物应当按照规定作无害化处理。

（四）疫情处置

隔离检疫期间，隔离场内发生重大动物疫情的，应当按照《进出境重大动物疫情应急处置预案》处理。

五、后续监管

按照《进境动物隔离检疫场使用监督管理办法》第五章的要求进行后续监管。

（一）隔离场使用后处理

隔离场使用完毕后，应当在海关的监督下，作如下处理。

1. 动物的粪便、垫料及污物、污水进行无害化处理确保符合防疫要求后，方可运出隔离场。

2. 剩余的饲料、饲草、垫料和用具等应当作无害化处理或者消毒后方可运出场外。

3. 对隔离场场地、设施、器具进行消毒处理。

（二）档案管理和情况通报

隔离场使用人及隔离场所在地海关应当按照规定记录动物流向和《隔离场检验检疫监管手册》，档案保存期至少为5年。

种用大中动物隔离检疫结束后，承担隔离检疫任务的直属海关应当在2周内将检疫情况书面上报海关总署并通报目的地海关。检疫情况包括隔离检疫管理、检疫结果、动物健康状况、检疫处理情况及动物流向。

六、相关的检验检疫行业标准

除本节所述内容外，部分出入境检验检疫行业标准可供进一步参考，使用时应注意相关标准是否已有更新版本。

常见种用动物可参考《进出境种牛检验检疫操作规程》（SN/T 1691—2006）、《进出境种羊检疫操作规程》（SN/T 1997—2002）、《进出境种猪检验检疫操作规程》（SN/T 1696—2006）、《进境禽鸟类现场检疫监管规程》（SN/T 2363—2009）以及《进境种禽苗检验检疫监管规程》（SN/T 2862—

2011）等；实验动物可参考《进出境实验动物现场检疫监管规程》（SN/T 2366—2009）、《进出境实验猴现场检疫监管规程》（SN/T 3090—2012）等；其他动物可参考《进出境大中动物现场检疫监管规程》（SN/T 2295—2009）、《进出境小动物现场检疫监管规程》（SN/T 2365—2009）、《进境禽鸟类现场检疫监管规程》（SN/T 2363—2009）、《进出境演艺动物现场检疫监管规程》（SN/T 2364—2009）以及《进出境野生动物检验检疫规程》（SN/T 1998—2007）等。

第三节｜出境动物检疫

出境动物为饲养、野生的活动物。

出境活动物（不含旅客携带伴侣动物、水生动物）按照以下要求实施检疫。

出境旅客携带伴侣动物检疫详见本书第十七章第二节。

出境水生动物检疫详见本章第四节。

一、制度依据

1.《供港澳食用陆生动物检验检疫管理办法》（海关总署令 266 号）。［该办法废止了《供港澳活牛检验检疫管理办法》（国家出入境检验检疫局令第 4 号发布）、《供港澳活羊检验检疫管理办法》（国家出入境检验检疫局令第 3 号发布）、《供港澳活猪检验检疫管理办法》（国家出入境检验检疫局令第 27 号发布）以及《供港澳活禽检验检疫管理办法》（国家出入境检验检疫局令第 26 号发布）等制度文件。］

2.《海关总署关于实施〈供港澳食用陆生动物检验检疫管理办法〉相关事宜的公告》（海关总署公告 2024 年第 149 号）

3.《出境动物检疫管理办法》（动植物检疫总所总检动字〔1992〕第 10 号附件 2，国家质检总局 2017 年第 54 号公告确认继续有效）

4.《关于加强出口动物和非食用动物产品企业注册管理的通知》（国质检动〔2007〕529 号）。

二、出境动物检疫一般要求

（一）注册登记

输入国家或者地区要求中国对向其输出非食用动物产品生产、加工、存放企业（以下简称出境生产加工企业）注册登记的，海关总署对出境生产加工企业实行注册登记。办理“出境动物及其产品、其他检疫物的生产、加工、存放单位注册登记”的具体要求详见本书第五章第一节。

（二）检疫监督

1. 对注册饲养场实行监督管理制度，定期或不定期检查注册饲养场的动物卫生防疫制度的落实情况、动物卫生状况、饲料及药物的使用等，并填入出境动物注册饲养场管理手册。

2. 对注册饲养场实施疫情监测。发现重大疫情时，须立即采取紧急预防措施，并于 12 小时内向海关总署报告。

3. 对注册饲养场按《出境食用动物残留监控计划》开展药物残留监测。

4. 注册饲养场免疫程序必须报海关备案，严格按规定的程序进行免疫，严禁使用国家禁止使用的疫苗。

5. 注册饲养场应建立疫情报告制度。发生疫情或疑似疫情时，必须及时采取紧急预防措施，并于 12 小时内向所在地海关报告。

6. 注册饲养场不得饲喂或存放国家和输入国家或者地区禁止使用的药物和动物促生长剂。对允许使用的药物和动物促生长剂，要遵守国家有关药物使用规定，特别是停药期的规定，并须将使用药物和动物促生长剂的名称、种类、使用时间、剂量、给药方式等填入管理手册。

7. 注册饲养场须保持良好的环境卫生，切实做好日常防疫消毒工作，定期消毒饲养场地和饲养用具，定期灭鼠、灭蚊蝇。进出注册饲养场的人员和车辆必须严格消毒。

（三）隔离检疫

1. 输入国家或地区对出口活动物有隔离检疫要求的，出口单位应提供临时隔离场或隔离区。海关按照有关隔离场管理办法的要求对临时隔离场或隔离区进行考核和管理。

2. 输入国家或地区同意在注册场实施隔离检疫的，从注册饲养场输出的活动物可在注册饲养场内设定的隔离区进行隔离检疫。

3. 出境前按规定隔离期进行隔离检疫。

（1）动物到达隔离检疫场所时，海关应派员进行现场检疫监督。

（2）临床检查不合格的动物不准进场，发现死亡动物应查明原因并对尸体做销毁处理。

（3）动物在隔离检疫期间，海关可派员驻场监督。对动物的免疫接种、药物处理须征得海关的同意。

4. 进行群体临床健康检查，必要时，进行个体临床检查。

5. 采样送实验室进行规定项目的实验室检验。动物的采样应遵循《出入境动物检疫采样》（GB/T 18088—2000）的规定。

6. 根据需要，对检验检疫合格的动物加施标识。

（四）检疫出证

检验检疫合格的，出具“动物卫生证书”，签发出境货物换证凭单（或通过信息化系统提供检疫结果，如电子底账等），交货主或代理人办理后续手续。

检验检疫不合格的，不准出境。

（五）监装

根据需要，对出境动物实行装运前检疫和监装制度。确认出境动物来自注册饲养场并经隔离检疫合格的动物群；临床检查无任何传染病、寄生虫病症状和伤残；运输工具及装载器具经消毒处理，符合动物卫生要求；核定出境动物数量，必要时检查或加施标识或封识。

（六）运输监管

1. 出境大、中动物长途运输的押运必须由海关培训考核合格的押运员负责。

2. 押运员须做好运输途中的饲养管理和防疫消毒工作，不得串车，不准沿途抛弃或出售病、残、死动物及随意卸下或清扫饲料、粪便、垫料等，要做好押运记录。运输途中发现重大疫情时应立即向启运地海关和所在地兽医卫生防疫机构报告，同时采取必要的防疫措施。

3. 出境动物抵达出境口岸时，押运员须向出境口岸海关提交押运记录，途中所带物品和用具须在海关监督下进行有效消毒处理。

（七）离境查验

货主或其代理人须向离境口岸检验检疫机构申报，提供启运地海关出具的“动物卫生证书”和“出境货物换证凭单”（或通过信息化系统提供检疫结果，如电子底账等）。

实施临床检查。

核定出境动物数量，核对货证是否相符，检查标识或封识等。

必要时进行复检。

查验合格的，准予出境；不合格的，不准出境。

（八）其他要求

运输途中所用饲料、饲草及铺垫材料必须来自非疫区，并符合兽医卫生要求。

相关海关应将临床记录、实验数据、文字、声像等资料归档，并对试验材料、血清、菌种、毒种、病理材料等妥善保存。

参考材料

发现应检疫病的处理原则

发现应检疫病时，按下列原则处理。

一、对于患病活畜

1. 对患一般性疾病随检随剔除。

2. 同一群活畜病、残、死数量在10%以上的，或发现中毒症状的全部留场，取样送检，隔离观察或治疗。

3. 经检验确为狂犬病、炭疽、气肿疽等传染病的，禁止宰杀，必须立即烧毁或深埋处理，经检验发现布氏杆菌病、出血性败血症、结核病等传染病的，应送指定场所作扑杀处理。

4. 对于一类传染病，应按照有关规定要求上报海关总署。

二、对于患病活禽

1. 在离境现场发现发病率在2%或死亡率在1%以下的，剔除病、死禽后，经抽样检验检疫合格的放行，抽样检验检疫不合格的，全车退回启运地。发病率在2%或死亡率在1%以上的，应全车退回启运地。

2. 发现活禽有重大传染病的，按照有关规定要求上报海关总署。

三、供港澳食用陆生动物检验检疫

供港澳食用陆生动物，指内地供应香港、澳门特别行政区用于屠宰食用的活牛、活羊、活猪、活禽等动物，其中活禽包括鸡、鸭、鹅、鸽、鹌鹑、鹧鸪及其他饲养的禽类。

供港澳养殖用陆生动物检验检疫和监督管理工作参照执行。

（一）饲养场注册登记

饲养场应符合《供港澳食用陆生动物检验检疫管理办法》第二章的规定。

海关对供港澳食用陆生动物饲养场（以下简称“饲养场”）实行注册登记管理。注册登记以饲养场为单位，一场一证，注册登记编号应专场专用。

饲养场注册登记有效期5年。饲养场注册登记应符合的条件以及具体的注册、延续、变更等内容详见本书第五章第一节。

饲养场未经注册登记的，其饲养的食用陆生动物不得供应香港、澳门特别行政区。

供港澳活猪饲养场应具备的条件见海关总署公告2024年第149号附件1；供港澳活羊饲养场应具备的条件见海关总署公告2024年第149号附件2；供港澳活牛饲养场应具备的条件见海关总署公告2024年第149号附件3；供港澳活禽饲养场注册登记条件见海关总署公告2024年第149号附件4。（前述附件见本书第三章第一节。）

（二）动物检验检疫

供港澳食用陆生动物按照《供港澳食用陆生动物检验检疫管理办法》第三章的规定实施检验检疫。

1. 产地检验检疫

（1）计划报送

注册登记饲养场应当在供港澳食用陆生动物装运 7 日前向所在地海关报送供港澳计划。

（2）隔离检疫

供港澳食用陆生动物装运前应当进行隔离检疫。供港澳活牛、活羊、活猪隔离检疫期不少于 7 日，供港澳活禽隔离检疫期不少于 5 日。

（3）启运地检验检疫

注册登记饲养场应当在装运 3 日前向所在地海关申请启运地检验检疫。特殊情况下，经海关同意，可以临时申请启运地检验检疫。

必要时，海关可以对供港澳食用陆生动物采集样品进行检测。动物的采样应遵循《出入境动物检疫采样》（GB/T 18088—2000）的规定。

供港澳食用陆生动物的检疫标志及其使用管理应当符合海关要求，具体要求由海关总署另行制定。

（4）装运前检查、监督装载和加施封识

所在地海关对经隔离检疫合格的供港澳食用陆生动物实施装运前检查、监督装载，对运输工具加施封识。

装运前检查包括确认供港澳食用陆生动物来自注册登记的饲养场、核定供港澳食用陆生动物数量、检查供港澳食用陆生动物检疫标志加施情况、确认无任何动物疫病症状和伤残情况、确认运输工具及装载器具符合动物卫生要求等。

2. 动物卫生证书的签发

经所在地海关检验检疫合格的供港澳食用陆生动物，由海关总署授权的兽医官签发动物卫生证书。

动物卫生证书自签发之日起生效。在海关总署公告 2024 年第 149 号附件 8 中明确：供港澳活猪、活牛、活羊《动物卫生证书》有效期为 14 日；供港澳活禽《动物卫生证书》有效期为 3 日。

检验检疫签证更多内容详见本书第十九章。

3. 离境检验检疫

供港澳食用陆生动物运抵出境口岸或者接驳场地时，海关实施离境检验检疫。

（1）检验检疫要求

海关审核动物检疫标志、货主或者其代理人提交的动物卫生证书等单证，并对动物实施临床检查，符合海关监管要求的供港澳食用陆生动物，准予出境。海关工作人员应当在动物卫生证书上加签实际供港澳食用陆生动物数量、出境日期等信息，签字确认并加盖海关印章。

无符合要求的动物检疫标志、无有效的动物卫生证书或者经临床检查不合格的供港澳食用陆生动物，不准出境。

供港澳食用陆生动物标志要求见海关总署公告 2024 年第 149 号附件 7（见本书第三章第一节）。

（2）防疫要求

供港澳食用陆生动物需要由香港、澳门的运输工具在出境地接驳出境的，应当在符合海关监管要求的场地进行。活畜接驳场动物卫生防疫要求见海关总署公告 2024 年第 149 号附件 5（见本书第三章第一节）。

注册登记饲养场、货主或者其代理人应当做好运输工具及装载器具的清洗消毒工作。装运供港澳食用陆生动物的回空运输工具入境时应当清洗干净，并在海关的监督下作防疫消毒处理。

海关监管场地通用要求以及防疫消毒等内容可参考《海关检验检疫业务实务手册——国境卫生检疫篇》相关章节。

（三）注册登记饲养场监督检查

注册登记饲养场按照《供港澳食用陆生动物检验检疫管理办法》第四章的规定实施监督管理。

注册登记饲养场日常管理要求见海关总署公告 2024 年第 149 号附件 5（见本书第三章第一节）。

1. 企业责任

注册登记饲养场应当依法开展饲养活动，落实动物防疫制度，如实记录动物饲养情况，保证供港澳食用陆生动物符合国家有关法律法规、强制性标准，具体要求由海关总署另行制定。

注册登记饲养场改扩建的，应当事前向海关报告改扩建计划以及动物防疫措施。改扩建期间，饲养的供港澳食用陆生动物不得供应香港、澳门特别行政区，但不影响动物防疫条件并经海关同意的除外。

2. 风险监测

海关对注册登记饲养场实施动物疫病监测、药物残留和其他有毒有害物质监控。

海关可以根据需要采集样品开展监测监控。

3. 监督检查和分类管理

海关对注册登记饲养场的饲养管理和动物防疫情况、动物健康状况等进行监督检查。监督检查包括日常监督检查和年度监督检查。

海关根据注册登记饲养场的管理情况和信息化应用水平，对注册登记饲养场实行分类管理。

4. 异常情况处置

（1）主动报告

从事供港澳食用陆生动物饲养、运输、中转、贸易等活动的单位和个人，发现动物染疫或者疑似染疫的，应当立即按要求向海关报告，并迅速采取隔离等控制措施，防止动物疫情扩散。

海关按照法律法规以及国家有关规定进行处置。

（2）监督整改

注册登记饲养场出现下列情形之一时，由海关责令改正，整改期间其饲养的动物不得供应香港、澳门特别行政区：

①饲养的动物发生一类、二类传染病或者其他具有严重危害动物疫病的；

②饲养的动物被检出一类、二类传染病或者其他具有严重危害动物疫病的；

③饲养的动物被检出药物残留项目不合格的，或者被检出其他有毒有害物质项目不合格的；

④使用、存放国家禁用药物或者其他禁用投入品的；

⑤对国家允许使用的药物或者其他投入品不按国家有关规定使用的；

⑥伪造动物饲养记录的；

⑦其他不符合饲养管理或者动物防疫要求的。

注册登记饲养场应当配合海关或者其他有关部门查明原因，并按照有关规定进行整改。整改结果经海关认可的，方可恢复向香港、澳门特别行政区供应其饲养的动物。

第四节｜进出境水生动物

水生动物包括人工养殖或者天然水域捕捞的活的鱼类、软体类、甲壳类、水母类、棘皮类、头索类、两栖类动物，也包括其繁殖用的精液、受精卵。

一、进境水生动物检验检疫

（一）制度依据

1.《进境动物隔离检疫场使用监督管理办法》（国家质检总局令第122号发布，根据海关总署令第238号、第240号、第243号修正）。

2.《进境水生动物检验检疫监督管理办法》（国家质检总局令第183号发布，根据海关总署令第243号修正）。

3.《关于〈进境动物隔离检疫场使用监督管理办法〉配套文件的公告》（国家质检总局公告2009年第116号）。

4.《关于禁止部分日本食品、农产品进口的公告》（国家质检总局公告2011年第35号）。

5.《关于进一步加强从日本进口食品农产品检验检疫监管的公告》（国家质检总局公告2011年第44号）。

6.《关于全面暂停进口日本水产品的公告》（海关总署公告2023年第103号）。

7.《关于规范动植物检疫处置方式行政裁量有关事项的公告》（海关总署公告2024年第202号）。

8.《关于调整日本输华食品农产品检验检疫措施的通知》（国质检食函〔2011〕411号）。

9.《进境动物检疫管理办法》（动植物检疫总所总检动字〔1992〕第10号附件1，国家质检总局公告2017年第54号确认继续有效）。

（二）检验检疫依据

按照下列依据对进境水生动物实施检验检疫：

1. 中国法律法规规定和强制性标准要求；

2. 海关总署分类制定的检验检疫要求；

3. 双边检验检疫协定确定的相关要求；

4. 双方确认的检验检疫证书规定的相关要求；

5. “进境动植物检疫许可证”列明的要求；

6. 海关总署规定的其他检验检疫要求。

（三）检验检疫实施

按照《进境水生动物检验检疫监督管理办法》第四章的要求实施进境检验检疫。隔离检疫的有关要求参见本章第二节“进境动物检疫”有关内容。

经第三方国家或者地区中转的，须由第三方国家或者地区官方主管部门按照海关总署有关要求出具中转证明文件，无有效中转证明文件的，不得进境。

1. 资料验核

海关总署对进境水生动物实施检疫准入制度，分类制定、公布进境水生动物的检验检疫要求。允许进境水生动物种类及输出国家或者地区名单可在海关总署网站查询。自2023年8月24日（含）起，全面暂停进口原产地为日本的水产品（含食用水生动物）。

海关总署对向中国输出水生动物的养殖和包装企业实施注册登记管理。获得登记的注册登记企业名单可在海关总署网站查询。

进境水生动物需验核《进境动植物检疫许可证》、输出国家或者地区官方检验检疫证书等文件。其中进境种用、养殖和观赏水生动物的，还应持有进境动物隔离检疫场使用证。

当作业流程不要求在实施检验检疫时验核相关材料（如在其他环节已对相关材料实施了验核）时，应按作业流程规定执行。但在检验检疫实施过程中仍可根据实际需要对相关材料进行验核。

2. 现场检验检疫

口岸海关按照下列规定对进境水生动物实施现场查验。

（1）开箱查验比例：进境种用、养殖和观赏水生动物，低于10件的全部开箱，10件以上的每增加10件，开箱数增加2件，最高不超过20件；进境食用水生动物，开箱比率不高于10%，最低不少于3件。发现问题的，适当增加开箱查验比例。海关总署有分类管理规定的，按照有关规定开箱查验。

（2）核对货证：品名、数（重）量、包装、输出日期、运输工具信息、输出国家或者地区、中转国家或者地区等是否相符。

（3）包装和标签检查：包装容器是否完好；包装容器上是否有牢固、清晰易辨的中文或者英文标识，标明水生动物的品名、学名、产地、养殖或者包装企业批准编号等内容。活鱼运输船、活鱼集装箱等难以加贴标签的除外。

（4）临床检查：水生动物的健康状况，主要包括游动是否异常，体表有无溃疡、出血、囊肿及寄生虫感染，体色是否异常，鱼类腹部有无肿胀、肛门有无红肿，贝类闭壳肌收缩有无异常，甲壳类体表和头胸甲是否有黑斑或者白斑、鳃部发黑等。

（5）包装用水或者冰、铺垫材料：是否带有土壤及危害动植物和人体健康的有害生物等法律法规规定的禁止进境物。

处置方式行政裁量："对包装容器进行整理、更换包装或者对破损包装内的水生动物作销毁处理"中的处理方式以达到处理效果为准，同时兼顾经济便利原则。第（5）项对死亡动物的无害化处理以深埋、焚烧为宜，不得食用或作饲料用。

3. 检疫防疫

海关应当按照有关规定对装载进境水生动物的外包装、运输工具和装卸场地进行防疫消毒处理。

发现有下列情形之一的，海关按照有关规定进行处理：

（1）发现内包装容器损坏并有装载水洒漏的，要求货主或者其代理人对包装容器进行整理、更换包装或者对破损包装内的水生动物作销毁处理，并对现场及包装容器等进行消毒；

（2）现场需要开拆包装加水或者换水的，所用水必须达到中国规定的渔业水质标准，并经消毒处理，对废弃的原包装、包装用水或者冰及铺垫材料，按照有关规定实施消毒处理；

（3）对发现的禁止进境物进行销毁处理；

（4）临床检查发现异常时可以抽样送实验室进行检测；

（5）对已经死亡的水生动物，监督货主或者其代理人作无害化处理。

4. 检验检疫结果处置

发现有下列情形之一的，海关签发《检验检疫处理通知书》，由收货人或其代理人在海关的监督下，作退回或者销毁处理：

（1）未被列入允许进境水生动物种类及输出国家或者地区名单的；

（2）无有效《进境动植物检疫许可证》的；

（3）无输出国家或者地区官方主管部门出具的有效检验检疫证书的；

（4）《进境动植物检疫许可证》上的申请单位、检验检疫证书上的收货人和货运提单上的收货人不一致的；实际运输路线与"进境动植物检疫许可证"不一致的；

（5）来自未经注册登记企业的；

（6）货证不符的，包括品种不符、进境水生动物数（重）量超过检验检疫证书载明数（重）量、谎报用途、无标签、标签内容不全或者与检验检疫证书载明内容不符的；

（7）临床检查发现异常死亡且出现水生动物疫病临床症状的；

（8）临床检查发现死亡率超过50%的。

处置方式行政裁量：只要能达到有效防止动植物疫情或外来有害生物传入效果，作退回或者销毁处理均可。有两种以上可供选择的处理方式时，可以听取行政相对人意见。

5. 进境食用水生动物特殊要求

进境食用水生动物的，进境口岸海关按照有关标准、监控计划和警示通报等要求对其实施采样，对下列项目进行检验或者监测：

（1）水生动物疫病病原、食源性致病微生物、寄生虫；

（2）贝类毒素等生物毒素；

（3）重金属、农兽药残留；

（4）其他要求的项目。

进境食用水生动物，经海关现场查验合格后予以放行；查验不合格的，作退回或者销毁处理。

监控计划和警示通报有要求的，按照要求实施抽样检测。实验室检测不合格的，进境食用水生动物收货人或其代理人应当主动召回不合格食用水生动物并采取有效措施进行处理。

根据风险监控不合格发生频次和危害程度，经风险评估，对海关总署采取扣留检测措施的进境食用水生动物，收货人或者其代理人应当将进境食用水生动物调运至海关指定扣检暂存场所，实验室检测合格后方可放行。实验室检测不合格的，作退回或者销毁处理。

处置方式行政裁量：只要能达到有效防止动植物疫情或外来有害生物传入效果，作退回或者销毁处理均可。有两种以上可供选择的处理方式时，可以听取行政相对人意见。

6. 进境种用、养殖和观赏水生动物特殊要求

海关按照《关于继续做好进境水生动物隔离场分类管理的通知》（质检动函〔2016〕40号）对水生动物隔离检疫场实施分类管理。

进境种用、养殖和观赏水生动物应当在指定隔离场进行至少14天的隔离检疫。运抵指定隔离场所在地后，收货人或其代理人应当向海关申报。指定隔离场所在地海关应当核对货证，并实施以下检验检疫措施：

（1）对已经死亡的水生动物作无害化处理；

（2）对原包装、装载用水或者冰和铺垫材料作消毒处理；

（3）隔离检疫期间，海关按照年度水生动物疫病监测计划、《进境动植物检疫许可证》要求和其他有关规定抽样，实施水生动物疫病检测。

隔离检疫合格的，签发“入境货物检验检疫证明”，予以放行；不合格的，签发《检验检疫处理通知书》，对同一隔离设施内全部水生动物实行扑杀或者销毁处理，并对隔离场所进行消毒。

处置方式行政裁量：只要能达到有效防止动植物疫情或外来有害生物传入效果，对同一隔离设施内全部水生动物实行扑杀或者销毁处理均可。有两种以上可供选择的处理方式时，可以听取行政相对人意见。

7. 进境观赏水生动物隔离检疫的具体要求

根据《关于继续做好进境水生动物隔离场分类管理的通知》（质检动函〔2016〕40号）及其相关文件的要求，进境观赏水生动物隔离检疫具体要求如下。

（1）入场查验

进境观赏水生动物进入隔离检疫场时，进口企业应使用DV、手机或者视频监控设备对运输车辆进场、货物卸载、外包消毒、开箱、入缸等关键环节进行录像，影像中应有清晰的检验检疫证书、箱体标识等内容，有关影像记录应留存至少6个月。（2016年在此基础上明确隔离场应增加夜间照明设备以满足清晰录像要求，取消货物入场卫生证书视频记录要求，增加车辆解封前手持申报单号拍照，增加以日期标注的隔离放行视频记录要求。）

A类隔离检疫场影像记录检查频率每月2批次（2016年降为每月1批次），现场入场查验频率每

2月1次；非A类隔离检疫场影像记录检查频率每月4批次，现场入场查验每月至少2次。

（2）疫病监测

按照年度水生动物疫病监控计划，冷水观赏水生动物，进境隔离检疫期间批批采样检测有关疫病。（2016年明确采样须在进口鱼开包装而未进入隔离池/缸前采样，夜间到货由企业留样的，应原包装、原水体保留样品，充氧后将样品品置于适宜温度水体中备用，留样过程应视频记录备查。）

热带观赏水生动物，对A类隔离检疫场，以许可证为单位，同一来源养殖场或包装场进口的同科进口观赏水生动物，首批检测合格的，该许可证后续批次监测比率降低到20%，连续监测超过1年未出现阳性结果的，该许可证后续批次监测比率降低到10%；对非A类隔离检疫场，同一来源养殖场或包装场进口的同科进口观赏水生动物，首批检测合格的，后续进口批次监测比率降低至50%，连续监测超过1年未出现阳性结果的，该许可证后续批次监测比率降低到30%。

（3）隔离监管

应监督企业认真如实填写《进境观赏水生动物指定隔离检疫场监管手册》，监督企业选用有效消毒剂对隔离环境、养殖水体、鱼缸、渔具以及废水、包装物等进行有效的消毒处理。（2016年起允许以隔离场为单位采用自行设计的监管手册，手册应涵盖规定的所有内容，确保记录完善、追溯有效、管理规范。）

要监督企业认真执行疫情报告制度，对隔离检疫期间出现动物异常死亡或死亡率超过隔离检疫动物数量30%的，应在规定时限内向监管部门报告，并在监督下及时妥善处置。

应通过进口批运输用水量与该批隔离用水量比例为1∶5等判定方式做好隔离监管。

A类隔离检疫场每2个月进行1次现场隔离监管，非A类隔离检疫场每月至少2次现场隔离监管，现场隔离监管应详细填写监管记录。

（4）放行监管

按照入场查验有关要求和分类管理措施执行。对不按要求执行进境观赏水生动物进境隔离检疫的进境隔离检疫场，应取消其A类或者指定隔离检疫场资格，并暂停受理有关进口企业申报“进境动植物检疫许可证”。

二、出境水生动物检验检疫

水生动物：指活的鱼类、软体类、甲壳类及其他在水中生活的无脊椎动物等，包括其繁殖用的精液、卵、受精卵。

养殖场：指水生动物的孵化、育苗、养殖场所。

中转场：指用于水生动物出境前短期集中、存放、分类、加工整理、包装等用途的场所。

出境龟、鳖、蛇、蛙、鳄鱼等两栖和爬行类动物的检验检疫和监督管理参照水生动物的规定执行。

对输入国家或者地区要求中国对向其输出水生动物的生产、加工、存放单位注册登记的，海关总署对出境水生动物养殖场、中转场实施注册登记制度。

除捕捞后直接出口的野生捕捞水生动物外，出境水生动物必须来自注册登记养殖场或者中转场。

（一）制度依据

1.《出境水生动物检验检疫监督管理办法》（国家质检总局令第99号公布，根据国家质检总局令第196号和海关总署令第238号、第240号、第243号修正）。

2.《关于加强出口动物和非食用动物产品企业注册管理的通知》（国质检动〔2007〕529号）。

（二）检验检疫依据

按照下列依据对出境水生动物实施检验检疫：

1. 中国法律法规规定的检验检疫要求、强制性标准；

2. 双边检验检疫协议、议定书、备忘录；

3. 进口国家或者地区的检验检疫要求；

4. 贸易合同或者信用证中注明的检验检疫要求。

（三）检验检疫实施

按照《出境水生动物检验检疫监督管理办法》第三章的要求实施出境检验检疫。

1. 资料验核

出境野生捕捞水生动物应当持有捕捞渔船与出口企业的供货协议（含捕捞船只负责人签字）。进口国家或者地区对捕捞海域有特定要求的，还应当申明捕捞海域。

除捕捞后直接出口的野生捕捞水生动物外，出境水生动物必须来自注册登记养殖场或者中转场。注册登记养殖场、中转场应当保证其出境水生动物符合进口国或者地区的标准或者合同要求，并出具“出境水生动物供货证明”。

中转场凭注册登记养殖场出具的“出境水生动物供货证明”接收水生动物。

出境养殖水生动物应当持有注册登记养殖场或者中转场出具的“出境水生动物供货证明”。

当作业流程不要求在实施检验检疫时验核相关材料（如在其他环节已对相关材料实施了验核）时，应按作业流程规定执行。但在检验检疫实施过程中仍可根据实际需要对相关材料进行验核。

2. 现场检验检疫

根据疫病和有毒有害物质监控结果、日常监管记录、企业分类管理等情况，对出境养殖水生动物进行检验检疫。

出境水生动物用水、冰、铺垫和包装材料、装载容器、运输工具、设备应当符合国家有关规定、标准和进口国家或者地区的要求。

出境养殖水生动物外包装或者装载容器上应当标注出口企业全称，注册登记养殖场和中转场名称和注册登记编号，出境水生动物的品名、数（重）量、规格等内容。来自不同注册登记养殖场的水生动物，应当分开包装。

3. 检验检疫结果处置

经检验检疫合格的，海关对装载容器或者运输工具加施封识，并按照进口国家或者地区的要求出具动物卫生证书。

在检验检疫过程中发现疫病或者其他卫生安全问题，应当采取相应措施，并及时上报海关总署。

4. 其他要求

经检验检疫合格的出境水生动物，不更换原包装异地出口的，经离境口岸海关现场查验，货证相符、封识完好的准予放行。

需在离境口岸换水、加冰、充氧、接驳更换运输工具的，应当在离境口岸海关监督下，在海关指定的场所进行，并在加施封识后准予放行。

出境水生动物运输途中需换水、加冰、充氧的，应当在海关指定的场所进行。

（四）监督管理

按照《出境水生动物检验检疫监督管理办法》第四章的要求实施监督管理。

1. 出境水生动物疫病和有毒有害物质监控

海关总署负责制订出境水生动物疫病和有毒有害物质监控计划。直属海关根据监控计划制订实施方案，上报年度监控报告。各隶属海关根据方案实施监控。

取得注册登记的出境水生动物养殖场、中转场应当建立自检自控体系，并对其出口水生动物的安全卫生质量负责。

2. 出境水生动物养殖场、中转场责任

取得注册登记的出境水生动物养殖场、中转场应当建立完善的养殖生产和中转包装记录档案，如实填写《出境水生动物养殖场/中转场检验检疫监管手册》，详细记录生产过程中水质监测、水生动物的引进、疫病发生、药物和饲料的采购及使用情况，以及每批水生动物的投苗、转池（塘）、网箱分流、用药、用料、出场等情况，并存档备查。

养殖、捕捞器具等应当定期消毒。运载水生动物的容器、用水、运输工具应当保持清洁，并符合动物防疫要求。

3. 出境水生动物用药要求

取得注册登记的出境水生动物养殖场、中转场应当遵守国家有关药物管理规定，不得存放、使用中国和进口国家或者地区禁止使用的药物；对允许使用的药物，遵守药物使用和停药期的规定。

中转、包装、运输期间，食用水生动物不得饲喂和用药，使用的消毒药物应当符合国家有关规定。

4. 出境水生动物饲用饲料要求

出境食用水生动物饲用饲料应当同时符合进口国家或者地区的要求以及中国有关规定。

鲜活饵料不得来自水生动物疫区或者污染水域，且须以经海关认可的方法进行检疫处理，不得含有中国和进口国家或者地区政府规定禁止使用的药物。

观赏和种用水生动物禁止饲喂同类水生动物（含卵和幼体）鲜活饵料。

5. 出境水生动物安全评价制度和应急制度要求

取得注册登记的出境水生动物养殖场应当建立引进水生动物的安全评价制度。引进水生动物应当取得所在地海关批准。

引进水生动物应当隔离养殖 30 天以上，根据安全评价结果，对疫病或者相关禁用药物残留进行检测，经检验检疫合格后方可投入正常生产。

引进的食用水生动物，在注册登记养殖场的养殖时间需达到该品种水生动物生长周期的三分之一且不少于 2 个月，方可出口。

出境水生动物的中转包装期一般不超过 3 天。

取得注册登记的出境水生动物养殖场、中转场发生世界动物卫生组织（WOAH）规定需要通报或者农业部规定需要上报的重大水生动物疫情时，应当立即启动有关应急预案，采取紧急控制和预防措施并按照规定上报。

6. 出境水生动物养殖场、中转场日常监管内容

对辖区内注册登记的养殖场和中转场实施日常监督管理的内容包括：

（1）环境卫生；

（2）疫病控制；

（3）有毒有害物质自检自控；

（4）引种、投苗、繁殖、生产养殖；

（5）饲料、饵料使用及管理；

（6）药物使用及管理；

（7）给、排水系统及水质；

（8）发病水生动物隔离处理；

（9）死亡水生动物及废弃物无害化处理；

（10）包装物、铺垫材料、生产用具、运输工具、运输用水或者冰的安全卫生；

（11）《出口水生动物注册登记养殖场/中转场检验检疫监管手册》记录情况。

7. 出境水生动物养殖场、中转场的年度审查和分类管理

海关每年对辖区内注册登记的养殖场和中转场实施年审，年审合格的在“注册登记证”上加注年审合格记录。

海关应当给注册登记养殖场，中转场，捕捞、运输和贸易企业建立诚信档案。根据上一年度的疫病和有毒有害物质监控、日常监督、年度审核和检验检疫情况，建立良好记录企业名单和不良记录企业名单，对相关企业实行分类管理。

8. 监督管理不合格及处置

从事出境水生动物捕捞、中转、包装、养殖、运输和贸易的企业有下列情形之一的，海关可以要求其限期整改，必要时可以暂停受理报检：

（1）出境水生动物被国内外检验检疫机构检出疫病、有毒有害物质或者其他安全卫生质量问题的；

（2）未经海关同意擅自引进水生动物或者引进种用水生动物未按照规定期限实施隔离养殖的；

（3）未按照本办法规定办理注册登记变更或者注销手续的；

（4）年审中发现不合格项的。

9. 其他要求

注册登记养殖场、中转场有下列情形之一的，海关应当注销其相关注册登记：

（1）注册登记有效期届满，未按照规定办理延续手续的；

（2）企业依法终止或者因停产、转产、倒闭等原因不再从事出境水生动物业务的；

（3）注册登记依法被撤销、撤回或者“注册登记证”被依法吊销的；

（4）年审不合格且在限期内整改不合格的；

（5）一年内没有水生动物出境的；

（6）因不可抗力导致注册登记事项无法实施的；

（7）检验检疫法律、法规规定的应当注销注册登记的其他情形。

三、相关的检验检疫行业标准

除本节所述内容外，部分出入境检验检疫行业标准可供进一步参考，使用时应注意相关标准是否已有更新版本。如《进境水生动物检验检疫监管规程》（SN/T 4915—2017）、《进境淡水观赏鱼检疫技术规范》（SN/T 4294—2017）、《进境观赏鱼现场检疫监管规程》（SN/T 3537—2013），《进境海洋哺乳动物现场检疫监管规程》（SN/T 3305—2012）、《爬行动物检验检疫监管规程》（SN/T 2866—2011）、《软体动物常规检疫规范》（SN/T 3067—2011）、《进境海胆检验检疫监管规程》（SN/T 4295—2015）以及《进出境野生动物检验检疫规程》（SN/T 1998—2007）等。

参考材料

特定产品的具体要求

现将《检验检疫工作手册》中特定产品的检验检疫要求整理如下，以供参考。

一、出境观赏鱼

（一）检验检疫

1. 提前3~5天将拟出口的观赏鱼转入隔离室内，用驱虫、杀菌药物处理后在隔离池内隔离观察，隔离观察期间不投喂饲料。

2. 抽样。

按照《出入境动物检疫采样》（GB/T 18088—2000）标准采样，按规定填写单据，注明实验室检测项目及所用方法，送有关实验室检验。

3. 检验项目。

——临床检查饲养池或网箱内观赏鱼的情况，重点检查活力、死亡、病变、损伤等情况，筛选出病残观赏鱼，同时确认无传染病临床症状；

——输入国家或地区有检疫要求的，按输入国家或地区的要求实施检验；

——输入国家或地区无检疫要求的，按我国有关标准和强制性标准的要求实施检验。

4. 实验室检验方法与标准。

按世界动物卫生组织（WOAH）推荐的方法和我国国家或行业颁布的有关标准实施实验室检验检疫。

——检测鲤春病毒病可采用病毒分离法并用中和试验、间接荧光抗体试验、酶联免疫试验方法确证。对于有症状的病鱼也可以用间接荧光抗体试验、酶联免疫试验检测鱼的组织予以确证；

——检测传染性胰脏坏死病毒可采用病毒分离法并用中和试验、间接荧光抗体试验、酶联免疫试验方法确证。对于有症状的病鱼也可以用间接荧光抗体试验、酶联免疫试验检测鱼的组织予以确证；

——检测灭鲑气单胞菌灭鲑业种可采用细菌培养鉴定方法。

5. 不符合要求处理。

——经检验不合格的不准出口；

——隔离期间死亡率超过10%的，需要延长隔离期5天；累计死亡率超过20%的，整批观赏鱼不予出口。

（二）包装要求

1. 观赏鱼在出口装运前，应调入循环过滤水池或清水池贮养，停食3至5天后方可包装出口。

2. 内外包装物应是全新和无破损的。

3. 包装外表应标明出口公司全称、饲养场、中转包装场名称和注册编号、出口观赏鱼的品名、数量、规格和包装箱编号等内容。

4. 来自不同饲养场的出口观赏鱼、不同品种应分开包装。

5. 淡水观赏鱼包装用水应当符合饮用水标准。

6. 输入国家或地区对包装用水有特定检验项目要求的，应由海关按输入国家或地区的要求检验合格后方可使用。

7. 输入国家或地区对包装物的消毒方法或药物有特定要求的，按照其特定要求进行消毒处理；输入国家或地区无特定要求的，使用海关认可的方法和药物进行消毒处理。

二、人工养殖食用活鱼

（一）检验检疫

1. 现场检验检疫。

——核查货证是否相符（包括品种、规格、数量等）；

——查看出口注册备案养殖场、中转包装场的生产日志，详细了解该场的用药、投料及其他养殖管理情况；

——向货主和饲养管理人员查询该批水生动物有无异常情况；

——查看各饲养池或网箱内水生动物的情况，重点检查活力、死亡、病变、损伤等情况；死亡率在30%以上的，禁止该批货物出口；

——筛选出病残动物，同时确认无传染病临床症状；

——检查包装容器是否完好及保温供氧条件是否适宜。

2. 建立注册养殖场数量与出口数量的核销制度，检查出口数量与出口注册备案养殖场的生产数量是否匹配。

3. 采样。

按照《出入境动物检疫采样》（GB/T 18088—2000）标准采样，按规定填写单据，注明实验室检测项目及所用方法，送有关实验室检验。

4. 实验室检验。

——输入国家或地区的要求；

——我国有关规定和强制性标准的要求；

——双边检验检疫协定规定的项目。

（二）包装要求

1. 输入国家或地区对包装用水有特定检验项目要求的，应由海关按输入国家或地区的要求检验合格后方可使用。如无特定要求的，包装用水应当符合国家有关渔业水质标准。

2. 输入国家或地区对包装物的消毒方法或消毒药物有特定要求的，按照其特定要求进行消毒处理；输入国家或地区无特定要求的，使用海关认可的方法和药物进行消毒处理。

三、野生食用水生动物

（一）检验检疫

1. 临床检查

——核查货证是否相符（包括品种、规格、数量等）；

——查看出口备案暂养场的生产日志，详细了解该场的用药、投料及其他养殖管理情况；

——向货主和饲养管理人员查询该批水生动物有无异常情况；

——查看各饲养池或网箱内水生动物的情况，重点检查活力、死亡、病变、损伤等情况，死亡率在30%或以上的立即停止现场检验检疫，并禁止该批货物出口；

——确认无传染病临床症状，筛选出病残动物；

——检查包装容器是否完好及保温供氧条件是否适宜。

2. 采样

按照《出入境动物检疫采样》（GB/T 18088—2000）标准采样，按规定填写单据，注明实验室检测项目及所用方法，送有关实验室检验。

3. 实验室检验

——输入国家或地区有特定检疫要求的，按输入国家或地区的检疫要求实施检疫，并按世界动物卫生组织（WOAH）推荐的方法或海关总署（国家质检总局）颁布的有关方法和标准实施实验室检验；

——输入国家或地区无特定检疫要求的，只按世界动物卫生组织（WOAH）推荐的方法或海关总署（国家质检总局）颁布的有关方法和标准检测贝类的贝类毒素。

（二）包装要求

1. 输入国家或地区对包装用水有特定检验项目要求的，应由海关按输入国家或地区的要求检验合格后方可使用。如无特定要求的，包装用水应当符合国家有关渔业水质标准。

2. 输入国家或地区对包装物的消毒方法或消毒药物有特定要求的，按照其特定要求进行消毒处理；输入国家或地区无特定要求的，使用海关认可的方法和药物进行消毒处理。

第五节｜进出境动物遗传物质

动物遗传物质是指哺乳动物精液、胚胎和卵细胞。

属于转基因物质的，还应同时按照《进出境转基因产品检验检疫管理办法》实施检验检疫，详见本章第十四节“进出境转基因产品”有关内容。

水生动物遗传物质参见本章第四节“进出境水生动物”有关内容。

一、制度依据

1.《进境动物遗传物质检疫管理办法》（国家质检总局令第 47 号发布，根据海关总署令第 238 号、第 240 号、第 262 号修正）。

2.《关于规范动植物检疫处置方式行政裁量有关事项的公告》（海关总署公告 2024 年第 202 号）。

3.《关于加强出口动物和非食用动物产品企业注册管理的通知》（国质检动〔2007〕529 号）。

二、进境动物遗传物质检验检疫

海关总署对进境动物遗传物质实行风险分析管理。根据风险分析结果，海关总署与拟向中国输出动物遗传物质的国家或地区政府有关主管机构签订双边检疫协定（包括协定、协议、议定书、备忘录等）。

（一）检验检疫实施

按照《进境动物遗传物质检疫管理办法》第三章的要求实施进境检验检疫。

1. 资料验核

根据产品的不同，分别验核《进境动植物检疫许可证》、输出国家或地区官方检验检疫证书等文件。

当作业流程不要求在实施检验检疫时验核相关材料（如在其他环节已对相关材料实施了验核）时，应按作业流程规定执行。但在检验检疫实施过程中仍可根据实际需要对相关材料进行验核。

2. 现场检验检疫

依照相关工作程序和标准对进境动物遗传物质实施现场检验检疫。

口岸现场检疫内容为：

（1）查验检疫证书是否符合《进境动植物检疫许可证》以及中国与输出国家或者地区签订的双边检疫协定的要求；

（2）核对货、证是否相符；

（3）检查货物的包装、保存状况。

经进境口岸海关现场检疫合格的，调往《进境动植物检疫许可证》指定的地点实施检疫。动物遗传物质需调离进境口岸的，货主或者其代理人应当向目的地海关申报。

目的地海关按照《进境动植物检疫许可证》的要求实施检疫。

3. 检疫结果处置

检疫合格的动物遗传物质，由海关依法实施检疫监督管理；检疫不合格的，在海关的监督下，作退回或者销毁处理。

处置方式行政裁量：

（1）只要能达到有效防止动植物疫情或外来有害生物传入效果，作退回或者销毁处理均可。

（2）作退回或者销毁处理均可时，可以听取行政相对人意见。

（二）其他相关安排

海关对进境动物遗传物质的加工、存放、使用（以下统称“使用”）实施检疫监督管理；对动物遗传物质的第一代后裔实施备案。

进境动物遗传物质的使用单位应当到所在地直属海关备案，详见本书第八章第二节。

直属海关将已备案的使用单位报告海关总署。

使用单位应当建立进境动物遗传物质使用的管理制度，填写“进境动物遗传物质检疫监管档案”，接受海关监管；每批进境动物遗传物质使用结束，应当将“进境动物遗传物质检疫监管档案”报海关备案。

海关根据需要，对进境动物遗传物质后裔的健康状况进行监测，有关单位应当予以配合。

三、出境动物遗传物质检验检疫

（一）注册登记

输入国家或者地区要求中国对向其输出非食用动物产品生产、加工、存放企业注册登记的，海关总署对出境生产加工企业实行注册登记。办理“出境动物及其产品、其他检疫物的生产、加工、存放单位注册登记”的具体要求详见本书第五章第一节。

（二）检验检疫实施

出境动物遗传物质检验检疫内容可参看本章第三节。

四、相关的检验检疫行业标准

除本节所述内容外，部分出入境检验检疫行业标准可供进一步参考，使用时应注意相关标准是否已有更新版本。如《进境动物遗传物质现场检疫监管规程》（SN/T 2296—2009）等。

第六节｜进出境非食用动物产品

非食用动物产品是指非直接供人类或者动物食用的动物副产品及其衍生物、加工品，如非直接供人类或者动物食用的动物皮张、毛类、纤维、骨、蹄、角、油脂、明胶、标本、工艺品、内脏、动物源性肥料、蚕产品、蜂产品、水产品、奶产品等。

一、制度依据

1.《进出境非食用动物产品检验检疫监督管理办法》（国家质检总局令第159号发布，根据国家质检总局令第184号和海关总署令第238号、第240号、第262号修正）。

2.《关于优化进境非食用动物产品风险级别及检验检疫监管措施的公告》（海关总署公告2024年第208号）。

3.《关于扩大授权检疫审批动植物产品范围和调整部分进境非食用动物产品检验检疫监管要求的公告》（国家质检总局公告2017年第97号）。

4.《关于从毗邻国家进口动物及其产品检疫问题的通知》（农业部〔1990〕农（检疫）字第6号，国家质检总局公告2017年第54号确认继续有效）。

5.《进境动物产品检疫管理办法》（动植物检疫总所总检动字〔1992〕第10号附件5，国家质检总局公告2017年第54号确认继续有效）。

6.《关于规范动植物检疫处置方式行政裁量有关事项的公告》（海关总署公告2024年第202号）。

二、进境非食用动物产品检验检疫

（一）检验检疫依据

进境非食用动物产品应当符合下列要求：

1. 双边协议、议定书、备忘录以及其他双边协定确定的相关要求；

2. 双方确认的检验检疫证书规定的相关要求；

3. 中国法律法规规定和强制性标准要求；

4.《进境动植物检疫许可证》列明的要求；

5. 海关总署规定的其他检验检疫要求。

海关总署对首次向中国输出非食用动物产品的国家或者地区进行产品风险分析、监管体系评估，对曾经或者正在向中国输出非食用动物产品的国家或者地区的监管体系进行回顾性审查。

根据风险分析、评估审查结果，海关总署与输出国家或者地区主管部门协商确定向中国输出非食用动物产品的检验检疫要求，并商签有关双边协定或者确定检验检疫证书。

海关总署负责制定、调整并在海关总署网站公布允许进境非食用动物产品的国家或者地区名单以及产品种类。

（二）风险级别及检验检疫监管措施

《关于优化进境非食用动物产品风险级别及检验检疫监管措施的公告》（海关总署公告 2024 年第 208 号）公布了《进境非食用动物产品风险级别及检验检疫监管措施清单》（见本书第十章表 10-1）的方式进行公告。

《进境非食用动物产品风险级别及检验检疫监管措施清单》中洗净毛、绒、羽毛羽绒的主要判定指标见如下参考资料。

参考材料

洗净毛、绒和水洗羽毛羽绒的主要判定指标

一、洗净毛、绒

《关于明确洗净毛、绒和洗净羽毛羽绒判定原则等有关问题的通知》（质检动函〔2005〕64 号）规定的洗净毛、绒主要判定指标如下。

1. 洗净绵羊毛、洗净马海毛

除品质符合国家有关强制性标准外，必须符合现有的《洗净绵羊毛》（FZ/T 21002—95）、《洗净马海毛》（GB/T 16255. 1—96）的规定①，其中洗净马海毛判定指标中油脂率定为≤0. 8%。

2. 洗净山羊毛（包括自然态含绒的山羊毛）、洗净驼毛、洗净牦牛毛、洗净免毛

（1）感官检验：光泽好，无明显原毛气味，手感不粘、柔软光滑，蓬松、无明显粘结，毛辦松散，弯曲度变小；

（2）含杂率（包括土杂、粪便、草刺等毛纤维以外的杂质）≤3. 0%；

（3）油脂率（乙醚法）≤1. 0%。

3. 洗净山羊原绒、洗净驼绒、洗净牦牛绒

（1）感官检验：光泽好，无明显绒气味，手感不粘、柔软光滑，蓬松、无明显粘结；

（2）含杂率（包括土杂、粪便、草刺等毛（绒）纤维以外的杂质≤2. 0%；

（3）油脂率（乙醚法）≤0. 8%。

4. 洗净分梳山羊绒

（1）感官检验：光泽好，无明显羊原绒气味，手感不粘、柔软光滑，蓬松、无明显粘结；

（2）含杂率（包括土杂、粪便，草刺等（绒）毛纤维以外的杂质≤0. 5%；

① 相关标准现已更新为《洗净绵羊毛》（GB/T 19722—2005）、《洗净马海毛》（GB/T 16255. 1—2008）。

（3）油脂率（乙醚法）≤0.5%。

二、水洗羽毛羽绒

《关于加强和优化进境水洗羽毛羽绒检疫措施的通知》（署办动植函〔2022〕12号）规定的水洗羽毛羽绒判定指标如下：

1. 按照《羽绒羽毛 GB/T 17685—2016》对水洗羽毛羽绒抽样检测；

2. 水洗羽毛羽绒合格判定标准调整为浊度≥50毫米。

（三）检验检疫实施

按照《进出境非食用动物产品检验检疫监督管理办法》第三章的要求实施进境检验检疫。特定产品的具体要求可参阅以下SN规程：

——SN/T 0941—2011《进出口铬鞣（蓝）湿革检验检疫监管规程》；

——SN/T 2517—2010《进境羽毛羽绒检疫操作规程》；

——SN/T 2652—2010《进境含脂毛（绒）检疫操作规程》；

——SN/T 2860—2011《进境动物原皮检疫规程》；

——SN/T 2861—2011《进境骨、蹄、角检验检疫监管规程》；

——SN/T 3773—2014《进境动物皮张现场检疫监管规程》；

——SN/T 4293—2015《进出境洗净羊毛检疫技术规范》；

——SN/T 4486—2016《进出口羊毛脂检验检疫监管规程》。

1. 资料验核

海关总署对进境非食用动物产品实施检疫准入制度。

海关总署对向中国输出非食用动物产品的境外生产、加工、存放企业（以下简称境外生产加工企业）实施注册登记制度。

根据产品的不同，分别验核进境动植物检疫许可证、输出国家或者地区官方检验检疫证书、原产地证书等文件。

当作业流程不要求在实施检验检疫时验核相关材料（如在其他环节已对相关材料实施了验核）时，应按作业流程规定执行。但在检验检疫实施过程中仍可根据实际需要对相关材料进行验核。

2. 现场检验检疫

进境非食用动物产品，由进境口岸海关实施检验检疫。

因口岸条件限制等原因，进境后应当运往指定企业检疫的非食用动物产品，由进境口岸海关实施现场查验和相应防疫消毒处理后，通知指定企业所在地海关。货主或者其代理人将非食用动物产品运往进境动植物检疫许可证列明的指定企业后，应当向指定企业所在地海关申报，由指定企业所在地海关实施检验检疫，并对存放、加工过程实施检疫监督。

依照相关工作程序和标准，按照以下要求对进境非食用动物产品实施现场查验：

（1）查询启运时间、港口、途经国家或者地区、装载清单等，核对单证是否真实有效，单证与货物的名称、数（重）量、输出国家或者地区、包装、唛头、标记等是否相符；

（2）包装、容器是否完好，是否带有动植物性包装、铺垫材料并符合中国相关规定；

（3）有无腐败变质现象，有无携带有害生物、动物排泄物或者其他动物组织等；

（4）有无携带动物尸体、土壤及其他禁止进境物。

现场查验时，海关应当对运输工具有关部位、装载非食用动物产品的容器、包装外表、铺垫材料、污染场地等进行防疫消毒处理。

3. 实验室检验检疫

海关按照对非食用动物产品的检验检疫要求抽取样品，按规定出具记录单，送实验室进行有关项目的检测。

样品的采集、运输和保存须符合《出入境动物检疫实验样品采集、运输和保存规范》（SN/T 2123—2008）的要求。

4. 检验检疫结果处置

现场查验有下列情形之一的，海关签发检验检疫处理通知书，并作相应检疫处理：

（1）属于法律法规禁止进境的、带有禁止进境物的、货证不符的、发现严重腐败变质的作退回或者销毁处理；

（2）对散包、容器破裂的，由货主或者其代理人负责整理完好，方可卸离运输工具。海关对受污染的场地、物品、器具进行消毒处理；

（3）带有检疫性有害生物、动物排泄物或者其他动物组织等的，按照有关规定进行检疫处理。不能有效处理的，作退回或者销毁处理；

（4）对疑似受病原体和其他有毒有害物质污染的，封存有关货物并采样进行实验室检测，对有关污染现场进行消毒处理。

进境非食用动物产品经检验检疫合格，海关签发入境货物检验检疫证明后，方可销售、使用或者在指定企业加工。

经检验检疫不合格的，海关签发检验检疫处理通知书，由货主或者其代理人在海关的监督下，作除害、退回或者销毁处理，经除害处理合格的准予进境。需要对外索赔的，由海关出具相关证书。

处置方式行政裁量：

（1）根据病虫害生物学特点及不合规原因选择处理方式。

（2）对有证书要求的进境非食用动物产品，如无有效检疫许可证或者输出国家或者地区主管部门出具的有效检验检疫证书的，只要能达到有效防止动植物疫情或外来有害生物传入效果，作退回或者销毁处理均可。

（3）经现场查验，属于法律法规禁止进境的、带有禁止进境物的、货证不符的、发现严重腐败变质的，只要能达到有效防止动植物疫情或外来有害生物传入效果，作退回或者销毁处理均可。

（4）进境非食用动物产品经检验检疫不合格的，只要能达到有效防止动植物疫情或外来有害生物传入效果，作除害、退回或者销毁处理均可。

（5）有两种或两种以上可供选择的处理方式时，可以听取行政相对人意见。

（四）其他相关安排

未经海关同意，不得将进境非食用动物产品卸离运输工具或者运递。

进境非食用动物产品在从进境运输工具上卸离及运递过程中，货主或者其代理人应当采取措施，防止货物的容器、包装破损而造成渗漏、散落。

运往指定企业检疫的非食用动物产品，应当在进境动植物检疫许可证列明的指定企业存放、加工。因特殊原因，需要变更指定企业的，货主或者其代理人应当办理进境动植物检疫许可证变更，并向变更后的指定企业所在地海关申报，接受检验检疫和检疫监督。

三、出境非食用动物产品检验检疫

（一）检验检疫依据

按照下列要求对出境非食用动物产品实施检验检疫：

1. 双边协议、议定书、备忘录和其他双边协定；
2. 输入国家或者地区检验检疫要求；
3. 中国法律法规、强制性标准和海关总署规定的检验检疫要求；
4. 贸易合同或者信用证注明的检疫要求。

（二）出境生产加工企业注册登记

出境生产加工企业应符合《进出境非食用动物产品检验检疫监督管理办法》第四章第一节的规定。

输入国家或者地区要求中国对向其输出非食用动物产品生产、加工、存放企业（简称出境生产加工企业）注册登记的，海关总署对出境生产加工企业实行注册登记。

出境生产加工企业注册登记有效期5年。出境生产加工企业注册登记应符合的条件以及具体的注册、延续、变更等内容详见本书第五章第一节。

（三）检验检疫实施

按照《进出境非食用动物产品检验检疫监督管理办法》第四章的要求实施出境检验检疫。

1. 资料验核

当作业流程不要求在实施检验检疫时验核相关材料（如在其他环节已对相关材料实施了验核）时，应按作业流程规定执行。但在检验检疫实施过程中仍可根据实际需要对相关材料进行验核。

2. 现场检验检疫

按照下列规定实施现场检验检疫。

（1）核对货证：核对单证与货物的名称、数（重）量、生产日期、批号、包装、唛头、出境生产企业名称或者注册登记号等是否相符。

（2）感官检查：包装、容器是否完好，外观、色泽、组织状态、黏度、气味、异物、异色及其他相关项目。

3. 实验室检验检疫

海关对需要进行实验室检验检疫的产品，按照《出入境动物检疫采样》（GB/T 18088—2000）等相应标准进行抽样，送实验室检测。

4. 检验检疫结果处置

经检验检疫合格的，出境生产企业所在地海关根据出境企业申请和境外官方要求出具相关证书。

检验检疫不合格的，经有效方法处理并重新检验检疫合格的，可以按照规定出具相关单证，予以放行；无有效方法处理或者虽经处理重新检验检疫仍不合格的，不予放行，并出具“出境货物不合格通知单”。

出境口岸海关按照相关规定查验，重点核查货证是否相符。查验不合格的，不予放行。

（四）出境生产加工企业监督管理

1. 企业责任

取得注册登记的出境生产加工企业应当遵守下列规定：

（1）有效运行自检自控体系；

（2）按照输入国家或者地区的标准或者合同要求生产出境产品；

（3）按照海关认可的兽医卫生防疫制度开展卫生防疫工作；

（4）企业档案维护，包括出入库、生产加工、防疫消毒、废弃物检疫处理等记录，记录档案至少保留2年；

（5）如实填写《出境非食用动物产品生产、加工、存放注册登记企业监管手册》。

2. 日常监管

海关建立注册登记的出境生产加工企业诚信档案，建立良好记录企业名单和不良记录企业名单；对辖区内注册登记的出境生产加工企业实施日常监督管理，内容包括：

（1）兽医卫生防疫制度的执行情况；

（2）自检自控体系运行，包括原辅料、成品自检自控情况、生产加工过程控制、原料及成品出入库及生产、加工的记录等；

(3) 涉及安全卫生的其他有关内容；

(4)《出境非食用动物产品生产、加工、存放注册登记企业监管手册》填写情况。

3. 异常情况处置

注册登记的出境生产加工企业发现相关产品可能受到污染并影响非食用动物产品安全，或者其出境产品在国外涉嫌引发非食用动物产品安全事件时，应当在 24 小时内报告所在地海关，同时采取控制措施，防止不合格产品继续出厂。所在地海关接到报告后，应当于 24 小时内逐级上报至海关总署。

出境非食用动物产品被检出疫病、有毒有害物质超标或者其他安全卫生问题的，海关核实有关情况后，实施加严检验检疫监管措施。

第七节｜进出境动物源性生物材料及制品

生物材料是指为了科研、研发、预防、诊断、注册、检验、保藏目的进口的可能造成动植物疫病疫情传播风险的微生物、寄生虫；动植物组织、细胞、分泌物、提取物；动物器官、排泄物、血液及其制品、蛋白；由上述材料制成的培养基、诊断试剂、酶制剂、单（多）克隆抗体、生物合成体、抗毒素、细胞因子等生物制品，以及 SPF 级及以上级别的实验动物。

一、制度依据

1.《关于推广京津冀沪进境生物材料监管试点经验及开展新一轮试点的公告》(国家质检总局公告 2017 年第 94 号)。

2.《关于加强出口动物和非食用动物产品企业注册管理的通知》(国质检动〔2007〕529 号)。

3.《关于做好进境动物源性生物材料及制品检验检疫工作的通知》(国质检动函〔2011〕2 号)。

二、进境动物源性生物材料及制品

依据中国动植物检疫的有关法律法规，参考其他国家的相关技术法规，结合改革试点经验，经过科学评估，自 2011 年起，原国家质检总局对进境动物源性生物材料及制品开始实施四级风险管理。

进境生物材料属于卫生检疫特殊物品，须实施卫生检疫的，应同时按照《出入境特殊物品卫生检疫管理规定》等卫生检疫特殊物品相关规定执行，详见《海关检验检疫业务实务手册——国境卫生检疫篇》第八章第五节。

（一）风险分级及监管措施

在《关于做好进境动物源性生物材料及制品检验检疫工作的通知》中规定了进境动物源性生物材料及制品按四级实施风险管理。《关于推广京津冀沪进境生物材料监管试点经验及开展新一轮试点的公告》的附件对相关要求进行了更新。

根据《关于推广京津冀沪进境生物材料监管试点经验及开展新一轮试点的公告》附件 1，进境动物源性生物材料及制品风险分级及监管措施见表 16-1。

表 16-1　进境动物源性生物材料及制品风险分级及监管措施

风险级别	生物材料范围	进境检疫审批	国外官方检疫证书	申报时附加声明	口岸查验	后续监管
一级	科研用《动物病原微生物分类名录》（农业部令 2005 年第 53 号）① 中的动物病原微生物	是	是	否	是	是
	科研用动物寄生虫、动物源性感染性物质（包括器官、组织、细胞、体液、血液、排泄物、羽毛、感染性生物合成体等）					
	动物疫苗注册、检验和保藏用菌（毒）种					
	用于国际比对试验或能力验证的疫病检测盲样					
二级	SPF 级及以上级别实验动物	是	是	否	是	是
	SPF 级及以上级别实验动物的精液、胚胎、卵细胞等遗传物质					
	非感染性的动物器官、组织、细胞、血液及其制品、分泌物、排泄物、提取物等。（不包括源自 SPF 级及以上级别实验动物的生物材料）					
三级	动物体内诊断试剂、含动物源性成分的非商品化诊断试剂	是	否	是	是	否
	科研用明胶（仅限猪皮明胶、牛皮明胶、鱼皮明胶）	是	否	是	是	否
	含动物源性成分高于 5%的培养基	否	是	否	是	否
	SPF 级及以上级别的实验动物的器官、组织、细胞、血液及其制品、分泌物、排泄物、提取物等	否	是	否	是	否
	实验用模式果蝇、模式线虫	是	否	否	是	否
四级	含动物源性成分≤5%的培养基	否	否	是	是	否
	检测抗原抗体等生物活性物质的商品化体外诊断试剂					
	检测酶类、糖类、脂类、蛋白和非蛋白氮类和无机元素类等生化类商品化体外诊断试剂					
	来自商品化细胞库（ATCC、NVSL、DSMZ、ECACC、KCLB、JCRB、RIKEN）的动物传代细胞系					
	《动物病原微生物分类名录》（农业部令 2005 年第 53 号）外的微生物，非致病性微生物的 DNA/RNA，无感染性动物质粒、噬菌体等遗传物质和生物合成体					
	动物干扰素、激素、毒素、类毒素、酶和酶制剂、单（多）克隆抗体、抗毒素、细胞因子、微粒体等					
	经化学变性处理的动物组织、器官及其切片					

① 见本书第十章第二节“五、生物材料及其制品”附加材料。

按照《关于推广京津冀沪进境生物材料监管试点经验及开展新一轮试点的公告》的说明，以上进境生物材料风险级别及检疫监管措施清单将动态调整，最新的清单可在海关总署网站查询。

(二) 进境检验检疫

在《关于做好进境动物源性生物材料及制品检验检疫工作的通知》中，对进境动物源性生物材料的检疫审批、现场查验、实验室检测、监督管理等均做出了要求。

为促进中国生命科学研究，推动中国生物产业发展，根据风险评估结果和国际通行做法，《关于推广京津冀沪进境生物材料监管试点经验及开展新一轮试点的公告》将此前京津冀地区和上海自贸试验区进境生物材料检验检疫改革试点经验推广至全国。同时明确："对进境生物材料实施四级风险分类管理。根据动植物检疫风险等级不同，分别采取检疫准入、检疫审批、官方证书、安全声明、实验室检测或后续监管等检验检疫措施。"

1. 检疫准入、检疫审批与官方证书

涉及检疫准入与检疫审批的货物，应关注进境动植物检疫许可证是否列明了指定的检验检疫要求。如有，应按照列明的要求实施。进境生物材料的"进境动植物检疫许可证"凡符合同一发货人、同一收货人、同一输出国家/地区、同一品种的，许可证允许分批核销（特许审批物及实验动物除外）。

涉及国外官方检疫证书的产品，应关注证书的真实性、有效性以及和货物的相符性。

当作业流程不要求在实施检验检疫时验核相关材料（如在其他环节已对相关材料实施了验核）时，应按作业流程规定执行。但在检验检疫实施过程中仍可根据实际需要对相关材料进行验核。

2. 检验检疫实施——基本要求

《关于做好进境动物源性生物材料及制品检验检疫工作的通知》中作了如下规定。

（1）要对进境动物源性生物材料及制品进行严格查验，严格核对品种、生产、加工单位、规格、数量，检查产品包装是否完好，是否符合运输要求。同时，要根据有关规定加大对进境动物源性生物材料及制品申报为非法检产品的抽查力度。发现不符合要求的，严格按照《国务院关于加强食品等产品安全监督管理的特别规定》等有关规定对有关产品和进口单位进行处理。

（2）根据工作实际可以对进境动物源性生物材料及制品进行实验室检测。

3. 检验检疫实施——全国推广检验检疫措施

《关于推广京津冀沪进境生物材料监管试点经验及开展新一轮试点的公告》明确在全国推广以下措施。

（1）实验鼠

进境 SPF 级及以上级别实验鼠隔离检疫期间，在确保生物安全的前提下，经所在地直属海关批准，可边隔离边实验。进境时须随附输出国家/地区官方检疫证书。

进境 SPF 级及以上级别实验鼠遗传物质按照生物材料管理，进境时须随附输出国家/地区官方检疫证书。

（2）动物诊断试剂

对进境动物诊断试剂实施分级管理。对于检测酶类、糖类、脂类、蛋白和非蛋白氮类和无机元素类等生化类商品化体外诊断试剂，口岸直接验放。对于检测抗原抗体等生物活性物质的商品化体外诊断试剂，免于提供国（境）外官方检疫证书，进境时随附境外提供者出具的安全声明及国外允许销售证明，口岸查验合格后直接放行。

（3）来自商品化细胞库的动物传代细胞系

来自商品化细胞库（ATCC、NVSL、DSMZ、ECACC、KCLB、JCRB、RIKEN）的动物传代细胞系调整为四级风险进行管理，免于提供国外官方检疫证书，进境时随附境外提供者出具的安全声明，口岸查验合格后直接放行。

（4）培养基

进口培养基中动物源性成分不高于5%的，口岸凭境外生产商出具的安全声明核放。

4. 检验检疫实施——京津冀沪试行的改革新措施

《关于推广京津冀沪进境生物材料监管试点经验及开展新一轮试点的公告》明确在京津冀沪四地试行以下检疫改革新措施。

1. 满足下列条件的进境SPF小鼠或大鼠隔离期由30天调整为14天：

（1）进口时境外供货方提供出口前3个月内的动物健康监测报告，证明SPF级小鼠的淋巴细胞性脉络丛脑膜炎病毒、鼠痘病毒、仙台病毒、小鼠肝炎病毒和汉坦病毒监测均为阴性；

（2）进口时境外供货方提供出口前3个月内的动物健康监测报告，证明SPF级大鼠的仙台病毒和汉坦病毒监测为阴性；

（3）进口SPF小鼠或大鼠，无出口前3个月内健康监测报告的或监测项目不满足上述要求的，进境后经中国合格评定国家认可委员会（CNAS）认可的实验机构检测上述疫病合格的。

2. 进口基因检测用动植物及其相关微生物DNA/RNA，免于提供出口国家/地区官方检疫证书，进境时随附国外提供者出具的成分说明和安全声明，口岸查验合格后直接放行。

3. 允许对尚未完成检疫准入的科研用SPF小鼠饲料审批，进境后在指定场所使用。

4. 进境SPF鼠指定隔离场使用证由批批办理调整为一次办理有效期内多次使用。

三、出境动物源性生物材料及制品

出境生物材料属于卫生检疫特殊物品，须实施卫生检疫的，应同时按照《出入境特殊物品卫生检疫管理规定》等卫生检疫特殊物品相关规定执行，详见《海关检验检疫业务实务手册——国境卫生检疫篇》第八章第五节。

出口动物源性生物材料按照双边议定书、输入国家/地区官方检疫要求、贸易合同及中国有关动植物检疫规定实施检疫。

输入国家或者地区要求中国对向其输出非食用动物产品生产、加工、存放企业（以下简称出境生产加工企业）注册登记的，海关总署对出境生产加工企业实行注册登记。

对输入国有明确动物疫病检测要求的，要实施抽/采样实验室检测。

海关根据出口企业具体情况，不定期到企业查看饲养、加工、仓储等生产管理状况。

动物饲养企业应确保动物健康，生产加工企业应定期提供生物安全自检自控报告。

其他检验检疫内容可参看本章第三节“出境动物检疫”。

四、相关的检验检疫行业标准

除本节所述内容外，部分出入境检验检疫行业标准可供进一步参考，使用时应注意相关标准是否已有更新版本。如《进境动物遗传物质现场检疫监管规程》（SN/T 2296—2009）等。

第八节｜进出境植物繁殖材料与栽培介质

一、进境植物繁殖材料

植物繁殖材料是植物种子、种苗及其他繁殖材料的统称，指栽培、野生的可供繁殖的植物全株或者部分，如植株、苗木（含试管苗）、果实、种子、砧木、接穗、插条、叶片、芽体、块根、块茎、鳞茎、球茎、花粉、细胞培养材料（含转基因植物）等。

（一）制度依据

1.《进境植物繁殖材料检疫管理办法》（国家出入境检验检疫局令第 10 号发布，根据海关总署令第 238 号、第 240 号修正）。

2.《关于优化进境植物繁殖材料检疫监管的公告》（海关总署、农业农村部、国家林业和草原局公告 2024 年第 152 号）。

3.《关于规范动植物检疫处置方式行政裁量有关事项的公告》（海关总署公告 2024 年第 202 号）。

4.《关于进境种苗实施附条件提离便利化措施的公告》（海关总署公告 2022 年第 53 号）。

（二）检疫实施

按照《进境植物繁殖材料检疫管理办法》第三章的要求实施检疫。

1. 资料验核

验核《进境动植物检疫许可证》或者《引进种子、苗木检疫审批单》和输出国家或地区官方植物检疫证书、产地证书等。

当作业流程不要求在实施检疫时验核相关材料（如在其他环节已对相关材料实施了验核）时，应按作业流程规定执行。但在检疫实施过程中仍可根据实际需要对相关材料进行验核。

海关总署、农业农村部、国家林业和草原局公告 2024 年第 152 号明确规定：海关对进境植物繁殖材料实施口岸检疫，对农业农村、林草部门签发的检疫审批单实施联网核查。除特殊情况外，引种单位无需提交纸质检疫审批单。

2. 货物检疫

植物繁殖材料到达入境口岸时，检疫人员要核对货证是否相符，按品种、数（重）量、产地办理核销手续。

对进境植物繁殖材料的检疫，必须严格按照有关国家标准、行业标准以及相关规定实施。

3. 附条件提离

经口岸现场检查未见异常且已取样送检的进境种苗，可根据企业申请，在实验室检疫鉴定结果出具前，允许提离进境地口岸海关监管区，存放于符合防疫要求的场所。实验室检疫鉴定结果出具后，企业凭海关放行通知办理通关手续。

适用于存放场所与进境口岸在同一直属关区内，如存放场所与进境口岸在不同直属关区，进口企业可提出申请，由相关直属海关根据风险评估，制定协同监管方案报海关总署批准后实施。

4. 检疫结果处置

进境植物繁殖材料经检疫后，根据检疫结果分别作如下处理。

（1）属于低风险的，经检疫未发现危险性有害生物，限定的非检疫性有害生物未超过有关规定的，给予放行；检疫发现危险性有害生物，或限定的非检疫性有害生物超过有关规定的，经有效的检疫处理后，给予放行；未经有效处理的，不准入境。

（2）属于高、中风险的，经检疫未发现检疫性有害生物，限定的非检疫性有害生物未超过有关规定的，运往指定的隔离检疫圃隔离检疫；经检疫发现检疫性有害生物，或限定的非检疫性有害生物超过有关规定，经有效的检疫处理后，运往指定的隔离检疫圃隔离检疫；未经有效处理的，不准入境。

除特殊情况外，进口草种列入低风险进境植物繁殖材料名单。草种进境检验检疫合格后，予以放行，不实施种植地检疫监管及疫情监测。

（3）隔离检疫。

海关总署、农业农村部、国家林业和草原局公告 2024 年第 152 号明确规定：经农业农村、林草部门审批，依法需实施隔离的进境植物繁殖材料，由农业农村、林草部门根据检疫审批单要求实施隔离监管；经海关特许检疫审批的，由海关根据检疫审批要求实施隔离监管。引种单位或者代理人应当配合做好隔离监管。

海关按照《进境植物繁殖材料检疫管理办法》第四章的要求实施隔离检疫。

海关凭指定隔离检疫圃出具的同意接收函和隔离检疫方案办理调离检疫手续，并对有关植物繁殖材料进入隔离检疫圃实施监管。

海关对进境植物繁殖材料的隔离检疫实施检疫监督。未经海关同意，任何单位或个人不得擅自调离、处理或使用进境植物繁殖材料。

进境植物繁殖材料的隔离检疫圃按照设施条件和技术水平等分为国家隔离检疫圃（高风险的进境植物繁殖材料必须在国家隔离检疫圃隔离检疫）、专业隔离检疫圃（因承担科研、教学等需要引进高风险的进境植物繁殖材料，经报海关总署批准后，可在专业隔离检疫圃实施隔离检疫）和地方隔离检疫圃。海关对隔离检疫圃的检疫管理按照《进境植物繁殖材料隔离检疫圃管理办法》（国家出入境检验检疫局令第 11 号公布，根据国家质检总局令第 196 号和海关总署令第 238 号修改，见本书第二章第二节）执行。

隔离检疫结束后，隔离检疫圃负责出具隔离检疫结果和有关检疫报告。隔离检疫圃所在地海关负责审核有关结果和报告，结合进境检疫结果做出相应处理，并出具相关单证。

在地方隔离检疫圃隔离检疫的，由负责检疫的海关出具隔离检疫结果和报告。

（三）检疫监管

按照《进境植物繁殖材料检疫管理办法》第五章的要求实施检疫监管。

海关对进境植物繁殖材料的运输、加工、存放和隔离检疫等过程，实施检疫监督管理。承担进境植物繁殖材料运输、加工、存放和隔离检疫的单位，必须严格按照海关的检疫要求，落实防疫措施。

进境植物繁殖材料到达入境口岸后，未经海关许可不得卸离运输工具。因口岸条件限制等原因，经海关批准，可以运往指定地点检疫、处理。在运输装卸过程中，引种单位、个人或者其代理人应当采取有效防疫措施。

供展览用的进境植物繁殖材料，在展览期间，必须接受所在地海关的检疫监管，未经其同意，不得改作他用。展览结束后，所有进境植物繁殖材料须作销毁或退回处理，如因特殊原因，需改变用途的，按正常进境的检疫规定办理。展览遗弃的植物繁殖材料、生长介质或包装材料在海关监督下进行无害化处理。

处置方式行政裁量：

1. 根据病虫害生物学特点及不合规原因选择处理方式。

2. 展览结束后，只要能达到有效防止动植物疫情或外来有害生物传入效果，所有进境植物繁殖材料作退回或者销毁处理均可。如因特殊原因，需改变用途的，按正常进境的检疫规定办理。

3. 作退回或者销毁处理均可时，可以听取行政相对人意见。

4. 展览遗弃的植物繁殖材料、生长介质或包装材料应在海关监督下进行焚烧等无害化处理。

对进入保税区（含保税工厂、保税仓库等）的进境植物繁殖材料须外包装完好，并接受海关的监管。

二、进境栽培介质

指进境的除土壤外的所有由一种或几种混合的具有贮存养分、保持水分、透气良好和固定植物等作用的人工或天然固体物质组成的栽培介质。

（一）制度依据

1.《进境栽培介质检疫管理办法》（国家出入境检验检疫总局令第 13 号发布，根据国家质检总局令第196号和海关总署令第238号、第240号、第243号修正）。

2.《关于调整部分进出境货物监管要求的公告》（海关总署公告2020年第99号）。

3.《关于进境有机栽培介质植物检疫要求的公告》（海关总署公告2024年第210号）。

（二）检疫实施

按照《进境栽培介质检疫管理办法》第三章和《关于进境有机栽培介质植物检疫要求的公告》（海关总署公告2024年第210号，见第三章第一节）的要求实施检疫。

1. 资料验核

验核输出国（地区）官方植物检疫证书。检疫证书上必须注明栽培介质经检疫符合中国的检疫要求；如为有机栽培介质，需在植物检疫证书的附加声明中注明“该批货物符合中国进境有机栽培介质植物检疫要求”，同时注明生产、加工、存放企业名称及其在华注册编号。对于经除害处理的栽培介质，应在植物检疫证书中注明处理技术指标，包括温度、湿度、药剂、浓度等。

当作业流程不要求在实施检疫时验核相关材料（如在其他环节已对相关材料实施了验核）时，应按作业流程规定执行。但在检疫实施过程中仍可根据实际需要对相关材料进行验核。

2. 货物检疫

在栽培介质进境时对进境栽培介质及其包装和填充物实施检疫。

3. 检疫结果处置

经过检疫，未发现病原真菌、细菌和线虫、昆虫、软体动物及其他有害生物的栽培介质，准予放行。

4. 检疫处理合格处置

在检疫时，查出携带有其他危险性有害生物的栽培介质，经实施有效除害处理并经检疫合格后，准予放行。

5. 检疫不合格处置

经过检疫，查出以下情况的栽培介质应做退回或销毁处理：

（1）带有土壤的；

（2）带有《中华人民共和国进境植物检疫性有害生物名录》（农业部公告第862号及修订文件，详见本书第三章第一节）内有害生物或对中国农、林、牧、渔业有严重危害的其他危险性有害生物，又无有效除害处理办法的。

（三）检疫监管

按照《进境栽培介质检疫管理办法》第三章的要求实施检疫监管。

1. 监管要求

应对栽培介质进境后的使用范围和使用过程进行定期检疫监管和疫情检测，发现疫情和问题及时采取相应的处理措施，并将情况按规定上报。

2. 监管时间

对直接用于植物栽培的，监管时间至少为被栽培植物的一个生长周期。

（四）带有栽培介质的进境参展盆栽植物

1. 检疫方面的特殊要求

带有栽培介质的进境参展盆栽植物必须具备严格的隔离措施。进境时应更换栽培介质并对植物进行洗根处理。

2. 监管方面的特殊要求

带有栽培介质的进境参展植物在参展期间由参展地海关进行检疫监管；展览结束后需要在国内销售的应按有关贸易性进境栽培介质检疫规定办理。

三、进境植物源性肥料

植物源性肥料，是指来源于植物源材料，施用于土壤并为生长植物提供、保持、改善营养的有机物质，包括有机肥、生物有机肥等。植物源性肥料涉及的商品名称及编码有："未经化学处理的其他动植物肥料"（3101001990）、"未经化学处理的森林凋落物"（3101001910）、"经化学处理的森林凋落物"（3101009020）、"经化学处理的其他动植物肥料"（3101009090）等。

（一）文件依据

《关于印发〈植物源性肥料进境植物检疫要求〉的通知》（国质检动函〔2011〕674 号）。

（二）原则性要求

1. 植物源性肥料不得带有土壤等中国法律法规规定的禁止进境物。

2. 植物源性肥料不得带有中方关注的植物检疫性有害生物，包括有害昆虫、线虫、杂草、病原菌和软体动物等，并随附输出国家或地区官方检验检疫机构出具的植物检疫证书。

3. 植物源性肥料应干净卫生、成分稳定，并符合相关包装标签等规定标准。

4. 植物源性肥料生产加工应采取相应防疫措施，实施规范化生产加工工序，并获得中国肥料产品登记证书。

5. 植物源性肥料不带有动物尸体、粪便、羽毛及其他动物源成分。

6. 植物源性肥料应从具备植物防疫条件及能力的指定口岸入境。

7. 植物源性肥料应符合中国农业、环保、卫生等部门关于肥料登记管理、固体废物污染环境防治、微生物菌剂环境安全等相关法律法规及标准。

（三）检验检疫实施

1. 资料验核

植物源性肥料进境时，应已获得中国农业主管部门肥料登记证明、输出国家或地区官方植物检疫证书、原产地证书等材料。

当作业流程不要求在实施检疫时验核相关材料（如在其他环节已对相关材料实施了验核）时，应按作业流程规定执行。但在检疫实施过程中仍可根据实际需要对相关材料进行验核。

2. 货物检疫

对进境植物源性肥料实施现场查验、实验室检测。

3. 检疫结果处置

（1）检验检疫合格，或经有效除害处理合格后，允许货物运往检验检疫机构备案认可的加工、使用场所。

（2）如发现以下情况，则对相关植物源性肥料作退运或销毁处理：

①带有土壤等禁止进境物；

②检出检疫性有害生物或具有检疫意义的有害生物，且无有效除害处理办法；

③带有动物尸体、粪便、羽毛及其他动物源物质；

④其他违反国家安全卫生法规标准的。

（四）检疫监管

1. 植物源性肥料进口、加工使用企业，应向所在地海关备案，并在进口植物源性肥料运输、接卸、储存、加工等过程采取疫情防控措施，积极配合海关实施检疫监管和疫情监测。如发现疫情或其他可疑情况，应及时向海关报告。进口、加工使用企业，应建立进口植物源性肥料加工经营档案，记录进口植物源性肥料加工、使用及流向等详细记录，记录保存期限不得少于 2 年。

2. 海关对进口植物源性肥料加工、使用实施检疫监管，开展相关疫情监测与调查。如发现问题，应按照《进出境重大植物疫情应急处置预案》等规定，做好应急处置和上报工作。

3. 针对植物源性肥料检疫风险状况，结合进口、加工使用企业日常监管情况，海关对相关企业实施分类管理。列入优良企业的，应提供相应优惠便利措施；列入不良企业的，应加严检验检疫。

四、出境种苗花卉

（一）文件依据

1.《关于加强进出境种苗花卉检验检疫工作的通知》（国质检动函〔2007〕831 号）。

2.《关于出口智利种苗花卉植物检疫要求的函》（动植检函〔2023〕7 号）。

（二）生产经营企业要求

出境种苗花卉生产经营企业应对产品质量安全负责。

从事出境种苗花卉生产经营企业要建立种苗花卉种植、加工、包装、储运、出口等全过程质量安全保障体系，完善溯源记录，推行节能、节水、环保的生产方式，加强对有害生物的监测与控制，采取有效措施防止病虫害发生与传播扩散。

从事进出境种苗花卉生产经营企业要建立产品进货和销售台账，且至少保存 2 年。进货台账包括货物名称、规格、数量、来源国家或地区、供货商及其联系方式、进货或进口时间等，销售台账包括货物名称、规格、数量、输入国家或地区、收货人及其联系方式、出口时间等。

出口智利种苗花卉植物检疫要求和植物检疫证书附加声明见如下参考资料。

参考材料

智利进口种苗花卉植物检疫要求（节选）

输往智利的种苗花卉，应符合智利农业、食品和农村发展部发布的第 8017 号决议的检疫要求，具体如下。

一、适用范围

本要求适用于盆栽植物、幼苗和插条。不适用以下植物部分：种子、地下茎（鳞茎、球茎、根茎、块茎）、切花和切枝，以及离体繁殖材料。具体定义如下：

1. 盆栽植物：盆栽可带或不带花盆，有花或无花的草本植物，大小与物种实际相符，较大的物种不超过 80 厘米，未修剪过。

2. 幼苗：草本植物幼苗 1 龄，有根、茎和最多 6 片叶，无花，未经修剪。

3. 插条：有生长点的块茎、叶或根。茎插条可以是草本的、半木本的和木本的茎。

二、种苗花卉必须符合以下植物检疫要求

1. 必须来自已注册登记的生产基地和包装厂（基地和包装厂有独立编号）。

2. 包装必须为首次使用的密封包装，防止篡改并贴上标签，标签至少包括以下信息：原产国、植物种类、生产基地编码和包装厂编码。标签不符合要求不允许入境。

3. 不带土壤。

4. 用于缓冲或保湿的基质和配套材料，如沙、石砾、岩棉、泡沫塑料等惰性基质必须符合相关植物检疫要求。

5. 以下植物和植物部分的货物，入境后智利方面还将实施隔离检疫：槭属 *Acer* spp.（挪威枫 *A. platanoides* 除外）、栒子属 *Cotoneaster* spp.、石竹属 *Dianthus* spp.、白蜡树属 *Fraxinus* spp.、常春藤属 *Hedera* spp.、绣球属 *Hydrangea* spp.、冬青属 *Ilex* spp.、素馨属 *Jasminum* spp.、南天竹 *Nandina domestica*、石楠属 *Photinia* spp.、杜鹃花属 *Rhododendron* spp.。

三、种苗花卉必须附有官方签发的植物检疫证书，并包含以下信息

1. 该产品必须来自经中国海关考核注册的出境种苗花卉生产经营企业。

2. 植物检疫证书上必须注明生产基地和包装企业的注册编号。

3. 此外，必须在植物检疫证书上注明针对相应植物种类及材料类型的附加声明。若下列有害生物在原产国不存在，也可声明原产国不存在这些有害生物。所列植物种类之间的杂交种，其附加声明必须包含用于杂交的每个亲本植物种类的所有附加声明。

（本文发布于海关总署网站政府信息公开专栏，附加声明部分请查阅海关总署网站。鉴于智利方面将不定期修订进境植物检疫要求，建议及时登录智利农业、食品和农村发展部农牧业局官网查询最新检疫要求，网址链接：http：//defensa. sag. gob. cl/reqmercado。）

第九节｜进出境木材及竹木草制品

一、进境木材

（一）文件依据

1.《关于调整进口原木检疫要求的公告》（国家出入境检验检疫局、海关总署、国家林业局、农业部、对外贸易经济合作部公告 2001 年 2 号）。

2.《关于防止白蜡树枯梢病传入我国的公告》（国家质检总局、国家林业局公告 2013 年第 156 号）。

3.《关于进口松材线虫发生国家松木植物检疫要求的公告》（海关总署公告 2021 年第 110 号）。

4.《关于执行进口原木检疫要求（2001 年第 2 号公告）有关问题的通知》（国质检联〔2001〕43 号）。

5.《关于印发中国进境原木除害处理方法及技术要求的通知》（国质检函〔2001〕202 号）。

6.《关于做好进口栎树猝死病菌疫区寄主植物检验检疫工作的通知》（质检动函〔2009〕232 号）。

7.《关于明确经加工来自白蜡木枯梢病疫区白蜡木属板材及木制品进口检疫要求的函》（质检动函〔2015〕143 号）。

（二）检验检疫要求

1. 检疫除害处理

（1）带有树皮原木

进口原木带有树皮的，应当在输出国家或地区进行有效的除害处理，并在植物检疫证书中注明除害处理方法、使用药剂、剂量、处理时间和温度。

（2）不带树皮原木

单根原木带树皮表面积不超过 5%，且整批原木带树皮表面积不超过 2%的，该批原木可视为不带树皮原木。

进口原木不带树皮的，不要求在境外进行除害处理，但输出国家或地区官方检疫部门须出具植物检疫证书，并在植物检疫证书中作出声明。

（3）来自松材线虫发生国家的松木原木

来自松材线虫发生国家（指加拿大、日本、韩国、墨西哥、葡萄牙、西班牙、美国，下同）的松木原木在出口前，输出国植物检疫主管部门应对每批输华原木取样进行松材线虫 *Bursaphelenchus xylophilus* 实验室检测。如检出松材线虫，该批原木不得向中国出口。未检出松材线虫的，应在出口前对每批原木使用溴甲烷、硫酰氟实施熏蒸处理，确保杀死天牛等林木有害生物。

（4）来自松材线虫发生国家的松木锯材

来自松材线虫发生国家的松木原木在出口前，应对每批出口的锯材实施热处理，以杀死松材线虫、天牛等林木有害生物。未实施热处理的，按照松木原木的要求，取样进行松材线虫实验室检测和熏蒸处理。

国家质检总局印发的《中国进境原木检疫除害处理方法及技术要求》如下：

参考材料

中国进境原木检疫除害处理方法及技术要求

进境原木带树皮的，或经检疫发现检疫性有害生物须作检疫处理的，可采用下列推荐的除害处理方法进行处理。所采用的以下任何一种除害处理方法都要确保能杀灭原木携带的有害生物。

一、熏蒸处理

熏蒸处理可在船舱、集装箱、库房或帐幕内进行。

1. 溴甲烷常压熏蒸

环境温度在5℃~15℃时，溴甲烷的剂量起始浓度达到120 g/m^3，密闭时间至少16小时。

环境温度在15℃以上时，溴甲烷的剂量起始浓度达到80 g/m^3，密闭时间至少16小时。

2. 硫酰氟常压熏蒸

环境温度在5℃~10℃，硫酰氟的剂量起始浓度达到104 g/m^3，密闭时间至少24小时。

环境温度在10℃以上，硫酰氟的剂量起始浓度达到80 g/m^3，密闭时间至少24小时。

二、热处理

热处理可采用蒸汽、热水、干燥、微波等方式。处理时原木的中心温度至少要达到71.1℃并保持75分钟以上。

三、浸泡处理

有条件的地方，可将原木完全浸泡于水中90天以上杀灭所携带的有害生物。

四、其他经输出国官方植物检疫部门批准使用的有效的除害处理方法。

2. 进境检疫

（1）进口原木未附有植物检疫证书的，以及带有树皮但未进行除害处理的，不准入境。

（2）对进口原木进行检疫，发现检疫性有害生物的，监督进口商进行除害处理，处理费用由进口商承担。无法作除害处理的，作退运处理。

（3）对于输出国家或地区检疫部门已经出具植物检疫证书的进口原木，经检验检疫仍发现检疫性有害生物的，由海关总署向输出国家或地区通报；连续多次发现问题的，将暂停接受该检疫机构出具的检疫证书，直到其采取措施并符合中方检疫要求为止。

3. 特定木材检疫

（1）来自松材线虫发生国家的松木原木和锯材

松木到达中国进境口岸时，中国海关按照以下要求实施检疫。

① 进口松木应从指定口岸进境，该口岸位于中国确定的松材线虫疫区内。

② 根据有关法律、行政法规、规章等规定，对进口松木实施检疫，并取样进行松材线虫实验室检测。经检疫合格的，准予进境。

③ 如检出松材线虫或天牛等活的林木有害生物，该批松木作退回或销毁处理。海关总署将及时

向输出国植物检疫主管部门通报，并视情况暂停相关企业、产区的松木进口。

指定口岸名单：江苏省【连云港（赣榆港、燕尾港、新东方码头）、南京（龙潭码头、新生圩港）】；浙江省【宁波北仑港、舟山港、温州港、台州港】；福建省【福州港（马尾、江阴）】；山东省【黄岛港、日照港、日照岚山港、董家口港】；广东省【佛山南海三山港、肇庆新港、黄埔港、东莞港、珠海湾仔港、汕头广澳港】。

（2）经加工来自白蜡木枯梢病疫区白蜡木属板材及木制品

所有来自白蜡木枯梢病疫区的白蜡木属板材或木制品均须在口岸对枯梢病菌进行查验，并对疑似症状取样送实验室鉴定。实验室结果出来前，货物不得放行。如检出白蜡木枯梢病菌，货物做退运或销毁处理。

白蜡木枯梢病疫区：波兰、立陶宛、拉脱维亚、瑞典、捷克共和国、德国、丹麦、爱沙尼亚、白俄罗斯、斯洛伐克、罗马尼亚、奥地利、挪威、俄罗斯（加里宁格勒）、斯洛文尼亚、瑞士、芬兰、法国、匈牙利、意大利、克罗地亚、比利时、荷兰、英国、爱尔兰、乌克兰。

4. 其他要求

（1）木材加工区、木材检验检疫区

对于带树皮的进口原木，在输出国家或地区植物检疫机构不健全或除害处理达不到中国要求的情况下，经当地海关报经海关总署同意，可在原木进口量比较大的口岸地区一定区域内建立“木材加工区”或“木材检验检疫区”。

原木进境后在该区内进行初加工、深加工或除害处理，经加工或除害处理合格的，可运往内地。海关对场区实施检验检疫监管和疫情监测，发现疫情立即采取防疫措施。

（2）境外疫情调查和预检

对于来自周边国家或地区同一生态区的原木，海关总署在输出国家或地区检疫部门提供原木发生有害生物名单的基础上，可根据情况组织开展境外疫情调查和预检工作，并可采取以下措施：

①境外预检未发现检疫性有害生物的原木，准许入境。经境外预检的原木以入境口岸检验检疫结果为准。

②对于寒带地区冬季（10月至翌年4月）采伐并在本季节内入境的原木，经入境口岸检验检疫合格的予以放行；进境后经检疫仍发现检疫性有害生物的，应在指定的“木材加工区”或“木材检验检疫区”进行初加工、深加工或进行除害处理。

二、出境竹木草制品

（一）制度依据

《出境竹木草制品检疫管理办法》（国家质检总局令第45号发布，根据海关总署令第238号、第240号修正）。

（二）检验检疫依据

输出竹木草制品的检疫依据：

1. 中国与输入国家或者地区签订的双边检疫协定（含协议、备忘录等）；
2. 输入国家或者地区的竹木草制品检疫规定；
3. 中国有关出境竹木草制品的检疫规定；
4. 贸易合同、信用证等订明的检疫要求。

（三）检验检疫实施

1. 分级分类管理

按照《出境竹木草制品检疫管理办法》第二章的要求实施分级分类管理。

竹木草制品根据生产加工工艺及防疫处理技术指标等，分为低、中、高3个风险等级：

（1）低风险竹木草制品：经脱脂、蒸煮、烘烤及其他防虫、防霉等防疫处理的；

（2）中风险竹木草制品：经熏蒸或者防虫、防霉药剂处理等防疫处理的；

（3）高风险竹木草制品：经晾晒等其他一般性防疫处理的。

生产出境竹木草制品的企业分为一类、二类、三类3个企业类别。

一类企业应当具备以下条件：

（1）遵守检验检疫法律法规等有关规定；

（2）应当建立完善的质量管理体系，包括生产、加工、存放等环节的防疫措施及厂检员管理制度等；

（3）配备专职的厂检员，负责生产、加工、存放等环节防疫措施的监督、落实及产品厂检工作；

（4）在生产过程中采用防虫、防霉加工工艺，并配备与其生产能力相适应的防虫、防霉处理设施及相关的检测仪器；

（5）原料、生产加工、成品存放场所，应当专用或者相互隔离，并保持环境整洁、卫生；

（6）年出口批次不少于100批；

（7）检验检疫年批次合格率达99%以上；

（8）海关依法规定的其他条件。

二类企业应当具备以下条件：

（1）遵守检验检疫法律法规等有关规定；

（2）企业建立质量管理体系，包括生产、加工、存放等环节的防疫措施及厂检员管理制度等；

（3）配备专职或者兼职的厂检员，负责生产、加工、存放等环节防疫措施的监督、落实及产品厂检工作；

（4）在生产过程中采用防虫、防霉加工工艺，具有防虫、防霉处理设施；

（5）成品存放场所应当独立，生产加工环境整洁、卫生；

（6）年出口批次不少于30批次；

（7）检验检疫年批次合格率达98%以上；

（8）海关依法规定的其他条件。

不具备一类或者二类条件的企业以及未申请分类考核的企业定为三类企业。

2. 分级分类检疫

按照《出境竹木草制品检疫管理办法》第三章的要求实施出境检疫。

根据企业的类别和竹木草制品的风险等级，出境竹木草制品的批次抽查比率为：

（1）一类企业的低风险产品，抽查比率为5%~10%；

（2）一类企业的中风险产品、二类企业的低风险产品，抽查比率为10%~30%；

（3）一类企业的高风险产品、二类企业的中风险产品和三类企业的低风险产品，抽查比率为30%~70%；

（4）二类企业的高风险产品，三类企业的中风险和高风险产品，抽查比率为70%~100%。

海关根据企业日常监督管理情况、出口季节和输往国家（地区）的差别以及是否出具“植物检疫证书”或者《熏蒸/消毒证书》等，在规定范围内，确定出境竹木草制品的批次抽查比例。

3. 检验检疫结果处置

出境竹木草制品经检疫合格的，按照有关规定出具相关证单；经检疫不合格的，经过除害、重新加工等处理合格后方可放行；无有效处理方法的，不准出境。

第十节｜进出境粮食

粮食，是指用于加工、非繁殖用途的禾谷类、豆类、油料类等作物的籽实以及薯类的块根或者块茎等。

属于转基因产品的（如大豆、玉米），还应同时按照《进出境转基因产品检验检疫管理办法》实施检验检疫，详见本章第十四节“进出境转基因产品”有关内容。

一、制度依据

1.《进出境粮食检验检疫监督管理办法》（国家质检总局令第177号发布，根据海关总署令第238号、第240号、第243号修正）。

2.《关于调整部分进出境货物监管要求的公告》（海关总署公告2020年第99号）。

3.《海关总署关于通过深圳前海联合交易中心进口大豆有关通关事项的公告》（海关总署公告2023年第42号）。

4.《海关总署关于发布〈进口离岸现货交易大豆监督管理规范（试行）〉的公告》（海关总署公告2023年第86号）

二、进境粮食

（一）检验检疫依据

按照下列要求，对进境粮食实施检验检疫：

1. 中国政府与粮食输出国家或者地区政府签署的双边协议、议定书、备忘录以及其他双边协定确定的相关要求；

2. 中国法律法规、国家技术规范的强制性要求和海关总署规定的检验检疫要求；

3. “进境动植物检疫许可证”列明的检疫要求。

海关总署对进境粮食实施检疫准入制度，依照国家法律法规及国家技术规范的强制性要求等，制定进境粮食的具体检验检疫要求，并公布允许进境的粮食种类及来源国家或者地区名单。

（二）检验检疫实施

按照《进出境粮食检验检疫监督管理办法》第二章的要求实施进境粮食检验检疫。其中，属于储备粮、期货大豆的，优先按照对应的规定实施。

1. 资料验核

海关总署对进境粮食境外生产、加工、存放企业实施注册登记制度。进境粮食应当从海关总署指定的口岸入境。

根据产品的不同，分别验核“进境动植物检疫许可证”、输出国家或地区官方检验检疫证书、原产地证书等文件。进境转基因粮食的，还应当取得“农业转基因生物安全证书（进口）”。

当作业流程不要求在实施检验检疫时验核相关材料（如在其他环节已对相关材料实施了验核）时，应按作业流程规定执行。但在检验检疫实施过程中仍可根据实际需要对相关材料进行验核。

2. 现场检验检疫前监管

进境粮食可以进行随航熏蒸处理。

现场查验前，进境粮食承运人或者其代理人应当向进境口岸海关书面申报进境粮食随航熏蒸处理情况，并提前实施通风散气。未申报的，海关不实施现场查验；经现场检查，发现熏蒸剂残留物，或者熏蒸残留气体浓度超过安全限量的，暂停检验检疫及相关现场查验活动；熏蒸剂残留物经有效清除且熏蒸残留气体浓度低于安全限量后，方可恢复现场查验活动。

使用船舶装载进境散装粮食的，海关应当在锚地对货物表层实施检验检疫，无重大异常质量安全情况后船舶方可进港，散装粮食应当在港口继续接受检验检疫。

需直接靠泊检验检疫的，应当事先征得海关的同意。

以船舶集装箱、火车、汽车等其他方式进境粮食的，应当在海关指定的查验场所实施检验检疫，未经海关同意不得擅自调离。

3. 现场检验检疫

依照相关工作程序和标准对进境粮食实施现场检验检疫。现场检验检疫包括以下内容。

（1）货证核查。核对证单与货物的名称、数/重量、出口储存加工企业名称及其注册登记号等信息。船舶散装的，应当核查上一航次装载货物及清仓检验情况，评估对装载粮食的质量安全风险；集装箱装载的，应当核查集装箱箱号、封识等信息。

（2）现场查验。重点检查粮食是否水湿、发霉、变质，是否携带昆虫及杂草籽等有害生物，是否有混杂粮谷、植物病残体、土壤、熏蒸剂残渣、种衣剂污染、动物尸体、动物排泄物及其他禁止进境物等。

（3）抽取样品。根据有关规定和标准抽取样品送实验室检测。

（4）其他现场查验活动。

4. 实验室检验检疫

海关按照相关工作程序及标准，对现场查验抽取的样品及发现的可疑物进行实验室检测鉴定，并出具检验检疫结果单。

实验室检测样品应当妥善存放并至少保留 3 个月。如检测异常需要对外出证的，样品应当至少保留 6 个月。

进境粮食检出部分植物病毒的加工除害处理指标见后文参考材料。

5. 检验检疫结果处置

（1）进境粮食有下列情形之一的，应当在海关监督下，在口岸锚地、港口或者指定的检疫监管场所实施熏蒸、消毒或者其他除害处理：

①发现检疫性有害生物或者其他具有检疫风险的活体有害昆虫，且可能造成扩散的；

②发现种衣剂、熏蒸剂污染、有毒杂草籽超标等安全卫生问题，且有有效技术处理措施的；

③其他原因造成粮食质量安全受到危害的。

（2）进境粮食有下列情形之一的，作退运或者销毁处理：

①未列入海关总署进境准入名单，或者无法提供输出粮食国家或者地区主管部门出具的植物检疫证书等单证的，或者无“进境动植物检疫许可证”的；

②有毒有害物质以及其他安全卫生项目检测结果不符合国家技术规范的强制性要求，且无法改变用途或者无有效处理方法的；

③检出转基因成分，无“农业转基因生物安全证书（进口）”，或者与证书不符的；

④发现土壤、检疫性有害生物以及其他禁止进境物且无有效检疫处理方法的；

⑤因水湿、发霉等造成腐败变质或者受到化学、放射性等污染，无法改变用途或者无有效处理方法的；

⑥其他原因造成粮食质量安全受到严重危害的。

进境粮食经检验检疫后，海关签发入境货物检验检疫证明等相关单证；经检验检疫不合格的，由海关签发《检验检疫处理通知书》及相关检验检疫证书。

（三）检疫监督

海关对进境粮食实施检疫监督。进境粮食应当在具备防疫、处理等条件的指定场所加工使用。

未经有效的除害处理或加工处理，进境粮食不得直接进入市场流通领域。

进境粮食装卸、运输、加工、下脚料处理等环节应当采取防止撒漏、密封等防疫措施。进境粮食加工过程应当具备有效杀灭杂草籽、病原菌等有害生物的条件。粮食加工下脚料应当进行有效的热处理、粉碎或者焚烧等除害处理。

海关应当根据进境粮食检出杂草等有害生物的程度、杂质含量及其他质量安全状况，并结合拟指定加工、运输企业的防疫处理条件等因素，确定进境粮食的加工监管风险等级，并指导与监督相关企业做好疫情控制、监测等安全防控措施。

进境粮食用作储备、期货交割、离岸现货交易等特殊用途的，其生产、加工、存放应当符合海关总署相应检验检疫监督管理规定。

进境粮食装卸、储存、加工涉及不同海关的，各相关海关应当加强沟通协作，建立相应工作机制，及时互相通报检验检疫情况及监管信息。

对于分港卸货的进境粮食，海关应当在放行前及时相互通报检验检疫情况。需要对外方出证的，相关海关应当充分协商一致，并按相关规定办理。

对于调离进境口岸的进境粮食，口岸海关应当在调离前及时向指运地海关开具进境粮食调运联系单。

参考材料

进境粮食检出部分植物病毒的加工除害处理指标

加工除害处理工艺须具备粉碎和热处理过程（处理的顺序一般为先粉碎再进行热处理）。通过加工过程顺势阻断病毒传播途径，消除传播风险。

除害处理温度指标如下：

1. 小麦线条花叶病毒（WSMV）：物料中心温度不低于55℃；
2. 玉米褪绿斑驳病毒（MCMV）：物料中心温度不低于85℃；
3. 玉米矮花叶病毒（MDMV）：物料中心温度不低于58℃；
4. 烟草环斑病毒（TRSV）：物料中心温度不低于60℃；
5. 菜豆荚斑驳病毒（BPMV）：物料中心温度不低于60℃。

如果检出两种以上植物病毒，处理温度指标应确保可灭活相关所有病毒。

（四）离岸现货交易大豆的特殊要求

离岸现货交易大豆，是指通过深圳前海联合交易中心进口、交易，用于加工的非种用大豆。

1. 进口商

深圳前海联合交易中心根据海关监管要求建立进口商白名单，向海关总署报备。名单内的进口商可通过深圳前海联合交易中心开展进口大豆离岸现货交易。

2. 保税交易库

保税交易库内的大豆可以在境内大豆产业链供应链相关市场主体间出售、转让。保税交易库应符合海关总署规定的防疫要求：

（1）保税交易库应与大豆进境口岸在同一直属关区，原则上不得占用现有进境粮食指定监管场地配套的口岸专用粮食仓库。周边1公里范围内没有农田，不种植豆科作物。布局合理，整洁卫生，地面平整硬化，无裸露土壤，设施良好，保持通风干燥，并具备防虫和防鼠措施，满足进口大豆储存条件。

（2）与外界及生活区相对隔离，并采取固定隔离措施。

(3) 具有完善的质量管理体系并有效运行。建立进口大豆装卸、运输、储存、入库、出库等全过程质量安全管理措施，并实施可追溯的登记管理制度。

(4) 存储能力不低于2.5万吨。

(5) 具备进境大豆植物疫情防控、撒漏物清扫、下脚料无害化处理及库区周边植物疫情监测、铲除等条件设施及管理制度，在关键节点配备视频监控系统，能够满足海关监管需求。

(6) 具有植物疫情应急突发事件处置制度及相应措施。

保税交易库由保税仓库或海关特殊监管区域、保税物流中心（B型）内的仓储场所，经深圳前海联合交易中心推荐，由场所经营企业提出申请。场所所在地直属海关认定为保税交易库的，在直属海关门户网站公布并向海关总署报备。

认定为保税交易库的经营企业，应在进境粮食检验检疫管理系统中申请取得企业类型为“现货大豆保税交易库”的账号。

3. 调运管理

通过深圳前海联合交易中心交易进口的进境大豆经海关口岸检疫后，应当运至保税交易库存放，并接受海关监管。

(1) 口岸提离

海关对进境大豆实施口岸检疫，未发现应立即实施除害、退运或销毁处理等情形的，可调入保税交易库。大豆从进境口岸监管区域调运至保税交易库，应使用密闭运输工具。

附条件提离至保税交易库的大豆，所有检验检疫结果出具前，不得调出保税交易库。

(2) 入库仓储

大豆调离口岸监管区域前，境内收货人应通过粮食系统提交出/入库联系单，注明该批大豆在保税交易库中的仓储位置。保税交易库经营企业应根据出/入库联系单，在进境粮食检验检疫管理系统中填报入库数量等有关情况。

不同批次进口大豆入库时须分开存储，未经海关允许，不得变更仓储位置。

(3) 出区加工

大豆调出保税交易库前，深圳前海联合交易中心应将出库指令、出仓提货信息提供给保税交易库经营企业，保税交易库经营企业应在粮食系统中填报联系单和实际调运情况。深圳前海联合交易中心应对已生成出库指令的仓单锁定状态，不得转让、质押。

大豆调出保税交易库后，应当直接运往具备防疫、处理等条件的加工企业进行加工处理。

4. 监督管理

通过深圳前海联合交易中心开展大豆离岸现货交易和作为保税交易库的企业，应符合海关监管要求，并配合海关实施监管。

如进口商、保税交易库不符合深圳前海联合交易中心交易管理制度要求或不再从事大豆离岸现货交易等相关业务的，深圳前海联合交易中心应及时向海关报告，并更新进口商和推荐的保税交易库名单。

海关对保税交易库名单实施动态管理。

海关按照进境粮食国内生产、加工、存放单位要求，对保税交易库经营企业实施核查，发现异常拒不整改或整改不通过的，不得再作为保税交易库。

三、出境粮食

（一）检验检疫依据

按照下列要求对出境粮食实施检验检疫：

1. 双边协议、议定书、备忘录和其他双边协定；

2. 输入国家或者地区检验检疫要求；

3. 中国法律法规、强制性标准和海关总署规定的检验检疫要求；

4. 贸易合同或者信用证注明的检疫要求。

（二）检验检疫实施

按照《进出境粮食检验检疫监督管理办法》第三章的要求实施出境粮食检验检疫。

1. 资料验核

输入国家或者地区要求中国对向其输出粮食生产、加工、存放企业注册登记的，直属海关负责组织注册登记，并向海关总署备案。

贸易方式为凭样成交的，还应当提供成交样品。

当作业流程不要求在实施检验检疫时验核相关材料（如在其他环节已对相关材料实施了验核）时，应按作业流程规定执行。但在检验检疫实施过程中仍可根据实际需要对相关材料进行验核。

2. 现场检验检疫

依照相关工作程序和技术标准实施现场检验检疫和实验室检测。

装运出境粮食的船舶、集装箱等运输工具的承运人、装箱单位或者其代理人，应当在装运前向海关申请清洁、卫生、密固等适载检验。未经检验检疫或者检验检疫不合格的，不得装运。

3. 检验检疫结果处置

对经检验检疫符合要求，或者通过有效除害或者技术处理并经重新检验检疫符合要求的，海关按照规定签发“出境货物换证凭单”。输入国家或者地区要求出具检验检疫证书的，按照国家相关规定出具证书。输入国家或者地区对检验检疫证书形式或者内容有新要求的，经海关总署批准后，方可对证书进行变更。

经检验检疫不合格且无有效除害或者技术处理方法的，或者虽经过处理但经重新检验检疫仍不合格的，海关签发“出境货物不合格通知单”，粮食不得出境。

4. 出口口岸查验

出境粮食经产地检验检疫合格后，出境口岸海关按照相关规定查验，重点检查货证是否相符、是否感染有害生物等。查验不合格的，不予放行。

出境粮食检验有效期最长不超过2个月；检疫有效期原则定为21天，黑龙江、吉林、辽宁、内蒙古和新疆地区冬季（11月至次年2月底）可以酌情延长至35天。超过检验检疫有效期的粮食，出境前应当重新申报。

出境粮食到达口岸后拼装的，应当重新申报，并实施检疫。出境粮食到达口岸后因变更输入国家或者地区而有不同检验检疫要求的，应当重新申报，并实施检验检疫。

四、相关的检验检疫行业标准

除本节所述内容外，部分出入境检验检疫行业标准可供进一步参考，使用时应注意相关标准是否已有更新版本。

粮食的储运要求可参考《进出口粮食储运卫生规范 第1部分：粮食储藏》（SN/T 1882. 1—2007）、《进出口粮食储运卫生规范 第2部分：粮食运输》（SN/T 1882. 2—2007）和《进境粮食散装运输疫情防控技术规范》（SN/T 5538—2022）等。

粮食加工下脚料处理可参考《进境粮食加工副产品湿热处理方法》（SN/T 4861—2017）等。

第十一节｜进出境水果

属于转基因产品的（如番木瓜），还应同时按照《进出境转基因产品检验检疫管理办法》实施检验检疫，详见本章第十四节“进出境转基因产品”有关内容。

一、进境水果检验检疫

（一）制度依据

1.《进境水果检验检疫监督管理办法》（国家质检总局令第 68 号发布，根据海关总署令第 238 号、第 243 号修正）。

2.《关于禁止部分日本食品、农产品进口的公告》（国家质检总局公告 2011 年第 35 号）。

3.《关于进一步加强从日本进口食品农产品检验检疫监管的公告》（国家质检总局公告 2011 年第 44 号）。

4.《关于规范动植物检疫处置方式行政裁量有关事项的公告》（海关总署公告 2024 年第 202 号）。

5.《关于调整日本输华食品农产品检验检疫措施的通知》（国质检食函〔2011〕411 号）。

（二）检验检疫依据和要求

1. 根据以下规定对进境水果实施检验检疫：

（1）中国有关检验检疫的法律法规、标准及相关规定；

（2）中国政府与输出国或地区政府签订的双边协定；

（3）海关总署与输出国或地区检验检疫部门签订的议定书；

（4）《进境动植物检疫许可证》列明的有关要求。

2. 进境水果应当符合以下检验检疫要求：

（1）不得混装或夹带植物检疫证书上未列明的其他水果；

（2）包装箱上须用中文或英文注明水果名称、产地、包装厂名称或代码；

（3）不带有中国禁止进境的检疫性有害生物、土壤及枝、叶等植物残体；

（4）有毒有害物质检出量不得超过中国相关安全卫生标准的规定；

（5）输出国或地区与中国签订有协定或议定书的，还须符合协定或议定书的有关要求。

（三）检验检疫实施

1. 资料验核

验核《进境动植物检疫许可证》和输出国或地区官方植物检疫证书。植物检疫证书应当符合以下要求：

（1）植物检疫证书的内容与格式应当符合国际植物检疫措施标准第 12 号（ISPM 12）《植物检疫证书准则》的要求；

（2）用集装箱运输进境的，植物检疫证书上应注明集装箱号码；

（3）已与中国签订协定（含协议、议定书、备忘录等，下同）的，还应符合相关协定中有关植物检疫证书的要求。

当作业流程不要求在实施检验检疫时验核相关材料（如在其他环节已对相关材料实施了验核）时，应按作业流程规定执行。但在检验检疫实施过程中仍可根据实际需要对相关材料进行验核。

2. 现场检验检疫

依照相关工作程序和标准对进境水果实施现场检验检疫：

（1）核查货证是否相符；

（2）核对植物检疫证书和包装箱上的相关信息及官方检疫标志；

（3）检查水果是否带虫体、病征、枝叶、土壤和病虫为害状；现场检疫发现可疑疫情的，应送实验室检疫鉴定；

（4）根据有关规定和标准抽取样品送实验室检测。

3. 实验室检验检疫

按照相关工作程序和标准实施实验室检验检疫。

对在现场或实验室检疫中发现的虫体、病菌、杂草等有害生物进行鉴定，对现场抽取的样品进行有毒有害物质检测，并出具检验检疫结果单。

4. 检验检疫结果处置

根据检验检疫结果，海关对进境水果分别作以下处理：

（1）经检验检疫合格的，签发入境货物检验检疫证明，准予放行。

（2）发现检疫性有害生物或其他有检疫意义的有害生物，须实施除害处理，签发检验检疫处理通知书；经除害处理合格的，准予放行。

处置方式行政裁量：根据病虫害生物学特点及不合规原因选择处理方式。

（3）不符合检验检疫要求之一的、货证不符的或经检验检疫不合格又无有效除害处理方法的，签发检验检疫处理通知书，在监督下作退运或销毁处理。

处置方式行政裁量：只要能达到有效防止动植物疫情或外来有害生物传入效果，作退回或者销毁处理均可。作退回或者销毁处理均可时，可以听取行政相对人意见。

需对外索赔的，签发相关检验检疫证书。

（四）检验检疫监管

1. 指定监管场所

未完成检验检疫的进境水果，应当存放在海关指定的场所，不得擅自移动、销售、使用。

进境水果存放场所由所在地海关依法实施监督管理，并应符合以下条件：

（1）有足够的独立存放空间；

（2）具备保质、保鲜的必要设施；

（3）符合检疫、防疫要求；

（4）具备除害处理条件。

2. 展览用水果

展览用水果，在展览期间，应当接受海关的监督管理，未经海关许可，不得擅自调离、销售、使用；展览结束后，应当在海关的监督下作退回或销毁处理。

处置方式行政裁量：展览结束后，只要能达到有效防止动植物疫情或外来有害生物传入效果，展览水果作退回或者销毁处理均可。作退回或者销毁处理均可时，可以听取行政相对人意见。

3. 暂停进口

进境水果有下列情形之一的，海关总署将视情况暂停该种水果进口或暂停从相关水果产区、果园、包装厂进口：

（1）进境水果果园、加工厂地区或周边地区爆发严重植物疫情的；

（2）经检验检疫发现中方关注的进境检疫性有害生物的；

（3）经检验检疫发现有毒有害物质含量超过中国相关安全卫生标准规定的；

（4）不符合中国有关检验检疫法律法规、双边协定或相关国际标准的。

前款规定的暂停进口的水果需恢复进口的，应当经海关总署依照有关规定进行确认。

二、出境水果检验检疫

（一）制度依据

1.《出境水果检验检疫监督管理办法》（国家质检总局令第 91 号发布，根据海关总署令第 238 号、第 240 号、第 243 号修正）。

2.《关于调整部分进出境货物监管要求的公告》（海关总署公告 2020 年第 99 号）。

（二）检验检疫依据

根据下列依据对出境水果实施检验检疫：

1. 中国与输入国家或者地区签订的双边检疫协议（含协定、议定书、备忘录等）；

2. 输入国家或者地区进境水果检验检疫规定或者要求；

3. 国际植物检疫措施标准；

4. 中国出境水果检验检疫规定；

5. 贸易合同和信用证等订明的检验检疫要求。

（三）检验检疫实施

按照《出境水果检验检疫监督管理办法》第四章的要求实施出境检验检疫。根据输入国家或者地区进境水果检验检疫规定和果园、包装厂的注册登记情况，结合日常监督管理，海关实施相应的出境检验检疫措施。

1. 现场检验检疫

依照相关工作程序和技术标准实施现场检验检疫和实验室检测：

（1）核查货证是否相符；

（2）植物检疫证书和包装箱的相关信息是否符合输入国或者地区的要求；

（3）检查水果是否带虫体、病症、枝叶、土壤和病虫为害状，发现可疑疫情的，应及时按有关规定和要求将相关样品和病虫体送实验室检疫鉴定。

2. 检验检疫结果处置

根据检验检疫结果，海关对出境水果分别作以下处理：

（1）出境水果经检验检疫合格的，按照有关规定签发检验检疫证书、出境货物换证凭单等有关检验检疫证单。未经检验检疫或者检验检疫不合格的，不准出境。

（2）出境水果经检验检疫不合格的，海关应当向出境水果果园、包装厂反馈有关信息，并协助调查原因，采取改进措施。出境水果果园、包装厂不在本辖区的，实施检验检疫的海关应当将有关情况及时通知出境水果果园、包装厂所在地海关。

（四）监督管理

按照《出境水果检验检疫监督管理办法》第三章的要求实施监督管理。海关对所辖地区出境水果果园、包装厂进行有害生物监测、有毒有害物质监控和监督管理。监测结果及监管情况作为出境水果检验检疫分类管理的重要依据。

根据《关于调整部分进出境货物监管要求的公告》（海关总署公告 2020 年第 99 号）的相关内容，为深入贯彻国务院减税降费政策，落实“六稳”“六保”工作任务，持续优化口岸营商环境，减轻企业负担，海关总署决定自 2020 年 8 月 28 日起，取消出境水果果园及包装厂注册登记时向所在地海关提交水果有毒有害物质检测记录的监管要求。同日起，《出境水果检验检疫监督管理办法》第二章“注册登记”部分第六条相关条款所规定的有关内容不再执行。但是，《出境水果检验检疫监督管理办法》第三章“监督管理”部分涉及有毒有害物质检测的有关内容仍应按规定执行。

1. 监督管理要求

出境水果果园、包装厂应当采取有效的有害生物监测、预防和综合管理措施，避免和控制输入国家或者地区关注的检疫性有害生物发生。出境水果果园和包装厂应当遵守相关法规标准，安全合理使用农用化学品，不得购买、存放和使用中国或者输入国家或者地区禁止在水果上使用的化学品。

出境水果果园、包装厂应当建立稳定的供货与协作关系。包装厂应当要求果园加强疫情、有毒有害物质监测与防控工作，确保提供优质安全的水果货源。

出境水果包装材料应当干净卫生、未使用过，并符合有关卫生质量标准。输入国家或者地区有特殊要求的，水果包装箱应当按照要求，标明水果种类、产地以及果园、包装厂名称或者代码等相关信息。

2. 出境水果果园监督管理内容

海关对出境水果果园实施监督管理内容包括：

（1）果园周围环境、水果生长状况、管理人员情况；

（2）果园有害生物发生、监测、防治情况及有关记录；

（3）果园农用化学品存放状况，购买、领取及使用记录；

（4）果园水果有毒有害物质检测记录；

（5）双边协议、议定书或者输入国家或者地区法律法规相关规定的落实情况。

3. 出境水果包装厂监督管理内容

海关对出境水果包装厂实施监督管理内容包括：

（1）包装厂区环境及卫生状况、生产设施及包装材料的使用情况、管理人员情况；

（2）化学品存放状况，购买、领取及使用记录；

（3）水果的来源、加工、自检、存储、出口等有关记录；

（4）水果有毒有害物质检测控制记录；

（5）冷藏设施使用及防疫卫生情况、温湿度控制记录；

（6）双边协议、议定书或者输入国家或者地区法律法规相关规定的落实情况。

4. 监督管理不合格及处置

出境果园和包装厂出现下列情况之一的，海关应责令其限期整改，并暂停受理报检，直至整改符合要求：

（1）不按规定使用农用化学品的；

（2）周围有环境污染源的；

（3）包装厂的水果来源不明；

（4）包装厂内来源不同的水果混放，没有隔离防疫措施，难以区分；

（5）未按规定在包装上标明有关信息或者加施标识的；

（6）包装厂检疫处理设施出现较大技术问题的；

（7）海关检出国外关注的有害生物或者有毒有害物质超标的；

（8）输入国家或者地区检出检疫性有害生物或者有毒有害物质超标的。

5. 其他要求

海关在每年水果采收季节前对注册登记的出境水果果园、包装厂进行年度审核，对年审考核不合格的果园、包装厂限期整改。

已注册登记的出境水果果园、包装厂出现以下情况之一的，取消其注册登记资格：

（1）限期整改不符合要求的；

（2）隐瞒或者瞒报质量和安全问题的；

（3）拒不接受海关监督管理的；

（4）应重新申请注册登记但未按规定重新申请注册登记的。

注册登记果园向包装厂提供出境水果时，应当随附产地供货证明，注明水果名称、数量及果园名称或者注册登记编号等信息。

第十二节｜进出境中药材

中药材是指药用植物、动物的药用部分，采收后经初加工形成的原料药材。

申报为食用的进出境中药材检验检疫及监督管理按照有关进出口食品的规定执行。详见《海关检验检疫业务实务手册——进出口食品化妆品检验检疫篇》第十二章第一节。

一、制度依据

1.《进出境中药材检疫监督管理办法》（国家质检总局令第169号公布，根据海关总署令第238号、第240号、第243号修正）。

2.《关于规范动植物检疫处置方式行政裁量有关事项的公告》（海关总署公告2024年第202号）。

二、进境中药材

（一）检验检疫依据

对进境中药材，海关按照中国法律法规规定和国家强制性标准要求，“进境动植物检疫许可证”列明的要求（适用于动物源性中药材），以及与输出国家或者地区主管部门协商确定向中国输出中药材的检疫要求实施检疫。

（二）检验检疫实施

按照《进出境中药材检疫监督管理办法》第二章的要求实施进境中药材检验检疫。

1. 资料验核

海关总署对进境中药材实施检疫准入制度，海关总署负责制定、调整并在海关总署网站公布允许进境中药材的国家或者地区名单以及产品种类。

海关总署根据风险分析的结果，确定需要实施境外生产、加工、存放单位注册登记的中药材品种目录，对列入目录的中药材境外生产企业实施注册登记。

动物源性中药材还需验核进境动植物检疫许可证、输出国或地区官方检验检疫证书、原产地证书等文件。

当作业流程不要求在实施检验检疫时验核相关材料（如在其他环节已对相关材料实施了验核）时，应按作业流程规定执行。但在检验检疫实施过程中仍可根据实际需要对相关材料进行验核。

2. 现场检验检疫

按照下列规定实施现场检疫：

（1）查询启运时间和港口、途经国家或者地区、装载清单等，核对单证是否真实有效，单证与货物的名称、数/重量、输出国家或者地区、唛头、标记、境外生产企业名称、注册登记号等是否相符；

（2）包装是否完好，是否带有动植物性包装、铺垫材料，并符合《进出境动植物检疫法》及其实施条例、《进境货物木质包装检疫监督管理办法》的规定；

（3）中药材有无腐败变质现象，有无携带有害生物、动物排泄物或者其他动物组织等，有无携带动物尸体、土壤及其他禁止进境物。

现场检疫中发现病虫害、病虫为害症状，或者根据相关工作程序需进行实验室检疫的，海关应当对进境中药材采样，并送实验室。

装运进境中药材的运输工具和集装箱应当符合安全卫生要求。需要实施防疫消毒处理的，应当在进境口岸海关的监督下实施防疫消毒处理。未经海关许可，不得将进境中药材卸离运输工具、集装箱或者运递。

中药材在取得检疫合格证明前，应当存放在海关认可的地点，未经海关许可，任何单位和个人不得擅自调离、销售、加工。

现场查验有下列情形之一的，海关签发检疫处理通知书，并作相应检疫处理：

（1）属于法律法规禁止进境的、带有禁止进境物的、货证不符的、发现严重腐败变质的作退回或者销毁处理；

（2）对包装破损的，由货主或者其代理人负责整理完好，方可卸离运输工具。海关对受污染的场地、物品、器具进行检疫处理；

（3）带有有害生物、动物排泄物或者其他动物组织等的，按照有关规定进行检疫处理；

（4）对受到病虫害污染或者疑似受到病虫害污染的，封存有关货物，对被污染的货物、装卸工具、场地进行消毒处理。

现场检疫中发现病虫害、病虫为害症状，或者根据相关工作程序需进行实验室检疫的，海关应当对进境中药材采样，并送实验室。

3. 检验检疫结果处置

进境中药材经检疫合格，海关出具入境货物检验检疫证明后，方可销售、使用或者在指定企业存放、加工。入境货物检验检疫证明均应列明货物的名称、原产国家或者地区、数/重量、生产批号/生产日期、用途等。

检疫不合格的，海关签发检疫处理通知书，由货主或者其代理人在海关的监督下，作除害、退回或者销毁处理，经除害处理合格的准予进境。

处置方式行政裁量：

（1）根据病虫害生物学特点及不合规原因选择处理方式。

（2）无输出国家或者地区政府动植物检疫机构出具的有效检疫证书，需要注册登记未按要求办理注册登记的，或者未依法办理检疫审批手续的，只要能达到有效防止动植物疫情或外来有害生物传入效果，作退回或者销毁处理均可。

（3）经现场查验，属于法律法规禁止进境的、带有禁止进境物的、货证不符的、发现严重腐败变质的，只要能达到有效防止动植物疫情或外来有害生物传入效果，作退回或者销毁处理均可。

（4）检疫不合格的，只要能达到有效防止动植物疫情或外来有害生物传入效果，作除害、退回或者销毁处理均可。

（5）有两种或两种以上可供选择的处理方式时，可以听取行政相对人意见。

需要由海关出证索赔的，海关按照规定签发相关检疫证书。

三、出境中药材

（一）检验检疫依据

出境中药材应当符合中国政府与输入国家或者地区签订的检疫协议、议定书、备忘录等规定，以及进境国家或者地区的标准或者合同要求。

（二）检验检疫实施

按照《进出境中药材检疫监督管理办法》第三章的要求实施出境中药材检验检疫。

1. 资料验核

输入国家或者地区要求对向其输出中药材的出境生产企业注册登记的，海关实行注册登记。

出境中药材的货主或者其代理人应当提交产品符合进境国家或者地区动植物检疫要求的书面

声明。

当作业流程不要求在实施检验检疫时验核相关材料（如在其他环节已对相关材料实施了验核）时，应按作业流程规定执行。但在检验检疫实施过程中仍可根据实际需要对相关材料进行验核。

2. 现场检验检疫

依照相关工作程序和技术标准实施检疫监管。

海关可以根据海关总署相关要求，结合所辖地区中药材出境情况、输入国家或者地区要求、生产企业管理能力和水平、生产企业的诚信度，以及风险监测等因素，在风险分析的基础上，对辖区出境中药材和生产企业实施分类管理。

3. 检验检疫结果处置

出境中药材经检疫合格或者经除害处理合格的，海关应当按照规定出具有关检疫证单，准予出境。

检疫不合格又无有效方法作除害处理的，不准出境。

第十三节｜进出口饲料和饲料添加剂

饲料：指经种植、养殖、加工、制作的供动物食用的产品及其原料，包括饵料用活动物、饲料用（含饵料用）冰鲜冷冻动物产品及水产品、加工动物蛋白及油脂、宠物食品及咬胶、饲草类、青贮料、饲料粮谷类、糠麸饼粕渣类、加工植物蛋白及植物粉类、配合饲料、添加剂预混合饲料等。

饲料添加剂：指饲料加工、制作、使用过程中添加的少量或者微量物质，包括营养性饲料添加剂、一般饲料添加剂等。

加工动物蛋白及油脂：包括肉粉（畜禽）、肉骨粉（畜禽）、鱼粉、鱼油、鱼膏、虾粉、鱿鱼肝粉、鱿鱼粉、乌贼膏、乌贼粉、鱼精粉、干贝精粉、血粉、血浆粉、血球粉、血细胞粉、血清粉、发酵血粉、动物下脚料粉、羽毛粉、水解羽毛粉、水解毛发蛋白粉、皮革蛋白粉、蹄粉、角粉、鸡杂粉、肠膜蛋白粉、明胶、乳清粉、乳粉、蛋粉、干蚕蛹及其粉、骨粉、骨灰、骨炭、骨制磷酸氢钙、虾壳粉、蛋壳粉、骨胶、动物油渣、动物脂肪、饲料级混合油、干虫及其粉等。

一、制度依据

1.《进出口饲料和饲料添加剂检验检疫监督管理办法》（国家质检总局令第 118 号公布，根据国家质检总局令第 184 号和海关总署令第 238 号、第 240 号、第 243 号、第 262 号修正）。

2.《关于修订进出口饲料和饲料添加剂风险级别及检验检疫监管方式的公告》（国家质检总局公告 2015 年第 144 号）。

3.《关于禁止部分日本食品、农产品进口的公告》（国家质检总局公告 2011 年第 35 号）。

4.《关于进一步加强从日本进口食品农产品检验检疫监管的公告》（国家质检总局公告 2011 年第 44 号）。

5.《关于调整部分进出境货物监管要求的公告》（海关总署公告 2020 年第 99 号）。

6.《关于规范动植物检疫处置方式行政裁量有关事项的公告》（海关总署公告 2024 年第 202 号）。

7.《关于调整日本输华食品农产品检验检疫措施的通知》（国质检食函〔2011〕411 号）。

二、进口饲料和饲料添加剂检验检疫

（一）检验检疫依据

按照以下要求对进口饲料和饲料添加剂实施检验检疫：

1. 中国法律法规、国家强制性标准和相关检验检疫要求；

2. 双边协议、议定书、备忘录；

3. “进境动植物检疫许可证”列明的要求（适用于动物源性饲料）。

饲料和饲料添加剂国家标准见本章参考资料。

（二）风险级别及检验检疫监管措施

在《关于修订进出口饲料和饲料添加剂风险级别及检验检疫监管方式的公告》（国家质检总局公告2015年第144号）中公布了产品风险级别及对应的监管方式，最新版本见本书第十一章表11-2。

（三）检验检疫实施

按照《进出口饲料和饲料添加剂检验检疫监督管理办法》第三章的要求实施进境检验检疫。

1. 资料验核

根据产品的不同，分别验核进境动植物检疫许可证（适用于动物源性饲料）、输出国或地区官方检验检疫证书、原产地证书等文件。

当作业流程不要求在实施检验检疫时验核相关材料（如在其他环节已对相关材料实施了验核）时，应按作业流程规定执行。但在检验检疫实施过程中仍可根据实际需要对相关材料进行验核。

2. 现场检验检疫

依照相关工作程序和标准对进境饲料和饲料添加剂实施现场检验检疫。

（1）核对货证：核对单证与货物的名称、数（重）量、包装、生产日期、集装箱号码、输出国家或者地区、生产企业名称和注册登记号等是否相符。

（2）标签检查：进境饲料包装上是否有中文标签，标签是否符合饲料标签国家标准①。

（3）感官检查：包装、容器是否完好，是否超过保质期，有无腐败变质，有无携带有害生物，有无土壤、动物尸体、动物排泄物等禁止进境物。

（4）饲料添加剂外包装上是否印明产品用途（用于动物饲料加工）。

3. 实验室检验检疫

对来自不同类别境外生产企业的产品按照相应的检验检疫监管模式抽取样品，按规定出具记录单，送实验室进行安全卫生项目的检测。被抽取样品送实验室检测的货物，应当调运到海关指定的待检存放场所等待检测结果。

饲料的采样应遵循《饲料 采样》（GB/T 14699—2023）、《出入境动物检疫采样》（GB/T 18088—2000）的规定。

4. 现场检验检疫不合格处置

现场查验有下列情形之一的，海关签发“检验检疫处理通知单”，由货主或者其代理人在海关的监督下，作退回或者销毁处理：

（1）输出国家或者地区未被列入允许进口的国家或者地区名单的；

（2）来自非注册登记境外生产企业的产品；

---

① 指《饲料标签》（GB 10648—2013）。《饲料和饲料添加剂管理条例》亦有相关规定，“第二十一条饲料、饲料添加剂的包装上应当附具标签。标签应当以中文或者适用符号标明产品名称、原料组成、产品成分分析保证值、净重或者净含量、贮存条件、使用说明、注意事项、生产日期、保质期、生产企业名称以及地址、许可证明文件编号和产品质量标准等。加入药物饲料添加剂的，还应当标明“加入药物饲料添加剂”字样，并标明其通用名称、含量和休药期。乳和乳制品以外的动物源性饲料，还应当标明“本产品不得饲喂反刍动物”字样。”

（3）来自注册登记境外生产企业的非注册登记产品；

（4）货证不符的；

（5）标签不符合标准且无法更正的；

（6）超过保质期或者腐败变质的；

（7）发现土壤、动物尸体、动物排泄物、检疫性有害生物，无法进行有效的检疫处理的；

（8）产品含有禁止从动物疫病流行国家或地区输入的动物源性原料的。

标签不符合标准但可以更正的，或者散装进境饲料应当包装并加施饲料标签的，监督货主或其代理人在海关监管作业场所或海关认可的场所内更正饲料标签、包装并加施饲料标签。

现场查验发现散包、容器破裂的，由货主或者代理人负责整理完好。包装破损且有传播动植物疫病风险的，应当对所污染的场地、物品、器具进行检疫处理。

5. 检验检疫结果处置

（1）经检验检疫合格的，予以放行，依企业申请出具《入境货物检验检疫证明》。

（2）经检验检疫不合格的，出具《检验检疫处理通知书》，由货主或者其代理人在海关的监督下，作除害、退回或者销毁处理，经除害处理合格的准予进境；企业申请对外索赔的，视情况出具《卫生证书》或《兽医卫生证书》。海关应当将进口饲料检验检疫不合格信息上报海关总署。

处置方式行政裁量：

（1）根据病虫害生物学特点及不合规原因选择处理方式。

（2）存在“4. 现场检验检疫不合格处置（1）~（7）”所规定情形的，只要能达到有效防止动植物疫情或外来有害生物传入效果，作退回或者销毁处理均可。

（3）经检验检疫不合格的，只要能达到有效防止动植物疫情或外来有害生物传入效果，作除害、退回或者销毁处理均可。

（4）有两种或两种以上可供选择的处理方式时，可以听取行政相对人意见。

（四）其他相关安排

货主或者其代理人未取得海关出具的“入境货物检验检疫证明”前，不得擅自转移、销售、使用进口饲料。

散装的进口饲料，进口企业应当在海关指定的场所包装并加施饲料标签后方可入境；直接调运到海关指定的生产、加工企业用于饲料生产的，免予加施标签。

国家对进口动物源性饲料的饲用范围有限制的，进入市场销售的动物源性饲料包装上应当注明饲用范围（乳和乳制品以外的动物源性饲料，应当标明“本产品不得饲喂反刍动物”字样）。

进口饲料分港卸货的，先期卸货港海关应当以书面形式将检验检疫结果及处理情况及时通知其他分卸港所在地海关；需要对外出证的，由卸毕港海关汇总后出具证书。

以跨境电商方式零售进境的动物源性饲料，企业通过交易平台等途径有效展示中文标签的，商品包装可免于加贴中文标签。

三、出口饲料和饲料添加剂检验检疫

（一）出口饲料检验检疫依据和要求

按照下列要求对出口饲料和饲料添加剂实施检验检疫：

1. 输入国家或者地区检验检疫要求；
2. 双边协议、议定书、备忘录；
3. 中国法律法规、强制性标准和相关检验检疫要求；
4. 贸易合同或者信用证注明的检疫要求。

出口饲料和饲料添加剂风险级别及检验检疫监管方式按输入国的要求确定。

（二）检验检疫实施

按照《进出口饲料和饲料添加剂检验检疫监督管理办法》第四章的要求实施出境检验检疫。

1. 资料验核

根据《关于调整部分进出境货物监管要求的公告》（海关总署公告 2020 年第 99 号）的相关内容，为深入贯彻国务院减税降费政策，落实“六稳”“六保”工作任务，持续优化口岸营商环境，减轻企业负担，海关总署决定自 2020 年 8 月 28 日起，出境饲料及饲料添加剂生产企业，输入国家或地区无注册登记要求的，免于向海关注册登记。同日起，《进出口饲料和饲料添加剂检验检疫监督管理办法》第三十条所规定的“海关总署对出口饲料的出口生产企业实施注册登记制度，出口饲料应当来自注册登记的出口生产企业”的监管要求改按新规定执行。

当作业流程不要求在实施检验检疫时验核相关材料（如在其他环节已对相关材料实施了验核）时，应按作业流程规定执行。但在检验检疫实施过程中仍可根据实际需要对相关材料进行验核。

2. 现场检验检疫

依照相关工作程序和标准对出境饲料和饲料添加剂实施现场检验检疫。

（1）核对货证：核对单证与货物的名称、数（重）量、生产日期、批号、包装、唛头、出口生产企业名称或者注册登记号等是否相符。

（2）标签检查：标签是否符合要求。

（3）感官检查：包装、容器是否完好，有无腐败变质，有无携带有害生物，有无土壤、动物尸体、动物排泄物等。

现场查验不合格且无有效方法处理或者虽经处理重新检验检疫仍不合格的，不予放行。

3. 实验室检验检疫

海关对来自不同类别出口生产企业的产品按照相应的检验检疫监管模式抽取样品，按规定出具记录单，送实验室进行安全卫生项目的检测。

饲料的采样应遵循《饲料 采样》（GB/T 14699—2023）的规定，此前的《饲料 采样》（GB/T 14699. 1—2005）已被最新标准替代。

4. 检验检疫结果处置

（1）经检验检疫合格的，出境生产企业所在地隶属海关根据出境企业申请和国外官方要求出具相关证书。

（2）检验检疫不合格的，经有效方法处理并重新检验检疫合格的，可以按照规定出具相关单证，予以放行；无有效方法处理或者虽经处理重新检验检疫仍不合格的，不予放行，并出具“出境货物不合格通知单”。

（三）其他相关安排

出境口岸海关按照出境货物换证查验的相关规定查验，重点检查货证是否相符。查验不合格的，不予放行。

产地海关与出境口岸海关应当及时交流信息。

在检验检疫过程中发现安全卫生问题，应当采取相应措施，并及时上报海关总署。

参考材料

饲料和饲料添加剂国家标准

现行的《饲料标签》（GB 10648—2013）和《饲料卫生标准》（GB 13078—2017）均为强制性国

家标准，饲料添加剂既有强制性国家标准也有非强制性国家标准。考虑到实际使用需求，为便于使用，特将相关标准一并整理，详见表 16-2，使用时应注意相关标准是否已有更新版本。

表 16-2　饲料和饲料添加剂国家标准

序号	标准编号	标准名称
1	GB 10648—2013	饲料标签
2	GB 13078—2017	饲料卫生标准
3	GB/T 7292—1999	饲料添加剂 维生素 A 乙酸酯微粒
4	GB/T 7297—2006	饲料添加剂 维生素 B_2（核黄素）
5	GB/T 7299—2006	饲料添加剂 D-泛酸钙
6	GB 7293—2017	饲料添加剂 DL-α-生育酚乙酸酯（粉）
7	GB 7294—2017	饲料添加剂 亚硫酸氢钠甲萘醌（维生素 K_3）
8	GB 7295—2018	饲料添加剂 盐酸硫胺（维生素 B_1）
9	GB 7296—2018	饲料添加剂 硝酸硫胺（维生素 B_1）
10	GB 7298—2017	饲料添加剂 维生素 B_6（盐酸吡哆醇）
11	GB 7300. 101—2019	饲料添加剂 第 1 部分：氨基酸、氨基酸盐及其类似物 L-苏氨酸
12	GB 7300. 102—2019	饲料添加剂 第 1 部分：氨基酸、氨基酸盐及其类似物 甘氨酸
13	GB 7300. 103—2020	饲料添加剂 第 1 部分：氨基酸、氨基酸盐及其类似物 蛋氨酸羟基类似物
14	GB 7300. 104—2022	饲料添加剂 第 1 部分：氨基酸、氨基酸盐及其类似物 L-缬氨酸
15	GB 7300. 201—2019	饲料添加剂 第 2 部分：维生素及类维生素 L-抗坏血酸-2-磷酸酯盐
16	GB 7300. 202—2019	饲料添加剂 第 2 部分：维生素及类维生素 维生素 D_3 油
17	GB 7300. 203—2020	饲料添加剂 第 2 部分：维生素及类维生素 甜菜碱
18	GB 7300. 204—2019	饲料添加剂 第 2 部分：维生素及类维生素 甜菜碱盐酸盐
19	GB 7300. 301—2019	饲料添加剂 第 3 部分：矿物元素及其络（螯）合物 碘化钾
20	GB 7300. 302—2019	饲料添加剂 第 3 部分：矿物元素及其络（螯）合物 亚硒酸钠
21	GB 7300. 303—2022	饲料添加剂 第 3 部分：矿物元素及其络（螯）合物 碘酸钾
22	GB 7300. 401—2019	饲料添加剂 第 4 部分：酶制剂 木聚糖酶
23	GB 7300. 402—2020	饲料添加剂 第 4 部分：酶制剂 植酸酶
24	GB 7300. 403—2022	饲料添加剂 第 4 部分：酶制剂 纤维素酶
25	GB 7300. 501—2021	饲料添加剂 第 5 部分：微生物 酿酒酵母
26	GB 7300. 502—2023	饲料添加剂 第 5 部分：微生物 植物乳杆菌
27	GB 7300. 503—2023	饲料添加剂 第 5 部分：微生物 屎肠球菌
28	GB 7300. 504—2023	饲料添加剂 第 5 部分：微生物 嗜酸乳杆菌
29	GB 7300. 601—2020	饲料添加剂 第 6 部分：非蛋白氮 尿素
30	GB 7300. 801—2019	饲料添加剂 第 8 部分：防腐剂、防霉剂和酸度调节剂 碳酸氢钠
31	GB 7300. 802—2023	饲料添加剂 第 8 部分：防腐剂、防霉剂和酸度调节剂 丙酸
32	GB 7300. 901—2019	饲料添加剂 第 9 部分：着色剂 β-胡萝卜素粉

表16-2　续1

序号	标准编号	标准名称
33	GB 7300. 902—2022	饲料添加剂 第 9 部分：着色剂 β,β-胡萝卜素-4,4-二酮（斑蝥黄）
34	GB 7300. 1001—2020	饲料添加剂 第 10 部分：调味和诱食物质 谷氨酸钠
35	GB 7300. 1002—2022	饲料添加剂 第 10 部分：调味和诱食物质 大蒜素
36	GB 7300—2017	饲料添加剂 烟酸
37	GB 7301—2017	饲料添加剂 烟酰胺
38	GB 7302—2018	饲料添加剂 叶酸
39	GB 7303—2018	饲料添加剂 L-抗坏血酸（维生素 C）
40	GB 9454—2017	饲料添加剂 DL-α-生育酚乙酸酯
41	GB/T 9455—2009	饲料添加剂 维生素 AD_3 微粒
42	GB 9840—2017	饲料添加剂 维生素 D_3（微粒）
43	GB/T 9841—2006	饲料添加剂 维生素 B_{12}（氰钴胺）粉剂
44	GB/T 18632—2010	饲料添加剂 80%核黄素（维生素 B_2）微粒
45	GB 20802—2017	饲料添加剂 蛋氨酸铜络（螯）合物
46	GB 21034—2017	饲料添加剂 蛋氨酸羟基类似物钙盐
47	GB/T 21516—2008	饲料添加剂 10%β-阿朴-8-胡萝卜素酸乙酯（粉剂）
48	GB/T 21517—2008	饲料添加剂 叶黄素
49	GB/T 21543—2021	饲料添加剂 调味剂 通用要求
50	GB 21694—2017	饲料添加剂 蛋氨酸锌络（螯）合物
51	GB/T 21696—2008	饲料添加剂 碱式氯化铜
52	GB/T 21996—2008	饲料添加剂 甘氨酸铁络合物
53	GB/T 22141—2018	混合型饲料添加剂 酸化剂通用要求
54	GB/T 22142—2008	饲料添加剂 有机酸通用要求
55	GB/T 22143—2008	饲料添加剂 无机酸通用要求
56	GB/T 22145—2008	饲料添加剂 丙酸
57	GB 22489—2017	饲料添加剂 蛋氨酸锰络（螯）合物
58	GB/T 22546—2008	饲料添加剂 碱式氯化锌
59	GB 22548—2017	饲料添加剂 磷酸二氢钙
60	GB 22549—2017	饲料添加剂 磷酸氢钙
61	GB/T 23180—2008	饲料添加剂 2%d-生物素
62	GB/T 23181—2008	微生物饲料添加剂 通用要求
63	GB 23386—2017	饲料添加剂 维生素 A 棕榈酸酯（粉）
64	GB/T 23735—2009	饲料添加剂 乳酸锌
65	GB/T 23745—2009	饲料添加剂 10%虾青素
66	GB/T 23747—2009	饲料添加剂 低聚木糖
67	GB/T 23876—2009	饲料添加剂 L-肉碱盐酸盐

表16-2 续2

序号	标准编号	标准名称
68	GB/T 23878—2009	饲料添加剂 大豆磷脂
69	GB/T 23879—2009	饲料添加剂 肌醇
70	GB/T 23880—2009	饲料添加剂 氯化钠
71	GB/T 24832—2009	饲料添加剂 半胱胺盐酸盐 β 环糊精微粒
72	GB/T 25174—2010	饲料添加剂 4',7-二羟基异黄酮
73	GB/T 25247—2010	饲料添加剂 糖萜素
74	GB/T 25735—2010	饲料添加剂 L-色氨酸
75	GB/T 25865—2010	饲料添加剂 硫酸锌
76	GB/T 26441—2010	饲料添加剂 没食子酸丙酯
77	GB/T 26442—2010	饲料添加剂 亚硫酸氢烟酰胺甲萘醌
78	GB/T 27983—2011	饲料添加剂 富马酸亚铁
79	GB/T 27984—2011	饲料添加剂 丁酸钠
80	GB/T 31215—2014	混合型饲料添加剂　甜味剂通用要求
81	GB 32449—2015	饲料添加剂 硫酸镁
82	GB 34456—2017	饲料添加剂 磷酸二氢钠
83	GB 34457—2017	饲料添加剂 磷酸三钙
84	GB 34458—2017	饲料添加剂 磷酸氢二钾
85	GB 34459—2017	饲料添加剂 硫酸铜
86	GB 34460—2017	饲料添加剂 L-抗坏血酸钠
87	GB 34461—2017	饲料添加剂 L-肉碱
88	GB 34462—2017	饲料添加剂 氯化胆碱
89	GB 34463—2017	饲料添加剂 L-抗坏血酸钙
90	GB 34464—2017	饲料添加剂 二甲基嘧啶醇亚硫酸甲萘醌
91	GB 34465—2017	饲料添加剂 硫酸亚铁
92	GB 34466—2017	饲料添加剂 L-赖氨酸盐酸盐
93	GB 34467—2017	饲料添加剂 柠檬酸钙
94	GB 34468—2017	饲料添加剂 硫酸锰
95	GB 34469—2017	饲料添加剂 β-胡萝卜素（化学合成）
96	GB 34470—2017	饲料添加剂 磷酸二氢钾
97	GB/T 36863—2018	混合型饲料添加剂 防霉剂通用要求
98	GB 36897—2018	饲料添加剂 L-精氨酸
99	GB 36898—2018	饲料添加剂 D-生物素

第十四节｜进出境转基因产品

“转基因产品”是指《农业转基因生物安全管理条例》规定的农业转基因生物及其他法律法规规定的转基因生物与产品。根据农业农村部公布的农业转基因生物安全证书（进口）批准清单，我国目前允许进口的转基因产品包括：大豆、玉米、油菜、甜菜、甘蔗、苜蓿、棉花。

对通过各种方式（包括贸易、来料加工、邮寄、携带、生产、代繁、科研、交换、展览、援助、赠送以及其他方式）进出境的转基因产品应实施检验检疫。

一、制度依据

《进出境转基因产品检验检疫管理办法》（国家质检总局令第 62 号公布，根据国家质检总局令第 196 号和海关总署令第 238 号、第 243 号、第 262 号修正）。

二、进出境转基因产品检验检疫

（一）进境检验检疫实施

按照《进出境转基因产品检验检疫管理办法》第二章的要求实施进境检验检疫。

1. 资料验核

进境转基因动植物及其产品、微生物及其产品和食品申报为转基因产品的，应当取得法律法规规定的主管部门签发的“农业转基因生物安全证书（进口）”（可联网核查）或者相关批准文件。

当作业流程不要求在实施检验检疫时验核相关材料（如在其他环节已对相关材料实施了验核）时，应按作业流程规定执行。但在检验检疫实施过程中仍可根据实际需要对相关材料进行验核。

2. 货物检验检疫

根据货物是否为列入实施标识管理的农业转基因生物目录（国务院农业行政主管部门制定并公布）的进境转基因产品，采取差别化的检验检疫措施。

（1）对列入实施标识管理的农业转基因生物目录的产品，如申报是转基因的，实施转基因项目的符合性检测。

（2）对列入实施标识管理的农业转基因生物目录的产品，如申报是非转基因的，进行转基因项目抽查检测。

（3）对未列入实施标识管理的农业转基因生物目录的，根据情况实施转基因项目抽查检测。

3. 检测要求

按照国家认可的检测方法和标准进行转基因项目检测。

4. 检验检疫合格处置

经检验检疫（含转基因检测）合格的，准予进境。

5. 检验检疫不合格处置

经过检验检疫，查出有下列情况之一的，应作退货或者销毁处理：

（1）申报为转基因产品，但经检测其转基因成分与“农业转基因生物安全证书（进口）”不符的；

（2）申报为非转基因产品，但经检测其含有转基因成分的。

（二）出境检验检疫实施

按照《进出境转基因产品检验检疫管理办法》第四章的要求实施出境检验检疫。

1. 检验检疫要求

对出境产品需要进行转基因检测或者出具非转基因证明的，货主或者其代理人应当在提出申请时，提供输入国家或者地区官方发布的转基因产品进境要求。

2. 抽样送检

根据法律法规规定的主管部门发布的批准转基因技术应用于商业化生产的信息，按规定抽样送转基因检测实验室作转基因项目检测。

3. 结果处置

依据出具的检测报告进行结果处置。

(1) 确认为转基因产品并符合输入国家或者地区转基因产品进境要求的，出具相关检验检疫单证。

(2) 确认为非转基因产品的，出具非转基因产品证明。

(3) 进境展览用转基因产品。进境供展览用的转基因产品，须凭法律法规规定的主管部门签发的有关批准文件进境，展览期间应当接受海关的监管。展览结束后，所有转基因产品必须作退回或者销毁处理。如因特殊原因，需改变用途的，须按有关规定补办进境检验检疫手续。

第十五节 | 供港澳蔬菜产品

供港澳的食用陆生动物和蔬菜产品有特殊的规定，其中供港澳食用陆生动物相关内容详见本章第三节。

一、制度依据

1.《供港澳蔬菜检验检疫监督管理办法》(国家质检总局令第120号公布，根据国家质检总局令第196号和海关总署令第238号、第240号修正)。

2.《关于调整部分进出境货物监管要求的公告》(海关总署公告2020年第99号)。

二、检验检疫实施

(一) 种植基地备案、生产加工企业备案

海关对种植基地实施备案管理。非备案基地的蔬菜不得作为供港澳蔬菜的加工原料，海关总署另有规定的小品种蔬菜除外。种植基地负责人应当为其生产的每一批供港澳蔬菜原料出具供港澳蔬菜加工原料证明文件。

海关对生产加工企业实施备案管理。生产加工企业应当保证供港澳蔬菜符合香港、澳门特别行政区或者内地的相关检验检疫要求，对供港澳蔬菜进行检测，检测合格后向所在地海关申报，申报时应当提交供港澳蔬菜加工原料证明文件、出货清单以及出厂合格证明。

供港澳蔬菜应当来自备案的种植基地和生产加工企业。未经备案的种植基地及其生产加工企业不得从事供港澳蔬菜的生产加工和出口。

“供港澳蔬菜备案种植场名单”可在海关总署企业管理和稽查司网站(http://qgjcs.customs.gov.cn/)的“信息服务—出口食品原料种植、养殖场备案名单”栏目查询。

(二) 备案种植基地的监督管理

备案种植基地按照《供港澳蔬菜检验检疫监督管理办法》第五章的相关要求实施监督管理，海关应当建立监督管理档案。监督管理包括日常监督检查、年度审核等形式；监督频次由海关根据实际情况确定。

备案种植基地所在地海关应当将种植基地监管情况定期通报备案生产加工企业所在地海关。

1. 日常监督检查

种植基地所在地海关对备案的种植基地进行监督管理。日常监督检查主要内容包括：

（1）种植基地周围环境状况；

（2）种植基地的位置和种植情况；

（3）具体种植品种和种植面积；

（4）生产记录；

（5）病虫害防治情况；

（6）有毒有害物质检测记录；

（7）加工原料证明文件出具情况以及产量核销情况。

根据需要，海关可以对食品安全相关项目进行抽检。

2. 年审

种植基地备案主体应当于每年12月底前向其所在地海关提出年度审核申请。海关次年1月底前对其所辖区域内备案种植基地的基本情况进行年度审核。

3. 需实施整改的情况

种植基地有下列情形之一的，海关应当责令整改以符合要求：

（1）周围环境有污染源的；

（2）发现检疫性有害生物的；

（3）存放香港、澳门特别行政区或者内地禁用农药的；

（4）违反香港、澳门特别行政区或者内地规定以及基地安全用药制度，违规使用农药的；

（5）蔬菜农药残留或者有毒有害物质超标的；

（6）种植基地实际供货量超出基地供货能力的。

4. 需取消备案的情况

种植基地有下列行为之一的，海关取消备案：

（1）隐瞒或者谎报重大疫情的；

（2）拒绝接受海关监督管理的；

（3）使用香港、澳门特别行政区或者内地禁用农药的；

（4）蔬菜农药残留或者有毒有害物质超标1年内达到3次的；

（5）蔬菜农药残留与申报或者农药施用记录不符的；

（6）种植基地备案主体更名、种植基地位置或者面积发生变化、周边环境有较大改变可能直接或者间接影响基地种植产品质量安全的以及有其他较大变更情况的，未按规定及时进行变更或者重新申请备案的；

（7）1年内未种植供港澳蔬菜原料的；

（8）种植基地实际供货量超出基地供货能力1年内达到3次的；

（9）逾期未申请年审或者备案资格延续的；

（10）年度审核不合格的，责令限期整改，整改后仍不合格的。

5. 监测监控

备案种植基地所在地海关根据海关总署疫病疫情监测计划和有毒有害物质监控计划，对备案种植基地实施病虫害疫情监测和农药、重金属等有毒有害物质监控。

（三）生产加工企业的监督管理

生产加工企业按照《供港澳蔬菜检验检疫监督管理办法》第五章的相关要求实施监督管理，海关应当建立监督管理档案。监督管理包括日常监督检查、年度审核等形式；监督频次由海关根据实际情况确定。

备案生产加工企业所在地海关应当将备案生产加工企业对原料证明文件核查情况、原料和成品质量安全情况等定期通报备案种植基地所在地海关。

1. 日常监督检查

生产加工企业所在地海关对备案的生产加工企业进行监督管理。日常监督检查主要内容包括：

（1）生产区域环境状况；

（2）进货查验记录和出厂检验记录；

（3）加工原料证明文件查验情况；

（4）标识和封识加施情况；

（5）质量安全自检自控体系运行情况；

（6）有毒有害物质监控记录。

根据需要，海关可以对食品安全相关项目进行抽检。

2. 年审

备案的生产加工企业应当于每年12月底前向其所在地海关提出年度审核申请。海关次年1月底前对其所辖区域内备案生产加工企业的基本情况进行年度审核。

3. 需实施整改的情况

生产加工企业有下列情形之一的，海关应当责令整改以符合要求：

（1）质量管理体系运行不良的；

（2）设施设备与生产能力不能适应的；

（3）进货查验记录和出厂检验记录不全的；

（4）违反规定收购非备案基地蔬菜作为供港澳蔬菜加工原料的；

（5）标识不符合要求的；

（6）产品被检出含有禁用农药、有毒有害物质超标或者携带检疫性有害生物的；

（7）生产加工企业办公地点发生变化后30天内未申请变更的；

（8）被港澳有关部门通报产品质量安全不合格的。

4. 需取消备案的情况

生产加工企业有下列行为之一的，海关取消备案：

（1）整改后仍不合格的；

（2）隐瞒或者谎报重大质量安全问题的；

（3）被港澳有关部门通报质量安全不合格1年内达到3次的；

（4）违反规定收购非备案基地蔬菜作为供港澳蔬菜加工原料1年内达到3次的；

（5）企业法定代表人和企业名称发生变化、生产车间地址变化或者有其他较大变更情况的，未按规定及时进行变更的；

（6）1年内未向香港、澳门特别行政区出口蔬菜的；

（7）逾期未申请年审或者备案资格延续的。

5. 派驻监督

生产加工企业所在地海关可以向生产加工企业派驻检验检疫工作人员，对生产加工企业的进厂原料、生产加工、装运出口等实施监督。

（四）启运地检验检疫、监装、签证

“供港澳蔬菜出货清单”或者“出境货物换证凭单”实行一车/柜一单制度。

1. 抽检

海关依据香港、澳门特别行政区或者内地的相关检验检疫要求对供港澳蔬菜进行抽检。

2. 监装

生产加工企业应当向海关申领铅封，并对装载供港澳蔬菜的运输工具加施铅封，建立台账，实行核销管理。

海关根据需要可以派员或者通过视频等手段对供港澳蔬菜进行监装，并对运输工具加施铅封。

3. 签证

海关根据监管和抽检结果，签发“出境货物换证凭单”等有关检验检疫证单。

海关将封识号和铅封单位记录在“出境货物换证凭单”或者其他单证上。

（五）口岸核查

1. 实施

出境口岸海关对供港澳蔬菜实施分类查验制度。未经海关监装和铅封的，除核查铅封外，还应当按规定比例核查货证，必要时可以进行开箱抽查检验。经海关实施监装和铅封的，在出境口岸核查铅封后放行。

供港澳蔬菜经出境口岸海关查验符合要求的，准予放行；不符合要求的，不予放行，并将有关情况书面通知生产加工企业所在地海关。

2. 中转

供港澳蔬菜需经深圳或者珠海转载到粤港或者粤澳直通货车的，应当在口岸海关指定的场所进行卸装，并重新加施铅封。海关对该过程实施监管，并将新铅封号记录在原单证上。

第十六节｜过境动植物及其产品

同中华人民共和国缔结或者共同参加含有货物过境条款的国际条约、协定的国家或者地区的过境货物，按照有关条约、协定规定准予过境。其他过境货物，应当经国家商务、交通运输等主管部门批准并向进境地海关备案后准予过境。

一、制度依据

1.《进出境转基因产品检验检疫管理办法》（国家质检总局令第 62 号公布，根据国家质检总局令第 196 号和海关总署令第 238 号、第 243 号、第 262 号修正）。

2.《进出口饲料和饲料添加剂检验检疫监督管理办法》（国家质检总局令第 118 号公布，根据国家质检总局令第 184 号和海关总署令第 238 号、第 240 号、第 243 号、第 262 号修正）。

3.《进出境非食用动物产品检验检疫监督管理办法》（国家质检总局令第 159 号公布，根据国家质检总局令第 184 号和海关总署令第 238 号、第 240 号、第 262 号修正）。

4.《进出境粮食检验检疫监督管理办法》（国家质检总局令第 177 号公布，根据海关总署令第 238 号、第 240 号、第 243 号修正）。

5.《中华人民共和国海关过境货物监管办法》（海关总署令第 260 号）。

6.《过境动物和动物产品检疫管理办法》（动植物检疫总所总检动字〔1992〕第 10 号附件 4，国家质检总局公告 2017 年第 54 号确认继续有效）。

二、基本要求

过境动植物及其产品应符合《中华人民共和国海关过境货物监管办法》的基本要求。

1. 禁止过境

以下范围的动植物及其产品禁止过境：

(1) 来自或者运往我国停止或者禁止贸易的国家或者地区的；

(2) 属于军需品，且未通过军事途径运输的；

(3) 同时属于毒品范围的；

(4) 同时属于卫生检疫特殊物品的；

(5) 属于外来入侵物种的；

(6) 属于濒危动植物及其制品，且法律未另作规定的；

(7) 属于《进出境动植物检疫法》规定禁止进境的动植物病原体（包括菌种、毒种等）、害虫及其他有害生物，动植物疫情流行的国家和地区的有关动植物、动植物产品和其他检疫物，动物尸体，土壤等，且法律未另作规定的；

(8) 属于国家规定禁止过境的其他情形的。

2. 过境检疫监管

过境货物为动植物、动植物产品和其他检疫物的，应当提交输出国家或者地区政府动植物检疫机关出具的检疫证书。

动植物、动植物产品和其他检疫物过境期间未经海关批准不得卸离运输工具。

3. 申报与运输

运输工具负责人应当提交过境货物运输申报单，向进境地海关如实申报。

过境货物自进境起到出境止，应当按照交通运输主管部门规定的路线运输，交通运输主管部门没有规定的，由海关规定。

过境货物运抵出境地，经出境地海关核销后，方可运输出境。

海关根据工作需要，可以派员押运过境货物，运输工具负责人应当提供方便。

三、过境动物检验检疫

1. 过境检疫许可

过境货物为动物的，还应当同时提交海关签发的“进境动植物检疫许可证”。

2. 指定进境口岸与指定路线

过境动物以及其他经评估为生物安全高风险的过境货物，应当从指定的口岸进境。

运输动物过境的，应当按照海关规定的路线运输。

3. 检疫要求

装载过境动物的运输工具、笼具必须完好并能防止渗漏。动物在吸血昆虫活动季节过境，其运输工具、装载笼具还须具有有效的防护设施。

过境动物的饲料和铺垫材料必须未受病虫害污染，并有输出国家或者地区政府动物或兽医检疫机关出具的来自非疫区证书。

过境动物的运输工具抵达进境口岸时，口岸海关对运输工具、接近动物的人员以及被污染的场地做防疫消毒处理。

海关对过境动物在进境口岸实施检疫，并对其在中国境内的运输全过程实施检疫监督管理。

过境动物应当在检疫合格后过境运输。过境动物的尸体、排泄物、铺垫材料及其他废弃物，必须依法处理，不得擅自抛弃。

动植物、动植物产品和其他检疫物过境期间未经海关批准不得卸离运输工具。

上下过境动物运输工具的人员须经海关允许，并接受必要的防疫消毒处理。

4. 检疫不合格处置

过境动物经检疫合格的，准予过境。发现有《中华人民共和国进境动物检疫疫病名录》（详见本书第三章第一节）所列动物传染病、寄生虫病的，全群动物不准过境。过境途中发现上述动物传染病、寄生虫病的，按有关规定就地处理。

过境动物的饲料受病虫害污染的，做除害处理或者销毁处理。需要在中国境内添装饲料、铺垫材料时，应预先征得海关同意，所填装的饲料、铺垫材料应来自非疫区并符合兽医卫生要求。

四、过境水生动物检验检疫

按照《进境水生动物检验检疫监督管理办法》第四章的要求实施过境（中转）检验检疫。

运输水生动物过境的，承运人或者押运人应当按照规定办理检疫审批手续，并凭货运单、"进境动植物检疫许可"和输出国家或者地区官方主管部门出具的证书，向进境口岸海关报检。

装载过境水生动物的包装容器应当完好，无散漏。经进境口岸海关检查，发现包装容器在运输过程中可能存在散漏的，承运人或者押运人应当按照海关的要求进行整改。无法有效整改的，不准过境。

五、过境非食用动物产品检验检疫

按照《进出境非食用动物产品检验检疫监督管理办法》第五章的要求实施过境检验检疫。

运输非食用动物产品过境的，承运人或者押运人应当持货运单和输出国家或者地区主管部门出具的证书，并书面提交过境运输路线，向进境口岸海关报检。

装载过境非食用动物产品的运输工具和包装物、装载容器应当完好。经进境口岸海关检查，发现过境非食用动物产品存在途中散漏隐患的，承运人或者押运人应当按照口岸海关的要求，采取密封措施；无法采取密封措施的，不准过境。

过境非食用动物产品的输出国家或者地区未被列入允许进境非食用动物产品的国家或者地区以及产品种类名单的，应当获得海关总署的批准方可过境。

过境的非食用动物产品，由进境口岸海关查验单证，加施封识后放行，同时通知出境口岸海关。到达出境口岸后，由出境口岸海关确认原货柜、原包装、原封识完好后，允许出境。

六、过境粮食

境外粮食需经我国过境的，货主或者其代理人应当提前向海关总署或者主管海关提出申请，提供过境路线、运输方式及管理措施等，由海关总署组织制订过境粮食检验检疫监管方案后，方可依照该方案过境，并接受主管海关的监督管理。

过境粮食应当密封运输，杜绝撒漏。未经主管海关批准，不得开拆包装或者卸离运输工具。

七、过境饲料和饲料添加剂

按照《进出口饲料和饲料添加剂检验检疫监督管理办法》第五章的要求实施过境检验检疫。

运输饲料过境的，承运人或者押运人应当持货运单和输出国家或者地区主管部门出具的证书，向入境口岸海关报检，并书面提交过境运输路线。

装载过境饲料的运输工具和包装物、装载容器应当完好，经入境口岸海关检查，发现运输工具或者包装物、装载容器有可能造成途中散漏的，承运人或者押运人应当按照口岸海关的要求，采取密封措施；无法采取密封措施的，不准过境。

输出国家或者地区未被列入"允许进口饲料的国家或者地区名单和饲料产品种类"的，应当获得海关总署的批准方可过境。

过境的饲料，由入境口岸海关查验单证，核对货证相符，加施封识后放行，并通知出境口岸海关，由出境口岸海关监督出境。

八、过境转基因产品检验检疫

按照《进出境转基因产品检验检疫管理办法》第三章的要求实施过境检验检疫。

过境转基因产品进境时，货主或者其代理人须持规定的单证向进境口岸海关申报，经海关审查合格的，准予过境，并由出境口岸海关监督其出境。对改换原包装及变更过境线路的过境转基因产品，应当按照规定重新办理过境手续。

第十七章 进出境行李物品、邮寄物及快件检疫

第一节 进出境行李物品的检疫

行李物品，是指进出境人员携带的物品，包括随身携带、分离运输的物品等。分离运输行李物品，是指进出境人员以分离托运方式运进或者运出的本人行李物品。

一、制度依据

1.《进境栽培介质检疫管理办法》（国家出入境检验检疫局令第13号发布，根据国家质检总局令第196号和海关总署令第238号、第240号、第243号修正）。

2.《进境动植物检疫审批管理办法》（国家质检总局令第25号公布，根据国家质检总局令第170号和海关总署令第238号、第240号、第262号修正）。

3.《进境动物遗传物质检疫管理办法》（国家质检总局第47号令公布，根据海关总署署令第238号、第240号、第262号修正）。

4.《进出境转基因产品检验检疫管理办法》（国家质检总局令第62号公布，根据国家质检总局令第196号和海关总署令第238号、第243号、第262号修正）。

5.《出入境特殊物品卫生检疫管理规定》（国家质检总局令第160号公布，根据国家质检总局令第184号和海关总署令第238号、第240号、第243号修正）。

6.《中华人民共和国海关进出境行李物品监管办法》（海关总署令第276号公布）。

7.《进出口环保用微生物菌剂环境安全管理办法》（环境保护部、国家质检总局令第10号公布）。

8.《中华人民共和国禁止携带、寄递进境的动植物及其产品和其他检疫物名录》（农业农村部海关总署公告第470号）[原《中华人民共和国禁止携带、邮寄进境的动植物及其产品名录》（农业部、国家质检总局公告第1712号）同时废止]。

二、进出境行李物品的检疫要求

（一）应申报并接受检疫的行李物品范围

进出境人员携带行李物品进出境，应当如实向海关申报。

进境人员有下列情形之一的，应当书面向海关申报：

1. 携带禁止进境物品的；

2. 携带动植物、动植物产品和其他检疫物的；

3. 携带血液等人体组织、病原微生物、生物制品等关系公共卫生安全的物品的；

4. 携带收到检疫传染病污染或者存在传播检疫传染病风险的物品的；

5. 携带其他依法需要书面申报行李物品的。

出境人员有下列情形之一的，应当书面向海关申报：

1. 携带血液等人体组织、病原微生物、生物制品等关系公共卫生安全的物品的；

2. 携带收到检疫传染病污染或者存在传播检疫传染病风险的物品的；

3. 携带其他依法需要书面申报行李物品的。

海关依法对进出境行李物品实施查验。

（二）禁止携带进境的物品范围

进出境人员禁止携带下列物品进境：

1. 动植物病原体（包括菌种、毒种等）、害虫及其他有害生物；

2. 动植物疫情流行的国家或者地区的有关动植物、动植物产品和其他检疫物；

3. 动物尸体；

4. 土壤；

5.《中华人民共和国禁止携带、邮寄进境的动植物及其产品名录》所列各物（现行《中华人民共和国禁止携带、寄递进境的动植物及其产品和其他检疫物名录》参见本章后文参考资料）；

6. 国家规定禁止进境的废旧物品、放射性物质以及其他禁止进境物。

（三）需办理审批手续的物品范围

1. 携带动植物、动植物产品入境需要办理检疫审批手续的，应当事先向海关总署申请办理动植物检疫审批手续，取得海关总署签发的“进境动植物检疫许可证”和其他相关单证。

2. 携带植物种子、种苗及其他繁殖材料进境的，携带人应当向取得“引进种子、苗木检疫审批单”（农业农村部门办理）或者“引进林木种子、苗木和其他繁殖材料检疫审批单”（林业和草原部门办理）。因特殊情况无法事先办理检疫审批的，应当按照有关规定申请补办。海关对上述检疫审批单电子数据进行系统自动比对验核。

3. 因科学研究等特殊需要，携带《进出境动植物检疫法》第五条第一款所列的物品入境的，应当事先向海关总署申请办理动植物检疫特许审批手续，取得海关总署签发的“进境动植物检疫许可证”和其他相关单证。特许检疫审批相关事宜见《关于优化进境动植物特许检疫审批有关事宜的公告》（海关总署公告 2024 年第 209 号，详见本书第三章第一节）。

4.《中华人民共和国禁止携带、邮寄进境的动植物及其产品名录》所列各物，经国家有关行政主管部门审批许可，并具有输出国家或者地区官方机构出具的检疫证书的，可以携带入境。

5. 携带特殊物品出入境，应当事先向直属海关办理卫生检疫审批手续（详见《海关检验检疫业务实务手册——国境卫生检疫篇》第四章第一节）。携带自用且仅限于预防或者治疗疾病用的血液制品或者生物制品出入境的，不需办理卫生检疫审批手续，但需出示医院的有关证明；允许携带量以处方或者说明书确定的一个疗程为限。

（四）特定物品的检疫要求

1. 携带入境的活动物仅限犬或者猫（也称“宠物”或“伴侣动物”），并且每人每次限带 1 只。携带人应当向海关提供输出国家或者地区官方动物检疫机构出具的有效检疫证书和疫苗接种证书，宠物应当具有芯片或者其他有效身份证明。

2. 携带农业转基因生物入境的，携带人应当取得“农业转基因生物安全证书（进口）”，凭输出国家或者地区官方机构出具的检疫证书办理相关手续。海关对“农业转基因生物安全证书（进口）”电子数据进行系统自动比对验核。列入农业转基因生物标识目录的进境转基因生物，应当按照规定进行标识。

3. 携带尸体、骸骨等出入境的，携带人应当按照有关规定向海关提供死者的死亡证明以及其他相关单证。

4. 携带濒危野生动植物及其产品进出境或者携带国家重点保护的野生动植物及其产品出境的，应当在《中华人民共和国濒危野生动植物进出口管理条例》规定的指定口岸进出境，携带人应当取得进出口证明书（包括“濒危野生动植物种国际贸易公约允许进出口证明书”和“中华人民共和国野生动植物允许进出口证明书”）。海关对进出口证明书电子数据进行系统自动比对验核。

根据中华人民共和国濒危物种进出口管理办公室、海关总署公告2008年第2号有关规定，自2008年8月1日起，对个人携带少量指定兰花品种的人工培植活体标本从广东省境内口岸直接赴香港和澳门特别行政区实行标签管理，携带人可不再办理申请濒危野生动植物种国际贸易公约允许进出口证明书及与此有关的行政审批手续，仅凭标签按海关现行规定办理海关手续，海关凭标签查验放行。实施标签管理的五类兰花品种为：蝴蝶兰杂交种（*Phalaenopsis hybrids*）、大花蕙兰杂交种（*Cymbidium hybrids*）、万代兰杂交种（*Vanda hybrids*）、文心兰杂交种（*Oncidium hybrids*）、卡特兰杂交种（*Cattleya hybrids*）。标签图样见图17-1。

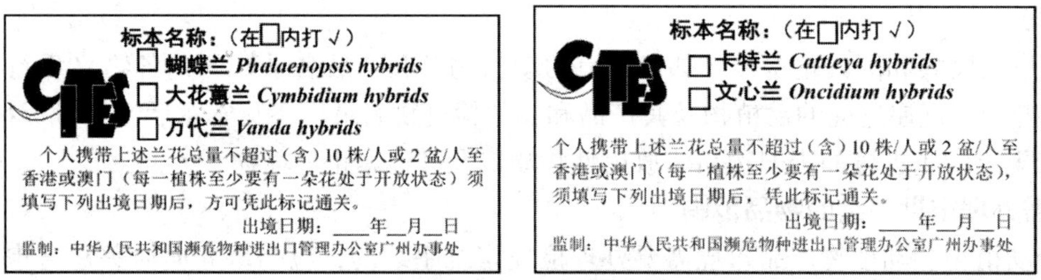

图17-1　标签图样

三、进出境行李物品现场检疫

（一）行李物品申报

1. 携带前文“应申报并接受检疫的物品范围”所列各物入境的，入境人员应当按照有关规定书面申报，接受海关检疫。

伴侣动物的携带人在现场应填写“携带进境宠物（犬、猫）信息登记表”（详见本章第二节“进出境人员携带伴侣动物的检疫”有关内容）。

2. 携带“动植物、动植物产品和其他检疫物”出境，依法需要申报的，携带人应当按照规定申报并提供有关证明。

（二）实施检查的地点和方式

1. 海关可以在交通工具、人员出入境通道、行李提取处或者后台运送处及托运处等现场，对出入境行李物品进行现场检查，现场检查可以使用X光机、检疫犬以及其他方式进行。

2. 出入境人员应当接受检查，并配合海关工作。

享有外交、领事特权与豁免权的外国机构和人员公用或者自用的动植物、动植物产品和其他检疫物入境，应当接受海关检疫；海关查验，须有外交代表或者其授权人员在场。

（三）现场检疫

对人员申报以及现场检查发现的需进行检疫的行李物品，海关应当进行现场检疫。

其中：属于特殊物品，以及尸体、骸骨的，应按规定实施卫生检疫（详见《海关检验检疫业务实务手册——国境卫生检疫篇》第八章第五节“进境出境特殊物品卫生检疫”及第八章第六节“进境出境尸体骸骨卫生检疫”有关内容）；属于宠物犬、猫的，应按规定实施动植物检疫（详见本章第二节“进出境人员携带伴侣动物的检疫”有关内容）。

1. 检疫许可证以及其他相关单证核查

海关对携带人提供的检疫许可证以及其他相关单证进行核查，核查合格的，应当在现场实施检疫。现场检疫合格且无须作进一步实验室检疫、隔离检疫或者其他检疫处理的，可以当场放行。

2. 卫生检疫查验

进出境行李物品应当实施卫生检疫查验，重点应检查如下内容：

（1）是否有鼠或鼠咬痕、鼠粪、鼠迹、鼠巢；

（2）是否有飞行或附着的蚊、蝇，是否有蜚蠊；

（3）是否有腐烂变质物品，是否有异味；

（4）是否有生活垃圾、动物尸体、粪便等；

（5）是否夹带禁止进口的废旧物品；

（6）是否夹带未经检疫审批的特殊物品；

（7）是否存在被传染病病原体污染嫌疑；

（8）是否存在其他公共卫生问题。

3. 截留处置

行李物品有下列情形之一的，海关依法予以截留：

（1）需要做实验室检疫、隔离检疫的；

（2）需要作检疫处理的；

（3）未按规定办理检疫审批，或未按检疫审批规定执行的；

（4）需要作限期退回或者销毁处理的；

（5）应当提供检疫许可证以及其他相关单证，不能提供的；

（6）需要移交其他相关部门的。

海关应当对依法截留的行李物品出具截留凭证，截留期限不超过 7 天。

（四）检疫处置

截留的行李物品应当在海关指定的场所封存或者隔离。

1. 处置方式行政裁量

（1）根据病虫害生物学特点及不合规原因选择处理方式。

（2）只要能达到有效防止动植物疫情或外来有害生物传入效果，作退回或者销毁处理均可。

（3）对未办理检疫审批的携带进境的植物种子、种苗和其他繁殖材料，携带人愿意复带出境的，由海关截留保存，限期携带出境；无法退回的，由海关截留销毁处理。

（4）携带入境宠物的检疫处置方式按照《关于进一步规范携带宠物入境检疫监管工作的公告》（海关总署公告 2019 年第 5 号）办理。

（5）作退回或者销毁处理均可时，可以听取携带人意见。

2. 动植物检疫除害处理、卫生处理

（1）行李物品有下列情况之一的，按照有关规定实施动植物检疫除害处理或卫生处理：

①入境动植物、动植物产品和其他检疫物发现有规定病虫害的；

②出入境的尸体、骸骨不符合卫生要求的；

③出入境的行李和物品来自传染病疫区、被传染病污染或者可能传播传染病的；

④其他应当实施除害处理或者卫生处理的。

（2）上述需要实施动植物检疫除害处理或卫生处理情形的，应向行李物品所用人或其代理人出具《检验检疫处理通知书》，采取如下动植物检疫处理或卫生处理措施：

①发现鼠类等啮齿动物或有其活动迹象的，进行灭鼠，必要时进行除虫和消毒；

②发现有蝇、蜚蠊等病媒昆虫，进行杀虫处理；

③发现有腐烂变质物品的，进行消毒处理；

④发现禁止进口废旧物品的，对其进行消毒、杀虫等卫生处理。

3. 退回处理

进境人员携带的行李物品有下列情形之一的，且已经海关依法处理的，经海关同意可以退回：

（1）未能按照货物办理海关手续的；

（2）未能提交许可证以及其他证明材料的；

（3）属于禁止进境物品的；

（4）经检疫不合格又无有效处理方法的；

（5）其他依法可以退回的。

4. 销毁处理

进境人员携带的行李物品有下列情形之一的，由海关依法进行销毁等处置：

（1）属于禁止进境物品且无法退回的；

（2）经检疫不合格又无有效处理方法且无法退回的。

（五）合格放行

行李物品的检疫许可证以及其他相关单证核查合格，现场检疫合格，且无须作进一步实验室检疫、隔离检疫或者其他检疫处理的，可以当场放行。因应当取得而未取得检疫许可证以及其他相关单证被截留的行李物品，携带人应当在截留期限内取得单证，海关对单证核查合格，无须作进一步实验室检疫、隔离检疫或者其他检疫处理的，予以放行。

行李物品需要做实验室检疫、隔离检疫的，经海关截留检疫合格的，携带人应当持截留凭证在规定期限内领取，逾期不领取的，作自动放弃处理。逾期不领取或者出入境人员书面声明自动放弃的行李物品，由海关依法进行拍卖、变卖、销毁等处置。

进口农业转基因生物未按照规定标识的，重新标识后方可入境。

携带需实施后续监管的特殊物品入境，其使用单位应当在特殊物品入境后30日内，到目的地海关申报，由目的地海关实施后续监管。

四、进境中转人员行李物品的检疫监督

海关对入境中转人员行李物品实行检疫监督管理。

航空公司对运载的入境中转人员行李物品应当单独打板或者分舱运载，并在入境中转人员携带物外包装上加施明显标志。海关必要时可以在国内段实施随航监督。

第二节｜进出境人员携带伴侣动物的检疫

伴侣动物（以下称“宠物”）是指旅客随所搭乘的飞机、火车等交通工具携带或托运入境的，与旅客一起生活的犬或猫。携带出入境的宠物必须依据《中华人民共和国海关法》《进出境动植物检疫法》及其实施条例的相关规定，接受海关检疫监管。

一、制度依据

1.《中华人民共和国海关进出境行李物品监管办法》（海关总署令第276号公布）。

2.《关于进一步规范携带宠物入境检疫监管工作的公告》（海关总署公告2019年第5号）。

3.《关于更新携带入境宠物狂犬病抗体检测结果采信实验室名单的公告》（海关总署公告2019

年第 64 号）。

4.《关于公布进境宠物隔离场地名单的公告》（海关总署公告 2019 年第 108 号）。

二、携带伴侣动物入境

（一）基本要求

携带入境的宠物仅限犬或者猫，并且每人每次限带 1 只。携带宠物入境的，携带人应当向海关提供输出国家或者地区官方动物检疫机构出具的有效检疫证书和狂犬病疫苗接种证书。宠物应当具有电子芯片。

年老体弱、处于妊娠或哺乳期以及有既往病症的宠物可能不适于运输或隔离检疫，携带者应在咨询本地兽医确保其承受能力后，携带入境并承担相应责任。

为全面、准确掌握旅客携带宠物进境的情况，携带人在现场应填写“携带进境宠物（犬、猫）信息登记表”，详见《关于进一步规范携带宠物入境检疫监管工作的公告》（海关总署公告 2019 年第 5 号，本书第三章第一节）。

（二）入境检疫

携带入境的宠物应在海关指定的隔离场隔离检疫 30 天（截留期限计入在内）。需隔离检疫的宠物应当从建设有隔离检疫设施的口岸入境。海关对隔离检疫的宠物实行监督检查。

海关总署在官方网站公布《进境宠物隔离场地名单》，并实施动态管理。以公告形式发布或列入《进境宠物隔离场地名单》的具备进境宠物隔离检疫条件的口岸名单见表 17-1。

表 17-1　具备进境宠物隔离检疫条件的口岸名单

口岸名称	机构名称	备注
北京首都机场	首都机场海关	海关总署公告 2019 年第 5 号
北京西站	北京西站海关	海关总署公告 2019 年第 5 号
上海虹桥国际机场	虹桥国际机场海关	海关总署公告 2019 年第 5 号
上海浦东国际机场	浦东国际机场海关	海关总署公告 2019 年第 5 号
上海火车站	车站海关	海关总署公告 2019 年第 5 号
上海国际客运中心	浦江海关	海关总署公告 2019 年第 5 号
吴淞口国际邮轮码头	吴淞海关	海关总署公告 2019 年第 5 号
乌鲁木齐地窝堡国际机场	乌鲁木齐机场海关	海关总署公告 2019 年第 5 号
阿拉山口	阿拉山口海关	海关总署公告 2019 年第 5 号
广州白云国际机场	广州白云机场海关	列入《进境宠物隔离场地名单》

携带入境的宠物应当在入境口岸海关接受现场检疫。海关依据现场检疫、隔离检疫结果，对宠物作放行、限期退回或销毁处理。中国海关对携带入境的宠物按照指定国家或地区、非指定国家或地区实施分类管理。具体管理措施如下。

1. 来自指定国家或地区的宠物

来自指定国家或者地区携带入境的宠物，具有有效电子芯片，经现场检疫合格的，免予隔离检疫。

（1）指定国家或地区包括新西兰、澳大利亚、斐济、法属波利尼西亚、美国夏威夷、美国关岛、牙买加、冰岛、英国、爱尔兰、列支敦士登、塞浦路斯、葡萄牙、瑞典、瑞士、日本、新加坡、中国香港、中国澳门。（指定国家或地区名单以海关总署公布更新为准）

（2）来自上述国家或地区携带入境的宠物，应提供有效的输出国家或地区官方出具的检疫证书和疫苗接种证书，并植入有效电子芯片，经现场检疫合格后，予以放行。

（3）无须隔离检疫的宠物可通过任何口岸入境。需要隔离检疫的宠物仅在具备隔离检疫条件的口岸允许携带入境。需要隔离检疫的宠物从不具备隔离检疫条件的非指定口岸携带入境的宠物，作限期退回或销毁处理。

（4）对于无法提供官方检疫证书或疫苗接种证书的宠物，作限期退回或销毁处理。对于仅未植入芯片的宠物，作隔离检疫30天处理。

（5）宠物植入的芯片须符合国际标准ISO 11784和ISO 11785。15位微芯片代码只包含数字，并确保可被读写器读取。如芯片不符合上述标准，应自备可以读取所植入芯片的读写器。

（6）宠物须在抵境之前14日内，接受输出国家或地区官方机构进行的动物卫生临床检查，确保没有感染《中华人民共和国进境动物检疫疫病名录》（见本书第三章第一节）中所列包括狂犬病在内的相关动物传染病、寄生虫病。

（7）宠物随附的官方检疫证书须包括以下内容：

①宠物资料（包括品种、学名、性别、毛色、出生日期或年龄）；

②植入芯片的编号、日期和植入部位；

③动物卫生临床检查结果与日期。

以上内容涂改将导致证书无效。

如果证书存在任何缺陷，宠物将做退回或销毁处理。

（8）中国海关对携带入境、来自指定国家或地区宠物的现场检疫内容主要包括核验官方检疫证书、芯片和现场临床检查。

（9）现场临床检查发现动物传染病、寄生虫病症状的宠物应进行隔离检疫。

2. 来自非指定国家或地区的宠物

来自非指定国家或者地区的宠物，具有有效电子芯片，提供采信实验室出具的狂犬病抗体检测报告（抗体滴度或免疫抗体量须在0.5 IU/mL以上）并经现场检疫合格的，免予隔离检疫。

（1）非指定国家或地区是指除前文所列国家或地区以外的所有国家或地区。

（2）来自非指定国家和地区的宠物，应提供官方检疫证书、疫苗接种证书、中国海关采信检测结果的实验室出具的狂犬病抗体检测报告（抗体滴度或免疫抗体量须在0.5 IU/mL以上），并植入有芯片，经现场检疫合格后，予以放行。

《关于更新携带入境宠物狂犬病抗体检测结果采信实验室名单的公告》（海关总署公告2019年第64号）明确今后狂犬病抗体检测结果采信实验室名单发生变化时，海关总署将在官方网站及时更新公布。可在海关总署动植物检疫司网站（dzs. customs. gov. cn）的“首页—检疫要求和警示信息”栏目查询。海关总署采信狂犬病抗体检测结果实验室名单见表17-2。

表17-2 海关总署采信狂犬病抗体检测结果实验室名单

（截至2023年07月13日）

序号	国家	实验室名称	地址
1	阿拉伯联合酋长国	Central Veterinary Research Laboratory	PO Box 597 Dubai United Arab Emirates
2	奥地利	AGES Institut für veterinärmedizinische Untersuchungen Mödling	A-2340 Mödling, Robert Koch Gasse 17 Austria

表17-2 续1

序号	国家	实验室名称	地址
3	澳大利亚	Australian Animal Health Laboratory (AAHL)	Portarlington Road, 5 - East Geelong Victoria, Australia, 3219 (Postal address - PMB 24, Geelong 3220) Australia
4	巴西	Instituto de Tecnología do Paraná	Rua Professor Algacyr Munhoz Mader, 3775 Curitiba 81350-010 Brazil
5	巴西	Instituto Pasteur	Avenida Paulista 393 Cerqueira César São Paulo Brazil
6	巴西	Núcleo de Pesquisas em Raiva (Laboratório de Virologia Clínica e Molecular do Instituto de Ciências Biomédicas)	Universidade de São Paulo Av. Prof. Lineu Prestes, 1374, room 225° 05508-000 São Paulo Brasil
7	巴西	Núcleo de Pesquisas em Raiva (Laboratório de Virologia Clínica e Molecular do Instituto de Ciências Biomédicas)	Universidade de São Paulo Av. Prof. Lineu Prestes, 1374, room 225° 05508-000 São Paulo Brasil
8	巴西	TECSA LABORATÓRIOS LTDA	Avenida do Contorno, 6226° Funcionários - CEP: 30110-042 Belo Horizonte/MG Brasil
9	比利时	Sciensano Scientific Directorate Infectious Diseases in Humans Laboratory of Rabies	14 Rue Juliette Wytsman 1050 Bruxelles Belgium
10	波兰	National Veterinary Research Institut in Pulawy	Al. Partyzantów57 24-100 Pulawy Poland
11	德国	Friedrich-Loeffler-Institut Bundesforschungsinstitut für Tiergesundheit	Südufer 10 17493 Greifswald - InselRiems Germany
12	德国	VIRO VET Diagnostik UG	Geschaftsführer Prof. Dr. Friedemann Weber Schubertstraße 81 35392 Gießen Germany
13	德国	Eurovir Hygiene-Labor GmbH	ImBiotechnologiepark 9 (TGZ I) 14943 Luckenwalde Germany

表17-2　续2

序号	国家	实验室名称	地址
14	德国	Vet Med Labor GmbH	Humboldtstraße 2 70806 Kornwestheim （ehemals：71636 Ludwigsburg） Germany
15	德国	Landesamt für Verbraucherschutz Sachsen-Anhalt Fachbereich 4 Veterinärmedizin	HaferbreiterWeg132 – 135 39576 Stendal Germany
16	德国	Niedersäsisches Landesamt für Verbraucherschutz und Lebensmittelsicherheit Lebensmittel-und Veterinärinstitut	Braunschweig/Hannover Eintrachtweg 17 30173 Hannover Germany
17	俄罗斯	Novi Stem LLC	1Vasilisy Kozhinoy St., apt. 508，Moscow 121096 Russia
18	俄罗斯	The All Russian State Centre for Quality and Standardisation of Veterinary Drugs and Feed（VGNKI）	5 Zvenigorodskoe shosse 123022 Moscow Russia
19	俄罗斯	Diagnostic and Prevention Research Institute for Human and Animal Diseases（DPRI）	Gamalei str. 16 bld. 2 123098 Moscow Russia
20	法国	Anses – Laboratoire de la rage et de la faune sauvage de Nancy	Technopole Agricole Veterinaire Dom De Pixerecourt Bat H, CS 40009 54220 Malzéville Cedex France
21	法国	Laboratoire Départemental Eau – Vétérinaire – Air	76，chemin Boudou CS 50013 31140 Launaguet France
22	法国	Inovalys Le Mans	128 rue de Beaugé 72018 Le Mans Cedex 2 France
23	芬兰	Finnish Food Authority	Mustialankatu 3 FI-00790 Helsinki Finland
24	韩国	Choong Ang Vaccine Laboratory	1476-37 Yuseong-daero Yuseong-gu, Daejeon Republic of Korea
25	韩国	Seoul Regional Office of Animal and Plant Quarantaine Agency（QIA）	46，Deungchon-ro 39ga-gil，Gangseo-gu，Seoul Republic of Korea
26	韩国	KBNP，INC.	235 – 9，Chusa – ro，Sinam – myeon，Yesan – gun, Chungcheongnam-do Republic of Korea

表17-2　续3

序号	国家	实验室名称	地址
27	韩国	Komipharm International Co. Ltd	17 Gyeongie - ro, Siheung - si, Gyeonggi - do, 429 -848, Republic of Korea
28	荷兰	Wageningen Bioveterinary Reserch	Houtribweg 39 8221 RA Lelystad Netherlands
29	柬埔寨	Pasteur Institute of Cambodia	5 Monivong Boulevard BP 983 12200 Phnom Penh Cambodia
30	加拿大	Centre of Expertise for Rabies CFIA/ACIA, Ottawa Laboratory Fallowfield, Animal Diseases Research Institute	3851 Fallowfield Road, P. O. Box 11300, Station H, Nepean, Ontario K2H 8P9 Canada
31	捷克	State Veterinary Institute Prague The National Reference Laboratory for Rabies	Sídlištní 136/24, 165 03 Praha 6 - Lysolaje Czech Republic
32	克罗地亚	Croatian Veterinary Institute	Savska cesta 143, 10000 Zagreb Croatia
33	拉脱维亚	Food Safety, Animal Health and Environment Scientific Institute BIOR Animal Diseases Diagnostic Laboratory	3, Lejupes street, Riga, LV-1076 Latvia
34	立陶宛	National Food and Veterinary Risk Assessment Institute	J. Kairiuksciost. 10 LT-08409 Vilnius Lithuania
35	罗马尼亚	Institute for Diagnosis and Animal Health	63 Dr. Staicovici Str. , sector 5, 050557, Bucharest, Romania
36	美国	DoD Food Analysis & Diagnostic Laboratory	2899 Schofield Road JBSA Fort Sam Houston, TX 78234 United States of America
37	美国	Kansas State University Rabies Laboratory	2005 Research Park Circle Manhattan, 66502 United States of America
38	美国	Auburn University College of Veterinary Medicine Department of Pathobiology Virology Laboratory	261 Greene Hall Auburn, AL 36849 United States of America

表17-2　续4

序号	国家	实验室名称	地址
39	美国	Centers for Disease Control and Prevention Rabies Laboratory	1600 Clifton Road, NE Atlanta, GA 30333 United States of America
40	墨西哥	Centro Nacional de Servicios de Diagnóstico en Salud Animal (CENASA)	Av. Centenario de la Educación s/n, (km 37, 5 Carretera Federal México-Pachuca) Tecámac, Estado de México C. P. 55740 Estado de México Mexico
41	南非	ARC-Onderstepoort Veterinary Institue Rabies Unit	Private Bag X05 Onderstepoort 0110 South Africa
42	葡萄牙	INIAV (InstitutoNacional de InvestigaçãoAgrária e Veterinária, I. P.) -Sede	Avenida Da República, Quinta do Marquês, Edificio principal-LNRSA 2780-157 Oeiras Portugal
43	日本	Research Institute for Animal Science in Biochemistry and Toxicology	3-7-11, Hashimotodai, Midori-ku Sagamihara Kanagawa, 252-0132 Japan
44	日本	Animal Quarantine Service, Ministry of Agriculture, Forestry and Fisheries	11-1 Haramachi, Isogoku Yokohama, 235-0008 Japan
45	瑞典	Statens Veterinärmedicinska Anstalt (SVA)	Viruslaboratoriet SE-751 89 Uppsala Sweden
46	瑞士	Institute of Virology and Immunology IVI Swiss Rabies Center	Laenggass-Strasse 122 PO Box CH-3001 Bern Switzerland
47	塞尔维亚	Pasteur Institute	HajdukVeljkova 1, 21137 Novi Sad, 402007 Serbia
48	斯洛伐克	State Veterinary and Food Institute - Veterinary Institute Zvolen	Pod Dráhami 918, Zvolen Slovakia
49	斯洛文尼亚	University of Ljubljana Veterinary faculty National Veterinary Institute	Gerbičeva 60 SI - 1000 Ljubljana Slovenia
50	突尼斯	Pasteur Institute of Tunis. Rabies laboratory	13 place Pasteur BO 74 1002 Tunis Belvedere Tunisia

表17-2 续5

序号	国家	实验室名称	地址
51	泰国	The National Institute of Animal Health	50/2 Kasetklang, Ladyao, Chatuchak Bangkok 10900 Thailand
52	土耳其	Veterinary Control Central Research Institute	Ahmet Sefik Kolayli Cad. N°21/21-A 06020 Etlik - Ankara Turkey
53	乌克兰	State Scientific and Research Institute of Laboratory Diagnostics and Veterinary Sanitary Expertise	30, Donetskaya Str. Kyiv-151, 03151 Ukraine
54	乌克兰	Neo Vetlab Ukraine Ltd	11, Akademika Viliamsa Str. Building 1, Apt. 101 Kyiv 03191 Ukraine
55	乌克兰	State Scientific Control Institute of Biotechnology and Strains of Microorganisms. Department of Biotechnology and Quality Control of Viral Preparations	30, Donetska str. 03151 Kyiv Ukraine
56	西班牙	Laboratorio Central de Sanidad Animal Santa Fe (Granada)	Camino del Jau s/n. C. P: 18320 Santa Fe (Granada) Spain
57	西班牙	Instituto Valenciano de Microbiología	Masia EI Romeral-Ctra Bétara a San Antonio, Km 0, 3 C. P: 46117 Bétera (Valencia) Spain
58	希腊	Athens Center of Veterinary Institutes Institute of Infectious and Parasitic Diseases Department of Virology	25 Neapoleos Str. GR-15310 AG. Paraskevi, Athens Greece
59	匈牙利	National Food Chain Safety Office'sVeterinary Diagnostic Directorate, Laboratory for Virology	1143 Budapest, Tábornok street 2 Hungary
60	以色列	Rabies Laboratory Kimron Veterinary Institute	Derech Hamacabim street, Bet Dagan 50250 Israel
61	印度	OIE Twinned KVAFSU-CVA Rabies Diagnostic Laboratory, Department of Microbiology Veterinary College	Karnataka Veterinary Animal and Fisheries Sciences University (KVAFSU) Hebbal Bangalore 560024 India

表17-2　续6

序号	国家	实验室名称	地址
62	英国	Animal and Plant Health Agency	Rabies Serology/Sample Reception, Animal and Plant Health Agency Woodham Lane New Haw, Addlestone Surrey KT15 3NB Weybridge United Kingdom
63	英国	Biobest Laboratories Ltd	6 Charles Darwin House The Edinburgh Technopole Milton Bridge Nr Penicuik, EH26 0PY United Kingdom
64	意大利	Istituto Zooprofilattico Sperimentale delle Venezie - Dipartimento di Scienze BiomedicheComparate (DSBIO)	V. ledellUniversità, 10 - 35020 Legnaro (Pd) Italia
65	意大利	Istituto Zooprofilattico Sperimentale dell' Abruzzo e Molise - Dipartimento di Virologia	Via Campo Boario - 64100 Teramo Italia
66	意大利	Istituto Zooprofilattico Sperimentale delle Regioni Lazio e Toscana	Via Appia Nuova, 1411 - 00178 Roma (Capannelle) Italia
67	智利	Instituto de Salud Publica de Chile Laboratorio Diagnostico de Rabia Virology	Marathon 1000 Nuñoa Santiago Chile
68	中国	National Reference Laboratory for Animal Rabies (Diagnostic Laboratory for Rabies and Wildlife Associated Zoonoses) Changchun Veterinary Research Institute, Chinese Academy of Agricultural Sciences	573 Yujinxiang Street, Jingyue Economy Development District, Changchun, 130122 China
69	中国	Centre for Rabies Antibody Assay, Laboratory of Epidemiology, Academy of Military Medical Sciences, Military Veterinary Research Institute	666 Liuying West Road, Jingyue Economy Development District, Changchun, Jilin China
70	中国	Guangzhou Customs District Technology Center	No. 13, Gangwan Road, Huangpu District, Guangzhou 510700, China
71	中国	Technical Center for Animal, Plant and Food Inspection and Quarantine of Shanghai Customs	No. 1208, Minsheng Road, Pudong District, Shanghai, China
72	中国	Sino Tech world Biologicals Pharmaceutical Co., Ltd (Beijing)	29 Qingfeng West Road, Biological Medicine Base, Daxing District, Beijing, China
73	中国	Animal Disease Diagnostic Center, Institute of Animal Health, Guangdong Academy of Agricultural Sciences	21 Baishigang Street, Tianhe District Guangzhou, Guangdong, China

（3）无须隔离检疫的宠物可通过任何口岸入境。需要隔离检疫的宠物仅在具备隔离检疫条件的口岸允许携带入境。需要隔离检疫的宠物从不具备隔离检疫条件的非指定口岸携带入境的宠物，作退回或销毁处理。

（4）对于无法提供官方检疫证书或疫苗接种证书的宠物，作退回或销毁处理。对于出现无法提供中国海关采信检测结果实验室出具的狂犬病抗体检测报告或未植入芯片情况中的一种或两种（包括无法提供或提供材料不合格）的宠物，作隔离检疫 30 天处理。

（5）宠物植入的芯片须符合国际标准 ISO 11784 和 ISO 11785。15 位微芯片代码只包含数字，并确保可被读写器读取。如芯片不符合上述标准，应自备可以读取所植入芯片的读写器。

（6）宠物接受注射的疫苗应为灭活病毒疫苗或重组/改良疫苗，不应为活病毒疫苗。

（7）狂犬病抗体滴度检测的采血日期应不早于第 2 次狂犬病疫苗接种（可同一天或晚于）。狂犬病抗体滴度检测的有效期为自采血日起一年内（注：宠物接受狂犬病疫苗接种后，在有效期内再次接种疫苗的，则狂犬病抗体滴度检测的结果持续有效）。

（8）宠物必须在“狂犬病疫苗接种的有效期间”和“狂犬病抗体检测的有效期间”内抵境。

（9）宠物须在抵境之前 14 日内，接受输出国家或地区官方机构进行的动物卫生临床检查，确保没有感染《中华人民共和国进境动物检疫疫病名录》中所列包括狂犬病在内的相关动物传染病、寄生虫病。

（10）宠物随附的官方检疫证书必须包括以下内容：

①宠物资料（包括出生日期或年龄）；

②植入芯片的编号、日期和植入部位；

③狂犬病疫苗接种时间和有效期，疫苗的种类（非活性疫苗或者重组型疫苗）、疫苗的品名、制造公司名；

④狂犬病抗体滴度检测采血年月日、检测机构名、抗体滴度结果；

⑤动物卫生临床检查结果与日期。

以上内容不能出现修改痕迹。

如果证书存在任何缺陷，宠物将做退回或销毁处理。

（11）中国海关对携带入境、来自非指定国家或地区宠物的现场检疫内容主要包括核验官方检疫证书、疫苗接种证书、狂犬病抗体滴度检测结果、芯片和现场临床检查。

（12）现场临床检查发现动物传染病、寄生虫病症状的宠物做隔离检疫处理。

（三）隔离检疫

需实施隔离检疫的宠物须从建设有隔离检疫设施的口岸入境，并在海关指定的隔离检疫场隔离检疫 30 天。

携带宠物属于导盲犬、导听犬、搜救犬的，具有有效电子芯片，携带人提供相应使用者证明和专业训练证明并经现场检疫合格的，免于隔离检疫。

1. 隔离检疫期间，宠物原则不允许被带出隔离场所。

2. 隔离检疫期间，如宠物出现异常健康状况，海关应及时通知携带人。经携带人申请，海关可以允许宠物诊疗机构进入指定隔离场所的指定区域诊疗；相应诊疗项目无法在指定隔离场所内完成的，宠物在满足诊疗条件和海关监管要求的机构实施诊疗，海关对诊疗过程实施监督。

（四）检疫处置

1. 合格放行

（1）来自指定国家或地区携带入境的宠物，提供有效的输出国家或地区官方出具的检疫证书和疫苗接种证书，并植入有效电子芯片，经现场检疫合格后，予以放行。

（2）来自非指定国家和地区的携带入境的宠物，提供官方检疫证书、疫苗接种证书、中国海关采信检测结果的实验室出具的狂犬病抗体检测报告（抗体滴度或免疫抗体量须在 0.5 IU/mL 以上），并植入芯片，经现场检疫合格后，予以放行。

2. 限期退回或销毁

携带宠物入境有下列情况之一的，海关按照有关规定予以限期退回或者销毁处理：

（1）携带宠物超过限额的；

（2）携带人不能向海关提供输出国家或者地区官方动物检疫机构出具的有效检疫证书或狂犬病疫苗接种证书的；

（3）携带需隔离检疫的宠物，从不具有隔离检疫设施条件的口岸入境的；

（4）宠物经隔离检疫不合格的。

对仅不能提供疫苗接种证书的导盲犬、导听犬、搜救犬，经携带人申请，可以在有资质的机构对其接种狂犬病疫苗。

作限期退回处理的宠物，携带人应当在规定的期限内持海关签发的截留凭证，领取并携带宠物出境；逾期不领取的，作自动放弃处理。

三、携带伴侣动物出境

（一）基本要求

携带宠物出境前须在动物防疫部门认可的动物医院按照输入国家/地区的检疫要求进行健康检查，接受狂犬病免疫并获得“狂犬病免疫证”。如果入境国家或地区有特殊要求（如出具“狂犬病免疫效价测定报告书”），建议依照进境国家或地区要求自行办理相关手续。

旅客携带宠物出境，物主在离境前须持携带人护照、家庭所在地县级以上检疫部门出具的动物健康证书、狂犬疫苗接种证书（须在认可免疫点免疫和在有效期内）等向离境口岸海关申报，每位出境旅客限带 1 只宠物。

（二）出境检疫

1. 验核疫苗接种证书（狂犬病免疫证）、“狂犬病免疫效价测定报告书”（入境国家有要求的），并实施动物健康检查和验证。临床检疫主要检查伴侣动物的精神状况、体温、体毛、眼结膜、淋巴、肛门、呼吸等临床特征。

2. 现场验核证单符合规定要求和临床检疫合格的，签发“动物卫生证书”，办理通关手续。

3. 一般情况下，宠物在免疫的有效期内并经过一定期限的隔离检疫后临床检查健康均可在国外入境。但不同国家对旅客携带的宠物有不同的检疫要求，部分输入国对携带宠物有特殊的要求，还需要满足输入国的特别要求，如：需要提供伴侣动物年龄、特征等资料，要求植入电子芯片甚至要求植入芯片后接种次数，指定认可实验室狂犬病抗体效价检测，提前抽取血清邮寄至指定实验室进行狂犬病抗体效价检测等。

第三节｜邮寄物的检疫

一、制度依据

1.《进境动植物检疫审批管理办法》（国家质检总局令第 25 号发布，根据国家质检总局令第 170 号和海关总署令第 238 号、第 240 号、第 262 号修正）。

2.《进出境转基因产品检验检疫管理办法》（国家质检总局令第 62 号发布，根据国家质检总局令第 196 号和海关总署令第 238 号、第 243 号、第 262 号修正）。

3.《出入境特殊物品卫生检疫管理规定》（国家质检总局令第160号发布，根据国家质检总局令第184号和海关总署令第238号、第240号、第243号修正）。

4.《中华人民共和国禁止携带、寄递进境的动植物及其产品和其他检疫物名录》（农业农村部海关总署公告第470号）［原《中华人民共和国禁止携带、邮寄进境的动植物及其产品名录》（农业部、国家质检总局公告第1712号）同时废止］。

5.《关于印发〈进出境邮寄物检疫管理办法〉的通知》（国质检联〔2001〕34号）。

二、邮寄物检疫范围

（一）需实施检疫的邮寄物范围

根据《进出境邮寄物检疫管理办法》及生物安全相关规定，通过邮政寄递的下列物品应实施检疫管理：

1. 进境的动植物、动植物产品及其他检疫物的国际邮寄物；
2. 进出境的微生物、人体组织、生物制品、血液及其制品等特殊物品；
3. 来自疫区的、被检疫传染病污染的或者可能成为传染病传播媒介的邮包；
4. 进境邮寄物所使用或携带的植物性包装物、铺垫材料；
5. 含许可制度管理或须加贴检验检疫标志方可入境的物品；
6. 其他法律法规、国际条约规定需要实施检疫的进出境邮寄物；
7. 可能引起生物恐怖的可疑进出境邮寄物。

（二）禁止邮寄进境的动植物及其产品和其他检疫物

列入《中华人民共和国禁止携带、寄递进境的动植物及其产品和其他检疫物名录》范围的物品，除下列情形外，禁止通过邮政寄递进境：

1. 经国家有关行政主管部门审批许可，并具有输出国家或地区官方机构出具的检疫证书，不受此名录的限制；

2. 法律、行政法规、部门规章对禁止携带、寄递进境的动植物及其产品和其他检疫物另有规定的，按相关规定办理。

现行《中华人民共和国禁止携带、寄递进境的动植物及其产品和其他检疫物名录》参见本章后文参考材料。

三、申报要求

（一）申报前准备

对邮寄进境的下列物品，需要办理有关检疫审批：

1. 邮寄进境植物种子、苗木及其繁殖材料的，收件人须事先按规定向有关农业或林业主管部门办理检疫审批手续；属于农业转基因生物材料的，需要提供“农业转基因生物安全证书（进口）”等相关文件；因特殊情况无法事先办理的，收件人应向进境口岸所在地直属海关申请补办检疫审批手续；

2. 邮寄属于《中华人民共和国禁止携带、寄递进境的动植物及其产品和其他检疫物名录》以外物品的，收件人须事先向海关总署或经其授权的进境口岸所在地直属海关申请办理检疫审批手续；

3. 因科研、教学等特殊需要，邮寄进境《中华人民共和国禁止携带、寄递进境的动植物及其产品和其他检疫物名录》所列进境物的，国际邮件收件人或代理人须事先按照有关规定向海关总署申请办理“进境动植物检疫许可证”；

4. 邮寄物属微生物、人体组织、生物制品、血液及其制品等特殊物品的，收件人或寄件人须向入境口岸所在地或产地直属海关申请办理检疫审批。

（二）申报要求

1. 入境申报

进境国际邮件入境后，国际邮件收件人或代理人向海关提供入境邮寄物清单等相应单证，并限期到海关办理申报和检疫手续。

（1）国际邮件属于须办理检疫审批的，须提供有关审批证件。

（2）国际邮件属于许可证制度管理或须加贴检验检疫标志方可入境的物品，必须提供相应的证明文件或加贴标志，不能提供相关文件或标志的，应按规定提供补办的相关手续。

2. 出境申报

出境邮寄物有下列情况之一的，寄件人须向海关申报：

（1）寄往与中国签订双边植物检疫协定的国家或地区，或进口国家或地区有检疫要求的；

（2）出境邮寄物中有微生物、人体组织、生物制品、血液及其制品等特殊物品的；

（3）对输入国或地区有要求和物主有检疫要求的出境邮寄物，由寄件人提出申请。

四、检验检疫程序

（一）实施查验的地点和方式

1. 查验地点

在国际邮件处理场所对进境邮寄物实施检验检疫。

2. 查验方式

查验模式分为 X 光机/CT 机检查、海关检疫人员人工查验及检疫犬搜查检疫 3 种方式。

（1）X 光机/CT 机检查：海关可在国际寄递物处理场所配备 X 光机/CT 机，通过 X 光机/CT 机成像对进境寄递物进行检查，发现可疑寄递物予以开包查验。

（2）人工查验：海关检疫人员对进境寄递物面单或面单电子信息进行人工审核。通过人工审核或信息化系统集中审核，对可疑邮件进行拦截并开包查验。

（3）检疫犬搜查：配备检疫犬的口岸通过检疫犬实施查验，对检疫犬有示警反应的可疑邮件进行开包查验。

（二）现场检疫查验

国际邮件收件人或代理人向海关申报，海关检验检疫人员审核进境邮件清单、检疫许可证、卫生检疫审批单、输出国官方检疫证书或质量（安全）许可证等相关单证。依法应实施检疫的进境国际邮件，未经海关检疫，不得运递。

1. 动植物检疫查验

（1）海关现场检疫查验人员审核单证并对包装物进行检疫。拆包查验时，需有邮政部门工作人员在场配合做好拆包、重封等工作。

（2）来自疫区的国际邮件或含需提供检疫审批手续、实行许可证制度管理物品等的国际邮件，由海关人员向邮局办理交接手续后作暂扣处理，并通知收件人提供有关证单或补办相关审批手续。

（3）来自非疫区的国际邮件或含不需要提供检疫审批手续、实行许可证制度的国际邮件，由检疫人员进行现场检验检疫。

（4）对国际邮件所使用或携带的木质包装物、铺垫材料，参照进境货物木质包装材料的现场检疫方法进行现场检疫。

（5）查验国际邮件中是否带有《中华人民共和国禁止携带、寄递进境的动植物及其产品和其他检疫物名录》内物品，是否带有属于濒危物种名录中的动植物及动植物产品。

（6）对国际邮件中的动植物及其产品进行现场检疫，检查是否带有活虫、杂草等有害生物，发现有害生物危害症状的，须取样送实验室作进一步检疫。

2. 卫生检疫查验

进出境邮寄物应当实施卫生检疫查验，重点应检查如下内容：

（1）是否有鼠或鼠咬痕、鼠粪、鼠迹、鼠巢；

（2）是否有飞行或附着的蚊、蝇，是否有蜚蠊；

（3）是否有腐烂变质物品，是否有异味；

（4）是否有生活垃圾、动物尸体、粪便等；

（5）是否夹带禁止进口的废旧物品；

（6）是否夹带未经检疫审批的特殊物品；

（7）是否存在被传染病病原体污染嫌疑；

（8）是否存在其他公共卫生问题。

（三）截留处置

发现有下列情形之一的，予以截留：

1. 需要做实验室检疫、隔离检疫的；

2. 需要作检疫处理的；

3. 未按规定办理检疫审批，或未按检疫审批规定执行的。

4. 需要作限期退回或者销毁处理的；

5. 应当提供检疫许可证以及其他相关单证，不能提供的；

6. 需要移交其他相关部门的。

海关应当对依法截留的邮寄物出具截留凭证，截留期限不超过7天。

（四）检疫处置

1. 现场处置

现场检疫发现有疫情危害症状或不能现场得出检疫结果，应送实验室进行进一步检疫鉴定；发现鼠、蚊、蜚蠊等病媒生物的，应送实验室进行病媒生物种属鉴定，必要时对其携带病原微生物进行检测；发现疑似濒危动植物、转基因产品的，应采样送实验室及相关机构进行物种鉴定的。

需作进一步检疫的邮寄物，由海关同邮政机构办理交接手续后予以封存，并通知收件人。国际邮件暂扣期一般不超过45天，特殊情况需要延长期限的，告知邮政机构及收件人。

2. 合格放行

（1）邮寄物经现场检疫合格且无须作进一步处理的，现场予以放行。

（2）经实验室检测的，检测合格后予以放行。

（3）经现场检疫不合格可实施有效动植物检疫处理或卫生处理的（除禁止邮寄名录范围内的），处理合格后予以放行。

3. 后续监管

对经检疫合格放行的种子、苗木等繁殖材料出具有关通知单，通知收件人按审批指定地点隔离试种，同时通知试种地植物检疫部门。具体要求详见第十六章第八节“进出境植物繁殖材料与栽培介质”有关内容。

邮寄需实施后续监管的特殊物品入境，其使用单位应当在特殊物品入境后30日内，到目的地海关申报，由目的地海关实施后续监管。

4. 检疫处理

（1）发现鼠类等啮齿动物或有其活动迹象的，进行灭鼠，必要时进行除虫和消毒。

（2）发现有蝇、蜚蠊等病媒昆虫，进行杀虫处理。

（3）发现有腐烂变质物品的，进行消毒处理。

（4）发现禁止进口废旧物品的，对其进行消毒、杀虫等卫生处理。

（5）对发现危险性有害生物，或一般性生活害虫且虫口密度较大的邮件，须进行除害处理。

（6）进境邮件所使用的木质包装物、铺垫材料，参照进境货物木质包装物的检疫处理方法进行检疫处理。

5. 退回或销毁

有下列情况之一的，作退回或销毁处理：

（1）未按规定办理检疫审批或未按检疫审批的规定执行的；

（2）单证不全的；

（3）发现禁止进口的废旧物品等国家禁止进境物的；

（4）经检疫不合格又无有效方法处理的；

（5）超过限定期限的，或收件人做自动放弃的；

（6）其他需作退回或销毁处理的。

对作退回处理的国际邮件，出具有关通知单并注明退回原因，由邮政部门将该国际邮件退回寄件人。

对作销毁处理的国际邮件，出具有关通知单并注明销毁原因，邮政部门通知收件人，并核对无误后办理入库手续，集中销毁。

第四节｜快件检验检疫

出入境快件，是指依法经营出入境快件的企业（以下简称“快件运营人”），在特定时间内以快速的商业运输方式承运的出入境货物和物品。

一、制度依据

1.《进境栽培介质检疫管理办法》（国家出入境检验检疫局令第13号发布，根据国家质检总局令第196号和海关总署令第238号、第240号、第243号修正）。

2.《出入境快件检验检疫管理办法》（国家质检总局令第3号公布，根据海关总署令第238号、第240号、第243号修正）。

3.《进境动植物检疫审批管理办法》（国家质检总局令第25号公布，根据国家质检总局令第170号和海关总署令第238号、第240号、第262号修正）。

4.《进境动物遗传物质检疫管理办法》（国家质检总局令第47号公布，根据海关总署令第238号、第240号、第262号修正）。

5.《进出境转基因产品检验检疫管理办法》（国家质检总局令第62号公布，根据国家质检总局令第196号和海关总署令第238号、第243号、第262号修正）。

6.《出入境特殊物品卫生检疫管理规定》（国家质检总局令第160号公布，根据国家质检总局令第184号和海关总署令第238号、第240号、第243号修正）。

7.《进出口环保用微生物菌剂环境安全管理办法》（环境保护部、国家质检总局令第10号公布）。

二、快件检验检疫范围

根据《出入境快件检验检疫管理办法》规定应当实施检验检疫的出入境快件包括：

1. 根据《进出境动植物检疫法》及其实施条例和《中华人民共和国国境卫生检疫法》及其实施细则，以及有关国际条约、双边协议规定应当实施动植物检疫和卫生检疫的；

2. 列入海关实施检验检疫的进出境商品目录内的；
3. 其他有关法律法规规定应当实施检验检疫的。

三、申报要求

（一）申报前准备

1. 输入动物、动物产品、植物种子、种苗及其他繁殖材料的，应当取得相应的检疫审批许可证和检疫证明；
2. 因科研等特殊需要，输入禁止进境物的，应当取得海关总署签发的特许审批证明；特许检疫审批相关事宜见《关于优化进境动植物特许检疫审批有关事宜的公告》（海关总署公告 2024 年第 209 号，详见本书第三章第一节）。
3. 属于微生物、人体组织、生物制品、血液及其制品等特殊物品的，应当取得相关审批；
4. 属于农业转基因产品的，还应当取得主管部门签发的“农业转基因生物安全证书（进口）”或者相关批准文件。

（二）申报要求

参照快件报关申报相关要求，需实施检验检疫快件参照普货涉检申报的相关要求申报。

四、检验检疫程序

（一）检验检疫的地点和方式

海关对出入境快件应以现场检验检疫为主，特殊情况的，可以取样做实验室检验检疫。

快件运营人应当配合检验检疫工作，向海关提供有关资料和必要的工作条件、工作用具等，必要时应当派出人员协助工作。

（二）现场检疫查验

1. 入境检验检疫

（1）对国家法律法规规定应当办理检疫许可证的快件，按照国家法律法规和相关检疫要求实施检疫。

（2）对样品、礼品、非销售展品和私人自用物品快件，免予检验，应实施检疫的，按有关规定实施检疫。

（3）对以上两类以外的货物和物品快件，按比例进行抽查检验。

具体检验检疫工作，按照实际产品相关规定执行，详见相关分册对应章节；卫生检疫查验参照本章第三节“邮寄物的检疫”相关内容。

2. 出境检验检疫

（1）对国家法律法规规定应当办理检疫许可证的快件，依据输入国家或者地区和中国有关检验规定实施检疫。

（2）对样品、礼品、非销售展品和私人自用物品快件，免予检验，物主有检疫要求的，实施检疫。

（3）对以上两类以外的货物和物品快件，按比例进行抽查检验。

具体检验检疫工作，按照实际产品相关规定执行，详见相关分册对应章节；卫生检疫查验参照本章第三节“邮寄物的检疫”相关内容。

3. 快件的封存

海关对出入境快件需作进一步检验检疫处理的，可以予以封存，并与快件运营人办理交接手续。封存期一般不得超过 45 日。

（三）检疫处置

1. 处置方式行政裁量

（1）根据病虫害生物学特点及不合规原因选择处理方式。

（2）只要能达到有效防止动植物疫情或外来有害生物传入效果，作退回或者销毁处理均可。

（3）对出入境快件作出退回或者销毁处理的，海关应当办理有关手续并通知快件运营人。

2. 合格放行

（1）入境快件经检验检疫合格的，予以放行；经检验检疫不合格但经实施有效检验检疫处理，符合要求的，予以放行。

（2）出境快件经检验检疫合格的，予以放行。

3. 检疫处理

（1）入境快件经检疫发现被检疫传染病病原体污染的或者带有动植物检疫危险性病虫害的以及根据法律法规规定须作检疫处理的，海关应当按规定实施动植物检疫处理或卫生处理。

（2）入境快件经检验不符合法律、行政法规规定的强制性标准或者其他必须执行的检验标准的，必须在海关的监督下进行技术处理。

4. 退回或销毁

对出入境快件作出退回或者销毁处理的，海关应当办理有关手续并通知快件运营人。

（1）入境快件。

入境快件有下列情形之一的，由海关作退回或者销毁处理，并出具有关证明：

①未取得检疫审批并且未能按规定要求补办检疫审批手续的；

②按法律法规或者有关国际条约、双边协议的规定，须取得输出国官方出具的检疫证明文件或者有关声明，而未能取得的；

③经检疫不合格又无有效方法处理的；

④入境快件经检验不符合法律、行政法规规定的强制性标准或者其他必须执行的检验标准，不能进行技术处理或者经技术处理后，重新检验仍不合格的；

⑤其他依据法律法规的规定须作退回或者销毁处理的。

（2）出境快件。

出境快件经检验检疫不合格的，不准出境。

参考材料

中华人民共和国禁止携带、寄递进境的动植物及其产品和其他检疫物名录

（农业农村部　海关总署公告第470号）

说明：

《中华人民共和国禁止携带、寄递进境的动植物及其产品和其他检疫物名录》（农业农村部 海关总署公告第470号）自2021年10月20日发布之日起，替代《中华人民共和国禁止携带、邮寄进境的动植物及其产品名录》（农业部、国家质检总局公告第1712号，简称2012版名录）。编者整理了目录的调整情况及2012版名录的有关释义，逐项列在现行名录条款之后，以便读者参考。

另外，横琴粤澳深度合作区执行委员会、拱北海关2024年2月发布了《关于允许澳门居民携带相关动植物产品进入横琴粤澳深度合作区的公告》，明确在合作区学习、就业、创业、生活的澳门居

民可携带一定重量的熟肉类、有包装的动物源性乳及乳制品、熟蛋及其制品、新鲜蔬果食用菌和各类鲜切花组合（具体产品附后）经口岸进入合作区，携带的特定动植物产品仅供自用，不得种植和销售，不得从合作区带入内地，需按规定投放其产生的废弃物。

一、动物及动物产品类

（一）活动物（犬、猫除外）。包括所有的哺乳动物、鸟类、鱼类、甲壳类、两栖类、爬行类、昆虫类和其他无脊椎动物，动物遗传物质。

【调整情况】增加了“甲壳类”。

【2012 版名录相关释义】本条囊括了一切可能出现的饲养或野生的活动物及动物遗传物质。

由于活动物是动物疫病和人畜共患病的主要传染源或传播媒介，尤其是新型宠物和野生动物，可能带有未知的病原微生物，部分活动物还可能涉及《濒危野生动植物国际贸易公约》（简称 CITES 公约）的限制要求。综合以上原因，所有活动物均属于禁止携带、邮寄物品的范围之内。

需要说明的是，依据《关于进一步规范携带宠物入境检疫监管工作的公告》（海关总署公告 2019 年第 5 号）的规定，猫和狗作为宠物属于允许携带入境物。名录以附录形式补充说明“具有官方动物检疫证书和疫苗接种证书的犬、猫等宠物除外，每人仅限一只。”使之更为清楚。鼓励具备条件且检疫监管业务量大的口岸海关积极筹建伴侣动物隔离场所或采取给伴侣动物配置 GPS 定位器之类硬件，隔离期间要求宠物佩戴以强化监管等方式保证伴侣动物的检疫监管效果。

《进境动物遗传物质检疫管理办法》中规定：“本办法所称动物遗传物质是指哺乳动物精液、胚胎和卵细胞。输入动物遗传物质的，必须事先办理检疫审批手续……”考虑到生物技术突飞猛进的发展速度，例如利用体细胞繁殖的克隆技术正在逐步成熟，原来的描述难以涵盖所有可能。新名录中的动物遗传物质这个概念囊括了所有可能出现的应属于动物遗传物质类的行李物品。

（二）（生或熟）肉类（含脏器类）及其制品。

（三）水生动物产品。干制，熟制，发酵后制成的食用酱汁类水生动物产品除外。

【调整情况】将“水生动物产品”单列，并豁免了部分经加工处理后的水生动物产品。

【2012 版名录相关释义】以上两条规定中对肉类及其制品的要求囊括了各种形式的肉类及其制品。

理论上所有肉类及其制品都有携带多种病原微生物的可能，如果加工过程没有有效地灭活（如出现加热温度、时间不够，无法有效灭活 BSE 疯牛病病原体的情况），一旦接触易感动物，将会引起重大疫情，甚至危害人类健康。因此任何包装形式、任何烹饪程度的肉类及其制品，无论是畜肉还是禽肉，无论是熟肉还是生肉，无论是罐头装还是真空包装，均不允许携带、邮寄入境。注意的是方便面调料包或咖喱饭调料中所含的肉类成分以及动物源性保健品如药丸、胶囊等不在此范围内，应予放行。

水生动物产品不包括经深加工制成的预包装即食类水生动物产品，其他产品一律禁止携带、邮寄入境。散装的鱼干片、海参、虾干等产品出于食品安全风险的考量也禁止携带、邮寄进境。

（四）动物源性乳及乳制品。包括生乳、巴氏杀菌乳、灭菌乳、调制乳、发酵乳，奶油、黄油、奶酪、炼乳等乳制品。

【调整情况】细化了乳及乳制品的类别。

【2012 版名录相关释义】本条规定囊括了除奶粉之外的所有奶类产品。易感动物偶然接触到含奶或奶制品的泔水、废弃物而引起感染，是口蹄疫传播途径之一。故世界各国普遍禁止旅客携带奶粉以外的几乎所有奶及奶制品入境。奶粉虽然允许携带、邮寄入境，但需注意的是海关总署等发布警示通告禁止入境地区的奶粉产品同样是禁止携带、邮寄入境的。如原国家质检总局针对日本核辐射发布的《关于进一步加强从日本食品农产品检验检疫监管的公告》中所禁止地区的奶粉产品，在没有后续公告修改相关禁令之前，均禁止携带、邮寄入境。

需注意的是使用生奶、鲜奶制成的乳产品如韩国生产的香蕉奶、草莓奶等禁止携带、邮寄入境。含奶类成分的奶油蛋糕、三明治等产品不在禁止范围内，可以携带、邮寄入境。

（五）蛋及其制品。包括鲜蛋、皮蛋、咸蛋、蛋液、蛋壳、蛋黄酱等蛋源产品。

【2012 版名录相关释义】本条囊括了几乎全部的蛋类产品，包括蛋壳工艺品。需注意的是熟制去壳的预包装卤蛋产品、蛋糕、三明治不在禁止范围内，可以携带、邮寄入境。

近年来各口岸截获的蛋制品主要是禽蛋类，多数来自韩国、中国台湾、日本、阿联酋、中国香港、俄罗斯和非洲等国家和地区，上述国家和地区都属于高致病性禽流感疫区。而禽蛋类存在的主要检疫风险正是禽流感（AI）。Cappucci 等（1985）在禽流感自然暴发期间从鸡蛋黄、蛋清和蛋壳上均分离出了禽流感病毒。通过本身带毒或二次污染，来自发生高致病性禽流感国家的所有禽鸟类及其产品（含禽蛋）均存在携带高致病性禽流感病毒的风险。

（六）燕窝。经商业无菌处理的罐头装燕窝除外。

【调整情况】明确了罐装燕窝的处理要求。

【2012 版名录相关释义】本条仅不包括经高温灭菌即深加工制成的预包装即食燕窝产品，如糖水燕窝、燕窝罐头等。其他形式的燕窝或燕窝产品一律禁止携带、邮寄入境。

燕窝不仅涉及携带高致病性禽流感病毒的风险，也存在食品安全（如亚硝酸盐超标）问题。各海关可发挥检疫犬的查验优势，同时加大对重点国家、地区入境人员的查验力度，充分保证口岸检疫监管效果。

（七）油脂类，皮张，原毛类，蹄（爪）、骨、牙、角类及其制品。经加工处理且无血污、肌肉和脂肪等的蛋壳类、蹄（爪）骨角类、贝壳类、甲壳类等工艺品除外。

【调整情况】增加了爪、牙，明确了毛类为原毛，豁免了经加工处理的蛋壳类、蹄（爪）骨角类、贝壳类、甲壳类等工艺品。

【2012 版名录相关释义】本条中的油脂类不包括药丸、胶囊形式的动物源性保健品和绵羊油及其类似物等化妆品。

本条中的皮张、毛类不包括经过加工的动物皮毛类产品。因其已经过高温、酸、碱等处理，实际上是一个消毒过程，使产品不再成为疫病的载体，如兔毛围脖、羊皮坐垫等。带动物皮张的木鼓等工艺品，应视其加工程度、有无有害生物迹象、是否存在血污等因素决定是否禁止其携带、邮寄入境。

本条中的蹄、骨、角类及其制品。包括新鲜、风干、冷冻、冷藏保存的蹄、骨、角及机械处理的碎骨、碎角等。象牙属于蹄骨角类，同时属于《濒危野生动植物种国际贸易公约》附录物种，不能提供国家濒管办出具的允许进出口证明书的禁止携带邮寄入境。

（八）动物源性饲料、动物源性中药材、动物源性肥料。

【调整情况】避免了原表述带来的歧义。

【2012 版名录相关释义】本条所规定的内容多为粗加工甚至未加工。中国是猪肉、牛肉和羊肉的消费大国，也是世界上猪、牛、羊养殖大国。如果因输入饲料不当而导致重大动物疫病流行或食品安全事件，将可能对整个产业及相关产业链造成不可估量的损失。动物源性饲料已涵盖了全部此类产品的范围。

虫草类产品一部分为菌丝体，一部分为昆虫尸体，属于动物源性中药材，禁止携带邮寄入境。

二、植物及植物产品类

（九）新鲜水果、蔬菜。

【2012 版名录相关释义】本条囊括了所有新鲜状态的水果和蔬菜，不包括泡菜等腌制产品及海带等海生族类产品，但若泡菜等腌制产品中有动物产品（如牛肉、海鲜等），同样禁止携带、邮寄入境。

与原有名录［即《中华人民共和国禁止携带、邮寄进境的动物、动物产品和其他检疫物名录》［农（检疫）字［1992］第12号）］相比，新名录扩大了该类物品的范围，最大限度地防止检疫性病虫害随水果、蔬菜传入国内，保障国内果蔬业的安全生产。

（十）鲜切花。

【调整情况】增加了“鲜切花”，将“有机栽培介质”调整到“其他检疫物类”。

（十一）烟叶。

【调整情况】将烟丝纳入。

【2012版名录相关释义】由于烟叶中疫情复杂，很难确定烟叶的来源地及其安全卫生状况，而中国拥有多个烟叶主产区，其在地方经济发展中起到支柱作用，因此不能忽视旅邮检渠道输入烟叶的检疫风险。世界上栽培使用的烟草品种只有两个，中国大部分地区栽培的都是单一的普通烟草即红花烟草，一旦致病菌传入对整个产业具有重大威胁。本条需注意烟丝不包含在内，卷烟类产品（包括雪茄）自然也不包含在内。（2021年新版名录已将烟丝纳入禁止范围。）

（十二）种子、种苗及其他具有繁殖能力的植物、植物产品及材料。

【调整情况】增加了“其他具有繁殖能力的植物、植物产品”。

【2012版名录相关释义】本条需注意其中“具有繁殖能力”的描述，鲜切花具有无性繁殖能力，应属禁止携带、邮寄入境范围。豆类产品只要是生的，都属于可繁殖的植物材料，应禁止携带、邮寄入境。植物标本不属于禁止进境物，如干燥的叶脉书签。

棉花、油、麻、籽仁、干果、生药材、木材、饲料、面粉等来源于植物的产品，不在禁止携带、邮寄入境范畴，但属于应当申报并接受检疫方准进境的物品，例如不带有棉籽和杂草种子的棉花，麻绳，食用油，烤杏仁炒瓜子等干果，切片的西洋参等，经现场检疫确认不带有有害生物或不具有病虫害为害状的，可以当场放行。例如，来自印度的面粉，如发现小麦印度腥黑穗病症状的，应予以截留并送实验室进一步检疫鉴定。

三、其他检疫物类

【调整情况】明确为其他检疫物，与动植物检疫表述一致。

（十三）菌种、毒种、寄生虫等动植物病原体，害虫及其他有害生物，兽用生物制品，细胞、器官组织、血液及其制品等生物材料及其他高风险生物因子。

【调整情况】增加了“寄生虫、兽用生物制品、其他高风险生物因子”。

【2012版名录相关释义】“菌种、毒种等动植物病原体”涵盖了细菌、真菌、病毒、类病毒、菌原体等可侵染植物或引发动物疾病的病原微生物，同时依据《进出口环保用微生物菌剂环境安全管理办法》，此类别也包括环保用的微生物菌剂。

“细胞、器官组织、血液及其制品等生物材料”包括cDNA文库、单克隆抗体、rRNA等生物制品或材料。

（十四）动物尸体、动物标本、动物源性废弃物。

【2012版名录相关释义】禁止动物尸体入境是《进出境动植物检疫法》第五条的明确规定。动物标本与动物源性废弃物因其制作、形成过程没有明确的标准，安全卫生状况难以把握且难以监管，仍可能携带检疫性有害生物，故禁止携带、邮寄入境。

（十五）土壤及有机栽培介质。

【调整情况】将植物及植物产品类的“有机栽培介质”调整到此项。

【2012版名录相关释义】禁止土壤入境也是《进出境动植物检疫法》第五条的明确规定。需注意的是矿石、矿砂、海沙等不属于土壤，允许携带、邮寄入境，但需仔细检查其是否粘带土壤，必要时可暂扣并移送实验室进一步检测是否带有有害生物。

【2012版名录相关释义】《进境栽培介质检疫管理办法》中将栽培介质定义为“除土壤外的所有

由一种或几种混合的具有贮存养分、保持水分、透气良好和固定植物等作用的人工或天然团体物质组成的栽培介质”。有机栽培介质应理解为此类介质中以有机成分为主的介质，如泥炭、泥炭藓、苔藓树皮、软木、木屑等。

（十六）转基因生物材料。

【2012版名录相关释义】《农业转基因生物安全管理条例》规定：“农业转基因生物，是指利用基因工程技术改变基因组构成，用于农业生产或者农产品加工的动植物、微生物及其产品，主要包括：

“（1）转基因动植物（含种子、种畜禽、水产菌种）和微生物；

“（2）转基因动植物、微生物产品；

“（3）转基因农产品的直接加工品；

“（4）含有转基因动植物、微生物或者其产品成分的种子、种畜禽、水产苗种、农药、兽药、肥料和添加剂等产品。”

以上产品全部禁止携带、邮寄入境。对截获产品是否属于转基因生物材料存疑的，可移送检验检疫实验室或相关有资质的转基因检测实验室进行转基因项目抽查检测。

（十七）国家禁止进境的其他动植物、动植物产品和其他检疫物。

【2012版名录相关释义】此条目包含了国家出台的其他法律、法规及警示通告等禁止或临时禁止措施所涉及的所有动植物、动植物产品、其他检疫物，如《禁止从动物疫病流行国家/地区输入的动物及其产品一览表》（海关总署动态更新）中所列明的来自相关国家且不在本名录范围内的所有动物及动物产品等。

注：

1. 通过携带或寄递方式进境的动植物及其产品和其他检疫物，经国家有关行政主管部门审批许可，并具有输出国家或地区官方机构出具的检疫证书，不受此名录的限制。

2. 具有输出国家或地区官方机构出具的动物检疫证书和疫苗接种证书的犬、猫等宠物，每人仅限携带或分离托运一只。具体检疫要求按相关规定执行。

【调整情况】明确宠物“每人仅限携带或分离托运一只”，“具体检疫要求按相关规定执行”。

3. 法律、行政法规、部门规章对禁止携带、寄递进境的动植物及其产品和其他检疫物另有规定的，按相关规定办理。

【调整情况】本条为新增内容。

附

允许澳门居民携带进入横琴粤澳深度合作区的相关动植物产品

产品类别		单类产品重量限制	产品总重量限制	频次限制
动物产品类	熟的肉类（含脏器类）及其制品	不超过1kg	不超过5kg	每人每日限1次
	有商业包装的动物源性乳及乳制品	不超过3kg		
	熟蛋及其制品（鲜除外）	不超过1kg		
植物产品类	新鲜水果，以及有商业包装经过加工的鲜食水果沙拉	不超过1kg		
	新鲜蔬菜，以及有商业包装经过加工的鲜食蔬菜沙拉	不超过1kg		
	新鲜食用菌，以及有商业包装经过加工的鲜食菌菇沙拉	不超过1kg		
	鲜切花组合	不超过1kg		

第十八章 | 特定国家和地区相关动植物及其产品检验检疫要求

本章不完全收录了截至 2024 年 10 月我国通过公告或其他已公开文件等方式公布的特定国家和地区产品的进出境检验检疫要求。整理时对相关公告和文件中涉及外方工作的部分（如外方对中方出口的货物进行检验检疫的内容）和已在相关规范性文件中明确的通用要求进行了删减，以便于使用者更好地识别中国在该产品的进出口检验检疫工作中应开展的工作，以及对应的权力和义务等。本章如无特别说明，涉及“国家质量监督检验检疫总局（AQSIQ）”以及“国家认证认可监督管理委员会（CNCA）”的有关内容，均按照 2018 年机构改革后的职能改为“海关总署（GACC）”。

国家和地区名称后的括号标注了该国家或地区的 3 位字母代码（ISO 3166-1 alpha-3），中国香港、澳门、台港地区除外。

所有涉及获得注册登记的相关企业名单以及官方证书样本，均可在海关总署的官方网站上进行查询。

肉类（含肠衣、动物油脂）及其制品、水产品、蛋及蛋制品、乳制品、蜂产品、燕窝、粮食加工品及粮食制品（含大米、豆类制品和薯类制品）、冷冻水果、蔬菜制品（冷冻、干制、腌制）、干坚果（含鲜、干、冷冻）等产品有关内容请在《海关检验检疫业务实务手册——进出口食品化妆品检验检疫篇》中进行查询。

另外，世界动物卫生组织宣布自 2022 年 5 月 31 日起，“世界动物卫生组织”的缩写将同其全称保持一致，由原来的“OIE”正式更新为“WOAH”。为与相关历史材料保持一致，该日期前发布的有关要求，仍使用“OIE”缩写。

第一节 | 进出境动物及其产品

一、进境陆生动物

进境陆生动物应事先办理检疫审批，获得“进境动植物检疫许可证”；应由出口国或地区官方机构按照双方确认的证书样本签发检验检疫证书（如动物卫生证书）等。以上相关内容本节不再赘述。

（一）爱尔兰（IRL）——种猪（2024 年更新要求）

根据《关于进口爱尔兰种猪检疫和卫生要求的公告》（海关总署公告 2024 年第 14 号），允许符合相关要求的爱尔兰种猪进口。

此前《关于进口爱尔兰种猪检疫和卫生要求的公告》（海关总署公告 2021 年第 82 号）发布的检

验检疫要求同时废止，本书不再收录。最新公告发布的检验检疫要求相关内容摘录如下。

1. 产品范围

种猪。

爱尔兰官方机构在确认中华人民共和国海关总署已签发《中华人民共和国进境动植物检疫许可证》后，对输华种猪实施检验检疫。每份《中华人民共和国进境动植物检疫许可证》只允许进口1批种猪。

2. 爱尔兰动物卫生要求

（1）爱尔兰确认境内没有猪布鲁氏菌病、非洲猪瘟、古典猪瘟、口蹄疫、猪水疱病、猪捷申病，没有针对上述疫病接种过疫苗。

（2）当爱尔兰发生了上述动物疫病，爱方应向所有利益相关方通报并立即停止向中国出口种猪。

3. 输华种猪农场的动物卫生要求

（1）输华种猪的农场由爱尔兰官方兽医进行有效监管。

（2）输华种猪的农场符合生物安全建设要求。

（3）输华种猪的农场在近3年内没有发生过猪布鲁氏菌病、猪伪狂犬病、猪萎缩性鼻炎、猪传染性胸膜肺炎、猪传染性胃肠炎和结核病。

（4）输华种猪的农场在近3年内经临床检查、血清学和病毒学检测未发生过猪繁殖与呼吸综合征。

4. 输华种猪农场的疫病检测要求

（1）输华种猪须在农场对下述动物疫病进行临床检查和实验室检测，临床检查结果须是健康的，实验室检测结果须为阴性。

①猪痢疾：粪拭子病原培养或用聚合酶链式反应检测粪拭子病原。

②猪布鲁氏菌病：竞争法酶联免疫吸附试验（ELISA）。

③猪伪狂犬病：1∶4稀释血清的中和试验或ELISA。

④猪传染性胃肠炎：1∶8稀释血清的中和试验。中和试验阳性时，用ELISA鉴别传染性胃肠炎病毒和猪呼吸道冠状病毒。

⑤猪传染性胸膜肺炎：ELISA，或1∶10稀释血清的补体结合试验（2型和8型）。

⑥猪繁殖与呼吸综合征：ELISA，或1∶20稀释血清的间接免疫荧光抗体试验，或免疫过氧化物酶单层细胞试验。

（2）上述动物疫病检测阳性的种猪应及时剔除，检测结果为阴性的种猪方可进入隔离场。若同一农场输华种猪总的疫病阳性率超过10%，则全群种猪不得进入隔离场。

5. 输华种猪的隔离检疫要求

（1）种猪在输华前，须在批准的隔离场隔离检疫至少30天，不得与非输华动物接触。

（2）在隔离检疫期间，须对输华种猪逐头进行临床检查；在进入隔离场至少14天后按照上述第五条“输华种猪农场的疫病检测要求”进行动物疫病检测；结果为阴性的种猪方可输华。

（3）在爱方官方认可兽医的监督下，使用爱方批准的有效药物，对正在隔离检疫的输华种猪，进行体内、外寄生虫驱虫。

（4）在爱方官方认可兽医的监督下，应对正在隔离检疫的输华种猪，使用爱方批准的钩端螺旋体病疫苗进行免疫接种；可对正在隔离检疫的输华种猪，接种爱方批准的猪细小病毒、猪丹毒杆菌、猪圆环病毒2型的疫苗。未经中方同意，不得注射除上述疫苗以外的其他疫苗。

6. 出口前检疫要求

在出口前24小时内，须对输华种猪进行临床检查。临床检查结果必须是健康的，没有传染病症状和外伤痕迹，适合运输。

7. 消毒、包装和运输要求

（1）装载输华种猪的箱、轮船、车或飞机应清洁、卫生，并使用经爱方批准的有效消毒剂对其进行消毒。

（2）在隔离检疫期间和运输途中所用饲料、垫草应符合兽医卫生要求。

（3）输华种猪在隔离检疫期间、从隔离场运往出境口岸及运往中国的途中，不得经过与猪有关的严重传染病地区，也不准与不同收、发货人的动物相接触。输华种猪应在运至启运机场后的 24 小时内装机启运。

（4）输华种猪须按《中华人民共和国进境动植物检疫许可证》上指定的路线，在规定的时间内运抵中国入境口岸。装载种猪的飞机飞往中国时，可经停第三国，但在第三国经停时间不得超 24 小时，且经停期间种猪不得卸离飞机、不得将其他动物、饲料和水运上飞机。

（二）法国（FRA）——种猪

根据《关于进口法国种猪检疫卫生要求的公告》（海关总署公告 2023 年第 39 号），允许符合相关要求的法国种猪进口。该公告同时发布了检疫和卫生要求，相关内容摘录如下。

1. 产品范围

种猪。

法国官方机构在确认中华人民共和国海关总署已签发《中华人民共和国进境动植物检疫许可证》并经中方赴法国预检兽医官同意后，方可依照双方议定书的规定和进境检疫许可证的要求开始对出口种猪实施检验检疫。每份进境检疫许可证只允许进口一批种猪。

2. 法国动物卫生状况要求

法方确认，根据世界动物卫生组织（WOAH）推荐规则，法国境内没有口蹄疫、古典猪瘟和猪水泡病，且未接种对应疫苗。如果法国发生了上述疫病，法方应根据 WOAH 推荐规则向中方通报并停止向中国出口种猪。

法方按照 2021 年 12 月 13 日签署的《中华人民共和国海关总署、中华人民共和国农业农村部、中华人民共和国林业和草原局与法兰西共和国农业和食品部关于非洲猪瘟区域化管理的合作协议》要求，对非洲猪瘟实施区域化管理。

3. 法国农场检疫要求

（1）法方确认输出种猪的农场符合以下要求：

①处于法国官方兽医机构的监管之下。

②符合生物安全和动物卫生的建设要求。

3. 出口农场应通过临床观察或实验室检测的方式对下列疫病进行监测：水泡性口炎、伪狂犬病、猪繁殖与呼吸综合症、布氏杆菌病、结核病、猪传染性胃肠炎、猪支原体肺炎、猪传染性胸膜肺炎、日本脑炎、猪铁士古病毒性脑脊髓炎、猪细小病毒病、猪丹毒、猪链球菌病、猪萎缩性鼻炎、猪圆环病毒病、副猪嗜血杆菌病、猪流感、猪副伤寒、猪密螺旋体痢疾、猪旋毛虫病。发生上述疫病时，阳性种猪应及时剔除。法国官方兽医官或中方预检兽医官应在预检过程中审核上述监测情况和检测结果报告。

（2）种猪在农场隔离，做临床检查，并按照下列要求进行疫病检测：

①猪繁殖与呼吸综合征（欧洲型、美洲型），间接免疫荧光抗体试验（血清稀释 1：20）或 ELISA 试验；

②猪传染性胃肠炎，阻断 ELISA 试验；

③猪传染性胸膜肺炎，PCR 试验（检测 1-12 型）；

④伪狂犬病，病毒中和试验（血清稀释 1：4）或 ELISA；

检测结果为阳性的种猪应及时剔除，阴性种猪方可转入下一阶段的隔离检疫。若同一农场所有种猪单一疫病阳性率超过 10%，则该农场所有种猪不得转入下一阶段的隔离检疫。

4. 法国隔离检疫要求

（1）种猪输华前，应在法国官方批准的隔离场隔离检疫至少 30 天。法方应出台隔离场批准标准并及时向中方通报。输华种猪不得与出口到其他国家或地区的动物接触。在隔离检疫期间，应对输华种猪逐头进行临床检查，并在隔离检疫第 14 天后，按照下列要求进行疫病检测。

①猪繁殖与呼吸综合征（欧洲型、美洲型），间接免疫荧光抗体试验（血清稀释 1∶20）或 ELISA 试验；

②猪传染性胃肠炎，阻断 ELISA 试验；

③伪狂犬病，病毒中和试验（血清稀释 1∶4）或 ELISA；

④布氏杆菌病，竞争 ELISA 或荧光偏振试验（FPA）；

⑤甲型 H1N1 流感 2009 变异株引起的猪流感，输华前 10 个工作日内的临床检查。如种猪群出现上述流感症状，则应逐头采集鼻腔拭子样品，可以将 3 份样品混合为 1 个待检样品，用 RT-PCR 或实时 RT-PCR 方法对待检样品进行检测。

检测结果为阳性的种猪，应立即剔除；检测结果为阴性的方可向中国出口。

（2）应在隔离检疫期间，经法国官方认可兽医的监督，使用法方批准的有效药物，对输华种猪进行体内、外寄生虫驱虫，并对钩端螺旋体病、猪密螺旋体痢疾和支原体肺炎进行预防性治疗。

（3）中方鼓励在隔离检疫期间，经法国官方认可兽医的监督，对输华种猪接种法方批准的针对猪细小病毒、猪丹毒和猪圆环病毒 2 型的疫苗。如输华种猪未接种上述疫苗，但中方针对上述疫病抗体监测的结果为阳性时，相关情况造成的损失应由法国出口商承担。未经中方同意，不得注射除上述疫苗以外的其他疫苗。

（4）输华种猪在隔离检疫期间和运输途中所用饲料、水、垫草应符合兽医卫生要求。

5. 输华前检疫要求

（1）应在启运前 24 小时内，对输华种猪开展临床检查，临床检查应是健康的，没有传染病症状和外伤痕迹，适合运输。

（2）装载输华种猪的箱、车或机舱应清洁卫生，使用前，应用法方批准的有效消毒剂进行消毒。

（3）种猪运往中国的途中，不得经过与猪有关的严重传染病地区，也不得与不同收、发货人的动物相接触。种猪运输至法国启运机场后应在 24 小时之内装机起飞。

（4）应在《中华人民共和国进境动植物检疫许可证》规定的时间内，按照指定的路线和入境口岸，将输华种猪运抵中国。运载输华种猪的飞机可经停第三国，但在第三国经停时间不得超 24 小时，且经停期间种猪不得卸离飞机、不得将其他动物、饲料和水等运上飞机。

（三）老挝（LAO）——屠宰用肉牛（2022 年更新要求）

根据《关于进口老挝屠宰用肉牛检疫卫生要求的公告》（海关总署公告 2022 年第 126 号），允许符合相关要求的老挝屠宰用肉牛进口。

此前《关于进口老挝屠宰用肉牛检疫卫生要求的公告》（海关总署公告 2021 年第 14 号）发布的检验检疫要求同时废止，本书不再收录。最新公告发布的检验检疫要求相关内容摘录如下：

1. 产品范围

屠宰用肉牛，指年龄小于 4 岁且在入境中国后 7 天内完成屠宰供人类食用的肉牛和水牛。

老挝官方机构凭中华人民共和国海关总署签发的《中华人民共和国进境动植物检疫许可证》对输华屠宰用肉牛实施检疫。每份进境检疫许可证只允许从老挝输入一批屠宰用肉牛。

2. 老挝动物卫生状况要求

（1）按照世界动物卫生组织（WOAH）《陆生动物卫生法典》，出口屠宰用肉牛应符合区域化管理要求。

（2）老挝境内的口蹄疫非疫区应尽可能接近中国入境口岸，且距中国入境口岸大于3公里，具备天然及人工屏障，非疫区周边3公里范围内的易感动物应该实施免疫。

（3）应符合WOAH以及中方关于口蹄疫非疫区管理的相关要求，并获得中方认可。

（4）口蹄疫非疫区内应设置不少于30头的哨兵牛。选用的哨兵牛不得大于24月龄，哨兵牛不得连续使用超过48个月。哨兵牛在进入口蹄疫非疫区时口蹄疫血清学抗体检测为阴性。每间隔3个月对哨兵牛进行口蹄疫血清学和病原学监测，病原学检测阳性的，应立即暂停出口并将结果通报中方。

（5）口蹄疫非疫区和周边3—50公里集中饲养区范围内不得发生牛传染性胸膜肺炎、口蹄疫和小反刍兽疫。老方官方每半年对牛传染性胸膜肺炎、口蹄疫和小反刍兽疫进行实验室病原学监测。一旦发现病原学确诊病例，应立即暂停出口并将结果通报中方。

（6）老方应颁行国家禁令严禁用动物源性饲料饲喂反刍动物，并得到有效实施。

（8）对出口屠宰用肉牛建立了健全的国家永久身份识别系统，每头牛具有唯一的身份标识号。

（9）老方制订了对牛特定风险物质的定义和处理方法，对死牛的无害化处理等相关规定。

3. 屠宰用肉牛集中饲养场的动物卫生要求

（1）出口屠宰用肉牛出生在老挝或中方认可的国家，并饲养在老挝，老方应建立动物卫生健康溯源系统。拟出口的屠宰用肉牛必须佩带官方耳号，有完善的记录，可以保证追溯到其出生农场，且不得与其他种类的动物混养。出口前必须在集中饲养场饲养至少45天。

（2）集中饲养场应位于中方认可的口蹄疫非疫区周边3—50公里的环状范围内，并经老方批准设立，有一定生产规模，符合老方的生物安全标准，公母牛分栏饲养。

（3）集中饲养场在屠宰用肉牛出口前6个月内没有牛结节性皮肤病、牛传染性胸膜肺炎、口蹄疫、布鲁氏菌病、牛结核病、炭疽和小反刍兽疫的实验室病原学确诊病例。

（4）老方官方兽医负责屠宰用肉牛检疫，逐头加施中老双方认可的身份标识，确认母牛无怀孕迹象，每天做临床检查。

（5）进入集中饲养场的屠宰用肉牛须在入场时逐头完成牛结节性皮肤病、多杀性巴氏杆菌疫苗接种和口蹄疫初次免疫，并按照免疫程序进行口蹄疫二次免疫。所选用的疫苗及接种程序须经中老双方认可。

（6）如集中饲养场的屠宰用肉牛被发现牛传染性胸膜肺炎、牛海绵状脑病、口蹄疫和小反刍兽疫的临床症状，应及时采样送实验室进行病原学检测，如病原学检测阳性，老方应立即暂停出口并将结果通报中方，该集中饲养场的所有动物不得调入出口前隔离检疫场；如病原学检测阴性，则立即剔除该患病动物，其他健康牛准许调入出口前隔离检疫场。

（7）出口屠宰用肉牛应使用中老双方认可的广谱抗菌药进行驱虫处理。

（8）从集中饲养场到出口前隔离检疫场运输牛的车辆及工具应进行彻底清洗，并用老方批准的消毒用药进行消毒。

4. 屠宰用肉牛境外隔离检疫要求

（1）集中饲养场所检疫合格的屠宰用肉牛准许调入出口前隔离检疫场，隔离期至少30天，以该批动物中最后一头动物入场开始计算隔离检疫期。

（2）隔离检疫场应位于中方认可的口蹄疫非疫区范围内，满足中国《进境牛羊指定隔离场建设要求》（SN/T 4233—2021）相关要求，并经中老双方认可，处于老方有效监管之下。

（3）进入隔离检疫场的动物，按照不同批次分区饲养。动物进入隔离检疫场时应由老方官方兽医逐头进行临床检查、核对身份标识，并检查免疫记录，隔离检疫期间每天进行巡查。动物出现任何传染病、寄生虫病的临床症状时应及时剔除。

（4）隔离检疫期间所用的草料、垫草应来自中方批准的地区，并且不因与牛有关需通报疫病而禁止销售。

（5）出口屠宰用肉牛应按照中方认可的标准进行免疫抗体滴度监测。

5. 食品安全要求

（1）不得对出口屠宰用肉牛使用任何未经老方批准的药物，所用药物符合中国相关标准，药残水平对人体无害。

（2）不得对出口屠宰用肉牛使用促生长激素。

（3）老方应建立出口屠宰用肉牛安全风险监控计划并有效实施。

6. 屠宰用肉牛运输要求

（1）出口装运前24小时内，出口屠宰用肉牛须逐头接受临床检查，无任何传染病和寄生虫病的临床症状，适合运输。

（2）自隔离检疫场至出境口岸运输路线两侧3公里的区域范围内过去6个月无报告发生牛传染性胸膜肺炎、牛海绵状脑病、口蹄疫和小反刍兽疫。

（3）运输牛的车辆及工具应进行彻底清洗，并用老方批准的消毒用药进行消毒。

（4）输出的屠宰用肉牛在运输期间，不得与不同收、发货人的动物混装。

（5）运输途中所用的草料、垫草应来自中老双方批准的地区，并且不因与牛有关需通报疫病而禁止销售。

（6）运输须按照中方《进境动植物检疫许可证》中指定的路线，从指定的口岸进入中国国境。

7. 动物福利要求

集中饲养场、隔离检疫场和运输过程的管理应遵循WOAH关于动物福利的相关指南。

（四）蒙古国（MNG）——屠宰用绵羊和山羊

根据《关于进口蒙古国屠宰用绵羊和山羊检疫卫生要求的公告》（海关总署公告2023年第92号），允许符合相关要求的蒙古国屠宰用绵羊和山羊进口。该公告同时发布了检疫和卫生要求，相关内容摘录如下。

1. 产品范围

屠宰用羊，指在中国入境后14天内完成屠宰，不用于繁殖目的的绵羊和山羊。

蒙古国官方机构在确认中华人民共和国海关总署已为进口商签发有效《进境动植物检疫许可证》后，方可按照议定书的规定和《进境动植物检疫许可证》的要求实施检验检疫。每份《进境动植物检疫许可证》只允许进口一批动物。

2. 屠宰用绵羊和山羊境外饲养卫生要求

（1）按照世界动物卫生组织（WOAH）《陆生动物卫生法典》，出口屠宰用绵羊和山羊应符合区域化管理要求，并获得中方认可。

（2）蒙古境内的无疫区应尽可能接近中国入境口岸，且距中国入境口岸大于3公里，具备天然及人工屏障，无疫区周边3公里范围内的易感动物应实施免疫。

（3）拟出口的动物应符合蒙方的兽医卫生检疫要求，出场前动物临床健康，母羊无怀孕迹象。原农场过去12个月内无口蹄疫、结核病、布氏杆菌病、小反刍兽疫、绵羊痘和山羊痘、痒病、副结核病、炭疽和裂谷热的实验室病原学确诊病例，且过去3个月，未因动物疫病控制而受到流动限制。

（4）原农场的动物应逐头进行下列疫病免疫，疫苗种类和免疫程序应经中方认可：口蹄疫（至少免疫2次）；布氏杆菌病；小反刍兽疫；绵羊痘和山羊痘。

（5）原农场动物应使用中蒙双方认可的药物进行驱虫。

（6）运输动物从原农场到出口前隔离检疫场的车辆及笼具应进行彻底清洗，并用蒙方批准的消毒用药进行消毒。

3. 屠宰用绵羊和山羊境外隔离检疫要求

（1）原农场检疫合格的动物准许调入出口前隔离检疫场，隔离期至少30天，以该批动物中最后一只动物入场开始计算隔离检疫期。

（2）隔离检疫场应符合WOAH以及中方关于无疫区管理的相关要求，位于经中方认可的口蹄疫、小反刍兽疫、绵羊痘和山羊痘免疫无疫区范围内。

（3）隔离检疫场需满足中国《进境牛羊指定隔离检疫场建设规范》（SN/T 4233—2021）相关要求，并经中蒙双方认可，处于蒙方有效监管之下。

（4）进入隔离场的动物，按照不同批次分区饲养。动物进入隔离检疫场时应由蒙方官方兽医逐头进行临床检查，出现任何传染病、寄生虫病临床症状的动物应及时剔除，并检查检测结果报告或免疫记录。隔离检疫期间，蒙古官方兽医应每天进行巡查，动物出现口蹄疫、小反刍兽疫、绵羊痘和山羊痘临床症状并经实验室诊断确认阳性的，全群动物不得对华出口。

（5）隔离检疫期间所用的草料、垫草应来自蒙方批准的地区，该地区不应有与绵羊和山羊有关的须通报的疫病。

（6）出口屠宰羊应按照中方认可的监控计划进行口蹄疫、绵羊痘和山羊痘免疫抗体滴度监测，采样比例不得低于3%。口蹄疫、绵羊痘和山羊痘免疫抗体合格率需高于70%。

4. 食品安全要求

（1）不得对出口动物使用任何未经蒙方批准的药物，不得对出口动物使用促生长激素。

（2）药残水平对人体无害，残留限量符合中国相关标准。

（3）蒙方应建立出口动物安全风险监控计划并有效实施。

5. 屠宰用绵羊和山羊运输要求

（1）出口装运前24小时内，出口动物须逐头接受临床检查是健康的，无任何传染病和寄生虫病的临床症状，适合运输。

（2）自隔离检疫场至出境口岸运输路线两侧3公里的区域范围内过去6个月无报告发生口蹄疫、小反刍兽疫、绵羊痘和山羊痘。

（3）运输动物的车辆及笼具使用前应进行彻底清洗，并用蒙方批准的消毒用药进行消毒。

（4）输出动物在运输期间，不得与不同收、发货人的动物混装。

（5）运输途中所用的草料、垫草应来自蒙方批准的地区，该地区不应有与绵羊和山羊有关的须通报的疫病。

（6）运输须按照中方《进境动植物检疫许可证》中指定的路线，从指定的口岸进入中国国境。

6. 动物福利要求

原农场、隔离检疫场和运输过程的管理应遵循WOAH关于动物福利的相关指南。

（五）斯洛伐克（SVK）——熊蜂

根据《关于进口斯洛伐克熊蜂检疫和卫生要求的公告》（海关总署公告2024年第162号），允许符合相关要求的斯洛伐克熊蜂进口。该公告同时发布了检疫和卫生要求，相关内容摘录如下：

1. 产品范围

熊蜂，仅限于红光熊蜂（*Bombus ignitus*）。

斯洛伐克官方机构凭中华人民共和国海关总署签发的《中华人民共和国进境动植物检疫许可证》对输华熊蜂进行检验检疫，按照双方确认的证书样本签发检疫证书。

检疫证书必须包含以下信息：①出口商和进口商的名称和地址；②熊蜂的数量和品种；③熊蜂包装或者装载容器的数量、封识或者标识号；④输华熊蜂的养殖和中转包装场所的名称、地址和官方批准编号。

检疫证书须用斯洛伐克文、中文和英文打印，手写（官方兽医官签名除外）或涂改无效；检疫证书正本随熊蜂同时运抵中国，并附有相关的实验室检测报告。

2. 生产企业要求

向中国输出的熊蜂来自以下养殖或者中转包装场所：

（1）经斯洛伐克官方批准，并经中华人民共和国海关总署现场考核并注册。

（2）输出前 2 年内，场所周围半径 100 公里范围内没有官方报告发生蜂巢小甲虫（*Aethina tumida*）。

（3）场所是完全封闭的，与外界环境完全隔离。

3. 熊蜂境外检疫要求

（1）饲喂的花粉经过有效处理以杀灭世界动物卫生组织（WOAH）列入的所有蜜蜂病原体，其他病原体如孢子虫（*Apicystis bombi*）、熊蜂短膜虫（*Crithidia bombi*）、熊蜂微孢子虫（*Nosema bombi*）和布赫纳蝗螨（*Locustacarus buchneri*）也要确保完全被杀灭。花粉不含活性转基因成分。

（2）输出熊蜂蜂王，陪附工蜂不超过 20 只；输出整群熊蜂，每个包装的熊蜂数量不超过 200 只。

（3）所在养殖场熊蜂蜂群无螨。

4. 输华雄峰的隔离检疫要求

输出前，熊蜂在养殖场所内进行了隔离检疫，并抽样进行物种鉴定和疫病检测。物种鉴定结果须为红光熊蜂，疫病检测结果须为阴性。所有检测项目、方法和检测结果应在卫生证书中列明。

①红光熊蜂物种鉴定（Species identification of*Bombus ignitus*）：形态学或分子生物学方法

②孢子虫（*Apicystis bombi*）：形态学或分子生物学方法

③熊蜂短膜虫（*Crithidia bombi*）：镜检或分子生物学检测

④熊蜂微孢子虫（*Nosema bombi*）：镜检或分子生物学检测

⑤布赫纳蝗螨（*Locustacarus buchneri*）：镜检或分子生物学检测

⑥寄生蜂（*Melittobia acast*）：观察蜂群和包装物并镜检

⑦蜂巢小甲虫（*Aethina tumida*）：观察蜂群和包装物并镜检

5. 出口前检疫要求

启运前 24 小时内，斯洛伐克对输出的熊蜂进行临床检查，健康状况良好，无前文“熊蜂境外检疫要求”部分所列疫病的临床症状。

6. 包装和运输要求

输出的熊蜂采用全新的包装材料，存放、运输期间采取了有效措施有效防止熊蜂逃逸和交叉污染。

（六）乌拉圭（URY）——运动马

根据《关于进口乌拉圭运动马检疫和卫生要求的公告》（海关总署公告 2023 年第 183 号），允许符合相关要求的乌拉圭运动马进口。该公告同时发布了检疫和卫生要求，相关内容摘录如下。

1. 产品范围

乌拉圭本土出生、饲养的，或在乌拉圭连续饲养至少 6 个月的运动马（速度和马术比赛马）。

乌拉圭官方机构凭中华人民共和国海关总署签发的《中华人民共和国进境动植物检疫许可证》对输华马实施检疫。每份进境检疫许可证只允许从乌拉圭输入一批马。

2. 乌拉圭动物卫生状况要求

（1）乌方确认按照世界动物卫生组织（WOAH）标准，乌拉圭没有非洲马瘟。如发生上述疫病，乌方应当采取如下措施：

①立即停止向中国输出运动马；

②在 24 小时内向中方通报发生疫病的详细情况，内容包括：疫病名称、发生疫病的饲养场名称

和地点、感染动物的种类、数量，以及采取的控制措施。

（2）乌方确认按照 WOAH 标准，确认没有委内瑞拉马脑脊髓炎、马脑脊髓炎（东部型和西部型）、日本脑炎、西尼罗热、马媾疫、马传染性子宫炎。如发生上述疫病，乌方应当采取如下措施：

①与中方协商评估决定是否继续出口，协商期间，暂停运动马出口；

②在 24 小时内向中方通报发生疫病的详细情况，内容包括：疫病名称、发生疫病的饲养场名称和地点、感染动物的种类、数量，以及采取的控制措施。

3. 饲养场动物卫生要求

（1）输出运动马所在原饲养场及周边 13 公里范围内过去 3 年内未发生水泡性口炎。

（2）输出运动马所在原饲养场及周边 8 公里范围内过去 12 个月内未发生马传染性贫血、马鼻疽。

（3）输出运动马的饲养场在过去 12 个月内未出现马鼻肺炎、马病毒性动脉炎、马流感、亨德拉病、尼帕病、狂犬病、马梨形虫病、马副伤寒（马流产沙门氏菌）、钩端螺旋体病、马流行性淋巴管炎、马腺疫、炭疽、马痘、马疥癣、苏拉病等病例。

（4）输出运动马进入隔离场前六个月内用灭活疫苗进行至少两次马流感的免疫。

（5）输出运动马未进行西尼罗热免疫。

（6）输出运动马在进入隔离场前，须在原饲养场经临床检查，未发现上述规定传染病的临床症状，并在乌方认可的实验室按照原饲养场检疫要求进行相关疾病的检测，结果为阴性。

4. 隔离检疫要求

（1）经在原饲养场检疫合格的运动马，须在乌方批准的隔离场隔离检疫至少 30 天。在隔离检疫期间，对输出的运动马逐头进行临床检查，确认马匹无任何传染病的临床症状，并在乌方认可的实验室按照隔离检疫要求进行相关疫病的检测，结果为阴性。实验室检测结果的有效期限为 45 天。

（2）隔离检疫期间，在乌方官方兽医的监督下，输出的运动马须用乌方批准的有效药物驱除体内外寄生虫和钩端螺旋体的预防性治疗。

5. 运输要求

（1）装运运动马的所有运输工具必须清洗，并在乌方官方兽医监督下，用乌方批准的消毒剂进行消毒。

（2）在输出前 24 小时内，乌方官方兽医对输出的运动马进行临床检查，未发现任何传染病的临床症状和迹象。

（3）检疫期间和运输途中所用草料、垫草不得来自有需通报的马疫病的地区，并符合兽医卫生条件。

（4）输出运动马在运输途中，不得经过有需通报的马疫病的地区，不得与其他动物相接触，不得与其他动物混装运输。

（七）智利（CHL）——马

根据《关于进口智利马检疫卫生要求的公告》（海关总署公告 2021 年第 38 号），允许符合相关要求的智利马进口。该公告同时发布了检疫卫生要求，相关内容摘录如下：

1. 产品范围

在智利本土出生、饲养的，或在智利连续饲养至少 6 个月的马。

2. 动物卫生要求

（1）对智利的动物卫生要求

智方确认按照世界动物卫生组织标准，智利没有非洲马瘟、马脑脊髓炎（东部型和西部型）、委内瑞拉马脑脊髓炎、日本脑炎。

（2）饲养场动物卫生要求

①智方确认输出马在原饲养场及周边半径18公里的范围内过去12个月内未发生过马传染性贫血。

②原饲养场的马在过去12个月内未出现过水泡性口炎、亨德拉病、西尼罗热、马鼻肺炎、马病毒性动脉炎、马流行性淋巴管炎、马副伤寒（马流产沙门氏菌）、马传染性贫血、马鼻疽、马腺疫、溃疡性淋巴管炎、马传染性子宫炎、马红球菌病、尼帕病、钩端螺旋体病、马痘、苏拉病、类鼻疽、马媾疫、马疥癣、马梨形虫病、狂犬病、炭疽等病例。

③原饲养场的马在过去3个月内无马流感临床症状，并且在出口前按照生产厂商说明进行了疫苗接种。

④输出马未进行过西尼罗热免疫。

⑤输出的马在进入隔离场前，须在原饲养场经临床检查，未发现上述规定传染病的临床症状，并在智方认可的实验室按照原饲养场检疫要求进行相关疾病的检疫，结果为阴性。

3. 隔离检疫要求

（1）经在原饲养场检疫合格的马，须在智方批准的隔离场隔离检疫至少30天。在隔离检疫期间，对输出的马逐头进行临床检查是健康的，没有任何传染病的临床症状，并在智方认可的实验室按照隔离检疫要求进行相关疫病的检疫，结果为阴性。实验室检测结果的有效期限为45天。

（2）隔离检疫期间，在智方兽医官员的监督下，输出的马须用智方认可的有效药物进行驱除体内外寄生虫和马钩端螺旋体的预防性治疗。

4. 运输要求

（1）装运马的所有运输工具必须清洗，并在智方官方控制下，用智方认可的消毒剂进行消毒。

（2）在输出前24小时内，智方官方兽医对输出的马进行临床检查，未发现传染病的临床症状和迹象。

（3）检疫期间和运输途中所用草料、垫草不得来自有需通报的马疫病的地区，并符合兽医卫生条件。

（4）输出马在运输途中，不得经过有需通报的马疫病的地区，不得与其他动物相接触，不得与其他动物同一运输工具运输。

二、进境水生动物

进境水生动物应事先办理检疫审批，获得“进境动植物检疫许可证”；应由出口国或地区官方机构按照双方确认的证书样本签发检验检疫证书（如动物卫生证书）等；进境食用水生动物应从符合对应条件的指定口岸进口。相关检验检疫要求中对应内容此处不再赘述。“已准入水生动物国家或地区及品种名单”及“允许进口水生动物境外注册登记企业名单”可通过海关总署动植物检疫司网站（http：//dzs. customs. gov. cn）的“首页 > 企业信息 > 活动物类 > 水生动物”栏目查询。

（一）阿联酋（ARE）——食用水生动物

根据《关于进口阿联酋食用水生动物检疫和卫生要求的公告》（海关总署公告2024年第69号），允许符合相关要求的阿联酋食用水生动物进口。该公告同时发布了动物检疫和卫生要求，相关内容摘录如下：

1. 产品范围

食用水生动物是指原产于阿联酋，输往中国用于供人类食用的活水生动物，生产方式包括野生捕捞和人工养殖，具体品种不包括《濒危野生动植物种国际贸易公约》（CITES）附录、中国《国家重点保护野生动物名录》和《重点管理外来入侵物种名录》所列物种。

2. 生产企业要求

向中国输出食用水生动物的生产企业（包括养殖场、中转包装场）应满足下列条件：

（1）由阿联酋官方主管部门批准并有效监督，向中方推荐，并获得中方注册登记资格。

（2）输华食用水生动物应符合中国与阿联酋有关食用水生动物检疫和安全卫生要求。

（3）生产企业根据危害分析及关键控制点（HACCP）原则和食用水生动物可追溯体系建立有效的食品卫生安全管理，确保食用水生动物的养殖、捕捞、包装、存储、运输、中转和出口的全过程符合双方相关卫生和可追溯性要求。

（4）处于阿方主管部门监管之下，遵守阿联酋卫生和预防部发布的公共卫生程序，企业员工遵循针对流行病和全球流行病的预防和预防措施。

3. 水生动物产品要求

（1）野生捕捞的输华食用水生动物应当在阿联酋本国或国际水域合法捕捞；人工养殖的，应当在阿联酋本国水域养殖。

（2）输华食用水生动物养殖、捕捞、暂养、包装、运输期间不得使用双方禁用的药物。按规定使用双方限用或允许使用的药物。

（3）阿方应对输华食用水生动物开展有关动物疫病、有毒有害物质和食源性微生物监测，监测结果应符合中方安全卫生标准要求。

4. 包装和标签要求

（1）不同捕捞区域或注册登记企业的输华食用水生动物应分开包装，不同种类的食用水生动物应独立包装。

（2）包装容器应为全新或经消毒处理，能够满足动物生存和福利需要。

（3）包装用材料、水或者冰及铺垫材料应当符合安全卫生要求，不能含有危害动植物和人体健康的病原微生物、有毒有害物质以及可能破坏水体生态环境的水生生物。

（4）外包装上应加贴中文标签，内容包括：水生动物品名和学名、捕捞海域（仅野生捕捞水生动物适用）、养殖场/包装场和出口企业名称、注册编号等信息，并必须标注目的地为中华人民共和国。

5. 出口前检疫要求

（1）食用水生动物在出口前经阿方官方检查官员临床检查确认健康，未发现动物传染病、寄生虫病临床症状，适合出口。

（2）每批输华食用水生动物须附有阿方主管部门出具的卫生证书，卫生证书须一正本和两副本，且正本须随货同行。

（3）当发生以下情况时：

①阿联酋发生《中华人民共和国进境动物检疫疫病名录》① 所列水生动物疾病和世界动物卫生组织（WOAH）要求的与《议定书》有关必须通报的疫病，使输华食用水生动物受到或可能受到感染；

②阿联酋境内发生任何重大食品安全事件，已经影响或可能影响输华食用水生动物；

③阿联酋输华食用水生动物严重违反中国和阿联酋法律法规、《议定书》规定；

④阿联酋生产企业发生重大公共卫生事件，例如，员工感染重大传染病，已经污染或可能污染输华食用水生动物及其包装、运输工具；

⑤阿联酋食用水生动物捕捞区域受到放射性污染物等污染的影响，已经污染或可能污染输华食用水生动物。

---

① 见《中华人民共和国进境动物检疫疫病名录》（农业农村部 海关总署公告第256号），见本书第三章第一节。

阿方应当立即停止相应捕捞海域、养殖场、中转包装场、地区甚至全国所有的食用水生动物输华，召回问题产品和存在潜在风险的产品，并向中方通报，提供事件调查、处置情况及下一步控制措施等详细信息。经中方确认上述风险已经消除或降到可控范围后，方可恢复食用水生动物输华。

（二）巴布亚新几内亚（PNG）——食用水生动物

根据《关于进口巴布亚新几内亚食用水生动物检疫和卫生要求的公告》（海关总署公告 2022 年第 96 号），允许符合相关要求的巴布亚新几内亚食用水生动物进口。该公告同时发布了动物检疫和卫生要求，相关内容摘录如下。

1. 产品范围

食用水生动物，指原产于巴布亚新几内亚，捕捞自巴布亚新几内亚独立管理海域，输往中国用于食用的甲壳类、鱼类、软体类活水生动物，不包括《濒危野生动植物种国际贸易公约》（CITES）附录、《中国国家重点保护野生动物名录》和《重点管理外来入侵物种名录》所列物种。

2. 生产企业要求

向中华人民共和国输出食用水生动物的生产企业（包括包装企业、捕捞船等）应满足下列要求：

（1）由巴布亚新几内亚官方主管部门批准并有效监督，向中国海关总署推荐，并获得中方注册登记资格。

（2）输华水生动物应符合中华人民共和国和巴布亚新几内亚有关水生动物检疫和安全卫生要求。

（3）生产企业应建立并实施水生动物安全卫生自检自控和追溯制度。确保加工、包装、存储、运输、中转和出口等全过程符合双方相关卫生和可追溯要求。

（4）在新冠肺炎疫情流行期间，企业应按照联合国粮农组织、世界卫生组织等制定发布的有关新冠肺炎与食品安全指南开展疫情防控，定期对员工开展相关疫病检测，制定必要的安全防控措施，并确保在原料、加工、包装、储存、运输、中转和出口等全过程各项防控措施有效执行，以防止被污染。

3. 水生动物产品要求

（1）输华食用水生动物应在巴布亚新几内亚独立管理的海洋区域合法捕捞，捕捞、暂养、包装、运输期间未使用结晶紫、孔雀石绿、恶喹酸和氯霉素等禁用药物或激素等物质。

（2）巴新方应对输华食用水生动物开展有关动物疫病、重金属和食源性致病菌有效监测，监测结果应符合中方安全卫生标准要求。

4. 包装和标签要求

（1）不同捕捞区域或注册登记企业的输华食用水生动物应分开包装，不同种类的水生动物应独立包装；内外包装应是符合国际卫生标准的全新材料，满足防止外界因素污染的要求。

（2）包装容器应为全新或经消毒处理，能够满足动物生存和福利需要。

（3）外包装上应加贴中文标签，内容包括：水生动物品名和学名、捕捞海域、包装企业和出口企业名称、注册编号等信息。必须标注目的地为中华人民共和国。

5. 出口前检疫要求

（1）食用水生动物在输华前须经巴新方官方兽医临床健康检查，未发现动物传染病、寄生虫病临床症状，未发现中国和世界动物卫生组织所列的水生动物疫病。

（2）巴新方应对输华食用水生动物开展有关动物疫病、重金属和食源性致病菌有效监测，监测结果应符合中方安全卫生标准要求。

（3）当发生以下情况时：

①巴布亚新几内亚境内发生 WOAH 规定的必须通报的水生动物疫病，使输华食用水生动物受到或可能受到感染；

②巴布亚新几内亚境内发生任何重大食品安全事件，已经影响或可能影响输华食用水生动物；

③巴布亚新几内亚出口中国食用水生动物严重违反中国法律法规和议定书规定；

④生产企业发生重大公共卫生事件，已经污染或可能污染输华食用水生动物及其包装、运输工具。

巴新方应当立即停止相应捕捞养殖海域、生产企业甚至全国所有的食用水生动物输华，召回问题产品和存在潜在风险的产品，并向中方通报。只有经中方确认上述风险已经消除或降到可控范围后，方可恢复食用水生动物输华。

（三）柬埔寨（KHM）——食用水生动物

根据《关于进口柬埔寨食用水生动物检疫和卫生要求的公告》（海关总署公告 2023 年第 16 号），允许符合相关要求的柬埔寨食用水生动物进口。该公告同时发布了动物检疫和卫生要求，相关内容摘录如下。

1. 产品范围

食用水生动物是指原产于柬埔寨，输往中国用于食用的甲壳类、鱼类、软体类等活水生动物，生产方式包括野生捕捞和人工养殖，具体品种不包括《濒危野生动植物种国际贸易公约》（CITES）附录、中国《国家重点保护野生动物名录》和《重点管理外来入侵物种名录》所列物种。

2. 生产企业要求

向中华人民共和国输出食用水生动物的生产企业（包括养殖场、中转包装场）应满足下列要求：

（1）由柬埔寨官方主管部门批准并有效监督，向中华人民共和国海关总署推荐，并获得中方注册登记资格。

（2）输华食用水生动物应符合中华人民共和国与柬埔寨王国有关食用水生动物检疫和安全卫生要求。

（3）生产企业应建立并实施食用水生动物安全卫生自检自控和追溯制度，确保养殖、捕捞、包装、存储、运输、中转和出口等全过程符合双方相关卫生和可追溯要求。

3. 水生动物产品要求

（1）野生捕捞的输华食用水生动物应当在柬埔寨本国或国际水域合法捕捞；人工养殖的，应当在柬埔寨本国水域养殖。

（2）输华食用水生动物养殖、收获、暂养、包装、运输期间未使用双方禁用的药物。按规定使用双方限用或允许使用的药物。

（3）柬方应对输华食用水生动物开展有关动物疫病、有毒有害物质和食源性微生物有效监测，监测结果应符合中方安全卫生标准要求。

4. 包装和标签要求

（1）不同捕捞区域或注册登记企业的输华食用水生动物应分开包装，不同种类的食用水生动物应独立包装；内外包装应是符合国际卫生标准和污染预防要求的全新材料。

（2）包装容器应为全新或经消毒处理，能够满足动物生存和福利需要。

（3）包装用水或者冰及铺垫材料应当符合安全卫生要求，不能含有危害动植物和人体健康的病原微生物、有毒有害物质以及可能破坏水体生态环境的水生生物。

（4）外包装上应加贴中文标签，内容包括：食用水生动物品名和学名、捕捞或养殖水域、生产企业名称及注册编号等信息，并必须标注目的地为中华人民共和国。

5. 出口前检疫要求

（1）食用水生动物在输华前须经柬方检查官员临床检查确认健康，未发现动物传染病、寄生虫病临床症状。

（2）每批输华食用水生动物须附有官方卫生证书，卫生证书须一正本和两副本，且正本须随货同行。

（3）当发生以下情况时：

①柬埔寨境内发生《中华人民共和国进境动物检疫疫病名录》① 和世界动物卫生组织（WOAH）规定的必须通报的水生动物疫病，使输华食用水生动物受到或可能受到感染；

②柬埔寨境内发生任何重大食品安全事件，已经影响或可能影响输华食用水生动物；

③柬埔寨出口中国食用水生动物严重违反中国法律法规和《中华人民共和国海关总署和柬埔寨王国农林渔业部关于柬埔寨输华食用水生动物检疫和卫生要求议定书》规定；

④柬埔寨生产企业发生重大公共卫生事件，已经污染或可能污染输华食用水生动物及其包装、运输工具。

柬方应当立即停止相应捕捞海域、生产企业甚至全国所有的食用水生动物输华，召回问题产品和存在潜在风险的产品，并向中方通报，提供事件调查、处置情况及下一步控制措施等详细信息。只有经中方确认上述风险已经消除或降到可控范围后，方可恢复食用水生动物输华。

（四）科摩罗（COM）——食用水生动物

根据《关于进口科摩罗食用水生动物检疫和卫生要求的公告》（海关总署公告 2023 年第 2 号），允许符合相关要求的科摩罗食用水生动物进口。该公告同时发布了动物检疫和卫生要求，相关内容摘录如下。

1. 产品范围

食用水生动物是指原产于科摩罗，输往中国用于食用的甲壳类、鱼类、软体类等活水生动物，生产方式包括野生捕捞和人工养殖，具体品种不包括《濒危野生动植物种国际贸易公约》（CITES）附录、中国《国家重点保护野生动物名录》和《重点管理外来入侵物种名录》所列物种。

2. 生产企业要求

向中华人民共和国输出食用水生动物的生产企业（包括养殖企业、加工包装企业等）应满足下列要求：

（1）由科摩罗官方主管部门批准并有效监督，向中华人民共和国海关总署推荐，并获得中方注册登记资格。

（2）输华食用水生动物应符合中华人民共和国与科摩罗联盟有关食用水生动物检疫和安全卫生要求。

（3）生产企业应建立并实施食用水生动物安全卫生自检自控和追溯制度。确保养殖、捕捞、加工、包装、存储、运输、中转和出口等全过程符合双方相关卫生和可追溯要求。

3. 水生动物产品要求

（1）野生捕捞的输华食用水生动物应当在科摩罗本国或国际水域合法捕捞；人工养殖的，应当在科摩罗本国水域养殖。

（2）输华食用水生动物在养殖、捕捞、暂养、包装、运输期间不得使用结晶紫、孔雀石绿、恶喹酸和氯霉素等禁用药物或激素等物质，其他药物或添加剂残余量应符合中国有关限量标准。

（3）科方应对输华食用水生动物开展有关动物疫病、重金属和食源性致病菌有效监测，监测结果应符合中方安全卫生标准要求。

4. 包装和标签要求

（1）不同捕捞区域或注册登记企业的输华食用水生动物应分开包装，不同种类的食用水生动物应独立包装；内外包装应是符合国际卫生标准的全新材料，满足防止外界因素污染的要求。

（2）包装容器应为全新或经消毒处理，能够满足动物生存和福利需要。

（3）外包装上应加贴中文标签，内容包括：食用水生动物品名和学名、捕捞或养殖水域、生产

① 见《中华人民共和国进境动物检疫疫病名录》（农业农村部 海关总署公告第 256 号），见本书第三章第一节。

企业名称及注册编号等信息。必须标注目的地为中华人民共和国。

5. 出口前检疫要求

（1）食用水生动物在输华前须经科方官方兽医临床健康检查，未发现动物传染病、寄生虫病临床症状，未发现中国和世界动物卫生组织（WOAH）所列的水生动物疫病。

（2）每批输华食用水生动物须附有官方卫生证书，卫生证书须一正本和两副本，且正本须随货同行。

（3）当发生以下情况时：

①科摩罗境内发生 WOAH 规定的必须通报的水生动物疫病，使输华食用水生动物受到或可能受到感染。

②科摩罗境内发生任何重大食品安全事件，已经影响或可能影响输华食用水生动物。

③科摩罗输华食用水生动物严重违反中国法律法规和议定书规定。

④科摩罗生产企业发生重大公共卫生事件，已经污染或可能污染输华食用水生动物及其包装、运输工具。

科方应当立即停止相应捕捞海域、生产企业甚至科摩罗境内所有食用水生动物输华，召回问题产品和存在潜在风险的产品，并向中方通报。只有经中方确认上述风险已经消除或降到可控范围后，方可恢复食用水生动物输华。

（五）乌拉圭（URY）——食用水生动物

根据《关于进口乌拉圭食用水生动物检疫和卫生要求的公告》（海关总署公告 2023 年第 176 号），允许符合相关要求的乌拉圭食用水生动物进口。该公告同时发布了动物检疫和卫生要求，相关内容摘录如下。

1. 产品范围

食用水生动物是指原产于乌拉圭，输往中国用于食用的鱼类、甲壳类、软体类等活水生动物，生产方式包括野生捕捞和人工养殖，具体品种不包括《濒危野生动植物种国际贸易公约》（CITES）附录、中国《国家重点保护野生动物名录》和《重点管理外来入侵物种名录》所列物种。

2. 生产企业要求

向中华人民共和国输出食用水生动物的生产企业（包括养殖场、中转包装场）应满足下列条件：

（1）由乌拉圭官方主管部门批准并有效监督，向中华人民共和国海关总署推荐，并获得中方注册登记资格。

（2）输华食用水生动物应符合中华人民共和国与乌拉圭东岸共和国有关食用水生动物检疫和安全卫生要求。

（3）生产企业应建立并实施食用水生动物安全卫生自检自控和追溯制度，确保养殖、捕捞、包装、存储、运输、中转和出口等全过程符合双方相关卫生和可追溯要求。

3. 水生动物产品要求

（1）野生捕捞的输华食用水生动物应当在乌拉圭本国或国际水域合法捕捞；人工养殖的，应当在乌拉圭本国水域养殖。

（2）输华食用水生动物养殖、收获、暂养、包装、运输期间未使用双方禁用的药物。按规定使用双方限用或允许使用的药物。

（3）乌方应对输华食用水生动物开展有关动物疫病、有毒有害物质和食源性微生物有效监测，监测结果应符合中方安全卫生标准要求。

4. 包装和标签要求

（1）不同捕捞区域或注册登记企业的输华食用水生动物应分开包装，不同种类的食用水生动物应独立包装。

（2）包装容器应为全新或经消毒处理，能够满足动物生存和福利需要。

（3）包装用材料、水或者冰及铺垫材料应当符合安全卫生要求，不能含有危害动植物和人体健康的病原微生物、有毒有害物质以及可能破坏水体生态环境的水生生物。

（4）外包装上应加贴中文标签，内容包括：食用水生动物品名和学名、捕捞海域（仅野生捕捞水生动物适用）、养殖场/中转包装场和出口企业名称、注册编号等信息，并必须标注目的地为中华人民共和国。

5. 出口前检疫要求

（1）食用水生动物在出口前经乌方官方兽医临床检查确认健康，未发现动物传染病、寄生虫病临床症状。

（2）每批输华食用水生动物须附有乌方主管部门出具的卫生证书，卫生证书须一正本和两副本，且正本须随货同行。

（3）当发生以下情况时：

①乌拉圭境内发生《中华人民共和国进境动物检疫疫病名录》[①] 所列水生动物疫病和世界动物卫生组织（WOAH）规定的必须通报的疫病，使输华食用水生动物受到或可能受到感染；

②乌拉圭境内发生任何重大食品安全事件，已经影响或可能影响输华食用水生动物；

③乌拉圭出口中国食用水生动物严重违反中国法律法规和《议定书》规定；

④乌拉圭生产企业发生重大公共卫生事件，比如，发生重大传染病可能影响食用水生动物安全或者致病性疾病可能通过食用水生动物、包装和运输工具传入中国；

⑤乌拉圭食用水生动物捕捞海域受到污染物影响，如放射性污染物，已经污染或可能污染输华食用水生动物。

乌方应当立即停止相应捕捞海域、养殖场、生产企业、地区甚至全国所有的食用水生动物输华，召回问题产品和存在潜在风险的产品，并向中方通报，提供事件调查、处置情况及下一步控制措施等详细信息。只有经中方确认上述风险已经消除或降到可控范围后，方可恢复食用水生动物输华。

（六）印度尼西亚（IDN）——食用水生动物

根据《关于进口印度尼西亚食用水生动物检疫和卫生要求的公告》（海关总署公告 2023 年第 154 号），允许符合相关要求的印度尼西亚食用水生动物进口。该公告同时发布了动物检疫和卫生要求，相关内容摘录如下。

1. 产品范围

食用水生动物是指原产于印度尼西亚，输往中国用于食用的鱼类、甲壳类、软体类等活水生动物，生产方式包括野生捕捞和人工养殖，具体品种不包括《濒危野生动植物种国际贸易公约》（CITES）附录、中国《国家重点保护野生动物名录》和《重点管理外来入侵物种名录》所列物种。

2. 生产企业要求

向中华人民共和国输出食用水生动物的生产企业（包括养殖场、中转包装场）应满足下列条件。

（1）由印度尼西亚共和国检疫局（以下称印尼方）批准并有效监督，向中华人民共和国海关总署（以下称中方）推荐，并获得中方注册登记资格。获得注册登记的生产企业名单将在海关总署网站公布。

（2）输华食用水生动物应符合中华人民共和国与印度尼西亚共和国有关食用水生动物检疫和安全卫生要求。

（3）生产企业应建立并实施食用水生动物安全卫生自检自控和追溯制度，确保养殖、捕捞、包装、存储、运输、中转和出口等全过程符合双方相关卫生和可追溯要求。

---

① 见《中华人民共和国进境动物检疫疫病名录》（农业农村部 海关总署公告第 256 号），见本书第三章第一节。

3. 水生动物产品要求

（1）野生捕捞的输华食用水生动物应当在印度尼西亚本国或国际水域合法捕捞；人工养殖的，应当在印度尼西亚本国水域养殖。

（2）输华食用水生动物养殖、收获、暂养、包装、运输期间未使用双方禁用的药物。按规定使用双方限用或允许使用的药物。

（3）印尼方应对输华食用水生动物开展有关动物疫病、有毒有害物质和食源性微生物有效监测，监测结果应符合中方安全卫生标准要求。

4. 包装和标签要求

（1）不同捕捞区域或注册登记企业的输华食用水生动物应分开包装，不同种类的食用水生动物应独立包装。

（2）包装容器应为全新或经消毒处理，能够满足动物生存和福利需要。

（3）包装用材料、水或者冰及铺垫材料应当符合安全卫生要求，不能含有危害动植物和人体健康的病原微生物、有毒有害物质以及可能破坏水体生态环境的水生生物。

（4）外包装上应加贴中文标签，内容包括：食用水生动物品名和学名、捕捞海域（仅野生捕捞水生动物适用）、养殖场/中转包装场和出口企业名称、注册编号等信息，并必须标注目的地为中华人民共和国。

5. 出口前检疫要求

（1）食用水生动物在出口前经印尼方官方兽医临床检查确认健康，未发现动物传染病、寄生虫病临床症状。

（2）每批输华食用水生动物须附有官方卫生证书，且正本须随货同行。

（3）当发生以下情况时：

①印度尼西亚境内发生《中华人民共和国进境动物检疫疫病名录》① 所列水生动物疫病和世界动物卫生组织（WOAH）规定的必须通报的疫病，使输华食用水生动物受到或可能受到感染；

②印度尼西亚境内发生任何重大食品安全事件，已经影响或可能影响输华食用水生动物；

③印度尼西亚出口中国食用水生动物严重违反中国法律法规和《议定书》规定；

④印度尼西亚生产企业发生重大公共卫生事件，如员工感染重大传染病，已经污染或可能污染输华食用水生动物及其包装、运输工具。

印尼方应当立即停止相应捕捞海域、养殖场、生产企业、地区甚至全国所有的食用水生动物输华，召回问题产品和存在潜在风险的产品，并向中方通报，提供事件调查、处置情况及下一步控制措施等详细信息。只有经中方确认上述风险已经消除或降到可控范围后，方可恢复食用水生动物输华。

三、进境动物遗传物质、生物制品

（一）巴基斯坦（PAK）——水牛胚胎

根据《关于进口巴基斯坦水牛胚胎检疫卫生要求的公告》（海关总署公告 2022 年第 89 号），允许符合相关要求的巴基斯坦水牛胚胎进口。该公告同时发布了检疫卫生要求，相关内容摘录如下。

1. 产品范围

水牛胚胎，是指在巴基斯坦通过中巴双方注册的生产单位内，从水牛活体卵巢采集卵母细胞，使用体外授精方式生产的胚胎。

2. 生产单位注册要求

中方可以派出动物检疫官员，考核巴方推荐注册的卵母细胞采集中心、精液生产中心和胚胎加

---

① 见《中华人民共和国进境动物检疫疫病名录》（农业农村部 海关总署公告第 256 号），见本书第三章第一节。

工场所。

卵母细胞、精液和胚胎须在中巴双方注册的卵母细胞采集中心、精液生产中心和胚胎加工场所内生产。巴基斯坦生产单位在注册有效期内可向中国出口水牛胚胎。

3. 动物卫生要求

（1）对巴基斯坦的动物卫生要求

供体母牛、供精公牛和试情动物所在的农场及其周围50公里范围内，在过去3年内没有牛瘟、牛海绵状脑病、牛传染性胸膜肺炎、小反刍兽疫、蓝舌病、牛结节性皮肤病、水泡性口炎和裂谷热。

（2）供体动物卫生要求

供体母牛、供精公牛和试情动物必须：

①有唯一、持久的鉴别耳号，可追溯到生产的卵母细胞、精液和胚胎。

②所在农场在巴方监管下实施口蹄疫区域化管理，符合“中华人民共和国海关总署和巴基斯坦伊斯兰共和国国家粮食安全与研究部关于口蹄疫免疫无疫区要求备忘录”要求。

③所在农场通过临床观察或实验室检测的方式对下列动物疫病进行有计划监测：蓝舌病、牛结核病、布氏杆菌病、牛流行性白血病、副结核病、出血性败血症、牛巴贝斯虫病、毛滴虫病、胎儿弯曲杆菌病、牛病毒性腹泻/粘膜病、牛传染性鼻气管炎、Q热、钩端螺旋体、水泡性口炎、裂谷热、小反刍兽疫和牛结节性皮肤病。中方可以审核监测计划执行情况和检测结果报告。

发生上述疫病时，阳性动物应立即从所在农场剔除，有关卵母细胞、精液以及胚胎均不能出口中国。

④在采卵或采精前3个月内一直饲养在注册的卵母细胞采集中心或精液生产中心，并按照供体动物的检疫实验要求（见表18-1）所列疫病进行至少1次检测，结果为阴性。

⑤在采卵或采精前24小时内，由巴方官方兽医临床检查确认无任何传染病迹象。

表18-1　供体动物的检疫实验要求

序号	疫病	检疫要求
1	口蹄疫（O、A、亚洲Ⅰ型）	非结构蛋白酶联免疫吸附试验（ELISA）检2次，第一次在首次采卵（或采精）前30天，第二次在末次采卵（或采精）后30天进行，如果发现阳性，做病原鉴定试验，结果为阴性。
2	蓝舌病	末次采卵（或采精）后21~60天，一次琼脂凝胶扩散试验（ADT）或者一次ELISA试验，结果为阴性。
3	布氏杆菌病	末次采卵（或采精）后21~60天，一次补体结合试验（CFT）或一次ELISA试验，结果为阴性。 疫苗免疫后可不检测，但须在卫生证书上注明免疫日期、年龄、疫苗种类、剂量及生产厂家。
4	牛结核病	末次采卵（或采精）后21~60天，皮内牛型结核菌素试验（PPD），结果为阴性。
5	副结核病	末次采卵（或采精）后21~60天，ELISA试验，结果为阴性。
6	牛地方流行性白血病	末次采卵（或采精）后21~60天，一次琼脂凝胶免疫扩散试验（P24和GP抗原）或一次ELISA试验，结果为阴性。
7	胎儿弯曲杆菌病	供体母牛：末次采卵后21~60天，阴道冲洗物做胎儿弯曲杆菌分离培养（只对有自然交配史的母牛）结果为阴性。 供精公牛：首次采精前的30天内：阴茎包皮冲洗物做胎儿弯曲杆菌分离培养或免疫荧光试验（IFT），结果为阴性。
8	钩端螺旋体病	末次采卵（或采精）后21~60天，微量凝集试验（MAT），未注苗的牛血清稀释1：100为阴性，注苗的牛血清稀释1：200为阴性。

表18-1 续

序号	疫病	检疫要求
9	牛病毒性腹泻/粘膜病（BVD/MD）	末次采卵（或采精）后21~60天，抗原捕获ELISA试验或者免疫过氧化物酶（IPX）试验（用血液或血清分离病毒，培养两代），结果为阴性。
10	毛滴虫病	供体母牛：末次采卵（或采精）后21~60天，阴道冲洗物做分离培养（只对有自然交配史的母牛）结果为阴性。 供精公牛：首次采精前的30天内阴茎包皮冲洗物做分离培养或免疫荧光试验（IFT），结果为阴性。
11	Q热	末次采卵（或采精）后21~60天（只对有自然交配史的母牛），一次补体结合试验或一次ELISA试验，结果为阴性。
12	水泡性口炎	末次采卵（或采精）后21~60天，做ELISA试验或病毒中和（VN）试验，结果为阴性。

4. 胚胎生产卫生要求

（1）卵母细胞、精液和胚胎须根据国际胚胎移植协会（IETS）手册推荐的方法，按照世界动物卫生组织认可的标准进行采集和处理。

（2）水牛胚胎必须：

①采取适当措施确保其在加工、冷冻、运输和储存过程中不受病原微生物污染；

②确认水牛胚胎生产体系中的生物成份（包括无活性的卵母细胞/胚胎、有关培养液、冲洗液、培养细胞以及动物源性生物制品等）不受病原微生物污染；

③胚胎至少清洗10次，每次清洗应达到稀释100倍，然后用含0.25%胰蛋白酶、pH值为7.6~7.8的冲洗液冲洗两次，胚胎在胰蛋白酶内浸泡的时间共为60~90秒，每次清洗均使用新的已灭菌的移液管转移胚胎；

④只有来自同一供体的胚胎才能一起清洗，每次洗涤不能多于10个胚胎；

⑤在50倍以上显微镜下观察胚胎整个表面的透明带，确保完整无损并无粘附物；

⑥使用玻璃化冷冻方式进行冷冻保存。

5. 胚胎存放及封识要求

（1）输出水牛胚胎应放入冷冻容器。冷冻容器要按照IETS手册推荐的方法或等效方法进行铅封和标识。

（2）输出水牛胚胎在允许出口前，须在中巴双方认可的胚胎加工场所内储存。

（二）巴西（BRA）——牛血液制品

根据《关于进口巴西牛血液制品检疫和卫生要求的公告》（海关总署公告2024年第43号），允许符合相关要求的巴西牛血液制品进口。该公告同时发布了检疫和卫生要求，相关内容摘录如下。

1. 产品范围

牛血液制品是指源于牛且经过充分处理可直接用于科研、生产的牛血液制品成品，以及经过初加工的牛血液制品半成品，包括牛血清成品、牛血清白蛋白及牛血清半成品等。

2. 生产企业要求

（1）由巴西官方机构批准并实施日常监管，向中华人民共和国海关总署推荐，并获得中方注册登记资格。获得注册登记的生产企业名单将在海关总署网站公布。

（2）生产加工过程遵循良好操作规范、符合相应的质量管理体系标准和要求，并建立有效的产品追溯和召回制度，详细记录每批产品的产地和基本信息、采集和生产加工过程、质控试验、包装和运输等有关情况。

3. 牛血来源动物卫生要求

用于生产输华牛血液制品的牛血来源动物应符合以下要求：

（1）来源于巴西符合世界动物卫生组织（WOAH）规定并经中方认可的口蹄疫、牛传染性胸膜肺炎、牛结节性皮肤病、小反刍兽疫的无疫区，且巴西应是WOAH认可的牛海绵状脑病（BSE）风险可忽略国家。

（2）来源饲养场过去六个月未发生牛病毒性腹泻、牛白血病、狂犬病、牛型布鲁氏菌病、蓝舌病和牛传染性鼻气管炎的病例。

（3）牛血来源动物是健康的，不得来自动物疫情流行区域，无上述疫病的临床症状。

（4）对屠宰后采集血液的，应当经宰前、宰后检疫合格，且屠宰前未采用向颅脑注射压缩空气（气体）击晕或脊髓刺入法致死，胴体可供人类食用；对通过活体采集血液的，应采用无菌操作方法进行采集。

4. 血液采集场所要求

（1）应当经巴西官方批准，并接受官方监管。

（2）符合兽医卫生要求，牛血液采集、血清分离等操作过程应做到严格防止污染。

5. 产品要求

（1）除因生产或保存等需要外，牛血液制品在生产加工过程中不得添加任何其他物质。

（2）每批牛血液制品出口前，应按海关总署公告2024年第43号附件（见表18-2、表18-3）要求进行检测，结果合格。

表18-2　输华牛血液制品成品检测要求

（适用于成品牛血清和牛血清白蛋白）

序号	检测项目	检测方法	判定标准
1	无菌性检查 （包括细菌和真菌）	培养法	未检出
2	支原体	培养法	未检出
3	引起细胞病变的病原体	细胞培养后观察细胞病变	未检出
4	引起血细胞吸附的病原体	细胞培养后用血细胞吸附试验进行检测	未检出
5	蓝舌病病毒	病毒分离、ELISA或RT-PCR	未检出
6	口蹄疫病毒	原料来自非免疫的牛：ELISA检测抗体或PCR检测抗原； 原料来自免疫的牛：ELISA或PCR检测抗原	未检出
7	牛病毒性腹泻病毒	病毒分离或RT-PCR	未检出
8	牛白血病病毒	病毒分离或PCR	未检出
9	狂犬病病毒	荧光抗体试验（FAT）或PCR	未检出
10	内毒素	鲎试剂检测	胎牛血清、新生牛血清、供体牛血清：内毒素<10 EU / ml；新生小牛血清、小牛血清、成牛血清：<100 EU / ml。

表 18-3　输华牛血液制品半成品检测要求

（适用于牛血清半成品）

序号	检测项目	检测方法	判定标准
1	蓝舌病病毒	病毒分离、ELISA 或 RT-PCR	未检出
2	口蹄疫病毒	原料来自非免疫的牛：ELISA 检测抗体或 PCR 检测抗原； 原料来自免疫的牛：ELISA 或 PCR 检测抗原	未检出
3	牛病毒性腹泻病毒	病毒分离或 RT-PCR	未检出
4	牛白血病病毒	病毒分离或 PCR	未检出
5	狂犬病病毒	荧光抗体试验（FAT）或 PCR	未检出

6. 包装、标签要求

（1）包装为全新、洁净、无菌，密封性和防潮性能良好，不易破损。

（2）产品加贴标签，标签内容应包括但不限于以下信息：产品名称和描述、数（重）量、产地、生产企业名称和注册号、保质期、生产批号、添加物名称和储存条件。如经过辐照，应在标签中注明。

7. 出口前检验检疫

巴方负责输华牛血液制品出口前检验检疫并出具卫生证书。

牛血液制品如经过辐照处理，还应随附辐照证书。

（三）法国（FRA）——猪精液

根据《关于进口法国猪精液检疫卫生要求的公告》（海关总署公告 2023 年第 40 号），允许符合相关要求的法国猪精液进口。该公告同时发布了检疫和卫生要求，相关内容摘录如下。

1. 产品范围

猪精液。

法国官方机构在确认中华人民共和国海关总署已签发《中华人民共和国进境动植物检疫许可证》方可依照议定书的规定和进境检疫许可证的要求开始对供精猪和猪精液实施检疫。每份进境检疫许可证只允许进口一批猪精液。

2. 法国动物卫生状况要求

依据世界动物卫生组织（WOAH）的标准，法方确认其境内无下列疫病：口蹄疫、猪水泡病、古典猪瘟和尼帕病毒性脑炎，且没有对上述疫病实施免疫接种。一旦法国发生上述所列疫病，法方应在 24 小时内通知中方发生疫病的详细情况，内容包括：疫病名称、发生疫病的场所的名称和地址、感染动物种类和数量及法方已采取的控制措施，并立即停止向中国出口猪精液。

法方按照 2021 年 12 月 13 日签署的《中华人民共和国海关总署、中华人民共和国农业农村部、中华人民共和国林业和草原局与法兰西共和国农业和食品部关于非洲猪瘟区域化管理的合作协议》要求，对非洲猪瘟实施区域化管理。

3. 法国人工采精中心要求

拟向中国出口猪精液的人工采精中心应经法方批准，并由中方予以注册登记，允许其在规定期限内向中国出口猪精液。人工采精中心应符合下列条件：

（1）有资质兽医负责监督供精猪健康以及精液的采集、加工和贮存等工作。

（2）官方兽医通过现有记录确认，在过去 2 年没有发生伪狂犬病、猪细小病毒感染、猪繁殖与呼吸综合征、猪圆环病毒病Ⅱ型感染、布鲁氏菌病、结核病、猪传染性胃肠炎、猪铁士古病毒性脑脊髓炎、日本脑炎和水泡性口炎。

（3）官方兽医通过现有记录确认，在过去 12 个月无钩端螺旋体病、猪衣原体病（鹦鹉热亲衣原体感染）、猪传染性胸膜肺炎、猪密螺旋体痢疾、猪流行性感冒、猪丹毒、猪萎缩性鼻炎、猪支原体肺炎和其他经精液传播传染病的临床表现。

（4）至少每 6 个月进行一次猪繁殖与呼吸综合征、猪圆环病毒病Ⅱ型感染、猪细小病毒感染的检测，结果为阴性。如供精猪注射了猪细小病毒感染或猪圆环病毒病Ⅱ型感染的疫苗，则免予检测该 2 种疫病。

（5）至少每 12 个月进行一次布鲁氏菌病、伪狂犬病检测，结果为阴性。

（6）采精当天，人工采精中心的所有动物经临床检查是健康的、行为正常、无任何传染病的临床迹象。

（7）人工采精中心引进供精猪，采集、加工以及储藏精液等全过程，都应符合 WOAH 法典推荐的卫生要求。

（8）稀释剂：输华猪精液的稀释剂不得含有动物传染病病原，且无反刍动物源性成分。

4. 法国供精猪要求

（1）拟向中国出口精液的供精猪在法国出生或在法国饲养至少 6 个月，从未用于自然交配。

（2）拟向中国出口精液的供精猪，进入人工采精中心前，须在法国兽医行政主管部门批准的隔离场隔离检疫至少 28 天，没有任何疾病的临床症状。在进入隔离场至少 21 天后，逐头进行以下疫病检测，结果为阴性：

①猪繁殖与呼吸综合征：间接免疫荧光抗体试验，或免疫过氧化物酶单层细胞试验（IPMA），血清 1∶20 稀释为阴性；或酶联免疫吸附试验（ELISA）为阴性；

②布鲁氏菌病：缓冲布鲁氏菌抗原试验（BBAT）为阴性；或 ELISA 阴性。

（3）拟向中国出口精液的供精猪，在首次出口采精前 30 天内，在采精中心逐头做下列疫病检测，结果为阴性：

①布鲁氏菌病：BBAT 为阴性；或 ELISA 阴性。

②猪繁殖与呼吸综合征：间接免疫荧光抗体试验，或 IPMA，血清 1∶20 稀释为阴性；或 ELISA 为阴性。

③猪传染性胃肠炎：ELISA 检测阴性。

④猪细小病毒感染：血凝抑制试验，血清稀释 1∶16 为阴性；或 ELISA 阴性。如注射疫苗，则免予检测。

⑤猪圆环病毒病Ⅱ型感染：血清中和试验，血清稀释 1∶8 为阴性；或补体结合试验，血清稀释 1∶5 为阴性；或 ELISA 为阴性。如注射疫苗，免予检测。

⑥钩端螺旋体病（当地流行血清型的检测）：显微凝集试验或 ELISA 为阴性，或预防性治疗（应标明治疗药物和时间）。

⑦猪衣原体病（鹦鹉热亲衣原体感染）：补体结合试验，血清 1∶4 稀释为阴性。

5. 输华前检疫要求

（1）输华猪精液在启运前应保存在法方认可的安全场所，并防止污染。

（2）输华猪精液须在法方官方兽医的监督下加施封识，不同收、发货人的猪精液不得混装。

（3）输华猪精液应当根据中方签发的进境检疫许可证指定路线和规定的时间运抵指定的中国入境口岸。

（四）法国（FRA）——种禽种蛋

根据《关于进口法国种禽种蛋检疫和卫生要求的公告》（海关总署公告 2020 年第 106 号），允许符合相关要求的法国种禽种蛋进口。该公告同时发布了检疫和卫生要求，相关内容摘录如下。

1. 产品范围

种禽种蛋，指用于孵育、繁衍幼禽的禽鸟和受精禽蛋，包括鸡、鸭、鹅等饲养禽鸟。

2. 动物卫生要求

（1）对法国的动物卫生要求

①按照世界动物卫生组织《陆生动物卫生法典》要求，确认法国是高致病性禽流感、新城疫国家无疫状态。

②当法国家禽发生上述疫病时，法方应立即暂停向中国输出种禽、种蛋。

③法方建立禽白血病、沙门氏菌病的监测和净化计划并有效实施。

（2）对饲养场、孵化场和来源种群动物卫生要求

①输华种禽种蛋的饲养场、孵化场经法方批准并处于法方监管之下，种禽或种蛋的父母代应在法国出生或从生物安全水平不低于法国的第三方国家进口，并在生产输华种禽或种蛋前在法国至少已养殖6个月。源于第三方国家的种禽或种蛋父母代在上述6个月养殖期间，不得与其他禽鸟接触。

②输华种禽种蛋的饲养场、孵化场须经中方注册登记，注册登记有效期5年。如饲养场、孵化场生物安全水平变化影响种禽或种蛋的检疫安全性，法方应暂停其向中国出口。

③注册登记的饲养场、孵化场在出口种禽或种蛋前12个月内未发生过：鸭病毒性肠炎、鸡传染性喉气管炎、禽传染性支气管炎、传染性法氏囊病、马立克氏病、禽白血病、鸡传染性贫血、禽痘、鸭病毒性肝炎、鹅细小病毒感染、鸡白痢、禽伤寒、禽支原体病（鸡败血支原体、滑液囊支原体）、低致病性禽流感、禽网状内皮组织增殖症、禽衣原体病、鸡病毒性关节炎、禽螺旋体病、住白细胞原虫病、禽副伤寒、禽偏肺病毒病、禽腺病毒病I群、小鹅瘟、禽戊型肝炎。

④饲养场、孵化场的农场主根据法方法规要求必须登记并遵守生产参数规定，如死亡率、饲料和饮水消耗下降、生产率等。如果生产参数及临床症状表现超过预警标准，农场主必须向官方兽医或卫生员报告。

（3）疫病检测与免疫要求

种蛋出口前30日内或种禽孵化前30日内，对种蛋或种禽父母代群按照至少99%的置信度、5%的流行率进行抽样（每个种群至少抽取90个样本）。在法方批准的实验室按要求进行检测，结果为阴性。（具体要求详见海关总署公告2020年第106号附件）

允许对禽群免疫新城疫、传染性法氏囊病、马立克、鸭病毒性肝炎及鸭病毒性肠炎、禽腺病毒病、禽偏肺病毒病，但须确保全群免疫或全面不免疫，除马立克外不允许免疫活病毒疫苗。

（4）出口前检疫查验要求

①种禽或种蛋输出前30天内，对饲养场中异常死亡的种禽，应送法方认可的实验室进行剖检和疫病检测。如检出附件规定的疫病，法方应立即暂停相应饲养场或孵化场出口并立即向中方通报。

②种禽、种蛋父母代群在输出前24小时内，经法方官方兽医临床检查是健康的，无传染病临床症状和生理缺陷。种蛋在包装前应完整，无裂痕、破损等缺陷。

③种禽（一日龄种禽除外）应在法方认可兽医监督下用有效药物驱除包括球虫在内的体内外寄生虫，驱虫后应尽快装箱并运往中国。

3. 消毒、包装和运输要求

（1）种禽孵化前，应使用法国官方批准的消毒剂对种蛋、孵化器和其他相关设施、区域进行彻底消毒。出雏器用于孵化输华种禽时，不得同时孵化其他禽类。

（2）出口种蛋包装前应在法方批准的兽医监督下用有效消毒剂进行外部消毒，消毒前种蛋外表应清洁、无污物，消毒后应尽快包装并运往中国。

（3）装运种禽或种蛋的所有箱、筐等包装材料是全新且未经使用的。装载种禽或种蛋的运输工具应在法方批准的兽医监督下事先用法方批准的有效药物进行消毒。装载种禽或种蛋的机舱，应按

照国际航空运输协会（IATA）推荐方法进行清洁和消毒。

（4）在养殖场和运输途中所用的饲料和铺垫材料应符合兽医卫生要求。

（5）运输途中，输华种禽、种蛋不得与其他禽类接触。如需经停第三国，须事先经中方批准且经停期间不得离开海关监管区域。

（五）荷兰（NLD）——猪精液

根据《关于进口荷兰猪精液检疫和卫生要求的公告》（海关总署公告 2024 年第 61 号），允许符合相关要求的荷兰猪精液进口。该公告同时发布了检疫和卫生要求，相关内容摘录如下。

1. 产品范围

猪精液。

荷兰官方机构在确认中华人民共和国海关总署已为中国的进口商签发了有效《进境动植物检疫许可证》后，方可按照双方《议定书》的规定和《进境动植物检疫许可证》的要求实施检验检疫。每份《进境动植物检疫许可证》只允许进口一批猪精液。

2. 荷兰动物卫生状况要求

荷方确认荷兰无口蹄疫、猪水泡病、猪瘟、非洲猪瘟，家畜中的尼帕病。如果荷兰发生了上述疫病，荷方应根据世界动物卫生组织（WOAH）规则向中方通报并停止向中国出口猪精液。

荷方确认猪精液生产中心没有牛型结核病、伪狂犬病、布鲁氏菌病、猪铁士古病毒性脑脊髓炎、猪 TT 病、日本脑炎，水泡性口炎。当荷兰发生本款疫病时，荷方应根据 WOAH 规则向中方通报，而且发病的精液采集中心应立即停止向中国出口猪精液。与此同时，其他的出口精液采集中心应增加对所发生疫病的检测，直到荷方确认无上述疾病。

3. 精液采集中心要求

拟向中国出口猪精液的精液采集中心须由中方进行注册登记，并在中方规定的期限内向中国出口猪精液，且应符合以下要求：

（1）经荷方主管机构批准设立；

（2）符合生物安全的建设要求，须有适当的啮齿动物防控措施；

（3）应有经荷方认可的兽医负责监督供精猪健康以及精液采集中心内的精液采集、贮存和转移的卫生条件；

（4）精液的生产和加工过程符合 WOAH《陆生动物卫生法典》有关章节推荐的标准，和欧盟 90/429EEC 指令（修订）中有关养殖猪精液在欧盟内贸易和进口的动物卫生要求。

（5）精液采集中心负责人都须了解本协议的内容并贯彻实施。

（6）精液采集中心须对伪狂犬病、结核病、布鲁氏菌病、鹦鹉热、钩端螺旋体病、猪繁殖与呼吸道综合征、猪圆环病毒病、猪细小病毒病、猪流行性感冒、猪传染性胃肠炎、猪萎缩性鼻炎、猪支原体肺炎和弓形虫病等疫病实施监测。

发生上述疫病时，精液采集中心的经营者应及时向荷方报告并剔除阳性动物，此中心在 12 个月内不得向中国出口猪精液。

（7）在开始实施检验至完成检疫出证期间，精液采集中心中的所有动物经临床检查是健康的，无任何传染病的临床迹象。

（8）用于向中国出口的精液的稀释剂不得含有动物传染病病原和未经中方批准的动物蛋白质成分。

4. 荷兰供精猪要求

（1）供精猪须在荷兰饲养 6 个月以上，从未用于自然交配。供精猪开始采集向中国出口的精液时，在该精液采集中心已饲养至少 3 个月。

（2）供精猪及其近亲须没有遗传缺陷的临床症状。供精猪的后裔记录应尽可能长久保存，以便确定其没有遗传缺陷。公猪记录还应包括生育力，供精猪须有正常性欲。

（3）在首次采集本批对中国出口猪精液前12个月内，对供精猪逐头使用牛型结核菌素进行结核病检测，使用ELISA进行伪狂犬和布鲁氏菌病检测，来自阴性结果供精猪的精液才能够出口到中国。

（4）在首次采集本批对中国出口猪精液采精前60天内，供精猪逐头做下列疫病检查，结果均为阴性：

①鹦鹉热（流产衣原体）：补体结合试验，血清1：10稀释为阴性；或ELISA阴性。

②猪细小病毒病：红细胞凝集抑制试验，血清稀释1：10为阴性；或ELISA阴性；或PCR阴性。如注射疫苗，则免于检测，但免疫所使用的疫苗应获得荷兰官方主管机构的批准，按照规定的免疫程序进行免疫。

③猪圆环病毒2型感染：血清中和试验，血清稀释1：8为阴性；或补体结合试验，血清稀释1：5为阴性；或ELISA为阴性。如注射疫苗，则免于检测，但免疫所使用的疫苗应获得荷兰官方主管机构的批准，按照规定的免疫程序进行免疫。

（5）在首次采集本批对中国出口猪精液采精前30天内，供精猪逐头做下列疫病检查，结果均为阴性：

①猪繁殖与呼吸道综合征：间接免疫荧光抗体试验或免疫过氧化物酶单层细胞试验，血清1：10稀释为阴性；或ELISA为阴性。

②猪传染性胃肠炎：血清中和试验，血清稀释1：8为阴性，或阻断ELISA试验结果为阴性。

③猪传染性胸膜肺炎：精液采集中心对本批供精猪的精液用PCR方法检测所有血清型的猪传染性胸膜肺炎。

④甲型H1N1猪流行性感冒：如有临床症状，则用PCR或ELISA试验，结果为阴性。

（6）在首次采集本批对中国出口猪精液采精前30天内，用微凝集试验（MAT或ELISA）对荷兰的已知血清型钩端螺旋体进行检测，结果为阴性。荷兰已有的钩端螺旋体血清型为：L. bratislava, L. pomona and L. tarassovi。如荷兰出现新的钩端螺旋体流行血清型，荷方将及时通知中方。

（7）如果是冷冻精液，在末次采精后28—40天，对供精猪逐头按六前述（4）、（5）、（6）款所述疫病进行检疫，结果均为阴性。

5. 包装、存储及运输要求

在启运前，向中国输出的猪精液应当保存在荷方主管机构认可的安全的场所，并防止污染；输出的猪精液须在荷兰官方兽医的监督下封装，不同收、发货人的猪精液不得混装。输往中国的猪精液应当按照中方签发的《进境动植物检疫许可证》指定的路线，在规定的时间内运抵中国入境口岸。

荷兰官方签发的检疫证书应随输出的猪精液一起运输到中国。

（六）匈牙利（HUN）——牛精液

根据《关于进口匈牙利牛精液检疫和卫生要求的公告》（海关总署公告2024年第55号），允许符合相关要求的匈牙利牛精液进口。该公告同时发布了检疫和卫生要求，相关内容摘录如下。

1. 产品范围

牛精液。

匈牙利官方机构在确认中华人民共和国海关总署已签发进口牛精液检疫许可证后，方可依照《议定书》的规定对供体公牛、试情动物、精液采集的条件实施检验检疫。每份进口牛精液检疫许可证只允许进口一批牛精液。

2. 匈牙利动物卫生状况要求

（1）匈方确认其境内没有口蹄疫、牛瘟、蓝舌病8型、牛传染性胸膜肺炎、小反刍兽疫。如发生上述疾病，匈方应及时向中方通报有关情况，包括：疫病名称、发生疫病农场所在地和具体地址、受感染的动物种类和数量以及匈方已采取的控制措施，并立即停止向中国出口牛精液。

（2）匈方确认：

①精液中心所在省无狂犬病。

②出口精液的精液采集中心至少3年内无裂谷热、牛结节性皮肤病、水泡性口炎、鹿流行性出血热、蓝舌病、牛结核病、布氏杆菌病、牛地方流行性白血病，并且至少两年内无牛传染性鼻气管炎、胎儿弯杆菌病、滴虫病、边虫病、牛病毒性腹泻/粘膜病、副结核病和钩端螺旋体的病例（或在实施检测、淘汰和消毒程序的情况下一年内没有病例）。

③在首次采集向中国输出的精液前5年至末次采精后6周的时间内，采精中心内的所有供体动物无狂犬病。

（3）匈方须对精液中心内包括供体公牛和试情动物在内的所有动物按照欧盟和匈牙利的法规定期进行检测。

（4）如经双方注册的精液中心发生前款所述疾病，匈方应及时向中方通报并停止签发该中心的检疫证书。

（5）精液中心内包括供体公牛和试情动物在内的所有动物，在首次采精至少30天前根据《议定书》要求进行检测，结果为阴性。

3. 采精中心的要求

拟向中国出口牛精液的精液中心应由匈方批准和监督管理，并由中方予以注册登记，且应符合以下要求：

（1）精液中心应符合匈牙利和欧盟法规以及《议定书》的标准；

（2）精液中心所在地应执行符合世界动物卫生组织（WOAH）规定的用于预防、控制和根除牛海绵状脑病（BSE）的国家监测程序；

（3）精液中心应符合WOAH有关精液生产和加工的标准。

4. 供体公牛及试情动物的要求

（1）供体公牛有唯一、持久的身份标识并经匈方注册，可以溯源；

（2）供体公牛至少1周岁，且从未用于自然交配；

（3）供体公牛应在匈牙利出生或者是通过合法途径引进的，在引进时须按照匈牙利和欧盟法规采取严格的蓝舌病防疫措施，并在采精前进入精液采集中心至少饲养6个月（包括隔离期）；

（4）供体公牛出生于反刍动物饲料禁令实施以后（即2001年1月1日后），从未饲喂过匈牙利饲料禁令禁止的反刍动物源性蛋白或含有反刍动物源性蛋白的饲料。如为引进的牛，应来自BSE风险受控或者风险可忽略的国家；

（5）供体公牛没有下列遗传性疾病：牛白细胞吸附异常（Bovine Leukocyte Adhesion Deficiency，针对荷斯坦品种）、多发性脊柱畸形（Complex Vertebral Malformation，针对荷斯坦品种）、SHGC（针对蒙特利尔品种）、短脊椎综合征（Brachyspina，针对荷斯坦品种）、锌缺乏症（Zinc Deficiency，针对PezzataRossa品种）、Haplotype of the Bruna 2（针对PezzataRossa品种）、Haplotype of the Fleckvieh 5（针对PezzataRossa品种）。

（6）所有供体公牛和试情动物在采精前30天和精液运输前，须经临床检查，确认无前述条款款所列疾病迹象。

（7）精液中心内包括供体公牛和试情动物在内的所有动物按要求进行下列122项疫病检测，结果为阴性，方可出口。

——牛结核病：每年2次皮内结核菌素试验阴性。

——牛布氏杆菌病：首次采精前30天内和末次采精后21~60天内，ELISA试验或BBAT试验阴性。

——牛地方流行性白血病：首次采精前30天内和末次采精后21~60天内，淋巴结不肿大，且免疫琼脂扩散试验（AGID）或 ELISA 试验阴性。

——传染性牛鼻气管炎：首次采精前 30 天内和末次采精后 21~60 天内，经血清中和试验（血清稀释 1：2）或 ELISA 试验结果为阴性。

——胎儿弯曲杆菌：每年 2 次胎儿弯曲杆菌分离培养或 PCR 试验为阴性。

——滴虫病：每年 2 次分类培养和直接镜检或 PCR 试验为阴性。

——钩端螺旋体：首次采精前 30 天内和末次采精后 21~60 天内，微量凝集试验检查钩端螺旋体（血清型包括：sejroe，hardjo，pomona，canicola，grippotyphosa，icterohemmorrhagiae）结果为阴性。

——牛病毒性腹泻：进入精液中心前，供体公牛经病毒分离或病毒抗原试验，且经血清学检测（血清中和试验或 ELISA）抗体阴性；供体公牛首次采精前 30 天内和末次采精后 21~60 天内，经血清学检测（血清中和试验或 ELISA）抗体阴性。

——蓝舌病（2016 年以后采集的精液）：供体公牛经血清学检测（AGID 或血清中和试验或 ELISA）为阴性（采精期间至少每隔 60 天检测一次，且末次采精后 21~60 天内检测一次）。或供体公牛血液样品经病原学检测（病毒分离或 PCR 检测）为阴性（首次采精和末次采精时进行检测，采精期间至少每隔 7 天进行一次病毒分离试验或至少每隔 28 天进行一次 PCR 试验）。

——施马伦贝格病（2011 年 6 月 1 日以后采集的精液）：供体公牛末次采精后 21~60 天内进行 1 次血清学检测（SN 或 ELISA）为阴性，并且每批出口精液样品经 RT-PCR 检测施马伦贝格病毒，结果为阴性。

——副结核：首次采精前 30 天内和在末次采精后 21~60 天内，用 ELISA 试验结果为阴性。

——Q 热：首次采精前 30 天内和末次采精后 21~60 天内，用 ELISA 试验结果为阴性。

（8）一旦发现前述条款所述疫病检测为阳性，则阳性供体公牛的精液不得向中国出口，且阳性动物应立即予以移出和隔离。

（9）因病死亡或 BSE 阳性的供体公牛的精液不得输华。

5. 包装、标识及存储要求

储存精液只能用经清洗和消毒的液氮罐和未经使用的新鲜液氮，且每批精液应在匈牙利官方兽医监督下进行包装、铅封和标记。

匈牙利官方签发的动物卫生证书应随输出的牛精液一起运输到中国。

四、出境动物、动物遗传物质

（一）韩国（KOR）——非人灵长类实验动物

国家质检总局公告 2004 年第 90 号公布了向韩国出口非人灵长类实验动物的主要要求，相关内容摘录如下。

1. 出口非人灵长类动物的养殖场及其出口检疫设施必须经海关注册，由海关总署负责向韩国推荐，经韩国考核合格后，才能向韩国出口。

2. 出口养殖场及其检疫设施应当在海关的监管之下，动物具有独立的标识。

3. 出口动物养殖场在动物出口前 2 年内，通过临床、血清学、病原学检查没有发现麻疹 Measles、甲肝 Hepatitis A、乙肝 Hepatitis B、猴痘 Monkey Pox、结核病 Tubercu Losis（人型和牛型）等动物疫病。

4. 养殖场发生埃博拉、马尔堡病，或者发生乙肝和结核病确诊或者疑似病例，应当暂停向韩国出口，并由海关总署向韩国提供相关信息。

5. 动物出口前，应当在海关批准的出口检疫设施中隔离检疫 30 天以上。在隔离检疫期间，进行结核、沙门氏菌、志贺杆菌、耶尔森菌、体内外寄生虫、乙肝等疫病的检查，检验结果为阴性。

6. 动物出口前经海关检查临床健康，并在出口前 5 天进行体内外寄生虫驱虫处理。

7. 运输动物应当符合世界动物卫生组织（OIE）和国际航空运输协会（IATA）的推荐要求，使用新的包装箱，所有容器、运输工具、储存地、飞行器在使用前应当使用国家批准的消毒剂进行消毒处理，动物运输途中不与其他非人灵长类动物及其产品接触。

8. 出口动物必须具有海关出具的有效“动物卫生证书”和国家濒危物种管理部门按照国际濒危物种国际贸易公司（CITES）出具的允许出口证明。

9. 动物抵达韩国后，韩国兽医行政部门对进口动物实施隔离检疫，对发现不符合卫生要求的动物可能将被退回或者销毁。

其他要求按照《韩国进口非人灵长类动物的卫生要求》规定执行。

（二）其他国家（地区）动物、动物遗传物质

暂未收录。

五、进境非食用动物产品

（一）阿根廷（ARG）——原羊毛

根据《关于进口阿根廷原羊毛检疫和卫生要求的公告》（海关总署公告2023年第146号），允许符合相关要求的阿根廷原羊毛进口。该公告同时发布了检疫和卫生要求，相关内容摘录如下。

1. 产品范围

原羊毛指产自阿根廷境内未经加工的含脂羊毛。

2. 生产企业要求

原羊毛生产、加工和存储企业（以下简称“生产企业”）经阿根廷官方批准，持续符合双边议定书和阿方有关兽医卫生要求，经中华人民共和国海关总署注册登记。生产企业应符合以下要求：

（1）环境卫生整洁，原料存放、生产加工和成品存放等场所布局合理，场地平整、硬化，墙面不积水，易于清洗消毒。

（2）具有满足生产、加工和储备必备的设施设备，有防虫媒、防鼠有效措施。

（3）建立了原料进厂、加工、存放和出厂等记录在内的完善追溯制度。

（4）具有规范的生产加工操作流程要求或操作指南，生产、加工和储存过程符合兽医卫生要求，没有与其他动物产品混合加工和储存。

生产企业注册登记有效期为5年，有效期届满前6个月阿方应向中方提出延期注册申请，中方按照有关规定办理延期。

3. 产品来源卫生要求

（1）按照世界动物卫生组织（WOAH）的有关规定，阿根廷没有口蹄疫、小反刍兽疫、绵羊痘和山羊痘。如果阿根廷发生上述疾病，阿方应立即停止向中国出口原羊毛。

（2）动物剪毛前6个月内，动物来源地区（以农场为中心，至少50公里半径范围内）没有发生动物炭疽、布鲁氏杆菌病（马耳他种）、裂谷热和羊痒病，也未报告人感染炭疽和布鲁氏杆菌病。

（3）原羊毛来源动物应在阿根廷出生、养殖，并处于阿方有关动物疫病监控下的健康动物。

（4）原羊毛来源动物没有因发生炭疽、布鲁氏杆菌病（马耳他种）等可以通过原羊毛传播危害人类健康和动物健康的疫病而受到移动限制。

4. 生产加工要求

（1）原羊毛打包前，由符合阿方有关规定的专业人员按照规范流程进行挑拣和分级，避免原羊毛夹带动物组织、血液、粪便、土壤等杂物和有害杂草、杂草种子。

（2）原羊毛打包场所清洁，无异性纤维污染。

5. 包装和标签要求

（1）包装是新的或者经过消毒处理，外观良好，包布、包索等性能良好。

（2）包装上有清晰的英文标记，内容至少应包括：原产国、产品名称、生产批号、企业注册登记号、包号、运输标记。

6. 存储和运输要求

（1）原羊毛的包装容器和集装箱应干净、整洁，符合有关兽医卫生要求。

（2）集装箱使用前在阿方监督下经有效消毒剂进行消毒。

（3）阿方对装载原羊毛的集装箱加施防篡改的封识。

（4）原羊毛在加工、储存和运输过程中采取了必要的防止污染措施。

（5）原羊毛如途径第三方国家和地区中转运输，中转期间集装箱不能开启，封识应保持完好。

7. 出口前查验要求

原羊毛应由阿方根据阿根廷法律法规和有关议定书实施检验检疫，合格的出具卫生证书，证明符合有关议定书的要求。

（二）哈萨克斯坦（KAZ）——牛皮

根据《关于进口哈萨克斯坦牛皮检疫和卫生要求的公告》（海关总署公告 2024 年第 188 号），允许符合相关要求的哈萨克斯坦牛皮进口。该公告同时发布了检疫和卫生要求，相关内容摘录如下：

1. 产品范围

牛皮指生牛皮，包括干制、盐干和盐湿牛皮。

2. 生产企业要求

哈萨克斯坦共和国牛皮生产加工企业应经中华人民共和国海关总署注册登记，并经过哈萨克斯坦共和国官方机构日常监管。

3. 产品来源卫生要求

（1）产品来源地卫生要求。

①根据世界动物卫生组织（WOAH）陆生动物卫生法典要求，哈萨克斯坦有关地区没有口蹄疫，全境无牛瘟和传染性牛胸膜肺炎。

②牛皮加工前 6 个月内，来源动物的农场及加工企业所在的省/州未报告发生过炭疽病、布鲁氏菌病和牛结节性皮肤病。

③牛皮来源动物所在的农场没有因发生 WOAH 陆生动物卫生法典规定的可经牛皮传播的须通报的疫病而受限制或监测。

（2）产品来源动物要求。

①在哈萨克斯坦境内出生、饲养，或在哈萨克斯坦境内饲养 6 个月以上。

②在哈萨克斯坦官方批准和监管的屠宰厂进行屠宰。

③经过官方兽医或认可兽医宰前、宰后检验，无任何动物传染病的临床症状。

4. 生产加工要求

（1）在至少 20℃的温度下干燥至少 42 天。

（2）在发运前，用含 2%碳酸钠（Na_2CO_3）的盐干腌或者湿腌。

（3）按照 WOAH 陆生动物卫生法典规定的有关要求进行加工。加工工艺应在兽医卫生证书中列明。

5. 包装和标识要求

（1）牛皮的包装及承载容器应不易破损、防止渗漏，没有使用动植物源性包装。

（2）输华牛皮没有腐败变质，不夹带检疫性有害生物、动物排泄物、其他动物组织、土壤等。

6. 存储和运输要求

牛皮在加工、储存和运输过程中应采取有效措施防止受到交叉污染和滋生蝇蛆。

7. 出口前查验要求

哈萨克斯坦官方主管部门对输华牛皮实施兽医卫生控制和检疫监管，并出具兽医卫生证书，证明符合有关议定书的要求。

（三）老挝（LAO）——蚕茧

根据《关于进口老挝蚕茧检疫和卫生要求的公告》（海关总署公告 2024 年第 153 号），允许符合相关要求的老挝热加工蚕茧进口。该公告同时发布了检疫和卫生要求，相关内容摘录如下：

1. 产品范围

蚕茧指产自老挝境内，经过 100℃干热处理、时间不少于 2 小时的热加工蚕茧。

2. 生产企业要求

输华热加工蚕茧的生产、加工、存放企业获得老挝官方批准，并在老挝官方有效监督之下生产。由老挝官方向中华人民共和国海关总署推荐，经海关总署审核合格并注册登记。

3. 产品来源卫生要求

（1）来源养殖场在向加工企业供应蚕之前 6 个月内未发生蚕微粒子病、蚕型多角体病和白僵病。

（2）蚕茧加工所用的蚕是健康动物。

4. 生产加工要求

（1）输华热加工蚕茧应经过 100℃干热处理，热加工时间不少于 2 小时。

（2）蚕茧热加工过程应采取措施防止污染。

5. 包装和标识要求

（1）输华热加工蚕茧需用全新的材料进行包装。

（2）外包装在老方监管下施加铅封和标记。

6. 存储和运输要求

（1）热加工蚕茧应在独立的仓库存放，避免受到污染。

（2）运输工具应经清洗并保持卫生状况良好。

7. 出口前查验要求

老挝官方根据老挝法律法规和有关议定书要求对热加工蚕茧实施检验检疫，合格的出具卫生证书，证明符合有关议定书的要求。

（四）蒙古国（MNG）——洗净毛绒

根据《关于进口蒙古国洗净毛绒检疫和卫生要求的公告》（海关总署公告 2023 年第 89 号），允许符合相关要求的蒙古国洗净毛绒进口。该公告同时发布了检疫和卫生要求，相关内容摘录如下。

1. 产品范围

洗净毛绒是指经洗涤加工除去油脂、尘土、杂质等，达到规定技术指标的毛、绒，包括洗净绵羊毛、洗净羊绒（山羊绒）、洗净牛毛绒和洗净驼毛绒。

2. 生产企业要求

蒙古国输华洗净毛绒生产加工企业应经蒙古国官方批准，并由其实施有效监督，具备完善的兽医卫生防疫和产品追溯管理制度。蒙古国输华洗净毛绒生产加工企业由蒙古国官方向中华人民共和国海关总署推荐，获得中方注册登记后方可向中国出口洗净毛绒，注册登记有效期 5 年。

3. 原料来源卫生要求

（1）原料来源动物应在蒙古国境内出生、养殖，并由蒙古国官方兽医主管部门实施动物疫病监控。

（2）原料来源动物没有感染通过动物毛绒传播的危害人类健康的疾病和动物传染病。

（3）剪毛前至少 6 个月内，原料来源动物所在的农场周围 50 公里半径范围内没有发生炭疽病和布鲁氏杆菌病。

4. 生产加工要求

（1）加工过程包括开松、5 槽洗涤、烘干等。5 槽洗涤工艺为第一槽清水浸泡；第二、三槽加羊毛洗涤剂洗涤；第四、五槽清水漂洗，水温控制在 45-60℃。烘干温度不得低于 80℃，持续时间不得少于 10 分钟。

（2）经感官检验光泽好，无明显原绒（毛）气味，手感不粘、柔软光滑，蓬松无明显粘结。

（3）不得夹杂泥土、动物粪便和杂草种子等。

5. 包装和标签要求

（1）输华洗净毛绒的包装应使用全新材料，符合兽医卫生和公共卫生要求。

（2）包装上应有标签，标明品名、数（重）量、批号、包号、生产加工日期、生产加工企业名称及其注册登记编号。

6. 存储和运输要求

（1）输华洗净毛绒应在专用存储库储存，仓库需符合兽医卫生要求，输华洗净毛绒不得与其他产品混合堆放，不得直接接触土地或地面。

（2）输华洗净毛绒运输工具须清洁，使用蒙方认可的消毒药剂进行消毒处理，并采取有效措施防止洗净毛绒在运输过程受到污染。

7. 出口前查验要求

输华洗净毛绒应由蒙方实施检验检疫，并出具兽医卫生证书，证明产品符合双边有关议定书的要求。

（五）蒙古国（MNG）——工业用陆生动物制品

根据《关于进口蒙古国工业用陆生动物制品检疫和兽医卫生要求的公告》（海关总署公告 2023 年第 159 号），允许符合相关要求的蒙古国工业用陆生动物制品进口。该公告同时发布了检疫和兽医卫生要求，相关内容摘录如下。

1. 产品范围

工业用陆生动物制品指源自牛、羊、马的骨、角、蹄、脂肪等，经过烘干、蒸煮、炼制、喷雾干燥等工艺加工，制成的工业用途产品，包括工业用明胶、油脂、蛋白胨、骨粒、角蹄制品等。

2. 生产企业要求

蒙古国输华工业用陆生动物制品生产、加工企业（以下简称生产企业）应经蒙古国官方批准，由蒙古国官方向中华人民共和国海关总署推荐，经海关总署考核合格的予以注册登记。生产企业应符合以下要求：

（1）具备完善的兽医卫生防疫制度和产品追溯管理制度，生产加工过程符合兽医卫生要求。

（2）具备满足生产、加工、防疫消毒、污水和废弃物处理要求的设施。

（3）具备独立存储输华产品的仓库，采取有效措施防止交叉污染、虫孳滋生和腐败变质。

（4）生产加工过程处于蒙方有效监督之下。

生产企业注册登记有效期为 5 年，注册登记届满前 3 个月，蒙方应向中方提出延期申请。收到申请后，中方按照有关程序办理延期。

3. 原料来源卫生要求

（1）原料来源动物在蒙古国出生、养殖至少 6 个月，并为处于蒙方有效监管下的健康动物。

（2）以原料来源动物所涉及的农场和屠宰场为中心的周边 50 公里半径范围内，6 个月内没有发生炭疽、口蹄疫、小反刍兽疫、非洲马瘟、牛结节性皮肤病等重大动物疫病。

（3）原料来源动物在蒙方批准的屠宰场屠宰，经宰前、宰后检疫合格，无动物传染病的临床症状。

4. 生产加工要求

（1）采取烘干、蒸煮、炼制、喷雾干燥等热加工方法进行生产，热加工应确保产品中心加热温度不低于120℃，持续至少30分钟以上。

（2）如采用其他的生产加工工艺，应可完全灭活口蹄疫、小反刍兽疫病毒，并经中方评估认可。

（3）工业用油脂制品应添加工业色素，色素添加应足量、均匀，终产品呈现深绿色。

（4）蒙方对生产加工过程进行有效监管，确保加工温度、时间、工业色素添加等持续符合要求。

5. 包装和标签要求

（1）使用新的材料进行包装，符合兽医卫生和公共卫生要求。

（2）外包装上直接印制中英文标签，标签信息包括品名、生产企业名称及其注册登记编号、生产日期，并在显著位置标注“非供人类食用”字样。

6. 存储和运输要求

（1）产品应在独立仓库存储，并采取有效措施防止交叉污染、虫孽滋生和腐败变质。

（2）产品包装后存储和运输过程应保持清洁，采取有效措施避免存储、运输过程中受到污染。

7. 出口前查验要求

工业用陆生动物制品应由蒙方实施检验检疫，并出具兽医卫生证书，证明产品符合双方有关议定书的要求。

（六）南非（ZAF）——原羊毛

根据《关于进口南非原羊毛检疫和卫生要求的公告》（海关总署公告2024年第133号），允许符合相关要求的南非原羊毛进口。该公告同时发布了检疫和卫生要求，相关内容摘录如下。

1. 产品范围

原羊毛指产自南非境内未经加工的含脂羊毛，包括原羊毛和马海毛。

2. 生产企业要求

输华原羊毛的生产加工企业、储存场所经南非官方批准和日常监管，并经中华人民共和国海关总署注册登记后，方可向中国出口原羊毛。

3. 产品来源卫生要求

（1）按照世界动物卫生组织（WOAH）的有关规定，南非没有牛瘟、小反刍兽疫、绵羊痘和山羊痘。如果南非发生上述疾病，南方应立即停止向中国出口原羊毛。

（2）动物剪毛前6个月内，出口原羊毛来源地区（以农场为中心，至少50公里半径范围内）没有发生炭疽和羊布鲁氏菌病。

（3）对于口蹄疫：

原羊毛的来源动物所在农场在动物剪毛前12个月内没有发生过口蹄疫；或者，如来源动物所在农场位于口蹄疫疫区，则原羊毛按照WOAH陆生动物法典第8.8.36条规定的以下方法进行加工以灭活口蹄疫病毒：

——在4℃条件下储存4个月，或者，

——在18℃条件下储存4个星期，或者，

——在37℃条件下储存8天，并且，

上述过程应在经中方注册登记且在南方批准和监管下的生产加工企业、储存场所内实施。

（4）对于小反刍兽疫：

原羊毛来源动物所在的省在动物剪毛前12个月内没有发生过小反刍兽疫。

4. 生产加工要求

原羊毛打包前进行挑拣，没有夹带动物组织、血液、粪便、土壤等杂物和有害杂草、杂草种子。

5. 包装和标签要求

（1）包裹完好，包装材料处于良好状态，可以防止交叉污染。

（2）所有成包包装上有英文标识，包括运输参考号和/或货物的运输唛头，以及生产企业编号、批号、产品名称和来源国。

6. 存储和运输要求

（1）装载原羊毛的承载容器在南方监督下，使用前用有效消毒剂消毒，在装载后、关闭密封前用杀虫剂进行熏蒸处理，并加施带有唯一数字编码的防盗铅封。

（2）原羊毛在加工、储存和运输过程中采取了必要的措施防止污染。

（3）每批原羊毛从在南非储存到出口运抵中国的时间不少于28天。

7. 出口前查验要求

原羊毛由南方根据南非法律法规和有关议定书实施检验检疫，合格的出具卫生证书，证明符合有关议定书的要求。

（七）匈牙利（HUN）——原羊毛

根据《关于进口匈牙利原羊毛检疫和卫生要求的公告》（海关总署公告2023年第152号），允许符合相关要求的匈牙利原羊毛进口。该公告同时发布了检疫和卫生要求，相关内容摘录如下。

1. 产品范围

原羊毛指产自匈牙利境内未经加工的含脂羊毛。

2. 生产企业要求

原羊毛的生产、加工和存储企业（以下简称生产企业）应经匈牙利官方批准，持续符合双边议定书和匈方有关兽医卫生要求，经中华人民共和国海关总署注册登记。生产企业应符合以下要求：

（1）环境卫生整洁，原料存放、生产加工和成品存放等场所布局合理，场地平整、硬化，墙面不积水，易于清洗消毒；

（2）具有满足生产、加工和储备必备的设施设备，有防虫媒、防鼠有效措施；

（3）建立了原料进厂、加工、存放和出厂等记录在内的完善追溯制度；

（4）具有规范的生产加工操作流程要求或操作指南，生产、加工和储存过程符合兽医卫生要求，没有与其他动物产品混合加工和储存。

生产企业注册登记有效期为5年，有效期届满前6个月匈方应向中方提出延期注册申请，中方按照有关规定办理延期。

3. 产品来源卫生要求

（1）按照世界动物卫生组织（WOAH）的有关规定，匈方确认没有口蹄疫、小反刍兽疫、绵羊痘和山羊痘。如果匈牙利发生上述疾病，匈方应立即停止向中国出口原羊毛。

（2）动物剪毛前6个月内，动物来源地区（以农场为中心，至少50公里半径范围内）没有发生动物炭疽、马耳他布鲁氏杆菌病、裂谷热和羊痒病，也未报告人感染炭疽和布鲁氏杆菌病。

（3）原羊毛来源动物应为在匈牙利出生、养殖，并处于匈方有关动物疫病监控下的健康动物。

（4）原羊毛来源动物没有因发生炭疽、马耳他布鲁氏杆菌病等可以通过原羊毛传播危害人类健康和动物健康的疫病而受到移动限制。

4. 生产加工要求

（1）原羊毛打包前，由符合匈方有关规定的专业人员按照规范流程进行挑拣和分级，避免原羊毛夹带动物组织、血液、粪便、土壤等杂物和有害杂草、杂草种子。

（2）原羊毛打包场所清洁，无异性纤维污染。

5. 包装和标签要求

（1）包装是新的或者经过消毒处理，外观良好，包布、包索等性能良好。

（2）包装上有清晰的英文标记，内容至少应包括：原产国、产品名称、生产批号、企业注册登记号、包号、运输标记。

6. 存储和运输要求

（1）原羊毛的包装容器和集装箱应干净、整洁，符合有关兽医卫生要求。

（2）集装箱使用前在匈方监督下经有效消毒剂进行消毒。

（3）匈方对装载原羊毛的集装箱加施防篡改的封识。

（4）原羊毛在加工、储存和运输过程中采取必要的防止污染措施。

（5）原羊毛如途径第三国家和地区中转运输，中转期间集装箱不能开启，封识应保持完好。

7. 出口前查验要求

原羊毛应由匈方根据匈牙利法律法规和有关议定书实施检验检疫，合格的出具卫生证书，证明符合有关议定书的要求。

第二节｜进境种子、苗木、木材与栽培介质

进境植物种子、苗木、木材应从符合对应条件的指定口岸进口，相关检验检疫要求中对应内容此处不再赘述。

一、种植用马铃薯（Potato）

（一）荷兰（NLD）——马铃薯微型薯（Potato）

荷兰马铃薯种薯在《关于进口荷兰马铃薯微型薯植物检验检疫要求的公告》（国家质检总局公告2014年第81号）发布前已获准入。该公告发布了新的植物检疫要求，相关内容摘录如下。

1. 产品范围及允许的产地

产品范围：用于种植用的马铃薯微型薯（学名 *Solanum tuberosum*，英文名 Potato mini-tuber），以下简称“微型薯”。

允许的产地：荷兰全境。

2. 对华出口企业注册登记要求

荷方应对输华微型薯生产企业及相关设施注册登记，并在每年出口季节前，向海关总署提供企业注册名单，包括名称、地址及注册号码，确保符合中方相关检疫要求并实现溯源管理。

3. 关注的检疫性有害生物

（1）马铃薯甲虫 *Leptinotarsa decemlineata*。

（2）药炭鼠李蚜 *Aphis frangulae*。

（3）鼠李马铃薯蚜 *Aphis nasturtii*。

（4）紫堇瘤蚜 *Myzus certus*。

（5）蚜虫 *Myzus ascolinicus*。

（6）腐烂茎线虫 *Ditylenchus destructor*。

（7）鳞球茎茎线虫 *Ditylenchus dipsaci*。

（8）马铃薯白线虫 *Globodera pallida*。

（9）马铃薯金线虫 *Globodera rostochiensis*。

（10）甜菜胞囊线虫 *Heterodera schachtii*。

（11）奇氏根结线虫 *Meloidogyne chitwoodi*。

（12）伪根结线虫 *Meloidogyne fallax*。

（13）纳西根结线虫 *Meloidogyne naasi*。

（14）刻痕短体线虫 *Pratylenchus crenatus*。

（15）落选短体线虫 *Pratylenchus neglectus*。

（16）根结线虫属一种 *Meloidogyne minor*。

（17）具毒毛刺线虫 *Trichodorus viruliferus*。

（18）索恩根腐线虫 *Pratylenchus thornei*。

（19）马铃薯 A 病毒 Potato virus A（PVA）。

（20）马铃薯 V 病毒 Potato virus V（PVV）。

（21）马铃薯 Yn 病毒 Potato Virus Y（N strain）（PVYn）。

（22）马铃薯帚顶病毒 Potato mop-top virus（PMTV）。

（23）番茄黑环病毒 Tomato black ring virus（TBRV）。

（24）番茄斑萎病毒 Tomato spotted wilt virus（TSWV）。

（25）柏平缕瓜花叶病毒 Pepino mosaic virus（PepMV）。

（26）马铃薯银屑病菌 *Helminthosporium solani*。

（27）马铃薯坏疽病菌 *Phoma foveata Foister*。

（28）马铃薯绯腐病菌 *Phytophthora erythroseptica*。

（29）马铃薯癌肿病菌 *Synchytrium endobioticum*。

（30）苜蓿黄萎病菌 *Verticillium albo-atrum*。

（31）马铃薯环腐病菌 *Clavibacter michiganensis subsp. Sepedonicus*。

4. 包装要求

输华微型薯应经过挑选、分级，不带昆虫、植物根、茎、叶和栽培介质。微型薯的加工、包装、储藏和装运过程，须在荷方人员检疫监管下进行。

输华微型薯的包装材料应干净卫生、清洁柔软和未使用过，符合中国有关植物检疫要求。

包装箱（袋）上用英文标出产地、种植者、级别、品种等信息，并标注输往中华人民共和国的英文字样。

5. 进境检验检疫

（1）隔离检疫

输华微型薯到达中国指定入境口岸时，中方将查验有关单证、标识，并按每批每种约 15%抽样比率，在入境口岸进行检查并在指定的隔离检疫圃进行隔离检疫，其余微型薯可运往中方批准的地点进行隔离种植。包装、铺垫材料、集装箱不得黏附土壤、害虫及杂草籽等。

（2）不符合要求的处理

如发现以下情况，则该批次微型薯不准进境，作退运或销毁处理：

①检出中方关注的检疫性有害生物；

②带有土壤；

③来自未经注册和批准的生产企业和种植设施；

④植物检疫证书和包装标识不符合要求。

如检出其他有害生物，则根据《进出境动植物检疫法》及其实施条例的有关规定进行处理。

如在抽样隔离检疫或隔离种植期间发现中方关注的任何检疫性有害生物，将根据有关检疫规定对该批微型薯进行相应处理。

上述情况严重的，将暂停相关生产企业微型薯进口。

（二）加拿大（CAN）——马铃薯种薯（Potato）

根据《关于加拿大输华马铃薯种薯有关事项的公告》（国家检验检疫局公告 2000 年第 8 号），允许符合相关要求的加拿大马铃薯种薯进口。现根据有关材料将植物检疫要求整理如下，以供读者参阅。

1. 产品范围及允许的产地

输华加拿大马铃薯种薯必须符合加拿大官方马铃薯种薯出证项目的要求，并且须产自“输华加拿大马铃薯种薯非疫区检疫性有害生物名单”所列检疫性有害生物的非疫区，“输华加拿大马铃薯种薯非生产地检疫性有害生物名单”所列检疫性有害生物的非发生生产区。

（1）输华加拿大马铃薯种薯非疫区检疫性有害生物名单：马铃薯金线虫（*Globldera rostochiensis*）、马铃薯癌肿病菌（*Synchytrium endobioticum*）、马铃薯白线虫（*Globldera pallida*）、马铃薯腐烂茎线虫（*Ditylenchus destructor*）、鳞球茎茎线虫（马铃薯小种）（*Ditylenchus dipsaci*）（potato race）、马铃薯黄矮病毒（Potato yellow dwarf nucleorchabodouirus）、马铃薯黑环斑病毒（｛Potato black ringspot Nepovius｝）。

（2）输华加拿大马铃薯种薯非生产地检疫性有害生物名单：烟草脆裂病毒（Tobacco rattle Tobravirus）、马铃薯晚疫病（A2 交配型）［*Phytophthora infestans*（mating type A2）］翠菊黄化植原体（Aster yellow *Phytoplasma*）马铃薯纺锤块茎类病毒（Potato spindle tuber viroid）。

2. 关注的检疫性有害生物

（1）马铃薯晚疫病（A2 交配型）*Phytophthora infestans*（mating type A2）。

（2）马铃薯癌肿病菌 *Synchytrium endobioticum*。

（3）马铃薯黄矮病菌 *Verticillium albo-atrum*。

（4）马铃薯腐烂茎线虫 *Ditylenchus destructor*。

（5）鳞球茎茎线虫 *Ditylenchus dipsaci*。

（6）马铃薯白线虫 *Globldera pallida*。

（7）马铃薯金线虫 *Globldera rostochiensis*。

（8）长针线虫属 *Longidorus* spp.。

（9）短体线虫属 *Pratylenchus* spp.。

（10）拟毛刺线虫属 *Paratrichodorus* spp.。

（11）毛刺线虫属 *Trichodorus* spp.。

（12）剑线虫属 *Xiphinema* spp.。

（13）翠菊黄化植原体 Aster yellow *Phytoplasma*。

（14）异常珍珠线虫 *Nacobbus aberrans*。

（15）马铃薯纺锤块茎类病毒 Potato spindle tuber viroid。

（16）马铃薯 A 病毒 Potato A Potyvirus。

（17）马铃薯 Y 病毒坏死株系 Potato Y Potyvirus（PVYn）。

（18）马铃薯从枝植原体 Potato witche´s - broom phytoplasma。

（19）马铃薯黄矮病毒 Potato yellow dwarf nucleorchabodouirus。

（20）烟草脆裂病毒 Tobacco rattle Tobravirus。

（21）马铃薯黑环斑病毒 Potato black ringspot Nepovius。

（22）马铃薯甲虫 *Leptinotarsa decemlineata*。

（三）美国（USA）——马铃薯种薯（Potato）

美国马铃薯种薯已获准入，现根据有关材料将植物检疫要求整理如下，以供读者参阅。

1. 产品范围及允许的产地

输华美国阿拉斯加州马铃薯种薯必须产自马铃薯 A 病毒、翠菊黄化植原体、马铃薯丛枝植原体、毛刺线虫的非发生区。

2. 关注的检疫性有害生物

（1）马铃薯 A 病毒 Potato A *Potyvirus*。

（2）翠菊黄化植原体 Aster yellow *Phytoplasma*。

（3）马铃薯从枝植原体 Potato witche's - broom phytoplasma。

（4）拟毛刺线虫属 *Paratrichodorus* spp.。

（四）英国（GBR）——马铃薯种薯（Potato）

根据《关于印发〈英国马铃薯微型薯进境植物检疫要求〉的通知》（国质检动〔2007〕381号），允许符合相关要求的英国种植用马铃薯微型薯进口。该文件同时发布了植物检疫要求。

根据《关于进口英国马铃薯田间种薯植物检疫要求的公告》（海关总署公告2018年第118号），更新了进口英国种植用马铃薯植物检疫要求，相关内容摘录如下。

1. 产品范围及允许的产地

产品范围：马铃薯田间种薯（学名 *Solanum tuberosum* L.，英文名 Seed potatoes），以下简称“种薯”。

允许的产地：苏格兰地区。

2. 对华出口企业注册登记要求

出口种薯的种植地、包装厂、冷藏设施须在英国所在地主管部门注册（以下简称“英国主管部门”），并由中英双方共同批准。注册名单应在每年出口季节前，由英国食品环境与乡村事务部向海关总署提供。

3. 关注的检疫性有害生物

（1）马铃薯腐烂茎线虫 *Ditylenchus destructor*。

（2）鳞球茎茎线虫 *Ditylenchus dipsaci*。

（3）马铃薯白线虫 *Globodera pallida*。

（4）马铃薯金线虫 *Globodera rostochiensis*。

（5）较小根结线虫 *Meloidogyne minor*。

（6）刻痕短体线虫 *Pratylenchus crenatus*。

（7）落选短体线虫 *Pratylenchus neglectus*。

（8）古氏短体线虫 *Pratylenchus goodeyi*。

（9）索氏短体线虫 *Pratylenchus thornei*。

（10）马铃薯甲虫 *Lepinotarsa decemlineata*。

（11）马铃薯癌肿病菌 *Synchytrium endobioticum*。

（12）马铃薯黑白轮枝菌 *Verticillium albo-atrum*。

（13）马铃薯环腐病 *Clavibacter michiganensis subsp. sepedonicus*。

（14）马铃薯坏疽病菌 *Phoma exigua* var. *Foveata*。

（15）马铃薯绯腐病菌 *Phytophthora erythroseptica*。

（16）马铃薯皮斑病菌 *Polyscytalum pustulans*。

（17）马铃薯 A 病毒 Potato virus A。

（18）马铃薯 Y 病毒 N 株系 Potato virus Y^N。

（19）马铃薯 V 病毒 Potato virus V。

（20）烟草脆裂病毒 Tobacco rattle virus。

（21）番茄黑环病毒 Tomato black ring virus。

（22）马铃薯奥古巴花叶病毒 Potato aucuba mosaic virus。

（23）马铃薯帚顶病毒 Potato mop top virus。

（24）马铃薯丛枝植原体 *Potato witches broom phytoplasma*。

4. 包装要求

（1）种薯的加工、包装、储藏和装运过程，须在英国主管部门检疫监管下进行。

（2）在包装过程中，种薯须经挑选和分级，以确保不带昆虫、螨类、烂薯、土壤及其他植物残体。

（3）种薯包装材料应干净卫生、未使用过，符合中国有关植物检疫要求。包装好的种薯单独存放，避免受到有害生物再次感染。

（4）每个包装袋上应用英文标注种薯级别、品种名称、收获日期、产地（州、市或县）、种植地、包装厂等信息。每个托盘货物需用中文标出“输往中华人民共和国”。如没有采用托盘，如航空货物，则每个包装箱上应用中文标出“输往中华人民共和国”。

5. 进境检验检疫

（1）进境检疫

种薯到达中国指定入境口岸后，海关人员将根据有关规定，对进口种薯实施检疫，特别要对上述要求关注的有害生物，以及下面“附加要求 1”中关注的管控的非检疫性有害生物实施针对性检疫。经检疫合格的，准予入境。

（2）隔离检疫

种薯进境后，按每批每品种 400 个种薯的比例在国家级隔离检疫圃进行隔离检疫。隔离检疫期间，其余种薯可运往海关总署批准的地点进行隔离种植。

（3）不符合要求的处理

①如发现来自未经批准的种植地和包装厂，则该批种薯不准入境；

②如发现检疫性有害生物，则该批货物作退回、销毁或检疫除害处理。

③如发现管控的非检疫性有害生物超出以下“附加要求 2”规定允许量，则该批货物作退回、销毁或检疫除害处理。

④如隔离检疫或隔离种植期间发现中方关注的检疫性有害生物，将根据有关检疫法律法规对该批种薯进行处理。

⑤海关总署将向英国食品环境与乡村事务部通报，要求暂停相关种植地向中国出口种薯，并视情况暂停整个项目。英国主管部门应开展调查，以便查明原因并实施相应改进措施。海关总署将对改进措施进行评估，以决定是否恢复进口。

6. 附加要求 1

管控的非检疫性有害生物名单如下：

（1）北方根结线虫 *Meloidogyne hapla*。

（2）南方根结线虫 *Meloidogyrie incognita*。

（3）穿刺短体线虫 *Pratylenchus penetrans*。

（4）马铃薯青枯病 *Ralstonia solanacearum* =*P. solanacearum*。

（5）马铃薯黑痣病 *Rhizoctonia solani*。

（6）马铃薯黑胫病 *Erwinia carotovora subsp. atroseptica* = *Pectobacterium atroseptica*。

（7）马铃薯软腐病 *Erwinia carotovora subsp. carotovora* = *Pectobacterium carotovora subsp. carotovora*。

（8）马铃薯疮痂病 *Streptomyces scabies*。

（9）苜蓿花叶病毒 Alfalfa mosaic virus。

（10）马铃薯 Y 病毒 Potato virus Y。

（11）马铃薯 M 病毒 Potato virus M。

（12）马铃薯卷叶病毒 Potato leaf roll virus。

（13）马铃薯干腐病 *Fusarium avenaceum*。

（14）马铃薯黑点病菌 *Colletotrichum coccodes*。

（15）马铃薯银屑病 *Helminthosporium solani*。

7. 附加要求 2

见表 18-4。

表 18-4　管控的非检疫性有害生物田间发生/携带允许率

有害生物	允许率
北方根结线虫 *M. hapla*	生长季节和薯块不得检出
南方根结线虫 *M. incognita*	生长季节和薯块不得检出
穿刺短体线虫 *P. penetrans*	生长季节和薯块不得检出
马铃薯青枯病 *R. solanacearum*	生长季节不得检出
马铃薯黑胫病 *E. carotovora subsp. atroseptica*	湿腐（含腐烂）薯块数量≤0.1%
马铃薯软腐病 *E. carotovora subsp. carotovora*	
马铃薯黑痣病 *R. solani*	轻度（占薯块表面 1%~5%），数量≤10%； 中度（占薯块表面 5%~10%），数量≤5%。
马铃薯疮痂病 *S. scabies*	
马铃薯干腐病 *F. avenaceum*	干腐（含晚疫病）薯块数量≤0.2%
马铃薯黑点病 *C. coccodes*	薯块数量≤5%
马铃薯银屑病 *H. solani*	萎缩薯块（过度脱水和起皱薯块）重量≤1%
茎端变色（超过 13 毫米）	薯块数量≤4%
缺损（不包括轻度疮痂和黑痣病）	薯块数量≤5%
田间花叶或卷叶症状	分别≤0.1%

每一批输华的马铃薯种薯，被轻度和中度黑痣及疮痂病混合侵染的块茎数量不能超过该批薯块总数的 10%。

二、其他种子、苗木、木材

（一）多个国家和地区——栎树猝死病寄主植物

根据《关于从栎树猝死病发生国家或地区进口寄主植物检疫要求的公告》（国家质检总局公告 2009 年第 70 号），为防止栎树猝死病菌传入，保护中国林业、花卉生产及生态环境安全，经有害生物风险分析并征求 WTO 成员意见，发布从栎树猝死病菌发生国家或地区进口相关寄主植物的检疫要求。该公告已在本书第三章全文收录，详见本书第三章第一节。

（二）多个国家和地区——进口松材线虫发生国家或地区松木

根据《关于进口松材线虫发生国家松木植物检疫要求的公告》（海关总署公告 2021 年第 110 号），为防止松材线虫传入，根据中国相关法律法规和国际植物检疫措施标准，经风险评估，发布进口松材线虫发生国家或地区松木植物检疫要求。该公告已在本书第三章全文收录，详见本书第三章第一节。

（三）多个国家和地区——罗汉松

根据《关于进口罗汉松植物检疫措施要求的公告》（国家质检总局公告 2010 年第 132 号），允许符合相关要求的罗汉松进口。该公告同时发布了检验检疫要求（海关总署 2024 年发布了进口泰国罗汉松的植物检疫要求，详见后文）。相关内容摘录如下。

1. 产品范围

罗汉松（拉丁学名 *Podocarpus macrophyllus*）。

2. 对华出口企业要求

罗汉松生产供货企业应接受出口国（地区）官方植物检疫部门（以下简称“NPPO”）的检疫监管。NPPO 提前向海关总署提供考核合格的企业名单。

3. 关注的检疫性有害生物

进口罗汉松不得带有中方关注的检疫性有害生物，并将维持植物移植存活的根部土壤减少到最小程度。

NPPO 应监测调查罗汉松疫情变化，及时向海关总署通报疫情发生动态，特别是中方关注的检疫性有害生物发生情况。

4. 植物检疫要求

罗汉松生产供货企业应在 NPPO 的指导下做好以下疫情防控工作。

（1）罗汉松出口前 6 个月应移植到隔离苗圃内种植。种植前，应对土壤进行有效除害处理。种植期间，企业应调查病虫害发生情况并做好详细记录，及时清除苗圃内病（枯）枝、落叶及杂草，采取喷撒化学药剂等防治措施，保持苗圃良好植物卫生状况。

（2）罗汉松启运前，出口企业应向 NPPO 申请检疫。如发现检疫性有害生物，不得装运；如发现其他有害生物，应实施有效的除害处理措施。尽可能去除罗汉松根部土壤，特别是表层有机质部分，对维持植物存活的土壤进行药剂处理后，再用除害处理合格的栽培介质及包装材料进行包裹。

5. 包装要求

罗汉松应采用密闭集装箱运输，并采取相关防止疫情传播扩散的措施。

6. 植物检疫证书要求

罗汉松出口前，NPPO 应实施检疫，确保符合中国进境植物检疫要求。对检疫合格的货物，出具植物检疫证书，并在证书附加声明栏中注明：“符合中国进口罗汉松植物检疫要求，不带中方关注的检疫性有害生物。”

如在出口前实施除害处理，应在证书中注明处理方法，如药剂名称、浓度、处理时间等内容。

7. 预检要求

海关总署将派植物检疫技术人员对罗汉松实施境外产地疫情调查及预检，并对罗汉松生产供货企业防疫措施进行考核检查。

8. 进境检验检疫

（1）进境检疫

指导监督企业对罗汉松根部土壤实施化学药剂处理。

（2）隔离检疫

进境检疫合格后，罗汉松应在海关考核认可的隔离圃隔离种植至少 6 个月，隔离圃应建立相关档案和记录。出圃时，应及时告知输入地森林检疫机构并主动接受监管。

（3）不符合要求的处理

如发现检疫性有害生物，海关将采取退运、销毁或除害处理（仅限有效除害处理方法）等措施，海关总署视情况暂停境外罗汉松相关产区、生产企业向中国出口，直至采取有效改进措施为止。

（四）所有国家和地区——盆栽兰花

根据《关于进口韩国大花蕙兰植物检验检疫要求的公告》（国家质检总局公告 2014 年第 131 号），该公告在实地考察和总结多年来进口兰花检验检疫管理经验基础上，经中韩两国检验检疫部门协商，明确了韩国大花蕙兰输华检验检疫要求。

该公告同时明确：从其他国家或地区进口盆栽兰花，参照该要求进行疫情风险控制。

相关内容摘录如下。

1. 产品范围及允许的产地

产品范围：进境后作观赏用途的盆栽介质大花蕙兰（学名 *Cymbidium hybrida*，英文名 Cymbidium），以下简称“大花蕙兰”。

允许的产地：韩国全境。

2. 对华出口企业要求

韩方应对输华大花蕙兰的出口商、种植企业进行注册登记，并在每年出口季节前向海关总署提供更新的合格注册名单。必要时，海关总署可对韩方注册管理体系和种植企业进行实地考核。

3. 关注的有害生物

（1）检疫性有害生物名单

①菊基腐病菌 *Erwinia chrysanthemi*；

②番茄斑萎病毒 Tomato spotted wilt virus（TSWV）；

③长针线虫属（传毒种类）*Longidorus*（Filipjev）Micoletzky（The species transmit viruses）；

④根结线虫属（非中国种）*Meloidogyne Goeldi*（non-Chinese species）；

⑤剑线虫属（传毒种类）*Xiphinema Cobb*（The species transmit viruses）；

⑥毛刺线虫属（传毒种类）*Trichodorus Cobb*（The species transmit viruses）；

⑦洋葱腐烂病菌 *Burkholderia gladiolipv. Alliicola*；

⑧鳞球茎茎线虫 *Ditylenchus dipsaci*；

⑨腐烂茎线虫 *Ditylenchus destructor*；

⑩短体线虫属（非中国种）*Pratylenchus* spp.（non-Chinese species）；

⑪草莓滑刃线虫 *Aphelenchoides fragariae*；

⑫菊花滑刃线虫 *Aphelenchoides ritzemabosi*；

⑬非洲大蜗牛 *Achatina fulica Bowdich*。

（2）限定的非检疫性有害生物

①兰花细菌性褐腐病 *Erwinia cypripedii*；

②唐菖蒲伯克氏菌唐菖蒲致病变种 *Burkholderia gladioli* pv. *Gladioli*；

③建兰花叶病毒 Cymbidium mosaic virus（CymMV）；

④齿兰环斑病毒 Odontoglossum ring spot virus（ORSV）；

⑤西花蓟马 *Frankliniella occidentalis*；

⑥棕榈疫霉 *Phytophthora palmivora*。

上述有害生物名单将结合风险评估及疫情截获实施动态调整，并在海关总署网站上公布。

4. 植物检疫要求

输华兰花种植企业应制定有效的有害生物防控制度和措施，建立追溯体系，保留相关工作记录。种植过程中，对中方关注的有害生物采取适当的监测、检测、防治措施，确保输华苗圃中没有中方关注的检疫性有害生物发生。韩方应对上述活动及措施实施监管。

输华兰花种植苗圃应是具备防虫设施的温室，地面应经过水泥硬化，或铺用塑料布、防水毡布、砾石，避免裸露土壤。种植台面应高于地面 50 厘米以上。

种植苗圃温室在出口前至少 3 个月保持密闭，防止有害生物侵染危害兰花。

灌溉用水应使用自来水或经过适当消毒处理的水，并定期对水质进行检测，以避免线虫等病原生物污染。栽培介质应是干净的，不得重复使用，且不能使用混合介质。介质使用前，应经过适当的除害处理。

韩方应在大花蕙兰生长过程中对种植苗圃实施检查，特别是在出口前至少 3 个月内要进行每月 2 次的有害生物调查，包括实验室检测。

5. 包装要求

输华兰花应在具备防虫条件的设施内进行包装，以防止有害生物感染。包装材料应干净卫生、未使用过，并符合中国有关植物检疫要求。

包装标签上应标出种植企业名称和注册登记编号、出口商以及“输往中国”等信息，并在货物包装箱或外包装袋等材料上标注。如果使用木质包装材料，则应按照国际植物检疫措施标准第 15 号（国际贸易木质包装管控指南），采取适当的除害处理及标识。

6. 进境检验检疫

（1）进境检疫

输华大花蕙兰到达入境口岸时，按照相关程序对进境大花蕙兰实施检验检疫，重点对关注的有害生物实施针对性检疫。包装、铺垫材料、集装箱等不得黏附土壤、害虫及杂草籽等。

（2）不符合要求的处理

①如检出土壤，或来自未经注册的出口商和种植企业，或植物检疫证书或包装标签上的信息不符合上述的要求，则相关货物不允许进境。

②如检出本中方关注的有害生物，则相关货物将被采取退回、销毁、除害处理（仅限有效除害处理方法）等措施。

③如截获检疫性有害生物，海关总署将要求韩方暂停相关种植企业的大花蕙兰向中国出口，直到确认韩方已采取有效改进措施。如情况严重，将暂停相关出口商、产区或暂停所有韩国大花蕙兰进口。

（3）其他检验检疫要求

口岸检验检疫合格后，大花蕙兰允许运往指定的场所进行种植和销售，并接受官方监管。如监管过程中发现中方关注的检疫性有害生物，相关花卉种苗将作销毁或除害处理（仅限有有效除害处理方法）。

根据韩国大花惠兰输华相关企业实施检疫措施不同情况，将实施风险分类管理。针对问题企业及问题货物，采取风险预警及加强措施，对防疫管理良好及企业诚信的企业，提供优惠便利检验检疫措施。

（五）泰国（THA）——罗汉松（2024 年更新要求）

泰国罗汉松根据《关于进口罗汉松植物检疫措施要求的公告》（国家质检总局公告 2010 年第 132 号）已能够准入。《关于进口泰国罗汉松植物检疫要求的公告》（海关总署公告 2024 年第 25 号）发布了新的植物检疫要求，相关内容摘录如下。

1. 产品范围

罗汉松（学名 *Podocarpus macrophyllus*，*Podocarpus polystachyus*，英文名 podocarpus plant），是指在泰国境内育苗、栽培，输往中国用于观赏的罗汉松植株。

2. 苗圃注册登记

泰国官方主管部门对输华罗汉松种植苗圃进行考核，向中华人民共和国海关总署推荐符合要求的苗圃。中方将对泰方推荐的苗圃进行审核，必要时进行实地检查，通过后予以注册登记。中方将在官方网站上公布注册登记苗圃名单。

3. 关注的有害生物

输华泰国罗汉松不得携带以下有害生物。

（1）检疫性有害生物。

①根结线虫属（非中国种）*Meloidogyne* spp.（non-Chinese species）。

②毛刺线虫属（传毒种类）*Trichodorus* spp.（The species transmit viruses）。

③剑线虫属（传毒种类）*Xiphinema* spp.（The species transmit viruses）。

④短体线虫属（非中国种）*Pratylenchus* spp.（non-Chinese species）。

⑤香蕉穿孔线虫 *Radopholus similis*。

⑥水稻茎线虫 *Ditylenchus angustus*。

（2）限定的非检疫性有害生物。

①茶黄蓟马 *Scirtothrips dorsalis*。

②坏恶方胸小蠹 *Euwallacea destruens*。

4. 种植管理

（1）输华罗汉松应在出口前 1 年移植到注册登记苗圃内种植。进入苗圃种植前，应以洗根等方式彻底去除根部土壤，并种植在经检疫除害处理、不带有害生物且未使用过的栽培介质内。

（2）罗汉松植株应离地种植，平台高度不低于 50 厘米，或放置于水泥地面，植株根部外围用塑料桶（膜）或其他中方认可的材料包裹。

5. 苗圃管理

（1）泰方应监督苗圃建立有害生物综合防治体系，做好植物疫情防控工作，避免中方关注的有害生物发生。

（2）泰方应对苗圃实施每年不少于 2 次的例行检查，苗圃应在泰方监督下，实施每月 1 次的监测，确认是否有有害生物发生及其为害症状。出现症状的植物必须取样，并送泰方认可的实验室进行检疫鉴定。如发现中方关注的有害生物，则受感染的罗汉松植株必须被移除或销毁。

（3）苗圃周边 1 公里范围内不得有罗汉松及罗汉松科植物。苗圃内每株罗汉松之间必须保持足够间距。进入苗圃的人员、工具和设备等必须进行适当的清洁和消毒。任何病残体和无关的植物材料，包括杂草、落叶、断枝或枯枝，必须及时从苗圃中移除并作无害化处理。

所有检查、监测及种植管理记录均应保存至少 3 年，中方要求时应及时提供。

6. 包装与运输管理

（1）输华罗汉松的包装区域和栽培介质存放区域应无沙子、土壤、杂草和植物有害生物，干净卫生，与运往其他贸易市场的植物材料分开并加以保护。出口前还应使用含杀线虫剂、杀菌剂和杀虫剂的混合药剂，对植株根部介质进行处理。

（2）输华罗汉松应使用集装箱运输，并采取防止疫情传播扩散的相应措施。如使用开顶或框架集装箱运输，还应在顶部加盖孔径不大于 1.6mm 的防虫网。

7. 产品要求

输华罗汉松应符合中国进境植物检疫法律法规及国家标准要求，不得携带土壤、中方关注的有害生物及其他进境植物检疫性有害生物。

8. 出口前检疫

（1）出口前，泰方必须对输华罗汉松实施检疫，重点检查土壤、有害生物及其为害症状和其他特殊情况，发现情况应送实验室鉴定，一旦检出活的中方关注的有害生物，则该批罗汉松及同一苗圃中的罗汉松不得向中国出口。如检出其他活的有害生物，可以在处理后重新检查，合格后允许向中国出口。

（2）同一输华罗汉松苗圃 1 年内如有 2 批次罗汉松被检出中方关注的有害生物，则暂停该苗圃输华资质，直至采取有效的整改措施。1 年内超出 2 次的，泰方应取消其输华资质，并及时向中方通报。

（3）株唯一编号、苗圃名称及注册编号、移入苗圃日期。

经检疫合格的，泰方应按国际植物检疫措施标准第 12 号《植物检疫证书准则》出具植物检疫证书。

（六）法国（FRA）——葡萄种苗（Grape）

法国葡萄种苗已获准入，现根据有关材料将植物检疫要求整理如下，以供读者参阅。

1. 产品范围及允许的产地

产品范围：进境葡萄种子、组培苗、不带根的葡萄插条、嫁接葡萄插条和带根嫁接葡萄苗。

允许的产地：来自关注的检疫性有害生物和限定的非检疫性有害生物的非疫区和低度流行区。

2. 对华出口企业注册登记要求

输华葡萄种苗的预繁苗圃、田间苗圃和种植者必须在法国农业部注册并经法国农业部和中华人民共和国海关总署共同指定。输华葡萄种苗的最基础的健康繁殖材料须来自法国农业部和海关总署共同认可的种苗选育机构。

3. 关注的检疫性有害生物

（1）葡萄金黄色植原体 Grapevine flavescence doree phytoplasma。

（2）葡萄根瘤蚜 *Viteus vitifoliae*。

（3）葡萄细菌性疫病 *Xylophilus ampelinus*。

（4）南芥菜花叶病毒 Arabis mosaic nepovirus。

（5）葡萄斑点病毒 Grapevine fleck virus。

（6）蕃茄坏斑病毒 Tomato ringspot nepovirus。

（7）烟草坏斑病毒 Tobacco ringspot nepovirus。

（8）葡萄黑木病 Grapevine bois noir phytoplasma。

（9）斯氏短体线虫 *Pratylenchus scribneri*。

（10）伤残短体线虫 *P. vulnus*。

（11）落选短体线虫 *P. neglectus*。

（12）穿刺短体线虫 *P. penetrans*。

（13）泰晤士根结线虫 *Meloidogyne thamesi*。

（14）花生根结线虫 *M. arenaria*。

（15）南方根结线虫 *M. incognita*。

（16）北方根结线虫 *M. hapla*。

（17）爪哇根结线虫 *M. javanica*。

（18）银链花拟毛刺线虫 *Paratrichodorus anemones*。

（19）短小拟毛刺线虫 *P. nanus*。

（20）光滑拟毛刺线虫 *P. Teres*。

（21）厚皮拟毛刺线虫 *P. pachydermus*。

（22）阿基坦毛刺线虫 *Trichororus aquitanemsis*。

（23）具毒毛刺线虫 *T. viruliferus*。

（24）相似毛刺线虫 *T. similes*。

（25）胡氏毛刺线虫 *T. hooperi*。

（26）原始毛刺线虫 *T. primitivus*。

（27）圆桶毛刺线虫 *T. cylindricus*。

（28）缘膜毛刺线虫 *T. velatus*。

（29）肥壮长针线虫 *Longidorus pachtacus*。

（30）渐狭长针线虫 *L. attenuatus*。

（31）逸去长针线虫 *L. elongates*。

（32）大体长针线虫 *L. macrosoma*。

（33）亚浦利亚长针线虫 *L. apulus*。

（34）标准剑线虫 *Xiphinema index*。

（35）里丝夫剑线虫 *X. rivesi*。

（36）裂尾剑线虫 *X. diversicaudatum*。

（37）美洲剑线虫 *X. americanum sensu lato*。

（38）柑桔半穿刺线虫 *Tylenchulus semipenetrans*。

4. 限定的非检疫性有害生物

（1）葡萄扇叶病毒 Grapevine fan leaf virus。

（2）葡萄卷叶相关病毒 1. 2. 3 Grapevine leaf roll associated virusl 1. 2. 3。

（3）葡萄栓皮综合症 Rugose wood conplex。

（4）葡萄根癌细菌 *Agrobacterium tumefaciens*。

（5）葡萄生小隐孢壳 *Cryptosporella vitecola*。

（6）围小丛壳 *Glomerella cingulata*（Stoneman）Sqaulding et Achrenk。

（7）葡萄球座菌 *Guignardia bidwellii*（Ell） Viala et Ravaz。

（8）葡萄生单轴霉 *Plasmopara vitivola*（Berk. Et Curt）Berl et Toni。

（9）葡萄茄圆孢 *Sphaceloma ampelinum* de Bary。

（10）葡萄钩丝壳 *Uncinula necato*（Schw.）Burr。

三、有机栽培介质

适用于所有国家（地区）的要求

根据《关于进境有机栽培介质植物检疫要求的公告》（海关总署公告 2024 年第 210 号），允许所有国家和地区符合要求的有机栽培介质（Organic culture medium）进口，该公告同时发布了植物检疫要求，自 2025 年 7 月 1 日起实施。进境植物因保活需要带有的有机栽培介质，按照《中华人民共和国进出境动植物检疫法》及其实施条例等相关规定随进境植物实施检疫，不属于该公告适用范围。

此前《关于进口白俄罗斯有机栽培介质植物检疫要求的公告》（海关总署公告 2023 年第 24 号）发布的植物检疫要求将被替代更新。

海关总署公告 2024 年第 210 号进境有机栽培介质应符合以下要求：

1. 允许进境有机栽培介质种类品范围

（1）单一种类有机栽培介质。

①组织培养介质、椰壳纤维、椰糠、锯屑、木材刨花、木片、软木、泥炭（包括泥煤）、无活力的苔藓。

②经蒸汽处理、热处理、化学处理或多种方式组合处理的有机栽培介质：稻壳/糠、谷壳、咖啡果壳、花生壳、棉籽壳、甘蔗榨渣、葡萄榨渣、可可豆荚、油棕壳炭、树皮以及其他有机栽培介质，不包括土壤。

（2）由两种及以上上述有机栽培介质组成，或含有无机栽培介质的混合介质。

海关总署将根据有害生物截获等情况对进境有机栽培介质开展进一步风险评估，对允许进境有机栽培介质种类及出口国家或地区名单进行动态调整。

2. 企业注册登记要求

栽培介质应在能防止污染或侵染的条件下生产和存放。

栽培介质生产、加工、存放企业须经所在国家或地区植物检疫主管部门注册，并向海关总署推荐。推荐信息需包括企业名称及所在国家或地区主管部门注册编号、地址、产品种类、主要成分、生产工艺和处理技术指标、防疫管理措施等（中文或英文）。海关总署将进行审核，审核通过后予以注册并在网站公布，注册有效期为5年。有效期届满前3个月，由所在国家或地区植物检疫主管部门向海关总署重新推荐，海关总署审核通过后，有效期延续5年。

3. 产品要求

输华有机栽培介质应符合以下要求：

（1）不带《中华人民共和国进境植物检疫性有害生物名录》内的有害生物，包括松生枝干溃疡病菌 *Atropellis pinicola*、嗜松枝干溃疡病菌 *Atropellis piniphila*、苹果壳色单隔孢溃疡病菌 *Botryosphaeria stevensii*、甘蔗凋萎病菌 *Cephalosporium sacchari*、栎枯萎病菌 *Ceratocystis fagacearum*、松树脂溃疡病菌 *Fusarium circinatum*、油棕枯萎病菌 *Fusarium oxysporum* f. sp. *elaeidis*、橡胶南美叶疫病菌 *Microcyclus ulei*、榆枯萎病菌 *Ophiostoma ulmi*、木层孔褐根腐病菌 *Phellinus noxius*、栎树猝死病菌 *Phytophthora ramorum*、棉花黄萎病菌 *Verticillium dahliae*、腐烂茎线虫 *Ditylenchus destructor*、根结线虫属（非中国种）*Meloidogyne* spp.（non-Chinese species）、短体线虫（非中国种）*Pratylenchus* spp.（non-Chinese species），以及对农林业生产、生态环境有严重危害的其他有害生物和外来物种。

（2）不带栽培介质成分以外的其他物质，如植物种子、土壤、动物尸体、动物粪便、禽类羽毛、植物残体以及其他生物安全风险物质。

（3）未曾用于栽培或其他农业用途。

（4）栽培介质中的所有材料应不具备繁殖能力。

4. 产品包装、存放和运输要求

（1）栽培介质应密封包装。

（2）包装材料应是首次使用且干净的。

（3）每个包装上应用中文或英文注明栽培介质名称、产地和生产、加工、存放企业名称及其在华注册编号等信息。

（4）栽培介质出口前的存放场所应相对独立、干净卫生，并采取有效措施防止有害生物侵染。

（5）运输工具应干净卫生，不带有害生物以及其他杂物。运输过程中不得拆开或更换包装。

5. 出口前检疫要求

出口国家或地区植物检疫主管部门应在栽培介质输华前对其实施检疫，对符合海关总署公告2024年第210号要求的栽培介质，依照第12号国际植物检疫措施标准出具植物检疫证书，并在附加声明中注明“该批货物符合中国进境有机栽培介质植物检疫要求”，同时注明生产、加工、存放企业名称及其在华注册编号。对于经除害处理的栽培介质，应在植物检疫证书中注明处理技术指标，包括温度、湿度、药剂、浓度等。

6. 进境检疫及其他要求

（1）无出口国家或地区植物检疫主管部门出具的有效检疫证书的，作退回或销毁处理。

（2）发现土壤、动物尸体等《中华人民共和国进出境动植物检疫法》规定的禁止进境物的，作退回或销毁处理。

（3）发现活体检疫性有害生物或其他对农林业生产、生态环境有严重危害的活体有害生物的，经除害处理合格后，准予入境。无有效除害处理方法的，作退回或销毁处理。

（4）发现其他不符合中国进境植物检疫法律法规和国家标准的，按照相关规定处理。

针对发现的相关违规情况，海关总署将向出口国家或地区植物检疫主管部门通报，并视情况根据相关法律法规采取暂停相关生产企业、相关种类栽培介质输华等措施。

第三节｜进境粮食

海关总署对进境粮食境外生产、加工、存放企业实施注册登记制度。实施注册登记管理的进境粮食境外生产加工企业，经输出国家或者地区主管部门审查合格后向海关总署推荐。海关总署收到推荐材料后进行审查确认，符合要求的国家或者地区的境外生产加工企业，予以注册登记。如无特别说明，允许的产地即为输出国家（地区）全境。

进境粮食应事先办理检疫审批，获得“进境动植物检疫许可证”；应从符合对应条件的指定口岸进口；应由出口国（地区）官方机构按照双方确认的证书样本签发检验检疫证书（如植物检疫证书等）。官方植物检疫证书用语要求已集中收录在申报业务管理相关章节。

海关对进境粮食实施检疫监督。进境粮食应当在具备防疫、处理等条件的指定场所加工使用。未经有效的除害处理或加工处理，进境粮食不得直接进入市场流通领域。

一、小麦（Wheat）、大麦（Barley）

（一）阿根廷（ARG）——大麦（Barley）

根据国家质检总局《关于印发〈阿根廷大麦进境植物检疫要求〉的通知》（国质检动函〔2011〕3号），允许符合相关要求的阿根廷大麦进口。该通知同时发布了进口阿根廷大麦的检验检疫要求，相关内容摘录如下。

1. 产品范围及允许的产地

产品范围：大麦（学名 *Hordeum vulgare*，英文名 Barley），非种用。

允许的产地：阿根廷小麦叶疫病菌、小麦爱腥黑穗病非疫区。

2. 关注的检疫性有害生物

（1）小麦叶疫病菌 *Alternaria triticina*。

（2）小麦矮腥黑穗病 *Tilletia controversa*。

（3）阿根廷茎象甲 *Listronotus bonariensis*。

（4）菜豆象 *Acanthoscelides obtectus*。

（5）豚草 *Ambrosia artemisiifolia*。

（6）大阿米 *Ammi majus*。

（7）细茎野燕麦 *Avena barbata*。

（8）硬雀麦 *Bromus rigidus*。

（9）蒺藜草 *Cenchrus echinatus*。

（10）蒺藜草属一种 *Cenchrus myosuroides*。

（11）少花蒺藜草 *Cenchrus pauciflorus*。

（12）墙生藜 *Chenopodium murale*。

（13）毒麦 *Lolium temulentum*。

（14）假高粱 *Sorghum halepense*。

（15）大麦条纹花叶病毒 Barley Stripe Mosaic Virus。

（16）美洲剑线虫 *Xiphinema americanum*。

3. 植物检疫要求

（1）阿方将按国际相关标准实施疫情调查和监测，以确保所有大麦来自小麦叶疫病菌、小麦矮腥黑穗病非疫区。一旦发现疫情，阿方将立即通知中方，并暂停疫区大麦对华出口。

（2）每个大麦出口季前，阿方将向中方提交当年大麦产区以上两种疫情的调查和监测报告，包括方法和结果，以及应中方要求提供的其他信息。

（3）阿方应采取有害生物综合防治措施，降低中方关注其他有害生物的发生程度，并监督相关输华大麦企业实施。

（4）阿方应确保输华大麦企业在大麦储运或装船前采取适当的过筛清杂等措施，以避免大麦携带土壤、植物残体、杂质和危险性杂草种子。

（二）澳大利亚（AUS）——小麦（Wheat）、大麦（Barley）

澳大利亚小麦、大麦在《关于进口澳大利亚小麦大麦植物检验检疫要求的公告》（国家质检总局公告 2015 年第 29 号）发布前已获准入。该公告发布了新的植物检疫要求，相关内容摘录如下。

1. 产品范围

非种用的小麦、大麦籽实（小麦学名 *Triticum Gestivum* L.、*Triticum durum* L.、*Triticum Tauschill* L.，英文名 Wheat；大麦学名 *Hordeum vulgare* L.，英文名 Barley），不作种植用途，以下简称“小麦、大麦”。

2. 关注的检疫性有害生物

（1）大麦条纹花叶病毒 Barley stripe mosaic virus。

（2）小麦基腐病菌 *Pseudocercosporella herpotrichoides*（Fron）Deighton。

（3）豚草 *Ambrosia artemisiifolia* L.。

（4）法国野燕麦 *Avena ludoviciana* Durien。

（5）不实野燕麦 *Avena sterilis* L.。

（6）硬雀麦 *Bromus rigidus* Roth.。

（7）匍匐矢车菊 *Centaurea repens*（L）.DC。

（8）南方三棘果 *Emex australis* Steinh。

（9）毒莴苣 *Lactuca serriola* L.。

（10）毒麦 *Lolium temulentum* L.。

（11）假高粱（及其杂交种）*Sorghum halepense*（L.）Pers。

（12）刺苍耳 *Xanthium spinosum* L.。

（13）地中海白蜗牛 *Cernuella virgata* Da Costa。

（14）斑皮蠹属 *Trogoderma* spp.。

（15）红火蚁 *Solenopsis invicta* Buren。

3. 植物检疫要求

澳大利亚农业部及其授权机构应通知相关产业界，建立并实施综合防治管理方案，采取措施最大程度地降低中方关注检疫性有害生物的发生。在小麦和大麦生长季节，应采取认可方法，针对小麦基腐病菌 *Pseudocercosporella herpotrichoides*（Fron）Deighton 等有害生物开展疫情调查监测，保持监测记录并在海关总署需要时提供。

澳方应及时向中方书面通报澳大利亚小麦、大麦上新近发生的重大有害生物情况及采取的控制措施。双方同意，开展针对蜗牛、杂草籽、杂质等备选防控管理措施试验研究，以满足中方进口要求。

澳大利亚农业部和其授权机构应通过相关产业界，在输华小麦、大麦生产、储存、运输期间采取有效适当措施，包括过筛、清杂等备选措施，防止传染检疫性有害生物，避免携带土壤、植物残体、杂草籽等。

（三）丹麦（DNK）——大麦（Barley）

根据国家质检总局《关于印发〈丹麦大麦进境植物检疫要求〉的通知》（国质检动函〔2008〕

650号），允许符合相关要求的丹麦大麦进口。该通知同时发布了进口丹麦大麦的检验检疫要求，相关内容摘录如下。

1. 产品范围

大麦（学名 *Hordeum vulgare* L.，英文名 Barley）；非种用。

2. 关注的检疫性有害生物

（1）欧洲麦茎蜂 *Cephus pygmeus*（Linnaeus）。

（2）黑森瘿蚊 *Mayetiola destructor*（Say）。

（3）瑞典麦秆蝇 *Oscinella frit*（Linnaeus）。

（4）小麦基腐病菌 *Pseudocercosporella herpotrichoides*（Fron）Dei。

（5）小麦矮腥黑穗病菌 *Tilletia controversa* Kühn。

（6）马铃薯金线虫 *Globodera rostochiensis*（Wollenweber）Behrens。

（7）甜菜胞囊线虫 *Heterodera schachtii* Schmidt。

（8）刻点斑皮线虫 *Punctodera punctata*（Thorne）Mulvey & Stone。

（9）南芥莱花叶病毒 Arabis mosaic virus。

（10）拟芜要属一种 *Aethusa cynapium* L.。

（11）琴颈草属一种 *Amsinckia micrantha* Suksd.。

（12）阿披拉草 *Apera spica-venti*（L.）P. Beauv.。

（13）不实雀麦 *Bromus sterilis* L.。

（14）绿藜 *Chenopodium murale* L.。

（15）芹叶牻牛儿苗 *Erodium cicutarium*。

（16）药用球果紫董 *Fumaria officinalis* L.。

（17）野芝麻 *Galeopsis tetrahit* L.。

（18）母菊 *Matricaria recutita* L.。

（19）田野勿忘草 *Myositis arvensis*（L.）Hill。

（20）野欧白芥 *Sinapis arvensis* L.。

（21）三肋果 *Tripleurospermum perforatum*（Mérat）Lainz。

（22）耕地董莱 *Viola arvensis* Murray。

3. 植物检疫要求

（1）丹方应在输华大麦生产过程中采取有害生物综合防治措施，降低大麦有害生物的发生程度。

（2）丹方应在输华大麦储运或装船前采取适当的过筛清杂等措施，以避免大麦携带土壤、质和危险性桼草种子。

（四）俄罗斯（RUS）——小麦（Wheat）（2022年更新要求）

根据《关于允许俄罗斯全境小麦进口的公告》（海关总署公告2022年第21号）允许俄罗斯全境小麦进口。该公告同时更新了植物检疫要求有关内容。

此前《关于扩大俄罗斯小麦输华产区的公告》（海关总署公告2019年第123号）、《关于进口俄罗斯小麦和匈牙利玉米植物检验检疫要求的公告》（国家质检总局公告2018年第25号）、《关于进口俄罗斯小麦、大豆、玉米、水稻、油菜籽和哈萨克斯坦小麦植物检验检疫要求的公告》（国家质检总局公告2016年第8号）以及《关于印发〈俄罗斯小麦进境植物检疫要求〉的通知》（国质检动函〔2009〕351号）等公告和文件中发布的相关要求被替代更新。

相关内容摘录如下。

1. 产品范围及允许的产地

俄罗斯小麦，指在俄罗斯联邦境内且未发生小麦矮腥黑穗病的地区种植的，仅限于加工用途的春小麦。

2. 关注的检疫性有害生物

（1）黑斑皮蠹 *Trogoderma glabrum* Hb.。

（2）花斑皮蠹 *Trogoderma variabile* Ball.。

（3）小麦叶疫病菌 *Alternaria triticina* Prasada & Prabhu。

（4）小麦基腐病菌 *Pseudocercosporella herpotrichoides*（Fron） Deighton。

（5）小麦矮腥黑穗病菌 *Tilletia controversa* J. G. Kühn。

（6）豚草 *Ambrosia artemisiifolia* L.。

（7）多年生豚草 *Ambrosia psilostachya* DC.。

（8）三裂叶豚草 *Ambrosia trifida* L.。

（9）法国野燕麦 *Avena ludoviciana* Durieu。

（10）不实野燕麦 *Avena sterilis* L.。

（11）疣果匙荠 *Bunias orientalis* L.。

（12）铺散矢车菊 *Centaurea diffusa* Lam.。

（13）匍匐矢车菊 *Centaurea repens* L.（*Acroptilon repens* DC）。

（14）菟丝子（属）*Cuscuta* L.。

（15）毒麦 *Lolium temulentum* L.。

（16）黑高粱 *Sorghum x almum* Parodi。

（17）假高粱 *Sorghum halepense*（L.） Pers.。

（18）苍耳 *Xanthium sibiricum*。

（19）宾州苍耳 *Xanthium pensylvanicum*。

（20）欧洲苍耳 *Xanthium strumarium*。

（21）北美苍耳 *Xanthium chinense*。

（22）黑森瘿蚊 *Mayetiola destructor* Say.。

（23）刺萼龙葵 *Solanum rostratum* Dun.。

3. 植物检疫要求

以下序号标注“*”号的为海关总署公告2022年第21号更新的内容。

（1*）俄方应按照国际植物保护公约（IPPC）和相关国际标准，在小麦出口产区和储存场所对中方关注的检疫性有害生物实施监测，并采取综合防控措施。

应中方要求，俄方应提供上述所有监测结果和采取的防控措施等信息。俄方应提供小麦矮腥黑穗病年度监测结果。

（2）输华小麦储存、运输或出口前，应采取适当的过筛清杂等措施，以去除土壤、植物残体、杂草种子及其他外来物质。

（3*）在小麦出口前和运输期间，俄方采取一切可能的措施，降低中方关注的检疫性有害生物随输华小麦传入中国的风险。

如发现小麦矮腥黑穗病菌，俄方应立即通知中方并提供小麦矮腥黑穗病疫区的有关信息，并暂停相关区域的小麦输华。

（4*）散装出口小麦，应当使用专用于粮食运输的交通工具，可采用水路、铁路、公路、航空等方式运输。输华袋装小麦不限运载工具。运输期间，应避免粮食途中撒漏和受潮。运输工具应符合国家有关植物检疫的规定。

4. 进境检验检疫

如检出小麦矮腥黑穗病，则该批货物将被退运或销毁处理，并通知俄方暂停小麦输华。查明原因并采取改进措施后，双方将通过协商来恢复俄小麦输华。

（五）俄罗斯（RUS）——大麦（Barley）

根据《关于进口俄罗斯大麦植物检疫要求的公告》（海关总署公告2019年第126号），允许符合相关要求的俄罗斯大麦进口。该公告同时发布了检验检疫要求，相关内容摘录如下。

1. 产品范围及允许的产地

产品范围：输华大麦（学名 *Hordeum vulgare* L.，英文名 Barley），指俄罗斯生产，输往中国仅用于加工的春大麦籽实，不作种植用途。

允许的产地：大麦产自俄罗斯车里雅宾斯克州、鄂木斯克州、新西伯利亚州、库尔干州、阿尔泰边疆区、克拉斯诺亚尔斯克边疆区和阿穆尔州。

2. 关注的检疫性有害生物

（1）黑斑皮蠹 *Trogoderma glabrum*（Herbst）。

（2）花斑皮蠹 *Trogoderma variabile* Ballion。

（3）拟肾斑皮蠹 *Trogoderma versicolor* Creutzer。

（4）小麦叶疫病菌 *Alternaria triticina* Prasada & Prabhu。

（5）小麦矮腥黑穗病菌 *Tilletia controversa* Kühn。

（6）豚草 *Ambrosia artemisiifolia* L.。

（7）多年生豚草 *Ambrosia psilostachya* DC.。

（8）三裂叶豚草 *Ambrosia trifida* L.。

（9）法国野燕麦 *Avena ludoviciana* Durien。

（10）不实野燕麦 *Avena sterilis* L.。

（11）疣果匙荠 *Bunias orientalis* L.。

（12）铺散矢车菊 *Centaurea diffusa* Lamarck。

（13）匍匐矢车菊 *Centaurea repens* L.。

（14）菟丝子属 *Cuscuta* spp.。

（15）毒麦 *Lolium temulentum* L.。

（16）黑高粱 *Sorghum almum* Parodi.。

（17）假高粱 *Sorghum halepense*（L.）Pers.。

（18）宾州苍耳 *Xanthium pennsylvanicum* Waller。

（19）欧洲苍耳 *Xanthium strumarium* Burdock。

（20）北美苍耳 *Xanthium chinense* Mill。

（21）加拿大苍耳 *Xanthium strumarium* L. var. canadensis（Mill）T. & G.。

（22）刺苍耳 *Xanthium spinosum* L.。

（23）刺萼龙葵 *Solanum rostratum* Dunal。

3. 植物检疫要求

（1）在大麦储存、运输过程中和出口前，俄方应采取适当的过筛清杂措施，以去除土壤、植物残体、杂草种子及其他杂质。输华大麦不得与冬大麦和要求的产地外其他产地的大麦混合。

（2）散装出口大麦，应当使用专用于粮食运输的交通工具，可采用水路、铁路、公路、航空等方式运输。输华袋装大麦不限运载工具。运输期间，应避免粮食途中撒漏和受潮。运输工具应符合中国植物检疫防疫要求。

（3）俄方应对大麦实施出口前官方检验检疫和监督管理。如发现检疫性有害生物或其他违规情况，应采取熏蒸、除杂等有效处理措施。

4. 进境检验检疫

如检出小麦矮腥黑穗病，该批货物将被退回或销毁，并通知俄方暂停大麦输华，查明原因并采取改进措施后，双方将通过协商来恢复俄罗斯大麦输华。

（六）芬兰（FIN）——大麦（Barley）

根据《关于进口芬兰大麦植物检疫要求的公告》（国家质检总局公告 2014 年第 24 号），允许符合相关要求的芬兰大麦进口。该公告同时发布了检验检疫要求，相关内容摘录如下。

1. 产品范围

用于加工的大麦籽实（学名 *Hordeum vulgare*，英文名 barley），不作种植用途。

2. 关注的检疫性有害生物

（1）嗜虫书虱 *Liposcelis entomophila*（Enderlein）。

（2）黑森瘿蚊 *Mayetiola destructor*（Say）。

（3）黑角负泥虫 *Oulema melanopus*（L.）。

（4）花斑皮蠹 *Trogoderma variabile* Ballion。

（5）小麦基腐病菌 *Pseudocercosporella herpotrichoides*（Fron）Dei。

（6）褐斑长蠕孢 *Pyrenophora tritici-repentis*（Died）Drechsler。

（7）核腔菌 *Pyrenophora chaetomioides* Speg.。

（8）生柱隔胞菌 *Ramularia collo-cygni*.（Rcc）。

（9）禾草腥黑穗病菌 *Tilletia fusca* Ell. & Ev.。

（10）南芥菜花叶病毒 Arabis mosaic virus。

（11）大麦条纹花叶病毒 Barley stripe mosaic virus。

（12）细茎野燕麦 *Avena barbata* Brot.。

（13）不实雀麦 *Bromus sterilis* L.。

（14）田蓟 *Cirsium arvense*（L.）Scopoli。

（15）匍匐冰草 *Elymus repens*（L.）Gould。

（16）大爪草 *Spergula arvensis* L.。

（17）药用蒲公英 *Taraxacum officinale* Weber。

3. 植物检疫要求

芬兰共和国农林部须对田间小麦基腐病的发生情况实施监测，采取有效措施去除小麦基腐病，并在每批大麦出口前实施海关总署认可的检测，确保出口大麦不携带小麦基腐病菌。

芬方应采取综合防治措施，降低中方关注其他有害生物在大麦产区的发生程度。应中方要求，芬方应向中方提供小麦基腐病监测的数据以及其他相关信息。

（七）哈萨克斯坦（KAZ）——小麦（Wheat）

根据《关于进口俄罗斯小麦、大豆、玉米、水稻、油菜籽和哈萨克斯坦小麦植物检验检疫要求的公告》（国家质检总局公告 2016 年第 8 号），允许符合相关要求的哈萨克斯坦小麦进口。该公告同时发布了检验检疫要求，相关内容摘录如下。

1. 产品范围及允许的产地

产品范围：用于加工的春小麦籽实，不作种植用途。

允许的产地：输华小麦应产自哈萨克斯坦小麦矮腥黑穗病、小麦印度腥黑穗病的非疫区。

2. 关注的检疫性有害生物

（1）阔鼻谷象 *Caulophilus oryzae*（Gyllenhal）。

（2）麦扁盾蝽 *Eurygaster integriceps*。

（3）黑森瘿蚊 *Mayetiola destructor*（Say）。

（4）谷斑皮蠹 *Trogoderma granarium* Everts。

（5）花斑皮蠹 *Trogoderma variabile*。

（6）马铃薯叶甲 *Lepinotarsa decemlineata*（Say）。

（7）小麦叶疫病菌 *Alternaria triticina* Prasada。

（8）马铃薯疫霉绯腐病菌 *Phytophthora erythroseptica* Pethybridge。

（9）小麦矮腥黑穗病菌 *Tilletia controversa* Kühn。

（10）小麦印度腥黑穗病菌 *Tilletia indica* Mitra。

（11）鳞球茎茎线虫 *Ditylenchus dipsaci*（Kühn）Filipjev。

（12）横带长针线虫 *Longidorus elongatus*。

（13）豚草 *Ambrosia artemisiifolia* L.。

（14）多年生豚草 *Ambrosia psilostacya* DC.。

（15）法国野燕麦（不包括野燕麦其他种）*Avena ludoviciana* Durien。

（16）小花牛舌草 *Anchusa officinalis* L.。

（17）匍匐矢车菊 *Centaurea repens* L.。

（18）毒麦 *Lolium temulentum* L.。

（19）刺萼龙葵 *Solanum rostratum* Dum.。

（20）假高粱（及其杂交种）*Sorghum halepense*（L.）Pers.（Johnsongrass and its cross breeds）。

3. 植物检疫要求

哈方应采取一切降低风险措施，防止中方关注的检疫性有害生物、土壤和植物残体传入中国。哈方应对输华小麦种植、收获、储存、运输、出口等全过程进行指导和监管，采取综合防治措施及其他降低风险措施，最大程度地降低有害生物的发生程度。应要求，哈方应向中方提供采取措施的相关信息。

输华小麦储存、运输或出口前，应采取适当的过筛清杂等措施，以去除土壤、植物残体、杂草种子及其他外来物质。输华小麦不得与冬小麦和疫区小麦混存混运。输华小麦采取袋装或密闭散装集装箱、粮食专用车等方式运输，避免粮食在运输途中撒漏。

4. 预检要求

哈萨克斯坦小麦输华期间，哈方将及时向中方提供小麦上病虫害发生情况及管理措施，中方检疫人员将在哈方协助下赴哈实施产地监测调查及预检。

如果需要，双方在装货点进行联合检验检疫，在完成出口联合检验检疫并符合有关要求后，双方可起草联合检查工作报告。

5. 进境检验检疫

如发现小麦矮腥黑穗病或小麦印度腥黑穗病，中方将立即通知哈方，并暂停小麦输华。如查明原因并采取改进措施，将恢复小麦输华。

如发现其他检疫性有害生物或其他违规情况，该批货物将被扣留检疫监管，双方共同查找出现问题的原因。如发现重大检疫风险，中方将暂停哈萨克斯坦小麦输华。

6. 过境检验检疫

（1）过中国国境输往其他国家或地区的哈萨克斯坦小麦，应符合进口国质量安全法律法规和中国过境检验检疫要求，从中国阿拉山口、霍尔果斯、吉木乃、巴克图等边境口岸入境，从连云港口岸离境。

（2）过境小麦应采取密闭集装箱、粮食专用车等方式运输。过境运输过程中，不得私自改变包装、运输方式，确保密封，避免粮食撒漏、疫情扩散。如有异常情况，应及时向所在地海关报告，并接受检验检疫监督管理。

（3）首次过境时，过境小麦货主或其代理人制订含过境运输工具、方式、路线及应急处置预案等内容的过境方案，并向中方申请获准。

（八）哈萨克斯坦（KAZ）——大麦（Barley）

根据《关于进口哈萨克斯坦大麦植物检疫要求的公告》（海关总署公告 2019 年第 11 号），允许符合相关要求的哈萨克斯坦大麦进口。该公告同时发布了检验检疫要求，相关内容摘录如下。

1. 产品范围

输华大麦（学名 *Hordeum vulgare* L.，英文名 Barley），指哈萨克斯坦生产，输往中国用于加工的春大麦，不作种植用途。

2. 关注的检疫性有害生物

（1）斑皮蠹属（非中国物种）*Trogoderma* spp.（non-Chinese）。

（2）黑森瘿蚊 *Mayetiola destructor*（Say）。

（3）小麦矮腥黑穗病菌 *Tilletia controversa* Kühn。

（4）黑高粱 *Sorghum almum* Parodi。

（5）苍耳属（非中国物种）*Xanthium* spp.（non-Chinese species）。

（6）具节山羊草 *Aegilops cylindrica* Horst。

（7）菟丝子属 *Cuscuta* spp.。

（8）匍匐矢车菊 *Centaurea repens* L.。

（9）假苍耳 *Iva xanthifolia* Nutt.。

（10）节节麦 *Aegilops squarrosa* L.。

（11）豚草（属）*Ambrosia* spp.。

（12）假高粱（及其杂交种）*Sorghum halepense*（L.）Pers.（Johnsongrass and its cross breeds）。

（13）宽叶高加利 *Caucalis latifolia* L.。

（14）欧洲千里光 *Senecio vulgaris* L.。

（15）法国野燕麦 *Avena ludoviciana* Durien。

（16）毒麦 *Lolium temulentum* L.。

3. 植物检疫要求

（1）输华大麦应产自哈萨克斯坦小麦矮腥黑穗病的非疫区，哈方应按国际植物保护组织的有关标准建立和维护非疫区，中方与哈方将共同对上述非疫区进行认定。

（2）输华大麦储存、运输或出口前，应采取适当的过筛清杂等措施，以去除土壤、植物残体、杂草种子及其他外来物质，输华大麦不得与冬大麦或疫区大麦混存混运。

（3）输华大麦采取袋装或密闭散装集装箱、粮食专用车等方式运输，避免粮食在运输途中撒漏。

（4）运输工具上使用的木质包装材料应符合 ISPM 15 的相关规定，不得使用其他植物性铺垫材料。

（5）哈方应在大麦输华前对其进行植物检疫。必要时，应在认可实验室开展检测，证明货物不带有法国野燕麦。

（6）哈方如发现检疫性有害生物或其他违规情况，应采取熏蒸、消毒、除杂等有效处理措施。只有符合要求的大麦，方可允许向中国出口。

4. 进境检验检疫

发现小麦矮腥黑穗病，该批货物将被依法作退回或销毁处理。同时，中方将立即通知哈方，并暂停大麦输华直至哈方查明原因并采取有效改进措施。

5. 过境检验检疫

通过中国国境输往其他国家或地区的哈萨克斯坦大麦，应符合进口国质量安全法律法规和中国过境检验检疫要求，从中国允许的边境粮食口岸入境和离境。

首次过境时，过境大麦货主或其代理人制订含过境运输工具、方式、路线及应急处置预案等内容的过境方案，并向中国海关申请获准。

过境大麦应采取密闭集装箱、粮食专用车等方式运输。过境运输过程，不得私自改变包装、运输方式，确保密封，避免撒漏、疫情扩散。如有异常情况，应及时向所在地主管海关报告，并接受检验检疫监督管理。

（九）加拿大（CAN）——小麦（Wheat）、大麦（Barley）

加拿大小麦、大麦在《关于进口加拿大谷物油籽植物检验检疫要求的公告》（国家质检总局公告2013年第101号）发布前已获准入。该公告发布了新的植物检疫要求，相关内容摘录如下。

1. 产品范围

非种用的小麦、大麦。

2. 关注的检疫性有害生物名单

（1）检疫性杂草

①蒺藜草属（非中国种）*Cenchrus* spp.（non-hinese species）；

②菟丝子属（非中国种）*Cuscuta* spp.（non-Chinese species）；

③提琴叶牵牛花 *Ipomoea pandurata*（L.）G. F. W. Mey；

④小花假苍耳 *Iva axillaris* Pursh；

⑤假苍耳 *Iva xanthiifolia* Nutt.；

⑥欧洲山萝 *Knautia arvensis*（L.）Coulter；

⑦野莴苣 *Lactuca pulchella*（Pursh）DC；

⑧毒麦 *Lolium temulentum* L.；

⑨北美刺龙葵 *Solanum carolinense* L.；

⑩刺萼龙葵 *Solanum rostratum Dunal*；

⑪假高粱 *Sorghum halepense*（L.）Pers.；

⑫苍耳属（非中国种）*Xanthium* spp.（non-Chinese species）。

（2）小麦上检疫性有害生物

①小麦矮腥黑穗病菌 *Tilletia controversa* Kühn；

②黑森瘿蚊 *Mayetiola destructor*（Say）；

③大谷蠹 *Prostephanus truncatus*（Horn）；

④谷斑皮蠹 *Trogoderma granarium* Everts。

（3）小麦、大麦上检疫性有害生物

①小麦矮腥黑穗病菌 *Tilletia controversa* Kühn；

②黑森瘿蚊 *Mayetiola destructor*（Say）；

③谷斑皮蠹 *Trogoderma granarium* Everts；

④谷象 *Sitophilus granarius*（Linnaeus）。

3. 植物检疫要求

加方应告知并指导相关种植者、加工者及出口商，采取最大限度降低中方关注的检疫性有害生物发生的措施。同时，在谷物油籽生产、存储、装卸、运输、清杂过程中推广最佳措施，以避免谷物油籽携带土壤、活体昆虫、中方关注的杂草种子等检疫性有害生物，不得人为添加或混杂其他谷物油籽或外来杂质。

4. 进境检验检疫

如在大麦、小麦中截获小麦矮腥黑穗病菌，该批货物将被退货或销毁。

（十）立陶宛（LTU）——小麦（Wheat）

根据《关于允许进口立陶宛小麦的公告》（海关总署公告 2019 年第 118 号），允许符合相关要求的立陶宛小麦进口。该公告同时发布了检验检疫要求，相关内容摘录如下。

1. 产品范围

输华小麦（学名 *Triticum aestivum* L.、*Triticum durum* L. 或 *Triticum tauschii* L.，英文名 Wheat），指产自立陶宛，输往中国用于加工的小麦籽实，不作种植用途。

2. 关注的检疫性有害生物

（1）燕麦全蚀病菌 *Gaeumannomyces graminis var. avenae*。

（2）小麦基腐病菌 *Pseudocercosporella herpotrichoides*。

（3）油棕猝倒病菌 *Pythium splenden*。

（4）小麦线条花叶病毒 Wheat streak mosaic virus。

（5）禾谷负泥虫 *Oulema duftschmidi*。

（6）褐拟谷盗 *Tribolium destructor*。

（7）豚草 *Ambrosia artemisiifolia*。

（8）毒麦 *Lolium temulentum*。

（9）臭千里光 *Senecio jacobaea*。

（10）菟丝子属 *Cuscuta* spp.。

（11）不实野燕麦 *Avena sterilis*。

（12）毒莴苣 *Lactuca serriola*。

3. 植物检疫要求

（1）立方应按照国际植物保护公约相关标准对输华小麦产区开展监测调查，并采取措施降低中方关注的有害生物发生。

（2）立方应在每个收获季节，向中方提供近一年输华小麦产区的小麦基腐病菌、燕麦全蚀病菌、小麦线条花叶病毒等疫情监测报告，包括监测方法及结果，以及中方要求提供的其他信息。

（3）立方应及时向中方书面通报其国内小麦新发生的植物有害生物疫情和所采取的有效措施。

（4）立方应监督输华小麦企业，建立有害生物综合防治体系（IPM），降低中方关注的有害生物的发生程度。如中方要求，立方应提供以上综合防治的相关信息。

（5）立方应监督输华小麦企业，确保其在小麦收储和运输过程中或装运前，采取筛选等清杂措施，有效减少植物残体、杂质和危险性杂草种子。

（十一）美国（USA）——大麦（Barley）

根据《关于进口美国大麦植物检疫要求的公告》（海关总署公告 2020 年第 65 号），允许符合相关要求的美国大麦进口。该公告同时发布了植物检疫要求，相关内容摘录如下。

1. 产品范围

输华大麦（学名 *Hordeum vulgare* L.，英文名 Barley），指产自美国，输往中国仅用于加工，不作种植用途的大麦籽实。

2. 关注的检疫性有害生物

（1）麦类条斑病菌 *Cephalosporium gramineum*。

（2）燕麦全蚀病菌 *Gaeumannomyces graminis* var. *avenae*。

（3）小麦基腐病菌 *Pseudocercosporella herpotrichoides*。

（4）麦类壳多胞斑点病菌 *Stagonospora avenae* f. sp. *triticea*。

（5）小麦矮腥黑穗病菌 *Tilletia controversa*。

（6）大麦柱隔孢叶斑病菌 *Ramularia collo-cygni*。

（7）小麦全蚀病菌 *Gaeumannomyces graminis* var. *tritic*。

（8）阔鼻谷象 *Caulophilus oryzae*。

（9）斑皮蠹属（非中国种）*Trogoderma* spp.（non-Chinese species）。

（10）黑森瘿蚊 *Mayetiola destructor*。

（11）黑角负泥虫 *Oulema melanopus*。

（12）小麦粒线虫 *Anguina tritici*。

（13）剪股颖粒线虫 *Anguina agrostis*。

（14）豚草 *Ambrosia artemisiifolia*。

（15）三裂叶豚草 *Ambrosia trifida*。

（16）细茎野燕麦 *Avena barbata*。

（17）不实野燕麦 *Avena sterilis*。

（18）硬雀麦 *Bromus rigidus*。

（19）匍匐矢车菊 *Centaurea repens*。

（20）蒺藜草属（非中国种）*Cenchrus* spp.（non-Chinese species）。

（21）南方三棘果 *Emex australis*。

（22）假苍耳 *Iva xanthiifolia*。

（23）毒麦 *Lolium temulentum*。

（24）刺萼龙葵 *Solanum rostratum*。

（25）假高粱 *Sorghum halepense*。

（26）黑高粱 *Sorghum almum*。

（27）独脚金属（非中国种）*Striga* spp.（non-Chinese species）。

（28）苍耳属（非中国种）*Xanthium* spp.（non-Chinese species）。

（29）大麦条纹花叶病毒 Barley stripe mosaic virus（BSMV）。

（30）小麦线条花叶病毒 Wheat streak mosaic virus（WSMV）。

3. 植物检疫要求

（1）产地管理

①美国农业部应按国际植物保护公约（IPPC）相关标准对小麦基腐病菌（*Pseudocercosporella herpotrichoides*）和麦类壳多胞斑点病菌（*Stagonospora avenae f. sp. triticea*）开展监测，及时向海关总署报告大麦种植区的疫情变化及需重点关注的新发植物疫情。

②美国农业部应确保向中国出口大麦的企业采取最佳措施，尽可能减少中方关注的有害生物的发生。如海关总署需要，美国农业部应提供以上综合防治的相关信息。

（2）加工储运要求

美国农业部应确保输华大麦供应企业在运输、处置、贮存中采取了最佳措施，例如有害生物管理、甄选供应商、过筛等，以避免大麦携带植物残体、杂质和危险性杂草种子，并确保不带有土壤。

4. 检疫处理

输华大麦出口前须按照国际标准进行熏蒸，采用规范的操作程序防止熏蒸剂残留对大麦造成污染，以确保不携带活虫，特别是仓储害虫，并随附含有熏蒸内容的官方植物检疫证书。装运前，运输工具必须经过彻底检查，如发现有害生物或检疫关注物质，在有害生物或检疫关注物质被清除，或者更换的运输工具符合检查要求前，不得装运。

（十二）美国（USA）——小麦（Wheat）

根据《关于允许自美国全境进口各种类型的小麦的公告》（农业部、对外贸易经济合作部、国家出入境检验检疫局公告 2000 年第 114 号），允许自美国全境进口各种类型的小麦。有关要求整理如下。

1. 美国输往中国的小麦，如含有 TCK，其孢子数量不得超过中美农业合作协议规定的数量。

美国联邦谷物检验局（FGIS）出具的 TCK 检验证书应注明：“ *Tilletia controversa* Kuhn spores（exceed / do not exceed）30000 per 50 grams of sample.”（每 50 克样品含 TCK 孢子数目超过或不超过 30000 个。）检验检疫发现 TCK，如孢子含量超过中美农业合作协议规定的每 50 克小麦样品 30000 个的，作退货或销毁处理；如孢子含量低于每 50 克小麦样品 30000 个的，在检验检疫机构监督下作灭菌处理。

2. 在过渡期内，中美双方将开展 TCK 孢子允许量合作研究，如取得成果，将根据合作研究确定的孢子允许量执行。

（十三）蒙古国（MNG）——小麦（Wheat）

根据国家质检总局《关于印发〈蒙古小麦进境植物检疫要求〉的通知》（国质检动函〔2011〕96 号），允许符合相关要求的蒙古国小麦进口。该通知同时发布了进口蒙古国小麦的检验检疫要求，相关内容摘录如下。

1. 产品范围及允许的产地

产品范围：春小麦（学名 *Triticum aestivum* Linn，英文名 Spring Wheat），非种用。

允许的产地：蒙古国境内小麦矮腥黑穗病 *Tilletia controversa*、小麦印度腥黑穗病 *Tilletia indica*、小麦基腐病菌 *Pseudocercosporella herpotrichoides* 非疫区。

2. 关注的检疫性有害生物

蒙古输华小麦不得带以下中方关注的检疫性有害生物及其他活虫：

（1）小麦矮腥黑穗病 *Tilletia controversa*。

（2）小麦印度腥黑穗病 *Tilletia indica*。

（3）小麦叶疫病菌 *Alternaria triticina*。

（4）小麦基腐病菌 *Pseudocercosporella herpotrichoides*。

（5）斑皮囊属（非中国种）*Trogoderma* spp.（non-Chinese）。

（6）黑森瘿蚊 *Mayetiola destructor*。

（7）黑角负泥虫 *Oulema melanopus*。

（8）黑麦秆蝇 *Oscinella frit*。

（9）匍匐矢车菊 *Centaurea repens*。

（10）毒麦 *Lolium temulentum*。

（11）菟丝子 *Cuscuta* spp.。

（12）多年生豚草 *Ambrosia psilostacya*。

（13）三裂叶豚草 *Ambrosia trifida*。

3. 植物检疫要求

（1）蒙方应针对小麦矮腥黑穗病 *Tilletia controversa*、小麦印度腥黑穗病 *Tilletia indica*、小麦基腐病菌 *Pseudocercosporella herpotrichoides* 等进行调查与监测，确保出口小麦产区没有发生（即非疫区）。一旦发现疫情，蒙方应立即通知中方，并暂停疫区小麦向中国出口。

（2）蒙方应在小麦产区采取有效的田间有害生物防控措施，加强有害生物调查、监测，降低中方关注其他有害生物发生程度。

（3）在小麦收获出口季节前，蒙方应向中方提交本年度疫情调查、监测报告及田间防治措施等情况。

（4）输华小麦应在出口前经过适当的清杂等措施，确保其杂质含量低于中国杂质限量标准，并避免携带活虫、检疫性杂草籽、植物残体、土壤等。不得人为添加或混杂其他谷物或外来杂质。

（十四）蒙古国（MNG）——大麦（Barley）

根据《关于进口蒙古国大麦植物检验检疫要求的公告》（国家质检总局公告 2013 年第 102 号），允许符合相关要求的蒙古国大麦进口。该公告同时发布了检验检疫要求，相关内容摘录如下。

1. 产品范围

非种用的大麦籽实（学名 *Hordeum vulgare* L.，英文名 Barley），以下简称“大麦”。

2. 关注的检疫性有害生物

（1）小麦矮腥黑穗病菌 *Tilletia controversa* Kühn。

（2）小麦印度腥黑穗病菌 *Tilletia indica* Mitra。

（3）小麦基腐病菌 *Pseudocercosporella herpotrichoides*（Fron）Dei。

（4）小麦叶疫病菌 *Alternaria triticina* Prasada et Prabhu。

（5）斑皮蠹属（非中国种）*Trogoderma* spp.（no-Chinese）。

（6）黑森瘿蚊 *Mayetiola destructor*。

（7）黑麦秆蝇 *Oscinella frit*。

（8）黑角负泥虫 *Oulema melanopus*。

（9）豚草属 *Ambrosia spp.*。

（10）匍匐矢车菊 *Centaurea repens*。

（11）菟丝子属 *Cuscuta* spp.。

（12）毒麦 *Lolium temulentum*。

3. 植物检疫要求

蒙方将按国际认可的监测与检测方法，在大麦生长期对小麦矮腥黑穗病、小麦印度腥黑穗病、小麦基腐病等进行调查与监测，确保出口大麦产区没有上述病害发生（即非疫区）。蒙方应在大麦产区采取有效的田间有害生物防控措施，加强有害生物调查、监测，降低中方关注其他有害生物发生程度。在大麦收获出口季节前，蒙方应向海关总署提交本年度疫情调查、监测报告及田间防治措施等情况。

蒙方应确保输华大麦在出口前经过适当的清杂等措施，使其杂质含量低于中国杂质限量标准，并避免携带检疫性杂草籽、植物残体、土壤等。

4. 进境检验检疫

如截获小麦矮腥黑穗病、小麦印度腥黑穗病、小麦基腐病，将采取退运、销毁措施。

（十五）塞尔维亚（SRB）——小麦（Wheat）

根据国家质检总局《关于印发〈塞尔维亚小麦进境植物检疫要求〉的通知》（国质检动〔2007〕328 号），允许符合相关要求的塞尔维亚小麦进口。该通知同时发布了进口塞尔维亚小麦的检验检疫要求，相关内容摘录如下。

1. 产品范围

小麦（学名 *Triticum aestivum* Linn，英文名 Wheat），加工用。

2. 关注的检疫性有害生物

（1）小麦矮腥黑穗病 *Tilletia controversa* Kühn。

（2）小麦基腐病 *Pseudocercosporella herpotrichoides*（Fron）Dei.。

（3）黑森瘦蚊 *Mayetiola destructor*（Say）。

（4）豚草 *Ambrosia artemisiifolia* L.。

（5）硬雀麦 *Bromus rigidus* Roth。

（6）不实雀麦 *Bromus sterilis* L.。

（7）矛叶蓟 *Cirsium vulgare*（Savi）Ten。

（8）毒麦 *Lolium temulentum* L.。

（9）假高粱 *Sorghum halepense*（L.）Pers.。

3. 植物检疫要求

（1）输华小麦须产自塞尔维亚小麦矮腥黑穗病和小麦基腐病的非疫区，塞方应按国际植物保护公约组织的有关标准建立和维护非疫区。

（2）塞方应在输华小麦产区采取有害生物综合防治措施，降低小麦产区有害生物的发生和危害程度应中方要求，塞方应提供有关有生物监测调查结果和综合管理措施。

（3）输华小麦应在储运或装船前采取适当的过筛清杂等措施，以避免输华小麦携带土壤、杂质和危险性杂草种子。

（十六）乌克兰（UKR）——大麦（Barley）

根据《关于进口乌克兰大麦植物检验检疫要求的公告》（国家质检总局公告 2014 年第 4 号），允许符合相关要求的乌克兰大麦进口。该公告同时发布了检验检疫要求，相关内容摘录如下。

1. 产品范围

用于加工的大麦籽实（学名 *Hordeum vulgare* L.，英文名 Barley），不作种植用途。

2. 关注的检疫性有害生物

（1）小麦矮腥黑穗病菌 *Tilletia controversa* Kuhn。

（2）小麦基腐病菌 *Pseudocercosporella herpotrichoides*（Fron）Deighton。

（3）禾顶囊壳 *Gaeumannomyces graminis*（Sacc.）v. Arx & Oliver。

（4）大麦条纹花叶病毒 Barley stripe mosaic virus（BSMV）。

（5）谷斑皮蠹 *Trogoderma granarium* Everts。

（6）谷象 *Sitophilus granaries*（L.）。

（7）黑森瘿蚊 *Mayetiola destructor* Say.。

（8）豚草 *Ambrosia artemisiifolia* L.。

（9）三裂叶豚草 *Ambrosia trifida* L.。

（10）法国野燕麦 *Avena ludoviciana* Durien。

（11）不实野燕麦 *Avena sterilis* L.。

（12）匍匐矢车菊 *Centaurea repens* L.。

（13）独脚金 *Striga asiatica*（L.）O. Kuntze。

（14）药蒲公英 *Taraxacum officinale* Weber。

3. 植物检疫要求

乌方应采取国际认可的调查和检测方法，在大麦生长期针对小麦矮腥黑穗病菌、小麦基腐病菌、禾顶囊壳和大麦条纹花叶病毒等开展疫情调查监测，并建立小麦矮腥黑穗病菌的非疫区，确保输华大麦不带上述有害生物，并保留监测记录。

乌方应建立有害生物综合防治措施，降低中方关注的其他检疫性有害生物的发生程度，并监督大麦相关业界实施。

乌方应在大麦产区对农药残留、污染物等进行监测，并保留监测记录。

在每年收获季节，乌方应向海关总署提供上述相关监测报告。

（十七）乌拉圭（URY）——大麦（Barley）

根据《关于进口乌拉圭大麦植物检验检疫要求的公告》（国家质检总局公告 2014 年第 57 号），允许符合相关要求的乌拉圭大麦进口。

根据《关于进口乌拉圭大麦植物检疫要求的公告》（海关总署公告 2019 年第 33 号），更新了进口乌拉圭大麦检验检疫要求。

相关内容摘录如下。

1. 产品范围

输华大麦（学名 *Hordeum vulgare* L.，英文名 Barley），指乌拉圭生产，输往中国用于加工的大麦，不作种植用途。

2. 关注的检疫性有害生物

（1）菜豆象 *Acanthoscelides obtectus*。

（2）阿根廷茎象甲 *Listronotus bonariensis*。

（3）豚草 *Ambrosia artemisiifolia*。

（4）毒麦 *Lolium temulentum*。

（5）细茎野燕麦 *Avena barbata*。

（6）不实野燕麦 *Avena sterilis*。

（7）刺蒺藜草 *Cenchrus echinatus*。

（8）少花蒺藜草 *Cenchrus pauciflorus*。

（9）小籽虉草 *Phalaris minor*。

（10）茅叶蓟 *Cirsium vulgare*。

（11）大阿米芹 *Ammi majus*。

（12）谷象 *Sitophilus granarius*。

（13）柱隔孢叶斑病 *Ramularia collo-cygni*。

（14）稻叶鞘褐腐病 *Pseudomonas fuscovaginae*。

3. 植物检疫要求

（1）乌方应对输华大麦种植、收获、储存、运输、出口等全过程进行指导和监管。

（2）乌方应按国际相关标准对阿根廷茎象甲（*Listronotus bonariensis*）实施疫情监测。每个大麦出口季前，向中方提交当年大麦产区该有害生物疫情监测报告，内容包括监测方法、监测结果以及中方需要的其他信息。

（3）乌方应监督拟向中国输出大麦的企业建立有害生物综合防治体系（IPM），降低中方关注的有害生物的发生程度。

（4）输华大麦企业应在大麦储运或装船前采取适当的过筛清杂等措施，以有效减少大麦携带植物残体、杂质和危险性杂草种子，避免带有土壤。

（十八）英国（GBR）——大麦（Barley）

根据《关于进口墨西哥玉米、英国大麦和哥斯达黎加菠萝等植物检验检疫要求的公告》（国家质检总局公告 2015 年第 139 号），允许符合相关要求的英国大麦进口。该公告同时发布了检验检疫要求，相关内容摘录如下。

1. 产品范围

大麦（学名 *Hordeum vulgare* L.，英文名 Barley）。

2. 关注的检疫性有害生物

（1）南芥菜花叶病毒 Arabis mosaic virus。

（2）大麦条纹花叶病毒 Barley stripe mosaic virus。

（3）欧洲麦茎蜂 *Cephus pygmeus*。

（4）黑森瘿蚊 *Mayetiola destructor*。

（5）花斑皮蠹 *Trogoderma variabile*。

（6）番茄溃疡病菌 *Clavibacter michiganensis subsp. Michiganensis*。

（7）大爪草 *Spergula arvensis* L.。

（8）药用蒲公英 *Taraxacum officinale* Weber。

（9）不实雀麦 *Bromus sterilis*。

（10）葶苈独行菜 *Cardaria draba*。

（11）田蓟 *Cirsium arvense*。

（12）南方三棘果 *Emex australis*。

（13）毒麦 *Lolium temulentum*。

（14）奇异虉草 *Phalaris paradoxa*。

（15）小麦基腐病菌 *Pseudocercosporella herpotrichoides*。

3. 植物检疫要求

英国食品环境与乡村事务部应按国际相关标准对中方关注的有害生物实施疫情监测，并保留监测记录。英国食品环境与乡村事务部确保拟向中国输出大麦的企业建立有害生物综合防治体系（IPM），降低中方关注的检疫性有害生物的发生程度，并监督大麦相关业界实施。应海关总署要求，英国食品环境与乡村事务部应向海关总署提供上述信息，如有新疫情，应及时通报。

英国食品环境与乡村事务部应确保输华大麦企业在储运或装船前采取了适当的过筛清杂等措施，以避免大麦携带植物残体、杂质和危险性杂草种子和其他粮谷种子，以及不带有土壤。

二、玉米（Maize/Corn）

（一）巴西（BRA）——玉米（Maize/Corn）

根据《关于进口巴西玉米植物检验检疫要求的公告》（国家质检总局公告 2014 年第 35 号），允许符合相关要求的巴西玉米进口。该公告同时发布了检验检疫要求，相关内容摘录如下。

1. 产品范围

用于加工的玉米籽实（学名 *Zea mays* L.，英文名 Maize、Corn），不作种植用途。

2. 关注的检疫性有害生物名单

（1）菜豆象 *Acanthoscelides obtectus*。

（2）小蔗螟 *Diatraea saccharalis*。

（3）白缘象甲 *Naupactus leucoloma*。

（4）谷实夜蛾 *Helicoverpa zea*。

（5）阿根廷茎象甲 *Listronotus bonariensis*。

（6）巴西豆象 *Zabrotes subfasciatus*。

（7）菊细菌性软腐病菌 *Erwinia chrysanthemi*。

（8）高粱指霜霉病 *Peronosclerospora sorghi*。

（9）玉米褪绿斑驳病毒 Maize chlorotic Mottle virus。

（10）豚草 *Ambrosia artemisifolia*。

（11）刺蒺藜草 *Cenchrus echinatus*。

（12）白苞猩猩草 *Euphorbia heterophylla*。

（13）银毛龙葵 *Solanum elaeagnifolium*。

（14）北美刺龙葵 *Solanum carolinensev*。

（15）假高粱 *Sorghum halepense*。

（16）印加孔雀草 *Tagetes minutaa*。

（17）车前叶臂形草 *Urochloa plantaginea*。

（18）鱼黄草 *Merremia aegyptia*。

3. 植物检疫要求

巴方采取国际认可的监测与检测方法，在玉米生长期对高粱霜霉病菌进行调查和检测，并在每个玉米出口季节前，向中方提交出口玉米生长期该有害生物的调查检测方法和结果。

巴方应采取有害生物综合防治措施，降低中方关注的其他有害生物的发生程度，并监督相关输华玉米企业实施。应中方要求，巴方应向中方提供相关信息。

巴方应确保输华玉米企业在储运或装船前采取适当的过筛清杂等措施，以最大限度地减少玉米携带土壤、植物残体、杂质和危险性杂草种子、高粱及其他粮谷种子。

（二）保加利亚（BGR）——玉米（Maize/Corn）

根据《关于进口保加利亚玉米植物检验检疫要求的公告》（国家质检总局公告 2013 年第 112 号），允许符合相关要求的保加利亚玉米进口。该公告同时发布了植物检疫要求，相关内容摘录如下。

1. 产品范围

非种用的玉米籽实，学名（*Zea mays* L.，英文名 Maize、Corn），以下简称“玉米”。

2. 关注的检疫性有害生物

（1）番茄细菌性萎蔫病菌 *Clavibacter michiganensis subsp. michiganensis* Davis et al.。

（2）玉米矮化花叶病毒 Maize dwarf mosaic virus。

（3）甘蔗花叶病毒 Sugarcane mosaic virus。

（4）小麦条纹花叶病毒 Wheat streak mosaic virus。

（5）玉米红化病植原体 *Candidatus Phytoplasma solan*。

（6）菜豆象 *Acanthoscelides obtecus*（Say.）。

（7）豆象属（非中国种）*Bruchus* spp.（non-Chinese）。

（8）谷象 *Calandra granaria*（L.）。

（9）阔鼻谷象 *Caulophilus oryzae*（Gyllenhal）。

（10）玉米根萤叶甲 *Diabrotica virgifera virgifera* LeConte。

（11）欧洲玉米螟 *Ostrinia nubilalis*（Hübner）。

（12）澳洲蛛甲 *Ptinus tectus* Boieldieu。

（13）高粱蛀茎夜蛾 *Sesamia cretica* Lederer。

（14）玉米叶象 *Tanymecus dilaticollis* Gyllenhal。

（15）大谷蠹 *Prostephanus truncatus*（Horm）。

（16）谷斑皮蠹 *Trogoderma granarium* Everts。

（17）巴西豆象 *Zabrotes subfasciatus*（Boheman）。

（18）豚草 *Ambrosia artemisiifolia* L.。

（19）三裂叶豚草 *Ambrosia trifida* L.。

（20）不实燕麦 *Avena sterilis* L.。

（21）田蓟 *Cirsium arvense*（L.）Scop.。

（22）假高粱 *Sorghum halepense*（L.）。

3. 植物检疫要求

保加利亚共和国农业食品部及其下属的保加利亚食品局应采取国际认可的监测与检测方法，在玉米生长期对番茄细菌性萎蔫病菌（*Clavibacter michiganensis subsp. michiganensis*）、玉米矮化花叶病毒（Maize dwarf mosaic virus）、甘蔗花叶病毒（Sugarcane mosaic virus）、小麦条纹花叶病毒（Wheat streak mosaic virus）、玉米红化病植原体（*Candidatus Phytoplasma solani*）、玉米根萤叶甲（*Diabrotica virgifera virgifera*）进行调查和检测，并在每个玉米成熟季节，向中方提交出口玉米生长期有害生物的监测和检测结果。保方应采取有害生物防治措施，降低中方关注的有害生物的发生程度，并监督相关输华玉米企业实施。应中方要求，保方应向中方提供相关信息。

保方应确保输华玉米企业在储运或装船前采取适当的过筛清杂等措施，以最大限度地减少玉米携带土壤、植物残体、杂质和危险性杂草种子、高粱及其他粮谷种子。

（三）哈萨克斯坦（KAZ）——玉米（Maize/Corn）

根据《关于进口哈萨克斯坦玉米植物检疫要求的公告》（海关总署公告 2019 年第 12 号），允许符合相关要求的哈萨克斯坦玉米进口。该公告同时发布了检验检疫要求，相关内容摘录如下。

1. 产品范围

输华玉米（学名 *Zea mays* L.，英文名 Maize 或 Corn），指哈萨克斯坦生产，输往中国用于加工的玉米籽实，不作种植用途。

2. 关注的检疫性有害生物

（1）玉米矮花叶病毒 Maize dwarf mosaic virus（MDMV）。

（2）斑皮蠹属（非中国种）*Trogoderma* spp.（non-Chinese）。

（3）菜豆象 *Acanthoscelides obtectus*。

（4）蚕豆蚜 *Aphis fabae*。

（5）阔鼻谷象 *Caulophilus oryzae*（Gyllenhal）。

（6）谷拟扣甲 *Pharaxonotha kirschi* Reitter。

（7）豚草（属）*Ambrosia* spp.。

（8）具节山羊草 *Aegilops cylindrica* Horst。

（9）节节麦 *Aegilops squarrosa* L.。

（10）不实野燕麦 *Avena sterilis* L.。

（11）细茎野燕麦 *Avena barbata* Brot。

（12）硬雀麦 *Bromus rigidus* Roth。

（13）欧洲千里光 *Senecio vulgaris* L.。

（14）毒莴苣 *Lactuca serriola* L.。

（15）匍匐矢车菊 *Centaurea repens* L.。

（16）黑高粱 *Sorghum almum* Parodi。

（17）假高粱（及其杂交种）*Sorghum halepense*（L.）Pers.（Johnsongrass and its cross breeds）。

（18）苍耳属（非中国种）*Xanthium* spp.（non-Chinese species）。

（19）蒺藜草（属）（非中国种）*Cenchrus* spp.（non-Chinese species）。

（20）法国野燕麦 *Avena ludoviciana* Durien。

（21）菟丝子属 *Cuscuta* spp.。

3. 植物检疫要求

（1）哈方应对输华玉米种植、收获、储存、运输、出口等全过程进行指导和监管。

（2）哈方应采用国际认可的调查和检测方法，在玉米生长期间针对玉米矮花叶病毒开展疫情监测调查，并在每个玉米出口季节前，向中方提交上述有害生物发生情况的监测报告，包括检测方法及结果，以及应中方要求提供的其他信息，确保输华玉米不带上述有害生物。

（3）哈方应采取有害生物综合防治措施及其他降低风险措施，最大程度地降低中方关注的其他检疫性有害生物的发生程度。

（4）输华玉米储存、运输或出口前，应采取适当的过筛清杂等措施，以去除土壤、植物残体、杂草种子及其他外来物质。

（5）输华玉米采取袋装或密闭散装集装箱、粮食专用车等方式运输，避免粮食在运输途中撒漏。

运输工具上使用的木质包装材料应符合国际植物检疫措施标准第 15 号（ISPM 15）的相关规定，不得使用其他植物性铺垫材料。

（6）哈方应在玉米输华前对其进行植物检疫。必要时，应在认可实验室开展检测，证明货物不带有法国野燕麦。

（7）哈方如发现检疫性有害生物或其他违规情况，应采取熏蒸、消毒、除杂等有效处理措施。只有符合要求的玉米，方可允许向中国出口。

4. 进境检验检疫

发现玉米矮花叶病毒，该批货物将被依法作退回或销毁处理。同时，中方将立即通知哈方，暂停玉米输华直至哈方查明原因并采取有效改进措施。

5. 过境检验检疫

通过中国国境输往其他国家或地区的哈萨克斯坦玉米，应符合进口国质量安全法律法规和中国过境检验检疫要求，从中国允许的边境粮食口岸入境和离境。

首次过境时，过境玉米货主或其代理人制订含过境运输工具、方式、路线及应急处置预案等内容的过境方案，并向中国海关申请获准。

过境玉米应采取密闭集装箱、粮食专用车等方式运输。过境运输过程，不得私自改变包装、运输方式，确保密封，避免撒漏、疫情扩散。如有异常情况，应及时向所在地主管海关报告，并接受检验检疫监督管理。

（四）老挝（LAO）——玉米（Maize/Corn）

根据《关于进口老挝玉米植物检验检疫要求的公告》（国家质检总局公告 2012 年第 65 号），允许符合相关要求的老挝玉米进口。该公告同时发布了植物检疫要求，相关内容摘录如下。

1. 产品范围

非种用的玉米籽实（学名 *Zea mays* L.，英文名 Maize、Corn），以下简称“玉米”。

2. 关注的检疫性有害生物

（1）干果露尾甲 *Carpophilus hemipterus*。

（2）锈赤扁谷盗 *Cryptolestes ferrugineus*。

（3）微扁谷盗 *Cryptolestes pusilloides*。

（4）高粱紫斑病 *Cercospora sorghi*。

（5）霜霉病菌（非中国种）*Peronosclerospora* sp.（non-Chinese species）。

（6）刺蒺藜草 *Cenchrus echinatus*。

（7）飞机草 *Chromolaena odorata*。

3. 植物检疫要求

老方应当在玉米产区，针对中方关注的检疫性有害生物采取有害生物综合防控措施，降低有害生物发生程度。

老方应当及时向中方通报新发生的有害生物情况及采取措施。必要时，经老方同意，中方将派检疫技术专家赴老挝，对玉米病虫害发生防治情况开展联合调查。

老挝输华玉米加工、储运过程中，应当采取晾晒、烘干、过筛等措施，防止玉米霉变或者混入土壤、植物残体、杂质及检疫性杂草种子等，不得人为添加或者混杂其他谷物或者外来杂质。

（五）缅甸（MMR）——玉米（Maize/Corn）

根据《关于进口缅甸玉米植物检疫要求的公告》（海关总署公告 2022 年第 19 号），允许符合相关要求的缅甸玉米进口。该公告同时发布了检验检疫要求，相关内容摘录如下。

1. 产品范围

输华玉米（*Zea mays*），指产自缅甸，输往中国用于加工的玉米籽实，不作种植用途。

2. 关注的检疫性有害生物

（1）菜豆象 *Acanthoscelides obtectus*。

（2）四纹豆象 *Callosobruchus maculatus*。

（3）谷斑皮蠹 *Trogoderma granarium*。

（4）玉米褐条霜霉病菌 *Sclerophthora rayssiae*

（5）刺蒺藜草 *Cenchrus echinatus*。

（6）飞机草 *Eupatorium odoratum*。

（7）假高粱 *Sorghum halepense*。

（8）狭叶独脚金 *Striga angustifolia*。

（9）独脚金 *Striga asiatica*。

3. 植物检疫要求

（1）生产要求

缅方应组织相关种植、加工及出口企业，采取综合防治措施，最大限度地降低玉米生产过程中有害生物的发生。

（2）加工储运要求

在加工、储存和运输过程中，应采取晾晒、烘干、过筛等措施，避免玉米霉变或携带土壤、植物残体、杂质及检疫性杂草种子。

（3）产品要求

输华玉米应符合中国进境植物检疫法律法规及国家标准要求，不带活虫和其他中方关注的检疫性有害生物，不得添加或混杂其他谷物或外来杂质。

（六）墨西哥（MEX）——玉米（Maize/Corn）

根据《关于进口墨西哥玉米、英国大麦和哥斯达黎加菠萝等植物检验检疫要求的公告》（国家质检总局公告 2015 年第 139 号），允许符合相关要求的墨西哥玉米进口。该公告同时发布了检验检疫要求，相关内容摘录如下。

1. 产品范围

玉米（学名 *Zea mays* L.，英文名 Maize 或 Corn）。

2. 关注的检疫性有害生物

（1）玉米细菌性枯萎病菌 *Pantoae stewartii subsp. Stewartii*。

（2）甘蔗白色条纹病菌 *Xanthomonas albilineans*。

（3）玉米矮花叶病毒 Maize dwarf mosaic virus。

（4）甘蔗花叶病毒 Sugarcane mosaic virus。

（5）玉米褪绿斑驳病毒 Maize chlorotic mottle virus。

（6）巨大麦角菌 *Claviceps gigantean*。

（7）高粱霜霉病菌 *Peronosclerospora sorghi*。

（8）菜豆象 *Acanthoscelides obtectus*。

（9）阔鼻谷象 *Caulophilus oryzae*。

（10）谷实夜蛾 *Helicoverpa zea*。

（11）粉啮虫 *Liposcelis bostrychophila*。

（12）墨西哥拟叩甲 *Pharaxonotha kirschi*。

（13）印度谷螟 *Plodia interpunctella*。

（14）大谷蠹 *Prostephanus truncates*。

（15）谷象 *Sitophilus granaries*。

（16）墨西哥斑皮蠹 *Trogoderma anthrenoides*。

（17）巴西豆象 *Zabrotes subfasciatus*。

（18）豚草 *Ambrosia artemisiifolia*。

（19）三裂叶豚草 *Ambrosia trifida*。

（20）有距单花葵 *Anoda cristata*。

（21）不实燕麦 *Avena sterilis*。

（22）葶苈独行菜 *Cardaria draba*。

（23）刺蒺藜草 *Cenchrus echinatus*。

（24）长刺蒺藜草 *Cenchrus longispinus*。

（25）疏花蒺藜草 *Cenchrus pauciflorus*。

（26）飞机草 *Chromolaena odorata*。

（27）田蓟 *Cirsium arvense*。

（28）番薯属 *Ipomoea purpurea*。

（29）银毛龙葵 *Solanum elaeagnifolium*。

（30）假高粱 *Sorghum halepense*。

（31）沙漠似马齿苋 *Trianthema portulacastrum*。

（32）车前状臂形草 *Urochloa plantaginea*（异名：*Brachiaria plantaginea*）。

3. 植物检疫要求

墨方应采取国际认可的调查和检测方法，在玉米生长期针对玉米细菌性枯萎病菌、甘蔗白色条纹病菌、玉米矮花叶病毒、甘蔗花叶病毒、玉米褪绿斑驳病毒、巨大麦角菌和高粱霜霉病菌开展疫情调查监测，并保留监测记录。

墨方应建立有害生物综合防治措施，降低中方关注的检疫性有害生物的发生程度，并监督玉米相关业界实施。

墨方应确保输华玉米企业在储运或装船前采取适当的过筛清杂等措施，以避免玉米携带土壤、植物残体、杂质和危险性杂草种子，以及高粱等其他粮谷种子。

4. 进境检验检疫

如截获玉米细菌性枯萎病菌、甘蔗白色条纹病菌、玉米矮花叶病毒、甘蔗花叶病毒、玉米褪绿斑驳病毒、巨大麦角菌或高粱霜霉病菌，将采取退运或销毁措施，并暂停相关产区玉米输华。

（七）塞尔维亚（SRB）——玉米（Maize/Corn）

根据《关于进口塞尔维亚玉米植物检疫要求的公告》（海关总署公告 2021 年第 17 号），允许符合相关要求的塞尔维亚玉米进口。该公告同时发布了植物检疫要求，相关内容摘录如下。

1. 产品范围

输华玉米（学名 *Zea mays* L.），指产自塞尔维亚，输往中国用于加工的玉米籽实，不作种植用途。

2. 关注的检疫性有害生物

（1）玉米矮花叶病毒 Maize dwarf mosaic virus。

（2）甘蔗花叶病毒 Sugarcane mosaic virus。

（3）小麦线条花叶病毒 Wheat streak mosaic virus。

（4）褐拟谷盗 *Tribolium destructor* Uyttenboogaart。

（5）粉啮虫 *Liposcelis bostrychophila*。

（6）菜豆象 *Acanthoscelides obtectus*（Say）。

（7）豚草 *Ambrosia artemisiifolia* L.。

（8）不实野燕麦 *Avena sterilis* L.。

（9）田蓟 *Cirsium arvense*（L.）Scop.。

（10）假高粱（及其杂交种）*Sorghum halepense*（L.）Pers.（Johnsongrass and its cross breeds）。

（11）刺苍耳 *Xanthium spinosum* L.。

（12）意大利苍耳 *Xanthium italicum* Moretti。

3. 植物检疫要求

（1）塞尔维亚农业、林业和水管理部（以下简称"MAFWM"）应按照相关国际标准开展监测调查，监督企业建立有害生物综合防治体系（IPM），采取措施降低中方关注的有害生物发生。

（2）MAFWM应监督企业在输华玉米收储和运输过程中或装运前，采取过筛等清杂措施，使其符合中国相关国家标准要求。

（3）输华玉米应符合中国相关植物检疫要求，不带有活的有害生物特别是中方关注的检疫性有害生物，不得带有土壤，不得故意添加或混杂其他谷物及外来杂质。

（八）乌克兰（UKR）——玉米（Maize/Corn）

根据《关于进口乌克兰玉米植物检验检疫要求的公告》（国家质检总局公告2013年第2号），允许符合相关要求的乌克兰玉米进口。该公告同时发布了检验检疫要求，相关内容摘录如下。

1. 产品范围

非种用的玉米籽实，学名 *Zea mays* L.，英文名 Maize、Corn）。

2. 关注的检疫性有害生物

（1）玉米细菌性枯萎病菌 *Pantoae stewartii* subsp. *stewartii*。

（2）枝孢菌 *Cladosporium griseo-olivaccum*。

（3）小麦线条花叶病毒 Wheat streak mosaic virus。

（4）欧洲玉米螟 *Ostrinia nubilalis*（Hubner）。

（5）菜豆象 *Acanthoscelides obtectus*。

（6）粉啮虫 *Liposcelis bostrychophila*。

（7）印度谷螟 *Plodia interpunctella*。

（8）褐拟谷盗 *Tribolium destructor* Uyttenboogaart。

（9）谷象 *Sitophilus granaries*。

（10）肾斑皮蠹 *Trogoderma inclusum*。

（11）谷斑皮蠹 *Trogoderma granarium* Everts。

（12）巴西豆象 *Zabrotes subfasciatus*。

（13）豚草 *Ambrosia artemisiifolia* L.。

（14）三裂叶豚草 *Ambrosia trifida* L.。

（15）不实燕麦 *Avena sterilis* L.。

（16）海岸蒺藜草 *Cenchrus incertus*。

（17）刺蒺藜草 *Cenchrus echinatus*。

（18）匍匐矢车菊 *Centaruea repens* L.。

（19）披碱草属 *Elymus repens*（L.）Gould。

（20）齿裂大戟 *Euphorbia dentata* Michx。

（21）假高粱 *Sorghum halepense*。

（22）刺苍耳 *Xanthium spinosum*。

3. 植物检疫要求

（1）乌方将按国际认可的监测与检测方法，在玉米生长期对玉米细菌性枯萎病菌、小麦线条花叶病毒、枝孢菌等进行调查与检测。乌方应采取有害生物综合防治措施，降低中方关注的其他有害生物的发生程度，并监督相关输华玉米企业实施。

（2）在每个玉米出口季前，向中方提交玉米细菌性枯萎病菌、小麦线条花叶病毒、枝孢菌等的调查和监测报告，包括检测方法和结果，以及应中方要求提供的其他信息。

（3）乌方应确保输华玉米企业在玉米储运或装船前采取适当的过筛清杂等措施，以避免玉米携带土壤、植物残体、杂质和危险性杂草种子及其他粮谷种子。

（九）乌拉圭（URY）——玉米（Maize/Corn）

根据《关于进口乌拉圭玉米植物检疫要求的公告》（海关总署公告 2019 年第 32 号），允许符合相关要求的乌拉圭玉米进口。该公告同时发布了检验检疫要求，相关内容摘录如下。

1. 产品范围

乌拉圭生产，输往中国用于加工的玉米籽实（学名 *Zea mays* L.，英文名 Maize 或 Corn），不作种植用途。

2. 关注的检疫性有害生物

（1）玉米矮花叶病毒 Maize dwarf mosaic virus。

（2）谷实夜蛾 *Helicoverpa zea*。

（3）谷象 *Sitophilus granaries*。

（4）豚草 *Ambrosia artemisiifolia*。

（5）蒺藜草 *Cenchrus echinatus*。

（6）长刺蒺藜草 *Cenchrus longispinus*。

（7）疏花蒺藜草 *Cenchrus pauciflorus*。

（8）皱匕果芥 *Rapistrum rugosum*。

（9）银毛龙葵 *Solanum elaeagnifolium*。

（10）拟刺茄 *Solanum sisymbriifolium*。

（11）假高粱 *Sorghum halepense*。

（12）刺苍耳 *Xanthium spinosum*。

（13）苍耳属一种 *Xanthium cavanillessi*。

（14）白背黄花稔 *Sida rhombifolla*。

3. 植物检疫要求

（1）乌方应对输华玉米种植、收获、储存、运输、出口等全过程进行指导和监管。

（2）乌方应按照相关国际标准开展监测调查并采取措施降低中方关注的有害生物发生程度。

（3）乌方应在每个收获季节，向中方提供近一年产区玉米矮花叶病毒的监测报告，包括监测方法及结果，以及中方要求提供的其他信息。

（4）乌方应监督拟向中国输出玉米的企业建立有害生物综合防治体系（IPM），降低中方关注的有害生物发生程度。

（5）乌方应监督输华玉米企业，确保其在玉米收储和运输过程中或装运前已采取筛选等清杂措施，以明显减少植物残体、杂质和危险性杂草种子。

（十）匈牙利（HUN）——玉米（Maize/Corn）

根据《关于进口俄罗斯小麦和匈牙利玉米植物检验检疫要求的公告》（国家质检总局公告 2018 年第 25 号），允许符合相关要求匈牙利玉米进口。该公告同时发布了植物检疫要求，相关内容摘录如下。

1. 产品范围

用于加工的玉米籽实，不作种植用途。

2. 关注的检疫性有害生物

（1）玉米矮花叶病毒 Maize dwarf mosaic virus。

（2）甘蔗花叶病毒 Sugarcane mosaic virus。

（3）小麦线条花叶病毒 Wheat streak mosaic virus。

（4）菜豆象 *Acanthoscelides obtectus*。

（5）粉啮虫 *Liposcelis bostrychophila*。

（6）锯谷盗 *Oryzaephilus surinamensis*。

（7）欧洲玉米螟 *Ostrinia nubilalis*。

（8）印度谷螟 *Plodia interpunctella*。

（9）谷象 *Sitophilus granaries*。

（10）豚草 *Ambrosia artemisiifolia*。

（11）刺蒺藜草 *Cenchrus echinatus*。

（12）海岸蒺藜草 *Cenchrus incertus*。

（13）田野菟丝子 *Cuscuta campestris*。

（14）菟丝子属 *Cuscuta epythymum*。

（15）披碱草属 *Elymus repens*。

（16）假苍耳 *Iya xanthiifolia*。

（17）毒莴苣 *Lactuca serriola*。

（18）向日葵列当 *Orobanche cumana*。

（19）分枝列当 *Orobanche ramosa*。

（20）假高粱 *Sorghum halepense*。

（21）意大利苍耳 *Xanthium italicum*。

（22）刺苍耳 *Xanthium spinosum*。

3. 植物检疫要求

匈牙利农业部管理下的主管当局应采取国际认可的调查和检测方法，在玉米生长期针对玉米矮花叶病毒、甘蔗花叶病毒和小麦线条花叶病毒等开展疫情调查监测，确保输华玉米不带上述有害生物。在每个玉米出口季节前，匈方应向中方提交上述有害生物在产地生长季节发生情况的监测报告，包括检测方法及结果，以及应中方要求提供的其他信息。

匈方应建立有害生物综合防治措施，降低中方关注的其他检疫性有害生物的发生程度，并监督玉米相关业界实施。应中方要求，匈方应向中方提供相关信息。

匈方应及时向中方书面通报匈牙利国内玉米上新发生的植物疫情和采取的防控措施。

匈方应确保输华玉米企业在收获、入仓或装船前采取过筛等清杂措施，以清除土壤、植物残体、杂质、危险性杂草种子和其他粮谷种子。匈牙利玉米供应链应采取有效措施降低货物的杂质至最低程度，以符合中方要求。

4. 经罗马尼亚输华要求

对于过境罗马尼亚港口的货物，匈方应对从匈牙利出发到罗马尼亚港口的每一列火车或每一条驳船签发植物检疫证书，并签发一个包含涉及该船货物的每一列火车和每一条驳船信息的名单，比如植物检疫证书号码、火车或驳船名称、货物重量、签证日期等。

过境罗马尼亚港口的货物必须在其第一列火车或第一条驳船到达港口的21天内发运，并在离开港口前或运输途中进行熏蒸。

5. 进境检验检疫

如检出玉米矮花叶病毒、甘蔗花叶病毒或小麦线条花叶病毒，则该批货物将被退运或销毁处理，立即暂停从相关匈牙利产区进口玉米。

货物如被检出未经批准的转基因玉米品系，将被退运或销毁。

三、稻谷（Rice）、高粱（Sorghum）

（一）墨西哥（MEX）——高粱（Sorghum）

根据《关于进口墨西哥高粱检验检疫要求的公告》（海关总署公告2020年第122号），允许符合相关要求的墨西哥高粱进口。该公告同时发布了检验检疫要求，相关内容摘录如下。

1. 产品范围

在墨西哥种植和加工的高粱籽实（*Sorghum bicolor* L.）。

2. 关注的检疫性有害生物

（1）高粱霜霉病菌 *Peronosclerospora sorghi*。

（2）玉米褪绿斑驳病毒 Maize chlorotic mottle virus。

（3）玉米矮花叶病毒 Maize dwarf mosaic virus。

（4）小麦线条花叶病毒 Wheat streak mosaic virus。

（5）高粱瘿蚊 *Contarinia sorghicola*。

（6）带斑黄瓜叶甲 *Diabrotica balteata*。

（7）小蔗螟 *Diatraea saccharalis*。

（8）谷实夜蛾 *Helicoverpa zea*。

（9）墨西哥拟叩甲 *Pharaxonotha kirschi*。

（10）大谷蠹 *Prostephanus truncates*。

（11）谷象 *Sitophilus granarius*。

（12）墨西哥斑皮蠹 *Trogoderma anthrenoides*。

（13）豚草 *Ambrosia artemisiifolia*。

（14）刺蒺藜草 *Cenchrus echinatus*。

（15）飞机草 *Chromolaena odorata*。

（16）银毛龙葵 *Solanum elaeagnifolium*。

（17）假高粱 *Sorghum halepense*。

（18）有距单花葵 *Anoda cristata*。

3. 植物检疫要求和食品安全要求

墨西哥输华高粱不得带有土壤，不得混有杂草种子、其他谷物和植物残体等杂质。

墨西哥输华高粱出口前应进行熏蒸处理，以保证杀灭中方关注的检疫性有害生物和其他活虫。熏蒸处理的温度、时间、药剂等条件由双方共同确认。

用作食用的高粱应符合中国食品安全国家标准和相关食品安全法律法规。

4. 包装要求

墨西哥高粱可以散装或经包装后从墨西哥运输至中国，运输过程必须干净卫生。如带有包装，则必须用符合中国要求的，干净、卫生、透气、新的材料包装。每一包装应以清晰的中文字样标注“本产品输往中华人民共和国”、高粱的品名、加工厂、出口商名称和地址等可追溯信息。

（二）尼日利亚（NGA）——饲用高粱（Sorghum）

根据《关于进口尼日利亚饲用高粱植物检疫要求的公告》（海关总署公告2020年第7号），允许符合相关要求的尼日利亚饲用高粱进口。该公告同时发布了植物检疫要求，相关内容摘录如下。

1. 产品范围

用于饲用加工的高粱籽实（学名 *Sorghum bicolor*，英文名 sorghum），不作种植用途。

2. 关注的检疫性有害生物

（1）瓜类笄霉菌 *Choanephora cucurbitarum*。

（2）麦角菌 *Claviceps africana*。

（3）玉米霜霉病菌（非中国种）*Peronosclerospora* spp.（non-Chinese species）。

（4）草螺菌 *Herbaspirillum rubrisubalbicans*。

（5）玉米花叶病毒 Maize mosaic virus，MMV。

（6）假高粱 *Sorghum halepense*。

（7）独脚金 *Striga asiatica*。

（8）粗糙独角金 *Striga aspera*。

（9）弯叶独脚金 *Striga hermonthica*。

（10）沙漠似马齿苋 *Trianthema portula castrum*。

（11）螺旋粉虱 *Aleurodicus dispersus*。

（12）玉米叶蝉 *Cicadulina mbila*。

（13）叶蝉 *Cicadulina storeyi*。

（14）高粱瘿蚊 *Contarinia sorghicola*。

（15）大谷蠹 *Prostephanus truncatus*。

（16）非洲粘虫 *Spodoptera exempta*。

（17）海灰翅夜蛾 *Spodoptera littoralis*。

（18）谷斑皮蠹 *Trogoderma granarium*。

3. 产品要求

输华高粱应符合中国进口植物检验检疫法律法规及国家标准要求，不带活虫，不得故意添加或混杂其他谷物或外来杂质。农药残留、重金属污染等安全卫生项目必须符合中国有关法律法规和标准的要求。

四、燕麦、藜麦、荞麦等其他谷物

（一）秘鲁（PER）——藜麦

根据《关于进口秘鲁藜麦检验检疫要求的公告》（海关总署公告2019年第120号），允许符合相关要求的秘鲁藜麦进口。

公告同时发布了检验检疫要求，相关内容摘录如下。

1. 产品范围

在秘鲁种植并加工的藜麦谷物（*Chenopodium quinoa* Willd.）（包括去皮藜麦籽粒、藜麦粉、藜麦片）。

2. 境外生产企业注册登记要求

食用谷物、谷物制粉工业产品和麦芽的境外生产企业（包括生产、加工、储存等企业）由所在国家（地区）主管当局向海关总署推荐注册。

3. 植物检疫要求

（1）进口秘鲁藜麦应符合中国植物检疫有关法律法规，由秘鲁官方检疫合格。

（2）进口秘鲁藜麦不得带有下列检疫性有害生物：李属坏死环斑病毒 Prunus necrotic ringspot virus、豚草 *Ambrosia artemisiifolia*、不实野燕麦 *Avena sterilis*、薇甘菊 *Mikania micrantha*、刺蒺藜草 *Cenchrus echinatus*、假高粱 *Sorghum halepense*、异常珍珠线虫 *Nacobbus aberrans*、标准剑线虫 *Xiphinema index*。

（3）进口秘鲁藜麦不得带有土壤、不得混有杂草种子、其他谷物和植物残体等杂质。

（4）秘鲁藜麦向中国出口前发现活虫的，应进行熏蒸处理，以保证杀灭（2）中所列的检疫性有害生物和其他活虫。

4. 植物检疫证书要求

每批进口秘鲁藜麦须随附秘鲁官方出具的植物检疫证书，并注明熏蒸处理的温度、时间、药剂等信息，以及附加声明栏中使用中文或英文注明：“该植物检疫证书所证明的藜麦符合中秘双方于2019年6月28日在北京签署的关于秘鲁藜麦输华植物检疫要求议定书的规定。”

5. 食品安全要求

进口秘鲁藜麦应符合中国食品安全国家标准。

6. 包装要求

秘鲁输华藜麦必须用符合中国要求的，干净、卫生、透气、新的材料包装。每一包装应以清晰的中文字样标注“本产品输往中华人民共和国”、藜麦的品名、加工厂、出口商名称和地址等可追溯信息。

（二）玻利维亚（BOL）——藜麦

根据《关于进口玻利维亚藜麦检验检疫要求的公告》（海关总署公告2018年第87号），允许符合相关要求的玻利维亚藜麦进口。

公告同时发布了检验检疫要求，相关内容摘录如下。

1. 产品范围

在玻利维亚种植和加工的藜麦谷物（*Chenopodium quinoa* Willd.）（包括去皮藜麦籽粒、藜麦粉、藜麦片）。

2. 境外生产企业注册登记要求

食用谷物、谷物制粉工业产品和麦芽的境外生产企业（包括生产、加工、储存等企业）由所在国家（地区）主管当局向海关总署推荐注册。

3. 植物检疫要求

（1）玻利维亚输华藜麦须符合中国植物检疫有关法律法规，由SENASAG检验检疫合格。

（2）玻利维亚输华藜麦不得带有下列检疫性有害生物：谷实夜蛾 *Helicoverpazea*、番茄黑环病毒 Tomato black ring virus、异常珍珠线虫 *Nacobbus aberrans*、豚草 *Ambrosia artemisiifolia*、不实野燕麦 *Avenasterilis*、刺蒺藜草 *Cenchrusechinatus* 和假高粱 *Sorghum halepense*。

（3）玻利维亚输华藜麦不得带有土壤，不得混有杂草种子、其他谷物和植物残体等杂质。

4. 植物检疫证书要求

每批玻利维亚输华藜麦须随附SENASAG出具的官方植物检疫证书，证明其符合中国植物检疫要求，并注明具体产地。玻利维亚输华植物检疫证书样本可在海关总署网站查询。

5. 包装要求

玻利维亚输华藜麦必须用符合中国植物检疫要求、干净卫生、新的材料包装。每一包装应以清晰的中文字样标注“本产品输往中华人民共和国”以及藜麦的品名、加工厂、出口商名称和地址等可追溯信息。

6. 熏蒸要求

玻利维亚输华藜麦出口前经SENASAG检验发生活虫时，应进行熏蒸处理，以保证藜麦中不带有中方关注的检疫性有害生物和其他活虫。熏蒸处理的温度、时间、药剂等信息在随附的官方植物检疫证书中注明。玻利维亚输华藜麦熏蒸药剂及方法可在海关总署网站查询。

（三）俄罗斯（RUS）——荞麦

根据《关于进口俄罗斯燕麦、荞麦、葵花籽和亚麻籽植物检疫要求的公告》（国家质检总局公告2017年第110号），允许符合相关要求的俄罗斯荞麦进口。

公告同时发布了检验检疫要求，相关内容摘录如下。

1. 产品范围

俄罗斯荞麦 *Fagopyrum esculentum* 是指食用或食品加工用的非种用荞麦籽实，包括荞麦片。

2. 境外生产企业注册登记要求

食用谷物、谷物制粉工业产品和麦芽的境外生产企业（包括生产、加工、储存等企业）由所在国家（地区）主管当局向海关总署推荐注册。

3. 植物检疫要求

俄罗斯输华荞麦应符合中华人民共和国的植物检疫要求，并且不得携带下列检疫性有害生物：黑斑皮蠹 *Trogoderma glabrum*、谷斑皮蠹 *Trogoderma granarium*、花斑皮蠹 *Trogoderma variabile*、杂色斑皮蠹 *Trogoderma versicolor*、谷象 *Sitophilus granarius*、毒麦 *Lolium temulentum*、假高粱及其杂交种 *Sorghum halepense*（Aleppo sorghum and its hybrid seeds）、菟丝子属 *Cuscuta spp.*、列当属 *Orobanche spp.*、豚草（属）*Ambrosia spp.*、匍匐矢车菊 *Centaurea repens* 和法国野燕麦 *Avena ludovisiana*，不带有土壤、其他活体昆虫。

4. 检疫处理要求

俄罗斯输华荞麦在出口装运前应进行植物卫生检疫处理，以保证不带有检疫性有害生物，并随附植物卫生检疫处理确认文件。

5. 植物检疫证书要求

俄罗斯输华荞麦应随附俄方主管部门出具的植物检疫证书，证明其符合中方的植物检疫要求，并在证书附加声明中注明："该批荞麦符合于 2017 年 11 月 1 日在北京签订的《中华人民共和国国家质量监督检验检疫总局与俄罗斯联邦农业部关于俄罗斯荞麦输华植物检疫要求议定书》及中华人民共和国植物检疫要求的规定，不携带中国关注的检疫性有害生物。"

6. 包装要求

俄罗斯输华荞麦可以以散装和包装形式运输，并在运输过程中防止发生撒漏。

俄罗斯输华荞麦应使用干净、卫生、透气、新的，符合植物检疫要求的材料包装，包装材料应未受检疫性有害生物侵染。每一包装应有明显的"本产品输往中华人民共和国"的中文字样以及荞麦的产地，加工厂和出口商的名称及地址等中文信息。上述信息可以以标签形式粘贴在包装上。

7. 运输工具要求

俄罗斯荞麦装运前，装运工具要进行彻底的检查，以防止混入检疫性有害生物或其他限定性检疫物，如杂草籽、活体昆虫、其他谷物杂质、植物残体、土壤以及其他外来杂质。

（四）俄罗斯（RUS）——燕麦

根据《关于进口俄罗斯燕麦、荞麦、葵花籽和亚麻籽植物检疫要求的公告》（国家质检总局公告 2017 年第 110 号），允许符合相关要求的俄罗斯燕麦进口。

公告同时发布了检验检疫要求，相关内容摘录如下。

1. 产品范围

俄罗斯燕麦 *Avena Sativa* 是指食用或食品加工用的非种用的燕麦籽实，包括燕麦片。

2. 境外生产企业注册登记要求

食用谷物、谷物制粉工业产品和麦芽的境外生产企业（包括生产、加工、储存等企业）由所在国家（地区）主管当局向海关总署推荐注册。

3. 植物检疫要求

输华燕麦应符合中华人民共和国的植物检疫要求，并且不得携带下列检疫性有害生物：小麦基腐病菌 *Pseudocercosporella herpotrichoides*、欧洲麦茎蜂 *Cephus pygmeus*、谷象 *Sitophilus granaries*、黑斑皮蠹 *Trogoderma glabrum*、谷斑皮蠹 *Trogoderma granarium*、花斑皮蠹 *Trogoderma variabile*、杂色斑皮

蠹 *Trogoderma versicolor*、多年生豚草 *Ambrosia psilostachya*、法国野燕麦 *Avena ludoviciana*、不实野燕麦 *Avena sterilis*、菟丝子属 *Cuscuta spp.*、毒麦 *Lolium temulentum*、假高粱及其杂交种 *Sorghum halepense*（Aleppo sorghum and its hybrid seeds）和疣果匙荠 *Bunias orientalis*，不带有土壤、其他活体昆虫。

4. 检疫处理要求

俄罗斯输华燕麦在出口装运前应进行植物卫生检疫处理，以保证不带有检疫性有害生物，并随附植物卫生检疫处理确认文件。

5. 植物检疫证书要求

俄罗斯输华燕麦应随附俄方主管机构出具的植物检疫证书，证明其符合中方的植物检疫要求，并在证书附加声明中注明："该批燕麦符合于 2017 年 11 月 1 日在北京签订的《中华人民共和国国家质量监督检验检疫总局与俄罗斯联邦农业部关于俄罗斯燕麦输华植物检疫要求议定书》及中华人民共和国植物检疫要求的规定，不携带中国关注的检疫性有害生物"。

6. 包装及运输要求

俄罗斯输华燕麦可以以散装和包装形式运输，并在运输过程中防止发生撒漏。

俄罗斯输华燕麦应使用干净、卫生、透气、新的，符合植物检疫要求的材料包装，包装材料应未受检疫性有害生物侵染。每一包装应有明显的"本产品输往中华人民共和国"的中文字样以及燕麦的产地，加工厂和出口商的名称及地址等中文信息。上述信息可以以标签形式粘贴在包装上。

俄罗斯燕麦装运前，装运工具要进行彻底的检查，以防止混入检疫性有害生物或其他限定性检疫物，如杂草籽、活体昆虫、其他谷物杂质、植物残体、土壤以及其他外来杂质。

（五）芬兰（FIN）——燕麦

根据《关于允许芬兰燕麦输华的公告》（国家质检总局公告 2013 年第 94 号），允许符合我国检验检疫要求的芬兰大麦进口。公告未同时发布检验检疫要求。

按照《关于做好芬兰燕麦输华检验检疫监管工作的通知》（质检食函〔2016〕199 号），中芬双方同意对 2011 年 10 月 26 日签署的《中华人民共和国国家质量监督检验检疫总局与芬兰共和国农林部关于芬兰燕麦输华植物卫生要求议定书》进行修订并达成共识，同意扩大输华燕麦种类，调整了检验检疫要求。通知同时发布了调整后的检验检疫要求，相关内容摘录如下。

1. 产品范围

芬兰输华燕麦（*Avena sativa*）的籽实，非种用，包括经去壳的圆粒燕麦、燕麦粉和燕麦片。

2. 境外生产企业注册登记要求

食用谷物、谷物制粉工业产品和麦芽的境外生产企业（包括生产、加工、储存等企业）由所在国家（地区）主管当局向海关总署推荐注册。

3. 关注的检疫性有害生物

（1）小麦基腐病 *Pseudocercosporella herpotrichoid*。

（2）禾草腥黑穗病菌 *Tilletia fusca*。

（3）欧洲麦茎蜂 *Cephus pygmues*（Linnaeus）。

（4）嗜卷书虱 *Liposcelis bostrychophila*（booklouse）。

（5）嗜虫书虱 *Liposcelis entomophila*（grainpsocid）。

（6）黑森瘿蚊 *Mayetiola destructor*（Hessainfly）。

（7）瑞典麦秆蝇 *Oscinella frit*（Linnaeus）。

（8）黑角负泥虫 *Oulema meldnopus*（oatleafbeetle）。

（9）花斑皮蠹 *Trogoderma variabile*（grain dermesti）。

（10）细茎野燕麦 *Avena barbata* Brot.。

（11）田蓟 *Cirsium arvense*（creeping thistle）。

（12）匍匐冰草 *Elymus repens*（quackgrass）。

（13）大爪草 *Spergula arvensis*（corn spurry）。

（14）药用蒲公英 *Taraxacum officinale*。

（15）番茄溃疡病菌 *Clavibactermichiganensis* subsp. *Michigdnensis*。

（16）大麦条纹花叶病菌 Barley stripe mosaic virus。

（17）燕麦花叶病毒 Oats mosaic virus。

4. 植物检疫要求

（1）芬兰输华燕麦不得携带活虫及中方关注的检疫性有害生物。

（2）芬兰输华燕麦不得携带土壤、杂质和危险性种子，不得添加或混杂其他谷物。

5. 食品安全要求

芬兰输华燕麦应符合相关中国食品安全国家标准等食品安全要求。

6. 植物检疫证书要求

芬兰输华燕麦应随附官方植物检疫证书，并在附加声明栏中注明："该批货物符合《芬兰燕麦输往中国植物卫生要求议定书》要求，不带有中方关注的检疫性有害生物。"

7. 进境检验检疫

每批芬兰输华燕麦在进口前应取得海关总署签发的《进境动植物检疫许可证》，从指定口岸进境，并在指定的加工厂生产加工。

芬兰输华燕麦发生以下不合格情况时，按以规定处理，并及时上报。

（1）截获小麦基腐病，退回或销毁处理。

（2）如截获中方关注的附件中的其他有害生物，需作有效除害处理，除害合格后，准予入境。无有效除害处理方法的，作退回或销毁处理。

（3）如检出中方关注的检疫性有害生物以外的检疫性有害生物，根据《中华人民共和国进出境动植物检疫法》及其实施条例的有关规定进行处理。

（六）哥伦比亚（COL）——藜麦

根据《关于进口哥伦比亚藜麦植物检疫要求的公告》（海关总署公告 2023 年第 155 号），允许符合相关要求的哥伦比亚藜麦进口。

公告同时发布了检验检疫要求，相关内容摘录如下。

1. 产品范围及允许的产地

产品范围：藜麦是指在哥伦比亚境内种植和加工，用于食用或食品加工用的非种用的藜麦（*Chenopodium quinoa* Willd.）的籽实。

允许的产地：哥伦比亚全境。

2. 境外生产企业注册登记要求

食用谷物、谷物制粉工业产品和麦芽的境外生产企业（包括生产、加工、储存等企业）由所在国家（地区）主管当局向海关总署推荐注册。

3. 关注的检疫性有害生物名单

输华藜麦不得携带以下有害生物：

（1）刺蒺藜草 *Cenchrus echinatus*。

（2）假高粱 *Sorghum halepense*。

（3）薇甘菊 *Mikania micrantha*。

4. 生产要求

（1）按照哥伦比亚共和国农牧署（以下称 ICA）法规要求，产地须实施良好农业规范（GAP），并应中方要求提交有害生物监测报告和农药使用报告。

（2）ICA 应确保输华藜麦来自符合良好农业规范（GAP）的产地，保证产地符合中方和 ICA 的植物检疫要求。

5. 储运要求

（1）输华藜麦以包装形式运输，采用符合中方要求的新的材料包装。每一包装应使用英文标注“本产品输往中华人民共和国”字样以及产品的品名、产地、加工企业及其注册号、出口商的名称及地址等信息。直接销售的预包装藜麦包装及标签须符合中国预包装食品包装及标签有关管理规定。

（2）输华藜麦储存、运输、出口及加工环节应符合中方和 ICA 的相关检疫和安全卫生要求，防止受到有害生物、致病微生物或有毒有害物质的污染。

（2）输华藜麦运输工具应符合卫生防疫要求，装运前应进行彻底的检查，防止有害生物混入。

6. 产品要求

输华藜麦应符合中国植物检疫法律法规和食品安全国家标准要求，不带中方关注的检疫性有害生物，不带土壤、活虫、虫卵，不得混入杂草种子、植物残体和砂砾等杂质。

7. 出口前检疫要求。

出口前，哥伦比亚应对藜麦进行检验检疫。对符合要求的货物，根据国际植物检疫措施标准第 12 号《植物检疫证书准则》出具植物检疫证书。

如发现输华藜麦中有活体昆虫的，应在出口前进行有效的检疫处理，检疫处理的方法、时间、温度、药剂等信息应在植物检疫证书中注明。

（七）加拿大（CAN）——野米

根据《关于进口加拿大野米检验检疫要求的公告》（国家质检总局公告 2016 年第 27 号），允许符合相关要求的加拿大野米进口。

公告同时发布了检验检疫要求，相关内容摘录如下。

1. 产品范围

加拿大输华野米（*Zizania palustris* L. 和 *Z. aquatic* L.）是指经过 150℃至 350℃的热处理约 2 小时，水分约 5%至 8%，不再具有发芽能力的加工野米。

2. 境外生产企业注册登记要求

食用谷物、谷物制粉工业产品和麦芽的境外生产企业（包括生产、加工、储存等企业）由所在国家（地区）主管当局向海关总署推荐注册。

3. 植物检疫要求

加拿大输华野米应符合中国植物检验检疫法律法规，不得携带检疫性有害生物，不得混有米壳、糠、茎、叶、杂草种子以及其他植物残体和土壤颗粒等外来杂质。

4. 出口证明要求

每批加拿大输华野米应随附由出口商出具的“出口证明”（附后）。

5. 食品安全要求

加拿大输华野米应符合我国食品安全国家标准和相关法律法规。

6. 包装要求

加拿大输华野米包装应是密封的，是新的和干净的，并且未被有害生物、有毒有害物质污染。包装上应用中英文标明“输往中华人民共和国”以及可以识别的野米品种、出口商名称及编号、加工设施名称和地址。

7. 运输工具要求

加拿大输华野米的运输工具应符合安全健康要求，不携带检疫性有害生物，米壳、糠、茎、叶、杂草种子以及土壤颗粒。

附

加拿大输华野米出口商出具的出口证明格式

一、出口证明名称

Export Certificate Under Protocol Between the Canadian Food Inspection Agency（CFIA）and the General Administration of Quality Supervision, Inspection and Quarantine（AQSIQ）of the People's Republic of China for Wild Rice Exports to China

二、出口证明应包含内容

Shipment Identification Number：

Exporter Name：

CFIA Exporter Approval Number：CFIA - WR - #

Processing Facility：

Processing Facility Address：

This certificate attests that the wild rice in this consignment was manufactured using following treatment details

Temperature：

Duration：

Moisture content：

Signed by the CFIA Approved Exporter

Name：

Signature：

Date：

五、大豆（Soybean）

（一）埃塞俄比亚（ETH）——大豆（Soybean）

根据《关于泰国莲雾、斯里兰卡香蕉、韩国葡萄、埃塞俄比亚大豆输华和中国荔枝输韩国等检验检疫要求的公告》（国家质检总局公告2015年第94号），允许符合相关要求的埃塞俄比亚大豆进口。该公告同时发布了植物检疫要求，相关内容摘录如下。

1. 产品范围

大豆（学名 *Glycine max* Merrill，英文名 Soybean）。

2. 关注的检疫性有害生物

（1）大豆红叶斑病菌 *Phoma glycinicola*。

（2）菜豆晕疫病菌 *Pseudomonas savastanoi* pv. *Phaseolicola*。

（3）苜蓿花叶病毒 Alfalfa mosaic virus。

（4）菜豆象 *Acanthoscelides obtectus*。

（5）暗条豆象 *Bruchidius atrolineatus*。

（6）鹰嘴豆象 *Callosobruchus analis*。

（7）四纹豆象 *Callosobruchus maculatus*。

（8）褐拟谷盗 *Tribolium destructor*。

（9）毛叶刺苞果 *Acanthospermum hispidum*。

（10）胜红蓟 *Ageratum conyzoides*。

（11）黑蒴 *Alectra vogelii*。

（12）绿穗苋 *Amaranthus hybridus*。

（13）法国野燕麦 *Avena ludoviciana*。

（14）不实野燕麦 *Avena sterilis*。

（15）菟丝子属 *Cuscuta* spp.。

（16）毒麦 *Lolium temulentum*。

（17）宽叶酢浆草 *Oxalis latifolia*。

（18）假高粱 *Sorghum halepense*。

（19）黑高粱 *Sorghum almum*。

3. 植物检疫要求

埃方应采取国际认可的调查和检测方法，在大豆生长期针对大豆红叶斑病菌（*Phoma glycinicola*）、菜豆晕疫病菌（*Pseudomonas savastanoi* pv. *Phaseolicola*）、苜蓿花叶病毒（Alfalfa mosaic virus）等开展疫情调查监测，并保留监测记录。

埃方应建立有害生物综合防治措施，降低中方关注的检疫性有害生物的发生程度，并监督大豆相关业界实施。应海关总署要求，埃方应向海关总署提供上述信息。

4. 包装要求

输华大豆应采用集装箱密闭运输，集装箱在途经第三国时禁止开箱。

（二）贝宁（BEN）——大豆（Soybean）

根据《关于进口贝宁大豆植物检疫要求的公告》（海关总署公告 2019 年第 151 号），允许符合相关要求的贝宁大豆进口。该公告同时发布了检验检疫要求，相关内容摘录如下。

1. 产品范围

产自贝宁，仅用于加工的大豆籽实（学名 *Glycine max*，英文名 Soybean），不作种植用途。

2. 关注的检疫性有害生物

（1）南方菜豆花叶病毒 Southern bean mosaic virus。

（2）硬毛刺苞菊 *Acanthospermum hispidum*。

（3）双花蒺藜草 *Cenchrus biflorus*。

（4）飞机草 *Eupatorium odoratum*。

（5）假高粱 *Sorghum halepense*。

（6）独脚金 *Striga asiatica*。

（7）糙独脚金 *Striga aspera*。

（8）弯叶独脚金 *Striga hermonthica*。

（9）豇豆独脚金 *Striga gesnerioides*。

（10）四纹豆象 *Callosobruchus maculatus*。

（11）大谷蠹 *Prostephanus truncatus*。

3. 植物检疫要求

输华大豆应符合中国进口植物检疫法律法规要求，不带上述中方关注的检疫性有害生物，不带活虫、土壤、枝叶等植株残体，不得故意添加或混杂其他谷物及外来杂质。

4. 包装要求

输华大豆应采用集装箱密闭运输。

（三）玻利维亚（BOL）——大豆（Soybean）

根据《关于进口玻利维亚大豆植物检疫要求的公告》（海关总署公告2019年第35号），允许符合相关要求的玻利维亚大豆进口。该公告同时发布了检验检疫要求，相关内容摘录如下。

1. 产品范围

玻利维亚生产，仅用于加工的大豆籽实［学名 *Glycine max*（L.）Merr，英文名 Soybean］，不作种植用途。

2. 关注的检疫性有害生物

（1）菜豆象 *Acanthoscelides obtectus*。

（2）南美叶甲 *Diabrotica speciosa*。

（3）巴西豆象 *Zabrotes subfasciatus*。

（4）大豆北美猝死综合症病菌 *Fusarium virguliforme*。

（5）番茄斑萎病毒 Tomato spotted wilt virus。

（6）烟草环斑病毒 Tobacco ringspot nepovirus。

（7）叶刺苞果 *Acanthospermum hispidum*。

（8）长芒苋 *Amaranthus palmeri*。

（9）西部苋 *Amaranthus rudis*。

（10）豚草 *Ambrosia artemisiifolia*。

（11）阔叶丰花草 *Borreria latifolia*。

（12）刺蒺藜草 *Cenchrus echinatus*。

（13）疏花蒺藜草 *Cenchrus paucifloru*。

（14）齿裂大戟 *Euphorbia dentata*。

（15）飞机草 *Eupatorium odoratum*。

（16）三裂叶薯 *Ipomoea triloba*。

（17）假苍耳 *Iva xanthifolia*。

（18）宽叶酢浆草 *Oxalis latifolia*。

（19）假高粱 *Sorghum halepense*。

（20）北美刺龙葵 *Solanum carolinense*。

（21）拟刺茄 *Solanum sisymbriifolium*。

（22）药蒲公英 *Taraxacum officinale*。

（23）南美苍耳 *Xanthium cavanillesii*。

（24）刺苍耳 *Xanthium spinosum*。

3. 植物检疫要求

（1）玻方应对输华大豆种植、收获、储存、运输、出口等全过程进行指导和监管。

（2）玻方应按照国际植保公约相关标准开展监测调查，并采取措施降低中方关注的有害生物发生。

（3）玻方应在每个收获季节，向中方提供近一年产区大豆北美猝死综合症病菌（*Fusarium virguliforme*）、番茄斑萎病毒（Tomato spotted wilt virus）和烟草环斑病毒（Tobacco ringspot nepovirus）的监测报告，包括监测方法及结果，以及中方要求提供的其他信息。

（4）玻方应监督拟向中国输出大豆的企业建立有害生物综合防治体系（IPM），降低中方关注的有害生物的发生程度。

（5）玻方应监督输华大豆企业，确保其在大豆收储和运输过程中或装运前，已采取筛选等清杂措施，以有效减少植物残体、杂质和危险性杂草种子。

4. 经智利、秘鲁输华要求

玻利维亚大豆运往智利的阿里卡港口（Puerto de Arica）或秘鲁的伊洛港口（Puerto de Ilo），装船输往中国。在智利或秘鲁过境期间应采取密封、加贴封识的集装箱运输等植物检疫措施。

（四）俄罗斯（RUS）——大豆（Soybean）

根据《关于进口俄罗斯小麦、大豆、玉米、水稻、油菜籽和哈萨克斯坦小麦植物检验检疫要求的公告》（国家质检总局公告 2016 年第 8 号），允许符合相关要求的俄罗斯大豆进口。该公告同时发布了检验检疫要求。

根据《关于允许俄罗斯全境大豆进口的公告》（海关总署公告 2019 年第 124 号），扩大了允许的大豆产地范围，同时更新了中国关注的检疫性有害生物。

相关内容整理如下。

1. 产品范围及允许的产地

产品范围：用于加工的大豆［学名 *Glycine max*（L.） Merr，英文名 Soybean］，不作种植用途。

允许的产地：国家质检总局公告 2016 年第 8 号要求，大豆产地仅限俄罗斯哈巴罗夫斯克边疆区、滨海边疆区、后贝加尔边疆区、阿穆尔州、犹太自治州；海关总署公告 2019 年第 124 号扩大大豆产地为俄罗斯全境。

2. 关注的检疫性有害生物

（1）大豆北方茎溃疡病菌 *Diaporthe phaseolorum var. caulivora*。

（2）大豆拟茎点种子腐烂病菌 *Phomopsis longicolla*。

（3）大豆疫病病菌 *Phytophthora sojae*。

（4）苜蓿黄萎病菌 *Verticillium albo-atrum*。

（5）棉花黄萎病菌 *Verticillium dahliae*。

（6）菜豆萎蔫病菌 *Curtobacterium flaccumfaciens* pv. *flaccumfaciens*。

（7）菜豆晕疫病菌 *Pseudomonas savastanoi* pv . *phaseolicola*。

（8）南芥菜花叶病毒 Arabis mosaic virus（-）。

（9）南方菜豆花叶病毒 Southern bean mosaic virus（-）。

（10）烟草环斑病毒 Tobacco ringspot virus。

（11）烟草线条病毒 Tobacco streak virus。

（12）番茄环斑病毒 Tomato ringspot virus（-）。

（13）菜豆象 *Acanthoscelides obtectus*（Say）。

（14）四纹豆象 *Callosobruchus maculatus*。

（15）硬毛刺苞菊 *Acanthospermum hispidum*（-）。

（16）豚草 *Ambrosia artemisiifolia*。

（17）三裂叶豚草 *Ambrosia trifida*。

（18）多年生豚草 *Ambrosia ailostachya*。

（19）阿洛葵 *Anoda cristata*（-）。

（20）菟丝子属 *Cuscuta* spp. 。

（21）齿裂大戟 *Euphorbia dentata* Michx（-）。

（22）毒麦 *Lolium temulentum*。

（23）刺黄花稔 *Sida spinosa*（-）。

（24）刺萼龙葵 *Solaunm rostrarum*。

（25）裂刺茄 *Solanum triflorum*。

（26）假高粱 *Sorghum halepense*。

（27）宾州苍耳 *Xanthium pensylvanicum*（+）。

（28）欧洲苍耳 *Xanthium strumarium*（+）。

（29）北美苍耳 *Xanthium chinense*（+）。

（30）加拿大苍耳 *Xanthium strumarium var. canadensis*（+）。

（31）刺苍耳 *Xanthium spinosum*（+）。

以上标注（-）的，为列入国家质检总局公告 2016 年第 8 号但未列入海关总署公告 2019 年第 124 号的生物；标注（+）的，为海关总署公告 2019 年第 124 号新增的生物。

3. 植物检疫要求

俄方应于生长期在大豆出口产区按国际植物保护组织的有关标准对中方关注的检疫性有害生物进行疫情调查监测，并保留监测记录。

俄方应建立有害生物综合防治措施，降低中方关注的检疫性有害生物的发生程度，并监督大豆相关业界实施。

俄方应对输华大豆的加工储运过程实施检疫监管，采取一切降低风险的措施，防止中方关注的检疫性有害生物随输华大豆传入中国。不得带有活虫以及故意添加或混杂其他谷物或外来杂质。

输华大豆应采取适当的过筛清杂措施有效去除土壤、植物残体和杂草种子。在加工、储存和运输过程中，上述产品不得与来自所列产区外其他产区的产品混合。

输华大豆应采取袋装方式或专用运粮车运输，避免在运输途中撒漏。运输工具应符合卫生防疫要求。

4. 预检要求

在输华大豆出口前，中方将派植物检疫专家赴俄罗斯实施产地预检考察，检查与评估俄罗斯大豆种植、储运、出口植物检疫体系有效性，俄方应协助中方预检考察，确保输华大豆符合中国进口植物检疫要求。

根据需要，双方可协商共同派技术专家实地考察。

（五）哈萨克斯坦（KAZ）——大豆（Soybean）

根据《关于进口哈萨克斯坦大豆和乌拉圭大豆植物检验检疫要求的公告》（国家质检总局公告 2017 年第 9 号），允许符合相关要求的哈萨克斯坦大豆进口。该公告同时发布了检验检疫要求，相关内容摘录如下。

1. 产品范围

用于加工的大豆籽实（学名 *Glycine max* Merrill），不作种植用途。

2. 关注的检疫性有害生物

（1）菜豆象 *Acanthoscelides obtectus*。

（2）阔鼻谷象 *Caulophilus oryzae*。

（3）斑皮蠹属（非中国种）*Trogoderma* spp.（non-Chinese）。

（4）大丽花轮枝孢病菌 *Verticillium dahliae*。

（5）南芥菜花叶病毒 Arabis mosaic virus（ArMV）。

（6）鳞球茎茎线虫 *Ditylenchus dipsaci*（Kühn） Filipjev。

（7）具节山羊草 *Aegilops cylindrica*。

（8）豚草（属）*Ambrosia* spp.。

（9）法国野燕麦 *Avena ludoviciana* Durien。

（10）不实野燕麦 *Avena sterilis*。

（11）节节麦 *Aegilops tauschii* Coss.。

（12）硬雀麦 *Bromus rigidus*。

（13）菟丝子（属）*Cuscuta* spp.。

（14）匍匐矢车菊 *Centaurea repens* L.。

（15）宽叶高加利 *Caucalis latifolia*。

（16）毒莴苣 *Lactuca serriola*。

（17）毒麦 *Lolium temulentum* L.。

（18）欧洲千里光 *Senecio vulgaris*。

（19）假高粱（及其杂交种）*Sorghum halepense*（L.） Pers.（Johnsongrass and its cross breeds）。

（20）黑高粱 *Sorghum almum*。

（21）苍耳属（非中国种）*Xanthium* spp.（non-Chinese species）。

（22）药蒲公英 *Taraxacum officinale*。

3. 植物检疫要求

哈方应采取一切降低风险措施，防止上述所列检疫性有害生物、土壤和植物残体传入中国。哈方应对输华大豆种植、收获、储存、运输、出口等全过程进行指导和监管。在大豆生长期间，哈方应建立病虫害调查和监测体系，建立有害生物综合防治措施，针对中方关注的检疫性有害生物采取有效的控制措施，及时向中方通报新发生的疫情，并监督大豆相关业界实施。

输华大豆储存、运输或出口前，应采取适当的过筛清杂等措施，以去除土壤、植物残体、杂草种子及其他外来物质。输华大豆采取袋装、密闭散装集装箱、粮食专用车等方式运输，避免粮食在运输途中撒漏。

（六）加拿大（CAN）——大豆（Soybean）

根据《关于进口加拿大谷物油籽植物检验检疫要求的公告》（国家质检总局公告2013年第101号），允许符合相关要求的加拿大谷物油籽进口。该公告同时发布了植物检疫要求，相关内容摘录如下。

1. 产品范围

非种用的大豆籽实。

2. 关注的检疫性有害生物名单

（1）检疫性杂草

①蒺藜草属（非中国种）*Cenchrus* spp.（non-chinese species）；

②菟丝子属（非中国种）*Cuscuta* spp.（non-Chinese species）；

③提琴叶牵牛花 *Ipomoea pandurata*（L.） G. F. W. Mey；

④小花假苍耳 *Iva axillaris* Pursh；

⑤假苍耳 *Iva xanthiifolia* Nutt.；

⑥欧洲山萝 *Knautia arvensis*（L.） Coulter；

⑦野莴苣 *Lactuca pulchella*（Pursh） DC；

⑧毒麦 *Lolium temulentum* L.；

⑨北美刺龙葵 *Solanum carolinense* L.；

⑩刺萼龙葵 *Solanum rostratum* Dunal；

⑪假高粱 *Sorghum halepense*（L.） Pers.；

⑫苍耳属（非中国种）*Xanthium* spp.（non-Chinese species）。

（2）谷物油籽上检疫性有害生物

①小麦矮腥黑穗病菌 *Tilletia controversa* Kühn；

②黑森瘿蚊 *Mayetiola destructor*（Say）；

③谷斑皮蠹 *Trogoderma granarium* Everts；

④谷象 *Sitophilus granarius*（Linnaeus）。

（3）大豆上检疫性有害生物

①大豆疫霉病菌 *Phytophthora megasperma* Drechsl f. sp glycinea Kuan & Erwin；

②南芥菜花叶病毒 Arabis mosaic virus；

③南方菜豆花叶病毒 Southern bean mosaic virus；

④番茄黑环病毒 Tomato ringspot virus。

3. 植物检疫要求

加方应告知并指导相关种植者、加工者及出口商，采取最大程度降低中方关注的检疫性有害生物发生的措施。同时，在谷物油籽生产、存储、装卸、运输、清杂过程中推广最佳措施，以避免谷物油籽携带土壤、活体昆虫、中方关注的杂草种子等检疫性有害生物，不得人为添加或混杂其他谷物油籽或外来杂质。

4. 进境检验检疫

如截获小麦矮腥黑穗病菌，该批货物将被退货或销毁。

（七）坦桑尼亚（TZA）——大豆（Soybean）

根据《关于进口坦桑尼亚大豆植物检疫要求的公告》（海关总署公告 2020 年第 117 号），允许符合相关要求的俄罗斯大豆进口。该公告同时发布了检验检疫要求，相关内容摘录如下。

1. 产品范围

产自坦桑尼亚，用于加工的大豆籽实（学名 *Glycine max*，英文名 Soybean）（限非转基因），不作种植用途。

2. 关注的检疫性有害生物

（1）苜蓿黄萎病菌 *Verticillium albo-atrum*。

（2）棉花黄萎病菌 *Verticillium dahliae*。

（3）菜豆晕疫病菌 *Pseudomonas savastanoi* pv. *Phaseolicola*。

（4）苜蓿花叶病毒 Alfalfa mosaic virus。

（5）菜豆象 *Acanthoscelides obtectus*。

（6）鹰嘴豆象 *Callosobruchus analis*。

（7）四纹豆象 *Callosobruchus maculatus*。

（8）毛叶刺苞果 *Acanthospermum hispidum*。

（9）黑蒴 *Alectra vogelii*。

（10）绿穗苋 *Amaranthus hybridus*。

（11）南方三棘果 *Emex australis*。

（12）宽叶酢浆草 *Oxalis latifolia*。

（13）假高粱 *Sorghum halepense*。

（14）印加孔雀草 *Tagetes minuta*。

3. 植物检疫要求

坦方应监督大豆业界在大豆收获、加工、储存、运输过程中，采取过筛清杂、防虫等措施。

输华大豆应符合中国进境植物检疫法律法规要求，不带中方关注的检疫性有害生物，不带活虫、土壤、枝叶等植株残体，不得故意添加或混杂其他谷物及外来杂质。

输华大豆应采用集装箱密闭运输。

（八）乌克兰（UKR）——大豆（Soybean）

根据《关于进口乌克兰大豆植物检验检疫要求的公告》（国家质检总局公告 2014 年第 5 号），允许符合相关要求的乌克兰大麦进口。该公告同时发布了检验检疫要求，相关内容摘录如下。

1. 产品范围

用于加工的大豆籽实（学名 *Glycine max* Merrill，英文名 Soybean），不作种植用途。

2. 关注的检疫性有害生物

（1）菜豆象 *Acanthoscelides obtectus*（Say）。

（2）褐拟谷盗 *Tribolium destructor* Uyttenboogaart。

（3）谷斑皮蠹 *Trogoderma granarium* Everts。

（4）鳞球茎茎线虫 *Ditylenchus dipsaci*（Kühn） Filipjev。

（5）大豆疫霉病菌 *Phytophthora sojae* Kaufm. & Gerd. 。

（6）黑白轮枝菌 *Verticillium albo-atrum* Reinke & Berthier。

（7）大丽轮枝菌 *Verticillium dahliae* Klebahn。

（8）菜豆细菌性萎蔫病菌 *Curtobacterium flaccumfaciens* pv. *flaccumfaciens*（Hedges） Collins & Jones。

（9）苜蓿花叶病毒 Alfalfa mosaic virus（AMV）。

（10）南芥菜花叶病毒 Arabis mosaic virus（ArMV）。

（11）烟草环斑病毒 Tobacco ringspot virus（PBRSV）。

（12）匍匐矢车菊 *Centaruea repens* L. 。

（13）豚草 *Ambrosia artemisiifolia* L. 。

（14）三裂叶豚草 *Ambrosia trifida* L. 。

（15）田蓟 *Cirsium arvense*（L. ） Scopoli。

（16）蒺藜草属 *Cenchrus* spp. 。

（17）菟丝子属 *Cuscuta* spp. 。

（18）齿裂大戟 *Euphorbia dentate* Michx. 。

（19）假苍耳 *Iva xanthifolia* Nutt. 。

（20）刺萼龙葵 *Solanum rostratum* Dunal. 。

（21）假高粱（及其杂交种）*Sorghum halepense*（L. ） Pers. （Johnsongrass and its cross breeds）。

（22）药蒲公英 *Taraxacum officinale* Weber。

（23）苍耳属（非中国种）*Xanthinm* spp. （non-Chinese species）。

3. 植物检疫要求

乌方将按国际认可的监测与检测方法，在大豆生长期针对大豆疫霉病菌、黑白轮枝菌、大丽轮枝菌、菜豆细菌性萎蔫病菌、苜蓿花叶病毒、南芥菜花叶病毒、烟草环斑病毒、鳞球茎茎线虫等开展疫情调查监测，确保输华大豆不带上述有害生物，并保留监测记录。

乌方应建立有害生物综合防治措施，降低中方关注的其他检疫性有害生物的发生程度，并监督大豆相关业界实施。

乌方应在大豆产区对农药残留、污染物等进行监测，并保留监测记录。

在每年的收获季节，乌方应向海关总署提供有害生物、农药残留以及污染物的监测报告。

乌方应确保输华大豆的企业在储运或装船前采取适当的过筛清杂等措施，以避免大豆携带土壤、植物病残体和杂草种子。

（九）乌拉圭（URY）——大豆（Soybean）

根据国家质检总局《关于同意进口乌拉圭大豆的通知》（国质检动函〔2004〕883 号），允许符合相关要求的乌拉圭大豆进口。该通知同时发布了进口乌拉圭大豆的检验检疫条件。

根据《关于进口哈萨克斯坦大豆和乌拉圭大豆植物检验检疫要求的公告》（国家质检总局公告 2017 年第 9 号），更新了进口乌拉圭大豆的检验检疫要求，相关内容摘录如下。

1. 产品范围

用于加工的大豆籽实（学名为 *Glycine max* Merrill），不作种植用途。

2. 关注的检疫性有害生物

（1）2017 年公告所列的有害生物

①大豆北美猝死综合症病菌 *Fusarium virguliforme*；

②大豆南美猝死综合症病菌 *Fusarium tucumaniea*；

③豚草 *Ambrosia artemisiifolia*；

④蒺藜草 *Cenchrus echinatus*；

⑤长刺蒺藜草 *Cenchrus longispinus*；

⑥疏花蒺藜草 *Cenchrus pauciflorus*；

⑦刺苞草 *Cenchrus tribuloides*；

⑧牛膝菊 *Galinsoga parviflora*；

⑨拟刺茄 *Solanum sisymbriifolium*；

⑩假高粱 *Sorghum halepense*；

⑪刺苍耳 *Xanthium spinosum*；

⑫苍耳属一种 *Xanthium cavanillessi*。

（2）2004 年文件所列的有害生物

①大豆疫病菌 *Phytophthora megasperma*；

②烟草环斑病毒 Tobacco ringspot Virus；

③番茄环斑病菌 Tomato ringspot Virus；

④南方菜豆花叶病毒 Southern bean mosaic virus；

⑤鹰嘴豆象 *Callosobruchus allalis*；

⑥灰豆象 *CallosobrudTus phaseoli*；

⑦假高粱 *SorghUm halepense*；

⑧黑高粱 *Sorghum almum*；

⑨菟丝子属 *Cuscuta* spp. 。

3. 植物检疫要求

进口大豆应符合中国进口植物检验检疫法律法规和国家标准要求，不带有活的有害生物特别是上述所列的中方关注检疫性有害生物，不得带有土壤，不得故意添加或混杂其他谷物及外来杂质。

乌方应按照相关国际标准开展监测调查并采取措施降低中方关注的有害生物发生，在每个收获季节，开展疫情监测，并监督拟向中国输出大豆的企业建立有害生物综合防治体系（IPM），降低中方关注的有害生物的发生程度。应中方要求，乌方应提供以上综合防治的相关信息。

乌方应监督输华大豆企业，确保其在大豆收储和运输过程中或装运前，已采取筛选等清杂措施，以明显减少植物残体、杂质和危险性杂草种子。

六、其他油籽

（一）澳大利亚（AUS）——葡萄籽

根据《关于进口澳大利亚葡萄籽检验检疫要求的公告》（国家质检总局公告 2013 年第 174 号），允许澳大利亚葡萄籽进口。该公告同时发布了检验检疫要求，相关内容摘录如下。

1. 产品范围

非种用的葡萄籽（Grape seed）。

2. 生产设施注册登记要求

澳大利亚输华葡萄籽的加工厂、贮藏库应经澳大利亚政府农林渔业部注册登记，并由中方审查认可。

3. 植物检疫要求

（1）澳大利亚输华葡萄籽中不得带有下列检疫有害物：澳洲皮蠹 *Anthrenocerus australis*、微扁谷盗 *Cryptolestes pusilloides*、白斑蛛甲 *Ptinus fur*。

（2）澳大利亚输华葡萄籽不得携带土壤、其他植物残体、杂草籽。

（二）巴西（BRA）——脱壳花生

根据《关于进口巴西花生检验检疫要求的公告》（海关总署公告 2022 年第 63 号），允许符合相关要求的巴西脱壳花生进口。该公告同时发布了检验检疫要求，相关内容摘录如下。

1. 产品范围

花生（*Arachis hypogaea* L.），指产自巴西境内的脱壳花生籽实，输往中国用于加工，不作种植用途。

2. 储藏加工企业要求

输华花生出口商、仓储企业应当经中华人民共和国海关总署注册登记，确保其符合中国检验检疫要求。巴西联邦共和国农牧业和食品供应部应提前向中方提供出口商、仓储企业名单。中方将在网站上公布相关企业名单。

3. 关注的检疫性有害生物

（1）鹰嘴豆象 *Callosobruchus analis*。

（2）红火蚁 *Solenopsis invicta*。

（3）鸡蛋果木质化病毒 Passion fruit woodiness virus。

（4）豇豆轻斑驳病毒 Cowpea mild mottle virus。

（5）菜豆普通花叶病毒 Bean common mosaic virus。

（6）菜豆黄花叶病毒 Bean yellow mosaic virus。

4. 产品检验检疫要求

（1）巴方应监督企业建立有害生物综合防治体系（IPM），降低中方关注的有害生物的发生程度。

（2）输华花生应符合中国进境植物检疫法律法规和食品安全等国家标准要求，不带土壤，不得故意添加或混杂其他谷物及外来杂质。

（3）巴方应监督企业，在花生收储和运输过程中或装运前，采取筛选等清杂措施，确保输华花生不带植物残体、杂质和危险性有毒有害杂草种子。

（4）每批花生出口前应进行实验室检测，确保不带下列有害生物：鸡蛋果木质化病毒 Passion fruit woodiness virus、豇豆轻斑驳病毒 Cowpea mild mottle virus、菜豆普通花叶病毒 Bean common mosaic virus、菜豆黄花叶病毒 Bean yellow mosaic virus。

（5）每批输华花生都应经过黄曲霉毒素检测，确保其符合中国食品安全国家标准要求。

5. 包装及运输要求

输华花生必须进行包装，以避免在运输过程中撒漏。包装材料必须是干净且未使用过的，不含有毒有害物质。

每个包装上应至少有一个标签，注明企业名称、注册号，并用中英文注明“从巴西出口到中华人民共和国的脱壳花生”和“SHELLED PEANUT FROM BRAZIL TO BE EXPORTED TO THE PEOPLE’s REPUBLIC OF CHINA”。装运花生的集装箱须进行清洁。

（三）巴西（BAR）——芝麻

根据《关于进口巴西芝麻植物检疫要求的公告》（海关总署公告 2024 年第 183 号），允许符合相关要求的巴西芝麻进口。该公告同时发布了检验检疫要求，相关内容摘录如下：

1. 产品范围

芝麻（*Sesamum indicum L.*），是指在巴西联邦共和国境内种植和加工，用于食用或食品加工用的非种用芝麻籽实。

2. 关注的有害生物

（1）鹰嘴豆象 *Callosobruchus analis*

（2）甜瓜黑点根腐病菌 *Monosporascus cannonballus*

（3）豇豆蚜传花叶病毒 Cowpea aphid-borne mosaic virus

（4）丁香假单胞菌芝麻致病变种 *Pseudomonas syringae* pv. *sesami*

3. 生产要求

巴方应采取国际认可的调查和监测方法，在芝麻生长期及芝麻储藏期针对中方关注的检疫性有害生物开展疫情调查，并根据中方需要提供上述检疫性有害生物发生情况的调查报告，包括调查方法及结果等内容。一旦发现其他检疫性有害生物，巴方应立即通报中方，暂停问题企业产品输华，并督促企业整改，企业整改合格并经中方确认后方可恢复其产品对华出口。

4. 包装、运输要求

输华芝麻应使用干净、卫生、透气、新的、符合植物检疫要求的材料包装。每一包装应有明显标注“This product is exported to the People’s Republic of China”（本产品输往中华人民共和国）的字样以及芝麻的产地、加工单位及其注册号和出口商的名称及地址等中文或英文信息。上述信息可用标签形式缝制在包装上。

巴西输华芝麻装运前，装运工具要进行彻底检查，以防止混入杂草籽、活体昆虫、其他谷物杂质、植物残体、土壤等有害生物或其他外来杂质。

5. 产品要求

巴西输华芝麻应符合世界贸易组织《实施卫生与植物卫生措施协定》有关原则、中国进境植物检疫法律法规和中国食品安全国家标准，不得带土壤、羽毛、动物粪便、杂草种子及其他植物残体。

6. 出口前检疫

出口前，巴方应对芝麻实施检验检疫，对每批符合议定书要求的芝麻出具植物检疫证书。如输华芝麻出口前发现活体昆虫，巴方应进行检疫处理，以保证杀灭活虫，特别是仓储性害虫。检疫处理方法（如药剂、温度、时间等技术要求）由双方共同确认并在植物检疫证书中注明。

（四）保加利亚（BGR）——去壳葵花籽

根据《关于进口保加利亚去壳葵花籽植物检疫要求的公告》（海关总署公告 2018 年第 97 号），允许符合相关要求的保加利亚去壳葵花籽进口。该公告同时发布了检验检疫要求，相关内容摘录如下。

1. 产品范围

产自保加利亚境内的去壳向日葵（*Helianthus annuus* L.）籽粒。

2. 生产设施注册登记要求

保加利亚输华去壳葵花籽生产加工企业须符合中国植物检疫要求，由保加利亚共和国农业林业和粮食部食品安全局（BFSA）推荐，经海关总署注册登记。获得注册登记的保加利亚输华去壳葵花籽生产企业名单可在海关总署网站查询。

3. 植物检疫要求

（1）保加利亚输华去壳葵花籽须符合中国植物检疫有关法律法规，由 BFSA 检疫合格。

（2）保加利亚输华去壳葵花籽不得带有下列检疫性有害生物：李属坏死环斑病毒 Prunus necrotic ringspot virus、番茄黑环病毒 Tomato black ring virus、番茄斑萎病毒 Tomato spotted wilt virus、烟草环斑病毒 Tobacco ringspot virus、向日葵茎溃疡病菌 *Diaporthe helianthi*、大丽花轮枝孢 *Verticillium dahliae*、谷斑皮蠹 *Trogoderma granarium*、澳洲蛛甲 *Ptinus tectus*。

（3）保加利亚输华去壳葵花籽不得带有昆虫、螨类、软体动物、土壤、杂草籽及其他植物残体。

4. 包装要求

保加利亚输华去壳葵花籽必须用符合中国植物检疫要求的，干净、卫生、透气、新的材料包装。每一包装应有明显的“本产品输往中华人民共和国”的中文字样以及可以识别去壳葵花籽的品名、加工厂、出口商名称和地址的中文信息。

5. 熏蒸要求

保加利亚输华去壳葵花籽出口前应进行熏蒸处理，以保证去壳葵花籽中不带有活的昆虫和螨类，并随附熏蒸处理证书。熏蒸处理的温度、时间、药剂等信息在随附的官方植物检疫证书中注明。保加利亚输华去壳葵花籽熏蒸药剂及方法可在海关总署网站查询。

6. 运输工具要求

保加利亚去壳葵花籽装运前，运输工具要进行彻底的检查和清洁，防止有害生物混入。

（五）俄罗斯（RUS）——葵花籽

根据《关于进口俄罗斯燕麦、荞麦、葵花籽和亚麻籽植物检疫要求的公告》（国家质检总局公告 2017 年第 110 号），允许符合相关要求的俄罗斯葵花籽进口。该公告同时发布了检验检疫要求，相关内容摘录如下。

1. 产品范围

俄罗斯葵花籽（*Helianthus annuus*），指食用或食品加工用的非种用的向日葵籽实。

2. 生产设施注册登记要求

俄罗斯输华葵花籽生产、加工、仓储企业应经海关总署注册登记。

3. 关注的检疫性有害生物

（1）向日葵茎溃疡病菌 *Phomopsis helianthi*。

（2）向日葵白锈病菌 *Albugotragopogonis*。

（3）苜蓿黄萎病菌 *Verticillium albo-atrum*。

（4）黑斑皮蠹 *Trogoderma glabrum*。

（5）谷斑皮蠹 *Trogoderma granarium*。

（6）花斑皮蠹 *Trogoderma variabile*。

（7）杂色斑皮蠹 *Trogoderma versicolor*。

（8）谷象 *Sitophilus granarius*。

（9）法国野燕麦 *Avena ludovisiana*。

（10）匍匐矢车菊 *Centaurea repens*。

（11）菟丝子属 *Cuscuta* spp.。

（12）毒麦 *Lolium temulentum*。

（13）假高粱（及其杂交种）*Sorghum halepense*（Aleppo sorghum and its hybrid seeds）。

（14）豚草（属）*Ambrosia* spp.。

（15）北美刺龙葵 *Solanum carolinense*。

（16）铺散矢车菊 *Centaurea diffusa*。

（17）列当属 *Orobanche* spp.。

（18）疣果匙荠 *Bunias orientalis*。

4. 检疫处理要求

俄罗斯输华葵花籽在出口装运前应进行植物卫生检疫处理，以保证不带有检疫性有害生物，并随附植物卫生检疫处理确认文件。

5. 包装及运输要求

俄罗斯输华葵花籽可以以散装和包装形式运输，并在运输过程中防止发生撒漏。

俄罗斯输华葵花籽应使用干净、卫生、透气、新的，符合植物检疫要求的材料包装，包装材料应未受检疫性有害生物侵染。每一包装应有明显的“本产品输往中华人民共和国”的中文字样以及葵花籽的产地，加工厂和出口商的名称及地址等中文信息。上述信息可以以标签形式粘贴在包装上。

俄罗斯葵花籽装运前，装运工具要进行彻底的检查，以防止混入检疫性有害生物或其他限定性检疫物，如杂草籽、活体昆虫、其他谷物杂质、植物残体、土壤以及其他外来杂质。

（六）俄罗斯（RUS）——亚麻籽

根据《关于进口俄罗斯燕麦、荞麦、葵花籽和亚麻籽植物检疫要求的公告》（国家质检总局公告2017年第110号），允许符合相关要求的俄罗斯亚麻籽进口。该公告同时发布了检验检疫要求，相关内容摘录如下。

1. 产品范围

俄罗斯亚麻籽（*Linum usitatissimum*），指食用或食品加工用的非种用的亚麻籽实。

2. 生产设施注册登记要求

俄罗斯输华亚麻籽生产、加工、仓储企业应经海关总署注册登记。

3. 关注的检疫性有害生物

（1）亚麻褐斑病菌 *Myeosphaerella linicola*。

（2）鳞球茎茎线虫 *Ditylenchus dipsaci*。

（3）亚麻蓝跳甲 *Aphthona euphorbiae*。

（4）黑斑皮蠹 *Trogoderma glabrum*。

（5）谷斑皮蠹 *Trogoderma granarium*。

（6）花斑皮蠹 *Trogoderma variabile*。

（7）杂色斑皮蠹 *Trogoderma versicolor*。

（8）谷象 *Sitophilus granarius*。

（9）匍匐矢车菊 *Centaurea repens*。

（10）菟丝子属 *Cuscuta* spp.。

（11）毒麦 *Lolium temulentum*。

（12）豚草（属）*Ambrosia* spp.。

（13）列当属 *Orobanche* spp.。

（14）假高粱及其杂交种 *Sorghum halepense*（Johnsongrass and its cross breeds）。

（15）刺萼龙葵 *Solanum rostratum*。

（16）疣果匙荠 *Bunias orientalis*。

4. 检疫处理要求

俄罗斯输华亚麻籽在出口装运前应进行植物卫生检疫处理，以保证不带有检疫性有害生物，并随附植物卫生检疫处理确认文件。

5. 包装及运输要求

俄罗斯输华亚麻籽可以以散装和包装形式运输，并在运输过程中防止发生撒漏。

俄罗斯输华亚麻籽应使用干净、卫生、透气、新的，符合植物检疫要求的材料包装。包装材料应未受检疫性有害生物侵染。每一包装应有明显的“本产品输往中华人民共和国”的中文字样以及亚麻籽的产地，加工厂和出口商的名称及地址等中文信息。上述信息可以以标签形式粘贴在包装上。

俄罗斯亚麻籽装运前，装运工具要进行彻底的检查，以防止混入检疫性有害生物或其他限定性检疫物，如杂草籽、活体昆虫、其他谷物杂质、植物残体、土壤以及其他外来杂质。

（七）俄罗斯（RUS）——油菜籽

根据《关于进口俄罗斯小麦、大豆、玉米、水稻、油菜籽和哈萨克斯坦小麦植物检验检疫要求的公告》（国家质检总局公告 2016 年第 8 号），允许符合相关要求的俄罗斯油菜籽进口。该公告同时发布了检验检疫要求，相关内容摘录如下。

1. 产品范围及允许的产地

产品范围：用于加工的油菜籽籽实（学名 *Brassica napus* L.，英文名 rapeseed. canola），不作种植用途。

允许的产地：油菜籽产地仅限俄罗斯西伯利亚及远东地区。

2. 批准的出口、仓储企业

俄方对输华油菜籽的出口、仓储企业实施注册登记，确保符合相关防疫条件及实施过筛清杂等措施，并在注册企业对华出口前将出口、仓储注册企业名单提交海关总署。

在俄从事粮食种植仓储的中国企业，应向俄罗斯官方植物检疫机构申请注册登记，并满足上述检验检疫监管工作要求。

3. 关注的检疫性有害生物

（1）油茎基溃疡病菌 *Leptosphaeria maculans*（Desm.）Ces. Et De Not.。

（2）棉花黄萎病菌 *Verticillium dahliae* Kleb.。

（3）十字花科细菌性黑斑病 *Pseudomonas syringae* pv. Maculicola（McCulloch）Young et al.。

（4）甜菜胞囊线虫 *Heterodera schachtii* Schmidt。

（5）斑皮蠹（非中国种）*Trogoderma* spp.（non-Chinese）。

（6）豆象属（非中国种）*Bruchus* spp.（non-Chinese）。

（7）谷象 *Sitophilus granaries*（L.）。

（8）法国野燕麦 *Avena ludoviciana* Durien。

（9）匍匐矢车菊 *Centaurea repens* L.。

（10）铺散矢车菊 *Centaurea diffusa* Lamarck。

（11）菟丝子属 *Cuscuta* spp.。

（12）毒麦 *Lolium temulentum* L.。

（13）假高粱（及其杂交种）*Sorghum halepense*（L.）Pers.（Johnsongrass and its cross breeds）。

（14）豚草（属）*Ambrosia* spp.。

（15）刺萼龙葵 *Solanum rostratum* Dunal。

（16）北美刺龙葵 *Solanum carolinense* L.。

（17）列当（属）*Orobanche* spp.。

4. 植物检疫要求

俄方应于生长期在油菜籽出口产区按国际植物保护组织的有关标准对中方关注的检疫性有害生物进行疫情调查监测，并保留监测记录。

俄方应建立有害生物综合防治措施，降低中方关注的检疫性有害生物的发生程度，并监督油菜籽相关业界实施。

俄方应对输华油菜籽的加工储运过程实施检疫监管，采取一切降低风险的措施，防止中方关注的检疫性有害生物随输华油菜籽传入中国。不得带有活虫以及故意添加或混杂其他谷物或外来杂质。

输华油菜籽应采取适当的过筛清杂措施有效去除土壤、植物残体和杂草种子。在加工、储存和运输过程中，上述产品不得与来自前述所列产区外其他产区的产品混合。

输华油菜籽应采取袋装方式或专用运粮车运输，避免在运输途中撒漏。运输工具应符合卫生防疫要求。

5. 预检要求

在输华油菜籽出口前，中方将派植物检疫专家赴俄罗斯实施产地预检考察，检查与评估俄罗斯油菜籽种植、储运、出口植物检疫体系有效性，俄方应协助中方预检考察，确保输华油菜籽符合中国进口植物检疫要求。

根据需要，双方可协商共同派技术专家实地考察。

（八）哈萨克斯坦（KAZ）——亚麻籽

根据《关于进口哈萨克斯坦亚麻籽检验检疫要求的公告》（海关总署公告2019年第150号），允许符合相关要求的哈萨克斯坦亚麻籽进口。该公告同时发布了检验检疫要求，相关内容摘录如下。

1. 产品范围

在哈萨克斯坦种植和加工的用于食用或食品加工用亚麻籽实（*Linum usitatissimum*）。

2. 生产设施注册登记要求

哈萨克斯坦输华亚麻籽的生产、加工、存放单位应当相对独立，安装有防虫、鼠、鸟设施，并在生产、加工、存放季节对中方关注的箭斑圆皮蠹 *Anthrenus picturatus*、谷斑皮蠹 *Trogoderma granarium*、花斑皮蠹 *Trogoderma variabile* 等仓储性有害生物进行诱捕，诱捕器设置密度为每100平方米不少于1个。哈萨克斯坦输华亚麻籽生产、加工、存放单位应经海关总署审核认可并注册。

3. 关注的检疫性有害生物

（1）亚麻褐斑病菌 *Myeosphaerella linicola*。

（2）亚麻变褐病菌 *Discosphaerina fulvida*。

（3）大丽花轮枝孢（棉花黄萎病菌）*Verticillium dahliae*。

（4）鳞球茎茎线虫 *Ditylenchus dipsaci*。

（5）箭斑圆皮蠹 *Anthrenus picturatus*。

（6）谷斑皮蠹 *Trogoderma granarium*。

（7）花斑皮蠹 *Trogoderma variabile*。

（8）田野菟丝子 *Cuscuta campestris*。

（9）苍耳（非中国种）*Xanthium spp.*（non-Chinese species）。

（10）匍匐矢车菊 *Centaurea repens*。

（11）刺苍耳 *Xanthium spinosum*。

（12）单柱菟丝子 *Cuscuta monogyna*。

（13）假高粱及其杂交种 *Sorghum halepense*（Johnsongrass and its cross breeds）。

（14）法国野燕麦 *Avena ludoviciana*。

（15）假苍耳 *Iva xanthifolia*。

（16）节节麦 *Aegilops tauschii*。

（17）具节山羊草 *Aegilops cylindrica*。

（18）宽叶高加利 *Caucalis latifolia*。

（19）南方菟丝子 *Cuscuta australis*。

（20）牧人针 *Scandix pectenveneris*。

（21）毒莴苣 *Lactuca virosa*。

4. 植物检疫要求

（1）进口哈萨克斯坦亚麻籽应符合中国植物检疫有关法律法规，由哈萨克斯坦官方检疫合格。

（2）进口哈萨克斯坦亚麻籽不得混入活体昆虫、螨类、软体动物、土壤、羽毛、动物粪便、杂草种子及其他植物残体。

（3）哈萨克斯坦亚麻籽对华出口前应进行检疫处理，以保证杀灭本条第二款中所列的检疫性有害生物和其他活虫。

5. 包装要求

哈萨克斯坦输华亚麻籽必须使用干净、卫生、透气、新的，符合植物检疫要求的材料包装。每一包装应有明显的“本产品输往中华人民共和国”的中文字样以及亚麻籽的产地、加工单位和出口商的名称及地址等中文或英文信息。上述信息可以以标签形式缝制在包装上。

6. 运输工具要求

哈萨克斯坦输华亚麻籽装运前，装运工具要进行彻底检查，以防止混入杂草籽、活体昆虫、其他谷物杂质、植物残体、土壤等有害生物或其他外来杂质。

哈萨克斯坦输华亚麻籽通过散装方式运输的，应使用专用集装箱或其他粮食专用运输工具。

（九）马拉维（MWI）——脱壳花生

根据《关于进口马拉维花生植物检疫要求的公告》（海关总署公告 2024 年第 122 号），允许符合相关要求的马拉维花生进口。该公告同时发布了检验检疫要求，相关内容摘录如下。

1. 产品范围

花生（*Arachis hypogaea* L.），指产自马拉维境内脱壳花生籽实，输往中国用于加工或食用，不作种植用途。

2. 关注的有害生物

输华脱壳花生不得携带以下检疫性有害生物：

（1）大谷蠹 *Prostephanus truncatus*。

（2）四纹豆象 *Callosobruchus maculatus*。

（3）豇豆轻斑驳病毒 Cowpea mild mottle virus。

3. 生产要求

（1）马方应指导、监督输华生产、加工、存放企业建立有害生物综合防治体系。

（2）马方在种植期间应对中方关注的豇豆轻斑驳病毒进行监测，如发现该病毒应立即采取防除措施，降低中方关注有害生物的发生程度。

（3）马方应确保输华花生企业在储存或装运前采取必要的过筛清杂等措施，以最大限度地减少携带土壤、植物残体、杂草种子、其他粮谷种子等。

4. 包装、运输要求

输华脱壳花生必须进行包装，以避免在运输过程中撒漏。包装材料应当干净、未使用过，且不含有毒有害物质。每个脱壳花生的包装上应至少有一个标签，注明企业名称、注册号码，并用中英文注明“从马拉维出口到中华人民共和国的脱壳花生”“SHELLED PEANUT FROM MALAWI TO BE EXPORTED TO THE PEOPLE’S REPUBLIC OF CHINA”。运输花生的集装箱在装运前须进行清洁。

5. 产品要求

输华脱壳花生应符合中国进境植物检疫法律法规和食品安全国家标准。不带中方关注的检疫性有害生物，不得带有土壤，不得故意添加或混杂其他谷物及外来杂质。

6. 出口前检疫

出口前，马方应确保每批脱壳花生经过实验室检测，以证明没有下列检疫性有害生物：大谷蠹（*Prostephanus truncatus*）、四纹豆象（*Callosobruchus maculatus*）、豇豆轻斑驳病毒（Cowpea mild mottle virus）。马方确保每批脱壳花生都经过黄曲霉毒素限量检测，以确保其符合中国食品安全国家标准。

对符合要求的货物，马方应根据国际植物检疫措施标准（ISPM）第 12 号《植物检疫证书准则》

出具植物检疫证书。

输华脱壳花生在储藏过程中如发现仓储害虫或其他活虫，应当采取熏蒸处理，其熏蒸处理指标应在植物检疫证书上注明。

（十）尼日利亚（NGA）——脱壳花生

根据《关于进口尼日利亚花生植物检疫要求的公告》（海关总署公告 2024 年第 115 号），允许符合相关要求的尼日利亚花生进口。该公告同时发布了检验检疫要求，相关内容摘录如下。

1. 产品范围

花生（*Arachis hypogaea* L.），指产自尼日利亚境内脱壳花生籽实，输往中国用于加工，不作种植用途。

2. 关注的有害生物

输华脱壳花生不得携带以下检疫性有害生物：

（1）四纹豆象 *Callosobruchus maculatus*。

（2）大谷蠹 *Prostephanus truncatus*。

（3）谷斑皮蠹 *Trogoderma granarium*。

（4）高粱瘿蚊 *Contarinia sorghicola*。

（5）豇豆轻斑驳病毒 Cowpea mild mottle virus。

（6）番茄斑萎病毒 Tomato spotted wilt virus。

3. 生产要求

（1）尼方应监督拟向中国输出花生的企业建立有害生物综合防治体系。

（2）尼方应按照相关国际标准开展监测调查并采取措施降低中方关注的有害生物发生。在每个收获季节，向中方提供近一年产区豇豆轻斑驳病毒（Cowpea mild mottle virus）、番茄斑萎病毒（Tomato spotted wilt virus）等病毒病害的监测报告，包括监测方法及结果，以及中方要求提供的其他信息。

（3）尼方应监督输华花生企业，确保其在花生收储和运输过程中或装运前，已采取筛选等清杂措施，使其符合中国《花生》（GB 1353）① 国家标准要求，不得携带植物残体、杂质和危险性有毒有害杂草种子。

4. 包装、运输要求

输华花生必须进行包装，以避免在运输过程中撒漏。脱壳花生的包装必须是干净的、未使用过的，不含有毒有害物质。每个花生的包装上应至少有一个标签，写明企业名称、注册号码，并用中文和英文注明“从尼日利亚出口到中华人民共和国的脱壳花生”“SHELLED PEANUT FROM NIGERIA TO BE EXPORTED TO THE PEOPLE’s REPUBLIC OF CHINA”。运输的集装箱须进行清洁。

5. 产品要求

输华花生应符合中国进口植物检疫法律法规和国家标准要求，不带有活的有害生物特别是中方关注的检疫性有害生物，不得带有土壤，不得故意添加或混杂其他谷物及外来杂质。尼日利亚花生还应符合人类食用（中国食品安全国家标准）等安全卫生方面的标准和要求。

6. 出口前检疫

出口前，尼方应对花生实施检验检疫，确保每批脱壳花生都经过黄曲霉毒素限量检测，以确保其符合中国食品安全国家标准（GB 2761）。如果发现活的有害生物，货物应在出口前经过熏蒸处理。

对符合要求的货物，出具植物检疫证书。

---

① 经查询，国家标准《花生》的标准号应为“GB 1532”，标准号“GB 1353”对应的标准名称应为《玉米》。

（十一）塞内加尔（SEN）——脱壳花生

根据《关于进口塞内加尔花生检验检疫要求的公告》（国家质检总局公告 2015 年第 67 号），允许符合相关要求的塞内加尔花生进口。该公告同时发布了检验检疫要求，相关内容摘录如下。

1. 产品范围

塞内加尔输华食用及榨油用花生，不包括种用花生。

2. 储藏加工企业要求

塞内加尔输华花生应产自塞内加尔，并在塞内加尔加工、储藏。产自其他国家的花生不得从塞内加尔输往中国。

塞内加尔输华花生在出口前必须经过脱壳、过筛、人工挑选等程序。

塞内加尔应对输华花生储藏、加工企业实施注册登记，确保符合相关防疫条件。

3. 植物检疫要求

塞内加尔输华花生中不得带有花生壳、杂草及土壤等杂质。

塞内加尔输华花生中不得带有下列检疫性有害生物：

（1）花生豆象 *Caryedon serratus*。

（2）花生长蝽 *Elasmolomus sordidus*。

（3）谷斑皮蠹 *Trogoderma granarium*。

（4）缘灯蛾属一种 *Amsacta moloneyi*。

（5）稻麦小白蚁 *Microtermes obesi*。

（6）*Ornithris cavoisi*。

（7）*Peridontopyge canani*。

（8）最短尾短体线虫 *Pratylenchus brachyurus*。

（9）香蕉穿孔线虫 *Radopholus similis*。

（10）毛刺线虫属（传毒种类）*Trichodorus spp.*（The species transmit viruses）。

（11）花生丛簇病毒 Peanut clump virus。

（12）油莎草野生杂草变种 *Cyperus esculentus* var. *esculentus*。

（13）天鹅绒马唐 *Digitaria velutina*。

（14）假高粱 *Sorghum halepense*。

4. 包装及运输要求

塞内加尔输华花生的包装上应标有可以识别的花生品种、产地、仓储企业和加工企业的名称或注册号等中英文信息。

（十二）苏丹（SDN）——脱壳花生

根据《关于进口苏丹脱壳花生检验检疫要求的公告》（海关总署公告 2019 年第 104 号），允许符合相关要求的苏丹脱壳花生进口。该公告同时发布了检验检疫要求，相关内容摘录如下。

1. 产品范围

苏丹脱壳花生是指产自苏丹，并在苏丹加工、储藏的脱壳花生。

2. 储藏加工企业要求

苏丹输华脱壳花生的储藏、加工企业须符合中国植物检疫要求，由苏丹主管部门注册并推荐，经海关总署审核认可并注册登记。企业注册名单可在海关总署网站查询。

3. 植物检疫要求

（1）苏丹输华脱壳花生应符合中国进口植物检验检疫法律法规要求，不带有土壤，不得故意添加或混杂其他杂质。

（2）苏丹输华脱壳花生应不带有活虫和中方关注的下列检疫性有害生物：花生豆象 *Caryedon ser-*

ratus、谷斑皮蠹 *Trogoderma granarium*、香蕉穿孔线虫 *Radopholus similis*、花生丛簇病毒 Peanut clump virus、黑蒴 *Alectra vogelii*、天鹅绒马唐 *Digitaria velutina*、小列当 *Orobanche minor*、亚麻列当 *Orobanche ramosa*。

（3）苏丹输华脱壳花生应实施磷化氢熏蒸处理，熏蒸温度：18℃~23℃，磷化氢剂量：57%的磷化铝 6g/m^3，或有效成分磷化氢 2g/m^3，熏蒸处理时间：168 小时（熏蒸处理过程中，磷化氢的浓度不得低于 200ppm），熏蒸处理后通风至少 12 小时，或磷化氢浓度降至 0.1 ppm 以下。熏蒸结束 45 天后方可食用。

4. 包装及运输要求

（1）苏丹输华脱壳花生在出口前必须经过脱壳、过筛、人工挑选等程序，保证花生中不带有花生壳、杂草及土壤等杂质。

（2）苏丹输华脱壳花生的包装上应标有可以识别的花生品种、产地、仓储企业和加工企业的名称或注册号等英文信息。

（十三）乌兹别克斯坦（UZB）——花生

根据《关于进口乌兹别克斯坦花生检验检疫要求的公告》（海关总署公告 2020 年第 39 号），允许符合相关要求的乌兹别克斯坦花生进口。该公告同时发布了检验检疫要求，相关内容摘录如下。

1. 产品范围

在乌兹别克斯坦生产、加工、存放的花生。

2. 生产设施要求

乌兹别克斯坦输华花生的生产、加工和存放企业应经海关总署审核认可并注册登记。

3. 植物检疫要求

（1）乌兹别克斯坦输华花生应符合中国植物检疫相关法律法规，由乌方检疫合格。

（2）乌兹别克斯坦输华花生不应带有下列检疫性有害生物：豌豆象 *Bruchus pisorum*、谷蛾 *Nemapo gongranella*、地中海粉螟 *Anagasta kuehniella*、象鼻虫 *Sitophilis ranarium*、拱殖嗜渣螨 *Chortoglyphus arcuatus*、黄曲霉菌 *Aspergillus flavus*。

（3）乌兹别克斯坦输华花生不应带有活虫、土壤，不得混有杂草种子、植物残体和砂砾等外来杂质。

4. 包装及运输要求

乌兹别克斯坦输华花生必须用符合中方要求的，干净、卫生、透气、新的材料包装。每一包装上应有明显的"本产品输往中华人民共和国"的中/英文字样和可以识别的品名、产地和生产、加工、存放企业名称及其注册号等英文信息。

乌兹别克斯坦输华花生装运前，运输工具要进行彻底检查、消毒和杀虫，防止有害生物混入。

（十四）乍得（TCD）——脱壳花生、芝麻

根据《关于进口乍得花生、芝麻植物检疫要求的公告》（海关总署公告 2024 年第 136 号），允许符合相关要求的乍得花生、芝麻进口。该公告同时发布了检验检疫要求，相关内容摘录如下。

1. 产品范围

花生（*Arachis hypogaea* L.）、芝麻（*Sesamum indicum* L.），是指在乍得共和国境内种植和加工，用于食用或加工用的非种用脱壳花生、芝麻籽实。

2. 关注的有害生物

输华花生不得携带以下检疫性有害生物：

（1）谷斑皮蠹 *Trogoderma granarium*。

（2）鹰嘴豆象 *Callosobruchus analis*。

（3）香蕉穿孔线虫 *Radopholus similis*。

输华芝麻不得携带以下检疫性有害生物：

（1）谷斑皮蠹 *Trogoderma granarium*。

（2）鹰嘴豆象 *Callosobruchus analis*。

（3）假高粱 *Sorghum halepense*。

3. 生产要求

（1）花生。乍方应监督输华花生企业建立有害生物综合防治体系（IPM），降低中方关注的有害生物的发生程度，确保其在花生收储和运输过程中或装运前，已采取筛选等清杂措施，不得携带植物残体、杂质和危险性有毒有害杂草种子。

（2）芝麻。乍方应采取国际认可的调查和监测方法，在芝麻生长期及芝麻储藏期针对中方关注的检疫性有害生物开展疫情调查，并根据中方需要提供上述检疫性有害生物发生情况的调查报告，包括调查方法、结果等内容。一旦发现其他检疫性有害生物，乍方应立即通知中方，暂停问题企业产品输华，并督促企业整改，企业整改合格并经中方确认后方可恢复其产品对华出口。

4. 包装、运输要求

输华花生、芝麻必须进行包装，以避免在运输过程中撒漏。其包装必须是干净卫生、未使用过、符合植物检疫要求的，不含有毒有害物质。

每一花生包装上应至少有一个标签，写明企业名称、注册登记号，并用中英文注明“从乍得出口到中华人民共和国的脱壳花生”“SHELLED PEANUT FROM CHAD TO BE EXPORTED TO THE PEOPLE's REPUBLIC OF CHINA”。运输的集装箱须进行清洁。

每一芝麻包装应注明“This consignment is exported to the People's Republic of China”（本产品输往中华人民共和国）字样以及芝麻的产地、加工单位名称及其注册登记号和出口商的名称及地址等中文或英文信息。乍得输华芝麻装运前，装运工具要进行彻底的检查，以防止混入杂草籽、活虫、其他谷物杂质、植物残体、土壤等有害生物或其他外来杂质。

5. 产品要求

输华花生、芝麻应符合世界贸易组织《实施卫生与植物卫生措施协定》有关原则、中国进境植物检疫法律法规和中国食品安全国家标准，不带中方关注的检疫性有害生物，不带土壤、羽毛、动物粪便、活虫、杂草种子及其他植物残体等杂质。

6. 出口前检疫

（1）花生。出口前，乍方应对花生实施检验检疫。应对每批花生进行黄曲霉毒素限量检测，以确保其符合中国食品安全国家标准（GB 2761）。对符合要求的货物，出具植物检疫证书

对于发现活虫的货物，应在出口前进行熏蒸处理，其熏蒸处理指标应在植物检疫证书上注明。

（2）芝麻。出口前，乍方应对芝麻实施检验检疫，对每批符合议定书要求的芝麻出具植物检疫证书

出口前，乍得输华芝麻应进行检疫处理，以保证杀灭活虫，特别是仓储性害虫，检疫处理方法（如药剂、温度、时间等技术要求）由双方共同确认并在植物检疫证书中注明。

七、其他豆类

（一）埃塞俄比亚（ETH）——绿豆（Mung）

根据《关于进口埃塞俄比亚绿豆检验检疫要求的公告》（海关总署公告2019年第181号），允许符合相关要求的埃塞俄比亚绿豆进口。该公告同时发布了检验检疫要求，相关内容摘录如下。

1. 产品范围

在埃塞俄比亚境内生产、加工的绿豆（*Vigna radiate*）。

2. 关注的检疫性有害生物

（1）暗条豆象 *Bruchidius atrolineatus*。

（2）鹰嘴豆象 *Callosobruchus analis*。

（3）四纹豆象 *Callosobruchus maculatus*。

（4）巴西豆象 *Zabrotes subfasciatus*。

（5）萨氏假单胞菌菜豆生变种/菜豆晕疫病菌 *Pseudomonas savastanoi* pv. *Phaseolicola*。

3. 植物检疫要求

（1）进口埃塞俄比亚绿豆应符合中国及埃塞俄比亚植物检疫有关法律法规，由埃方检疫合格。

（2）进口埃塞俄比亚绿豆不得带有昆虫、螨类、软体动物、土壤、杂草籽及其他植物残体。

（3）埃塞俄比亚绿豆对华出口前应进行熏蒸处理，以保证绿豆中不带有活的昆虫，并随附熏蒸处理证书。

4. 食品安全要求

进口埃塞俄比亚绿豆应符合中国及埃塞俄比亚食品安全相关法律法规规定。

5. 包装和运输工具要求

进口埃塞俄比亚绿豆必须用符合中国植物检疫要求的，干净、卫生、透气、新的材料包装。每一包装应有明显的“本产品输往中华人民共和国”的英文字样以及可以识别绿豆的品名、加工厂、出口商名称和地址的英文信息。

埃塞俄比亚输华绿豆装运前，运输工具要进行彻底的检查和清洁，防止有害生物混入其中。

（二）埃塞俄比亚（ETH）——芸豆

根据《关于进口埃塞俄比亚芸豆植物检疫要求的公告》（海关总署公告 2024 年第 119 号），允许符合相关要求的埃塞俄比亚芸豆进口。该公告同时发布了检验检疫要求，相关内容摘录如下。

1. 产品范围

芸豆（*Phaseolus vulgaris* L.），是指在埃塞俄比亚种植和加工，输往中国用于食用或食品加工用的非种用的芸豆籽粒。

2. 关注的有害生物

输华芸豆不得携带以下检疫性有害生物：

（1）暗条豆象 *Bruchidius atrolineatus*。

（2）鹰嘴豆象 *Callosobruchus analis*。

（3）四纹豆象 *Callosobruchus maculatus*。

（4）巴西豆象 *Zabrotes subfasciatus*。

（5）菜豆象 *Acanthoscelides obtectus*。

（6）毒麦 *Lolium temulentum*。

（7）豌豆脚腐病菌 *Didymella pinodella*。

（8）菜豆晕疫病菌 *Pseudomonas savastanoi* pv. *phaseolicola*。

（9）苹果茎沟病毒 Apple stem grooving virus。

3. 生产要求

（1）埃塞方应在芸豆生长期和仓储期间进行有害生物的调查和防治。生长期间针对中方关注的检疫性有害生物进行调查监测，并实施有效田间有害生物防控措施，以降低有害生物发生程度。如在监测中发现有害生物或其相应症状，应采取综合管理措施，以确保输华芸豆不带中方关注的检疫性有害生物。根据中方需要，埃塞方应向中方通报有害生物的调查方法和调查结果。

（2）埃塞方应对输华芸豆加工、包装、仓储和装运过程实施监管，加工储存企业应建立完善的质量管理和溯源体系，确保货物能够准确溯源。埃塞方应监督企业严格进行筛选除杂，有效去除昆虫、螨类、软体动物、土壤、杂草籽及其他植物残体。

（3）芸豆出口前，应单独存放，加工企业应采取有效的有害生物防控措施，避免芸豆受到有害生物侵染。

4. 包装、运输要求

（1）埃塞俄比亚输华芸豆包装材料应干净卫生且首次使用，符合中国有关植物检疫要求。每一包装上应用英文或中文标注加工企业名称及对应的注册号等信息并用英文或中文标明“Exported to the People’s Republic of China”（输往中华人民共和国）。

（2）芸豆装运前，运输工具要进行彻底的检查和清洁，防止有害生物混入其中。

5. 产品要求

输华芸豆应符合中国进境植物检疫法律法规和食品安全国家标准要求，不得带有植物残体、土壤或活的中方关注的检疫性有害生物。

6. 出口前检疫

出口前，埃塞方应对输华芸豆实施检验检疫。对符合要求的货物，根据国际植物检疫措施标准第 12 号（ISPM12）出具植物检疫证书。

输华芸豆经熏蒸处理的，应在植物检疫证书中注明熏蒸剂的名称、使用剂量、处理温度和持续时间等信息。

（三）波兰（POL）——菜豆

根据《关于进口波兰菜豆检验检疫要求的公告》（海关总署公告 2024 年第 76 号），允许符合相关要求的波兰菜豆进口。该公告同时发布了检验检疫要求，相关内容摘录如下。

1. 产品范围及允许的产地

产品范围：菜豆是指在波兰境内种植和加工，用于直接食用或食品加工用的非种用的菜豆（*Phaseolus vulgaris* L.）的籽实。

允许的产地：波兰全境。

2. 生产设施注册登记要求

输华菜豆应来自波兰官方考核批准的生产、加工、存放企业。生产、加工、存放企业由波兰官方向中华人民共和国海关总署推荐，经中方检查或审查通过后予以注册登记，在中方网站上公布并动态更新。

3. 关注的有害生物

输华菜豆不得携带以下检疫性有害生物：

（1）苹果茎沟病毒 Apple stem grooving virus。

（2）南芥菜花叶病毒 Arabis mosaic virus。

（3）蚕豆染色病毒 Broad bean stain virus。

（4）花生矮化病毒 Peanut stunt virus。

（5）李属坏死环斑病毒 Prunus necrotic ringspot virus。

（6）烟草环斑病毒 Tobacco ringspot virus。

（7）番茄黑环病毒 Tomato black ring virus。

（8）番茄环斑病毒 Tomato ringspot virus。

（9）番茄斑萎病毒 Tomato spotted wilt orthotospovirus。

（10）菜豆象 *Acanthoscelides obtectus*。

（11）巴西豆象 *Zabrotes subfasciatus*。

（12）菜豆晕疫病菌 *Pseudomonas savastanoi pv. phaseolicola*。

（13）豚草 *Ambrosia artemisiifolia*。

（14）假高粱 *Sorghum halepense*。

（15）大豆疫霉病菌 *Phytophthora sojae*。

4. 生产要求

（1）波方应指导菜豆生产企业实施良好农业规范，建立有害生物综合防治体系。

（2）波方应建立有效的溯源管理制度，确保出口菜豆来自符合中方要求的产地。

（3）波方应监督企业进行筛选和清洗，有效去除畸形、破碎、病变粒以及植物残体、杂草种子等。

5. 包装、运输要求

输华菜豆以包装形式运输，采用符合中方要求的干净、新材料包装。每一包装应使用英文标注“This product is exported to the People′s Republic of China”（本产品输往中华人民共和国）字样以及品名、产地、生产加工企业名称及其注册号和地址等信息。

输华菜豆运输工具应符合卫生和防疫要求，装运前应进行彻底的检查，防止有害生物混入。

6. 产品要求

输华菜豆应符合中国进境植物检疫法律法规和食品安全国家标准要求，不得带有中方关注的检疫性有害生物，不得带有土壤和其他活虫，不得混入其他杂质，如杂草种子、植物残体和砂砾等。

7. 出口前检验检疫

出口前，波方应对输华菜豆实施检验检疫。对符合要求的货物，根据国际植物检疫措施标准（ISPM）第12号《植物检疫证书准则》出具植物检疫证书。

如发现输华菜豆中有活体昆虫的，应在出口前进行有效的检疫处理，并在植物检疫证书中注明处理方法、时间、温度、药剂等信息。

（四）哈萨克斯坦（KAZ）——豌豆、兵豆

根据《关于进口哈萨克斯坦食用豌豆、兵豆植物检疫要求的公告》（海关总署公告2023年第65号），允许符合相关要求的哈萨克斯坦食用豌豆、兵豆进口。该公告同时发布了检验检疫要求，相关内容摘录如下。

1. 产品范围

豌豆（*Pisum sativum*）、兵豆（*Lens culinaris*），是指在哈萨克斯坦境内种植和加工，输华用于食用或食品加工的籽实，不得作种植用途。

2. 关注的有害生物

输华豌豆、兵豆不得携带以下有害生物：

（1）南芥菜花叶病毒 *Arabis mosaic virus*（ArMV）。

（2）菜豆象 *Acanthoscelides obtectus*。

（3）箭斑圆皮蠹 *Anthrenus picturatus*。

（4）欧洲兵豆象 *Bruchus lentis*。

（5）谷斑皮蠹 *Trogoderma granarium*。

（6）花斑皮蠹 *Trogoderma variabile*。

（7）豌豆细菌性疫病菌 *Pseudomonas syringae* pv. *pisi*。

（8）鳞球茎茎线虫 *Ditylenchus dipsaci*。

（9）列当（属）*Orobanche* spp.。

（10）棉花黄萎病菌 *Verticillium dahliae*。

（11）苍耳（属）（非中国种）*Xanthium* spp.（non-Chinese species）。

（12）顶羽菊 *Acroptilon repens*。

（13）菟丝子属 *Cuscuta* spp.。

（14）假高粱及其杂交种 *Sorghum halepense*（Johnsongrass and its cross breeds）。

（15）法国野燕麦 *Avena ludoviciana*。

（16）假苍耳 *Iva xanthifolia*。

（17）节节麦 *Aegilops squarrosa*。

（18）具节山羊草 *Aegilops cylindrica*。

（19）宽叶高加利 *Caucalis latifolia*。

（20）牧人针 *Scandix pecten-veneris*。

（21）毒莴苣 *Lactuca serriola*。

（22）疣果匙荠 *Bunias orientalis*。

3. 生产要求

（1）哈方应采取国际认可的调查和检查方法，在豌豆、兵豆生长期和储藏期针对中方关注的检疫性有害生物开展疫情调查，并根据中方需要提交上述检疫性有害生物发生情况的调查报告，包括调查方法及结果，以及应中方要求提供的其他信息。

（2）哈方应及时向中方书面通报哈萨克斯坦境内豌豆、兵豆上新发生的植物疫情和采取的防控措施。

4. 包装、运输要求

（1）豌豆、兵豆可以采用包装和散装形式运输。

（2）采用包装形式运输的，必须采用符合中方要求的新的、清洁、卫生材料包装。每一包装应用中文或英文清晰标注产品品名、产地、加工企业名称及其注册号，用中文注明“本产品输往中华人民共和国”。上述信息可以标签形式粘贴在包装上。

（3）采用预包装的，其中文标签应符合中国预包装食品标签要求。

（4）装载豌豆、兵豆的运输工具应符合卫生防疫要求。

5. 产品要求

豌豆、兵豆应符合中国和哈萨克斯坦植物检疫以及食品安全相关法律法规规定，不得带有中方关注的有害生物、活虫、螨类、软体动物、土壤、羽毛、动物粪便、杂草种子及其他植物残体。

6. 出口前检疫

（1）输华豌豆、兵豆的运输工具应符合卫生和防疫要求。

（2）装运前，运输工具要进行彻底的检查，以防止混入杂草籽、活体昆虫、其他谷物杂质、植物残体、土壤。

（3）哈方应在豌豆、兵豆出口前对其实施检疫，对符合要求的货物出具植物检疫证书。

（4）出口前，应对豌豆、兵豆实施检疫处理，确保不带中方关注的有害生物和其他活虫。检疫处理方法（如药剂、温度、时间等技术要求）由双方共同确认并在植物检疫证书中注明。

（五）莫桑比克（MOZ）——木豆

根据《关于进口莫桑比克木豆植物检疫要求的公告》（海关总署公告 2024 年第 121 号），允许符合相关要求的莫桑比克木豆进口。该公告同时发布了检验检疫要求，相关内容摘录如下。

1. 产品范围

木豆（*Cajanus Cajan*），是指在莫桑比克境内种植和加工，用于食用或食品加工用的非种用木豆的籽实。

2. 关注的有害生物

莫桑比克输华木豆不得携带下列检疫性有害生物：

（1）大谷蠹 *Prostephanus truncatus*。

（2）谷斑皮蠹 *Trogoderma granarium*。

（3）暗条豆象 *Bruchidius atrolineatus*。

（4）瘤背豆象属（四纹豆象和非中国种）*Callosobruchus* spp.（maculatus and non-Chinese）。

（5）大丽花轮枝孢 *Verticillium dahliae*。

（6）菜豆晕疫病菌 Pseudomonas savastanoi *pv.* phaseolicola。

（7）豇豆轻斑驳病毒 *Cowpea mild mottle virus*。

（8）假高粱 *Sorghum halepense*。

3. 生产要求

莫方应指导木豆生产企业建立有害生物综合防治体系（IPM）和食品安全管理体系。采取国际认可的调查和监测方法，在木豆生长期和储藏期针对中方关注的检疫性有害生物开展疫情监测和农药使用情况调查。

4. 包装、运输要求

输华木豆以包装形式运输，采用符合中方要求的新的材料包装。每一包装应使用英文标注“This product is exported to the People's Republic of China”（本产品输往中华人民共和国）字样以及产品的品名、产地、加工企业及其注册号、出口商的名称及地址等信息。

5. 产品要求

输华木豆应符合中国植物检疫法律法规和食品安全国家标准要求，不得带有中方关注的检疫性有害生物，不得带有土壤、活虫、虫卵，不得混入杂草种子、植物残体和砂砾等杂质。

6. 出口前检疫

出口前，莫方应对木豆实施检验检疫。对符合要求的货物，莫方根据国际植物检疫措施标准ISPM 第 12 号《植物检疫证书准则》出具植物检疫证书。

如发现输华木豆中有活体昆虫的，应在出口前进行有效的检疫处理，检疫处理的方法、时间、温度、药剂等信息应在植物检疫证书中注明。

（六）乌兹别克斯坦（UZB）——绿豆（Mung）

根据《关于进口乌兹别克斯坦绿豆植物检疫要求的公告》（国家质检总局公告 2018 年第 6 号），允许符合相关要求的乌兹别克斯坦绿豆进口。该公告同时发布了检验检疫要求，相关内容摘录如下。

1. 产品范围

原产地为乌兹别克斯坦的绿豆（*Vigna radiate*）。

2. 关注的检疫性有害生物

（1）四纹豆象 *Callosobruchus maculates* Fabricius。

（2）谷斑皮蠹 *Trogoderma granarium* Everts。

（3）番茄萎斑病毒 Tomato spotted wilt orthotospovirus。

（4）大丽花轮枝孢 *Verticillium ahlia* Klebahn。

（5）假高粱 *Sorghum halepense*（L.）Pers。

（6）具节山羊草 *Aegilops cylindrical* Host。

3. 植物检疫要求

（1）乌兹别克斯坦输华绿豆应符合中国植物检疫有关法律法规规定。

（2）乌兹别克斯坦输华绿豆应严格进行筛选除杂，不得带有昆虫、螨类、软体动物、土壤、杂草籽及其他植物残体。

（3）乌兹别克斯坦输华绿豆出口前应进行熏蒸处理，以保证绿豆中不带有活的昆虫，并随附熏蒸处理证书。

4. 包装和运输工具要求

乌兹别克斯坦输华绿豆必须用符合中国植物检疫要求的，干净、卫生、透气、新的材料包装。

每一包装应有明显的"本产品输往中华人民共和国"的中文字样以及可以识别绿豆的品名、加工厂、出口商名称和地址的中文信息。

绿豆装运前，运输工具要进行彻底的检查和清洁，防止有害生物混入其中。

（七）乌兹别克斯坦（UZB）——鹰嘴豆

根据《关于进口乌兹别克斯坦鹰嘴豆植物检疫要求的公告》（海关总署公告 2024 年第 15 号），允许符合相关要求的乌兹别克斯坦鹰嘴豆进口。该公告同时发布了检验检疫要求，相关内容摘录如下。

1. 产品范围

鹰嘴豆（*Cicer arietinum*），是指在乌兹别克斯坦境内种植和加工，输华用于食用或食品加工用的非种用鹰嘴豆的籽实。

2. 关注的有害生物

输华鹰嘴豆不得携带以下有害生物：

（1）谷斑皮蠹 *Trogoderma granarium*。

（2）四纹豆象 *Callosobruchus maculatus*。

（3）苜蓿花叶病毒 Alfalfa mosaic virus。

（4）番茄斑萎病毒 Tomato spotted wilt virus。

（5）黄萎轮枝孢 *Verticillium albo-atrum*。

（6）大丽花轮枝孢（棉花黄萎病菌）*Verticillium dahliae*。

3. 生产要求

（1）乌方应采取国际认可的调查和监测方法，在鹰嘴豆生长期和储藏期针对中方关注的检疫性有害生物开展疫情监测和农药使用调查，并实施有效的田间有害生物防控措施，降低有害生物发生程度。

（2）如监测发现新的重要的有害生物，乌方应尽快向中方通报。乌方应保留种植基地有害生物监测及防治记录，在中方要求时提供。

4. 包装、运输要求

（1）输华鹰嘴豆须采取包装形式运输，并采用符合中方要求的新的材料包装。

（2）每一包装应使用英文标注"This product is exported to the People's Republic of China"（本产品输往中华人民共和国）字样以及产品的品名、产地、生产加工企业及其注册号、出口商的名称及地址等信息。

（3）输华鹰嘴豆的运输工具应符合卫生防疫要求，乌方应在装运前进行彻底的检查，防止有害生物混入。

5. 产品要求

鹰嘴豆应符合中国植物检疫法律法规和食品安全国家标准以及本议定书的规定，不得带有中方关注的检疫性有害生物、土壤、活虫、虫卵，不得混有其他豆类、杂草种子、植物残体和砂砾等杂质。

6. 出口前检疫

（1）出口前，乌方应对鹰嘴豆进行检验检疫。对符合中方要求的货物，根据国际植物检疫措施标准 ISPM 第 12 号《植物检疫证书准则》出具植物检疫证书。

（2）如发现输华鹰嘴豆中有活虫的，应在出口前进行有效的检疫处理，检疫处理的方法、时间、温度、药剂等信息应在植物检疫证书中注明。

八、薯类（马铃薯 Potato、甘薯 Sweet Potato、木薯 Tapioca/Cassava）

（一）加纳（GHA）——木薯干（Tapioca）

根据《关于进口加纳木薯干植物检验检疫要求的公告》（国家质检总局公告 2013 年第 48 号），允许符合相关要求的加纳木薯干进口。该公告同时发布了检验检疫要求，相关内容摘录如下。

1. 产品范围

木薯干（学名 *Manihot esculenta crantz*，英文名 Tapioca），包括木薯片和木薯粒。

2. 关注的检疫性有害生物

（1）大谷蠹 *Prostephanus truncatus*（Horn）。

（2）米蛾 *Corcyra cephalonica*（Stainton）。

（3）扁谷盗属（非中国种）*Cryptolestes* spp.。

（4）木薯绵粉蚧 *Phenacoccus manihoti*（Matije-ferrero）。

（5）刺盾蚧 *Selenaspidus articulatus*（Morgan）。

（6）木薯单爪螨 *Mononychellus tanajoa* Bonda。

（7）葉足缘蝽 *Leptoglossus gonagra*（Fabricius）。

（8）花生根结线虫 *Meloidogyne arenaria*（Neal） Chitwood。

（9）南方根结线虫 *Meloidogyne incognita*（Kofold & White） Chitwood。

（10）爪哇根结线虫 *Meloidogyne javanica*（Treub） Chitwood。

（11）刺蒺藜草 *Cenchrus echinatus* L.。

（12）曼陀罗 *Datura stramonium* L.。

（13）刺茄（水茄）*Solanum torvum* Sw.。

3. 植物检疫要求

加纳共和国农业食品部应在木薯产区针对中方关注的检疫性有害生物采取有效的田间有害生物防控措施，加强有害生物调查、监测，降低有害生物发生程度。必要时，加方应在木薯产区对农药残留、重金属污染物等进行监测。

注册登记企业在输华木薯干收获和加工过程中，应采取去污水洗等措施，防止中方关注的有害生物、土壤、植物病残体、杂草种子等混入。

输华木薯干如采用集装箱运输，则集装箱内的木薯干可采用散装或者包装运输；如果采用船舶散装运输，则木薯干必须采用包装运输。如采取包装运输则包装材料应使用符合中国植物检疫要求、干净卫生、新的材料包装。包装上应有“本产品输往中华人民共和国”的明显的字样以及可以识别木薯干注册企业的名称及地址等英文信息。

输华木薯干应采用密闭运输，运输工具应符合安全卫生要求。陆路运输工具途经第三国或地区时，应保持货物密闭，不得卸离或更换运输工具。

出口前，如发现活虫，须在加方植物保护检疫局官方监督下对输华木薯干实施磷化铝熏蒸处理，且整个熏蒸过程应在装船前完成。具体技术指标为：磷化铝 3.8 g/m^3，72 h，≥21℃。

（二）柬埔寨（KHM）——木薯干（Tapioca）

根据国家质检总局《关于印发〈柬埔寨木薯干进境植物检验检疫要求〉的通知》（国质检动函〔2011〕27 号），允许符合相关要求的柬埔寨木薯干进口。该通知同时发布了进口柬埔寨木薯干的检验检疫要求，相关内容摘录如下。

1. 产品范围

木薯干（学名 *Manihot esculenta crantz*，英文名 Tapioca），包括木薯片和木薯粒。

2. 关注的检疫性有害生物

（1）烟草甲 *Lasioderma serricorme*。

（2）谷拟叩甲 *Pharaxonotha kirschi*。

（3）双棘长蠹 *Sinoxylon* spp.（非中国种）。

（4）谷斑皮蠹 *Trogoderma granaruim*。

（5）双钩异翅长蠹 *Heterobostrychus aequalis*。

（6）大谷蠹 *Prostephanus truncatus*。

（7）谷象 *Sitophilus granarius*。

（8）锯谷盗 *Oryzaephilus surinamensia*。

（9）刺藜草 *Cenchrus echinatus*。

3. 植物检疫要求

柬埔寨王国农林渔业部应在木薯产区针对中方关注的检疫性有害生物采取有效的田间有害生物防控措施，加强有害生物调查、监测，降低有害生物发生程度。在木薯收获出口季节前，柬方应向中方提交本年度疫情调查、监测报告及田间防治措施等情况。

必要时，柬方应在木薯产区对农药残留、重金属污染物等进行监测，并将监测情况提供给中方。

柬埔寨输华木薯干收获和加工过程中，应采取去污水洗等措施，防止中方关注的有害生物、土壤、植物病残体、杂草种子等混入。

柬埔寨输华木薯于可采用散装或包装运输。包装材料应使用符合我国进境植物检疫要求、于净卫生、新的材料包装。每一包装应有明显的“本产品输往中华人民共和国”的中文字样，并注明木薯于注册企业名称及地址信息。

输华木薯干应采用密闭运输，运输工具应符合安全卫生要求。陆路运输工具途径经第三国时，应保持货物密闭，不得卸离或更换运输工具。

出口前，如发现活虫，应在柬埔寨官方监督下对输华木薯干实施磷化氢或溴甲烷熏蒸处理，具体技术指标如下：

——磷化氢 3.8 g/m^3，72 h，≥21℃。

——溴甲烷 48 g/m^3，72 h，≥21℃。

（三）老挝（LAO）——甘薯（Sweet Potato）

根据《关于进口老挝甘薯植物检疫要求的公告》（海关总署公告 2019 年第 175 号），允许符合相关要求的老挝甘薯进口。该公告同时发布了植物检疫要求，相关内容摘录如下。

1. 产品范围

输华甘薯［学名 *Ipomoea batatas*（L.）Lam.，英文名 Sweet potato］，指产自老挝，输往中国仅用于加工，不作种植用途的甘薯。

2. 关注的检疫性有害生物

（1）螺旋粉虱 *Aleurodicus dispersus*。

（2）甘薯小象鼻虫 *Cylas formicarius*。

（3）红薯龟甲 *Cassida bivittata*。

（4）绿蚊夜蛾 *Argyrogramma signata*。

（5）非洲大蜗牛 *Achatina fulica*。

（6）南方根结线虫 *Meloidogyne incognita*。

（7）爪哇根结线虫 *Meloidogyne javanica*。

（8）肾形肾状线虫 *Rotylenchulus reniformis*。

（9）空心莲子草 *Alternanthera philoxeroides*。

（10）薇甘菊 *Mikania micrantha*。

3. 植物检疫要求

输华甘薯应符合中国进口植物检疫法律法规要求，不带中方关注的检疫性有害生物，不带活虫、土壤、枝叶等植株残体，农药残留、重金属、微生物及毒素等有毒有害物质不得超出中国法律法规标准限量。

输华甘薯应采用包装运输。

（四）马达加斯加（MDG）——木薯干（Cassava）

根据《关于进口马达加斯加木薯干植物检验检疫要求的公告》（国家质检总局公告2015年第33号），允许符合相关要求的马达加斯加木薯干进口。该公告同时发布了检验检疫要求，相关内容摘录如下。

1. 产品范围

木薯块根（学名 *Manihot esculenta crantz*，英文名 Cassava），包括木薯片和木薯粒，以下简称“木薯干”。

2. 关注的检疫性有害生物

（1）双钩异翅长蠹 *Heterobostrychus aequalis*。

（2）谷斑皮蠹 *Trogoderma granarium*。

（3）黑双棘长蠹 *Sinoxylon conigerum*。

（4）非洲大蜗牛 *Achatina Fulica*。

（5）根结线虫 *Meloidogyne* spp.。

（6）最短尾短体线虫 *Pratylenchus brachyurus*。

（7）曼陀罗 *Datura stramonium*。

（8）美洲蒺藜草 *Cenchrus echinatus*。

（9）叶螨 *Tetranychus neocaledonicus*。

（10）木薯细菌性萎蔫病菌 *Xanthomonas axonopodis* pv. *manihotis*。

3. 植物检疫要求

马达加斯加相关方应在木薯产区针对中方关注的检疫性有害生物采取有效的田间有害生物防控措施，马方应加强有害生物调查、监测，降低有害生物发生程度。必要时，马方应在木薯产区对农药残留、重金属污染物等进行监测。马方应保留相关工作记录，在中方需要时提供。

注册登记企业在输华木薯干收获和加工过程中，应采取有效措施，防止中方关注的有害生物、土壤、植物病残体、杂草种子等混入。

出口前，如发现活虫，须在马方植物保护检疫局官方监督下对输华木薯干在装船前实施有效熏蒸处理。

运输工具应干净、卫生，并避免运输过程中货物受到污染。

（五）美国（USA）——加工用新鲜马铃薯（Potato）

根据《关于进口美国马铃薯检验检疫要求的公告》（海关总署公告2020年第32号），允许符合相关要求的美国加工用新鲜马铃薯进口。该公告同时发布了检验检疫要求，相关内容摘录如下。

1. 产品范围及允许的产地

产品范围：加工用新鲜马铃薯（*Solanum tuberosum*），指输往中国仅用于加工的马铃薯块茎，不作种植用途。

允许的产地：美国华盛顿州、俄勒冈州、爱达荷州。

2. 关注的检疫性有害生物

（1）马铃薯白线虫 *Globodera pallida*。

（2）马铃薯腐烂茎线虫 *Ditylenchus destructor*。

（3）鳞球茎茎线虫 *Ditylenchus dipsaci*。

（4）奇氏根结线虫 *Meloidogyne chitwoodi*。

（5）马铃薯绯腐病菌 *Phytophthora erythroseptica* var. *erythroseptica*。

（6）黑白轮枝菌 *Verticillium albo-atrum*。

（7）马铃薯斑纹片病菌 *Candidatus Liberibacter solanacearum*。

（8）马铃薯银屑病菌 *Helminthosporium solani*。

（9）拟毛刺线虫的传毒种 *Paratrichodorus* spp. （Species transmiting virus）。

（10）长针线虫的传毒种 *Longidorus* spp. （The species transmiting virus）。

（11）刻痕短体线虫 *Pratylenchus crenatus*。

（12）落选短体线虫 *Pratylenchus neglectus*。

（13）索氏短体线虫 *Pratylenchus thornei*。

（14）毛刺线虫属的传毒种 *Trichodorus* spp. （The species transmiting virus）。

（15）剑线虫属的传毒种 *Xiphinema* spp. （The species transmiting virus）。

（16）马铃薯环腐病菌 *Clavibacter michiganensis* subsp. *sepedonicus*。

（17）大丽轮枝菌 *Verticillium dahliae*。

（18）马铃薯 A 病毒 Potato virus A。

（19）烟草环斑病毒 Tobacco ringspot virus。

（20）番茄斑萎病毒 Tomato spotted wilt virus。

（21）马铃薯甲虫 *Leptinotarsa decemlineata*。

（22）盆地叩甲 *Ctenicera pruinina*。

（23）甜菜叩甲 *Limonius californicus*。

3. 生产要求

（1）输华马铃薯应使用经认证的种薯种植生产。

（2）输华马铃薯应选择过去两年没有种植过马铃薯的种植地生产。

（3）特定有害生物管理。

①针对马铃薯白线虫（*Globodera pallida*），输华马铃薯需产自马铃薯白线虫的非疫区。

②针对鳞球茎茎线虫（*Ditylenchus dispaci*）、奇氏根结线虫（*Meloidogyne chitwoodi*）、马铃薯腐烂茎线虫（*Ditylenchus destructor*），采取下列管理控制措施。

A. 轮作：种植地块在过去两年没有种植过马铃薯。

B. 土壤取样：种植者应分别在秋季选择地块时采样一次，春季种植前采样一次，生长期采样一次用于线虫检测。采样和检测记录应按要求保存 3 年。

C. 种植前土壤熏蒸：检测到上述线虫的种植地，种植前应基于良好农业操作规范进行土壤熏蒸。

D. 种植前施用触杀类线虫剂：种植者可根据有害生物防控专家的建议，在马铃薯种植前进行土壤杀线处理。

E. 生长季节使用杀线剂：如果在生长季节的马铃薯地块中检测发现上述线虫，种植者应根据有害生物防控专家的建议，使用杀线剂（nematostat）。

③针对马铃薯绯腐病菌（*Phytophthora erythroseptica* var. *erythroseptica*）、黑白轮枝菌（*Verticillium albo-atrum*）和马铃薯银屑病菌（*Helminthosporium solani*），采取下列管理控制措施：

A. 轮作：种植地块在过去两年没有种植过马铃薯。

B. 灌溉管理（仅适用马铃薯绯腐病菌）：种植者将实施良好农业操作规范，在生长季节后期避免过度灌溉。

C. 使用杀菌剂：在生长季节，种植者应根据有害生物防控专家的建议使用经批准的杀菌剂来控制病害。

D. 收获管理：种植者应按照良好农业操作规范，避免收获湿块茎，减少后期病害发生。

④针对马铃薯斑纹片病菌（*Candidatus Liberibacter solanacearum*），采取下列管理控制措施：

A. 诱捕：马铃薯种植者应按照有害生物防控专家建议，每块地块至少放置 4 个诱捕器，进行田间马铃薯木虱的诱捕。诱捕记录按要求保存 3 年。

B. 媒介化学防治：如诱捕到马铃薯木虱，种植者应喷洒农药防控田间木虱。

C. 病原检测：对诱捕到的木虱，应送实验室检测是否携带病菌，如检测结果为阳性，该地块马铃薯不得向中国出口。

D. 病症孵育：由于后期感染该病菌需在两周后才可检测出，所以马铃薯藤死亡两周后方可发货。

4. 出口商和包装厂管理要求

（1）输华马铃薯出口商和包装厂应建立从加工、物流到种植地块的溯源体系，检测、监测和防控措施等记录须保存 3 年。如中方要求，美方将提供相关记录。

（2）输华马铃薯出口前须进行清洗或刷洗以去除土壤。

（3）输华马铃薯不得携带任何外来物质，如植物残体。包装材料必须是新的、清洁的，并符合中国植物检疫要求。

（4）马铃薯将以散装大提袋装运，每个包装袋将包括一份带有批号的英文标签。相关信息包括品种名称、收获日期、原产州、种植地区、包装日期和批号。包装袋标签上用中文标识“输往中华人民共和国”。

（5）输华马铃薯应采用冷藏运输。

5. 出口前检疫

（1）美方授权人员应在出口前对每批拟输华的马铃薯按 2%抽样实施检疫，确定马铃薯是否携带中方关注的有害生物。针对特定的有害生物，采用以下方法进行检查。

①针对鳞球茎茎线虫（*Ditylenchus dispaci*）、奇氏根结线虫（*Meloidogyne chitwoodi*）和马铃薯腐烂茎线虫（*Ditylenchus destructor*），检查薯块表面上有无线虫为害症状；每批次对 300 个薯块削皮，检查内部有无线虫为害症状；如果发现上述线虫，该批货物以及该生长季相关地块马铃薯不得向中国出口。

②针对马铃薯绯腐病菌（*Phytophthora erythroseptica* var. *erythroseptica*）、黑白轮枝菌（*Verticillium albo- atrum*）、马铃薯银屑病菌（*Helminthosporiun solani*）和马铃薯斑纹片病菌（*Candidatus Liberibacter solanacearum*），检查薯块有无病害症状；每批次剖开 5 个薯块，检查薯块有无病害症状；如发现上述病菌，该批货物不得向中国出口。

（2）如果出口前检疫发现前文所列的有害生物，则该批货物不得向中国出口；如果发现前文所列的前 7 种有害生物，则该生长季相关地块的马铃薯不得向中国出口。

6. 进境检验检疫

输华马铃薯应从大连、天津、青岛、南京、上海、宁波、深圳、广州口岸进境。

发现马铃薯白线虫的，海关总署将通知美方暂停美国相关州的马铃薯输华；发现鳞球茎茎线虫、奇氏根结线虫、马铃薯腐烂茎线虫、马铃薯斑纹片病菌、马铃薯绯腐病菌、马铃薯银屑病菌和黑白轮枝菌的，作退回或销毁处理。海关总署将根据中国法律法规和国际植物检疫标准采取相应措施。

（六）尼日利亚（NGA）——木薯干（Tapioca）

根据《动植司关于同意进口尼日利亚木薯干的通知》（国质检动〔2015〕442 号），允许符合相关要求的尼日利亚木薯干进口。该文件同时发布了检验检疫条件，相关内容摘录如下。

1. 关注的检疫性有害生物

（1）谷斑皮蠹 *Trogoderma granaruim* Everts。

（2）大谷蠹 *Prostephanus truncates* Horn。

（3）刺蒺藜草 *Cenchrus echinatus* L.。

2. 植物检疫要求

在木薯干收获和加工过程中，尼方采取去皮、清杂等措施，保证输华的木薯干不带土块、有害生物、植物病残体等。

3. 检疫处理要求

输华木薯干在出口前须经过熏蒸处理，熏蒸药剂不得直接施于货物表面，具体技术指标见表18-5。

表 18-5　技术指标

熏蒸剂	浓度	时间	温度
磷化氢	2.5 g/m^3	168 h	≥21℃
溴甲烷	96 g/m^3	48 h	≥21℃

（七）坦桑尼亚（TZA）——木薯干（Tapioca）

根据《关于进口乌克兰甜菜粕和葵粕、哈萨克斯坦麦麸、坦桑尼亚木薯干检验检疫要求的公告》（国家质检总局公告2017年第65号），允许符合相关要求的坦桑尼亚木薯干进口。该公告同时发布了检验检疫要求，相关内容摘录如下。

1. 产品范围

木薯干（学名 *Manihot esculenta crantz*，英文名 Tapioca），包括木薯片和木薯粒。

2. 关注的检疫性有害生物

（1）大谷蠹 *Prostephanus truncatus*（Horn）。

（2）谷斑皮蠹 *Trogoderma granarium* Everts。

（3）木薯绵粉蚧 *Phenacoccus manihoti*（Matije ferrero）。

（4）黑双棘长蠹 *Sinoxylon conigerum* Gerstaecker。

（5）非洲大蜗牛 *Achatina Fulica*。

（6）根结线虫 *Meloidogyne* spp.。

（7）宽叶酢浆草 *Oxalis latifolia* Kunth。

（8）非洲木薯花叶病毒 African cassava mosaic virus（ACMV）。

（9）木薯细菌性萎蔫病菌 *Xanthomonas axonopodis* pv. *manihotis*（Bondar）Vauterin et al.。

（10）木薯褐条病毒 Cassava Brown Streak Virus（CBSV）。

3. 植物检疫要求

坦桑尼亚应在木薯产区针对中方关注的检疫性有害生物采取有效的田间有害生物防控措施，加强有害生物调查、监测，降低有害生物发生程度。

在木薯收获出口季节前，坦方应向中方提交本年度疫情调查、监测报告及田间防治措施等情况。必要时，坦方应在木薯产区对农药残留、重金属污染物等进行监测，并将监测情况提供给中方。

坦方在输华木薯干收获和加工过程中，应采取去污水洗等措施，防止中方关注的有害生物、土壤、植物病残体、杂草种子等混入。

输华木薯干应尽可能采用包装运输，包装材料应使用符合中国植物检疫要求、干净卫生、新的材料。

输华木薯干应采用密闭运输，运输工具应符合安全卫生要求。陆路运输工具途经第三国时，应保持货物密闭，不得卸离或更换运输工具。

（八）越南（VNM）——甘薯（Sweet Potato）

根据《关于进口越南甘薯植物检疫要求的公告》（海关总署公告2022年第117号），允许符合相关要求的越南甘薯进口。该公告同时发布了植物检疫要求，相关内容摘录如下。

1. 产品范围

输华甘薯（拉丁名：*Ipomoea batatas*，英文名：sweet potato）是指产自越南，输往中国不作种植用途的新鲜甘薯。

2. 关注的有害生物

甘薯不得携带以下有害生物：

（1）甘薯链霉菌 *Streptomyces ipomoeae*。

（2）油棕猝倒病菌 *Pythium splendens*。

（3）最短尾短体线虫 *Pratylenchus brachyurus*。

（4）逸去长针线虫 *Longidorus elongatus*。

（5）花生根结线虫 *Meloidogyne arenaria*。

（6）南方根结线虫 *Meloidogyne incognita*。

（7）爪哇根结线虫 *Meloidogyne javanica*。

3. 加工储运要求

（1）官方监管。加工企业应建立完善的质量管理和溯源制度，确保甘薯能够准确溯源。越方应制定并实施官方监管计划，对甘薯的加工（包括清洗和包装）、仓储和装运过程实施监管。

（2）加工筛选。加工企业应对甘薯进行挑拣，去除有病斑、畸形、虫蛀或存在其他有害生物危害特征的甘薯，采取两次清水冲洗和除杂等措施，去除土壤等杂质，实施有效处理，确保甘薯不带中方关注的有害生物。

（3）产品标签。每个甘薯的包装上必须用英文或中文标注种植基地、加工企业名称及对应的注册号等信息，并标注"Exported to the People's Republic of China"（输往中华人民共和国）。

（4）单独存放。甘薯出口前，应单独存放，与销往其他市场的甘薯及未清洗或检查不合格的甘薯隔离分开。加工企业应采取有效的有害生物防控措施，设置有害生物诱捕器，避免甘薯受到侵染。

（5）包装及运输。包装区域应保持清洁卫生，地面硬化，采取有害生物防控措施，确保甘薯不被鼠、虫等污染。包装材料应干净卫生且首次使用，如使用木质包装，须符合国际植物检疫措施标准第15号（ISPM15）要求。甘薯应采用包装运输。装载甘薯的集装箱应清洁卫生，必要时应彻底清扫并消毒。

4. 产品要求

甘薯应符合中国进境植物检疫法律法规要求，不带中方关注的有害生物，不带活虫、土壤和枝叶、藤蔓等植株残体及其他杂质。

5. 出口前检疫

越方应制定抽检计划，在甘薯出口前，按照每批货物不低于2%的比例进行检查，对不少于60个甘薯进行削皮、剖开检查并送官方实验室进行检测，检测项目包括但不限于中方关注的有害生物。如发现活的中方关注的有害生物、病残体或土壤，则该批货物不得向中国出口，越方应暂停该企业及相关种植基地的甘薯输华。

经越方检疫，符合中国进境植物检疫要求的甘薯，允许向中国出口。越方应按国际标准出具植物检疫证书。

第四节｜进境饲料

按照《进出口饲料和饲料添加剂检验检疫监督管理办法》（国家质检总局令第118号公布，根据国家质检总局令第184号和海关总署令第238号、第240号、第243号、第262号修改）的规定，海关总署对允许进口饲料的国家或者地区的生产企业实施注册登记制度，进口饲料应当来自注册登记的境外生产企业。境外生产企业应当符合输出国家或者地区法律法规和标准的相关要求，并达到与中国有关法律法规和标准的等效要求，经输出国家或者地区主管部门审查合格后向海关总署推荐。如无特别说明，允许的产地即为输出国家（地区）全境。

已注册的饲料生产加工企业名单可通过海关总署动植物检疫司网站（http://dzs.customs.gov.cn）的“首页 > 企业信息 > 动物产品类 > 动物源性饲料”或“首页 > 企业信息 > 植物产品类 > 植物源性饲料”栏目查询。

进境饲料应由出口国（地区）官方机构按照双方确认的证书样本签发检验检疫证书。官方检验检疫证书及用语要求已集中收录在申报业务管理相关章节。

饲用粮谷见本章第三节“进境粮食”部分有关内容。

一、饲用油粕、糟粕

（一）阿根廷（ARG）——豆粕（Soybean meal）

根据《关于进口阿根廷豆粕检验检疫要求的公告》（海关总署公告2019年第146号），允许符合相关要求的阿根廷豆粕进口。该公告同时发布了检验检疫要求，相关内容摘录如下。

1. 产品范围

阿根廷豆粕（Soybean meal），指在阿根廷境内种植的大豆经压榨和浸出等工艺制取分离油脂后的副产品。

2. 关注的检疫性有害生物

（1）大豆猝死综合症病菌 *Fusarium solani* f. sp. *glycines*。

（2）大豆茎褐腐病菌 *Phialophora gregata*。

（3）大豆疫病病菌 *Phytophthora sojae*。

（4）假高粱 *Sorghum halepense*。

（5）黑高粱 *Sorghum almum Parodi*。

（6）豚草 *Ambrosia artemisiifotia*。

（7）刺蒺藜草 *Cenchrus echnarus*。

（8）疏花蒺藜草 *Cenchrus pauciflorus*。

（9）田旋花 *Convolvnlus arvensis*。

（10）锯齿大戟 *Euphorbia dentata*。

3. 包装要求

（1）阿根廷输华豆粕可以以散装和包装形式运输，在运输过程中应防止发生撒漏。

（2）运输豆粕的集装箱或船舶的舱（如散装船运）内应至少有一个包装标识，注明加工厂名称、注册登记号以及“阿根廷豆粕输往中华人民共和国”中文和英文字样。

（二）埃及（EGY）——甜菜粕（Sugar beet pulp）

根据《关于进口埃及甜菜粕检验检疫要求的公告》（海关总署公告2018年第202号），允许符合相关要求的印度甜菜粕进口。该公告同时发布了检验检疫要求，相关内容摘录如下。

1. 产品范围

输华甜菜粕（Sugar beet pulp），指埃及生产的甜菜块根经清洗、扩散、挤压、干燥和制粒等工艺分离蔗糖后的制糖残余物干燥颗粒。

2. 关注的检疫性有害生物

（1）谷斑皮蠹 *Trogoderma granarium* Everts。

（2）硬雀麦 *Bromus rigidus*。

（3）具节山羊草 *Aegilops cylindrica*。

（4）刺亦模 *Emex spinosa*（L.）Campd。

（5）菟丝子属 *Cuscuta* spp.。

（6）假高粱 *Sorghum halepense*。

（7）苍耳属（非中国种）*Xanthium* spp.（non-Chinese species）。

（8）豌豆脚腐病菌 *Phoma pinodella*（L. K. Jones）。

3. 产品要求

（1）加工厂应建立危害分析和关键控制点（HACCP）体系、溯源管理体系，并有效运行，或按照其理念实施管理。加工厂应加强对生产加工、仓储、运输等环节的卫生控制，避免甜菜粕被土壤、动物尸体、动物粪便及羽毛等污染，不得添加有毒有害物质和任何动物源性成分。

（2）输华甜菜粕应与原料和其他产品分开单独存放。存放仓库应采取有效的防鼠、虫、鸟措施，防止有害生物二次污染。

4. 包装要求

（1）用于包装输华甜菜粕的包装袋应干净卫生，用于运输甜菜粕的运输工具应彻底清扫干净，必要时须进行消毒。

（2）输华甜菜粕的集装箱或船舶的舱（如散装船运）内应至少有一个包装标志，注明加工厂名称、注册登记号码以及“埃及甜菜粕输往中华人民共和国”中文和英文字样。

（三）巴基斯坦（PAK）——菜籽粕［Rapeseed meal（Canola meal）］

根据《关于进口巴基斯坦菜籽粕检验检疫要求的公告》（国家质检总局公告2017年第22号），允许符合相关要求的巴基斯坦菜籽粕进口。该公告同时发布了检验检疫要求，相关内容摘录如下。

1. 产品范围

菜籽粕（Rapeseed meal，包括Canola meal），指在巴基斯坦生产的油菜籽经压榨和浸出等工艺制取分离油脂后的残余物。

2. 关注的检疫性有害生物

（1）谷斑皮蠹 *Trogoderma granarium*。

（2）南方三棘果 *Emexaustralis* Steinh.。

（3）刺亦模 *Emexspinosa*（L.）Campd。

（4）毒麦 *Loliumtemulentum* L.。

（5）列当属 *Orobanche* L.。

（6）大爪草 *Spergulaarvensis* L.。

（7）油菜茎基溃疡病菌 *Leptosphaeriamaculans*。

（8）大丽花轮枝孢病菌 *Verticilliumdahliae*。

（9）药用蒲公英 *Taraxacumofficinale*。

（10）匍匐冰草 *Elymusrepens*（L.）Gould。

（11）欧洲天芥菜 *Heliotropiumeuropaeum* Ait。

3. 产品要求

（1）菜籽粕符合以下要求：

①不带有中方关注的检疫性有害生物；

②不带有活的有害生物；

③不带有油菜籽粒以及其他植物残体；

④不带有动物粪便、动物尸体、禽类羽毛；

⑤不带有土壤、塑料膜、石块、金属片等异物；

⑥不得添加有毒有害物质和任何动物源性成分。

（2）菜籽粕装运前应存放在具有以下条件的储藏设施中：

①单独存放，确保与原料和其他产品分开；

②采取防护措施，防止有害生物二次污染；

③采取防鸟措施，防止羽毛、鸟尸、鸟粪污染；

④采取防鼠措施，防止鼠类污染。

4. 包装要求

用于包装输华菜籽粕的包装袋应干净卫生，不带有孔雀石绿等有毒有害物质。

用于运输菜籽粕的运输工具应彻底清扫干净，必要时须进行消毒。

每批输华菜籽粕的每个集装箱或每个船舱（如散装船运）内应至少有一个包装标志，注明加工厂名称、注册登记号码以及“巴基斯坦菜籽粕输往中华人民共和国”中文和英文字样。

（四）巴西（BRA）——棉籽粕（Cottonseed meal）

根据《关于进口巴西棉籽粕检验检疫要求的公告》（海关总署公告2019年第173号），允许符合相关要求的巴西棉籽粕进口。该公告同时发布了检验检疫要求，相关内容摘录如下。

1. 产品范围

棉籽粕（Cottonseed meal），指在巴西境内种植的棉籽经压榨、浸提等工艺分离油脂后而生产的副产品。

2. 关注的检疫性有害生物

（1）墨西哥棉铃象 *Anthonomus grandis*。

（2）咖啡黑长蠹 *Apate monachus*。

（3）大谷蠹 *Prostephanus truncatus*。

（4）红火蚁 *Solenopsis invicta*。

（5）油棕猝倒病菌 *Pythium splendens*。

3. 包装要求

（1）巴西输华棉籽粕可以散装或包装形式运输，并在运输过程中防止发生撒漏。包装应首次使用，且干净卫生，不得带有有害生物及有毒有害物质；用于运输棉籽粕的工具应彻底清扫干净，必要时须进行消毒。

（2）运输棉籽粕的集装箱或者船舶的舱（如散装船运）内应至少有一个包装标识，注明加工厂名称、注册登记号码以及“巴西棉籽粕输往中华人民共和国”中文和英文字样。

（五）巴西（BRA）——豆粕（Soybean meal）

根据《关于进口巴西豆粕检验检疫要求的公告》（海关总署公告2022年第80号），允许符合相关要求的巴西豆粕进口。该公告同时发布了检验检疫要求，相关内容摘录如下。

1. 产品范围

巴西豆粕（Soybean meal），指在巴西境内种植的大豆经压榨和浸出等工艺制取分离油脂后的副产品。

2. 关注的有害生物

（1）四纹豆象 *Callosobruchus maculatus*。

（2）巴西豆象 *Zabrotes subfasciatus*。

（3）红火蚁 *Solenopsis invicta*。

3. 产品生产、存储和运输要求

（1）加工企业应建立良好的危害分析和关键控制点（HACCP）体系、生产质量管理规范、溯源管理体系并有效运行，或按照其理念实施管理。巴方应对加工企业实施有效的定期监管，确保输华豆粕在原料和成品存储、加工和运输时符合以下要求：具有相对封闭和独立的空间；采取有效的防鼠、虫、鸟措施，防止有害生物污染。

（2）加工企业应加强对原辅料、生产加工、仓储、运输等环节的卫生控制，避免豆粕被土壤、动物尸体、动物粪便及羽毛等污染，不得添加有毒有害物质和任何动物源性成分。

（3）输华豆粕可以散装或包装运输。如包装运输，使用的包装应首次使用，且干净卫生，不带有害生物和有毒有害物质。运输工具应彻底清扫干净，必要时须进行消毒。

（4）装载输华豆粕的集装箱或者船舶的舱内（如散装船运）应至少有一个包装标识，注明加工企业名称、注册登记号码以及“巴西豆粕输往中华人民共和国”的中文和英文字样。

（六）白俄罗斯（BLR）——菜籽粕（Rapeseed meal）、豆粕（Soybean meal）

根据《关于进口白俄罗斯菜籽粕和豆粕检验检疫要求的公告》（海关总署公告 2022 年第 95 号），允许符合相关要求的白俄罗斯菜籽粕和豆粕进口。该公告同时发布了检验检疫要求，相关内容摘录如下。

1. 产品范围

菜籽粕（Rapeseed meal）和豆粕（Soybean meal），指在白俄罗斯境内种植的油菜籽和大豆经压榨和浸出等工艺制取分离油脂后的副产品。

2. 关注的检疫性有害生物

（1）豚草（属）*Ambrosia* spp.。

（2）假高粱 *Sorghum halepense*。

（3）菟丝子（属）*Cuscuta* spp.。

（4）列当（属）*Orobanche* spp.。

（5）臭千里光 *Senecio jacobaea*。

（6）具节山羊草 *Aegilops cylindrica*。

（7）大阿米芹 *Ammi majus*。

（8）铺散矢车菊 *Centaurea diffusa*。

（9）欧洲山萝卜 *Knautia arvensis*。

（10）毒麦 *Lolium temulentum*。

（11）箭斑圆皮蠹 *Anthrenus picturatus*。

（12）菜豆象 *Acanthoscelides obtectus*。

（13）黑斑皮蠹 *Trogoderma glabrum*。

（14）白斑皮蠹 *Trogoderma megatomoides*。

（15）褐拟谷盗 *Tribolium destructor*。

（16）豆象（属）（非中国种）*Bruchus* spp.（non-Chinese）。

3. 包装要求

（1）输华菜籽粕和豆粕可以散装或包装运输。如包装运输，使用的包装应首次使用，且干净卫生，不带有害生物和有毒有害物质。运输工具应彻底清扫干净，必要时须进行消毒。

（2）装载输华菜籽粕和豆粕的集装箱或者船舶的舱内（如散装船运）应至少有一个包装标识，注明加工企业名称、注册登记号码以及“白俄罗斯菜籽粕输往中华人民共和国”或“白俄罗斯豆粕输往中华人民共和国”的中文和英文字样。

（七）白俄罗斯（BLR）——甜菜粕（Sugar beet pulp）

根据《关于进口白俄罗斯甜菜粕检验检疫要求的公告》（海关总署公告2019年第148号），允许符合相关要求的白俄罗斯甜菜粕进口。该公告同时发布了检验检疫要求，相关内容摘录如下。

1. 产品范围

甜菜粕（Sugar beet pulp），指在白俄罗斯共和国境内种植的甜菜块根经清洗、切割、压榨、干燥、造粒等工艺分离糖后而生产的副产品。

2. 关注的检疫性有害生物

（1）法国野燕麦 *Avena ludoviciana*。

（2）硬雀麦 *Bromus rigidus*。

（3）疣果匙荠 *Bunias orientalis*。

（4）匍匐矢车菊 *Centaurea repens*。

（5）假高粱 *Sorghum halepense*。

（6）黑高粱 *Sorghum almum*。

（7）苍耳属（非中国种）*Xanthium* spp.（non-Chinese species）。

（8）菟丝子属 *Cuscuta* spp.。

（9）豚草 *Ambrosia artemisiifolia*。

3. 包装要求

（1）白俄罗斯输华甜菜粕使用的包装袋应干净卫生，运输工具应彻底清扫干净，必要时须进行消毒。

（2）输华甜菜粕应与原料和其他产品分开单独存放。存放仓库应采取有效的防鼠、虫、鸟措施，防止有害生物二次污染。

（3）装载输华甜菜粕的集装箱或船舶的舱（如散装船运）内应至少有一个包装标志，注明加工厂名称、注册登记号码以及“白俄罗斯甜菜粕输往中华人民共和国”中文和英文字样。

（八）保加利亚（BGR）——玉米酒糟粕（DDGS）

根据《关于进口保加利亚玉米酒糟粕检验检疫要求的公告》（海关总署公告2019年第209号），允许符合相关要求的保加利亚玉米酒糟粕进口。该公告同时发布了检验检疫要求，相关内容摘录如下。

1. 产品范围

玉米酒糟粕（Distiller's dried grains with solubles，DDGS），指以玉米为原料，通过与酵母、酶等混合发酵制取乙醇的过程中，其工业副产品干酒精糟（Distillers Dried Grains，DDG）和可溶干酒糟（Distillers Dried Soluble，DDS）的统称。

2. 关注的检疫性有害生物

（1）地中海白蜗牛 *Cernuella virgata* Da Costa。

（2）四纹豆象 *Callosobruchus maculatus*（F.）。

（3）谷斑皮蠹 *Trogoderma granarium* Everts。

（4）澳洲蛛甲 *Ptinus tectus* Boieldieu。

（5）红火蚁 *Solenopsis invicta* Buren。

（6）黑高粱 *Sorghum almum* Parodi.。

（7）假高粱 *Sorghum halepense*（L.）Pers.。

（8）棉花黄萎病菌 *Verticillium dahliae* Kleb。

3. 包装要求

（1）保加利亚输华玉米酒糟粕可以散装或包装形式运输，在运输过程中应防止发生撒漏。用于运输的工具应彻底清扫干净，必要时须进行消毒。如使用袋装运输，包装袋应首次使用，且干净卫生，不得带有有毒有害物质。

（2）运输玉米酒糟粕的每个集装箱或船舶的每个舱（如散装船运）内应至少有一个包装标识，注明生产加工企业名称、注册登记号码以及“保加利亚玉米酒糟粕（DDGS）输往中华人民共和国”中文和英文字样。

（九）保加利亚（BGR）——葵花籽粕（Sunflower seed meal）

根据《关于允许进口保加利亚葵花籽粕的公告》（海关总署公告 2019 年第 119 号），允许符合相关要求的保加利亚葵花籽粕进口。该公告同时发布了检验检疫要求，相关内容摘录如下。

1. 产品范围

葵花籽粕（Sunflower seed meal），又称葵花粕，指葵花籽经压榨和浸出等工艺制取分离油脂后的残余物。

2. 关注的检疫性有害生物

（1）地中海白蜗牛 *Cernuella virgata*。

（2）四纹豆象 *Callosobruchus maculatus*。

（3）澳洲蛛甲 *Ptinus tectus*。

（4）黑高粱 *Sorghum almum*。

（5）假高粱 *Sorghum halepense*。

（6）谷斑皮蠹 *Trogoderma granarium*。

（7）大丽花轮枝孢 *Verticillium dahliae*。

3. 产品要求

（1）加工厂应建立危害分析和关键控制点（HACCP）体系，或按照其理念实施管理，建立良好的溯源管理体系。加工厂应加强对原辅料、生产加工、仓储、运输等环节及港口暂存设施的卫生控制，避免输华葵花籽粕被原料葵花籽、土壤、动物尸体及粪便、植物或动物残体等污染；不得添加有毒有害物质和任何动物源性成分。

（2）输华葵花籽粕应与原料和其他产品分开单独存放。存放仓库应采取有效的防鼠、虫、鸟措施，防止有害生物二次污染。

4. 包装要求

（1）用于包装输华葵花籽粕的包装袋应干净卫生，用于运输葵花籽粕的集装箱或运输工具应彻底清扫干净，必要时须进行消毒。

（2）输华葵花籽粕的集装箱或船舶的舱（如散装船运）内应至少有一个包装标志，注明加工厂名称、注册登记号码以及“保加利亚葵花籽粕输往中华人民共和国”中文和英文字样。

（十）德国（DEU）——甜菜粕（Sugar beet pulp）

根据《关于进口德国甜菜粕检验检疫要求的公告》（海关总署公告 2020 年第 33 号），允许符合相关要求的德国甜菜粕进口。该公告同时发布了检验检疫要求，相关内容摘录如下。

1. 产品范围

输华甜菜粕（Dried sugar beet pulp pellets），指在由德国境内种植的甜菜经制糖工艺提取糖分之后的残余物制成的副产品，包括添加糖蜜和未添加糖蜜的产品。

2. 关注的检疫性有害生物

（1）谷斑皮蠹 *Trogoderma granarium*。

（2）小麦矮腥黑穗病菌 *Tilletia controversa*。

（3）小麦印度腥黑穗病菌 *Tilletia indica*。

（4）南芥菜花叶病毒 Arabis mosaic virus。

（5）假高粱 *Sorghum halepense*。

（6）菟丝子属 *Cuscuta* spp.。

（7）列当属 *Orobanche cernua*、*Orobanche crenata*、*Orobanche cumana*、*Orobanche minor*。

3. 包装、储藏及运输要求

（1）输华甜菜粕应与其他产品分开单独存放，避免被检疫性有害生物侵染，被土壤、动物尸体及粪便、植物或动物残体等污染；不得添加有毒有害物质和任何动物源性成分。

（2）输华甜菜粕允许散装运输，用于运输甜菜粕的运输工具应彻底清扫干净，必要时须进行消毒。如果袋装运输，包装袋应首次使用，且干净卫生，不含有毒有害物质。

（3）每批输华甜菜粕的包装袋应注明产品名称、生产加工企业名称、注册登记号码等溯源信息，并标明“德国甜菜粕输往中华人民共和国”中文和英文字样。如果是散装运输，则须在发货单中提供相关信息。

（十一）俄罗斯（RUS）——甜菜粕（Sugar beet pulp）、大豆粕（饼）（Soybean meal）、油菜籽粕（饼）（Rapeseed meal）、葵花籽粕（饼）（Sunflower meal）

根据《关于进口俄罗斯甜菜粕、大豆粕（饼）、油菜籽粕（饼）、葵花籽粕（饼）检验检疫要求的公告》（海关总署公告 2019 年第 141 号），允许符合相关要求的俄罗斯甜菜粕、大豆粕（饼）、油菜籽粕（饼）、葵花籽粕（饼）进口。该公告同时发布了检验检疫要求，相关内容摘录如下。

1. 产品范围

甜菜粕（Sugar beet pulp）、大豆粕（饼）（Soybean meal）、油菜籽粕（饼）（Rapeseed meal）、葵花籽粕（饼）（Sunflower meal），以下简称“粕/饼”，指俄罗斯联邦境内种植的甜菜根、大豆、油菜籽、葵花籽经压榨、浸提、干燥等工艺分离糖或油脂后而生产的副产品。

2. 关注的检疫性有害生物

（1）输华甜菜粕不得携带以下中方关注的检疫性有害生物：

①不实野燕麦 *Avena sterilis*；

②硬雀麦 *Bromus rigidus*；

③疣果匙荠 *Bunias orientalis*；

④匍匐矢车菊 *Centaurea repens*；

⑤假高粱 *Sorghum halepense*；

⑥黑高粱 *Sorghum almum*；

⑦苍耳属（非中国种）*Xanthium* spp.；

⑧菟丝子属 *Cuscuta* spp.。

（2）输华大豆粕（饼）、油菜籽粕（饼）、葵花籽粕（饼）不得带以下中方关注的检疫性有害生物：

①菜豆象 *Acanthoscelides obtectus*；

②阔鼻谷象 *Caulophilus oryzae*；

③四纹豆象 *Callosobruchus maculatus*；

④菟丝子属 *Cuscuta* spp.；

⑤黑斑皮蠹 *Trogoderma glabrum*；

⑥花斑皮蠹 *Trogoderma variabile*；

⑦拟肾斑皮蠹 *Trogoderma versicolor*；

⑧褐拟谷盗 *Tribolium destructor*。

3. 产品要求

不得带上述所列的中方关注的检疫性有害生物、其他活的有害生物、动物粪便、动物尸体和禽类羽毛、土壤，以及未经中国官方批准的转基因成分；符合中国饲料安全卫生标准（GB 13078）的要求。

4. 包装要求

（1）俄罗斯输华粕/饼可以以散装和包装形式运输，在运输过程中应防止发生撒漏。

（2）运输粕/饼的每个运输工具或舱室（如散装运输）应至少有一个包装标志，注明加工厂名称、注册登记号和“俄罗斯甜菜粕输往中华人民共和国”或“俄罗斯大豆粕（饼）、油菜籽粕（饼）、葵花籽粕（饼）输往中华人民共和国”中文和英文字样。

（十一）哈萨克斯坦（KAZ）——菜籽粕（Rapeseed meal）

根据《关于进口哈萨克斯坦菜籽粕检验检疫要求的公告》（海关总署公告 2018 年第 187 号），允许符合相关要求的哈萨克斯坦菜籽粕进口。该公告同时发布了检验检疫要求，相关内容摘录如下。

1. 产品范围

输华菜籽粕（Rapeseed meal），指在哈萨克斯坦生产的油菜籽经压榨和浸出等工艺制取分离油脂后的残余物。

2. 关注的检疫性有害生物

（1）谷斑皮蠹 *Trogoderma granarium*。

（2）油菜茎基溃疡病菌 *Leptosphaeria maculans*。

（3）大丽花轮枝孢病菌 *Verticillium dahliae*。

（4）药用蒲公英 *Taraxacum officinale*。

（5）匍匐冰草 *Elymus repens*（L.）Gould。

（6）甜菜胞囊线虫 *Heterodera schachtii*。

3. 产品要求

（1）菜籽粕应符合以下要求：

①不带上述中方关注的检疫性有害生物；

②不带活体有害生物；

③不带植物种子以及其他植物残体；

④不带动物粪便、动物尸体、禽类羽毛；

⑤不带土壤、塑料膜、石块、金属片等异物；

⑥不得添加有毒有害物质和任何动物源性成分。

（2）菜籽粕装运前应单独存放，确保与原料和其他产品分开。存放的储藏设施应具备以下条件：

①采取防护措施，防止有害生物二次污染；

②采取防鸟措施，防止羽毛、鸟尸、鸟粪污染；

③采取防鼠措施，防止鼠类污染。

4. 包装要求

（1）用于包装输华菜籽粕的包装袋应干净卫生，不带孔雀石绿等有毒有害物质。用于运输菜籽粕的运输工具应彻底清扫干净，必要时须进行消毒。

（2）输华菜籽粕的每个集装箱（包括其他密闭运输工具）内应至少有一个包装标志，注明加工厂名称、注册登记号码以及“输往中华人民共和国”中文字样。

（十三）哈萨克斯坦（KAZ）——葵花籽粕（饼）［Sunflower seed meal（cake）］、红花籽粕（饼）［Safflower seed meal（cake）］、大豆粕（饼）［Soybean meal（cake）］、亚麻籽粕（饼）［Flaxseed meal（cake）］

根据《关于进口哈萨克斯坦葵花籽粕（饼）、红花籽粕（饼）、大豆粕（饼）、亚麻籽粕（饼）检验检疫要求的公告》（海关总署公告 2023 年第 66 号），允许符合相关要求的哈萨克斯坦葵花籽粕（饼）、红花籽粕（饼）、大豆粕（饼）、亚麻籽粕（饼）进口。该公告同时发布了检验检疫要求，相关内容摘录如下。

1. 产品范围

葵花籽粕（饼）［sunflower seed meal（cake）］、红花籽粕（饼）［safflower seed meal（cake）］、大豆粕（饼）［soybean meal（cake）］、亚麻籽粕（饼）［flaxseed meal（cake）］（以下统称粕/饼），是指在哈萨克斯坦境内种植的葵花籽、红花籽、大豆、亚麻籽经压榨和浸出等工艺制取分离油脂后的副产品。

2. 关注的有害生物

输华葵花籽粕（饼）不得携带以下有害生物：

（1）谷斑皮蠹 *Trogoderma granarium*。

（2）花斑皮蠹 *Trogoderma variabile*。

（3）谷象 *Sitophilus granarius*。

（4）棉花黄萎病菌 *Verticillium dahlia*。

（5）具节山羊草 *Aegilops cylindrica*。

（6）豚草（属）*Ambrosia* spp.。

（7）列当属 *Orobanche* spp.。

（8）假高粱 *Sorghum halepense*。

输华红花籽粕（饼）不得携带以下有害生物：

（1）谷斑皮蠹 *Trogoderma granarium*。

（2）花斑皮蠹 *Trogoderma variabile*。

（3）箭斑圆皮蠹 *Anthrenus picturatus*。

输华大豆粕（饼）不得携带以下有害生物：

（1）黑斑皮蠹 *Trogoderma glabrum*。

（2）花斑皮蠹 *Trogoderma variabile*。

（3）豚草（属）*Ambrosia* spp.。

（4）田野菟丝子 *Cuscuta campestris*。

（5）假高粱 *Sorghum halepense*。

（6）棉花黄萎病菌 *Verticillium dahliae*。

输华亚麻籽粕（饼）不得携带以下有害生物：

（1）谷斑皮蠹 *Trogoderma granarium*。

（2）花斑皮蠹 *Trogoderma variabile*。

（3）棉花黄萎病菌 *Verticillium dahliae*。

（4）亚麻球腔菌 *Mycosphaerella linicola*。

（5）亚麻变褐病菌 *Guignardia fulvida*。

（6）具节山羊草 *Aegilops cylindrica*。

（7）法国野燕麦 *Avena ludoviciana*。

（8）匍匐矢车菊 *Centaurea repens*。

（9）南方菟丝子 *Cuscuta australis*。

（10）田野菟丝子 *Cuscuta campestris*。

（11）单柱菟丝子 *Cuscuta monogyna*。

（12）假苍耳 *Iva xanthifolia*。

（13）毒莴苣 *Lactuca serriola*。

（14）假高粱 *Sorghum halepense*。

3. 生产、存储及运输要求

（1）加工企业应建立良好的危害分析和关键控制点（HACCP）体系、生产质量管理体系、溯源管理体系并有效运行，或按照其理念实施管理。哈方应对加工企业实施有效监管，确保输华粕/饼在原料和成品存储、加工和运输时符合以下要求：

——具有相对封闭和独立的空间；

——采取有效的防鼠、虫、鸟措施，防止有害生物污染。

（2）加工企业应加强对原辅料、生产加工、仓储、运输等环节的卫生控制，避免粕/饼被土壤、动物尸体、动物粪便及羽毛等污染，不得添加有毒有害物质和任何动物源性成分。

（3）输华粕/饼可以散装或包装运输。如包装运输，使用的包装应首次使用，且干净卫生，不带有害生物和有毒有害物质。运输工具应彻底清扫干净，必要时须进行消毒。

（4）装载输华粕/饼的集装箱或船舶的舱内（如散装船运）应至少有一个标识，注明加工企业名称、注册登记号码以及“哈萨克斯坦葵花籽粕（饼）/红花籽粕（饼）/大豆粕（饼）/亚麻籽粕（饼）输往中华人民共和国”的中文和英文字样。输华粕/饼的产品标签应符合中国国家标准《饲料标签》（GB 10648）的要求。

（十二）美国（USA）——甜菜粕（Sugar beet pulp）

根据《关于进口美国甜菜粕检验检疫要求的公告》（国家质检总局公告2016年第97号），允许符合相关要求的美国甜菜粕进口。该公告同时发布了检验检疫要求，相关内容摘录如下。

1. 产品范围

甜菜粕（Sugar beet pulp），指在美国生产的甜菜经浸出、烘干和压制等工艺分离糖分后的干燥颗粒。

2. 关注的检疫性有害生物

（1）红火蚁 *Solenopsis invicta* Buren。

（2）斑皮蠹（非中国种）*Trogoderma* spp.（non-Chinese）。

（3）双棘长蠹（非中国种）*Sinoxylon* spp.（non-Chinese）。

（4）甜菜胞囊线虫 *Heterodera schachtii* Schmidt。

（5）菟丝子（属）*Cuscuta spp.*。

（6）刺亦模 *Emex spinosa*（L.）Campd.。

（7）豚草（属）*Ambrosia* spp.。

（8）法国野燕麦 *Avena ludoviciana* Durien。

（9）假高粱（及其杂交种）*Sorghum halepense*（L.）Pers（Johnsongrass and its cross breeds）。

（10）黑高粱 *Sorghum almum* Parodi.。

（11）甜菜霜霉病菌 *Peronospora farinosa*（Fries：Fries）Fries f. sp. betae Byford Peronospora farinosa f. sp.。

（12）豌豆脚腐病菌 *Phoma pinodella*（L. K. Jones）Morgan-Jones et K. B. Burch。

3. 产品要求

（1）甜菜粕加工厂应建立良好的危害分析和关键控制点（HACCP）体系、溯源管理体系并有效运行，或按照其理念实施管理。加工厂应加强对原辅料、生产加工过程、成品仓储、运输工具等的卫生控制，确保甜菜粕符合以下要求：

①不带有中方关注的检疫性有害生物；

②不带有活的有害生物；

③不带有甜菜籽粒以及其他植物残体；

④不带有动物粪便、动物尸体、禽类羽毛；

⑤不带有土壤、塑料膜、石块、金属片等异物；

⑥不得添加有毒有害物质和任何动物源性成分。

（2）甜菜粕装运前应存放在具有以下条件的储藏设施中：

①单独存放，确保与原料和其他产品分开；

②采取防护措施，防止有害生物二次污染；

③采取防鸟措施，防止羽毛、鸟尸、鸟粪污染；

④采取防鼠措施，防止鼠类污染。

4. 包装要求

（1）用于包装输华甜菜粕的包装袋应干净卫生。用于运输甜菜粕的运输工具应彻底清扫干净，必要时须进行消毒。

（2）每批输华甜菜粕的每个集装箱或船舶的每个舱（如散装船运）内应至少有一个包装标志，注明加工厂名称、注册登记号码以及“美国甜菜粕输往中华人民共和国”中文和英文字样。

（十三）塞尔维亚（SRB）——甜菜粕（Pellet Beet Pulp）

根据《关于进口塞尔维亚甜菜粕检验检疫要求的公告》（海关总署公告 2021 年第 22 号），允许符合相关要求的塞尔维亚甜菜粕进口。该公告同时发布了检验检疫要求，相关内容摘录如下。

1. 产品范围

输华甜菜粕（Pellet Beet Pulp），指在塞尔维亚境内种植的甜菜，经清洗、切割、压榨、干燥、造粒等工艺分离糖后的残余物制成的副产品。

2. 关注的检疫性有害生物

（1）谷斑皮蠹 *Trogoderma granarium*。

（2）甜菜霜霉病菌 *Peronospora farinosa* Fries f. sp . *betae* Byford。

（3）甜菜胞囊线虫 *Heterodera schachtii* Schmidt。

（4）豚草（属）*Ambrosia* spp. 。

3. 产品生产、存储和运输要求

（1）加工企业应建立良好的危害分析和关键控制点（HACCP）体系或溯源管理体系并有效运行，或按照其理念实施管理。塞方应对加工企业实施日常监管，确保其产品安全卫生状况符合要求。

（2）加工企业应加强对原辅料、生产加工、仓储、运输等环节的卫生控制，避免甜菜粕被土壤、动物尸体、动物粪便及羽毛等污染；不得添加有毒有害物质和任何动物源性成分。

（3）加工后的输华甜菜粕应与原料和其他产品分开单独存放。存放仓库应采取有效的防鼠、虫、鸟措施，防止受到二次污染。

（4）输华甜菜粕使用的包装应干净卫生，运输工具应彻底清扫干净，必要时须进行消毒。

（5）装载输华甜菜粕的集装箱或者船舶的舱内（如散装船运）应至少有一个包装标志，注明加工企业名称、注册登记号码以及“塞尔维亚甜菜粕输往中华人民共和国”中文和英文字样。

（十四）所罗门（SLB）——椰子粕（Copra oil cake）

根据《进口所罗门群岛椰子粕检验检疫要求的公告》（海关总署公告 2023 年第 88 号），允许符合相关要求的所罗门群岛椰子粕进口。该公告同时发布了检验检疫要求，相关内容摘录如下。

1. 产品范围

椰子粕（copra oil cake），是指在所罗门群岛境内种植的椰子清洗、压榨和提炼油脂后的副产品。

2. 关注的有害生物

输华椰子粕不得携带以下有害生物：

（1）缢胸谷盗 *Silvanus difficilis*。

（2）大眼谷盗 *Silvanus lewisi*。

（3）微皮伞属真菌 *Marasmiellus cocophilus*。

3. 生产、存储及运输要求

（1）所方应加强对输华椰子粕加工厂的官方控制，实施日常监管，确认其产品的安全和卫生状况。加工企业应建立良好的危害分析和关键控制点（HACCP）体系、溯源管理体系并有效运行，或按照其理念实施管理。加强对原辅料、加工、仓储、运输等环节的卫生控制，避免椰子粕被土壤、动物尸体、动物粪便及羽毛等污染，不得添加有毒有害物质和任何动物源性成分。

（2）输华椰子粕应与原料和其他产品分开单独存放。存放仓库应采取有效的防鼠、虫、鸟措施，防止有害生物二次污染。

（3）输华椰子粕使用的包装应干净卫生，运输工具应彻底清扫干净，必要时须进行消毒。

（4）装载输华椰子粕的每个集装箱或散装船的每个船舱应至少有一个包装标志，用英文注明加工厂名称、注册登记号码以及“所罗门群岛椰子粕输往中华人民共和国”（Copra oil cake exported from the Solomon Islands to the People's Republic of China）字样。

每批输华椰子粕的产品标签应符合中国国家标准《饲料标签》（GB 10648）的要求。

（十五）泰国（THA）——米糠粕（饼）（Rice Bran meal/cake）、棕榈仁粕（饼）（Plam Kernel meal/cake）

根据《关于进口泰国米糠粕（饼）、棕榈仁粕（饼）检验检疫要求的公告》（海关总署公告 2019 年第 189 号），允许符合相关要求的泰国米糠粕（饼）、棕榈仁粕（饼）进口。该公告同时发布了检验检疫要求，相关内容摘录如下。

1. 产品范围

米糠粕（饼）（Rice Bran meal/cake）、棕榈仁粕（饼）（Plam Kernel meal/cake），指原产于泰国的米糠和棕榈仁，经过榨油工艺后生产的副产品。

2. 关注的检疫性有害生物

输华米糠粕（饼）不得带有中方关注的检疫性有害生物：水稻茎线虫（*Ditylenchus angustus*）。

输华棕榈仁粕（饼）不得带有中方关注的检疫性有害生物：薇甘菊（*Mikania micrantha*）。

3. 包装要求

（1）输华米糠粕（饼）、棕榈仁粕（饼）可以散装或包装形式运输，在运输过程中应防止发生撒漏。用于运输的工具应彻底清扫干净，必要时须进行消毒。如使用袋装运输，包装袋应首次使用，且干净卫生，不得带有有毒有害物质。

（2）装载输华米糠粕（饼）、棕榈仁粕（饼）的集装箱或者船舶的舱（如散装船运）内应至少有一个包装标识，注明加工厂名称、注册登记号码以及“泰国米糠粕（饼）输往中华人民共和国”或“棕榈仁粕（饼）输往中华人民共和国”中文和英文字样。

（十六）坦桑尼亚（TZA）——葵花籽饼（Sunflower seed cake）

根据《关于进口坦桑尼亚葵花籽饼检验检疫要求的公告》（海关总署公告 2024 年第 112 号），允许符合相关要求的坦桑尼亚葵花籽饼进口。该公告同时发布了检验检疫要求，相关内容摘录如下。

1. 产品范围

葵花籽饼（sunflower seed cake），是指在坦桑尼亚境内种植的葵花籽经压榨和浸出等工艺分离油脂后的副产品。

2. 关注的有害生物

输华葵花籽饼不得携带以下有害生物：

（1）鹰嘴豆象 *Callosobruchus analis*。

（2）假高粱 *Sorghum halepense*。

（3）匍匐苋 *Amaranthus graecizans*。

（4）列当属杂草 *Orobanche* spp.。

（5）大丽花轮枝孢 *Verticillium dahliae*。

3. 生产、存储及运输要求

（1）坦方应加强对输华葵花籽饼加工厂的官方控制，实施日常监管，确认其产品的安全和卫生状况。加工企业应建立良好的危害分析和关键控制点（HACCP）体系、溯源管理体系并有效运行，或按照其理念实施管理。加强对原辅料、加工、仓储、运输等环节的卫生控制，避免葵花籽饼被土壤、动物尸体、动物粪便及羽毛等污染，不得添加有毒有害物质和任何动物源性成分。

（2）输华葵花籽饼应与原料和其他产品分开单独存放。存放仓库应采取有效的防鼠、虫、鸟措施，防止有害生物二次污染。

（3）输华葵花籽饼使用的包装应干净卫生，运输工具应彻底清扫干净，必要时须进行消毒。

（4）装载输华葵花籽饼的每个集装箱或散装船运的每个船舱应至少有一个包装标志，注明加工厂名称、注册登记号码以及"坦桑尼亚葵花籽饼输往中华人民共和国"（Sunflower seed cake exported from the United Republic of Tanzania to the People's Republic of China）英文字样。每批输华葵花籽饼的产品标签应符合中国国家标准《饲料标签》（GB 10648）的要求。

（十七）乌克兰（UKR）——油菜籽粕（饼）（Rapeseed meal）

根据《关于进口乌克兰油菜籽粕（饼）检验检疫要求的公告》（海关总署公告 2019 年第 188 号），允许符合相关要求的乌克兰油菜籽粕（饼）进口。该公告同时发布了检验检疫要求，相关内容摘录如下。

1. 产品范围

输华油菜籽粕（饼）（Rapeseed meal），指在乌克兰境内种植的油菜籽经压榨、浸提等工艺分离油脂后而生产的副产品。

2. 关注的检疫性有害生物

（1）谷斑皮蠹 *Trogoderma granarium*。

（2）四纹豆象 *Callosobruchus maculatus*。

（3）油菜茎基溃疡病菌 *Leptosphaeria maculans*。

（4）细茎野燕麦 *Avena barbata* Brot.。

（5）多年生豚草 *Ambrosia psilostachya*。

（6）三裂叶豚草 *Ambrosia trifida*。

（7）法国野燕麦 *Avena ludoviciana*。

（8）菟丝子属 *Cuscuta* spp.。

（9）列当属 *Orobanche* spp.。

（10）假高粱 *Sorghum halepense*。

（11）豚草 *Ambrosia artemisiifolia*。

（12）毒麦 *Lolium temulentum*。

3. 包装要求

（1）输华油菜籽粕（饼）的包装袋应干净卫生，不带有毒有害物质。用于运输菜籽粕（饼）的运输工具应彻底清扫干净，必要时须进行消毒。

（2）装载输华油菜籽粕（饼）的集装箱或船舶的舱（如散装船运）内应至少有一个包装标志，注明生产加工企业名称、注册登记号码以及“乌克兰油菜籽粕（饼）输往中华人民共和国”中文和英文字样。

（十八）乌克兰（UKR）——甜菜粕（Sugar beet pulp）

根据《关于进口乌克兰甜菜粕和葵粕、哈萨克斯坦麦麸、坦桑尼亚木薯干检验检疫要求的公告》（国家质检总局公告2017年第65号），允许符合相关要求的乌克兰甜菜粕进口。该公告同时发布了检验检疫要求，相关内容摘录如下。

1. 产品范围

甜菜粕（Sugar beet pulp），指在乌克兰生产的甜菜经清洗、扩散、挤压、干燥和制粒等工艺制取分离蔗糖后的残余物。

2. 关注的检疫性有害生物

（1）甜菜霜霉病菌 *Peronosporafarinosaf sp. betae*。

（2）甜菜叶斑病菌 *Ramularia beticola*。

（3）甜菜胞囊线虫 *Heteroderaschachtii*。

（4）马铃薯甲虫 *Leptinotarsa decemlineata*。

（5）硬雀麦 *Bromusrigidus*。

（6）匍匐矢车菊 *Centaurearepens*。

（7）法国野燕麦 *Avenaludoviciana*。

（8）菟丝子属 *Cuscuta* spp.。

（9）列当属 *Orabanche* spp.。

（10）豚草属 *Ambrosia artemisiifolia*。

（11）假高粱 *Sorghum halepense*。

（12）黑高粱 *Sorghum almum*。

（13）毒麦 *Loliumtemulentum*。

（14）苍耳属（非中国种）*Xanthium* spp.（non-Chinese species）。

3. 产品要求

（1）乌方负责监督检验与出口甜菜粕有关的所有环节，包括播种、收获、储存、加工、运输和出口。乌方应采取措施，防止议定书中明确列明的检疫性有害生物的混入，同时防止土壤和植物残体输入中国。

（2）加工企业应加强对原辅料、生产加工、仓储、运输等环节的卫生控制，避免甜菜粕被原料、土壤、动物尸体及粪便、植物或动物残体等污染，不得添加有毒有害物质和任何动物源性成分，不得带有未经中国官方批准的转基因成分。

4. 包装要求

（1）输华甜菜粕应与原料和其他产品分开单独密闭存放。存放仓库应采取有效的防鼠、虫、鸟措施，防止有害生物二次侵入。

（2）用于包装输华甜菜粕的包装袋应干净卫生，运输工具应彻底清扫干净，必要时需进行消毒。

（十九）乌克兰（UKR）——葵粕（Sunflower seed meal）

根据《关于进口乌克兰甜菜粕和葵粕、哈萨克斯坦麦麸、坦桑尼亚木薯干检验检疫要求的公告》（国家质检总局公告2017年第65号），允许符合相关要求的乌克兰葵粕进口。该公告同时发布了检验检疫要求，相关内容摘录如下。

1. 产品范围

葵粕，指在乌克兰生产的葵花籽经压榨和浸出等工艺制取分离油脂后的残余物。

2. 关注的检疫性有害生物

（1）谷斑皮蠹 *Trogoderma granarium*。

（2）具节山羊草 *Avena barbata* Brot。

（3）多年生豚草 *Ambrosia psilostacya*。

（4）三裂叶豚草 *Ambrosia trifida*。

（5）法国野燕麦 *Avena ludoviciana* Dur。

（6）菟丝子属 *Cuscuta* spp. 。

（7）列当属 *Orobanche* spp. 。

（8）假高粱 *Sorghum halepense*。

（9）四纹豆象 *Callosobruchus maculatus*。

（10）豚草 *Ambrosia artemisiifolia* L. 。

（11）毒麦 *Lolium temulentum* L. 。

3. 产品要求

乌方监督检验与出口葵粕有关的所有环节，包括播种、收获、储存、加工、运输和出口。乌方应采取措施，结合议定书相关要求和议定书中明确列明的中方关注的检疫性有害生物名录的检疫性有害生物的混入，同时防止土壤和植物残体输入中国。

加工企业应加强对原辅料、生产加工、仓储、运输等环节的卫生控制，避免葵粕被原料、土壤、动物尸体及粪便、植物或动物残体等污染，不得添加有毒有害物质和任何动物源性成分，不得带有未经中国官方批准的转基因成分。

4. 包装要求

（1）输华葵粕应与原料和其他产品分开单独密闭存放。存放仓库应采取有效的防鼠、虫、鸟措施，防止有害生物二次侵入。

（2）用于包装输华葵粕的包装袋应干净卫生。用于运输葵粕的运输工具应彻底清扫干净，必要时须进行消毒。

（二十）西班牙（ESP）——橄榄粕（Olive paste）

根据《关于进口西班牙橄榄粕检验检疫要求的公告》（海关总署公告 2019 年第 176 号），允许符合相关要求的西班牙橄榄粕进口。该公告同时发布了检验检疫要求，相关内容摘录如下。

1. 产品范围

橄榄粕（Olive paste），指在西班牙境内种植的橄榄果经压榨、浸提等工艺分离油脂后而产生的副产品，不含橄榄枝、叶等其他组织的回填物。

2. 关注的检疫性有害生物

（1）谷斑皮蠹 *Trogoderma granarium*。

（2）拟肾斑皮蠹 *Trogoderma versicolor*。

（3）肾斑皮蠹 *Trogoderma inclusum*。

3. 包装要求

（1）西班牙输华橄榄粕使用的包装袋应首次使用且干净卫生，运输工具应彻底清扫干净，必要时须进行消毒，并在运输过程中防止发生撒漏。

（2）运输橄榄粕的每个运输工具或舱室（如散装运输）应至少有一个包装标志，注明加工厂名称、注册登记号和“西班牙橄榄粕输往中华人民共和国”中文和英文字样。

（二十一）印度（IND）——菜籽粕（Rapeseed meal）

根据《关于进口印度菜籽粕检验检疫要求的公告》（海关总署公告 2018 年第 137 号），允许符合相关要求的印度菜籽粕进口。该公告同时发布了植物检疫要求，相关内容摘录如下。

1. 产品范围

输华菜籽粕（Rapeseed meal），指在印度生产的油菜籽，经压榨和浸出等工艺制取分离油脂后的残余物。

2. 关注的检疫性有害生物

（1）谷斑皮蠹 *Trogoderma granarium*。

（2）油菜茎基溃疡病菌 *Leptosphaeria maculans*。

（3）细茎野燕麦 *Avena barbata*。

（4）法国野燕麦 *Avena ludoviciana*。

（5）不实野燕麦 *Avena sterilis*。

（6）蒺藜草属（非中国种）*Cenchrus* spp.（non-Chinese species）。

（7）匍匐矢车菊 *Centaurea repens*。

（8）紫茎泽兰 *Eupatorium adenophorum*。

（9）毒麦 *Lolium temulentum*。

（10）薇甘菊 *Mikania micrantha*。

（11）银毛龙葵 *Solanum elaeagnifolium*。

（12）假高粱 *Sorghum halepense*。

3. 产品要求

（1）菜籽粕应符合以下要求：

①不带上述中方关注的检疫性有害生物；

②不带活体有害生物；

③不带油菜籽粒以及其他植物残体；

④不带动物粪便、动物尸体、禽类羽毛；

⑤不带土壤、塑料膜、石块、金属片等异物；

⑥不得添加有毒有害物质和任何动物源性成分。

（2）菜籽粕装运前应存放在具有以下条件的储藏设施中：

①单独存放，确保与原料和其他产品分开；

②采取防护措施，防止有害生物二次污染；

③采取防鸟措施，防止羽毛、鸟尸、鸟粪污染；

④采取防鼠措施，防止鼠类污染。

4. 包装要求

（1）用于包装输华菜籽粕的包装袋应干净卫生，不带有孔雀石绿等有毒有害物质。用于运输菜籽粕的运输工具应彻底清扫干净，必要时须进行消毒。

（2）输华菜籽粕的每个集装箱或船舶的每个舱（如散装船运）内应至少有一个包装标志，注明加工厂名称、注册登记号码以及“印度油菜籽粕输往中华人民共和国”中文和英文字样。

（二十二）印度（IND）——辣椒粕（Chilli spent）

根据《关于进口印度辣椒粕检验检疫要求的公告》（海关总署公告 2019 年第 131 号），允许符合相关要求的印度辣椒粕进口。该公告同时发布了植物检疫要求，相关内容摘录如下。

1. 产品范围

输华辣椒粕（Chilli spent），指在印度生产的辣椒果皮，经溶剂萃取工艺提取辣椒红素和辣椒素后的副产品，不含辣椒枝、叶等其他组织的回填物。

2. 关注的检疫性有害生物和动物疫病

不得携带中国关注的检疫性昆虫、病害和杂草等有害生物以及其他检疫性有害生物。

不得带有中国进境动物检疫疫病名录①列明的一、二类传染病和寄生虫等。

3. 产品要求

（1）加工企业应建立危害分析和关键控制点（HACCP）体系、溯源管理体系并有效运行，或按照 HACCP 理念实施管理。

（2）生产加工企业应将输华辣椒粕与其他产品分开单独存放，避免被检疫性有害生物侵染或被土壤、动物尸体及粪便、植物或动物残体等污染；不得添加有毒有害物质和任何动物源性成分。

4. 包装要求

（1）输华辣椒粕应袋装运输，包装袋应首次使用，且干净卫生，不得带有孔雀石绿等有毒有害物质。用于运输辣椒粕的工具应彻底清扫干净，必要时须进行消毒。

（2）每批输华辣椒粕的包装袋应注明产品名称、生产加工企业名称、注册登记号码等溯源信息以及“印度辣椒粕输往中华人民共和国”中文和英文字样。

（二十三）赞比亚（ZMB）——豆粕（Soybean meal）

根据《关于进口赞比亚豆粕检验检疫要求的公告》（海关总署公告 2022 年第 75 号），允许符合相关要求的赞比亚豆粕进口。该公告同时发布了检验检疫要求，相关内容摘录如下。

1. 产品范围

赞比亚豆粕（Soybean meal），指在赞比亚境内种植的大豆，经压榨和浸出等工艺制取分离油脂后的副产品。

2. 关注的有害生物

（1）菜豆象 *Acanthoscelides obtectus*。

（2）谷斑皮蠹 *Trogoderma granarium*。

（3）大豆生茎点霉 *Phoma glycinicola*。

（4）硬毛刺苞果 *Acanthospermum hispidum*。

（5）菟丝子属 *Cuscuta* spp. 。

（6）南方三棘果 *Emex australis*。

（7）宽叶酢浆草 *Oxalis latifolia*。

（8）欧洲千里光 *Senecio vulgaris*。

（9）假高粱 *Sorghum halepense*。

（10）独脚金 *Striga asiatica*。

3. 产品生产、存储和运输要求

（1）加工企业应建立良好的危害分析和关键控制点（HACCP）体系、溯源管理体系并有效运行，或按照其理念实施管理。赞方应对加工企业实施有效的日常监管，确保输华豆粕在原料和成品存储、加工和运输时符合以下要求：具有相对封闭和独立的空间；采取有效的防鼠、虫、鸟措施，防止有害生物污染。

（2）加工企业应加强对原辅料、生产加工、仓储、运输等环节的卫生控制，避免豆粕被土壤、动物尸体、动物粪便及羽毛等污染，不得添加有毒有害物质和任何动物源性成分。

（3）输华豆粕使用的包装袋应干净卫生，不带有毒有害物质。运输工具应彻底清扫干净，必要时须进行消毒。

---

① 见《中华人民共和国进境动物检疫疫病名录》（农业农村部 海关总署公告第 256 号），见本书第三章第一节。

（4）装载输华豆粕的集装箱或者船舶的舱内（如散装船运）应至少有一个包装标识，注明加工企业名称、注册登记号码以及“赞比亚豆粕输往中华人民共和国”的中文和英文字样。

二、饲草

进境饲草不得带有未经中国官方批准的转基因成分。饲料应符合中国国家标准《饲料卫生标准》（GB 13078）的相关要求，饲料包装上应有符合中国国家标准《饲料标签》（GB 10648）规定的中文标签。中国与特定国家（地区）议定的检验检疫要求中，涉及前述内容的要求以下不再赘述。

（一）阿根廷（ARG）——苜蓿草（Medicago）

根据《关于进口阿根廷苜蓿草检验检疫要求的公告》（国家质检总局公告 2015 年第 133 号），允许符合相关要求的阿根廷豆粕进口。该公告同时发布了检验检疫要求，相关内容摘录如下。

1. 产品范围

苜蓿草（*Medicago sativa* L.），指在阿根廷共和国生产、经二次压缩的苜蓿草捆。

2. 关注的检疫性有害生物

（1）西花蓟马 *Frankliniella occidentalis*。

（2）白缘象甲 *Naupactus leucoloma*。

（3）谷实夜蛾 *Helicoverpa zea*。

（4）红火蚁 *Solenopsis invicta*。

（5）苜蓿黄萎病菌 *Verticillium albo-atrum*。

（6）鳞球茎茎线虫 *Ditylenchus dipsaci*。

（7）毒麦 *Lolium temulentum*。

（8）银毛龙葵 *Solanum elaeagnifolium*。

（9）田野菟丝子 *Cuscuta campestris*。

（10）苜蓿菟丝子 *Cuscuta epithymum*。

（11）假高粱 *Sorghum halepense*。

3. 产品要求

（1）苜蓿草应符合以下要求：

①不带有中方关注的检疫性有害生物；

②不带有活的有害生物；

③不带有饲草根、籽粒以及其他中方关注的检疫性植物残体；

④不带有动物粪便、动物尸体、禽类羽毛；

⑤不带有土壤、塑料膜、石块、金属片等异物。

（2）苜蓿草在原料和成品存储、加工和运输时符合以下要求：

①具有相对封闭和独立的空间；

②采取有效的防鼠、虫、鸟措施，防止有害生物污染；

③加工前，对加工设备进行专门清扫。

4. 包装要求

（1）应使用干净卫生的集装箱装运输华苜蓿草。

（2）每批货物的每个集装箱内应至少有一个可视标签，注明加工厂名称和注册登记号码及“阿根廷共和国苜蓿草输往中华人民共和国”中文字样。

（二）巴基斯坦（PAK）——虎尾草（Chloris）

根据《关于进口巴基斯坦虎尾草检验检疫要求的公告》（海关总署公告 2022 年第 97 号），允许符合相关要求的巴基斯坦虎尾草进口。该公告同时发布了检验检疫要求，相关内容摘录如下。

1. 产品范围

虎尾草（*Chloris gayana* Kunth），指在巴基斯坦境内种植，经高压压缩的虎尾草捆。

2. 关注的检疫性有害生物

（1）印度棉叶蝉 *Amrasca biguttula biguttula*。

（2）狗牙根盾蚧 *Odonaspis ruthae*。

（3）草地贪夜蛾 *Spodoptera frugiperda*。

（4）微小肾状线虫 *Rotylenchulus parvus*。

（5）玉米矮花叶病毒 Maize dwarf mosaic virus。

3. 产品检疫要求

（1）种植农场须实施综合管理措施，以避免和控制中方关注的有害生物发生。巴方应确保加工企业具备有效的植物疫情防控体系，保持加工区及相关设备清洁，在压缩打捆包装前采取有效的去杂措施，不得使用金属材质材料打捆包装，确保虎尾草符合以下要求：

①不带中方关注的有害生物；

②不带草根、植物种子以及其他植物残体；

③不带动物粪便、动物尸体、禽类羽毛；

④不带土壤、塑料膜、石块、金属片等异物。

（2）存储、加工和运输期间应符合以下要求：

①具有相对封闭和独立的空间；

②采取有效的防鼠、虫、鸟措施，防止有害生物污染；

③加工前，应对加工设备进行专门清扫。

（3）虎尾草必须在田间或加工企业实施机械干燥。

（4）加工企业和原料的种植、储存场所应远离动物饲养场、放牧场、屠宰场等场所，避免被动物的排泄物等动物源性物料污染。

（5）巴方应确保使用干净的集装箱或其他密闭工具装载输华虎尾草。每个集装箱或其他密闭工具内应至少有一个包装标识，注明加工企业名称、注册登记号码以及“虎尾草输往中华人民共和国”的英文字样。

（三）保加利亚（BGR）——苜蓿草（Medicago）

根据《关于进口保加利亚苜蓿草检验检疫要求的公告》（国家质检总局公告 2015 年第 28 号），允许符合相关要求的保加利亚苜蓿草进口。该公告同时发布了检验检疫要求，相关内容摘录如下。

1. 产品范围

苜蓿草（*Medicago sativa* L.），指在保加利亚生产的苜蓿干草及其加工产品如草粉、颗粒等。

2. 关注的检疫性有害生物

（1）苜蓿潜蝇 *Agromyza frontella*（Rondani）。

（2）苜蓿籽蜂 *Bruchophagus roddi* Gussak。

（3）苜蓿花瘿蚊 *Contarinia medicaginis* Kieff.。

（4）苜蓿瘿蚊 *Dasyneura ignorata*（Wachtl）。

（5）苜蓿黄萎病菌 *Verticillium albo-atrum*（Reinke & Rerthold）。

（6）苜蓿枯萎病菌 *Fusarium oxysporum* var. *medicaginis*（Weimer）Snyder and Hansen。

（7）豌豆胞囊线虫 *Heterodera goettingiana* Liebscher。

（8）原野菟丝子 *Cuscuta campestris* Yuncker。

（9）曼陀罗 *Datura stramonium* L.。

3. 产品要求

（1）苜蓿草应符合以下要求：

①不带有上述所列中方关注的检疫性有害生物；

②不带有饲草根和成熟籽粒；

③不带有土壤及动物粪便。

（2）苜蓿草装运前应存放在具有以下条件的储藏设施中：

①具有相对独立空间；

②采取防护措施，防止有害生物二次污染；

③采取防鸟措施，防止羽毛、鸟尸、鸟粪污染；

④采取防鼠措施，防止鼠类污染。

4. 包装要求

（1）加工厂应使用干净卫生的集装箱装运输华苜蓿草并在厂区内完成装箱工作，必要时应对集装箱进行清扫并彻底消毒。

（2）每批货物的每个集装箱内至少有一个包装标识，注明加工厂名称和注册登记号码及“保加利亚苜蓿草输往中华人民共和国”中文字样。

（四）哈萨克斯坦（KAZ）——苜蓿草（Medicago）

根据《关于进口哈萨克斯坦苜蓿草检验检疫要求的公告》（海关总署公告2018年第188号），允许符合相关要求的哈萨克斯坦苜蓿草进口。该公告同时发布了检验检疫要求，相关内容摘录如下。

1. 产品范围

苜蓿草（*Medicago sativa* L.），指哈萨克斯坦生产的苜蓿干草捆及其颗粒。

2. 关注的检疫性有害生物

（1）苜蓿籽蜂 *Bruchophagus roddi* Gussakovskii。

（2）密执安棒形杆菌诡谲亚种（苜蓿细菌性萎蔫病菌）*Clavibacter michiganensis subsp. insidiosus*（McCulloch） Davis et al.。

（3）菊花滑刃线虫 *Aphelenchoides ritzemabosi*（Schwartz） Steiner & Buhrer。

（4）鳞球茎茎线虫 *Ditylenchus dipsaci*（Kuhn） Filipjev。

（5）北方根结线虫 *Meloidogyne hapla* Chitwood。

（6）南方根结线虫 *Meloidogyne incognita*（Kofold & White） Chitwood。

（7）爪哇根结线虫 *Meloidogyne javanica*（Treub） Chitwood。

（8）美洲剑线虫 *Xiphinema americanum* Cobb。

（9）具节山羊草 *Aegilops cylindrica*。

（10）假高粱（及其杂交种）*Sorghum halepense*。

（11）苜蓿菟丝子 *Cuscuta approximata*。

（12）田野菟丝子 *Cuscuta campestris*。

（13）铺散矢车菊 *Centaurea diffusa*。

（14）匍匐矢车菊 *Centaurea repens*。

（15）加拿大一枝黄花 *Solidago canadensis*。

（16）豚草 *Ambrosia artemisiifolia*。

（17）列当属 *Orobanche coerulescens*。

3. 产品要求

（1）苜蓿草应符合以下要求：

①不带中方关注的检疫性有害生物；

②不带活的有害生物、植物根系、成熟籽粒及其他植物残体；

③不带土壤、动物粪便、动物尸体、金属物等异物。

（2）苜蓿草装运前应存放在具以下条件的储藏设施中：

①具有相对独立空间；

②具有有害生物控制措施，防止仓储害虫发生和危害；

③具有防鸟措施，防止鸟类羽毛、尸体、排泄物污染发生；

④具有防鼠措施，防止鼠类污染发生。

4. 检疫处理要求

苜蓿草离境前，哈方应对苜蓿草进行现场检疫，经检疫合格或经熏蒸处理合格的苜蓿草允许向中国出口。

苜蓿草熏蒸技术要求见表 18-6。

表 18-6　苜蓿草熏蒸技术要求

温度	剂量 g/m³	最低浓度 g/m³			
		0.5 小时	2 小时	24 小时	168 小时
10℃或以上	2.12	1.59	1.06	0.53	0.53

5. 包装要求

（1）必须以捆装或袋装方式，使用干净卫生的集装箱（包括其他封闭式容器）装运输华苜蓿草，并在厂区内完成装箱工作，防止在运输期间撒漏。

（2）必要时应对集装箱（包括其他封闭式容器）进行清扫并彻底消毒。

（3）每批输华苜蓿草的每个集装箱（包括封闭式运输工具）内至少有一个包装标志，注明加工厂名称、注册号码及“输往中华人民共和国”中文字样。

（五）加拿大（CAN）——梯牧草（Timothy）

根据国家质检总局《关于印发〈进口加拿大梯牧草检验检疫要求〉的通知》（国质检动函〔2014〕139 号），允许符合相关要求的加拿大梯牧草进口。该通知同时发布了进口加拿大梯牧草的检验检疫要求，相关内容摘录如下。

1. 产品范围

梯牧草（学名 *Phleum pratense* L.），指经二次压缩生产的梯牧干草。英文名称：Timothy hay。

2. 关注的检疫性有害生物

（1）黑森瘿蚊 *Mayetiola destructor*。

（2）牛毛草类网纹病菌 *Drechslera phlei*。

（3）亚麻斑点病菌 *Mycosphaerella lineolata*。

（4）丛赤壳属一种 *Nectria tubeculariformis*，*Acremonium boreale*（anamorph）。

（5）球腔菌属一种 *Phaeosphaeria herpotrichoides*。

（6）*Rhynchosporina meinersii*（无中文名）。

（7）剪股颖粒线虫 *Anguina agrostis*。

（8）毒麦 *Lolium temulentum*。

（9）假高粱 *Sorghum halepense*。

（10）禾本科，中文名暂定为北非狗根草 *Ventenata dubia*。

3. 产品要求

应确保输华梯牧干草的储藏设施符合以下要求。

（1）梯牧草加工厂应建立有效的质量管理体系，保持加工区及设备清洁，在压缩打捆包前采取有效的去杂、去污措施，确保符合以下要求：

——不带有中方关注的检疫性有害生物；

——不带有饲草根和成熟籽粒；

——不带有土壤及动物粪便。

（2）梯牧草装运前应存放在具有以下条件的储藏设施中：

——具有相对独立空间；

——采取防护措施，防止有害生物二次污染。

4. 包装要求

（1）加工厂应使用干净卫生的集装箱装运输华梯牧草并在厂区内完成装箱工作，必要时应对集装箱进行清扫并彻底消毒。

（2）标识要求。每批货物的每个集装箱内应至少有一个包装标志，注明加工厂名称和注册号码及“加拿大梯牧草输往中华人民共和国”中文字样。

（六）立陶宛（LTU）——青贮饲草（Haylage）

根据《关于进口立陶宛青贮饲草植物检疫要求的公告》（海关总署公告 2019 年第 52 号），允许符合相关要求的立陶宛青贮饲草进口。该公告同时发布了植物检疫要求，相关内容摘录如下。

1. 产品范围

青贮饲草（Haylage），指在立陶宛种植、青贮、分拣包装的人工栽培牧草，包括多花黑麦草（*Lolium multiflorum*）、多年生黑麦草（*Lolium perenne*）、草甸羊茅（*Festuca pratensis*）、紫羊茅（*Festuca rubra*）、梯牧草（*Phleum pratense*）、草地早熟禾（*Poa pratensis*）、红三叶草（*Trifolium pratense*）、白三叶草（*Trifolium repens*）、羊茅黑麦草（*Festulolium braunii*）、苜蓿草（*Medicago sativa*）。

2. 关注的检疫性有害生物和动物疫病

（1）植物有害生物

①南芥菜花叶病毒 Arabis mosaic virus；

②李痘病毒 Plum pox virus；

③甜菜跳甲 *Chaetocnema pulicaria*；

④毡蚧属一种 *Eriococcus brachypodii*；

⑤佐伊尔叶象 *Hypera zoilus*；

⑥玉米伪毛蚜 *Sipha maydis*；

⑦具肩根瘤象 *Sitona humeralis*；

⑧浅黄根瘤象 *Sitona lepidus*；

⑨马铃薯腐烂茎线虫 *Ditylenchus destructor*；

⑩鳞球茎茎线虫 *Ditylenchus dipsaci*；

⑪三叶草胞囊线虫 *Heterodera trifolii*；

⑫百里香菟丝子 *Cuscuta epithymum*；

⑬小麦基腐病菌 *Pseudocercosporella herpotrichoides*；

⑭黄萎轮枝孢 *Verticillium albo-atrum*。

（2）动物疫病

①口蹄疫 *Foot and Mouth Disease*；

②蓝舌病 *Bluetongue*；

③水泡性口炎 *Vesicular stomatitis*；
④马传染性贫血 *Equine Infectious Anaemia*；
⑤马脑脊髓炎 *Equine Encephalomyelitis*；
⑥马沙门氏菌流产 *Salmonellosis*；
⑦西尼罗河热 *West Nile Fever*。

3. 产品要求

（1）青贮饲草应符合以下要求：
①不带中方关注的检疫性有害生物；
②不带有螨类、软体动物等活的有害生物；
③不带有根系、成熟籽粒及其他植物残体；
④不带有土壤、动物粪便、动物尸体、塑料膜、石块、金属等异物；
⑤建立有效溯源体系。

（2）立方应确保装运前，批准的加工厂将青贮饲草存放在具有以下条件的储藏设施中：
①具有相对独立空间；
②地面光洁、易清扫，具有排水设施，以便实施清扫和消毒处理；
③具有有害生物控制措施，防止仓储害虫发生和危害；
④具有防鸟措施，防止鸟类羽毛、尸体、排泄物污染发生；
⑤具有防鼠措施，防止鼠类污染发生。

4. 包装要求

（1）必须使用干净卫生的集装箱装运输华饲草，必要时应对集装箱进行清扫并彻底消毒。

（2）每批货物的每个集装箱（包括封闭式运输工具）内应至少有一个包装标志，注明加工企业名称和注册号及“立陶宛青贮饲草输往中华人民共和国”中文字样。

（七）罗马尼亚（ROU）——苜蓿草（Medicago）

根据《关于进口罗马尼亚苜蓿草、保加利亚植物源性配合饲料和饲料添加剂检验检疫要求的公告》（国家质检总局公告 2018 年第 14 号），允许符合相关要求的罗马尼亚苜蓿草进口。该公告同时发布了检验检疫要求，相关内容摘录如下。

1. 产品范围

苜蓿草（*Medicago sativa* L.），指在罗马尼亚生产、经二次压缩的苜蓿草捆。

2. 关注的检疫性有害生物

（1）三叶草斑潜蝇 *Liriomyzatrifolii* Burgess。
（2）豌豆脚腐病菌 *Phomapinodella*（L. K. Jones） Morgan-Jones & K. B. Burch。
（3）黑白轮枝孢病菌 *Verticillium albo-atrum* Reinke& Berth. 。
（4）菊花滑刃线虫 *Aphelenchoides ritzemabosi*（Schwartz） Steiner &Buhrer。
（5）鳞球茎茎线虫 *Ditylenchusdipsaci*（Kuhn） Filipjev。
（6）南方根结线虫 *Meloidogyne incognita*（Kofold& White） Chitwood。
（7）假高粱 *Sorghum halepense*（L. ） Pers. 。
（8）苍耳属（非中国种）*Xanthium* spp. 。

3. 产品要求

（1）苜蓿草应符合以下要求：
①不带有中方关注的检疫性有害生物；
②不带有螨类、软体动物等活的有害生物；
③不带有饲草根、成熟籽粒及其他植物残体；

④不带有土壤、动物粪便、动物尸体、金属物等异物。

（2）苜蓿草装运前应存放在具有以下条件的储藏设施中：

①具有相对独立空间；

②采取防护措施，防止仓储害虫发生和危害；

③采取防鸟措施，防止鸟类羽毛、尸体、排泄物污染；

④采取防鼠措施，防止鼠类污染。

4. 包装要求

（1）应使用干净卫生的集装箱装运输华苜蓿草，必要时应对集装箱进行清扫并彻底消毒。

（2）每批货物的每个集装箱内应至少有一个包装标志，注明加工厂名称、注册号码及“输往中华人民共和国”中英文字样。

（八）美国（USA）——苜蓿草（Medicago）

根据《关于进口美国苜蓿干草块和颗粒、扁桃壳颗粒、梯牧干草植物检疫要求的公告》（海关总署公告2020年第66号），发布了新的进口美国苜蓿干草块和颗粒植物检疫要求，允许符合相关要求的美国苜蓿干草块和颗粒进口。

此前国家质检总局《关于印发〈进口美国苜蓿饲草卫生与植物卫生要求〉的通知》（国质检动函〔2008〕868号）附件发布的进口美国苜蓿饲草卫生与植物卫生要求（含2003年发布的补遗要求）作废。

相关内容摘录如下。

1. 产品范围

苜蓿干草块或颗粒（学名 *Medicago sativa* L.），指经高温和高压处理的苜蓿干草块或颗粒。

2. 关注的检疫性有害生物

（1）苜蓿籽蜂 *Bruchophagus roddi*。

（2）西花蓟马 *Frankliniella occidentalis*。

（3）谷实夜蛾 *Helicoverpa zea*。

（4）三叶草斑潜蝇 *Liriomyza trifolii*。

（5）白缘象甲 *Naupactus leucoloma*。

（6）黑森瘿蚊 *Mayetiola destructor*。

（7）棉根腐病菌 *Phymatotrichopsis omnivora*。

（8）苜蓿疫霉根腐病菌 *Phytophthora medicaginis*。

（9）苜蓿黄萎病菌 *Verticillium albo-atrum*。

（10）苜蓿细菌性萎蔫病菌 *Clavibacter michiganensis subsp. insidiosus*。

（11）木质部难养细菌 *Xylella fastidiosa*。

（12）苜蓿耳突病毒 Alfalfa enation rhabdovirus。

（13）花生矮化病毒 Peanut stunt virus。

（14）烟草环斑病毒 Tobacco ringspot virus。

（15）番茄环斑病毒 Tomato ringspot virus。

（16）鳞球茎茎线虫 *Ditylenchus dipsaci*。

（17）美洲剑线虫 *Xiphinema americanum*。

（18）北美苋 *Amaranthus blitoides*。

（19）刺蒺藜草 *Cenchrus echinatus*。

（20）田旋花 *Convolvulus arvensis*。

（21）田野菟丝子 *Cuscuta campestris*。

（22）百里香菟丝子 *Cuscuta epithymum*。

（23）南方三棘果 *Emex australis*。

（24）毒麦 *Lolium temulentum*。

（25）小列当 *Orobanche minor*。

（26）幽狗尾草 *Setaria parviflora*。

（27）北美刺龙葵 *Solanum carolinense*。

（28）银毛龙葵 *Solanum elaeagnifolium*。

（29）假高粱 *Sorghum halepense*。

3. 产品要求

（1）注册加工企业应建立良好的危害分析与关键控制点（HACCP）体系和溯源管理体系并有效运行，或按照其理念实施管理。加工企业应加强对原辅料、生产加工过程、成品仓储、运输等的卫生控制，避免苜蓿干草块或颗粒被原料、土壤、动物粪便和尸体、植物和动物残体等污染。不得添加有毒有害物质和任何动物源性成分，不得带中方关注的检疫性有害生物、其他活的有害生物、植物种子、动物粪便和尸体、土壤和未经中方批准的转基因成分。

（2）输华苜蓿干草块或颗粒应与原料和其他产品分开存放，并采取有效措施防止鼠类、昆虫等有害生物和鸟类进入仓库。美国农业部应对出口到中国的苜蓿干草块或颗粒加工企业实施日常监督检查（每年至少一次）。发现不符合情况，要加大检查频次，以确保输华产品的安全卫生。

（3）输华苜蓿干草块或颗粒的运输工具应清扫干净，必要时彻底清洁。

（4）输华苜蓿干草块或颗粒的包装袋应干净卫生。每批输华苜蓿干草块或颗粒的集装箱或者船舶的舱（如散装船运）内应至少有一个包装标识，注明加工企业名称、注册登记号以及"美国苜蓿干草块或颗粒输往中华人民共和国"的中文和英文字样。

（九）美国（USA）——梯牧干草（Phleum）

根据《关于进口美国苜蓿干草块和颗粒、扁桃壳颗粒、梯牧干草植物检疫要求的公告》（海关总署公告 2020 年第 66 号），允许符合相关要求的美国梯牧干草进口。该公告同时发布了检验检疫要求，相关内容摘录如下。

1. 产品范围

梯牧干草（学名 *Phleum pratense* L.），指经二次压缩生产的梯牧干草捆。

2. 关注的检疫性有害生物

（1）甜菜跳甲 *Chaetocnema pulicaria*。

（2）全北异粉蚧 *Heterococcus nudus*。

（3）马铃薯蛀茎蛾 *Hydraecia micacea*。

（4）叶象甲 *Hypera zoilus*。

（5）黑麦蓟马 *Limothrips denticornis*。

（6）黑森瘿蚊 *Mayetiola destructor*。

（7）草地贪夜蛾 *Spodoptera frugiperda*。

（8）草坪草红丝病菌 *Laetisaria fuciformis*。

（9）马铃薯绯腐病菌 *Phytophthora erythroseptica*。

（10）剪股颖粒线虫 *Anguina agrostis*。

（11）毛刺线虫属（传毒种类）*Trichodorus* spp.（The species transmit viruses）。

（12）毒麦 *Lolium temulentum*。

（13）北非草 *Ventenata dubia*。

3. 产品要求

应确保输华梯牧干草的储藏设施符合以下要求：

①具有相对独立空间；

②具有有害生物控制措施，防止仓储害虫发生和危害；

③具有防鸟措施，防止被鸟类羽毛、尸体和排泄物污染；

④具有防鼠措施，防止被鼠类污染。

4. 包装要求

（1）输华梯牧干草加工企业应使用清洁干净的集装箱装运输华梯牧干草，并在加工区内完成装箱工作，必要时应对集装箱进行彻底清洁。如在美国境内转运，应符合下列要求：

①只允许在经美国农业部和海关总署批准注册的转运仓库实施转运。加工企业须建立严格的追溯体系来确保转运的所有梯牧干草可追溯，在草捆上加贴带有加工企业名称、注册号及“输往中华人民共和国”中文字样的标识并使用非金属物固定，使用封闭的货车、卡车或铁路车皮将需转运的梯牧干草运输至转运仓库，并书面通知出证官员转运货物信息和转运仓库的地点。

②美国农业部对转运仓库实施日常监管，确保其转运的输华梯牧干草出自注册加工企业。转运仓库只能在白天接收输往中国的梯牧干草，不得接收用敞篷货车运输的梯牧干草。转运仓库必须采取适当的措施确保梯牧干草在装卸和储藏期间免受有害生物、动物排泄物及土壤的污染。

③转运仓库只可以在白天将梯牧干草装入集装箱。装载前须确认集装箱经过检查且清洁，指定专人核对草捆标识是否与出口货物的植物检疫证书相符，确保每个集装箱内至少放置一个包括注册转运仓库名称和注册号的标识。

④转运仓库须对转运的所有货物建立有效的追溯体系，并将所有输华梯牧干草的转运记录保存3年以上。

（2）标识要求。输华梯牧草的的每个集装箱内至少有一个标识，注明加工企业名称、注册号码及“输往中华人民共和国”中文字样。

（十）蒙古国（MNG）——天然饲草

根据《关于进口蒙古国天然饲草检验检疫要求的公告》（海关总署公告2022年第125号），允许符合相关要求的蒙古国天然饲草进口。该公告同时发布了检验检疫要求，相关内容摘录如下。

1. 产品范围

天然饲草是指产自蒙古国境内，收割后晒干，经湿热处理打包成捆（包）的天然饲草。

2. 关注的植物有害生物和动物疫病

输华天然饲草不得携带以下中方关注的植物有害生物和动物疫病的病原体：

（1）剪股颖粒线虫 *Anguina agrostis*。

（2）苜蓿籽蜂 *Bruchophagus roddi*。

（3）三叶斑潜蝇 *Liriomyza trifolii*。

（4）日本金龟子 *Popillia japonica*。

（5）苜蓿疫霉根腐病菌 *Phytophthora medicaginis*。

（6）苜蓿黄萎病菌 *Verticillium albo-atrum*。

（7）苜蓿细菌性萎蔫病菌 *Clavibacter michiganensis* subsp. *insidiosus*。

（8）菟丝子（属）*Cuscuta* spp.。

（9）列当（属）*Orobanche* spp.。

（10）豚草（属）*Ambrosia* spp.。

（11）匍匐矢车菊 *Centaurea repens* L.。

（12）毒芹 *Cicuta virosa*。

（13）天仙子 *Hyoscyamus niger*。

（14）石龙芮 *Ranunculus sceleratus*。

（15）拟腺棘豆 *Oxytropis pseudoglandulosa*。

（16）野罂粟 *Papaver nudicaule*。

（17）狼毒 *Stellera chamaejasme*。

（18）龙葵 *Solanum nigrum*。

（19）口蹄疫 Foot and mouth disease。

（20）炭疽病 Anthrax。

（21）非洲猪瘟 African swine fever。

（22）小反刍兽疫 Peste des petits ruminants。

（23）禽流感 Avian influenza。

（24）绵羊痘和山羊痘 Sheep pox and Goat pox。

（25）牛结节性皮肤病 Lumpy skin disease。

3. 种植、加工、储存及运输要求

（1）输华天然饲草草场应实施综合管理措施，以避免和控制中方关注的植物有害生物和动物疫病发生。天然饲草采收区域方圆 10 公里范围内，在采收前一年内应未发生中方关注的动物疫病。天然饲草草场和晾晒、加工及储存场所应与动物饲养场、牧场等隔离，确保不被动物排泄物、分泌物等污染。

（2）采收时，割草高度应距离地面 5 厘米以上，并压缩打包成捆（包）。收割、晾晒期间，不得混杂有毒杂草、草根、土壤及其他杂物，避免被动物源性物料污染。

（3）蒙方确保加工企业具备有效的动植物疫情防控体系，具备湿热处理条件，保持加工区及相关设备清洁，在压缩打捆包装前采取有效的去杂、去污措施，不得使用金属材质材料打捆包装，确保输华天然饲草符合以下要求：

①不带中方关注的植物有害生物、动物疫病病原体及其他活的有害生物；

②不带有毒杂草、草根和植物种子；

③不带动物排泄物、动物尸体和禽类羽毛；

④不带土壤、塑料膜、石块、金属片等异物；

⑤不带转基因成分；

⑥中国国家标准《饲料卫生标准》（GB 13078）的相关要求。

（4）加工企业对输华天然饲草实施不低于 121℃持续时间不少于 20 分钟的湿热处理。

（5）存储、加工和运输期间应符合以下要求：

①具有相对封闭和独立的加工、存放场地；

②采取有效的防鼠、虫、鸟措施，防止有害生物污染；

③加工前，应对加工设备进行专门清扫。

（6）输华天然饲草应使用干净的集装箱或其他采用篷布密闭的专用运输工具，装运前进行彻底清扫，并使用二氧化氯消毒药剂进行处理（有效氯含量 500mg/L~1500mg/L，用量 20mL/m^2~30mL/m^2，作用 30~60 分钟）。

（7）每个集装箱或其他采用篷布密闭的专用运输工具内应至少有一个包装标识，注明天然饲草产地、加工企业名称、注册登记号码以及“蒙古国天然饲草输往中华人民共和国”的英文字样。产品标签应符合中国国家标准《饲料标签》（GB 10648）要求。

4. 离境前检疫

（1）蒙方对输华天然饲草实施动植物检疫监管，如检疫发现中方关注的植物有害生物和动物疫病病原体、有毒杂草、土壤、动物源性物料的，则该批货物不得向中国出口，蒙方暂停相关企业的天然饲草输华并查明原因；经检疫合格，确认符合中国进境动植物检疫要求的天然饲草，允许向中国出口。

（2）输华天然饲草应随附蒙古国官方按照国际标准出具的植物检疫证书和兽医卫生证书，证书内容由双方协商确定。

（十一）南非（ZAF）——苜蓿草（Medicago）

根据《关于进口南非苜蓿草检验检疫要求的公告》（海关总署公告 2018 年第 189 号），允许符合相关要求的南非苜蓿草进口。该公告同时发布了检验检疫要求，相关内容摘录如下。

1. 产品范围

苜蓿草（*Medicago sativa* L.），指在南非生产、经高压压缩的苜蓿草捆。

2. 关注的检疫性有害生物

（1）苜蓿籽蜂 *Bruchophagus roddi*（Gussakovskii）。

（2）三叶草斑潜蝇 *Liriomyza trifolii*（Burgess）。

（3）南非石竹卷蛾 *Epichoristodes acerbella*（Walker）。

（4）白缘象甲 *Naupactus leucoloma*（Boheman）。

（5）海灰翅夜蛾 *Spodoptera littoralis*（Boisduval）。

（6）苜蓿细菌性萎蔫病菌 *Clavibacter michiganense subsp. insidiosum*。

（7）苜蓿疫霉根腐病菌 *Phytophthora medicaginis* E. M. Hans. et D. P. Maxwell。

（8）苜蓿黄萎病菌 *Verticillium albo-atrum* Reinke et Berthold。

（9）油棕猝倒病菌 *Pythium splendens* H. Braun。

（10）苜蓿草菟丝子 *Cuscuta epithymum* Murr.。

（11）小列当 *Orobanche minor* J. E. Smith。

（12）银毛龙葵 *Solanum elaeagnifolium*。

（13）不实野燕麦 *Avena sterilis* L.。

（14）匍匐矢车菊 *Centaurea repens* L.。

3. 产品要求

苜蓿草应符合以下要求：

（1）不带中方关注的检疫性有害生物。

（2）不带饲草根、籽粒以及其他植物残体。

（3）不带动物粪便、动物尸体、禽类羽毛。

（4）不带土壤、塑料膜、石块、金属片等异物。

4. 包装要求

（1）必须以捆装或袋装方式，使用干净卫生的集装箱（包括其他封闭式容器）装运输华苜蓿干草，防止在运输期间撒漏。

（2）每批货物的每个集装箱（包括封闭式运输工具）内应至少有一个包装标志，注明加工企业名称和注册号及“南非苜蓿草输往中华人民共和国”中文字样。

（十二）尼泊尔（NPL）——青贮饲料（Haylage）

根据《关于进口尼泊尔青贮饲料检验检疫要求的公告》（海关总署公告 2022 年第 69 号），允许符合相关要求的尼泊尔青贮饲料进口。该公告同时发布了检验检疫要求，相关内容摘录如下。

1. 产品范围

青贮饲料（haylage），指在尼泊尔境内种植、分拣、粉碎、包装的人工栽培青贮饲料，包括青贮玉米（*Zea mays*）、青贮象草（*Pennisetum purpureum*）、青贮高粱（*Sorghum bicolor*）。

2. 关注的检疫性有害生物和动物疫病

（1）植物有害生物

①玉米细菌性枯萎病菌 *Pantoea stewartii*；

②菊迪卡氏菌 *Dickeya chrysanthemi*；

③甘蔗流胶病菌 *Xanthomonas axonopodis* pv. *Vasculorum*；

④甘蔗白条病菌 *Xanthomonas albilineans*；

⑤根结线虫属（非中国种）*Meloidogyne Goeldi*（non-Chinese species）；

⑥长针线虫属（传毒种类）*Longidorus* spp. as virus vectors；

⑦最短尾短体线虫 *Pratylenchus brachyurus*；

⑧飞机草 *Chromolaena odorata*；

⑨宽叶酢浆草 *Oxalis latifolia*；

⑩北美刺龙葵 *Solanum carolinense*；

⑪狭叶独脚金 *Striga angustifolia*；

⑫紫茎泽兰 *Eupatorium adenophorum*；

⑬菲律宾霜霉病菌 *Peronosclerospora philippinensis*；

⑭甘蔗霜霉病菌 *Peronosclerospora sacchari*；

⑮高粱霜霉病菌 *Peronosclerospora sorghi*。

（2）动物疫病

口蹄疫 Foot and mouth disease。

3. 产品检疫要求

（1）种植农场应实施有效的综合管理措施，以避免和控制中方关注的植物有害生物和动物疫病发生。加工企业应建立有效的防疫体系，保持加工区及设备清洁卫生。在压缩打捆前采取有效的去杂、去污措施，不得采用金属材料打捆包装，确保青贮饲料符合以下要求：

①不带中方关注的植物有害生物和动物疫病；

②不带其他活的有害生物；

③不带草根、种子和其他植物残体；

④不带动物粪便、动物尸体和禽类羽毛；

⑤不带土壤、塑料膜、石块、金属片等异物。

（2）装运前的储存设施应符合以下要求：

①具有相对封闭和独立的空间；

②采取有效的防鼠、虫、鸟措施，防止有害生物污染；

③加工前，对加工设备进行专门清扫。

（3）加工企业应具备机械干燥或田间干燥的设施。

（4）种植、加工及储存场所与动物饲养场、牧场等隔离，避免被动物的排泄物、分泌物及其他杂质污染。

（5）运输青贮饲料的集装箱应彻底清扫干净，必要时须进行检疫和消毒。每个集装箱或其他运输工具内应至少有一个包装标识，注明加工厂名称、注册登记号码以及“尼泊尔青贮饲料输往中华人民共和国”的中文、尼泊尔文和英文字样。

（十三）苏丹（SDN）——苜蓿草（Medicago）

根据《关于进口苏丹共和国苜蓿草检验检疫要求的公告》（国家质检总局公告 2016 年第 33 号），允许符合相关要求的苏丹苜蓿草进口。该公告同时发布了检验检疫要求，相关内容摘录如下。

1. 产品范围

苜蓿草（*Medicago sativa* L.），指在苏丹共和国生产、经二次压缩的苜蓿草捆。

2. 关注的检疫性有害生物

（1）三叶草斑潜蝇 *Liriomyza trifolii*。

（2）海灰翅夜蛾 *Spodoptera littoralis*。

（3）藜根少粉蚧 *Mirococcus inermis*。

（4）塞内加尔小车蝗 *Oedaleus senegalensis*。

（5）花生根结线虫 *Meloidogyne arenaria*。

（6）南方根结线虫 *Meloidogyne incognita*。

（7）爪哇根结线虫 *Meloidogyne javanica*。

（8）菊迪卡氏菌 *Dickeya chrysanthemi*。

（9）毒麦 *Lolium temulentum*。

（10）小列当 *Orobanche minor*。

（11）田野菟丝子 *Cuscuta campestris*。

（12）蓝堇 *Fumaria officinalis*。

（13）墙生藜 *Chenopodium murale*。

（14）非洲羽毛草 *Pennisetum macrourum*。

3. 产品要求

（1）苜蓿草应符合以下要求：

①不带有中方关注的检疫性有害生物；

②不带有活的有害生物；

③不带有饲草根、籽粒以及其他植物残体；

④不带有动物粪便、动物尸体、禽类羽毛；

⑤不带有土壤、塑料膜、石块、金属片等异物。

（2）苜蓿草装运前应存放在具有以下条件的储藏设施中：

①具有相对独立空间；

②采取防护措施，防止有害生物二次污染；

③采取防鸟措施，防止羽毛、鸟尸、鸟粪污染；

④采取防鼠措施，防止鼠类污染。

4. 包装要求

（1）应使用干净卫生的集装箱装运输华苜蓿草，必要时应对集装箱进行清扫并彻底消毒。

（2）每批货物的每个集装箱内应至少有一个包装标志，注明加工厂名称和注册登记号码及“苏丹苜蓿草输往中华人民共和国”中文字样。

（十四）西班牙（ESP）——苜蓿草（Medicago）

根据国家质检总局《关于印发〈进口西班牙苜蓿草检验检疫要求〉的通知》（国质检动函〔2014〕291 号），允许符合相关要求的西班牙苜蓿草进口。该通知同时发布了进口西班牙苜蓿草的检验检疫要求，相关内容摘录如下。

1. 产品范围

苜蓿草（*Medicago sativa* L.），指在西班牙生产的脱水苜蓿草捆和颗粒。

2. 关注的检疫性有害生物

（1）大阿米芹 *Ammi majus*。

（2）黄星蓟 *Centaurea solstitialis*。

（3）菟丝子属 *Cuscuta* spp.。

（4）非洲狼尾草 *Pennisetum macrourum*。

（5）毒莴苣 *Lactuca serriola*。

（6）假高粱 *Sorghum halepense*。

（7）法国野燕麦 *Avena ludoviciana*。

（8）不实野燕麦 *Avena sterilis*。

（9）细茎野燕麦 *Avena barbata*。

3. 产品要求

应确保输华苜蓿草的储藏设施符合以下要求。

（1）苜蓿草加工厂应建立有效的质量管理体系，保持加工区及设备清洁，在压缩打捆包前采取有效的去杂、去污措施，确保符合以下要求：

——不带有中方关注的检疫性有害生物；

——不带有饲草根和成熟籽粒；

——不带有土壤及动物粪便。

（2）苜蓿草加工厂的烘干工艺应保持250℃ 5分钟以上，以保障苜蓿草的品质和安全。

（3）苜蓿草装运前应存放在具有以下条件的储藏设施中：

——具有相对独立空间；

——采取防护措施，防止有害生物二次污染；

——采取防鸟措施，防止羽毛、鸟尸、鸟粪污染；

——采取防鼠措施，防止鼠类污染。

4. 包装要求

（1）加工厂应使用干净卫生的集装箱装运输华苜蓿草并在厂区内完成装箱工作，必要时应对集装箱进行清扫并彻底消毒。

（2）标识要求。

每批货物的每个集装箱内应至少有一个包装标志，注明加工厂名称和注册登记号码及“西班牙苜蓿草输往中华人民共和国”中文字样。

（十五）西班牙（ESP）——燕麦草（Avena）

根据《关于进口西班牙燕麦草检验检疫要求的公告》（海关总署公告2022年第52号），允许符合相关要求的西班牙燕麦草进口。该公告同时发布了检验检疫要求，相关内容摘录如下。

1. 产品范围

燕麦草（燕麦 *Avena sativa* L. 和糙伏毛燕麦 *Avena strigosa* Schreb），指在西班牙境内种植，经高温脱水的燕麦干草。

2. 关注的检疫性有害生物

（1）三叶斑潜蝇 *Liriomyza trifolii*。

（2）密执安棒形杆菌密执安亚种 *Clavibacter michiganensis* subsp. *michiganensis*。

（3）小麦基腐病菌 *Oculimacula yallundae*。

（4）玉米褪绿斑驳病毒 Maize chlorotic mottle virus（MCMV）。

（5）大麦黄矮病毒 Barley yellow dwarf virus。

（6）多年生豚草 *Ambrosia psilostachya*。

（7）毒麦 *Lolium temulentum*。

（8）细茎野燕麦 *Avena barbata*。

（9）法国野燕麦 *Avena ludoviciana*。

（10）不实野燕麦 *Avena sterilis*。

（11）草莓滑刃线虫 *Aphelenchoides fragariae*。

（12）鳞球茎茎线虫 *Ditylenchus dipsaci*。

3. 产品检疫要求

（1）种植农场须实施有效的有害生物综合治理（IPM），以避免和控制中方关注的有害生物发生。加工企业须建立质量控制体系，对原料采购、高温脱水、产品检测等环节实施有效管理，保持加工区及设备清洁，在压缩打捆包前采取有效的去杂、去污措施，不得使用金属材质材料打捆包装，确保燕麦草符合以下要求：

①不带中方关注的有害生物和其他活的有害生物；

②不带草根、植物种子以及其他植物残体和异物；

③不带动物粪便、动物尸体、禽类羽毛；

④不带土壤。

（2）装运前的储存设施应符合以下要求：

①具有相对封闭和独立的空间；

②采取有效的防鼠、虫、鸟措施，防止有害生物污染。

（3）加工企业应具备机械干燥设施，烘干工艺应保持250℃ 5分钟以上。

（4）种植、加工及储存场所与动物饲养场、牧场等隔离，避免被动物排泄物、分泌物等污染。

（5）使用干净的集装箱和其他密闭工具装运输华燕麦草，必要时，应实施检验检疫和检疫处理。每个集装箱或其他运输工具内应至少有一个包装标识，注明加工企业名称、注册登记号码以及“西班牙燕麦草输往中华人民共和国”的英文字样。

（十六）意大利（ITA）——苜蓿草（Medicago）

根据《关于进口意大利苜蓿草植物检疫要求的公告》（海关总署公告2019年第51号），允许符合相关要求的意大利苜蓿草进口。该公告同时发布了检验检疫要求，相关内容摘录如下。

1. 产品范围

苜蓿草（*Medicago sativa* L.），指在意大利生产的脱水苜蓿草捆和颗粒。

2. 关注的检疫性有害生物

（1）三叶草斑潜蝇 *Liriomyza trifolii*（Burgess）。

（2）海灰翅夜蛾 *Spodoptera littoralis*（Boisduval）。

（3）豌豆脚腐病菌 *Phoma pinodella*（L. K. Jones）Morgan - Jones et K. B. Burch。

（4）苜蓿疫霉根腐病菌 *Phytophthora medicaginis* E. M. Hans . et D. P. Maxwell。

（5）油棕猝倒病菌 *Pythium splendens* H. Braun。

（6）苜蓿黄萎病菌 *Verticillium albo-atrum* Reinke et Berthold。

（7）棉花黄萎病菌 *Verticillium dahliae* Kleb. 。

（8）苜蓿细菌性萎蔫病菌 *Clavibacter michiganensis subsp. insidiosus*（McCulloch）Davis et al. 。

（9）木质部难养细菌 *Xylella fastidiosa* Wells et al. 。

（10）菊花滑刃线虫 *Aphelenchoides ritzemabosi*（Schwartz）Steiner et Bührer。

（11）鳞球茎茎线虫 *Ditylenchus dipsaci*（Kühn）Filipjev。

（12）豌豆胞囊线虫 *Heterodera goettingiana* Liebscher。

（13）田蓟 *Cirsium arvense* L. 。

（14）菟丝子属 *Cuscuta* spp. 。

（15）毒麦 *Lolium temulentum* L. 。

（16）小列当 *Orobanche minor* J. E. Smith。

（17）银毛龙葵 *Solanum elaeagnifolium* Cay.。

（18）假高粱 *Sorghum halepense*（L.）Pers.。

3. 产品要求

（1）苜蓿草需符合以下要求：

①不带中方关注的检疫性有害生物；

②不带未经中国官方批准的转基因成分；

③不带活的有害生物；

④不带饲草根、籽粒以及其他植物残体；

⑤不带动物粪便、动物尸体、禽类羽毛；

⑥不带土壤、塑料膜、石块、金属片等异物。

（2）苜蓿草加工企业和苜蓿草原料的种植、烘干及储存场所应与动物饲养场、牧场等隔离，确保这些原料没有被偶蹄类动物的排泄物、分泌物及其他物污染。苜蓿草在收割、晾晒及储存期间，应避免混杂根、籽粒、土壤及其他植物残体。

4. 包装要求

（1）必须以捆装或袋装方式，使用干净卫生的集装箱（包括其他封闭式容器）装运输华苜蓿干草，防止在运输期间撒漏。

（2）每批货物的每个集装箱（包括封闭式运输工具）内应至少有一个包装标志，注明加工企业名称和注册号及“意大利苜蓿草输往中华人民共和国”中文字样。

三、配合饲料、饲用乳制品及其他动物源性饲料

进境植物源性配合饲料和饲料添加剂不得含有未经中国官方批准的转基因成分。饲料应符合中国国家标准《饲料卫生标准》（GB 13078）的相关要求，饲料包装上应有符合中国国家标准《饲料标签》（GB 10648）规定的中文标签。中国与特定国家（地区）议定的检验检疫要求中，涉及前述内容的要求以下不再赘述。

（一）巴拉圭（PRY）——喷干牛血细胞粉、喷干牛血浆蛋白粉

根据《关于巴拉圭进口喷干牛血细胞粉、喷干牛血浆蛋白粉的通知》（国质检动函〔2002〕777号），经对巴拉圭兽医服务体系、动物卫生状况进行问卷调查和加工工艺分析，中方同意从巴拉圭进口喷干牛血细胞粉、喷干牛血浆蛋白粉。

中国和巴拉圭双方就有关“兽医卫生证书”内容达成一致，巴拉圭农业畜产部将对输华喷干牛血细胞粉、喷干牛血浆蛋白粉出具“兽医卫生证书”，巴拉圭输华喷干牛血细胞粉、喷干牛血浆蛋白粉必须随附“兽医卫生证书”。

（二）巴西（BRA）——陆生动物蛋白饲料

根据《进口巴西陆生动物蛋白饲料检疫和卫生要求的公告》（海关总署公告 2023 年第 46 号），允许符合相关要求的巴西陆生动物蛋白饲料进口。该公告同时发布了检疫和卫生要求，相关内容摘录如下。

1. 产品范围

陆生动物蛋白饲料指禽源性蛋白饲料和猪源性蛋白饲料，包括肉粉、骨粉、肉骨粉、血粉和羽毛粉等。

2. 生产企业要求

巴西输华陆生动物蛋白饲料生产企业应经巴西联邦共和国官方主管部门批准，并在巴方有效监督之下生产，实施了危害分析和关键控制点（HACCP）质量管理体系或按照 HACCP 原理建立质量管理体系，制定并有效执行产品追溯和召回制度。

产品符合巴西法律法规要求，允许在巴西国内自由销售。

3. 原料要求

（1）原料来源动物在巴西出生和饲养，在官方批准的屠宰厂屠宰，经宰前、宰后检验，无任何法定通报疫病的症状。

（2）原料来源动物没有因为动物疫情受到移动限制或者被扑杀。

（3）原料如果进口，应来自已经中方批准允许向中国出口该类原料的国家。

（4）没有使用反刍动物原料，并采取有效措施防止反刍动物源性成分污染。

（5）来源于口蹄疫、古典猪瘟、非洲猪瘟、猪水泡病、高致病性禽流感非疫区。

4. 生产加工要求

（1）经过中心温度不低于90℃至少15分钟的热处理，或者采用中方认可的其他等效加工方式进行热处理。

（2）生产加工过程没有添加不明种类的动物源性原料和反刍动物源性原料等禁止使用的物质。

（3）生产中和生产后以及运输中采取有效措施避免污染。

5. 生产产品要求

巴方对每批输华陆生动物蛋白饲料进行随机抽样，并按照以下要求进行检测：

（1）经巴方认可实验室采用聚合酶链式反应（PCR）方法或中方认可的其他方法进行检测，结果不含反刍动物源性成份。PCR方法检测反刍动物源性成分DNA的限值为0.1%。

（2）符合沙门氏菌和肠杆菌科的要求：

沙门氏菌：25克样品中未检出：$n=5$，$c=0$，$m=0$，$M=0$；

肠杆菌科：1克样品中：$n=5$，$c=2$，$m=10$，$M=3\times10^2$；

n——检验的样品数；

m——细菌数的阈值，如果所有样品中细菌数都没有超过m，该结果为合格；

M——细菌数的最大值，如果有1个或多个样品中细菌数等于或大于M，该结果为不合格；

c——细菌数介于m与M之间的样品数，如果其他样品的细菌数是小于或等于m，该结果仍认为可接受。

6. 包装和标签要求

巴西输华陆生动物蛋白饲料应使用安全洁净的材料进行包装，包装密封性能良好、不易破损。

外包装需加施标签，标签应符合中方有关要求，并标注“非供人类使用”或“仅用于饲料生产”等文字。

7. 出口前检验检疫

巴方负责对经检验检疫符合双方议定书要求的每批输华陆生动物蛋白饲料出具兽医卫生证书。

（三）巴西（BRA）——饲用水生动物蛋白及油脂

根据《关于进口巴西饲用水生动物蛋白及油脂检疫和卫生要求的公告》（海关总署公告2024年第179号），允许符合相关要求的巴西饲用水生动物蛋白及油脂进口。该公告同时发布了检疫和卫生要求，相关内容摘录如下：

1. 产品范围

饲用水生动物蛋白及油脂是指水生动物（水生哺乳动物除外）及其加工过程中产生的副产品制成的鱼粉、鱼油等动物源性饲料。

2. 生产企业要求

巴西输华饲用水生动物蛋白及油脂生产企业应符合以下要求：

（1）经巴西官方主管部门批准并向中华人民共和国海关总署推荐，经海关总署考核合格并注册登记。

（2）输华饲用水生动物蛋白及油脂生产企业在巴西官方有效监督下，符合巴西的相关法律法规要求。

（3）输华饲用水生动物蛋白及油脂生产企业实施危害分析与关键控制点（HACCP）质量管理体系或按照 HACCP 理念建立质量管理体系，制定并有效执行产品召回和追溯制度。

3. 原料要求

（1）原料来自于巴西海域、公海捕捞水生动物或者养殖水生动物（不包括海洋哺乳动物），由上述动物的整体或供人类消费水产品加工厂的副产品加工生产。

（2）不使用因动物疫情死亡的水生动物，或因扑灭动物疫情而淘汰的水生动物。

（3）不含其他非水生动物的成分。

4. 生产加工要求

（1）经过中心温度不低于 85℃，时间不少于 15 分钟的热处理，或者中方认可的其他等效的加工方式。

（2）加工过程没有添加任何不明种类的动物源性原料及禁用物质。

（3）生产过程中和生产后采取有效措施避免污染。

5. 生产产品要求

（1）产品在巴西境内允许自由销售。

（2）产品不含有危害动物健康的有毒有害物质，并符合中国、巴西的饲料安全卫生标准。

（3）产品输华前，经巴西官方认可的实验室采用 PCR 方法检测反刍动物源性成分，结果为阴性。PCR 方法检测反刍动物源性成分 DNA 的限值为 0. 1%。

（4）产品出口前，经官方主管部门随机抽样检测，结果符合以下要求：

沙门氏菌：25g 产品中未检出：n=5，c=0，m=0，M=0；

肠杆菌：1 克样品中不超过 300：n=5，c=2，m=10，M=300；

其中：

n—检验的样品数

m—细菌数的最小值（阈值）；如果所有样品中细菌数都没有超过 m，该结果为合格；

M—细菌数的最大值；如果有 1 个或多个样品中细菌数等于或大于 M，该结果为不合格；

c—细菌数介于 m 与 M 之间的样品数，如果其它样品的细菌数是小于或等于 m，该结果仍认为可接受。

6. 包装和标签要求

（1）使用全新、洁净，密封性和防潮性能良好，不易破损的包装。

（2）产品外包装应注明“非供人类食用”或“仅用作饲料”等警示语。

（3）产品的储存、运输过程中应采取有效措施以避免污染。

7. 出口前检验检疫

巴方根据巴西法律法规和议定书要求对输华饲用水生动物蛋白及油脂实施检验检疫，合格的出具兽医卫生证书，证明符合有关议定书的要求。

（四）保加利亚（BGR）——植物源性配合饲料和饲料添加剂

根据《关于进口罗马尼亚苜蓿草、保加利亚植物源性配合饲料和饲料添加剂检验检疫要求的公告》（国家质检总局公告 2018 年第 14 号），允许符合相关要求的保加利亚植物源性配合饲料和饲料添加剂进口。该公告同时发布了检验检疫要求，相关内容摘录如下。

1. 产品范围

输华植物源性配合饲料是指在保加利亚本国生产，根据饲养动物的营养需要，将多种植物源性饲料原料和饲料添加剂按饲料配方经工业化加工的饲料。

输华饲料添加剂（含添加剂预混料）是指在保加利亚本国生产，为满足特殊需要而在饲料加工、制作、使用过程中添加的少量或者微量物质。

2. 关注的检疫性有害生物

（1）豚草属 *Ambrosia sp.* 。

（2）黑高粱 *Sorghum almum*。

（3）假高粱 *Sorghum halepense*。

（4）苍耳属（非中国种）*Xanthium* spp.（non-Chineses species）。

（5）四纹豆象 *Callosobruchus maculatus*。

（6）红火蚁 *Tilletiacontroversa* Kuhn。

（7）小麦矮腥黑穗病 *Zabrustenebrioides*（Goeza）。

3. 产品要求

产品应符合中国饲料相关安全卫生标准，不得添加有毒有害物质和任何动物源性成分。放射性符合中国相关要求。

原料中如有来自TCK疫区和TCK风险不明地区的小麦或麦麸，需经过中心温度不低于85℃、相对湿度不低于80%、持续时间不少于5分钟的热处理，或经海关总署认可的其他处理。

加工厂应将输华植物源性配合饲料和饲料添加剂与原料及其他产品分开单独存放。确保存放仓库采取有效的防鼠、虫、鸟措施，防止有害生物二次污染。

4. 包装要求

（1）装运输华植物源性配合饲料和饲料添加剂的包装袋和集装箱干净卫生。必要时，集装箱应彻底清扫消毒。

（2）每批输华植物源性配合饲料和饲料添加剂的每个集装箱或每个包装袋上有一个包装标志，注明加工厂名称及其注册登记号码、“保加利亚植物源性配合饲料输往中华人民共和国”或“保加利亚饲料添加剂输往中华人民共和国”中文字样。

（五）波兰（POL）——饲用乳制品

根据《关于进口波兰饲用乳制品检疫和卫生要求的公告》（海关总署公告2021年第26号），允许符合相关要求的波兰饲用乳制品进口。该公告同时发布了检疫和卫生要求，相关内容摘录如下。

1. 产品范围

饲用乳制品，指由蔬菜成分、维生素预混合饲料、益生菌以及其他中国与波兰法律准许使用的非动物源性原料与乳清、乳酪、脱脂乳等混合制成的饲用乳制品，及由不含以上原料的乳清、乳酪、脱脂乳等制成的饲用乳制品。

输华的饲用乳制品应获得波兰官方批准，并已被允许在波兰自由销售。

2. 原料及产品要求

（1）生产原料应来自波兰本国，且波兰国内没有口蹄疫、牛瘟、牛结节性疹、小反刍兽疫、绵羊痘和山羊痘、羊痒病疫情。同时，过去一年内出口中国的饲用乳制品的奶源供应农场未发生过牛结核病、布鲁氏菌病、牛地方流行性白血病、牛副结核病、梅迪—维斯纳病、山羊关节炎/脑炎、牛传染性胸膜肺炎。

（2）原料奶来自于无任何传染病症状的健康动物，并不得使用生育后7天内取得的初乳。

（3）原料中不得含有除牛奶及其衍生品外的其他反刍动物蛋白和其他动物源性成分。

（4）输华产品加工所使用的原料不得含有未经中方批准的转基因成分。

（5）输华产品属中国农业农村部进口产品登记范围的，还应满足进口产品登记要求。

3. 生产工艺要求

（1）应进行热处理加工，热处理加工方法应符合波兰饲用乳制品法律法规要求并经中方认可。

（2）生产过程中不得使用危害动物健康的有毒有害物质，同时不得添加中国法律法规、波兰法律法规禁止使用的添加物。

（3）饲用乳制品输华前应经波兰官方抽样检测，并符合以下要求：

沙门氏菌：25 克样品中未检出，n=5，c=0，m=0，M=0；

细菌总数：$<2\times10^6$ CFU/g；

霉菌总数：$<1\times10^3$ CFU/g。

其中：n——检验的样品数；

m——细菌数的阈值；如果所有样品中细菌数都没有超过 m，该结果为合格；

M——细菌数的最大值；如果有 1 个或多个样品中细菌数等于或大于 M，该结果为不合格；

c——细菌数介于 m 与 M 之间的样品数，如果其他样品的细菌数是小于或等于 m，该结果仍认为可接受。

4. 包装、标签和存储运输要求

（1）每批输华饲用乳制品须用全新、洁净，密封和防潮性能良好、不易破损的包装材料进行包装。

（2）货物外包装需注明生产企业名称及注册登记号码，并标注“仅用作饲料”等警示语。

（3）输华饲用乳制品的生产、存储、运输过程采取了有效措施避免污染。

5. 进境检验检疫

检出未经批准的动物源性成分的，作退回或销毁处理。

发现散包、容器破裂的，由货主或代理人负责整理完好。包装破损且有传播动植物疫病风险的，应当对所污染的场地、物品、器具进行检疫处理。

（六）法国（FRA）——猪源性蛋白饲料

根据《关于进口法国猪源性蛋白饲料检疫和卫生要求的公告》（海关总署公告 2024 年第 52 号），允许符合相关要求的法国猪源性蛋白饲料进口。该公告同时发布了检疫和卫生要求，相关内容摘录如下。

1. 产品范围

猪源性蛋白饲料包括肉粉、骨粉、肉骨粉、血粉、血浆蛋白粉，血液制品如喷雾干燥的血浆粉和血红蛋白粉等。

2. 生产企业要求

输华猪源性蛋白饲料的生产加工企业应符合以下要求：

（1）获得法兰西共和国官方主管部门批准，并在法方有效监督之下生产，产品符合法方法律法规要求，允许在法国国内自由销售。

（2）实施 HACCP 质量管理体系或按照 HACCP 原理建立质量管理体系，制定并有效执行产品追溯和召回制度。

3. 原料要求

输华猪源性蛋白饲料生产使用的动物源性原料应符合以下要求：

（1）原料来源动物在欧盟地区出生和饲养，在官方批准的屠宰厂屠宰，经宰前、宰后检验，无任何不适合作饲料原料的传染病症状。

（2）原料来源动物没有因为动物疫情受到移动限制或者被扑杀。

（3）原料如果进口，应来自已经中方批准允许向中国出口该类原料的国家。

（4）不得使用反刍动物原料，并采取有效措施防止反刍动物源性成份污染。

（5）生产猪源性蛋白饲料原料应来自无口蹄疫、古典猪瘟、猪水泡病的农场饲养的动物。

（6）原料如果来源于法国境内饲养的生猪，应符合中法双方签署的非洲猪瘟区域化管理合作协议；如果来源于法国境外，应来自非洲猪瘟非疫区的国家（地区）。

4. 生产加工要求

输华猪源性蛋白饲料生产加工应符合以下要求：

（1）经过中心温度不低于90℃至少15分钟的热处理，或者采用中方认可的符合欧盟规定的其他等效加工方式进行热处理；或者动物源性原料经过不低于90℃的热处理或符合欧盟法规并经中方批准的其他同等热处理。

（2）生产加工过程没有添加不明种类的动物源性原料和反刍动物源性原料等禁止使用的物质。

（3）生产中和生产后采取有效措施避免污染。

5. 产品要求

输华猪源性蛋白饲料出口前，应按照批准的监测计划由法方随机抽样，确保出口货物符合以下要求：

（1）在法方认可的实验室采用PCR方法或中方认可的其他方法对反刍动物源性成分进行检测，结果为阴性（不含反刍动物源性成分）。PCR方法检测反刍动物源性成分DNA的最低检出限为0.1%。

（2）符合沙门氏菌和肠杆菌科的要求：

沙门氏菌：25克样品中未检出：$n=5$，$c=0$，$m=0$，$M=0$；

肠杆菌科：1克样品中：$n=5$，$c=2$，$m=10$，$M=3\times10^2$；

n—检验的样品数；

m—细菌数的阈值；如果所有样品中细菌数都没有超过m，该结果为合格；

M—细菌数的最大值；如果有1个或多个样品中细菌数等于或大于M，该结果为不合格；

c—细菌数介于m与M之间的样品数，如果其他样品的细菌数是小于或等于m，该结果仍认为可接受。

（3）法方对输华猪源性蛋白饲料实施安全卫生监测，确保产品符合中方安全卫生标准要求和相关规定，不含有危害人类和动物健康的有毒有害物质。

6. 包装、标签和存储运输要求

（1）法国输华猪源性蛋白饲料应使用安全、洁净、密封良好、防潮以及不易破损的包装材料。

（2）法国输华猪源性蛋白饲料外包装需加施标签，标签应符合中方有关要求，并标注“非供人类食用”或“仅用于饲料生产”等文字。

（3）运输过程中采取有效措施避免污染。

7. 出口前检验检疫

法方负责输华猪源性蛋白饲料的检疫监管，并对经检疫合格的输华猪源性蛋白饲料出具兽医卫生证书，证明产品符合双方有关议定书的要求。

每批货物应附有卫生证明原件。

（七）法国（FRA）——饲用乳制品

根据《关于进口法国饲用乳制品检疫和卫生要求的公告》（海关总署公告2023年第36号），允许符合相关要求的法国饲用乳制品进口。该公告同时发布了检疫和卫生要求，相关内容摘录如下。

1. 产品范围

饲用乳制品是指由含有蔬菜成分、维生素预混合饲料、益生菌以及其他中国和法国法律批准使用的原辅料的原料奶或副产品（乳清、酪乳、脱脂乳、初乳等）制成的饲用乳制品，以及由不含有以上原辅料成分的原料奶或副产品制成的饲用乳制品。

2. 生产企业要求

向中华人民共和国输出饲用乳制品的法国生产企业应符合下列条件：

（1）符合中华人民共和国和法兰西共和国有关饲料卫生和兽医卫生法规的要求。

（2）获得法国官方批准，并在其有效监督之下生产，其产品允许在法国自由销售。

（3）根据有关法规建立并实施了 HACCP 等安全卫生质量控制计划，并获得法国法律认可的认证机构的认证。

3. 原料要求

（1）生产原料来源于法国或者从欧盟其他国家合法进口。

（2）奶源来源国家全境没有口蹄疫、牛瘟、小反刍兽疫、牛传染性胸膜肺炎以及绵羊痘和山羊痘。

（3）奶源来自没有牛结节性皮肤病、痒病、牛结核病、布鲁氏菌病、牛地方流行性白血病、牛副结核病、梅迪—维斯纳病和山羊关节炎/脑炎的地区，或者按照世界动物卫生组织法典有关要求进行加工，或者使用中方同意的方法进行加工。

（4）原料奶来自于无任何传染病症状的健康动物。

（5）原料奶不得含有初乳（初乳指生育后 7 天内取得的牛乳）。

4. 产品要求

（1）不得添加中国和法国法律法规禁止使用的添加物，不得含有危害动物健康的有毒有害物质，符合中国有关饲料卫生标准。

（2）不得含有未经中方批准的转基因成分和其他反刍动物源性原料。

（3）所有乳源性成分应进行热处理加工（初乳使用电离法加工以保存抗体），热处理和电离加工的方法应符合法国饲用乳制品生产有关的法律法规要求，并经中方认可。

（4）输华前，经法国官方抽样检测，符合以下要求：

①沙门氏菌：25 克样品中未检出，n=5，C=0，m=0，M=0；

②细菌总数：<2×106CFU/g（添加益生菌产品除外）；

③霉菌总数：<1×103CFU/g；

n—检验的样品数；

m—细菌数的阈值，如果所有样品中细菌数都没有超过 m，该结果为合格；

M—细菌数的最大值，如果有 1 个或多个样品中细菌数等于或大于 M，该结果为不合格；

c—细菌数介于 m 与 M 之间的样品数，如果其他样品的细菌数是小于或等于 m，该结果仍认为可接受。

（5）仅限饲料用途，不适合人类食用。

5. 包装、标签和存储运输要求

（1）须用全新、洁净，密封和防潮性能良好、不易破损的包装材料进行包装。

（2）外包装需加施中文标签，标签应符合中国国家标准《饲料标签》（GB 10648）要求。

（3）外包装需注明法国生产企业名称及法方批准编号信息，并标注“仅用作饲料”等警示语。

（4）包装、存放到运输的全过程，应采取了有效措施避免污染。

6. 出口前检验检疫

法国官方负责对输华饲用乳制品实施检验检疫，并出具卫生证书，证明该批产品符合双方议定书的要求。

每批输华产品均须随附一份正本官方卫生证书。

（八）芬兰（FIN）——饲用动物蛋白和油脂

根据《关于进口芬兰饲用动物蛋白和油脂检疫和卫生要求的公告》（海关总署公告 2024 年第 164 号），允许符合相关要求的芬兰饲用动物蛋白和油脂进口。该公告同时发布了检疫和卫生要求，相关内容摘录如下：

1. 产品范围

饲用动物蛋白和油脂是指从芬兰注册屠宰场获取的禽源、猪源性原料，经一定的加工工艺制成的用做动物饲料原料的动物蛋白、油脂。

2. 生产企业要求

芬兰输华饲用动物蛋白和油脂生产加工企业应符合以下要求：

（1）经芬兰官方机构批准并向中华人民共和国海关总署推荐，经海关总署考核合格并注册登记；

（2）实施以危害分析与关键控制点（HACCP）为基础的卫生管理体系，经芬兰官方主管部门批准，并接受其监督检查，产品应符合芬兰和欧洲联盟的相关法律法规，并允许在芬兰国内和欧洲市场自由销售；

（3）建立自检自控制度并有效执行，确保输华饲用动物蛋白和油脂符合议定书的有关要求。

3. 原料要求

（1）符合芬兰和欧盟法规要求；

（2）禽源和猪源性原料来源动物来自于芬方注册的屠宰场，并经宰前宰后检疫合格；

（3）没有使用因扑灭动物疫情而扑杀的动物或者死因不明的动物；

（4）如屠宰动物来自第三国，应来自符合世界动物卫生组织（WOAH）规定并经中国认可的有关猪类或禽类动物疫病的非疫区。

4. 生产加工要求

猪源性原料或产品经过中心温度不低于70℃至少30分钟的热加工；禽源性原料或产品经过中心温度不低于74℃至少10分钟的热加工；或采用经中方认可的其它等效加工方式。

5. 生产产品要求

饲用动物蛋白和油脂输华前应经随机抽样检测沙门氏菌、反刍动物源性成分，并符合以下要求：

（1）沙门氏菌：25克样品中未检出：n=5，c=0，m=0，M=0；

n—检验的样品数；

m—细菌数的阈值；如果所有样品中细菌数都没有超过m，该结果为合格；

M—细菌数的最大值；如果有1个或多个样品中细菌数等于或大于M，该结果为不合格；

c—细菌数介于m与M之间的样品数，如果其它样品的细菌数是小于或等于m，该结果仍认为可接受。

（2）反刍动物源性成分：不得检出。

6. 包装和标签要求

（1）须用全新、洁净、密封性和防潮性能良好、不易破损的包装材料进行包装；

（2）外包装需注明生产加工企业和注册登记信息，并注明“本产品符合饲料卫生标准”。

7. 生产、存储、运输要求

输华饲用动物蛋白和油脂的生产、存储、运输过程均需采取有效措施避免污染。

8. 出口前检验检疫

芬兰官方主管部门负责对输华饲用动物蛋白和油脂进行检验检疫监督管理，并出具卫生证书，证明符合有关议定书的要求。

向中国出口的每批饲用动物蛋白和油脂须随附双方确认的卫生证书正本，卫生证书至少应包含英文。

（九）冈比亚（GMB）——饲用鱼粉、鱼油等水生动物蛋白及油脂

根据《关于进口冈比亚饲用鱼粉、鱼油等水生动物蛋白及油脂检疫和卫生要求的公告》（海关总署公告2023年第7号），允许符合相关要求的冈比亚饲用鱼粉、鱼油等水生动物蛋白及油脂进口。该公告同时发布了检疫和卫生要求，相关内容摘录如下。

1. 产品范围

饲用鱼粉、鱼油等水生动物蛋白及油脂是指来源于海洋捕捞水生动物（包括水生无脊椎动物，但不包括海洋哺乳类动物）非供人类食用的蛋白和油脂。

2. 生产企业要求

向中华人民共和国输出饲用鱼粉、鱼油等水生动物蛋白及油脂的生产企业应符合下列条件：

（1）获得冈比亚官方注册批准，并在其有效监督之下生产，其产品允许在冈比亚销售。

（2）建立并实施基于危害分析与关键控制点原理（HACCP）的质量管理体系，制定并有效执行产品召回和追溯制度。

3. 原料及产品要求

（1）原料来自冈比亚海域或公海捕捞的水生动物，或这些水生动物用于生产人类食用水产品后的加工副产品。

（2）不得使用因扑灭动物疫情而淘汰的水生动物或者死亡原因不明的水生动物。

（3）不得使用任何来源不明的动物源性原料或禁用物质。

（4）输华产品不含任何危害动物健康的有毒有害物质。

（5）输华产品符合中国国家标准《饲料卫生标准》（GB 13078）要求。

（6）输华产品属中国农业农村部进口产品登记范围的，还应满足进口产品登记要求。

4. 生产工艺要求

（1）输华产品生产加工过程中，经过中心温度不低于85℃，时间不少于15分钟的热处理。

（2）产品输华前，经冈比亚官方抽样检测，并符合以下要求：

沙门氏菌：25克样品中未检出：n=5，c=0，m=0，M=0；

肠杆菌：1克样品中不超过300：n=5，c=2，m=10，M=300；

n—检验的样品数；

m—细菌数的阈值；如果所有样品中细菌数都没有超过m，该结果为合格；

M—细菌数的最大值；如果有1个或多个样品中细菌数等于或大于M，该结果为不合格；

c—细菌数介于m与M之间的样品数，如果其他样品的细菌数是小于或等于m，该结果仍认为可接受。

（4）产品输华前，经冈比亚官方认可的实验室采用PCR方法检测反刍动物源性成分，结果为阴性。

5. 包装、标签和存储运输要求

（1）每批输华产品须用全新、洁净的包装材料进行包装。

（2）包装需加施中文标签，标签应符合中国国家标准《饲料标签》（GB 10648）要求。货物外包装需注明生产企业名称及注册登记号码，并标注“非供人类食用”或“仅用作饲料”等警示语。

（3）输华产品的生产、存储、运输过程采取有效措施避免污染。

6. 出口前检验检疫

冈比亚官方负责对输华产品实施检验检疫，并出具卫生证书，证明其符合双方议定书的要求。

每批输华产品均须随附一份正本官方卫生证书。

（十）捷克（CZE）——配合饲料

根据《关于进口捷克配合饲料检疫和卫生要求的公告》（海关总署公告2021年第25号），允许符合相关要求的捷克配合饲料进口。该公告同时发布了检疫和卫生要求，相关内容摘录如下。

1. 产品范围

配合饲料，指根据养殖动物营养需要，将多种饲料原料和饲料添加剂按照一定比例配制的饲料。

输华的配合饲料应获得捷克官方批准，并已被允许在捷克和欧盟市场自由销售。

2. 原料及产品要求

（1）生产原料来自捷克本国或合法进口，符合捷克及欧盟法律法规规定的相关安全卫生要求。

（2）陆生动物源性原料应来自符合 OIE 规定并经中方认可的非疫区。水生动物源性原料来自于公海捕捞的野生水生动物或养殖水生动物，或这些水生动物用于生产人类食用水产品后的加工副产品。

（3）不得使用因扑灭动物疫情而淘汰的动物或者死亡原因不明的动物。不得添加任何不明来源或种类的动物源性原料。

（4）输华产品不得含有危害动物健康的有毒有害物质，及未经中方批准的转基因成分。

（5）输华产品属中国农业农村部进口产品登记范围的，还应满足进口产品登记要求。

3. 生产工艺要求

（1）输华配合饲料的生产加工经过中心温度不低于90℃，持续时间不少于30分钟热处理，或采用经中方认可的其他等效处理方式。

（2）经加工配合饲料输华前应经捷克官方随机抽样检测，并符合以下要求：

沙门氏菌：25克样品中未检出：$n=5$，$c=0$，$m=0$，$M=0$；

肠杆菌科：1克样品中：$n=5$，$c=2$，$m=10$，$M=3\times10^2$。

其中，n——检验的样品数；

m——细菌数的阈值；如果所有样品中细菌数都没有超过m，该结果为合格；

M——细菌数的最大值；如果有1个或多个样品中细菌数等于或大于M，该结果为不合格；

c——细菌数介于m与M之间的样品数，如果其他样品的细菌数是小于或等于m，该结果仍认为可接受。

4. 包装、标签和存储运输要求

（1）每批输华配合饲料须用全新、洁净，密封和防潮性能良好、不易破损的包装材料进行包装。

（2）货物外包装需注明生产企业名称及注册登记号码，并标注“仅用作饲料”等警示语。

（3）输华配合饲料的生产、存储、运输过程采取了有效措施避免污染。

5. 进境检验检疫

检出未经批准的动物源性成分的，作退回或销毁处理。

发现散包、容器破裂的，由货主或代理人负责整理完好。包装破损且有传播动植物疫病风险的，应当对所污染的场地、物品、器具进行检疫处理。

（十一）马来西亚（MYS）——水产饲料

根据《关于进口马来西亚水产饲料检疫和卫生要求的公告》（海关总署公告2023年第32号），允许符合相关要求的马来西亚水产饲料进口。该公告同时发布了检疫和卫生要求，相关内容摘录如下。

1. 产品范围

水产饲料是指经工业化加工、制作的供水生动物食用的产品，包括添加剂预混合饲料、浓缩饲料、配合饲料等。

2. 生产企业要求

输华水产饲料的生产加工企业，应实施以危害分析与关键控制点（HACCP）原理为基础的卫生管理体系，经马来西亚官方主管部门批准，并接受其监督检查。其产品应符合马来西亚的相关法律法规，并被允许在马来西亚国内市场自由销售。

3. 原料及产品要求

（1）水生动物源性原料应来自马来西亚本国水域的养殖或野生水生动物，或公海捕捞的水生动物，以及这些水生动物用于生产供人类食用水产品的加工副产品；陆生动物源性原料应来自符合世界动物卫生组织（WOAH）规定并经中方认可的非疫区。

（2）不得使用因扑灭动物疫情而淘汰的动物或者死因不明的动物作为原料。

（3）不得添加任何不明来源或种类的动物源性原料。

（4）植物源性原料不得含有危害动物健康的有毒有害物质，包括未经中国官方批准的转基因成分。

（5）经中方允许使用的第三国原料，应合法进口并可追溯至原产国。

（6）输华水产饲料属中国农业农村部进口产品登记范围的，还应满足进口产品登记要求。

（7）输华水产饲料应符合中国国家标准《饲料卫生标准》（GB 13078）要求。

4. 生产工艺要求

（1）输华水产饲料应经过中心温度不低于90℃，持续时间不少于30分钟热处理，或采用经中方认可的其他等效处理方式。

（2）水产饲料输华前，应经马来西亚官方随机抽样检测沙门氏菌和肠杆菌科，并符合以下要求：

沙门氏菌：25克样品中未检出：n=5，c=0，m=0，M=0；

肠杆菌科：1克样品中：n=5，c=2，m=10，M=300；

n—检验的样品数；

m—细菌数的阈值；如果所有样品中细菌数都没有超过m，该结果为合格；

M—细菌数的最大值；如果有1个或多个样品中细菌数等于或大于M，该结果为不合格；

c—细菌数介于m与M之间的样品数，如果其他样品的细菌数是小于或等于m，该结果仍认为可接受。

5. 包装、标签和存储运输要求

（1）输华水产饲料须用全新、洁净，且密封性和防潮性能良好、不易破损的包装材料进行包装。

（2）包装需加施中文标签，标签应符合中国国家标准《饲料标签》（GB 10648）的要求。

（3）货物外包装需注明生产加工企业名称及注册登记号码，并标注“仅用作饲料”等警示语。

（4）输华水产饲料的生产、存储、运输过程应采取有效措施避免污染。

6. 出口前检验检疫

马来西亚官方应对输华水产饲料进行检验检疫监督管理，并出具卫生证书，证明水产饲料符合双边议定书的要求。

向中国出口的每批水产饲料均须随附一份正本官方卫生证书。

（十二）蒙古国（MNG）——饲用蛋白粉和油脂

根据《关于进口蒙古国饲用蛋白粉和油脂检疫和卫生要求的公告》（海关总署公告2024年第171号），允许符合相关要求的蒙古国饲用蛋白粉和饲用油脂进口。该公告同时发布了检疫和卫生要求，相关内容摘录如下：

1. 产品范围

饲用动物蛋白粉是指源自供人类食用动物屠宰厂的新鲜马有关副产品，经过高温高压蒸煮和高温喷雾干燥等工艺加工制成的饲料用蛋白粉。

饲用油脂是指源自供人类食用动物屠宰厂的新鲜马牛羊有关副产品，经过高温高压蒸煮和沉淀等工艺加工制成的饲料用油脂。

2. 生产企业要求

蒙古国输华饲用动物蛋白和油脂生产加工企业应符合以下要求：

（1）经蒙古国官方机构批准并向中华人民共和国海关总署推荐，经海关总署考核合格并注册登记；

（2）具备完善的兽医卫生防疫制度和产品追溯管理制度，生产加工过程符合兽医卫生要求；

（3）具备满足高温高压、喷雾干燥和沉淀等生产加工、防疫消毒、废弃物处理要求的设施；

（4）具备独立存储输华产品的仓库，采取有效措施防止交叉污染。

3. 原料要求

（1）原料来源动物要求。

①原料来源动物在蒙古国出生和养殖，并为处于蒙方有效监管和疫病监测下的健康动物，动物未饲喂反刍动物源性饲料；

②来源动物不是因动物疫病死亡或者受到移动限制的动物；

③原料来源动物在蒙方批准的供人类食用屠宰厂屠宰，经宰前、宰后检疫合格，并经兽医主管部门检查无动物传染病的临床症状。

（2）生产原料要求。

①不含有牛和羊的头骨、大脑、眼睛、脊柱脊髓、背根神经节、扁桃体、肠；

②运输、储存期间避免接触地面，采取有效措施避免受到土壤、杂物等污染。

4. 生产加工要求

（1）饲用动物蛋白粉采取高温高压蒸煮、喷雾干燥等热加工方法生产，热加工应确保产品中心加热温度不低于120℃，压力不低于300Kpa，持续至少3小时以上；

（2）饲用油脂应经过温度不低于150℃，压力不低于300Kpa，持续至少3小时以上热加工方法生产；

（3）如采用其他的生产加工工艺，应经兽医主管部门检验，可完全灭活口蹄疫病毒、小反刍兽疫病毒、牛结节性皮肤病病毒、绵羊痘和山羊痘病毒，相关加工工艺蒙方应向中方进行通报并经中方评估认可和检查确认；

（4）蒙古国对生产加工过程进行有效监管，确保高温高压加工温度、压力和时间持续符合要求；

（5）应采取有效措施避免污染；

（6）未添加除生产原料外其他动物源性成分和饲料添加剂。

5. 生产产品要求

（1）产品符合蒙古国法律法规要求，允许在蒙古国国内自由销售；

（2）饲用动物蛋白不得含有危害动物健康的有毒有害物质，符合中国有关饲料卫生标准。蒙方按照生产批次对输华饲用动物蛋白进行随机抽样，并按照以下要求进行检测：

沙门氏菌：25克样品中未检出：$n=5$，$c=0$，$m=0$，$M=0$；

肠杆菌科：1克样品中：$n=5$，$c=2$，$m=10$，$M=3\times10^2$；

n—检验的样品数；

m—细菌数的阈值；如果所有样品中细菌数都没有超过m，该结果为合格；

M—细菌数的最大值；如果有1个或多个样品中细菌数等于或大于M，该结果为不合格；

c—细菌数介于m与M之间的样品数，如果其它样品的细菌数是小于或等于m，该结果仍认为可接受。

（3）饲用油脂不溶性杂质重量应低于0.15%。

6. 包装和标签要求

（1）使用安全、全新、洁净，密封性和防潮性能良好、不易破损的包装；

（2）产品外包装需加施标签，标签应符合中国饲料标签要求，外包装须注明生产加工企业名称及注册登记编号，并标注“输往中华人民共和国”和“非供人类使用”或“仅用于饲料”等警示语。

7. 存储、运输要求

（1）产品包装后存储和运输过程应保持清洁，采取有效措施避免存储和运输过程中受到污染；

（2）如途经第三国家和地区中转运输，中转期间集装箱不能开启，原封识应保持完好。

8. 出口前检验检疫

蒙古国根据蒙古国法律法规和有关议定书要求对输华饲用蛋白粉和饲用油脂实施检验检疫，合格的出具兽医卫生证书，证明符合有关议定书的要求。

四、其他饲料

进境植物源性配合饲料和饲料添加剂不得含有未经中国官方批准的转基因成分。饲料应符合中国国家标准《饲料卫生标准》（GB 13078）的相关要求，饲料包装上应有符合中国国家标准《饲料标签》（GB 10648）规定的中文标签。中国与特定国家（地区）议定的检验检疫要求中，涉及前述内容的要求以下不再赘述。

（一）巴西（BRA）——橙纤维颗粒

根据《关于进口巴西橙纤维颗粒检验检疫要求的公告》（海关总署公告 2022 年第 81 号），允许符合相关要求的巴西橙纤维颗粒进口。该公告同时发布了检验检疫要求，相关内容摘录如下。

1. 产品范围

巴西橙纤维颗粒，指以巴西境内种植的柑桔类水果为原料，对提取果汁后的柑桔皮、籽、果肉残渣等混合物进行浸灰、压榨、干燥和制粒后得到的副产品。除石灰外，在加工过程中不添加其他任何化学添加剂。

2. 关注的有害生物

红火蚁 *Solenopsis invicta*。

3. 产品生产、存储和运输要求

（1）加工企业应建立良好的危害分析和关键点控制（HACCP）体系、生产质量管理规范、溯源管理体系并有效运行，或按照其理念实施管理。巴方应对加工企业实施有效的定期监管，确保输华橙纤维颗粒在原料和成品储存、加工和运输时符合以下要求：具有相对封闭和独立的空间；采取有效的防鼠、虫、鸟措施，防止有害生物污染。

（2）加工企业应加强对原辅料、生产加工、仓储、运输等环节的卫生控制，避免橙纤维颗粒被土壤、动物尸体、动物粪便及羽毛等污染，不得添加有毒有害物质和任何动物源性成分。

（3）输华橙纤维颗粒可以散装或包装运输。如包装运输，使用的包装应首次使用，且干净卫生，不带有害生物和有毒有害物质。运输工具应彻底清扫干净，必要时须进行消毒。

（4）装载输华橙纤维颗粒的集装箱或者船舶的舱内（如散装船运）应至少有一个标识，注明加工企业名称、注册登记号码以及“巴西橙纤维颗粒输往中华人民共和国”的中文和英文字样。

（二）巴西（BRA）——大豆蛋白

根据《关于进口巴西大豆蛋白检验检疫要求的公告》（海关总署公告 2022 年第 86 号），允许符合相关要求的巴西大豆蛋白进口。该公告同时发布了检验检疫要求，相关内容摘录如下。

1. 产品范围

大豆蛋白，指以巴西境内种植的大豆为原料，分离油脂产生的低温大豆粕，在去除其中非蛋白成分后获得的产品，蛋白质含量不低于 65%（以干基计）。

2. 关注的有害生物

（1）四纹豆象 *Callosobruchus maculatus*。

（2）巴西豆象 *Zabrotes subfasciatus*。

（3）红火蚁 *Solenopsis invicta*。

3. 产品生产、存储和运输要求

（1）加工企业应建立良好的危害分析和关键控制点（HACCP）体系、生产质量管理规范、溯源管理体系并有效运行，或按照其理念实施管理。巴方应对加工企业实施有效的定期监管，确保输华大豆蛋白在原料和成品存储、加工和运输时符合以下要求：具有相对封闭和独立的空间；采取有效的防鼠、虫、鸟措施，防止有害生物污染。

（2）加工企业应加强对原辅料、生产加工、仓储、运输等环节的卫生控制，避免大豆蛋白被土壤、动物尸体、动物粪便及羽毛等污染，不得添加有毒有害物质和任何动物源性成分。

（3）输华大豆蛋白可以散装或包装运输。如包装运输，使用的包装应首次使用，且干净卫生，不带有害生物和有毒有害物质。运输工具应彻底清扫干净，必要时须进行消毒。

（4）装载输华大豆蛋白的集装箱或者船舶的舱内（如散装船运）应至少有一个包装标识，注明加工企业名称、注册登记号码以及“巴西大豆蛋白输往中华人民共和国”的中文和英文字样。

（三）哈萨克斯坦（KAZ）——麦麸（Triticum aestivum）

根据《关于进口乌克兰甜菜粕和葵粕、哈萨克斯坦麦麸、坦桑尼亚木薯干检验检疫要求的公告》（国家质检总局公告2017年第65号），允许符合相关要求的哈萨克斯坦麦麸进口。该公告同时发布了检验检疫要求，相关内容摘录如下。

1. 产品范围

麦麸，指哈萨克斯坦春小麦籽实加工后产生的麸皮副产品。

2. 原料要求

出口中国的麦麸原料小麦必须是来自哈萨克斯坦矮小麦黑穗病（*Tilletia controversa*）和小麦印度腥黑穗病（*Tilletia indica* Mitra）的非疫区。

3. 关注的检疫性有害生物

（1）阔鼻谷象 *Caulophilus oryzae*（Gyllenhal）。

（2）谷斑皮蠹 *Trogoderma granarium* Everts。

（3）花斑皮蠹 T *rogoderma variabile*。

（4）马铃薯甲虫 *Lepinotarsa decemlineata*（Say）。

（5）小麦矮腥黑穗病菌 *Tilletia controversa* Kühn。

（6）小麦叶疫病菌 *Alternaria triticina*。

（7）小麦印度腥黑穗病菌 *Tilletia indica*。

（8）马铃薯疫霉绯腐病菌 *Phytophthora erythroseptica* Pethybridge。

（9）匍匐矢车菊 *Centaurea repens* L.。

（10）法国野燕麦 *Avena ludoviciana* Durien。

（11）豚草 *Ambrosia artemisiifolia* L.。

（12）多年生豚草 *Ambrosia psilostacya* DC.。

（13）小花牛舌草 *Anchusa officinalis* L.。

（14）毒麦 *Lolium temulentum* L.。

（15）刺萼龙葵 *Solanum rostratum* Dum.。

（16）假高粱（及其杂交种）*Sorghum halepense*（L.）Pers.（Johnsongrass and its cross breeds）。

4. 产品要求

哈方监督检验与出口麦麸有关的所有环节，包括播种、收割、储存、运输和出口。哈方应采取措施，防止议定书中明确列明的检疫性有害生物的混入，以防土壤和植物残体输入中国。

加工企业应加强对原辅料、生产加工过程、成品仓库、包装袋、运输工具等的卫生控制，避免麦麸被原料小麦、土壤、动物尸体及粪便、植物或动物残体等污染，必要时须进行消毒。不得添加有毒有害物质和任何动物源性成分。不得带有土壤及未经中国官方批准的转基因成分。

5. 包装要求

（1）输华麦麸应与原料和其他产品分开单独密闭存放。存放仓库应采取有效措施防止鼠、虫、鸟侵入。

（2）用于包装输华麦麸的包装袋应干净卫生，运输工具应彻底清扫干净，必要时需进行消毒。

（四）哈萨克斯坦（KAZ）——饲用小麦粉（Triticum aestivum）

根据《关于进口哈萨克斯坦饲用小麦粉检验检疫要求的公告》（海关总署公告 2019 年第 179 号），允许符合相关要求的哈萨克斯坦饲用小麦粉进口。该公告同时发布了检验检疫要求，相关内容摘录如下。

1. 产品范围

饲用小麦粉，指在哈萨克斯坦生产的春小麦经加工而获得的精细粉状饲料原料（小麦全粉，含麸皮）。

2. 原料要求

用于生产输华饲用小麦粉的小麦应当符合 2015 年 12 月 14 日签署的中华人民共和国国家质量监督检验检疫总局和哈萨克斯坦共和国农业部关于哈萨克斯坦小麦输华植物检疫要求议定书要求，并来自注册登记的仓储企业。

3. 关注的检疫性有害生物

（1）小麦矮腥黑穗病菌 *Tilletia controversa* Kühn。

（2）小麦印度腥黑穗病菌 *Tilletia indica* Mitra。

（3）小麦叶疫病菌（*Alternaria triticina*）。

（4）阔鼻谷象 *Caulophilus oryzae*（Gyllenhal）。

（5）谷斑皮蠹 *Trogoderma granarium* Everts。

（6）花斑皮蠹 *Trogoderma variabile*。

4. 产品要求

（1）输华饲用小麦粉不得含有杂草籽、活体昆虫、其他谷物杂质、植物残体、土壤等检疫性有害生物、其他检疫物或其他外来杂质。

（2）输华饲用小麦粉颗粒度应小于 1.2 毫米，不得与冬小麦粉或疫区小麦粉混存混运。运输工具必须仔细检查。

（3）输华饲用小麦粉应符合中国植物检疫法律法规和饲料卫生安全标准。

5. 包装要求

输华饲用小麦粉应使用干净、卫生、透气、新的材料包装。每一包装应以清晰的中文字样标注“本产品输往中华人民共和国”，以及加工厂和出口商的名称和地址、原料小麦产区等可追溯信息。

6. 进境检验检疫

进口饲用小麦粉发现小麦矮腥黑穗病菌或小麦印度腥黑穗病菌，作退回或销毁处理，中方将通知哈方，并暂停饲用小麦粉输华。

（五）哈萨克斯坦（KAZ）——饲用大麦粉（Barley meal）

根据《关于进口哈萨克斯坦饲用大麦粉植物检疫要求的公告》（海关总署公告 2021 年第 64 号），允许符合相关要求的哈萨克斯坦饲用大麦粉进口。该公告同时发布了检验检疫要求，相关内容摘录如下。

1. 产品范围

饲用大麦粉，指在哈萨克斯坦生产的大麦经加工而获得的精细粉状饲料原料（大麦全粉，含麸皮）。

2. 原料要求

用于生产输华饲用大麦粉的大麦应当符合 2018 年 11 月 22 日签署的中华人民共和国海关总署与哈萨克斯坦共和国农业部关于哈萨克斯坦饲大麦输华植物检疫要求议定书要求，并来自经中华人民共和国海关总署注册登记的仓储企业。

3. 关注的检疫性有害生物

（1）斑皮蠹属（非中国物种）*Trogoderma* spp.（non-Chinese）。

（2）黑森瘿蚊 *Mayetiola destructor*（Say）。

（3）小麦矮腥黑穗病菌 *Tilletia controversa* Kuhn。

4. 产品要求

（1）输华大麦粉的加工企业应具备相应设施，以便进行湿热处理，技术要求为：在温度≥85℃、相对湿度≥80%的条件下，湿热处理不低于 5 分钟。

（2）饲用大麦粉不得含有杂草籽、活体昆虫、其他谷物杂质、植物残体、土壤和其他检疫性有害生物以及其他检疫物、杂质等。

（3）输华饲用大麦粉颗粒度应小于 1.2 毫米，不得与来自小麦矮腥黑穗病菌疫区的小麦、大麦、冬小麦及其产品混存混运。运输工具必须仔细检查，确保其干净卫生。

5. 包装要求

（1）输华饲用大麦粉须使用干净、卫生、透气、全新的材料包装，包装材料应符合植物检疫和饲料卫生要求。

（2）包装上应标注“本产品输往中华人民共和国”（Cargo for the export to the People´s Republic of China)，并使用中英文标注加工企业和出口商的名称和地址、原料大麦产区等可追溯信息。

（六）美国（USA）——扁桃壳（Prunus dulcis）

根据《关于进口美国苜蓿干草块和颗粒、扁桃壳颗粒、梯牧干草植物检疫要求的公告》（海关总署公告 2020 年第 66 号），允许符合相关要求的美国扁桃壳颗粒进口。该公告同时发布了检验检疫要求，相关内容摘录如下。

1. 产品范围

输华扁桃（学名 *Prunus dulcis*，异名 Amygdalus communis）壳颗粒，指扁桃分离出的果荚和果壳经研磨或（和）压缩，并在高温高压下烘干处理制成的块和颗粒。

2. 关注的检疫性有害生物

（1）葡萄干斑螟 *Cadra figulilella*。

（2）谷斑皮蠹 *Trogoderma granarium*。

（3）褐拟谷盗 *Tribolium destructor*。

3. 产品要求

（1）加工储运要求

①注册加工企业应执行危害分析与关键控制点（HACCP）体系和溯源管理体系并有效运行，或按照其理念实施管理，加工企业应加强对原辅料、生产加工、仓储、运输等环节的卫生控制，避免扁桃壳颗粒被土壤、动物粪便和尸体等污染，不得添加有毒有害物质和任何动物源性成分，不得带中方关注的检疫性有害生物、其他活的有害生物、动物粪便和尸体、植物种子及土壤。

②输华扁桃壳颗粒应与原料和其他产品分开存放，应采取有效措施防止鼠类、昆虫等有害生物和鸟类进入仓库。美国农业部或其授权人员应对注册加工企业进行年度检查和日常监督检查，并对当地发生的相关问题及时响应，以确保输华产品的质量安全和卫生状况。

③输华扁桃壳颗粒的运输工具应清扫干净，必要时应彻底清洁。

（2）包装和标识要求

输华扁桃壳颗粒的包装袋必须干净、卫生。每个集装箱或者船舶的舱（如散装船运）内至少有一个标识，注明加工企业名称、注册登记号以及“加利福尼亚州（美国）扁桃壳颗粒输往中华人民共和国”的中文和英文字样。

五、宠物食品

（一）波兰（POL）——宠物食品

根据《关于进口波兰宠物食品检疫和卫生要求的公告》（海关总署公告 2023 年第 78 号），允许符合相关要求的波兰宠物食品进口。该公告同时发布了检疫和卫生要求，相关内容摘录如下。

1. 产品范围

宠物食品是指经工业化加工、制作的供宠物直接食用的产品，包括宠物干粮、罐头、零食和咬胶等。

2. 生产企业要求

波兰输华宠物食品的生产加工企业应实施以危害分析与关键控制点（HACCP）原理为基础的卫生管理体系，经波兰官方主管部门批准，并接受其监督检查，产品应符合波兰的相关要求并允许在波兰国内市场自由销售。

3. 原料要求

（1）陆生动物源性原料仅来自波兰，在官方批准的屠宰厂进行屠宰，经宰前、宰后检验，无任何传染病的症状。没有使用因扑灭疫情而屠宰的动物或死亡动物作为原料。如果原料来自于波兰以外国家，则必须来自于中方批准允许进口这些原料的国家。

（2）陆生动物源性原料来源于符合世界动物卫生组织（WOAH）规定并经中方认可的牛海绵状脑病、口蹄疫、古典猪瘟、非洲猪瘟、猪水泡病、高致病性禽流感和新城疫的非疫区。

（3）水产原料来自鱼类或其他海洋动物（海洋哺乳动物除外），以及来自因人类消费鱼类产品后的鱼副产品（肠和鳃除外）。

（4）植物源性原料不含有危害宠物健康的有毒有害物质及禁止使用的成分，包括未经中国官方批准的转基因成分。

4. 生产加工要求

（1）罐装宠物食品应使用 F_0 值不低于 3.0 的热处理方法进行处理。

（2）非罐装加工宠物食品应经过 90℃以上的热处理，或波方批准并经中方认可的其他等效方式处理。

5. 包装、标签和存储运输要求

（1）输华宠物食品须用全新、洁净，密封性和防潮性能良好、不易破损的包装材料进行包装。

（2）输华宠物食品包装需加施中文标签，标签应符合中国《宠物饲料标签规定》（农业农村部 2018 年第 20 号公告发布）要求。外包装须注明生产加工企业名称及注册登记号码，标注“输往中华人民共和国”和“非供人类食用”或“仅用于宠物食用”中文字样。

（3）输华宠物食品的生产、存储和运输过程均采取了有效措施避免污染。

6. 产品要求

（1）输华宠物食品应符合中方动物疫情管理的有关规定。

（2）输华宠物食品出口前，按生产批次随机抽取 5 个样品进行检测，检测结果应符合下列要求：

①罐装宠物食品符合商业无菌要求；

②非罐装加工宠物食品符合下列要求。

沙门氏菌：25 克中不含：n=5，c=0，m=0，M=0；

肠杆菌科：1 克中 n=5，c=2，m=10CFU/g，M=300CFU/g。

其中，

n——检测的样本数量；

c——细菌数量位于 m 和 M 之间的样本数量。如果其他样品的细菌数量为 m 或更少，该样本仍被视为可接受；

m——细菌数量的阈值；如果所有样本中的细菌数量不超过 m，则视为结果符合要求；

M——细菌数量的最大值；如果单个样本或多个样本中的细菌数量为 M 或更多，则视为结果不符合要求。

（3）输华宠物食品不得携带中方法律法规规定的禁止进境物，不得含有危害动物健康的有毒有害物质，符合中国和波兰相关安全卫生标准。

7. 出口前检验检疫

输华宠物食品应由波方实施检验检疫，并出具卫生证书，证明产品符合双方有关议定书的要求。每批宠物食品须随附中文、波兰文和英文写成的卫生证书，一份正本和两份副本。

（二）柬埔寨（KHM）——宠物食品加工用牛皮咬胶半成品

根据《关于进口柬埔寨宠物食品加工用牛皮咬胶半成品检疫和卫生要求的公告》（海关总署公告 2024 年第 58 号），允许符合相关要求的柬埔寨宠物食品加工用牛皮咬胶半成品进口。该公告同时发布了检疫和卫生要求，相关内容摘录如下。

1. 产品范围

牛皮咬胶半成品是指生牛皮经褪毛脱脂、脱灰软化、水洗烘干等工艺加工，制成的宠物食品加工用牛皮咬胶半成品。

2. 生产企业要求

柬埔寨输华牛皮咬胶半成品的生产加工企业应符合以下要求：

（1）选址、布局、生产加工等符合柬埔寨有关法律法规规定，满足有关动物卫生防疫要求。

（2）实施以危害分析与关键控制点（HACCP）原理为基础的卫生管理体系，建立并有效运行兽医卫生防疫制度和产品安全追溯制度，满足从原料到出口产品的全过程可追溯要求，经柬埔寨官方主管部门批准，并接受其监督检查。

3. 原料要求

输华牛皮咬胶半成品的生牛皮原料应符合以下要求：

（1）来源动物在柬埔寨出生并养殖。

（2）来源动物养殖场所在地区在牛只屠宰前 6 个月内，没有报告发生口蹄疫、牛结节性皮肤病和出血性败血症。

（3）来源动物没有因扑灭疫情而受到移动限制或者被扑杀。

（4）来源动物在柬方批准的屠宰厂屠宰，经宰前、宰后检验，无任何传染病的症状。

（5）如果来自从第三国进口的牛皮，该国的生牛皮应已获中方检疫准入，进口原料应经柬方检疫合格方可投入使用。

4. 生产加工要求

（1）加工工艺至少包括以下程序：

①在 PH 值 14 的碱性溶液中，浸泡 48 小时；

②在浓度为 18%的双氧水或者浓度为 5%的硫酸中，浸泡氧化 1 小时；

③在 75—85℃条件下，烘干加热 2 小时。

（2）生产加工使用的溶剂、添加物等投入品不含有危害动物健康的有毒有害物质，或者经工艺处理已经不含有危害动物健康的有毒有害物质。

5. 包装、标签和存储运输要求

（1）输华牛皮咬胶半成品须用全新、洁净，密封性和防潮性能良好、不易破损的包装材料进行包装。

（2）输华牛皮咬胶半成品外包装需加施中文标签，标签应符合中国《宠物饲料标签规定》要求。外包装须注明生产加工企业名称、地址及注册登记号码，标注“输往中华人民共和国”和“非供人类食用”或“仅用于宠物食品加工用”等中文字样。

（3）输华牛皮咬胶半成品的生产、存储和运输过程均采取了有效措施避免受到污染。

6. 产品要求

（1）输华牛皮咬胶半成品出口前，按生产批次随机抽取5个样品进行检测，检测结果应符合下列要求：

①沙门氏菌：25克样品中未检出，n=5，c=0，m=0，M=0。

②肠杆菌：1克样品中，n=5，c=2，m=10，M=300。

其中，

n——检测的样本数量；

c——细菌数量位于m和M之间的样本数量。如果其他样品的细菌数量为m或更少，该样本仍被视为可接受；

m——细菌数量的阈值，CFU/g；如果所有样本中的细菌数量不超过m，则视为结果符合要求；

M——细菌数量的最大值，CFU/g；如果单个样本或多个样本中的细菌数量为M或更多，则视为结果不符合要求。

（2）不得携带或者夹带中方法律法规规定的禁止进境物，不得含有危害动物健康的有毒有害物质，符合中国和柬埔寨相关安全卫生标准。

7. 出口前检验检疫

输华牛皮咬胶半成品应由柬方实施检验检疫，并出具卫生证书，证明产品符合双方有关议定书的要求。每批牛皮咬胶半成品须随附用英文、柬文或者中文写成的卫生证书。

（三）塞尔维亚（SRB）——宠物食品

根据《关于进口塞尔维亚宠物食品检疫和卫生要求的公告》（海关总署公告2023年第54号），允许符合相关要求的塞尔维亚宠物食品进口。该公告同时发布了检疫和卫生要求，相关内容摘录如下。

1. 产品范围

宠物食品是指经工业化加工、制作的供宠物直接食用的产品，包括宠物干粮、罐头、零食和咬胶等。

2. 生产企业要求

塞尔维亚输华宠物食品生产加工企业应实施以危害分析与关键控制点（HACCP）原理为基础的卫生管理体系，经塞尔维亚官方主管部门批准，并接受其监督检查，产品符合塞方相关要求并允许在塞尔维亚国内市场自由销售。

3. 原料要求

（1）陆生动物源性原料仅来自塞尔维亚，在官方批准的屠宰厂进行屠宰，经宰前、宰后检验，无任何传染病的症状。没有使用因扑灭疫情而屠宰的动物或死亡动物作为原料。如果原料来自于塞尔维亚以外国家，则必须来自于中方批准允许进口这些原料的国家。

（2）陆生动物源性原料来源于符合世界动物卫生组织（WOAH）规定并经中方认可的牛海绵状脑病、口蹄疫、古典猪瘟、非洲猪瘟、猪水泡病、高致病性禽流感和新城疫的非疫区。

（3）水产原料来自鱼类或其他海洋动物（海洋哺乳动物除外），以及生产人类消费鱼类产品后的鱼副产品（肠和腮除外）。

（4）植物源性原料不含危害宠物健康的有毒有害物质及禁止使用的成分，包括未经中国官方批准的转基因成分。

4. 生产加工要求

（1）罐装宠物食品应使用 F_0 值不低于 3.0 的热处理方法进行处理。

（2）非罐装加工宠物食品应经过 90℃以上的热处理，或塞方批准并经中方认可的其他等效方式处理。

5. 包装、标签和存储运输要求

（1）输华宠物食品须用全新、洁净，密封性和防潮性能良好、不易破损的包装材料进行包装。

（2）输华宠物食品包装需加施中文标签，标签应符合中国《宠物饲料标签规定》要求。外包装须注明生产加工企业名称及注册登记号码，标注“输往中华人民共和国”和“非供人类食用”或“仅用于宠物食用”中文字样。

（3）输华宠物食品的生产、存储和运输过程均采取了有效措施避免污染。

6. 产品要求

（1）输华宠物食品应符合中方动物疫情管理的有关规定。

（2）输华宠物食品出口前，按生产批次随机抽取 5 个样品进行检测，检测结果应符合下列要求：

①罐装宠物食品符合商业无菌要求；

②非罐装加工宠物食品符合下列要求：

沙门氏菌：25 克中不含：n = 5，c = 0，m = 0，M = 0；

肠杆菌科：1 克中 n = 5，c = 2，m = 10CFU/g，M = 300CFU/g。

其中，

n——检测的样本数量；

c——细菌数量位于 m 和 M 之间的样本数量。如果其他样品的细菌数量为 m 或更少，该样本仍被视为可接受；

m——细菌数量的阈值；如果所有样本中的细菌数量不超过 m，则视为结果符合要求；

M——细菌数量的最大值；如果单个样本或多个样本中的细菌数量为 M 或更多，则视为结果不符合要求。

（3）输华宠物食品不得携带中方法律法规规定的禁止进境物，不得含有危害动物健康的有毒有害物质，符合中国和塞尔维亚相关安全卫生标准。

7. 出口前检验检疫

输华宠物食品应由塞方实施检验检疫，并出具卫生证书，证明产品符合双方有关议定书的要求。每批宠物食品须随附用中文、塞尔维亚文和英文写成的卫生证书，一份正本和两份副本。

第五节 | 进境新鲜水果

进境水果的果园、包装厂以及检疫处理设施等，均已列入海关总署公布的《允许进口水果境外注册登记企业名单》予以动态更新。如无特别说明，允许的产地即为输出国家（地区）全境。

进境水果应事先办理检疫审批，获得“进境动植物检疫许可证”；应从符合对应条件的指定口岸进口；应由出口国（地区）官方机构按照双方确认的证书样本签发植物检疫证书，官方植物检疫证书用语要求已集中收录在申报业务管理相关章节。

一、亚洲

（一）巴基斯坦（PAK）——鲜食樱桃（Cherry）

根据《关于进口巴基斯坦鲜食樱桃植物检疫要求的公告》（海关总署公告 2022 年第 111 号），允许符合相关要求的巴基斯坦鲜食樱桃进口。该公告同时发布了植物检疫要求，相关内容摘录如下。

1. 产品范围

鲜食樱桃 *Prunus avium* L.（以下简称“樱桃”）。

2. 关注的检疫性有害生物

（1）番石榴果实蝇 *Bactrocera correcta*。

（2）灰圆盾蚧属 *Diaspidiotus prunorum*。

（3）霍氏长盾蚧 *Mercetaspis halli*。

（4）樱桃瘤蚜 *Myzus cerasi*。

（5）醋栗褐蚧 *Eulecanium tiliae*。

（6）桃大黑蚜 *Pterochloroides persicae*。

（7）葡萄藤猝倒病菌 *Eutypa lata*。

（8）嗜果小点霉 *Stigmina carpophila*。

（9）大丽轮枝菌 *Verticillium dahliae*。

（10）美澳型核果褐腐病菌 *Monilinia fructicola*。

3. 包装要求

（1）樱桃包装材料应干净卫生、未使用过，符合中国有关植物检疫要求。包装箱如有通气孔，应使用防尘网或带有微孔的包装袋以防害虫进入（最大孔径 1.6 mm）。如使用木质包装，须符合国际植物检疫措施标准第 15 号（ISPM 15）的要求。

（2）每个包装箱上应用英文标注水果名称、国家、产地（区、市或县）、果园和包装厂名称或其注册号等信息。每个包装箱和托盘须以中文或英文标注“输往中华人民共和国”或“Exported to the People’s Republic of China”。

4. 检疫处理要求

所有输华樱桃必须采取冷处理，冷处理需在巴方授权人员的监管下，按照出口前冷处理操作程序（见海关总署公告 2022 年第 111 号附件 1）或出口运输途中冷处理操作程序（见海关总署公告 2022 年第 111 号附件 2）实施。冷处理指标要求如下：

——0.56℃或以下（果实中心温度），连续处理 18 天或以上；

——1.11℃或以下（果实中心温度），连续处理 20 天或以上；

——1.67℃或以下（果实中心温度），连续处理 22 天或以上。

5. 进境检验检疫

对于出口前实施冷处理的货物，检查巴方签字确认的冷处理报告以及果温探针校正记录；对于运输途中实施冷处理的货物，检查冷处理报告、果温探针校正记录等。

如冷处理被认定无效，则该批货物将被采取到岸冷处理（如确认为冷藏集装箱，且仍可在本集装箱内进行）、退回、销毁等措施。

如发现中方关注的任何检疫性有害生物，该批货物将作退回、销毁或除害处理。中方将立即通知巴方，并视情况暂停本出口季相关果园、包装厂的樱桃输华资格。巴方应开展调查，查明原因并采取相应改进措施。中方将根据对巴方所采取改进措施的评估结果，决定是否取消暂停措施。

如发现其他检疫性有害生物，则该批货物作退回、销毁或除害处理。中方将立即向巴方通报，巴方应开展调查，查明原因并采取相应改进措施。

（二）巴基斯坦（PAK）——柑橘（Citrus）

巴基斯坦柑橘在《进境水果检验检疫监督管理办法》（国家质检总局令第68号，根据海关总署令第238号、第243号修改）发布前已获准入。现根据有关材料将植物检疫要求整理如下，以供读者参阅。

1. 产品范围及允许的产地

产品范围：柑橘，具体种类包括橘子（*Citrus reticulata*）、橙子（*Citrus sinensis*）。

允许的产地：旁遮普省（Punjab）、西北边境省（NWFP）。

2. 关注的检疫性有害生物

（1）橘小实蝇 *Bactrocera dorsalia*。

（2）桃实蝇 *Bactrocera zonata*。

（3）柑橘溃疡病菌 Xanthomons axonopodia pv. Citri。

（4）柑橘黄龙病 Citrus greening disease。

（5）假阿拉伯胶树粉虱 Acauda leyrodes citri。

（6）裂粉虱 *AIeuroIobus niloticus*。

（7）树粉虱 *Siphoninus phillyreae*。

（8）柑橘顽固病菌 Spiroplasma citri。

（三）巴基斯坦（PAK）——柑橘（Citrus）

巴基斯坦柑橘在《进境水果检验检疫监督管理办法》（国家质检总局令第68号，根据海关总署令第238号、第243号修改）发布前已获准入。现根据有关材料将植物检疫要求整理如下，以供读者参阅。

1. 产品范围及允许的产地

产品范围：柑橘，具体种类包括橘子（*Citrus reticulata*）、橙子（*Citrus sinensis*）。

允许的产地：旁遮普省（Punjab）、西北边境省（NWFP）。

2. 关注的检疫性有害生物

（1）橘小实蝇 *Bactrocera dorsalia*。

（2）桃实蝇 *Bactrocera zonata*。

（3）柑橘溃疡病菌 *Xanthomons axonopodia* pv. *Citri*。

（4）柑橘黄龙病 *Citrus greening disease*。

（5）假阿拉伯胶树粉虱 *Acauda leyrodes citri*。

（6）裂粉虱 *AIeuroIobus niloticus*。

（7）树粉虱 *Siphoninus phillyreae*。

（8）柑橘顽固病菌 *Spiroplasma citri*。

（四）巴基斯坦（PAK）——芒果（Mango）

巴基斯坦芒果在《关于进口巴基斯坦芒果植物检验检疫要求的公告》（国家质检总局公告2013年第126号）发布前已获准入。该公告发布了新的植物检疫要求，相关内容摘录如下。

1. 产品范围

芒果（学名 *Mangifera indica* Linn，英文名 Mango）。

2. 关注的检疫性有害生物

（1）桃实蝇 *Bactrocera zonata*。

（2）芒果果核象 *Sternochetus mangiferae*。

（3）芒果果肉象 *Stemochetus frigidus*。

（4）芒果白轮蚧 *Aulacas tubercularis*。

（5）灰白片盾蚧 *Parlatoria crypta*。

（6）东京蛎蚧 *Lepidosaphes tokionis*。

（7）突胫果实蝇 *Bactrocera correcta*。

（8）煤炱病 *Capnodium ramosum*。

（9）芒果畸形病 *Fusarium moniliforme* var. *subglutinans*。

3. 加工包装要求

（1）所有包装厂、储藏库必须建立溯源体系，保证出口水果可追溯至注册的果园。如包装厂与热水处理企业分开的，应可通过相关的处理企业追溯到果园。

（2）芒果收获后的包装处理须在巴方的严格监管下进行，要经过人工选果、水洗、烘干等工序。如使用杀菌剂，应当符合中国食品安全国家标准。

（3）芒果不得带土壤、昆虫、螨类、软体动物、烂果和植物残体。

（4）芒果包装材料应干净卫生、未使用过，符合中国植物检疫和卫生安全要求。每个包装箱应用中文标明“本产品输往中华人民共和国”，以及用英文标明芒果品种、产地、果园（生产者）、储藏库、包装厂和热水处理企业信息。

（5）芒果须使用密闭集装箱运输，并加施封识。集装箱抵达中国港口时封识应完好无损。

4. 检疫处理要求

芒果须经过热水处理，以降低桃实蝇传带风险。热水处理设施须在巴方注册并经中方专家现场测试合格。热水温度48℃，处理时间不少于1小时。

5. 进境检验检疫

如判定热水处理无效，则对该批货物不准入境。

如发现包装不符合有关规定，则该批货物不准入境。

如发现中方关注的检疫性有害生物，则对该批货物作退运、销毁或检疫除害处理。

（五）菲律宾（PHL）——鲜食鳄梨（Avocado）

根据《关于进口菲律宾鲜食鳄梨植物检疫要求的公告》（海关总署公告2019年第184号），允许符合相关要求的菲律宾鲜食鳄梨进口。该公告同时发布了植物检疫要求，相关内容摘录如下。

1. 产品范围

鲜食HASS鳄梨（学名 *Persea americana* Mills.，英文名Avocado），以下简称“鳄梨”。

2. 关注的检疫性有害生物

（1）木瓜秀粉蚧 *Paracoccus marginatus*。

（2）大洋臀纹粉蚧 *Planococcus minor*。

（3）暗色粉蚧 *Pseudococcus viburni*。

（4）西非垒粉蚧 *Rastrococcus invadens*。

（5）刺盾蚧 *Selenaspidus articulatus*。

（6）七星角蜡蚧 *Vinsonia stellifera*。

（7）螺旋粉虱 *Aleurodicus dispersus*。

（8）可可花瘿病菌 *Albonectria rigidiuscula*。

（9）鳄梨疮痂病菌 *Sphaceloma persea*。

3. 包装要求

（1）输华鳄梨的包装材料应干净卫生、未使用过。

（2）每个包装箱上须用英文标注水果名称、产地（区、县）、原产国、果园和包装厂代码等信息。

（3）每个托盘须用中文或英文标出："输往中华人民共和国"（Exported tothe People's Republic of China）。如没有采用托盘，则每个包装箱上标注同样内容。

4. 检疫处理要求

公告未提及。

5. 进境检验检疫

如果发现检疫性有害生物或菲律宾未报道的其他危险性有害生物，相关货物将作退回、销毁或检疫除害处理。

（六）菲律宾（PHL）——鲜食榴莲（Durian）

根据《关于进口菲律宾鲜食榴莲植物检疫要求的公告》（海关总署公告 2023 年第 1 号），允许符合相关要求的菲律宾鲜食榴莲进口。该公告同时发布了植物检疫要求，相关内容摘录如下。

1. 产品范围

鲜食榴莲（以下简称"榴莲"），学名 *Durio zibethinus* Murr.，英文名 Durian。

2. 关注的检疫性有害生物

（1）可可花瘿病菌 *Albonectria rigidiuscula*。

（2）新菠萝灰粉蚧 *Dysmicoccus neobrevipes*。

（3）甘蔗簇粉蚧 *Exallomochlus hispidus*。

（4）冬青吹绵蚧 *Icerya pulchra*。

（5）南洋臀纹粉蚧 *Planococcus lilacinus*。

（6）大洋臀纹粉蚧 *Planococcus minor*。

（7）杰克贝尔氏粉蚧 *Pseudococcus jackbeardsley*。

（8）木菠萝软腐病菌 *Rhizopus artocarpi*。

（9）木硬孔菌 *Rigidoporus lignosus*。

3. 包装要求

（1）包装材料应干净卫生、未使用过，符合中国有关植物检疫要求。如使用木质包装，须符合国际植物检疫措施标准第 15 号（ISPM 15）要求。

（2）输华榴莲在包装过程中，应经人工挑选、分级和清洁等工序，剔除病果、虫果、烂果、畸形果、枝叶、果柄或其他植物残体和土壤等，并采用刷洗或高压气枪吹扫等有效措施清洁果实表面，必要时可用细软干净的棉布对榴莲外表进行手工擦拭，特别是果柄等部位，以有效去除果实表面附着的虫卵、病原孢子等。

（3）每个包装箱上必须用中文或英文标注水果名称、出口国家、产地、果园或其注册号、包装厂或其注册号等信息。每个包装箱和托盘需用中文或英文标出"输往中华人民共和国"或"Exported to the People's Republic of China"。

（4）装有出口中国榴莲的集装箱必须在装箱时检查是否具备良好的卫生条件。集装箱应加施封识，抵达中国进境口岸时其封识应完好无损。

4. 检疫处理要求

公告未提及。

5. 进境检验检疫

如发现中方关注的检疫性有害生物或在菲律宾新记录的检疫性有害生物活虫，或发现土壤、植物残体等的，则对该批榴莲作退回、销毁或除害处理。

如发现不符合中国食品安全国家标准的，则对该批榴莲作退回或销毁处理。

发现上述不合格情况，中方将向菲方通报，并视情况暂停本出口季相关果园、包装厂的榴莲进口。菲方应查明原因，督促相关果园、包装厂进行整改，直到中方确认相关整改措施得到有效落实。

（七）菲律宾（PHL）——椰子（Young Coconuts）

根据《关于进口菲律宾新鲜椰子植物检疫要求的公告》（海关总署公告 2019 年第 85 号），允许符合相关要求的菲律宾新鲜椰子进口。该公告同时发布了植物检疫要求，相关内容摘录如下。

1. 产品范围及允许的产地

新鲜椰子（学名 *Cocos nucifera* L.，英文名 Fresh Young Coconuts），指从开花到收获时间为 8～9 个月，并完全去除果皮和果柄的椰子。

允许的产地：菲律宾棉兰老岛（Mindanao islands）及雷伊泰岛（Leyte islands）椰子产区。

2. 关注的检疫性有害生物

（1）黑丝盾蚧 *Ischnaspis longirostris*。

（2）刺盾蚧 *Selenaspidus articulatus*。

（3）七角星蜡蚧 *Vinsonia stellifera*。

（4）南洋臀纹粉蚧 *Planococcus lilacinus*。

（5）大洋臀纹粉蚧 *Planococcus minor*。

（6）东亚椰粉蚧 *Palmicultor palmarum*。

（7）螺旋粉虱 *Aleurodicus dispersus*。

（8）新菠萝灰粉蚧 *Dysmicoccus neobrevipes*。

（9）奇异长喙壳 *Ceratocystis paradoxa*。

（10）杧果白轮蚧 *Aulacaspis tubercularis*。

（11）椰子死亡类病毒 Coconut cadang-cadang viroid（CCCVd）。

（12）红棕象甲 *Rhynchophorus ferrugineus*。

（13）芒果粘棉蜡蚧 *Milviscutulus mangiferae*。

（14）李比利氏灰粉蚧 *Dysmicoccus lepelleyi*。

（15）飞蓬圆盾蚧 *Aspidiotus excisus*。

3. 包装要求

（1）输华椰子须剔除病果、虫蛀果、烂果和畸形果，保证不带有昆虫、螨类、枝、叶、根和土壤等外来物质。

（2）输华椰子包装材料须干净、卫生、未被使用，且符合中国有关植物检疫要求。

（3）每个包装箱上必须用中文或英文标注水果名称、国家、产地、果园和包装厂的名称及注册号等信息。每个包装箱和托盘需用中文标出“输往中华人民共和国”。如采用空运，则每个包装箱上应用中文标出“输往中华人民共和国”。

（4）输华椰子在装箱前须检查冷藏集装箱是否具备良好的卫生条件，是否带有害生物。

4. 检疫处理要求

公告未提及。

5. 进境检验检疫

如检出椰子死亡类病毒，则该批货物作退回或销毁处理。

除椰子死亡类病毒外，如检出其他检疫性有害生物或在菲律宾未报道过的有害生物，则该批货物作退回、销毁或检疫除害处理。

（八）哈萨克斯坦（KAZ）——鲜食核果［桃（Peach）、杏（Apricot）］

根据《关于进口哈萨克斯坦鲜食核果植物检疫要求的公告》（海关总署公告 2023 年第 174 号），允许符合相关要求的哈萨克斯坦桃、杏进口。该公告同时发布了检验检疫要求，相关内容摘录如下。

1. 产品范围及允许的产地

鲜食核果（以下简称“核果”），包括桃 *Prunus persica*、杏 *Prunus armeniaca*。

2. 关注的检疫性有害生物

（1）苹果蠹蛾 *Cydia pomonella*。

（2）葡萄花翅小卷蛾 *Lobesia botrana*。

（3）苹果蛎盾蚧 *Lepidosaphes malicola*。

（4）榆栎盾蚧 *Lepidosaphes ulmi*。

（5）吐伦褐球蚧 *Rhodococcus turanicus*。

（6）欧洲苹虎象 *Rhynchites bacchus*。

（7）桃大黑蚜 *Pterochloroides persicae*。

（8）大丽花轮枝孢（棉花黄萎病菌）*Verticillium dahliae*。

（9）美澳型核果褐腐病 *Monilinia fructicola*。

（10）梨火疫病菌 *Erwinia amylovora*。

（11）李痘病毒 Plum pox virus。

3. 包装要求

（1）包装材料应干净卫生、未使用过，符合中国有关植物检疫要求。如使用木质包装，须符合国际植物检疫措施标准第 15 号（ISPM 15）要求。包装好的核果如需存储，应当立即入库并单独存放，避免受到有害生物再次感染。

（2）每个包装箱上必须用中文或英文标注水果种类、出口国家、果园和包装厂的名称或注册号等信息。每个包装箱和托盘需用中文或英文标出“输往中华人民共和国”或“Exported to the People’s Republic of China”。

（3）装有输华核果的集装箱装箱时，须经哈方授权官员检查，确保不带检疫性有害生物。

4. 检疫处理要求

公告未提及。

5. 进境检验检疫

如发现苹果蠹蛾或葡萄花翅小卷蛾活体，则该批货物作退回、销毁处理。同时，中方将立即向哈方通报，要求暂停相关果园、包装厂的核果输华；如来自非疫产区，则取消相关非疫产区地位。哈方应开展调查，查明原因并实施相应改进措施。中方将根据对哈方所采取改进措施的评估结果，决定是否取消已采取的暂停措施。

如发现其他检疫性有害生物，或哈萨克斯坦新发生的检疫性有害生物活体，则该批货物将作退回、销毁或除害处理。

如发现不符合中国食品安全国家标准的，则对该批货物作退回或销毁处理。

如果发现上述不合格情况，中方将立即向哈方通报，并视情况暂停相关果园、包装厂的核果进口。哈方应查明不符合的原因并采取改进措施，防止类似情况再次发生。中方将根据哈方整改结果，决定是否取消暂停措施。

（九）韩国（KOR）——鲜食葡萄（Grapes）

根据《关于泰国莲雾、斯里兰卡香蕉、韩国葡萄、埃塞俄比亚大豆输华和中国荔枝输韩国等检验检疫要求的公告》（国家质检总局公告 2015 年第 94 号），允许符合相关要求的韩国葡萄进口。该公告同时发布了植物检疫要求，相关内容摘录如下。

1. 产品范围

葡萄（*Vitis vinifera* Linn.）。

2. 关注的检疫性有害生物

（1）温室条篱蓟马 *Hercinothrips femoralis*。

（2）日本臀纹粉蚧 *Planococcus kraunhiae*。

（3）葡萄根瘤蚜 *Viteus vitifolii*。

（4）大丽轮枝孢 *Verticillium dahliae*。

3. 包装要求

（1）葡萄包装材料应干净卫生、未使用过，符合中国有关植物检疫要求。包装箱如有通气孔，应使用防虫纱网覆盖以防害虫进入。

（2）每个包装箱均贴有 1 枚封识。封识在海关总署和韩国检疫主管部门备案。

（3）每个包装箱上应用英文标注水果种类、产地（州、市或县）、国家、果园或其注册号、包装厂及其注册号等信息。每个托盘货物需用中文标出“输往中华人民共和国”。如没有采用托盘，则每个包装箱上应用中文标出“输往中华人民共和国”。

4. 检疫处理要求

公告未提及。

5. 进境检验检疫

如发现检疫性有害生物活体，则该批货物作退运、转口、销毁或检疫除害处理。

（十）吉尔吉斯斯坦（KGZ）——鲜食核果［杏（Apricot）、桃（Peach）］

根据《关于进口吉尔吉斯斯坦鲜食核果植物检疫要求的公告》（海关总署公告 2024 年第 98 号），允许符合相关要求的吉尔吉斯斯坦杏、桃进口。该公告同时发布了检验检疫要求，相关内容摘录如下。

1. 产品范围及允许的产地

鲜食核果（以下简称核果）包括杏（学名 *Prunus armeniaca*，英文名 Apricot）和桃（学名 *Prunus persica*，英文名 Peach）。

2. 关注的检疫性有害生物

（1）苹果蠹蛾 *Cydia pomonella*。

（2）苹果蛎盾蚧 *Lepidosaphes malicola*。

（3）吐伦褐球蚧 *Rhodococcus turanicus*。

（4）欧洲苹虎象 *Rhynchites bacchus*。

（5）桃肖纹翅大蚜（桃大黑蚜）*Pterochloroides persicae*。

（6）李痘病毒 Plum pox virus。

（7）大丽花轮枝孢 *Verticillium dahliae*。

（8）梨火疫病菌 *Erwinia amylovora*。

3. 包装要求

（1）输华核果的包装材料应干净卫生、未使用过，符合中国有关植物检疫和卫生要求。如使用木质包装，须符合国际植物检疫措施标准第 15 号（ISPM 15）要求。

（2）每个包装箱上应用中文或英文标注水果名称、国家、产地、果园和包装厂的名称或注册号码等信息。每个包装箱和托盘需用中文或英文标注“输往中华人民共和国”或“Exported to the People's Republic of China”。

（3）装有输华核果的集装箱必须在装箱时检查是否具备良好的卫生条件，并经吉方确认检查记录。

4. 检疫处理要求

公告未提及。

5. 进境检验检疫

如发现中方关注的检疫性有害生物或在吉尔吉斯斯坦新记录的检疫性有害生物活体，或发现土壤、植物残体等，则该批货物作退回、销毁或除害处理。

如发现不符合中国食品安全国家标准的，该批货物作退回或销毁处理。

如发现上述不合格情况，中方将视情况采取进一步措施并及时向吉方通报，暂停相关果园、包装厂核果进口。吉方应查明原因，督促相关果园、包装厂进行整改，直到相关整改措施得到有效执行并被中方认可。中方将根据吉方整改结果，决定是否取消暂停措施。

（十一）吉尔吉斯斯坦（KGZ）——鲜食葡萄（Grapes）

根据《关于进口吉尔吉斯共和国鲜食葡萄植物检疫要求的公告》（海关总署公告 2023 年第 56 号），允许符合相关要求的吉尔吉斯斯坦鲜食葡萄进口。该公告同时发布了检验检疫要求，相关内容摘录如下。

1. 产品范围

鲜食葡萄（以下简称“葡萄”），学名 *Vitis vinifera* L.，英文名 Table grapes。

2. 关注的检疫性有害生物

（1）葡萄花翅小卷蛾 *Lobesia botrana*。

（2）美国白蛾 Hyphantria cunea。

（3）榆蛎盾蚧 *Lepidosaphes ulmi*。

（4）吐伦品粉蚧 *Peliococcus turanicus*。

（5）拟长尾粉蚧 Pseudococcus longispinus。

3. 包装要求

（1）包装材料应干净卫生、未使用过，符合中国有关植物检疫和卫生要求。如使用木质包装，须符合国际植物检疫措施标准第 15 号（ISPM 15）要求。

（2）包装箱上须用中文或英文标注水果种类、品种、国家、产地、果园和包装厂的名称或注册号等信息。每个包装箱和托盘需用中文或英文标出“输往中华人民共和国”或“Exported to the People's Republic of China”。

（3）装有输华葡萄的集装箱必须在装箱时检查是否具备良好的卫生条件，并保存相关记录供吉方检查。

4. 检疫处理要求

公告未提及。

5. 进境检验检疫

如发现葡萄花翅小卷蛾活体，则该批货物作退回或销毁处理。中方将立即向吉方通报，暂停相关果园、包装厂的葡萄进口；如来自非疫产区，则取消相关非疫产区地位。吉方应查明原因并实施相应改进措施，避免再次发生。中方将对吉方所采取的改进措施进行评估，决定是否取消已采取的暂停贸易措施。

如发现中方关注的其他检疫性有害生物或吉尔吉斯共和国新记录的检疫性有害生物活体，则该批货物作退回、销毁或除害处理。中方将向吉方通报不合格情况，吉方应开展调查，查明原因并实施相应改进措施，避免再次发生。

如发现不符合中国食品安全国家标准的，则对该批货物作退回或销毁处理。中方将向吉方通报不合格情况，并视情形暂停本出口季相关果园的葡萄进口。吉方应查明不符合的原因，督促相关果园进行整改，直到相关整改措施得到有效执行并被中方认可。

（十二）吉尔吉斯斯坦（KGZ）——鲜食甜瓜（Melon）

根据《关于进口吉尔吉斯斯坦鲜食甜瓜植物检疫要求的公告》（海关总署公告 2018 年第 101 号），允许符合相关要求的吉尔吉斯斯坦甜瓜进口。该公告同时发布了植物检疫要求，相关内容摘录如下。

1. 产品范围及允许的产地

产品范围：鲜食甜瓜（学名 *Cucumis melo* L.，英文名 Melon）。

允许的产地：出口中国的甜瓜须来自甜瓜迷实蝇（*Caromya pardalina*）的非疫产区。

2. 关注的检疫性有害生物

（1）甜瓜迷实蝇（*Caromya pardalina*）。

（2）瓜类细菌性果斑病菌（*Acidovora xavenae* subsp. *Citrulli*）。

（3）黄瓜绿斑驳花叶病毒（Cucumber green mottle mosaic virus，CGMMV）。

（4）南芥菜花叶病毒（Arabis mosaic virus）。

（5）烟草环斑病毒（Tobacco ringspot virus）。

（6）瓜枝孢（黄瓜黑星病菌）（*Cladosporium cucumerinum*）。

3. 包装要求

（1）包装前，甜瓜须经过清洁、挑选和分拣等工序，以保证不带有昆虫、螨类、烂果、畸形果、枝叶、根和土壤。

（2）甜瓜包装材料应干净卫生、未使用过，且符合中国有关植物检疫要求。

（3）包装好的甜瓜应采取适当的保鲜措施，单独存放，并防止有害生物再污染。

（4）每个包装箱上应用英文注明水果名称、国家、产地（区、省）、果园名称和注册号、包装厂名称和注册号等信息。每个包装箱需用中文标出“输往中华人民共和国”字样。

（5）装箱前，须检查集装箱是否具备良好的卫生条件。

4. 检疫处理要求

公告未提及。

5. 进境检验检疫

如发现任何活的中方关注的检疫性有害生物，该批货物将禁止入境。

如发现其他检疫性有害生物，须在入境口岸进行检疫除害处理，经检疫除害处理合格的，允许进境。如无有效处理方法的，或经检验不符合中国食品安全卫生标准的，则该批货物作退运或销毁处理。

（十三）柬埔寨（KHM）——香蕉（Banana）

根据《关于进口柬埔寨香蕉植物检验检疫要求的公告》（海关总署公告 2018 年第 111 号），允许符合相关要求的柬埔寨香蕉进口。该公告同时发布了植物检疫要求，相关内容摘录如下。

1. 产品范围

香蕉（学名 *Musa supientum*，英文名 Banana），柬埔寨输华香蕉限定为开花后 10~11 周采收的未成熟青香蕉，任何成熟香蕉或果皮开裂的香蕉不得向中国出口。

2. 关注的检疫性有害生物

（1）橘小实蝇 *Bactrocera dorsalis*。

（2）橘小实蝇复合种 *Bactrocera dorsalis species complex*。

（3）香蕉绣蓟马 *Chaetanaphothrips signipennis*。

（4）新菠萝灰粉蚧 *Dysmicoccus neobrevipes*。

（5）杰克贝尔氏粉蚧 *Pseudococcus jackbeardsleyi*。

（6）香蕉镰刀菌枯萎病菌（非中国小种）*Fusarium oxysporum* f. sp. *cubense*（non-Chinese races）。

（7）香蕉黄条叶斑病菌 *Mycosphaerella musicola*。

（8）香蕉细菌性枯萎病菌（2 号小种）*Ralstonia solanacearum race* 2。

3. 包装要求

（1）香蕉包装材料应干净卫生、未使用过。

（2）包装好的香蕉须在低温条件下单独存放。

（3）每个包装箱上应用英文标注产品名称、产地（国家、省）、包装厂名称或其注册号等信息。每批货物需用中文注明“输往中华人民共和国”字样。

4. 检疫处理要求

公告未提及。

5. 进境检验检疫

如发现成熟香蕉或果皮开裂的香蕉，则该批货物不准进境。

如发现带有枝、叶和土壤等，则该批货物不准进境。

如发现中方关注的检疫性有害生物，则对该批货物作退运、销毁或除害处理。

（十四）柬埔寨（KHM）——鲜食椰子（Coconut）

根据《关于进口柬埔寨鲜食椰子植物检疫要求的公告》（海关总署公告 2023 年第 119 号），允许符合相关要求的柬埔寨鲜食椰子进口。该公告同时发布了植物检疫要求，相关内容摘录如下。

1. 产品范围

鲜食椰子（以下简称椰子），学名 *Cocos nucifera*，英文名 Coconut。

2. 关注的检疫性有害生物

（1）椰心叶甲 *Brontispa longissima*。

（2）曲颚乳白蚁 *Coptotermes curvignathus*。

（3）李比利氏灰粉蚧 *Dysmicoccus lepelleyi*。

（4）新菠萝灰粉蚧 *Dysmicoccus neobrevipes*。

（5）南洋臀纹粉蚧 *Planococcus lilacinus*。

（6）印度雷须螨 *Raoiella indica*。

3. 包装要求

（1）包装材料应干净卫生、未使用过，符合中国有关植物检疫和卫生要求。如使用木质包装，须符合国际植物检疫措施标准第 15 号（ISPM 15）要求。

（2）每个包装箱上必须用中文或英文标注水果名称、品种、出口国、产地、果园名称或其注册号码、包装厂名称或其注册号码等信息。每个包装箱和托盘需用中文或英文标注“输往中华人民共和国”或“Exported to the People's Republic of China”。

（3）装运输华椰子的集装箱必须在装箱时检查是否具备良好的卫生条件。集装箱应加施封识，抵达中国进境口岸时封识应完好无损。

4. 检疫处理要求

公告未提及。

5. 进境检验检疫

如发现中方关注的检疫性有害生物或柬埔寨新发生的其他检疫性有害生物活体，或发现果柄、萼片、土壤、植物残体等，则对该批货物实施除害处理；如无有效处理措施的，则作退回或销毁处理。

如发现不符合中国食品安全国家标准的，则该批货物作退回或销毁处理。

如发现上述不合格情况，中方将向柬方通报；当输华椰子再次出现检疫不合格情况时，中方视情况暂停本出口季相关果园、包装厂的椰子进口。柬方应查明原因并督促相关果园、包装厂进行整改，直到相关整改措施得到有效执行并被中方认可。

（十五）柬埔寨（KHM）——鲜食龙眼（Longan）

根据《关于进口柬埔寨鲜食龙眼植物检疫要求的公告》（海关总署公告 2022 年第 41 号），允许符合相关要求的柬埔寨鲜食龙眼进口。该公告同时发布了植物检疫要求，相关内容摘录如下。

1. 产品范围

鲜食龙眼（学名 *Dimocarpus longan*，英文名 Longan）。

2. 关注的检疫性有害生物

（1）李比利氏灰粉蚧 *Dysmicoccus lepelleyi*。

（2）新菠萝灰粉蚧 *Dysmicoccus neobrevipes*。

（3）截获秀粉蚧 *Paracoccus interceptus*。

（4）南洋臀纹粉蚧 *Planococcus lilacinus*。

（5）大洋臀纹粉蚧 *Planococcus minor*。

（6）杰克贝尔氏粉蚧 *Pseudococcus jackbeardsley*。

3. 包装要求

（1）输华龙眼的包装材料应干净和未使用过，符合中国有关植物检疫要求。

（2）每个包装箱上应用英文或中文标注水果名称、产地（省、市或县）、国家、果园或其注册号、包装厂或其注册号等信息。

（3）每个包装箱和托盘需用中文或英文标注“Exported to the People's Republic of China”或“输往中华人民共和国”。

（4）装载输华龙眼的集装箱必须在装箱时检查是否干净卫生。集装箱应加施封识，抵达中国进境口岸时其封识应完好无损。

4. 检疫处理要求

公告未提及。

5. 进境检验检疫

如发现中方关注的检疫性有害生物或新的检疫性有害生物活虫，或发现土壤、叶片，或者枝条超过规定长度（具体要求和测量标准见图 18-1），则对该批龙眼作有效的检疫除害、退回或销毁处理。

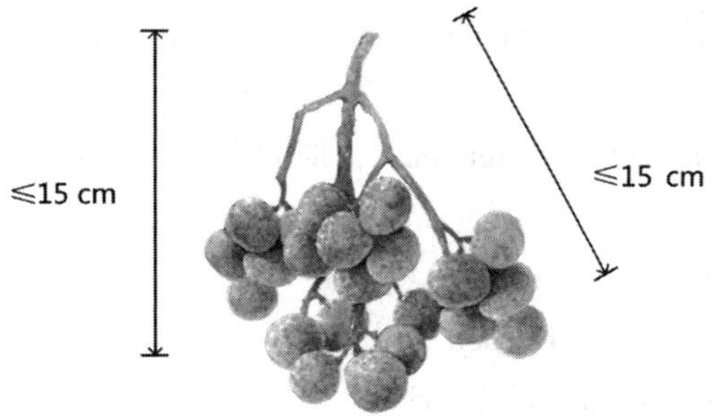

图 18-1　龙眼枝条长度示意图

（十六）柬埔寨（KHM）——鲜食芒果（Mango）

根据《关于进口柬埔寨鲜食芒果植物检疫要求的公告》（海关总署公告 2020 年第 86 号），允许符合相关要求的柬埔寨芒果进口。该公告同时发布了植物检疫要求，相关内容摘录如下。

1. 产品范围

鲜食芒果（学名 *Mangifera indica*，英文名 Mango）。

2. 关注的检疫性有害生物

（1）南瓜实蝇 *Bactrocera*（= *Zeugodacus*）*tau*。

（2）扶桑绵粉蚧 *Phenacoccus solenopsis*。

（3）南洋臀纹粉蚧 *Planococcus lilacinus*。

（4）李比利氏灰粉蚧 *Dysmicoccus lepelleyi*。

（5）截获秀粉蚧 *Paracoccus interceptus*。

（6）七角星蜡蚧 *Vinsonia stellifera*。

（7）芒果象属一种象甲 *Sternochetus goniocnemis*。

（8）芒果果核象甲 *Sternochetus mangiferae*。

（9）芒果果实象甲 *Sternochetus olivieri*。

3. 包装要求

（1）输华芒果的包装材料应干净卫生、未使用过，符合中国有关植物检疫要求。

（2）输华芒果的加工包装过程须经拣选、分级、水洗、吹干等工序，以确保不带有昆虫、螨类、软体动物、烂果及枝、叶、根和土壤。

（3）每个包装箱上应用英文标注芒果品种、国家、产地、果园（生产者）、包装厂和热处理企业的名称或注册号等信息。每个托盘上需用英文标注"Exported to the People's Republic of China（本产品输往中华人民共和国）"。

4. 检疫处理要求

（1）输华芒果须在柬方官员或其授权人员的监管下实施热处理，热处理技术要求为：蒸热处理要求处理温度为芒果（最大果）果心温度达到47℃（相对湿度为95%），处理20分钟；热水处理要求果实必须完全浸泡在水里，处理温度为48℃或以上，处理60分钟。

（2）热处理操作程序须符合芒果蒸热处理操作程序（详见海关总署公告2020年第86号附件的附1）或芒果热水处理操作程序（详见海关总署公告2020年第86号附件的附2）。

5. 进境检验检疫

如发现中方关注的检疫性有害生物，则该批货物作退回、销毁或除害处理。

如发现其他检疫性有害生物，则该批货物作退回、销毁或检疫除害处理。

（十七）老挝（LAO）——香蕉（Banana）

根据《关于进口老挝香蕉植物检验检疫要求的公告》（国家质检总局公告2018年第16号），允许符合相关要求的老挝香蕉进口。该公告同时发布了植物检疫要求，相关内容摘录如下。

1. 产品范围

香蕉（学名 *Musa supientum*，英文名 Banana），应是开花后10至11周采收的未成熟的青香蕉，任何黄香蕉不得出口中国。

2. 关注的检疫性有害生物

（1）螺旋粉虱 *Aleurodicus disperses* Russell。

（2）香蕉肾盾蚧 *Aonidiella comperei* Mckenzie。

（3）橘小实蝇 *Bactrocera*（*Bactrocera*）*dorsalis*（Hendel）。

（4）番木瓜果实蝇 *Bactrocera*（*Bactrocera*）*papayae* Drew et Hancock。

（5）辣椒果实蝇 *Bactrocera*（*Bactrocera*）*latifrons*（Hendel）。

（6）新菠萝灰粉蚧 *Dysmicoccus neobrevipes* Beardsley。

（7）大洋臀纹粉蚧 *Planococcus minor*（Mask）。

（8）玉米红虫 *Pyroderces rileyi* Walsingham。

（9）西非平刺粉蚧 *Rastrococcus invadens* Williams。

（10）七角星蜡蚧 *Vinsonia stellifera*（Westwood）。

（11）香蕉镰刀菌枯萎病菌（非中国小种）*Fusarium oxysporum* f. sp. *cubense*（non-Chinese races）。

（12）香蕉黄条叶斑病菌 *Mycosphaerella musicola* R. Leach。

（13）香蕉细菌性枯萎病菌（2号小种）*Ralstonia solanacearum race* 2。

（14）香蕉苞片花叶病毒 Banana bract mosaic virus（BBrMV）。

3. 包装要求

（1）输华香蕉的包装场所及包装过程要保持清洁，无有害生物感染。完成加工、包装程序的香蕉须在低温条件下单独存放。

（2）输华香蕉包装箱应使用新的，且未被有害生物及有毒有害物质污染。包装箱上应标明“输往中华人民共和国”中英文字样以及香蕉果园和包装厂的注册代码。

（3）输华香蕉的运输工具应符合安全卫生要求，且不带中方关注的检疫性有害生物以及枝、叶和土壤等。

4. 检疫处理要求

公告未提及。

5. 进境检验检疫

如检查到带有枝、叶、土壤等，则该批香蕉不准进境。

如截获中方关注的检疫性有害生物，则对该批货物作退运、销毁或有效的检疫除害处理。

6. 产地预检

每年香蕉收获前，中方将派植物检疫专家赴老挝实施产地预检。

（十八）老挝（LAO）——柑橘（Citrus）

根据《关于进口老挝柑橘植物检疫要求的公告》（海关总署公告 2021 年第 117 号），允许符合相关要求的老挝柑橘进口。该公告同时发布了植物检疫要求，相关内容摘录如下。

1. 产品范围

柑橘类水果，以下简称“柑橘”，包括桔（学名 *Citrus reticulata*，英文名 Mandarin）、柚子（学名 *Citrus maxima*，英文名 Pomelo）和柠檬（学名 *Citrus limon*，英文名 Lemon）。

2. 关注的检疫性有害生物

（1）螺旋粉虱 *Aleurodicus dispersus*。

（2）番石榴实蝇 *Bactrocera correcta*。

（3）桃实蝇 *Bactrocera zonata*。

（4）南洋臀纹粉蚧 *Planococcus lilacinus*。

（5）大洋臀纹粉蚧 *Planococcus minor*。

（6）玉米红虫 *Pyroderces rileyi*。

（7）非洲真叶螨 *Eutetranychus africanus*。

（8）亚洲柑橘黄龙病菌 *Candidatus liberibacter asiaticus*。

（9）柑橘溃疡病菌 *Xanthomonas axonopodis* pv. *Citri*。

3. 包装要求

（1）包装材料应干净卫生、未使用过，符合中国有关植物检疫要求。

（2）包装箱上应用英文标明“Exported to the People’s Republic of China”（输往中华人民共和国），水果名称、产地（省、区）、果园名称或其注册号、包装厂名称或其注册号。

（3）包装后待出口的产品，应单独存放以防止有害生物再次感染。

另外，输华柚子必须在生长周期套袋，具体操作技术规范见海关总署公告 2021 年第 117 号附件附 1。

4. 检疫处理要求

输华桔和柠檬出口前须在注册的冷处理设施进行冷处理，具体操作规程详见海关总署公告 2021 年第 117 号附件附 2。

桔的冷处理指标为：1. 67℃或以下连续处理 18 天。

柠檬的冷处理指标为：3℃或以下连续处理 18 天。

5. 进境检验检疫

如冷处理被认定无效，该批货物将在进境口岸进行冷处理（如确认为冷藏集装箱的，冷处理可在本集装箱内进行），否则，该批货物作退回或销毁处理。

如截获中方关注的检疫性有害生物活体，则对该批货物作退回、销毁或有效的检疫除害处理。

（十九）老挝（LAO）——鲜食芒果（Mango）

根据《关于进口老挝鲜食芒果植物检疫要求的公告》（海关总署公告 2023 年第 143 号），允许符合相关要求的老挝鲜食芒果进口。该公告同时发布了检验检疫要求，相关内容摘录如下。

1. 产品范围

鲜食芒果（以下简称芒果），学名 *Mangifera indica* L.，英文名 Mango。

2. 关注的检疫性有害生物

（1）番石榴果实蝇 *Bactrocera correcta*。

（2）短尾果实蝇 *Bactrocera tuberculata*。

（3）桃果实蝇 *Bactrocera zonata*。

（4）芒果果肉象甲 *Sternochetus frigidus*。

（5）芒果果核象甲 *Sternochetus mangiferae*。

（6）芒果果实象甲 *Sternochetus olivieri*。

（7）新菠萝灰粉蚧 *Dysmicoccus neobrevipes*。

（8）南洋臀纹粉蚧 *Planococcus lilacinus*。

（9）大洋臀纹粉蚧 *Planococcus minor*。

（10）扶桑绵粉蚧 *Phenacoccus solenopsis*。

（11）蛛丝平刺粉蚧 *Rastrococcus spinosus*。

（12）螺旋粉虱 *Aleurodicus dispersus*。

（13）可可毛色二孢菌 *Lasiodiplodia theobromae*。

3. 包装要求

（1）包装材料应干净卫生、未使用过，符合中国有关植物检疫要求。

（2）每个包装箱上应用英文标注水果名称、产地、出口国家、果园或其注册号码、包装厂或其注册号码等信息。每个包装箱和托盘需用中文或英文标注："输往中华人民共和国"或"Exported to the People's Republic of China"。

（3）如使用木质包装，须符合国际植物检疫措施标准第 15 号（ISPM 15）要求。

（4）装有输华芒果的集装箱必须在装箱时检查是否具备良好的卫生条件。应记录该项活动，以供老方检查。

4. 检疫处理要求

（1）输华芒果应在出口前在老方监管下实施蒸热处理或热水处理，技术要求为：蒸热处理要求最大果果心温度 46.5℃（最小相对湿度为 95%），处理 10 min；热水处理要求果实必须完全浸泡在水里，处理温度为最大果果心温度 46℃或以上，处理 15 min，热水温度 48℃。

（2）热处理操作程序须符合芒果蒸热处理操作程序（见海关总署公告 2023 年第 143 号附件 1）或芒果热水处理操作程序（见海关总署公告 2023 年第 143 号附件 2）。

5. 进境检验检疫

核查由老方签署的热处理结果报告及果温探针校正记录等。

如热处理被认定无效，则该批货物不得进境。

如发现中方关注的检疫性有害生物，或老挝新发生的检疫性有害生物活体，或发现土壤、植物残体等，则对该批货物作退回、销毁或除害处理。

如发现不符合中国食品安全国家标准的，则对该批货物作退回或销毁处理。

如发现上述不合格情况，中方将立即向老方通报，并视情况暂停相关果园、包装厂向中国出口芒果，直至视情况暂停整个项目。老方应开展调查，查明原因并实施相应改进措施。中方将对老方所采取改进措施进行评估，根据评估结果决定是否取消暂停措施。

（二十）老挝（LAO）——鲜食百香果（Passion fruits）

根据《关于进口老挝鲜食百香果植物检疫要求的公告》（海关总署公告 2021 年第 90 号），允许符合相关要求的老挝鲜食百香果进口。该公告同时发布了植物检疫要求，相关内容摘录如下。

1. 产品范围

鲜食百香果为紫果西番莲（学名 *Passiflora edulis*，英文名 Passion fruits）。

2. 关注的检疫性有害生物

（1）西番莲链格孢 *Alternaria passiflorae*。

（2）番石榴果实蝇 *Bactrocera correcta*。

（3）可可毛色二孢菌 *Lasiodiplodia theobromae*。

（4）鸡蛋果木质化病毒 Passion fruit woodiness virus。

3. 包装要求

（1）输华百香果包装材料应干净卫生、未使用过，符合中国有关植物检疫要求。

（2）包装箱上应用英文标明“Exported to the People's Republic of China”（输往中华人民共和国），水果名称、产地（省、区）、果园名称或其注册号、包装厂名称或注册号。

4. 检疫处理要求

公告未提及。

5. 进境检验检疫

如截获中方关注的检疫性有害生物，则该批货物作退回、销毁或除害处理。

（二十一）老挝（LAO）——鲜食西瓜（Watermelon）

根据《关于允许进口老挝西瓜的公告》（海关总署公告 2019 年第 111 号），允许符合相关要求的老挝西瓜进口。该公告同时发布了植物检疫要求，相关内容摘录如下。

1. 产品范围

鲜食西瓜（学名 *Citrullus lanatus* Matsum et Nakai，英文名 Watermelon）。

2. 关注的检疫性有害生物

（1）螺旋粉虱 *Aleurodicus disperses* Russell。

（2）瓜实蝇 *Bactrocera*（*Zeugodacus*）*cucurbitae*（Coquillett）。

（3）橘小实蝇 *Bactrocera*（*Bactrocera*）*dorsalis*（Hendel）。

（4）番木瓜果实蝇 *Bactrocera*（*Bactrocera*）*papaya* Drewet Hancock。

（5）南瓜实蝇 *Bactrocera*（*Zeugodacus*）*tau*（Walker）。

（6）桃实蝇 *Bactrocera*（*Bactrocera*）*zonata*（Saunders）。

（7）黄瓜黑星病菌 *Cladosporium cucumerinum* Elliset Arthur。

（8）瓜类果斑病菌 *Acidovorax a venae* subsp. *citrulli*（Schaadet al.）Willemsetal.。

（9）黄瓜绿斑驳花叶病毒 Cucumber green mottle mosaic virus。

3. 包装要求

（1）输华西瓜包装箱应使用新的，且未被有害生物及有毒有害物质污染。如需散装运输，不得使用稻草等可能携带有害生物的植物性铺垫材料。

（2）输华西瓜包装箱上应使用中文或英文标注“输往中华人民共和国”以及水果种类、产地、种植基地和包装厂的名称或备案号等信息。

4. 检疫处理要求

公告未提及。

5. 进境检验检疫

如发现中方关注的检疫性有害生物活体，则该批货物作退回、销毁或检疫除害处理。

如发现其他检疫性有害生物则该批货物作退回、销毁或检疫除害处理。

（二十二）马来西亚（MYS）——鲜食榴莲（Durian）

根据《关于进口马来西亚鲜食榴莲植物检疫要求的公告》（海关总署公告 2024 年第 72 号），允许符合相关要求的马来西亚鲜食榴莲进口。该公告同时发布了植物检疫要求，相关内容摘录如下。

1. 产品范围

鲜食榴莲（以下简称“榴莲”），学名 *Durio zibethinus* Murr.，英文名 Durian。

2. 关注的检疫性有害生物

（1）新菠萝灰粉蚧 *Dysmicoccus neobrevipes*。

（2）大洋臀纹粉蚧 *Planococcus minor*。

（3）南洋臀纹粉蚧 *Planococcus lilacinus*。

（4）冬青吹绵蚧 *Icerya pulchra*。

（5）榴莲果核夜蛾 *Mudaria luteileprosa*。

（6）吹绵垒粉蚧 *Rastrococcus iceryoides*。

（7）可可花瘿病菌 *Albonectria rigidiuscula*。

3. 包装要求

（1）包装材料应干净卫生、未使用过，符合中国有关植物检疫和卫生要求。如使用木质包装，须符合国际植物检疫措施标准第 15 号（ISPM 15）要求。

（2）输华榴莲在包装过程中，应经人工挑选、分级和清洁等工序，剔除病果、虫果、烂果、畸形果、枝叶或其他植物残体及土壤等，并采用高压气枪或水枪吹喷和刷洗等有效措施清洁果实表面，必要时可用细软干净的棉布对榴莲外表进行手工擦拭，以有效去除果实表面附着的介壳虫、虫卵、病原孢子等。此外，如有必要应在包装厂内进行杀虫处理。

（3）每个包装箱上必须用中文或英文标注水果种类、品种、国家、产地、注册果园名称或其注册号码、包装厂名称或其注册号码等信息。每个包装箱和托盘需用中文或英文标注“输往中华人民共和国”或“Exported to the People’s Republic of China”。

（4）装有输华榴莲的集装箱必须在装箱时检查是否具备良好的卫生条件。集装箱应加施封识，抵达中国入境口岸时其封识应完好无损。

4. 检疫处理要求

公告未提及。

5. 进境检验检疫

如发现中方关注的检疫性有害生物或新发生的其他检疫性有害生物活体，或发现土壤、植物残体等，则该批货物作退回、销毁或除害处理。

如发现不符合中国食品安全国家标准的，则该批货物作退回或销毁处理。

如发现上述不符合要求情况，中方将向马方通报，并视情况暂停本出口季剩余时间相关果园、包装厂的榴莲进口。马方应查明原因，督促相关果园、包装厂进行整改，直到相关整改措施得到有效执行并被中方认可。

（二十三）马来西亚（MYS）——鲜食菠萝蜜（Jackfruit）

根据《关于进口马来西亚鲜食菠萝蜜植物检疫要求的公告》（海关总署公告 2023 年第 34 号），

允许符合相关要求的马来西亚鲜食菠萝蜜进口。该公告同时发布了植物检疫要求，相关内容摘录如下。

1. 产品范围

鲜食菠萝蜜（以下简称“菠萝蜜”），学名 *Artocarpus heterophyllus*，英文名 Jackfruit。

2. 关注的检疫性有害生物

（1）杨桃实蝇 *Bactrocera carambolae*。

（2）三带实蝇 *Bactrocera umbrosa*。

（3）野螟 *Glyphodes caesalis*。

（4）新菠萝灰粉蚧 *Dysmicoccus neobrevipes*。

（5）芭蕉蚧 *Hemiberlesia lataniae*。

（6）芒果原绵蚧 *Milscutulus mangiferae*。

（7）大洋臀纹粉蚧 *Planococcus minor*。

（8）木菠萝软腐病菌 *Rhizopus artocarpi*。

（9）华丽腐霉 *Pythium splendens*。

3. 包装要求

（1）输华菠萝蜜的包装材料应干净卫生且未使用过，符合中国有关植物检疫要求。如使用木质包装，须符合国际植物检疫措施标准第 15 号（ISPM 15）要求。

（2）每个包装箱上必须以中文或英文标注水果名称、国家、产地、果园名称或其注册号、包装厂名称或其注册号等信息。每个托盘需用中文或英文标注“输往中华人民共和国”或“Exported to the People's Republic of China”。如没有采用托盘（如航空货物），则每个包装箱需采用同样标注。

（3）装运输华菠萝蜜的集装箱必须在装箱时检查是否具备良好的卫生条件，并保存相关记录供马方官方检查。

4. 检疫处理要求

公告未提及。

5. 进境检验检疫

如发现中方关注的检疫性有害生物或新发生的其他检疫性有害生物活虫，或发现土壤、叶片、植物残体等，则对该批货物作退回、销毁或除害处理。

如发现不符合中国食品安全国家标准的，则对该批货物作退回或销毁处理。

发现上述不符合要求情况，中方将立即向马方通报，要求暂停相关果园或包装厂向中国出口菠萝蜜，直至视情况暂停整个项目。马方应开展调查，查明原因并实施相应改进措施。中方将根据对马方所采取改进措施的评估结果，决定是否取消暂停措施。

（二十四）马来西亚（MYS）——菠萝（Pineapple）

根据《关于进口马来西亚菠萝植物检验检疫要求的公告》（国家质检总局公告 2017 年第 46 号），允许符合相关要求的马来西亚菠萝进口。该公告同时发布了植物检疫要求，相关内容摘录如下。

1. 产品范围

菠萝（学名 *Ananas comosus*，英文名 Pineapple）。

2. 关注的检疫性有害生物

（1）菠萝长叶螨 *Dolichotetranychus floridanus*。

（2）菠萝灰粉蚧 *Dysmicoccus brevipes*。

（3）杰科贝尔氏粉蚧 *Pseudococcus jackbeardsleyi*。

（4）椰圆盾蚧 *Aspidiotus destructor*。

（5）并盾蚧 *Pinnaspis minor*。

（6）菠萝软腐病菌 *Pseudomonas anannas*。

（7）菊花枯萎病菌 *Dickeya* sp.（Erwiniachrysanthemi）。

（8）欧文氏杆菌 *Ervinia anannas*。

3. 包装要求

输华菠萝的包装、储藏和装运过程，须在马方的检疫监管下进行。

包装前，菠萝须经过挑选、人工刷洗、高压气枪吹扫、含氯溶液清洗、分拣和加工，以确保不带昆虫、螨类、烂果、杂草、根和土壤，菠萝冠长度不得超过 8 厘米。

输华菠萝应单独包装和储藏，避免有害生物再感染。应采用新的、干净卫生的材料包装，符合中国植物卫生要求和安全卫生标准。

出口前，输华菠萝须经过检疫处理，处理技术指标详见国家质检总局公告 2017 年第 46 号附 1。检疫处理企业和设施须经海关总署考核认可。检疫处理的温度、剂量、时间须在植物检疫证书处理栏中注明。

输华菠萝的每个包装箱上应用英文标明货物名称、产区或产地、果园及包装厂的名称和注册号、包装厂地址，每个发运货物的托盘上用中文标明“本产品输往中华人民共和国”。

4. 检疫处理要求

公告未提及。

5. 进境检验检疫

如发现中方关注的检疫性有害生物，海关将采取检疫处理、退运或销毁措施。

如发现安全卫生项目不合格，则该批水果作退运或销毁处理。

（二十五）缅甸（MMR）——香蕉（Banana）

根据《关于进口缅甸香蕉植物检疫要求的公告》（海关总署公告 2022 年第 49 号），允许符合相关要求的缅甸香蕉进口。该公告同时发布了植物检疫要求，相关内容摘录如下。

1. 产品范围

香蕉（学名 *Musa sapientum*，英文名 Banana），应为开花后 10~11 周内采收的未成熟的青香蕉，任何黄香蕉不得出口中国。

2. 关注的检疫性有害生物

（1）螺旋粉虱 *Aleurodicus dispersus* Russell。

（2）大洋臀纹粉蚧 *Planococcus minor*（Maskell）。

（3）南洋臀纹粉蚧 *Planococcus lilacinus*（Cockerell）。

（4）新菠萝灰粉蚧 *Dysmicoccus neobrevipes*（Beardsley）。

（5）辣椒果实蝇 *Bactrocera latifrons*（Hendel）。

（6）非洲大蜗牛 *Achatina fulica* Bowdich。

（7）香蕉枯萎病菌（4 号小种）*Fusarium oxysporum* Schlecht. f. sp. *cubense*（E. F. Sm.）Snyd. et Hans Race 4。

3. 包装要求

（1）输华香蕉应使用新的包装箱，且未被有害生物感染或有毒有害物质污染。

（2）每个包装箱上须用中文或英文标注水果名称、国家、产区、果园和包装厂代码等信息。

（3）每个托盘应用中文或英文标出“输往中华人民共和国”或“Exported to the People's Republic of China”。如没有使用托盘，则每个包装箱上也需标注同样的内容。

4. 检疫处理要求

公告未提及。

5. 进境检验检疫

如检查到有成熟的香蕉，或者带有枝、叶和土壤等，则该批香蕉不准进境。

如截获中方关注的检疫性有害生物，则对该批货物作退回、销毁或其他有效的检疫除害处理。

如发现农用化学品及其他有毒有害物质残留超标，则该批水果作退回或销毁处理。

（二十六）缅甸（MMR）——菠萝（Pineapple）

根据《关于进口缅甸鲜食菠萝植物检疫要求的公告》（海关总署公告2024年第156号），允许符合相关要求的缅甸鲜食菠萝进口。该公告同时发布了植物检疫要求，相关内容摘录如下：

1. 产品范围

鲜食菠萝（以下简称菠萝），学名 *Ananas comosus*，英文名 Pineapple。

2. 关注的检疫性有害生物

（1）螺旋粉虱 *Aleurodicus dispersus*

（2）新菠萝灰粉蚧 *Dysmicoccus neobrevipes*

（3）大洋臀纹粉蚧 *Planococcus minor*

（4）杰克贝尔氏粉蚧 *Pseudococcus jackbeardsleyi*

（5）甘蔗镰孢菌（菠萝眼腐病菌）*Fusarium sacchari*

3. 包装要求

（1）包装材料应干净卫生、未使用过，并符合中国有关植物检疫要求。如使用木质包装，须符合国际植物检疫措施标准第15号（ISPM 15）相关要求。

（2）输华菠萝在加工过程中，应经过人工挑拣、高压喷射水流清洗、消毒、吹干、分级等工序，以确保不带昆虫、螨、蜗牛、烂果、草籽、植物残体和土壤等。

（3）每个包装箱上须用中文或英文标注水果名称、国家、产区（省或邦、市或县）、果园名称或其注册号码、包装厂名称或其注册号码等信息。每个包装箱和托盘应用中文或英文标明“输往中华人民共和国”或“Exported to the People’s Republic of China”。

（4）装载输华菠萝的集装箱或密闭车辆应干净卫生并加施封识，抵达中国进境口岸时其封识应保持完好无损。

4. 检疫处理要求

公告未提及。

5. 进境检验检疫

如发现中方关注的检疫性有害生物或缅甸新发生的其他检疫性有害生物活体，或发现土壤，则该批货物作退回、销毁或除害处理。

（二十七）孟加拉国（BGD）——鲜食芒果（Mango）

根据《关于进口孟加拉国鲜食芒果植物检疫要求的公告》（海关总署公告2024年第94号），允许符合相关要求的孟加拉国鲜食芒果进口。该公告同时发布了检验检疫要求，相关内容摘录如下。

1. 产品范围

鲜食芒果（以下简称芒果），学名 *Mangifera indica*，英文名 Mango。

2. 关注的检疫性有害生物

（1）番石榴果实蝇 *Bactrocera correcta*。

（2）桃果实蝇 *Bactrocera zonata*。

（3）芒果瘤瘿螨 *Aceria mangiferae*。

（4）螺旋粉虱 *Aleurodicus disperses*。

（5）芒果叶瘿蚊 *Procontarinia mangiferae*。

（6）芒果点斑螟 *Citripestis eutraphera*。

（7）芒果果肉象甲 *Sternochetus frigidus*。

（8）芒果果核象甲 *Sternochetus mangiferae*。

（9）芒果粉蚧 *Drosicha mangiferae*。

（10）芒果原绵蚧 *Milviscutulus mangiferae*。

（11）南洋臀纹粉蚧 *Planococcus lilacinus*。

（12）大洋臀纹粉蚧 *Planococcus minor*。

（13）吹绵垒粉蚧 *Rastrococcus iceryoides*。

（14）西非垒粉蚧 *Rastrococcus invadens*。

（15）芒果小新壳梭孢 *Neofusicoccum mangiferae*。

（16）芒果拟茎点霉 *Phomopsis mangiferae*。

3. 包装要求

（1）包装材料应干净卫生、未使用过，符合中国有关卫生和植物检疫要求。

（2）每个包装箱上须用中文或英文注明水果名称、产地、出口国家、果园名称或其注册号码、包装厂名称或其注册号码等信息。每个包装箱和托盘需用中文或英文标注："输往中华人民共和国"或"Exported to the People's Republic of China"。

（3）如使用木质包装，须符合国际植物检疫措施标准第 15 号（ISPM 15）要求。

（4）装运输华芒果的集装箱在装箱时必须进行检查，以确保良好的卫生条件。集装箱应加施封识，抵达中国进境口岸时封识应完好无损。

4. 检疫处理要求

（1）输华芒果应在出口前在孟方或其授权人员的监管和指导下实施蒸热处理或热水处理，技术要求为：蒸热处理要求最大果果心温度 46.5℃（最小相对湿度为 95%），处理 10min；热水处理要求果实必须完全浸泡在水里，处理温度为最大果果心温度 46℃或以上，处理 15min，热水温度 48℃。

（2）热处理操作程序须符合芒果蒸热处理操作程序（见海关总署公告 2024 年第 94 号附件 1）或芒果热水处理操作程序（见海关总署公告 2024 年第 94 号附件 2）。

5. 进境检验检疫

核查由孟方签署的热处理结果报告及果温探针校正记录等。

如热处理被认定无效，则该批货物作退回、销毁或除害处理。

如发现中方关注的检疫性有害生物，或孟加拉国新发生的检疫性有害生物活体，或发现土壤、植物残体等，则该批货物作退回、销毁或除害处理。

如发现不符合中国食品安全国家标准的，则该批货物作退回或销毁处理。

如发现上述不合格情况，中方将立即向孟方通报，并视情况暂停相关果园、包装厂的芒果输华。孟方应查明不符合的原因并采取改进措施，防止类似情况再次发生。中方将根据孟方整改结果，决定是否取消暂停措施。

（二十八）斯里兰卡（LKA）——香蕉（Banana）

根据《关于泰国莲雾、斯里兰卡香蕉、韩国葡萄、埃塞俄比亚大豆输华和中国荔枝输韩国等检验检疫要求的公告》（国家质检总局公告 2015 年第 94 号），允许符合相关要求的斯里兰卡香蕉进口。该公告同时发布了植物检疫要求，相关内容摘录如下。

1. 产品范围

香蕉（学名 *Musa supientum*，英文名 Banana）。

2. 关注的检疫性有害生物

（1）螺旋粉虱 *Aleurodicus disperses* Russell。

（2）飞蓬圆盾蚧 *Aspidiotus excisus* Green。

（3）橘小实蝇复合种，包括橘小实蝇 *Bactrocera dorsalis species complex*。

（4）兰蓟马 *Chaetanaphothrips orchidii*（Moulton）。

（5）香蕉绣蓟马 *Chaetanaphothrips signipennis*（Bagnall）。

（6）椰蛀蛾 *Opisina arenosella* Walker。

（7）吹绵垒粉蚧 *Rastrococcus iceryoides*（Green）。

（8）西非平刺粉蚧 *Rastrococcus invadens* Williams。

（9）新菠萝灰粉蚧 *Dysmicoccus brevipes* Beardsley。

（10）七角星蜡蚧 *Vinsonia stellifera*（Westwood）。

（11）香蕉枯萎病菌 4 号小种 *Fusarium oxysporum* f. sp. *cubense*（E. F. Sm.）W. C. Snyder & H. N. Hansen。

（12）香蕉叶斑病菌 *Mycosphaerella eumusae*。

（13）香蕉生球腔菌（香蕉黄条叶斑病菌）*Mycosphaerella musicola* R. Leach。

（14）香蕉黑条叶斑病菌 *Mycosphaerella figiensis* Morelet。

（15）香蕉苞片花叶病毒 Banana bract mosaic virus（BBrMV）。

（16）香蕉线条病毒 Banana streak virus（BSV）。

3. 包装要求

（1）输华香蕉包装箱应使用新的，且未被有害生物及有毒有害物质污染。

（2）输华香蕉包装箱上应标明“输往中华人民共和国”中英文字样以及品种、产地、果园和包装厂的名称及注册代码。

4. 检疫处理要求

公告未提及。

5. 进境检验检疫

斯里兰卡香蕉的入境口岸为：大连、天津、北京、青岛、南京、上海。

经检验检疫发现包装不符合有关规定，则该批香蕉不准输入。

如发现关注的检疫性有害生物活体，则该批货物作退运、销毁或其他有效的检疫除害处理。如发现其他检疫性有害生物活体，根据有关规定进行相应检疫处理。

（二十九）斯里兰卡（LKA）——鲜食菠萝（Pineapple）

根据《关于进口斯里兰卡鲜食菠萝植物检疫要求的公告》（海关总署公告 2024 年第 35 号），允许符合相关要求的斯里兰卡鲜食菠萝进口。该公告同时发布了检验检疫要求，相关内容摘录如下。

1. 产品范围

鲜食菠萝（以下简称菠萝），学名 *Ananas comosus*，英文名 Pineapple。

2. 关注的检疫性有害生物

（1）非洲大蜗牛 *Achatina fulica*。

（2）飞机草 *Chromolaena odorata*。

（3）菊欧文氏菌 *Dickeya chrysanthemi*（=*Erwinia chrysanthemi*）。

（4）东非茅草 *Digitaria abyssinica*。

（5）棉芽花蓟马 *Frankliniella schultzei*。

（6）木瓜秀粉蚧 *Paracoccus marginatus*。

（7）暗色粉蚧 *Pseudococcus viburni*。

（8）刺茄 *Solanum torvum*。

（9）番茄斑萎病毒 Tomato spotted wilt virus。

3. 包装要求

（1）包装材料应是干净卫生、未使用过的，并符合中国有关植物检疫要求。如使用木质包装，须符合国际植物检疫措施标准第 15 号（ISPM 15）相关要求。

（2）输华菠萝的加工包装过程须在注册包装厂进行，在包装过程中，应经过人工挑拣、筛选、刷洗或高压水枪冲洗等工序，以确保果实和果冠不带昆虫、螨、蜗牛、烂果、草籽、植物残体和土壤等。

（3）每个包装箱上应用中文或英文标注水果名称、国家、产区（省、市或县）、果园名称或其注册号码、包装厂名称或其注册号码等信息。每个包装箱和托盘应用中文或英文标注“输往中华人民共和国”或“Exported to the People's Republic of China”。

（4）输华菠萝应使用干净卫生的密闭集装箱运输，并加施封识，抵达中国进境口岸时其封识应保持完好无损。

4. 检疫处理要求

公告未提及。

5. 进境检验检疫

如发现中方关注的检疫性有害生物或斯里兰卡新发生的其他检疫性有害生物活体，或发现土壤，则对该批货物作退回、销毁或除害处理。

如发现不符合中国食品安全国家标准，则对该批货物作退回或销毁处理。

如发现上述不符合要求情况，中方将立即向斯方通报，并视情况暂停本出口季相关果园或包装厂的菠萝进口。斯方应查明不符合的原因，督促相关果园、包装厂进行整改，防止类似情况再次发生。根据斯方整改结果，中方决定是否取消暂停措施。

（三十）塔吉克斯坦（TJK）——鲜食樱桃（Cherry）

根据《关于进口塔吉克斯坦樱桃植物检验检疫要求的公告》（国家质检总局公告 2013 年第 79 号），允许符合相关要求的塔吉克斯坦樱桃进口。该公告同时发布了植物检疫要求，相关内容摘录如下。

1. 产品范围

鲜食樱桃（学名 *Prunus avium*，英文名 Fresh Cherry）。

2. 关注的检疫性有害生物

（1）葡萄花翅小卷蛾 *Lobesia botrana*。

（2）樱桃绕实蝇 *Rhagoletis cerasi*。

（3）大丽花轮枝孢 *Verticillium dahliae*。

（4）南芥菜花叶病毒 Arabis mosaic virus。

（5）李痘病毒 Plum pox virus。

（6）烟草环斑病毒 Tobacco ringspot virus。

3. 包装要求

（1）樱桃加工、包装、储藏和装运过程，须在塔方或塔方授权人员监管下进行。

（2）在加工、包装过程中，樱桃须经挑选、分拣以保证不带有昆虫、螨类、烂果、畸形果及枝、叶、根和土壤。

（3）樱桃包装材料应干净卫生、未使用过，符合中国有关植物检疫和卫生安全要求。

（4）包装好的樱桃应采取必要的保鲜措施并单独存放，避免受到有害生物的再次感染。

（5）每个包装箱上应用中文和英文标注产品名称、国家、产地（果园、包装厂或编号），并标出“输往中华人民共和国”字样。

4. 检疫处理要求

公告未提及。

5. 进境检验检疫

对出口前未针对樱桃绕实蝇和葡萄花翅小卷蛾实施检疫除害处理的，根据相关要求进行检疫除害处理。

如在出口前已进行检疫处理，但判定处理无效，则将对该批货物实施检疫处理。

如发现包装不符合有关规定，则该批货物不准入境。

如发现中方关注的检疫性有害生物，则对该批货物作退运、销毁或检疫除害处理。

（三十一）塔吉克斯坦（TJK）——鲜食葡萄（Grapes）

根据《关于进口塔吉克斯坦鲜食葡萄植物检疫要求的公告》（海关总署公告 2023 年第 55 号），允许符合相关要求的塔吉克斯坦鲜食葡萄进口。该公告同时发布了检验检疫要求，相关内容摘录如下。

1. 产品范围

鲜食葡萄（以下简称“葡萄”），学名 *Vitis vinifera* L.，英文名 Table grapes。

2. 关注的检疫性有害生物

（1）葡萄花翅小卷蛾 *Lobesia botrana*。

（2）梨枝圆盾蚧 *Diaspidiotus perniciosus*。

（3）榆蛎盾蚧 *Lepidosaphes ulmi*。

（4）吐伦品粉蚧 *Peliococcus turanicus*。

3. 包装要求

（1）包装材料应干净卫生、未使用过，符合中国有关植物检疫和卫生要求。如使用木质包装，须符合国际植物检疫措施标准第 15 号（ISPM 15）要求。

（2）包装箱上须用中文或英文标注水果种类、品种、国家、产地、果园和包装厂的名称或注册号等信息。每个包装箱和托盘需用中文或英文标出“输往中华人民共和国”或“Exported to the People's Republic of China”。

（3）装有输华葡萄的集装箱必须在装箱时检查是否具备良好的卫生条件。集装箱应加施封识，抵达中国进境口岸时其封识应完好无损。

4. 检疫处理要求

公告未提及。

5. 进境检验检疫

如发现葡萄花翅小卷蛾活体，则该批货物作退回或销毁处理。中方将立即向塔方通报，暂停相关果园、包装厂的葡萄进口；如来自非疫产区，则取消相关非疫产区地位。塔方应查明原因并实施相应改进措施，避免再次发生。中方将对塔方所采取的改进措施进行评估，决定是否取消已采取的暂停贸易措施。

如发现中方关注的其他检疫性有害生物或塔吉克斯坦新记录的检疫性有害生物活体，则该批货物作退回、销毁或除害处理。中方将向塔方通报不合格情况，塔方应开展调查，查明原因并实施相应改进措施，避免再次发生。

如发现不符合中国食品安全国家标准的，则对该批货物作退回或销毁处理。中方将向塔方通报不合格情况，并视情形暂停本出口季相关果园的葡萄进口。塔方应查明不符合的原因，督促相关果园进行整改，直到相关整改措施得到有效执行并被中方认可。

（三十二）塔吉克斯坦（TJK）——柠檬（Lemon）

根据《关于允许进口塔吉克斯坦柠檬的公告》（海关总署公告 2019 年第 129 号），允许符合相关要求的塔吉克斯坦柠檬进口。该公告同时发布了植物检疫要求，相关内容摘录如下。

1. 产品范围

柠檬（学名 *Citrus limon*，英文名 Lemon）。

2. 关注的检疫性有害生物

（1）无花果蜡蚧 *Ceroplastes rusci*。

（2）石榴螟 *Ectomyelois ceratoniae*。

（3）甜菜叶蝉 *Neoaliturus tenellus*。

（4）柑橘溃疡病菌 *Xanthomonas citri*。

3. 包装要求

（1）在加工、包装过程中，须对柠檬进行挑选、分拣和处理，以保证输华柠檬不带有烂果、枯果、枝、叶、根和土壤。

（2）输华柠檬包装材料应干净卫生、未使用过，符合中国有关植物检疫要求。

（3）输华柠檬包装箱上应用英文标出水果名称、产地、果园和包装厂的名称或注册号（见图18-2）。

Fruitname Place of origin（province） Greenhouse（orchards） name or registration number Packaging factory name or registration number Export to the People's Republic of China

图 18-2　包装箱标签

4. 检疫处理要求

公告未提及。

5. 进境检验检疫

如发现中方关注的检疫性有害生物活体或不符合中国安全标准，则该批柠檬作退回、销毁或检疫除害处理。

(三十三) 塔吉克斯坦（TJK）——鲜食柿子（Persimmon）

根据《关于进口塔吉克斯坦鲜食柿子植物检疫要求的公告》（海关总署公告 2024 年第 86 号），允许符合相关要求的塔吉克斯坦鲜食柿子进口。该公告同时发布了检验检疫要求，相关内容摘录如下。

1. 产品范围

鲜食柿子（以下简称柿子），学名 *Diospyros kaki*，英文名 Persimmon。

2. 关注的检疫性有害生物

（1）葡萄花翅小卷蛾 *Lobesia botrana*。

（2）梨枝圆盾蚧 *Diaspidiotus perniciosus*。

（3）榆蛎盾蚧 *Lepidosaphes ulmi*。

3. 包装要求

（1）输华柿子的包装材料应干净卫生、未使用过，符合中国有关植物检疫和卫生要求。如使用木质包装，须符合国际植物检疫措施标准第 15 号（ISPM 15）要求。

（2）每个包装箱上应用中文或英文标注水果名称、出口国、产地、果园和包装厂的名称或注册号码等信息。每个包装箱和托盘须用中文或英文标注“输往中华人民共和国”或“Exported to the People's Republic of China”。

（3）装运输华柿子的集装箱必须在装箱时检查，以确保良好的卫生条件。集装箱应加施封识，抵达中国进境口岸时其封识应完好无损。

4. 检疫处理要求

公告未提及。

5. 进境检验检疫

如发现葡萄花翅小卷蛾活体，则该批货物作退回或销毁处理。中方将立即通知塔方，暂停相关果园和包装厂的柿子输华。如来自非疫产区，则取消相关非疫产区地位。塔方应查明原因并实施相应改进措施，避免再次发生。中方将对塔方所采取的改进措施进行评估，根据评估结果决定是否取消已采取的暂停贸易措施。

如发现中方关注的其他检疫性有害生物或塔吉克斯坦新记录的检疫性有害生物活体，或发现土壤、植物残体等，则该批货物作退回、销毁或检疫处理。

如发现不符合中国食品安全国家标准的，则该批货物作退回或销毁处理。

如发现上述不合格情况，中方将立即向塔方通报，并视情况暂停相关果园、包装厂的柿子进口。塔方应查明不合格原因并采取改进措施，防止类似情况再次发生。中方将根据塔方整改结果，决定是否取消暂停措施。

（三十四）泰国（THA）——鲜食西番莲（Passion fruit）

根据《关于进口泰国鲜食西番莲植物检疫要求的公告》（海关总署公告 2023 年第 137 号），允许符合相关要求的泰国鲜食西番莲进口。该公告同时发布了植物检疫要求，相关内容摘录如下。

1. 产品范围

鲜食西番莲（以下简称西番莲）包括西番莲 *Passiflora caerulea* 和百香果（紫果西番莲）*Passiflora edulis*，英文名 Passion fruit。

2. 关注的检疫性有害生物

（1）可可毛色二孢菌 *Lasiodiplodia theobromae*。

（2）大洋臀纹粉蚧 *Planococcus minor*。

（3）鸡蛋果木质化病毒 Passion fruit woodiness virus。

3. 包装要求

（1）包装材料应干净卫生、未使用过，符合中国有关植物检疫要求。如使用木质包装，应符合国际植物检疫措施标准第 15 号（ISPM 15）要求。

（2）每个包装箱上应用中文或英文标注出口商名称、水果名称、果园注册号码、包装厂注册号码、加工日期、出口国家等信息。每个包装箱应用中文或英文标出“输往中华人民共和国”或“Exported to the People's Republic of China”。

4. 检疫处理要求

公告未提及。

5. 进境检验检疫

如发现中方关注的检疫性有害生物活体，则对该批货物作退回、销毁或除害处理。

如发现不符合中国食品安全国家标准的，则对该批货物作退回或销毁处理。

如发现上述不合格情况，中方将向泰方通报，并视情况暂停本出口季相关果园、包装厂的西番莲进口。泰方应查明原因，督促相关果园、包装厂进行整改，直到相关整改措施得到有效执行并被中方认可。

（三十五）泰国（THA）——鲜食莲雾（Rose Apple）

根据《关于泰国莲雾、斯里兰卡香蕉、韩国葡萄、埃塞俄比亚大豆输华和中国荔枝输韩国等检验检疫要求的公告》（国家质检总局公告 2015 年第 94 号），允许符合相关要求的泰国莲雾进口。

该公告同时发布了植物检疫要求。

符合《关于中泰进出口水果过境第三国检验检疫要求的公告》（海关总署公告 2021 年第 89 号）

所规定要求的中泰进出口水果可过境第三国。

相关内容摘录如下。

1. 产品范围

鲜食莲雾（学名 *Syzygium samarangense*，英文名 rose apple）。

2. 关注的检疫性有害生物

（1）番石榴实蝇 *Bactrocera Correcta*。

（2）橘小实蝇 *Bactrocera dorsalis*。

（3）杨桃实蝇 *Bactrocera carambolae*。

（4）蛀果蛾类害虫 *Meridarchis* spp.。

（5）粉蚧类害虫 *Pseudococcidae* spp.。

3. 包装要求

（1）包装容器选用塑料篮的，需用两层厚的褐色或白色纸铺垫四周，包括顶部；选用纸盒的，纸盒上的通风孔需用30目防虫纱网进行封孔。

（2）每个包装容器上应用英文标注出口商名称、水果种类、包装厂名称及其注册号、果园名称及其注册号，并用中文和英文标出“输往中华人民共和国”。

4. 检疫处理要求

公告未提及。

5. 进境检验检疫

发现包装不符合有关规定，则该批莲雾不准输入。

如发现关注的检疫性有害生物活体，则该批货物作退回、销毁处理。如发现其他检疫性有害生物活体，根据有关规定进行相应检疫处理。

（三十六）泰国（THA）——水果（过境第三国）

根据《关于中泰进出口水果过境第三国检验检疫要求的公告》（海关总署公告2021年第89号），更新了此前国家质检总局《关于印发〈泰国水果过境第三国输往中国检验检疫要求〉的通知》（国质检动函〔2009〕432号）发布的进口泰国水果过境第三国检验检疫要求，相关内容摘录如下。

1. 产品范围

进出口水果应为中华人民共和国海关总署和泰王国农业与合作社部（MOAC）允许的水果种类清单中所列的水果。

2. 双方允许的进出境口岸

（1）中国的进出境口岸：友谊关（Youyi Guan）、磨憨（Mohan）、东兴（Dongxing）、凭祥铁路（Pingxiang Railway）、磨憨铁路（Mohan Railway）、龙邦（Longbang）、水口（Shuikou）、河口（Hekou）、河口铁路（Hekou Railway）、天保（Tianbao）。

（2）泰国的进出境口岸：清孔（Chiang Khong）、穆达汉（Mukdahan）、那空帕农（Nakhon Phanom）、班帕格（Banpuggard）、布恩坎（Bueng Kan）、廊开（Nong Khai）。

经协商一致，双方可对进出境口岸名单实施动态调整。

3. 批准的果园、包装厂及相关标识

双方应相互提供在海关总署和MOAC注册登记的果园、包装厂名单，以及集装箱上的封识和包装箱上的标签样本。

4. 包装要求

水果应使用干净和未使用过的材料进行包装，并储存在集装箱或冷藏集装箱中以供运输或转运。海关总署、MOAC应对集装箱加施封识。包装箱上应标明水果名称、产地、果园和包装厂的名称或注册登记号等，并注明以下信息：

（1）泰国输华水果包装箱须用英文标注："Export to the People's Republic of China"。

（2）中国输泰水果包装箱上须用英文标注："Export to the Kingdom of Thailand"。

5. 过境第三国或地区运输要求

水果在过境第三国或地区运输期间，不得打开集装箱或更换集装箱。

（三十七）土耳其（TUR）——樱桃（Cherry）

根据《关于进口新西兰柿子和土耳其樱桃植物检验检疫要求的公告》（国家质检总局公告 2016 年第 51 号），允许符合相关要求的土耳其樱桃进口。该公告同时发布了植物检疫要求，相关内容摘录如下。

1. 产品范围

新鲜樱桃果实（学名 *Prunus avium* L.，英文名 Cherry），以下简称"樱桃"。

2. 关注的检疫性有害生物

（1）地中海实蝇 *Ceratitis capitata*。

（2）欧洲樱桃实蝇 *Rhagoletis cerasi*。

（3）蔷薇黄卷蛾 *Archips rosanus*。

（4）芽广翅小卷蛾 *Hedya nubiferana*。

（5）葡萄花翅小卷蛾 *Lobesia botrana*。

（6）桃白圆盾蚧 *Epidiaspis leperii*。

（7）霍氏长盾蚧 *Mercetaspis halli*。

（8）榆蛎盾蚧 *Lepidosaphes ulmi*。

（9）醋栗褐蚧 *Eulecanium tiliae*。

（10）李瘤蚜 *Myzus cerasi*。

（11）桃大黑蚜 *Pterochloroides persicae*。

（12）梨火疫病菌 *Erwinia amylovora*。

（13）核果树细菌性溃疡病菌 *Pseudomonas syringae* pv. *Morsprunorum*。

（14）苹果丛生植原体 *Phytoplasma mali*。

（15）欧洲核果黄化植原体/杏褪绿卷叶植原体 *Phytoplasma prunorum* / *candidatus phytoplasma prunorum*。

（16）柑橘顽固病螺原体 *Spiroplasma citri*。

（17）李痘病毒 Plum pox virus。

3. 包装要求

（1）输华樱桃包装材料应干净卫生、未使用过，符合中国有关植物检疫要求。

（2）包装好的樱桃如需储藏应立即入库，并单独存放，避免受到有害生物的再次感染。

（3）每个包装箱上需用英文标注产地（区）、果园、包装厂和种植者的名称或相应的注册号（见图 18-3）。

产地（区） 果园名称或其注册号 包装厂名称或其注册号 生产者名称或其注册号图

图 18-3　包装箱上信息

每个托盘货物应有土方的检疫标识，并用英文标注"输往中华人民共和国"（见图 18-4）。

已执行植物检疫控制措施 “Export to the People’s Republic of China”

图 18-4　检疫标识

4. 检疫处理要求

对产自地中海实蝇疫区（地中海实蝇非疫区的确认，应符合植物检疫措施国际标准第 26 号要求，并由双方专家认可）的樱桃必须采取冷处理，冷处理应在土方监管下。海运樱桃的冷处理可在装运前或在运输中进行。空运的樱桃须在装运前进行冷处理。冷处理要求在 1℃或以下持续 16 天。具体操作程序应按照冷处理操作规程进行（详见国家质检总局公告 2016 年第 51 号附件）。

5. 进境检验检疫

如冷处理结果无效，则该批樱桃将被采取到岸冷处理（须在本集装箱内进行）、退运或销毁等处理措施。

如发现包装不符合有关规定，则该批樱桃不准入境。

如发现中方关注的任何检疫性有害生物，则该批货物作除害处理、退运或销毁处理。如发现地中海实蝇，中方将立即通知土方，暂停樱桃输华。如发现其他中方关注的检疫性有害生物，中方将通知土方暂停本出口季有关果园和包装厂的樱桃输华。

（三十八）文莱（BRN）——鲜食甜瓜（Melon）

根据《关于进口文莱鲜食甜瓜植物检疫要求的公告》（海关总署公告 2019 年第 225 号），允许符合相关要求的文莱甜瓜进口。该公告同时发布了植物检疫要求，相关内容摘录如下。

1. 产品范围

鲜食甜瓜（网纹甜瓜，学名 *Cucumis melo* Linn var. *reticulatus*，英文名 melon）。

2. 关注的检疫性有害生物

（1）螺旋粉虱 *Aleurodicus disperses*。

（2）杰克贝尔氏粉蚧 *Pseudococcus jackbeardsleyi*。

（3）瓜枝孢 *Cladosporium cucumerinum*。

（4）葫芦科刺盘孢 *Colletotrichum orbiculare*。

3. 包装要求

（1）输华甜瓜包装材料应干净卫生、未使用过，且符合中国有关植物检疫和安全卫生要求。

（2）每个包装箱上应用英文注明水果名称、产地、出口国、种植基地名称或注册号、包装厂名称或注册号等信息。每个包装箱需用英文标注“输往中华人民共和国”（Export to the People’s Republic of China）。

4. 检疫处理要求

公告未提及。

5. 进境检验检疫

如发现中方关注的检疫性有害生物或其他检疫性有害生物，该批货物作退回、销毁或有效的检疫除害处理。

（三十九）乌兹别克斯坦（UZB）——鲜食核果［油桃（Nectarine）、李（Plum）杏（Apricot）］

根据《关于进口乌兹别克斯坦鲜食核果植物检疫要求的公告》（海关总署公告 2024 年第 92 号），允许符合相关要求的乌兹别克斯坦油桃、李、杏进口。该公告同时发布了检验检疫要求，相关内容摘录如下。

1. 产品范围及允许的产地

鲜食核果（以下简称核果）包括油桃（学名 *Prunus persica* var. *nucipersica*，英文名 Nectarine）、

李子（学名 *Prunus salicina*，英文名 Plum）和杏（学名 *Prunus armeniaca*，英文名 Apricot）。

2. 关注的检疫性有害生物

（1）苹果蠹蛾 *Cydia pomonella*。

（2）梨枝圆盾蚧 *Diaspidiotus perniciosus*。

（3）李小叶蜂 *Hoplocampa minuta*。

（4）榆蛎盾蚧 *Lepidosaphes ulmi*。

（5）葡萄花翅小卷蛾 *Lobesia botrana*。

（6）霍氏长盾蚧 *Mercetaspis halli*。

（7）美澳型核果褐腐病菌 *Monilinia fructicola*。

（8）油茶蚧 *Parlatoria oleae*。

（9）桃大黑蚜 *Pterochloroides persicae*。

（10）吐伦褐球蚧 *Rhodococcus turanicus*。

（11）欧洲苹虎象 *Rhynchites bacchus*。

（12）大丽花轮枝孢（棉花黄萎病菌）*Verticillium dahliae*。

（13）李痘病毒 Plum pox virus。

3. 包装要求

（1）包装材料应干净卫生、未使用过，符合中国有关植物检疫要求。如使用木质包装，须符合国际植物检疫措施标准第 15 号（ISPM 15）要求。

（2）每个包装箱上必须用中文或英文标注水果名称、出口国家、产地、果园和包装厂的名称或注册号等信息。每个包装箱和托盘需用中文或英文标出“输往中华人民共和国”或“Exported to the People's Republic of China”。

（3）装有输华核果的集装箱必须在装箱时检查是否具备良好的卫生条件，并经乌方官方确认检查记录。

4. 检疫处理要求

公告未提及。

5. 进境检验检疫

如发现苹果蠹蛾或葡萄花翅小卷蛾活体，则对该批货物作退回或销毁处理。如来自非疫产区，则取消相关非疫产区地位。

如发现其他检疫性有害生物或新发生的检疫性有害生物，则对该批货物作退回、销毁或检疫除害处理。

如发现不符合中国食品安全国家标准的，则对该批货物作退回或销毁处理。

如发现上述不合格情况，中方将立即向乌方通报，并视情况暂停相关果园、包装厂的核果进口。乌方应查明不符合的原因并采取改进措施，防止类似情况再次发生。中方将根据乌方整改结果，决定是否取消暂停措施。

（四十）乌兹别克斯坦（UZB）——鲜食葡萄（Grapes）

根据《关于进口乌兹别克斯坦鲜食葡萄植物检疫要求的公告》（海关总署公告 2023 年第 57 号），允许符合相关要求的乌兹别克斯坦鲜食葡萄进口。该公告同时发布了检验检疫要求，相关内容摘录如下。

1. 产品范围

鲜食葡萄（以下简称“葡萄”），学名 *Vitis vinifera* L.，英文名 Table grapes。

2. 关注的检疫性有害生物

（1）葡萄花翅小卷蛾 *Lobesia botrana*。

（2）大丽花轮枝孢（棉花黄萎病菌）*Verticillium dahliae*。

（3）榆蛎盾蚧 *Lepidosaphes ulmi*。

（4）吐伦品粉蚧 *Peliococcus turanicus*。

3. 包装要求

（1）输华葡萄的包装材料应干净卫生、未使用过，符合中国有关植物检疫和卫生要求。如使用木质包装，须符合国际植物检疫措施标准第 15 号（ISPM 15）要求。

（2）包装箱上须以中文或英文标注水果种类、品种、国家、产地、果园和包装厂的名称或注册号等信息。每个包装箱和托盘需用中文或英文标注“输往中华人民共和国”或“Exported to the People's Republic of China”。

（3）装有输华葡萄的集装箱必须在装箱时检查是否具备良好的卫生条件。集装箱应加施封识，抵达中国进境口岸时其封识应完好无损。

4. 检疫处理要求

公告未提及。

5. 进境检验检疫

如发现葡萄花翅小卷蛾活体，则对该批货物作退回或销毁处理。中方将立即通报乌方，暂停相关果园、包装厂的葡萄输华；如来自非疫产区，则取消相关非疫产区地位。乌方应查明原因并实施相应改进措施，避免再次发生。中方将对乌方所采取的改进措施进行评估，决定是否取消已采取的暂停贸易措施。

如发现中方关注的其他检疫性有害生物或乌兹别克斯坦新发生的检疫性有害生物，则对该批货物作退回、销毁或除害处理。中方将视情况采取进一步的措施并及时向乌方通报。乌方应开展调查，查明原因并实施相应改进措施，避免再次发生。

如发现不符合中国食品安全国家标准的，则对该批货物作退回或销毁处理。中方将向乌方通报，并视情形暂停本出口季相关果园的葡萄进口。乌方应查明不符合的原因，督促相关果园进行整改，直到相关整改措施得到有效执行并被中方认可。

（四十一）乌兹别克斯坦（UZB）——柠檬（Lemon）

根据《关于进口乌兹别克斯坦柠檬植物检疫要求的公告》（海关总署公告 2021 年第 95 号），允许符合相关要求的乌兹别克斯坦柠檬进口。该公告同时发布了植物检疫要求，相关内容摘录如下。

1. 产品范围

柠檬（学名 *Citrus limon*，英文名 Lemon）。

2. 关注的检疫性有害生物

（1）无花果蜡蚧 *Ceroplastes rusci*。

（2）石榴螟 *Ectomyelois ceratoniae*。

（3）甜菜叶蝉 *Neoaliturus tenellus*。

（4）柑橘溃疡病菌 *Xanthomonas citri*。

（5）丁香假单胞菌致病变种病菌 *Pseudomonas syringae* pv. *syringae*。

3. 包装要求

（1）包装材料应干净卫生、未使用过，且符合有关植物检疫和安全卫生要求。

（2）包装箱上应用英文注明水果名称、产地以及果园和包装厂的名称或注册号，并用英文标注“Export to the People's Republic of China.”（输往中华人民共和国。）

（3）包装好的柠檬应采取适当的保鲜措施、单独存放，并防止受到有害生物二次污染。

4. 检疫处理要求

公告未提及。

5. 进境检验检疫

如发现石榴螟，该批货物将退回或销毁处理。中方将立即向乌方通报，暂停相关产区柠檬向中国出口或暂停整个项目。

如发现其他检疫性有害生物，须在进境口岸进行检疫除害处理，经检疫除害处理合格的，允许进境。如无有效处理方法的，则该批货物作退回或销毁处理。中方将向乌方通报，要求暂停相关果园和包装厂向中国出口柠檬。

（四十二）乌兹别克斯坦（UZB）——鲜食甜瓜（Melon）

根据《关于进口乌兹别克斯坦鲜食甜瓜植物检疫要求的公告》（海关总署公告 2019 年第 174 号），允许符合相关要求的乌兹别克斯坦鲜食甜瓜进口。该公告同时发布了植物检疫要求，相关内容摘录如下。

1. 产品范围及允许的产地

产品范围：鲜食甜瓜（学名 *Cucumis melo* L.，英文名 Melon）。

允许的产地：乌兹别克斯坦花剌子模州、锡尔河州、吉扎克州和卡什卡达里亚州 4 个甜瓜产区。

2. 关注的检疫性有害生物

（1）甜瓜迷实蝇 *Myiopardalis pardalina*。

（2）瓜枝孢 *Cladosporium cucumerinum*。

（3）黄萎轮枝孢 *Verticillium albo-atrum*。

（4）大丽花轮枝孢 *Verticillium dahliae*。

3. 包装要求

（1）甜瓜的加工、包装、储藏和装运过程，须在乌方主管部门或其授权人员检疫监管下进行。

（2）包装前，甜瓜须经过清洁、挑选和分拣，以保证不带任何昆虫，也不得带有烂果、畸形果、枝叶、根等植物残体和土壤。

（3）甜瓜包装材料应干净卫生、未使用过，且符合中国有关植物检疫和安全卫生要求。

（4）包装好的甜瓜应单独存放，防止受到有害生物二次污染。

（5）每个包装箱上应用英文注明水果名称、国家、产地、果园名称或注册号、包装厂名称或注册号等信息。每个包装箱和托盘需用英文标出"输往中华人民共和国"（Export tothe People's Republic of China）。

4. 检疫处理要求

公告未提及。

5. 进境检验检疫

如发现任何活的中方关注的检疫性有害生物，该批货物将不得入境。

如发现其他检疫性有害生物，须在入境口岸进行检疫除害处理，经检疫除害处理合格的，允许进境。如无有效处理方法的，或经检验不符合中国食品安全卫生标准的，则该批货物作退回或销毁处理。中方将立即向乌方进行通报，要求暂停乌兹别克斯坦相关基地和包装厂的甜瓜向中国出口，直至视情况暂停整个项目。

（四十三）乌兹别克斯坦（UZB）——鲜食樱桃（Cherry）

根据《关于允许乌兹别克斯坦鲜食樱桃进口的公告》（海关总署公告 2019 年第 96 号），更新了乌兹别克斯坦鲜食樱桃进口植物检疫要求。

《关于进口乌兹别克斯坦樱桃、乌拉圭柑橘和智利鳄梨植物检验检疫要求的公告》（国家质检总局公告 2017 年第 55 号）附件 1 发布的进口乌兹别克斯坦樱桃植物检疫要求作废。

相关内容摘录如下。

1. 产品范围及允许的产地

产品范围：鲜食樱桃（学名 *Prunus avium* L.，英文名 Cherry）。

允许的产地：乌兹别克斯坦塔什干、撒马尔罕、纳曼干、安集延、菲尔干纳 5 个樱桃产区。

2. 关注的检疫性有害生物

（1）欧洲樱桃实蝇 *Rhagoletis cerasi*。

（2）葡萄花翅小卷蛾 *Lobesia botrana*。

（3）苹果蠹蛾 *Cydia pomonella*。

（4）大丽花轮枝孢 *Verticillium dahliae*。

（5）霍氏长盾蚧 *Mercetaspis halli*。

（6）榆蛎盾蚧 *Lepidosaphes ulmi*。

（7）欧洲榆小蠹 *Scolytus multistriatus*。

（8）南芥菜花叶病毒 Arabis mosaic virus。

3. 包装要求

（1）在加工、包装过程中，须对樱桃进行挑选、分拣和处理，以保证输华的樱桃不带有昆虫、螨类、烂果及枝、叶、根和土壤。

（2）输华樱桃包装材料应干净卫生、未使用过，符合中国有关植物检疫要求。

（3）樱桃包装箱上应用英文标出水果名称、产地（地区和万户）、果园和包装厂及其注册号。每个出口托盘包装上应有经乌方确认的检疫标识。每个包装箱和托盘需用中文或英文标出“输往中华人民共和国”（Export to the People's Republic of China）。

（4）输华樱桃在装箱前须检查冷藏集装箱是否具备良好的卫生条件，是否带有害生物。

4. 检疫处理要求

（1）输华樱桃必须进行冷处理或熏蒸处理。

（2）冷处理的技术要求为：果实中心温度 1℃或以下，持续 16 天以上；或果实中心温度 2.1℃或以下，持续 21 天以上。具体操作程序详见海关总署公告 2019 年第 96 号附件。

（3）熏蒸处理的技术要求详见海关总署公告 2019 年第 96 号附件。

5. 进境检验检疫

如发现中方关注的任何检疫性有害生物，该批货物将作除害处理，退回或销毁处理。其中，如发现了欧洲樱桃实蝇、葡萄花翅小卷蛾和苹果蠹蛾，中方将通知乌方暂停乌兹别克斯坦该万户产区的樱桃输华注册资质；如发现了其他中方关注的检疫性有害生物，中方将通知乌方暂停本出口季有关果园或包装厂的樱桃输华。

如发现其他检疫性有害生物，该批樱桃将按照有关规定进行相应检疫处理。

(四十四）乌兹别克斯坦（UZB）——石榴（Pomegranate）

根据《关于进口乌兹别克斯坦石榴植物检疫要求的公告》（海关总署公告 2021 年第 36 号），允许符合相关要求的乌兹别克斯坦石榴进口。该公告同时发布了植物检疫要求，相关内容摘录如下。

1. 产品范围

石榴（学名 *Punica granatum* L.，英文名 Pomegranate）。

2. 关注的检疫性有害生物

（1）石榴螟 *Ectomyelois ceratoniae*（Zeller）。

（2）苹果蠹蛾 *Cydia pomonella*（Linnaeus）。

（3）枇杷暗斑螟 *Euzophera bigella* Zeller。

（4）榆蛎盾蚧 *Lepidosaphes ulmi*（Linnaeus）。

（5）葡萄花翅小卷蛾 *Lobesia botrana*（Denis & Schiffermuller）。

（6）霍氏长盾蚧 *Mercetaspis halli*（Green）。

（7）无花果刺粉蚧 *Planococcus ficus*（Signoret）。

（8）烟草根黑腐病菌 *Thielaviopsis basicola*（Berk. & Broome）Ferraris。

（9）大丽轮枝孢 *Verticillium dahliae* Klebahn。

3. 包装要求

（1）输华石榴包装材料应干净卫生、未使用过，符合中国有关植物检疫和安全卫生要求。

（2）每个包装箱上应用英文注明水果名称、国家、产地（区、省）、果园名称或注册号、包装厂名称或注册号等信息。每个包装箱需用中文或英文标出“输往中华人民共和国”（Exported to the People's Republic of China）。

（3）输华石榴的集装箱，必须在装箱时检查是否具备良好的卫生条件。

4. 检疫处理要求

公告未提及。

5. 进境检验检疫

如发现任何活的中方关注的石榴螟、枇杷暗斑螟、苹果蠹蛾和葡萄花翅小卷蛾，则该批货物作退回或销毁处理。

如发现其他检疫性有害生物，须在入境口岸进行检疫除害处理，经检疫除害处理合格的，允许进境。如无有效处理方法的，或经检验不符合中国食品安全卫生标准的，则该批货物作退回或销毁处理。

（四十五）乌兹别克斯坦（UZB）——水果（过境第三国）

根据《关于中国和乌兹别克斯坦水果过境第三国进出口检疫要求的公告》（海关总署公告 2019 年第 186 号），允许符合相关要求的乌兹别克斯坦水果过境第三国进口。该公告同时发布了相关检疫要求，相关内容摘录如下。

1. 产品范围

适用“过境第三国”方式进出口水果是指已获得进口国家检疫准入的水果。

2. 植物检疫证书要求

产品出口前，出口国主管部门应当按照双方签署的有关协议要求，对产品实施检验检疫，并签发植物检疫证书。

3. 运输要求

进出口水果应使用密闭集装箱运输（包括任何密闭容器或冷藏箱，以下简称“集装箱”）。集装箱的编号和封识号应在植物检疫证书附加声明栏中注明。水果在过境运输期间不得开箱，并保证封识完好。

4. 指定口岸要求

乌兹别克斯坦过境第三国的输华水果，允许从霍尔果斯、阿拉山口和伊尔克什坦 3 个口岸入境。

5. 进境检验检疫

如发现不符合有关协议或进口国植物检疫要求的，按照相关规定处置。如发现植物检疫证书为伪造或无效的，该批货物将被退回。如果检查发现货证不符，或封识被破坏，或混入其他来源的产品，该批货物作退回或销毁处理。

（四十六）伊朗（IRN）——鲜食苹果（Apple）

根据《关于进口伊朗鲜食苹果植物检疫要求的公告》（海关总署公告 2023 年第 18 号），允许符合相关要求的伊朗鲜食苹果进口。该公告同时发布了植物检疫要求，相关内容摘录如下。

1. 产品范围

鲜食苹果（以下简称“苹果”），学名 *Malus domestica*，英文名 Fresh apple。

2. 关注的检疫性有害生物

（1）桃实蝇 *Bactrocera zonata*。

（2）地中海实蝇 *Ceratitis capitata*。

（3）盾蚧属一种 *Chlidaspis asiatica*。

（4）苹果蠹蛾 *Cydia pomonella*。

（5）灰圆盾蚧属一种 *Diaspidiotus prunorum*。

（6）桃白圆盾蚧 *Epidiaspis leperii*。

（7）梨火疫病菌 *Erwinia amylovora*。

（8）苹细蛾 *Phyllonorycter blancardella*。

（9）苹草缢管蚜 *Rhopalosiphum insertum*。

（10）苹果黑星菌 *Venturia inaequalis*。

3. 包装要求

（1）输华苹果的包装材料应是干净卫生、未使用过的，符合中国植物检疫和卫生要求。如使用木质包装，须符合国际植物检疫措施标准第 15 号（ISPM 15）要求。

（2）每个包装箱上须应用中文或英文注明水果名称、国家、产地、果园名称或其注册号、包装厂名称或其注册号等信息。

（3）每个包装箱和托盘需用中文或英文标出“Exported to the People's Republic of China”（输往中华人民共和国）。

（4）装运输华苹果的集装箱必须在装箱时检查以确保其具备良好的卫生条件，并保存相关记录以备伊方检查。

4. 检疫处理要求

（1）所有输华苹果需针对实蝇采取冷处理措施。冷处理指标如下。

——1.11℃或以下（果肉温度），连续处理 14 天或以上；或

——1.67℃或以下（果肉温度），连续处理 16 天或以上；或

——2.22℃或以下（果肉温度），连续处理 18 天或以上。

（2）冷处理需在伊方或其授权人员的监管下，按照出口前冷处理操作程序（见海关总署公告 2023 年第 18 号附件 1）或运输途中冷处理操作程序（见海关总署公告 2023 年第 18 号附件 2）进行。

5. 进境检验检疫

对于出口前实施冷处理的货物，检查伊方签字确认的冷处理报告以及果温探针校正记录；对于运输途中实施冷处理的货物，需附有冷处理报告、果温探针校正记录等。

如冷处理被认定无效或失败，则该批货物将被采取到岸冷处理（仍可在本集装箱内进行）、退回、销毁等处理措施。

如发现苹果蠹蛾或梨火疫病活体，则该批苹果作退回或销毁处理。中方将立即通报伊方，取消相关非疫生产点或非疫产区地位，并暂停本季节苹果的出口。伊方应查明原因并实施相应改进措施，避免再次发生。当伊方消除疫情并经中方认可后，非疫生产点或非疫产区方可恢复。

如发现任何地中海实蝇或桃实蝇活体，则该批货物作退回、销毁或检疫处理，中方将立即向伊方通报，暂停相应包装厂的苹果输华。伊方应查明原因并实施相应改进措施，避免再次发生。中方将对伊方所采取的改进措施进行评估，根据评估结果决定是否取消已采取的暂停贸易措施。

如发现其他检疫性有害生物或伊朗新记录的检疫性有害生物活体，则该批货物作退回、销毁或检疫处理。中方将视情况采取进一步的措施并及时向伊方通报。伊方应开展调查，查明原因并实施相应改进措施，避免再次发生。

（四十七）伊朗（IRN）——鲜食柑橘（Citrus）

根据《关于进口伊朗鲜食柑橘植物检疫要求的公告》（海关总署公告 2022 年第 82 号），允许符合相关要求的伊朗鲜食柑橘进口。该公告同时发布了植物检疫要求，相关内容摘录如下。

1. 产品范围

鲜食柑橘，包括橙 *Citrus sinensis*、桔 *Citrus reticulata*、甜柠檬 *Citrus limetta*。

2. 关注的检疫性有害生物

（1）橙黄粉虱 *Bemisia giffardi*。

（2）地中海实蝇 *Ceratitis capitata*。

（3）无花果蜡蚧 *Ceroplastes rusci*。

（4）石榴螟 *Ectomyelois ceratoniae*。

（5）梨形圆棉蚧 *Protopulvinaria pyriformis*。

（6）拟长尾粉蚧 *Pseudococcus longispinus*。

（7）柑橘绿绵蜡蚧 *Pulvinaria aurantii*。

（8）绿绵蜡蚧 *Pulvinaria floccifera*。

（9）亚洲柑橘黄龙病菌 *Candidatus liberobacter asiaticus*。

（10）柑橘溃疡病菌 *Xanthomonas citri*。

3. 包装要求

（1）输华柑橘的包装材料应干净卫生、未使用过的，符合中国植物检疫和卫生要求。

（2）每个包装箱须用中文或英文标注产品名称、国家、产地、果园名称或其注册号、包装厂名称或其注册号等信息。

（3）每个包装箱和托盘需用中文或英文标出“输往中华人民共和国”或“Exported to the People's Republic of China”。

（4）装运输华柑橘的集装箱必须在装箱时检查以确保其具备良好的卫生条件，并保存检查记录供伊方审核。

4. 检疫处理要求

（1）所有输华柑橘需采取冷处理除害措施。冷处理指标如下。

①柠檬：3℃或以下（果肉温度），连续处理 18 天或以上。

②橙、桔：1. 11℃或以下（果肉温度），连续处理 14 天或以上；或 1. 67℃或以下（果肉温度），连续处理 16 天或以上；或 2. 22℃或以下（果肉温度），连续处理 18 天或以上。

（2）冷处理需在伊方主管部门或其授权人员的监管下，按照出口前冷处理操作程序（详见海关总署公告 2022 年第 82 号附件附 1）或出口运输途中冷处理操作程序（详见海关总署公告 2022 年第 82 号附件附 2）进行。

5. 进境检验检疫

如果认定冷处理无效，该批柑橘将在进境口岸进行冷处理（如确认为冷藏集装箱的，冷处理可在本集装箱内进行），否则该批柑橘作退回或销毁处理。

如发现石榴螟，则该批柑橘作退回或销毁处理，中方将立即向伊方通报暂停相关果园、包装厂的柑橘输华，甚至视情况可以暂停伊朗柑橘进口。

如发现任何地中海实蝇活体，则该批柑橘作退回、销毁或检疫处理，中方将立即向伊方通报，暂停相应包装厂的柑橘输华。

如发现中方关注的其他检疫性有害生物或新的检疫性有害生物活体，则该批柑橘作退回、销毁或检疫除害处理。

（四十八）印度（IND）——芒果（Mango）

根据《允许印度芒果进口的检验检疫公告》（国家质检总局公告 2004 年第 70 号），允许符合要求的印度芒果进口。

国家质检总局公告 2004 年第 70 号明确的主要要求如下（其他要求将按照关于印度芒果输华植物卫生条件的议定书规定执行）。

1. 产品范围及允许的产地

国家质检总局公告 2004 年第 70 号未提及。相关材料登载的产地为：印度北方邦（Uttar Pradesh）、安德拉邦（Andhra Pradesh）、马哈拉施特拉邦（Maharashtra）、古吉拉特邦（Gujarat）。

2. 关注的检疫性有害生物

国家质检总局公告 2004 年第 70 号未列明。相关材料登载的内容为：桃实蝇 *Bactrocera zonata*、芒果蛀果螟 *DeanoIis albizonalis*、芒果果核象 *Sternochetus mangiferae*、芒果果肉象 *Sternochetus frigidus*、香蕉肾盾蚧 *Aonidiella comperei*、灰白片盾蚧 *Parlatoria crypta*、印度瘿蚊 *Erosomyia indica*、突胫果实蝇 *Bactrocera correcta*、煤炱病 *Capnodium ramosum*。

3. 包装要求

印度芒果的包装箱上应标有"本产品输往中华人民共和国"的中文字样以及可以识别芒果的品种、产地、包装厂等英文信息，并在托盘装载的货物上贴有检疫标识。

4. 检疫处理要求

出口前，芒果须在包装厂经过 48℃持续 1 小时的热水处理，以杀死检疫性实蝇等中方关注的有害生物。

5. 进境检验检疫

印度芒果从中国北京、大连、天津、青岛、上海和南京口岸入境。

（四十九）印度尼西亚（IDN）——鲜食香蕉（Banana）

根据《关于进口印度尼西亚鲜食香蕉植物检疫要求的公告》（海关总署公告 2022 年第 118 号），允许符合相关要求的印度尼西亚鲜食香蕉进口。该公告同时发布了检验检疫要求，相关内容摘录如下。

1. 产品范围

鲜食香蕉（学名 *Musa* spp.，英文名 Banana），仅限用于食用的未成熟青香蕉。

2. 关注的检疫性有害生物

（1）椰圆盾蚧 *Aspidiotus destructor*。

（2）褐软蜡蚧 *Coccus hesperidum*。

（3）芭蕉炭疽菌 *Colletotrichum musae*。

（4）菠萝洁粉蚧 *Dysmicoccus brevipes*。

（5）新菠萝灰粉蚧 *Dysmicoccus neobrevipes*。

（6）可可毛色二孢菌 *Lasiodiplodia theobromae*。

3. 包装要求

（1）包装材料应干净卫生、未使用过，符合中国有关植物检疫要求。如使用木质包装，须符合国际植物检疫措施标准第 15 号（ISPM 15）要求。

（2）输华香蕉在包装过程中，应经人工挑选、分级和清洁等工序，剔除病果、虫果、烂果、畸形果、枝叶、果柄或其他植物残体和土壤等，并采用刷洗、高压气枪或水枪等措施有效清洁果实表面，必要时可用细软干净的棉布对香蕉外表进行手工擦拭，特别是果柄等部位，以有效去除果实表面附着的介壳虫、虫卵、病原孢子等。

（3）每个包装箱上必须用中文或英文标注水果名称、国家、产地、果园和包装厂名称或注册号等信息。每个包装箱和托盘需用中文或英文标出“输往中华人民共和国”或“Exported to the People’s Republic of China”。

（4）装有出口中国香蕉的集装箱必须在装箱时检查是否具备良好的卫生条件。集装箱应加施封识，抵达中国进境口岸时其封识应完好无损。

4. 检疫处理要求

公告未提及。

5. 进境检验检疫

如发现中方关注的检疫性有害生物或新发生的其他检疫性有害生物活体，或发现土壤、植物残体等，或发现成熟、果皮开裂的香蕉，则对该批香蕉作除害、退回或销毁处理。

如发现不符合中国食品安全国家标准的，则对该批货物作退回或销毁处理。

发现上述不合格情况，中方将立即向印尼方通报，并视情况暂停本出口季相关果园、包装厂的香蕉进口。印尼方应查明不合格原因并进行整改，防止类似情况再次发生。根据印尼方整改结果，中方决定是否取消暂停措施。

（五十）印度尼西亚（IDN）——椰子（Coconut）

根据《关于进口印度尼西亚鲜食椰子植物检疫要求的公告》（海关总署公告 2024 年第 161 号），允许符合相关要求的印度尼西亚鲜食椰子进口。该公告同时发布了植物检疫要求，相关内容摘录如下：

1. 产品范围

鲜食椰子（以下简称椰子），学名 *Cocos nucifera*，英文名 Coconut。

2. 关注的检疫性有害生物

（1）螺旋粉虱 *Aleurodicus dispersus*

（2）黑丝盾蚧 *Ischnaspis longirostris*

（3）芒果蛎蚧 *Lepidosaphes tapleyi*

（4）南洋臀纹粉蚧 *Planococcus lilacinus*

（5）大洋臀纹粉蚧 *Planococcus minor*

（6）七角星蜡蚧 *Vinsonia stellifera*

3. 包装要求

（1）包装材料应干净卫生、未使用过，符合中国有关植物检疫要求。如使用木质包装，须符合国际植物检疫措施标准第 15 号要求。

（2）每个包装箱上必须用中文或英文标注水果名称、品种、产地（国家和省）、果园和包装厂名称或其注册号码等信息。每个包装箱和托盘需用中文或英文标注“输往中华人民共和国”或“Exported to the People’ s Republic of China”。

（3）装载输华椰子的集装箱必须在装箱前检查是否具备良好的卫生条件。集装箱应加施封识，抵达中国进境口岸时其封识应完好无损。

4. 检疫处理要求

公告未提及。

5. 进境检验检疫

如发现中方关注的检疫性有害生物或印度尼西亚新发生的其他检疫性有害生物活体，或发现土壤、枝叶、果柄、其他植物残体等，则对该批货物作除害、退回或销毁处理。

如发现不符合中国食品安全国家标准的，则对该批货物作退回或销毁处理。

如发现上述不合格情况，中方将立即向印尼方通报，并视情况暂停相关果园、包装厂的椰子进口。印尼方应查明不符合的原因，要求相关果园、包装厂采取改进措施，防止类似情况再次发生。

中方将根据印尼方整改结果，决定是否取消暂停措施。

（五十一）印度尼西亚（IDN）——火龙果（Dragon Fruit）

根据《关于进口印度尼西亚火龙果植物检疫要求的公告》（海关总署公告 2020 年第 70 号），允许符合相关要求的印度尼西亚火龙果进口。该公告同时发布了植物检疫要求，相关内容摘录如下。

1. 产品范围

火龙果，包括 3 个品种：红皮紫红肉火龙果（学名 *Hylocereus costaricensis*，英文名 Purple or super Red dragon fruit）、红皮红肉火龙果（学名 *Hylocereus polyrhizus*，英文名 Red dragon fruit）和红皮白肉火龙果（学名 *Hylocereus undatus*，英文名 White dragon fruit）。

2. 关注的检疫性有害生物

（1）大洋臀纹粉蚧 *Planococcus minor*。

（2）榆白片盾蚧 *Lopholeucaspis cockerelli*。

（3）杰克贝尔氏粉蚧 *Pseudococcus jackbeardsleyi*。

（4）李比利氏灰粉蚧 *Dysmicoccus lepelleyi*。

（5）暗色粉蚧 *Pseudococcus viburni*。

（6）木瓜秀粉蚧 *Paracoccus marginatus*。

（7）美洲薪甲 *Melanophthalma americana*。

3. 包装要求

（1）输华火龙果的包装袋和包装箱应干净卫生、未使用过，符合中国有关植物检疫要求。

（2）输华火龙果的加工包装过程须经以下步骤后入库：分类拣选、分级、采用高压气枪或水枪对果实进行吹喷和刷洗、包装，以确保不带有昆虫、螨类、烂果及枝、叶、根和土壤。

（3）每个包装箱上应用中文或英文标注水果种类、国家、产地（州、市或县）、包装厂的名称或注册号等信息。每个托盘上需用英文标注“For Export to the People’s Republic of China”（输往中华人民共和国）。

4. 检疫处理要求

公告未提及。

5. 进境检验检疫

如发现中方关注的检疫性有害生物，则该批货物作退回、销毁或依据中国的植物检疫法规处理。海关总署将立即向印尼方通报，暂停相关果园、包装厂输华火龙果注册资质，直至视情况暂停整个项目。

如发现其他检疫性有害生物，则对该批货物作退回、销毁或检疫除害处理。

（五十二）印度尼西亚（IDN）——山竹（Mangosteen）

国家质检总局于 2018 年 1 月通过《动植司关于印发进口印度尼西亚山竹植物检疫要求的函》（质检动函〔2018〕3 号），发布了进口印度尼西亚山竹植物检疫要求。

海关总署于 2019 年 5 月发布《关于允许印度尼西亚山竹进口的公告》（海关总署公告 2019 年第 94 号），对植物检疫要求进行了更新，相关内容摘录如下。

1. 产品范围

山竹（学名 *Garcinia mangostana* L.，英文名 Mangosteen）。

2. 关注的检疫性有害生物

（1）杨桃实蝇 *Bactrocera carambolae* Drew & Hancock。

（2）木瓜实蝇 *Bactrocera papayae* Drew & Hancock。

（3）橘小实蝇 *Bactrocera dorsalis*（Hendel）。

（4）桃实蝇 *Bactrocera zonata*（Saunders）。

（5）南洋臀纹粉蚧 *Planococcus lilacinus*（Cockerell）。

（6）大洋臀纹粉蚧 *Planococcus minor*（Maskell）。

（7）新菠萝灰粉蚧 *Dysmicoccus neobrevipes* Beardsley。

（8）李比利氏灰粉蚧 *Dysmicoccus lepelleyii*（Betrem）。

（9）硬圆盾蚧 *Aspidiotus rigidus* Reyne。

（10）山竹簇粉蚧 *Paraputo odontomachi*（Takahashi）。

（11）甘蔗簇粉蚧 *Exallomochlus hispidus*（Morrison）。

（12）气生根粉蚧 *Pseudococcus baliteus* Lit。

（13）摩氏奥粉蚧 *Paracoccus interceptus* Lit。

（14）*Hordeolicoccus heterotrichus* Williams。

（15）*Pseudococcus aurantiacus* Williams。

（16）蛛丝平刺粉蚧 *Rastrococcus spinosus*（Robinson）。

（17）七角星蜡蚧 *Ceroplastes stellifer*（Westwood）。

3. 包装要求

（1）山竹必须进行挑选、分拣、高压气枪/水枪吹扫或熏蒸处理，以保证输华山竹不带有昆虫、螨类、烂果及枝、叶、根和土壤。

（2）输华山竹包装材料应干净卫生、未使用过，符合中国进境植物检疫要求和安全卫生标准。

（3）输华山竹包装箱上应用英文标出货物名称、产地（区）、包装厂名称或注册号、包装厂地址。每个货物托盘上应用中文标明“输往中华人民共和国”字样。

（4）输华山竹在装箱前须检查冷藏集装箱是否具备良好的卫生条件，是否携带有害生物。

4. 检疫处理要求

公告未提及。

5. 进境检验检疫

如发现中方关注的检疫性有害生物或其他检疫性有害生物，该批货物将采取检疫处理、退回或销毁处理，并视情况要求暂停相关果园和包装厂的山竹对中国出口。如果不合格情况连续出现，海关总署将暂停印度尼西亚山竹对中国出口。

如发现安全卫生项目不合格，则该批水果作退回或销毁处理。如果不合格情况连续出现，每批输华山竹将被扣留检测，直至暂停印度尼西亚山竹对中国出口。

（五十三）印度尼西亚（IDN）——鲜食菠萝（Pineapple）

根据《关于进口印度尼西亚鲜食菠萝植物检疫要求的公告》（海关总署公告 2022 年第 74 号），允许符合要求的印度尼西亚鲜食菠萝进口。该公告同时发布了植物检疫要求，相关内容摘录如下。

1. 产品范围

输华鲜食菠萝［学名 *Ananas comosus*（L.）Merr.，英文名 Pineapple］。

2. 关注的检疫性有害生物

（1）新菠萝灰粉蚧 *Dysmicoccus neobrevipes*。

（2）木瓜秀粉蚧 *Paracoccus marginatus*。

（3）大洋臀纹粉蚧 *Planococcus minor*。

（4）杰克贝尔氏粉蚧 *Pseudococcus jackbeardsleyi*。

（5）拟长尾粉蚧 *Pseudococcus longispinus*。

（6）暗色粉蚧 *Pseudococcus viburni*。

（7）菠萝褐灰蝶 *Thecla basilides*。

（8）菠萝长叶螨 *Dolichotetranychus floridanus*。

3. 包装要求

（1）包装材料应是干净卫生、未使用过的，并符合中国有关植物检疫要求。

（2）每个包装箱上须用英文标注水果名称、出口国家、产区、果园名称或其注册号码、包装厂名称或其注册号码等信息。每个包装箱和托盘应用中文或英文标注“输往中华人民共和国”或“Exported to the People's Republic of China”。

（3）输华菠萝应使用干净卫生的密闭集装箱运输，并加施封识，抵达中国进境口岸时其封识应保持完好无损。

4. 检疫处理要求

公告未提及。

5. 进境检验检疫

如发现中方关注的检疫性有害生物或印度尼西亚新发生的检疫性有害生物或土壤，则对该批菠萝作退回、销毁或除害处理。

（五十四）越南（VHM）——鲜食香蕉（Banana）

根据《关于进口越南鲜食香蕉植物检疫要求的公告》（海关总署公告2022年第108号），允许符合相关要求的越南鲜食香蕉进口。该公告同时发布了检验检疫要求，相关内容摘录如下。

1. 产品范围

鲜食香蕉（学名 *Musa* spp.，英文名 Banana），仅限开花后10—16周内采收的未成熟且果皮未开裂的青香蕉。

2. 关注的检疫性有害生物

（1）新菠萝灰粉蚧 *Dysmicoccus neobrevipes*。

（2）大洋臀纹粉蚧 *Planococcus minor*。

（3）南洋臀纹粉蚧 *Planococcus lilacinus*。

（4）西非垒粉蚧 *Rastrococcus invadens*。

（5）七角星蜡蚧 *Vinsonia stellifera*。

3. 包装要求

（1）包装材料应干净卫生、未使用过，符合中国有关植物检疫要求。如使用木质包装，须符合国际植物检疫措施标准第15号（ISPM 15）要求。

（2）输华香蕉在包装过程中，应经人工挑选、分级和清洁等工序，剔除病果、虫果、烂果、畸形果、枝叶、果柄或其他植物残体和土壤等，并采用刷洗或高压气枪吹扫等措施清洁果实表面，必要时可用细软干净的棉布对香蕉外表进行手工擦拭，特别是果柄等部位，以有效去除果实表面附着的介壳虫、虫卵、病原孢子等。

（3）每个包装箱上必须用中文或英文标注水果名称、国家、产地、果园或其注册号、包装厂或其注册号等信息。每个包装箱和托盘需用中文或英文标出“输往中华人民共和国”或“Exported to the People's Republic of China”。

（4）装有输华香蕉的集装箱必须在装箱时检查是否具备良好的卫生条件。集装箱应加施封识，抵达中国进境口岸时其封识应完好无损。

4. 检疫处理要求

公告未提及。

5. 进境检验检疫

如发现中方关注的检疫性有害生物或新发生的其他检疫性有害生物活体，或发现带有土壤、植物残体的香蕉，则对该批货物作除害、退回或销毁处理。

如发现不符合中国食品安全国家标准的，则对该批货物作退回或销毁处理。

发现上述不合格情况，中方将向越方通报，并视情形暂停本出口季相关果园、包装厂的香蕉进口。越方应查明不合格原因并进行整改，防止类似情况再次发生。根据越方整改结果，中方决定是否取消暂停措施。

（五十五）越南（VHM）——鲜食椰子（Coconut）

根据《关于进口越南鲜食椰子植物检疫要求的公告》（海关总署公告 2024 年第 108 号），允许符合相关要求的越南鲜食椰子进口。该公告同时发布了植物检疫要求，相关内容摘录如下。

1. 产品范围

鲜食椰子（包括果柄≤5cm 的绿色椰子和去皮椰子，以下简称椰子），学名 *Cocos nucifera*，英文名 Coconut。

2. 关注的检疫性有害生物

（1）螺旋粉虱 *Aleurodicus dispersus*。

（2）芒果轮盾蚧 *Aulacaspis tubercularis*。

（3）椰心叶甲 *Brontispa longissima*。

（4）曲颚乳白蚁 *Coptotermes curvignathus*。

（5）李比利氏灰粉蚧 *Dysmicoccus lepelleyi*。

（6）新菠萝灰粉蚧 *Dysmicoccus neobrevipes*。

（7）芒果原绵蚧 *Milviscutulus mangiferae*。

（8）椰子织蛾 *Opisina arenosella*。

（9）东亚椰粉蚧 *Palmicultor palmarum*。

（10）南洋臀纹粉蚧 *Planococcus lilacinus*。

（11）红棕象甲 *Rhynchophorus ferrugineus*。

（12）七角星蜡蚧 *Vinsonia stellifera*。

（13）可可毛色二孢菌 *Lasiodiplodia theobromae*。

（14）小孔硬孔菌 *Rigidoporus microporus*。

（15）飞机草 *Chromolaena odorata*。

（16）薇甘菊 *Mikania micrantha*。

3. 包装要求

（1）包装材料应干净卫生、未使用过，符合中国有关植物检疫要求。如使用木质包装，须符合国际植物检疫措施标准第 15 号要求（ISPM 15）。

（2）每个包装箱上必须用中文或英文标注水果名称、品种、产地（国家和省）、果园和包装厂名称或其注册号码等信息。每个包装箱和托盘需用中文或英文标注“输往中华人民共和国”或“Exported to the People's Republic of China”。

（3）装载输华椰子的集装箱或车厢必须在装箱前检查是否具备良好的卫生条件。集装箱或车厢应加施封识，抵达中国进境口岸时其封识应完好无损。

4. 检疫处理要求

公告未提及。

5. 进境检验检疫

如发现中方关注的检疫性有害生物或越南新发生的其他检疫性有害生物活体，或发现土壤、枝叶、其他植物残体等，则对该批货物作除害、退回或销毁处理。

如发现不符合中国食品安全国家标准的，则对该批货物作退回或销毁处理。

如发现上述不合格情况，中方将向越方通报，并视情形暂停相关果园、包装厂的椰子进口。越方应查明不合格原因，督促相关果园、包装厂进行整改，直到相关整改措施得到有效执行并被中方认可。

（五十六）越南（VNM）——鲜食榴莲（Durian）

根据《关于进口越南鲜食榴莲植物检疫要求的公告》（海关总署公告 2022 年第 66 号），允许符合相关要求的越南鲜食榴莲进口。该公告同时发布了检验检疫要求，相关内容摘录如下。

1. 产品范围

鲜食榴莲（学名 *Durio zibethinus* Murr.，英文名 Durian）。

2. 关注的检疫性有害生物

（1）番石榴果实蝇 *Bactrocera correcta*。

（2）新菠萝灰粉蚧 *Dysmicoccus neobrevipes*。

（3）大洋臀纹粉蚧 *Planococcus minor*。

（4）南洋臀纹粉蚧 *Planococus lilacinus*。

（5）杰克贝尔氏粉蚧 *Pseudococcus jackbeardsleyi*。

（6）甘蔗簇粉蚧 *Exallomochlus hispidus*。

3. 包装要求

（1）包装材料应干净卫生、未使用过，符合中国有关植物检疫要求。

（2）输华榴莲在包装过程中，应经人工挑选、分级和清洁等工序，剔除病果、虫果、烂果、畸形果、枝叶、果柄或其他植物残体和土壤等，并采用刷洗或高压气枪吹扫等有效措施清洁果实表面，必要时可用细软干净的棉布对榴莲外表进行手工擦拭，特别是果柄等部位，以有效去除果实表面附着的虫卵、病原孢子等。

（3）每个包装箱上必须用英文或中文标注水果名称、出口国家、产地、果园或其注册号、包装厂或其注册号等信息。每个包装箱和托盘需用中文或英文标出“Exported to the People’s Republic of China”（输往中华人民共和国）。

（4）装有出口中国榴莲的集装箱必须在装箱时检查是否具备良好的卫生条件。集装箱应加施封识，抵达中国入境口岸时其封识应完好无损。

4. 检疫处理要求

公告未提及。

5. 进境检验检疫

如发现中方关注的检疫性有害生物或在越南新记录的检疫性有害生物活虫，或发现土壤、植物残体等的，则对该批榴莲作除害、退回或销毁处理。

（五十七）越南（VNM）——山竹（Mangosteen）

根据《关于进口越南山竹植物检疫要求的公告》（海关总署公告 2019 年第 140 号），允许符合相关要求的越南山竹进口。该公告同时发布了检验检疫要求，相关内容摘录如下。

1. 产品范围

山竹（学名 *Garcinia mangostana* L.，英文名 Mangosteen）。

2. 关注的检疫性有害生物

（1）番石榴实蝇 *Bactrocera correcta*（Hendel）。

（2）桃实蝇 *Bactrocera zonata*（Saunders）。

（3）李比利氏灰粉蚧 *Dysmicoccus lepelleyi*（Betrem）。

（4）新菠萝灰粉蚧 *Dysmicoccus neobrevipes* Beardsley。

（5）大洋臀纹粉蚧 *Planococus minor*（Maskell）。

（6）南洋臀纹粉蚧 *Planococus lilacius*（Cockerell）。

（7）山竹簇粉蚧 *Paraputo odontomachi*（Takahashi）。

（8）柑橘粉蜡虫 *Pseudococcus cryptus*（Hempel）。

（9）七角星蜡蚧 *Vinsonia stellifera*（Westwood）。

3. 包装要求

（1）输华山竹加工、包装、储藏和装运过程，须在越方主管部门或其授权人员检疫监管下进行。

（2）输华山竹须经剔除、挑拣、分级，并用高压气枪或水枪吹扫果实表面以去除携带的昆虫和其他污染物，确保不带昆虫、螨类、烂果及枝、叶、根和土壤。包装过程中应注意防止蚂蚁混入包装。

（3）输华山竹包装材料须干净、卫生、未使用过，且符合中国有关检验检疫要求。

（4）包装好的山竹如需储藏应立即入库，并单独存放，避免受到有害生物再次感染。

（5）每个包装箱上应使用中文或英文标注水果种类、国家、果园和包装厂的名称或其注册号等信息。每个包装箱上应用中文或英文标出“输往中华人民共和国”（“Export to the People's Republic of China”）。

4. 检疫处理要求

公告未提及。

5. 进境检验检疫

如发现中方关注的检疫性有害生物或其他检疫性有害生物活体的，则该批山竹作退回、销毁或检疫除害处理；检出农残或其他有毒有害物质超出中国安全卫生标准的，一律作退运或销毁处理。同时，海关总署将立即向越方通报，要求暂停相关果园向中国出口山竹的注册资质，直至视情况暂停整个项目。

（五十八）越南（VHM）——鲜食西瓜（Watermelon）

根据《关于进口越南鲜食西瓜植物检疫要求的公告》（海关总署公告2023年第184），允许符合相关要求的越南鲜食西瓜进口。该公告同时发布了植物检疫要求，相关内容摘录如下。

1. 产品范围

鲜食西瓜（以下简称西瓜），学名 *Citrullus lanatus*，英文名 Watermelon。

2. 关注的检疫性有害生物

（1）瓜类果斑病菌 *Acidovorax avenae* subsp. *Citrulli*。

（2）番石榴实蝇 *Bactrocera correcta*。

（3）桃实蝇 *Bactrocera zonata*。

（4）辣椒实蝇 *Bactrocera latifrons*。

（5）扶桑绵粉蚧 *Phenacoccus solenopsis*。

3. 包装要求

（1）包装材料应干净卫生、未使用过，符合中国有关植物检疫要求。如使用木质包装，须符合国际植物检疫措施标准第15号（ISPM 15）要求。

（2）输华西瓜在包装过程中，应经人工挑选、分级和清洁等工序，剔除病果、虫果、烂果、畸形果、茎叶或其他植物残体和土壤等。

（3）每个包装箱上必须用中文或英文标注水果名称、品种、国家、产地、果园名称或其注册号码、包装厂名称或其注册号码等信息。每个包装箱和托盘需用中文或英文标出“输往中华人民共和国”或“Exported to the People's Republic of China”。

（4）装有输华西瓜的集装箱必须在装箱时检查是否具备良好的卫生条件。集装箱应加施封识，抵达中国进境口岸时封识应完好无损。

4. 检疫处理要求

公告未提及。

5. 进境检验检疫

如发现中方关注的检疫性有害生物或越南新发生的其他检疫性有害生物活体，或发现土壤、植物残体等，则对该批货物作退回、销毁或除害处理。

如发现不符合中国食品安全国家标准的，则对该批货物作退回或销毁处理。

如发现上述不符合要求情况，中方将向越方通报，并视情形暂停本出口季相关果园或包装厂的西瓜进口。越方应查明不合格原因并督促相关果园或包装厂进行整改，直到相关整改措施得到有效执行并被中方认可。

二、非洲

（一）埃及（EGY）——椰枣（Dates Palm）

根据《关于进口埃及新鲜椰枣植物检疫要求的公告》（海关总署公告2019年第153号），允许符合相关要求的埃及新鲜椰枣进口。该公告同时发布了检验检疫要求，相关内容摘录如下。

1. 产品范围

新鲜椰枣（学名 *Phoenix dactylifera*，英文名 Dates Palm）。

2. 关注的检疫性有害生物

（1）地中海实蝇 *Ceratitis capitata*。

（2）桃实蝇 *Bactrocera zonata*。

（3）石榴灰蝶 *Deudorix*（*Virachola*）*livia*。

（4）石榴螟 *Ectomyelois ceratoniae*。

（5）织螟属一种 *Aphomia sabella*。

（6）枣尖蛾 *Batrachedra amydraula*。

（7）枣椰蚧 *Parlatoria blanchardi*。

（8）无花果刺粉蚧 *Planococcus ficus*。

（9）紫红短须螨 *Brevipalpus phoenicis*。

（10）小爪螨属一种 *Oligonychus afrasiaticus*。

（11）二点傲扁蜡蝉 *Ommatissus binotatus*。

（12）傲扁蜡蝉属一种 *Ommatissus lybicus*。

3. 包装要求

（1）输华椰枣的包装材料应干净卫生、未使用过，符合中国有关植物检疫要求。包装箱如有通气孔，应使用防虫纱网覆盖以防害虫进入（最大孔径1.6毫米），或者将包装箱放于托盘上，将整个托盘用防虫纱网覆盖。

（2）每个包装箱上应用中文或英文标注水果名称、国家、产地、果园名称或其注册号、包装厂名称及其注册号等信息。

（3）每个托盘和包装箱上需用中文或英文标出“输往中华人民共和国”（Exported to the People's Republic of China）。

（4）输华椰枣的集装箱，必须在装箱时检查是否具备良好的卫生条件，并保留检查记录供官方检查。

4. 检疫处理要求

（1）输华椰枣必须进行冷处理。

（2）冷处理的技术要求为：果实中心温度1℃或以下，持续16天以上；或果实中心温度2.1℃或以下，持续21天以上。

（3）冷处理操作程序须符合出口前冷处理操作程序或出口运输途中冷处理操作程序（详见海关

总署公告 2019 年第 153 号附件）。

5. 进境检验检疫

如冷处理被认定无效，则该批椰枣将采取到岸冷处理（如为冷藏集装箱，可在集装箱内进行冷处理）、退回或销毁等处理措施。

如发现中方关注的检疫性有害生物活体，则该批货物作退回、销毁或检疫除害处理。同时，海关总署将立即向埃方通报，要求暂停相关包装厂及果园的椰枣向中国出口，直至视情况暂停整个项目。

如发现其他检疫性有害生物，则该批货物作退回、销毁或检疫除害处理。

（二）埃及（EGY）——鲜食葡萄（Grapes）

根据《关于出口新西兰葡萄及进口新西兰苹果、墨西哥蓝莓、秘鲁蓝莓、智利油桃、埃及葡萄植物检验检疫要求的公告》（国家质检总局公告 2017 年第 1 号），允许符合相关要求的埃及葡萄进口。该公告同时发布了植物检疫要求，相关内容摘录如下。

1. 产品范围

鲜食葡萄（学名 *Vitis vinifera* Linn，英文名 Table Grapes）。

2. 关注的检疫性有害生物

（1）桃实蝇 *Bactrocera zonata*。

（2）地中海实蝇 *Ceratitis capitata*。

（3）无花果蜡蚧 *Ceroplastes rusci*。

（4）榆蛎盾蚧 *Lepidosaphes ulmi*。

（5）葡萄小卷蛾 *Lobesia botrana*。

（6）葡萄粉蚧 *Planococcus ficus*。

（7）海灰翅夜蛾 *Spodoptera littoralis*。

（8）加州短须螨 *Brevipalpus californicus*（citrus flat mite）。

（9）小爪螨 *Oligonychus mangiferus*。

（10）大丽花轮枝孢/棉花黄萎病菌 *Verticillium dahliae*。

（11）散大蜗牛 *Helix aspersa*。

3. 包装要求

（1）输华葡萄包装材料应干净卫生、未使用过，符合中国有关植物检疫要求。包装箱如有通气孔，应使用防虫纱网覆盖以防害虫进入。

（2）每个包装箱上应用中文和英文标注水果种类、国家、产地（州、市或县），用英文标注果园或其注册号、包装厂及其注册号等信息。每个托盘需用中文标出“输往中华人民共和国”。如没有采用托盘，如航空货物，则每个包装箱上应用中文标出“输往中华人民共和国”。

4. 检疫处理要求

输华葡萄必须在出口前或运输途中按照表 18-6 所示要求进行冷处理。

表 18-6　冷处理温度及持续时间要求

果实中心温度范围 ℃	持续天数 d
1 或以下	16 以上
2.1 或以下	21 以上

出口前冷处理要求详见国家质检总局公告 2017 年第 1 号附件 6 的附 1，运输途中冷处理要求详

见国家质检总局公告 2017 年第 1 号附件 6 的附 2。

5. 进境检验检疫

如冷处理被认定无效，则该批货物将采取到岸冷处理（如经海关核实确认集装箱可按要求进行冷处理）、退运或销毁等处理措施。

如在冷处理的葡萄中截获地中海实蝇或桃实蝇活体，货物将被退回或销毁。海关总署立即告知埃方，埃方将并立即暂停所有尚未离开埃及港口的货物输往中国，并对此事件实施相关的调查，并在 5 个工作日之内向中方提交调查报告，包括事件发生的原因，埃方采取的、避免此类事件再次发生的措施。对于已在运输途中的货物可在中国港口申报，并对冷处理的葡萄进行检查和评估。中方应在收到埃方调查报告之后的 5 个工作日之内，对调查报告进行评估，并做出相关决定。

如在葡萄中发现葡萄花翅小卷蛾，货物将被退回或销毁。

如发现其他检疫性有害生物，则该批货物作退回、销毁或检疫除害处理。

（三）埃及（EGY）——鲜食芒果（Mango）

根据《关于进口埃及鲜食芒果植物检疫要求的公告》（海关总署公告 2023 年第 122 号），允许符合相关要求的埃及鲜食芒果进口。该公告同时发布了检验检疫要求，相关内容摘录如下。

1. 产品范围

鲜食芒果（以下简称“芒果”），学名 *Mangifera indica*，英文名 Mango。

2. 关注的检疫性有害生物

（1）地中海实蝇 *Ceratitis capitata*。

（2）桃实蝇 *Bactrocera zonata*。

（3）橘绵粉虱 *Aleurothrixus floccosus*。

（4）芒果轮盾蚧 *Aulacaspis tubercularis*。

（5）无花果蜡蚧 *Ceroplastes rusci*。

（6）黑丝盾蚧 *Ischnaspis longirostris*。

（7）苍白牡蛎蚧 *Lepidosaphes pallidula*。

（8）芒果蛎蚧 *Lepidosaphes tapleyi*。

（9）扶桑绵粉蚧 *Phenacoccus solenopsis*。

（10）无花果刺粉蚧 *Planococcus ficus*。

（11）普里维尼亚盔蚧 *Saissetia privigna*。

（12）南非橘硬蓟马 *Scirtothrips aurantii*。

（13）芒果细菌性黑斑病菌 *Xanthomonas campestris* pv. *Mangiferaeindicae*。

3. 包装要求

（1）包装材料应干净卫生、未使用过，符合中国有关植物检疫要求。

（2）每个包装箱上应用英文标注水果名称、产地、出口国家、果园或其注册号、包装厂及其注册号等信息。每个包装箱和托盘需用中文或英文标注：“输往中华人民共和国”或“Exported to the People’s Republic of China”。

（3）如使用木质包装，须符合国际植物检疫措施标准第 15 号（ISPM 15）要求。

（4）装有输华芒果的集装箱必须在装箱时检查是否具备良好的卫生条件。应记录该项活动，以供埃方检查。

4. 检疫处理要求

（1）输华芒果应在出口前在埃方监管下实施蒸热处理或热水处理，技术要求为：蒸热处理要求最大果果心温度 46.5℃（最小相对湿度为 95%），处理 10 min；热水处理要求果实必须完全浸泡在水里，处理温度为最大果果心温度 46℃或以上，处理 15 min，热水温度 48℃。

（2）热处理操作程序须符合芒果蒸热处理操作程序（见海关总署公告 2023 年第 122 号附件 1）或芒果热水处理操作程序（见海关总署公告 2023 年第 122 号附件 2）。

5. 进境检验检疫

核查由埃方签署的热处理结果报告及果温探针校正记录等。

如热处理被认定无效，则该批货物不得进境。

如发现中方关注的检疫性有害生物，或埃及新发生的检疫性有害生物活体，或发现土壤、植物残体等，则对该批货物作退回、销毁或除害处理。

如发现不符合中国食品安全国家标准的，则对该批货物作退回或销毁处理。

如发现上述不合格情况，中方将立即向埃方通报，并视情况暂停相关果园、包装厂的芒果进口，直至视情况暂停整个项目。埃方应立即开展调查，以便查明原因并实施相应改进措施。中方将对埃方所采取改进措施进行评估，根据评估结果决定是否取消已采取的暂停措施。

（四）埃及（EGY）——鲜食石榴（Pomegranate）

根据《关于进口埃及鲜食石榴植物检疫要求的公告》（海关总署公告 2022 年第 72 号），允许符合相关要求的埃及鲜食石榴进口。该公告同时发布了植物检疫要求，相关内容摘录如下。

1. 产品范围

新鲜石榴（学名 *Punica granatum* L.，英文名 Pomegranate）。

2. 关注的检疫性有害生物

（1）地中海实蝇 *Ceratitis capitata*。

（2）石榴灰蝶 *Deudorix*（*Virachola*）*livia*。

（3）石榴螟 *Ectomyelois ceratoniae*。

（4）葡萄花翅小卷蛾 *Lobesia botrana*。

（5）粉虱 *Siphoninus phillyreae*。

（6）桃实蝇 *Bactrocera zonata*。

（7）石榴蚜 *Aphis punica*。

（8）地毯草黄单胞菌石榴致病变种 *Xanthomonas axonopodis* pv. *punicae*。

3. 包装要求

（1）包装材料应干净卫生、未使用过，符合中国有关植物检疫要求。包装箱如有通气孔，应使用防虫纱网覆盖以防害虫进入（最大孔径 1.6 毫米），或者将包装箱放于托盘上，将整个托盘用防虫纱网覆盖。

（2）每个包装箱上应用中文或英文标注水果名称、出口国家、产地、果园和包装厂名称或其注册号等信息。每个托盘和包装箱上需用中文或英文注明“输往中华人民共和国”（Exported to the People’s Republic of China）。

（3）装箱时必须检查装有输华石榴的集装箱是否具备良好的卫生条件，该项活动必须有记录供官方检查。

4. 检疫处理要求

输华石榴须实施冷处理，技术要求为果实中心温度 1.67℃或以下，持续 16 天以上；或果实中心温度 2.22℃或以下，持续 18 天以上。

冷处理可按照出口前冷处理操作程序（详见海关总署公告 2022 年第 72 号附件的附 1）或运输途中冷处理操作程序（详见海关总署公告 2022 年第 72 号附件的附 2）进行。

5. 进境检验检疫

对于实施冷处理的货物，如冷处理被认定无效，则该批货物将采取到岸冷处理（如为冷藏集装箱，可在集装箱内进行冷处理）、退回或销毁等处理措施。

如发现中方关注的检疫性有害生物活体，则该批货物作退回、销毁或检疫除害处理。

如发现其他检疫性有害生物，则该批货物作退回、销毁或检疫除害处理。

（五）贝宁（BEN）——鲜食菠萝（Pineapple）

根据《关于进口贝宁鲜食菠萝植物检疫要求的公告》（海关总署公告 2023 年第 114），允许符合相关要求的贝宁鲜食菠萝进口。该公告同时发布了检验检疫要求，相关内容摘录如下。

1. 产品范围

鲜食菠萝（以下简称菠萝），学名 *Ananas comosus*，英文名 Pineapple。

2. 关注的检疫性有害生物

（1）苹果异形小卷蛾 *Cryptophlebia leucotreta*。

（2）木瓜秀粉蚧 *Paracoccus marginatus*。

（3）美地绵粉蚧 *Phenacoccus madeirensis*。

（4）尼日兰粉蚧 *Planococcoides njalensis*。

（5）杰克贝尔氏粉蚧 *Pseudococcus jackbeardsleyi*。

3. 包装要求

（1）包装材料应是干净卫生、未使用过的，并符合中国有关植物检疫要求。

（2）每个包装箱上须用英文标注水果名称、出口国家、产区（省、市或县）、果园名称或其注册号码、包装厂名称或其注册号码等信息。每个包装箱和托盘应用中文或英文标注“输往中华人民共和国”或“Exported to the People’s Republic of China”。

（3）集装箱在装运输华菠萝前应开展检查，以确保集装箱具备良好的卫生条件。装箱时应采取必要的防虫措施。

（4）如使用木质包装，须符合国际植物检疫措施标准第 15 号（ISPM 15）相关要求。

4. 检疫处理要求

输华菠萝应在贝方监管下针对苹果异形小卷蛾采取溴甲烷熏蒸处理，熏蒸处理指标如下：温度在 21.1℃以上，熏蒸剂的剂量为 $32g/m^3$，常压熏蒸持续时间不低于 2h，且熏蒸期间最低浓度需满足：0.5h，$26g/m^3$；2h，$16g/m^3$。

5. 进境检验检疫

如发现中方关注的检疫性有害生物或贝宁新发生的检疫性有害生物活体，则对该批货物作退回、销毁或除害处理。

如发现不符合中国食品安全国家标准，则对该批货物作退回或销毁处理。

如发现上述不合格情况，中方将向贝方通报，并视情况暂停本出口季相关果园、包装厂或熏蒸处理设施向中国出口菠萝。贝方应开展调查，查明原因并实施相应改进措施。中方将根据贝方的整改结果，决定是否取消暂停措施。

（六）津巴布韦（ZWE）——鲜食鳄梨（Avocado）

根据《关于进口津巴布韦鲜食鳄梨植物检疫要求的公告》（海关总署公告 2024 年第 124 号），允许符合相关要求的津巴布韦鲜食鳄梨进口。该公告同时发布了检验检疫要求，相关内容摘录如下。

1. 产品范围

鲜食鳄梨（以下简称鳄梨），学名 *Persea americana*，英文名 Avocado。

2. 关注的检疫性有害生物

（1）地中海实蝇 *Ceratitis capitata*。

（2）非洲芒果实蝇 *Ceratitis cosyra*。

（3）纳塔尔实蝇 *Ceratitis rosa*。

（4）苹果异形小卷蛾 *Thaumatotibia*（= *Cryptophlebia*）*leucotreta*。

（5）海灰翅夜蛾 *Spodoptera littoralis*。

（6）芒果白轮盾蚧 *Aulacaspis tubercularis*。

（7）无花果蜡蚧 *Ceroplastes rusci*。

（8）非洲龟蜡蚧 *Ceroplastes destructor*。

（9）长椭圆软蚧 *Coccus longulus*。

（10）长尾粉蚧 *Pseudococcus longispinus*。

（11）苏铁刺圆盾蚧 *Selenaspidus articulatus*。

（12）鳄梨疮痂病菌 *Elsinoe perseae*。

（13）细菌性溃疡病 *Pseudomonas syringae* pv. *syringae*。

（14）淡紫拟青霉 *Purpureocillium lilacinum*。

3. 包装要求

（1）包装材料应干净卫生、未使用过，符合中国有关植物检疫要求。如使用木质包装，须符合国际植物检疫措施第 15 号标准（ISPM 15）。

（2）包装好的鳄梨如需存储，应当立即入库并单独存放，避免受到有害生物再次感染。每个包装箱上须标注水果名称、国家、产地（区或县）、果园名称或其注册号、包装厂名称或其注册号等信息。每个包装箱和托盘需用中文或英文标出“输往中华人民共和国”或“Exported to the People's Republic of China”。

（3）装运输华鳄梨的装箱前应检查以确保集装箱具备良好的卫生条件。装箱时应采取必要的防虫措施。

4. 检疫处理要求

输华鳄梨应在津方授权人员监管下针对实蝇和苹果异形小卷蛾采取溴甲烷熏蒸处理。熏蒸处理指标如下：温度在 21.1 ℃以上，熏蒸剂的剂量为 $32g/m^3$，常压熏蒸持续时间不低于 2h；且熏蒸期间最低浓度需在 0.5h 后不低于 $26g/m^3$，2h 后不低于 $16g/m^3$。

5. 进境检验检疫

如发现中方关注的检疫性有害生物或津巴布韦新发生的检疫性有害生物活体，则该批货物作退回、销毁或除害处理。

如发现不符合中国食品安全国家标准的，则该批货物作退回或销毁处理。

如发现上述不符合要求情况，中方将向津方通报，并视情况暂停本出口季相关果园或包装厂向中国出口鳄梨。津方应开展调查，查明原因并实施相应改进措施。中方将根据津方的整改结果，决定是否取消暂停措施。

（七）津巴布韦（ZWE）——鲜食柑橘（Citrus）（2023 年更新要求）

根据《关于进口津巴布韦鲜食柑橘植物检疫要求的公告》（海关总署公告 2022 年第 55 号），允许符合相关要求的津巴布韦鲜食柑橘进口。《关于进口津巴布韦鲜食柑橘植物检疫补充要求的公告》（海关总署公告 2023 年第 58 号）允许津巴布韦输华鲜食柑橘途经第三国实施运输途中冷处理并更新了检验检疫要求，相关内容整理如下：

1. 产品范围

新鲜柑橘，包括甜橙 *Citrus sinensis*、桔 *Citrus reticulata*、葡萄柚 *Citrus paradisi*、柠檬 *Citrus limon*、莱檬 *Citrus aurantifolia*、酸橙 *Citrus aurantium*。

2. 关注的检疫性有害生物

（1）苹果异形小卷蛾 *Thaumatotibia leucotreta*。

（2）地中海实蝇 *Ceratitis capitata*。

（3）芒果蜡实蝇 *Ceratitis cosyra*。

（4）桔花巢蛾 *Prays citri*。

（5）芒果白轮蚧 *Aulacaspis tubercularis*。

（6）非洲龟蜡蚧 *Ceroplastes destructor*。

（7）无花果蜡蚧 *Ceroplastes rusci*。

（8）桂花栉圆盾蚧 *Hemiberlesia rapax*。

（9）木薯绵粉蚧 *Phenacoccus manihoti*。

（10）肯尼亚粉蚧 *Planococcus kenyae*。

（11）非洲橘硬蓟马 *Scirtothrips aurantii*。

（12）桔芽瘿螨 *Aceria sheldoni*。

（13）加州短须螨 *Brevipalpus californicus*。

（14）柑橘斑点病菌 *Phaeoramularia angolensis*。

（15）非洲柑橘黄龙病菌 *Candidatus liberobacter africanum*。

3. 包装要求

（1）输华柑橘的所有包装材料应干净卫生、未使用过，符合中国有关植物检疫要求。

（2）每个包装箱上必须标注水果名称、国家、产地、果园名称或注册号、包装厂名称或注册号等信息。

（3）每个包装箱和托盘需用英文标出："Exported to the People's Republic of China"（输往中华人民共和国）。

（4）海关总署公告 2023 年第 58 号补充了以下要求。

①货物加工包装后，需用带有网眼的袋（最大孔径 1.6mm）或密封袋罩住整个托盘，并对托盘采用统一格式的"识别号"进行标识以便于溯源。

②津方应详细注明每批货物所包含的托盘数目及货物编号清单（以下简称货物清单）。

③货物清单一式三份，一份以附件形式随附在植物检疫证书中，一份给船运公司以便其验核运抵的货物，另一份给授权的监管人员，并以附件形式随附在冷处理报告中。

4. 检疫处理要求

（1）所有输华柑橘必须采取冷处理除害措施。冷处理指标如下：

①柠檬：3℃或以下（果肉温度），连续处理 18 天或以上。

②柑橘（柠檬除外）：-0.6℃或以下（果肉温度），连续处理 24 天或以上。冷处理前须在-0.6℃条件下预冷 72 小时。冷处理过程中，如果某一时间段处理温度高于-0.3℃，则相应延长处理 8 小时/天。如果温度超过 0℃，则本次冷处理无效。

（2）货物应由津方按《关于进口津巴布韦鲜食柑橘植物检疫要求的公告》（海关总署公告 2022 年第 55 号）要求完成离境前检验检疫后，方可从包装厂运出到第三国港口实施冷处理。对所有途经第三国实施运输途中冷处理的货物，津方查验有效期是 30 天。（海关总署公告 2023 年第 58 号补充。）

（3）冷处理须在津方监管下，按照出口运输途中冷处理操作程序（详见海关总署公告 2022 年第 55 号附件）进行。

（4）途经第三国实施运输途中冷处理应在津巴布韦共和国官方主管部门或其授权人员或实体监管下完成，并在每个出口季前由津方向中华人民共和国海关总署提供授权名单。授权名单应在津方出具的植物检疫证书中注明。（海关总署公告 2023 年第 58 号补充。）

（5）船运公司验核及实施冷处理要求（海关总署公告 2023 年第 58 号补充）如下。

①在津方或其授权人员或实体监管下，船运公司应按货物清单对货物进行验核，同时确保在运抵第三国港口实施预冷处理前，相关货物保持完整，没有被打开或破坏。

①船运公司须按海关总署公告2022年第55号要求进行预冷处理，预冷处理结束后下载预冷过程中温度记录。

③船运公司应按海关总署公告2022年第55号要求对预冷完成后的货物实施冷处理，并出具冷处理报告。冷处理报告内容至少包括：货物被船运公司核准的时间/日期，预冷处理开始和结束时间，装入冷处理集装箱时间，装箱后的时间与温度等，以及集装箱号和集装箱封识号。

5. 进境检验检疫

如果认定冷处理无效，该批柑橘将在进境口岸进行冷处理（如确认为冷藏集装箱的，冷处理可在本集装箱内进行），否则该批柑橘作退回或销毁处理。

如截获地中海实蝇、芒果蜡实蝇或苹果异形小卷蛾活体，该批货物作退回、销毁或有效的检疫除害处理。

如发现其他中方关注的检疫性有害生物或新的检疫性有害生物，则该批货物作退回、销毁或有效的检疫除害处理。

（八）肯尼亚（KEN）——鲜食鳄梨（Avocado）

根据《关于进口肯尼亚鲜食鳄梨植物检疫要求的公告》（海关总署公告2022年第47号），允许符合相关要求的肯尼亚鲜食鳄梨进口。该公告同时发布了植物检疫要求，相关内容摘录如下。

1. 产品范围

鲜食鳄梨（学名 *Persea americana* Mills.，英文名 Avocado），仅限Hass品种。

2. 关注的检疫性有害生物

（1）地中海实蝇 *Ceratitis capitata* Wiedemann。

（2）非洲芒果实蝇 *Ceratitis cosyra*（Walker）。

（3）纳塔尔实蝇 *Ceratitis rosa* Karsch。

（4）苹果异形小卷蛾 *Cryptophlebia leucotreta*（Meyrick）。

（5）无花果蜡蚧 *Ceroplastes rusci*（Linnaeus）。

（6）七角星蜡蚧 *Ceroplastes stellifera*（Westwood）。

（7）榆白片盾蚧 *Lopholeucaspis cockerelli*（Grandpr & Charmoy）。

（8）西印度红圆蚧 *Selenaspidus articulatus* Morgan。

（9）鳄梨斑枯病 *Pseudocercospora purpurea*（Cooke）Deighton。

3. 包装要求

（1）包装材料应是干净卫生、未使用过，符合中国有关植物检疫要求。

（2）每个包装箱上须用英文标注水果名称、国家、产地（县、区）、果园或其注册号、包装厂或其注册号等信息。每个包装箱和托盘需用英文或中文标注“Exported to the People's Republic of China”或“输往中华人民共和国”。

（3）装箱前应检查集装箱，以确保具备良好的卫生条件。

4. 检疫处理要求

输华鳄梨应在肯方监管下实施溴甲烷熏蒸处理，熏蒸处理指标为：温度在21.1℃以上，剂量为32 g/m^3，熏蒸处理持续时间不少于2小时。

5. 进境检验检疫

如发现中方关注的检疫性有害生物或新的检疫性有害生物活体，则该批货物作退回、销毁或检疫除害处理。

（九）摩洛哥（MAR）——柑橘（Citrus）

根据《关于印发〈摩洛哥柑橘进境植物检疫要求〉的通知》（国质检动函〔2010〕207号），允许符合相关要求的摩洛哥柑橘进口。该文件同时发布了检验检疫要求，相关内容摘录如下。

1. 产品范围

新鲜柑橘果实，英文名称为 Citrus，包括橙（学名 *Citrus sinen sis*，英文名 Orange）、宽皮桔（学名 *Citrus reticulata*，英文名 Mandarin）、克里曼丁桔（学名 *Citrus clementina*，英文名 Clementine）、葡萄柚（学名 *Citrus maxima*、*Citrus paradisi*，英文名 Grapefruit）。

2. 关注的检疫性有害生物

（1）橘芽螨 *Aceria sheldoni*。

（2）丝毛粉虱 *Alcurothrixus floccosus*。

（3）荷兰石竹卷蛾 *Cacoecimorpha pronubana*。

（4）地中海实蝇 *Ceratitis capitata*。

（5）无花果蜡蚧 *Ceroplastes rusci*。

（6）石榴螟 *Ectomyelois ceratoniae*。

（7）玫瑰短喙象 *Pantomorus cervinus*。

（8）橘花巢蛾 *Prays citri*。

（9）柑橘顽固病菌 *Spiroplasma citri*。

（10）柑橘鳞皮病毒 Citrus psorosis virus。

3. 包装要求

（1）输华柑橘包装材料应干净卫生、未使用过，符合中国有关植物检疫要求。

（2）输华柑橘的每一个包装箱上应用英文标明货物名称、产区和产地、国家、果园和包装厂的名称或注册号、包装厂地址，每个发运货物的托盘上用中文标明“本产品输往中华人民共和国”。

4. 检疫处理要求

须在摩方监管下，在运输途中对输华柑橘进行冷处理以杀灭地中海实蝇。冷处理指标为果实中心温度 1℃或以下持续 16 天以上。

5. 进境检验检疫

冷处理结果无效的，不准入境。

经检验检疫发现包装不符合规定，则该批柑橘不准入境。

如发现中方关注的有害生物和其他检疫性有害生物，则该批柑橘将作退货、销毁或检疫处理（仅限于能够进行有效除害处理的情况），并视截获情况暂停相关果园、加工厂柑橘输华，甚至暂停摩洛哥柑橘输华。

（十）南非（ZAF）——鲜食苹果（Apple）

根据《关于进口南非鲜食苹果植物检验检疫要求的公告》（国家质检总局公告 2015 年第 13 号），允许符合相关要求的南非鲜食苹果进口。该公告同时发布了植物检疫要求，相关内容摘录如下。

1. 产品范围

新鲜苹果果实（学名 *Malus domestica*，英文名 Apple）。

2. 关注的检疫性有害生物

（1）地中海实蝇 *Ceratitis capitata*（Weidemann）。

（2）纳塔尔实蝇 *Ceratitis rosa*（Karsch）。

（3）苹果异形小卷蛾 *Cryptophlebia leucotreta*。

（4）苹果蠹蛾 *Cydia pomonella*（L.）。

（5）（盾蚧科）*Diaspidiotus africanus*（Marlatt）。

（6）南非麝香石竹卷蛾 *Epichoristodes acerbella* Walk.。

（7）苹果绵蚜 *Eriosoma lanigerum*（Hausm.）。

（8）拟长尾粉蚧 *Pseudococcus longispinus*。

（9）加州短须螨 *Brevipalpus californicus*（Banks）。

3. 包装要求

（1）苹果包装材料应干净卫生、未使用过，符合中国有关植物检疫要求。

（2）包装好的苹果如需储藏应立即入库，并单独存放，避免受到有害生物再次感染。

（3）每个包装箱上应用英文标注果园批号、包装厂注册号、名称及地址。每个托盘货物需用中文标出“输往中华人民共和国”。如不使用托盘，如航空货物，则每个包装箱上应用中文标出“输往中华人民共和国”。

4. 检疫处理要求

在运输前或者运输途中针对地中海实蝇和纳塔尔实蝇进行冷处理，冷处理的指标如下：果肉中心温度1℃连续时间不少于16天，或者果肉中心温度2.1℃连续处理时间不少于21天。冷处理前须在0℃条件下预冷72小时。如果某天或某天的部分时间中冷处理温度高于1.3℃，则相应延长处理8小时/每天。如果温度超过1.5℃，则本次冷处理视为无效，将重新进行。（详细情况见国家质检总局公告2015年第13号附录。）

5. 进境检验检疫

如冷处理被认定无效，则该批货物将采取到岸冷处理（如仍可在本集装箱内进行）、退回或销毁等处理措施。

如发现活体苹果蠹蛾、地中海实蝇和纳塔尔实蝇，该批货物退回或销毁，海关总署将立即通知南方暂停本季节的出口；如果发现上述检疫性有害生物，该批货物将做处理、退货或销毁。

如发现中方关注的其他检疫性有害生物，将根据有关规定进行相应检疫处理。

当注册果园因检疫性有害生物出现一次退回后，允许本季度继续出口；如果本季节出现第二次退回，则本季度不得继续出口。

（十一）南非（ZAF）——鲜食鳄梨（Avocado）

根据《关于进口南非鲜食鳄梨植物检疫要求的公告》（海关总署公告2023年第107号），允许符合相关要求的南非鲜食鳄梨进口。该公告同时发布了检验检疫要求，相关内容摘录如下。

1. 产品范围

鲜食鳄梨（以下简称“鳄梨”），学名 *Persea americana* Mills.，英文名 Avocado。

2. 关注的检疫性有害生物

（1）地中海实蝇 *Ceratitis capitata*。

（2）非洲芒果实蝇 *Ceratitis cosyra*。

（3）瞿氏小条实蝇 *Ceratitis quilicii*。

（4）纳塔尔实蝇 *Ceratitis rosa*。

（5）非洲龟蜡蚧 *Ceroplastes destructor*。

（6）无花果蜡蚧 *Ceroplastes rusci*。

（7）玫瑰短喙象 *Pantomorus cervinus*。

（8）长尾粉蚧 *Pseudococcus longispinus*。

（9）椰缘蝽 *Pseudotheraptus wayi*。

（10）海灰翅夜蛾 *Spodoptera littoralis*。

（11）苹果异形小卷蛾 *Thaumatotibia leucotreta*。

（12）鳄梨日斑类病毒 Avocado sunblotch viroid（ASBVd）。

（13）小穴壳菌 *Dothiorella aromatica/Botryosphaeria dothidea*。

（14）新壳梭孢菌 *Neofusicoccum luteum*。

（15）鳄梨斑枯病菌 *Pseudocercospora purpurea*。

3. 包装要求

（1）包装材料应干净卫生、未使用过，符合中国有关植物检疫和卫生要求。如使用木质包装，须符合国际植物检疫措施第 15 号标准（ISPM 15）要求。

（2）每个包装箱上必须标注水果名称、国家、产地（区、市或县）、果园名称或其注册号码、包装厂名称或其注册号码等信息。每个包装箱和托盘需用英文或中文标出“输往中华人民共和国”或“Exported to the People’s Republic of China”。

（3）装运输华鳄梨的集装箱必须在装箱时检查是否具备良好的卫生条件，应采取必要的防虫措施。

4. 检疫处理要求

输华鳄梨均应采取溴甲烷熏蒸处理。熏蒸处理指标为：温度在 21.1℃以上，熏蒸剂的剂量为 $32g/m^3$，常压熏蒸持续时间不低于 2h；且熏蒸期间最低浓度需在 0.5h 后不低于 $26g/m^3$，2h 后不低于 $16g/m^3$。

5. 进境检验检疫

如发现中方关注的检疫性有害生物或南非新发生的检疫性有害生物活体，则该批货物作退回、销毁或除害处理。

如发现不符合中国食品安全国家标准的，则该批货物作退回或销毁处理。

如发现上述不符合要求情况，中方将向南方通报，并视情况暂停本出口季相关果园或包装厂的鳄梨输华。南方应开展调查，查明原因并实施相应改进措施。中方将根据南方的整改结果，决定是否取消暂停措施。

（十二）南非（ZAF）——鲜食柑橘（Citrus）

南非柑橘在《进境水果检验检疫监督管理办法》（国家质检总局令第 68 号，根据海关总署令第 238 号、第 243 号修改）发布前已获准入。

在《关于进口南非柑橘冷藏船运输检疫要求的公告》（海关总署公告 2018 年第 207 号）中新增了冷藏船运输的相关要求。

在《关于进口南非鲜食柑橘植物检疫要求的公告》（海关总署公告 2021 年第 66 号）中发布了新的植物检疫要求。

相关内容摘录如下。

1. 产品范围及允许的产地

新鲜柑橘，包括橙（学名 *Citrus sinensis*，英文名 Orange）、葡萄柚（学名 *Citrus paradisi*，英文名 Grapefruit）、柠檬（学名 *Citrus limon*，英文名 Lemon）、橘（学名 *Citrus reticulata*，英文名 Mandarin）及其杂交品种。采用“冷藏船运输”方式进境的南非柑橘。

2. 关注的检疫性有害生物

（1）地中海实蝇 *Ceratitis capitata*。

（2）纳塔尔实蝇 *Ceratitis rosa*。

（3）苹果异形小卷蛾 *Cryptophlebia leucotreta*。

（4）石榴螟 *Ectomyelois ceratoniae*。

（5）桔花巢蛾 *Prays citri*。

（6）玫瑰短喙象 *Pantomorus cervina*。

（7）圆盾蚧 *Chrysomphalus pinnulifera*。

（8）黑丝盾蚧 *Ischnaspis longirostris*。

（9）非洲龟蜡蚧 *Ceroplastis destructor*。

（10）盔蚧 *Saissetia somereni*。

（11）非洲奥粉蚧 *Paracoccus burnerae*。

（12）须霉病菌 *Penicillium uliaense*。

（13）柑橘黄龙病菌 *Liberobacter africanum*。

3. 包装要求、运输要求

（1）海关总署公告 2021 年第 66 号规定：

①输华柑橘的包装应采用符合中国植物卫生要求的干净卫生、未使用过的包装材料；

②每个包装箱上须注明水果名称、产地、国家、果园名称或其注册号、包装厂名称或其注册号等信息；

③每个包装箱和托盘需用中文或英文标出“输往中华人民共和国”（Exported to the People's Republic of China）；

④装运输华柑橘的集装箱必须在装箱时检查是否具备良好的卫生条件。该项活动必须有记录供官方检查。

（2）海关总署公告 2018 年第 207 号规定：

①采用“冷藏船运输”的柑橘必须在独立的船舱内装运，同一船舱不得装载出口到其他国家和地区的货物；

②采用“冷藏船运输”的柑橘，所在船舱在到达中国口岸前不得打开，只能在中国境内指定口岸卸货。

4. 检疫处理要求

（1）所有输华柑橘必须采取冷处理措施，冷处理指标要求如下：

①柠檬：3℃或以下（果肉温度），连续处理 18 天或以上。

②柑橘（柠檬除外）：-0.6℃或以下（果肉温度），连续处理 24 天或以上。

③柑橘（柠檬除外）冷处理前须在-0.6℃条件下预冷 72 小时。如果某天或某天的部分时间中冷处理温度高于-0.3℃，则相应延长处理 8 小时/每天。如果温度超过 0℃，则本次冷处理无效。

（2）运输途中冷处理需按照出口运输途中冷处理操作程序（详见海关总署公告 2021 年第 66 号附件）进行。

海关总署公告 2018 年第 207 号规定：

①采用“冷藏船运输”的柑橘，应保证运输过程中在船舱内完成有效的冷处理，冷处理指标应满足议定书要求；

②冷藏船内需根据空间容量放置温度探针，分别测量空气温度和果心温度，探针的数量应满足相应的要求（见表 18-7）。

表 18-7　探针数量

容积（立方米）	空气温度探针数量	果心温度探针数量	探针总数量
0～283	2 或 3	2	4 或 5
284～425	2 或 3	3	5 或 6
426～708	2 或 3	4	6 或 7
709～1274	2 或 3	5	7 或 8
1275～1980	2 或 3	6	8 或 9
1981～2830	2 或 3	8	10 或 11

5. 进境检验检疫

如冷处理被认定无效或失败，则该批货物将被采取到岸冷处理（如仍可在本集装箱内进行）、退回、销毁等处理措施。（海关总署公告 2018 年第 207 号规定：采用“冷藏船运输”的柑橘到达入境口岸时，需提供每个船舱的冷处理报告、果温探针校正记录等。如某一船舱冷处理被认定无效，则该船舱柑橘将被采取到岸冷处理、退回或销毁等处理措施。）

如发现任何苹果异形小卷蛾、地中海实蝇或纳塔尔实蝇的活体，则该批货物作退回、销毁或检疫处理。

如发现石榴螟，则该批柑橘作退回或销毁处理，中方将及时向南方通报暂停相关果园、包装厂的柑橘输华。

如发现其他检疫性有害生物，则该批货物作退回、销毁或检疫处理。

（十三）南非（ZAF）——鲜梨（Citrus）

根据《关于进口南非鲜梨植物检疫要求的公告》（海关总署公告 2022 年第 7 号），允许符合相关要求的南非鲜梨进口。该公告同时发布了植物检疫要求，相关内容摘录如下。

1. 产品范围

鲜梨（学名 *Pyrus communis*，英文名 Pear）。

2. 关注的检疫性有害生物

（1）地中海实蝇 *Ceratitis capitata*（Wiedemann）。

（2）纳塔尔实蝇 *Ceratitis rosa* Karsch。

（3）苹果蠹蛾 *Cydia pomonella*（Linnaeus）。

（4）无花果蜡蚧 *Ceroplastes rusci*（Linnaeus）。

（5）盾蚧科一种 *Diaspidiotus africanus*（Marlatt）。

（6）南非麝香石竹卷蛾 *Epichoristodes acerbella*（Walker）。

（7）苹果绵蚜 *Eriosoma lanigerum*（Hausmann）。

（8）拟长尾粉蚧 *Pseudococcus longispinus*（Targioni Tozzetti）。

3. 包装要求

（1）包装材料应干净卫生、未使用过，符合中国有关植物检疫要求。包装箱如有通气孔，应使用防虫纱网（网眼孔径小于 1.6 毫米）覆盖以防有害生物进入。

（2）包装箱上须用英文注明水果名称、原产国、产地、果园名称或注册号以及包装厂名称或注册号，并在每个箱子和托盘上用中文或英文标注：“输往中华人民共和国”（Exported to the People's Republic of China）。

4. 检疫处理要求

（1）输华鲜梨须在南非主管部门或其授权人员监管下实施冷处理。冷处理指标要求为：果肉中心温度 1℃或以下，连续处理时间 16 天或以上；或者果肉中心温度 2.1℃或以下，连续处理时间 21 天或以上。

（2）冷处理程序可以按照出口前冷处理操作规程（详见海关总署公告 2022 年第 7 号附件的附 1）或运输途中冷处理操作规程规定执行（详见海关总署公告 2022 年第 7 号附件的附 2）。

5. 进境检验检疫

如冷处理被认定无效，则该批鲜梨将采取到岸冷处理（如仍可在本集装箱内进行）、退回、销毁等检疫措施。

如发现地中海实蝇、纳塔尔实蝇或苹果蠹蛾活体，则该批鲜梨作退回、销毁或除害处理。同时，中方将立即向南方通报，暂停相关果园或包装厂的鲜梨输华。

如发现其他检疫性有害生物活体，则该批鲜梨作退回、销毁或除害处理。

（十四）坦桑尼亚（TZA）——鲜食鳄梨（Avocado）

根据《关于进口坦桑尼亚鲜食鳄梨植物检疫要求的公告》（海关总署公告2022年第112号），允许符合相关要求的坦桑尼亚鲜食鳄梨进口。该公告同时发布了检验检疫要求，相关内容摘录如下。

1. 产品范围

鲜食鳄梨，学名 *Persea americana* Mills.，英文名 Avocado（以下简称“鳄梨”），仅限 Hass 品种。

2. 关注的检疫性有害生物

（1）螺旋粉虱 *Aleurodicus dispersus*。

（2）地中海实蝇 *Ceratitis capitata*。

（3）非洲芒果实蝇 *Ceratitis cosyra*。

（4）纳塔尔实蝇 *Ceratitis rosa*。

（5）非洲龟蜡蚧 *Ceroplastes destructor*。

（6）无花果蜡蚧 *Ceroplastes rusci*。

（7）蚊盲蝽 *Helopeltis schoutedeni*。

（8）榆白片盾蚧 *Lopholeucaspis cockerelli*。

（9）鳄梨蓟马 *Scirtothrips perseae*。

（10）刺盾蚧 *Selenaspidus articulatus*。

（11）海灰翅夜蛾 *Spodoptera littoralis*。

（12）苹果异形小卷蛾 *Thaumatotibia leucotreta*。

（13）七角星蜡蚧 *Vinsonia stellifera*。

（14）鳄梨日斑类病毒 Avocado sunblotch viroid。

3. 包装要求

（1）包装材料应干净卫生、未使用过的，符合中国有关植物检疫和卫生要求。

（2）每个包装箱上应用英文标注水果名称、国家、产地（县、区）、果园和包装厂名称或注册代码等信息。每个包装箱和托盘需用中文或英文标出“输往中华人民共和国”或“Exported to the People's Republic of China”。

（3）如使用木质包装，须符合国际植物检疫措施标准第15号（ISPM 15）要求。

（4）装箱前应检查集装箱，以确保具备良好的卫生条件。

4. 检疫处理要求

输华鳄梨应在坦方监管下针对实蝇和苹果异形小卷蛾实施溴甲烷熏蒸处理，熏蒸处理指标：温度在21.1℃以上，剂量为32g/m^3，熏蒸处理持续时间不少于2小时。

5. 进境检验检疫

如发现中方关注的检疫性有害生物或新的检疫性有害生物活体，则该批货物作退回、销毁或检疫除害处理。

如发现不符合中国食品安全国家标准，则对该批货物作退回或销毁处理。

发现上述不合格情况，中方将向坦方通报，并视情况暂停本出口季相关果园、包装厂的鳄梨进口。坦方应查明不合格原因，督促相关果园、包装厂进行整改，直到相关整改措施得到有效执行并被中方认可。

（十五）赞比亚（ZMB）——鲜食蓝莓（Blueberry）（2023年更新要求）

根据《关于进口赞比亚鲜食蓝莓植物检疫要求的公告》（海关总署公告2023年第120号），允许符合相关要求的赞比亚鲜食蓝莓进口。

此前《关于进口赞比亚鲜食蓝莓植物检疫要求的公告》（海关总署公告2020年第101号）发布

的检验检疫要求同时废止，本书不再收录。最新公告发布的检验检疫要求相关内容摘录如下。

1. 产品范围及允许的产地

产品范围：鲜食蓝莓（以下简称“蓝莓”），学名 *Vaccinium* L.，英文名 Blueberry。

允许的产地：赞比亚 Chisamba 地区。

2. 关注的检疫性有害生物

（1）地中海实蝇 *Ceratitis capitata*。

（2）纳塔尔实蝇 *Ceratitis rosa*。

（3）非洲芒果实蝇 *Ceratitis cosyra*。

（4）可可实蝇 *Ceratitis punctata*。

（5）无花果蜡蚧 *Ceroplastes rusci*。

（6）拟长尾粉蚧 *Pseudococcus longispinus*。

（7）黑丝盾蚧 *Ischnaspis longirostris*。

3. 包装要求

（1）输华蓝莓包装材料应干净卫生、未使用过，符合中国有关植物检疫要求。用带有网眼的托盘袋（孔径 1.6 mm，间隔 100 mm）罩住整个托盘。

（2）每个包装箱上必须用英文标注水果名称、产地（区、市或县）、国家、果园名称或其注册号、包装厂名称或其注册号等信息。

（3）每个包装箱和托盘需用中文或英文标注“输往中华人民共和国”或“Exported to the People’s Republic of China”。

（4）如使用木质包装，须符合国际植物检疫措施标准第 15 号（ISPM 15）要求。

（5）集装箱在装运输华蓝莓前应开展检查，以确保集装箱具备良好的卫生条件。保存相关记录，以供检查。

4. 检疫处理要求

输华蓝莓需采取冷处理，在赞方或授权官员监管下进行，按照出口前冷处理操作程序（见海关总署公告 2023 年第 120 号附件 1）对输华蓝莓进行冷处理，或按照出口运输途中冷处理操作程序（见海关总署公告 2023 年第 120 号附件 2）对使用集装箱的输华蓝莓进行冷处理。冷处理指标要求为：

——1.11 ℃或以下（果肉温度），连续处理 15 天以上；或

——1.67 ℃或以下（果肉温度），连续处理 17 天以上；或

——2.22 ℃或以下（果肉温度），连续处理 21 天以上。

5. 进境检验检疫

如冷处理被认定无效，则该批货物将被采取到岸冷处理（如确认为冷藏集装箱，仍可在本集装箱内进行）、退回、销毁等处理措施。

如发现地中海实蝇、纳塔尔实蝇、非洲芒果实蝇或可可实蝇活体，则该批货物作退回、销毁或除害处理。同时，中方将立即向赞方通报，要求暂停相关果园向中国出口蓝莓，直至视情况暂停整个项目。赞方应开展调查，查明原因并实施相应改进措施。中方将根据赞方的整改结果，决定是否取消暂停措施。

如发现中方关注的其他检疫性有害生物或发现在赞比亚未报道过的检疫性有害生物，则该批货物作退回、销毁或除害处理。赞方应开展调查，查明原因并实施相应改进措施。

三、欧洲

（一）波兰（POL）——鲜食蓝莓（Blueberry）

根据《关于进口波兰鲜食蓝莓植物检疫要求的公告》（海关总署公告 2023 年第 77 号），允许符

合相关要求的波兰鲜食蓝莓进口。该公告同时发布了植物检疫要求，相关内容摘录如下。

1. 产品范围

鲜食蓝莓（以下简称“蓝莓”），学名 *Vaccinium* L.，英文名 Blueberry。

2. 关注的检疫性有害生物

（1）蓝莓端腐病菌 *Godronia cassandrae*。

（2）蓝莓果腐病菌 *Diaporthe* spp.（*Diaporthe vaccinia*、*D. eres*、*D. rudis*）。

（3）壳针孢 *Septoria albopunctata*。

（4）榆蛎盾蚧 *Lepidosaphes ulmi*。

（5）樱草植食螨 *Phytonemus pallidus*。

（6）越橘下毛瘿螨 *Acalitus vaccine*。

（7）越橘瘿蚊 *Dasineura oxycoccana*。

（8）帚石南刺粉蚧 *Peliococcus calluneti*。

3. 包装要求

（1）包装材料应干净卫生、未使用过，符合中国有关植物检疫要求。

（2）每个包装箱上必须用英文标注水果名称、产地（州、市或县）、国家、果园或其注册号码、包装厂或其注册号码等信息。每个包装箱和托盘需用中文或英文标注：“Exported to the People's Republic of China”（输往中华人民共和国）。

（3）如使用木质包装，须符合国际植物检疫措施标准第 15 号（ISPM 15）要求。

（4）装箱前应检查集装箱，以确保其具备良好的卫生条件，并记录该项活动，以供波方检查。

4. 检疫处理要求

公告未提及。

5. 进境检验检疫

如发现中方关注的检疫性有害生物或在波兰新发生的检疫性有害生物活虫，则该批货物作退回、销毁或除害处理。同时，中方将立即向波方通报，并暂停相关果园、包装厂本出口季的蓝莓输华。波方应开展调查，督促相关企业进行整改，直到再次满足中方相关要求。

（二）法国（FRA）——软枣猕猴桃（Kiwiberry）

根据《关于进口法国鲜食软枣猕猴桃植物检疫要求的公告》（海关总署公告 2023 年第 35 号），允许符合相关要求的法国鲜食软枣猕猴桃进口。该公告同时发布了植物检疫要求，相关内容摘录如下。

1. 产品范围

鲜食软枣猕猴桃（以下简称“软枣猕猴桃”），学名 *Actinidia arguta*，英文名 kiwi berry。

2. 关注的检疫性有害生物

（1）地中海实蝇 *Ceratitis capitata*。

（2）无花果蜡蚧 *Ceroplastes rusci*。

（3）斑翅果蝇 *Drosophila suzukii*。

（4）芭蕉蚧 *Hemiberlesia lataniae*。

（5）葡萄花翅小卷蛾 *Lobesia botrana*。

（6）海灰翅夜蛾 *Spodoptera littoralis*。

（7）丁香假单胞菌丁香致病变种 *Pseudomonas syringae* pv. *Syringae*。

3. 包装要求

（1）输华软枣猕猴桃的包装材料应干净卫生、未使用过，符合中国植物检疫和卫生要求。如使用木质包装，须符合国际植物检疫措施标准第 15 号（ISPM15）的要求。

（2）每个包装箱上必须用英文标注水果种类、出口国、产地（地区）、果园名称或其注册号、包装厂名称或其注册号。每个包装箱需用英文标出“Exported to the People’s Republic of China”（输往中华人民共和国）。

（3）输华软枣猕猴桃的集装箱必须在装箱时检查是否具备良好的卫生条件，必须有记录供法方检查。

4. 检疫处理要求

输华软枣猕猴桃须采取冷处理，在法方官员监管下进行，按照出口前冷处理操作程序（见海关总署公告2023年第35号附件1）对海运和空运软枣猕猴桃进行冷处理，或按照出口运输途中冷处理操作程序（见海关总署公告2023年第35号附件2）对海运软枣猕猴桃进行冷处理。冷处理温度要求如下：

——1.1 ℃或以下（果肉温度），连续处理14天以上；或

——1.7 ℃或以下（果肉温度），连续处理16天以上；或

——2.1 ℃或以下（果肉温度），连续处理18天以上。

5. 进境检验检疫

对于出口前实施冷处理的货物，检查法方签字确认的冷处理报告以及果温探针校正记录；对于运输途中实施冷处理的货物，需附有冷处理报告、果温探针校正记录等。

如果认定冷处理无效，该批货物将在进境口岸进行冷处理（可在本集装箱内进行），否则该批货物作退回或销毁处理。

如发现中方关注的检疫性有害生物活体，则该批货物作退回或销毁处理。同时，中方应立即向法方通报，要求暂停相关果园向中国出口软枣猕猴桃，直至视情况暂停整个项目。法方应开展深入调查，查明原因并实施相应改进措施，避免再次发生。中方将根据对法方所采取改进措施的评估结果，决定是否取消已采取的暂停措施。

如发现中方关注的其他检疫性有害生物活体，则该批货物作退回、销毁或除害处理。中方将相关情况通报法方，法方应开展调查，查明原因并实施相应改进措施，以避免这种情况的发生。

如发现不符合中国食品安全国家标准，则该批货物将作退回或销毁处理。中方将相关情况通报法方，法方应开展调查，查明原因并实施相应改进措施，以避免这种情况的发生。

（三）法国（FRA）——猕猴桃（Kiwi Fruit）

根据《关于同意试进口法国猕猴桃的函》（国质检外函〔2009〕712号），在《关于印发〈法国猕猴桃进境植物检疫要求〉的通知》（国质检动函〔2009〕847号）文件中发布了植物检疫要求，相关内容摘录如下。

1. 产品范围及允许的产地

产品范围：新鲜猕猴桃果实（学名*Actinidia chinensis*、*Actinidia deliciosa*，英文名Kiwi fruit）。

允许的产地：可以来自洛特—加龙、朗德、大西洋岸比利牛斯、多尔多涅、热尔、塔恩（Lot-et-Garonne、Landes、Pyernees-Atlantiques、Dordogne、Gers、Tarn）6个省。省区名单将在海关总署网站上更新。

2. 关注的检疫性有害生物

（1）地中海实蝇*Ceratitis capitata*。

（2）葡萄花翅小卷蛾*Lobesia botrana*。

（3）细卷蛾*Cochylis molliculana*。

（4）卷蛾*Ditula angustiorana*。

（5）黑小卷蛾*Endothenia nigricostana*。

（6）新小卷蛾*Olethreutes bifasciana*。

（7）无花果蜡蚧 *Ceroplastes rusci*。

3. 包装要求

（1）输华猕猴桃必须用符合中国植物检疫要求的干净卫生、未使用过的材料包装。

（2）每个包装箱上应用英文标出产地、果园和包装厂的名称或注册号，并在每个载货托盘上标明“输往中华人民共和国”英文字样。

4. 检疫处理要求

在运输途中，须在法方监管下对输华猕猴桃进行冷处理以杀灭地中海实蝇，冷处理的指标为果肉中心温度 1.1℃或以下持续 14 天，或 1.7℃或以下持续 16 天，或 2.1℃或以下持续 18 天。

5. 进境检验检疫

冷处理结果无效的，不准入境。

经检验检疫发现包装不符合有关规定，则该批猕猴桃不准入境。

发现地中海实蝇活虫，对该批猕猴桃作退货或销毁处理，并暂停法国猕猴桃输华。

发现其他检疫性有害生物，对该批猕猴桃作退货、销毁或检疫处理（仅限于能够进行有效除害处理的情况），并视截获情况暂停相关果园、包装厂猕猴桃输华。

（四）德国（DEU）——鲜食苹果（Apple）

根据《关于进口德国鲜食苹果植物检疫要求的公告》（海关总署公告 2024 年第 47 号），允许符合相关要求的德国鲜食苹果进口。该公告同时发布了植物检疫要求，相关内容摘录如下。

1. 产品范围

鲜食苹果（以下简称苹果），学名 *Malus domestica*，英文名 Apple。

2. 关注的检疫性有害生物

（1）地中海实蝇 *Ceratitis capitata*。

（2）苹果蠹蛾 *Cydia pomonella*。

（3）苹果瘿蚊 *Dasineura mali*。

（4）桃白圆盾蚧 *Epidiaspis leperii*。

（5）苹果绵蚜 *Eriosoma lanigerum*。

（6）苹草缢管蚜 *Rhopalosiphum insertum*。

（7）苹叶蜂 *Hoplocampa testudinea*。

（8）苹虎象 *Rhynchites aequatus*。

（9）欧洲苹虎象 *Rhynchites bacchus*。

（10）梨火疫病菌 *Erwinia amylovora*。

（11）苹果黑星病菌 *Venturia inaequalis*。

（12）苹果壳色单隔孢溃疡病菌 *Botryosphaeria stevensii*。

（13）苹果星裂壳孢果腐病菌 *Phacidiopycnis washingtonensis*。

（14）美澳型核果褐腐菌 *Monilinia fructicola*。

（15）苹果牛眼果腐病菌 *Neofabraea malicorticis*、*Neofabraea perennans*。

3. 包装要求

（1）每个包装箱上应用英文标注水果种类、产地（省、市或县）、国家、果园和包装厂及冷处理企业的名称或其注册号码等信息。每个包装箱和托盘需用中文或英文标出“输往中华人民共和国”或“Exported to the People’s Republic of China”。

（2）输华苹果的包装材料应干净卫生、未使用过，符合中国植物检疫和卫生要求。如使用木质包装，须符合国际植物检疫措施标准第 15 号（ISPM 15）要求。

（3）装运输华苹果的集装箱必须在装箱时检查以确保其具备良好的卫生条件。该项活动必须由德方记录。

4. 检疫处理要求

（1）所有输华苹果应针对地中海实蝇进行冷处理。技术要求如下：果实中心温度 1.11℃或以下，持续 14 天；或果实中心温度 1.67℃或以下，持续 16 天；或果实中心温度 2.22℃或以下，持续 18 天。

（2）冷处理应按照出口前冷处理操作程序（见海关总署公告 2024 年第 47 号附件 1）或运输途中冷处理操作程序（见海关总署公告 2024 年第 47 号附件 2）进行。运输途中冷处理可以在离境前开始，到中国第一到达港运输期间结束或延续入境口岸后完成。

5. 进境检验检疫

对于出口前实施冷处理的货物，检查德方签字确认的冷处理报告以及果温记录；对于运输途中实施冷处理的货物，检查是否附有冷处理报告、果温探针校正记录等。

如被认定未实施有效冷处理，该批货物作退回、销毁或到岸冷处理（如仍可在本集装箱内进行）。

如发现地中海实蝇活体，该批货物作退回、销毁或除害处理。中方将立即通报德方，并暂停相关果园、包装厂进口。德方应查明原因并实施相应改进措施，相关果园、包装厂方可恢复出口。

如发现苹果蠹蛾或梨火疫病，该批货物作退回或销毁处理。中方将立即通报德方，德方应取消相关非疫生产点地位。德方应查明原因并实施相应改进措施，非疫生产点方可恢复。

如发现中方关注的其他检疫性有害生物，该批货物作退回、销毁或除害处理。

如发现不符合中国食品安全国家标准的，该批货物作退回或销毁处理。

（五）荷兰（NLD）——鲜梨（Pear）

根据《关于进口荷兰鲜梨植物检验检疫要求的公告》（国家质检总局公告 2014 年第 112 号），允许符合相关要求的荷兰鲜梨进口。该公告同时发布了植物检疫要求要求，相关内容摘录如下。

1. 产品范围

新鲜梨（学名 *Pyrus communis*，英文名 Pear）。

2. 关注的检疫性有害生物

（1）果黄卷蛾 *Archips podana*。

（2）玫瑰黄卷蛾 *Archips rosana*。

（3）苹果蠹蛾 *Cydia pomonella*。

（4）超小卷蛾属某种 *Pammene argyrana*。

（5）超小卷蛾属某种 *Pammene rhediella*。

（6）玫瑰苹果蚜 *Dysaphis plantaginea*。

（7）梨西圆尾蚜 *Dysaphis pyri*。

（8）苹果绵蚜 *Eriosoma lanigerum*。

（9）灰圆盾蚧 *Diaspidiotus pyri*。

（10）桃白圆盾蚧 *Epidiaspis leperii*。

（11）榆蛎盾蚧 *Lepidosaphes ulmi*。

（12）梨叶蜂 *Hoplocampa brevis*。

（13）李虎象 *Rhynchites cupreus* L.。

（14）梨蓟马 *Taeniothrips inconsequens*。

（15）牛眼果腐病菌/苹果树炭疽病菌 *Neofabraea malicorticis*。

（16）牛眼果腐病菌/多年生溃疡病菌 *Neofabraea perennans*。

（17）丁香疫霉 *Phytophthora syringae*。

（18）苹果黑星病菌 *Venturia inaequalis*。

（19）梨火疫病菌 *Erwinia amylovora*。

3. 包装要求

（1）包装材料应干净卫生、未使用过，符合中国有关植物检疫要求。

（2）每个包装箱上应用英文标注水果名称、产地（省、市或乡村）、果园或其注册号、包装厂及其识别号、出口商等信息（见图 18-5）。每个托盘包装上需用英文或中文标注“输往中华人民共和国”。

Fruit species：*Pyrus communis*
Producing Areas（province，city or country）
Orchard registration number
Packing house and its registration number
Cold storage and its registration number
Name of exporter

图 18-5　样式

4. 检疫处理要求

公告未提及。

5. 进境检验检疫

如检出梨火疫病菌，该批货物作退货或销毁处理。海关总署将立即通知荷方，取消相关果园的非疫生产点地位，并暂停本季节出口。

如检出苹果蠹蛾，该批货物只有进行熏蒸处理后才能入境。海关总署将立即通知荷方，取消相关果园的非疫生产点地位，并暂停本年度的出口。

如检出丁香疫霉，该批货物作退货或销毁处理。海关总署将立即通知荷方，取消相关果园本年度的出口资格。

如发现中方关注的其他检疫性有害生物，该批货物将采取检疫处理、退货或销毁等措施。

（六）葡萄牙（PRT）——鲜食葡萄（Grapes）

根据《关于海关总署关于进口葡萄牙鲜食葡萄植物检疫要求的公告》（海关总署公告 2019 年第 147 号），允许符合相关要求的葡萄牙鲜食葡萄进口。该公告同时发布了植物检疫要求，相关内容摘录如下。

1. 产品范围

鲜食葡萄（学名 *Vitis vinifera* L.，英文名 Table Grapes）。

2. 关注的检疫性有害生物

（1）地中海实蝇 *Ceratitis capitata*。

（2）葡萄花翅小卷蛾 *Lobesia botrana*。

（3）葡萄粉蚧 *Planococcus ficus*。

（4）葡萄根瘤蚜 *Daktulosphaira vitifoliae*。

（5）醋栗褐蚧 *Eulecanium tiliae*。

（6）无花果蜡蚧 *Ceroplastes rusci*。

（7）海灰翅夜蛾 *Spodoptera littoralis*。

（8）葡萄叶绣螨 *Calepitrimerus vitis*。

（9）葡萄细菌性疫病菌 *Xylophilus ampelinus*。

（10）芒果小新壳梭孢 *Neofusicoccum mangiferae*。

（11）褐枝顶孢霉 *Phaeoacremonium minimum*。

（12）厚孢小褐球壳 *Phaeomoniella chlamydospora*。

3. 包装要求

（1）输华葡萄加工、包装、储藏和装运过程，须在葡方官员检疫监管下进行。

（2）输华葡萄须经剔除、挑拣、分级，以保证不带有昆虫、螨类、烂果及枝、叶、根和土壤。

（3）输华葡萄包装材料应干净卫生、未使用过，符合中国有关植物检疫要求。必须用带有网眼的袋（最大孔径 1.6 毫米）罩住每个包装盒的通气孔或整个托盘。

（4）每个包装箱上必须用英文标注水果名称、产地（区、市或县）、国家、果园名称或其注册号、包装厂名称或其注册号等信息。每个包装箱和托盘需用中文标注“输往中华人民共和国”。如没有使用托盘的，则每个包装箱上应用中文标注“输往中华人民共和国”。

（5）包装好的葡萄如需储藏应立即入库，避免受到有害生物的再次感染，不同检疫条件的货物应分开存放。

（6）输华葡萄在装箱时必须检查集装箱是否具备良好的卫生条件。该项活动必须被记录供官方检查。

4. 检疫处理要求

输华葡萄必须采取冷处理，冷处理操作应在葡萄牙官员监管下实施。冷处理须符合出口前冷处理操作程序或运输途中冷处理操作程序。具体程序见海关总署公告 2019 年第 147 号附件，指标要求为：果肉中心温度 1.11℃或以下持续 15 天以上，或 1.67℃或以下持续 17 天以上，或 2.22℃或以下持续 21 天以上。

5. 进境检验检疫

对于出口前实施冷处理的货物，入境时还需提供由葡萄牙官方背书的冷处理结果报告单以及果温探针校正记录表格；对于运输途中实施冷处理的货物，入境时还需提供冷处理报告、果温探针校正记录等。如冷处理被认定无效，则该批货物将被采取到岸冷处理（如确认为冷藏集装箱，仍可在本集装箱内进行）、退回、销毁等处理措施。

如发现葡萄花翅小卷蛾，则该批货物作退回、销毁处理。同时，海关总署将立即向葡方通报，要求暂停相关果园向中国出口葡萄，直至视情况暂停整个项目。

如发现其他检疫性有害生物或发现在葡萄牙未报道过的有害生物，则该批货物作退回、销毁或检疫除害处理。

（七）塞尔维亚（SRB）——苹果（Apple）

根据《关于进口塞尔维亚苹果植物检疫要求的公告》（海关总署公告 2023 年第 147 号），允许符合相关要求的塞尔维亚苹果进口。该公告同时发布了植物检疫要求，相关内容摘录如下。

1. 产品范围

鲜食苹果（以下简称苹果），学名 *Malus domestica*，英文名 Apple。

2. 关注的检疫性有害生物

（1）地中海实蝇 *Ceratitis capitata*。

（2）苹果蠹蛾 *Cydia pomonella*。

（3）苹果瘿蚊 *Dasineura mali*。

（4）车前圆尾蚜 *Dysaphis plantaginea*。

（5）桃白圆盾蚧 *Epidiaspis leperii*。

（6）苹果绵蚜 *Eriosoma lanigerum*。

（7）苹叶蜂 *Hoplocampa testudinea*。

（8）广翅小卷蛾属一种 *Hedya nubiferana*。

（9）梦尼夜蛾属一种 *Orthosia cerasi*。

（10）桃肖纹翅大蚜/桃大黑蚜 *Pterochloroides persicae*。

（11）梨蓟马 *Taeniothrips inconsequens*。

（12）美澳型核果褐腐菌 *Monilinia fructicola*。

（13）丁香疫霉 *Phytophthora syringae*。

（14）苹果黑星菌 *Venturia inaequalis*。

（15）梨火疫病菌 *Erwinia amylovora*。

（16）丁香假单胞菌丁香致病变种 *Pseudomonas syringae* pv. *syringae*。

3. 包装要求

（1）输华苹果的包装材料应干净卫生、未使用过，符合中国植物检疫和卫生要求。如使用木质包装，须符合国际植物检疫措施标准第 15 号（ISPM 15）要求。

（2）每个包装箱上须用中文或英文注明水果名称、国家、产地、果园名称或其注册号、包装厂名称或其注册号等信息。

（3）每个包装箱和托盘需用中文或英文标出“输往中华人民共和国”或“Exported to the People's Republic of China”。

（4）装运输华苹果的集装箱必须在装箱时检查以确保其具备良好的卫生条件，并保存相关记录以供塞方检查。

4. 检疫处理要求

（1）所有输华苹果需针对地中海实蝇采取冷处理措施。冷处理指标如下：

——1.11℃或以下（果肉温度），连续处理 14 天或以上；或

——1.67℃或以下（果肉温度），连续处理 16 天或以上；或

——2.22℃或以下（果肉温度），连续处理 18 天或以上。

（2）冷处理需在塞方或其授权人员的监管下，按照出口前冷处理操作程序（见海关总署公告 2023 年第 147 号附件 1）或运输途中冷处理操作程序（见海关总署公告 2023 年第 147 号附件 2）进行。

5. 进境检验检疫

对于出口前实施冷处理的货物，还需附有由塞方签字确认的冷处理结果报告单以及果温探针校正记录；对于运输途中实施冷处理的货物，需附有冷处理报告、果温探针校正记录等。

如冷处理被认定无效，则该批货物将被采取到岸冷处理（仍可在本集装箱内进行）、退回、销毁等处理措施。

如发现中方关注的检疫性有害生物或塞尔维亚新发生的检疫性有害生物活体，或发现土壤、植物残体等，则该批货物作退回、销毁或检疫处理。

如发现不符合中国食品安全国家标准的，该批货物作退回或销毁处理。

如发现上述不符合要求情况，中方将立即向塞方通报，并视情况暂停相关果园、包装厂或冷处理设施的苹果进口。如来自梨火疫病或美澳型核果褐腐菌非疫产区，则立即取消相关非疫产区地位。塞方应查明不符合的原因并采取改进措施，防止类似情况再次发生。中方将根据塞方整改结果，决定是否取消暂停措施。

（八）塞尔维亚（SRB）——鲜食蓝莓（Blueberry）

根据《关于进口塞尔维亚鲜食蓝莓植物检疫要求的公告》（海关总署公告 2024 年第 53 号），允许符合相关要求的塞尔维亚鲜食蓝莓进口。该公告同时发布了植物检疫要求，相关内容摘录如下。

1. 产品范围

鲜食蓝莓（以下简称蓝莓），学名 *Vaccinium* L.，英文名 Blueberry。

2. 关注的检疫性有害生物

（1）地中海实蝇 *Ceratitis capitata*。

（2）杜鹃蚜属一种 *Ericaphis scammelli*。

（3）蓝椹链核盘菌 *Monilinia vaccinii-corymbosi*。

（4）长孢盘菌属一种 *Godronia cassandrae*。

（5）蓝莓叶斑驳病毒 Blueberry leaf mottle virus。

（6）蓝莓焦枯病毒 Blueberry scorch virus。

（7）乌饭树带状病毒 Blueberry shoestring virus。

（8）烟草环斑病毒 Tobacco ringspot virus。

（9）番茄环斑病毒 Tomato ringspot virus。

（10）丁香假单胞菌丁香致病变种 *Pseudomonas syringae* pv. *Syringae*。

3. 包装要求

（1）包装材料应干净卫生、未使用过，符合中国植物检疫和卫生要求。如使用木质包装，须符合国际植物检疫措施标准第 15 号（ISPM 15）要求。

（2）每个包装箱上必须用中文或英文标注水果名称、国家、产地、果园名称或其注册号码、包装厂名称或其注册号码等信息。每个包装箱和托盘需用中文或英文标注："输往中华人民共和国"或"Exported to the People's Republic of China"。

（3）装运输华蓝莓的集装箱需在装箱时检查以确保其具备良好的卫生条件。该项活动须被记录，以供塞方检查。

4. 检疫处理要求

输华蓝莓需针对地中海实蝇采取冷处理措施，冷处理需在塞方或其授权人员的监管下，按照出口前冷处理操作程序（见海关总署公告 2024 年第 53 号附件 1）或运输途中冷处理操作程序（见海关总署公告 2024 年第 53 号附件 2）进行。冷处理指标要求需满足以下任一条件：

——1.11℃或以下（果肉温度），连续处理 14 天或以上；

——1.67℃或以下（果肉温度），连续处理 16 天或以上；

——2.22℃或以下（果肉温度），连续处理 18 天或以上。

5. 进境检验检疫

对于出口前实施冷处理的货物，还需附有由塞方签字确认的冷处理结果报告单以及果温探针校正记录表格；对于运输途中实施冷处理的货物，需附有冷处理报告、果温探针校正记录等。

如发现中方关注的检疫性有害生物或在塞尔维亚新发生的其他检疫性有害生物活体，或发现土壤、植物残体等，则该批货物作退回、销毁或除害处理。

如发现不符合中国食品安全国家标准的，该批货物作退回或销毁处理。

如冷处理被认定无效，该批货物作到岸冷处理（如为冷藏集装箱，可在本集装箱内进行）、退回或销毁。

如发现上述不符合要求情况，中方将立即向塞方通报，并视情况暂停相关果园、包装厂、冷处理设施的蓝莓进口。塞方应查明不符合的原因并采取改进措施，防止类似情况再次发生。中方将根据塞方整改结果，决定是否取消暂停措施。

（九）塞浦路斯（CYP）——柑橘（Citrus）

根据《关于印发〈塞浦路斯柑橘进境植物检验检疫要求〉的通知》（国质检动函〔2011〕166 号），允许符合相关要求的塞浦路斯柑橘进口。该文件同时发布了检验检疫要求，相关内容摘录如下。

1. 产品范围及允许的产地

产品范围：新鲜柑橘果实，包括橙（学名 *Citrus sinen sis*）、柠檬（学名 *Citrus limon*）、葡萄柚（学名 *Citrus paradisi*）和橘橙（学名 *Citrus grandis* 、*Citrus paradisi*），以下简称“柑橘”，英文名称为 Citrus。

允许的产地：塞浦路斯的尼科西亚（Necosia）、利马索（Lemesos）和帕福斯（Paphos）地区。

2. 关注的检疫性有害生物

（1）丝绒粉虱 *Alcurothrixus floccosus*（Maskell）。

（2）地中海实蝇 *Ceratitis capitata*（Wiedemann）。

（3）无花果蜡蚧 *Ceroplastes rusci*（Linnaeus）。

（4）石榴螟 *Ectomyelois ceratoniae* Zeller。

（5）柑橘蓟马 *Pezothrips kellyanus*（Bagnall）。

（6）橘花巢蛾 *Prays citri Milliere*。

3. 包装要求

（1）输华柑橘包装材料应干净卫生、未使用过，符合中国有关植物检疫要求。

（2）输华柑橘的每一个包装箱上应用英文标明“输往中华人民共和国”，并用英文标出产地、果园和包装厂的名称或注册号。

4. 检疫处理要求

须在塞方监管下，在运输途中对输华柑橘进行冷处理以杀灭地中海实蝇。冷处理指标为果肉中心温度 1.1℃或以下持续 15 天，或 1.7℃或以下持续 17 天，或 2.1℃或以下持续 21 天。

5. 进境检验检疫

冷处理结果无效的，不准入境。

经检验检疫发现包装不符合规定，则该批柑橘不准入境。

如发现石榴螟或地中海实蝇活虫，则该批柑橘作退货或销毁处理，中方将及时通知赛方暂停塞浦路斯柑橘输华。对于已到达目的港或正在运输途中的柑橘，将根据截获疫情的严重程度和塞方采取的措施作出决定。

如发现其他中方关注的检疫性有害生物，则该批柑橘将作退货、销毁或检疫处理（仅限于能够进行有效除害处理的情况）。中方将及时向塞方通报，暂件相关果园和包装厂对华出口柑橘。

如发现其他未关注的检疫性有害生物，则根据有关规定进行相应检疫处理。

（十）西班牙（ESP）——鲜食葡萄（Grapes）

根据《关于进口西班牙鲜食葡萄植物检疫要求的公告》（海关总署公告 2019 年第 79 号），允许符合相关要求的西班牙鲜食葡萄进口。该公告同时发布了检验检疫要求，相关内容摘录如下。

1. 产品范围

鲜食葡萄（学名 *Vitis vinifera* L.，英文名 Table Grapes）。

2. 关注的检疫性有害生物

（1）地中海实蝇 *Ceratitis capitata*。

（2）葡萄花翅小卷蛾 *Lobesia botrana*。

（3）海灰翅夜蛾 *Spodoptera littoralis*。

（4）西花蓟马 *Frankliniella occidentalis*。

（5）橘臀纹粉蚧 *Planococcus citri*。

（6）葡萄根瘤蚜 *Daktulosphaira vitifoliae*。

（7）褐枝顶孢霉 *Phaeomoniella aleophilum*。

（8）厚孢小褐球壳 *Phaeomoniella chlamydospora*。

（9）*Cadophora luteo-olivacea*①。

（10）葡萄皮尔斯病菌 *Xylella fastidiosa* subsp. *fastidiosa*。

3. 包装要求

（1）输华葡萄须剔除、挑拣、分级，以保证不带有昆虫、螨类、烂果及枝、叶、根和土壤。

（2）输华葡萄包装材料应干净卫生、未使用过，符合中国有关植物检疫要求。须用带有网眼的袋（最大孔径 1.6 毫米）罩住每个包装盒的通气孔或整个托盘，或采用其他能防止葡萄感染有害生物的包装材料。

（3）每个包装箱上必须标注水果名称、产地（区、市或县）、国家、果园或其注册号、包装厂及其注册号等信息。每个包装箱和托盘需用英文标出“输往中华人民共和国”。如没有采用托盘，如航空货物，则每个包装箱上应用英文标出“输往中华人民共和国”。

（4）输华葡萄在装箱前须检查集装箱是否具备良好的卫生条件，是否携带有害生物。

4. 检疫处理要求

（1）输华葡萄必须采取冷处理，冷处理操作应在西班牙王国农业、渔业和食品部官员监管下实施，见表 18-8。

表 18-8　冷处理温度及持续时间要求

温度范围 ℃	持续天数 d
1.11 或以下	15
1.67 或以下	17
2.22 或以下	21

（2）冷处理须符合出口前冷处理操作程序或运输途中冷处理操作程序（详见海关总署公告 2019 年第 79 号附件）。

5. 进境检验检疫

对于出口前实施冷处理的货物，入境时还需提供由西班牙官方背书的冷处理结果报告单以及果温探针校正记录；对于运输途中实施冷处理的货物，入境时还需提供冷处理报告、果温探针校正记录等。如冷处理被认定无效，则该批货物将作退回、销毁或到岸冷处理（如确认为冷藏集装箱，仍可在本集装箱内进行）。

如发现地中海实蝇、葡萄花翅小卷蛾或海灰翅夜蛾，则该批货物作退回、销毁处理。同时，海关总署将立即向西班牙通报，要求取消相关果园的注册登记资格，直至视情况暂停整个项目。

如发现其他检疫性有害生物或发现在西班牙未报道过的有害生物，则该批货物作退回、销毁或检疫除害处理。

（十一）西班牙（ESP）——鲜食柿子（Persimmon）

根据《关于进口西班牙鲜食柿子植物检疫要求的公告》（海关总署公告 2023 年第 33 号），允许符合相关要求的西班牙鲜食柿子进口。该公告同时发布了植物检疫要求，相关内容摘录如下。

1. 产品范围

鲜食柿子（以下简称“柿子”），学名 *Diospyros kaki*，英文名 Persimmon。

2. 关注的检疫性有害生物

（1）软毛粉虱 *Aleurothrixus floccosus*。

---

① 公告原文未注明中文名称。

（2）地中海实蝇 *Ceratitis capitata*。

（3）榆蛎盾蚧 *Lepidosaphes ulmi*。

（4）玫瑰短喙象 *Pantomorus cervinus*。

（5）小巢粉虱 *Paraleyrodes minei*。

（6）茶绒盔蚧 *Parthenolecanium rufulum*。

（7）暗色粉蚧 *Pseudococcus viburni*。

（8）可可球二孢菌 *Botryodiplodia theobromae*。

（9）柿子圆叶斑病菌 *Plurivorosphaerella nawae*。

3. 包装要求

（1）包装材料应是干净、卫生、未使用过的，并符合中国有关植物检疫要求。如包装箱有通气孔，每个包装箱的通气孔或整个包装箱应使用防虫纱网（最大孔径 1.6 mm）或其他能防止再感染的材料覆盖。如使用木质包装，须符合国际植物检疫措施标准第 15 号（ISPM 15）要求。

（2）柿子的加工包装过程应经过刷洗或高压水枪冲洗、人工挑拣、分级、包装等工序，以确保果实不带有害生物活体、畸形果、枝、叶和土壤等。

（3）每个包装箱上须用英文标注水果名称、国家、产区、果园名称或其注册号码、包装厂名称或其注册号码等信息。每个包装箱和托盘须用英文标注“Exported to the People’s Republic of China”（输往中华人民共和国）。

（4）装运输华柿子的集装箱必须在装箱时检查是否具备良好的卫生条件。集装箱应加施封识，抵达中国入境口岸时其封识应完好无损。

4. 检疫处理要求

（1）所有输华柿子均需采取冷处理措施。冷处理的指标为：果肉中心温度 1.11℃或以下，连续处理不少于 15 天；或者果肉中心温度 1.67℃或以下，连续处理不少于 17 天；或者果肉中心温度 2.22℃或以下，连续处理不少于 21 天。

（2）冷处理需在西方或其授权人员的监管下，按照出口前冷处理操作程序（见海关总署公告 2023 年第 33 号附件 1）或运输途中冷处理操作程序（见海关总署公告 2023 年第 33 号附件 2）进行。

5. 进境检验检疫

如途中冷处理被认定未完成，则该批货物将作退回、销毁或到岸冷处理（可在该集装箱内进行）。

如发现地中海实蝇活体，则该批货物将作退回或销毁处理，中方将立即向西方通报违规情况及采取的措施，视情况要求西方暂停相关包装厂、冷处理设施的柿子输华。中方将对西方所采取的改进措施进行评估，根据评估结果决定是否取消已采取的暂停贸易措施。

如发现中方关注的其他检疫性有害生物或西班牙新发生的检疫性有害生物或土壤，则该批货物将作退回、销毁或除害处理。

如发现不符合中国食品安全国家标准，则该批货物将作退回或销毁处理。

如发现上述不符合要求情况，中方将立即向西方通报，并视情况暂停相关果园、包装厂和冷处理设施的柿子输华。西方应查明不符合的原因并采取改进措施，防止类似情况再次发生。中方将根据西方整改结果，决定是否取消暂停措施。

（十二）希腊（GRC）——鲜食猕猴桃（Kiwi Fruit）

根据《关于印发〈希腊猕猴桃进境植物检验检疫要求〉的通知》（国质检动函〔2011〕28 号），允许符合相关要求的希腊皮埃里亚省（Pieria）鲜食猕猴桃进口，并发布了进口希腊猕猴桃植物检疫要求。

按照《关于进口希腊鲜食猕猴桃植物检疫要求的公告》（海关总署公告 2019 年第 185 号），中希双方重新签订了议定书，允许希腊所有猕猴桃产区的鲜食猕猴桃进口，扩大了关注的检疫性有害生物范围，并更新了进口希腊猕猴桃植物检疫要求。

相关内容摘录如下。

1. 产品范围

鲜食猕猴桃（学名 *Actinidia chinensis*、*A. deliciosa*，英文名 Kiwi fruit）。

2. 关注的检疫性有害生物

（1）地中海实蝇 *Ceratitis capitata*。

（2）无花果蜡蚧 *Ceroplastes rusci*。

（3）芭蕉蚧 *Hemiberlesia lataniae*。

（4）槟栉盾蚧 *Hemiberlesia rapax*。

（5）葡萄花翅小卷蛾 *Lobesia botrana*。

（6）褐枝顶孢霉 *Phaeoacremonium aleophilum*。

（7）拟长尾粉蚧 *Pseudococcus longispinus*。

（8）丁香假单胞菌猕猴桃致病变种 *Pseudomonas syringae*。

（9）黄萎轮枝孢 *Verticillium albo-atrum*。

3. 包装要求

（1）输华猕猴桃包装材料应干净卫生、未使用过，符合中国有关植物卫生检疫要求，能防止猕猴桃感染有害生物。

（2）每个包装箱上必须用英文标注水果名称、产地（区、市或县）、国家、果园及其注册号、包装厂及其注册号等信息。

（3）每个包装箱和托盘需用英文标出“Exported tothe People's Republic of China”（输往中华人民共和国）。如没有采用托盘，如航空货物，则每个包装箱上标注同样内容。

（4）对于装载输华猕猴桃的集装箱，必须在装箱前检查是否具备良好的卫生条件。

4. 检疫处理要求

（1）输华猕猴桃必须进行冷处理。冷处理的技术要求见表 18-9。

表 18-9　冷处理技术要求

果实中心温度范围 ℃	持续天数 d
1.1 或以下	14
1.7 或以下	16
2.1 或以下	18

（2）冷处理应在希腊官员监管下按照出口前冷处理操作程序或出口运输途中冷处理操作程序进行。详见海关总署公告 2019 年第 185 号附件。

5. 进境检验检疫

如冷处理被认定无效，则该批货物将采取到岸冷处理（如确认为冷处理集装箱，仍可在本集装箱内进行）、退回、销毁等处理措施。

如发现中方关注的检疫性有害生物活体，则该批货物作退回、销毁处理。同时，海关总署将立即向希腊通报，要求暂停相关果园向中国出口猕猴桃，直至视情况暂停整个项目。

如发现其他检疫性有害生物或发现在中国未报道过的有害生物，则该批货物作退回、销毁或检疫除害处理。

（十三）匈牙利（HUN）——鲜食樱桃（Cherry）

根据《关于进口匈牙利鲜食樱桃植物检疫要求的公告》（海关总署公告 2024 年第 54 号），允许符合相关要求的匈牙利鲜食樱桃进口。该公告同时发布了植物检疫要求，相关内容摘录如下。

1. 产品范围

鲜食樱桃（以下简称樱桃），学名 *Prunus avium* L.，英文名 Cherry。

2. 关注的检疫性有害生物

（1）亚麻黄卷蛾 *Archips podana*。

（2）蔷薇黄卷蛾 *Archips rosana*。

（3）台湾樱小卷蛾 *Enarmonia formosana*。

（4）桃白圆盾蚧 *Epidiaspis leperii*。

（5）扁桃仁蜂 *Eurytoma amygdali*。

（6）芽广翅小卷蛾 *Hedya nubiferana*。

（7）葡萄花翅小卷蛾 *Lobesia botrana*。

（8）樱桃瘤蚜 *Myzus cerasi*。

（9）欧洲樱桃实蝇 *Rhagoletis cerasi*。

（10）欧亚环纹天蚕蛾 *Saturnia pyri*。

（11）美澳型核果褐腐病菌 *Monilinia fructicola*。

（12）南芥菜花叶病毒 Arabis mosaic virus。

（13）李痘病毒 Plum pox virus。

（14）李属坏死环斑病毒 Prunus necrotic ringspot virus。

（15）悬钩子环斑病毒 Raspberry ringspot virus。

3. 包装要求

（1）包装材料应干净卫生、未使用过，符合中国有关植物检疫要求。

（2）包装箱如有通气孔，应使用防虫网（最大孔径 1.6 mm）或带有微孔的包装袋覆盖每个包装箱通气孔或整个托盘以防害虫进入。如使用木质包装，须符合国际植物检疫措施标准第 15 号（ISPM 15）的要求。

（3）每个包装箱上必须用英文标注水果名称、出口国家、产地（省、区）、果园或其注册号码、包装厂或其注册号码等信息。每个包装箱和托盘需以中文或英文标注“输往中华人民共和国”或“Exported to the People’s Republic of China”。

4. 检疫处理要求

所有输华樱桃必须采取冷处理。冷处理需在匈方的监管下，按照出口前冷处理操作程序（见海关总署公告 2024 年第 54 号附件 2）或运输途中冷处理操作程序（见海关总署公告 2024 年第 54 号附件 3）进行，冷处理指标要求如下：

——1.00℃或以下（果实中心温度），连续处理 16 天或以上；

——2.10℃或以下（果实中心温度），连续处理 21 天或以上。

5. 进境检验检疫

对于出口前实施冷处理的货物，还需提供由匈方签字确认的冷处理结果报告单以及果温探针校正记录；对于运输途中实施冷处理的货物，需提供冷处理报告、果温探针校正记录等。

如发现中方关注的任何检疫性有害生物或匈牙利新发现的检疫性有害生物或土壤，则该批货物作退回、销毁或检疫处理。

如发现不符合中国食品安全国家标准的，则该批货物作退回或销毁处理。

如冷处理被认定无效，则该批货物作到岸冷处理（如为冷藏集装箱，可在本集装箱内进行）、退回或销毁。

如果发现上述不符合要求情况，中方将立即向匈牙利农业部通报，并视情况暂停相关果园、包装厂和冷处理设施的樱桃进口；如来自非疫产区或非疫生产点，则取消相关非疫产区或非疫生产点地位。匈牙利农业部应查明不符合的原因并采取改进措施，防止类似情况再次发生。中方将根据匈牙利农业部整改结果，决定是否取消暂停措施。

（十四）意大利（ITA）——鲜食柑橘（Citrus）

根据《关于进口意大利鲜食柑橘植物检疫要求的公告》（海关总署公告 2019 年第 78 号），更新了意大利鲜食柑橘进口植物检疫要求。

《关于中国香蕉出口新西兰和进口意大利柑橘植物检疫要求的公告》（国家质检总局公告 2017 年第 28 号）附件 2 发布的意大利柑橘进口植物检疫要求作废。

相关内容摘录如下。

1. 产品范围

鲜食柑橘，种类包括产自意大利的甜橙（*Citrus sinensis*）中的血橙品种（包括 cv. *Tarocco*、cv. *Sanguinello* 和 cv. *Moro*）和柠檬（*Citrus limon* cv. *Femminello comune*）。

2. 关注的检疫性有害生物

（1）地中海实蝇 *Ceratitis capitata*。

（2）石榴螟 *Apomyelois ceratoniae*。

（3）玫瑰短喙象 *Pantomorus cervinus*。

（4）丝绒粉虱 *Aleurothrixus floccosus*。

（5）橘刺皮瘿螨 *Aculops pelekassi*。

（6）加州短须螨 *Brevipalpus californicus*。

（7）柑橘瘤瘿螨 *Eriophyes sheldoni*。

（8）芒果白轮蚧 *Aulacaspis tubercularis*。

（9）无花果蜡蚧 *Ceroplastes rusci*。

（10）美地绵粉蚧 *Phenacoccus madeirensis*。

（11）柑橘蓟马 *Pezothrips kellyanus*。

（12）橘花巢蛾 *Prays citri*。

（13）柠檬干枯病菌 *Phoma tracheiphila*。

（14）柑橘壳针孢斑点病菌 *Septoria citri*。

（15）柑橘冬生疫霉褐腐病菌 *Phytophthora hibernalis*。

（16）柑橘丁香疫霉褐腐病菌 *Phytophthora syringae*。

3. 包装要求

（1）包装材料应干净卫生、未使用过，符合中国有关植物检疫要求。

（2）每个包装箱上应用英文标注水果种类、产地（大区、市或乡村）、果园或其注册号、包装厂及其识别号。每个托盘上需用英文或中文标注“输往中华人民共和国”。

4. 检疫处理要求

（1）输华柑橘必须采取运输前或运输途中冷处理，冷处理操作应在意大利官员监管下实施，处理要求见表 18-10。

表 18-10　冷处理技术要求

果实中心温度范围 ℃	持续天数 d
1.1 或以下	15
1.7 或以下	17
2.1 或以下	21

（2）运输前冷处理应在离开意大利前完成，并符合出口前冷处理操作程序；运输途中冷处理应在离开意大利后开始，在到达中国第一入境港口时结束，并符合运输途中冷处理操作程序。具体程序详见海关总署公告 2019 年第 78 号附件。

5. 进境检验检疫

对于出口前实施冷处理的货物，入境时还需提供由意大利官方背书的冷处理结果报告单，以及果温探针校正记录表格；对于运输途中实施冷处理的货物，入境时还需提供冷处理报告、果温探针校正记录等。

如发现活的地中海实蝇，该批货物作退回或销毁处理，并暂停整个贸易。

如发现任一虫态的石榴螟，无论是否为活体，该批货物作退回或销毁处理，撤销相应果园的“非疫生产点”地位和注册登记。相应果园需按照国际有关标准重新建立并维持其非疫生产点地位，并经过海关总署专家的评估认可后方可恢复出口。

如发现玫瑰短喙象，则该批货物作退回、销毁或熏蒸处理。此后，来自该果园的所有柑橘均应在产地进行预防性杀虫剂防治，并按照安全间隔期，加强对柑橘果园的监测，否则取消出口资格。

如检出柠檬干枯病菌或柑橘壳针孢斑点病菌或柑橘冬生疫霉褐腐病菌或柑橘丁香疫霉褐腐病菌，则该批货物将被退回或销毁，并撤销相关果园本季节注册登记。

针对中方关注的任一种病原菌，如来自同一包装厂连续 3 批或以上的柑橘均检出同一种病原菌，则撤销该包装厂本年度的注册登记。

如发现中方关注的其他检疫性有害生物，则根据有关规定进行相应检疫处理、退回或销毁等措施，海关总署将视截获情况撤销相关果园和包装厂输华柑橘注册登记。

（十五）意大利（ITA）——猕猴桃（Kiwi Fruit）

原国家质检总局《关于印发〈意大利猕猴桃进境植物检疫要求〉的通知》（国质检动函〔2009〕74 号）已允许意大利猕猴桃进口，并印发了植物检疫要求。

根据《关于进口意大利猕猴桃冷藏船运输检疫要求的公告》（海关总署公告 2022 年第 85 号），允许采用“冷藏船运输”方式的意大利猕猴桃进口。该公告同时发布了相关的检疫要求。

相关内容摘录如下。

1. 产品范围及允许的产地

产品范围：新鲜猕猴桃果实（学名 *Actinidia chinensis*、*Actinidia deliciosa*，英文名 Kiwi fruit）。

允许的产地：须来自意大利皮埃蒙特、威尼托、拉齐奥、艾米利亚-罗马涅等产区。

2. 关注的检疫性有害生物

（1）地中海实蝇 *Ceratitis capitata*。

（2）无花果蜡蚧 *Ceroplastes rusci*。

（3）葡萄花翅小卷蛾 *Lobesia botrana*。

（4）蛾蜡蝉科 *Metcalfa pruinosa*（*Hom.*，*Flatidae*）。

（5）丁香假单胞菌猕猴桃致病型 *Pseudomonas syringae* pv. *Actinidiae*。

3. 包装要求、运输要求

（1）输华猕猴桃必须用符合中国植物检疫要求的干净卫生、未使用过的材料包装。

（2）每个包装箱上应用英文标出产地、果园和包装厂的名称或注册号，并在每个载货托盘上标明“输往中华人民共和国”英文字样。

海关总署公告 2022 年第 85 号规定冷藏船运输的特殊要求如下：

（1）猕猴桃必须在独立的船舱内装运，同一船舱不得装载出口到其他国家和地区的货物。

（2）所在船舱在到达中国口岸前不得打开，只能在中国境内指定口岸卸货。

（3）每批货物要具有足够防止有害生物再感染的措施，需用最大孔径小于 1.6 毫米的网眼薄膜覆盖住每个托盘（内包装使用密封袋或孔径小于 1.6 毫米网袋的猕猴桃除外）。

4. 检疫处理要求

《意大利猕猴桃进境植物检疫要求》规定的要求为：在出口前或运输途中，须在意方监管下对输华猕猴桃进行冷处理以杀灭地中海实蝇，冷处理的指标为果肉中心温度 1.1℃或以下持续 14 天，或 1.7℃或以下持续 16 天，或 2.1℃或以下持续 18 天。

（1）冷处理措施应在装运前或者运输途中实施。已实施装运前冷处理的，在冷藏船运输途中无需再进行冷处理。

（2）采用途中实施冷处理的，应保证运输过程中在船舱内完成有效的冷处理，处理指标应满足议定书要求。

（3）冷处理按照出口运输途中冷处理操作程序（详见海关总署公告 2022 年第 85 号附件）进行，冷藏船内需根据空间容量放置温度探针，分别测量空气温度和果心温度，探针的数量应满足表 18-11 要求。

表 18-11　冷藏船内温度探针的数量要求

容积（立方米）	空气温度探针数量	果心温度探针数量	探针总数量
0~283	2 或 3	3	5 或 6
284~425	2 或 3	4	6 或 7
426~708	2 或 3	5	7 或 8
709~1274	2 或 3	6	8 或 9
1275~1980	2 或 3	7	9 或 10
1981~2830	2 或 3	9	11 或 12

5. 进境检验检疫

冷处理结果无效的，不准入境。采用“冷藏船运输”的猕猴桃到达进境口岸时，需提供每个船舱的冷处理报告、果温探针校正记录等。如某一船舱冷处理被认定无效，则对该船舱猕猴桃作退回、销毁或实施到岸冷处理。

经检验检疫发现包装不符合有关规定，则该批猕猴桃不准入境。

有来自未经指定的果园、包装厂的猕猴桃，不准入境。

发现地中海实蝇活虫，对该批猕猴桃作退货或销毁处理，并暂停意大利猕猴桃输华。

如发现关注的有害生物和其他检疫性有害生物，对该批猕猴桃作退货、销毁或检疫处理（仅限于能够进行有效除害处理的情况），并视截获情况暂停相关果园、包装厂猕猴桃输华。

如在执行过程中发现“冷藏船运输”方式导致的检疫问题，海关总署可立即暂停冷藏船运输要求并重新开展风险评估，并与意方协商，调整相关检疫措施。

（十六）意大利（ITA）——鲜梨（Pear）

根据《关于进口意大利鲜梨植物检疫要求的公告》（海关总署公告 2023 年第 80 号），允许符合相关要求的意大利鲜梨进口。该公告同时发布了植物检疫要求，相关内容摘录如下。

1. 产品范围

鲜梨（以下简称“梨”），学名 *Pyrus communis*，英文名 Pear。

2. 关注的检疫性有害生物

（1）地中海实蝇 *Ceratitis capitata*。

（2）无花果蜡蚧 *Ceroplastes rusci*。

（3）苹果蠹蛾 *Cydia pomonella*。

（4）玫瑰苹果蚜 *Dysaphis plantaginea*。

（5）桃白圆盾蚧 *Epidiaspis leperii*。

（6）苹果绵蚜 *Eriosoma lanigerum*。

（7）梨叶蜂 *Hoplocampa brevis*。

（8）桃肖纹翅大蚜 *Pterochloroides persicae*。

（9）苹果缢管蚜 *Rhopalosiphum insertum*。

（10）欧洲苹虎象 *Rhynchites bacchus*。

（11）岑树粉虱 *Siphoninus phillyreae*。

（12）美澳型核果褐腐病菌 *Monilinia fructicola*。

（13）苹果树炭疽病菌（牛眼果腐病菌）*Neofabraea malicorticis*。

（14）牛眼果腐病菌 *Neofabraea alba*。

（15）丁香疫霉 *Phytophthora syringae*。

（16）苹果边腐病菌 *Phialophora malorum*。

（17）苹果黑星病菌 *Venturia inaequalis*。

（18）梨黑星病菌 *Venturia pirina*。

（19）梨火疫病菌 *Erwinia amylovora*。

（20）丁香假单胞菌泡疹致病变种 *Pseudomonas syringae* pv. *papulans*。

3. 包装要求

（1）包装材料需干净卫生、未使用过，符合中国有关植物检疫和卫生要求。如果包装箱有通气孔，每个包装箱的通气孔或整个包装箱，应使用防虫纱网（最大孔径 1.6 mm）或其他能防止再感染的材料覆盖。如使用木质包装，需符合国际植物检疫措施标准第 15 号（ISPM 15）要求。

（2）每个包装箱上需用英文标注水果名称、国家、产地、果园名称或注册号码以及包装厂名称或注册号码等信息。每个包装箱和托盘需用中文或英文标注：“输往中华人民共和国”或“Exported to the People's Republic of China”。

（3）装载输华梨的集装箱需在装箱前检查是否具备良好的卫生条件，不带中方关注的检疫性有害生物以及枝、叶和土壤等。

4. 检疫处理要求

输华梨需采取冷处理，在意方或授权官员监管下进行，按照出口前冷处理操作程序（见海关总署公告 2023 年第 80 号附件 1）对输华梨进行冷处理，或按照出口运输途中冷处理操作程序（见海关总署公告 2023 年第 80 号附件 2、3）对使用集装箱或冷藏船运输的输华梨进行冷处理。冷处理温度要求需满足以下条件之一：

——果肉中心温度 1.11℃或以下，连续处理时间不少于 14 天；

——果肉中心温度 1.67℃或以下，连续处理时间不少于 16 天；

——果肉中心温度 2.22℃或以下，连续处理时间不少于 18 天。

5. 进境检验检疫

对于出口前实施冷处理的货物，检查意方签字确认的冷处理报告以及果温探针校正记录；对于运输途中实施冷处理的货物，检查是否附有冷处理报告、果温探针校正记录等。

如冷处理被认定无效，则该批货物将采取到岸冷处理（可在本集装箱内进行）、退回、销毁等检疫措施。

如发现中方关注的检疫性有害生物或意大利新发生的检疫性有害生物活体，或发现土壤、植物残体等，则该批货物作退回、销毁或检疫处理。

如发现不符合中国食品安全国家标准的，则对该批货物作退回或销毁处理。

如果发现上述不合格情况，中方将立即向意方通报，并视情况暂停相关果园、包装厂及冷处理设施的梨进口；如来自梨火疫病菌或苹果蠹蛾非疫产区或非疫生产点，则立即取消相关非疫产区或非疫生产点地位。意方需查明不合格原因并采取改进措施，防止类似情况再次发生。中方将根据整改结果，决定是否取消暂停措施。

四、北美洲

（一）巴拿马（PAN）——鲜食菠萝（Pineapple）

根据《关于进口巴拿马鲜食菠萝植物检疫要求的公告》（海关总署公告 2019 年第 47 号），允许符合相关要求的巴拿马鲜食菠萝进口。该公告同时发布了植物检疫要求，相关内容摘录如下。

1. 产品范围

鲜食菠萝（学名 *Ananas comosus*，英文名 Pineapple）。

2. 关注的检疫性有害生物

（1）甘蔗小型蛾 *Elaphria nucicolora*。

（2）菠萝褐灰蝶 *Thecla basilides*。

（3）西印度蔗象 *Metamasius hemipterus*。

（4）棕榈象甲 *Rhynchophorus palmarum*。

（5）香蕉灰粉蚧 *Dysmicoccus grassii*。

（6）新菠萝灰粉蚧 *Dysmicoccus neobrevipes*。

（7）美地绵粉蚧 *Phenacoccus madeirensis*。

（8）菝葜黑圆盾蚧 *Melanaspis smilacis*。

（9）杰克贝尔氏粉蚧 *Pseudococcus jackbeardsleyi*。

（10）暗色粉蚧 *Pseudococcus viburni*。

（11）飞机草 *Chromolaena odorata*。

（12）刺茄 *Solanum torvum*。

3. 包装要求

（1）包装材料应干净卫生、未使用过，并且有相应设计，以避免储存和长途运输过程中受有害生物侵染。

（2）每个包装箱应用英文标注产品名称、产地、果园和包装厂的名称或注册号、出口商的名称等信息。

（3）每个托盘货物需用中文标出“输往中华人民共和国”字样。如未采用托盘，则每个包装箱上应用中文标出“输往中华人民共和国”字样。

4. 检疫处理要求

公告未提及。

5. 进境检验检疫

如发现中方关注的检疫性有害生物，有有效检疫除害处理方法的，实施检疫除害处理；无有效检疫除害处理方法的，对该批货物作退回、销毁或除害处理，并将视情况暂停相关果园、包装厂的菠萝进口。

如发现安全卫生项目不符合中国食品安全国家标准，对该批货物作退回或销毁处理，并将视情况暂停相关果园、包装厂菠萝输华。

（二）多米尼加（DOM）——鲜食鳄梨（Avocado）

根据《关于进口多米尼加鲜食鳄梨植物检疫要求的公告》（海关总署公告 2020 年第 97 号），允许符合相关要求的多米尼加鲜食鳄梨进口。该公告同时发布了植物检疫要求，相关内容摘录如下。

1. 产品范围

鲜食鳄梨（Hass 品种），学名 *Persea americana* Mills。

2. 关注的检疫性有害生物

（1）香蕉灰粉蚧 *Dysmicoccus grassii*。

（2）芒果原绵蚧 *Milviscutulus mangiferae*。

（3）无花果刺粉蚧 *Planococcus ficus*。

（4）大洋臀纹粉蚧 *Planococcus minor*。

（5）梨形盘绵蚧 *Protopulvinaria pyriformis*。

（6）黑丝盾蚧 *Ischnaspis longirostris*。

（7）刺盾蚧 *Selenaspidus articulatus*。

（8）七角星蜡蚧 *Vinsonia stellifera*。

（9）鳄梨斑枯病菌 *Pseudocercospora purpurea*。

（10）鳄梨疮痂病菌 *Sphaceloma perseae*。

3. 包装要求

（1）鳄梨的包装材料应干净卫生、未使用过，符合中国有关植物检疫要求，并采取合适的措施防止有害生物感染。

（2）每个包装箱上须用英文标注水果名称、产地（区、县）、原产国、果园和包装厂代码等信息。

（3）每个包装箱和托盘需用中文或英文标出“输往中华人民共和国”（Exported to the People's Republic of China）。

4. 检疫处理要求

公告未提及。

5. 进境检验检疫

如果截获任何中方关注的检疫性有害生物，相关货物作退回、销毁或检疫处理。

（三）美国（USA）——苹果（Apple）

美国苹果在《关于进口美国苹果植物检验检疫要求的公告》（国家质检总局公告 2015 年第 60 号）发布前已获准入，该公告发布了新的植物检疫要求，相关内容摘录如下。

1. 产品范围

新鲜苹果（学名 *Malus domestica*，英文名 Apple）。

2. 关注的检疫性有害生物

（1）红足巨顶叶蜂 *Ametastegia glabrata*。

（2）南美按实蝇 *Anastrepha fraterculus*。

（3）加勒比实蝇 *Anastrepha suspens*。

（4）苹果花象 *Anthonomus quadrigibbus*。

（5）地中海实蝇 *Ceratitis capitata*。

（6）玫瑰色卷蛾 *Choristoneura rosaceana*。

（7）榅桲象甲 *Conotrachelus crataegi*。

（8）梅球颈象 *Conotrachelus nenuphar*。

（9）杏小食心虫 *Cydia*（*Grapholita*）*prunivora*。

（10）樱小食心虫 *Cydia*（*Grapholita*） *packardi*。

（11）苹果蠹蛾 *Cydia pomonella*。

（12）苹叶瘿蚊 *Dasineura mali*。

（13）车前圆尾蚜 *Dysaphis plantaginea*。

（14）苹淡褐卷蛾 *Epiphyas postvittana*。

（15）苹果绵蚜 *Eriosoma lanigerum*。

（16）苹果实蝇 *Rhagoletis pomonella*。

（17）茱萸实蝇 *Rhagoletis tabellaria*。

（18）梨蓟马 *Taeniothrips inconsequens*。

（19）迈叶螨 *Tetranychus mcdanieli*。

（20）太平洋叶螨 *Tetranychus pacificus*。

（21）梨火疫病菌 *Erwinia amylovora*。

（22）苹果、梨锈病菌 *Gymnosporangium clavipes*。

（23）美澳型核果褐腐病菌 *Monilinia fructicola*。

（24）苹果牛眼果腐病 *Neofabraea malicorticis*；*N. perennans*。

（25）苹果星裂壳孢果腐病菌 *Phacidiopycnis washingtonensis*。

（26）苹果、梨边腐病菌 *Phialophora malorum*。

（27）苹果、梨球壳孢果腐病菌 *Sphaeropsis pyriputrescens*。

（28）果黑星菌 *Venturia inaequalis*。

3. 包装要求

（1）包装材料应是新的、干净且卫生的，符合中国有关植物检疫要求。

（2）每个包装箱上应用英文标注水果种类、产地、种植者地块编号、包装厂名称和注册号、批次号等信息。每个托盘货物需用英文或中文标出“输往中华人民共和国”。如未使用托盘，如航空器，则每个包装箱上需用中文标出“输往中华人民共和国”。每个纸箱除标签外，还必须有一个美国农业部封识。

（3）海运集装箱应当进行清洁，经检查确保集装箱内无植物残体。

（4）装箱过程中应进行适当防护，以避免有害生物二次感染。

（5）美国主管部门或其授权人须核实货物的种植者地块编号、包装厂名称和注册号以及标记唛头，以确保与植物检疫证书一致。应对箱子进行检疫性有害生物的检查。

4. 检疫处理要求

公告未提及。

5. 进境检验检疫

如已进行冷处理，但冷处理被认定无效，则该批货物将作除害、退回或销毁处理。

如发现中方关注的检疫性有害生物活体，则对该批苹果作退运、转口、销毁或检疫处理。

（四）美国（USA）——鲜食鳄梨（Avocado）

根据《关于进口美国鲜食鳄梨植物检疫要求的公告》（海关总署公告 2020 年第 60 号），允许符合相关要求的美国哈斯鳄梨进口。该公告同时发布了植物检疫要求，相关内容摘录如下。

1. 产品范围及允许的产地

产品范围：商业级鲜食哈斯鳄梨（学名 *Persea americana* Mills，英文名 Hass Avocado）。

允许的产地：美国加利福尼亚州。

2. 关注的检疫性有害生物

（1）鳄梨卷蛾 *Amorbia cuneana*。

（2）柑带卷蛾 *Argyrotaenia citrana*。

（3）苹果淡褐卷蛾 *Epiphyas postvittana*。

（4）蔗根象 *Diaprepes abbreviates*。

（5）枝芽钻蛀象 *Melalgus confertus*。

（6）玫瑰短喙象 *Pantomorus cervinus* Boheman。

（7）拂粉蚧 *Ferrisa malvastra*。

（8）大粉蚧 *Aleurodicus dugesi*。

（9）桑粉虱 *Tetraleurodes mori*。

（10）红条斑粉虱 *Tetraleurodes perseae*。

（11）梗蓟马 *Scirtothrips aceri*。

（12）鳄梨蓟马 *Scirtothrips perseae*。

（13）鳄梨小爪螨 *Oligonychus perseae*。

（14）冠瘿螨 *Tegolophus myersi*。

（15）鳄梨日斑类病毒 Avocado sunblotch viroid。

3. 包装要求

（1）输华鳄梨包装材料应干净卫生、未使用过，符合中国有关植物检疫要求。

（2）鳄梨的包装箱上要贴有英文标签，标明果园的注册号（或生产者的地块编号）、包装厂名称。

（3）所有装载鳄梨的托盘须用中文或英文标注“输往中华人民共和国”（Exported to the People's Republic of China）。如果不使用托盘，则每个包装箱上需用中文或英文标注“输往中华人民共和国”（Exported to the People's Republic of China）。

（4）装运前应检查集装箱是否具备良好的卫生条件，并由发货人记录供官方检查。

4. 检疫处理要求

公告未提及。

5. 进境检验检疫

如发现中方关注的检疫性有害生物活体，且无有效的检疫处理或其他降低风险措施，则该批货物作退回或销毁处理。

如首次发现，海关总署将暂停相关果园（或生产地块）的鳄梨进口，直到查明原因并采取有效的补救措施。

如多次发现，即在同一出口季节，2 次或 2 次以上从同一个果园（或生产地块）的不同批次中发现，海关总署将立即暂停相关果园（或生产地块）的鳄梨进口，在海关总署和美方共同确认有害生物风险得到控制后，方可恢复进口。

（五）美国（USA）——鲜食蓝莓（Blueberry）

根据《关于进口美国鲜食蓝莓植物检疫要求的公告》（海关总署公告 2020 年第 64 号），允许符合相关要求的美国蓝莓进口。该公告同时发布了植物检疫要求，相关内容摘录如下。

1. 产品范围及允许的产地

产品范围：商品级鲜食蓝莓（学名 *Vaccinium corymbosum*、*V. virgatum*，英文名 Fresh blueberry）及其杂交种。

允许的产地：美国加利福尼亚州、佛罗里达州、佐治亚洲、印第安纳州、路易斯安那州、密歇根州、密西西比州、新泽西州、北卡罗来纳州、俄勒冈州、华盛顿州等蓝莓产区。

2. 关注的检疫性有害生物

（1）越橘蜂斑螟 *Acrobasis vaccinii*。

（2）李象 *Conotrachelus nenuphar*。

（3）樱小食心虫 *Grapholita packardi*。

（4）榆蛎盾蚧 *Lepidosaphes ulmi*。

（5）越橘绕实蝇 *Rhagoletis mendax*。

（6）蓝莓果腐病菌 *Diaporthe vaccinii*。

（7）蓝莓端腐病菌 *Godronia cassandrae*。

（8）蓝莓盘多毛孢果腐病菌 *Pestalotia vaccinii*。

（9）蓝莓干枯病菌 *Monilinia vaccinii-corymbosi*。

3. 包装要求

（1）输华蓝莓的包装材料应干净、未使用过，并符合中国有关植物检疫要求。

（2）每个蓝莓的包装箱上要用英文标签注明果园的注册号（或生产地块编号）、包装厂或发货人名称。

（3）每个托盘需用中文或英文标注“输往中华人民共和国”（Exported to the People's Republic of China）。如未使用托盘，则每个包装箱上需用中文或英文标注“输往中华人民共和国”（Exported to the People's Republic of China）。

（4）装有输华蓝莓的集装箱，装箱时须检查是否具备良好的卫生条件，并由出口商作相关记录供官方检查。

4. 检疫处理要求

产自佛罗里达州、佐治亚洲、印第安纳州、路易斯安那州、密歇根州、密西西比州、新泽西州、北卡罗来纳州的输华蓝莓，应在美国官方或其授权人员监管下，由各州注册或认可的具有熏蒸处理资质人员进行溴甲烷熏蒸处理。具体熏蒸指标如下：

（1）在 27.7℃或更高温度下，32 g/m^{3}持续 2 小时。

（2）在 22.2℃~27.2℃，32 g/m^{3}持续 2.5 小时。

（3）在 16.6℃~21.6℃，32 g/m^{3}持续 3 小时。

（4）在 10℃~16.1℃，32 g/m^{3}持续 3.5 小时。

5. 进境检验检疫

如果发现中方关注的检疫性有害生物活体，海关总署将按照双方 2012 年签署的《新鲜水果截获检疫性有害生物处理程序谅解备忘录》规定执行。

（六）美国（USA）——油桃（Nectarine）

根据《关于进口美国油桃植物检疫要求的公告》（海关总署公告 2020 年第 37 号），允许符合相关要求的美国油桃进口。该公告同时发布了植物检疫要求，相关内容摘录如下。

1. 产品范围及允许的产地

产品范围：商业级新鲜油桃（学名 *Prunus persica* var. *nucipersica*，英文名 Nectarine）。

允许的产地：来自加利福尼亚州的 Fresno、Tulare、Kern、Kings 和 Madera 5 个产区。

2. 关注的检疫性有害生物

（1）墨西哥按实蝇 *Anastrepha ludens*。

（2）山榄按实蝇 *Anastrepha serpentina*。

（3）条纹按实蝇 *Anastrepha striata*。

（4）加勒比按实蝇 *Anastrepha suspensa*。

（5）果树黄卷蛾 *Archips argyrospila*。

（6）橘带卷蛾 *Argyrotaenia citrana*。

（7）芒果白轮盾蚧 *Aulacaspis rosae*。

（8）地中海实蝇 *Ceratitis capitata*。

（9）玫瑰色卷蛾 *Choristoneura rosaceana*。

（10）苹果蠹蛾 *Cydia pomonella*。

（11）桃白圆盾蚧 *Epidiaspis leperii*。

（12）杏小食心虫 *Grapholita prunivora*。

（13）槟栉盾蚧 *Hemiberlesia rapax*。

（14）榆蛎蚧 *Lepidosaphes ulmi*。

（15）美澳型核果褐腐病菌 *Monilinia fructicola*。

（16）荷兰石竹小卷蛾 *Platynota stultana*。

3. 包装要求

（1）输华油桃的包装材料应干净且未使用过，并符合中国植物检疫要求。

（2）每个油桃的包装箱上要用英文标签注明果园的注册号（或生产者的地块编号）、包装厂或发货人名称。

（3）每个托盘需用中文或英文标注“输往中华人民共和国”（Exported to the People's Republic of China）。如未使用托盘，则每个包装箱上需用中文或英文标注“输往中华人民共和国”（Exported to the People's Republic of China）。

（4）装有输华油桃的集装箱，装箱时须检查是否具备良好的卫生条件，并由出口商作相关记录供官方检查。

4. 检疫处理要求

公告未提及。

5. 进境检验检疫

如果发现中方关注的检疫性有害生物活体，海关总署将按照双方 2012 年签署的《新鲜水果截获检疫性有害生物处理程序谅解备忘录》规定执行。

（七）美国（USA）——鲜梨（Pear）

根据《关于进口美国鲜梨植物检验检疫要求的公告》（国家质检总局公告 2013 年第 11 号），允许符合相关要求的美国鲜梨进口。该公告同时发布了植物检疫要求，相关内容摘录如下。

1. 产品范围及允许的产地

产品范围：新鲜梨（学名 *Pyrus communis*，英文名 Pear）。

允许的产地：美国加利福尼亚州、华盛顿州及俄勒冈州。

2. 关注的检疫性有害生物

（1）地中海实蝇 *Ceratitis capitata*。

（2）苹果花象 *Anthonomus quadrigibbus*。

（3）卷叶蛾类（桔带卷蛾 *Argyrotaenia citrana*，果树黄卷蛾 *Archips argyrospila*，玫瑰色卷蛾 *Choristoneura rosaceana*）。

（4）苹果蠹蛾 *Cydia pomonella*。

（5）车前圆尾蚜 *Dysaphis plantaginea*。

（6）南非苹粉蚧 *Pseudococcus obscures*。

（7）梨灰盾蚧 *Epidiaspis leperii*。

（8）苹果棉蚜 *Eriosoma lanigerum*。

（9）梨蓟马 *Thrips inconsequens*。

（10）迈叶螨 *Tetranychus mcdanieli*。

（11）太平洋叶螨 *Tetranychus pacificus*。

（12）梨火疫病 *Erwinia amylovora*。

（13）苹果、梨锈病菌 *Gymnosporangium clavipes*。

（14）欧洲梨锈病菌 *Gymnosporangium fuscum*。

（15）美洲山楂锈病菌 *Gymnosporangium globosum*。

（16）牛眼果腐病 *Neofabraea malicortis* 、*Neofabraea perennan*。

（17）苹果、梨边腐病 *Phialophora malorum*。

（18）苹果、梨球壳孢果腐病 *Sphaeropsis pyriputrescens* sp. 。

（19）梨波氏盘果腐病菌 *Potebniamyces pyri*。

（20）美澳型核果褐腐 *Monilinia fructicola*。

3. 包装要求

（1）包装材料应是新的、干净且卫生的，符合中国有关植物检疫要求。

（2）每个包装箱上应用英文标注果园号码、包装厂代码、包装厂名称和地址等信息。每个托盘货物需用英文或中文标出“输往中华人民共和国”。如未使用托盘，如航空器，则每个包装箱上需用英文或中文标出“输往中华人民共和国”。

4. 检疫处理要求

出口到中国的梨必须来自经中方认可的地中海实蝇非疫区。如来自地中海实蝇疫区，需在中方认可的设施中进行冷处理：果实中心温度1℃或以下，持续16天或以上；或果实中心温度2. 1℃或以下，持续21天或以上。

5. 进境检验检疫

如已进行冷处理，但冷处理被认定无效，则该批货物将采取到岸冷处理（如仍可在本集装箱内进行）、退运、销毁或转口等处理措施。

如发现包装不符合有关规定，则该批梨不准入境。

如发现中方关注的检疫性有害生物活体，则对该批梨作退运、转口、销毁或检疫处理，中方将及时向美方通报，并视情况采取有关检验检疫措施。

（八）墨西哥（MEX）——鳄梨（Avocado）

根据国家质检总局《关于印发〈墨西哥鳄梨进境植物检疫要求〉的通知》（国质检动〔2005〕183号），允许符合相关要求的墨西哥鳄梨。该文件同时发布了墨西哥鳄梨进境植物检疫要求，相关内容摘录如下。

1. 产品范围及允许的产地

产品范围：鳄梨（学名 *Persea americana*，英文名 avocado），仅限于 Hass 品种。

允许的产地：来自墨西哥米却肯州。

2. 关注的检疫性有害生物

（1）墨西哥鳄梨象 *Conotrachelus aguacatae*。

（2）鳄梨象 *Conotrachelas perseae*。

（3）李象 *Heilpus lauri*。

（4）鳄梨枝象 *Copturus aguacatae*。

（5）鳄梨织蛾 *Stenoma catenifre*。

（6）地中海实蝇 *Ceratitis capitata*。

（7）墨西哥实蝇 *Anastrepha ludens*。

（8）美洲番石榴实蝇 *Anastrepha striata*。

（9）南美按实蝇 *Anastrepha fraterculus*。

（10）西印度实蝇 *Anastrepha obliqua*。

（11）人心果实蝇 *Anastrepha serpentina*。

3. 包装要求

（1）输华鳄梨必须用清洁卫生、未使用过的材料包装。

（2）每个包装箱上应有英文标识，显示产地（自治市）、果园或其注册号、包装厂或其注册号等信息，每个托盘上应标明“输往中华人民共和国”的字样。

4. 检疫处理要求

公告未提及。

5. 进境检验检疫

允许入境港口为大连、天津、北京、上海、青岛、南京。

经检验检疫发现包装不符合规定，该批鳄梨不准入境。

如发现墨西哥鳄梨象、鳄梨象、李象、枝象或鳄梨织蛾、地中海实蝇或按实蝇类害虫，则该批鳄梨作退货或销毁处理。海关总署将及时通报墨方，并暂停从墨西哥相关产区或果园及包装厂进口鳄梨，同时开展调查。

如发现中方关注的其他检疫性有害生物，将根据有关规定，对该批货物实施检疫处理、退运或销毁等措施。

（九）墨西哥（MEX）——浆果［黑莓（Blackberry）、树莓（RaspBerry）、蓝莓（Blueberry）］

根据《关于进口墨西哥鲜食黑莓和树莓植物检验检疫要求的公告》（国家质检总局公告 2014 年第 134 号）和《关于出口新西兰葡萄及进口新西兰苹果、墨西哥蓝莓、秘鲁蓝莓、智利油桃、埃及葡萄植物检验检疫要求的公告》（国家质检总局公告 2017 年第 1 号），允许符合相关要求的墨西哥鲜食黑莓、树莓和蓝莓进口。

根据《关于进口墨西哥浆果陆空联运检疫要求的公告》（海关总署公告 2018 年第 110 号）以及《关于进口墨西哥浆果陆海联运检疫要求的公告》（海关总署公告 2020 年第 6 号），允许符合相关要求的墨西哥浆果以陆空联运、陆海联运方式进口。

以上公告发布的检验检疫要求整理如下：

1. 产品范围

鲜食黑莓（学名 *Rubus ulmifo-lius*，英文名 Blackberry）、鲜食树莓（学名 *Rubus idaeus*，英文名 Raspberry）、鲜食蓝莓（学名 *Vaccinium* spp.，英文名 Blueberry）。

2. 关注的检疫性和非检疫性有害生物

（1）检疫性有害生物（黑莓、树莓）

①樱草植食螨 *Phytonemus pallidus*（Banks）；

②草莓疫霉红心病菌 *Phytophthora fragariae* Hickman；

③大丽轮枝菌 *Verticillium dahliae* Klebahn；

④梨火疫病菌 *Erwinia amylovora*（Burrill）Winslow et al.；

⑤地中海实蝇 *Ceratitis capitata*（Wiedemann）。

（2）检疫性有害生物（蓝莓）

①樱小卷蛾 *Cydia packardi*；

②普氏圆盾蚧 *Diaspidiotus ancylus*；

③榆蛎盾蚧 *Lepidosaphes ulmi*；

④豆荚草盲蝽 *Lygus hesperus*；

⑤木质部难养细菌 *Xylella fastidiosa*；

⑥草莓疫霉红心病菌 *Phytophthora fragariae*。

（3）非检疫性有害生物（黑莓、树莓）

斑翅果蝇 *Drosophila suzukii*（Matsumura）。

3. 包装要求

（1）黑莓、树莓的包装要求

墨西哥黑莓和树莓的包装、储藏和装运过程，须在墨西哥官方的检疫监管下进行。

在包装过程中，黑莓和树莓须经挑拣、剔除、分级，以保证不带有昆虫、螨类、烂果及枝、叶等。

黑莓和树莓的包装材料应干净卫生、未使用过，符合中国有关植物检疫要求。

包装好的黑莓和树莓应立即存入冷库，并单独存放，避免受到有害生物的再次感染。

每个包装箱上应按照规定的样式，用英文标注水果种类、国家、产地（州、市或县），果园或其注册号、冷藏库或其注册号等信息，见图 18-6。每个托盘货物需用中文标出"输往中华人民共和国"。如没有采用托盘，如航空货物，则每个包装箱上应用中文标出"输往中华人民共和国"。

Place of Production（Municipality）
Name of orchard or registration number
Name of cold room for storage or registration number
"输往中华人民共和国"（Exporting to the People's Republic of China）

图 18-6　标识样式

（2）蓝莓的包装要求

蓝莓的包装材料应干净卫生、未使用过，符合中国有关植物检疫要求。包装箱如有通气孔（孔径小于 1.6 毫米），应使用防虫纱网覆盖以防害虫进入，或者将包装箱放于托盘上，将整个托盘用防虫纱网覆盖或采取其他有效措施。

每个包装箱上应用中文或英文标注水果名称、国家、产地（州、市或县），果园和冷藏库及其注册号等信息。每个包装箱需用中文标出"输往中华人民共和国"。

输华蓝莓的集装箱必须在装箱时检查是否具备良好的卫生条件。该项活动必须有记录供官方检查。

4. 检疫处理要求

公告未提及。

5. "陆空联运"和"陆海联运"包装和运输的特殊要求

（1）包装的特殊要求

采用"陆空联运"方式的输华浆果必须使用托盘包装，整个托盘应用隔热材料、塑料薄膜或者小于 1.6 毫米孔径的防虫网完全覆盖，每个托盘货物应在覆盖托盘的隔热材料、塑料薄膜或防虫网的外侧标注托盘号及"陆空联运"的英文字样（"Land-Air Modality"）。

采用"陆海联运"方式的输华浆果必须使用托盘包装，整个托盘应用隔热材料、塑料薄膜或者小于1.6毫米孔径的防虫网完全覆盖，每个托盘货物应在覆盖托盘的隔热材料、塑料薄膜或防虫网的外侧标注托盘号及“陆海联运”的英文字样（“Land-Sea Modality”）。

为了防止在运输、装卸过程中外包装（隔热材料、塑料薄膜或者防虫网）被打开，外包装须放置安全带，且每个托盘上须加贴“保税”字样英文标签（“In bond”），避免在墨西哥和美国边境被拆包检查。

（2）运输的特殊要求

采用“陆空联运”及“陆海联运”的输华浆果，在陆路运输过程中必须使用密闭的低温冷藏车或者低温集装箱运输，且货物在机场或海港冷库独立暂时储存。

每批货物至少放置一个检测仪器（LocusTra××），全程记录输华浆果的温度变化和运输时间信息，并在进境检疫时提供下载数据给中国海关。

采用“陆空联运”或“陆海联运”的输华浆果须获得途经美国许可，并保证托盘包装在墨西哥和美国边境不会被开包检查。

6. 进境检验检疫（基本要求）

对黑莓和树莓，如发现关注的检疫性有害生物活体或斑翅果蝇超过限量（见表18-12）标准或不符合中国食品安全卫生标准，则该批货物作退运、转口、销毁或检疫除害处理。同时，海关总署将立即向墨方通报，要求暂停相关果园向中国出口黑莓和树莓。

表18-12　抽检数量与斑翅果蝇最大限量表

黑莓或树莓总数（箱）	抽样数量（箱）	样品果实总数（粒）5千克装，35颗/箱	果蝇最大限量（头）	样品果实总数（粒）9千克装，50颗/箱	果蝇最大限量（头）
1~50	2	70	2	100	3
51~100	3	105	3	150	4
101~200	4	140	4	200	5
201~350	6	210	5	300	8
351~500	8	280	7	400	10
501~750	10	350	9	500	12
751~1200	12	420	10	600	15
1201~2000	15	525	13	750	19
2001~3500	20	700	17	1000	25
3501~5000	25	875	22	1250	31
5001~10000	32	1120	28	1600	40
10001~20000	40	1400	35	2000	50
20001~40000	50	1750	43	2500	62
40001或以上	60	2100	52	3000	75

说明：
黑莓或树莓总数（箱）：指需要检疫的总箱数。
抽样数量（箱）：指取样量。
果蝇最大限量：指在样品中检出果蝇的最大允许量，如检出更多，则该批货物将视为不合格。对于来自同一个果园或地块的果实，如一个出口季2次以上被检出果蝇数量超出限量，则该果园将被暂停。

表18-12 续

黑莓或树莓总数（箱）	抽样数量（箱）	样品果实总数（粒）5千克装，35颗/箱	果蝇最大限量（头）	样品果实总数（粒）9千克装，50颗/箱	果蝇最大限量（头）
举例： 如果有144箱、5千克装的黑莓需要检疫，应随机抽取4箱，再从每箱抽取35颗，共计140颗樱桃。经剖果或压碎后利用红糖水漂浮法检查，发现果蝇幼虫最多不得超过4头。					

对于蓝莓，如发现关注的检疫性有害生物活体，则该批货物作退回、销毁或检疫除害处理。同时，海关总署将立即向墨方通报，要求暂停相关果园向中国出口蓝莓。

对于蓝莓，如发现中方关注的其他检疫性有害生物或在墨西哥未报道过的有害生物，则该批货物作退回、销毁或检疫除害处理。

7. 进境检验检疫（“陆空联运”和“陆海联运”特定要求）

如在进境检疫时发现有不符合植物安全标准的情况（如包装破损），该批货物不得进境。

如发现检测仪器的记录温度有明显异常的，中国海关将对该批货物加大抽样量查验。

如在执行过程中发现“陆空联运”或“陆海联运”方式导致的检疫问题，海关总署将立即向墨方进行通报，视情况暂停该运输方式，并重新开展风险评估。

（十）墨西哥（MEX）——香蕉（Banana）

根据《关于进口墨西哥香蕉植物检疫要求的公告》（海关总署公告2019年第187号），允许符合相关要求的墨西哥香蕉进口。该公告同时发布了植物检疫要求，相关内容摘录如下。

1. 产品范围

墨西哥香蕉（学名 *Musa* spp.，英文名 Banana）。

2. 关注的检疫性有害生物

（1）粉虱 *Aleurodicus dugessi*。

（2）飞蓬圆盾蚧 *Aspidiotus excisus*。

（3）香蕉绣蓟马 *Chaetanaphothrips signipennis*。

（4）香蕉幼苗肖叶甲 *Colaspis hypochlora*。

（5）香蕉花蓟马 *Frankliniella parvula*。

（6）新菠萝灰粉蚧 *Dysmicoccus neobrevipes*。

（7）大洋臀纹粉蚧 *Planococcus minor*。

（8）杰克贝尔氏粉蚧 *Pseudococcus jackbeardsleyi*。

（9）刺盾蚧 *Selenaspidus articulatus*。

（10）香蕉细菌性枯萎病菌2号小种 *Ralstonia solanacearum race* 2。

（11）香蕉黄条叶斑病菌 *Mycosphaerella musicola*。

3. 包装要求

（1）输华香蕉包装箱上应用中文或英文标明“输往中华人民共和国”（Exported to the People's Republic of China），以及水果名称、国家、产地、果园和包装厂的名称或注册号。

（2）包装材料应干净卫生、未使用过，符合中国有关植物检疫要求。

（3）对于装载输华香蕉的运输工具必须符合安全卫生要求，且不带中方关注的检疫性有害生物以及枝、叶和土壤等。

4. 检疫处理要求

公告未提及。

5. 进境检验检疫

如检查到有成熟或果皮开裂的香蕉，或者有枝、叶和土壤等，则该批香蕉不准进境。

如发现香蕉细菌性枯萎病菌 2 号小种，该批货物作退回或销毁处理。海关总署将立即向墨方通报，暂停非疫产区，直至视情况暂停整个项目。

如发现其他中方关注的检疫性有害生物或发现新的检疫性有害生物，则对该批货物作退回、销毁或检疫除害处理。

（十一）墨西哥（MEX）——葡萄（Grape）

根据国家质检总局《关于印发〈墨西哥葡萄进境植物检疫要求〉的通知》（国质检动〔2006〕252 号），允许符合相关要求的墨西哥香蕉进口。该文件同时发布了植物检疫要求，相关内容摘录如下。

1. 产品范围及允许的产地

产品范围：葡萄（学名 *Vitis vinifera* Linn，英文名 table grape）。

允许的产地：墨西哥索诺拉州（Sonora）。

2. 关注的检疫性有害生物

（1）南美按实蝇 *Anastrepha fraterculus*。

（2）西印度实蝇 *Anastrepha obliqua*。

（3）地中海实蝇 *Ceratitis capitata*。

（4）葡萄镰蓟马 *Drepanothrips reuteri*。

（5）苜蓿蓟马 *Frankliniella occidentalis*。

（6）美澳型核果褐腐病 *Monilinia fructicola*。

（7）葡萄粉蚧 *Planococcus ficus*。

（8）豆带巢针蓟马 *Caliothrips fasciatus*。

（9）杂色斑叶蝉 *Erythroneura variabilis*。

3. 包装要求

（1）输华葡萄必须用清洁卫生、未使用过的材料包装。

（2）每个包装箱上应有英文标识，显示产地（市）、果园或其注册号、包装厂或其注册号等信息，每个托盘上应标明“输往中华人民共和国”的英文字样。

4. 检疫处理要求

公告未提及。

5. 进境检验检疫

允许入境的港口为大连、天津、北京、上海、青岛、南京。

经检验检疫发现包装不符合规定，该批葡萄不准入境。

如发现来自未经批准的产地、果园、包装厂，则该批葡萄不准入境。

如发现前文所列检疫性有害生物，则该批葡萄作退货或销毁处理。中方将及时通报墨方，并暂停从墨西哥相关产区或果园及包装厂进口葡萄，同时开展调查。

如发现中方关注的其他检疫性有害生物，将根据有关规定，对该批货物实施检疫处理、退运或销毁等措施。

五、南美洲

（一）阿根廷（ARG）——苹果（Apple）、梨（Pear）

根据《关于进口阿根廷苹果和梨植物检验检疫要求的公告》（国家质检总局公告 2015 年第 2 号），允许符合相关要求的阿根廷苹果和梨进口。该公告同时发布了植物检疫要求。

2020 年，按照《关于认可阿根廷部分区域为实蝇非疫区的公告》（海关总署公告 2020 年第 50 号），认可阿根廷巴塔哥尼亚地区（Patagonia）和门多萨省（Mendoza）中部、南部绿洲为南美按实蝇（*Anastrepha fraterculus*）和地中海实蝇（*Ceratitis capitata*）非疫区。

相关内容摘录如下。

1. 产品范围

新鲜梨（学名 *Pyrus communis*，英文名 Pear）；新鲜苹果（学名 *Malus domestica*，英文名 Apple）。

2. 关注的检疫性有害生物

（1）南美按实蝇 *Anastrepha fraterculus* Wiedemann。

（2）地中海实蝇 *Ceratitis capitata* Wiedemann。

（3）苹果蠹蛾 *Cydia pomonella* Linnaenus。

（4）苹果棉蚜 *Eriosoma lanigerum* Hausmann。

（5）橄榄片盾蚧 *Parlatoria oleae* Bellio。

（6）美澳型核果褐腐病菌 *Monilinia fructicola*（Winter）Honey。

3. 包装要求

（1）每个包装箱上应用英文标出水果名称、产地，以及果园和包装厂名称或注册号。每个水果的托盘上应标有"输往中华人民共和国"的中文字样。

（2）包装箱应该是新的、干净的，并符合中国的植物检疫要求。

4. 检疫处理要求

（1）在海关总署公告 2020 年第 50 号中明确，对于实蝇非疫区的输华水果，将无须进行冷处理。阿根廷实蝇非疫区定界范围可通过阿根廷农牧渔业部下属的国家农业食品卫生质量局（SENASA）官方网站（https：//geonode. senasa. gob. ar/maps/1658/view）查询。

（2）在国家质检总局公告 2015 年第 2 号中规定：针对地中海实蝇和南美按实蝇，需要在运输途中进行冷处理。冷处理温度应为 1. 11℃或以下，连续 15 天；或 1. 67℃或以下，连续 17 天。

5. 进境检验检疫

如在冷处理的水果中截获地中海实蝇或按实蝇活体，货物将被退回或销毁。海关总署将立即告知阿方，并暂停该种水果的进口，直到经调查和协商，不符问题发生的原因得以解决为止。

如在果实中发现苹果蠹蛾，货物将被退回或销毁。海关总署将立即通知阿方，阿方将禁止进口当季来自出现问题果园的水果。

如冷处理温度记录判定无效，该批货物将进行再次冷处理、退回或销毁。

如发现任何其他中方关注的检疫性有害生物，相关货物将按照相关规定进行处理、退运、转运或销毁。

（二）阿根廷（ARG）——鲜食蓝莓（Blueberry）

根据《关于进口阿根廷鲜食蓝莓植物检疫要求的公告》（海关总署公告 2018 年第 136 号），允许符合相关要求的阿根廷蓝莓进口。该公告同时发布了植物检疫要求。

2020 年，按照《关于认可阿根廷部分区域为实蝇非疫区的公告》（海关总署公告 2020 年第 50 号），认可阿根廷巴塔哥尼亚地区（Patagonia）和门多萨省（Mendoza）中部、南部绿洲为南美按实蝇（*Anastrepha fraterculus*）和地中海实蝇（*Ceratitis capitata*）非疫区。

相关内容摘录如下。

1. 产品范围

鲜食蓝莓（学名 *Vaccinium* L.，英文名 Blueberry）。

2. 关注的检疫性有害生物

（1）南美按实蝇 *Anastrepha fraterculus*。

（2）地中海实蝇 *Ceratitis capitata*。

（3）梳缺花蓟马 *Frankliniella schultzei*。

（4）榆蛎盾蚧 *Lepidosaphes ulmi*。

（5）蓝莓果腐病菌 *Diaporthevaccinii*。

（6）蓝莓端腐病菌 *Godroniacassandrae*。

（7）越橘盘多毛孢 *Pestalotiavaccinii*。

3. 包装要求

（1）输华蓝莓包装材料应干净卫生、未使用过，符合中国有关植物检疫要求。包装箱如有通气孔，应使用防尘网或带有微孔的包装袋以防害虫进入（最大孔径 1.6 毫米）。

（2）每个包装箱上必须标注水果名称、国家、产地（区、省）、果园或其注册号、包装厂及其注册号等信息。每个包装箱和托盘需用中文标出“输往中华人民共和国”。

4. 检疫处理要求

（1）在海关总署公告 2020 年第 50 号中明确，对于实蝇非疫区的输华水果，将无须进行冷处理。阿根廷实蝇非疫区定界范围可通过阿根廷农牧渔业部下属的国家农业食品卫生质量局（SENASA）官方网站（https：//geonode. senasa. gob. ar/maps/1658/view）查询。

（2）在海关总署公告 2018 年第 136 号中规定，输华蓝莓须在阿根廷官方监管下进行冷处理或熏蒸处理。冷处理温度要见表 18-13。如采用冷处理，须符合出口前冷处理操作程序或出口运输途中冷处理操作程序（详见海关总署公告 2018 年第 136 号附件）。

表 18-13　冷处理温度要求

温度范围	持续天数 d
1℃或以下	16 以上
2. 1℃或以下	21 以上

熏蒸处理要求见表 18-14。

表 18-14　熏蒸处理要求

温度 （℃）	剂量 g/m³	处理过程的最低浓度 g/m³		
		0. 5 hr	2 hr	3. 5 hr
15. 6℃或以上	32	26	22	21

5. 进境检验检疫

如冷处理被认定无效，则该批货物将被采取到岸冷处理（如确认为冷藏集装箱，仍可在本集装箱内进行）、退回、销毁等处理措施。

如发现南美按实蝇和地中海实蝇，则该批货物作退回、销毁或检疫除害处理。同时，海关总署将立即向阿方通报，暂停阿根廷蓝莓向中国出口。

如发现梳缺花蓟马、榆蛎盾蚧、蓝莓果腐病菌、蓝莓端腐病菌、越橘盘多毛孢，则该批货物作退回、销毁或检疫除害处理。同时，海关总署将立即向阿方通报，暂停阿根廷相关果园的蓝莓向中国出口，直至视情况暂停整个项目。

如发现其他检疫性有害生物或新的检疫性有害生物，则该批货物作退回、销毁或检疫除害处理。

（三）阿根廷（ARG）——鲜食柑橘（Citrus）

阿根廷柑橘在《关于进口阿根廷鲜食柑橘植物检疫要求的公告》（海关总署公告2020年第3号）发布前已获准入，该公告将柠檬新增纳入了允许进口的产品范围，同时发布了新的植物检疫要求。

2020年，按照《关于认可阿根廷部分区域为实蝇非疫区的公告》（海关总署公告2020年第50号），认可阿根廷巴塔哥尼亚地区（Patagonia）和门多萨省（Mendoza）中部、南部绿洲为南美按实蝇（*Anastrepha fraterculus*）和地中海实蝇（*Ceratitis capitata*）非疫区。

相关内容摘录如下。

1. 产品范围

鲜食柑橘，包括橘及其杂交种（*Citrus reticulata* and its hybrids）、橙（*Citrus sinensis*）、葡萄柚（*Citrus paradisi*）及柠檬（*Citrus limon*）。

2. 关注的检疫性有害生物

（1）南美按实蝇 *Anastrepha fraterculus* Wiedemann。

（2）地中海实蝇 *Ceratitis capitata* Wiedemann。

（3）柑橘扁软蚧 *Coccus perlatus* Cockerel。

（4）橄榄片盾蚧 *Parlatoria oleae* Bellio。

（5）柑橘澳洲痂囊腔菌 *Elsinoe australis* Bitancourt & Jenkins。

（6）柑橘溃疡病菌B型 *Xanthomonas axonopodis* pv. *citri* Vauterin（type B）。

（7）柑橘鳞片病毒 Citrus psorosis virus。

（8）柑橘疯病菌 Citrus Leprosis rhabdo virus。

（9）柑橘顽固病菌 *Spiroplasma citri*。

（10）柑橘枯萎病菌 *Citrus blight disease*（declinamiento 或 fruta bolita）。

3. 包装要求

（1）输华柑橘的包装材料应干净卫生、未使用过，符合中国有关植物检疫要求。

（2）每个包装箱上须用英文注明水果名称、产地、国家、果园名称或其注册号、包装厂名称及其注册号等信息。每个托盘需用中文或英文标出“输往中华人民共和国”（Exported to the People's Republic of China）。

4. 检疫处理要求

（1）在海关总署公告2020年第50号中明确，对于实蝇非疫区的输华水果，将无须进行冷处理。阿根廷实蝇非疫区定界范围可通过阿根廷农牧渔业部下属的国家农业食品卫生质量局（SENASA）官方网站（https：//geonode.senasa.gob.ar/maps/1658/view）查询。

（2）在海关总署公告2020年第3号中规定，输华柑橘必须进行冷处理，具体要求见表18-15。冷处理操作须按照出口运输途中冷处理操作程序进行（详见海关总署公告2020年第3号附件）。

表18-15 阿根廷输华柑橘冷处理要求

柑橘种类	处理温度	持续处理天数
葡萄柚	2.3℃或以下	21天
橙	2.2℃或以下	21天
柠檬	3℃或以下	24天

表18-15 续

柑橘种类	处理温度	持续处理天数
桔及其杂交种	1.1℃或以下	15天
	1.67℃或以下	17天

5. 进境检验检疫

如冷处理被认定无效，则将对该批货物采取到岸冷处理（如为冷藏集装箱，可在集装箱内进行冷处理）、退回或销毁等处理措施。

如发现地中海实蝇或南美按实蝇活体，则该批货物作退回、销毁。海关总署将立即向阿方通报，并暂停阿根廷柑橘输华项目。中阿双方可开展调查，以便查明原因并实施相关改进措施。

如发现其他中方关注的检疫性有害生物活体，将对该批货物采取退回、销毁或检疫除害处理。海关总署将向阿方通报，视情况暂停相关果园、包装厂进口。

如发现其他检疫性有害生物，该批货物作退回、销毁或检疫处理。

（四）阿根廷（ARG）——鲜食樱桃（Cherry）

根据《关于进口阿根廷樱桃植物检疫要求的公告》（海关总署公告2019年第16号），允许符合相关要求的阿根廷樱桃进口。该公告同时发布了植物检疫要求。

2020年，按照《关于认可阿根廷部分区域为实蝇非疫区的公告》（海关总署公告2020年第50号），认可阿根廷巴塔哥尼亚地区（Patagonia）和门多萨省（Mendoza）中部、南部绿洲为南美按实蝇（*Anastrepha fraterculus*）和地中海实蝇（*Ceratitis capitata*）非疫区。

相关内容摘录如下。

1. 产品范围

鲜食樱桃（学名 *Prunus avium*，英文名 Cherry）。

2. 关注的检疫性有害生物

（1）南美按实蝇 *Anastrepha fraterculus*。

（2）地中海实蝇 *Ceratitis capitata*。

（3）黑桃蚜 *Brachycaudus persicae*。

（4）叶蝉 *Edwarsiana crataegi*。

（5）桃白圆盾蚧 *Epidiaspis leperii*。

（6）梳缺花蓟马 *Frankliniella schultzei*。

（7）管蓟马 *Haplothrips trellesi*。

（8）榆蛎盾蚧 *Lepidosaphes ulmi*。

（9）美澳型核果褐腐菌 *Monilinia fructicola*。

（10）核果树细菌性溃疡病菌 *Pseudomonas syringae* pv. *morsprunorum*。

3. 包装要求

（1）樱桃包装材料应干净卫生、未使用过，符合中国有关植物检疫要求。包装箱如有通气孔，应使用防虫网或带有微孔的包装袋以防害虫进入（最大孔径1.6毫米）。

（2）每个包装箱上须用中文或英文注明水果名称、国家、产地（区、省）、果园名称或其注册号、包装厂名称及其注册号等信息。每个包装箱和托盘需用中文或英文标出“输往中华人民共和国”。

4. 检疫处理要求

（1）在海关总署公告2020年第50号中明确，对于实蝇非疫区的输华水果，将无须进行冷处理。

阿根廷实蝇非疫区定界范围可通过阿根廷农牧渔业部下属的国家农业食品卫生质量局（SENASA）官方网站（https：//geonode. senasa. gob. ar/maps/1658/view）查询。

（2）在海关总署公告2019年第16号中规定，输华樱桃如来自实蝇非疫区之外，则必须采取冷处理。冷处理须符合出口前冷处理操作程序（详见海关总署公告2019年第16号附件的附1）或运输途中冷处理操作程序（详见海关总署公告2019年第16号附件的附2），冷处理操作应在主管部门监管下实施；冷处理指标要求为：

①果实中心温度1. 11℃或以下时，持续天数为16天以上；

②果实中心温度1. 67℃或以下时，持续天数为17天以上；

③果实中心温度2. 22℃或以下时，持续天数为21天以上。

5. 进境检验检疫

如冷处理被认定无效，则该批货物作退回、销毁或到岸冷处理（如确认为冷藏集装箱，仍可在本集装箱内进行）。

如发现中方关注的检疫性有害生物活体，则该批货物作退回、销毁或检疫除害处理。同时，海关总署将立即向阿方通报，要求暂停相关果园的樱桃向中国出口，直至视情况暂停整个项目。

如发现其他检疫性有害生物则该批货物作退回、销毁或检疫除害处理。

（五）阿根廷（ARG）——鲜食葡萄（Grapes）

根据《关于进口阿根廷鲜食葡萄植物检疫要求的公告》（海关总署公告2019年第194号），更新了进口阿根廷鲜食葡萄植物检验检疫要求。

此前《关于印发进口阿根廷鲜食葡萄、智利鲜食鳄梨植物检疫要求和智利鲜食水果途经第三国转运输华的海空联运要求的函》（质检动函〔2016〕243号）附件1发布的进口阿根廷鲜食葡萄植物检验检疫要求被替代更新。

2020年，按照《关于认可阿根廷部分区域为实蝇非疫区的公告》（海关总署公告2020年第50号），认可阿根廷巴塔哥尼亚地区（Patagonia）和门多萨省（Mendoza）中部、南部绿洲为南美按实蝇（*Anastrepha fraterculus*）和地中海实蝇（*Ceratitis capitata*）非疫区。

相关内容摘录如下。

1. 产品范围

鲜食葡萄（学名 *Vitis vinifera* L.，英文名 Table Grapes）。

2. 关注的检疫性有害生物

（1）南美按实蝇 *Anastrepha fraterculus*。

（2）地中海实蝇 *Ceratitis capitata*。

（3）澳洲花蓟马 *Frankliniella australis*。

（4）禾花蓟马 *Frankliniella gemina*。

（5）葡萄花翅小卷蛾 *Lobesia botrana*。

（6）美澳核果褐腐病菌 *Monilinia fructicola*。

（7）南美果树象甲 *Naupactus xanthographus*。

（8）褐枝顶孢霉 *Phaeoacremonium aleophilum*。

（9）寄生褐枝顶孢霉 *Phaeoacremonium parasiticum*。

（10）厚孢小褐球壳 *Phaeomoniella chlamydospora*。

（11）无花果刺粉蚧 *Planococcus ficus*。

（12）葡萄根瘤蚜 *Viteus vitifoliae*。

3. 包装要求

（1）输华葡萄的包装材料应干净、卫生、未使用过，并符合中华人民共和国的植物检疫要求。

包装箱如有通气孔，应使用防尘网或带有微孔的包装袋以防有害生物进入（微孔孔径应小于 1.6 毫米）。

（2）每个包装箱上应用英文标出果园和包装厂的注册号。

（3）每个葡萄的托盘上应标有“输往中华人民共和国”的中文字样。若没有采用托盘，则每个包装箱上应用中文标出“输往中华人民共和国”。

4. 检疫处理要求

（1）在海关总署公告 2020 年第 50 号中明确，对于实蝇非疫区的输华水果，将无须进行冷处理。阿根廷实蝇非疫区定界范围可通过阿根廷农牧渔业部下属的国家农业食品卫生质量局（SENASA）官方网站（https：//geonode. senasa. gob. ar/maps/1658/view）查询。

（2）在海关总署公告 2019 年第 194 号中规定，输华葡萄必须进行冷处理。冷处理操作须在阿根廷主管部门或其授权人员监管下，按照出口前冷处理操作程序或运输途中冷处理操作程序进行（详见海关总署公告 2019 年第 194 号附件）。冷处理技术要求为：果实中心温度 1℃或以下，持续 16 天以上；或果实中心温度 2. 1℃或以下，持续 21 天以上。

5. 进境检验检疫

如冷处理被认定无效，可在中国口岸采取冷处理（如经入境口岸海关核实确认集装箱可按照要求进行冷处理）、退回或销毁等处理措施。

如在冷处理的葡萄中截获地中海实蝇或按实蝇活体，货物将被退回或销毁处理。海关总署将立即告知阿方，并暂停冷处理葡萄的进口。

如在葡萄中发现葡萄花翅小卷蛾，货物将被退回或销毁。

如发现其他检疫性有害生物，则该批货物将按照中方进出境动植物检疫法律法规要求，作退回、销毁或检疫除害处理。

（六）巴西（BRA）——葡萄（Grapes）

根据《关于进口巴西葡萄植物检疫要求的公告》（海关总署公告 2024 年第 180 号），允许符合相关要求的巴西葡萄进口。该公告同时发布了植物检疫要求，相关内容摘录如下：

此前《关于印发进口阿根廷鲜食葡萄、智利鲜食鳄梨植物检疫要求和智利鲜食水果途经第三国转运输华的海空联运要求的函》（质检动函〔2016〕243 号）附件 1 发布的进口阿根廷鲜食葡萄植物检验检疫要求被替代更新。

2020 年，按照《关于认可阿根廷部分区域为实蝇非疫区的公告》（海关总署公告 2020 年第 50 号），认可阿根廷巴塔哥尼亚地区（Patagonia）和门多萨省（Mendoza）中部、南部绿洲为南美按实蝇（*Anastrepha fraterculus*）和地中海实蝇（*Ceratitis capitata*）非疫区。

相关内容摘录如下：

1. 产品范围及允许的产地

（1）产品范围

鲜食葡萄（以下简称葡萄），学名 *Vitis vinifera*，英文名 Table grapes。

（2）允许的产地

巴西伯南布哥州（Pernambuco）和巴伊亚州（Bahia）葡萄产区。

2. 关注的检疫性有害生物

（1）地中海实蝇 *Ceratitis capitata*

（2）南美按实蝇 *Anastrepha fraterculus*

（3）南美果树象甲 *Naupactus xanthographus*

（4）大洋臀纹粉蚧 *Planococcus minor*

（5）无花果刺粉蚧 *Planococcus ficus*

（6）葡萄根瘤蚜 *Viteus vitifoliae*

（7）澳花蓟马 *Frankliniella australis*

（8）美澳型核果褐腐菌 *Monilinia fructicola*

（9）葡萄苦腐病菌 *Phyllosticta ampelicida*

3. 包装要求

（1）输华葡萄的包装材料应干净卫生、未使用过，符合中国有关植物检疫和卫生要求。应在葡萄包装盒中使用SO2保鲜膜。外包装如有通气孔，则需用防虫纱网（最大孔径1.6 mm）覆盖每个包装盒的通气孔或整个托盘。包装好的输华葡萄应立即入库，并单独存放，避免受到有害生物的再次感染。

（2）如使用木质包装，须符合国际植物检疫措施标准第15号（ISPM 15）要求。

（3）每个包装箱上应用中文或英文标注水果名称、国家、产地、果园名称或注册号码、包装厂名称或注册号码。每个包装箱和托盘须用中文或英文标注"输往中华人民共和国"或"Exported to the People's Republic of China"。

4. 检疫处理要求

（1）输华葡萄需针对实蝇采取冷处理措施，冷处理指标要求应满足以下任一条件：

——1.11°C或以下（果肉温度），连续处理15天或以上；

——1.67°C或以下（果肉温度），连续处理17天或以上；

——2.22°C或以下（果肉温度），连续处理21天或以上。

（2）冷处理需在巴方或其授权人员的监管下，按照出口前冷处理操作程序（海关总署公告2024年第180号附件1）或运输途中冷处理操作程序（海关总署公告2024年第180号附件2）进行。

5. 进境检验检疫

如冷处理被认定无效或失败，则对该批货物作到岸冷处理（如仍可在本集装箱内进行）、退回、销毁等处理措施。

如发现中方关注的检疫性有害生物活体或巴西新发现的检疫性有害生物、土壤或植物残体等，则对该批货物作退回、销毁或检疫除害处理。

（七）巴西（BRA）——鲜食甜瓜（Melon）

根据《关于进口巴西鲜食甜瓜植物检疫要求的公告》（海关总署公告2020年第12号），允许符合相关要求的巴西甜瓜进口。该公告同时发布了植物检疫要求，相关内容摘录如下。

1. 产品范围

鲜食甜瓜（学名 *Cucumis melo* L.，英文名Melon）。巴西输华甜瓜限于以下品种的商业级果实：

（1）Amarelo甜瓜（*Melon*，var. *Amarelo*）。

（2）罗马甜瓜（*Melon*，var. *Cantaloupe*）。

（3）加西亚甜瓜（*Melon*，var. *Gália*）。

（4）Rami甜瓜（*Melon*，var. *Rami*）。

（5）波尔撒甜瓜（*Melon*，var. *Pele de sapo*）。

（6）Dino甜瓜（*Melon*，var. *Dino*）。

2. 关注的检疫性有害生物

（1）南美葫芦实蝇 *Anastrepha grandis* Macquart。

（2）地中海实蝇 *Ceratitis capitata* Wiedemann。

（3）大洋臀纹粉蚧 *Planococcus minor* Maskell。

（4）甜瓜绢野螟 *Diaphania hyalinata*（L.）。

（5）黄瓜绢野螟 *Diaphania nitidalis*（Stoll）。

（6）杰克贝尔氏粉蚧 *Pseudoccus jackbeardsleyi*（Gimpel & Miller）。

（7）甜瓜黑点根腐病菌 *Monosporascus cannonballus*（Pollack & Uecker）。

（8）瓜类细菌性果斑病菌 *Acidovorax citrulli*（Schaad et al.）。

3. 包装要求

（1）甜瓜包装材料应干净卫生、未使用过，符合中国有关植物检疫和安全卫生要求。

（2）来自或需要经过实蝇发生区的甜瓜外包装如有通气孔，则需用防虫纱网覆盖（纱网的网眼小于 1.6 毫米）。包装好的甜瓜应采取适当的保鲜措施并单独存放，避免受到有害生物的再次感染。

（3）每个包装箱上应用中文或英文标注水果名称、国家、产地、果园名称或注册号以及包装厂名称或注册号

（4）每个箱子和托盘需用中文或英文标出“输往中华人民共和国”（Exported to the People's Republic of China）。

4. 检疫处理要求

公告未提及。

5. 进境检验检疫

如发现南美葫芦实蝇、地中海实蝇和瓜类细菌性果斑病菌等有害生物活体，则该批货物作退回、销毁或检疫除害处理。

如发现其他中方关注的检疫性有害生物或中国未发生的有害生物，则该批货物作退回、销毁或检疫处理。

（八）秘鲁（PER）——鲜食鳄梨（Avocado）

根据《关于进口秘鲁鳄梨植物检验检疫要求的公告》（国家质检总局公告 2015 年第 80 号），允许符合相关要求的秘鲁鳄梨进口。该公告同时发布了检验检疫要求，相关内容摘录如下。

1. 产品范围及允许的产地

产品范围：鲜食鳄梨（学名 *Persea americana* Mills，英文名 avocado），仅限于 Hass 非过成熟果（果实为绿色），果柄不得长于 3 毫米。

允许的产地：须来自鳄梨织蛾（*Stenoma catenifer*）非疫生产点。

2. 关注的检疫性有害生物

（1）南美按实蝇 *Anastrepha fraterculus* Wiedemann。

（2）西印度按实蝇 *Anastrepha obliqua*（Macquart）。

（3）暗色实蝇 *Anastrepha serpentina*（Wiedemann）。

（4）美洲番石榴实蝇 *Anastrepha striata* Schiner。

（5）地中海实蝇 *Ceratitis capitata* Wiedemann。

（6）鳄梨织蛾 *Stenoma catenifer* Walsingham。

（7）白点椰盾蚧 *Acutaspis albopicta*（Cockerell）。

（8）香蕉灰粉蚧 *Dysmicoccus grassii* Neonardi。

（9）拂粉蚧 *Ferrisia malvastra*（McDaniel）。

（10）榆白片盾蚧 *Lopholeucaspis cockerelli*（Grand. & Charm.）。

（11）西印度红圆蚧 *Selenaspidus articulatus* Morgan。

（12）暗色粉蚧 *Pseudococcus viburni*（Signoret）。

（13）椰子粉虱 *Aleurodicus cocois* Curtis。

（14）椰粉虱 *Aleurodicus pulvinatus*（Maskell）。

（15）小瓜螨 *Oligonychus peruvianus*（McGregor）。

（16）鳄梨斑枯病菌 *Pseudocercospora purpurea*（Cooke）Deig.。

3. 包装要求

（1）鳄梨包装材料应干净卫生、未使用过，包装好的鳄梨应立即入库，避免受到有害生物的再次感染。

（2）每个包装箱上必须标注水果名称、出口国、产地（区、市或县）、果园或其注册号、包装厂及其注册号及出口商。

（3）每个托盘货物需用中文标出“输往中华人民共和国”。如没有采用托盘，如航空货物，则每个包装箱上应用中文标出“输往中华人民共和国”。

4. 检疫处理要求

公告未提及。

5. 进境检验检疫

如发现鳄梨织蛾、地中海实蝇等实蝇类害虫，则该批货物作退运或销毁。同时，海关总署将立即向秘鲁国家动植物检疫局通报，要求暂停秘鲁向中国出口鳄梨。

如发现香蕉灰粉蚧活虫，则该批货物作退运或销毁，海关总署将视情形采取暂停措施。

如发现中方关注的其他检疫性有害生物，则该批货物作退运、销毁或检疫除害处理。

如发现过成熟果、脱蒂果和非典型 HASS 果，或发现伤疤果、黑点果和畸形果的比例高于 1% 的，则对该批货物进行重点查验，并视情况采取暂停包装厂的措施，并向秘鲁国家动植物检疫局进行通报。

（九）秘鲁（PER）——鲜食蓝莓（Blueberry）

根据《关于出口新西兰葡萄及进口新西兰苹果、墨西哥蓝莓、秘鲁蓝莓、智利油桃、埃及葡萄植物检验检疫要求的公告》（国家质检总局公告 2017 年第 1 号），允许符合相关要求的秘鲁蓝莓进口。该公告同时发布了植物检疫要求，相关内容摘录如下。

1. 产品范围

鲜食蓝莓（学名 *Vaccinium* L.，英文名 Blueberry）。

2. 关注的检疫性有害生物

（1）地中海实蝇 *Ceratitis capitata*。

（2）南美按实蝇 *Anastrepha fraterculus*。

（3）玫瑰短喙象 *Asynonychus cervinus*。

（4）梨豆花蛾 *Anticarsia gemmatalis*。

（5）榆蛎盾蚧 *Lepidosaphes ulmi*。

（6）突圆蚧属（非中国种）*Hemiberlesia* sp.。

（7）椰粉虱 *Aleurodicus pulvinatus*。

（8）螺旋粉虱 *Aleurodicus dispersus*。

（9）一种粉虱 *Aleurodicus juleikae*。

（10）烟芽夜蛾 *Heliothis virescens*。

3. 包装要求

（1）输华蓝莓包装材料应干净卫生、未使用过，符合中国有关植物检疫要求。为避免从包装区直至集装箱装箱整个过程中受到有害生物的污染，包装厂必须保证在包装区、冷藏库和装箱区运行有效的有害生物防御体系，包括集装箱的清洗。

（2）每个包装箱上必须标注水果种类、产地（区、省）、出口国、果园及其注册号、包装厂及其注册号等信息。每个包装箱和托盘需用中文标出“输往中华人民共和国”。

（3）装有输往中国蓝莓的集装箱必须在装箱时检查是否具备良好的卫生条件。

4. 检疫处理要求

输华蓝莓必须采取冷处理，冷处理应在秘方监管下，按照出口前冷处理操作程序或运输途中冷处理操作程序进行（详见国家质检总局公告2017年第1号附件4）。冷处理的指标为：果肉中心温度1.11℃或以下，持续15天；或1.67℃或以下，持续17天；或2.00℃或以下，持续22天。

5. 进境检验检疫

如冷处理被认定无效，则该批货物将被采取到岸冷处理（如确认为冷藏集装箱，仍可在本集装箱内进行）、退回、销毁等处理措施。

如发现地中海实蝇或南美按实蝇，则该批货物作退回、销毁处理。同时，海关总署将立即向秘鲁国家动植物检疫局通报，要求暂停相关果园向中国出口蓝莓，直至视情况暂停整个项目。

如发现其他检疫性有害生物或发现在秘鲁未报道过的有害生物，则该批货物作退回、销毁或检疫除害处理。

（十）秘鲁（PER）——柑橘（Citrus）

根据《关于允许进口秘鲁柑橘的函》（国质检外函〔2009〕612号），允许符合相关要求的秘鲁柑橘进口。在《关于印发〈秘鲁柑橘进境植物检疫要求〉的通知》（国质检动函〔2009〕596号）文件中发布了植物检疫要求，《关于调整秘鲁输华柑橘冷处理指标的函》（质检动函〔2014〕190号）增加了有关内容，相关内容摘录如下。

1. 产品范围

柑橘，具体种类包括葡萄柚（*Citrus×paradisii*）、橘子（*Citrus reticulate*）及其杂交种、橙（*Citrus sinensis*）、莱檬（*Citrus aurantifolia*）和塔西提莱檬（*Citrus latifolia*）。

2. 关注的检疫性有害生物

（1）音加按实蝇 *Anastrepha distincta*。

（2）南美按实蝇 *Anastrepha fraterculus*。

（3）西印度按实蝇 *Anastrepha obliqua*。

（4）山榄按实蝇 *Anastrepha serpentina*。

（5）地中海实蝇 *Ceratitis capitata*。

（6）咖啡绿软蚧 *Coccus viridis*。

（7）菠萝灰粉蚧 *Dysmicoccus brevipes*。

（8）双条拂粉蚧 *Ferrisai virgata*。

（9）玫瑰短喙象 *Pantomorus cervinus*。

（10）木薯绵粉蚧 *Phenacoccus madeirensis*。

（11）苏铁褐点并盾蚧 *Pinnaspis aspidistrae*。

（12）刺盾蚧 *Selenaspidus articulatus*。

3. 包装要求

（1）柑橘包装箱上应用英文标出产地（省份）、果园名称或注册号、包装厂名称或注册号、“秘鲁输往中国”的字样。

（2）包装箱应干净卫生、首次使用。包装材料应符合国际木质包装措施标准的要求。

4. 检疫处理要求

（1）针对实蝇的检疫处理措施如下。

①葡萄柚、橘子及其杂交种、橙应采取针对实蝇的随航集装箱冷处理。冷处理技术指标为：果肉中心温度1.11℃或以下，持续15天；或1.67℃或以下，持续17天。

②莱檬和塔西提莱檬不需要冷处理，这些出口收获水果应为绿色。

（2）对来自不是实蝇非疫区的柑橘，应在柑橘运输途中实施冷处理，以杀灭任何可能存在的实蝇幼虫。

（3）冷处理应按照操作规程在自动制冷集装箱中进行。

（4）2014 年 12 月 1 日起，增加 2.22℃或以下，持续 21 天的冷处理指标。（质检动函〔2014〕190 号新增）

5. 进境检验检疫

经检验检疫发现包装不符合规定，该批柑橘不准入境。

冷处理结果无效的，不准入境。

发现任何活的检疫性有害生物，拒绝该批货物入境。如在来自实蝇非疫区的柑橘中发现地中海实蝇或按实蝇复合种，则暂停相关实蝇非疫区地位。

冷处理后货物中截获任何活的地中海实蝇和/或按实蝇复合种，则暂停冷处理项目。

（十一）秘鲁（PER）——鲜食葡萄（Grapes）（2024 年更新要求）

根据《关于进口秘鲁鲜食葡萄植物检疫要求的公告》（海关总署公告 2024 年第 84 号），允许符合相关要求的秘鲁鲜食葡萄进口。最新公告发布的检验检疫要求相关内容摘录如下。

1. 产品范围

鲜食葡萄（以下简称葡萄），学名 *Vitis vinifera*，英文名 Grape。

2. 关注的检疫性有害生物

（1）地中海实蝇 *Ceratitis capitata*。

（2）南美按实蝇 *Anastrepha fraterculus*。

（3）西印度按实蝇 *Anastrepha oblique*。

（4）葡萄瘿螨 *Eriophyes vitis*。

（5）苜蓿蓟马 *Frankliniella occidentalis*。

（6）美澳型核果褐腐病菌 *Monilinia fructicola*。

3. 包装要求

（1）葡萄包装箱上应用英文标出水果名称、出口国家、产地（省）、果园和包装厂名称或相应的注册号，并英文标注“Exported to the People’s Republic of China”（输往中华人民共和国）。

（2）葡萄包装材料应干净卫生、未使用过，符合中国有关植物检疫要求。如使用木质包装，须符合国际植物检疫措施标准第 15 号（ISPM 15）要求。

（3）装箱前应检查集装箱，确保其具备良好的卫生条件，并保存相关记录供秘方检查。

4. 检疫处理要求

输华葡萄须采取针对中方关注的检疫性实蝇进行冷处理。冷处理操作应在秘方官员监管下按照出口前冷处理操作程序（海关总署公告 2024 年第 84 号附件 1）或运输途中冷处理操作程序（海关总署公告 2024 年第 84 号附件 2）进行。冷处理指标为果肉中心温度在 1.5℃或以下至少连续处理 19 天。

5. 进境检验检疫

对于出口前实施冷处理的货物，需提供由秘方签字确认的冷处理结果报告单以及果温探针校正记录表格；对于运输途中实施冷处理的货物，需提供冷处理报告、果温探针校正记录等。

如发现中方关注的有害生物活体，则该批货物作退回、销毁或检疫除害处理。

如发现地中海实蝇、南美按实蝇或西印度按实蝇活虫，中方将通知秘方暂停秘鲁葡萄输华；如发现葡萄瘿螨、苜蓿蓟马或美澳型核果褐腐病菌，中方将通知秘方暂停相关果园或包装厂的葡萄输华。秘方应开展调查，查明原因并实施相应改进措施。中方将根据秘方所采取改进措施的评估结果，决定是否取消已采取的暂停措施。

如发现其他中方关注的检疫性有害生物或发现在秘鲁未报道过的有害生物，则该批货物作退回、销毁或检疫除害处理。秘方将开展调查，查明原因并实施相应改进措施。

（十二）秘鲁（PER）——芒果（Mango）

根据《关于印发〈秘鲁芒果进境植物检疫要求〉的通知》（国质检动〔2006〕254号），允许符合相关要求的秘鲁芒果进口。该文件同时发布了植物检疫要求，相关内容摘录如下。

1. 产品范围

芒果（学名 *Mangifera indica* L.，英文名称 Mangoes）。

2. 关注的检疫性有害生物

（1）南美按实蝇 *Anastrepha fraterculus*。

（2）地中海实蝇 *Ceratitis capitata*。

（3）西印度按实蝇 *Anastrepha obliqua*。

（4）印加按实蝇 *Anastrepha distincta*。

（5）山榄按实蝇 *Anastrepha serpentina*。

（6）条纹按实蝇 *Anastrepha striata*。

（7）刺盾蚧 *Selenaspidus articulatus*。

（8）芒果畸形病 *Fusarium moniliforme* var. *subglutinans*。

3. 包装要求

芒果包装应使用干净卫生、未使用过的包装材料。芒果包装箱上应用英文标出产地（大区）、果园和包装厂的名称或相应的注册号，并标注“输往中华人民共和国”的英文字样。

4. 检疫处理要求

输华芒果应针对中方关注的检疫性实蝇进行热水处理。

热水处理设施应符合相关技术要求，经秘方注册认可，并通过中方派员实地测试合格。

芒果应在不低于46.1℃的水中进行热处理，处理时间根据果实大小而定：果实小于425克，则处理时间不少于75分钟；果实介于425克至650克，则处理时间不少于90分钟；如果热水处理需要水冷，则热水处理时间应相应延长10分钟，且必须在室温下放置至少30分钟后方可冷却。冷却水的温度不得低于21.1℃。

5. 进境检验检疫

秘鲁芒果入境口岸为大连、天津、北京、上海、青岛、南京和广州。

经检验检疫发现包装不符合规定，该批芒果不准入境。

热处理无效的，不准入境。

发现前文所列的检疫性有害生物，该批货物将作退货、销毁或除害处理。如果发现实蝇活虫，中方将通知秘方暂停秘鲁芒果输华；如发现刺盾蚧、芒果畸形病，中文将通知秘方暂停有关果园和/或包装厂的芒果输华。

发现中方关注的其他检疫性有害生物，该批芒果将按照有关规定进行退货、销毁或除害处理。

（十三）厄瓜多尔（ECU）——火龙果（Pitahaya）

根据《关于进口厄瓜多尔火龙果植物检疫要求的公告》（海关总署公告2022年第67号），允许符合相关要求的厄瓜多尔火龙果进口。该公告同时发布了植物检疫要求，相关内容摘录如下。

1. 产品范围

商业级火龙果，英文名 Pitahaya，包括黄色火龙果［*Hylocereus magalanthus*（K. Schmann ex Vaupel）Ralf Bauer］、红色火龙果（*Hylocereus undatus* Haw.）。

2. 关注的检疫性有害生物

（1）地中海实蝇 *Ceratitis capitata*（Wiedemann）。

（2）南美按实蝇 *Anastrepha fraterculus*（Wiedemann）。

（3）榆白片盾蚧 *Lopholeucaspis cockerelli*（Grandpr & Charmoy）。

（4）新菠萝灰粉蚧 *Dysmicoccus neobrevipes* Beardsley。

（5）扶桑绵粉蚧 *Phenacoccus solenopsis* Tinsley。

3. 包装要求

（1）包装材料应干净卫生、未使用过，符合中国有关植物检疫要求。

（2）每个包装箱上应用英文注明水果名称、产地、果园名称或注册号、包装厂名称或注册号、包装日期以及批次代码等信息。每个包装箱上应用中文或英文标注："输往中华人民共和国"（Exported to the People's Republic of China）。

（3）装载输华火龙果的集装箱必须在装箱前检查是否具备良好的卫生条件，并由厄方加施封识。在集装箱到达中国口岸时，封识应未损坏。如空运，货物应用防虫网覆盖，以防止有害生物侵染。

4. 检疫处理要求

公告未提及。

5. 进境检验检疫

如在火龙果果实上发现地中海实蝇，则该批货物作退回、销毁或有效的检疫除害处理。中方将立即通报厄方，并暂停输华火龙果项目。

如在火龙果果实上发现南美按实蝇活体，则该批货物作退回、销毁或有效的检疫除害处理。中方将立即通报厄方，暂停从相关非疫产区进口。

如发现榆白片盾蚧、新菠萝灰粉蚧或扶桑绵粉蚧活体，则该批货物作退回、销毁或有效的检疫除害处理。

如截获中方关注的检疫性有害生物名单以外的其他检疫性有害生物活体、叶片、其他植物残体或土壤，经有效的检疫除害处理合格后，方可进境；无有效检疫除害处理方法的，则作退回或销毁处理。

（十四）哥伦比亚（COL）——鲜食鳄梨（Avocado）

根据《关于进口哥伦比亚鲜食鳄梨植物检疫要求的公告》（海关总署公告 2019 年第 195 号），允许符合相关要求的哥伦比亚鲜食鳄梨进口。该公告同时发布了检验检疫要求，相关内容摘录如下。

1. 产品范围及允许的产地

产品范围：鲜食鳄梨的 Hass 品种（学名 *Persea americana* Mills.，英文名 Avocado）。

允许的产地：哥伦比亚海拔 1500 米以上的鳄梨产区。

2. 关注的检疫性有害生物

（1）鳄梨织蛾 *Stenoma catenifer* Walsingham。

（2）墨西哥英象 *Heilipus lauri* Bohemaun。

（3）巴拿马英象 *Heilipus trifasciatus* Fabricius。

（4）棒球大粉蚧 *Puto barberi* Cockerell。

（5）拟长尾粉蚧 *Pseudococcus longispinus* Targioni-Tozzeti。

（6）鳄梨蓟马 *Scirtothrips perseae* Nakahara。

（7）七角星蜡蚧 *Vinsonia stellifera* Westwood。

（8）鳄梨疮痂病菌 *Sphaceloma perseae* Jenk。

（9）鳄梨斑枯病 *Pseudocercos porapurpurea*。

（10）可可花瘿病菌 *Albonectria rigidiuscula* Rossman & Samuels。

3. 包装要求

（1）包装材料应是干净卫生、未使用过，符合中国有关植物检疫要求。

（2）每个包装箱上必须标注水果名称、国家、产地、果园或其注册号、包装厂或其注册号等信息。

（3）每个包装箱和托盘需用中文或英文标出："输往中华人民共和国"（Exported to the People's Republic of China）。

（4）确保集装箱具备良好的卫生条件，不携带中方关注的检疫性有害生物及枝、叶、土壤等。

4. 检疫处理要求

公告未提及。

5. 进境检验检疫

如发现鳄梨织蛾、墨西哥英象、巴拿马英象3种蛀果类害虫中的任何一种，该批货物作退回或销毁或检疫处理。海关总署将立即向哥方通报，暂停该产区鳄梨出口，直至视情况暂停整个项目。

如发现其他中方关注的检疫性有害生物或新的检疫性有害生物，则该批货物作退回、销毁或检疫除害处理。

（十五）哥斯达黎加（CRI）——菠萝（Pineapple）

根据《关于进口墨西哥玉米、英国大麦和哥斯达黎加菠萝等植物检验检疫要求的公告》（国家质检总局公告2015年第139号），允许符合相关要求的哥斯达黎加菠萝进口。该公告同时发布了检验检疫要求，相关内容摘录如下。

1. 产品范围

新鲜菠萝（学名 *Ananas comosus*，英文名 pineapple）。

2. 关注的检疫性有害生物

（1）菠萝蛀虫（蝶类）*Strymon megarus*（Syn. S. basilides）。

（2）菠萝蛀虫（蝶类）*Strymon gabatha*。

（3）夜蛾 *Elaphria nucicolora*。

（4）新菠萝灰粉蚧 *Dysmicoccus neobrevipes*。

（5）大洋臀纹粉蚧 *Planococcus minor*。

（6）西印度蔗象 *Metamasius hemipterus*。

（7）罗氏草 *Rottboellia cochinchinensis*。

（8）甲虫 *Metamasius dimidiatipennis*。

（9）杂草 *Eleusina digitaria*。

（10）蜗牛科 *Physidae*。

3. 包装要求

（1）输华菠萝的加工、包装、储藏和装运过程，须在官方的检疫监管下进行。

（2）在包装厂包装过程中，菠萝应采用统一的加工生产线，须经过水洗处理、分拣、分级、打蜡。菠萝果冠需要经过处理保证符合检疫要求。

（3）所有出口中国的菠萝均需要采取高压喷射水流清洗，100 ppm 氯水，浸入保持25秒~1分钟。

（4）输华菠萝应单独包装和储藏，避免有害生物再感染。包装材料应该是新的（未使用）并且有相应设计避免储存和长途运输过程中受有害生物侵染。

（5）每个包装箱应该用英文标注以下信息：产品名称、生产国、生产地、包装厂的名称和注册号、出口商的名称和注册号。

（6）每个托盘货物需用中文标出"输往中华人民共和国"。如航空货物没有采用托盘，则每个包装箱上应用中文标出"输往中华人民共和国"。

4. 检疫处理要求

公告未提及。

5. 进境检验检疫

如发现中方关注的检疫性有害生物，海关总署将采取限制措施，如检疫处理、退回或销毁措施，以保障相应的保护的水平。

如在菠萝果冠上发现杂草或检疫性有害生物，该批货物作退回或销毁处理。海关总署将暂停哥斯达黎加菠萝输华，直到中方完成有害生物风险分析并确定检疫措施为止。

如发现安全卫生项目不合格，则该批水果作退回或销毁处理。

（十六）洪都拉斯（HND）——鲜食香蕉（Banana）

根据《关于进口洪都拉斯鲜食香蕉植物检疫要求的公告》（海关总署公告 2023 年第 68 号），允许符合相关要求的洪都拉斯鲜食香蕉进口。该公告同时发布了检验检疫要求，相关内容摘录如下。

1. 产品范围

鲜食香蕉（以下简称“香蕉”），学名 *Musa sapientum*，英文名 Banana，仅限开花后 10—11 周内采收的未成熟且果皮未开裂的青香蕉。

2. 关注的检疫性有害生物

（1）地中海实蝇 *Ceratitis capitata*。

（2）新菠萝灰粉蚧 *Dysmicoccus neobrevipes*。

（3）棕榈象甲 *Rhynchophorus palmarum*。

（4）香蕉穿孔线虫 *Radopholus similis*。

（5）香蕉枯萎病菌 4 号小种 *Fusarium oxysporum* f. sp. *cubense*。

（6）香蕉生球腔菌（香蕉黄条叶斑病菌）*Mycosphaerella musicola*。

3. 包装要求

（1）输华香蕉的包装材料应干净卫生、未使用过，符合中国有关植物检疫要求。如使用木质包装，须符合国际植物检疫措施标准第 15 号（ISPM 15）要求。

（2）输华香蕉在包装过程中，应经人工挑选、分级和清洁等工序，剔除病果、虫果、烂果、畸形果、枝叶、果柄或其他植物残体和土壤等，并采用刷洗或高压气枪吹气等有效措施清洁果实表面，必要时可用细软干净的棉布对香蕉外表进行手工擦拭，特别是果柄等部位，以保证不带介壳虫、虫卵、病原孢子、烂果及枝、叶、根和土壤等。

（3）包装箱上须以中文或英文标注水果名称、国家、产地、果园和包装厂的名称或注册号等信息。每个包装箱和托盘需用中文或英文标出“输往中华人民共和国”或“Exported to the People’s Republic of China”。

（4）装运输华香蕉的集装箱必须在装箱时检查是否具备良好的卫生条件。集装箱应加施封识，抵达中国进境口岸时其封识应完好无损。

4. 检疫处理要求

公告未提及。

5. 进境检验检疫

如发现中方关注的检疫性有害生物，或洪都拉斯新发生的检疫性有害生物活体，或发现土壤、植物残体、成熟或果皮开裂的香蕉等，则对该批货物作退回、销毁或除害处理。

发现上述不合格情况，中方将立即向洪方通报，并视情况暂停相关果园、包装厂的香蕉进口。如来自香蕉枯萎病菌 4 号小种非疫产区，则立即取消相关非疫产区地位。洪方应查明不符合的原因并采取改进措施，防止类似情况再次发生。中方将根据洪方整改结果，决定是否取消暂停措施。

（十七）洪都拉斯（HND）——鲜食甜瓜（Melon）

根据《关于进口洪都拉斯鲜食甜瓜植物检疫要求的公告》（海关总署公告 2024 年第 109 号），允许符合相关要求的洪都拉斯鲜食甜瓜进口。该公告同时发布了检验检疫要求，相关内容摘录如下。

1. 产品范围

鲜食甜瓜（以下简称“甜瓜”），学名 *Cucumis melo*，英文名 Melon。洪都拉斯输华甜瓜仅限于厚皮甜瓜，包括哈密瓜（Cantaloupe：Harper）、白皮和黄皮密瓜（White and Yellow Honey Dew

Melon）、Galia 甜瓜（Galia Melon：Amaregal，Agrogal，Apacigal）。

2. 关注的检疫性有害生物

（1）地中海实蝇 *Ceratitis capitata*。

（2）甜瓜绢野螟 *Diaphania hyalinata*。

（3）黄瓜绢野螟 *Diaphania nitidalis*。

（4）谷实夜蛾 *Helicoverpa zea*。

（5）大洋臀纹粉蚧 *Planococcus minor*。

（6）杰克贝尔氏粉蚧 *Pseudococcus jackbeardsleyi*。

（7）菊基腐病菌 *Dickeya chrysanthemi*。

（8）甜瓜黑点根腐病菌 *Monosporascus cannonballus*。

3. 包装要求

（1）输华甜瓜包装材料应干净卫生、未使用过，符合中国有关植物检疫和安全卫生要求。如使用木质包装，须符合国际植物检疫措施标准第 15 号（ISPM 15）要求。

（2）出口甜瓜从种植基地运输到包装厂期间需用防虫纱网覆盖（纱网的网眼小于 1.6 mm）。包装好的甜瓜应采取适当的保鲜措施并单独存放，避免受到有害生物侵染。

（3）每个包装箱上应用中文或英文标注水果名称、国家、产地、果园名称或注册号以及包装厂名称或注册号。每个包装箱和托盘须用中文或英文标注“输往中华人民共和国”或“Exported to the People’s Republic of China”。

4. 检疫处理要求

公告未提及。

5. 进境检验检疫

如发现地中海实蝇活体，则该批货物作退回、销毁或检疫除害处理。同时，中方将立即通报洪方，暂停相关果园或包装厂的甜瓜输华，视情况暂停整个项目。洪方应开展调查，查明原因并采取相应改进措施以防止此类情况再次发生。中方将对洪方所采取改进措施进行评估，根据评估结果决定是否取消已采取的暂停措施；

如发现其他中方关注的检疫性有害生物或洪方新发现的检疫性有害生物，则该批货物作退回、销毁或检疫处理。中方应当通知洪方，并将开展联合调查。中方可暂停洪都拉斯甜瓜输华项目，直到再次完成有害生物风险分析；

（十八）委内瑞拉（VEN）——鲜食鳄梨（Avocado）

根据《关于进口委内瑞拉鲜食鳄梨植物检疫要求的公告》（海关总署公告 2023 年第 118 号），允许符合相关要求的委内瑞拉鲜食鳄梨进口。该公告同时发布了检验检疫要求，相关内容摘录如下。

1. 产品范围

鲜食鳄梨（以下简称“鳄梨”）的 Hass 品种，学名 *Persea americana* Mills.，英文名 Avocado。

2. 关注的检疫性有害生物

（1）鳄梨织蛾 *Stenoma catenifer*。

（2）南美按实蝇 *Anastrepha fraterculus*。

（3）暗色实蝇 *Anastrepha serpentina*。

（4）条纹按实蝇 *Anastrepha striata*。

（5）地中海实蝇 *Ceratitis capitata*。

（6）椰子粉虱 *Aleurodicus cocois*。

（7）螺旋粉虱 *Aleurodicus dispersus*。

（8）巨白粉虱 *Aleurodicus dugesii*。

（9）椰粉虱 *Aleurodicus pulvinatus*。

（10）榆白片盾蚧 *Lopholeucaspis cockerelli*。

（11）鳄梨日斑类病毒 Avocado sunblotch viroid（ASBVd）。

3. 包装要求

（1）包装材料应干净卫生、未使用过，符合中国有关植物检疫要求。

（2）每个包装箱上必须标注水果名称、国家、产地、果园和包装厂名称或其注册号等信息。每个包装箱和托盘需用中文或英文标出“输往中华人民共和国”或“Exported to the People´s Republic of China”。

（3）装运输华鳄梨的集装箱必须在装箱时检查是否具备良好的卫生条件，应采取必要的防虫措施。

（4）如使用木质包装，须符合国际植物检疫措施标准第15号（ISPM 15）要求。

4. 检疫处理要求

公告未提及。

5. 进境检验检疫

如发现中方关注的检疫性有害生物或委内瑞拉新发生的检疫性有害生物活体，则该批货物作退回、销毁或除害处理。

如发现上述不合格情况，中方将向委方通报，并视情况暂停本出口季相关果园或包装厂的鳄梨输华。如来自鳄梨织蛾非疫产区，则立即取消相关非疫产区地位。委方应开展调查，查明原因并实施相应改进措施。中方将根据委方的整改结果，决定是否取消暂停措施。

（十九）乌拉圭（URY）——鲜食蓝莓（Blueberry）

根据《关于进口乌拉圭鲜食蓝莓植物检疫要求的公告》（海关总署公告2018年第96号），允许符合相关要求的乌拉圭鲜食蓝莓进口。该公告同时发布了植物检疫要求，相关内容摘录如下。

1. 产品范围

鲜食蓝莓（学名 *Vaccinium* L.，英文名 Blueberry）。

2. 关注的检疫性有害生物

（1）地中海实蝇 *Ceratitis capitata*。

（2）南美按实蝇 *Anastrepha fraterculus*。

（3）玫瑰短喙象 *Asynonychus cervinus*。

（4）暗色粉蚧 *Pseudococcus viburni*。

（5）谷实夜蛾球 *Helicoverpa zea*。

（6）越橘球座菌（球座菌果腐病菌）*Guignadia vaccinii*（*Phyllosticta elongata*）。

（7）蓝莓盘多毛孢果腐病菌 *Pestalotia vaccinii*。

3. 包装要求

（1）输华蓝莓包装材料应干净卫生、未使用过，符合中国有关植物检疫要求。必须用带有防虫网（最大孔径1.6毫米）罩住每个包装盒的通气孔或整个托盘。

（2）每个包装箱上必须标注水果名称、产地（区、市或县）、国家、果园或其注册号、包装厂及其注册号等信息。每个包装箱和托盘需用中文标出“输往中华人民共和国”。如没有采用托盘，如航空货物，则每个包装箱上应用中文标出“输往中华人民共和国”。

4. 检疫处理要求

输华的蓝莓必须采取检疫处理措施。

（1）冷处理应在官方监管下按照出口前冷处理操作程序或出口运输途中冷处理操作程序进行（操作程序详见海关总署公告2018年第96号附件）。冷处理温度要求见表18-16。

表 18-16　冷处理温度要求

果实中心温度范围	持续天数
1.11℃或以下	15 天
1.67℃或以下	17 天
2.22℃或以下	21 天

（2）空运的水果，也可采取熏蒸处理，15.6℃或以上，溴甲烷剂量为 32 g/m³，处理 4 小时。具体要求见表 18-17。

表 18-17　熏蒸处理要求

温度（℃）	剂量 g/m³	处理过程的最低浓度 g/m³		
		0.5 hr	2 hr	3.5 hr
15.6℃或以上	32	26	22	21

5. 进境检验检疫

如冷处理被认定无效，则该批货物将被采取到岸冷处理、退回、销毁等处理措施。

如发现地中海实蝇或南美按实蝇，则该批货物作退回、销毁处理。同时，海关总署将立即向乌方通报，要求暂停相关果园向中国出口蓝莓，直至视情况暂停整个项目。

如发现其他检疫性有害生物或发现在乌拉圭未报道过的有害生物，则该批货物作退回、销毁或检疫除害处理。

（二十）乌拉圭（URY）——鲜食柑橘（Citrus）（2023 年更新要求）

根据《关于进口乌拉圭鲜食柑橘植物检疫要求的公告》（海关总署公告 2023 年第 173 号），允许符合相关要求的乌拉圭鲜食柑橘进口。

此前《关于进口乌兹别克斯坦樱桃、乌拉圭柑橘和智利鳄梨植物检验检疫要求的公告》（国家质检总局公告 2017 年第 55 号）发布的乌拉圭柑橘检验检疫要求同时废止，本书不再收录。最新公告发布的检验检疫要求相关内容摘录如下。

1. 产品范围及允许的产地

产品范围：鲜食柑橘（以下简称柑橘），包括橙（学名：*Citrus sinensis*，英文名：Orange）、桔及其杂交品种（学名：*Citrus reticulata*，英文名：Mandarin and their hybrids）、葡萄柚（学名：*Citrus paradisi*，英文名：Grapefruit）、柠檬（学名：*Citrus limon*，英文名：Lemon）。

允许的产地：乌拉圭柑橘产区。

2. 关注的检疫性有害生物

（1）南美按实蝇 *Anastrepha fraterculus*。

（2）地中海实蝇 *Ceratitis capitata*。

（3）无花果蜡蚧 *Ceroplastes rusci*。

（4）柑橘扁软蚧 *Coccus perlatus*。

（5）玫瑰短喙象 *Pantomorus cervinus*。

（6）大洋臀纹粉蚧 *Planococcus minor*。

（7）柑橘澳洲痂囊腔菌 *Elsinoe australis*。

3. 包装要求

（1）输华柑橘的包装箱应干净卫生，首次使用。包装材料如使用木质包装，应符合国际木质包装措施标准的要求。

（2）柑橘包装箱上应用英文标出水果种类、出口国家、产地、果园名称或注册号、包装厂名称或注册号。

（3）每个包装箱上应用英文标出“Exported to the People’s Republic of China”（输往中华人民共和国）。

4. 检疫处理要求

（1）输华柑橘应产自地中海实蝇和南美按实蝇的非疫区，或采取途中冷处理措施，以杀灭上述实蝇幼虫。非疫区应按照国际植物检疫措施标准第 4 号（ISPM 4）要求建立和维护。非疫区地位需经中方和乌方共同批准。

（2）对来自不是实蝇非疫区的柑橘，冷处理应在乌方或其授权官员监管下按照操作规程（见海关总署公告 2023 年第 173 号附件）在自动制冷集装箱中进行。冷处理技术指标如下：

①针对橙、桔及杂交种和葡萄柚，冷处理温度要求需满足以下条件之一：

——1. 11℃或以下持续 15 天以上；

——1. 67℃或以下持续 17 天以上；

——2. 22℃或以下持续 21 天以上。

②针对柠檬，冷处理温度要求需满足以下条件：

——3℃或以下持续 24 天以上。

5. 进境检验检疫

如发现任何活的检疫性有害生物，该批货物将禁止进境。

如在实施符合要求的冷处理的货物中截获任何活的地中海实蝇和/或按实蝇复合种，则暂停冷处理项目。双方将调查出现违规的原因，在采取整改措施基础上，通过双方协商解决恢复柑橘进口问题。

如冷处理被认定无效或失败，则该批货物将被采取到岸冷处理（仍可在本集装箱内进行）、退回、销毁等处理措施。

（二十一）智利（CHL）——鲜食核果［油桃（Nectarine）、桃（Peach）、杏（Apricot）、李（Plum）］

根据《关于进口智利鲜食核果植物检疫要求的公告》（海关总署公告 2023 年第 138 号），允许符合相关要求的智利油桃、桃、杏、李进口。

此前《关于修订中智水果植物检疫要求的通知》（国质检动函〔2009〕763 号）关于智利李子的植物检疫要求，《关于出口新西兰葡萄及进口新西兰苹果、墨西哥蓝莓、秘鲁蓝莓、智利油桃、埃及葡萄植物检验检疫要求的公告》（国家质检总局公告 2017 年第 1 号）关于智利油桃的植物检疫要求（被海关总署公告 2023 年第 138 号明文废止）等，本书不再收录。最新公告发布的检验检疫要求相关内容摘录如下。

1. 产品范围及允许的产地

产品范围：鲜食核果（以下简称核果），包括油桃 *Prunus persica* var. *nectarina*、桃 *Prunus persica*、杏 *Prunus armeniaca* 和李 *Prunus domestica* / *Prunus salicina*。

允许的产地：智利核果产自覆盖科金博第四大区和阿劳卡尼亚第九大区之间的区域，包括首都区（MR）和尼布勒第十六大区。

2. 关注的检疫性有害生物

（1）地中海实蝇 *Ceratitis capitata*。

（2）婆罗门参短尾蚜 *Brachycaudus tragopogonis*。

（3）苹果蠹蛾 *Cydia pomonella*。

（4）榆蛎盾蚧 *Lepidosaphes ulmi*。

（5）桃白圆盾蚧 *Epidiaspis leperii*。

（6）葡萄花翅小卷蛾 *Lobesia botrana*。

（7）玫瑰短喙象 *Pantomorus cervinus*。

（8）桃黑短尾蚜 *Brachycaudus persicae*。

（9）澳花蓟马 *Frankliniella australis*。

（10）智利果卷蛾 *Proeulia auraria*。

（11）卷蛾 *Proeulia chrysopteris*。

（12）丁香疫霉（柑桔疫病菌）*Phytophthora syringae*。

（13）大丽花轮枝孢（棉花黄萎病菌）*Verticillium dahliae*。

（14）美澳型核果褐腐菌 *Monilinia fructicola*。

（15）李痘病毒 Plum pox virus。

（16）李属坏死环斑病毒 Prunus necrotic ringspot virus。

（17）番茄环斑病毒 Tomato ringspot virus。

（18）番茄黑环病毒 Tomato black ring virus。

（19）嗜果小点霉 *Stigmina carpophia*（= *Wilsonomyces carpophilus*）。

3. 包装要求

（1）包装材料应干净卫生、未使用过，符合中国有关植物检疫要求。如果包装箱有通气孔，应使用防虫网（最大孔径 1.6 mm）或带有微孔的包装袋覆盖每个包装箱通气孔或整个托盘以防害虫进入。如使用木质包装，须符合国际植物检疫措施标准第 15 号（ISPM 15）的要求。

（2）装在最终出口箱中的水果必须储存在冷藏箱中，不允许将未装在最终出口箱中的水果储存在冷藏箱中，并遵循智方制定的程序。避免受到有害生物的再次感染。

（3）每个包装箱上必须用英文标注水果名称（油桃、桃、杏或李）、产地（区、市或县）、出口国家、果园名称或注册号、包装厂名称或注册号等信息。每个托盘需以中文或英文标注“输往中华人民共和国”或“Exported to the People’s Republic of China”。没有使用托盘的包装箱上需采用同样的标识。

（4）上述列出的核果种类，如果符合本公告中列出的所有措施，可以装在同一个集装箱输华。

4. 检疫处理要求

所有来自地中海实蝇疫区的输华核果应进行冷处理，需在智方官员或其授权人员监管下实施。冷处理可按照出口前冷处理操作程序（海关总署公告 2023 年第 138 号附件 2）或出口运输途中冷处理操作程序（海关总署公告 2023 年第 138 号附件 3）进行。冷处理技术指标为果心温度≤0.5℃，且连续处理 15 天。

5. 进境检验检疫

来自实蝇管制区水果的货物，如冷处理被认定无效，则该批货物将被采取到岸冷处理（可在本集装箱内进行）、退回、销毁等处理措施。

如发现中方关注的任何检疫性有害生物活体或智利新发现的检疫性有害生物或土壤，则该批货物将作退回、销毁或检疫除害处理。

（二十二）智利（CHL）——苹果（Apple）、葡萄（Grapes）、猕猴桃（Kiwi Fruit）、樱桃（Cherry）

智利苹果、葡萄、猕猴桃、樱桃在《关于修订中智水果植物检疫要求的通知》（国质检动函〔2009〕763号）发布前已获准入，该文件对相关植物检疫要求进行了如下修订：

一是所有水果包装箱应统一用英文标注“水果种类、出口国家、产地（区或省）、果园名称或其注册号、包装厂及出口商名称”等信息。承载水果包装箱的托盘货物外表应加贴“输往中华人民共和国”或“输往智利共和国”英文标签。

二是来自智利地中海实蝇疫区（管制区）内的苹果、猕猴桃，应实施运输途中集装箱冷处理措施。冷处理指标为：0.5℃或以下，连续处理15天或以上。

三是对于空运进口的智利水果，托盘货物应用塑料膜或纸板箱等密封包装，且加施清楚的托盘编号。植物检疫证书上应标明托盘编号。

四是其他植物检疫要求不变。

智利水果入境口岸为广州、上海、大连、北京、天津、海口、南京、深圳。

1. 进境智利苹果

（1）允许产地：智利第7、8、9区。

（2）关注的检疫性有害生物：地中海实蝇、苹果蠹蛾、南美按实蝇 *Anastrepha fraterculus*、苹果绵蚜 *Eriosoma lanigerum*。

（3）不合格处理：发现地中海实蝇或南美按实蝇作退货或销毁处理；发现苹果蠹蛾、苹果绵蚜等作检疫处理。

2. 进境智利葡萄

（1）允许产地：智利第3、4、5、7、8、9区和首都区。

（2）关注的检疫性有害生物：地中海实蝇、苜蓿蓟马 *Frankliniella occidentalis*、短须螨 *Brevipalpus chilensis*、葡萄缺节瘿螨 *Colomerus vitis*、葡萄蓟马 *Derpanothrips reuteri*、一种卷蛾 *Proeulia chrysopteris*。

（3）不合格处理：从实蝇非疫区葡萄中发现地中海实蝇或从实蝇疫区葡萄中发现地中海实蝇活体，作退货或销毁处理；发现苜蓿蓟马等中方关注的检疫性有害生物，作退货、销毁或检疫处理。

3. 进境智利猕猴桃

（1）允许产地：智利第7、8、9区。须来自注册果园和包装厂。

（2）关注的检疫性有害生物：地中海实蝇。

（3）不合格处理：发现地中海实蝇作退货或销毁处理。

（二十三）智利（CHL）——鲜食鳄梨（Avocado）

根据《关于进口乌兹别克斯坦樱桃、乌拉圭柑橘和智利鳄梨植物检验检疫要求的公告》（国家质检总局公告2017年第55号），更新了进口智利鳄梨进口植物检疫要求。

此前《关于印发进口阿根廷鲜食葡萄、智利鲜食鳄梨植物检疫要求和智利鲜食水果途经第三国转运输华的海空联运要求的函》（质检动函〔2016〕243号）以及《关于进口智利鲜食鳄梨植物检验检疫要求的公告》（国家质检总局公告2014年第99号）发布的进口智利鲜食鳄梨进口植物检疫要求被替代更新。

相关内容摘录如下。

1. 产品范围

鲜食鳄梨（学名 *Perseaamericana* Mills，英文名 Avocado），仅限于 Hass 品种。

2. 关注的检疫性有害生物

（1）地中海实蝇 *Ceratitis capitata*。

（2）芭蕉蚧 *Hemiberlesia lataniae*。

（3）桂花栉圆盾蚧 *Hemiberlesia rapax*。

（4）拟长尾粉蚧 *Pseudococcus longispinus*。

（5）暗色粉蚧 *Pseudococcus viburni*。

（6）象甲 *Naupactus xanthographus*。

（7）玫瑰短喙象 *Pantomorus cervinus*。

（8）樟小爪螨 *Oligonychus yothersi*。

（9）棉花黄萎病菌 *Verticillium dahliae*。

3. 包装要求

（1）输华鳄梨包装材料应干净卫生、未使用过，包装好的鳄梨应立即入库，避免受到有害生物的再次感染。

（2）每个包装箱上必须标注水果种类、出口国、产地（区）、果园或其注册号、包装厂及其注册号及出口商。

（3）每个托盘货物需用中文标出“输往中华人民共和国”。如没有采用托盘，如航空货物，则每个包装箱上应用中文标出“输往中华人民共和国”。

4. 检疫处理要求

公告未提及。

5. 进境检验检疫

如发现地中海实蝇，则该批货物作退运或销毁。同时，海关总署将立即向智方通报，要求暂停智利向中国出口鳄梨。

如发现中方关注的其他检疫性有害生物，则该批货物作退运、转口、销毁或检疫除害处理。

如发现非典型 Hass 果（表皮光滑）或过成熟果（来自实蝇管制区内），或者发现果蒂长度超过 5 毫米，或发现 5%以上的伤疤果的伤疤面积超 2 平方厘米的，则对该批货物进行重点查验，并视情况采取暂停包装厂的措施，并向智方进行通报。

（二十四）智利（CHL）——鲜食蓝莓（Blueberry）

根据《关于进口智利鲜食蓝莓植物检验检疫要求公告》（国家质检总局公告 2011 年第 207 号），允许符合相关要求的智利鲜食蓝莓进口。该公告同时发布了植物检疫要求，相关内容摘录如下。

1. 产品范围及允许的产地

产品范围：新鲜蓝莓果实（学名 *Vaccinium* L.，英文名 Blueberry）。

允许的产地：智利第 3 区~第 11 区、第 14 区，以及首都区。

2. 关注的检疫性有害生物

（1）玫瑰短喙象 *Asynonychus cervinus*。

（2）地中海实蝇 *Ceratitis capitata*。

（3）榆蛎盾蚧 *Lepidosaphes ulmi*。

（4）暗色粉蚧 *Pseudococcus viburni*。

（5）蓝莓果腐病菌 *Diaporthe vaccinii*。

（6）蓝莓端腐病菌 *Fusicoccum putrefaciens*。

（7）蓝莓盘多毛孢果腐病菌 *Pestalotia vaccinii*。

（8）塔特雷镰螯螨 *Tydeus tuttlei*。

3. 包装要求

（1）蓝莓包装材料应干净卫生、未使用过，符合中国有关植物检疫要求。包装箱如有通气孔，应使用防虫纱网覆盖或罩住整个托盘的货物。

（2）包装好的蓝莓如需储藏应立即入库，并单独存放，避免受到有害生物的再次感染。

（3）每个包装箱上必须标注水果种类、国家、产地（区、市或县）、果园或其注册号、包装厂及其注册号等信息。每个托盘货物需用中文标出“输往中华人民共和国”。如没有采用托盘，则每个包装箱上应用中文标出“输往中华人民共和国”。

（4）在蓝莓装入集装箱前，应检查集装箱是否具备良好的卫生条件。

4. 检疫处理要求

对产自地中海实蝇检疫区的蓝莓必须采取冷处理，冷处理应在智方监管下，按照出口前冷处理操作程序或运输途中冷处理操作程序进行。冷处理要求为0.5℃或以下持续15天。

5. 进境检验检疫

如冷处理结果无效，则该批蓝莓将被采取到岸冷处理（如仍可在本集装箱内进行）、退运、销毁或转口等处理措施。

如发现包装不符合有关规定，则该批蓝莓不准入境。

如发现列明的检疫性有害生物活体，则该批货物作退运、转口、销毁或检疫处理。

如发现其他检疫性有害生物，则对该批蓝莓作退运、转口、销毁或检疫处理。

（二十五）智利（CHL）——鲜食柑橘（Citrus）

根据《关于进口智利鲜食柑橘植物检疫要求的公告》（海关总署公告2020年第67号），允许符合相关要求的智利廷柑橘进口。该公告同时发布了植物检疫要求，相关内容摘录如下。

1. 产品范围及允许的产地

产品范围：鲜食柑橘，包括橘及其杂交种（*Citrus reticulata* and its hybrids）、葡萄柚（*Citrus paradisi*）、橙（*Citrus sinensis*）和柠檬（*Citrus limon*）。

允许的产地：智利第三大区（阿塔卡玛 Atacama）至第六大区（奥希金斯将军解放者 O’Higgins），以及圣地亚哥首都大区（Metropolitan Region，MR）。

2. 关注的检疫性有害生物

（1）软毛粉虱 *Aleurothrixus floccosus*。

（2）智利短须螨 *Brevipalpus chilensis*。

（3）地中海实蝇 *Ceratitis capitata*。

（4）藤壶蜡蚧 *Ceroplastes cirripediformis*。

（5）石榴螟 *Ectomyelois ceratoniae*。

（6）槟榨盾蚧 *Hemiberlesia rapax*。

（7）南美果树象甲 *Naupactus xanthographus*。

（8）玫瑰短喙象 *Pantomorus cervinus*。

（9）卷蛾一种 *Proeulia auraria*。

（10）卷蛾一种 *Proeulia chrysopteris*。

（11）拟长尾粉蚧 *Pseudococcus longispinus*。

（12）暗色粉蚧 *Pseudococcus viburni*。

（13）桲粉虱 *Siphoninus phillyreae*。

（14）丁香疫霉 *Phytophthora syringae*。

（15）柑桔壳针孢 *Septoria citri*。

3. 包装要求

（1）输华柑橘的包装材料应干净卫生、未使用过，符合中国有关植物检疫要求，并采取合适的措施防止有害生物感染。

（2）每个包装箱上须用英文标注水果名称、产地（区、县）、原产国、果园和包装厂代码等信息。

（3）每个托盘需用中文或英文标出“输往中华人民共和国”（Exported to the People's Republic of China）。没有托盘的包装箱上也须标注同样的内容。

4. 检疫处理要求

所有来自地中海实蝇疫区（管制区）的柑橘，应在智利官方或其授权人员的监管下实施冷处理，冷处理技术要求为：处理温度≤2℃，连续处理 19 天；或处理温度≤3℃，连续处理 23 天。地中实蝇管制区及管制区内注册企业信息可通过智利农牧局网站上查询（https：//www2. sag. gob. cl/mou_gacc_ sag/，动态更新）。

冷处理操作程序须符合出口前冷处理操作程序（详见海关总署公告 2020 年第 67 号附件的附 1）或出口运输途中冷处理操作程序（详见海关总署公告 2020 年第 67 号附件的附 2）。

5. 进境检验检疫

如果认定冷处理无效，则该批货物将在入境口岸进行冷处理（如确认为冷处理集装箱，仍可在本集装箱内进行）、退回、销毁等处理措施。

如果发现地中海实蝇或丁香疫霉，相关货物作退回、销毁或冷处理。海关总署应立即通知智利农牧局，并要求暂停相关果园、包装厂向中国出口或两者都暂停。

如果截获任何其他的检疫性有害生物，相关货物作退回、销毁或检疫处理。智利农牧局应调查原因并采取纠正措施。

（二十六）智利（CHL）——梨（Pear）

根据《关于允许进口智利鲜梨的公告》（海关总署公告 2019 年第 88 号），允许符合相关要求的智利鲜梨进口。该公告同时发布了植物检疫要求要求，相关内容摘录如下。

1. 产品范围及允许的产地

产品范围：智利鲜梨（学名 *Pyrus communis* L.，英文名 Pear）。

允许的产地：智利科金博（Coquimbo）第四大区到阿劳卡尼亚（Araucania）第九大区的地区，包括首都区（Metropolitan Region，MR）。

2. 关注的检疫性有害生物

（1）地中海实蝇 *Ceratitis capitata*。

（2）苹果蠹蛾 *Cydia pomonella*。

（3）桃白圆盾蚧 *Epidiaspis leperii*。

（4）榆蛎盾蚧 *Lepidosaphes ulmi*。

（5）暗色粉蚧 *Pseudococcus viburni*。

（6）苹果绵蚜 *Eriosoma lanigerum*。

（7）南美果树象甲 *Naupactus xanthographus*。

（8）卷蛾 *Proeulia auraria*。

（9）葡萄树卷叶蛾 *Proeulia chrysopteris*。

（10）梨黑星病菌 *Venturia pirina*。

（11）苹果黑星病菌 *Venturia innaequalis*。

（12）葡萄孢链格孢 *Stemphylium botryosum*。

（13）美澳型核果褐腐病 *Monilinia fructicola*。

（14）丁香假单胞菌丁香致病变种 *Pseudomonas syringae* pv. *Syringae*。

（15）梨疱状溃疡类病毒 Pear Blister Canker Viroid（PBCVd）。

3. 包装要求

（1）包装材料应干净卫生、未使用过，带通风孔的包装箱必须内衬网罩或有孔袋（最大直径 1.6 毫米）。水果也可以用无孔袋或全部包裹的托盘包装，以防止任何有害生物感染。

（2）每个包装箱上应用英文标注产品名称、产地（区、市）、原产国，以及果园和包装厂名称或代码。

（3）每个托盘必须用中文或英文标注："输往中华人民共和国"（Exported to the People's Republic of China）。未使用托盘的货物，包装箱上也必须标注同样内容。

4. 检疫处理要求

（1）所有来自地中海实蝇疫区的鲜梨，应在智利官员或其授权人员监管下实施冷处理，处理温度为≤0.5℃，持续15天。

（2）冷处理需符合出口前冷处理操作程序或运输途中冷处理操作程序（详见海关总署公告2019年第88号附件）。

5. 进境检验检疫

如果认定冷处理无效，则该批货物将作退回、销毁或到岸冷处理（如确认为冷藏集装箱，且仍可在本集装箱内进行）。

如发现地中海实蝇或苹果蠹蛾，相关货物将作退回、销毁或检疫处理。海关总署将立即向智利通报，要求暂停相关果园、包装厂向中国出口鲜梨。

如截获任何其他的检疫性有害生物或者中国未报道的其他有害生物，相关货物作退回、销毁或检疫处理。

（二十七）智利（CHL）——鲜食水果（海空联运）

根据《关于进口智利鲜食水果途经第三国转运输华的海空联运检疫要求的公告》（海关总署公告2018年第204号）和《关于进口智利鲜食水果途经第三国转运输华的海空联运检疫补充要求的公告》（海关总署公告2024年第203号），更新了智利鲜食水果途经第三国转运输华的海空联运植物检疫要求。

此前《关于印发进口阿根廷鲜食葡萄、智利鲜食鳄梨植物检疫要求和智利鲜食水果途经第三国转运输华的海空联运要求的函》（质检动函〔2016〕243号）附件3发布的智利鲜食水果途经第三国转运输华的海空联运植物检疫要求已被替代更新。

相关内容摘录如下。

1. 产品范围

采用"海空联运"方式进境的智利鲜食水果指获得中国检疫准入的水果。

2. 包装要求

（1）水果包装箱须装在托盘上，并保持良好状态直至运抵中国。

（2）托盘高度必须为1.6米或0.8米，以保证随后不需要调整可直接装载到货运飞机或客运飞机的货舱中。

（3）每个托盘必须用塑料薄膜或防虫网（最大孔径不超过1.6毫米）进行完全覆盖。

（4）每个托盘需加贴识别码。识别码至少需贴两张，分别贴在覆盖托盘的塑料薄膜或防虫网的内侧和外侧。

（5）每个托盘须根据中智双方签署检疫议定书规定的要求进行标识。

（6）托盘在运抵中国前须保持原样。

3. 途径美国海空联运的运输要求

（1）采用"海空联运"的输华水果须获得途经美国许可，并保证货物和包装材料在过境美国期间不会被开包检查。

（2）采用"海空联运"的输华水果由海运冷藏船运抵美国，再通过空运运抵中国，须保持全程冷链运输，并保障植物检疫安全和货物原包装完整性。

（3）采用"海空联运"的输华水果允许在美国的入境海港为洛杉矶（Long Beach、San Pedro）

和费城（Holts、Wilmington、Tioga）。

（4）采用“海空联运”的输华水果允许在美国的起运机场为洛杉矶国际机场、纽约国际机场和费城国际机场。

（5）所有由智方封识的包装和货物，自美国海港运至美国机场，需以密闭方式运输，且托盘必须保持完好状态（塑料薄膜或防虫网不得破裂）。

（6）所有由智方封识的包装和货物需在未开启条件下装入航空舱内，运至海关总署允许进口水果的机场。

4. 途径墨西哥海空联运的运输要求

（1）采用“海空联运”的输华水果须获得途经墨西哥许可，并保证货物和包装材料在过境墨西哥期间不会被开包检查。

（2）采用“海空联运”的输华水果由海运冷藏船运抵墨西哥，再通过空运运抵中国，须保持全程冷链运输，并保障植物检疫安全和货物原包装完整性。

（3）采用“海空联运”的输华水果允许在墨西哥的进境海港口岸为曼萨尼约港（Manzanillo）。

（4）采用“海空联运”的输华水果允许在墨西哥的起运机场为瓜达拉哈拉国际机场（Guadalajara International Airport）。

（5）由智方封识的包装和货物自墨西哥海港运至墨西哥机场，需以密闭方式运输，且托盘必须保持安全状态，塑料薄膜或防虫网需保持完整。

（6）所有由智方封识的包装和货物需在未开启的条件下装入航空仓内，运至中国水果指定进境机场。

5. 进境检验检疫

如在入境检疫时发现有未按照要求进行包装，或包装破损的情况，该批货物不得入境。

如进口货物发现不符合中智双方签署检疫议定书规定的要求，按相关规定执行。

（二十八）智利（CHL）——鲜食水果（冷藏船运输）

根据《关于进口智利水果冷藏船运输检疫要求的公告》（海关总署公告2019年第1号），允许符合相关要求的智利鲜食水果进口。该公告同时发布了冷藏船运输检疫要求要求，相关内容摘录如下。

1. 产品范围

采用“冷藏船运输”方式进境的智利水果指获得中国检疫准入的水果。

2. 包装要求

（1）每个托盘或托盘内每箱水果要具有足够防止有害生物再感染的措施。智利农牧局对水果检疫合格后，必须用最大孔径小于或等于1.6毫米的网眼薄膜（防虫网）覆盖住每个托盘（内包装使用密封袋或孔径小于或等于1.6毫米网袋的水果除外）。

（2）每个船舱内所装载的水果托盘信息应在植物检疫证书及其附件上注明。

3. 运输要求

（1）采用“冷藏船运输”的水果只能装载来自27.2千米实蝇管制区以外的水果。一旦装载港口被划入27.2千米实蝇管制区，则该港口不得用冷藏船装载输华水果。

（2）采用“冷藏船运输”的水果必须在独立的船舱内装运，同一船舱不得装载出口到其他国家和地区的水果。

（3）采用“冷藏船运输”的水果，所在船舱在到达中国口岸前不得打开，只能在中国境内指定口岸卸货，但允许多个口岸分批卸货。

4. 进境检验检疫

如进口货物发现不符合议定书规定的植物检疫要求的，按相关规定执行。

六、大洋洲

（一）澳大利亚（AUS）——核果［油桃（Nectarine）、桃（Peach）、李（Plum）、杏（Apricot）］

根据《关于中国核果、苹果、梨出口澳大利亚和进口新西兰鳄梨及澳大利亚核果、葡萄、樱桃、柑橘植物检验检疫要求的公告》（国家质检总局公告 2018 年第 1 号），允许符合相关要求的澳大利亚核果进口。该公告同时发布了植物检疫要求，相关内容摘录如下。

1. 产品范围

核果，包括油桃（学名 *Prunus persica* var. *nectarina*，英文名 Nectarine）、桃（学名 *Prunus persica*，英文名 Peach）、李（学名 *Prunus domestica / salicina*，英文名 Plum）、杏（学名 *Prunus armeniaca*，英文名 Apricot），包括杂交在内的所有的栽培品种。

2. 关注的检疫性有害生物

（1）地中海实蝇 *Ceratitis capitata*。

（2）昆士兰实蝇 *Bactrocera tryoni*。

（3）褐肩果实蝇 *Bactrocera neohumeralis*。

（4）扎氏果实蝇 *Bactrocera jarvisi*。

（5）苹淡褐卷蛾 *Epiphyas postvittana*。

（6）苹果蠹蛾 *Cydia pomonella*。

（7）单管蓟马属 *Haplothrips froggatti*。

（8）玫瑰短喙象 *Asynonychus cervinus*。

（9）桃黑短尾蚜 *Brachycaudus persicae*。

（10）灰圆盾蚧 *Diaspidiotus pyri*。

（11）庭园象甲 *Phlyctinus callosus*。

（12）澳洲疫蓟马 *Thrips imaginis*。

（13）美澳型核果褐腐病菌 *Monilinia fructicola*。

（14）石榴螟 *Ectomyelois ceratoniae*。

（15）丁香疫霉 *Phytophthora syringae*。

（16）李属坏死环斑病毒 Prunus necrotic ringspot virus。

3. 包装要求

（1）输华油桃、桃、李、杏包装材料应干净卫生、未使用过。如果包装盒中有通风孔，则必须用防虫纱布、使用期限长的袋子或者塑料纸盒衬（包括穿孔的）等材料全部罩住水果，避免有害生物的感染。如果集装箱需要进行熏蒸处理，则必须使用带孔的衬层或者防虫纱布。

（2）每个包装箱上必须以中文或英文标注水果名称（油桃、桃、李、杏）、产地（州、市或者县）、国家，及果园注册号和包装厂注册号。

（3）每个托盘货物需用中文标注“输往中华人民共和国”。如不使用托盘，每个包装箱需用中文标注“输往中华人民共和国”。

4. 检疫处理要求

（1）针对中方关注的检疫性有害生物采取的冷处理和熏蒸处理，处理设施需经海关总署认可批准，并在澳方主管部门或其授权人员的监管下进行。

（2）针对地中海实蝇、昆士兰实蝇、褐肩果实蝇和扎氏果实蝇进行的冷处理、溴甲烷熏蒸后冷处理，具体处理指标根据是否属于海关总署认可的疫区分别确定；冷处理应按照出口前冷处理操作程序或者出口运输途中冷处理操作程序进行（详见国家质检总局公告 2018 年第 1 号附件 5）。

5. 进境检验检疫

如冷处理被认定无效，则该批货物将被采取到岸冷处理、退运、转口或销毁等处理措施。

如发现中方关注的检疫性有害生物活体，则该批货物作退运、转口、销毁或检疫除害处理。同时，海关总署将立即向澳方通报，要求暂停相关果园、包装厂向中国出口油桃、桃、李、杏，直至视情况暂停整个项目。澳方应开展调查，查明原因并实施相应改进措施。海关总署将根据对澳方所采取改进措施的评估结果，决定取消已采取的暂停措施。

（二）澳大利亚（AUS）——樱桃（Cherry）

根据《关于中国核果、苹果、梨出口澳大利亚和进口新西兰鳄梨及澳大利亚核果、葡萄、樱桃、柑橘植物检验检疫要求的公告》（国家质检总局公告2018年第1号），更新了进口澳大利亚樱桃的植物检疫要求，相关内容摘录如下。

1. 产品范围

樱桃（学名 *Prunus avium*，英文名 Cherry），包括杂交在内的所有栽培品种。

2. 关注的检疫性有害生物

（1）地中海实蝇 *Ceratitis capitata*。

（2）昆士兰实蝇 *Bactrocera tryoni*。

（3）樱桃瘤蚜 *Myzus cerasi*。

（4）桃黑短尾蚜 *Brachycaudus persicae*。

（5）玫瑰短喙象 *Asynonychus cervinus*。

（6）庭园象甲 *Phlyctinus callosus*。

（7）拟长尾粉蚧 *Pseudococcus longispinus*。

（8）苹淡褐卷蛾 *Epiphyas postvittana*。

（9）米氏褐淡卷蛾 *Epiphyas xylodes*。

（10）澳洲疫蓟马 *Thrips imagines*。

（11）疫兵花萤甲 *Chauliognathus lugubris*。

（12）美澳型核果褐腐病菌 *Monilinia fructicola*。

（13）丁香疫霉 *Phytophthora syringae*。

（14）核果树溃疡病菌 *Pseudomonas syringae* pv. *Morsprunorum*。

（15）李属坏死环斑病毒 Prunus necrotic ringspot virus。

3. 包装要求

（1）输华樱桃包装材料（例如，纸箱）应干净卫生、未使用过。经处理后的樱桃应储存在室内以避免再次感染。如果包装盒中有通风孔，则必须用防虫纱布、使用期限长的袋子或者塑料纸盒衬（包括穿孔的）等材料全部罩住水果，避免有害生物的感染。

（2）每个包装箱上须以中文或英文标注水果名称、产地（地区）、果园名称或其注册号、包装厂名称或其注册号。

（3）每个托盘货物需用中文标注“输往中华人民共和国”。如不使用托盘，例如空运，每个包装箱需用中文标注“输往中华人民共和国”。

4. 检疫处理要求

（1）针对中方关注的检疫性有害生物采取的冷处理和熏蒸处理，处理设施需经海关总署认可批准，并在澳方主管部门或其授权人员的监管下进行。

（2）针对地中海实蝇和昆士兰实蝇进行的冷处理、熏蒸处理，具体处理指标根据是否属于海关总署认可的疫区分别确定；冷处理应按照出口前冷处理操作程序或者出口运输途中冷处理操作程序进行（详见国家质检总局公告2018年第1号附件7）。

5. 进境检验检疫

如冷处理被认定无效的，则该批樱桃将被采取到岸冷处理、退运或销毁等处理措施。

如发现中方关注的检疫性有害生物活体，则该批货物作退运、销毁或检疫除害处理。同时，海关总署将立即向澳方通报，要求暂停相关果园、包装厂向中国出口樱桃，直至视情况暂停整个项目。

（三）澳大利亚（AUS）——柑橘（Citrus）

根据《关于中国核果、苹果、梨出口澳大利亚和进口新西兰鳄梨及澳大利亚核果、葡萄、樱桃、柑橘植物检验检疫要求的公告》（国家质检总局公告 2018 年第 1 号），更新了进口澳大利亚柑橘的植物检疫要求。

此前国家质检总局《关于印发澳大利亚柑橘输华检疫议定书的通知》（国质检动〔2005〕395 号）印发的《澳大利亚柑橘输华植物卫生条件的议定书》有关内容，以及《关于印发〈澳大利亚柑桔进境植物检疫要求〉的通知》（国质检动〔2006〕253 号）发布的澳大利亚柑橘进境植物检疫要求被替代更新。

相关内容摘录如下。

1. 产品范围

柑橘，包括橙（学名 *Citrus sinen sis*，英文名 Orange）、橘（学名 *Citrus reticulata*，英文名 Mandarin）、柠檬（学名 *Citrus limon*，英文名 Lemon）、葡萄柚（学名 *Citrus paradisi*，英文名 Grapefruit）、酸橙（学名 *Citrus aurantifolia*、*Citrus latifolia*、*Citrus limonia*，英文名 Limes）、橘柚（学名 *Citrus tangelo*，英文名 Tangelo）和甜葡萄柚（学名 *Citrus grandis*、*Citrus paradisi*，英文名 Sweetie grapefruit）。

2. 关注的检疫性有害生物

（1）地中海实蝇 *Ceratitis capitata*。

（2）昆士兰实蝇 *Bactrocera tryoni*。

（3）澳北果实蝇 *Bactrocera aquilionis*。

（4）扎氏果实蝇 *Bactrocera jarvisi*。

（5）褐肩果实蝇 *Bactrocera neohumeralis*。

（6）弟实蝇 *Dirioxa pornia*。

（7）玫瑰短喙象 *Asynonychus cervinus*。

（8）遮颜蛾 *Blastobasis* spp. 。

（9）加州短须螨 *Brevipalpus californicus*。

（10）隐斑螟 *Cryptoblabes adoceta*。

（11）苹淡褐卷蛾 *Epiphyas postvittana*。

（12）黑丝盾蚧 *Ischnaspis longirostris*。

（13）橙实卷蛾 *Isotenes miserana*。

（14）刺粉虱 *Aleurocanthus valenciae*。

（15）洋衫鳞粉蚧 *Nipaecoccus aurilanatus*。

（16）大洋刺粉蚧 *Planococcus minor*。

（17）冬生疫霉 *Phytophthora hibernalis*。

（18）丁香疫霉 *Phytophthora syringae*。

（19）壳针孢菌 *Septoria citri*。

（20）石榴螟 *Ectomyelois ceratoniae*。

3. 包装要求

（1）输华柑橘包装材料（例如，纸箱、带盖箱）应干净卫生、未使用过。经处理后的柑橘应储存在室内以避免再次感染。或者，包装盒中的通风口应采用防虫材料充分保护，以保护水果免受害虫侵害。

（2）每个包装箱上必须以中文或英文标注水果名称、产地（地区）、果园或其注册号、包装厂或其注册号。

（3）每个托盘货物需用中文标注“输往中华人民共和国”。如不使用托盘，例如空运，每个包装箱需用中文标注“输往中华人民共和国”。

4. 检疫处理要求

（1）针对中方关注的检疫性有害生物采取的冷处理和熏蒸处理，处理设施需经海关总署认可批准，并在澳方主管部门或其授权人员的监管下进行。

（2）针对地中海实蝇、昆士兰实蝇、褐肩果实蝇、澳北果实蝇和扎氏果实蝇进行的冷处理指标根据是否属于海关总署认可的疫区分别确定；冷处理应按照出口前冷处理操作程序（详见国家质检总局公告 2018 年第 1 号附件）或者出口运输途中冷处理操作程序（详见国家质检总局公告 2018 年第 1 号附件）进行。

国家质检总局公告 2018 年第 1 号发布时：塔斯马尼亚和南澳大利亚州河谷地区（Riverland）是实蝇非疫区；西澳大利亚州有地中海实蝇，没有昆士兰实蝇和褐肩果实蝇，地中海实蝇在澳大利亚其他地区没有分布；维多利亚州和新南威尔士州的桑瑞西亚地区、维多利亚州的科布勒姆地区和新南威尔士州的瑞福利纳地区只有昆士兰实蝇分布；西澳大利亚州的温带气候地区只有地中海实蝇分布；澳北果实蝇和扎氏果实蝇是热带物种。澳北果实蝇只存在于西澳大利亚州和北领地的最北部。扎氏果实蝇存在于西澳大利亚州和北领地的最北部以及昆士兰沿海地区和新南威尔士州北海岸。

①对来自地中海实蝇疫区的，或暂停非疫状态地区的柑橘，须采取由海关总署认可批准的冷处理，具体指标为：果实中心温度 1℃或以下，持续 16 天或以上；果实中心温度 2. 1℃或以下，持续 21 天或以上。

②对来自昆士兰实蝇、褐肩果实蝇、澳北果实蝇、扎氏果实蝇疫区（但为地中海实蝇非疫区）的，或暂停以上 4 种果实蝇非疫状态地区的柑橘，须采取由海关总署认可批准的冷处理，具体指标为：果实中心温度 3℃或以下，持续 18 天或以上；果实中心温度 3℃或以下，持续 16 天或以上（仅限柠檬）。

（3）针对玫瑰短喙象的甲基溴熏蒸处理指标具体指标和程序为：剂量为 32 g/m^3，21℃下持续 2 小时（或每下降 5℃剂量增加 8 mg/m^3，温度最低降至 11℃）。

5. 进境检验检疫

如冷处理被认定无效的，则该批柑橘将被采取到岸冷处理、退运或销毁等处理措施。

如发现中方关注的检疫性有害生物活体，则该批货物作退运、销毁或检疫除害处理。同时，海关总署将立即向澳方通报，要求暂停相关果园、包装厂向中国出口柑橘，直至视情况暂停整个项目。

（四）澳大利亚（AUS）——鲜食葡萄（Grapes）

根据《关于中国核果、苹果、梨出口澳大利亚和进口新西兰鳄梨及澳大利亚核果、葡萄、樱桃、柑橘植物检验检疫要求的公告》（国家质检总局公告 2018 年第 1 号），更新了进口澳大利亚鲜食葡萄的植物检疫要求。

此前《关于进口澳大利亚鲜食葡萄植物检验检疫要求的公告》（国家质检总局公告 2015 年第 16 号）以及《关于进口澳大利亚鲜食葡萄植物检验检疫要求的公告》（国家质检总局公告 2012 年第 77 号）有关内容被替代更新。

相关内容摘录如下。

1. 产品范围

鲜食葡萄（学名 *Vitis vinifera* Linn，英文名 Table Grapes），包括杂交在内的所有栽培品种。

2. 关注的检疫性有害生物

（1）地中海实蝇 *Ceratitis capitata*。

（2）昆士兰实蝇 *Bactrocera tryoni*。

（3）褐肩果实蝇 *Bactrocera neohumeralis*。

（4）苹淡褐卷蛾 *Epiphyas postvittana*。

（5）单管蓟马 *Haplothrips froggatti*。

（6）管状黑蓟马 *Haplothrips victoriensis*。

（7）长尾粉蚧 *Pseudococcus longispinus*。

（8）葡萄根瘤蚜 *Daktulosphaira vitifoliae*。

（9）加州短须螨 *Brevipalpus californicus*。

（10）葡萄加瘿螨 *Calepitrimerus vitis*。

（11）葡萄苦腐病菌 *Greeneria uvicola*。

（12）葡萄顶枯病 *Eutypa lata*。

（13）阿根廷蚂蚁 *Linepithema humile*。

（14）红背蜘蛛 *Latrodectus hasselti*。

（15）散大蜗牛 *Helix aspersa*。

（16）南方三棘果 Emex australis。

（17）毒莴苣 *Lactuca serriola*。

（18）红蓝甲虫 *Dicranolaius bellulus*。

（19）白条象甲 *Perperus lateralis*。

（20）庭园象甲 *Phlyctinus callosus*。

（21）酱曲露尾甲 *Carpophilus hemipterus*。

（22）耳蚬 *Corbicula auricularia*。

（23）灯心草粉苞苣 *Chondrilla juncea*。

3. 包装要求

（1）输华葡萄包装材料（例如，纸箱）应干净、卫生、未使用过。经处理后的葡萄应储存在室内以避免再次感染。如果包装盒中有通风孔，则必须用防虫纱布、使用期限长的袋子或者塑料纸盒衬（包括穿孔的）等材料全部罩住水果，避免有害生物的感染。

（2）如果集装箱需要进行熏蒸处理，则必须使用带孔的衬层或者防虫纱布。

（3）每个葡萄包装箱上必须用中文或英文标注水果名称、产地、果园和包装厂的名称或注册号。

（4）每个托盘货物需用中文标注“输往中华人民共和国”。如不使用托盘，每个包装箱需用中文标注“输往中华人民共和国”。

4. 检疫处理要求

（1）针对中方关注的检疫性有害生物采取的冷处理和熏蒸处理，处理设施需经海关总署认可批准，并在澳大利亚主管部门或其授权人员的监管下进行。

（2）针对地中海实蝇、昆士兰实蝇和褐肩果实蝇进行的冷处理、溴甲烷熏蒸后冷处理，具体处理指标根据是否属于海关总署认可的疫区分别确定；冷处理应按照出口前冷处理操作程序或者出口运输途中冷处理操作程序进行（详见国家质检总局公告 2018 年第 1 号附件 6）。

5. 进境检验检疫

如冷处理被认定无效的，则该批葡萄将被采取到岸冷处理、退运或销毁等处理措施。

如发现中方关注的检疫性有害生物活体，则该批货物作退运、销毁或检疫除害处理。同时，海关总署将立即向澳方通报，要求暂停相关葡萄园、包装厂向中国出口葡萄，直至视情况暂停整个项目。

（五）新西兰（NZL）——鲜食苹果（Apple）

根据《关于出口新西兰葡萄及进口新西兰苹果、墨西哥蓝莓、秘鲁蓝莓、智利油桃、埃及葡萄植物检验检疫要求的公告》（国家质检总局公告 2017 年第 1 号），允许符合相关要求的新西兰苹果进口。该公告同时发布了植物检疫要求，相关内容摘录如下。

1. 产品范围

鲜食苹果（学名 *Malus domestica*，英文名 Apple）。

2. 关注的检疫性有害生物

（1）梨火疫病菌 *Erwinia amylovora*（Burrill）。

（2）卷叶蛾类，包括：

①新西兰斜栉柄卷蛾 *Ctenopseustis obliquana*（Walker）；

② *Ctenopseustis herana*（Feld. & Rogen.）；

③苹淡褐卷蛾 *Epiphyas postvittana*（Walker）；

④ *Planotortrix excessana*（Walker）；

⑤ *Planotortrix octo* Dugdale；

⑥新西兰桉松卷蛾 *Pyrgotis plagiatana*（Walter）。

（3）苹叶瘿蚊 *Dasineura mali*（Keiffer）。

（4）苹果边腐病菌 *Phialophora malorum*（McColloch）。

（5）苹果蠹蛾 *Cydia pomonella*（Linnaeus）。

（6）苹果绵蚜 *Eriosoma lanigerum*（Housmann）。

（7）拟长尾粉蚧 *Pseudococcus longispinus* Targioni Tozzetti。

（8）欧洲枝溃疡病菌 *Neonectria galligena*（Bres.）Rossman & Samuels。

（9）苹果壳色单隔孢溃疡病菌 *Botryosphaeria stevensii* Shoemaker。

（10）美澳型核果褐腐菌 *Monilinia fructicola*（Winter）Honey。

（11）苹果树炭疽病菌 *Pezicula malicorticis*（Jacks.）Nannf.。

（12）苹果黑星菌 *Venturia inaequalis*（Cooke）G. Winter。

（13）牛眼果腐病菌 *Neofabraea alba*（Guthrie）Verkley。

3. 包装要求

（1）输华苹果包装箱上将用英文或中文标出货物名称、原产国、果园和包装厂的名称或注册号、包装厂地址。每个包装箱或包装箱托盘上将用中文清晰标明“本产品输往中华人民共和国”字样。

（2）输华苹果包装材料应干净卫生、未使用过，符合中国进境植物检疫要求。

4. 检疫处理要求

公告未提及。

5. 进境检验检疫

如在输华苹果上发现上述所列检疫性有害生物活体，该批货物将作除害处理、退运或销毁处理。如需要，中方将视情况暂停相关果园和包装厂的苹果输华，并立即通报新西兰，且提供该批货物相关信息。

（六）新西兰（NZL）——鲜食鳄梨（Avocado）

根据《关于中国核果、苹果、梨出口澳大利亚和进口新西兰鳄梨及澳大利亚核果、葡萄、樱桃、柑橘植物检验检疫要求的公告》（国家质检总局公告 2018 年第 1 号），允许符合相关要求的新西兰鳄梨进口。该公告同时发布了植物检疫要求，相关内容摘录如下。

1. 产品范围

鳄梨（学名 *Persea americana* Mills，英文名 Avocado），仅限于 Hass 品种。

2. 关注的检疫性有害生物

（1）新西兰卷叶蛾 *Cnephasia jactatana*。

（2）褐头卷叶蛾 *Ctenopseustis herana*。

（3）斜纹卷蛾 *Ctenopseustis obliquana*。

（4）苹淡褐卷蛾 *Epiphyas postvittana*。

（5）绿头卷叶蛾 *Planototrix excessana*。

（6）浅绿头卷叶蛾 *Planototrix octo*。

（7）玫瑰短喙象 *Pantomorus cervinus*。

（8）非洲龟蜡蚧 *Ceroplastes destructor*。

（9）拟长尾粉蚧 *Pseudococcus longispinus*。

（10）新西兰花蓟马 *Thrips obscuratus*。

（11）葡萄座腔菌 *Botryopshaeria lutea*。

（12）葡萄座腔真菌 *Botryosphaeria parva*。

3. 包装要求

（1）包装材料应干净卫生、未使用过，包装好的鳄梨应立即入库，避免受到有害生物的再次感染。

（2）每个包装箱上必须用英文或中文标注水果名称、出口国、产地（地区）、果园或其注册号（PPIN）、包装厂及其注册号。

（3）每个出口托盘上应用英文注明“经检验通过可以出口到中华人民共和国”。每个包装箱需用中文标出“输往中华人民共和国”。

4. 检疫处理要求

公告未提及。

5. 进境检验检疫

如发现新西兰卷叶蛾、褐头卷叶蛾、斜纹卷蛾、苹淡褐卷叶蛾、绿头卷叶蛾和浅绿头卷叶蛾 6 种卷叶蛾害虫的任何一种有害生物活体，则该批货物作退运或销毁。同时，海关总署将立即向新西兰通报，要求暂停相关果园和包装厂向中国出口鳄梨资格。如发现非洲龟蜡蚧、拟长尾粉蚧、玫瑰短喙象等害虫的任何一种有害生物活体，则该批货物作退运或销毁，海关总署将视情况决定是否暂停相关果园和包装厂的鳄梨输华资格。

如发现中方关注的其他检疫性有害生物活体，则该批货物作退运、销毁或检疫除害处理。

（七）新西兰（NZL）——鲜食软枣猕猴桃（Kiwiberry）

根据《关于进口新西兰鲜食软枣猕猴桃植物检疫要求的公告》（海关总署公告 2024 年第 73 号），允许符合相关要求的新西兰鲜食软枣猕猴桃进口。该公告同时发布了植物检疫要求，相关内容摘录如下。

1. 产品范围

鲜食软枣猕猴桃（以下简称软枣猕猴桃），学名 *Actinidia arguta*，英文名 kiwiberry。

2. 关注的检疫性有害生物

（1）云卷蛾属一种 *Cnephasia jactatana*。

（2）斜纹卷蛾 *Ctenopseustis obliquana*。

（3）苹淡褐卷蛾 *Epiphyas postvittana*。

（4）绿头卷蛾 *Planotortrix octo*。

（5）新西兰卷蛾 *Planotortrix excessana*。

（6）拟长尾粉蚧 *Pseudococcus longispinus*。

（7）猕猴桃果腐病菌 *Neofabraea actinidiae*。

（8）猕猴桃举肢蛾 *Stathmopoda skelloni*。

3. 包装要求

（1）输华软枣猕猴桃的包装材料应干净、卫生、未使用过，符合中国植物检疫和卫生要求。如使用木质包装，须符合国际植物检疫措施标准第 15 号（ISPM 15）要求。

（2）每个包装箱上须用中文或英文标注水果种类、出口国、果园和包装厂的注册名称或号码。每个托盘上须以中文或英文标识："输往中华人民共和国"或"Exported to the People's Republic of China"。没有使用托盘的包装箱上需采用同样的标识。

4. 检疫处理要求

公告未提及。

5. 进境检验检疫

如发现任何中国关注的检疫性有害生物活体，则该批货物作退回、销毁或除害处理。中方将立即通知新方，并视情况决定是否暂停在该出口季剩余时间从相关果园和包装厂进口软枣猕猴桃。新方应立即开展调查，查明原因并采取相应改进措施，避免此类情况再次发生。中方将根据对新方所采取改进措施的评估结果，决定是否取消暂停措施。

如发现中方关注的其他检疫性有害生物活体，则该批货物作退回、销毁或除害处理。中方将立即通知新方，新方应开展调查，查明原因并采取相应改进措施，避免此类情况再次发生。

（八）新西兰（NZL）——鲜食猕猴桃（Kiwi fruits）

根据《关于进口新西兰鲜食猕猴桃植物检疫要求的公告》（海关总署公告 2023 年第 79 号），允许符合相关要求的新西兰鲜食猕猴桃进口。该公告同时发布了植物检疫要求，相关内容摘录如下。

1. 产品范围

鲜食猕猴桃（以下简称"猕猴桃"），英文名：Kiwi fruits，包括中华猕猴桃（学名：*Actinidia chinensis*）、美味猕猴桃（学名：*Actinidia deliciosa*）及其杂交种（*Actinidia deliciosa* x *A. chinensis*）。

2. 关注的检疫性有害生物

（1）云卷蛾属一种 *Cnephasia jactatana*。

（2）斜纹卷蛾 *Ctenopseustis obliquana*。

（3）苹淡褐卷蛾 *Epiphyas postvittana*。

（4）麦小长蝽 *Nysius huttoni*。

（5）新西兰卷蛾 *Planotortrix excessana*。

（6）拟长尾粉蚧 *Pseudococcus longispinus*。

（7）猕猴桃果腐病菌 *Neofabraea actinidiae*。

（8）猕猴桃举肢蛾 *Stathmopoda skelloni*。

3. 包装要求

（1）输华猕猴桃包装材料需干净、卫生、未使用过，符合中国相关的植物卫生要求和卫生安全标准。木质包装材料需符合国际植物检疫措施标准第 15 号（ISPM 15）要求。

（2）每个包装箱上需用中文或英文标注水果种类、出口国、果园和包装厂的名称或注册号码。每个托盘上需用中文或英文标识："输往中华人民共和国"或"Exported to the People's Republic of China"，没有使用托盘的包装箱上需采用同样的标识。

（3）输华猕猴桃需与不符合输华要求的猕猴桃分开包装和储存，以避免感染有害生物。

4. 检疫处理要求

公告未提及。

5. 进境检验检疫

如发现任何中方关注的检疫性有害生物活体，则该批货物作退运、销毁或除害处理。中方将立即通知新方，并视情况决定是否暂停相关果园和包装厂本出口季猕猴桃输华资格。新方需立即开展调查，查明原因并实施相应改进措施，避免此类问题再次发生。中方将根据对新方采取改进措施的评估结果，决定是否取消已采取的暂停措施。

如发现中方关注的其他检疫性有害生物活体，则该批货物作退运、销毁或除害处理。中方将立即通知新方，新方需开展调查，查明原因并实施相应改进措施，避免此类情况再次发生。

（九）新西兰（NZL）——柿子（Persimmon）

根据《关于进口新西兰柿子和土耳其樱桃植物检验检疫要求的公告》（国家质检总局公告 2016 年第 51 号），允许符合相关要求的新西兰柿子进口。该公告同时发布了植物检疫要求，相关内容摘录如下。

1. 产品范围

柿子果实（学名 *Diospyros kaki*，英文名 Persimmon）。

2. 关注的检疫性有害生物

（1）玫瑰短喙象 *Asynonychus cervinus*。

（2）斜纹卷蛾 *Ctenopseustis obliquana*。

（3）苹淡褐卷蛾 *Epiphyas postvittana*。

（4）拟长尾粉蚧 *Pseudococcus longispinus*。

（5）柿子芽螨 *Aceria diospyri* Koch。

（6）甲螨 *Crassoribatula maculosa*。

（7）灰家蜘蛛 *Badumna longinqua*。

（8）隐秘蜘蛛 *Scotophaeus pretiosus*。

3. 包装要求

（1）每个包装箱上应用英文标注产品名、生产国、生产地和包装厂的名字及注册号等信息。每个托盘上应标有“输往中华人民共和国”的中文字样。如没有采用托盘，则每个包装箱上应标有“输往中华人民共和国”的中文字样。

（2）包装箱应该是新的、干净的，并符合中国的植物检疫要求。

4. 检疫处理要求

针对关注的所有有害生物，需要采取运输前气调冷处理措施，技术技术指标为：0℃及以下连续 35 天。

5. 进境检验检疫

如冷处理无效（包括在冷处理的柿子中截获上述检疫性有害生物活体，或者冷处理温度记录核查判定无效），货物将作检疫除害处理、退运或销毁。

如发现任何其他中方关注的检疫性有害生物，相关货物将按照相关规定进行处理、退运或销毁。

第六节｜进境其他植物产品

植物源性食品应符合中国食品安全国家标准要求。中国与特定国家（地区）议定的检验检疫要求中，涉及前述内容的要求以下不再赘述。

官方植物检疫证书用语要求已集中收录在申报业务管理相关章节。

一、植物源性中药材

在《进出境中药材检疫监督管理办法》中规定“（海关总署）对向中国境内输出中药材的境外生产、加工、存放单位实施注册登记管理”。“允许进口境外植物源性中药材注册企业名单”可通过海关总署动植物检疫司网站（http：//dzs. customs. gov. cn）的“首页 > 企业信息 > 植物产品类 > 其他植物产品”栏目，或直接访问“境外动植物及其产品检疫注册登记名单”（https：//scintl. chinaport. gov. cn/aprwebserver/pages/apr/public/html/companyList. html）专题页面查询。

（一）阿富汗（AFG）——藏红花

根据《关于进口阿富汗藏红花检验检疫要求的公告》（国家质检总局公告 2017 年第 53 号），允许符合相关要求的阿富汗藏红花进口。该公告同时发布了检验检疫要求，相关内容摘录如下。

1. 产品范围

阿富汗输华藏红花 *Crocus sativus*。

2. 植物检疫要求

阿富汗输华藏红花须符合阿富汗和中国植物检疫有关法律法规和安全卫生标准；藏红花柱头不得带有土壤，不得带有杂草籽或其他动植物残体，不得带有病原体（包括菌种、毒种）、害虫及桃蚜 *Myzus persicae*、葶苈独行菜 *Lepidium draba* 等其他有害生物。

3. 包装及运输要求

阿富汗输华藏红花柱头每一包装必须符合中国植物检疫要求，应有明显的“本产品输往中华人民共和国”的中文字样、品名、种植基地、加工企业和出口商英文信息（包括地址）的标志。

（二）刚果（布）（COG）——茯苓

根据《关于进口刚果共和国茯苓植物检疫要求的公告》（海关总署公告 2024 年第 125 号），允许符合相关要求的刚果共和国茯苓进口。该公告同时发布了植物检疫要求，相关内容摘录如下。

1. 产品范围

茯苓，是指在刚果共和国野生或种植的多孔菌科真菌茯苓（学名：*Poria cocos*；英文名：Poria）的干燥菌核。

2. 企业注册登记要求

输华茯苓生产、加工和存放企业应经刚果共和国官方审核，并经中华人民共和国海关总署批准注册。注册信息应包括名称、地址及注册号码，以便在出口货物不符合相关规定时准确溯源。

在贸易开始前，刚方应向中方提供注册名单，经中方审核批准后在海关总署网站公布。

3. 关注的检疫性有害生物

（1）菜豆象 *Acanthoscelides obtectus*。

（2）谷斑皮蠹 *Trogoderma granarium*。

4. 生产加工要求

（1）在刚方的监督与指导下，输华茯苓企业应采取控制病虫害的系统管理综合措施，包括疫情监测、综合防控及收获后处理等，并保存相关记录。

（2）有害生物监测与防治应在专业技术人员指导下完成，技术人员应接受刚方或其授权机构的培训。

（3）一旦在监测中发现中方关注的检疫性有害生物，企业应及时采取相应防治措施，以确保输华茯苓不带中方关注的检疫性有害生物。

（4）输华茯苓应清除土壤、杂质并进行干燥。

5. 包装及运输要求

（1）包装材料应干净卫生且未使用过，符合中国有关植物检疫要求。如使用木质包装，应符合国际植物检疫措施标准第 15 号（ISPM 15）要求。

（2）每个包装箱上应以中文或英文标注产品名称、国家、产地（省、市或地区）、种植基地和包装厂名称或其注册号码等可追溯信息。每个包装箱和托盘应以中文或英文标注“输往中华人民共和国”或“Exported to the People’s Republic of China”。

（3）装载输华茯苓的运输工具或集装箱应在装运时检查是否具备良好的卫生条件。运输工具或集装箱应加施封识，抵达中国进境口岸时其封识应完好无损。

6. 出口前检验检疫要求

（1）输华茯苓由刚方实施检验检疫监管，确认符合要求后，允许向中国出口。

（2）如发现中方关注的检疫性有害生物、土壤或植物残体，整批货物不得出口到中国。刚方应立即暂停相关企业茯苓向中国出口，直到查明原因并采取有效的改进措施。同时，保存相关记录并应要求向中方提供。

（3）经检疫合格的输华茯苓，刚方应按照国际植物检疫措施标准第 12 号（ISPM 12）出具植物检疫证书

（三）老挝（LAO）——植物源性中药材（12 种）

根据《关于进口老挝植物源性中药材植物检疫要求的公告》（海关总署公告 2023 年第 150 号），允许符合相关要求的红豆蔻等 12 种植物源性中药材进口。该公告同时发布了植物检疫要求，相关内容摘录如下。

1. 产品范围

在老挝野生或种植的红豆蔻等 12 种药用植物制品（详见表 18-18）。

表 18-18　老挝输华植物源性中药材种类及中方关注的检疫性有害生物名单

序号	名称	产品描述	中方关注的检疫性有害生物
1	红豆蔻	姜科植物大高良姜 *Alpinia galanga* 的干燥成熟果实	谷斑皮蠹 *Trogoderma granarium* 薇甘菊 *Mikania micrantha*
2	草豆蔻	姜科植物草豆蔻 *Alpinia katsumadai* 的干燥近成熟种子	谷斑皮蠹 *Trogoderma granarium* 薇甘菊 *Mikania micrantha*
3	草果	姜科植物草果 *Amomum tsaoko* 的干燥成熟果实	谷斑皮蠹 *Trogoderma granarium* 薇甘菊 *Mikania micrantha*
4	肉豆蔻	肉豆蔻科植物肉豆蔻 *Myristica fragrans* 的干燥种仁	谷斑皮蠹 *Trogoderma granarium* 薇甘菊 *Mikania micrantha*
5	木蝴蝶	紫葳科植物木蝴蝶 *Oroxylum indicum* 的干燥成熟种子	谷斑皮蠹 *Trogoderma granarium* 薇甘菊 *Mikania micrantha*
6	山药	薯蓣科植物薯蓣 *Dioscorea opposita* 的干燥根茎	谷斑皮蠹 *Trogoderma granarium* 菟丝子属 *Cuscuta* spp. 薇甘菊 *Mikania micrantha*
7	山柰	姜科植物山柰 *Kaempferia galanga* 的干燥根茎	谷斑皮蠹 *Trogoderma granarium* 菟丝子属 *Cuscuta* spp. 薇甘菊 *Mikania micrantha*

表18-18　续

序号	名称	产品描述	中方关注的检疫性有害生物
8	黄精	百合科植物滇黄精 *Polygonatum kingianum*、黄精 *Polygonatum sibiricum* 或多花黄精 *Polygonatum cyrtonema* 的干燥根茎	谷斑皮蠹 *Trogoderma granarium* 菟丝子属 *Cuscuta* spp. 薇甘菊 *Mikania micrantha*
9	百部	百部科植物直立百部 *Stemona sessilifolia*、蔓生百部 *Stemona japonica* 或对叶百部 *Stemona tuberosa* 的干燥块根	谷斑皮蠹 *Trogoderma granarium* 菟丝子属 *Cuscuta* spp. 薇甘菊 *Mikania micrantha*
10	白及	兰科植物白及 *Bletilla striata* 的干燥块茎	谷斑皮蠹 *Trogoderma granarium* 菟丝子属 *Cuscuta* spp. 薇甘菊 *Mikania micrantha*
11	千年健	天南星科植物千年健 *Homalomena occulta* 的干燥根茎	谷斑皮蠹 *Trogoderma granarium* 菟丝子属 *Cuscuta* spp. 薇甘菊 *Mikania micrantha*
12	灵芝	多孔菌科真菌赤芝 *Ganoderma lucidum* 或紫芝 *Ganoderma sinense* 的干燥子实体	谷斑皮蠹 *Trogoderma granarium*

2. 企业注册登记要求

输华中药材生产、加工和存放企业应经老挝官方审核备案，并经中华人民共和国海关总署批准注册。注册信息应包括名称、地址及注册号码，以便在出口货物不符合相关规定时准确溯源。

在贸易开始前，老方应向中方提供注册名单，经中方审核批准后在官方网站公布。未获得中方注册的企业，不得向中国出口中药材。

3. 关注的检疫性有害生物

老方应确保输华中药材不带中方关注的检疫性有害生物，检疫性有害生物名单见前文。

4. 生产加工要求

（1）在老方监督与指导下，输华中药材企业应采取控制病虫害的综合管理措施，包括疫情监测、综合防控及收获后处理等，并保存相关记录。

（2）有害生物监测与防治应在专业技术人员指导下完成。技术人员应通过老方或其授权机构的培训。

（3）一旦在监测中发现中方关注的检疫性有害生物，企业应及时采取相应防治措施，以确保输华中药材不带中方关注的检疫性有害生物。

（4）输华中药材应清除土壤、杂质并进行干燥。

5. 包装及运输要求

（1）在老方监督与指导下，输华中药材企业应采取控制病虫害的综合管理措施，包括疫情监测、综合防控及收获后处理等，并保存相关记录。

（2）有害生物监测与防治应在专业技术人员指导下完成。技术人员应通过老方或其授权机构的培训。

（3）一旦在监测中发现中方关注的检疫性有害生物，企业应及时采取相应防治措施，以确保输华中药材不带中方关注的检疫性有害生物。

（4）输华中药材应清除土壤、杂质并进行干燥。

6. 出口前检验检疫要求

（1）输华中药材由老方实施离境前检验检疫监管，确认符合要求后，允许向中国出口。

（2）如发现中方关注的检疫性有害生物、土壤或植物残体，整批货物不得出口到中国。老方应立即暂停相关企业中药材向中国出口，直到查明原因并采取有效的改进措施。同时，保存相关记录并应要求向中方提供。

（3）经检疫合格的输华中药材，老方应按照国际植物检疫措施标准第 12 号（ISPM 12）出具植物检疫证书。

（四）老挝（LAO）——土茯苓、鸡血藤

根据《关于进口老挝土茯苓和鸡血藤植物检疫要求的公告》（海关总署公告 2022 年第 98 号），允许符合相关要求的老挝土茯苓和鸡血藤进口。该公告同时发布了植物检疫要求，相关内容摘录如下。

1. 产品范围

土茯苓，指在老挝种植和加工的中药材用百合目菝葜科菝葜属光叶菝葜（学名：*Smilax glabra* Roxb.，Liliales：Smilacaceae）的干燥根茎或根茎切片。

鸡血藤，指在老挝种植和加工的中药材用豆目豆科密花豆属密花豆（学名：*Spatholobus suberectus* Dunn，Fabales：Fabaceae）的干燥藤茎或藤茎切片。

2. 企业注册登记要求

向中国出口输华土茯苓和鸡血藤的种植和生产加工企业，应在老挝官方的监督之下，符合中国和老挝相关法律法规的要求。

输华土茯苓和鸡血藤的生产、加工、存放企业应由老挝农业与林业部向中华人民共和国海关总署推荐，中方按照相关规定办理注册登记。企业未经中方注册的，产品不得进口到中国。

3. 关注的检疫性有害生物

（1）老挝输华土茯苓不得带有下列关注的检疫性有害生物：

①菟丝子（属）*Cuscuta* spp.；

②薇甘菊 *Mikania micrantha* Kunth。

（2）老挝输华鸡血藤不得带有下列关注的检疫性有害生物：

①双钩异翅长蠹 *Heterobostrychus aequalis*；

②谷斑皮蠹 *Trogoderma granarium*；

③菟丝子（属）*Cuscuta* spp.；

④薇甘菊 *Mikania micrantha* Kunth。

（3）老挝输华土茯苓和鸡血藤不得带有活虫、杂草种子、土壤以及植物残体和砂砾等杂质。

4. 植物检疫要求

（1）在老方监督与指导下，输华土茯苓和鸡血藤种植基地、加工和包装厂应采取控制病虫害的系统管理综合措施，包括疫情监测、综合防控及产后处理等，保存相关记录。企业的有害生物监测与防治应在技术人员指导下完成。该技术人员须通过老方授权培训机构的培训。

（2）老方应在土茯苓和鸡血藤产区对农药残留、重金属污染物等有毒有害物质进行安全性监控，并将监控情况提供给中方。

（3）一旦发现中方关注的检疫性有害生物，老方应立即暂停该企业产品出口，并将该情况通报中方。老方应敦促企业整改，企业整改合格并经中方确认后方可恢复其产品对华出口。

5. 检疫处理要求

（1）所有输华土茯苓和鸡血藤必须采用烘干方式干燥，不得采用晾晒方式干燥。

（2）每一批输华土茯苓和鸡血藤须实施熏蒸处理，熏蒸指标见表 18-19。

表 18-19　磷化氢熏蒸

最低温度（℃）	剂量（g/m^3）	最低熏蒸时间（d）
10	3	10
20	3	7

6. 包装及运输要求

（1）输华土茯苓和鸡血藤应用符合国际卫生标准的全新材料包装。包装上应有明显的“本产品输往中华人民共和国”的中文字样，并用中文注明以下内容：商品名和学名、规格、生产日期（年/月/日）、批号、保存条件、生产方式、生产地址、生产企业名称及注册号。

（2）以预包装形式输华的土茯苓和鸡血藤，预包装的中文标签应符合中国进口预包装食品标签要求。

（3）输华土茯苓和鸡血藤从包装、贮存到运输的全过程，均应符合中国和老挝的相关卫生要求，防止受到致病微生物或有毒有害物质的污染。输华土茯苓和鸡血藤装运前，运输工具要进行彻底的检查和消毒、杀虫，防止有害生物混入。

（五）蒙古国（MNG）——水飞蓟籽

根据《关于进口蒙古国水飞蓟籽检验检疫要求的公告》（国家质检总局公告 2016 年第 117 号），允许符合相关要求的蒙古国水飞蓟籽进口。该公告同时发布了检验检疫要求，相关内容摘录如下。

1. 产品范围

蒙古国水飞蓟籽（*Silybummarianum Gaertn*）。

2. 生产设施注册登记要求

蒙古国输华水飞蓟籽的生产加工设施应经中华人民共和国海关总署考核认可并注册登记。

3. 植物检疫要求

（1）蒙古国输华水飞蓟籽不得携带以下检疫性有害生物：匍匐矢车菊 *Centaurea repens*、菟丝子属 *Cuscuta* spp.、列当属 *Orobanche* spp. 和豚草属 *Ambrosia* spp.。

（2）蒙古国输华水飞蓟籽须严格进行筛选除杂，不得带有昆虫、螨类、软体动物、土壤，不得混有杂草籽及其他植物残体。

4. 包装及运输要求

蒙古国输华水飞蓟籽必须用符合中国植物检疫要求的，干净卫生、透气、新的材料包装。每一包装应有明显的“本产品输往中华人民共和国”的中文字样以及可以识别水飞蓟籽的品名、加工厂、出口商名称和地址的中文信息。

蒙古国输华水飞蓟籽装运前，运输工具要进行彻底的检查和消毒、杀虫处理，防止有害生物混入水飞蓟籽中。

（六）尼泊尔（NPL）——植物源性中药材（15 种）

根据《关于进口尼泊尔植物源性中药材植物检疫要求的公告》（海关总署公告 2023 年第 126 号），允许符合相关要求的余甘子等 15 种尼泊尔植物源性中药材进口。该公告同时发布了植物检疫要求，相关内容摘录如下。

1. 产品范围

在尼泊尔野生或种植的余甘子等 15 种药用植物制品（详见表 18-20）。

表 18-20　尼泊尔输华植物源性中药材种类及中方关注的检疫性有害生物名单

序号	名称	产品描述	中方关注的检疫性有害生物
1	余甘子	大戟科植物余甘子 *Phyllanthus emblica* 的干燥成熟果实	四纹豆象 *Callosobruchus maculatus* 鹰嘴豆象 *Callosobruchus analis* 菜豆象 *Acanthoscelides obtectus* 法国野燕麦 *Avena ludoviciana*
2	重楼	百合科植物七叶一枝花 *Paris polyphylla* 的干燥根茎	四纹豆象 *Callosobruchus maculatus* 鹰嘴豆象 *Callosobruchus analis* 菜豆象 *Acanthoscelides obtectus*
3	沉香	瑞香科植物白木香 *Aquilaria sinensis* 或马来沉香 *Aquilaria malaccensis*（异名：*Aquilaria agallocha*）含有树脂的干燥木材	四纹豆象 *Callosobruchus maculatus* 鹰嘴豆象 *Callosobruchus analis* 菜豆象 *Acanthoscelides obtectus* 亚洲足距小蠹 *Xylosandrus crassiusculus*
4	波棱瓜子	葫芦科植物波棱瓜 *Herpetospermum pedunculosum* 的干燥种子	四纹豆象 *Callosobruchus maculatus* 鹰嘴豆象 *Callosobruchus analis* 菜豆象 *Acanthoscelides obtectus*
5	九里香	芸香科植物九里香 *Murraya exotica*、千里香 *Murraya paniculata* 和调料九里香 *Murraya koenigii* 的干燥叶	四纹豆象 *Callosobruchus maculatus* 鹰嘴豆象 *Callosobruchus analis* 菜豆象 *Acanthoscelides obtectus*
6	决明子	豆科植物钝叶决明 *Cassia obtusifolia* 或决明（小决明）*Cassia tora*（异名：*Senna tora*）的干燥成熟种子	四纹豆象 *Callosobruchus maculatus* 鹰嘴豆象 *Callosobruchus analis* 菜豆象 *Acanthoscelides obtectus* 法国野燕麦 *Avena ludoviciana*
7	檀香	檀香科植物檀香 *Santalum album* 树干的干燥心材	四纹豆象 *Callosobruchus maculatus* 鹰嘴豆象 *Callosobruchus analis* 菜豆象 *Acanthoscelides obtectus* 亚洲足距小蠹 *Xylosandrus crassiusculus*
8	印度獐牙菜	龙胆科植物印度獐牙菜 *Swertia chirayita* 的干燥全草	四纹豆象 *Callosobruchus maculatus* 鹰嘴豆象 *Callosobruchus analis* 菜豆象 *Acanthoscelides obtectus* 法国野燕麦 *Avena ludoviciana*
9	黄精	百合科植物滇黄精 *Polygonatum kingianum*、黄精 *Polygonatum sibiricum*、多花黄精 *Polygonatum cyrtonema*、卷叶黄精 *Polygonatum cirrhifolium* 或轮叶黄精 *Polygonatum verticillatum* 的干燥根茎	四纹豆象 *Callosobruchus maculatus* 鹰嘴豆象 *Callosobruchus analis* 菜豆象 *Acanthoscelides obtectus*
10	香豆蔻	姜科植物香豆蔻 *Amomum subulatum* 的干燥成熟果实	四纹豆象 *Callosobruchus maculatus* 鹰嘴豆象 *Callosobruchus analis* 菜豆象 *Acanthoscelides obtectus* 法国野燕麦 *Avena ludoviciana*

表18-20　续

序号	名称	产品描述	中方关注的检疫性有害生物
11	灵芝	多孔菌科真菌赤芝 *Ganoderma lucidum* 或紫芝 *Ganoderma sinense* 的干燥子实体	四纹豆象 *Callosobruchus maculatus* 鹰嘴豆象 *Callosobruchus analis* 菜豆象 *Acanthoscelides obtectus*
12	藏茜草	茜草科植物光茎茜草 *Rubia wallichiana* 和西藏茜草 *Rubia tibetica* 及同属数种植物的干燥根及根茎	四纹豆象 *Callosobruchus maculatus* 鹰嘴豆象 *Callosobruchus analis* 菜豆象 *Acanthoscelides obtectus* 法国野燕麦 *Avena ludoviciana*
13	荜茇	胡椒科植物荜茇 *Piper longum* 的干燥近成熟或成熟果穗	四纹豆象 *Callosobruchus maculatus* 鹰嘴豆象 *Callosobruchus analis* 菜豆象 *Acanthoscelides obtectus*
14	阿魏	伞形科植物新疆阿魏 *Ferula sinkiangensis*、阜康阿魏 *Ferula fukanensis* 或印度阿魏 *Ferula narthrex* 的树脂	四纹豆象 *Callosobruchus maculatus* 鹰嘴豆象 *Callosobruchus analis* 菜豆象 *Acanthoscelides obtectus*
15	鸭嘴花	爵床科植物鸭嘴花 *Justicia adhatoda* 的干燥叶	四纹豆象 *Callosobruchus maculatus* 鹰嘴豆象 *Callosobruchus analis* 菜豆象 *Acanthoscelides obtectus* 法国野燕麦 *Avena ludoviciana*

2. 企业注册登记要求

输华中药材生产、加工和存放企业应经尼泊尔官方审核备案，并经中华人民共和国海关总署批准注册。注册信息应包括名称、地址及注册号码，以便在出口货物不符合相关规定时准确溯源。

在贸易开始前，尼方应向中方提供注册名单，经中方审核批准后及时在官方网站公布。未获得中方注册的企业，不得向中国出口中药材。

3. 关注的检疫性有害生物

尼方应确保输华中药材不带中方关注的检疫性有害生物，检疫性有害生物名单详见前文。

4. 生产加工要求

（1）在尼方监督与指导下，输华中药材企业应采取控制病虫害的系统管理综合措施，包括疫情监测、综合防控及收获后处理等，并保存相关记录。

（2）有害生物监测与防治应在专业技术人员指导下完成。技术人员应接受尼方或其授权机构的培训。

（3）一旦在监测中发现中方关注的检疫性有害生物，企业应及时采取相应防治措施，以确保输华中药材不带中方关注的检疫性有害生物。

（4）输华中药材应清除土壤、杂质并进行干燥。

5. 包装及运输要求

（1）包装材料应干净卫生、未使用过，符合中国有关植物检疫要求。

（2）每个包装上应以中文或英文标注产品名称、国家、产地（省份、城市或地区）、企业名称或其注册号码等可追溯信息，并以中文或英文标注“输往中华人民共和国”或“Exported to the People’s Republic of China”。

（3）如使用木质包装，应符合国际植物检疫措施标准第15号（ISPM 15）要求。

（4）运输工具或集装箱应在装运时检查是否具备良好的卫生条件。运输工具或集装箱应加施封识，抵达中国进境口岸时其封识应完好无损。

6. 出口前检验检疫要求

（1）输华中药材由尼方实施离境前检验检疫监管，确认符合要求后，允许向中国出口。

（2）如发现中方关注的检疫性有害生物、土壤或植物残体，整批货物不得出口到中国。尼方应立即暂停相关企业中药材向中国出口，直到查明原因并采取有效的改进措施。同时，保存相关记录并应要求向中方提供。

（3）经检疫合格的输华中药材，尼方应按照国际植物检疫措施标准第12号（ISPM 12）出具植物检疫证书。

（七）乌兹别克斯坦（UZB）——西红花

根据《关于进口乌兹别克斯坦西红花植物检疫要求的公告》（海关总署公告2024年第83号），允许符合相关要求的乌兹别克斯坦西红花进口。该公告同时发布了植物检疫要求，相关内容摘录如下。

1. 产品范围

西红花，是指在乌兹别克斯坦野生或种植的鸢尾科植物番红花（学名：*Crocus sativus*；英文名：saffron）的干燥柱头。

2. 企业注册登记要求

输华西红花种植基地和加工包装厂应在乌兹别克斯坦官方审核备案，并经中华人民共和国海关总署批准注册。注册信息应包括名称、地址及注册号码，以便在出口货物不符合相关规定时准确溯源。

在开始贸易前，乌方应向中方提供注册名单，经中方审核批准后在海关总署网站上公布。

3. 关注的检疫性有害生物

（1）烟草脆裂病毒 Tobacco rattle virus。

（2）菜豆黄花叶病毒 Bean yellow mosaic virus（BYMV）。

（3）鳞球茎茎线虫 *Ditylenchus dipsaci*。

4. 生产加工要求

（1）输华西红花种植基地应在乌方监管下建立完善质量管理体系和溯源管理体系，实施良好农业操作规范（GAP），维持种植卫生条件，如周围无影响西红花生产的污染源、及时清理植物病残体等，并实施有害生物综合治理（IPM），包括有害生物监测调查，物理、化学或生物防治，以及农事操作等其他防控措施。

（2）输华种植基地应在乌方监管下，针对中方关注的检疫性有害生物开展有害生物监测和综合管理。有害生物监测与防治应在专业技术人员指导下实施。技术人员应当接受乌方或其授权机构的培训。

（3）输华种植基地应保留有害生物监测和防治记录至少两年，并应要求向中方提供。有害生物监测及防治记录应当至少包括监测时间、发现的有害生物名称、采取的防治措施以及所使用化学品的使用日期、有效成分和浓度等详细信息。

（4）输华西红花的加工、包装、储藏和装运过程，须在乌方或其授权官员检疫监督下进行。

（5）输华西红花的加工包装厂应整洁卫生，地面需硬化，具有原料场和成品库。

（6）输华西红花的存放、加工、包装、储藏等功能区相对独立、布局合理，且与生活区采取隔离措施并有适当距离。

（7）输华西红花在加工过程中，应经过挑拣、筛选、干燥等工序，以确保不带土壤、杂草籽或其他有害生物。

5. 包装及运输要求

（1）包装材料应干净卫生、未使用过，符合中国有关植物检疫要求。如使用木质包装，须符合国际植物检疫措施标准第 15 号（ISPM 15）要求。

（2）每个包装箱上应用中文或英文标注产品名称、国家、产地、种植基地名称或其注册号码、加工包装厂名称或其注册号码等可追溯信息。每个包装箱需用中文或英文标注“输往中华人民共和国”或“Exported to the People’s Republic of China”。

（3）装载输华西红花的运输工具或集装箱必须在装运时检查是否具备良好的卫生条件。运输工具或集装箱应加施封识，抵达中国进境口岸时其封识应完好无损。

（4）加工包装厂应建立溯源体系以保证输华西红花可追溯加工包装日期、来源种植基地名称、出口日期、出口数量、输入国家、运输工具或集装箱号码等信息。

6. 出口前检验检疫要求

（1）乌方应对输华西红花实施出口前检疫，确保其不携带中方关注的检疫性有害生物。

（2）如发现中方关注的检疫性有害生物、植物残体或土壤，整批货物不得出口中国。

（3）经检疫合格的输华西红花，乌方应按国际植物检疫措施标准第 12 号（ISPM 12）出具植物检疫证书。

（八）印度尼西亚（IDN）——天竺黄

根据《关于进口印度尼西亚天竺黄植物检疫要求的公告》（海关总署公告 2023 年第 97 号），允许符合相关要求的印度尼西亚天竺黄进口。该公告同时发布了植物检疫要求，相关内容摘录如下。

1. 产品范围

天竺黄，是指产自印度尼西亚禾本科植物青皮竹（*Bambusa textilis*）或华思劳竹（*Schizostachyum chinense*）等秆内分泌液干燥后的块状物，不直接供人食用。

2. 企业注册登记要求

输华天竺黄加工企业应在印度尼西亚官方审核备案，并由中华人民共和国海关总署批准注册。注册信息应包括名称、地址及注册号码。在贸易开始前，印尼方应向中方提供注册企业名单。经中方审核批准后，中方将在海关总署网站上公布。

3. 关注的检疫性有害生物

海关总署公告 2023 年第 97 号未提及。

4. 生产加工要求

（1）输华天竺黄加工、包装、储藏和装运过程，须在印尼方或其授权官员检疫监管下进行。

（2）在印尼方监督与指导下，输华天竺黄加工企业应采取综合管理措施控制病虫害，防止化学残留物、重金属、其他有毒有害物质对产品的污染，并保存相关记录。综合管理措施应在技术人员指导下完成。该技术人员须通过印尼方或其授权机构的培训。

（3）印尼方应对天竺黄定期开展农药残留、重金属污染物等有毒有害物质安全性监控，并应要求将监控记录提供给中方。

（4）输华天竺黄加工过程中，应经人工挑选、分级和清洁等工序，以确保不带有害生物活体、杂草种子、土壤以及植物残体和砂砾等杂质。天竺黄应在干净卫生的密闭环境内干燥，不允许采用露天环境中自然晾晒。

（5）输华天竺黄的储藏应采取防虫、防潮等措施，防止受到致病微生物或有毒有害物质的污染。

（6）加工企业应建立溯源体系以保证输华天竺黄可追溯至供货来源的种植基地，应记录产地信息、加工包装日期、天竺黄数量、出口日期、出口数量、输往国家、集装箱号码、封识号码等信息。如加工过程中使用化学药剂的，应记录化学药剂的使用日期、名称、有效成分、剂量等信息。记录应保留至少两年。

5. 包装及运输要求

（1）包装材料应干净卫生、未使用过，符合中国有关植物检疫要求。

（2）每个包装箱上应以中文或英文标注商品名、规格、生产日期（年/月/日）、批号、保存条件、出口国家、产区（省、市或县）、加工企业名称或注册号码。每个包装箱和托盘应用中文或英文标注“输往中华人民共和国”或“Exported to the People’s Republic of China”。

（3）如使用木质包装，须符合国际植物检疫措施标准第 15 号（ISPM 15）相关要求。

（4）输华天竺黄应使用干净卫生的密闭集装箱运输，并加施封识，抵达中国进境口岸时其封识应保持完好无损。

6. 出口前检验检疫要求

（1）贸易开展后的一年内，印尼方应按照 2%的比例对每批输华天竺黄进行抽样检查。如一年内没有发生检验检疫问题，抽样比例降为 1%。

（2）如发现产品不符合中国植物检疫和中药材有关法律法规及相关安全卫生标准和要求的，整批货物不得出口到中国。印尼方应查明原因，并采取改进措施。同时，保存查获记录，应要求提供给中方。

（3）经检疫合格的天竺黄，印尼方应出具植物检疫证书。

二、新鲜蔬菜、调味料

“允许进口境外新鲜蔬菜注册登记企业名单”和“允许进口境外调味料注册登记企业名单”可通过海关总署动植物检疫司网站（http：//dzs. customs. gov. cn）的“首页 > 企业信息 > 植物产品类 > 其他植物产品”栏目，或直接访问“境外动植物及其产品检疫注册登记名单”（https：//scintl. chinaport. gov. cn/aprwebserver/pages/apr/public/html/companyList. html）专题页面查询。

（一）埃及（EGY）——干辣椒

根据《关于进口埃及干辣椒植物检疫要求的公告》（海关总署公告 2024 年第 67 号），允许符合相关要求的埃及干辣椒进口。该公告同时发布了检验检疫要求，相关内容摘录如下。

1. 产品范围

干辣椒，是指以在埃及种植的食用辣椒（*Capsicum annuum* L.）为原料，经自然晾晒或其他干制工艺加工后的产品。

2. 生产设施注册登记要求

输华干辣椒种植基地和加工包装厂均应在埃及官方审核备案，并经中华人民共和国海关总署批准注册。注册信息应包括名称、地址、产品和注册号码，以便在输华干辣椒不符合相关规定时准确溯源。

3. 关注的有害生物

（1）烟草环斑病毒 Tobacco ringspot virus（TRSV）。

（2）番茄斑萎病毒 Tomato spotted wilt virus（TSWV）。

（3）马铃薯纺锤块茎类病毒 Potato spindle tuber viroid（PSTVd）。

（4）菊迪卡氏菌 *Dickeya chrysanthemi*。

（5）瓜列当 *Orobanche aegyptiaca*。

（6）弯形列当 *Orobanche cernua*。

（7）分枝列当 *Orobanche ramosa*。

4. 种植基地管理要求。

（1）输华干辣椒种植基地应在埃方监管下建立完善质量管理体系和溯源管理体系，实施良好农业操作规范（GAP），维持种植卫生条件，如周围无影响干辣椒生产的污染源、及时清理植物病残体等，并实施有害生物综合治理（IPM），包括有害生物监测调查、物理、化学或生物防治以及农事操作等其他防控措施。

（2）输华种植基地应在埃方监管下，针对中方关注的检疫性有害生物开展有害生物监测和综合管理。输华种植基地有害生物监测与防治应在专业技术人员指导下实施。技术人员应当接受埃方或其授权机构的培训。输华种植基地应保留有害生物监测和防治记录至少2年，并应要求向中方提供。有害生物监测及防治记录应至少包括监测时间、发现的有害生物名称、采取的防治措施以及所使用化学品的使用日期、有效成分和浓度等详细信息。

（3）针对烟草环斑病毒、番茄斑萎病毒、马铃薯纺锤块茎类病毒、菊迪卡氏菌，种植基地应在生长至收获期间每2周开展一次监测，确保不发生这4种有害生物。如发现这4种有害生物，该种植基地本生长季辣椒不得作为输华干辣椒生产原料。

5. 加工和包装厂管理要求

（1）输华干辣椒注册加工包装厂应建立溯源体系以保证输华干辣椒可追溯至注册种植基地，记录加工包装日期、来源种植基地名称或其注册号码、数量、出口日期、出口数量、输入国家、运输工具或集装箱号码等信息。

（2）输华干辣椒的加工、包装、储藏和装运过程，应在埃方或其授权人员检疫监管下进行。

（3）输华干辣椒的加工包装厂应整洁卫生、地面硬化，具有原料场和成品库。

（4）输华干辣椒的存放、加工、包装、储藏等功能区应相对独立、布局合理，与生活区采取隔离措施并保持适当距离。

（5）输华干辣椒在加工过程中，应经过人工挑拣、筛选、清洁等工序，以确保不带昆虫、植物残体、土壤和其他外来杂质。

6. 包装要求

（1）包装材料应干净卫生且未使用过，符合中国有关植物检疫要求。如使用木质包装，须符合国际植物检疫措施标准第15号（ISPM 15）的要求。

（2）每个包装箱上应以中文或英文标注产品名称、国家、产地、种植基地和加工包装厂名称或其注册号等可追溯信息。每个包装箱和托盘需用中文或英文标注"输往中华人民共和国"或"Exported to the People's Republic of China"。

（3）装载输华干辣椒的运输工具或集装箱必须在装运时检查是否具备良好的卫生条件。运输工具或集装箱应加施封识，抵达中国进境口岸时其封识应完好无损。

7. 出口前检验检疫

（1）出口前，埃方应对输华干辣椒实施检验检疫。经埃方检验检疫合格并确认符合要求的干辣椒，允许向中国出口。

（2）在贸易开始的前2年内，埃方应按照2%的比例对每批输华干辣椒进行抽样检查。如2年内没有发生植物检疫问题，抽样比例降为1%。

（3）如发现中方关注的检疫性有害生物、植物残体或土壤，整批货物不得向中国出口。埃方应查明原因，并采取改进措施。同时，保存查获记录，应要求提供给中方。

（4）经检疫合格的干辣椒，埃方应出具植物检疫证书。

（二）巴基斯坦（PAK）——干辣椒

根据《关于进口巴基斯坦干辣椒植物检疫要求的公告》（海关总署公告2023年第96号），允许符合相关要求的巴基斯坦干辣椒进口。该公告同时发布了检验检疫要求，相关内容摘录如下。

1. 产品范围

干辣椒，是指以在巴基斯坦种植的食用辣椒（*Capsicum annuum* L.）为原料，经自然晾晒或其他干制工艺加工后的产品。

2. 生产设施注册登记要求

输华干辣椒种植基地和加工包装企业应在巴基斯坦官方审核备案，并经中华人民共和国海关总署批准注册。注册信息应包括名称、地址及注册号码。

3. 关注的有害生物

（1）四纹豆象 *Callosobruchus maculatus*。

（2）谷斑皮蠹 *Trogoderma granarium*。

（3）列当属 *Orobanche* spp. 。

（4）马铃薯 A 病毒 Potato virus A（PVA）。

（5）番茄丛矮病毒 Tomato bushy stunt virus（TBSV）。

（6）番茄斑萎病毒 Tomato spotted wilt virus（TSWV）。

（7）番茄环斑病毒 Tomato ringspot virus（ToRSV）。

（8）棉花黄萎病菌 *Verticillium dahliae*。

4. 种植基地管理要求。

（1）输华种植基地应在巴方监管下建立完善质量管理体系和溯源管理体系，实施良好农业操作规范，维持种植卫生条件，如周围无影响辣椒生产的污染源、及时清理植物病残体等，并实施有害生物综合治理，包括有害生物监测、化学或生物防治以及农事操作等控制措施。

（2）针对番茄斑萎病毒和番茄环斑病毒，输华干辣椒应来自经中方认可的番茄斑萎病毒、番茄环斑病毒非疫产地或非疫生产点。非疫产地或非疫生产点的建立应遵循国际植物检疫措施标准第 10 号的原则，由中方和巴方共同批准。巴方应及时向中方提供非疫产地或非疫生产点维护的相关资料。

（3）巴方应针对中方关注的检疫性有害生物开展监测。

（4）输华种植基地的有害生物监测与防治应在技术人员指导下完成，技术人员应接受巴方或其授权机构的培训。

（5）输华种植基地应保留有害生物的监测和防治记录，并应要求向中方提供。防治记录应包括在生长季节使用的化学药剂名称、活性成分、日期、药剂浓度及使用量等信息。

5. 加工和包装厂管理要求

（1）输华干辣椒的加工、包装、储藏和装运过程，应在巴方或其授权官员检疫监督下进行。

（2）加工包装企业应具备良好的卫生条件，地面需硬化，具有原料场和成品库。

（3）输华干辣椒的存放、加工、包装、储藏等功能区应相对独立、布局合理，且与生活区采取隔离措施并有适当距离。

（4）输华干辣椒在加工过程中，应经过人工挑拣、筛选、清洁等工序，以确保不带植物残体和土壤等。

（5）加工包装企业应建立溯源体系，以保证输华干辣椒可追溯至注册种植基地，记录加工包装日期、来源种植基地名称或其注册号码、数量、出口日期、出口数量、输入国家、运输工具或集装箱号码等信息。

6. 包装要求

（1）包装材料应干净卫生、未使用过，符合中国有关植物检疫要求。

（2）每个包装上应以英文标注产品名称、产地（区、市或县）、国家、种植基地名称及其注册号码、加工包装企业名称及其注册号码等可追溯信息。每个包装应以中文或英文标注“输往中华人民共和国”或“Exported to the People’s Republic of China”。

（3）如使用木质包装，应符合国际植物检疫措施标准第 15 号的要求。

（4）装载输华干辣椒的运输工具或集装箱应在装运时检查是否具备良好的卫生条件。运输工具或集装箱应加施封识，抵达中国进境口岸时其封识应完好无损。

7. 出口前检验检疫

（1）在贸易开展后的两年内，巴方应按照2%的比例对包装好的输华干辣椒进行抽样检查。如两年内没有发生植物检疫问题，抽样比例降为1%。

（2）如发现中方关注的检疫性有害生物、枝叶或土壤，该批货物不得出口中国。巴方应查明原因，并采取改进措施。同时，保存查获记录，应要求提供给中方。

（3）经检疫合格的干辣椒，巴方应出具植物检疫证书。

（三）比利时（BEL）——甜椒

根据《关于进口比利时甜椒植物检疫要求的公告》（海关总署公告2024年第9号），允许符合相关要求的比利时甜椒进口。该公告同时发布了检验检疫要求，相关内容摘录如下。

1. 产品范围

甜椒，是指在比利时境内种植和加工（分拣或包装）的甜椒（*Capsicum annuum* 或 *Capsicum grossum*）果实。

2. 生产设施注册登记要求

输华甜椒种植基地、包装厂应经比利时官方审核备案，并经中华人民共和国海关总署批准注册。注册信息应包括名称、地址、产品和注册号码，以便在输华甜椒不符合相关规定时准确溯源。

3. 关注的有害生物

（1）粿纹夜蛾 *Chrysodeixis chalcites*。

（2）三叶斑潜蝇 *Liriomyza trifolii*。

（3）尖镰孢菌 *Fusarium oxysporum*。

（4）番茄斑萎病毒 Tomato spotted wilt virus（TSWV）。

（5）番茄褐色皱果病毒 Tomato brown rugose fruit virus（ToBRFV）。

4. 种植基地管理要求

（1）输华甜椒种植基地应在比方监管下建立完善的质量管理体系和溯源体系，实施良好农业操作规范（GAP），维持种植基地卫生条件，如周围无影响甜椒生产的污染源，并执行有害生物综合治理（IPM），包括有害生物监测、化学防治、生物防治以及农事操作等控制措施。

（2）输华种植基地的植物检疫措施必须在具有有害生物防控和监测等植物检疫知识的技术人员指导下实施。技术人员应当接受比方培训。

（3）输华种植基地应保留有害生物监测及防治记录至少两年，并应要求向中方提供。有害生物监测和防治记录应当至少包括监测时间、发现的有害生物名称、采取的防治措施，以及生长季节使用的化学药剂名称、有效成分、使用剂量及时间等信息。

（4）针对番茄褐色皱果病毒，比方应基于国际植物检疫措施标准第4号（ISPM 4）原则建立番茄褐色皱果病毒非疫区，并得到中方的认可。应要求，比方应及时向中方提供非疫区维护的相关资料。如在非疫区内发现番茄褐色皱果病毒，相关非疫区地位将被暂停。比方应在48小时内通报中方，并立即启动应急计划。比方根除疫情并经中方批准后，非疫区地位方可恢复。若未建立非疫区的，比方应实施田间调查，确认种植基地在生长季未发生番茄褐色皱果病毒，并在出口前对该批果实抽取代表性样品，采用RT-PCR或实时荧光RT-PCR方法进行检测，如检测结果为阳性，该种植基地甜椒不得向中国出口。

（5）针对粿纹夜蛾、三叶斑潜蝇，种植基地应在甜椒生长季每周开展一次监测，如发现上述有害生物，应及时采取有效防控措施。

（6）针对尖镰孢菌，种植基地应在甜椒生长季至少每月开展一次监测。如发现可疑症状，应采取样品送实验室检测。如确认为尖镰孢菌，应及时采取有效防控措施。

（7）针对番茄斑萎病毒，种植基地应在甜椒生长季每周开展一次监测，如发现可疑症状，应采取样品送实验室检测。如确认为番茄斑萎病毒，则该种植基地的甜椒不得向中国出口。

5. 加工和包装厂管理要求

（1）输华甜椒的加工、包装、储藏和装运过程，应在比方或其授权人员检疫监管下进行。

（2）输华甜椒的包装应在注册包装厂完成。包装厂应保证原料来自注册种植基地。包装厂及冷库应具备良好的卫生条件，并具有防虫网或紫外线灯等防护设施以防受有害生物再感染。

（3）在加工过程中，甜椒应经人工挑拣、筛选、清洁等工序，以确保不带有害生物活体、植物残体、土壤和其他外来杂质。

（4）为保持甜椒的质量，包装好的甜椒如需储藏应立即入库，并单独存放，避免受到有害生物的再次感染。

（5）注册包装厂或出口商应建立溯源体系，以保证输华甜椒可追溯至注册种植基地，记录加工处理和包装日期、来源种植基地名称或其注册号码、甜椒数量、出口日期、出口数量、目的地国家、集装箱号码、封识号码等信息。记录应保留至少两年。

6. 包装要求

（1）包装材料应干净卫生、未使用过，符合中国有关植物检疫要求。如使用木质包装，应符合国际植物检疫措施标准第 15 号（ISPM 15）要求。

（2）每个包装箱上应以中文或英文标注产品名称、出口国家、种植基地名称或注册号码、包装厂名称或注册号码等信息。每个托盘应以中文或英文标注“输往中华人民共和国”或“Exported to the People’s Republic of China”。如没有采用托盘（如航空货物），则每个包装箱应采用同样标注。

（3）装载输华甜椒的集装箱应具备良好的卫生条件，并加施封识，抵达中国进境口岸时其封识应完好无损。

7. 出口前检验检疫

（1）比方应对输华甜椒实施出口前检疫，确保其不带中方关注的检疫性有害生物。

（2）在贸易开始的前两年，比方应对每批货物按照 2%的比例进行抽样检查。如果前两年内没有发生植物检疫问题，抽查样品比例可降为 1%。

（3）如果发现中方关注的检疫性有害生物、土壤或植物残体，整批货物不得出口到中国。比方应立即暂停相关种植基地及包装厂甜椒出口，直到查明原因并采取有效的改进措施。同时，保存相关记录并应要求向中方提供。

（4）经出口前检疫合格的货物，比方应出具植物检疫证书。

（四）比利时（BEL）——芽球菊苣

根据《关于进口比利时芽球菊苣植物检疫要求的公告》（海关总署公告 2023 年第 81 号），允许符合相关要求的比利时芽球菊苣进口。该公告同时发布了检验检疫要求，相关内容摘录如下。

1. 产品范围及允许的产地

产品范围：新鲜芽球菊苣（又称“维特罗夫菊苣”）的可食用芽球部分，以下简称“芽球菊苣”，学名 *Cichorium intybus* var. *foliosum*，英文名 Witloof chicory。

允许的产地：比利时芽球菊苣产区。

2. 生产设施注册登记要求

输华芽球菊苣催花场所（以下称“种植基地”）、包装厂须经比利时官方审核备案，并经中华人民共和国海关总署批准注册。注册信息包括名称、地址、产品和注册号码。

3. 关注的有害生物

（1）菊迪卡氏菌 *Dickeya chrysanthemi*。

（2）尖镰孢菌 *Fusarium oxysporum*。

（3）马铃薯坏疽病菌 *Phoma exigua* var. *exigua*。

（4）隐地疫霉菌 *Phytophthora cryptogea*。

（5）红腐疫霉菌 *Phytophthora erythroseptica*。

（6）苜蓿黄萎病菌 *Verticillium albo-atrum*。

（7）棉花黄萎病菌 *Verticillium dahliae*。

4. 种植基地管理要求

（1）输华种植基地应在比方监管下建立完善的质量管理体系和溯源体系，实施良好农业操作规范（GAP），维持种植基地卫生条件，如周围无影响芽球菊苣生产的污染源、及时清理落叶和其他植物残体等，并执行有害生物综合治理（IPM），包括有害生物监测、化学防治、生物防治以及农事操作等控制措施，避免和最大程度降低中方关注的检疫性有害生物的发生。

（2）输华种植基地应在生长至收获期间至少每月开展一次监测。如果在监测过程中发现中方关注的检疫性有害生物，应及时采取防控措施。同时该种植基地本生长季节芽球菊苣不得向中国出口。

（3）输华种植基地的植物检疫措施须在具有有害生物防控和监测等植物检疫知识的技术人员指导下实施。技术人员应当接受比方或其授权机构的培训。

（4）输华种植基地应保留有害生物监测及防治记录至少两年，并应要求向中方提供。有害生物监测和防治记录应当至少包括监测时间、发现的有害生物名称、采取的防治措施，以及生长季节使用的化学药剂名称、有效成分、使用剂量及时间等信息。

5. 加工和包装厂管理要求

（1）输华芽球菊苣的加工、包装、储藏和装运过程，须在比方或其授权人员检疫监管下进行。

（2）输华芽球菊苣的包装须在注册包装厂完成。包装厂应确保原料来自注册种植基地。包装厂及冷库应具备良好的卫生条件，并具有防虫网等防护设施以防受有害生物再次感染。

（3）输华芽球菊苣在包装过程中，应经剔除、分级等工序，以保证不带有害生物活体、植物残体、土壤和其他外来杂质。

（4）包装好的芽球菊苣如需储藏应立即入库，并单独存放，避免受到有害生物的再次感染。

（5）包装厂应建立溯源体系以保证输华芽球菊苣可追溯至注册种植基地，记录加工包装日期、来源种植基地名称或其注册号码、芽球菊苣数量、出口日期、出口数量、集装箱号码、封识号码等信息。

6. 包装要求

（1）包装材料应干净卫生且未使用过，符合中国有关植物检疫要求。

（2）包装箱上应以中文或英文标注产品名称、国家、产地、种植基地的名称或注册号码、包装厂的名称或注册号码等信息。每个托盘应以中文或英文标注“输往中华人民共和国”或“Exported to the People's Republic of China”。如没有采用托盘（如航空货物），则每个包装应采用同样标注。

（3）如使用木质包装，须符合国际植物检疫措施标准第15号（ISPM 15）要求。

（4）装箱前应检查集装箱，以确保其具备良好的卫生条件，并记录该项活动，以供比方检查。

7. 出口前检验检疫

（1）贸易开展后的两年内，比方应按照2%的比例对每批输华芽球菊苣进行抽样检查。如两年内没有发生植物检疫问题，抽样比例降为1%。

（2）如发现中方关注的检疫性有害生物活体、土壤或植物残体，该批货物不得出口中国。比方应立即暂停相关种植基地及包装厂出口，直到查明原因并采取有效的改进措施。同时，保存相关记录，并应要求向中方提供。

（3）经检疫合格的芽球菊苣，比方应出具植物检疫证书。

（五）秘鲁（PER）——芦笋

根据《关于秘鲁芦笋准入问题的公告》（国家质检总局公告2015年第40号），允许符合相关要求的秘鲁芦笋进口。该公告同时发布了检验检疫要求，相关内容摘录如下。

1. 产品范围

公告未做限定。

2. 生产设施注册登记要求

秘鲁输华芦笋生产基地和加工厂必须符合议定书确认的检疫要求，由秘鲁国家动植物检疫局指定，并经海关总署认可。

3. 植物检疫要求

（1）秘鲁输华芦笋中不得带有下列检疫性有害生物：夜蛾科一种 *Copitarsia corruda*、南美玉米苗斑螟 *Elasmopalpus lignosellus*、瘿蚊科一种 *Prodiplosis longifila*、芦笋枯萎病 *Fusarium oxysporum* 和鳞球茎茎线虫 *Ditylenchus dipsaci*。

（2）秘鲁输华芦笋不得带有土壤，不得混有杂草籽及其他植物残体。

4. 包装及运输要求

秘鲁输华芦笋必须用符合中国植物检疫要求，干净、卫生、透气、新的包装材料。每一包装应有明显的"本产品输往中华人民共和国"的中文或英文字样以及可以识别芦笋的品种、加工厂、出口商名称和地址的中文或英文信息。用于直接销售的包装上必须有符合中国国家标准要求的中文标签。

秘鲁输华芦笋装运的中转箱及运输工具要进行彻底的检查和消毒处理，防止有害生物混入芦笋中。

（六）俄罗斯（RUS）——菊芋

根据《关于进口俄罗斯菊芋植物检疫要求的公告》（海关总署公告 2024 年第 62 号），允许符合相关要求的俄罗斯菊芋进口。该公告同时发布了检验检疫要求，相关内容摘录如下。

1. 产品范围及允许的产地

菊芋（*Helianthus tuberosus*），是指在俄罗斯联邦境内种植和加工的新鲜或干燥菊芋块茎及其切片，不得做种植用途。

2. 生产设施注册登记要求

输华菊芋注册生产、加工和存放企业应由俄罗斯官方向中华人民共和国海关总署推荐，中方将对俄方提供的企业进行评估审核并注册。

3. 关注的有害生物

（1）马铃薯腐烂茎线虫 *Ditylenchus destructor*。

（2）菊迪卡氏菌 *Dickeya chrysanthemi*。

（3）核盘菌 *Sclerotinia sclerotiorum*。

（4）向日葵白锈病菌 *Pustula tragopogonis*。

（5）大丽花轮枝孢 *Verticillium dahliae*。

4. 生产加工要求

（1）俄方应按照俄罗斯联邦法律要求，采取综合管理措施防止和限制检疫性有害生物在菊芋生产、加工和储存场所的传播。

（2）俄方应确保输华菊芋不带中方关注的检疫性有害生物、活虫、杂草种子、土壤、植物残体等杂质，输华菊芋须符合中国的法律要求。

5. 包装要求

（1）输华菊芋应由企业使用新的、无毒性的材料包装。

（2）包装要用中文和英文标明菊芋商品名称、拉丁学名、重量、技术特征、批号、产品储存条件，企业名称、地址和注册号码，加工包装地点、日期（日/月/年）等相关信息。每个包装应标注

“The product is exported to the People’s Republic of China.”（本产品输往中华人民共和国）。

6. 出口前检验检疫

（1）输华菊芋由俄方实施联邦植物检疫监管，确认符合要求后，允许向中国出口。

（2）经检疫合格的货物，输华菊芋应随附俄方按照国际标准出具的植物检疫证书。

（七）法国（FRA）——分葱

根据《关于进口法国分葱检验检疫要求的公告》（海关总署公告 2018 年第 161 号），允许符合相关要求的法国分葱进口。该公告同时发布了检验检疫要求，相关内容摘录如下。

1. 产品范围

在法国种植和加工的用于食用的分葱（*Allium cepa* var. *aggreatum*）。

2. 生产包装企业要求

法国输华分葱包装厂须符合中国植物检疫要求，经法兰西共和国农业食品部注册并推荐，经海关总署审核认可并注册登记。获得注册登记的法国输华分葱生产企业名单可在海关总署网站查询。

3. 植物检疫要求

（1）法国输华分葱须符合中国植物检疫有关法律法规，由法兰西共和国农业食品部检验检疫合格。

（2）法国输华分葱不得带有下列检疫性有害生物：三叶草斑潜蝇 *Liriomyza trifolii*、海灰翅夜蛾 *Spodoptera littoralis*、洋葱条黑粉菌 *Urocystis cepulae*、番茄黑环病毒 Tomato black ring virus、草莓滑刃线虫 *Aphelenchoides fragariae*、腐烂茎线虫 *Ditylenchus destructor*、鳞球茎茎线虫 *Ditylenchus dipsaci* 和逸去长针线虫 *Longidorus elongatus*。

（3）法国输华分葱不得带有土壤、不得混有杂草种子和植物残体等杂质。

4. 包装要求

法国输华分葱必须用符合中国要求的，干净、卫生、透气、新的材料包装。每一包装应以清晰的中文字样标注“本产品输往中华人民共和国”、分葱的品名、包装厂、出口商名称和地址等可追溯信息。

（八）韩国（KOR）——甜椒

根据《关于进口韩国甜椒检验检疫要求的公告》（海关总署公告 2019 年第 190 号），允许符合相关要求的韩国甜椒进口。该公告同时发布了检验检疫要求，相关内容摘录如下。

1. 产品范围

在韩国温室种植的不同栽培品种的甜椒（Capsicum annuum var. Grossum）。

2. 生产设施注册登记要求

韩国输华甜椒的温室、包装厂及冷藏库应经中方审核认可并注册。

3. 植物检疫要求

（1）进口韩国甜椒应符合中国植物检疫有关法律法规，由韩方检疫合格。

（2）进口韩国甜椒不得带有下列检疫性有害生物：接骨木蚜 *Aphis sambuci Linne*、蔬菜叶象甲 *Listroderes costirostris*、三叶草斑潜蝇 *Liriomyza trifolii* Burgess、樱草植食螨 *Phytonemus pallidus*、琉球球壳蜗牛 *Acustadespecta* Grey、棉花黄萎病菌 *Verticillium dahliae*、番茄斑萎病毒 Tomato spotted wilt virus。

（3）进口韩国甜椒不得带有昆虫、螨类、烂果、土壤，不得混有枝叶等其他杂质。

4. 包装及运输要求

进口韩国甜椒必须用干净卫生且符合中国有关植物检疫要求的全新包装材料进行包装。每个包装箱上应用英文标注甜椒的种类、产地（区、市或县）、国家、温室及其注册号、包装厂及其注册号等信息。每个货物外包装需用中文标出“输往中华人民共和国”。

（九）荷兰（NLD）——甜椒

根据《关于进口荷兰甜椒检验检疫要求的公告》（国家质检总局公告 2016 年第 47 号），允许符合相关要求的荷兰甜椒进口。该公告同时发布了检验检疫要求，相关内容摘录如下。

1. 产品范围

甜椒（*Capsicum annuum*），HS 编码 0709600000。

2. 生产设施注册登记要求

荷兰输华甜椒生产加工企业必须符经海关总署注册登记。

3. 植物检疫要求

荷兰输华甜椒中不得带有下列检疫性有害生物：双斜卷蛾属一种 *Clepsis spectrana*、螟蛾科一种 *Duponchelia fovealis*、三叶斑潜蝇 *Liriomyza trifolii*、桃蚜 *Myzus persicae*、黑白轮枝菌 *Verticillium albo-atrum*、大丽轮枝菌 *Verticillium dahlia*、番茄溃疡病菌 *Clavibacter michiganensis* subsp. Michiganensis、香蕉细菌性枯萎病菌 *Ralstonia solanacearum*、安第斯马铃薯斑驳病毒 Andean potato mottle virus、烟草环斑病毒 Tobacco ringspot virus、番茄斑萎病毒 Tomato spotted wilt virus。

4. 包装及运输要求

荷兰输华甜椒应使用干净、卫生的全新材料包装。每个包装箱上应用英文标注甜椒的种类、产地（区、市或县）、国家、温室或其注册号、包装厂及其注册号等信息，用中文标出“输往中华人民共和国”。

（十）柬埔寨（KHM）——胡椒

根据《进口柬埔寨胡椒植物检疫要求的公告》（海关总署公告 2022 年第 115 号），允许符合相关要求的柬埔寨胡椒进口。该公告同时发布了检验检疫要求，相关内容摘录如下。

1. 产品范围及允许的产地

产品范围：胡椒，学名 *Piper nigrum*，英文名 Peppercorns，仅限以食用胡椒果实为原料，采收后经脱粒、浸泡、烘干等工艺加工后的产品。

允许的产地：柬埔寨胡椒产区。

2. 生产设施注册登记要求

输华胡椒种植基地和加工包装企业须经柬埔寨官方审核备案，并经中华人民共和国海关总署和柬方共同批准注册。注册信息包括名称、地址及注册号，以便在出口货物不符合本议定书相关规定时准确溯源。

3. 关注的有害生物

（1）双钩异翅长蠹 *Heterobostrychus aequalis*。

（2）大谷蠹 *Prostephanus truncates*。

（3）谷斑皮蠹 *Trogoderma granarium*。

（4）胡椒细菌性叶斑病菌 *Xanthomonas axonopodis* pv. *Beticola*。

4. 种植基地管理要求

（1）所有胡椒种植基地应在柬方监管下建立完善质量管理体系和溯源管理体系，实施良好农业操作规范（GAP），维持种植卫生条件，如周围无影响胡椒生产的污染源、及时清理植物病残体等，并实施有害生物综合治理（IPM），包括有害生物监测调查、物理、化学或生物防治以及农事操作等防控措施。

（2）所有胡椒种植基地应在柬方监管下，针对中方关注的检疫性有害生物开展有害生物监测和综合管理。有害生物监测与防治应在专业技术人员指导下实施。技术人员应当接收柬方或其授权机构的培训。

（3）柬方应保留胡椒种植期间有害生物监测和防治记录以及农药残留和重金属污染物等有毒有

害物质监测计划和记录，并应要求向中方提供。防治记录应包括生长季节使用的化学药剂名称、有效成分、使用剂量及时间等信息。

5. 加工和包装厂管理要求

（1）胡椒的加工、包装、储藏和装运过程，须在柬方或其授权官员检疫监督下进行。

（2）胡椒的包装厂应整洁卫生，地面需硬化，具有原料场和成品库。

（3）胡椒的存放、加工、包装、储藏等功能区相对独立、布局合理，且与生活区采取隔离措施并有适当距离。

（4）胡椒在加工过程中，应经过人工挑拣、筛选、清洁等工序，以确保不带昆虫、螨、蜗牛、病果、烂果、草籽、茎叶等植物残体和土壤等。

（5）注册包装厂应建立溯源体系以保证胡椒可追溯至注册种植场，记录加工包装日期、来源种植基地名称或其注册号码、数量、出口日期、出口数量、输入国家、运输工具或集装箱号码等信息。

6. 包装要求

（1）包装材料应干净卫生、未使用过，符合中国有关植物检疫要求。如使用木质包装，须符合国际植物检疫措施标准第 15 号（ISPM15）要求。

（2）每个包装箱上应用中文或英文标注产品名称、国家、产地、种植基地和包装厂名称及其注册号等可追溯信息。每个包装箱和托盘需用中文或英文标注“输往中华人民共和国”或“Exported to the People’s Republic of China”。

（3）装载胡椒的运输工具或集装箱必须在装运时检查是否具备良好的卫生条件。运输工具或集装箱应加施封识，抵达中国进境口岸时其封识应完好无损。

7. 出口前检验检疫

（1）出口前，柬方应按照 2%的比例对包装好的胡椒进行抽样检查。如两年内没有发生植物检疫问题，抽样比例降为 1%。

（2）如发现中方关注的检疫性有害生物、枝叶或土壤，整批货物不得出口中国。柬方应查明原因，并采取改进措施。同时，保存查获记录，应要求提供给中方。

（3）经检疫合格的，柬方应按国际植物检疫措施标准第 12 号（ISPM12）出具植物检疫证书。

（十一）老挝（LAO）——新鲜豆类

根据《关于进口老挝新鲜豆类检验检疫要求的公告》（海关总署公告 2021 年第 31 号），允许符合相关要求的老挝新鲜毛豆、菜豆和豇豆等新鲜豆类进口。该公告同时发布了检验检疫要求，相关内容摘录如下。

1. 产品范围

老挝输华新鲜豆类是指在老挝境内种植和加工的供人类食用的饱满且未成熟的新鲜连荚的毛豆［*Glycine max* （L.）Merr］、新鲜菜豆（*Phaseolus vulgaris* Linn）和新鲜豇豆［*Vigna unguiculata* （L.）Walp］。

2. 生产设施注册登记要求

老挝输华新鲜豆类生产企业有责任确保其输华新鲜豆类符合中国食品安全和植物检疫相关法律法规以及中国食品安全国家标准。

老挝输华新鲜豆类生产、加工、存放单位均须经老挝官方检查、推荐并担保，经中方注册。

老挝输华新鲜豆类应来自获得中方注册的生产企业。获得注册的老挝输华新鲜豆类企业名单，可通过海关总署网站查询。

3. 植物检疫要求

（1）老挝输华新鲜豆类应符合中国的植物检疫法律法规。

（2）老挝输华鲜毛豆不得带有下列检疫性有害生物：螺旋粉虱 *Aleurodicus dispersus*、木薯绵粉蚧

Phenacoccus manihoti、大洋臀纹粉蚧 *Planococcus minor*、刺蒺藜草 *Cenchrus echinatus*、飞机草 *Eupatorium odoratum* L.、薇甘菊 *Mikania micrantha* Kunth。

（3）老挝输华鲜菜豆不得带有下列检疫性有害生物：螺旋粉虱 *Aleurodicus dispersus*、瓜实蝇 *Bactrocera cucurbitae*、南瓜实蝇 *Bactrocera tau*、蚕豆象 *Bruchus rufimanus*、扶桑绵粉蚧 *Phenacoccus solenopsis*、大洋臀纹粉蚧 *Planococcus minor*、薇甘菊 *Mikania micrantha* Kunth。

（4）老挝输华鲜豇豆不得带有下列检疫性有害生物：螺旋粉虱 *Aleurodicus dispersus*、瓜实蝇 *Bactrocera cucurbitae*、新菠萝灰粉蚧 *Dysmicoccus neobrevipes*、扶桑绵粉蚧 *Phenacoccus solenopsis*、薇甘菊 *Mikania micrantha* Kunth。

（5）老挝输华新鲜豆类必须在老挝进行采摘、挑拣等加工程序，剔除茎秆、叶片，不得带有活虫、虫卵、土壤，不得混有杂草种子、植物残体和砂砾等杂质。

（6）老挝输华新鲜豆类装运前，装运工具要进行彻底的检查，防止有害生物混入。

4. 包装及运输要求

老挝输华新鲜豆类必须用干净、卫生、透气、新的、符合植物检疫要求的材料包装。每一包装上应有明显的“本产品输往中华人民共和国/This product will be exported to the People's Republic of China”字样以及产品的品名、产地、加工单位及其注册号、出口商的名称及地址等中文或英文信息。

（十二）卢旺达（RWA）——干辣椒

根据《关于进口卢旺达干辣椒检验检疫要求的公告》（海关总署公告 2021 年第 53 号），允许符合相关要求的卢旺达干辣椒进口。

公告同时发布了检验检疫要求，相关内容摘录如下。

1. 产品范围

卢旺达输华干辣椒是指以在卢旺达种植的食用辣椒（*Cápsicum ánnuum*）为原料，经自然晾晒或其他干制工艺加工后的产品。

2. 生产设施要求

卢旺达干辣椒生产企业有责任确保其输华干辣椒符合中国食品安全和植物检疫相关法律法规以及中国食品安全国家标准。生产、加工、存放单位均须经卢旺达官方注册、推荐并担保，经中华人民共和国海关总署注册。

卢旺达输华干辣椒应来自获得中华人民共和国海关总署注册的生产企业。获得注册的卢旺达输华干辣椒企业名单，可通过海关总署网站查询。

3. 植物检疫要求

（1）应符合中国的植物检疫法律法规。

（2）不得带有下列检疫性有害生物：番茄亚隔孢壳茎腐病菌 *Didymella lycopersici* Klebahn、棉花黄萎病菌 *Verticillium dahliae* Kleb.、菜豆象 *Acanthoscelides obtectus*（Say）、四纹豆象 *Callosobruchus maculatus*（F.）。

（3）不得带有活虫、土壤，不得混有杂草种子、植物残体和砂砾等杂质。

4. 食品安全要求

卢旺达输华干辣椒应符合中国食品安全国家标准和相关法律法规。

5. 包装要求

卢旺达输华干辣椒必须使用干净、卫生、透气、新的、符合植物检疫要求的材料包装。每个包装上应用英文标注产品品名、产地（区/市/县）、国家、种植场及其注册号、加工包装厂及其注册号等可追溯信息，并以清晰中文字样标注“本产品输往中华人民共和国”。

（十三）斯里兰卡（LKA）——锡兰肉桂

根据《关于进口斯里兰卡锡兰肉桂植物检疫要求的公告》（海关总署公告 2023 年第 145 号），允许符合相关要求的斯里兰卡锡兰肉桂进口。该公告同时发布了检验检疫要求，相关内容摘录如下。

1. 产品范围

锡兰肉桂，是指以在斯里兰卡种植的锡兰肉桂（*Cinnamomum verum*）树皮为原料，采收后经干制工艺加工后的产品。

2. 生产设施注册登记要求

输华锡兰肉桂种植基地和加工包装厂应按照斯里兰卡法律法规规定审核备案，并经中华人民共和国海关总署批准注册。注册信息应包括名称、地址及注册号码，以便在出口货物不符合相关规定时准确溯源。

3. 关注的有害生物

泛布大脚蚧 *Kilifia acuminata*

4. 种植基地管理要求

（1）斯方应建立输华锡兰肉桂种植基地溯源体系，确保斯里兰卡输华锡兰肉桂的有效溯源。输华种植基地应实施良好农业操作规范（GAP），维持种植基地卫生条件，如周围无影响锡兰肉桂生产的污染源、及时清理植物病残体等，并实施有害生物综合治理（IPM），包括有害生物监测调查，物理、化学或生物防治以及农事操作等防控措施。

（2）输华种植基地应在斯方监管下，针对中方关注的检疫性有害生物开展有害生物监测和综合管理。

（3）输华种植基地的有害生物监测与防治应在专业技术人员指导下实施。技术人员应当接受斯方或其授权机构的培训。

（4）输华种植基地应保留有害生物监测和防治记录至少两年，并应要求向中方提供。有害生物监测及防治记录应至少包括监测时间、发现的有害生物名称、采取的防治措施以及使用化学药剂的日期、有效成分和浓度等详细信息。

5. 加工和包装厂管理要求

（1）输华锡兰肉桂的加工、包装、储藏和装运过程，应在斯方或斯方授权官员检疫监督下进行。

（2）输华锡兰肉桂的加工包装厂应整洁卫生，地面需硬化，具有原料场和成品库。

（3）输华锡兰肉桂的存放、加工、包装、储藏等功能区应相对独立、布局合理，且与生活区采取隔离措施并有适当距离。

（4）包装好的锡兰肉桂应立即入库储存或使用附加包装，避免受到有害生物的再次感染。

（5）注册加工包装厂应建立溯源体系以保证输华锡兰肉桂可追溯至注册种植基地，记录加工包装日期、来源种植基地名称或其注册号码、数量、出口日期、出口数量、输入国家、运输工具或集装箱号码等信息。记录应保留至少两年。

6. 包装要求

（1）包装材料应干净卫生、未使用过，符合中国有关植物检疫要求。

（2）每个包装箱上应以中文或英文标注产品名称、国家、产地（区、市或县）、种植基地名称或注册号码、加工包装厂名称或注册号码等信息。每个托盘应以中文或英文标注“输往中华人民共和国”或“Exported to the People’s Republic of China”。如没有采用托盘（如航空货物），则每个包装箱应采用同样标注。

（3）如使用木质包装，应符合国际植物检疫措施标准第 15 号（ISPM 15）要求。

（4）装载输华锡兰肉桂的运输工具或集装箱应在装运时检查是否具备良好的卫生条件。运输工具或集装箱应加施封识，抵达中国入境口岸时其封识应完好无损。

7. 出口前检验检疫

（1）在贸易开始的前2年，斯方应按照2%的抽样比例对每批输华锡兰肉桂实施离境前检验检疫。如2年内未发现检疫问题，抽样比例可降低到1%。

（2）如发现中方关注的检疫性有害生物、植物残体或土壤，整批货物不得出口中国。斯方应暂停相关种植基地、加工包装厂锡兰肉桂向中国出口，直到查明原因并采取有效的改进措施。同时，保存查获记录，应要求提供给中方。

（3）经检疫合格的货物，斯方应出具植物检疫证书。

（十四）坦桑尼亚（TZA）——辣椒

根据《关于进口坦桑尼亚辣椒植物检疫要求的公告》（海关总署公告2024年第134号），允许符合相关要求的坦桑尼亚辣椒进口。该公告同时发布了检验检疫要求，相关内容摘录如下。

1. 产品范围

辣椒，是指在坦桑尼亚境内种植和加工的食用辣椒果实（*Capsium* spp.）。

2. 生产设施注册登记要求

输华辣椒种植基地（以下简称种植基地）和包装厂应经坦桑尼亚官方审核，并由中华人民共和国海关总署批准注册。注册信息包括名称、地址及注册号码，以便在出口货物不符合相关规定时准确溯源。

3. 关注的有害生物

（1）瓜实蝇 *Bactrocera cucurbitae*。

（2）地中海实蝇 *Ceratitis capitata*。

（3）纳塔尔小条实蝇 *Ceratitis rosa*。

（4）埃塞俄比亚寡鬃实蝇 *Dacus ciliatus*。

（5）辣椒果实蝇 *Bactrocera latifrons*。

（6）海灰翅夜蛾 *Spodoptera littoralis*。

（7）三叶斑潜蝇 *Liriomyza trifolii*。

（8）番茄斑萎病毒 Tomato spotted wilt virus（TSWV）。

（9）四纹豆象 *Callosobruchus maculatus*。

（10）菜豆象 *Acanthoscelides obtectus*。

（11）马铃薯A病毒 Potato virus A（PVA）。

（12）番茄溃疡病菌 *Clavibacter michiganensis* subsp. *Michiganensis*。

（13）波纹假单胞菌（番茄髓部坏死病菌）*Pseudomonas corrugata*。

（14）丁香假单胞菌丁香致病变种 *Pseudomonas syringae* pv. *syringae*。

（15）大丽花轮枝孢 *Verticillium dahliae*。

4. 种植基地管理要求

（1）种植基地应在坦方监管下建立完善质量管理体系和溯源管理体系，实施良好农业操作规范（GAP），维持种植卫生条件，如周围无影响辣椒生产的污染源、及时清理植物病残体等，并实施有害生物综合治理（IPM），包括有害生物监测、物理、化学或生物防治以及农事操作等其他防控措施。

（2）种植基地应在坦方监管下，针对中方关注的检疫性有害生物开展有害生物监测和综合管理。有害生物监测与防治应在专业技术人员指导下实施。技术人员应当接受坦方或其授权机构的培训。

（3）种植基地应保留有害生物监测和防治记录至少两年，并应要求向中方提供。有害生物监测及防治记录应当至少包括监测时间、发现的有害生物名称、采取的防治措施以及所使用化学品的使用日期、有效成分和浓度等详细信息。

（4）针对埃塞俄比亚寡鬃实蝇、纳塔尔小条实蝇、地中海实蝇、瓜实蝇、辣椒果实蝇等实蝇，种植基地应在辣椒生长季开展目视和诱捕监测，采用悬挂实蝇信息素诱捕器、黄色粘虫板等方式进行监测。一旦监测到实蝇，需进行有效防治。

（5）针对海灰翅夜蛾等中方关注的其他有害生物，种植基地应在生长季进行监测，每周监测一次，重点调查枝干、茎、叶和果实等部位。如在监测中发现有害生物或其相应症状，应及时采取包括如化学或生物防治在内的防治措施，以控制有害生物发生或维持有害生物低度流行水平。

（6）坦方应确保实验室能够取得相应的检疫项目和安全卫生项目的检测鉴定资质，承担相关的植物检疫和安全卫生检验监测工作。

5. 包装厂管理要求

（1）输华辣椒的加工、包装、储藏和装运过程，应在坦方或其授权官员检疫监督下进行。

（2）输华辣椒的包装厂应整洁卫生，地面需硬化，具有原料场和成品库。

（3）输华辣椒的存放、加工、包装、储藏等功能区相对独立、布局合理，且与生活区采取隔离措施并有适当距离。

（4）输华辣椒在加工过程中，应经过人工挑拣、筛选、刷洗或高压水枪冲洗等工序，以确保不带昆虫、螨、蜗牛、病果、烂果、草籽、茎叶等植物残体和土壤等。

（5）注册包装厂应建立溯源体系以保证输华辣椒可追溯至注册种植基地，记录加工包装日期、来源种植基地名称、数量、出口日期、出口数量、输入国家、运输工具或集装箱号码等信息。

6. 包装要求

（1）包装材料应干净卫生、未使用过，符合中国有关植物检疫要求。如使用木质包装，应符合国际植物检疫措施标准第 15 号（ISPM 15）要求。

（2）每个包装箱上应以中文或英文标注产品名称、国家、产地（区、市或县）、种植基地的名称或注册号码、加工包装厂的名称或注册号码等信息。每个托盘应以中文或英文标注“输往中华人民共和国”或“Exported to the People’s Republic of China”。如没有采用托盘（如航空货物），则每个包装箱应采用同样标注。

（3）装载输华辣椒的运输工具或集装箱必须在装运时检查是否具备良好的卫生条件。运输工具或集装箱应加施封识，抵达中国进境口岸时其封识应完好无损。

7. 检疫处理要求

输华新鲜辣椒须在坦方监管下采取检疫处理措施，坦方应先对货物实施熏蒸处理，随后进行冷处理。处理指标如下：

（1）熏蒸处理指标：在果实中心温度不低于 22℃下，使用 $32g/m^3$ 浓度溴甲烷处理 2 小时（熏蒸结束前的浓度不得低于 $18g/m^3$），或使用 $18g/m^3$ 浓度溴甲烷处理 5 小时（熏蒸结束前的浓度不得低于 $13g/m^3$）。

（2）冷处理指标：中心温度 0.56—2.77℃处理 4 天，或中心温度 3.33—8.33℃处理 11 天。

（3）如采用运输途中冷处理，坦方应在产品出口前监测冷藏运输工具中的中心温度并确认符合要求。产品运输途中的果实中心温度应符合上述冷处理指标要求，并保存运输途中的温度记录。

8. 出口前检验检疫

（1）出口前，坦方应按照每批货物 2%的比例对输华辣椒进行抽样检查。如一年内没有发生植物检疫问题，抽样比例降为 1%。

（2）如发现中方关注的检疫性有害生物、枝叶或土壤，整批货物不得出口中国。坦方应查明原因，并采取改进措施。同时，保存查获记录，应要求提供给中方。

（3）经检疫合格的，坦方应按国际植物检疫措施标准第 12 号（ISPM 12）出具植物检疫证书。

（十五）汤加（TON）——南瓜

根据《关于进口汤加南瓜植物检疫要求的公告》（国家质检总局公告 2018 年第 9 号），允许符合相关要求的汤加南瓜进口。该公告同时发布了检验检疫要求，相关内容摘录如下。

1. 产品范围

原产地为汤加的南瓜（*Cucurbita maxima*）。

2. 生产设施注册登记要求

汤加输华南瓜生产加工设施必须符合双方签订的议定书中的检疫要求，由汤方推荐，经中方审核认可并注册登记。

3. 植物检疫要求

（1）汤加输华南瓜应符合中国植物检疫有关法律法规规定。

（2）汤加输华南瓜不得携带下列检疫性有害生物：烟粉虱 *Bemisia tabaci*（Gennadius, 1889）、三叶草斑潜蝇 *Liriomyza trifolii* Burgess、大洋臂纹粉蚧 *Planococcus minor*、短小茎点霉 *Phoma exigua* Desm.（1849）。

（3）汤加输华南瓜应严格进行清洁筛选，不得带有昆虫、软体动物、烂果、杂草、根、土壤及其他植物残体。

4. 包装及运输要求

汤加输华南瓜必须用符合中国植物检疫要求的，干净、卫生、透气、新的材料包装，并单独储藏存放。每个包装箱上应用英文标注南瓜的种类、产地（区、市或县）、出口国家、种植场及备案号、包装厂及备案号等信息。每个货物箱子上需用中文标出“输往中华人民共和国”。

（十六）乌干达（UGA）——干辣椒

根据《关于进口乌干达干辣椒植物检疫要求的公告》（海关总署公告 2024 年第 126 号），允许符合相关要求的乌干达干辣椒进口。该公告同时发布了检验检疫要求，相关内容摘录如下。

1. 产品范围

干辣椒，是指以在乌干达种植的食用辣椒（*Capsicum* spp.）为原料，经自然晾晒或其他干制工艺加工后的产品。

2. 生产设施注册登记要求

输华干辣椒种植基地和加工包装厂均应在乌干达官方审核，并经中华人民共和国海关总署批准注册。注册信息应包括名称、地址、产品和注册号码，以便在输华干辣椒不符合相关规定时准确溯源。

3. 关注的有害生物

（1）谷斑皮蠹 *Trogoderma granarium*。

（2）四纹豆象 *Callosobruchus maculatus*。

（3）菜豆象 *Acanthoscelides obtectus*。

（4）番茄斑萎病毒 Tomato spotted wilt virus（TSWV）。

（5）马铃薯纺锤块茎类病毒 Potato spindle tuber viroid（PSTVd）。

4. 种植基地管理要求

（1）输华干辣椒种植基地（以下简称种植基地）应在乌方监管下建立完善质量管理体系和溯源管理体系，实施良好农业操作规范（GAP），维持种植卫生条件，如周围无影响干辣椒生产的污染源、及时清理植物病残体等，并实施有害生物综合治理（IPM），包括有害生物监测调查、物理、化学或生物防治以及农事操作等其他防控措施。

（2）种植基地应在乌方监管下，针对中方关注的检疫性有害生物开展有害生物监测和综合管理。种植基地有害生物监测与防治应在专业技术人员指导下实施。技术人员应当接受乌方或其授权机构的培训。种植基地应保留有害生物监测和防治记录至少2年，并应要求向中方提供。有害生物监测及防治记录应至少包括监测时间、发现的有害生物名称、采取的防治措施以及所使用化学品的使用日期、有效成分和浓度等详细信息。

（3）针对番茄斑萎病毒、马铃薯纺锤块茎类病毒，种植基地应在生长至收获期间每月开展一次监测，确保不发生这2种有害生物。如发现这2种有害生物，该种植基地本生长季辣椒不得作为输华干辣椒生产原料。

5. 加工和包装厂管理要求

（1）输华干辣椒注册加工包装厂应建立溯源体系以保证输华干辣椒可追溯至注册种植基地，记录加工包装日期、来源种植基地名称或其注册号码、数量、出口日期、出口数量、输入国家、运输工具或集装箱号码等信息。

（2）输华干辣椒的加工、包装、储藏和装运过程，应在乌方或其授权人员检疫监管下进行。

（3）输华干辣椒的加工包装厂应整洁卫生、地面硬化，具有原料场和成品库。

（4）输华干辣椒的存放、加工、包装、储藏等功能区应相对独立、布局合理，与生活区采取隔离措施并保持适当距离。

（5）输华干辣椒在加工过程中，应经过人工挑拣、筛选、清洁等工序，以确保不带昆虫、螨、蜗牛、病果、烂果、草籽、茎叶等植物残体、土壤和其他外来杂质。

6. 包装要求

（1）包装材料应干净卫生且未使用过，符合中国有关植物检疫要求。如使用木质包装，须符合国际植物检疫措施标准第15号（ISPM15）的要求。

（2）每个包装箱上应以中文或英文标注产品名称、国家、产地、种植基地和加工包装厂名称或其注册号等可追溯信息。每个包装箱和托盘需用中文或英文标注“输往中华人民共和国”或“Exported to the People’s Republic of China”。

（3）装载输华干辣椒的运输工具或集装箱必须在装运时检查是否具备良好的卫生条件。运输工具或集装箱应加施封识，抵达中国进境口岸时其封识应完好无损。

7. 出口前检验检疫

（1）出口前，乌方应对输华干辣椒实施检验检疫。经乌方检验检疫合格并确认符合本公告要求的干辣椒，允许向中国出口。

（2）在贸易开始的前2年内，乌方应按照2%的比例对每批输华干辣椒进行抽样检查。如2年内没有发生植物检疫问题，抽样比例降为1%。

（3）如发现中方关注的检疫性有害生物、植物残体或土壤，整批货物不得向中国出口。乌方应查明原因，并采取改进措施。同时，保存查获记录，应要求提供给中方。

（4）经检疫合格的干辣椒，乌方应出具植物检疫证书。

（十七）乌兹别克斯坦（UZB）——菜豆

根据《关于进口乌兹别克斯坦菜豆检验检疫要求的公告》（海关总署公告2022年第94号），允许符合相关要求的乌兹别克斯坦菜豆进口。该公告同时发布了检验检疫要求，相关内容摘录如下。

1. 产品范围及允许的产地

产品范围：在乌兹别克斯坦境内种植和加工，用于食用或食品加工用的非种用的菜豆（*Phaseolus vulgaris*）的籽实。

允许的产地：乌兹别克斯坦全境。

2. 生产设施注册登记要求

输华菜豆应来自乌兹别克斯坦共和国植物保护和检疫署考核批准的生产、加工、存放企业。生产、加工、存放企业由乌方向中华人民共和国海关总署推荐，经中方检查或审查通过后予以注册登记，在中方网站上公布并动态更新。

3. 关注的检疫性有害生物

（1）菜豆象 *Acanthoscelides obtectus*。

（2）菊花滑刃线虫 *Aphelenchoides ritzemabosi*。

（3）丁香假单胞菌丁香致病变种 *Pseudomonas syringae* pv. Syringae。

4. 植物检疫要求

乌方应对输华菜豆种植、收获、储存、运输、出口等过程进行指导和监管，确保从包装、贮存到运输的全过程，均应符合中方和乌方的相关安全卫生要求，防止受到致病微生物或有毒有害物质的污染。

经检验检疫合格的菜豆允许向中国出口。输华菜豆不得带土壤、活虫、虫卵，不得混入杂草种子、植物残体和砂砾等杂质。

5. 包装及运输要求

输华菜豆以包装形式运输，采用符合中方要求的新的材料包装。每一包装应使用英文标注“This product is exported to the People’s Republic of China”字样以及产品的品名、产地、加工单位及其注册号、出口商的名称及地址等信息。

输华菜豆运输工具应符合卫生防疫要求，装运前应进行彻底的检查，防止有害生物混入。

（十八）乌兹别克斯坦（UZB）——红辣椒

根据《关于进口乌兹别克斯坦红辣椒检验检疫要求的公告》（海关总署公告 2019 年第 134 号），允许符合相关要求的乌兹别克斯坦红辣椒进口。该公告同时发布了检验检疫要求，相关内容摘录如下。

1. 产品范围

在乌兹别克斯坦共和国种植和加工的用于食用的红辣椒（*Cápsicum ánnuum*）。

2. 生产设施注册登记要求

乌兹别克斯坦输华红辣椒的农场、加工包装厂及储藏库应经中方审核认可并注册登记。

3. 植物检疫要求

（1）进口乌兹别克斯坦红辣椒应符合中国植物检疫有关法律法规，由乌方检疫合格。

（2）进口乌兹别克斯坦红辣椒不得带有下列检疫性有害生物：移去长针线虫 *Longidorus elongates*（de Man）Thorne & Swanger、大丽轮枝菌 *Verticillium dahlia* Klebahn、芸苔油壶菌 *Olpidium brassicae*（Woronin）P. A. Dang.、番茄斑萎病毒 Tomato spotted wilt tospovirus。

（3）进口乌兹别克斯坦红辣椒不得带有活虫、土壤，不得混有杂草种子、植物残体和沙砾等杂质。

4. 包装及运输要求

进口乌兹别克斯坦红辣椒必须用干净、卫生、透气、新的材料包装。每个包装箱上应用英文标注红辣椒的品名、产地（区、市或县）、国家、农场及其注册号、加工包装厂及其注册号等可追溯信息。每一包装需用中文标出“输往中华人民共和国”。

（十九）乌兹别克斯坦（UZB）——干辣椒

根据《关于进口乌兹别克斯坦干辣椒检验检疫要求的公告》（海关总署公告 2020 年第 116 号），允许符合相关要求的乌兹别克斯坦干辣椒进口。

公告同时发布了检验检疫要求，相关内容摘录如下。

1. 产品范围

乌兹别克斯坦输华干辣椒是指以在乌兹别克斯坦种植的食用红辣椒（*Cápsicum ánnuum*）为原料，经自然晾晒或其他干制工艺加工后的产品。

2. 生产设施要求

乌兹别克斯坦输华干辣椒生产企业及储藏库均须经乌方推荐，经中方注册。

乌兹别克斯坦输华干辣椒应来自获得中方注册的生产企业。获得注册的乌兹别克斯坦输华干辣椒企业名单，请通过海关总署网站查询。

3. 植物检疫要求

（1）乌兹别克斯坦输华干辣椒应符合中国的植物检疫法律法规。

（2）乌兹别克斯坦输华干辣椒不得带有下列检疫性有害生物：列当属 *Orobanche* spp. 、移去长针线虫 *Longidorus elongatus*（de Man）Thorne & Swanger、大丽轮枝菌 *Verticillium dahliae* Klebahn、芸苔油壶菌 *Olpidium brassicae*（Woronin）P. A. Dang. 、番茄斑萎病毒 Tomato spotted wilt tospovirus。

（3）乌兹别克斯坦输华干辣椒不得带有活虫、土壤，不得混有杂草种子、植物残体和砂砾等杂质。

4. 食品安全要求

乌兹别克斯坦输华干辣椒应符合中国食品安全相关法律法规以及中国食品安全国家标准。

5. 包装要求

乌兹别克斯坦输华干辣椒必须用干净、卫生、透气、新的材料包装。每一包装上应用英文标注干辣椒的品名、产地（区、市或县）、国家、种植场及其注册号、生产企业及其注册号，并用中文标出“本产品输往中华人民共和国”。

三、咖啡豆、可可豆

按照海关总署发布的《中华人民共和国进口食品境外生产企业注册管理规定》制度要求：未烘焙的咖啡豆与可可豆的境外生产企业由所在国家（地区）主管当局向海关总署推荐注册。所在国家（地区）主管当局应当对其推荐注册的企业进行审核检查，确认符合注册要求后，向海关总署推荐注册。“允许进口境外未烘焙咖啡豆、未烘焙可可豆注册企业名单”可通过海关总署动植物检疫司网站（http：//dzs. customs. gov. cn）的“首页 > 企业信息 > 植物产品类 > 其他植物产品”栏目，或直接访问“境外动植物及其产品检疫注册登记名单”（https：//scintl. chinaport. gov. cn/aprwebserver/pages/apr/public/html/companyList. html）专题页面查询。

（一）埃塞俄比亚（ETH）——咖啡豆

根据《关于进口埃塞俄比亚咖啡豆植物检疫要求的公告》（海关总署公告 2023 年第 142 号），允许符合相关要求的埃塞俄比亚咖啡豆进口。该公告同时发布了检验检疫要求，相关内容摘录如下。

1. 产品范围及允许的产地

产品范围：埃塞俄比亚咖啡豆，英文 Coffee Beans，是指在埃塞俄比亚种植和加工的未经烘焙脱壳咖啡（*Coffea arabica* L.）籽粒，已去除外皮、果肉、内果皮及银皮，经干燥、筛选等工艺制成。

允许的产地：埃塞俄比亚全境。

2. 境外生产企业注册登记要求

未烘焙的咖啡豆与可可豆的境外生产企业由所在国家（地区）主管当局向海关总署推荐注册。

3. 关注的有害生物

输华咖啡豆不得携带以下有害生物：

（1）咖啡果小蠹 *Hypothenemus hampei*。

（2）卡哈瓦刺盘孢（咖啡浆果炭疽病菌）*Colletotrichum kahawae*。

（3）咖啡枯萎病菌 *Fusarium xylarioides*。

（4）田野菟丝子 *Cuscuta campestris*。

4. 生产要求

（1）埃塞方应当按照相关国际植物检疫措施标准，在咖啡生长和咖啡豆的生产加工、存放期间，对中方关注的检疫性有害生物开展疫情调查和综合防治管理。有害生物疫情调查与综合防治应在技术人员指导下完成。技术人员须通过埃塞方授权培训机构的培训。在有害生物防治工作中，不得使用中方禁止使用的农药。

（2）根据中方需要，埃塞方应向中方提交有害生物发生情况的调查报告和综合防治记录。

（3）咖啡豆在生产加工过程中，需采取措施，剔除霉变豆、虫蛀豆、异物，不得带活虫、虫卵、土壤，不得混有杂草种子、植物残体和砂砾等杂质。

5. 包装及运输要求

（1）加工好的咖啡豆应单独存放，与销往其他市场的咖啡豆及未加工的咖啡豆隔离分开，防止受到污染。咖啡豆应使用干净卫生、新的、符合植物检疫要求的材料包装。每一包装上应标明"本产品输往中华人民共和国/This product will be exported to the People´s Republic of China"英文字样以及产品品名、加工企业及其注册登记号等中文或英文信息。

（2）装运前，装运工具要进行彻底的检查，防止受到有害生物污染。

6. 产品及出口前检疫要求

咖啡豆不得带有中方关注的有害生物。咖啡豆应符合中国进境植物检疫法律法规和中国食品安全国家标准。

出口前，埃塞方须对输华咖啡豆实施检验检疫，对符合要求的出具植物检疫证书。

（二）巴布亚新几内亚（PNG）——咖啡豆、可可豆

根据《关于进口巴布亚新几内亚咖啡豆、可可豆植物检疫要求的公告》（海关总署公告 2024 年第 63 号），允许符合相关要求的巴布亚新几内亚咖啡豆、可可豆进口。该公告同时发布了检验检疫要求，相关内容整理如下：

1. 产品范围及允许的产地

产品范围：

（1）巴布亚新几内亚咖啡豆，学名 *Coffea arabica* L.，英文名 coffee beans，是指在巴布亚新几内亚境内种植和加工的未经烘焙脱壳咖啡籽粒，已去除外皮、果肉、内果皮及银皮，经干燥、筛选等工艺制成。

（2）巴布亚新几内亚可可豆，学名 *Theobroma cacao* L.，英文名 cocoa beans，是指在巴布亚新几内亚境内种植和加工的未经烘焙可可籽粒，去除果肉和果荚，经发酵、干燥、筛选等工艺制成。

允许的产地：巴布亚新几内亚全境。

2. 境外生产企业注册登记要求

未烘焙的咖啡豆与可可豆的境外生产企业由所在国家（地区）主管当局向海关总署推荐注册。

3. 关注的有害生物

输华咖啡豆不得携带以下有害生物：

（1）咖啡果小蠹 *Hypothenemus hampei*。

（2）可可梢枯蠕孢丛赤壳菌 *Albonectria rigidiuscula*。

（3）锥孢座坚壳 *Rosellinia bunodes*。

（4）微皮伞属真菌 *Marasmiellus scandens*。

（5）木层孔褐根腐病菌 *Phellinus noxius*。

输华可可豆不得携带以下有害生物：

（1）飞机草 *Chromolaena odorata*。

（2）薇甘菊 *Mikania micrantha*。

（3）可可梢枯蠕孢丛赤壳菌 *Albonectria rigidiuscula*。

（4）木层孔褐根腐病菌 *Phellinus noxius*（*Pyrrhoderma noxium*）。

（5）小孔硬孔菌 *Rigidoporus microporus*。

4. 生产要求

（1）巴新方应当按照相关国际植物检疫措施标准，在咖啡、可可生长和咖啡豆、可可豆的生产加工、存放期间，对中方关注的检疫性有害生物开展疫情调查和综合防治管理。有害生物疫情调查与综合防治应在技术人员指导下完成。技术人员须通过巴新方授权机构的培训。在有害生物防治工作中，不得使用中方禁止使用的农药。

（2）根据中方需要，巴新方应向中方提供有害生物发生情况的调查报告和综合防治记录。巴布亚新几内亚咖啡、可可上发生新的有害生物时，巴新方应及时将相关情况及采取的控制措施向中方通报，以便中方开展评估。

（3）咖啡豆、可可豆在生产加工过程中，需采取措施，剔除霉变豆、虫蛀豆、异物，不得带活虫、虫卵、土壤，不得混有杂草种子、植物残体和砂砾等杂质。

5. 包装及运输要求

（1）加工好的咖啡豆、可可豆应单独存放，与销往其他市场的咖啡豆、可可豆以及未加工的咖啡豆、可可豆隔离分开，防止受到污染。

（2）咖啡豆、可可豆应使用干净卫生、新的、符合植物检疫要求的材料包装。每一包装上应标明“本产品输往中华人民共和国/This product will be exported to the People’s Republic of China”中英文字样以及产品的品名、加工企业及其注册登记号等中文或英文信息。

（3）装运前，装运工具要进行彻底的检查，防止受到有害生物污染。

6. 产品及出口前检疫要求

咖啡豆、可可豆不得带中方关注的检疫性有害生物。咖啡豆、可可豆应符合中国进口植物检疫法律法规和中国食品安全国家标准。

出口前，巴新方须对输华咖啡豆/可可豆实施检验检疫，对符合要求的出具植物检疫证书。

如发现输华咖啡豆/可可豆中有活体昆虫的，应在出口前进行有效的检疫处理，检疫处理的方法、时间、温度、药剂等信息应在植物检疫证书中注明。

（三）玻利维亚（BOL）——咖啡豆

根据《关于进口玻利维亚咖啡豆检验检疫要求的公告》（海关总署公告2019年第128号），允许符合相关要求的玻利维亚咖啡豆进口。该公告同时发布了检验检疫要求，相关内容摘录如下。

1. 产品范围

玻利维亚咖啡豆，指在玻利维亚种植和加工的未经烘焙和已脱壳的咖啡（*Coffea arabica* L.）籽粒（不含内果皮）。

2. 境外生产企业注册登记要求

未烘焙的咖啡豆与可可豆的境外生产企业由所在国家（地区）主管当局向海关总署推荐注册。

3. 植物检疫要求

（1）玻利维亚输华咖啡豆应符合中国进口植物检验检疫法律法规要求，不得带有土壤、不得混有杂草种子、其他谷物和植物残体等。

（2）玻利维亚输华咖啡豆应不带有中方关注的检疫性有害生物：咖啡果小蠹 *Hypothenemus hampei*（Ferrari）。

（3）玻利维亚输华咖啡豆应实施磷化氢熏蒸处理。熏蒸温度：18℃~23℃；磷化氢剂量：57%的磷化铝 $6g/m^3$ 或有效成分磷化氢 $2g/m^3$；熏蒸处理时间：168h。

4. 包装及运输要求

玻利维亚输华咖啡豆必须用符合中国植物检疫要求的，干净、卫生、透气、新的材料包装。每一包装应有明显的“本产品输往中华人民共和国”的中文字样以及可以识别咖啡豆的品名、加工厂、出口商名称和地址的中文信息。

（四）布隆迪（BDI）——咖啡豆

根据《关于进口布隆迪咖啡豆植物检疫要求的公告》（海关总署公告2024年第117号），允许符合相关要求的布隆迪咖啡豆进口。该公告同时发布了检验检疫要求，相关内容摘录如下。

1. 产品范围及允许的产地

产品范围：布隆迪咖啡豆（Coffee Beans），是指在布隆迪种植和加工的未经烘焙脱壳咖啡（*Coffea Arabica* L.）籽粒，已去除外皮、果肉、内果皮及银皮等，经干燥、筛选等工艺制成。

允许的产地：布隆迪全境。

2. 境外生产企业注册登记要求

未烘焙的咖啡豆与可可豆的境外生产企业由所在国家（地区）主管当局向海关总署推荐注册。

3. 关注的有害生物

输华咖啡豆不得携带以下有害生物：

（1）咖啡果小蠹 *Hypothenemus hampei*。

（2）巴西豆象 *Zabrotes subfasciatus*。

（3）菜豆象 *Acanthoscelides obtectus*。

4. 生产要求

（1）布方应当按照相关国际植物检疫措施标准，在咖啡生长和咖啡豆的生产加工、存放期间，对中方关注的检疫性有害生物开展疫情调查和综合防治管理。有害生物疫情调查与综合防治应在技术人员指导下完成。技术人员须通过布方授权机构的培训。在有害生物防治工作中，不得使用中方禁止使用的农药。

（2）根据中方需要，布方应向中方提交有害生物发生情况的调查报告和综合防治记录。布隆迪咖啡发生新的有害生物时，布方应及时将相关情况及采取的控制措施向中方通报，以便中方开展评估。

（3）咖啡豆在生产加工过程中，需采取措施，剔除霉变豆、虫蛀豆、异物，不得带活虫、虫卵、土壤，不得混有杂草种子、植物残体和砂砾等杂质。

5. 包装及运输要求

（1）加工好的咖啡豆应单独存放，与销往其他市场的咖啡豆及未加工的咖啡豆隔离分开，防止受到污染。出口前，应对咖啡豆实施必要的熏蒸处理，以杀灭仓储性害虫。

（2）咖啡豆应使用干净卫生、新的、符合植物检疫要求的材料包装。每一包装上应标明“本产品输往中华人民共和国/This product will be exported to the People’s Republic of China”中英文字样以及产品的品名、加工企业及其注册登记号等中文或英文信息。

（3）装运前，装运工具要进行彻底的检查，防止受到有害生物污染。

6. 产品及出口前检疫要求

咖啡豆不得带有中方关注的检疫性有害生物，应符合中国植物检疫法律法规和中国食品安全国家标准。

出口前，布方须对输华咖啡豆实施检验检疫，对符合要求的出具植物检疫证书。经熏蒸处理的，熏蒸剂的名称、使用剂量、处理温度和持续时间等信息需在植物检疫证书中注明。

（五）洪都拉斯（HND）——咖啡豆

根据《关于进口洪都拉斯咖啡豆植物检疫要求的公告》（海关总署公告2023年第67号），允许符合相关要求的洪都拉斯咖啡豆进口。该公告同时发布了检验检疫要求，相关内容摘录如下。

1. 产品范围及允许的产地

产品范围：洪都拉斯咖啡豆，学名 *Coffea arabica* L.，英文名 coffee beans，是指在洪都拉斯境内种植和加工的未经烘焙脱壳咖啡籽粒，已去除外皮、果肉、内果皮及银皮，经干燥、筛选等工艺制成。

允许的产地：洪都拉斯全境。

2. 境外生产企业注册登记要求

未烘焙的咖啡豆与可可豆的境外生产企业由所在国家（地区）主管当局向海关总署推荐注册。

3. 关注的有害生物

输华咖啡豆不得携带以下有害生物：

（1）咖啡果小蠹 *Hypothenemus hampei*。

（2）大谷蠹 *Prostephanus truncatus*。

（3）可可梢枯蠕孢丛赤壳菌（可可花瘿病菌）*Albonectria rigidiuscula*。

（4）茶寄生性线腐病菌 *Corticium koleroga*。

（5）咖啡美洲叶斑病菌 *Mycena citricolor*。

（6）锥孢座坚壳 *Rosellinia bunodes*。

4. 生产要求

（1）洪方应当按照相关国际植物检疫措施标准，在咖啡生长和咖啡豆的生产加工、存放期间，对中方关注的检疫性有害生物开展疫情调查和综合防治管理。有害生物疫情调查与综合防治应在技术人员指导下完成。技术人员须经洪方授权机构培训。在有害生物防治工作中，不得使用中方禁止使用的农药。

（2）根据中方需要，洪方应向中方提交有害生物发生情况的调查报告和综合防治记录。洪都拉斯咖啡上发生新的有害生物时，洪方应及时将相关情况及采取的控制措施向中方通报，以便中方开展评估。

（3）咖啡豆在生产加工过程中，需采取措施，剔除霉变豆、虫蛀豆、异物，不得带活虫、虫卵、土壤，不得混有杂草种子、植物残体和砂砾等杂质。出口前，应对咖啡豆实施必要的熏蒸处理，以杀灭仓储性害虫。

5. 包装及运输要求

（1）加工好的咖啡豆应单独存放，与销往其他市场的咖啡豆及未加工的咖啡豆隔离分开，防止受到污染。

（2）咖啡豆应使用干净卫生、新的、符合植物检疫要求的材料包装。每一包装上应标明“本产品输往中华人民共和国/This product will be exported to the People’s Republic of China”中英文字样以及产品的品名、加工企业及其注册登记号等中文或英文信息。

（3）装运前，装运工具要进行彻底的检查，防止受到有害生物污染。

6. 产品及出口前检疫要求

咖啡豆不得带有中方关注的检疫性有害生物。咖啡豆应符合中国进口植物检疫法律法规和中国食品安全国家标准。

出口前，洪方须对输华咖啡豆实施检验检疫，对符合要求的出具植物检疫证书。

（六）圣多美和普林西比（STP）——可可豆

根据《关于进口圣多美和普林西比可可豆植物检疫要求的公告》（海关总署公告 2024 年第 120 号），允许符合相关要求的圣多美和普林西比可可豆进口。该公告同时发布了检验检疫要求，相关内容摘录如下。

1. 产品范围及允许的产地

产品范围：圣多美和普林西比可可豆，英文名 Cocoa Beans，是指在圣多美和普林西比种植和加工的未经烘焙可可（*Theobroma cacao* L.）籽粒，去除果肉和果荚，经发酵、干燥、筛选等工艺制成。

允许的产地：圣多美和普林西比全境。

2. 境外生产企业注册登记要求

未烘焙的咖啡豆与可可豆的境外生产企业由所在国家（地区）主管当局向海关总署推荐注册。

3. 关注的有害生物

输华可可豆不得携带以下有害生物：

（1）花生豆象 *Caryedon serratus*。

（2）大核疫霉/可可黑荚病菌 *Phytophthora megakarya*。

4. 生产要求

（1）圣普方应当按照相关国际植物检疫措施标准，在可可生长和可可豆的生产加工、存放期间，对中方关注的检疫性有害生物开展疫情调查和综合防治管理。有害生物疫情调查与综合防治应在技术人员指导下完成。技术人员须通过圣普方授权机构的培训。在有害生物防治工作中，不得使用中方禁止使用的农药。

（2）根据中方需要，圣普方应向中方提交有害生物发生情况的调查报告和综合防治记录。圣多美和普林西比可可发生新的有害生物时，圣普方应及时将相关情况及采取的控制措施向中方通报，以便中方开展评估。

（3）可可豆在生产加工过程中，需采取措施，剔除霉变豆、虫蛀豆、异物，不得带活虫、虫卵、土壤，不得混有杂草种子、植物残体和砂砾等杂质。

5. 包装及运输要求

（1）加工好的可可豆应单独存放，与销往其他市场的可可豆及未加工的可可豆隔离分开，防止受到污染。

（2）可可豆应使用干净卫生、新的、符合植物检疫要求的材料包装。每一包装上应标明“This product will be exported to the People’s Republic of China”（本产品输往中华人民共和国）英文字样以及产品的品名、加工企业名称及注册登记号等中文或英文信息。

（3）装运前，装运工具要进行彻底的检查，防止受到有害生物污染。

6. 产品及出口前检疫要求

可可豆不得带有中方关注的检疫性有害生物，应符合中国进境植物检疫法律法规和中国食品安全国家标准。

出口前，圣普方须对输华可可豆实施检验检疫，对符合要求的出具植物检疫证书。经熏蒸处理的，熏蒸剂的名称、使用剂量、处理温度和持续时间等信息需在植物检疫证书中注明。

（七）所罗门群岛（SLB）——咖啡豆、可可豆

根据《关于进口所罗门群岛咖啡豆、可可豆植物检疫要求的公告》（海关总署公告 2024 年第 88 号），允许符合相关要求的所罗门群岛咖啡豆、可可豆进口。该公告同时发布了检验检疫要求，相关内容整理如下：

1. 产品范围及允许的产地

产品范围：所罗门群岛咖啡豆（Coffee Beans）、可可豆（Cocoa Beans），是指在所罗门群岛种植和加工的未经烘焙脱壳咖啡（*Coffea arabica* L.）、可可（*Theobroma cacao* L.）籽粒，已去除外皮、果肉、内果皮及银皮等，经干燥、筛选等工艺制成。

允许的产地：所罗门群岛全境。

2. 境外生产企业注册登记要求

未烘焙的咖啡豆与可可豆的境外生产企业由所在国家（地区）主管当局向海关总署推荐注册。

3. 关注的有害生物

输华咖啡豆不得携带以下有害生物：

（1）咖啡果小蠹 *Hypothenemus hampei*。

（2）刺茄 *Solanum torvum*。

输华可可豆不得携带以下有害生物：

（1）薇甘菊 *Mikania micrantha*。

（2）可可花瘿病菌 *Albonectria rigidiuscula*。

4. 生产要求

（1）所方应当按照相关国际植物检疫措施标准，在咖啡、可可生长和咖啡豆、可可豆的生产加工、存放期间，对中方关注的检疫性有害生物开展疫情调查和综合防治管理。有害生物疫情调查与综合防治应在技术人员指导下完成。技术人员须通过所方授权机构的培训。在有害生物防治工作中，不得使用中方禁止使用的农药。

（2）根据中方需要，所方应向中方提交有害生物发生情况的调查报告和综合防治记录。所罗门群岛咖啡和可可发生新的有害生物时，所方应及时将相关情况及采取的控制措施向中方通报，以便中方开展评估。

（3）咖啡豆、可可豆在生产加工过程中，需采取措施，剔除霉变豆、虫蛀豆、异物，不得带活虫、虫卵、土壤，不得混有杂草种子、植物残体和砂砾等杂质。

5. 包装及运输要求

（1）加工好的咖啡豆、可可豆应单独存放，与销往其他市场的咖啡豆、可可豆以及未加工的咖啡豆、可可豆隔离分开，防止受到污染。

（2）咖啡豆、可可豆应使用干净卫生、新的、符合植物检疫要求的材料包装。每一包装上应标明“This product will be exported to the People’s Republic of China”（本产品输往中华人民共和国）英文字样以及产品的品名、加工企业及其注册登记号等中文或英文信息。

（3）装运前，装运工具要进行彻底的检查，防止受到有害生物污染。

6. 产品及出口前检疫要求

咖啡豆、可可豆不得带有中方关注的检疫性有害生物。咖啡豆、可可豆应符合中国植物检疫法律法规和中国食品安全国家标准。

出口前，所方须对输华咖啡豆、可可豆实施检验检疫，对符合要求的出具植物检疫证书。经熏蒸处理的，熏蒸剂的名称、使用剂量、处理温度和持续时间等信息需在植物检疫证书中注明。

（八）委内瑞拉（VEN）——咖啡豆、可可豆

根据《关于进口委内瑞拉咖啡豆植物检疫要求的公告》（海关总署公告 2023 年第 115 号）和《关于进口委内瑞拉可可豆植物检疫要求的公告》（海关总署公告 2024 年第 91 号），允许符合相关要求的委内瑞拉咖啡豆、可可豆进口。以上公告同时发布了检验检疫要求，相关内容整理如下：

1. 产品范围及允许的产地

产品范围：

（1）委内瑞拉咖啡豆，学名 *Coffea arabica* L.，英文名 coffee beans，是指在委内瑞拉种植和加工的未经烘焙脱壳咖啡籽粒，已去除外皮、果肉、内果皮及银皮，经干燥、筛选等工艺制成。

（2）委内瑞拉可可豆，学名 *Theobroma cacao* L.，英文名 cocoa beans，是指在委内瑞拉境内种植和加工的未经烘焙可可籽粒，去除果肉和果荚，经发酵、干燥、筛选等工艺制成。

允许的产地：委内瑞拉全境。

2. 境外生产企业注册登记要求

未烘焙的咖啡豆与可可豆的境外生产企业由所在国家（地区）主管当局向海关总署推荐注册。

3. 关注的有害生物

（1）输华咖啡豆不得携带以下有害生物：

①可可梢枯蠕孢丛赤壳菌 *Albonectria rigidiuscula*。

②四纹豆象 *Callosobruchus maculatus*。

③花生豆象 *Caryedon serratus*。

④咖啡生尾孢 *Mycosphaerella coffeicola*。

⑤咖啡果小蠹 *Hypothenemus hampei*。

⑥暗咪小蠹 *Hypothenemus obscurus*。

⑦巴西豆象 *Zabrotes subfasciatus*。

输华可可豆不得携带以下有害生物：

①方颈锯谷盗 *Cathartus quadricollis*。

②花生豆象 *Caryedon serratus*。

③暗咪小蠹 *Hypothenemus obscurus*。

④可可链疫孢荚腐病菌 *Moniliophthora roreri*。

4. 生产要求

（1）委方应当按照相关国际植物检疫措施标准，在咖啡/可可生长和咖啡豆/可可豆的生产加工、存放期间，对中方关注的有害生物开展疫情调查和综合防治管理。有害生物疫情调查与综合防治应在技术人员指导下完成。技术人员须经委方授权机构培训。在有害生物防治工作中，不得使用中方禁止使用的农药。

（2）根据中方需要，委方应向中方提交有害生物发生情况的调查报告和综合防治记录。委内瑞拉咖啡/可可上发生新的有害生物时，委方应及时将相关情况及采取的控制措施向中方通报，以便中方开展评估。

（3）咖啡豆/可可豆在生产加工过程中，需采取措施，剔除霉变豆、虫蛀豆、异物，不得带活虫、虫卵、土壤，不得混有杂草种子、植物残体和砂砾等杂质。

（4）出口前，应对咖啡豆实施必要的熏蒸处理，以杀灭仓储性害虫。经熏蒸处理的，熏蒸剂的名称、使用剂量、处理温度和持续时间等信息需在植物检疫证书中注明。

如发现输华可可豆中有活体昆虫的，应在出口前进行有效的检疫处理，检疫处理的方法、时间、温度、药剂等信息应在植物检疫证书中注明。

5. 包装及运输要求

（1）加工好的咖啡豆/可可豆应单独存放，与销往其他市场的咖啡豆/可可豆及未加工的咖啡豆/可可豆隔离分开，防止受到污染。

（2）咖啡豆应使用干净卫生、新的、符合植物检疫要求的材料包装。每一包装上应使用中文和西班牙文标明“本产品输往中华人民共和国”字样，并用中文和英文标明产品的品名、加工企业及其注册登记号等信息。

可可豆应使用新的、干净卫生的、符合植物检疫要求的材料包装。每一包装上应标明“本产品输往中华人民共和国/This product will be exported to the People's Republic of China”中英文字样以及产品的品名、加工企业及其注册登记号等中文或英文信息。

（3）装运前，装运工具要进行彻底的检查，防止受到有害生物污染。

6. 产品及出口前检疫要求

咖啡豆/可可豆不得带有中方关注的有害生物。咖啡豆/可可豆应符合中国进境植物检疫法律法规和中国食品安全国家标准。

出口前，委方须对输华咖啡豆/可可豆实施检验检疫，对符合要求的出具植物检疫证书。

四、烟草

（一）阿根廷（ARG）——烟叶

根据《关于印发〈阿根廷烟叶进境植物检疫要求〉的通知》（国质检动〔2006〕583 号），允许符合相关要求的保加利亚烟叶进口。该公告同时发布了植物检疫要求，相关内容摘录如下。

1. 产品范围及允许的产地

产品范围：经过初烤、复烤的烤烟和白肋烟。

允许的产地：产自阿根廷图库曼、米西奥内斯、萨尔塔、胡胡伊四个省。

2. 关注的检疫性有害生物

（1）烟霜霉病菌 *Peronospora tabacina*。

（2）烟草甲 *Lasioderma serricome*。

（3）烟草粉螟 *Ephestia elutella*。

（4）假高粱 *Sorghum halepense*。

（5）黑高粱 *Sorghum almum*。

3. 出口前要求

（1）种植、加工及储存环节疫情管理

①阿方每年应在烟草产区对烟霜霉病等有害生物进行监测，确保烟草产区没有烟霜霉病的发生。如发现烟霜霉病，应立即向中方通报，并暂停相关县的烟叶输华。

②在烟叶加工和储藏过程中，阿方应采取监测、熏蒸等措施，防止感染烟叶仓储害虫。如发现烟草甲等活虫，应对货物采取熏蒸处理等检疫措施。同时，要防止其他国家的烟叶混入。

（2）包装要求

输华烟叶应采取全密封包装，避免感染烟霜霉病及其他检疫性有害生物。每个包装上应注明烟叶类型、等级、产地（省）、收获年份、加工厂、合同号等信息。

烟叶包装材应干净、卫生，并符合中国植物检疫要求。

（3）装运要求

装载烟叶的集装箱应保持干净，不带土壤及杂质。

4. 产地预检要求

中国检疫人员将随中国烟购团赴阿根廷，对拟采购烟叶实施预检。烟叶预检合格后，方可签署贸易合同，允许输往中国。

5. 进境检验检疫

如果发现烟霜霉病菌，中方将对该批烟叶作退货或销毁处理，同时立即通知阿方暂停阿根廷烟叶输华，双方将开展有关调查，以查明原因并采取有效的改进措施。

（二）保加利亚（BGR）——烟叶

根据《关于进口保加利亚烟叶植物检疫要求的公告》（海关总署公告 2021 年第 21 号），允许符合相关要求的保加利亚烟叶进口。该公告同时发布了植物检疫要求，相关内容摘录如下。

1. 产品范围及允许的产地

产品范围：雪茄烟叶（*Nicotiana tabacum*），以下简称“烟叶”。

允许的产地：保加利亚烟叶产区。

2. 关注的检疫性有害生物

（1）烟草霜霉病菌 *Peronospora hyoscyami* f. sp. *tabacina*。

（2）假高粱 *Sorghum halepense*。

（3）列当属 *Orobanche* L.。

3. 出口前要求

（1）田间管理

①代表保加利亚共和国农业、食品和林业部的保加利亚食品安全局须在苗床实施针对烟草霜霉病菌的预防措施，从移植到收获期间对烟草霜霉病菌进行调查、监测，确保输华烟叶不带烟草霜霉病菌。如确认是烟草霜霉病菌，应采取有效的防治措施降低该病的影响；如发现烟草霜霉病菌卵孢子，保加利亚食品安全局应立即通知海关总署，并暂停相关产区的烟叶输华。

②输华烟叶须符合中国相关规定和要求，不得使用中国禁止使用的农药品种。保加利亚食品安全局须在烟草产区对农药使用情况进行监控，按照国际烟草科学研究合作中心农业顾问委员会提出的残留量指南，指导烟草种植者合理、科学使用农药，所使用的农药都应经官方注册登记。

③应海关总署要求，保加利亚食品安全局将向海关总署提供当年烟草霜霉病的监测调查报告和防控措施记录，以及所使用农药的名录及用药情况。

（2）加工过程管理

输华烟叶的种植、收获、加工、储运应在保加利亚食品安全局监督下进行，确保不带任何中方关注的检疫性有害生物、植物残体及土壤，并防止混入其他国家的烟叶。

如果发现烟草甲 *Lasioderma serricome* 等活虫，须对货物采取熏蒸处理措施。

如发现假高粱、列当属等杂草籽，应采取有效清除措施。

（3）包装要求

①输往中国的烟叶应用专用包装箱密封包装，以保持货物的完整性。包装箱上标明如下信息：烟叶类型、等级、产地、收获年份、加工厂、批次编号及合同编号。

②烟叶包装材料应干净、卫生，并符合中国植物检疫要求。

③装运烟叶的集装箱应干净、卫生，不带土壤和其他外源物质。

4. 出口前检验检疫及产地预检

（1）保加利亚食品安全局应在出口前对输华烟叶实施检疫，确保不携带中方关注的检疫性有害生物。

（2）保加利亚食品安全局应对农药和重金属残留量进行检测。如有重金属和农药残留量超标的烟叶，则不得出口到中国。

（3）海关总署将在保加利亚食品安全局配合下，赴保加利亚对拟输华烟叶实施预检。经预检合格的烟叶，方可签署贸易合同，允许输往中国。

如发现烟草霜霉病菌卵孢子，相关货物和/或特定产区的烟叶将立即被暂停出口到中国。保加利亚食品安全局将开展调查，根据查明的原因，提出和采取有效的改进措施，并将相关情况提供给海关总署。

5. 进境检验检疫

如果发现烟草霜霉病菌卵孢子或有活性的孢子囊、菌丝，该批烟叶将被退回或作销毁处理，海关总署将立即暂停从保加利亚或相关出口商进口烟叶。

如果发现有重金属和农药残留量超标的，该批烟叶将被退回或销毁处理。

（三）多米尼加（DOM）——烟叶

根据《关于进口多米尼加雪茄烟叶植物检疫要求的公告》（海关总署公告 2018 年第 186 号），允许符合相关要求的多米尼加雪茄烟叶进口。该公告同时发布了植物检疫要求，相关内容摘录如下。

1. 产品范围及允许的产地

产品范围：雪茄烟叶（*Nicotiana tabacum*），以下简称“烟叶”。

允许的产地：多米尼加雪茄烟叶产区。

2. 关注的检疫性有害生物

（1）烟草霜霉病菌 *Peronospora hyoscyami* f. sp. *tabacina*。

（2）假高粱 *Sorghum halepense*。

（3）烟草甲 *Lasioderma serricorne*。

3. 包装要求

输往中国的烟叶应用专用包装箱密封包装，以保持货物的完整性。包装箱上标明如下信息：烟叶类型、等级、产地、收获年份、加工厂、批次编号及合同编号。

烟叶包装材料应干净、卫生，并符合中国植物检疫要求。

装运烟叶的集装箱应干净、卫生，不带土壤和其他外源物质。

4. 产地预检

海关总署将在多米尼加农业部配合下，对多米尼加输华烟叶实施预检。经预检合格的烟叶，方可签署贸易合同，允许输往中国。

5. 进境检验检疫

如果发现烟草霜霉病菌卵孢子，该批烟叶将被退回或作销毁处理，海关总署将立即暂停从相关产区进口烟叶。双方将开展联合调查，根据查明的原因，提出和采取有效的改进措施。根据调查结果，海关总署将决定该产区下一出口季节注册资格。

如果发现有重金属和农药残留量超标的，该批烟叶将被退回或销毁处理。

（四）加拿大（CAN）——烤烟

根据《允许进口加拿大烤烟有关要求的公告》（国家出入境检验检疫局公告 2001 年第 37 号），允许符合相关要求的加拿大烤烟进口。现根据有关材料将相关要求整理如下：

1. 产品范围及允许的产地

加拿大烤烟，指产于加拿大安大略省，并在加拿大经过调制和加工（烤制和复烤）后的烤烟。

加拿大其他省的烤烟如果满足同样的条件，经中加两国检疫部门认可，也可向中国出口。

2. 关注的检疫性有害生物

加拿大输往中国的烤烟不得带有烟草霜霉菌卵孢子，不得被活的烟草霜霉菌孢囊孢子或菌丝感染，以及不得带有其他检疫性有害生物。

3. 包装要求

加拿大输往中国的烤烟应密封包装，并在包装箱上标明烤烟类型、合同编号（批次编号）、生产年份、等级及加工厂等信息。

4. 产地预检要求

海关将派检疫人员随中国烟叶采购团，赴加拿大对拟采购的烤烟实施境外预检，经预检合格的加拿大烤烟方可输往中国。

（五）老挝（LAO）——烟叶

根据《关于进口老挝烟叶植物检疫要求的公告》（海关总署公告 2022 年第 124 号），允许符合相关要求的老挝烟叶进口。

该公告同时发布了植物检疫要求，相关内容摘录如下。

1. 产品范围及允许的产地

产品范围：经初烤或复烤的烟叶（学名：*Nicotiana tabacum* L.，英文名：flue-cured tobacco leaves）。

允许的产地：老挝烟叶产区。

2. 企业注册登记要求

输华烟叶种植基地和生产企业应由老挝官方审核备案，并由中华人民共和国海关总署和老挝官方共同批准注册。老挝应在出口前向中方提供注册企业名单，获得批准的企业名单在海关总署网站上公布并动态更新。

3. 关注的检疫性有害生物

（1）蒺藜草属（非中国种）*Cenchrus* spp.（non-Chinese species）。

（2）飞机草 *Chromolaena odorata*。

（3）紫茎泽兰 *Ageratina adenophora*。

（4）刺茄 *Solanum torvum*。

（5）菟丝子属 *Cuscuta* spp.。

（6）烟草甲 *Lasioderma serricorne*。

4. 出口前要求

（1）田间管理

输华烟叶应符合中国植物检疫有关法律法规和安全卫生标准，并符合老挝烟叶输华植物检疫要求，不带中方关注的检疫性有害生物、土壤和活虫，不得添加或混合其他外来杂质。

（2）加工过程管理

输华烟叶的种植、收获、加工、储运应在老方监督下进行，防止其他国家的烟叶混入。在烟叶加工和储藏过程中，企业应对仓储害虫进行监测，如发现活虫，应对货物采取熏蒸除害处理等措施。如发现飞机草、紫茎泽兰等杂草籽，应采取有效清除措施。

（3）包装要求

①输华烟叶应密封包装，以防止被检疫性有害生物污染，并在其包装箱上标明如下信息：烤烟类型、生产年份、等级及加工厂名称。

②烟叶包装材料应干净、卫生，并符合中国植物检疫要求。

（4）出口前检验检疫及产地预检

①出口前，老方应对输华烟叶进行检验检疫，确保不携带中方关注的检疫性有害生物。

②中方将派检疫人员随中国烟叶采购团，赴老挝对拟采购的烟叶实施预检。老方应配合中方检疫人员实施预检，并提供技术支持。经预检合格的烟叶，方可签署贸易合同及允许输往中国。

5. 植物检疫证书要求

经检验检疫合格的烟叶，老方应出具植物检疫证书，并在证书附加声明中注明："This consignment complies with the Protocol of the Phytosanitary Requirements for Export of Tobacco Leaves from Lao PDR to China, and is free from any quarantine pests of concern to China and soil."（该批货物符合老挝烟叶输华植物检疫要求，不带中方关注的检疫性有害生物和土壤）。

输华烟叶在出口前实施熏蒸处理的，应在植物检疫证书上标明熏蒸药剂种类、浓度、时间和处理时的温度。

6. 进境检验检疫及不合格处理

烟叶抵达中国进境口岸时，中方按照以下要求实施检验检疫。

（1）有关证书和标识核查

①核查进口烟叶是否获得《进境动植物检疫许可证》。

②核查植物检疫证书是否符合规定。

③核查包装是否符合规定。

④核查货证是否相符以及烟叶是否预检合格。

（2）进境检验检疫

根据有关法律、行政法规、规章等规定，对进口烟叶实施检验检疫，合格后准予进境。

（3）不合格处理

①发现进口烟叶未经中方预检合格的，则该批货物不准进境。

②检出中方关注的检疫性有害生物的，经有效除害处理合格后，该批货物准予进境；无有效除害处理方法的，则该批货物作退回或销毁处理。

③检出其他检疫性有害生物的，则根据中国相关法律法规对该批货物进行除害处理。

④检出重金属或农药残留超标的，则该批货物作退回或销毁处理。

发现上述不合格情况，中方将向老方通报，并视情况暂停相关生产企业，甚至老挝烟叶进口，直到相关问题有效解决。

（六）马拉维（MWI）——烟叶

根据《关于印发〈马拉维烟叶进境植物检疫要求〉的通知》（国质检动函〔2009〕62号），允许符合相关要求的马拉维烟叶进口。该通知同时发布了植物检疫要求，相关内容摘录如下。

1. 产品范围及允许的产地

产品范围：经初烤、复烤的烟叶，包括烤烟（英文名 Flue-cured tobacco leaves）和白肋烟（英文名 Burley leaves）。

允许的产地：马拉维全境。

2. 关注的检疫性有害生物

（1）烟霜霉病（*Peronospora tabacina*）。

（2）烟草甲（*Lasioderma serricorne*）。

3. 出口前要求

（1）产地管理

马方应在烟草产区采取有效监测措施，确保烟草产区为烟霜霉病非疫区。如发现霜霉病，马方应立即通知中方，并暂停向中国出口烟叶。

（2）加工及储运要求

烟叶不得带有烟霜霉病及其他检疫性有害生物、植物残体及土壤。

如发现烟草甲等活虫，马方须在启运前对货物采取熏蒸等检疫措施。

在加工和运输过程中，马方应采取必要措施，防止混入其他国家的烟叶。

（3）包装要求

烟叶应采取安全密封包装，避免感染烟霜霉病及其他检疫性有害生物。每个包装箱上应注明烟叶类型、产地、收获年份、加工厂等信息。

烟叶包装材料应干净、卫生，并符合中国植物检疫要求。

盛装烟叶的集装箱应干净，不带土壤和其他外来物质。

4. 进境检验检疫

如发现输华烟叶不是产自马拉维境内，该批烟叶将不准入境。

如检出烟霜霉病菌，对该批烟叶作退货或销毁处理，同时海关总署将立即暂停马拉维烟叶输华，中马双方将开展相关调查，以查明原因并采取有效的改进措施。

（七）美国（USA）——烟叶

根据《允许进口美国烟叶有关要求的公告》（农业部、国家出入境检验检疫局公告2001年第151号），允许符合相关要求的美国烟叶进口。现根据有关材料将相关要求整理如下：

1. 产品范围

美国烟叶，指产于美国，并在美国经过调制和加工（打叶和复烤）后的烤烟和白肋烟。

2. 产地预检要求

海关将派检疫人员随中国烟叶采购团，赴美国对拟采购的烟叶实施境外预检，经预检合格的美国烟叶方可输往中国。

3. 关注的检疫性有害生物

美国输往中国的烟叶不得带有烟草霜霉菌卵孢子或者活的孢囊孢子、菌丝以及其他检疫性有害生物。

4. 包装要求

美国输往中国的烟叶应密封包装，并在包装箱上标明烟叶类型、批次编号（合同编号）、收获年份、等级及加工厂等信息。

（八）菲利普莫里斯公司——混配烟片

根据《关于进口菲利普莫里斯公司混配烟片植物检疫要求的通知》（质检动函〔2013〕245 号），同意从进口符合相关要求的进口菲利普莫里斯公司生产的混配烟片。

此前《关于印发〈试进口菲利普莫里斯公司混配烟片植物检疫要求〉的通知》（国质检动函〔2009〕号）有关内容被替代更新。

现根据有关材料将相关要求整理如下：

1. 进口混配烟片的原料烟，必须产自中国允许进口烟叶的国家或地区。

2. 进口混配烟片不得带烟霜霉病菌卵孢子和活的孢囊孢子及菌丝体。进口混配烟片不得带烟草甲等活体害虫，不得带假高粱等检疫性杂草，如发现活虫应采取熏蒸等除害处理措施。

3. 海关总署将派检验检疫人员赴比利时和/或俄罗斯对混配烟片的原料烟叶实施境外集中预检，并对烟叶仓库存放、加工厂生产情况进行检疫监督。预检合格的输华烟叶，应与其他烟叶隔离存放、加工和运输。

4. 加工后的输华混配烟片应密封包装，并在包装箱上注明烟叶等级、加工厂、生产批号等信息。菲利普莫里斯公司应对输华混配烟片的来源烟叶、运输、加工等全过程进行记录，并在进境时提供每个混配烟片生产批涉及的原料烟来源产地、收获年份及贮存、加工等情况。

5. 输华混配烟片出口前，应经俄罗斯官方植物检疫部门检验检疫合格，并出具植物检疫证书。

6. 进口混配烟片，须提前办理"进境动植物检疫许可证"。

7. 海关将对进口的混配烟片实施检验检疫和后续监管。如发现来自未经允许的烟叶产地，或检出检疫性有害生物，将采取退运、销毁、除害处理等措施。如情况严重的，将暂停进口菲利普莫里斯公司生产的混配烟片。

五、其他植物产品

（一）肯尼亚（KEN）——甜叶菊

根据《关于进口肯尼亚甜叶菊植物检疫要求的公告》（海关总署公告 2018 年第 190 号），允许符合相关要求的肯尼亚甜叶菊进口。该公告同时发布了植物检疫要求，相关内容摘录如下。

1. 产品范围及允许的产地

产品范围：输华甜叶菊（学名 *Stevia rebaudiana*），指肯尼亚生产用于加工的干甜叶菊茎和叶。

允许的产地：公告未提及。

2. 企业注册登记要求（生产加工企业）

肯尼亚共和国国家植物健康监督局应按照要求对输华甜叶菊生产、加工、存放单位实施考核，监督其生产、加工、储存、熏蒸和运输过程，确保其符合相关中国植物检疫要求。加工厂由肯方提前向海关总署推荐，中方检查或审查后予以注册登记。

3. 关注的检疫性有害生物

（1）甜菊针孢菌 *Septoria steviae*。

（2）菊苣假单胞菌 *Pseudomonas cichorii*。

（3）烟草甲 *Lasioderma serricorne*。

（4）大谷蠹 *Prostephanus truncatus*。

（5）褐拟谷盗 *Tribolium destructor*。

（6）谷斑皮蠹 *Trogoderma granarium*。

（7）章小爪螨 *Oligonychus yothersi*。

（8）大阿米芹 *Ammi majus*。

（9）匍匐矢车菊 *Centaurea repens*。

（10）铺散矢车菊 *Centaurea diffusa*。

（11）薇甘菊 *Mikania micrantha*。

（12）宽叶酢浆草 *Oxalis latifolia*。

（13）银毛龙葵 *Solanum elaeagnifolium*。

（14）黑高粱 *Sorghum almum Parodi*。

（15）假高粱 *Sorghum halepense*。

4. 生产管理要求

甜叶菊种植者应加强生产管理，制订有害生物防控计划，有害生物发生时及时采取防控措施，清除田间检疫性杂草。同时，加强收获管理，避免甜叶菊带有杂草植株及其种子、植物残体、土壤等。

5. 加工储运要求

甜叶菊装运前存放仓库应干净整洁，并单独存放，确保与其他产品分开。

甜叶菊应密封包装。包装袋应干净且为首次使用，标注加工厂名称及其注册号码、产品名称、产地等信息。用于运输甜叶菊的运输工具或集装箱应干净卫生，不带有害生物以及之前装载货物的残留物。

（二）卢旺达（RWA）——甜叶菊

根据《关于进口卢旺达甜叶菊植物检疫要求的公告》（海关总署公告2022年第3号），允许符合相关要求的卢旺达甜叶菊进口。该公告同时发布了植物检疫要求，相关内容摘录如下。

1. 产品范围及允许的产地

产品范围：输华甜叶菊（*Stevia rebaudiana*），指在卢旺达境内种植加工并干制的甜叶菊茎和叶。

允许的产地：卢旺达全境。

2. 企业注册登记要求（生产加工企业）

卢旺达共和国农业与动物资源部应对输华甜叶菊加工企业实施注册登记，监督其生产、加工、储存、熏蒸和运输过程，确保其符合中国进境植物检疫要求。加工企业由卢方向海关总署推荐，经中方实地检查或文件审查通过后予以注册登记。

3. 关注的检疫性有害生物

（1）番茄斑萎病毒 Tomato spotted wilt virus。

（2）菊苣假单胞菌 *Pseudomonas cichorii*。

（3）烟草甲 *Lasioderma serricorne*。

（4）大谷蠹 *Prostephanus truncatus*。

（5）谷斑皮蠹 *Trogoderma granarium*。

（6）宽叶酢浆草 *Oxalis latifolia*。

（7）薇甘菊 *Mikania micrantha*。

4. 生产管理要求

卢方应监督甜叶菊种植者加强生产管理，制订有害生物防控计划，针对相关有害生物及时采取防控措施。同时加强收获管理，采取有效的去杂、去污措施，避免输华甜叶菊带有活的有害生物、土壤、种子、杂草植株等其他植物残体。

5. 加工储运要求

甜叶菊的存放仓库应干净整洁，并相对独立。甜叶菊包装应干净且首次使用，标注产品名称、加工企业注册号码和产地等信息。集装箱或其他运输工具应干净卫生，不带有害生物及其他杂质。

（三）越南（VHM）——凉粉草

根据《关于进口越南凉粉草植物检疫要求的公告》（海关总署公告2020年第134号），允许符合相关要求的越南凉粉草进口。该公告同时发布了植物检疫要求，相关内容摘录如下。

1. 产品范围及允许的产地

产品范围：凉粉草（*Mesona chinensis* Benth.），指在越南种植、生产的加工用于制凉粉草茎、叶。

允许的产地：越南全境。

2. 企业注册登记要求（生产加工企业）

凉粉草加工企业由越南社会主义共和国农业与农村发展部向中华人民共和国海关总署推荐，海关总署对推荐文件进行核查，必要时派遣专家进行实地检查。加工企业经海关总署注册登记后方可输华。获准向中国出口凉粉草的加工企业名单可在海关总署网站查询。

3. 关注的检疫性有害生物

（1）谷拟叩甲 *Pharaxonotha kirschi*。

（2）四纹豆象 *Callosobruchus maculatus*。

（3）阔胸扁谷盗 *Cryptolestes pusilloides*。

（4）阿根廷茎象 *Listronotus bonariensis*。

（5）鹰嘴豆象 *Callosobruchus analis*。

（6）菜豆象 *Acanthoscelides obtectus*。

（7）飞机草 *Eupatorium odoratum*。

（8）薇甘菊 *Mikania micrantha*。

（9）黑高粱 *Sorghum almum*。

4. 生产管理要求

凉粉草种植者应加强生产管理，制订有害生物防控计划，对有害生物及时采取防控措施，清除田间检疫性杂草。种植者应加强收获管理，避免凉粉草带有杂草植株及其种子、植物残体、土壤等。

5. 加工储运要求

输华凉粉草采用包装运输。包装材料应干净卫生、未使用过。凉粉草应与其他产品分开单独存放，避免被检疫性有害生物侵染，被土壤、动物尸体及粪便、动植物残体等污染；不得添加有毒有害物质。

每批输华凉粉草的包装袋上应注明加工厂名称及其注册号码、产品名称、产地等信息。每个包装箱上应使用中文和英文标注"越南凉粉草输往中国"（*Mesona chinensis* of Viet Nam Export to China）。

（四）赞比亚（ZMB）——甜叶菊

根据《关于进口赞比亚甜叶菊植物检疫要求的公告》（海关总署公告2022年第84号），允许符合相关要求的赞比亚甜叶菊进口。该公告同时发布了植物检疫要求，相关内容摘录如下。

1. 产品范围及允许的产地

产品范围：甜叶菊（*Stevia rebaudiana*），指在赞比亚境内种植加工并干制的甜叶菊茎和叶。

允许的产地：赞比亚全境。

2. 企业注册登记要求（生产加工企业）

赞比亚共和国农业部下属植物检疫局应对输华甜叶菊加工企业实施注册登记，监督其生产、加工、储存、熏蒸和运输过程，确保其符合中国进境植物检疫要求。加工企业由赞方向中华人民共和国海关总署推荐，经中方审核通过后予以注册登记。

3. 关注的检疫性有害生物

（1）甜菊壳针孢菌 *Septoria steviae*。

（2）菊苣假单胞菌 *Pseudomonas cichorii*。

（3）烟草甲 *Lasioderma serricorne*。

（4）大谷蠹 *Prostephanus truncatus*。

（5）褐拟谷盗 *Tribolium destructor*。

（6）谷斑皮蠹 *Trogoderma granarium*。

（7）樟小爪螨 *Oligonychus yothersi*。

（8）大阿米芹 *Ammi majus*。

（9）匍匐矢车菊 *Centaurea repens*。

（10）铺散矢车菊 *Centaurea diffusa*。

（11）曼陀罗 *Datura stramonium*。

（12）薇甘菊 *Mikania micrantha*。

（13）银毛龙葵 *Solanum elaeagnifolium*。

（14）黑高粱 *Sorghum almum*。

（15）假高粱 *Sorghum halepense*。

4. 生产管理要求

赞方应监督甜叶菊种植者加强生产管理，制订有害生物防控计划，及时采取防控措施，清除田间检疫性杂草。同时加强收获管理，避免甜叶菊带有杂草植株及其种子、植物残体、土壤等。

5. 加工储运要求

甜叶菊存放仓库应干净整洁，并单独存放。甜叶菊应烘干，密封包装。包装袋应干净且首次使用，标注加工企业名称及其注册号码、产品名称、产地等信息。甜叶菊运输工具或集装箱应干净卫生，不带有害生物以及之前装载货物的残留物。

第七节｜出口新鲜水果

一、亚洲

（一）哈萨克斯坦（KAZ）——新鲜水果

根据《关于中国水果出口哈萨克斯坦植物检疫要求的公告》（海关总署公告 2020 年第 58 号），允许符合相关要求的中国新鲜水果出口哈萨克斯坦。该公告同时发布了植物检疫要求，相关内容摘录如下。

1. 产品范围

新鲜水果，包括苹果、梨、桃、李、杏、油桃、柑橘类水果、葡萄、柿子、芒果、火龙果、猕猕猴桃、草莓、菠萝、番木瓜、甜瓜、百香果、龙眼、椰子、香蕉、荔枝等。

2. 批准的果园、包装厂和口岸仓储库

出口水果果园、包装厂和口岸仓储库，须由中国海关审核批准注册，并在海关总署备案（注册登记条件详见海关总署公告2020年第58号附件的附1）。海关总署将向哈萨克斯坦农业部提供注册果园、包装厂及口岸仓储库名单。

3. 关注的检疫性有害生物

（1）橘小实蝇 *Bactrocera dorsalis*。

（2）瓜实蝇 *Bactrocera cucurbitae*。

（3）桔实硬蓟马 *Scirtothrips citri*。

（4）罂粟花蓟马 *Thrips hawaiiensis*。

（5）西花蓟马 *Frankliniella occidentalis*。

（6）梨大食心虫 *Numonia pyrivorella*。

（7）茶黄蓟马 *Scirtothrips dorsalis*。

（8）斑翅果蝇 *Drosophila suzukii*。

（9）黑刺粉虱 *Aleurocanthus spiniferus*。

（10）吴刺粉虱 *Aleurocanthus woglum*。

（11）桃小食心虫 *Carposina sasakii*。

（12）梨小食心虫 *Grapholita molesta*。

（13）康氏粉蚧 *Pseudococcus comstocki*。

（14）美澳型核果褐腐菌 *Monilinia fructicola*。

（15）越橘间座壳 *Diaporthe vaccinii*。

（16）尖锐刺盘孢 *Colletotrichum acutatum*。

（17）瓜类细菌性果斑病菌 *Acidovorax citrulli*。

4. 果园管理要求

（1）注册果园应建立并实施良好农业操作规范（GAP），按时进行修剪、浇水、施肥、疏花、疏果、采收等农事管理，及时清除落果、枯枝，维持良好的果园卫生。

（2）注册果园应实施有害生物综合管理（IPM）措施（详见海关总署公告2020年第58号附件），并按照欧亚经济委员会理事会第157号、158号决议等要求，对哈方关注的检疫性有害生物实施监测和防治，并保存相关记录。

（3）果园有害生物的监测与防治应在地方政府农林部门或专业技术人员指导下实施。

5. 包装厂管理要求和口岸仓储库管理要求

（1）包装厂管理要求：

①包装厂应确保输哈水果加工原料果来自注册登记的果园，不得收购注册登记果园之外的水果作为原料果；

②包装厂应具有防虫、防鼠等防疫设施，防止有害生物再次侵染；

③包装厂应具有分级、挑拣、加工及储藏等设施，以确保输哈水果不携带哈方规定的检疫性有害生物及枝、叶和土壤等；

④包装厂应按10%比率随机抽取样品进行检验和记录，并对可疑果进行剖果检查，发现哈方关注的检疫性有害生物时不得向海关申报出口；

⑤输哈水果不得与国内销售或出口到其他国家的水果同时分选和包装；

⑥加工好的输哈水果应单独存放。

（2）口岸仓储库管理要求：

①建立质量追溯体系，确保水果有效溯源；

②确保存储的水果来自对哈注册登记包装厂且经产地海关完成检疫；

③应具备防虫、防鼠等防疫设施，防止有害生物再次侵染；

④经包装好的输哈水果分产地单独存放，不得储藏输哈以外的农产品；

⑤对输哈水果逐批检查包装和储藏情况，避免包装破损和腐烂果输哈。

6. 包装和装运要求

（1）包装箱应干净卫生、未使用过。包装好的输哈水果须加贴溯源标签，溯源标签内容包括：出口果园和包装厂注册号、品种、批次号、生产日期、产地等信息。

（2）输哈水果如使用木质包装材料（包括木制托盘），须按照国际植物检疫措施标准第 15 号（ISPM 15）进行处理和标记。

（3）装运前检查集装箱或其他运输工具卫生状况，保持清洁卫生，装箱过程须采取防疫措施。

7. 检疫处理要求

公告未提及。

8. 出口前检疫要求

（1）输哈水果须由具备相应的专业背景或取得查验资质的中国海关人员实施检疫。

（2）对每批输哈水果按 2% 比率随机抽取代表性样品进行检查，用肉眼或借助放大镜逐个检查水果表面有无害虫、虫蛀孔、虫咬痕迹和排泄物等，并挑选不少于 30 个水果进行剖果检查。

（3）如发现哈方规定的任何检疫性有害生物活体，该批货物不得出口并暂停相关果园本季出口资格。

（4）如现场无法对有害生物进行准确鉴定，应立即将标本送至中国海关实验室进行鉴定。

（5）输哈水果不得携带叶、植物残体和土壤。

（6）输哈水果使用出口木托的，按照 ISPM 15 的有关要求实施检疫。

（7）产地海关对输哈水果实施检疫，核对溯源标签信息，并对检疫合格的货物出具植物检疫证书。如货物需要经口岸仓储库存储的，口岸海关将依据水果产地海关的植物检疫证书，进行数量核销和检疫，并重新出具植物检疫证书。

9. 植物检疫证书要求

经检疫合格并符合出口条件的水果，中国海关应出具植物检疫证书，并在附加声明栏中标注："This consignment is free from quarantine pests specified in Decisions 157 and 158 of the Eurasian Economic Commission Council."（该批货物不携带欧亚经济委员会理事会第 157 号和 158 号决议中规定的检疫性有害生物。）植物检疫证书上需要标注该批水果来自果园和包装厂的注册登记号。经口岸仓储库存储的，植物检疫证书上还需标注口岸仓储库的名称或注册登记号。

10. 溯源管理要求

果园、包装厂、仓储库应建立追溯体系并有效运行（详见海关总署公告 2020 年第 58 号附件），以确保输哈水果可以有效追溯。

（二）韩国（KOR）——荔枝

根据《关于泰国莲雾、斯里兰卡香蕉、韩国葡萄、埃塞俄比亚大豆输华和中国荔枝输韩国等检验检疫要求的公告》（国家质检总局公告 2015 年第 94 号），允许符合相关要求的中国荔枝出口韩国。该公告同时发布了植物检疫要求，相关内容摘录如下。

1. 产品范围及允许的产地

产品范围：新鲜荔枝（*Litchi chinensis*）。

允许的产地：中国荔枝产区。

2. 批准的果园、包装厂

（1）向韩国出口荔枝的水果种植园（以下简称“出口果园”）和包装加工厂（以下简称“出口包装加工厂”）必须向海关注册，分拣、包装和储存应接受海关监管。

（2）每年荔枝出口前海关总署应该向韩国动植物检疫局（QIA）提供出口的果园和具备蒸热处理设备包装加工厂名称和注册号码的清单。

3. 关注的检疫性有害生物

（1）荔枝霜疫霉 *Peronophythora litchii*。

（2）拟茎点霉 *Phomopsis longanae*。

（3）橘小实蝇 *Bactrocera dorsalis*。

（4）瓜实蝇 *Bactrocera cucurbitae*。

（5）荔枝异型小卷蛾 *Cryptophlebia ombrodelta*。

（6）荔枝小灰蝶 *Deudorix epijarbas*。

（7）荔枝锈螨 *Aceria litchii*。

（8）拟小黄卷叶蛾 *Adoxophyes cyrtosema*。

（9）同翅目盾蚧科红圆蚧 *Aonidiella orientalis*。

（10）咖啡绿软蜡蚧 *Cocuus viridis*。

（11）荔枝蛀蒂虫 *Conopomorpha sinensis*。

（12）双条拂粉蚧 *Ferrisia virgata*。

（13）茶卷叶蛾 *Homona coffearia*。

（14）龙眼亥麦蛾 *Hypatima longanae*。

（15）堆蜡粉蚧 *Nipaecoccus viridis*。

（16）臀纹粉蚧 *Planococcus litchi*。

（17）黄绿棉蚧 *Pulvinaria psidii*。

4. 果园管理要求

（1）向韩国出口荔枝的果园必须做好前文所列的韩国关注的检疫有害生物的监测工作，并采用适当的防治措施，特别是高风险有害生物如荔枝异型小卷蛾和荔枝小灰蝶。监测和防治方法必须予以记录并保存。海关负责监督并确保监测和防治措施工作得以贯彻落实。

（2）每个出口果园必须向QIA的植物检疫人员提供有效的有害生物监测和防治的记录，如果有必要，QIA将派植检官员来中国预检是否符合韩国的植物检疫要求。

5. 包装厂管理要求

（1）每年出口前，海关应监督检查出口包装加工厂包括其储存设施的卫生条件：每年定期对包装加工厂和储存等设施进行消毒，确保清洁卫生；为了防止有毒有害物质再次污染，必须在包装加工厂和储存设施安装适当的防控隔离设备（如在包装加工厂的进口处安装自动门、橡胶窗帘或风帘机，在窗户等开口处安装的防虫网等），预防有毒物质或有害生物进入；向韩国出口的新鲜荔枝不得与供国内市场的或供其他市场的，或其他任何种类的新鲜荔枝混放、混装、混载。

（2）海关必须对分拣过程实施监督，确保荔枝满足不得带有韩国关注的检疫害虫，果柄长度不得超过10厘米，不得携带被污染物污染的或被有害生物感染的畸形的水果、叶子、枝条和土壤。

6. 包装要求

（1）每个包装箱或者托盘的表面都必须标明：出口韩国以及果园、包装加工厂的名称或注册号。

（2）装载鲜荔枝的每个包装纸箱都必须使用海关总署批准的封口材料（包括胶带、纸贴或标签）来封箱。

（3）为了防止在储存或运输过程中被有害生物再次感染，包装纸箱上的所有通风孔，在任何情况下都应该用孔径小于1.6毫米的纱网覆盖，或者整个纸箱或托盘都必须用孔径小于1.6毫米的纱网包裹。

（4）为了防止有害生物再次感染，包装好的鲜荔枝必须存储在封闭的储存设施内。

7. 检疫处理要求

向韩国出口的新鲜荔枝必须在蒸热设施内使用蒸汽蒸热处理，处理要求为：荔枝中心温度47℃以上15分钟或46.2℃以上20分钟（相对湿度90%以上）。每个蒸热处理装置的注册和使用都必须受中国海关和QIA植物检疫人员监管。

8. 出口前检验检疫

（1）出口检验抽样由海关检疫官员执行，抽样比率在总箱数的2%以上。

（2）货物必须经过检疫确定未携带荔枝异型小卷蛾和荔枝小灰蝶。

（3）出口检疫时，如检出活体实蝇，将暂停出口检查，整批货物将暂停出口，直到找到产生问题的原因并采取纠正措施。

如果在出口检疫时截获到活的荔枝异型小卷蛾或荔枝小灰蝶，整批货物禁止出口，相关出口果园全年将暂停出口。截获4种以上韩国规定的检疫性有害生物，整批货物禁止出口，除非有害生物完全清除。

（4）经出口检查合格的货物在转运至起运港时应采取措施防止可能发生的再次感染，例如采用密封的集装箱。

9. 植物检疫证书要求

检疫完后，海关将为每批出口货物出具植物检疫证书，并注明注册果园和包装加工厂的名称或注册号、货物批号、蒸热处理的详细信息（包括处理日期、温度和持续处理时间）。

在附加声明栏中还应标注以下内容："本批荔枝是按韩国的进口要求进行生产、管理和除害处理，未携带荔枝异型小卷蛾和荔枝小灰蝶。"（The litchi consignment has been produced, managed and treated in compliance with the import requirements of Korea, and is believed to be free from *Cryptophlebia ombrodelta* and *Deudorix epijarbas*.）

（三）泰国（THA）——水果（苹果、梨、柑橘、葡萄、枣）

根据《关于输泰国水果有关要求的公告》（国家质检总局公告2004年第193号），明确自2005年4月29日起，中国输往泰国的苹果、梨、柑橘、葡萄和枣等水果（以下简称"水果"）必须符合以下条件：

一是水果必须来自经海关注册的果园和包装厂；

二是水果不得携带泰方关注的限定性有害生物、枝、叶和土壤；

三是柑橘如果来自桔大实蝇（*Bactrocera minax*）、蜜柑大实蝇（*Bactrocera tsuneonis*）或番石榴实蝇（*Bactrocera correcta*）的发生地区，须经过有效的除害处理；

四是水果包装应使用干净和未使用过的包装材料。水果包装箱上须用英文或泰文标出果园、包装厂和出口商以及"输往泰王国"的信息；

五是海关对每批水果按3%抽样比率进行检验检疫，合格的水果出具植物检疫证书；

六是水果到达泰国入境口岸时，泰国检验检疫机构将对证书、标识、货物等进行查验，对不符合议定书要求的水果将采取除害处理、退货、转口、销毁等措施。

经海关总署与泰国农业与合作社部磋商并达成一致，自2019年7月1日起，中国苹果、鲜梨、柑橘（橙子、柚子、橘子、柠檬）、葡萄和枣5种水果出口泰国须来自中国海关注册登记的果园和包装厂。按照《海关总署动植司关于中泰进出口水果检疫相关事宜的通知》（动植函〔2019〕84号）有关内容，出口泰国的苹果、鲜梨、柑橘（橙子、柚子、橘子、柠檬）、葡萄和枣5种水果，自2019年7月1日起，包装箱上应用英文注明水果名称、产地、果园注册代码、包装厂名称或注册代码。

根据《关于中泰进出口水果过境第三国检验检疫要求的公告》（海关总署公告2021年第89号），允许符合相关要求的中泰进出口水果过境第三国。

该公告同时发布了中泰进出口水果过境第三国检验检疫要求，相关内容摘录如下。

1. 产品范围

进出口水果应为中华人民共和国海关总署和泰王国农业与合作社部（以下简称“MOAC”）允许的水果种类清单中所列的水果。

2. 批准的果园、包装厂及相关标识

双方应相互提供在海关总署和MOAC注册登记的果园、包装厂名单，以及集装箱上的封识和包装箱上的标签样本。

3. 包装要求

水果应使用干净和未使用过的材料进行包装，并储存在集装箱或冷藏集装箱中以供运输或转运。海关总署、MOAC应对集装箱加施封识。包装箱上应标明水果名称、产地、果园和包装厂的名称或注册登记号等，并注明以下信息：

（1）泰国输华水果包装箱须用英文标注：“Export to the People's Republic of China”。

（2）中国输泰水果包装箱上须用英文标注：“Export to the Kingdom of Thailand”。

4. 过境第三国运输要求

水果在过境第三国运输期间，不得打开集装箱或更换集装箱。

5. 植物检疫证书要求

（1）水果出口前，海关总署、MOAC应实施检验检疫。对符合要求的水果签发植物检疫证书，并在附加声明栏中注明：“This fruit is in compliance with the Protocol on the Inspection and Quarantine Requirements for Exportation and Importation of Fruits between China and Thailand through Territories of the Third Countries.”（该批水果符合中国和泰国进出口水果过境第三国检验检疫要求的议定书）同时，注明集装箱号和封识号码。

（2）植物检疫证书有效期为10天。

（3）水果到达进境口岸前，出境口岸所在地海关/植物检疫机构应将植物检疫证书信息提供给进境口岸所在地海关/植物检疫机构。

6. 双方允许的进出境口岸

（1）中国的进出境口岸：友谊关（Youyi Guan）、磨憨（Mohan）、东兴（Dongxing）、凭祥铁路（Pingxiang Railway）、磨憨铁路（Mohan Railway）、龙邦（Longbang）、水口（Shuikou）、河口（Hekou）、河口铁路（Hekou Railway）、天保（Tianbao）。

（2）泰国的进出境口岸：清孔（Chiang Khong）、穆达汉（Mukdahan）、那空帕农（Nakhon Phanom）、班帕格（Banpuggard）、布恩坎（Bueng Kan）、廊开（Nong Khai）。

经协商一致，双方可对进出境口岸名单实施动态调整。

（四）乌兹别克斯坦（UZB）——水果（过境第三国）

根据《关于中国和乌兹别克斯坦水果过境第三国进出口检疫要求的公告》（海关总署公告2019年第186号），允许符合相关要求的中国水果过境第三国出口乌兹别克斯坦。该公告同时发布了相关检疫要求，相关内容摘录如下。

1. 产品范围

适用“过境第三国”方式进出口水果是指已获得进口国家检疫准入的水果。

2. 运输要求

进出口水果应使用密闭集装箱运输（包括任何密闭容器或冷藏箱，以下简称“集装箱”）。集装箱的编号和封识号应在植物检疫证书附加声明栏中注明。水果在过境运输期间不得开箱，并保证封识完好。

3. 植物检疫证书要求

产品出口前，出口国主管部门应当按照双方签署的有关协议要求，对产品实施检验检疫，并签发植物检疫证书。

4. 指定口岸要求

中国过境第三国的输乌水果，允许从多斯洛克、亚乐拉玛、塔什干、沃依别克和科勒斯 5 个口岸进入乌兹别克斯坦。

（五）以色列（ISR）——梨（沙梨、鸭梨）

根据《关于下发中国砂梨和鸭梨出口以色列植物检疫要求的函》（质检动函〔2015〕174 号），允许符合相关要求的中国砂梨和鸭梨出口以色列。该公告同时发布了植物检验检疫要求，相关内容摘录如下。

1. 产品范围及允许的产地

产品范围：中国鸭梨（*Pyrus bretschneideri*）和沙梨（*Pyrus pyrifolia*）。

允许的产地：中国河北、山东和陕西省。

2. 批准的果园、包装厂

向以色列出口鸭梨和砂梨的水果种植园和包装加工厂必须向海关注册，水果的分拣、包装和储存应接受海关监管。

每年水果出口前海关总署应该向以色列植物保护和检疫局（PPIS）提供出口的果园和加工厂名称和注册号清单。

3. 关注的检疫性有害生物

（1）苹小卷叶蛾 *Adoxophyes orana*。

（2）橘小实蝇 *Bactrocera dorsalis*。

（3）梨木虱 *Cacopsylla pyrisuga*。

（4）桃蛀果蛾 *Carposina sasakii*（= *C. niponensis*）。

（5）红蜡蚧 *Ceroplastes rubens*。

（6）桃蛀螟 *Conogethes*（= *Dichocrosis*）*punctiferalis*。

（7）梨巢斑蛾 *Ectomyelois pyrivorella*（= *Numonia pyrivorella*）。

（8）香梨优斑螟 *Euzophera pyriella*。

（9）苹小食心虫 *Grapholita inopinata*。

（10）梨小食心虫 *Grapholita molesta*。

（11）梨实蜂 *Hoplocampa pyricola*。

（12）日本长白蚧 *Lopholeucaspis japonica*。

（13）苹褐卷蛾 *Pandemis heparana*。

（14）康氏粉蚧 *Pseudococcus comstocki*。

（15）中国梨木虱 *Psylla chinensis*。

（16）梨圆蚧 *Quadraspidiotus perniciosus*。

（17）虎象属 *Rhynchites* spp. 。

（18）桃白小卷蛾 *Spilonota albicana*。

（19）苹白小卷蛾 *Spilonota ocellana*。

（20）神泽氏叶螨 *Tetranychus kanzawai*。

（21）截形叶螨 *Tetranychus truncates*。

（22）山楂叶螨 *Tetranychus vienmensis*。

（23）日本梨黑斑病 *Alternaria kikuchiana*（= *A. gaisen*）。

（24）梨黑斑病新种 *Alternaria yaliinficiens*。

（25）梨轮纹病菌 *Botryosphaeria berengeriana* f. sp. *piricola*。

（26）葡萄座腔菌 *Botryosphaeria obtuse*。

（27）梨胶锈菌 *Gymonsporangium asiaticum*。

（28）梨黑星病 *Venturia nashicola*。

4. 果园管理要求

（1）向以色列出口水果的果园必须做好列明的以色列关注的检疫性有害生物的监测工作，并采用适当的防治措施及有害生物综合治理方法。

果园必须位于橘小实蝇非疫区内，建立以甲基丁香酚为基础的诱捕监测体系，一个果园至少一个诱捕器且每平方公里不少于一个诱捕器。果园不能有胶锈菌发生，必须清除半径 300 米范围内的刺柏属植物。果园内种植的水果品种应是合适的同类品种，周围 100 米范围内不能有废弃的果园。对梨小食心虫、苹小食心虫、桃蛀果蛾的必须进行信息激素诱捕，并在每年四月至收获期间逐月对神泽氏叶螨、截形叶螨、山楂叶螨的发生情况进行调查，采取管理措施以确保梨不受梨小食心虫、苹小食心虫、智果蛾、神泽氏叶螨、截形叶螨、山楂叶螨的为害。

（2）监测和防治方法必须予以记录，并由相关果园的技术负责人签字并保存。海关应检查以确保监测和防治措施工作得以贯彻落实，一次检查在梨套袋前，一次在采收时。经要求，海关总署将向 PPIS 提交调查的结果。

（3）出口的梨在直径未超过 2.5 厘米之前，必须用双层袋套袋。直到收获并到达加工厂时这些袋子才允许被脱去。只有套袋完整的果实才允许出口到以色列。

5. 包装厂管理要求

（1）货物不得带有有害生物、土壤、沙子、叶子和植物残体。

（2）包装厂应保持干净、整齐，具有自动高压气枪。纸袋在运抵加工厂后才允许去掉。去掉纸袋后，应该对梨进行分选、刷扫，并用高压气枪吹扫干净。梨的包装和分选必须在工作台上进行。不合格的梨应尽快被从工作台移走并隔离。

（3）包装厂必须配备一个分隔区域用于检验。检验区域应该配备干净的工作台，并且有充足的光线能够利用光学放大镜检验。

6. 包装要求

（1）仅允许使用新的、未使用过的纸箱。每个纸箱应用英文标记生产区域（省）、包装厂名称、种类、果园编号，并以标签注明“批准输往以色列”。每个托盘上应标注目的地。输往以色列的托盘应与输往其他目的地的托盘分开存放（至少 1 米）。

（2）纸箱应安全防护以免在检验和包装后受到有害生物的再次污染，并且在装运前一直单独存放在冷库中。

7. 检疫处理要求

文件未提及。

8. 出口前检验检疫

（1）中国输以色列梨必须在装运前经检验以确保无害虫和病害。海关应从包装厂抽取样品，并根据以下程序抽取：超过 1000 个果的，每批抽取 600 个；等于或少于 1000 个果，每批抽取 450 个或全部抽取。这些样品应基于代表性原则从每个托盘中抽取。

（2）发现列明的检疫性害虫或病害将取消该批货物和采收果园当季出口到以色列的资格。

9. 植物检疫证书要求

检疫合格后，海关将为每批出口货物出具植物检疫证书。内容需要包括以下信息：

（1）附加声明："该批货物符合2015年8月草签的来自中国的鸭梨和砂梨进入以色列的双边检疫安排要求。"（The consignment is accord with the bilateral quarantine arrangement on Chinese Ya and Nashi pears from The People's Republic of China to lsrael of initialed on Aug. , 2015. ）

（2）货物的集装箱铅封号。

（3）省的名称（河北、山东或陕西）。

（4）果园注册号。

（5）包装厂注册号。

10. 运输要求

（1）货物仅允许从北纬33°以北地区运出。

（2）运输中如果涉及有木质托盘，必须按照"国际贸易中木质包装材料的管理准则（ISPM 15）"要求经过高温处理或者溴甲烷熏蒸处理，并且加施标识。

二、非洲

（一）毛里求斯（MUS）——水果（苹果、梨、柚子）

根据《关于向毛里求斯出口水果有关要求的公告》（国家质检总局公告2005年第93号），允许符合相关要求的苹果、梨、柚子出口毛里求斯。主要要求如下：

1. 苹果、梨须产于陕西、山东、河北、辽宁、山西、新疆、安徽产区的注册果园和包装厂。柚子须产于湖南、湖北、江西、四川产区的注册果园和包装厂。

2. 水果产区应没有以下有害生物发生：樱桃绕实蝇（*Rhagoletis cerasi*）、墨西哥按实蝇（*Anastrepha ludens*）、南美按实蝇（*Anastrepha fraterculus*）、西印度按实蝇（*Anastrepha mombinpraeoptans*）、苹果实蝇（*Rhagoletis pomonella*）、西花蓟马（*Frankliniella occidentalis*）、梨树火疫病（*Erwinia amylovora*）。

3. 在水果生长期，必须对果园进行有效的检查管理，以保证不发生香梨优斑螟（*Euzophera pyriella*）、橘小实蝇（*Bactrocera dorsalis*）和其他具有检疫意义的实蝇，并在苹果、梨果园中采取措施避免和控制下列有害生物的发生：

（1）苹果褐腐病 *Monilinia fructigena*。

（2）梨黑斑病 *Alternaria gaisen*。

（3）梨黑星病 *Venturia nashicola*。

（4）梨锈病 *Gymnosporangium asiaticum*。

（5）苹果锈病 *Gymnosporangium yamadae*。

（6）苹果轮纹病 *Botryosphaeria berengeriana* f. sp. *piricola*。

（7）苹果树枝溃疡病 *Nectria galligena*。

（8）梨笠圆盾蚧 *Quadraspidiotus perniciosus*。

4. 水果包装材料必须是干净、未使用过的，并且不是植物源性的。

5. 每批水果包装箱上必须明确标记批号、注册果园和包装厂的名称或号码。

6. 水果必须不带有任何活的检疫性昆虫和螨类、树叶、树枝、土壤。

7. 水果须在冷藏条件下运输。

8. 水果到达毛里求斯入境口岸时将接受毛方的检验检疫，如果发现不符合上述条件，该批水果将被退回或销毁。

（二）南非（ZAF）——水果（苹果、梨）

根据《关于中国苹果、梨出口南非的公告》（国家质检总局公告2007年第157号），允许符合相关要求的苹果、梨出口南非。主要要求如下。

1. 苹果、梨产区包括陕西、山东、河北、辽宁、山西、安徽、河南、甘肃、江苏、北京、天津、新疆、吉林。

2. 出口果园和包装厂须在海关注册登记，并经南非农业部批准。

3. 出口果园应按要求对苹果、梨（新疆香梨除外）进行套袋，并对南非关注的检疫性有害生物采取针对性的控制措施。

4. 出口水果应在注册的包装厂进行加工、包装和储存，确保出口的苹果、梨符合南非进境检验检疫要求。包装箱上应用英文标明产地，包装厂和果园的名称或注册代码，以及“输往南非共和国”等信息。

5. 海关按照有关规定和议定书要求，对出口南非的苹果、梨实施检验检疫，合格的签发植物检疫证书。

（三）南非（ZAF）——鲜枣

根据《关于中国鲜枣出口南非植物检验检疫要求的公告》（国家质检总局公告 2015 年第 14 号），允许符合相关要求的中国鲜枣出口南非。该公告同时发布了植物检疫要求，相关内容摘录如下。

1. 产品范围及允许的产地

产品范围：中国鲜枣果实（学名 *Ziziphus jujube*，英文名 Chinese dates）。

允许的产地：中国鲜枣产区包括安徽、北京、甘肃、河北、河南、江苏、吉林、辽宁、陕西、山西、山东、天津和新疆。

2. 批准的果园、包装厂

出口鲜枣果园、包装厂、冷藏库须经海关注册编号，由海关总署提供给南非农业、林业和渔业部（以下简称“DAFF”）共同批准。

3. 关注的检疫性有害生物

（1）石榴实蝇 *Bactrocera correcta*。

（2）瓜实蝇 *Bactrocera cucurbitae*。

（3）异颜实蝇 *Bactrocera diversa*。

（4）橘小实蝇 *Bactrocera dorsalis*。

（5）桃蛀果蛾 *Carposina sasakii*。

（6）麻皮蝽 *Erthesina fullo*。

（7）印度白蜡蚧 *Ceroplastes ceriferus*。

（8）佛州龟蜡蚧 *Ceroplastes floridensis*。

（9）枣缩果病 *Erwinia jujubovra*。

（10）木槿曼粉蚧 *Maconellicoccus hirsutus*。

（11）枣轮纹病 *Macrophoma kawatsukai*。

（12）橄榄片盾蚧 *Parlatoria oleae*。

（13）中华盾蚧 *Parlatoreopsis chinensis*。

（14）枣飞象 *Scythropus yasumatsui*。

（15）枣尺蠖 *Sucra jujube*。

4. 果园管理要求

（1）所有出口果园应建立和实施良好农业操作规范，并针对前述要求所列的有害生物进行监测和控制。包括农药的合理使用及有害生物综合管理，维持田间卫生，清除落果，冬季修剪等，并保留相关文件及记录。

（2）所有出口果园应定期进行有害生物防治措施以确保输往南非的鲜枣中不带有前文所列的有害生物，并将防治措施形成书面材料，由海关监督管理技术人员确认并签字。

（3）海关应定期对出口果园的有害生物进行调查和监测，对出口果园的综合管理进行检查，确保输往南非的鲜枣果实中不带有前文所列的有害生物，同时以标准报告的格式提供记录有害生物的监测、防治、果园检查及其他相关信息，应要求，供 DAFF 审核。

5. 包装厂管理要求

（1）来自出口注册果园的鲜枣方可进入包装厂包装。鲜枣的挑选、清洗、剔除、分级、包装、储藏和装运过程，应在海关监管下进行，以确保输往南非的鲜枣不带有任何检疫性有害生物，并做好检疫性有害生物及污染物的防范措施。

（2）输南非鲜枣包装时，不得在同一包装线上包装国内水果。如果设施加工过国内或出口其他国家的果实，应先对设施进行清洁后方可加工出口南非鲜枣。每日包装工作结束后，必须将剔除掉的果实运出包装区域。

（3）只有成熟的、无症状和无瑕疵的鲜枣才能出口。输南非鲜枣不能与其他水果或与非出口鲜枣混合。存储设施内应配备合适的设施，以免受有害生物的再次污染。

（4）包装厂加工和储存设施应保持清洁，没有有害生物、泥土、植物残体以及丢弃或感染的果实；包装、装载和运输过程中，应对鲜枣有效防护，以免受到附近果园污染物和其他农作物的感染。

（5）包装厂应建立质量追溯体系，保留包装和储藏等记录，以便出现问题时可有效溯源。

6. 包装要求

（1）包装材料必须使用全新的、干净的纸盒/纸箱，符合有关植物检疫要求。不得使用任何植物源性材料，如稻草等。

（2）每个包装盒/纸箱应用英文清晰准确标注相关信息：原产国、出口果园名称或注册号、包装厂名称或注册号，见图 18-7。

Country of Origin
Production site name or its registered unique code
Packing facility name or its registered unique code
For the Republic of South Africa

图 18-7 包装标识

7. 检疫处理要求

公告未提及。

8. 出口前检验检疫

（1）海关按照鲜枣总箱数的 2%进行抽样，最小取样量不少于 1200 个果，并对样品进行全部检验。同时，至少取 40 个果和检验过程中发现的可疑果，进行剖果检查。

（2）如发现石榴实蝇 *Bactrocera correcta*、瓜实蝇 *Bactrocera cucurbitae*、异颜实蝇 *Bactrocera diversa*、橘小实蝇 *Bactrocera dorsalis*，该批货物不得出境，相关果园暂停出口。如发现关注的其他检疫性有害生物，该批货物不得出口。同时，应对出现问题的原因进行调查，采取改进措施，并保留相关调查记录。

9. 植物检疫证书要求

经检验检疫合格的鲜枣，海关在发运前的 14 日内签发植物检疫证书，并附加以下声明："该批货物符合关于中国鲜枣输往南非植物检疫要求议定书的规定，不带有南非关注的检疫性有害生物。"（This consignment of Chinese dates complies with the Protocol of Phytosanitary Requirements for the Export of Chinese dates from China to South Africa, and is free of any pests of quarantine concern to South Africa.）同时，还应在植物检疫证书中注明该批货物的原产省份、果园、包装厂及集装箱代码。

10. 装运要求

输南非鲜枣应采取相应措施保证其在运输过程中不受有害生物的再次污染。

三、欧洲

暂未收录。

四、北美洲

（一）美国（USA）——苹果

根据《关于中国鲜苹果输往美国植物检验检疫要求的公告》（国家质检总局公告2015年第61号），允许符合相关要求的中国苹果出口美国。该公告同时发布了植物检疫要求，相关内容摘录如下。

1. 产品范围及允许的产地

新鲜苹果果实（学名 *Malus Pumila*，异名 *Malus domestica*，英文名 Apple）。

2. 批准的果园、包装厂

出口果园和包装厂须经海关注册，由海关总署批准后提供美方。

3. 关注的检疫性有害生物

（1）丽新须螨 *Cenopalpus pulcher*（Canestrini & Fanzago）。

（2）樱桃虎象 *Rhynchites auratus*（Scopoli）。

（3）欧洲苹虎象 *Rhynchites bacchus*（L.）。

（4）南欧梨虎象 *Rhynchites giganteus* Krynicky。

（5）日本苹虎象 *Rhynchites heros* Roelofs。

（6）橘小实蝇 *Bactrocera dorsalis*（Hendel）。

（7）桃小食心虫 *Carposina sasakii* Matsumura。

（8）旋纹潜蛾 *Leucoptera malifoliella*（Costa）。

（9）高粱穗隐斑螟 *Cryptoblabes gnidiella*（Millière）。

（10）枇杷暗斑螟 *Euzophera bigella*（Zeller）。

（11）香梨优斑螟 *Euzophera pyriella* Yang。

（12）苹小卷叶蛾 *Adoxophyes orana*（Fischer von Röslerstamm）。

（13）拟后黄卷蛾 *Archips micaceana*（Walker）。

（14）西宁卷蛾 *Argyrotaenia ljungiana*（Thunberg）。

（15）李小食心虫 *Cydia funebrana*（Treitschke）。

（16）苹小食心虫 *Grapholita inopinata* Heinrich。

（17）桃白小卷蛾 *Spilonota albicana*（Motschulsky）。

（18）苹果白小食心虫 *Spilonota prognathana* Snellen。

（19）多齿卷蛾 *Ulodemis trigrapha* Meyrick。

（20）褐腐病 *Monilia polystroma* van Leeuwen。

（21）仁果褐腐病 *Monilinia fructigena* Honey。

4. 果园管理要求

（1）果园应参照良好农业操作规范（GAP）要求进行管理，包括维持果园卫生条件、剪枝，按照“苹果园有害生物监测控制指南”实施有害生物监测及综合防治措施。北纬33°以南地区的果园要及时清理落果。

（2）苹果在生长期间应进行套袋。果实套/去袋按以下要求进行：

①套袋前喷施相应的杀虫与杀菌剂；

②采用认可的纸袋进行套袋；

③在苹果幼果期完成套袋（果实直径未超过 2.5 厘米）；

④在着袋期应保持果袋无损；

⑤在收获 2 周前不得去袋；

⑥去袋时发现破损的，果实应立即剔除，不得混入输美产品中。

（3）确保输往美国的苹果中不得有落果。

（4）由海关或其指定人授权进行果园检查。果园检查应是由独立的责任人实施，该负责人应是独立的，并与果园所有人、操作者或管理者不相关。这些授权人员应经过培训并承担官方果园检查责任。果园应按照“苹果园有害生物监测控制指南”实施系统检查。任何管理不善导致有害生物严重侵染的果园将从输美项目中删除。

（5）确保进入注册果园的苹果树苗不带有美方关注的有害生物。

收获前，海关应对注册果园内实施植物检疫检查，记录检查结果。如发现检疫问题，应调查原因并采取适当措施予以解决。保留相关记录，应要求可以提供给美方。

5. 包装厂管理要求

（1）所有苹果必须在注册包装厂内进行挑选、清洁、分级、包装，包装厂应建立可追溯到具体果园的溯源体系。

（2）所有苹果必须经过水洗与毛刷清理。

（3）在果品实施水洗、分级之前，须在指定区域内检查果品感染有害生物情况和受损情况，并将残次果移出该区域。检查区域须提供适当的卫生条件，提供足够的空间和光照以便挑选者可最大限度地发现有害生物或受损果。应使用高压气枪吹扫或采用果实打蜡替代措施清理关注的有害生物。

（4）注册加工厂在加工输美苹果的过程中，禁止在同一包装线上加工输美苹果以外的其他果实。

（5）确保加工过程中按时将剔除的果实或残渣予以即刻清理。

（6）输美苹果应与输往其他市场的苹果分开储藏，以便有效隔离，防止交叉污染。

（7）输美苹果不得带有植物残体，不能有残果、腐烂果或杂草种子等，且必须符合《美国进口新鲜水果和蔬菜总体条件》（7CFR § 319.56-3）。

（8）苹果只能以商业货物出口到美国。

6. 包装要求

（1）须使用新的、清洁的纸箱包装。不得使用新鲜的和干的植物源性包装材料（例如稻草）。

（2）包装箱内不得带有害虫、土壤、植物残体等。

（3）所有包装要有适当的标识，并用英文标明下列信息：水果种类、产地、果园注册号、包装厂注册号、批次号。

7. 检疫处理要求

产自北纬 33°以南地区的苹果，须针对橘小实蝇实施处理。目前，美方认可的苹果处理措施是 T108-a。替代的处理措施必须经过中美双方商定。

8. 出口前检验检疫

（1）对每一批装运出口到美国的苹果，海关在出口前按照总箱数的 2%进行抽样，并对样品进行 100%检查。对于按 2%比率抽样但检查样品数量少于 1200 个果实的货物批次，须提高抽样率已确保最少检查 1200 个果实。每一批货物的抽样应考虑到每个参与的果园及不同大小的水果，采取随机抽取方式挑取代表性的包装。检疫主要针对植物有害生物（昆虫、螨类、软体动物和病菌）并防止混入注册果园以外的果实，此外，在检疫过程中至少选取 40 个果实进行剖果检验。

（2）在出口前海关实施植物检疫过程中，如发现任何一种内部取食的检疫性有害生物，该批货物不得出口。同时，应采取相应的纠正措施。一旦检出褐腐病（*Monilia polystroma* van Leeuwen）和仁果褐腐病（*Monilinia fructigena* Honey），相关果园将禁止在本季节向美国出口。

（3）同一包装厂若在首个发货季节未发现植物检疫问题，随后发运货物的出口抽检比例可由美方和海关总署商定后调整，但仍需维持每批货最少1200个果实的抽检水平。

9. 植物检疫证书要求

经检疫合格的货物，在出口前由海关签发植物检疫证书，声明该批货物已经检疫并未发现检疫性有害生物。植物检疫证书还应包含以下附加声明："所有装运果实均符合中国鲜苹果出口美国检验检疫工作计划要求。"（All fruits in the shipment meet the requirements of the work plan of quarantine inspection for China fresh apples to be exported to the U. S. ）同时，注明果园注册号、包装厂注册号、集装箱号等。

如进行冷处理的，必须在植物检疫证书的检疫处理栏目注明相关信息。

10. 装运要求

（1）装运前货物须由海关或海关授权人在储藏设施内实施信息核查和外观检查，主要核查果园注册号、包装厂注册号、批次号、标记唛头、件数、重量等是否与报检一致，检查包装箱外表是否带有植物有害生物。

（2）箱式运输货车与海运集装箱应实施检查并确保无任何植物残体。

（3）装箱过程中应进行适当防护，避免被关注的有害生物二次感染。

（二）美国（USA）——鲜食柑橘

根据《关于中国鲜食柑橘出口美国植物检疫要求的公告》（海关总署公告2020年第59号），允许符合相关要求的中国鲜食柑橘出口美国。该公告同时发布了植物检疫要求，相关内容摘录如下。

1. 产品范围

产自中国的鲜食柑橘［包括蜜柚 *Citrus grandis*（Pummelo/Pomelo）、南丰蜜桔 *Citrus kinokuni*（Nanfeng honey mandarin）、芦柑/椪柑 *Citrus poonensis*（Ponkan）、甜橙 *Citrus sinensis*（Sweet orange）、温州蜜桔 *Citrus unshiu*（Satsuma mandarin）以及相关品种］，允许出口到美国大陆。具体信息如下：

（1）蜜柚 *Citrus grandis* = *Citrus maxima*。

（2）南丰蜜桔 *Citrus kinokuni* = *Citrus* × *aurantium cv.* '*Kinokuni*'、*Citrus kinokuni hort. ex Tanaka*、*Citrus cv.* '*Kinokuni*'。

（3）芦柑/椪柑 *Citrus poonensis* = *Citrus* × *poonensis hort. ex Tanaka*、*Citrus cv.* '*Poonensis*'。

（4）甜橙 *Citrus sinensis*。

（5）温州蜜桔 *Citrus unshiu* = *Citrus unshiu*、*Citrus* × *aurantium cv.* '*Unshiu*'、*Citrus cv.* '*Unshiu*'。

2. 批准的果园、包装厂

出口柑橘果园和包装厂须由口岸海关审核批准注册，并由海关总署备案。海关总署将应要求向美方提供注册果园和包装厂名单。

3. 关注的检疫性有害生物

（1）桔短须螨 *Brevipalpus junicus* Ma & Yuan。

（2）克诺尔螨 *Tuckerella knorri* Baker & Tuttle。

（3）柑橘实雷瘿蚊 *Resseliella citrifrugis* Jiang。

（4）番石榴实蝇 *Bactrocera correcta*（Bezzi）。

（5）瓜实蝇 *Bactrocera*（= *Zeugodacus*）*cucurbitae*（Coquillett）。

（6）橘小实蝇 *Bactrocera dorsalis*（Hendel）。

（7）芒果实蝇 *Bactrocera occipitalis*（Bezzi）。

（8）梨实蝇 *Bactrocera pedestris*（Bezzi）。

（9）桔大实蝇 *Bactrocera minax*（Enderlein）。

（10）南瓜实蝇 *Bactrocera*（= *Zeugodacus*）*tau*（Walker）。

（11）蜜柑大实蝇 *Bactrocera tsuneonis*（Miyake）。

（12）桃小食心虫 *Carposina niponensis* Walsingham。

（13）桃蛀果蛾 *Carposina sasakii* Matsumura。

（14）亚洲玉米螟 *Ostrinia furnacalis* Guenée。

（15）高粱穗隐斑螟 *Cryptoblabes gnidiella*（Millière）。

（16）桔实叶点霉 *Phyllosticta citricarpa*（McAlpine）van der Aa。

（17）柑桔溃疡病菌 *Xanthomonas citri subsp. citri*（ex Hesse）Gabriel et al.。

4. 果园管理要求

（1）果园应在海关监管下，建立和维护出口柑橘质量管理体系，了解美方关注的检疫性有害生物名单，配备经培训的专职或兼职植保技术员负责有害生物监测与防控，实施有害生物综合防治，并保存所有监测、防治及采收等记录，以便溯源。

（2）果园应按照实蝇监控方案（详见海关总署公告2020年第59号附件的附1）开展实蝇监测和防控，维护桔大实蝇和蜜柑大实蝇非疫产区（或非疫生产点）地位，并将美方关注的其他实蝇种群维持在低度流行水平。

桔大实蝇和蜜柑大实蝇非疫产区（或非疫生产点）建立和维护方案详见海关总署公告2020年第59号附件的附2。如在非疫产区（或非疫生产点）内发现桔大实蝇或蜜柑大实蝇，则相关产区非疫地位将被取消，并需在产区内开展强化监测、调查及综合防控工作。连续监测调查12个月（蜜柑大实蝇）或3个理论世代（桔大实蝇）未发现目标实蝇，方可考虑恢复相关产区的非疫地位。

（3）果园要维持田间卫生，及时清除植物残体和落果，采收时不能将落果带到包装厂包装出口。柑橘从果园到包装厂运输途中，须做好植物卫生防护措施，防止有害生物再次感染。

（4）所有出口蜜柚须采取套袋措施，具体技术规范详见海关总署公告2020年第59号附件的附3。

5. 包装厂管理要求

（1）出口柑橘应在海关监管下，进行加工、包装、储藏和运输。包装厂应配备防止有害生物再感染设施（如防虫网）。加工车间内应有足够空间，照明充足，地面硬化。

（2）出口柑橘应在包装厂内包装，并对于同一批次的出口柑橘编注批号。一批次是指一天内从单一果园运抵到同一包装厂的柑橘。

（3）包装厂在加工输美柑橘过程中，要将树枝、树叶、烂果等剔除出去，并不能同时加工输往其他国家的水果。柑橘（蜜柚除外）在包装厂内应按7 CFR第305条款规定进行水洗、清刷和表面消毒，参照美国动植物检疫局PPQ处理手册列明的要求使用杀菌剂（如抑霉唑和/或噻苯唑）处理、打蜡。

（4）如果柑橘在采收后24小时内不能完成包装，应将柑橘存放于冷藏室或专用库内，或存放于包装厂内并用防虫网或塑料防水布盖好，确保不被有害生物感染。

6. 包装要求

（1）包装箱上应以英文注明注册果园、注册包装厂等溯源信息，标签尺寸要能清晰展示上述信息。

（2）包装好的输美柑橘应独立存放，与运往国内市场或其他国家的柑橘至少间隔3英尺（1米）。

7. 检疫处理要求

（1）除蜜柚外，所有出口柑橘均需采取冷处理措施，冷处理指标见表 18-21。

表 18-21　冷处理指标

温度要求	处理时间
33°F（0.56℃）或以下	18 天
34°F（1.11℃）或以下	20 天
35°F（1.67℃）或以下	22 天

（2）冷处理需按照出口运输途中冷处理操作程序进行（见海关总署公告 2020 年第 59 号附件），并在植物检疫证书处理栏中注明。一旦美方颁布新法规，允许在原产地进行冷处理，输美柑橘将可选择出口前冷处理方式，在中国境内按照新法规实施，并在植物检疫证书处理栏中注明。

如到达美国时尚未完成冷处理或冷处理失败，则该批货物可到达的口岸需满足以下任一条件：

①北纬 39 度以北、西经 104 度以东的口岸；

②美方批准可以进行冷处理的口岸。具体名单可通过网上查询（https：//www. aphis. usda. gov/import_ export/plants/manuals/ports/downloads/cold_ treatment_ facilities. pdf）。

8. 出口前检验检疫

（1）出口企业或包装厂应将出口、包装计划提前通知当地海关。海关将核实柑橘是否来自注册果园和包装厂，并对每批货物进行检查。

（2）海关将从每批货物中随机抽取 150 个果，目视检查是否存在有害生物或有害生物为害状，必要时借助放大镜或其他工具进行检查。所有为害果或疑似为害果需剖果检查，每批柑橘剖果数量不少于 30 个，核实是否感染蛀果害虫。

（3）检查过程中如发现任何美方关注的，或不能鉴定到种的，或不能确定检疫地位的有害生物，则该批货物不得输美。

（4）检查过程中发现叶片、枝条等其他非检疫性污染的柑橘，可重新进行加工和取样，经再次现场检疫合格后方可出口。

（5）记录检查结果、样品溯源信息、取样量、剖果量，以及发现的有害生物和病症，应要求向美方提供。

（6）只有通过检疫并符合出口条件的柑橘，海关方可出具植物检疫证书。

9. 植物检疫证书要求

根据美方（AHPIS FAVIR）在线数据库关于从中国进口柑橘的相关规定（https：//epermits. aphis. usda. gov/manual，动态更新），在植物检疫证书附加声明栏中应用英文注明以下内容：

（1）南丰蜜桔、芦柑/椪柑、甜橙和温州蜜桔

“The consignment requires cold treatment in transit to the United States. The consignment was produced in pest-free place of production for *Bactrocera minax* and *B. tsuneonis* and an area of low-pest prevalence of the remaining pests of concern according to the systems approach.”（该批货物需采取运输途中冷处理措施，并符合系统控制措施工作计划要求，来自桔大实蝇和蜜柑大实蝇非疫产区以及美方关注的其他有害生物的低度流行区），或者“The consignment was produced in a pest-free place of production for the pests of concern according to the systems approach.”（该批货物符合系统控制措施工作计划要求，来自美方关注的有害生物的非疫产区。）

（2）蜜柚

“The consignment was produced in accordance with the systems approach.”（该批货物符合系统控制措施工作计划要求。）

10. 装运要求

（1）装运前应对集装箱进行检查并确保无有害生物、残体或其他污染物。

（2）如果使用木质包装材料（包括木制托盘），须按照国际植物检疫措施标准第 15 号（ISPM 15）进行处理和标记。

（3）在装运过程中，应尽量减少集装箱受污染的可能性。例如：装运区域应清洁、无杂草，装箱时集装箱应与包装车间密封良好；如可能的话，装运最好不要在夜间灯光下进行，以免灯光吸引飞虫。

11. 其他要求

（1）对于未能有效执行中国鲜食柑橘出口美国植物检疫要求的注册果园和包装厂，可不予注册、批准出口或办理出口出证服务，并根据违规程度决定是否撤销注册登记。

（2）如在输美柑橘采收前或出口检查过程中发现检疫性有害生物，则需采取以下措施：

首次发现的，海关将暂停相关注册果园柑橘出口美国，直到查明原因并采取有效的补救措施。

多次发现的（在同一出口季节，从同一个注册果园、不同批次中 2 次或 2 次以上发现有害生物），海关将立即暂停相关注册果园柑橘出口美国，海关总署将向美国动植物检疫局通报。

海关须立即开展相关调查，查明原因。在恢复对美出口前，相关果园须采取由海关总署和/或美国动植物检疫局推荐的补救措施，以防止问题再次发生。

应要求，海关总署向美国动植物检疫局提供发现问题以及实施补救措施情况的报告。在海关总署和美国动植物检疫局共同确认有害生物风险得到控制后，方可恢复出口。

（三）美国（USA）——砂梨

根据《关于中国砂梨出口美国植物检验检疫要求的公告》（国家质检总局公告 2013 年第 18 号），允许符合相关要求的中国砂梨出口美国。该公告同时发布了植物检疫要求，相关内容摘录如下。

1. 产品范围及允许的产地

产品范围：新鲜砂梨果实（学名 *Pyrus pyrifolia*，英文名 Sand pear）。

允许的产地：中国所有砂梨产区。

2. 批准的果园、包装厂

出口果园和包装厂须经海关注册，由海关总署批准后提供美方。

3. 关注的检疫性有害生物

（1）梨大食心虫 *Acrobasis pyrivorella*。

（2）日本梨黑斑病 *Alternaria gaisen*。

（3）山楂叶螨 *Amphitetranychus viennensis*。

（4）梨黄粉蚜 *Aphanostigma jakusuiense*。

（5）橘小实蝇 *Bactrocera dorsalis*。

（6）内蒙上三脊瘿螨 *Calepitrimerus neimongolensis*。

（7）桃蛀果蛾 *Carposina sasakii*。

（8）日本龟蜡蚧 *Ceroplastes japonicus*。

（9）红蜡蚧 *Ceroplastes rubens*。

（10）桃蛀螟 *Conogethes punctiferalis*。

（11）轮纹病菌 *Guignardia pyricola*。

（12）苹小食心虫 *Grapholita inopinata*。

（13）褐腐病 *Monilinia fructigena*。

（14）柿长绵粉蚧 *Phenacoccus pergandei*。

（15）紫藤臀纹粉蚧 *Planococcus kraunhiae*。

（16）日本梨黑星病 *Venturia nashicola*。

4. 果园管理要求

（1）所有出口果园应实施良好农业规范，包括维持田间卫生，清除落果，冬季修剪等。遵照海关批准的《果园有害生物控制指南》进行监测和控制。

（2）所有砂梨应在直径未超过2.5厘米之前，遵照海关批准的《砂梨套袋指南》进行套袋。

（3）海关应向果园和包装厂提供列明的有害生物的图文识别资料，定期对《果园有害生物控制指南》和《砂梨套袋指南》进行评估和修订。

（4）海关应指定培训合格的技术人员在收获前对果园进行检查，确保果园按照有害生物控制指南进行了监控。对于管理不善、有害生物发生严重的果园，本季节生产的砂梨不得出口美国。此外，落果不得出口。

（5）出口果园应保留有害生物监测与控制、果实套袋、田间卫生、农事操作等相关记录，在美方专家现场考察时可供查询。

5. 包装厂管理要求

（1）来自注册果园套袋完整的砂梨方可进入包装厂包装。砂梨的包装、储藏和装运过程，应在海关监管下进行。

（2）包装过程中，须经脱袋、挑选、剔除、分级，建议采用高压气枪吹扫，以保证果实尽可能不带昆虫、螨类、烂果及枝、叶、植物残体和土壤。包装好的砂梨应单独存放于冷库中。

（3）包装厂应建立质量追溯体系，保留包装和储藏等记录，以便出现问题时可有效溯源。

6. 包装要求

（1）包装材料应是新的、干净卫生的，符合有关植物检疫要求的。

（2）每个包装箱上应用英文清晰标明：砂梨、果园号、包装厂名称或注册号。

7. 检疫处理要求

公告未提及。

8. 出口前检验检疫

（1）海关按照砂梨总箱数的2%进行抽样，最小取样量不少于1200个果，并对样品进行全部检验。同时，至少取40个果和检验过程中发现的可疑果，进行剖果检查。

（2）如检出关注的有害生物，该批货物不得出口美国。同时，应对出现问题的原因进行调查，采取改进措施，并保留相关调查记录。

（3）海关按照《出口水果安全风险监控计划》，对出口美国的砂梨实施安全风险监控。

9. 植物检疫证书要求

经检验检疫合格的砂梨，海关将出具一份植物检疫证书，并在附加声明栏中注明："All fruit in this shipment complies with the work plan for the exportation of Sand Pear (Pyrus pyrifolia) from the People's Republic of China."（该批水果符合中国砂梨出口工作计划。）同时，还应在植物检疫证书上注明该批货物的原产省份、包装厂名称或注册号。

10. 装运要求

（1）砂梨须使用具有防虫条件的集装箱运往美国，装运前应对集装箱进行检查并确保无任何植物残体。同时，在运往美国的过程中需采取安全防护措施。

（2）产自中国北纬33°以南地区的砂梨，运输过程中应在美方认可的集装箱中进行冷处理，技术指标为0.99℃或以下持续15天，或者1.38℃或以下持续18天。培训合格的工作人员须对冷处理操作过程进行监管，并出具冷处理报告。

（四）美国（USA）——鲜食新疆香梨

根据《关于印发〈中国香梨输往美国植物检疫要求〉的通知》（国质检动函〔2006〕443号），允许符合相关要求的中国新疆香梨出口美国。该通知同时发布了中国香梨出口美国植物检疫要求。

根据《关于中国新疆香梨出口美国植物检疫要求的公告》（海关总署公告2020年第52号），更新了中国新疆香梨出口美国的植物检疫要求，相关内容摘录如下。

1. 产品范围及允许的产地

产自中国新疆库尔勒和阿克苏地区的鲜食香梨果实（*Pyrus sinkiangensis*）（以下简称“香梨”），允许出口到美国及其管辖领地。

2. 批准的果园、包装厂

出口香梨果园和包装厂须由海关总署审核批准注册。海关总署将应要求向美国动植物检疫局提供注册果园和包装厂名单。

3. 关注的检疫性有害生物

（1）龟纹蚧 *Eulecanium circumfluum Borchsenius*。

（2）香梨优斑螟 *Euzophera pyriella* Yang。

4. 果园管理要求

（1）注册果园应在中国海关监管下，建立和维护出口香梨质量管理体系，了解美方关注的检疫性有害生物名单，配备经培训的专职或兼职植保技术员负责有害生物监测与防控，实施有害生物综合防治，并保存所有监测、防治及采收等记录，以便溯源。

（2）注册果园要维持田间卫生，及时清除植物残体和落果，确保采摘香梨时不携带树叶、树枝及落果。

（3）香梨从注册果园到注册包装厂运输途中，做好采摘后植物卫生防护措施，防止有害生物再次感染。

5. 包装厂管理要求

（1）出口香梨应在海关监管下，进行加工、包装、储藏和运输。包装厂需防控有害生物，并满足系统控制措施要求。

（2）所有香梨应在经海关总署注册登记的包装厂内包装，并应对于同一批次的出口香梨编注批号。一批是指一天内从单一果园运抵到同一包装厂的香梨。

（3）包装过程中，要将树枝、树叶、裂果、烂果等剔除。注册包装厂在加工输美香梨过程中，确保不同时加工输往其他国家的果实。

（4）如果香梨在采收后24小时内不能完成包装，应将香梨置于冷藏室或专用库内，或置于包装厂内并用防虫网或塑料防水布盖好。

6. 包装要求

（1）包装箱上应标明注册果园、原产地、包装厂等溯源信息。标识尺寸要能清晰展示所需的溯源信息。

（2）包装好的输美香梨应独立存放，与运往国内市场或其他国家的香梨至少间隔1米。

7. 检疫处理要求

公告未提及。

8. 出口前检疫要求

（1）出口企业和注册包装厂应将出口包装计划通知当地海关，并声明货物已满足报关规定。海关将核实香梨是否来自注册果园和包装厂，对每批货物进行检查。

（2）海关关员将从每批货物中随机抽取150个果逐一进行检查，检查是否存在有害生物或有害生物为害状，所有为害果或可疑为害果需剖果检查，且每批香梨剖果数量不少于30个，以检查是否感染蛀果害虫，必要时借助放大镜或其他检查工具进行检查。

（3）在检查过程中如发现活体检疫性有害生物，该批货物不允许再处理、重新取样、不得输美。检查发现的有害生物如不能鉴定到种，或不能确定检疫地位，或不能判定其具检疫重要性的，该批货物不得输美。

（4）检查过程中如发现叶片、枝条等其他非检疫性污染源的香梨，可进行再加工，重新取样并再次进行出口检查。

（5）记录检验检疫结果、样品溯源信息、取样量、剖果量，以及发现的害虫和病症（如有）。记录必须保存至少一年，或保存到下一个出口季节结束，并应要求向美国动植物检疫局提供。

（6）只有通过检查并符合出口条件的香梨方可出口，并出具植物检疫证书。

9. 植物检验证书要求

经检疫合格并符合出口条件的香梨，中国海关应出具植物检疫证书，并在附加声明栏中标注："All fruit in the consignment complies with the bilateral workplan for the exportation of fragrant pears（*Pyrus sinkiangensis*）from the People's Republic of China."（该批货物符合中国香梨出口美国双边工作计划。）

10. 装运要求

（1）装运前应对集装箱进行检查并确保无有害生物、残体或其他污染物。

（2）如果使用木质包装材料（包括木制托盘），须按照国际植物检疫措施标准第15号（ISPM 15）进行处理和标记。

（3）在装运过程中，应尽量减少集装箱受污染的可能性，例如：装运区域应清洁，无杂草；装箱时，集装箱应与包装车间密封良好；如可能，装运最好不要在夜间灯光下进行，以免灯光吸引飞虫。

（4）装好货的集装箱在出口前必须在海关总署的监督下用封条或封签扣进行密封。

（五）美国（USA）——鲜枣

根据《关于中国鲜枣出口美国植物检疫要求的公告》（海关总署公告2020年第42号），允许符合相关要求的中国鲜枣出口美国。该公告同时发布了植物检疫要求，相关内容摘录如下。

1. 产品范围

产自中国的鲜枣［*Ziziphus jujuba*（Rhamnaceae）］，允许出口到美国大陆。

2. 批准的果园和包装厂

出口鲜枣果园和包装厂须由海关总署审核批准注册。海关总署将应要求向以动植物卫生检验局为代表的美利坚合众国农业部提供注册果园和包装厂名单。

3. 关注的检疫性有害生物

（1）番石榴实蝇 *Bactrocera correcta*（Bezzi）。

（2）瓜实蝇 *Bactrocera cucurbitae*（Coquillett）。

（3）橘小实蝇 *Bactrocera dorsalis*（Hendel）。

（4）枣实蝇 *Carpomyia vesuviana* Costa。

（5）桃小食心虫 *Carposina sasakii* Matsumura。

（6）木槿曼粉蚧 *Maconellicoccus hirsutus*（Green）。

4. 果园管理要求

（1）注册果园应在中国海关监管下，建立和维护出口鲜枣质量管理体系，了解美方关注的检疫性有害生物名单，配备经培训的专职或兼职植保技术员负责有害生物监测与防控，实施有害生物综合防治，并保存所有监测、防治及采收等记录，以便溯源。

（2）所有出口果园应按照实蝇监控方案（详见海关总署公告2020年第42号附件）要求，对果园开展实蝇监测和防控，维护实蝇非疫区地位，或在实蝇发生区内将种群维持在低度流行区水平。已获得美方认可的实蝇非疫区为北纬33°以北地区（新疆吐鲁番除外）。如在非疫区内发现美方关注的检疫性实蝇，则取消该产区非疫地位，且该产区必须开展强化诱捕、调查及综合防控工作。若连续监测12个月未发现，该产区方可恢复非疫地位。

（3）注册果园要维持田间卫生，及时清除植物残体和落果，确保采摘鲜枣时不携带树叶、树枝及落果。鲜枣从果园到注册包装厂运输途中，须做好防护措施，防止有害生物再次感染。

（4）果园所在地海关应在收获前10至20天对出口果园进行检查，如发现美方关注的检疫性有害生物，应将样本送至海关授权的实验室进行鉴定，并立即采取控制措施。

（5）鲜枣采收时须建立追溯体系，采收用的箱子应标明出口果园的注册代码。

5. 包装厂管理要求

（1）出口鲜枣应在海关监管下，进行加工、包装、储藏和运输。海关应对出口包装厂内有害生物防控、包装体系运行以及溯源等情况进行监督和审核。出口包装厂应记录出口检验和监管日期，确保所有加工过程可追溯。

（2）所有出口鲜枣应在注册登记的包装厂内包装，并对于同一批次的出口鲜枣编注批号。一批次是指一天内从单一果园运抵到同一包装厂的鲜枣。

（3）包装过程中，要将树枝、树叶、裂果、烂果等剔除出去。注册包装厂在加工输美鲜枣过程中，不能同时加工输往其他国家的水果。

（4）如果鲜枣在采收后24小时内不能完成包装，应将鲜枣存放于冷藏库或专用库内，或存放于包装厂内并用防虫网或塑料防水布盖好，确保不被有害生物感染。

6. 包装要求

（1）包装箱上应使用英文注明注册果园、原产地、包装厂等溯源信息，标识的尺寸大小要能清晰展示上述信息。

（2）包装好的输美鲜枣应在冷库内独立存放，与运往国内市场或其他国家的鲜枣至少间隔1米。

7. 检疫处理要求

（1）对来自北纬33°以南地区以及新疆吐鲁番地区（枣实蝇发生区）的鲜枣，须针对实蝇按照下列要求（见表18-21）实施冷处理。

表18-21 冷处理指标

温度	持续时间
0℃或以下	10天
0.56℃或以下	11天
1.11℃或以下	12天
1.67℃或以下	14天

（2）如果在出口运输途中进行冷处理，需按照出口运输途中冷处理操作程序完成（详见海关总署公告2020年第42号附件），并在植物检疫证书处理栏（第6栏）中注明。一旦美国动植物检疫局颁布新法规，允许在原产地进行冷处理，输往美国的鲜枣将可选择装运前冷处理方式，在中国境内按照新法规实施，并在植物检疫证书处理栏（第6栏）中注明。

8. 出口前检疫要求

（1）出口企业和注册包装厂应将出口包装计划提前通知当地海关，并声明货物已满足报关规定。海关将核实鲜枣是否来自注册果园和包装厂，对每批货物进行查验。

（2）海关关员将从每批货物中随机抽取1200个果逐一进行检查，确认是否存在有害生物或有害生物危害状，并至少挑选30个可疑果进行剖果检查，核实该批果实是否感染蛀果害虫。现场检查结果、样品溯源信息、取样量、剖果量及发现的害虫和病症等要如实记录，应要求向美国动植物检疫局提供。

（3）在检查过程中如发现任何美方关注的有害生物，或不能鉴定到种的，或不能确定检疫地位的，该批货物不得输美。若首次发现，将暂停相关注册果园出口，直到海关查明原因并采取有效的补救措施；若在同一出口季节，两次或两次以上从同一个注册果园的不同批次中发现，将立即暂停相关注册果园出口，并将暂停情况通告美国动植物检疫局，在海关总署和美国动植物检疫局共同确认有害生物风险得到控制前，不能恢复出口。

（4）检查过程中如发现叶片、枝条等其他非检疫性污染源的鲜枣，须重新进行加工和重新取样，经再次现场检疫合格后方可出口。

（5）只有通过现场检疫并符合出口条件的鲜枣方可出口，并出具植物检疫证书。

9. 植物检疫证书要求

经检疫合格并符合出口条件的鲜枣，中国海关应出具植物检疫证书。

10. 装运要求

（1）装运前应对集装箱进行检查并确保无有害生物、残体或其他污染物。

（2）如果使用木质包装材料（包括木制托盘），须按照国际植物检疫措施标准第15号（ISPM 15）进行处理和标记。

（3）在装运过程中，应尽量减少集装箱受污染的可能性，例如：装运区域应清洁、无杂草；装箱时集装箱应与包装车间密封良好；如可能的话，装运最好不要在夜间灯光下进行，以免灯光吸引飞虫。

（六）墨西哥（MEX）——苹果

根据《关于输墨苹果有关要求的公告》（国家质检总局公告2005年第27号）、《关于中国苹果、梨向墨西哥出口的公告》（国家质检总局公告2005年第154号），允许符合相关要求的苹果出口墨西哥。

主要要求如下（其他要求将按照中国苹果输墨植物检疫要求的议定书执行）。

1. 输墨苹果应产自中国山东、陕西、山西、河南、河北、辽宁、甘肃、宁夏和北京。

2. 输墨苹果应符合墨西哥植物检疫法律法规，不带有墨方关注的9种检疫性有害生物。

3. 输墨苹果应在生长期间采取果实套袋措施。

4. 输墨苹果果园、包装厂应在出入境检验检疫机构注册，并由中墨双方共同指定。果园、包装厂应采取有效的病虫害综合防治措施，以避免和控制墨方关注的检疫性有害生物发生。

5. 加工后的输墨苹果应在0±5℃下专库存放40天。如果出口第1年没有发现食心虫害虫，该冷藏措施将取消。

6. 输墨苹果包装箱应用英文标出产地（省、区、市）、果园或其注册号、包装厂或其注册号及输往墨西哥等信息。

7. 海关应按2%抽样比率对输墨苹果实施出口前检验检疫，合格后出具植物检疫证书。2年后，如果未发现检疫问题，则抽样比率降低到1%。

8. 输墨苹果进境口岸为：Manzanillo、Veracruz、Tuxpan 和 Lazaro Cardenas。

9. 在项目开始前，墨方将派检疫官员来华考察，并根据考察情况批准本项目的实施。墨方考察相关费用由中方产业界承担。

（七）墨西哥（MEX）——梨

根据《关于输墨梨有关要求的公告》（国家质检总局公告2005年第142号）、《关于中国苹果、梨向墨西哥出口的公告》（国家质检总局公告 2005 年第 154 号），允许符合相关要求的梨出口墨西哥。

主要要求如下（其他要求将按照中国梨输往墨西哥植物检疫要求的议定书执行）。

1. 输墨梨应产自中国山东、河北、新疆、陕西、安徽和北京。

2. 输墨梨应符合墨西哥植物检疫法律法规，不带有墨方关注的 14 种检疫性有害生物。

3. 除新疆香梨外，其他输墨梨应在生长期间采取果实套袋措施。

4. 输墨梨果园、包装厂应在海关注册，并由中墨双方共同指定。果园、包装厂应采取有效的病虫害综合防治措施，以避免和控制墨方关注的检疫性有害生物发生。

5. 加工后的输墨梨应在 0±5℃下专库存放 40 天。如果出口第 1 年没有发现食心虫害虫，从第 2 年开始，该冷藏措施将取消。

6. 输墨梨包装箱应用英文标出产区（省）、果园或其注册号、包装厂或其注册号及输往墨西哥等信息。

7. 海关应按 2%抽样比率对输墨梨实施出口前检验检疫，合格后出具植物检疫证书。2 年后，如果未发现检疫问题，则抽样比率降低到 1%。

8. 输墨梨进境口岸为：Manzanillo、Veracruz、Tuxpan 和 Lazaro Cardenas。

9. 在项目开始前，墨方将派检疫官员来华考察，并根据考察情况批准本项目的实施。墨方考察相关费用由中方产业界承担。

（八）墨西哥（MEX）——柑橘

根据《关于中国柑橘输往墨西哥植物检验检疫要求的公告》（国家质检总局公告 2015 年第 79 号），允许符合相关要求的中国柑橘出口墨西哥。该公告同时发布了植物检疫要求，相关内容摘录如下。

1. 产品范围及允许的产地

产品范围：柑橘果实，包括橘（*Citrus reticulata*）、橙（*Citrus sinensis*）、杂柑（*Citrus hybrids*）、沙田柚（*Citrus maxima*）和柚（*Citrus grandis*），以下简称“柑橘”。

允许的产地：陕西、云南、贵州、四川、湖南、江西、浙江、福建、广西、广东、重庆和湖北。

2. 批准的果园、包装厂和处理设施

柑橘果园、冷处理设施和包装厂必须经过海关总署和墨西哥主管部门的注册批准。中方在每个出口季节前将通过批准的名单提供给墨方。柑橘果园、冷处理设施和包装厂必须有综合预防和治理措施，以将墨方关注的有害生物控制在较低水平。如果有需要，该措施还需提交给墨方批准。

3. 关注的检疫性有害生物

（1）高风险检疫性有害生物：

①番石榴果实蝇 *Bactrocera correcta*（bezzi）；

②瓜实蝇 *Bactrocera cucurbitae* Coquillett；

③橘小实蝇 *Bactrocera dorsalis*（Hendel）；

④柑橘大实蝇 *Bactrocera minax*（Enderlein）；

⑤蜜柑大实蝇 *Bactrocera tsuneonis*（Miyake）；

⑥柑橘黑星病菌 *Guignardia citricarpa*。

（2）中风险有害生物：

①小黄卷叶蛾 *Adoxophyes orana* Fischer von Röeslerstamm；

②柑橘白轮蚧 *Aulacaspis citri* Chen；

③桔鳞粉蚧 *Nipaecoccus viridis*（Newstead）；

④黑片盾蚧 *Parlatoria ziziphi*（Lucas，1853）；

⑤桑拟轮蚧 *Pseudaulacaspis pentagona*（Targioni-Tozzetti）；

⑥樟盾蚧 *Pseudaonidia duplex*（Cockerell）；

⑦桔实雷瘿蚊 *Resseliella citrifrugis* Jiang；

⑧矢尖蚧 *Unaspis yanonensis*（Kuwana，1923）；

⑨柑橘黑腐病菌 *Alternaria citri*；

⑩柑橘黑色蒂腐病菌 *Diplodia natalensis*。

4. 果园管理要求

中方应对出口果园的整个生产过程进行检查，并在柑橘采摘前10天监督采样。只有符合要求的水果才可以进行包装和冷处理。

若检测到任何一种高风险检疫性实蝇，中方必须立即通知墨方，所涉果园将取消出口资格，直至墨方认为中方所涉包装厂和省份采取了有效措施。

对于高风险有害生物柑橘黑星病的发生区域，中方必须制定详细的植物检疫控制程序，并在实施之前取得中方和墨方的共同批准。

中方应对柑橘黑星病的田间监测进行监管，田间监测必须每2星期1次，定期通过症状检查与取样的方式对茎、枝、叶与果实进行检验。如果发现果实上带有该病的症状并得到确认，所涉果园必须暂停向墨西哥出口。

对于不存前文所列高风险检疫性有害生物的省份，中方须提请墨方对其进行确认。中方须对果园和包装厂的监管和抽样以及有害生物田间诱捕的监测路线进行监督。如果发现高风险检疫性有害生物暴发，中方应立即通知墨方，出口程序按照发生高风险检疫性有害生物的规定进行。

果实须在进入包装厂之前进行抽样，以确保未发现有害生物的果实才能进入下一流程。

5. 包装厂管理要求

（1）中方应对柑橘的加工、包装、储存与运输过程进行监管，并且柑橘果实从果园直至最终目的地的整个过程均能溯源。

（2）柑橘果实在包装前须经过分选、冲洗和/或刷洗、杀菌、打蜡与分级，以确保不携带墨方关注的检疫性有害生物，并无枝条、腐烂果、叶、根和土壤。包装厂应配备防止潜在有害生物侵染的适用设施。

（3）在包装厂须进行剖果检验，以检测是否带有任何不成熟虫态的检疫性有害生物。中方应对每个生产批或每个装运批进行抽样，并至少剖果检验300个果实。

6. 包装要求

输墨柑橘须使用新的、干净的、封闭的包装材料进行包装；集装箱从原产地开始就必须进行封识，直至到达墨西哥。

7. 检疫处理要求

对于高风险检疫性实蝇的发生区域，必须在原产地或运输过程中进行冷处理（T107-L），相关技术说明见国家质检总局公告2015年第79号附件。冷处理可采用以下3种方式之一。

（1）温度范围：1.11℃或以下；处理时间：14天。

（2）温度范围：1.67℃或以下；处理时间：16天。

（3）温度范围：2.22℃或以下；处理时间：18天。

8. 出口前检验检疫

在签发植物检疫证书之前，中方对每个装运批次按全部果实的2%进行查验。如果在果实中发现了检疫性有害生物活体，则该批柑橘不得出口。如果检测出的有害生物属于所列关注的有害生物，暂停相关果园的输墨资质，直至墨方认为中方采取了有效的措施。

中方必须对抽检的2%样品全部检验检疫，证实其符合双方议定书的墨方检疫要求，不带有墨方关注的检疫性有害生物后，才可签发植物检疫证书。

9. 植物检疫证书要求

植物检疫证书的要求包括以下内容。

（1）在运输途中进行的冷处理。

①附加声明：“Based on the inspection, the fruits of this shipment are free of quarantine pests and comply with the requirements pointed out in the Protocol.”（经检验，该批水果不带有检疫性有害生物，符合本议定书的要求。）

②植物检疫证书附带如下冷处理的证明材料。

A. 集装箱封识证书。该封识证书必须包括以下信息：集装箱标识、集装箱封识日期、海关总署检疫官的姓名与签名。

B. 集装箱封识编码。

C. 温度记录。

（2）在原产地进行的冷处理。

①附加声明：“Based on the cold treatment and the inspection, the fruits of this shipment are free of quarantine pests and comply with the requirements pointed out in the Protocol.”（经冷处理与检验，该批水果不带有检疫性有害生物，符合本议定书的要求。）产地、冷处理公司注册名称、冷处理库注册名称、授权的冷处理设施和集装箱堆放区号。

②应详细注明“Tratamiento enFrío”（冷处理）字样，冷处理开始和结束日期、持续时间、持续温度与最高温度。

五、南美洲

（一）巴西（BRA）——鲜梨

根据《关于中国鲜梨出口巴西植物检疫要求的公告》（海关总署公告 2020 年第 1 号），允许符合相关要求的中国鲜梨出口巴西。该公告同时发布了植物检疫要求，相关内容摘录如下。

1. 产品范围及允许的产地

产品范围：鲜梨（*Pyrus* spp.）。

允许的产地：来自橘小实蝇（*Bactrocera dorsalis*）非疫区的鲜梨产区（中国北纬 33°以北地区）。

2. 批准的果园、包装厂

出口鲜梨果园和包装厂均须经海关总署审核注册。海关总署须在出口前至少 30 天，向巴西主管部门提供批准的注册果园和包装厂名单，以获得巴方审核批准。

3. 关注的检疫性有害生物

（1）山楂叶螨 *Amphitetranychus viennensis*。

（2）神泽氏叶螨 *Tetranychus kanzawai*。

（3）截形叶螨 *Tetranychus truncatus*。

（4）橘小实蝇 *Bactrocera dorsalis*。

（5）苹果蠹蛾 *Cydia pomonella*。

（6）苹小食心虫 *Cydia inopinata*。

（7）梨大食心虫 *Acrobasis pyrivor ella*。

（8）苹小卷叶蛾 *Adoxophyes orana*。

（9）桃小食心虫 *Carposina sasakii*。

（10）桃蛀螟 *Conogethes punctiferalis*。

（11）香梨优斑螟 *Euzophera pyriella*。

（12）桃白小卷蛾 *Spilonota albicana*。

（13）日本梨黑斑病 *Alternaria gaisen*。

（14）梨轮纹病 *Botryosphaeria berengeriana* f. sp. *piricola*。

（15）果生链核盘菌 *Monilinia fructigena*。

（16）亚洲褐腐病 *Monilinia polystroma*。

4. 果园管理要求

（1）注册果园应在中国海关监管下，按照“果园综合管理计划”（详见海关总署公告 2020 年第 1 号附件）制定操作规程手册，实施有害生物综合防治，并保存所有农药的施用记录及所有负责生产的员工签字，以便在巴方审核评估时提供。如果不符合要求，将取消其向巴西出口资格。

（2）针对橘小实蝇，所有出口果园应按照国际植物检疫措施标准第 26 号（ISPM 26）规定，采用 McPhail 和 Jackson 诱捕器对橘小实蝇进行诱捕、监测和防控，维持非疫区状态。

（3）针对苹果蠹蛾、苹小食心虫、梨大食心虫、苹小卷叶蛾、桃小食心虫、桃蛀螟、香梨优斑螟和桃白小卷蛾等蛀果类害虫，所有出口果园须采用果实套袋措施（香梨 *Pyrus* sinkiangensis 除外），并重点对苹果蠹蛾和苹小食心虫进行诱捕、监测和防控。果实套袋具体要求如下：

A. 果实直径达到 2.5 厘米后，采用中国海关批准的果袋进行套袋；

B. 果实应在套袋完整的状态下运入出口包装厂，只有套袋完整的果实能够出口到巴西。

（4）在田间监测期间，如发现任何巴方关注的检疫性有害生物，应及时通知中国海关，并采取控制措施。一旦监测到橘小实蝇，中方应在 48 小时内通知巴方，暂停相关果园出口资格，并开展调查、采取适当的改正措施。巴方将根据对中方采取改进措施的评估结果，决定是否取消暂停措施。

（5）中国海关应在收获前 10~20 天对出口果园进行检查，重点检查是否存在巴方关注的检疫性有害生物。如发现巴方关注的检疫性有害生物，应将样本送至官方实验室进行鉴定，并立即采取控制措施。如发现日本梨黑斑病的发病率超过 0.5%的阈值，来自被感染果园的鲜梨果实在当前出口季节不能出口到巴西。如在出口果园中检测到其他的巴方关注的检疫性有害生物，且有害生物防控存在难度，无法满足鲜梨出口巴西的植物检疫条件的，则该果园将在本季节的剩余时间内暂停出口资格。

（6）鲜梨采收时须建立追溯体系，采收用的箱子应标明出口果园的注册代码。

5. 包装厂管理要求

（1）出口鲜梨应在中国海关监管下，进行挑选、检验、包装、储存和运输。中国海关应对向巴西出口鲜梨包装厂的植物卫生状况进行检查验证。出口包装厂应当有出口项目记录本，并记录出口检验和监管的日期，确保所有加工过程可追溯。

（2）供集装箱或卡车使用的装货区域应封闭，或采取适当措施以防止有害生物进入，如安装空气帘、橡胶帘或防虫屏风等。

（3）出口包装厂应保持所有设备的清洁，以防止出口到巴西的鲜梨在分拣和包装过程中受到污染。出口到巴西的鲜梨不得与出口到其他市场（比如国内市场或其他国家）的鲜梨同时进行分拣和包装。

（4）在包装厂内移除果袋，通过清洗、分拣和挑选等方法去除腐烂、受伤或有污渍的果实，并在当天及时处理。应用高压气枪吹扫或刷洗，对挑选后鲜梨的花萼和花梗处进行清理。

（5）包装厂应配备检验台和立体显微镜。检验台应位于包装厂内部，光照充足、远离未挑选的果实、门和通风孔。

（6）包装厂应设有储藏室，经过挑选和包装的果实应与未挑选的果实分开。包装好的出口巴西鲜梨应在冷库内（0~2℃）单独存放，不得与输往其他市场或其他类型的水果一起存放。

（7）包装好的鲜梨应避免外露且采取保护措施，以防止遭受有害生物侵染。

（8）卡车或集装箱离开包装厂前，由中国海关关员或中国海关授权人员进行封箱。

（9）包装厂必须安装橘小实蝇的诱捕器。一旦在出口包装厂内发现橘小实蝇，中方应在48小时内通知巴方，暂停相关包装厂出口资格，并开展调查、采取适当的改正措施。巴方将根据对中方采取改进措施的评估结果，决定是否取消已采取的暂停措施。

（10）包装厂技术人员对每批出口鲜梨随机抽取300个果实进行视觉检查（针对产自新疆的香梨，则需抽取600个果实），并挑选30个果实剖果，检查该批果实是否受蛀果类有害生物侵染（如梨大食心虫、桃小食心虫、桃蛀螟、苹小食心虫、苹果蠹蛾、香梨优斑螟）。同时，任何其他疑似蛀果类有害生物感染的果实也需进行剖果，以检查是否受蛀果类有害生物侵染。一旦检出蛀果类有害生物，本批货物不能出口。如果从同一果园连续3批次检出蛀果类有害生物，将取消该果园本出口季剩余时间出口资格。（“批”是指出口到巴西且在果园指定区域生产的，在相同条件下收获和运输的100吨梨类水果。）

6. 包装要求

（1）包装箱标签需标准规范，并固定粘贴在包装箱上，标签应包括以下信息：梨的品种、产地（省）、出口果园和包装厂的注册号。

（2）包装箱上应注明“TO BRAZIL”（输往巴西）。

7. 检疫处理要求

公告未提及。

8. 出口前检验检疫

（1）出口查验以货物批次为单位。

（2）从每批货物中抽取样品进行查验，按照不低于2%的比率随机抽取样品，样品应代表所有的果园、品种和批次的包装日期。

（3）一旦检出橘小实蝇、苹果蠹蛾及苹小食心虫等有害生物，该批货物不得出口，并暂停相关果园当季出口资格。

（4）如因发现橘小实蝇、苹果蠹蛾及苹小食心虫等有害生物导致的货物禁止出口，即使发现有害生物的出口果园此前已通过检查，也应暂停包装厂内剩余鲜梨出口。对于已在运输途中出口货物，中方应立即向巴方通报相关信息，包括植物检疫证书、集装箱号以及货物批次信息。

（5）如发现任何巴方主要关注的检疫性有害生物活体，整批货物不得出口巴西。海关总署应暂停相关果园和包装厂，并采取整改措施，直至海关总署查明原因方可恢复出口资格。同时，保存查获记录，应要求提供给巴方。

（6）如现场无法对有害生物进行准确鉴定，应立即将标本送至海关总署认可的实验室进行鉴定，并妥善保管官方实验室记录和样品检测结果。如果送往实验室的有害生物样品丢失，相关批次的货物不得装运。

（7）保证货物不带有叶、植物残体和土壤。

9. 植物检疫证书要求

经检疫合格的，海关应出具植物检疫证书，注明集装箱号和封识号，并在附加声明栏中以英文注明：

（1）鲜梨（产自新疆的香梨除外）

“THIS BATCH OF PEARS COMPLIES WITH THE REQUIREMENTS SPECIFIED IN THE PROTOCOL OF PHYTOSANITARY REQUIREMENTS FOR EXPORT OF CHINESE FRESH PEARS TO BRAZIL, AND IS FREE FROM ANY QUARANTINE PESTS OF CONCERN TO BRAZIL.”（该批鲜梨符合中国鲜梨输往巴西植物检疫要求的议定书，不带有巴方关注的检疫性有害生物。）

（2）产自新疆的香梨

"THIS BATCH OF FRAGRANT PEARS（PYRUS SINKIANGENSIS）FROM XINJIANG OF CHINA COMPLIES WITH THE REQUIREMENTS SPECIFIED IN THE PROTOCOL OF PHYTOSANITARY REQUIREMENTS FOR EXPORT OF CHINESE FRESH PEARS TO BRAZIL, AND IS FREE FROM ANY QUARANTINE PESTS OF CONCERN TO BRAZIL."（该批香梨产自中国新疆，符合中国鲜梨输往巴西植物检疫要求的议定书，不带有巴方关注的检疫性有害生物。）

（二）秘鲁（PER）——苹果

根据《关于输秘苹果有关要求的公告》（国家质检总局公告2005年第26号）、《关于中国苹果获准输往秘鲁、非济的公告》（国家质检总局公告2005年第174号），允许符合相关要求的苹果出口秘鲁。

主要要求如下（其他要求将按照中国苹果输秘植物检疫要求的议定书执行）。

1. 输秘苹果应产自中国山东、陕西、山西、河南、河北、辽宁、甘肃、宁夏和北京。

2. 输秘苹果应在生长期间采取果实套袋措施。

3. 输秘苹果果园、包装厂应在出入境检验检疫机构注册，并由中秘双方共同指定。果园、包装厂应采取有效的病虫害综合防治措施，以避免和控制秘方关注的8种检疫性有害生物的发生。

4. 输秘苹果包装箱应用英文标出产地（省、区、市）、果园或其注册号、包装厂或其注册号及输往秘鲁共和国等信息。

5. 海关应按2%抽样比率对输秘苹果实施出口前检验检疫，合格后出具植物检疫证书。2年后，如果未发现检疫问题，则抽样比率降低到1%。

6. 在项目开始前，秘方将派检疫官员来华考察，并根据考察情况批准本项目的实施。秘方考察相关费用由中方产业界承担。

（三）秘鲁（PER）——柑橘（Citrus）

根据《关于印发〈中国柑橘输往秘鲁植物检疫要求〉的通知》（国质检动函〔2009〕610号），允许符合相关要求的中国柑橘出口秘鲁。该文件同时发布了植物检疫要求，相关内容摘录如下。

1. 产品范围

葡萄柚（*Citrus×paradisi*）、橘子（*Citrus reticulate*）及其杂交种、橙（*Citrus sinensis*），柠檬（*Citrus limon*）和柚子（*Citrus maxima*）或 *Citrus grandis*），以下简称"柑橘"。

2. 批准的果园和包装厂

柑橘果园、包装厂须在海关注册，并经海关总署和秘鲁主管部门共同批准。出口季节前，海关总署应向秘方提供输往秘鲁的注册果园和包装厂名单。

3. 关注的检疫性有害生物

（1）茶短须螨 *Brevipulpus obovatus*。

（2）番石榴实蝇 *Bactrocera correcta*。

（3）橘小实蝇 *Bactrocera dorsalis*。

（4）桔大实蝇 *Bactrocera minax*。

（5）蜜桔大实蝇 *Bactrocera tsuneonis*。

（6）木槿曼粉蚧 *Maconellicoccus hirsutus*。

（7）桔鳞粉蚧 *Nipaecoccus virdis*。

（8）嗜桔粉蚧 *Pseudococcus calceolariae*。

（9）桔小粉蚧 *Pseudococcus cryptus*。

（10）康氏粉蚧 *Pseudococcus Comstocki*。

（11）西非平刺粉蚧 *Rastrococcus invadens*。

（12）柑橘溃疡病菌 *Xanthomenas axonopodis* pv. *Citri*。

（13）柑橘黑斑病菌 *Guignardia critrcarpa*。

4. 果园管理要求

（1）采取有效的疫情监测和有害生物综合管理措施（IPM），以避免和尽量减少秘鲁关注检疫性有害生物的发生，保持果园、包装厂良好植物卫生状况，并做好疫情监和控制措施记录。

（2）应要求，中方向秘方提供疫情监测、预防和综合管理措施的有关程序和结果。

（3）采摘时，来自注册产区或果园的水果，不得与未注册产区或果园的水果装在同一箱中。如果发现没有分开，则该批水果不得出口。如情况严重，海关可暂停相关产区、果园和出口商在本出口季节向秘鲁出口柑橘。

5. 包装厂管理要求

（1）采摘后出口水果，须采用加氯水（200 ppm）浸泡或喷洒，刷洗、杀菌剂处理、打蜡、挑选、包装等处理程序，保证不携带秘方关注的检疫性有害生物，不带有枝、叶和土壤。

（2）储存仓库和/或冷藏库应具备适当的植物卫生条件，单独存放输秘柑橘果实，并满足相关安全存放措施要求。

（3）上述储存库、冷藏库内柑橘装运运输工具环节，应采取安全防疫措施。

（4）海关应对水果加工、包装、储存和运输实施检验检疫监管。

6. 包装要求

（1）柑橘包装箱上应用英文标出产地（省份）、果园名称或注册号、包装厂名称或注册号、“中国输往秘鲁”的字样。

（2）包装箱应干净卫生、首次使用，木质包装材料应符合国际木质包装措施标准的要求。

7. 检疫处理要求

（1）针对实蝇的检疫处理措施如下：

①葡萄柚、橘子、橙、柠檬，应采取针对实蝇的随航集装箱冷处理。冷处理技术指标见表18-22：

表 18-22　针对实蝇的冷处理技术指标

温度范围℃	处理时间（天）
≤0. 00℃	10
≤0. 56℃	11
≤1. 11℃	12
≤1. 67℃	14
≤2. 22℃	16

②柚子不需要冷处理，但必须用塑料膜包裹。

（2）对来自不是实蝇非疫区的柑橘，应在柑橘运输途中实施冷处理，以杀灭任何可能存在的实蝇幼虫。

（3）冷处理应按照操作规程在自动制冷集装箱中进行。

应秘方申请，经专家评估和技术磋商，中国于2004年同意调整秘鲁柑橘冷处理指标，即在原有指标基础上增加2. 22℃以下连续处理21天的冷处理指标。

8. 出口前检疫要求

（1）海关按照出境水果检验检疫一般工作程序实施现场及实验室检验检疫。

（2）抽样查验可在果实加工过程或对加工完成后的成品进行，在开始出口前 2 年，抽样比率为 2%，如没有发现检疫问题，则随后抽样比率降到 1%。

（3）应当对包装箱上标注的原产地或代码等信息进行核查。不得携带秘方关注的活的有害生物或病原菌可疑症状。

9. 植物检疫证书要求

（1）检验检疫合格后，签发植物检疫证书，证书“原产地”栏中应注明柑橘生产的省，并在附加声明中用英文注明：“The consignment is in compliance with requirement described in the *Protocol of phytosanitary requirements for the export of citrus from China to Peru* and is free from quarantine pest concern to Peru.”（该批货物符合中国柑橘输往秘鲁植物检疫要求议定书，不带有秘方关注的检疫性有害生物。）

（2）实施冷处理的，应将冷处理的温度、处理时间和集装箱号码及封识号在植物检疫证书中注明。

（四）厄瓜多尔（ECU）——鲜梨

根据《关于中国鲜梨出口厄瓜多尔植物检疫要求的公告》（海关总署公告 2022 年第 68 号），允许符合相关要求的中国鲜梨出口厄瓜多尔。该公告同时发布了植物检疫要求，相关内容摘录如下。

1. 产品范围

鲜梨，包括砂梨 *Pyrus pyrifolia*、白梨 *Pyrus bretschneideri*、香梨 *Pyrus sinkiangensis* 及其杂交种，英文名 Pear。

2. 批准的果园和包装厂

出口鲜梨果园和包装厂须经海关总署注册，并由厄瓜多尔共和国植物和动物卫生调控局（以下简称“AGROCALIDAD”）批准。注册信息包括名称、地址及标识代码，以便在出口水果不符合本检疫要求相关规定时准确溯源。注册名单须在每年出口季节前由海关总署向 AGROCALIDAD 提供，经后者评估后批准。

3. 关注的检疫性有害生物

（1）榆树全爪螨 *Panonychus ulmi*。

（2）梨大食心虫 *Acrobasis pyrivorella*。

（3）棉褐带卷叶蛾 *Adoxophyes orana*。

（4）梨黄粉蚜 *Aphanostigma iakusuiense*。

（5）橘小实蝇 *Bactrocera dorsalis*。

（6）中国梨木虱 *Cacopsylla chinensis*。

（7）桃小食心虫 *Carposina sasakii*。

（8）桃蛀野螟 *Conogethes punctiferalis*。

（9）苹小食心虫 *Cydia inopinata*（异名：*Grapholita inopinata*）。

（10）梨笠圆盾蚧 *Diaspidiotus perniciosus*。

（11）梨小食心虫 *Grapholita molesta*。

（12）榆蛎盾蚧 *Lepidosaphes ulmi*。

（13）苹褐卷蛾 *Pandemis heparana*。

（14）康氏粉蚧 *Pseudococcus comstocki*。

（15）桃白小卷蛾 *Spilonota albicana*。

（16）苹果炭疽菌 *Colletotrichum fructicola*。

（17）梨黑星病菌 Venturia nashicola。

4. 果园管理要求

（1）所有出口果园须实施良好农业操作规范，以确保生产过程的可追溯性。

（2）出口果园须维持果园卫生条件，在收获时剔除烂果，并执行有害生物综合防治，包括有害生物监测、化学或生物防治以及农事操作等防控措施。

（3）出口果园的有害生物监测和防治应在具有植物检疫知识的技术人员指导下实施，中国海关对上述工作进行监管。

（4）出口果园必须保留有害生物的监测和防治记录，并应要求由海关总署向 AGROCALIDAD 提供。防治记录须包括生长季节使用化学药剂的名称、有效成分、使用日期及浓度等详细信息。

5. 对厄方关注的检疫性有害生物采取防控措施要求

（1）针对橘小实蝇

①来自橘小实蝇非疫区的鲜梨。AGROCALIDAD 认可海关总署在中国北纬 33°以北地区建立的橘小实蝇非疫区［按照国际植物检疫措施标准第 26 号（ISPM 26）相关要求建立和维护］。如发现橘小实蝇，非疫区将被暂停。海关总署需在 48 小时之内通报 AGROCALIDAD，并立即启动国家应急行动计划。当实蝇得以根除且获得 AGROCALIDAD 认可后，非疫区地位方可恢复。非疫区的认可和批准将经由 AGROCALIDAD 派专家实地评估完成。

②来自橘小实蝇疫区的鲜梨。来自橘小实蝇疫区的鲜梨，须进行冷处理。

（2）其他钻蛀性有害生物

出口到厄瓜多尔的鲜梨需要针对钻蛀性有害生物（梨大食心虫、桃小食心虫、桃蛀野螟、苹小食心虫、梨小食心虫和桃白小卷蛾）采取相应的措施：

①套袋。针对砂梨、白梨及其杂交种，须按要求在生长季节进行套袋管理，套袋和去袋的标准操作程序如下：

A. 在套袋前喷洒适当的杀虫剂和杀菌剂；

B. 使用中国海关批准的袋子；

C. 套袋幼果（果径不超过 2.5 厘米）；

D. 套袋过程中不损坏果实和袋子；

E. 在进入包装厂后才将袋子去除；

F. 在进行包装前，如果发现果实袋子破损，立即将其剔除，剔除的水果不能出口到厄瓜多尔。

②田间监控。针对香梨，出口果园应在中国海关监管下对钻蛀性害虫开展监测。技术人员采用“X”字形的行进路线在果园进行调查，重点查看果面和枝干部位是否有害虫。监测需从开花期开始至收获季结束后终止，每 15 天调查一次。出口果园应保存所有有害生物监测和防治记录，并应要求由海关总署向 AGROCALIDAD 提供。

（3）其他检疫性有害生物

如发现其他厄方关注的检疫性有害生物，海关总署应立即通知 AGROCALIDAD，并采取必要的检疫措施，确保出口厄瓜多尔的鲜梨不带这些检疫性有害生物。

6. 包装厂管理要求

（1）出口鲜梨的加工、包装、储藏和装运，须在中国海关的指导和监管下进行。

（2）鲜梨包装和储藏区域需配备双层门、空气帘、橡胶帘或防虫网，防止活的有害生物。包装厂需具备良好的卫生条件，并具有防止有害生物再感染措施。

（3）加工前，鲜梨须经过人工挑选，去除有凹陷、隆起或疑似病虫果，并用气枪吹扫及洗刷鲜梨果柄和果萼处，避免携带有昆虫、螨类、真菌、烂果、枝叶、根和土壤。针对出口香梨，还须增加水洗环节。

（4）包装好的梨如需储藏应立即入库，并与出口至其他市场的货物分开存放。

（5）如包装厂出现不符合本植物检疫要求规定的情形，中国海关应立即采取整改措施，如有必要，将暂停相关包装厂出口资格，并立即通知 AGROCALIDAD。在经中国海关监管和确认整改措施有效后，方可重新获得出口资格。

7. 包装要求

（1）出口鲜梨的包装材料应干净卫生、未使用过。

（2）每个包装箱上须用英文注明水果名称、出口国家、产区、果园和包装厂名称或注册号等信息。每个托盘和包装箱须用西班牙文或英文标出“Exported to Republic of Ecuador”（输往厄瓜多尔共和国）。

（3）如使用木质包装，须符合国际植物检疫措施标准第 15 号（ISPM 15）规定。

（4）装载出口鲜梨的集装箱必须在装箱前检查是否具备良好的卫生条件，不带厄方关注的检疫性有害生物、枝叶和土壤等。

8. 检疫处理要求

来自橘小实蝇疫区的鲜梨，须进行冷处理。冷处理指标要求为：1.38℃（果心温度）或以下，连续处理 18 天或以上。

冷处理应在中国海关授权人员的监管下，按照出口前冷处理操作程序或出口运输途中冷处理操作程序在鲜梨抵达厄瓜多尔之前完成（具体程序详见海关总署公告 2022 年第 68 号附件）。

9. 出口前检疫要求

（1）出口鲜梨离境前须在包装厂内进行检查。

（2）贸易启动后的前两年内，中国海关关员按照 2%比率对每批出口鲜梨抽取样品实施检疫，并至少对 5%的样品（不得少于 10 个）进行剖果检查，以确保不带有害生物，特别是钻蛀性有害生物。如两年内没有发生植物检疫问题，抽样比率可降为 1%。

（3）如发现橘小实蝇活体，货物需进行有效的检疫除害处理（如冷处理），否则整批货物不得出口到厄瓜多尔。如果上述鲜梨来自非疫区，将立即暂停非疫区地位，调查原因并采取有效的预防措施。当实蝇得以根除且获得 AGROCALIDAD 认可后，非疫区地位方可恢复。

（4）如发现任何其他厄方关注的检疫性有害生物活体，或任何无法鉴定到物种水平或检疫地位无法确定的有害生物活体，整批货物须经有效的检疫除害处理后方可出口到厄瓜多尔。海关总署应查明原因并采取有效的防治措施。同时，保存检查记录，应要求向 AGROCALIDAD 提供。

10. 植物检疫证书要求

经检疫合格的，中国海关将出具植物检疫证书，并在附加声明栏中注明：“This consignment of fresh pear fruits complies with the requirements specified in the Protocol of Phytosanitary Pequirements for Export of Pear Fruits from China to Ecuador, and is free of any quarentine pests of concern for Ecuador.”（该批货物符合中国鲜梨输往厄瓜多尔植物检疫要求的议定书，不带厄方关注的检疫性有害生物。）

对于来自橘小实蝇疫区须实施出口前冷处理的货物，应在植物检疫证书上注明处理温度、持续时间、处理设施名称或编号等信息。对于在运输途中实施冷处理的，应在植物检疫证书上用英文注明“Cold treatment in transit”（运输途中冷处理），以及冷处理的温度、处理时间、集装箱号码和封识号等。

11. 其他要求

中国鲜梨的进境口岸为厄瓜多尔所有港口和机场（加拉帕戈斯群岛除外）。

（五）乌拉圭（URY）——荔枝、龙眼

根据《关于向乌拉圭出口荔枝和龙眼有关问题的公告》（国家质检总局公告 2004 年第 51 号），允许符合相关要求的荔枝和龙眼出口乌拉圭。

主要要求如下（其他要求将按照“为确保中国出口乌拉圭的荔枝和龙眼不含橘小实蝇的植物检疫合作备忘录”及乌方有关法规执行）：

1. 产品范围及允许的产地

国家质检总局公告2004年第51号未提及。

2. 批准的果园、包装厂

出口荔枝和龙眼的产地、包装厂、储存库应在海关注册，并采取有害生管理措施。

3. 关注的检疫性有害生物

（1）橘小实蝇 *Bactrocera dorsalis*。

（2）拟小黄卷叶蛾 *Adoxophyes cyrtosema*。

（3）黑点褐卷叶蛾 *Crytophlebia ombrodelta*。

（4）双线毒盗蛾 *Porthesia scintillans*。

4. 出口前检验检疫和植物检疫证书要求

海关对输乌荔枝和龙眼应实施出口前检验检疫，并出具官方植物检疫证书。

（六）智利（CHL）——苹果、梨、新疆香梨、荔枝、龙眼

根据《关于输智利水果有关要求的公告》（国家质检总局公告2004年第175号），允许符合相关要求的苹果、梨、新疆香梨、荔枝、龙眼出口智利。

主要要求如下（其他要求将按照“中国苹果输智植物检验检疫要求的议定书”“中国梨输智植物检验检疫要求的议定书”“中国新疆香梨输智植物检验检疫要求的议定书”“中国荔枝输智植物检验检疫要求的议定书”“中国龙眼输智植物检验检疫要求的议定书”等执行）：

1. 产品范围及允许的产地

国输智苹果应产自中国山东、陕西、山西、河南、河北、辽宁、甘肃、宁夏、北京。

2. 批准的果园、包装厂

输智水果果园、包装厂应在检验检疫机构注册，并由中智双方共同指定。

3. 关注的检疫性有害生物

输智水果应不得带有智方关注的检疫性有害生物（公告未列明具体的检疫性有害生物名单）。

4. 包装要求

输智水果包装箱应用英文标出产地、果园、包装厂。

5. 出口前检验检疫和植物检疫证书要求

海关应对输智水果实施出口前检验检疫，合格后出具植物检疫证书。

根据《关于修订中智水果植物检疫要求的通知》（国质检动函〔2009〕763号），对相关植物检疫要求进行以下修订：

（1）所有水果包装箱应统一用英文标注“水果种类、出口国家、产地（区或省）、果园名称或其注册号、包装厂及出口商名称”等信息。承载水果包装箱的托盘货物外表应加贴“输往智利共和国”英文标签。

（2）其他植物检疫要求不变。

（七）智利（CHL）——鲜食猕猴桃

根据《关于中国猕猴桃出口智利植物检疫要求的公告》（海关总署公告2020年第2号），允许符合相关要求的中国猕猴桃出口智利。该公告同时发布了植物检疫要求，相关内容摘录如下。

1. 产品范围及允许的产地

产品范围：中华猕猴桃（*Actinidia chinensis* Planchon）、美味猕猴桃（*A. deliciosa* C. F. Liang et A. R. Ferguson）、软枣猕猴桃［*A. arguta*（Siebold & Zuccarini）Planchon et Miquel］，以及它们的杂交种，以下简称“猕猴桃”。

允许的产地：中国猕猴桃产区。

2. 批准的果园、包装厂及冷库

输往智利的猕猴桃果园、包装厂及冷库均须在海关总署注册，并由智利共和国农业部下属的农牧局（以下简称“SAG”）批准。注册信息需包括名称、地址及标识代码。海关总署需对出口猕猴桃果园、包装厂和冷库进行监管，并在每年出口季节前向SAG提供注册名单。

3. 关注的检疫性有害生物

（1）棉褐带卷蛾 *Adoxophyes orana*。

（2）橘小实蝇 *Bactrocera dorsalis*。

（3）瓜实蝇 *Bactrocera cucurbitae*。

（4）无花果蜡蚧 *Ceroplastes rusci*。

（5）花蓟马 *Frankliniella intonsa*。

（6）茶翅蝽 *Halyomorpha halys*。

（7）糠片盾蚧 *Parlatoria pergandii*。

（8）大豆拟茎点种子腐烂病菌 *Phomopsis longicolla*。

（9）棕榈疫霉 *Phytophthora palmivora*。

（10）桑白盾蚧 *Pseudaulacaspis pentagona*。

（11）葡萄粉蚧 *Pseudococcus maritimus*。

4. 果园管理要求

（1）所有注册果园应建立实施良好农业操作规范（GAP），以确保生产过程的可追溯性。维持果园卫生条件，并执行有害生物综合防治（IPM），包括有害生物监测、化学或生物防治以及农事操作等控制措施。

（2）所有注册果园必须保留有害生物的监测和防治记录，并应要求向SAG提供。防治记录必须包括生长季节使用所有化学药剂的名称、有效成分、使用日期及使用浓度等信息。

（3）注册果园的有害生物监测和防控须在海关总署监管下，由经过植物检疫知识培训的技术人员实施。

（4）针对橘小实蝇和瓜实蝇，海关总署应建立橘小实蝇和瓜实蝇非疫区（中国北纬33°以北地区）。非疫区应按照国际植物检疫措施标准第26号（ISPM 26）的原则建立、确认并维护，由海关总署和SAG共同认可并批准。一旦在非疫区内发现橘小实蝇或瓜实蝇，非疫区将被暂停。海关总署需在48小时之内通报SAG，并立即启动应急行动计划。当海关总署根除疫情并经SAG认可后，非疫区方可恢复。

（5）针对棉褐带卷蛾、无花果蜡蚧、花蓟马、茶翅蝽、糠片盾蚧、葡萄粉蚧和桑白盾蚧，在猕猴桃生长季节，使用药剂进行化学防治或天敌进行生物防治。对上述有害生物的综合管理措施必须由海关总署批准，并应SAG要求在贸易开始前提供。

（6）一旦发现其他检疫性有害生物，海关总署应立即通知SAG，并采取包括化学或生物学防治在内的综合措施进行治理。

5. 包装厂管理要求

（1）猕猴桃加工、包装、储藏过程，须在海关总署官员或其授权人员监管下进行。

（2）在加工包装过程中，猕猴桃须经筛选，剔除任何具有有害生物为害症状或其他品质不佳、有缺陷的猕猴桃，以保证不带有昆虫、螨类、烂果及枝、叶、根和土壤。

（3）包装好的猕猴桃如需储藏应立即入库，单独存放，装运过程应当注意对水果和运输工具做好防护，避免受到有害生物的再次感染。

6. 包装要求

（1）所有包装材料应干净卫生、未使用过，符合智利有关植物检疫要求，采取合适的措施防止有害生物感染。

（2）每个包装箱上须用英文标注水果名称、产地（区、县）、国家、果园或其注册号、包装厂及其注册号等信息。每个包装箱和托盘需用英文标出“Export to the Republic of Chile”（输往智利共和国）。如没有采用托盘，如航空货物，则每个包装箱上应用同样的标识。

（3）若使用了木质包装，其须符合国际植物检疫措施标准第 15 号（ISPM 15）。

（4）出口猕猴桃的运输工具必须符合安全卫生要求，且不带智方关注的检疫性有害生物以及枝、叶和土壤等。

7. 检疫处理要求

（1）来自非疫区以外地区的猕猴桃，需进行冷处理或熏蒸处理。

（2）如采用冷处理，指标为 3℃（果心温度）或以下，连续处理 18 天或以上。冷处理需在海关总署授权人员的监管下，按照出口前冷处理操作程序或出口运输途中冷处理操作程序进行（详见海关总署公告 2020 年第 2 号附件）。

（3）如采用熏蒸处理，溴甲烷熏蒸处理指标见表 18-23。

表 18-23 处理指标

温度（℃）	剂量（g/m^3）	熏蒸时间（h）	最低浓度要求（g/m^3）			
			0.5 h	2 h	3.5 h	4 h
≥21.1	32	3.5	26	22	21	—
18.3～21.1	32	4	26	22	—	19

8. 出口前检验检疫

（1）海关总署官员应按照 2%的比率对每批输往智利的猕猴桃进行抽样检查，最少抽样量不少于 600 个果，并对所有可疑果进行剖果检查。如两年内没有发生植物检疫问题，抽样比率降为 1%。

（2）如果从来自非疫区的果实中检出橘小实蝇或瓜实蝇，海关总署应立即通知 SAG 并暂停非疫状态，相关批次的货物不得向智利出口。

（3）如发现智方关注的其他检疫性有害生物活体，整批货物不得出口智利，海关总署应查明原因，并采取改进措施。同时，保存查获记录，应要求提供给 SAG。

9. 植物检疫证书要求

（1）经检疫合格的，海关总署应签发植物检疫证书，并在附加声明栏中用英文注明：“This consignment is in compliance with the requirements specified in the Protocol of Phytosanitary Requirements for Export of Chinese Fresh Kiwifruits to Chile, and is free from quarantine pests of concern to Chile.”（该批货物符合中国鲜食猕猴桃输往智利植物检疫要求的议定书，不带有智方关注的检疫性有害生物。）

（2）对于实施出口前冷处理或熏蒸处理的，应在植物检疫证书上注明检疫处理方式、处理温度、持续时间、处理设施名称或编号等信息。对于实施运输途中冷处理的，应在植物检疫证书上用英文注明“Cold treatment in transit”（运输途中冷处理），以及冷处理的温度、处理时间、集装箱号码和封识号等。

（3）海关总署应在贸易进行前向 SAG 提供植物检疫证书样本，以便智方备案核查。

（八）智利（CHL）——鲜枣

根据《关于中国鲜枣出口智利植物检疫要求的公告》（海关总署公告 2018 年第 174 号），允许符合相关要求的中国鲜枣出口智利。该公告同时发布了植物检疫要求，相关内容摘录如下。

1. 产品范围及允许的产地

产品范围：中国鲜枣（*Ziziphus jujuba* Mill.）。

允许的产地：中国鲜枣产区。

2. 批准的果园、包装厂

出口鲜枣果园和包装厂均须在海关总署注册，并由智利农牧局和海关总署共同批准。注册信息需包括名称、地址及标识代码，以便在出口货物不符合本检疫要求相关规定时准确溯源。注册名单应在每年出口季节前，由海关总署向智利农牧局提供。

3. 关注的检疫性有害生物

（1）果实蝇属 *Bactrocera* spp.（对鲜枣具有经济重要性的种类）。

（2）桃小食心虫 *Carposina sasaki*（= *C. niponensis*）。

（3）东方肾圆蚧 *Aonidiella orientalis*。

（4）椰圆盾蚧 *Asphidiotus destructor*。

（5）油茶蚧 *Parlatoria oleae*。

（6）黑片盾蚧 *Parlatoria ziziphi*。

（7）椰子堆粉蚧 *Nipaecoccus nipae*。

4. 果园管理要求

（1）所有出口注册果园建立实施良好农业操作规范（GAP），和有害生物综合防治（IPM），包括有害生物监测、化学或生物防治及农事操作等控制措施。

（2）所有注册果园须保留生长季节使用所有化学药剂的名称、有效成分、使用日期及使用浓度等防治记录和有害生物监测记录，并应要求向智方提供。出口果园的植物检疫措施须在具备有害生物防控和监测等植物检疫知识的技术人员指导下实施。

（3）针对果实蝇属（对鲜枣具有经济重要性的种类），海关总署应按第4号和第26号国际植物检疫措施标准（ISPM 4和ISPM 26）的原则建立、确认并维护实蝇非疫区（即北纬33°以北地区），由海关总署和智方共同认可并批准。一旦在非疫区内发现智方关注的果实蝇，非疫区将被暂停。海关总署需在48小时之内通报智方，并立即启动应急行动计划。当疫情被根除并经智方认可后，非疫区方可恢复。

（4）针对桃小食心虫，从开花期到收获期，每公顷放置2个诱捕器，使用性引诱剂进行诱捕。诱捕到该有害生物种群密度较高时，使用化学药剂进行防治。

（5）针对东方肾圆蚧、椰圆盾蚧、油茶蚧、黑片盾蚧、椰子堆粉蚧，在发生季节使用药剂进行化学防治或生物防治。

上述有害生物的综合管理措施必须由海关总署批准，并应要求在贸易开始前由海关总署向智方提供。

（6）一旦发现其他检疫性有害生物，海关总署应立即通知智方，并采取包括化学或生物防治在内的综合措施进行治理。

5. 包装厂管理要求

（1）鲜枣加工、包装、储藏过程，须在海关总署官员或其授权人员检疫监管下进行。

（2）在加工包装过程中，鲜枣须经剔除、挑拣、分级，以保证不带昆虫、螨类、烂果、枝、叶、根和土壤。

（3）包装过程中随机检查300个果，并且挑选疑似被病虫害侵染的果实进行剖果检查，一旦检出桃小食心虫，本批货物不能出口。如果连续3批检出桃小食心虫，相关果园的鲜枣在本出口季不得出口。

（4）包装好的鲜枣如需储藏应立即入库，并单独存放，避免受到有害生物的再次感染。

6. 包装要求

（1）鲜枣包装材料应干净卫生、未使用过，符合智利有关植物检疫要求。必须用孔径不大于

1.6 毫米的防虫网、袋罩住每个包装盒的通气孔或整个托盘。

（2）每个包装箱上须标注水果名称、产地（国家、区、县）、果园或其注册号、包装厂及其注册号等信息。每个托盘须用英文标出“Export to the Republic of Chile”。如未采用托盘，则每个包装箱上须用英文标出“Export to the Republic of Chile”。

（3）出口鲜枣的运输工具必须符合安全卫生要求，且不带智方关注的检疫性有害生物以及枝、叶和土壤等。

（4）若使用木质包装，须符合国际植物检疫措施标准第 15 号（ISPM 15）。

7. 检疫处理要求

（1）来自非疫区以外地区的鲜枣，须在海关总署授权人员的监管下进行冷处理，冷处理指标为 3℃（果实中心温度）或以下，连续处理 18 天或以上。

（2）冷处理须符合出口前冷处理操作程序或运输途中冷处理操作程序（详见海关总署公告 2018 年第 174 号附件）。

8. 出口前检验检疫

（1）海关总署应在出口前对鲜枣实施检疫，确保不带智方关注的检疫性有害生物。

（2）在协议生效后的两年内，海关总署官员应按照 2% 比率对每批鲜枣进行抽样检查；同时至少取 40 个可疑果，进行剖果检查。如两年内未发生植物检疫问题，抽样比率降为 1%。

（3）如发现智方关注的检疫性有害生物活体，整批货物不得出口。海关总署官员应查明原因，并采取改进措施。同时，保存查获记录，应要求提供给智方。

9. 植物检疫证书要求

经检疫合格的，海关总署官员应出具植物检疫证书，注明集装箱号，并在附加声明栏中注明：“该批鲜枣符合关于中国鲜枣输往智利植物检疫要求的议定书，不带智方关注的检疫性有害生物。”（THIS BATCH OF JUJUBES COMPLIES WITH THE PROTOCOL OF PHYTOSANITARY REQUIREMENTS FOR EXPORT OF CHINESE FRESH JUJUBES TO CHILE，AND IS FREE FROM ANY QUARANTINE PESTS CONCERNED TO CHILE.）

对于实施出口前检疫处理的，应在植物检疫证书上注明冷处理温度、持续时间、处理设施名称或编号、集装箱号及封识号等信息。对于实施运输途中冷处理的，应在植物检疫证书上注明冷处理的温度、处理时间、集装箱号及封识号等信息。

六、大洋洲

（一）澳大利亚（AUS）——核果（油桃、桃、李、杏）

根据《关于中国核果、苹果、梨出口澳大利亚和进口新西兰鳄梨及澳大利亚核果、葡萄、樱桃、柑橘植物检验检疫要求的公告》（国家质检总局公告 2018 年第 1 号），允许符合相关要求的中国核果（油桃、桃、李、杏）出口澳大利亚。该公告同时发布了植物检疫要求，相关内容摘录如下。

1. 产品范围及允许的产地

产品范围：中国油桃（*Prunuspersica* var. *nectarina*）、桃（*Prunus persica*）、李（*Prunus domestica/salicina*）、杏（*Prunus armeniaca*），包括杂交在内的所有的栽培品种。

允许的产地：中国所有商业生产区域。

2. 批准的果园、包装厂和处理设施

出口油桃、桃、李、杏的果园、包装厂及处理设施（如需要）须经海关注册登记，并在每年出口季前，由海关总署向澳大利亚主管部门提供所有注册登记名单。

3. 关注的检疫性有害生物

（1）山楂叶螨 *Amphitetranychus viennensis*。

（2）康氏粉蚧 *Pseudococcus comstocki*。

（3）槭树绵粉蚧 *Phenacoccus aceris*。

（4）花蓟马 *Frankliniella intonsa*。

（5）棉褐带卷蛾 *Adoxophyes orana*。

（6）葡萄条卷蛾 *Argyrotaenia ljungiana*。

（7）桃白小卷蛾 *Spilonota albicana*。

（8）番石榴果实蝇 *Bactrocera correcta*。

（9）橘小实蝇 *Bactrocera dorsalis*。

（10）斑翅果蝇 *Drosophila suzukii*。

（11）桃条麦蛾 *Anarsia lineatella*。

（12）桃小食心虫 *Carposinas asakii*。

（13）李小食心虫 *Grapholita funebrana*。

（14）褐腐病菌 *Monilinia fructigena*（果生链核盘菌）、*Monilia mumecola*（梅果串珠霉）、*Monilia polystroma*（串珠霉）、*Monilinia yunnanensis*（云南松链核盘菌）。

（15）李痘病毒 Plum pox virus。

（16）梨小食心虫 *Grapholita molesta*（仅限出口澳大利亚西部地区）。

（17）西花蓟马 *Frankliniella occidentalis*（仅限出口澳大利亚北部地区）。

4. 果园管理要求

（1）海关将建立追溯体系，确保出口到澳大利亚的油桃、桃、李、杏能追溯到果园。同时应确保出口油桃、桃、李、杏种植者了解澳大利亚所关注的检疫性有害生物及其控制措施。

（2）注册果园应建立和实施有害生物综合管理措施，并针对前文所列的有害生物进行监测和控制，包括有害生物综合防治、化学药剂的合理使用，维持田间卫生，及时清除剩果，修剪树枝等，并保留相关文件及记录。

（3）海关应定期对出口果园的有害生物进行调查和监测，对出口果园的管理和有害生物综合防治措施进行检查验证。并应要求向澳方提供果园病虫害防治记录，需包括种植季期间所使用的化学药剂的名称、有效成分、药剂使用数据、浓度以及其他信息。

（4）关注的检疫性有害生物管理要求如下。

①针对橘小实蝇、番石榴果实蝇和斑翅果蝇的管理措施详见国家质检总局公告 2018 年第 1 号附件 1 的附 1。

②针对桃条麦蛾、桃小食心虫、李小食心虫和梨小食心虫的管理措施详见国家质检总局公告 2018 年第 1 号附件 1 的附 2。

③针对花蓟马、西花蓟马、康氏粉蚧、山楂叶螨、棉褐带卷叶蛾、葡萄条卷蛾和白小食心虫，采取澳方认可标准化的果园监测、病虫害防控措施、包装厂加工处理和植物检验检疫，将能确保出口核果满足澳大利亚的要求。西花蓟马的管理措施仅限出口到澳大利亚北部地区。

④针对褐腐病菌（果生链核盘菌、梅果串珠霉、串珠霉、云南松链核盘菌）的管理措施详见国家质检总局公告 2018 年第 1 号附件 1 的附 3。

⑤针对李痘病毒，须来自澳方认可并批准的李痘病毒的非疫区。目前澳方认可中国除湖南省外均为非疫区。或者采用澳方认可和同意的系统管理措施。

5. 包装厂和冷处理设施管理要求

出口油桃、桃、杏、李只能由经海关注册登记和审查的设施处理。海关需检查包装厂和处理设施并保存检查记录，并根据要求提供给澳方。

6. 包装要求

公告未提及。

7. 检疫处理要求

输澳检疫性有害生物冷处理、熏蒸处理和熏蒸后冷处理技术指标根据是否位于澳方认可的疫区分别确定，冷处理应按照出口前冷处理操作程序或者出口运输途中冷处理操作程序进行（详见国家质检总局公告 2018 年第 1 号附件 1）。

8. 出口前检验检疫

（1）海关对输往澳大利亚油桃、桃、杏、李实施批批检疫，每批货物抽取 600 个样品进行检查。

（2）海关必须确保油桃、桃、李、杏不带有澳方关注的检疫性有害生物，不带任何污染性的植物材料（叶、树枝、种子等）、杂草种子和土壤，且果面干净。

9. 植物检疫证书要求

（1）经检验检疫合格的油桃、桃、李、杏，海关应签发植物检疫证书，并附加以下声明："该批油桃/桃/李/杏符合中国核果（油桃、桃、李、杏）输往澳大利亚植物检疫要求的议定书要求，不携带澳方关注的有害生物。"［This consignment of nectarines (or peaches or plums or apricots) complies with the Protocol of Phytosanitary Requirements for the Export of Nectarines, Peaches, Plums and Apricots from China to Australia, and is free of any pests of quarantine concern to Australia.］

（2）对来自有害生物非疫区的油桃、桃、李、杏，植物检疫证书应列出有害生物的非疫区。

（3）实施出口前冷处理的，应在植物检疫证书上注明冷处理的温度、持续时间及处理设施的名称和编号、集装箱号和封识号（海运）。实施运输途中冷处理的，植物检疫证书上应注明冷处理的温度、持续时间、集装箱号和封识号（海运）。

（二）澳大利亚（AUS）——梨

根据《关于中国核果、苹果、梨出口澳大利亚和进口新西兰鳄梨及澳大利亚核果、葡萄、樱桃、柑橘植物检验检疫要求的公告》（国家质检总局公告 2018 年第 1 号），更新了中国梨出口澳大利亚的植物检疫要求。

此前《关于印发〈中国鲜梨输往澳大利亚植物检疫要求〉的通知》（国质检动〔2005〕394 号）印发的《中国鲜梨输往澳大利亚植物检疫要求》被替代更新。

相关内容摘录如下。

1. 产品范围及允许的产地

产品范围：梨（包括白梨 *Pyrus bretschneideri*、砂梨 *Pyrus pyrifolia*、秋子梨 *Pyrus ussuriensis* 和香梨 *Pyrus sinkiangensis*）。

允许的产地：中国所有梨商业生产区。

2. 批准的果园、包装厂和处理设施

出口梨的果园、包装厂和处理设施（如需要）须经海关注册登记，并在每年出口季前，由海关总署向澳大利亚主管部门提供所有注册登记名单。

3. 关注的检疫性有害生物

（1）梨大食心虫 *Acrobasis pyrivorella* (Matsumura)。

（2）棉褐带卷蛾 *Adoxophyes orana* (Fischer von Röeslerstamm)。

（3）橘小实蝇 *Bactrocera dorsalis* (Hendel)。

（4）梨木虱 *Cacopsylla pyrisuga* (Forster)。

（5）桃小食心虫 *Carposina sasakii* Matsumura。

（6）香梨优斑螟 *Euzophera pyriella* Yang。

（7）苹小食心虫 *Grapholita inopinata* (Heinrich)。

（8）舞毒蛾 *Lymantria dispar*（Linnaeus）。

（9）康氏粉蚧 *Pseudococcus comstocki*（Kuwana）。

（10）梨黄粉蚜 *Sphanostigma iakusuiense*（Kishida）。

（11）山楂叶螨 *Tetranychus viennensis* Zacher。

（12）梨黑斑病菌 *Alternaria gaisen* Nagano。

（13）梨胶锈菌 *Gymnosporangium asiaticum* Miyabe ex G. Yamada。

（14）褐色胶锈菌（梨锈病菌）*Gymnosporangium sabinae*（Dicks）G. Winter。

（15）梨褐腐病 *Monilinia fructigena* Honey。

（16）梨轮纹病 *Physalospora piricola* Nose。

（17）梨黑星病 *Venturia nashicola* Tanaka & Yamamoto。

（18）苹果蠹蛾 *Cydia pomonella*（仅限西澳大利亚州）。

（19）梨小食心虫 *Grapholita molesta*（Busck）（仅限西澳大利亚州）。

4. 果园管理要求

（1）海关将建立追溯体系，确保出口到澳大利亚的梨能追溯到果园。同时，应确保出口种植者了解澳大利亚所关注的检疫性有害生物及其控制措施。

（2）注册果园应建立和实施有害生物综合管理措施，并针对前文所列的有害生物进行监测和控制，包括有害生物综合防治、化学药剂的合理使用，维持田间卫生，及时清除剩果，修剪树枝等，并保留相关文件及记录。

（3）海关应定期对出口果园的有害生物进行调查和监测，对出口果园的管理和有害生物综合防治措施进行检查验证，并应要求向澳方提供果园病虫害防治记录，需包括种植季期间所使用的化学药剂的名称、有效成分、药剂使用数据、浓度以及其他信息。

（4）关注的检疫性有害生物管理要求如下。

①针对橘小实蝇的管理措施详见国家质检总局公告 2018 年第 1 号附件 3 的附 1；

②针对桃小食心虫、苹小食心虫、梨小食心虫和苹果蠹蛾的管理措施详见国家质检总局公告 2018 年第 1 号附件 3 的附 2；

③针对梨大食心虫、棉褐带卷蛾、山楂叶螨、梨木虱、香梨优斑螟、舞毒蛾、康氏粉蚧和梨黄粉蚜，采取标准化的管理措施（包括果园监测、虫害防控措施、包括压缩空气充气在内的包装厂程序）和检疫检查，以确保出口梨满足澳大利亚的进口要求；

④针对梨黑斑病菌、梨褐腐病、梨轮纹病、梨黑星病、梨胶锈菌和欧洲梨锈的管理措施详见国家质检总局公告 2018 年第 1 号附件 3 的附 3。

5. 包装厂和冷处理设施管理要求

（1）海关应确保包装厂和注册登记的处理设施能够执行特定的检疫和处理。需要时海关的审查记录应向澳方提供。

（2）出口梨只能经由海关注册和审核后的设施处理。海关须检查包装厂和处理设施并保存检查记录，并根据要求提供给澳方。

（3）应在海关批准的包装厂包装。包装厂及冷库具备良好的卫生条件，能够分级、包装和冷藏梨。

（4）须在包装厂中进行筛选、整理和分级，以保证不带有昆虫、螨类、烂果、枝、叶、根和土壤。在包装过程中，应注意避免澳方关注的有害生物进入纸箱。包装好的梨如需储藏应当立即入库，并单独存放，以避免受到有害生物的感染。

6. 包装要求

（1）梨的包装材料应清洁、卫生且未使用过。每个包装箱上应标注产地、果园的名称或注册号及包装厂的名称或注册号。每个托盘需用英文标注“输往澳大利亚”，如不使用托盘，例如空运，则每个包装箱上需用英文标注“输往澳大利亚”。

（2）需实施熏蒸处理的梨，包装箱必须使用带孔的衬层（如果使用）或者防虫纱布，以确保进行有效处理并防止在处理后再次感染有害生物。

（3）运输途中实施冷处理的梨，每批货物需要注明“运输途中进行冷处理”（“SUBJECT TO IN-TRANSIT COLD DISINFESTATION TREATMENT”）的字样。

7. 检疫处理要求

输澳检疫性有害生物冷处理、熏蒸处理和熏蒸后冷处理技术指标根据是否位于澳方认可的疫区分别确定，冷处理应按照出口前冷处理操作程序或者出口运输途中冷处理操作程序进行（详见国家质检总局公告 2018 年第 1 号附件 3）。

8. 出口前检验检疫

（1）海关对输往澳大利亚梨实施批批检疫，每批货物抽取 600 个样品，并对样品进行全部检查。货物不得带有澳方关注的检疫性有害生物和其他检疫物（包括土壤、动植物残体）。

（2）如发现澳方关注的检疫性有害生物活体，应进行适当处理，否则不允许出口。检查记录及处理记录应保留，需要时向澳方提供。

9. 植物检疫证书要求

（1）经检验检疫合格的梨，海关应签发植物检疫证书，并附加以下声明：“该批梨符合中国梨输往澳大利亚植物检疫要求的议定书，不带澳方关注的检疫性有害生物。”（This consignment of pears complies with the Protocol of Phytosanitary Requirements for the Export of Pears from China to Australia, and is free of any pests of quarantine concern to Australia.）

（2）对来自非疫区的梨，植物检疫证书应加以注明。

（3）实施出口前冷处理的，植物检疫证书上应注明冷处理的温度、持续时间及处理设施的名称和编号、集装箱号和封识号（海运）。实施运输途中冷处理的，植物检疫证书上应注明冷处理的温度、持续时间、集装箱号和封识号（海运）。

（4）实施出口前熏蒸处理的，植物检疫证书上应注明剂量、熏蒸处理的温度和持续时间、集装箱号和封识号（海运）。

（三）澳大利亚（AUS）——荔枝、龙眼

根据《关于向澳大利亚出口龙眼、荔枝有关问题的公告》（国家质检总局公告 2004 年第 53 号），允许符合相关要求的龙眼、荔枝出口澳大利亚。

主要要求如下（其他要求按“中华人民共和国鲜龙眼荔枝果实输往澳大利亚植物检疫程序规范”的规定执行）：

1. 产品范围及允许的产地

产品范围：龙眼、荔枝。

允许的产地：中国。

2. 批准的果园、加工厂

出口果园、加工厂须在海关注册，并按照有关标准要求采取严格的病虫害控制措施。

3. 关注的检疫性有害生物

输澳大利亚的龙眼、荔枝不得带有澳方关注的 23 种检疫性有害生物（公告未列明具体有害生物清单）。

4. 包装要求

输澳大利亚的龙眼、荔枝不得携带土壤、叶片、枝条、杂草种子及其他植物残体。

带枝龙眼的枝条不得超过 10~15 厘米，直径不得超过 3~4 毫米。

5. 检疫处理要求

出口龙眼、荔枝须在出口前或运输过程中，采取针对实蝇等有害生物的冷处理或蒸热处理，冷处理指标为1℃或以下处理15天、1.39℃或以下处理18天，蒸热处理指标47℃或以上处理15分钟、46℃或以上处理20分钟（上述温度均指果心温度）。

2013年，澳大利亚修订了中国输澳鲜龙眼、荔枝果实植物检疫程序规范中对东方实蝇（*Bactrocera dorsalis*）、瓜实蝇（*Bactrocera cucurbitae*）和荔枝蛀蒂虫（*Conopomorpha sinensis*）的冷处理技术指标。在《关于调整输澳鲜龙眼、荔枝冷处理技术指标的通知》（质检动函〔2013〕250号）文件中提供了新的冷处理技术指标如下：

（1）针对东方实蝇，输澳龙眼的冷处理标准：0.99℃或以下，处理15天；或1.38℃或以下，处理18天。

（2）针对东方实蝇、瓜实蝇和/或荔枝蒂蛀虫，输澳龙眼或荔枝的冷处理标准：0.99℃或以下，处理17天；或1.38℃或以下，处理20天。

6. 出口前检验检疫和植物检疫证书要求

海关应对出口龙眼、荔枝实施严格的出境前检验检疫，并对检疫合格的货物出具植物检疫证书。

（四）澳大利亚（AUS）——苹果

根据《关于中国核果、苹果、梨出口澳大利亚和进口新西兰鳄梨及澳大利亚核果、葡萄、樱桃、柑橘植物检验检疫要求的公告》（国家质检总局公告2018年第1号），更新了中国苹果出口澳大利亚的植物检疫要求，相关内容摘录如下。

1. 产品范围及允许的产地

产品范围：苹果（*Malus domestica* Borkh.），包括杂交在内的所有栽培品种。

允许的产地：中国所有商业产区。

2. 批准的果园、包装厂和处理设施

出口苹果果园、包装厂及处理设施（如需要）须经海关注册登记，并在每年出口季前，由海关总署向澳大利亚主管部门提供所有注册登记名单。

3. 关注的检疫性有害生物

（1）棉褐带卷叶蛾 *Adoxophyes orana*。

（2）山楂叶螨 *Amphitetranychus viennensis*。

（3）橘小实蝇 *Bactrocera dorsalis*。

（4）桃小食心虫 *Carposina sasakii*。

（5）丽新须螨 *Cenopalpus pulcher*。

（6）香梨优斑螟 *Euzophera pyriella*。

（7）苹小食心虫 *Grapholita inopinata*。

（8）槭树绵粉蚧 *Phenacoccus aceris*。

（9）康氏粉蚧 *Pseudococcus comstocki*。

（10）白小食心虫 *Spilonota albicana*。

（11）褐腐病 *Monilinia fructigena*。

（12）苹果枝溃疡病 *Neonectria ditissima*。

（13）苹果褐斑病 *Diplocarpon mali*。

（14）苹果锈病 *Gymnosporangium yamadae*。

（15）苹果圆斑病 *Phyllosticta arbutifolia*。

（16）苹果蠹蛾 *Cydia pomonella*（仅限西澳大利亚州）。

4. 果园管理要求

（1）海关将建立追溯体系，确保出口到澳大利亚的苹果能追溯到果园。同时，应确保出口苹果种植者了解澳大利亚所关注的检疫性有害生物及其控制措施。

（2）注册果园应建立和实施有害生物综合管理措施，并针对前文所列的有害生物进行监测和防治，包括有害生物综合防治、化学药剂的合理使用，维持田间卫生，及时清除剩果，修剪树枝等，并保留相关文件及记录。

（3）海关应定期对出口果园的有害生物进行调查和监测，对出口果园的管理和有害生物综合防治措施进行检查验证，并应要求向澳方提供果园病虫害防治记录，需包括种植季期间所使用的化学药剂的名称、有效成分、药剂使用数据、浓度以及其他信息。

（4）关注的检疫性有害生物管理要求：

①针对橘小实蝇的管理措施详见国家质检总局公告 2018 年第 1 号附件 2 的附 1；

②针对桃小食心虫、苹小食心虫和苹果蠹蛾的管理措施详见国家质检总局公告 2018 年第 1 号附件 2 的附 2；

③针对棉褐带卷叶蛾、山楂叶螨、丽新须螨、香梨优斑螟、槭树绵粉蚧、康氏粉蚧、白小食心虫和苹果枝溃疡病，采取标准化的管理措施（包括果园监测、虫害防控措施、包括压缩空气充气在内的包装厂程序）和检疫检查，以确保出口苹果满足澳大利亚的进口要求；

④针对苹果褐斑病、苹果褐腐病、苹果锈病和苹果圆斑病的管理措施详见国家质检总局公告 2018 年第 1 号附件 2 的附 3。

5. 包装厂和冷处理设施管理要求

（1）出口苹果只能经由海关注册和审核后的设施处理。海关须检查包装厂和处理设施并保存检查记录，并根据要求提供给澳方。包装厂及冷库具有良好的卫生条件，能够分级、包装和冷藏苹果。包装厂管理者应当保证包装工人了解澳方关注的检疫性有害生物。

（2）出口苹果须筛选、整理和分级，不得带有昆虫、螨类、烂果、枝、叶、根和土壤。包装过程中，应避免澳方关注的有害生物进入包装箱。包装好的苹果如需储存则应当立即入库，并单独存放，避免受到有害生物的再次感染。

6. 包装要求

（1）苹果包装材料应清洁、卫生且未使用过。每个包装箱上应标注产地、果园的名称或注册号及包装厂的名称或注册号。每个托盘需用英文标注“输往澳大利亚”，如不使用托盘，则每个包装箱上需用英文标注“输往澳大利亚”。

（2）需实施熏蒸处理的苹果，包装箱必须使用带孔的衬层或者防虫纱布，以确保进行有效处理并防止在处理后再次感染有害生物。

（3）运输途中实施冷处理的苹果，需要注明“运输途中进行冷处理”（SUBJECT TO IN-TRANSIT COLD DISINFESTATION TREATMENT）的字样。

7. 检疫处理要求

输澳检疫性有害生物冷处理、熏蒸处理和熏蒸后冷处理技术指标根据是否位于澳方认可的疫区分别确定，冷处理应按照出口前冷处理操作程序或者出口运输途中冷处理操作程序进行（详见国家质检总局公告 2018 年第 1 号附件 2）。

8. 出口前检验检疫

（1）海关对输往澳大利亚苹果实施批批检疫，每批货物抽取 600 个样品进行检查。货物不得带有澳方关注的检疫性有害生物和其他检疫物（包括土壤、动植物残体）。

（2）如发现澳方关注的检疫性有害生物活体，除非经过适当处理，否则整批货物不得出口到澳大利亚。海关应当保存截获记录，并且应要求将其提供给澳方。

9. 植物检疫证书要求

（1）经检验检疫合格的苹果，海关应签发植物检疫证书，并附加以下声明："该批苹果符合中国苹果输往澳大利亚植物检疫要求的议定书，不带澳方关注的检疫性有害生物。"（This consignment of apples complies with the Protocol of Phytosanitary Requirements for the Export of Apples from China to Australia, and is free of any pests of quarantine concern to Australia.）

（2）对来自非疫区的苹果，植物检疫证书要加以注明。

（3）实施出口前冷处理的，植物检疫证书上应注明冷处理的温度、持续时间及处理设施的名称和编号、集装箱号和封识号（海运）。实施运输途中冷处理的，植物检疫证书上应注明冷处理的温度、持续时间、集装箱号和封识号（海运）。

（4）实施出口前熏蒸处理的，应在植物检疫证书上注明剂量、熏蒸处理的温度和持续时间、集装箱号和封识号（海运）。

（五）斐济（FJI）——苹果、梨

根据《关于中国苹果获准输往秘鲁、斐济的公告》（国家质检总局公告 2005 年第 174 号），经国家质检总局与斐济检验检疫部门协商，中国的苹果、梨可以向斐济出口。

（六）新西兰（NZL）——鲜食葡萄

根据《关于出口新西兰葡萄及进口新西兰苹果、墨西哥蓝莓、秘鲁蓝莓、智利油桃、埃及葡萄植物检验检疫要求的公告》（国家质检总局公告 2017 年第 1 号），允许符合相关要求的中国葡萄出口新西兰。

该公告同时发布了植物检疫要求，相关内容摘录如下。

1. 产品范围及允许的产地

产品范围：鲜食葡萄（学名 *Vitis vinifera* Linn，英文名 Table Grapes）。适用于葡萄科（*Vitis vinifera*、*Vitis labrusca* 和 *Vitis labruscana*）鲜食葡萄串出口，包括葡萄、果梗和总果梗，不含卷须、茎、叶或根。

允许的产地：出口鲜食葡萄要来自斑翅果蝇和橘小实蝇非疫区，或者是经过处理且检验后保证安全的产品。

2. 批准的果园、包装厂、仓储设施、处理设施及出口商

出口果园、包装厂、仓储设施、处理设施及出口商（如果独立于包装厂和处理设施）须经海关注册，并由海关总署批准。

3. 关注的检疫性有害生物

（1）葡萄球座菌 *Guignardia bidwellii*。

（2）褐腐病菌 *Monilinia fructigena*。

（3）桃蛀野螟 *Conogethes punctiferalis*。

（4）黑寡妇蜘蛛 *Latrodectus mactans*。

（5）神泽氏叶螨 *Tetranychus kanzawai*。

（6）橘小实蝇 *Bactrocera dorsalis*。

（7）斑翅果蝇 *Drosophila suzukii*。

4. 果园管理要求

出口果园应具备以下条件。

（1）需在海关注册。

（2）熟悉鲜食葡萄出口到新西兰的要求：针对有害生物的田间有害生物防治（IPM）；针对神泽氏叶螨的系统方法；斑翅果蝇和橘小实蝇的指定措施；非疫区。

（3）按照新西兰要求，在生产和收获期间，使用 IPM 和针对有害生物的系统方法来监测和管理检疫性有害生物。

（4）对员工进行有害生物管理培训。

（5）在收获时对运输到包装厂的鲜食葡萄进行标识。

（6）如果葡萄产自橘小实蝇非疫区或产自针对斑翅果蝇采取系统管理方法的地区，须做好葡萄运输至包装厂过程中的安全防护措施。

（7）记录保存。

5. 包装厂/仓储设施、出口商管理要求

包装厂/仓储设施应具备以下条件：

（1）需在海关注册。

（2）熟悉鲜食葡萄出口到新西兰的相关要求：针对神泽氏叶螨的系统方法；针对斑翅果蝇和橘小实蝇的指定措施。

（3）包装、分级、检验和安全处置。

（4）场内设施清洁、无虫害。

（5）产品隔离和植物检疫安全。

（6）员工培训。

（7）记录保存。

如果出口商不同于包装厂/仓储设施，应具备以下条件：

（1）需在海关注册。

（2）保持产品的可追溯性。

（3）熟悉鲜食葡萄出口到新西兰的要求。

（4）保持植物检疫安全性。

（5）员工培训。

（6）记录保存。

6. 包装要求和运输存放要求

（1）包装应符合以下要求：

①分级和包装时，要在包装厂中对所有的水果进行外观检查。剔除畸形、表皮损坏或破损的和被虫害感染的水果。出口水果包装时，应去除所有树叶、花梗、果刺和其他污染物。

②包装厂要针对有害生物进行适当控制和监控。

③出口到新西兰的鲜食葡萄应使用干净卫生、没有使用过的材料进行包装。要保证运送货物（出口前）的安全，以避免再次感染。包装箱上要标有果园和包装厂的注册号码（唯一识别代码），确保能够追溯到果园、产地。

④经检查认为不带有新西兰关注的检疫性有害生物的水果，要在避免水果再次感染或者污染的条件下存放。及时处理加工中剔除的货物、废弃物。感染了新西兰关注的有害生物的不合格批次必须与出口到新西兰的合格批次分开储存。

（2）运输及存放应符合以下要求：

①收获后到包装厂或处理设施的运输：对于从非疫区运输到非疫区以外地区包装的水果，要采用密封运输工具运输或是由防虫网封闭；对于非疫区内部运输或到处理设施的运输，无须安全措施。

②包装厂或处理设施对收获后水果的接收：对于从非疫区运输到非疫区以外地区包装的，保证包装厂卸载时无有害生物污染；在非疫区内部或在处理设施中，无须安全措施。

③包装后或处理后：有防虫包装或在无有害生物感染区域存放，出口新西兰的水果需同其他货物分开单独存放。

④植物检验检疫和出证后：有防虫包装或在无有害生物感染区域存放。

⑤出口前存放和装载用于出口：有防虫包装或确保无害虫装载到防虫、干净的运输设备中。

7. 检疫处理要求

为了有效管理高风险的橘小实蝇和斑翅果蝇，新方指定下列控制措施（见表 18–24）。

表 18–24　指定措施

选择措施	种类
非疫区	橘小实蝇 *Bactrocera dorsalis*、斑翅果蝇 *Drosophila suzukii*
冷处理	橘小实蝇 *Bactrocera dorsalis*
SO_2/CO_2熏蒸 + 冷处理	斑翅果蝇 *Drosophila suzukii*
溴甲烷熏蒸	斑翅果蝇 *Drosophila suzukii*

具体的指标要求和技术规范详见国家质检总局公告 2017 年第 1 号附件 1。

8. 出口前检验检疫

（1）海关在签发植物检疫证书前，对所有货物进行抽样并对有害生物与病害迹象进行感官检查。每一葡萄园各批量水果的抽样数量见表 18–25。

表 18–25　确定检验样本量

批量（单位/串）	样本量（单位/串）
419 及以下	100%全部检查
420～599	420
600～999	450
1000～1499	550
1500 及以上	600

（2）一旦发现限定性有害生物，实施海关总署和新西兰主管部门约定的适当除害行动（包括出口前处理措施），或者有关批次水果不得出口新西兰。

（3）如果发现的有害生物没有列入新方关注的鲜食葡萄有害生物名单（见新方发布的《鲜食葡萄进口卫生标准》），海关将使用新方进口商品生物生物体登记表（http://www.biosecurity.govt.nz/pests/registers/boric），确定监管状态。

（4）海关需保留以下检验检疫记录以供新方检查：检验日期、果园注册编号、包装厂编号、处理设施编号（如果采用处理措施）、每批货物的数量、抽取的样本量、发现的有害生物和采取的行动。

9. 植物检疫证书要求

经检验检疫合格的货物，在出口前由海关按照 ISPM 12 签发植物检疫证书。植物检疫证书要按照《鲜食葡萄进口卫生标准》规定，在附加声明栏中注明相关信息（包括唯一识别代码确定果园和包装厂编号）。如果出口水果已进行处理，需在植物检疫证书上注明集装箱封识号。

（七）新西兰（NZL）——香蕉

根据《关于中国香蕉出口新西兰和进口意大利柑橘植物检疫要求的公告》（国家质检总局公告 2017 年第 28 号），允许符合相关要求的中国香蕉出口新西兰。

该公告同时发布了植物检疫要求，相关内容摘录如下。

1. 产品范围

（1）品名：香蕉（学名 *Musa* spp.，英文名 Banana）。

（2）适用于成扇香蕉的出口，每扇由两排蕉果组成，不带茎、叶、根或其他植物组织。

2. 批准的果园、包装厂、仓储设施和出口商

出口果园、包装厂、存储设施及出口商（如果独立于包装厂）须经海关注册，并由海关总署批准。

3. 关注的检疫性有害生物

橘小实蝇 *Bactrocera dorsalis*。

4. 果园管理要求

出口果园应具备以下条件：

（1）需在海关注册。

（2）熟悉香蕉出口至新西兰的相关要求。

（3）在采摘时，确定需要运输至包装厂的香蕉。

（4）保存记录。

5. 包装厂/仓储设施、出口商管理要求

包装厂/仓储设施应具备以下条件：

（1）熟悉香蕉出口至新西兰的相关要求。

（2）包装、分级、检查和安全处理。

（3）保持设施清洁、无有害生物。

（4）产品隔离和植物卫生安全。

（5）培训员工。

（6）保存记录。

如果出口商不同于包装厂/仓储设施，应具备以下条件：

（1）需在海关注册。

（2）保持产品的可追溯性。

（3）熟悉香蕉出口至新西兰的相关要求。

（4）保持植物卫生安全。

（5）培训员工。

第八节｜出口其他动植物产品检验检疫要求

一、出口蔬菜

（一）新西兰（NZL）——洋葱

根据《关于中国向新西兰出口新鲜洋葱植物卫生要求的公告》（国家质检总局公告 2017 年第 45 号），符合《新西兰新鲜洋葱进口卫生标准（IHS）》的中国新鲜洋葱可以向新西兰出口。

国家质检总局公告 2017 年第 45 号附件提供了《新西兰新鲜洋葱进口卫生标准（IHS）》2016 年版的文本。如有需要，应从新西兰官方渠道查询该标准是否已有最新版本。

（二）乌拉圭（URY）——大蒜

根据国家质检总局《关于印发中国输乌拉圭大蒜和乌拉圭输华大米检疫议定书的通知》（国质检食函〔2003〕322 号），允许符合相关要求的大蒜出口乌拉圭。

检验检疫机构（海关）对完全符合乌拉圭检疫要求的货物出具植物检疫证书，在证书的适当位置标明所采取的处理措施，并在植物检疫证书中附加申明如下：“根据官方实验室检测，该批货物不携带葱地种蝇 Delia antiqua 和马铃薯腐烂茎线虫 Ditylenchus destructor，号码为……”。

二、出口非食用植物产品

（一）美国（USA）——木制工艺品

根据《关于中国木制工艺品出口美国植物检验检疫要求的公告》（国家质检总局公告 2013 年第 100 号），允许符合相关要求的中国木制工艺品出口美国。该公告同时发布了植物检疫要求，相关内容摘录如下。

1. 产品范围

输美木制工艺品是指由竹、木、藤、柳等天然成分（含部分天然成分）制成的、部件直径大于 1 厘米的初加工木制工艺品，主要包括：雕刻品、篮子、箱子、鸟窝、户外用具、干花、人造树、网格塔、花园栅栏板或篱笆和其他初加工木质产品。

2. 批准的生产企业

出口木制工艺品生产企业须经海关注册登记，由海关总署批准后提供给美方。注册登记要求如下：

（1）硬件设施

①厂区整洁卫生、道路及场地地面硬化、无积水。

②生产加工区与生活区分开或具有有效的隔离措施。

③厂区布局合理，原料存放区、生产加工区、包装及成品存放区划分明显，相对隔离。

④有封闭式独立的成品存放场所。成品库干净卫生，产品堆垛整齐，标识清晰。成品与地面、墙面有一定距离。

⑤包装场所防疫设施和卫生状况良好，生产加工场所定期清扫，保持清洁卫生。

（2）检疫处理

①生产企业须具有符合美方检疫处理效果要求的检疫处理设施，并得到海关对其产品检疫处理的批准。生产企业自身不具备检疫处理设施的，应委托经海关认可的处理企业对其产品进行检疫处理。

②检疫处理过程应符合美国热处理、窑干或熏蒸处理要求。

③输美木制工艺品生产企业检疫处理技术人员须经海关培训合格，能够按照美方要求进行检疫处理操作。

（3）质量管理

①生产企业需建立质量管理体系，至少包括生产管理体系、有害生物控制体系、溯源管理体系等。

②生产企业的检验员须经海关培训合格，能够对生产、处理和贮存期间的检疫、追溯措施进行监督。

③企业的生产加工、检疫处理、溯源管理和生产活动应有记录并保留 2 年。

（4）溯源管理

①确保成品生产批次能溯源到检疫处理环节。

②确保装载木制工艺品的运输包装上具有可辨认的产品生产商标识。标识包含生产企业注册登记号和生产批次信息。

3. 检疫处理要求

输美的任何含有木质成分的工艺品原料、半成品或成品，只要尚未完全加工为最终制品，须采用以下热处理或熏蒸检疫处理。

（1）热处理（适用于所有直径大于 1 厘米的木制工艺品）。必须保证木材中心温度至少达到 60℃，持续 60 分钟以上。可使用蒸汽、热水、热空气或任何可使木材中心温度达到规定的最低温度和时间要求的其他方法。采用窑干处理的，应注意干燥过程的管理，防止对木材品质造成影响。

（2）溴甲烷熏蒸处理［适用于直径小于 15.24 厘米（6 英寸）、大于 1 厘米的木制工艺品］。最低熏蒸温度不应低于 5℃，在常压下，按下列标准（见表 18-26）处理。

表 18-26　处理标准

温度 ℃	剂量 g/m^3	最低浓度读数 g/m^3 在				
		0.5 小时(1)	2 小时(2)	4 小时	16 小时(3)	24 小时
大于 27	56	36	33	30	25	17
21～26	72	50	45	40	25	22
16～20	96	65	55	50	42	29
10～15	120	80	70	60	42	36
5～9	144	85	76	70	42	42

注：（1）如在密闭的集装箱内进行熏蒸，首次读数应在 1 小时，而非 0.5 小时；（2）如在密闭的集装箱内进行熏蒸，第二次读数应在 2.5 小时，而非 2 小时；（3）如在 16 小时未测读数，则 24 小时的读数必须至少达到下述最低浓度：27℃以上（25 g/m^3）；21℃～26℃（25 g/m^3）；16℃～20℃（42 g/m^3）；10℃～15℃（42 g/m^3）；5℃～9℃（42 g/m^3）。

4. 出口前检验检疫

海关根据《出境竹木草制品检疫管理办法》对输美木制工艺品实施检验检疫，合格的准予出境。

（1）监督管理

①海关对输美木制工艺品企业进行监督管理：检查并批准检疫处理设施、生产设施、处理技术人员及厂检员；监督产品检疫处理过程符合美方要求；监督企业落实产品溯源管理制度；建立监督管理工作记录且保留 2 年。

②输美木制工艺品生产企业出现下列情况之一的，将重新对其注册登记：检疫处理设施改建、扩建；企业名称、法定代表人或者生产加工地点变更；2 年内未出口木制工艺品；其他重大变更情况。

③输美木制工艺品生产企业出现下列情况之一的，将依法暂停其产品出口，直到按照要求整改合格：未按规定要求进行检疫处理；未经处理的产品混入已处理产品出口；溯源体系存在问题。

（2）不合格情况处理

①经出口检验检疫不合格的，不准出境，并及时开展调查，要求企业采取改进措施。

②对美方通报的违规情况及时开展调查，确实违规的，采取改进措施。

第九节｜与中国港澳台地区有关的检验检疫要求

一、输内地（大陆）的检验检疫要求

（一）香港特别行政区——双孢菇

根据《关于香港双孢菇输内地检验检疫要求的公告》（海关总署公告 2019 年第 112 号），允许符合相关要求的香港双孢菇输往内地。该公告同时发布了检验检疫要求，相关内容摘录如下。

1. 产品范围

在香港特别行政区种植的双孢菇 *Agaricus bisporus*（J. E. Lange） Pilát （1951）。

2. 生产企业要求

香港特别行政区输内地的双孢菇生产加工企业应经香港特别行政区主管部门认可后报海关总署，经海关总署审核后注册登记。

3. 植物检疫要求

（1）香港特别行政区输内地的双孢菇应符合内地和香港特别行政区相关法律法规，由港方检疫合格。

（2）香港特别行政区输内地的双孢菇不得带有下列有害生物：蛆症异蚤蝇 *Megaselia scalaris*（Loew）、托兰氏假单胞杆菌 *Pseudomonas tolaasii* Paine。

4. 植物检疫证书要求

每批香港特别行政区输内地的双孢菇须随附香港特别行政区官方植物保护组织出具的植物检疫证书。

5. 食品安全要求

香港输内地的双孢菇应符合食品安全国家标准。

6. 包装要求

香港特别行政区输内地的双孢菇必须用干净卫生且符合内地植物检疫和食品安全要求的全新包装材料进行单独包装。每个包装箱上应用中文标注双孢菇的种类、温室或其注册号，包装厂及其注册号等信息，并标出“输往中国内地”。

（二）台湾——水果

根据《关于扩大台湾水果、蔬菜和水产品准入种类的公告》（国家质检总局公告 2006 年第 58 号），自 2006 年 5 月 1 日起，允许产自台湾地区进入大陆的水果种类从 18 种增加到 22 种，具体包括：菠萝、香蕉、番荔枝、木瓜、杨桃、芒果、番石榴、莲雾、槟榔、橘、柚、枣、椰子、枇杷、梅、李、柿子、桃、柠檬、橙、火龙果、哈密瓜。

（三）台湾——蔬菜

根据《关于扩大台湾水果、蔬菜和水产品准入种类的公告》（国家质检总局公告 2006 年第 58 号），自 2006 年 5 月 1 日起，允许产自台湾地区的蔬菜 11 种进入大陆，具体种类为：莴苣、丝瓜、清江菜、小白菜、苦瓜、芋头、甘蓝、花椰菜、胡萝卜、洋葱、山葵。

（四）台湾——葡萄

根据《关于台湾葡萄输往大陆植物检验检疫要求的公告》（国家质检总局公告 2015 年第 68 号），允许符合相关要求的台湾葡萄输往大陆。该公告同时发布了检验检疫要求，相关内容摘录如下。

1. 产品范围及允许的产地

产品范围：新鲜葡萄果穗（学名 *Vitis vinifera* Linn，英文名 Table Grapes），以下简称“葡萄”。

允许的产地：台湾葡萄产区。

2. 批准的果园和包装厂

输往大陆的葡萄果园、包装厂须经台湾农业部门注册。注册名单应在每年出口季节开始前，由台湾方面向海关总署提供。

3. 关注的检疫性有害生物

（1）螺旋粉虱 *Aleurodicus dispersus* Russell。

（2）橘小实蝇 *Bactrocera dorsalis*（Hendel）。

（3）香蕉肾盾蚧 *Aonidiella comperei* McKenzie。

（4）槟榔盾蚧 *Hemiberlesia rapax*（Comstock）。

（5）刺盾蚧 *Selenaspidus articulatus* Morgan。

（6）台湾黄毒蛾 *Euproctis taiwana*（Shiraki）。

（7）木槿曼粉蚧 *Maconellicoccus hirsutus*（Green）。

（8）丝鳞粉蚧 *Nipaecoccus filamentosus*（Cockerell）。

（9）日本臀纹粉蚧 *Planococcus kraunhiae*（Kuwana）。

（10）南洋臀纹粉蚧 *Planococcus lilacius* Cockerell。

（11）大洋臀纹粉蚧 *Planococcus minor*（Maskel1）。

（12）腹突皱针蓟马 *Rhipiphorothrips cruentatus* Hood。

（13）葡萄苦腐病菌 *Greeneria uvicola*（Berk. &Curtis） Punithalingam。

（14）美澳型核果褐腐病菌 *Monilinia fructicola*（Winter） Honey。

（15）葡萄枝枯病菌 *Phomopsis vitimegaspora* Kuo & Leu。

（16）烟草环斑病毒 Tobacco ringspot virus，TRSV。

如发现关注的检疫性有害生物活体，则该批货物作退回、销毁或检疫处理。同时，海关总署将立即向台湾方面通报，暂停从相关果园、包装厂进口。台湾方面应开展调查，以便查明原因并采取相应改进措施。如多次发现同类问题，将暂停进口台湾葡萄。根据对改进措施的评估结果，海关总署将决定是否恢复进口台湾葡萄。

如发现其他检疫性有害生物，对该批葡萄作退回、销毁或检疫处理，海关总署将及时向台湾方面通报，并视情况采取有关检验检疫措施。

4. 包装要求

（1）包装材料不得使用未加工的植物源性材料，应干净卫生、未使用过。

（2）每个包装箱上应标注水果名称、产地（市或县）、果园或其注册号、包装厂和其注册号、生产日期等信息。

经检验检疫发现包装不符合有关规定，则该批葡萄不准输入。

5. 证明文件要求

经检疫合格的，台湾农业部门植保组织或其授权人员应出具有关证明文件，注明集装箱号码，并填写以下附加声明："该批葡萄符合台湾葡萄输往大陆检验检疫要求，不带大陆关注的检疫性有害生物。"

（五）台湾——梨

根据《关于台湾梨输往大陆植物检验检疫要求的公告》（国家质检总局公告 2011 年第 190 号），允许符合相关要求的台湾梨输往大陆。该公告同时发布了检验检疫要求，相关内容摘录如下。

1. 产品范围及允许的产地

产品范围：新鲜梨果实（学名 *Pyrus pyrifolia*，英文名 Pear）。

允许的产地：台湾梨产区。

2. 批准的果园和包装厂

输往大陆的梨果园、包装厂须经台湾农业部门注册。注册名单应在每年出口季节开始前，由台湾方面向大陆提供。

3. 关注的检疫性有害生物

（1）梨矮蚜 *Aphanostigma piri*（Cholodkovsky）。

（2）瓜实蝇 *Bactrocera cucurbitae* Coquillett。

（3）橘小实蝇 *Bactrocera dorsalis*（Hendel）。

（4）南亚果实蝇 *Bactrocera*（Zeugodacus）*tau*（Walker）。

（5）槟榔盾蚧 *Hemiberlesia rapax*（Comstock）。

（6）大洋臀纹粉蚧 *Planococcus minor*（Maskell）。

（7）黔梨木虱 *Psylla qianli* Li et Yang。

（8）梨衰退病 *Candidatus Phytoplasma* Pyri。

如发现关注的检疫性有害生物活体，则该批货物作退运、转口、销毁或检疫处理。同时，海关总署将立即向台湾方面通报，暂停从相关果园、包装厂进口。台湾方面应开展调查，以便查明原因并采取相应改进措施。如多次发现同类问题，将暂停进口台湾梨。根据对改进措施的评估结果，海关总署决定是否恢复进口台湾梨。

如发现关注的其他检疫性有害生物，对该批梨作退运、转口、销毁或检疫处理，海关总署将及时向台湾方面通报，并视情况采取有关检验检疫措施。

4. 果园管理要求

（1）所有注册果园应实施梨良好农业操作规范（GAP 或 TGAP），包括果树适时嫁接、果实直径达到 2.5 厘米以前完成套袋等，以及维持果园卫生条件、及时清理落果、季节末剪枝等，并执行有害生物综合防治（IPM），包括病虫害监测、化学或生物防治，以及农事操作等控制措施。

（2）所有注册果园应对梨衰退病（*Candidatus Phytoplasma* Pyri）进行田间监测，确保田间无梨衰退病发生。

（3）所有注册果园必须保留有害生物的监测和防治记录，并应要求向大陆提供。防治记录应包括生长季节使用所有化学药剂的名称、有效成分、使用日期及使用浓度等详细信息。

（4）台湾农业部门应在水果采收前检查所有果园，确保田间防治措施切实有效。任何有梨衰退病症状的果园的水果不得输往大陆。落果、机械伤果不得输往大陆。

（5）果实采收前，每个注册果园必须采样送实验室进行农药残留检测。

5. 包装厂管理要求

（1）台湾农业部门需定期对梨包装、储藏和装运过程进行核查。

（2）只有套袋完整的梨方可进入包装厂，纸袋必须在包装厂车间内取掉。包装输往大陆梨时，不得同时从事其他市场梨的包装。

（3）梨在包装前需经高压气枪清理。包装好的梨不得带有昆虫、螨类、植物枝、叶和土壤，并经感观检查不带烂果。

（4）包装好的梨如需储藏应立即入库，并单独存放，或与输往其他市场的梨隔离，避免受到有害生物再次感染。

6. 包装要求

（1）包装材料不得使用未加工的植物源性材料，应干净卫生、未使用过。

（2）每个包装箱上应标注水果种类、产地（市或县）、果园或其注册号、包装厂和其注册号及生产日期等信息。

经检验检疫发现包装不符合有关规定，则该批梨不准输入。

7. 证明文件要求

经检疫合格的，台湾农业部门植保组织或其授权人员应出具有关证明文件，注明集装箱号码，并填写以下附加声明："该批梨符合台湾梨输往大陆检验检疫管理规范，不带大陆关注的检疫性有害生物。"

二、输港澳台地区的检验检疫要求

暂无。

进出境动植物检疫签证作业要求

导读：

本部分主要是对进出境动植物检疫签证管理业务进行梳理和介绍，重点列出了相关进出境动植物检疫签证文件清单以及部分签证要点，并配以图片，对收集的一些证单用例进行了展示，方便读者在日常工作中参考。对于未列明的内容可在“进出境动植物检疫涉检申报业务管理”第十章、第十一章、第十二章、第十三章相关产品证书要求中了解。

第十九章 | 签证文件清单及部分签证要求

第一节 | 签证文件清单

出境签证文件清单（出境）如表 19-1 所示。

表 19-1　出境签证文件清单（出境）

（该清单按照国家/地区中文拼音、证书种类拼音顺序排列）

序号	国家/地区	证书种类	涉及产品	文件编号	文件名称
1	所有国家地区	植物检疫证书	植物及植物产品	质检动函〔2006〕35 号	关于严格按规定出具植物检疫证书的通知※①
2	所有国家地区	植物检疫证书/植物转口检疫证书	植物及植物产品	通报号：G/SPS/N/CHN/1278、G/SPS/N/CHN/1278/Add. 1	世界贸易组织 SPS 通报▲②
3	所有国家地区	转基因产品检验证书	转基因/非转基因产品	质检动函〔2005〕39 号	关于出境转基因产品出证问题的通知
4	阿根廷	兽医（卫生）证书	水洗羽绒羽毛	国质检动函〔2006〕362 号	关于启用向阿根廷出口水洗羽绒羽毛兽医卫生证书的通知
5	阿根廷	植物检疫证书	新鲜大蒜	国质检食函〔2005〕77 号	关于输阿根廷新鲜大蒜检验检疫事宜的通知
6	埃塞俄比亚	装运前检验证书	贸易性产品	国质检检〔2006〕416 号	关于开展对埃塞俄比亚出口产品装运前检验工作的通知
7	澳大利亚	动物卫生证书	观赏鱼	国质检动函〔2002〕456 号	关于向澳大利亚出口观赏鱼有关检疫证书问题的通知※
8	澳大利亚	熏蒸（消毒）证书	植物及植物产品	质检动函〔2009〕207 号	关于输澳植物及其产品检疫熏蒸处理有关事项的通知

① 文件名后标注“※”的，表示本章第二节顺序列出该文中的签证要求，下同。
② 文件名后标注“▲”的，表示本书第二十章列出该文中随附的证单样例，下同。

表19-1　续1

序号	国家/地区	证书种类	涉及产品	文件编号	文件名称
9	澳大利亚	植物检疫证书	核果（油桃、桃、李、杏）	国家质检总局公告2018年第1号	关于中国核果、苹果、梨出口澳大利亚和进口新西兰鳄梨及澳大利亚核果、葡萄、樱桃、柑橘植物检验检疫要求的公告※
10	澳大利亚	植物检疫证书	苹果	国家质检总局公告2018年第1号	关于中国核果、苹果、梨出口澳大利亚和进口新西兰鳄梨及澳大利亚核果、葡萄、樱桃、柑橘植物检验检疫要求的公告※
11	澳大利亚	植物检疫证书	梨	国家质检总局公告2018年第1号	关于中国核果、苹果、梨出口澳大利亚和进口新西兰鳄梨及澳大利亚核果、葡萄、樱桃、柑橘植物检验检疫要求的公告※
12	巴西	植物检疫证书	鲜梨	海关总署公告2020年第1号	关于中国鲜梨出口巴西植物检疫要求的公告※
13	巴西	植物检疫证书	玉米	国质检动函〔2004〕119号	关于向巴西出口中国产玉米的通知※
14	波黑	健康证书	宠物食品（含狗咬胶）	质检通函〔2014〕423号	关于印发中国输波黑有关产品卫生证书格式的通知▲
15	丹麦	兽医（卫生）证书	蛋壳	质检动函〔2009〕98号	关于统一向丹麦出口蛋壳兽医卫生证书评语的函※
16	俄罗斯	兽医（卫生）证书	犬猫饲料	质检动函〔2010〕159号	关于下发输俄犬猫饲料兽医卫生证书样本的通知▲
17	厄瓜多尔	植物检疫证书	鲜梨	海关总署公告2022年第68号	关于中国鲜梨出口厄瓜多尔植物检疫要求的公告※
18	哈萨克斯坦	植物检疫证书	水果	海关总署公告2020年第58号	关于中国水果出口哈萨克斯坦植物检疫要求的公告※
19	韩国	动物卫生证书	伴侣宠物（犬、猫）	国检动函〔2001〕79号	关于向韩国出具伴侣宠物（犬、猫）的检疫证书有关问题的通知※
20	韩国	动物卫生证书	麝鼠	国质检动函〔2005〕317号	关于印发我国向韩国出口麝鼠动物卫生证书格式的函※
21	韩国	动物卫生证书	水生动物	质检办动函〔2009〕180号	关于向韩国出口水生动物有关事项的通知※▲
22	韩国	兽医（卫生）证书	动物产品	国质检函〔2001〕70号	关于向韩国出口动物产品有关兽医卫生证书问题的通知※
23	韩国	植物检疫证书	荔枝	国家质检总局公告2015年第94号	关于泰国莲雾、斯里兰卡香蕉、韩国葡萄、埃塞俄比亚大豆输华和中国荔枝输韩国等检验检疫要求的公告※
24	韩国	植物检疫证书	甜樱桃	国质检动〔2007〕346号	关于印发《中国鲜食甜樱桃输往韩国植物检疫要求》的通知※
25	加拿大	动物卫生证书	金鱼	质检动函〔2016〕17号	关于印发部分进出口水生动物和动物产品卫生证书样本的通知▲
26	加拿大	植物检疫证书	鸭梨	国质检动函〔2006〕5号	关于印发《中国鸭梨输往加拿大植物检疫要求工作计划》和《中国鸭梨输往加拿大检验检疫质量管理体系》的通知※

表19-1 续2

序号	国家/地区	证书种类	涉及产品	文件编号	文件名称
27	马来西亚	动物卫生证书	育肥/屠宰用活牛羊	国质检动函〔2006〕130号	关于启用中国向马来西亚出口育肥、屠宰用牛羊兽医卫生证书的通知
28	美国	兽医（卫生）证书	肝素钠	质检动函〔2008〕104号	关于向欧盟、美国出口肝素钠出具兽医卫生证书的通知※
29	美国	兽医（卫生）证书	禽鸟羽毛	质检动函〔2017〕133号	关于输美禽鸟羽毛类产品兽医（卫生）证书事宜的通知※▲
30	美国	植物检疫证书	番茄和辣椒种子	动植函〔2019〕100号	关于做好输美番茄和辣椒种子检疫工作的通知※
31	美国	植物检疫证书	龙眼	国质检动〔2004〕79号	关于印发《中国龙眼输往美国植物检疫工作计划》的通知※
32	美国	植物检疫证书	砂梨	国家质检总局公告2013年第18号	关于中国砂梨出口美国植物检验检疫要求的公告※
33	美国	植物检疫证书	鲜苹果	国家质检总局公告2015年第61号	关于中国鲜苹果输往美国植物检验检疫要求的公告※
34	美国	植物检疫证书	鲜食柑橘	海关总署公告2020年第59号	关于中国鲜食柑橘出口美国植物检疫要求的公告※
35	美国	植物检疫证书	鲜枣	海关总署公告2020年第42号	关于中国鲜枣出口美国植物检疫要求的公告
36	美国	植物检疫证书	香梨	海关总署公告2020年第52号	关于中国新疆香梨出口美国植物检疫要求的公告※
37	美国	植物检疫证书	鸭梨	质检动函〔2015〕272号	关于调整中国输美鸭梨植物检疫证书附加声明内容的通知※
38	蒙古国	动物卫生证书	种羊	国质检动函〔2013〕290号	关于印发出口蒙古国种羊兽医卫生证书样本的通知
39	秘鲁	植物检疫证书	柑橘	国质检动函〔2009〕610号	关于印发《中国柑橘输往秘鲁植物检疫要求》的通知※
40	秘鲁	植物检疫证书	苹果	国家质检总局公告2005年第26号	关于输秘苹果有关要求的公告
41	缅甸	植物检疫证书	植物及植物产品	质检动函〔2017〕189号	关于出口缅甸植物及植物产品植物检疫证书有关要求的通知※
42	墨西哥	植物检疫证书	柑橘	国家质检总局公告2015年第79号	关于中国柑橘输往墨西哥植物检验检疫要求的公告 ※
43	墨西哥	植物检疫证书	梨	国家质检总局公告2005年第142号	关于输墨梨有关要求的公告
44	墨西哥	植物检疫证书	苹果	国家质检总局公告2005年第27号	关于输墨苹果有关要求的公告

表19-1　续3

序号	国家/地区	证书种类	涉及产品	文件编号	文件名称
45	墨西哥	植物检疫证书	植物源性农产品	质检食函〔2005〕140号	关于输墨西哥植物源性农产品植物检疫证书事宜的通知※
46	南非	动物卫生证书	狗咬胶（源自猪皮、牛皮）	国质检动函〔2006〕57号	关于启用向南非出口狗咬胶（源自猪皮、牛皮）兽医卫生证书的通知
47	南非	植物检疫证书	苹果、梨	国质检动函〔2007〕222号	关于印发中国苹果、梨出口南非植物检疫要求议定书的通知※
48	南非	植物检疫证书	鲜枣	国家质检总局公告2015年第14号	关于中国鲜枣出口南非植物检验检疫要求的公告※
49	尼泊尔	动物卫生证书	种牛	国质检动函〔2013〕589号	关于印发向尼泊尔出口种牛动物卫生证书样本的通知
50	欧盟	动物检疫证书	宠物	质检动函〔2018〕34号	关于更新欧盟进境旅客携带宠物兽医卫生证书的通知
51	欧盟	动物卫生证书	冷水、热带观赏鱼	国质检动函〔2007〕274号	关于向欧盟出口观赏鱼新的卫生证书的通知
52	欧盟	健康证书	宠物食品（含狗咬胶）	质检动函〔2008〕78号	关于做好输欧宠物食品和狗咬胶检验检疫工作的通知
53	欧盟	健康证书	非食用动物产品	质检动函〔2011〕291号	关于切实做好出口欧盟非食用动物产品检验检疫工作的通知
54	欧盟	卫生证书	豆芽菜及其种子	质检食函〔2013〕176号	关于欧盟制定豆芽菜及其生产用种子相关规定
55	欧盟	烟草真实性证书	烟草	质检通函〔2011〕660号	关于对欧盟签发新版烟草真实性证书的通知▲
56	欧盟	植物检疫证书	盆栽植物	国质检动函〔2008〕22号	关于做好输往欧盟盆栽植物检疫及监管工作的紧急通知
57	欧盟	植物检疫证书	植物及植物产品	质检动函〔2011〕221号	关于荷兰等欧盟国家加强进境植物检疫证书核查有关事项的通知
58	日本	动物卫生证书	鲤科鱼类	国质检动函〔2005〕872号	关于印发向日本出口鲤科鱼类卫生证书样本的通知※
59	日本	动物卫生证书	啮齿类动物	国质检动函〔2005〕792号	关于启用向日本出口啮齿类动物卫生证书的通知※
60	日本	动物卫生证书	中华绒毛蟹	国质检动函〔2006〕764号	关于出口日本中华绒毛蟹检验检疫有关问题的通知※
61	日本	农残证书	新鲜荔枝	质检动函〔2005〕107号	关于对输日新鲜荔枝出具农残证书的通知※▲
62	日本	兽医（卫生）证书	动物中药材	国质检食函〔2001〕655号	关于对输日动物中药材出具有关兽医（卫生）证书的通知
63	日本	植物检疫证书	豌豆、玉米种子（种植用）	国质检动函〔2006〕703号	关于做好输日本豌豆及玉米种子检验检疫和出证工作的通知※
64	塞拉利昂	装运前检验证书	贸易性商品	国质检检〔2004〕33号	关于开展对塞拉利昂出口商品装运前检验工作的通知

表19-1　续4

序号	国家/地区	证书种类	涉及产品	文件编号	文件名称
65	塞浦路斯	兽医（卫生）证书	鱼饵用活虫	国质检动函〔2010〕785号	关于印发向塞浦路斯出口鱼饵用活体兽医卫生证书样本的通知
66	泰国	植物检疫证书	水果	国质检动函〔2005〕348号	关于做好输泰水果检验检疫工作的通知※
67	泰国	植物检疫证书	水果对泰国过境第三国	海关总署公告2021年第89号	关于中泰进出口水果过境第三国检验检疫要求的公告※
68	乌拉圭	植物检疫证书	大蒜	国质检食函〔2003〕322号	关于印发中国输乌拉圭大蒜和乌拉圭输华大米检疫议定书的通知
69	乌拉圭	植物检疫证书	荔枝和龙眼	国家质检总局公告2004年第51号	关于向乌拉圭出口荔枝和龙眼有关问题的公告
70	乌兹别克斯坦	动物卫生证书	活牛	国质检动函〔2006〕807号	关于启用向乌兹别克斯坦出口活牛动物卫生证书的通知※
71	西班牙	卫生证书	观赏性水生动物	动植检函〔2023〕28号	关于更新输西班牙观赏性水生动物卫生证书样本的通知
72	新加波	植物检疫证书	观赏植物	质检动函〔2012〕275号	关于印发中国观赏植物输往新加坡检疫要求》的函※
73	新加坡	兽医（卫生）证书	宠物食品	国质检动函〔2007〕526号	关于启用向新加坡出口宠物食品新兽医卫生证书的通知
74	新西兰	植物检疫证书	葡萄	国家质检总局公告2017年第1号	关于出口新西兰葡萄及进口新西兰苹果、墨西哥蓝莓、秘鲁蓝莓、智利油桃、埃及葡萄植物检验检疫要求的公告※
75	以色列	植物检疫证书	砂梨和鸭梨	质检动函〔2015〕174号	关于下发中国砂梨和鸭梨出口以色列植物检疫要求的函※
76	越南	植物检疫证书	水果	动植函〔2018〕29号	关于中越进出口水果检疫相关事宜的通知※
77	智利	植物检疫证书	柑橘	国质检动函〔2008〕306号	关于印发《中国柑橘输往智利植物检疫要求》的通知※
78	智利	植物检疫证书	猕猴桃	海关总署公告2020年第2号	关于中国猕猴桃出口智利植物检疫要求的公告※
79	智利	植物检疫证书	鲜枣	海关总署公告2018年第174号	关于中国鲜枣出口智利植物检疫要求的公告※
80	中国澳门	动物卫生证书	活畜禽	国检动函〔2000〕84号	关于供港澳活畜禽《动物卫生证书》填写格式及证书评语的通知
81	中国澳门	动物卫生证书	食用陆生动物	海关总署公告2024年第149号	关于实施《供港澳食用陆生动物检验检疫管理办法》相关事宜的公告※
82	中国台湾	动物卫生证书	螃蟹	国质检动函〔2007〕611号	关于做好输台螃蟹检验检疫工作有关问题的通知※
83	中国香港	动物卫生证书	活畜禽	国检动函〔2000〕84号	关于供港澳活畜禽《动物卫生证书》填写格式及证书评语的通知

表19-1　续5

序号	国家/地区	证书种类	涉及产品	文件编号	文件名称
84	中国香港	动物卫生证书	养殖活贝	国质检动函〔2008〕72号	关于供港养殖活贝检验检疫有关问题的通知※
85	中国香港	动物卫生证书	食用陆生动物	海关总署公告2024年第149号	关于实施《供港澳食用陆生动物检验检疫管理办法》相关事宜的公告※

签证文件清单（入境）如表19-2所示。

表19-2　签证文件清单（入境）

序号	产品	证单名称	文件编号	文件名称
1	所有产品	入境货物检验检疫证明	质检通函〔2017〕803号）	关于做好审单放行有关工作的通知＊
2	转基因玉米	转口植物检疫证书	质检动函〔2014〕52号	关于做好问题转基因玉米转口出证等事宜的通知
3	添加剂	入境货物检验检疫证明	国质检通〔2007〕209号	关于对人类食品和动物饲料添加剂及原料产品实施出入境检验检疫有关问题的通知※

第二节｜出境签证要求

一、所有国家（地区）

根据《关于严格按规定出具植物检疫证书的通知》（质检动函〔2006〕35号），对出境植物、植物产品签发植物检疫证书时，应符合如下要求：

1. 与输入国家或地区签署有检疫议定书或工作计划，以及对证书有特殊要求的，应严格按照议定书等的要求执行；

2. 植检证书应用中英文对照或英文签发；

3. 证书内容要求填写完整，特别是收发货人名称和地址，以及植物学名等；

4. 按规定进行了熏蒸、热处理或冷处理等检疫处理的，要在证书除害处理栏中正确、完整填写；

5. 为防止因证书打印而带来的签证质量问题，建议统一使用格式5-1“植物检疫证书”或格式5-2“植物转口检疫证书”缮制。

二、澳大利亚

（一）动物卫生证书（观赏鱼）

根据《关于向澳大利亚出口观赏鱼有关检疫证书问题的通知》（国质检动函〔2002〕456号），向澳大利亚出口观赏鱼应根据其种类选择相应的证书评语出具“动物卫生证书”。在进行“动物卫生证书”评语前，必须对出口货物的一些情况（Consignment details）进行描述，如出口货物的发票号码（Invoice number）、出口观赏鱼的尾数和包装数量等。该文件分别提供了输澳大利亚金鱼、其他淡水观赏鱼鱼、海水观赏鱼的证书格式。

（二）植物检疫证书［核果（油桃、桃、李、杏）］

根据《关于中国核果、苹果、梨出口澳大利亚和进口新西兰鳄梨及澳大利亚核果、葡萄、樱桃、柑橘植物检验检疫要求的公告》（国家质检总局公告 2018 年第 1 号），向澳大利亚出口油桃、桃、李、杏出具的植物检疫证书，应符合下列要求：

1. 植物检疫证书应附加以下声明："该批油桃/桃/李/杏符合中国核果（油桃、桃、李、杏）输往澳大利亚植物检疫要求的议定书要求，不携带澳方关注的有害生物。"［This consignmentof nectarines (or peaches or plums or apricots) complies with the Protocolof Phytosanitary Requirements for the Export of Nectarines, Peaches, Plums and Apricots from China to Australia, and is free of any pests ofquarantine concern to Australia.］

2. 对来自有害生物非疫区的油桃、桃、李、杏，植物检疫证书应列出有害生物的非疫区。

3. 实施出口前冷处理的，应在植物检疫证书上注明冷处理的温度、持续时间及处理设施的名称和编号、集装箱号和封识号（海运）。实施运输途中冷处理的，植物检疫证书上应注明冷处理的温度、持续时间、集装箱号和封识号（海运）。

（三）植物检疫证书（苹果）

根据《关于中国核果、苹果、梨出口澳大利亚和进口新西兰鳄梨及澳大利亚核果、葡萄、樱桃、柑橘植物检验检疫要求的公告》（国家质检总局公告 2018 年第 1 号），向澳大利亚出口苹果出具的植物检疫证书，应符合下列要求：

1. 植物检疫证书应附加以下声明："该批苹果符合中国苹果输往澳大利亚植物检疫要求的议定书，不带澳方关注的检疫性有害生物"。(This consignment of apples complies withthe Protocol of Phytosanitary Requirements for the Export ofApplesfrom China to Australia, and is free of any pests ofquarantine concern to Australia.)

2. 对来自非疫区的苹果，植物检疫证书要加以注明。

3. 实施出口前冷处理的，植物检疫证书上应注明冷处理的温度、持续时间及处理设施的名称和编号、集装箱号和封识号（海运）。实施运输途中冷处理的，植物检疫证书上应注明冷处理的温度、持续时间、集装箱号和封识号（海运）。

4. 实施出口前熏蒸处理的，应在植物检疫证书上注明剂量、熏蒸处理的温度和持续时间、集装箱号和封识号（海运）。

（四）植物检疫证书（梨）

根据《关于中国核果、苹果、梨出口澳大利亚和进口新西兰鳄梨及澳大利亚核果、葡萄、樱桃、柑橘植物检验检疫要求的公告》（国家质检总局公告 2018 年第 1 号），向澳大利亚出口梨出具的植物检疫证书，应符合下列要求：

1. 植物检疫证书应附加以下声明："该批梨符合中国梨输往澳大利亚植物检疫要求的议定书，不带澳方关注的检疫性有害生物。"(This consignment of pears complies with theProtocol of Phytosanitary Requirements for the Export of Pearsfrom China to Australia, and is free of any pests of quarantineconcern to Australia.)

2. 对来自非疫区的梨，植物检疫证书应加以注明。

3. 实施出口前冷处理的，植物检疫证书上应注明冷处理的温度、持续时间及处理设施的名称和编号、集装箱号和封识号（海运）。实施运输途中冷处理的，植物检疫证书上应注明冷处理的温度、持续时间、集装箱号和封识号（海运）。

4. 实施出口前熏蒸处理的，植物检疫证书上应注明剂量、熏蒸处理的温度和持续时间、集装箱号和封识号（海运）。

三、巴西

（一）植物检疫证书（鲜梨）

根据《关于中国鲜梨出口巴西植物检疫要求的公告》（海关总署公告 2020 年第 1 号），对巴西出口鲜梨出具的植物检疫证书要注明集装箱号和封识号，并在附加声明栏中以英文注明：

1. 鲜梨（产自新疆的香梨除外）

"This batch of pears complies with the requirements specified in the protocol of phytosanitary requirements for export of Chinese fresh pears to Brazil, and is free from any quarantine pests of concern to Brazil."（该批鲜梨符合中国鲜梨输往巴西植物检疫要求的议定书，不带有巴方关注的检疫性有害生物。）

2. 产自新疆的香梨

"This batch of fragrant pears（Pyrus sinkiangensis）from Xinjiang of China complies with the requirements specified in the protocol of phytosanitary requirements for export of Chinese fresh pears to Brazil, and is free from any quarantine pests of concern to Brazil."（该批香梨产自中国新疆，符合中国鲜梨输往巴西植物检疫要求的议定书，不带有巴方关注的检疫性有害生物。）

（二）植物检疫证书（玉米）

根据《关于向巴西出口中国产玉米的通知》（国质检动函〔2004〕119 号），对巴西出口玉米出具的植物检疫证书附加声明栏中要注明以下内容：

1. 为控制拟肾斑皮蠹（*Trogoderma variable*），该批玉米在常压条件下，按表 19-3 有关技术指标进行了溴甲烷熏蒸处理。

表 19-3　熏蒸处理技术指标

剂量 g/m³	处理时间 h	玉米温度 ℃
40	12	32 或以上
56	12	26.5～31.5
72	12	21～26
96	12	15.5～20.5
120	12	10～15
144	12	4.5～9.5

2. 该批玉米未感染独脚金（*Striga asiatica*）和甘蔗霜霉病菌（*Peronosclerospora sacchari*）。

3. 该批玉米产自中国黑龙江、吉林、辽宁、北京、天津、内蒙古、河北、山东、山西、陕西等北方省、自治区、直辖市。

四、丹麦

兽医（卫生）证书（蛋壳）

根据《关于统一向丹麦出口蛋壳兽医卫生证书评语的函》（质检动函〔2009〕98 号），向丹麦出口蛋壳按以下评语出具兽医卫生证书：

1. The by-product originates from animals that did not show clinical sign of any disease communicable through the by-product to humans or animals.

2. The by-product originates from animals from herds, which are not suspected of a livestock disease,

which is notifiable according to the WOAH and for which poultry is susceptible to.

3. The by-product originates from animals from herds, which are not located in zones subject to restriction due to the presence or suspicion of a livestock disease, which is notifiable according to the WOAH and for which poultry is susceptible to.

4. The by-product has been treated in a way to ensure inactivation of pathogens.（证书上应显示处理方式）

五、厄瓜多尔

植物检疫证书（鲜梨）

根据《关于中国鲜梨出口厄瓜多尔植物检疫要求的公告》（海关总署公告2022年第68号），对厄瓜多尔出口鲜梨的植物检疫证书附加声明栏中应注明："This consignment of fresh pear fruits complies with the requirements specified in the Protocol of Phytosanitary Requirements for Export of Pear Fruits from China to Ecuador, and is free of any quarantine pests of concern for Ecuador."（该批货物符合中国鲜梨输往厄瓜多尔植物检疫要求的议定书，不带厄方关注的检疫性有害生物。）

对于来自橘小实蝇疫区须实施出口前冷处理的货物，应在植物检疫证书上注明处理温度、持续时间、处理设施名称或编号等信息。

对于在运输途中实施冷处理的，应在植物检疫证书上用英文注明"Cold treatment in transit"（运输途中冷处理），以及冷处理的温度、处理时间、集装箱号码和封识号等。

六、哈萨克斯坦

植物检疫证书（水果）

根据《关于中国水果出口哈萨克斯坦植物检疫要求的公告》（海关总署公告2020年第58号），对哈萨克斯坦出口水果出具的植物检疫证书附加声明栏中应标注："This consignment is free from quarantine pests specified in Decisions 157 and 158 of the Eurasian Economic Commission Council."（该批货物不携带欧亚经济委员会理事会第157号和158号决议中规定的检疫性有害生物。）

植物检疫证书上需要标注该批水果来自果园和包装厂的注册登记号。经口岸仓储库存储的，口岸海关将依据水果产地海关的植物检疫证书，进行数量核销和检疫，并重新出具植物检疫证书，证书上还需标注口岸仓储库的名称或注册登记号。

七、韩国

（一）动物卫生证书［伴侣动物（犬、猫）］

根据《关于向韩国出具伴侣宠物（犬、猫）的检疫证书有关问题的通知》（国检动函〔2001〕79号），向韩国出具伴侣宠物（犬、猫）的检疫证书须注明以下内容：签发检疫证书的日期、签发机构；动物的品种、性别、年龄（年幼的标明月龄）；动物免疫接种情况（90日龄以下的除外）。

（二）动物卫生证书（麝鼠）

根据《关于印发中国向韩国出口麝鼠动物卫生证书格式的函》（国质检动函〔2005〕317号），中国向韩国出口麝鼠动物卫生证书以格式4-1制证，证明内容有：

"本签字兽医官证明：

"（the undersigned official veterinarian, certify that:）

"上述动物经检查健康且无传染病临床症状。

"(The animals described above were examined by this service and were found to be healthy and free from clinical infectious or contagious disease.)"

（三）动物卫生证书（水生动物）

根据《关于向韩国出口水生动物有关事项的通知》（质检办动函〔2009〕180号），向韩国出口水生动物在出具动物卫生证书时，需要注明出口水生动物的用途、学名、野生或者养殖等内容，并且根据动物来源和用途，相应选择证书评语。证书样例见本书第二十章第四节。

（四）兽医（卫生）证书（动物产品）

根据《关于向韩国出口动物产品有关兽医卫生证书问题的通知》（国质检函〔2001〕70号），韩国进口以下动物及其产品：

1. 反刍家畜、由反刍家畜制成的肉类及内脏与所有的加工品；

2. 牛精液、牛受精卵和卵子；

3. 肉骨粉、肉粉、骨粉、干燥血浆、其他血液制品、水解蛋白、蹄粉、角粉、禽内脏粉、干脂渣、鱼粉、磷酸二氢钙、明胶及其混合物（含有上述物质的饲料、饲料添加剂、预混料），但不包括皮革和牛奶、奶制品。

需在原来向韩国出具的兽医卫生证书的评语中增加部分内容，增加的证明内容如下：

The exported products have not been derived from the materials associated with prohibited products in Remark A from designated countries in Remark B.

Remark A：prohibited products

—Ruminant animals，meat，organ and their products of ruminant origin：

—Bovine semen，bovine embryo and ova

—Meat and bone meal，meat meal，bone meal，dried plasma and other blood products，hydrolyzed protein，hoof meal，horn meal，poultry offal meal，feather meal，dry greaves，fish meal，dicalcium phosphate，gellatine and their mixtures（feed，feed additives and premixtures containing the listed products）

Remark B：designated countries（30 countries）

Albania，Austria，Belgium，Bosnia and Herzegovina，Bulgaria，Croatia，Czech republic，Denmark，Finland，France，Germany，Greece，Hungary，Ireland，Italy，Liechtenstein，Luxembourg，former Yugoslav republic of Macedonia，the Netherlands，Norway，Poland，Portugal，Rumania，Slovak republic，Slovenia，Spain，Sweden，Switzerland，United kingdom，Federal republic of Yugoslavia.

（五）植物检疫证书（荔枝）

根据《关于泰国莲雾、斯里兰卡香蕉、韩国葡萄、埃塞俄比亚大豆输华和中国荔枝输韩国等检验检疫要求的公告》（国家质检总局公告2015年第94号），向韩国出口荔枝出具的植物检疫证书应注明注册果园和包装加工厂的名称或注册号、货物批号、蒸热处理的详细信息（包括处理日期、温度和持续处理时间）。在附加声明栏中还应标注以下内容："本批荔枝是按韩国的进口要求进行生产、管理和除害处理，未携带荔枝异型小卷蛾和荔枝小灰蝶。"（The litchi consignment has been produced，managed and treated in compliance with the import requirements of Korea，and is believed to be free from *Cryptophlebia ombrodelta* and *Deudorix epijarbas*.）

（六）植物检疫证书（甜樱桃）

根据《关于印发〈中国鲜食甜樱桃输往韩国植物检疫要求〉的通知》（国质检动〔2007〕346号），对韩国出口鲜食甜樱桃出具的植物检疫证书的附加声明栏中要注明："This consignment is complied with the requirements agreed with NPQS，and found free from quarantine pest as a result of inspection."（该批货物已经检疫，符合NPQS的要求，不带有韩方关注的检疫性有害生物。）海运货物的植物检疫证书中要注明集装箱铅封号；空运货物的植物检疫证书中要注明"Consignment transported by air flight"（货物由飞机运输）。

八、加拿大

植物检疫证书（鸭梨）

根据《关于印发〈中国鸭梨输往加拿大植物检疫要求工作计划〉和〈中国鸭梨输往加拿大检验检疫质量管理体系〉的通知》（国质检动函〔2006〕5号），对出口加拿大鸭梨出具的植物检疫证书上应注明集装箱号码、果园和包装厂代码。

九、美国

（一）兽医（卫生）证书（肝素钠）

根据《关于向欧盟、美国出口肝素钠出具兽医卫生证书的通知》（质检动函〔2008〕104号），向美国出口肝素钠按下列评语出具兽医卫生证书：

“肝素钠自猪肠粘膜提取，并经过85℃～91℃热处理/The heprin sodium was derived from pig intestinal mucosa and includes exposure to heat at 85℃ to 91℃, and;

“肝素钠出口/加工厂未接收、储藏或加工任何来自牛海绵状脑病国家的反刍动物原料（奶类、皮张和油脂提取物除外）。/The exporting/processing facility DOES NOT receive, store, or process any ruminant material (except milk, hides, and tallow derivatives) sourced from any BSE country.”

（二）兽医（卫生）证书（禽鸟羽毛）

根据《关于输美禽鸟羽毛类产品兽医（卫生）证书事宜的通知》（质检动函〔2017〕133号），输美禽鸟羽毛类产品兽医（卫生）证书必须填入以下中英文或英文证书用语：

“出口羽毛：

“The exported feathers:

“（1）清洁、干爽，无血迹、粪屑和皮块（少量皮屑除外）

“(1) are clean, dry, and free from blood, manure, and skin (except that which is incidental to the feathers);

“（2）输美前经过120℃超过30分钟的热处理。

“(2) were subjected to a heat treatment at a minimum of 120 degree C for at least 30 minutes prior to exportation to the United States; and

“（3）未暴露于或混杂其他动物源性材料。

“(3) were not exposed to or commingled with any other animal origin material.”

证书样例见本书第二十章第三节。

（三）植物检疫证书（番茄和辣椒种子）

根据《动植司、风险司、监管司、企管司关于做好输美番茄和辣椒种子检疫工作的通知》（动植函〔2019〕100号），对输美番茄和辣椒种子出具的植物检疫证书应符合下列要求：

1. 针对DA-2019-21法令有关马铃薯纺锤块茎类病毒属类病毒要求，在植物检疫证书附加声明栏中注明：

“The *Solanum lycopersicum* (tomato) and/or *Capsicum* spp. (pepper) seeds in the shipment were produced in（省份）, China where Columnea latent viroid, Pepper chat fruit viroid, Potato spindle tuber viroid, Tomato apical stunt viroid, Tomato chlorotic dwarf viroid, and Tomato planta macho viroid are not known to occur.”（该批番茄和/或辣椒种子产于中国省，该地区尚未发生金鱼花潜隐类病毒、辣椒小果类病毒、马铃薯纺锤块茎类病毒、番茄顶缩类病毒、番茄褪绿矮缩类病毒和番茄雄性株类病毒。）

或者

“The *Solanum lycopersicum* (tomato) and/or *Capsicum* spp. (pepper) seeds in the shipment have been tested and found free of the following pospiviroids：Columnea latent viroid，Pepper chat fruit viroid，Potato spindle tuber viroid，Tomato apical stunt viroid，Tomato chlorotic dwarf viroid，and Tomato planta macho viroid.”（该批番茄和/或辣椒种子经检测不带金鱼花潜隐类病毒、辣椒小果类病毒、马铃薯纺锤块茎类病毒、番茄顶缩类病毒、番茄褪绿矮缩类病毒和番茄雄性株类病毒。）

或者

“The *Solanum lycopersicum*（tomato）and/or *Capsicum* spp.（pepper）seeds in the shipment were produced in（省份），China where Columnea latent viroid，Pepper chat fruit viroid，Tomato apical stunt viroid，Tomato chlorotic dwarf viroid and Tomato planta macho viroid are not known to occur，and have been tested and found free of Potato spindle tuber viroid.”（该批番茄和/或辣椒种子产于中国省，该地区尚未发生金鱼花潜隐类病毒、辣椒小果类病毒、番茄顶缩类病毒、番茄褪绿矮缩类病毒和番茄雄性株类病毒，并且经检测不带马铃薯纺锤块茎类病毒。）

2. 针对 DA-2019-28 法令有关番茄褐色皱纹果病毒要求，在植物检疫证书附加声明栏中注明：

“The *Solanum lycopersicum* and/or *Capsicum* spp. seeds originated from（省份），China certified free from Tomato brown rugose fruit virus，as established by the national plant protection organization of China.”（该批番茄和/或辣椒种子产于中国省，该地区经过中国国家植物保护机构认定没有番茄褐色皱纹果病毒。）

或者

“A representative sample of the *Solanum lycopersicum* and/or *Capsicum* spp. seed lot has been officially tested and found free of Tomato brown rugose fruit virus.”（该批番茄和/或辣椒种子的代表性样品经过官方检测，不带番茄褐色皱纹果病毒。）

（四）植物检疫证书（龙眼）

根据《关于印发〈中国龙眼输往美国植物检疫工作计划〉的通知》（国质检动〔2004〕79 号）及其附件“中国龙眼输往美国植物检疫工作计划”，对输美龙眼出具的植物检疫证书须注明原包装厂名称、该批龙眼种植省份以及船运该批龙眼的集装箱号码。

（五）植物检疫证书（鲜苹果）

根据《关于中国鲜苹果输往美国植物检验检疫要求的公告》（国家质检总局公告 2015 年第 61 号），对输美鲜苹果出具的植物检疫证书应包含以下附加声明：“所有装运果实均符合中国鲜苹果出口美国检验检疫工作计划要求。”（All fruits in the shipment meet the requirements of the work plan of quarantine inspection for China fresh apples to be exported to the U. S.. ）同时，注明果园注册号、包装厂注册号、集装箱号等。如进行冷处理的，必须在植物检疫证书的检疫处理栏目注明相关信息。

（六）植物检疫证书（砂梨）

根据《关于中国砂梨出口美国植物检验检疫要求的公告》（国家质检总局公告 2013 年第 18 号），对输美鲜苹果出具的植物检疫证书应在附加声明栏中注明：“All fruit in this shipment complies with the work plan for the exportation of Sand Pear（*Pyrus pyrifolia*）from the People's Republic of China.”（该批水果符合中国砂梨出口工作计划。）同时，还应在植物检疫证书上注明该批货物的原产省份、包装厂名称或注册号。

（七）植物检疫证书（鲜食柑橘）

根据《关于中国鲜食柑橘出口美国植物检疫要求的公告》（海关总署公告 2020 年第 59 号），对输美柑橘出具的植物检疫证书应符合下列要求：

1. 根据 AHPIS FAVIR 在线数据库关于从中国进口柑橘的相关规定（https://epermits. aphis. usda. gov/manual，动态更新），植物检疫证书附加声明栏中应用英文注明以下内容：

（1）南丰蜜桔、芦柑/椪柑、甜橙和温州蜜桔

“The consignment requires cold treatment in transit to the United States. The consignment was produced in pest-free place of production for *Bactrocera minax* and *B. tsuneonis* and an area of low-pest prevalence of the remaining pests of concern according to the systems approach.”（该批货物需采取运输途中冷处理措施，并符合系统控制措施工作计划要求，来自桔大实蝇和蜜柑大实蝇非疫产区以及美方关注的其他有害生物的低度流行区。）

或者

“The consignment was produced in a pest-free place of production for the pests of concern according to the systems approach.”（该批货物符合系统控制措施工作计划要求，来自美方关注的有害生物的非疫产区。）

（2）蜜柚

“The consignment was produced in accordance with the systems approach.”（该批货物符合系统控制措施工作计划要求。）

2. 在植物检疫证书附加声明栏中应注明，冷处理是在运输途中进行的。植物检疫证书中必须包含集装箱号码和封识号码。

（八）植物检疫证书（香梨）

根据《关于中国新疆香梨出口美国植物检疫要求的公告》（海关总署公告 2020 年第 52 号），对输美香梨出具的植物检疫证书应在附加声明栏中标注：“All fruit in the consignment complies with the bilateral workplan for the exportation of fragrant pears（*Pyrus sinkiangensis*）from the People´s Republic of China.”（该批货物符合中国香梨出口美国双边工作计划。）

（九）植物检疫证书（鸭梨）

根据《关于调整中国输美鸭梨植物检疫证书附加声明内容的通知》（质检动函〔2015〕272 号），对输美鸭梨出具的植物检疫证书应在附加声明栏中注明：“本批所有水果均据 7CFR319. 56-29 种植。”（All fruit described in this consignment have been grown in accordance with 7CFR 319. 56-29.）

十、秘鲁

植物检疫证书（柑橘）

根据《关于印发〈中国柑橘输往秘鲁植物检疫要求〉的通知》（国质检动函〔2009〕610 号），对秘鲁出口柑橘出具的植物检疫证书的“原产地”栏中应注明柑橘生产的省，并应在附加声明栏中用英文注明：“The consignment is in compliance with requirement described in the Protocol of phytosanitary requirements for the export of citrus from China to Peru and is free from quarantine pest concern to Peru.”（该批货物符合中国柑橘输往秘鲁植物检疫要求议定书，不带秘方关注的检疫性有害生物。）实施冷处理的，应将冷处理的温度、处理时间和集装箱号码及封识号在植物检疫证书中注明。

十一、缅甸

植物检疫证书（植物及植物产品）

根据《关于出口缅甸植物及植物产品植物检疫证书有关要求的通知》（质检动函〔2017〕189 号），对输缅甸植物及植物产品出具的植物检疫证书的附加申明上应标注：“IMPORT CERTIFICATE FOR PLANTS/PLANT PRODUCTS No. ××××（4 位编号）”。

十二、墨西哥

（一）植物检疫证书（柑橘）

根据《关于中国柑橘输往墨西哥植物检验检疫要求的公告》（国家质检总局公告 2015 年第 79 号），对墨西哥出口柑橘出具的植物检疫证书应符合下列要求：

1. 如果是在运输途中进行的冷处理：

（1）附加声明："Based on the inspection, the fruits of this shipment are free of quarantine pests and comply with the requirements pointed out in the Protocol."（经检验，该批水果不带有检疫性有害生物，符合本议定书的要求。）

（2）植物检疫证书附带如下冷处理的证明材料：

①集装箱封识证书。该封识证书必须包括：集装箱标识、集装箱封识日期、海关总署检疫官的姓名与签名。

②集装箱封识编码。

③公告附件 2 中提到的温度记录。

2. 如果是在原产地进行的冷处理：

（1）附加声明：" Based on the cold treatment and the inspection, the fruits of this shipment are free of quarantine pests and comply with the requirements pointed out in the Protocol."（经冷处理与检验，该批水果不带有检疫性有害生物，符合本议定书的要求。）产地、冷处理公司注册名称、冷处理库注册名称、授权的冷处理设施和集装箱堆放区号。

（2）应详细注明"Tratamiento en Frío"（冷处理）字样，冷处理开始和结束日期、持续时间、持续温度与最高温度。

（二）植物检疫证书（植物源性农产品）

根据《关于输墨西哥植物源性农产品植物检疫证书事宜的通知》（质检食函〔2005〕140 号），在为输墨西哥植物源性农产品出具的植物检疫证书上，须详细填写收货人名称和具体的到达口岸。

十三、南非

（一）植物检疫证书（苹果、梨）

根据《关于印发中国苹果、梨出口南非植物检疫要求议定书的通知》（国质检动函〔2007〕222 号），对南非出口苹果、梨出具的植物检疫证书应包含省份、生产点（果园）、包装厂代码以及冷藏集装箱箱号和铅封号；并附加以下声明："The consignment is in compliance with requirements described in the Protocol of Phytosanitary Requirements for the Export of Apple / Pear Fruit from China to South Africa signed on December 12, 2006 and is free from quarantine pests of concern to South Africa."（该批货物符合 2007 年 2 月 6 日在比勒陀利亚签署的关于中国苹果/梨出口南非植物检疫要求议定书的规定，不带有南非关注的检疫性有害生物。）

（二）植物检疫证书（鲜枣）

根据《关于中国鲜枣出口南非植物检验检疫要求的公告》（国家质检总局公告 2015 年第 14 号），对南非出口鲜枣出具的植物检疫证书应附加以下声明："该批货物符合关于中国鲜枣输往南非植物检疫要求议定书的规定，不带有南非关注的检疫性有害生物。"（This consignment of Chinese dates complies with the Protocol of Phytosanitary Requirements for the Export of Chinese dates from China to South Africa, and is free of any pests of quarantine concern to South Africa.）同时，还应在植物检疫证书中注明该批货物的原产省份、果园、包装厂及集装箱代码。

十四、日本

(一) 动物卫生证书 (鲤科鱼类)

根据《关于印发向日本出口鲤科鱼类卫生证书样本的通知》(国质检动函〔2005〕872号),向日本出口的鲤科鱼类[包括鲤鱼、锦鲤、鲫鱼(包括金鱼)、鲢鱼、鳙鱼、草鱼、青鱼]无论做何用途均需出口国官方机构出具动物卫生证书,其他鲤科鱼类不要求出具卫生证书。出口国官方机构向每批出口的鲤科鱼颁发包含以下内容的卫生证书:

1. 出口鱼基本情况,包括品种、总重量或数量、包装数量、渔场名称和地址、发货人姓名和地址、收货人姓名和地址、航班号等;

2. 最后一次检查的日期、方法和结果;

3. 消毒日期和方法;

4. 颁发卫生证书兽医官的姓名、地址和结果;

5. 卫生证书颁发日期。

该卫生证书用格式4-1“动物卫生证书”缮制。

(二) 动物卫生证书 (啮齿类动物)

根据《关于启用向日本出口啮齿类动物卫生证书的通知》(国质检动函〔2005〕792号),对日本出口的啮齿动物、陆栖哺乳动物、鼠兔类、鸟类、啮齿类和兔类动物的胴体和标本应按照已经日本劳动厚生省确认的动物卫生证书样本出具证书,该文件提供了证书样本。

(三) 动物卫生证书 (中华绒毛蟹)

根据《关于出口日本中华绒毛蟹检验检疫有关问题的通知》(国质检动函〔2006〕764号),对输日中华绒毛蟹出具证书时,在相关栏目中填写有关内容以满足《外来生物法》的有关要求。其中,“动物种类”填写“*crustacean*”,“动物学名”填写“*Eriocheir sinensis*”,“动物品种”填写“*Chinese mitten-handed crab*”。

(四) 农残证书 (新鲜荔枝)

根据《关于对输日新鲜荔枝出具农残证书的通知》(质检动函〔2005〕107号),对输日新鲜荔枝实施甲胺磷检测,残留量符合日方标准(<0.1 mg/kg)的,出具农残证书(Pesticide residue certificate),证书统一使用格式1-1缮制,并在发货人、收货人栏中注明地址。证书样例见本书第二十章第一节。

(五) 植物检疫证书 [豌豆、玉米种子 (种植用)]

根据《关于做好输日本豌豆及玉米种子检验检疫和出证工作的通知》(国质检动函〔2006〕703号),对输往日本的豌豆、玉米种子(种植用)开展种植地疫情调查,并在出具的植物检疫证书附加声明栏中注明相关内容:

1. 豌豆种子(种植用):“This is, further to certify that the parent plants were grown on the farm in which *Fusarium oxysporum f. Sp. pisi* have not been recorded, and these plants were inspected on the field during the late growing season and found to be free from the pest mentioned above.”

2. 玉米种子(种植用):“This is, further to certify that the parent plants were grown on the farm in which the intensive controls against the vectors of *Erwinia stewartii* were carried out, and these plants were inspected on the field during the most active growing season and found to be free from the pest mentioned above.”

十五、泰国

（一）植物检疫证书（水果）

根据《关于执行输泰水果议定书有关问题的通知》（质检动函〔2005〕173号）和《关于做好输泰水果检验检疫工作的通知》（国质检动函〔2005〕348号），输往泰国的5种水果（苹果、梨、柑橘、葡萄、枣）应符合议定书要求，对其出具的植物检疫证书在附加声明栏中用英文注明："该批水果符合中国水果输泰检验检疫要求的议定书的要求。"（This fruits is in compliance with the Protocol on Inspection and Quarantine Conditions of Fruits to be exported from China to Thailand.）

（二）植物检疫证书（水果对泰国过境第三国）

根据《关于中泰进出口水果过境第三国检验检疫要求的公告》（海关总署公告2021年第89号），水果出口前，应实施检验检疫，对符合要求的水果签发植物检疫证书，在植物检疫证书附加声明栏中注明："This fruit is in compliance with the Protocol on the Inspection and Quarantine Requirements for Exportation and Importation of fruits between China and Thailand through Territories of the Third Countries."（该批水果符合中国和泰国进出口水果过境第三国检验检疫要求议定书列明的要求。）同时，注明集装箱号和封识号码。

植物检疫证书有效期为10天。

十六、乌兹别克斯坦

动物卫生证书（活牛）

根据《关于启用向乌兹别克斯坦出口活牛动物卫生证书的通知》（国质检动函〔2006〕807号），向乌兹别克斯坦出口活牛由出口国或地区官方兽医签发检疫证书，确认完全执行了"乌兹别克斯坦共和国进口种用和生产用牛的兽医卫生要求"。检疫证书须用出口国或地区文字和乌兹别克文，或英语、希望用俄文两种文字缮制，检疫证书中需注明实验室检测和接种疫苗的日期。

十七、新加坡

植物检疫证书（观赏植物）

根据《关于印发〈中国观赏植物输往新加坡检疫要求〉的函》（质检动函〔2012〕275号），对输新加坡观赏植物出具的植物检疫证书在证书附加声明栏中用英文注明："Plants sourced from Registered Enterprise No. ..."［该批货物来自注册企业（编号）］。如在出口前经过检疫处理，应在植物检疫证书中注明处理信息。

十八、新西兰

植物检疫证书（葡萄）

根据《关于出口新西兰葡萄及进口新西兰苹果、墨西哥蓝莓、秘鲁蓝莓、智利油桃、埃及葡萄植物检验检疫要求的公告》（国家质检总局公告2017年第1号），对出口新西兰葡萄出具的植物检疫证书要按照《鲜食葡萄进口卫生标准》规定，在附加声明栏中注明相关信息（包括唯一识别代码确定果园和包装厂编号）。如果出口水果进行处理，需在植物检疫证书上注明集装箱封识号。

十九、以色列

植物检疫证书（砂梨和鸭梨）

根据《关于下发中国砂梨和鸭梨出口以色列植物检疫要求的函》（质检动函〔2015〕174号），对出口以色列的中国鸭梨和砂梨出具的植物检疫证书，内容需要包括以下信息：

1. 附加声明："该批货物符合 2015 年 8 月草签的来自中国的鸭梨和砂梨进入以色列的双边检疫安排要求。"（The consignment is in accord with the bilateral quarantine arrangement on Chinese Ya and Nashi pears from The People's Republic of China to Israel of initialed on Aug.，2015.）

2. 货物的集装箱铅封号。

3. 省的名称（河北、山东或陕西）。

4. 果园注册号。

5. 包装厂注册号。

二十、越南

植物检疫证书（水果）

自 2019 年 1 月 1 日起，各海关对出口越南的水果检疫时，须确认水果来自经注册登记的果园和包装厂（相关名单可在总署网站查询），并在出具的植物检疫证书附加声明栏中注明注册登记包装厂的名称或代码。证书内容应符合《关于中越进出口水果检疫相关事宜的通知》（动植函〔2018〕29 号）的相关要求。

二十一、智利

（一）植物检疫证书（柑橘）

根据《关于印发〈中国柑橘输往智利植物检疫要求〉的通知》（国质检动函〔2008〕306 号），对出口智利柑橘出具的植物检疫证书在附加声明栏中应注明："The consignment is in compliance with requirements described in the Protocol of Phytosanitary Requirements for the Export of Citrus from China to Chile and is free from the quarantine pests concern to Chile."（该批柑橘符合中国柑橘输智植物检疫要求议定书，不带智方关注的检疫性有害生物。）实施集装箱运输途中冷处理的，冷处理的温度、处理时间和集装箱号码及封识号必须在植物检疫证书中注明。冷处理报告、果温探针校正记录原件将作为植物检疫证书的附件。

（二）植物检疫证书（猕猴桃）

根据《关于中国猕猴桃出口智利植物检疫要求的公告》（海关总署公告 2020 年第 2 号），对出口智利猕猴桃出具的植物检疫证书，应符合下列要求：

1. 经检疫合格的，海关总署应签发植物检疫证书，并在附加声明栏中用英文注明："This consignment is in compliance with the requirements specified in the Protocol of Phytosanitary Requirements for Export of Chinese Fresh Kiwifruits to Chile，and is free from quarantine pests of concern to Chile."（该批货物符合中国鲜食猕猴桃输往智利植物检疫要求的议定书，不带有智方关注的检疫性有害生物。）

2. 对于实施出口前冷处理或熏蒸处理的，应在植物检疫证书上注明检疫处理方式、处理温度、持续时间、处理设施名称或编号等信息。对于实施运输途中冷处理的，应在植物检疫证书上用英文注明"Cold treatment in transit"（运输途中冷处理），以及冷处理的温度、处理时间、集装箱号码和封识号等。

（三）植物检疫证书（鲜枣）

根据《关于中国鲜枣出口智利植物检疫要求的公告》（海关总署公告 2018 年第 174 号），对出口智利鲜枣出具的植物检疫证书，应注明集装箱号，并在附加声明栏中注明："该批鲜枣符合关于中国鲜枣输往智利植物检疫要求的议定书，不带智方关注的检疫性有害生物。"（THIS BATCH OF JUJUBES COMPLIES WITH THE PROTOCOL OF PHYTOSANITARY REQUIREMENTS FOR EXPORT OF CHINESE FRESH JUJUBES TO CHILE，AND IS FREE FROM ANY QUARANTINE PESTS CONCERNED TO CHILE.）

对于实施出口前检疫处理的，应在植物检疫证书上注明冷处理温度、持续时间、处理设施名称或编号、集装箱号及封识号等信息。对于实施运输途中冷处理的，应在植物检疫证书上注明冷处理的温度、处理时间、集装箱号及封识号等信息。

二十二、中国澳门

动物卫生证书（食用陆生动物）

根据《关于实施〈供港澳食用陆生动物检验检疫管理办法〉相关事宜的公告》（海关总署公告2024年第149号）附件8规定：供澳活猪、活牛、活羊《动物卫生证书》有效期为14日；供澳活禽《动物卫生证书》有效期为3日。

二十三、中国台湾

动物卫生证书（螃蟹）

根据《关于做好输台螃蟹检验检疫工作有关问题的通知》（国质检动函〔2007〕611号），对输台螃蟹出具的动物卫生证书，“到达地区”应填写“台北”“高雄”等具体城市名称，并附指定检测机构出具的检测报告，检测报告上应注明17个检测项目、检测结果（包括台方要求的残留限量和检测限量）和检测方法标准。该文件提供了证书样本。

二十四、中国香港

（一）动物卫生证书（养殖活贝）

根据《关于供港养殖活贝检验检疫有关问题的通知》（国质检动函〔2008〕72号）的要求，供港养殖活贝应出具动物卫生证书；供港养殖活贝经口岸中转转运香港的，由口岸海关现场查验，货证相符、封识完好的，对运输工具施加铅封，在动物卫生证书上注明铅封号并签字。

（二）动物卫生证书（食用陆生动物）

根据《关于实施〈供港澳食用陆生动物检验检疫管理办法〉相关事宜的公告》（海关总署公告2024年第149号）附件8规定：供港活猪、活牛、活羊《动物卫生证书》有效期为14日；供港活禽《动物卫生证书》有效期为3日。

第三节｜入境签证要求

入境货物检验检疫证明如下。

一、所有产品

根据《关于做好审单放行有关工作的通知》（质检通函〔2017〕803号），“入境货物检验检疫证明”证明栏内容统一调整为：“上述货物经检验检疫合格评定，予以通关放行。”相关文件的规定与该通知不一致的，以该通知为准。

二、动物饲料添加剂及原料

根据《关于对人类食品和动物饲料添加剂及原料产品实施出入境检验检疫有关问题的通知》（国质检通〔2007〕209号），对申报用于人类食品或动物饲料添加剂及原料的产品，出入境检验检疫机构检验检疫合格后出具相关检验检疫证单，并在证单中注明用途。

第二十章 | 专用证单用例

第一节 | 检验证书

输日新鲜荔枝农残证书见图 20-1。出自：《关于对输日新鲜荔枝出具农残证书的通知》（质检动函〔2005〕107 号）。

农残证书

PESTICIDE RESIDUE CERTIFICATE

发货人
Consignor ****** （地址）

收货人
Consignee ****** （地址）

品名 Description of Goods ******	标记及号码 Mark & NO. ******
报检数量/重量 Quantity/Weight Declared ******	
包装种类及数量 Number and Type of Packages ******	
运输工具 Means of Conveyance ******	

检验结果：
Result of Inspection：
按照 SN0334-1995 标准规定的方法，对样品检验结果如下：
甲胺磷（mg/kg）：***　（检测限 0.02 mg/kg）

Representative sample of above consignment was inspected according to standard SN0334-1995，with result as follow:
METHAMIDOPHOS(mg/kg): ***　(LOD 0.02 mg/kg)
****

印章
Official Stamp

签证地点 Place of Issue ******　签证日期 Date of Issue ******

授权签字人 Authorized officer ******　签　名 Signature ******

图 20-1　输日新鲜荔枝农残证书

第二节 | 健康证书

输波黑罐装宠物食品健康证书见图 20-2。出自：《关于印发中国输波黑有关产品卫生证书格式的通知》（质检通函〔2014〕423 号）。

ZDRAVSTVENI CERTIFIKAT ZA UVOZ KONZERVIRANE HRANE ZA KUĆNE LJUBIMCE U BOSNU I HERCEGOVINU/
HEALTH CERTIFICATE FOR IMPORT OF CANNED PETFOOD INTO BOSNIA AND HERZEGOVINA/

Naziv države izvoznice/ Name of the exporting Country : | **Veterinarski certifikat za BiH/Veterinary certificate for BiH**

Dio I: Detalji o pošiljci/ Part I: details of dispatched consignment

I.1. Pošiljatelj / Consignor
Ime / Name
Adresa / Address
Tel. br. / Tel No.

I.2. Referentni broj svjedodžbe / Certificate reference number

I.2.b.

I 3. Centralno nadležno tijelo/ Central Competent Authority

I 4. Lokalno nadležno tijelo/ Local Competent Authority

I.5 Primatelj/ Consignee
Ime / Name
Adresa / Address
Poštanski broj/ Postal code
Tel. br./Tel No

I.6

I 7. Država podrijetla / Country of origin | ISO code

I 8. Regija podrijetla / Region of origin | ISO code

I 9. Država odredišta / Country of destination | ISO code

I 10. Regija odredišta/ Region of destination | Code

I.11. Mjesto podrijetla / Place of origin
Ime / Name | Odobreni broj / Approval number
Adresa / Address

I.12.

I 13. Mjesto utovara/ Place of loading
Adresa/Address

I 14. Datum otpreme/ Date of departure

I 15. Prijevozno sredstvo/ Means of transport
Avion/ Aeroplane /☐ Brod / Ship ☐
Željeznički vagon/ Railway ☐
Cestovno vozilo/ Road vehicle ☐ Drugo/ Other ☐
Identifikacija / Identification:
Referenti dokument/ Documentation references:

I 16. Ulazno GVIM u BiH / Entry BIP in BiH
Naziv/Name:

I 17.

I 18. Opis pošiljke/ Description of commodity

I 19. Kod pošiljke (CT broj) / Commodity code (HS code)

I 20. Količina/ Quantity :

I 21. Temperatura proizvoda/ Temperature of product
Sobna temperatura/ Ambient☐ Ohlađeno/ Chilled ☐ Smrznuto/ Frozen☐

I 22. Broj pakovanja / Number of packages

I 23. Broj plombe/kontejnera/ Seal/Container No

I 24. Način pakiranja / Type of packaging

I 25. Pošiljka je namijenjena / Commodities certified for :
Tehnička upotreba/ Technical use ☐ Hrana za životinje/ Animal feedingstuff ☐

I 26.

I.27. Za uvoz ili ulaz u BiH/ For import or admission into BiH ☐

I 28. Identifikacija pošiljke/ Identification of the commodities

Vrsta(znanstvni naziv)/ Species(scientific name)	Proizvodni pogon/ Manufacturing plant	Neto težina/ Net weight	Broj šarže/ Batch number	Vrsta pakranja/ Type of packaging	Broj pakiranja/ Number of packeges

图 20-2 健康证书——输波黑罐装宠物食品（1）

KONZERVIRANA HRANE ZA KUĆNE LJUBIMCE/
CANNED PETFOOD

Naziv države izvoznice/ Name of the exporting Country :

II. Podaci o zdravlju/ Health information	II.a. Referentni broj certifikata / Certificate reference number	II.b.

Dio II: Certifikacija/ Part II:certification

Ja, dolje potpisani službeni veterinar, izjavljujem da sam pročitao i razumio Odluku o nusproizvodima životinjskog podrijetla i njihovim proizvodima koji nisu namijenjeni ishrani ljudi („Službeni glasnik BiH"broj 19/11) a posebno njezine članke 10 i 12. ili Uredbu (EZ) br. 1069/2009 Europskog parlamenta i Vijeća, a posebno njezine članke 8. i 10., i Pravilnik o utvrđivanju veterinarsko-zdravstvenih uvjeta za odlaganje, korištenje, sakupljanje, prijevoz, identifikaciju i sljedivost, registraciju i odobravanje pogona, stavljanje na tržište, uvoz, tranzit i izvoz nusproizvoda životinjskog podrijetla i njihovih proizvoda koji nisu namijenjeni ishrani ljudi („Službeni glasnik BiH"broj 30/12), a posebno njezin Prilog XIII. poglavlje II. i Prilog XIV. poglavlje II., ili Uredbu Komisije (EU) br. 142/2011, a posebno njezin Prilog XIII. poglavlje II. i Prilog XIV. poglavlje II., te za gore opisanu hranu za kućne ljubimce potvrđujem sljedeće:/ **I, the undersigned official veterinarian, declare that I have read and understood Decision on animal by-products and derived products not intended for human consumption ("Official Gazette BiH" No. 19/11) and in particular Articles 10 and 12 thereof or Regulation (EC) No 1069/2009 of the European Parliament and of the Council(1a) and in particular Articles 8 and 10 thereof, and Rulebook on establishing animal health conditions for storage, use, collection, transportation, identification and traceability, registration and approval of the facility, marketing, import, transit and export of animal by-products and derived products not intended for human consumption ("Official Gazette BiH" No. 30/12) and in particular Annex XIII , Chapter II and Annex XIV, Chapter II thereof or Commission Regulation (EU) No 142/2011, and in particular Annex XIII , Chapter II and Annex XIV, Chapter II thereof and certify that the petfood described above:**

II.1. pripremljena je i uskladištena u pogonu koji je odobrilo i koji nadzire nadležno tijelo u skladu s člankom 25. Odluke o nusproizvodima životinjskog podrijetla i njihovim proizvodima koji nisu namijenjeni ishrani ljudi („Službeni glasnik BiH"broj 19/11) ili člankom 24. Uredbe (EZ) br. 1069/2009./ **has been prepared and stored in a plant approved and supervised by the competent authority in accordance with Article 25 of Decision on animal by-products and derived products not intended for human consumption ("Official Gazette BiH" No. 19/11) or Article 24 of Regulation (EC) No 1069/2009;**

II.2. pripremljena je isključivo od sljedećih nusproizvoda životinjskog podrijetla:/**has been prepared exclusively with the following animal by-products:**

(1) bilo /either [- trupova i dijelova trupova zaklanih životinja ili, u slučaju divljači, trupova ili dijelova trupova ubijenih životinja, a koji su prikladni za prehranu ljudi u skladu sa zakonodavstvom BiH, ali nisu namijenjeni za prehranu ljudi iz komercijalnih razloga/ **carcases and parts of animals slaughtered or, in the case of game, bodies or parts of animals killed, and which are fit for human consumption in accordance with BIH legislation, but are not intended for human consumption for commercial reasons;]**

(1) i/ili/ and/or [- trupova i sljedećih dijelova koji potječu od životinja koje su zaklane u klaonici i na temelju *ante-mortem* pregleda ocijenjene su prikladnima za klanje za prehranu ljudi, ili trupova i sljedećih dijelova divljači ubijene za prehranu ljudi u skladu sa zakonodavstvom BiH:/ **carcases and the following parts originating either from animals that have been slaughtered in a slaughterhouse and were considered fit for slaughter for human consumption following an ante-mortem inspection or bodies and the following parts of animals from game killed for human consumption in accordance with BIH legislation:**

- (i) trupova ili dijelova životinja koji su ocijenjeni kao neprikladni za prehranu ljudi u skladu sa zakonodavstvom BiH, ali koji nisu pokazivali nikakve znakove bolesti koje se mogu prenijeti na ljude ili životinje/ **carcases or bodies and parts of animals which are rejected as unfit for human consumption in accordance with BIH legislation, but which did not show any signs of disease communicable to humans or animals;**
- (ii) glava peradi;/ **heads of poultry;**
- (iii) koža, uključujući obreske i slične otpatke, rogova, papaka i kopita, uključujući članke prstiju, karpalne i metakarpalne kosti, kosti tarzusa i metatarzusa, životinja koje nisu preživači;/ **hides and skins, including trimmings and splitting thereof, horns and feet, including the phalanges and the carpus and metacarpus bones, tarsus and metatarsus bones;**
- (iv) svinjskih čekinja / **pig bristles;**
- (v) perja / **feathers;]**

(1) i/ili/ and/or [- krvi životinja koje nisu pokazivale nikakve znakove bolesti koje se putem krvi mogu prenijeti na ljude ili životinje, dobivene od životinja koje nisu preživači, a koje su zaklane u klaonici nakon što su na temelju ante-mortem pregleda ocijenjene prikladnima za klanje za prehranu ljudi u skladu sa zakonodavstvom BiH/ **blood of animals which did not show any signs of disease communicable through blood to humans or animals, obtained from animals other than ruminants that have been slaughtered in a slaughterhouse after having been considered fit for slaughter for human consumption following an ante-mortem inspection in accordance with BIH legislation;]**

(1) i/ili/ and/or [- nusproizvoda životinjskog podrijetla dobivenih proizvodnjom proizvoda namijenjenih za prehranu ljudi, uključujući odmašćene kosti, čvarke i talog iz centrifuge ili separatora od prerade mlijeka / **animal by-products arising from the production of products intended for human consumption, including degreased bone, greaves and centrifuge or separator sludge from milk processing;]**

(1) i/ili/ and/or [- proizvoda životinjskog podrijetla ili hrane koja sadrži proizvode životinjskog podrijetla, koji više nisu namijenjeni za prehranu ljudi iz komercijalnih razloga ili zbog poteškoća tijekom proizvodnje ili greške na ambalaži, ili zbog prisutnosti drugih nedostataka koji ne predstavljaju rizik za javno zdravlje ili zdravlje životinja/ **products of animal origin, or foodstuffs containing products of animal origin, which are no longer intended for human consumption for commercial reasons or due to problems of manufacturing or packaging defects or other defects from which no risk to public or animal health arise;]**

(1) i/ili/ and/or [- hrane za kućne ljubimce i hrane za životinje životinjskog podrijetla, ili hrane za životinje koja sadrži nusproizvode životinjskog podrijetla ili od njih dobivene proizvode, koja više nije namijenjena za hranidbu životinja iz komercijalnih razloga ili zbog poteškoća tijekom proizvodnje ili greške na ambalaži, ili zbog prisutnosti drugih nedostataka koji ne predstavljaju rizik za javno zdravlje ili zdravlje životinja/ **petfood and feedingstuffs of animal origin, or feedingstuffs containing animal by-products or derived products, which are no longer intended for feeding for commercial reasons or due to problems of manufacturing or packaging defects or other defects from which no risk to public or animal health arises;]**

(1) i/ili/ and/or [- krvi, placente, vune, perja, dlake, rogova, obreska papaka i kopita i sirovoga mlijeka koji potječu od živih životinja koje nisu pokazivale nikakve znakove bolesti koje se putem tih proizvoda mogu prenijeti na ljude ili životinje;/ **blood, placenta, wool, feathers, hair, horns, hoof cuts and raw milk originating from live animals that did not show signs of any disease communicable through that product to humans or animals;]**

(1) i/ili/ and/or [- akvatičnih životinja i dijelova tih životinja, osim morskih sisavaca, koje nisu pokazivale ikoje znakove bolesti koje se mogu prenijeti na ljude ili životinje;/ **aquatic animals, and parts of such animals, except sea mammals, which did not show any signs of diseases communicable to humans or animals;]**

(1) i/ili/ and/or [- nusproizvoda životinjskog podrijetla dobivenih od akvatičnih životinja, koji potječu iz objekata ili pogona koji proizvode proizvode za prehranu ljudi;/ **animal by-products from aquatic animals originating from plants or establishments manufacturing products for human consumption;]**

(1) i/ili/ and/or [- sljedećeg materijala dobivenog od životinja koje nisu pokazivale ikoje znakove bolesti koje se mogu prenijeti putem toga materijala na ljude ili životinje:/ **the following material originating from animals which did not show any signs of disease communicable through that material to humans or animals:**

- (i) ljuštura školjkaša s mekim tkivom ili mesom;/ **shells from shellfish with soft tissue or flesh;**
- (ii) sljedećeg materijala dobivenog od kopnenih životinja:/ **the following originating from terrestrial animals:**
  - nusproizvoda iz valionica,/**hatchery by-products,**
  - jaja,/ **eggs,**
  - nusproizvoda jaja, uključujući ljuske /**egg by-products, including egg shells,**
- (iii) jednodnevnih pilića ubijenih iz komercijalnih razloga / **day-old chicks killed for commercial reasons;]**

图 20-2 健康证书——输波黑罐装宠物食品（2）

KONZERVIRANA HRANE ZA KUČNE LJUBIMCE/
CANNED PETFOOD

Naziv države izvoznice/ Name of the exporting Country :

II. Podaci o zdravlju/ Health information	II.a. Referentni broj certifikata / Certificate reference number	II.b.

Dio II: Certifikacija/ Part II:certification

(3) i/ili/ and/or [- nusproizvoda životinjskog podrijetla dobivenih od akvatičnih ili kopnenih beskralježnjaka, osim vrsta patogenih za ljude ili životinje;/**animal by-products from aquatic or terrestrial invertebrates other than species pathogenic to humans or animals;]**

(3) i/ili/ and/or [- materijala od životinja na kojima su upotrijebljene određene tvari koje su zabranjene u skladu s Odlukom o zabrani primjene na životinjama određenih beta agonista, te tvari hormonskog i tirostatskog djelovanja („Sl. glasnik BiH", 74/10) ili Direktivom 96/22/EZ, pri čemu je uvoz materijala dopušten u skladu s člankom 36. stav (1) točkom a.) podtačkom 2. Odluke o nusproizvodima životinjskog podrijetla i njihovim proizvodima koji nisu namijenjeni ishrani ljudi („Službeni glasnik BiH"broj 19/11) ili člankom 35. točkom (a) podtočkom ii. Uredbe (EZ) br. 1069/2009./ **material from animals which have been treated with certain substances which are prohibited pursuant to Decision prohibiting the use on animals of certain beta agonists and substances having a hormonal action and thyrostatic activity ("Official Gazette ", 74/10) or Directive 96/22/EC, the import of the material being permitted in accordance with Article 36(1)(a)2) Decision on animal by-products and derived products not intended for human consumption ("Official Gazette BiH" No. 19/11) or Article 35(a)(ii) of Regulation (EC) No 1069/2009;]**

II.3. podvrgnuta je toplinskoj obradi do najmanje vrijednosti Fo 3 u hermetički zatvorenim posudama;/ **has been subjected to heat treatment to a minimum Fc value of 3 in hermetically sealed containers;**

II.4. analizirana je nasumičnim uzorkovanjem barem pet konzervi iz svake prerađene šarže sukladno laboratorijskim dijagnostičkim metodama kako bi e osigurala odgovarajuća toplinska obrada čitave pošiljke, kako je predviđeno u točki II.3.;/ **was analysed by a random sampling of at least five containers from each processed batch by laboratory diagnostic methods to ensure adequate heat treatment of the whole consignment as foreseen under point II.3;**

II.5. provedene su sve zaštitne mjere kako bi se spriječila kontaminacija proizvoda patogenim organizmima nakon obrade;/ **has undergone all precautions to avoid contamination with pathogenic agents after treatment.**

II.6.

(3) bilo /either [- proizvodi ne sadrže i nisu dobiveni od specificiranog rizičnog materijala, kako je utvrđen u Prilogu V. Pravilnika kojim se utvrđuju mjere za sprječavanje, kontrolu i iskorjenjivanje transmisivnih spongiformnih encefalopatija („Službeni glasnik BiH", br.25/11 i 20/13) ili Prilogu V. Uredbe (EZ) br. 999/2001 Europskog parlamenta i Vijeća, ili od strojno otkoštenog mesa dobivenog s kostiju goveda, ovaca ili koza; i životinje od kojih su proizvodi dobiveni nisu zaklane nakon omamljivanja ubrizgavanjem plina u lubanjsku šupljinu, niti su usmrćene tom metodom, ili zaklane laceracijom središnjeg živčanog tkiva uvođenjem dugačkog instrumenta u obliku palice u lubanjsku šupljinu/**the product does not contain and is not derived from specified risk material as defined in Annex V to Rulebook laying down measures for the prevention, control and eradication of transmissible spongiform encephalopathy („Official gazette BiH" No. 25/11 and 20/13) or Annex V to Regulation (EC) No 999/2001 of the European Parliament and of the Council or mechanically separated meat obtained from bones of bovine, ovine or caprine animals; and the animals from which this product is derived have not been slaughtered after stunning by means of gas injected into the cranial cavity or killed by the same method or slaughtered by laceration of central nervous tissue by means of an elongated rod-shaped instrument introduced into the cranial cavity;**

(3) ili /or [- proizvodi ne sadrže i nisu dobiveni od goveđih, ovčjih ili kozjih materijala, osim onih dobivenih od životinja koje su rođene, koje su neprekidno boravile i koje su zaklane u državi ili regiji koja u skladu s člankom 6. stavkom 2. Pravilnika kojim se utvrđuju mjere za sprječavanje, kontrolu i iskorjenjivanje transmisivnih spongiformnih encefalopatija („Službeni glasnik BiH", br.25/11 i 20/13) ili člankom 5. stavkom 2 Uredbe (EZ) br. 999/2001 predstavlja zanemarivi rizik od GSE-a.]/**the products does not contains and are not derived from bovine, ovine or caprine materials other than those derived from animals born, continuously reared and slaughtered in a country or region classified as posing a negligible BSE risk by a decision in accordance with Article 6(2) of Rulebook laying down measures for the prevention, control and eradication of transmissible spongiform encephalopathy („Official gazette BiH" No. 25/11 and 20/13) or Article 5(2) of Regulation (EC) No 999/2001.]**

II.7. pored toga, a u vezi s TSE-om:/ **in addition as regards TSE:**

(3) bilo /either [- u slučaju nusproizvoda životinjskog podrijetla koji su namijenjeni za hranidbu preživača i koji sadrže mlijeko ili mliječne proizvode od ovaca ili koza, ovce i koze od kojih su ti proizvodi dobiveni boravile su neprekidno od rođenja ili u posljednje tri godine na gospodarstvu na koje se nije primjenjivalo službeno ograničenje kretanja zbog sumnje na TSE i koje je u posljednje tri godine ispunjavalo sljedeće zahtjeve:/**in case of animal by-products intended for feeding ruminants and containing milk or milk products of ovine or caprine origin, the ovine and caprine animals from which these products are derived have been kept continuously since birth or for the last three years on a holding where no official movement restriction is imposed due to a suspicion of TSE and which has satisfied the following requirements for the last three years:**

(i) na gospodarstvu se provode redoviti službeni veterinarski pregledi;/ **it has been subject to regular official veterinary checks;**

(ii) na gospodarstvu nije dijagnosticiran klasični grebež, kako je utvrđen u stavku 2. točki (h) Priloga I. Pravilnika kojim se utvrđuju mjere za sprječavanje, kontrolu i iskorjenjivanje transmisivnih spongiformnih encefalopatija („Službeni glasnik BiH", br.25/11 i 20/13) ili stavku 2. točki (g) Priloga I. Uredbi (EZ) br. 999/2001, ili su nakon potvrde slučaja klasičnoga grebeža:/ **no classical scrapie case, as defined in point 2(h) of Annex I to Rulebook laying down measures for the prevention, control and eradication of transmissible spongiform encephalopathy („Official gazette BiH" No. 25/11 and 20/13) or point 2(g) Annex I to Regulation (EC) No 999/2001, has been diagnosed or, following the confirmation of a classical scrapie case:**

- usmrćene i uništene sve životinje kod kojih je potvrđen klasični grebež, i / **all animals in which classical scrapie was confirmed have been killed and destroyed, and**
- usmrćene i uništene sve koze i ovce na gospodarstvu, osim ovnova za rasplod genotipa ARR/ARR i ovaca za rasplod s barem jednim alelom ARR i bez alela VRQ;/**all goats and sheep on the holding have been killed and destroyed, except for breeding rams of the ARR/ARR genotype and breeding ewes carrying at least one ARR allele and no VRQ allele;**

(iii) ovce i koze, osim ovaca prion-proteinskoga genotipa ARR/ARR, uvode se na gospodarstvo samo ako potječu s gospodarstva koje ispunjava zahtjeve iz točaka i. i ii./**ovine and caprine animals, with the exception of sheep of the ARR/ARR prion genotype, are introduced into the holding only if they come from a holding which complies with the requirements set out in points (i) and (ii).]**

(3) ili/or [- u slučaju nusproizvoda životinjskog podrijetla koji su namijenjeni za hranidbu preživača i koji sadrže mlijeko ili mliječne proizvode od ovaca ili koza, te koji su namijenjeni BiH, ovce i koze od kojih su ti proizvodi dobiveni boravile su neprekidno od rođenja ili u posljednjih sedam godina na gospodarstvu na koje se nije primjenjivalo službeno ograničenje kretanja zbog sumnje na TSE i koje je u posljednjih sedam godina ispunjavalo sljedeće zahtjeve:/ **in case of animal by-products intended for feeding ruminants and containing milk or milk products of ovine or caprine origin, and destined to BiH, the ovine and caprine animals from which these products are derived have been kept continuously since birth or for the last seven years on a holding where no official movement restriction is imposed due to a suspicion of TSE and which has satisfied the following requirements for the last seven years:**

(i) na gospodarstvu se provode redoviti službeni veterinarski pregledi;/ **it has been subject to regular official veterinary checks;**

图 20-2　健康证书——输波黑罐装宠物食品（3）

KONZERVIRANA HRANE ZA KUĆNE LJUBIMCE/
CANNED PETFOOD

Naziv države izvoznice/ Name of the exporting Country :

II. Podaci o zdravlju/ Health information	II.a. Referentni broj certifikata / Certificate reference number	II.b.

Dio II: Certifikacija/ Part II:certification

(ii) na gospodarstvu nije dijagnosticiran klasični grebež, kako je utvrđen u stavku 2. točki (h) Priloga I. Pravilnika kojim se utvrđuju mjere za sprječavanje, kontrolu i iskorjenjivanje transmisivnih spongiformnih encefalopatija („Službeni glasnik BiH", br.25/11 i 20/13) ili stavku 2. točki (g) Priloga I. Uredbi (EZ) br. 999/2001, ili su nakon potvrde slučaja klasičnoga grebeža:/**no classical scrapie case, as defined in point 2(h) of Annex I to Rulebook laying down measures for the prevention, control and eradication of transmissible spongiform encephalopathy („Official gazette BiH" No. 25/11 and 20/13) or point 2(g) of Annex I to Regulation (EC) No 999/2001, has been diagnosed or, following the confirmation of a classical scrapie case:**

- usmrćene i uništene sve životinje kod kojih je potvrđen klasični grebež, i /**all animals in which classical scrapie was confirmed have been killed and destroyed, and**
- usmrćene i uništene sve koze i ovce na gospodarstvu, osim ovnova za rasplod genotipa ARR/ARR i ovaca za rasplod s barem jednim alelom ARR i bez alela VRQ;/**all goats and sheep on the holding have been killed and destroyed, except for breeding rams of the ARR/ARR genotype and breeding ewes carrying at least one ARR allele and no VRQ allele;**

(iii) ovce i koze, osim ovaca prion-proteinskoga genotipa ARR/ARR, uvode se na gospodarstvo samo ako potječu s gospodarstva koje ispunjava zahtjeve iz točaka i. i ii./**ovine and caprine animals, with the exception of sheep of the ARR/ARR prion genotype, are introduced into the holding only if they come from a holding which complies with the requirements set out in points (i) and (ii).]**

Napomene/ Notes
Dio I.:/Part I:

Rubrika/ Box reference I.6: osoba odgovorna za pošiljku u BiH: ovo se polje popunjava samo ako se radi o certifikatu za robu u provozu; može se popuniti ako se radi o certifikatu za uvoznu robu./**Person responsible for the consignment in the BiH: this box is to be filled in only if it is a certificate for transit commodity; it may be filled in if the certificate is for import commodity.**

Rubrika/ Box reference I.12: mjesto odredišta: ovo se polje popunjava samo ako se radi o certifikatu za robu u provozu. Proizvodi u provozu mogu se skladištiti samo u slobodnim zonama, slobodnim skladištima i carinskim skladištima./ **Place of destination: this box is to be filled in only if it is a certificate for transit commodity. The products in transit can only be stored in free zones, free warehouses and custom warehouses.**

Rubrika/ Box reference I.15: broj registracije (željezničkog vagona ili spremnika i kamiona), broj leta (zrakoplova) ili ime (broda); podatke je potrebno pružiti GVI u slučaju istovara i ponovnog utovara./ **Registration number (railway wagons or container and lorries), flight number (aircraft) or name (ship) is to be provided. In case of unloading and reloading, the consignor must inform the BIP.**

Rubrika/ Box reference I.23: za kontejnere za rasuti teret upisati broj kontejnera i broj plombe (prema potrebi)./**for bulk containers, the container number and the seal number (if applicable) should be given.**

Rubrika/ Box reference I.25: tehnička uporaba: svaka uporaba osim hranidbe životinja./ **technical use: any use other than for animal consumption.**

Dio II:/Part II:
(1) Nepotrebno precrtati./ **Keep as appropriate.**

- **Potpis i pečat moraju biti drukčije boje od boje tiska./ The signature and the stamp must be in a different colour to that of the printing.**
- **Napomena za osobu odgovornu za pošiljku u BiH: ovaj certifikat služi samo u veterinarske svrhe i mora pratiti pošiljku do granične inspekcijske postaje./ Note for the person responsible for the consignment in BiH: This certificate is only for veterinary purposes and has to accompany the consignment until it reaches the border inspection post.**

Službeni veterinar / Official veterinarian /

Ime (velikim tiskanim slovima): / Name (in capital letters):   Kvalifikacija i titula: / Qualification and title:

Datum: / Date: Potpis: / Signature:

Pečat: / Stamp/Žig:

图 20-2 健康证书——输波黑罐装宠物食品（4）

第三节 | 兽医卫生证书

输俄罗斯犬猫饲料兽医卫生证书见图 20-3。出自：《关于下发输俄犬猫饲料兽医卫生证书样本的通知》（质检动函〔2010〕159 号）。

中华人民共和国向俄罗斯联邦出口犬猫饲料的兽医卫生证书
Ветеринарный сертификат на экспортируемые в Российскую Федерацию корма для кошек и собак

<table>
<tr><td colspan="2">1.供货描述/Описание поставки</td></tr>
<tr><td colspan="2">1.1.发货人名称和地址
Название и адрес отправителя：</td></tr>
<tr><td colspan="2">1.2.收货人名称和地址
Название и адрес получателя</td></tr>
<tr><td>1.3.运输工具（集装箱号，飞机航班号，船舶名称）
Транспорт（ № контейнера,рейса Самолеmа, Название судна ）</td><td>1.4.主管机关/Компетентное ведомство</td></tr>
<tr><td>1.5 出证机关/учреждение，выдачи сертификата</td><td>1.6 过境国家（地区）/Страна(bi) транзита</td></tr>
<tr><td>1.7 俄罗斯联邦入境口岸
Пункт пересечения границы Российской Федерации</td><td></td></tr>
<tr><td colspan="2">2.产品标识/Идентификация продукции</td></tr>
<tr><td>2.1 品名
Наименование продукции</td><td>2.2 生产日期
Дата выработки продукции</td></tr>
<tr><td>2.3 包装种类
Тип упаковки</td><td>2.4 件数
Количество мест</td></tr>
<tr><td>2.5 净重
Вес нетто</td><td>2.6 封识号
Номер пломбы</td></tr>
<tr><td>2..7 唛头
Маркировка</td><td>2.8 仓储和运输条件
Условия хранения и перевозки</td></tr>
<tr><td colspan="2">3.产品原产地/Происхождение продукции</td></tr>
<tr><td colspan="2">出入境检验检疫主管机关批准企业的注册号、名称与地址 Название (№) и адрес получателя，Утвержденното государственной ветеринарной службой</td></tr>
<tr><td colspan="2">行政区单位 Административно-территориальная единица</td></tr>
</table>

图 20-3 输俄罗斯犬猫饲料兽医卫生证书（1）

4.有关饲料卫生状况的证明/Свидетельство о пригодности продукции

我，本证书的签字官方兽医官，证明：
Я, нижеподписавшийся государственный/официальный ветсринарный врач, настоящим удостоверяю следующее:

4.1 向俄罗斯联邦出口的猫狗饲料来自中华人民共和国出入境检验检疫机构注册允许出口并长期监督管理的企业。

Экспортируемые в Российскую Федерацию корма для собак и кошек произведены на предприятиях,имеющих разрешение компетентной ветеринарной службы Китайской Народной Республики о поставке продукции на экспорт и находится под её постоянным контролем.

4.2 猫狗饲料来自的加工厂没有因为动物疫病而受到限制，原料来自动物（包括禽类和鱼）的新鲜肉类。

Корма происходят с перерабатывающих предприятий,на которые не были наложены ограничения по здоровью животных,и получены из свежего сырья животного происхождения(в том числе птицы,рыбы).

4.3 原料来自的动物在屠宰前规定的休药期内没有使用天然或人工合成的雌激素、荷尔蒙、甲状腺制剂、抗生素及其它药物和杀虫剂。原料经过了中华人民共和国官方兽医的宰后检查。

Сырье для изготовления кормов получено от животных,которые не подвергались воздействию натуральных или синтетических эстрогенных,гормональных веществ,тиреостатических препаратов,антибиотиков,пестицидов,а также лекарственных средств,веденных перед убоем позднее срока,рекомендованных инстркуциями по их применению.Сырье боенского происхождения и подвергнуто послеубойной ветеринарно-санитарной экспертизе,проведенной компетентной ветеринарной службой Китайской Народной Республики.

4.4 在饲料生产过程中，除了奶和皮张的蛋白质以外，没有其使用反刍动物源性的蛋白质。

Для производства кормов не использовались белки,полученные от жвачных животных,за исключением белков молока и шкур.

4.5动物源性原料经过了3巴压力下，核心温度至少133摄氏度，不少于20分钟的热处理或经中国出入境检验检疫机构批准的有效杀灭致病微生物的其他热处理方式加工。

Сырье животного происхождения было обработано при температуре не ниже плюс 133 градусов Цельсия(271,4градуса по Фаренгейту),не менее 20 минут при давлении 3 бар(42,824фунта на см2),или было обработано согласно официально принятой альтернативной системе термической обработке,дающей эквивалентную гарантию в отношении установленной микробиологической безопасности.

4.6上述猫狗饲料中不含沙门氏菌、肉毒杆菌毒素、肠毒素和厌氧微生物。细菌总数不超过每克500000个，并经官方实验室于　　年　　月　　日予以确认。

Корма не содержат сальмонелл,ботулистического токсина,энтеропатогенную и анаэробную микрофлору.Общая бактериальная обсемененность не превышает 500 тыс.микробных тел в 1 г,что подтверждено данными исследований,проведенных в официальной лаборатории “　　　” 200 г.

4.7包装材料为全新的，具有防水功能并且符合必要地卫生要求。

图 20–3　输俄罗斯犬猫饲料兽医卫生证书（2）

Материал для упаковки водонепроницаемый,используется впервые и удовлетворяет необходимым гигиеническим требованиям.

4.8 饲料的包装上应具有标识或兽医印章。

Корма имеют маркировку(ветеринарное клеймо) на упаковке или блоке.

4.9 交通运输工具已经根据中华人民共和国的规定进行了卫生处理和清扫。

Транспортные средства обработаны и подготовлены в соответствии с принятыми в Китайской Народной Республике правилами.

****

公章
Официальная
Печать

签 证 地 点 ____________________ 签 证 时 间 ________
Место выдачи сертификата Дата выдачи сертификата

官 方 兽 医 ______________________ 签 字 ______________
Государственный Подпись
Ветеринарный врач

图 20-3 输俄罗斯犬猫饲料兽医卫生证书（3）

输美禽鸟羽毛类产品兽医卫生证书见图 20–4。出自：《关于输美禽鸟羽毛类产品兽医（卫生）证书事宜的通知》（质检动函〔2017〕133 号）。

兽 医（卫生）证 书
VETERINARY (HEALTH) CERTIFICATE

发货人名称及地址
Name and Address of Consignor ______

收货人名称及地址
Name and Address of Consignee ______

品名
Description of Goods ______

报检重量 Weight Declared ______	产地 Place of Origin ______	标记及号码 Mark & No.
包装种类及数量 Number and Type of Packages ______		
集装箱号 Container No. ***		
铅封号 Seal No. ***		

加工厂名称、地址及编号（如果适用）
Name, Address and approval No.of the approved Establishment(if applicable) ***

启运地 Place of Despatch ***	到达国家及地点 Country and Place of Destination ***
运输工具 Means of Conveyance ***	发货日期 Date of Despatch ***

****

印章 Official Stamp	签证地点Place of Issue ______	签证日期Date of Issue ______
	官方兽医Official Veterinarian ______	签　名Signature ______

图 20–4　输美禽鸟羽毛类产品兽医卫生证书

第四节 | 动物卫生证书

输韩国水生动物动物卫生证书见图 20-5。出自：《关于向韩国出口水生动物有关事项的通知》（质检办动函〔2009〕180 号）。

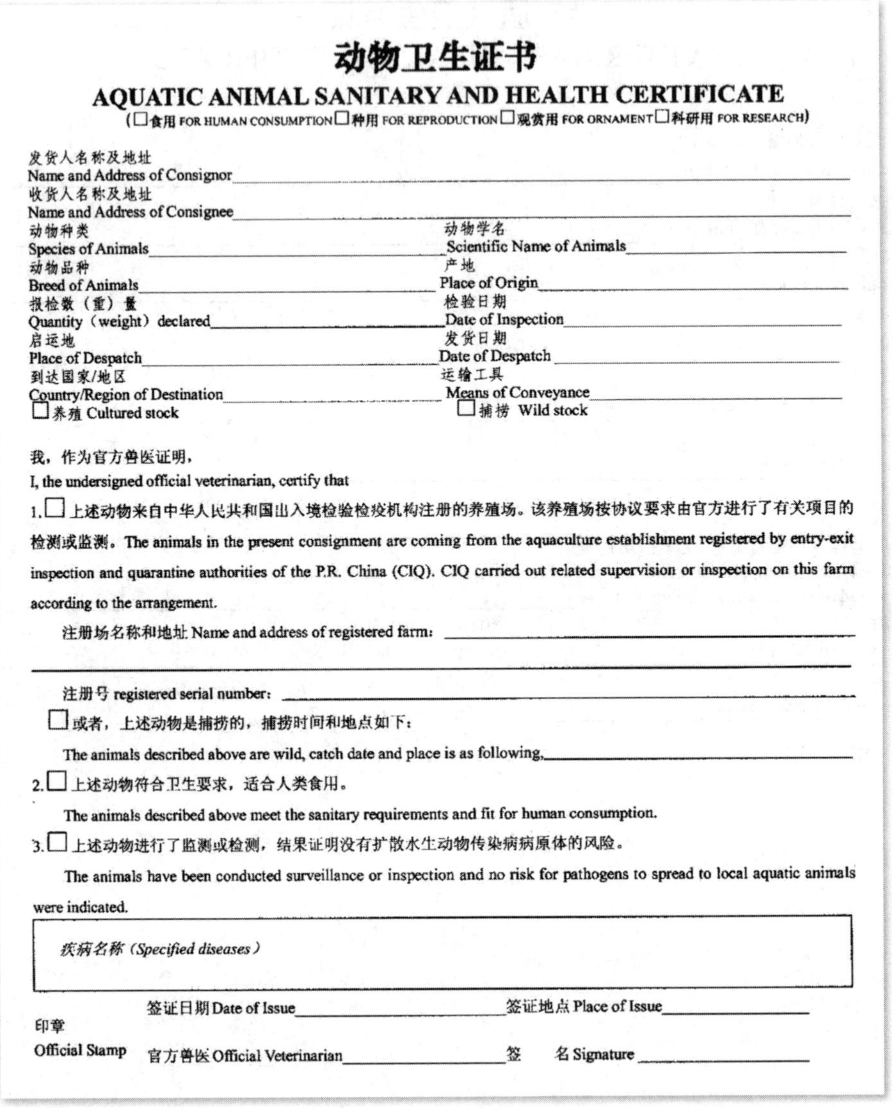

动物卫生证书

AQUATIC ANIMAL SANITARY AND HEALTH CERTIFICATE

（□食用 FOR HUMAN CONSUMPTION□种用 FOR REPRODUCTION□观赏用 FOR ORNAMENT□科研用 FOR RESEARCH）

发货人名称及地址
Name and Address of Consignor ____

收货人名称及地址
Name and Address of Consignee ____

动物种类
Species of Animals ____ 动物学名
Scientific Name of Animals ____

动物品种
Breed of Animals ____ 产地
Place of Origin ____

报检数（重）量
Quantity (weight) declared ____ 检验日期
Date of Inspection ____

启运地
Place of Despatch ____ 发货日期
Date of Despatch ____

到达国家/地区
Country/Region of Destination ____ 运输工具
Means of Conveyance ____

□养殖 Cultured stock □捕捞 Wild stock

我，作为官方兽医证明，
I, the undersigned official veterinarian, certify that

1.□上述动物来自中华人民共和国出入境检验检疫机构注册的养殖场。该养殖场按协议要求由官方进行了有关项目的检测或监测。The animals in the present consignment are coming from the aquaculture establishment registered by entry-exit inspection and quarantine authorities of the P.R. China (CIQ). CIQ carried out related supervision or inspection on this farm according to the arrangement.

注册场名称和地址 Name and address of registered farm: ____

注册号 registered serial number: ____

□或者，上述动物是捕捞的，捕捞时间和地点如下：

The animals described above are wild, catch date and place is as following, ____

2.□上述动物符合卫生要求，适合人类食用。

The animals described above meet the sanitary requirements and fit for human consumption.

3.□上述动物进行了监测或检测，结果证明没有扩散水生动物传染病病原体的风险。

The animals have been conducted surveillance or inspection and no risk for pathogens to spread to local aquatic animals were indicated.

疾病名称（Specified diseases）

签证日期 Date of Issue ____ 签证地点 Place of Issue ____

印章
Official Stamp 官方兽医 Official Veterinarian ____ 签 名 Signature ____

图 20-5 输韩国水生动物的动物卫生证书

输乌兹别克斯坦活牛动物卫生证书见图 20-6。出自：《关于启用向乌兹别克斯坦出口活牛动物卫生证书的通知》（国质检动函〔2006〕807 号）。

动物卫生证书
ANIMAL HEALTH CERTIFICATE

发货人名称及地址
Name and Address of Consignor ____________________

收货人名称及地址
Name and Address of Consignee ____________________

动物种类
Species of Animals ____________________

动物学名
Scientific Name of Animals ____________________

动物品种
Breed of Animals ____________________

产地
Place of Origin ____________________

报检数量
Quantity Declared ____________________

检验日期
Date of Inspection ____________________

启运地
Place of Despatch ____________________

发货日期
Date of Despatch ____________________

到达国家/地区
Country/Region of Destination ____________________

运输工具
Means of Conveyance ____________________

兹证明 This is to certify that:

1.出口牛来源于符合下列条件的行政区（地、州、地级市）：The cattle to be exported were coming from the administrative region(municipal level) which compliance with the following requirements:

1.1 该行政区无牛海绵状脑病和羊痒病；The administrative region is free from Bovine Spongiform Encephalopathy (BSE) and Scrapie;

1.2 该行政区过去 3 年内无非洲猪瘟；The administrative region is free from Africa Swine Fever during the last 3 years;

1.3 该行政区过去 12 个月内无牛瘟、牛肺疫、口蹄疫、水泡性口炎、小反刍兽疫；The administrative region is free from Rinderpest、Bovine Pleuropneumonia, Foot and Mouth Disease, Vesicular Stomatitis, Peste des Petits Ruminants during the last 12 months;

2.出口牛来源于符合下列条件的农场：The cattle to be exported were coming from the farm which compliance with the following requirements:

2.1 过去 3 年内无布氏杆菌病、结核病、牛白血病、副结核病病例；No case of brucellosis, tuberculosis, bovine leucosis and paratuberculosis was found during the last 3 years;

2.2 过去 12 个月内无牛病毒性腹泻病例；No case of Bovine Virus Diarrhea was found during the last 12 months;

2.3 过去 3 个月内无钩端螺旋体病病例；No case of Leptospirosis was found during the last 3 months;

2.4 过去 20 天内出口牛原农场无炭疽病病例。No case of Anthrax was found during the last 20 days;

3.出口牛满足下列要求：The cattle to be exported are compliance with the following requirements:

3.1 出口牛与牛海绵状脑病行政区（地、州、地级市）的牛无遗传上的联系。The cattle to be exported have no genetic relationship with the cattle located in BSE region.

3.2 没有饲喂过用反刍动物内脏器官和组织加工的动物源性饲料，及其它转基因原料加工的饲料；The cattle to be exported have never been fed with feedstuff which contains of Gene Modified materials or materials originated from the offals and tissue of ruminant.

3.3 没有接受过天然或人工合成的雌激素、荷尔蒙及甲状腺制剂的处理。The cattle to be exported have not been subjected to the treatment of natural or synthetic estrogenic, hormonal substances and hypothyroid preparation.

3.4 出口牛已在中国官方专用隔离场进行不少于 21 天的隔离检疫。隔离检疫期间，已进行逐头进行临床检查和测温，并进行了下述的实验室检查：The cattle to be exported have been isolated in the premise which approved by Chinese authority for at least 21days. During this period, the cattle have been subjected to clinical examination and temperature

图 20-6　输乌兹别克斯坦活牛动物卫生证书（1）

taken one by one and the following tests:

3.4.1 结核病： 经_______方法检测为阴性，检测日期为______；或于_________（日期） 进行了免疫。

Tuberculosis: negative by_________(method), done on_________(date); Or the animal was vaccinated on (date).

3.4.2 副结核病：经________方法检测为阴性，检测日期为______；或于__________（日期） 进行了免疫。

Paratuberculosis: negative by__________(method), done on__________(date); Or the animal was vaccinated on (date).

3.4.3 牛白血病：经_______方法检测为阴性，检测日期为______；或于_________（日期） 进行了免疫。

Enzootic Bovine leucosis: negative by________(method), done on________(date); Or the animal was vaccinated on (date).

3.4.4 滴虫病： 经______方法检测为阴性，检测日期为______；或于_________（日期） 进行了免疫。

Trichomoniasis: negative by________(method), done on________(date); Or the animal was vaccinated on________(date).

3.4.5 布鲁氏杆菌病：经______方法检测为阴性，检测日期为______；或于_________（日期） 进行了免疫。

Brucellosis: negative by________(method), done on________(date); Or the animal was vaccinated on________(date).

3.4.6 牛传染性鼻气管炎病：经______方法检测为阴性，检测日期为______；或于_________（日期） 进行了免疫。

Infectious Bovine Rhinotracheitis: negative by________(method) which was done on________(date); Or the animal was vaccinated on________(date).

3.5 出口牛出口前进行了口蹄疫 O 型和亚洲 I 型灭活疫苗免疫。The cattle to be exported have been injected with inactivated vaccine of Foot and Mouth disease type O and Asia I before exportation.

3.6 出口牛在启运前用________进行了钩端螺旋体的治疗；用________对蠕虫进行了预防性驱虫处理。The cattle to be exported have been treated against leptospirosis with_______and treated against parasite with____________prior to their shipment.

4. 运输车辆清洁，装运前用中国官方认可的药物进行了彻底消毒。The transport vehicles had been cleaned and disinfected under the supervision of official veterinary with drugs approved by Chinese authority.

5. 证书自签发之日起____日内有效。The certificate will enter into effect on the date of signature and will remain valid for____days.

** ** ** **

印章 Official Stamp	签证地点 Place of Issue ________________	签证日期 Date of Issue ________________
	官方兽医 Official Veterinarian ______________	签　名 Signature ________________

图 20-6　输乌兹别克斯坦活牛动物卫生证书（2）

第五节 | 烟草真实性证书

烟草真实性证书见图 20-7。出自：《关于对欧盟签发新版烟草真实性证书的通知》（质检通函〔2011〕660 号）。

1. Exporter	2. Number	ORIGINAL
	3. ISSUING AUTHORITY	
4. Consignee		
6. Means of transport	5. CERTIFICATE OF AUTHENTICITY TOBACCO (Subheadings 2401 10 35, 2401 10 85, 2401 10 95, 2401 20 35, 2401 20 85 and 2401 20 95 of the Combined Nomenclature)	
7. Marks and Nos, number and kind of packages	8. Gross weight (kg)	9. Net weight (kg)
10. Net weight (kg) (in words)		
11. CERTIFICATE BY THE ISSUING AUTHORITY I hereby certify that the tobacco described in this certificate is flue-cured Virginia-type tobacco — light air-cured Burley-type tobacco (including Burley hybrids) — light air-cured Maryland-type tobacco — fire-cured tobacco (1). Place .... Date .... Stamp (or printed seal) and signature		

(1) Delete as appropriate.

图 20-7 输欧盟烟草真实性证书

第六节 | 植物检疫证书/植物转口检疫证书

植物检疫证书见图20-8。出自：世界贸易组织SPS通报 通报号：G/SPS/N/CHN/1278、G/SPS/N/CHN/1278/Add. 1

中华人民共和国出入境检验检疫
ENTRY-EXIT INSPECTION AND QUARANTINE
OF THE PEOPLE'S REPUBLIC OF CHINA

植 物 检 疫 证 书　　编号 No.:
PHYTOSANITARY CERTIFICATE

发货人名称及地址 Name and Address of Consignor	自：____ 植物保护机构 From: Plant Protection Organization(s) of
收货人名称及地址 Name and Address of Consignee	至：____ 植物保护机构 To: Plant Protection Organization(s) of
品名 Name of Produce	植物学名 Botanical Name of Plants
报检数量 Quantity Declared 包装种类及数量 Number and Type of Packages	标记及号码 Mark & No.
原产国 Country of Origin	目的地国 Country of Final Destination
运输工具 Means of Conveyance	到达口岸 Port of Destination
产地 Place of Origin	检验日期 Date of Inspection

兹证明上述植物、植物产品或其他限定物已按照有关官方程序进行检查和/或检验，被认为无输入国或地区规定的检疫性有害生物，因而符合输入国或地区的现行植物检疫要求，包括对限定的非检疫性有害生物的要求。

This is to certify that the plants, plant products or other regulated articles described herein have been inspected and/or tested according to appropriate official procedures and are considered to be free from the quarantine pests specified by the importing country/ region and to conform with the current phytosanitary requirements of the importing country/region, including those for regulated non-quarantine pests.

杀虫和/或灭菌处理 DISINFESTATION AND/OR DISINFECTION TREATMENT

日期 Date	处理方法 Treatment
持续时间及温度 Duration and Temperature	药剂及浓度 Chemical and Concentration

其他情况
Additional Information

附加声明 Additional Declaration

印章 Official Stamp	签证地点 Place of Issue	签证日期 Date of Issue
	授权签字人 Authorized Officer	签名 Signature

中华人民共和国出入境检验检疫机关及其官员或代表不承担签发本证书的任何财经责任。No financial liability with respect to this certificate shall attach to the entry-exit inspection and quarantine authorities of the P. R. of China or to any of its officers or representatives.

[c5-1(2023.3.9) * 1]

图 20-8　植物检疫证书

植物转口检疫证书见图 20-9。出自：世界贸易组织 SPS 通报 通报号：G/SPS/N/CHN/1278、G/SPS/N/CHN/1278/Add. 1

中华人民共和国出入境检验检疫
ENTRY-EXIT INSPECTION AND QUARANTINE OF THE PEOPLE'S REPUBLIC OF CHINA

植 物 转 口 检 疫 证 书 编号 No.:
PHYTOSANITARY CERTIFICATE FOR RE-EXPORT

发货人名称及地址 Name and Address of Consignor________	自：________ 转口植物保护机构 From: Plant Protection Organization(s) of ________
收货人名称及地址 Name and Address of Consignee________	至：________植物保护机构 To: Plant Protection Organization(s) of ________
品名 Name of Produce________	植物学名 Botanical Name of Plants________
报检数量 Quantity Declared________ 包装种类及数量 Number and Type of Packages________	标记及号码 Mark & No.
原产国 Country of Origin________	目的地国 Country of Final Destination________
运输工具 Means of Conveyance________	到达口岸 Port of Destination________
产地 Place of Origin ________	检验日期 Date of Inspection________

兹证明上述植物、植物产品或其他检疫物从________运入中国，附有编号为________的植物检疫证书，其正本□* 经签署的副本□附于本证书后，并证明这些植物及其产品以原来的□ 新的□ 容器进行包装□ 再包装□，根据原来的植物检疫证书□ 和进一步检验□，被认为符合输入国或地区现行的植物检疫要求，而且在中国存放期间，该批货物没有受到病虫感染的威胁。

This is to certify that the plants, plant products or other regulated articles described above were imported into the People's Republic of China from________covered by Phytosanitary Certificate No. ________, original □* certified true copy □ of which is attached to this Certificate; that they are packed □repacked □ in original □ new □ containers, that based on the original Phytosanitary Certificate□and additional inspection □, they are considered to conform with the current phytosanitary requirements of the importing country/region, and that during storage in China the consignment has not been subjected to the risk of infestation or infection.

*在适当的□内划"√" Insert tick in appropriate □ boxes

杀虫和/或灭菌处理 DISINFESTATION AND/OR DISINFECTION TREATMENT

日期 Date________	日期 Date________
持续时间及温度 Duration and Temperature________	持续时间及温度 Duration and Temperature________

其他情况
Additional Information________

印章 Official Stamp	签证地点 Place of Issue________	签证日期 Date of Issue________
	授权签字人 Authorized Officer________	签名 Signature________

中华人民共和国出入境检验检疫机关及其官员或代表不承担签发本证书的任何财经责任。No financial liability with respect to this certificate shall attach to the entry-exit inspection and quarantine authorities of the P. R. of China or to any of its officers or representatives.

[c5-2(2023.3.9) * 1]

图 20-9 植物转口检疫证书

附　录

导读：

进境（过境）动植物检疫审批管理是海关根据《动植物检疫法》及其实施条例实施的行政许可事项，海关总署根据管理需要以公告形式动态调整相关产品审批范围。2024年，海关总署两次审批范围，分别是《关于取消部分动植物产品进境检疫审批的公告》（海关总署公告2024年第77号）、《关于调整实施进境动植物检疫审批管理的进口食品名录的公告》（海关总署公告2024年第158号）。为了更好地帮助读者掌握办理检疫审批的产品范围，编委会根据工作经验，汇总归纳了相关产品审批范围供读者参考，具体需审批的产品范围以相关海关主管部门答复为准。本书附录同时收录了禁止从动物疫病流行国家/地区输入的动物及其产品一览表供读者查询。

附录 1 须向海关申请办理进境检疫审批的动植物及其产品范围

（2024 年 12 月 31 日更新）

一、动物及其产品检疫审批

1. 活动物：动物（指饲养、野生的活动物如畜、禽、兽、蛇、水生动物、蚕、蜂等）、胚胎、精液、受精卵、种蛋及其他动物遗传物质。

2. 食用性动物产品：冰鲜、冷冻肉类及其产品（包括可食用副产品（含脏器））、鲜蛋类（含食用乌龟蛋、食用甲鱼蛋）、可食用骨蹄角及其产品、动物源性中药材。

3. 非食用性动物产品：野生动物皮张，原毛，原绒，未水洗羽毛羽绒，未经加工鬃、尾，未经加工和初级加工的陆生动物骨、蹄、角，热加工（产品中心温度不低于 80℃至少 30 分钟）反刍动物骨、蹄、角，河马牙等动物原牙，未经加工陆生动物脂肪及其冷榨油脂，TSE 疫情禁令国家或地区的高温炼制（产品中心温度不低于 80℃至少 30 分钟）反刍动物油脂，未经加工蚕茧、蚕蛹、削口茧、长吐、滞头，未经加工蜂巢、蜂蜡、蜂胶，未经加工和初级加工的内脏、组织和消化液，动物源性肥料，反刍动物源性骨明胶，动物源性饲料（饲料用乳清粉、肉粉、骨粉、肉骨粉、油脂、血粉、血液等）。

4. 生物材料：见《关于推广京津冀沪进境生物材料监管试点经验及开展新一轮试点的公告》（国家质检总局公告 2017 年第 94 号）附件 1：“进境生物材料风险级别及检疫监管措施清单”（见本书第三章第一节）。

注：“禁止从动物疫病流行国家/地区输入的动物及其产品一览表”见本书附录 2。

二、植物及其产品检疫审批

1. 水果类：新鲜水果。

2. 粮谷类：小麦、玉米、稻谷、大麦、黑麦、燕麦、高粱等（不包括植物源性饲料、粮食加工品，如大米、面粉、米粉、淀粉等）。

3. 豆类：大豆、绿豆、豌豆、赤豆、蚕豆、鹰嘴豆等。

4. 薯类：马铃薯、木薯、甘薯等（不包括薯类加工品，如马铃薯细粉、冷冻马铃薯制品等）。

三、特许审批

1. 动植物病原体（包括菌种、毒种等）、害虫及其他有害生物，动植物疫情流行国家和地区的有关动植物、动植物产品和其他检疫物，动物尸体，土壤。

2. 列入《中华人民共和国进境植物检疫禁止进境物名录》（见本书第三章第一节）内的货物。

四、过境动物检疫审批

过境动物。

附录2 禁止从动物疫病流行国家/地区输入的动物及其产品一览表

（2024年11月19日更新）

洲别	国家或地区	疫病	禁止进境物名称
亚洲	阿富汗	口蹄疫	偶蹄动物及其产品
		禽流感	禽类及其相关产品
	阿曼	牛海绵状脑病	牛及其相关产品
		口蹄疫	偶蹄动物及其相关产品
	阿塞拜疆	非洲猪瘟	猪、野猪及其相关产品
		绵羊痘和山羊痘	绵羊、山羊及其相关产品
		牛结节性皮肤病	牛及其相关产品
		高致病性禽流感	观赏鸟、野生鸟类及其相关产品
	巴基斯坦	口蹄疫（区域化）	偶蹄动物及其相关产品（北纬31°53′10.3″、东经73°41′28.4″；北纬31°53′10.0″、东经73°41′10.8″；北纬31°52′48.5″、东经73°41′11.5″；北纬31°52′48.9″、东经73°41′28.8″四点连线所在范围内符合我国检疫卫生要求的水牛胚胎除外）
		高致病性禽流感	禽类及其相关产品
	巴勒斯坦	口蹄疫	偶蹄动物及其相关产品
	巴林	口蹄疫	偶蹄动物及其相关产品
	不丹	非洲猪瘟	猪、野猪及其相关产品
		猪瘟	猪、野猪及其相关产品
		口蹄疫	偶蹄动物及其相关产品
		绵羊痘和山羊痘	绵羊、山羊、斑羚及其相关产品
		牛结节性皮肤病	牛及其相关产品
		高致病性禽流感	禽类及其相关产品
	朝鲜	非洲猪瘟	猪、野猪及其相关产品
		口蹄疫	偶蹄动物及其相关产品
		高致病性禽流感	禽类及其相关产品
	东帝汶	非洲猪瘟	猪、野猪及其相关产品

附录2 续1

洲别	国家或地区	疫病	禁止进境物名称
亚洲	菲律宾	非洲猪瘟	猪、野猪及其相关产品
		口蹄疫	偶蹄动物及其相关产品
		雷斯顿埃博拉病毒	猪及其相关产品
		高致病性禽流感	禽类及其相关产品
	格鲁吉亚	非洲猪瘟	猪、野猪及其相关产品
		绵羊痘和山羊痘	绵羊、山羊及其相关产品
		小反刍兽疫	绵羊、山羊及其相关产品
		牛结节性皮肤病	牛及其相关产品
		高致病性禽流感	观赏鸟、野生鸟类及其相关产品
	哈萨克斯坦	口蹄疫（区域化）	偶蹄动物及其相关产品（阿拉木图州（Almaty）、杰特苏州（Zhetsu）、东哈萨克斯坦州（Shyghys kazakstan）、阿拜州（Abai）、江布尔州（Jambyl）、图尔克斯坦州（Turkistan）、克孜勒奥尔达州（Kyzylorda）、阿拉木图市（Almaty）、奇姆肯特市（Shymkent）符合我国法律法规要求的偶蹄动物及其相关产品除外）
		绵羊痘和山羊痘	绵羊、山羊及其相关产品
	韩国	非洲猪瘟	猪、野猪及其相关产品
		猪瘟	猪、野猪及其相关产品
		口蹄疫	偶蹄动物及其相关产品
		高致病性禽流感	禽类及其相关产品
	吉尔吉斯斯坦	口蹄疫	偶蹄动物及其相关产品
	柬埔寨	非洲猪瘟	猪、野猪及其相关产品
		牛结节性皮肤病	牛及其相关产品
		高致病性禽流感	禽类及其相关产品
	科威特	口蹄疫	偶蹄动物及其相关产品
		高致病性禽流感	禽类及其相关产品
	老挝	非洲猪瘟	猪、野猪及其相关产品
		口蹄疫（区域化）	偶蹄动物及其相关产品（南塔省勐新县 35 个地理坐标点连线所在范围区域除外，详见海关总署 农业农村部公告 2021 年第 7 号）
		高致病性禽流感	禽类及其相关产品
	马来西亚	非洲猪瘟	猪、野猪及其相关产品
		口蹄疫	偶蹄动物及其相关产品
		非洲马瘟	马属动物及其相关产品
		牛结节性皮肤病	牛及其相关产品
		日本脑炎	猪及其相关产品

附录2　续2

洲别	国家或地区	疫病	禁止进境物名称
亚洲	蒙古国	非洲猪瘟	猪、野猪及其相关产品
		猪瘟	猪、野猪及其相关产品
		口蹄疫（区域化）	偶蹄动物及其相关产品（东戈壁省扎门乌德市地理坐标北纬43°49′34.01″、东经111°44′59.19″；北纬43°29′06″、东经111°42′14.14″；北纬43°29′59.15″、东经111°44′5.53″；北纬43°51′3.89″、东经111°43′7.81″四点连线所在范围区域除外）
		绵羊痘和山羊痘（区域化）	绵羊、山羊及其相关产品（东戈壁省扎门乌德市地理坐标北纬43°49′34.01″、东经111°44′59.19″；北纬43°29′06″、东经111°42′14.14″；北纬43°29′59.15″、东经111°44′5.53″；北纬43°51′3.89″、东经111°43′7.81″四点连线所在范围区域除外）
		小反刍兽疫（区域化）	牛、羊及其相关产品（东戈壁省扎门乌德市地理坐标北纬43°49′34.01″、东经111°44′59.19″；北纬43°29′06″、东经111°42′14.14″；北纬43°29′59.15″、东经111°44′5.53″；北纬43°51′3.89″、东经111°43′7.81″四点连线所在范围区域除外）
		牛结节性皮肤病	牛及其相关产品
		高致病性禽流感	禽类及其相关产品
	孟加拉国	非洲猪瘟	猪、野猪及其相关产品
		牛结节性皮肤病	牛及其相关产品
		高致病性禽流感	禽类及其相关产品
	缅甸	非洲猪瘟	猪、野猪及其相关产品
		口蹄疫（区域化）	偶蹄动物及其相关产品（掸邦北部贵概镇37个地理坐标端点的连线范围内区域除外，经纬度坐标和区划图见海关总署 农业农村部联合公告2023年第91号）
		牛结节性皮肤病	牛及其相关产品
		高致病性禽流感	禽类及其相关产品
	尼泊尔	非洲猪瘟	猪、野猪及其相关产品
		口蹄疫	偶蹄动物及其相关产品
		牛结节性皮肤病	牛及其相关产品
		高致病性禽流感	禽类及其相关产品
	日本	猪瘟	猪、野猪及其相关产品
		牛海绵状脑病	牛及其相关产品（30月龄以下剔骨牛肉除外）
		痒病	羊及其相关产品
		高致病性禽流感	禽类及其相关产品
		新城疫	禽类及其相关产品

附录2 续3

洲别	国家或地区	疫病	禁止进境物名称
亚洲	沙特阿拉伯	口蹄疫	偶蹄动物及其相关产品
		牛结节性皮肤病	牛及其相关产品
		高致病性禽流感	禽类及其相关产品
	斯里兰卡	牛结节性皮肤病	牛及其相关产品
	塔吉克斯坦	口蹄疫	偶蹄动物及其相关产品
	泰国	非洲猪瘟	猪、野猪及其相关产品
		非洲马瘟	马属动物及其相关产品
		口蹄疫	偶蹄动物及其相关产品
		小反刍兽疫	绵羊、山羊及其相关产品
		牛结节性皮肤病	牛及其相关产品
	土耳其	口蹄疫	偶蹄动物及其相关产品
		蓝舌病	反刍动物及其相关产品
		小反刍兽疫	绵羊、山羊及其相关产品
		高致病性禽流感	禽类及其相关产品
	土库曼斯坦	口蹄疫	偶蹄动物及其相关产品
	新加坡	非洲猪瘟	猪、野猪及其相关产品
	亚美尼亚	非洲猪瘟	猪、野猪及其相关产品
	伊拉克	口蹄疫	偶蹄动物及其相关产品
		蓝舌病	反刍动物及其相关产品
		高致病性禽流感	禽类及其相关产品
	伊朗	口蹄疫	偶蹄动物及其相关产品
		高致病性禽流感	禽类及其相关产品
	以色列	牛海绵状脑病	牛及其相关产品
		口蹄疫	偶蹄动物及其相关产品
		痒病	羊及其相关产品
		绵羊痘和山羊痘	绵羊、山羊及其相关产品
		小反刍兽疫	绵羊、山羊及其相关产品
		高致病性禽流感	禽类及其相关产品
		新城疫	禽类及其相关产品
	印度	非洲猪瘟	猪、野猪及其相关产品
		口蹄疫	偶蹄动物及其相关产品
		牛结节性皮肤病	牛及其相关产品
		高致病性禽流感	禽类及其相关产品

附录2　续4

洲别	国家或地区	疫病	禁止进境物名称
亚洲	印度尼西亚	非洲猪瘟	猪、野猪及其相关产品
		口蹄疫	偶蹄动物及其相关产品
		高致病性禽流感	禽类及其相关产品
	约旦	口蹄疫	偶蹄动物及其相关产品
		绵羊痘和山羊痘	绵羊、山羊及其相关产品
		小反刍兽疫	绵羊、山羊及其相关产品
		高致病性禽流感	禽类及其相关产品
	越南	非洲猪瘟	猪、野猪及其相关产品
		口蹄疫	偶蹄动物及其相关产品
		牛结节性皮肤病	牛及其相关产品
		高致病性禽流感	禽类及其相关产品
	中国香港	非洲猪瘟	猪、野猪及其相关产品
		口蹄疫	偶蹄动物及其相关产品
欧洲	阿尔巴尼亚	非洲猪瘟	猪、野猪及其相关产品
		牛结节性皮肤病	牛及其相关产品
		高致病性禽流感	禽类及其相关产品
	爱尔兰	牛海绵状脑病	牛及其相关产品（30月龄以下剔骨牛肉除外）
		痒病	羊及其相关产品
		高致病性禽流感	禽类及其相关产品
	爱沙尼亚	非洲猪瘟	猪、野猪及其相关产品
		高致病性禽流感	禽类及其相关产品
	奥地利	牛海绵状脑病	牛及其相关产品
		痒病	羊及其相关产品
		蓝舌病	反刍动物及其相关产品
		高致病性禽流感	禽类及其相关产品
		新城疫	禽类及其相关产品
	白俄罗斯	非洲猪瘟	猪、野猪及其相关产品
	保加利亚	非洲猪瘟	猪、野猪及其相关产品
		猪瘟	猪、野猪及其相关产品
		口蹄疫	偶蹄动物及其相关产品
		绵羊痘和山羊痘	绵羊、山羊及其相关产品
		小反刍兽疫	牛、羊及其相关产品
		蓝舌病	反刍动物及其相关产品
		高致病性禽流感	禽类及其相关产品
		新城疫（区域化）	禽类及其相关产品（仅限克尔贾利州、维丁州）

附录2　续5

洲别	国家或地区	疫病	禁止进境物名称
欧洲	北马其顿	非洲猪瘟	猪、野猪及其相关产品
		蓝舌病	反刍动物及其相关产品
		新城疫（区域化）	禽类及其相关产品（仅限斯科普里大区 Skopje District）
	比利时	牛海绵状脑病	牛及其相关产品（30 月龄以下剔骨牛肉除外）
		痒病	羊及其相关产品
		蓝舌病	反刍动物及其相关产品
		施马伦贝格病	牛胚胎、羊精液、羊胚胎
		高致病性禽流感	观赏鸟、野生鸟类及其相关产品
		新城疫（区域化）	禽类及其相关产品（仅限东佛兰德省、西佛兰德省）
	冰岛	痒病	羊及其相关产品
	波黑	非洲猪瘟	猪、野猪及其相关产品
		高致病性禽流感	观赏鸟、野生鸟类及其相关产品
	波兰	非洲猪瘟	猪、野猪及其相关产品
		牛海绵状脑病	牛及其相关产品（30 月龄以下剔骨牛肉除外）
		高致病性禽流感	禽类及其相关产品
	丹麦	牛海绵状脑病	牛及其相关产品（30 月龄以下剔骨牛肉除外）
		蓝舌病	反刍动物及其相关产品
		施马伦贝格病	牛胚胎、羊精液、羊胚胎
		高致病性禽流感	禽类及其相关产品
	德国	非洲猪瘟	猪、野猪及其相关产品
		牛海绵状脑病	牛及其相关产品（30 月龄以下剔骨牛肉除外）
		痒病	羊及其相关产品
		蓝舌病	反刍动物及其相关产品
		施马伦贝格病	牛胚胎、羊精液、羊胚胎
		高致病性禽流感	禽类及其相关产品
	俄罗斯	非洲猪瘟（区域化）	猪、野猪及其相关产品（符合非洲猪瘟区域化管理要求的猪肉除外，具体地区以海关总署发布为准）
		口蹄疫（区域化）	偶蹄动物及其相关产品（阿尔汉格尔斯克州、弗拉基米尔州等 72 个地区除外，详见海关总署公告 2019 年第 99 号、2023 年第 132 号）
		绵羊痘和山羊痘	绵羊、山羊及其相关产品
		高致病性禽流感（区域化）	禽类及其相关产品（仅限马加丹州、萨哈林州、沃洛格达州、科米共和国）

附录2　续6

洲别	国家或地区	疫病	禁止进境物名称
欧洲	法国	牛海绵状脑病	牛及其相关产品（30月龄以下剔骨牛肉除外）
		痒病	羊及其相关产品
		蓝舌病	反刍动物及其相关产品
		施马伦贝格病	牛胚胎、羊精液、羊胚胎
		高致病性禽流感（区域化）	禽类及其相关产品（仅限伊勒—维莱讷省、莫尔比昂省、菲尼斯泰尔省、新阿基坦大区朗德省、奥弗涅—罗讷—阿尔卑斯大区阿列省）
		新城疫（区域化）	禽类及其相关产品（仅限于莫尔比昂省）
	芬兰	牛海绵状脑病	牛及其相关产品（30月龄以下剔骨牛肉除外）
		痒病	羊及其相关产品
		高致病性禽流感	观赏鸟、野生鸟类及其相关产品
	荷兰	牛海绵状脑病	牛及其相关产品（12月龄以下小牛肉除外）
		痒病	羊及其相关产品
		蓝舌病	反刍动物及其相关产品
		施马伦贝格病	牛胚胎、羊精液、羊胚胎
		高致病性禽流感	禽类及其相关产品
	黑山共和国	非洲猪瘟	猪、野猪及其相关产品
		牛结节性皮肤病	牛及其相关产品
		高致病性禽流感	观赏鸟、野生鸟类及其相关产品
	捷克	非洲猪瘟	猪、野猪及其相关产品
		牛海绵状脑病	牛及其相关产品（30月龄以下剔骨牛肉除外）
		痒病	羊及其相关产品
		蓝舌病	反刍动物及其相关产品
		施马伦贝格病	牛精液、牛胚胎、羊精液、羊胚胎
		高致病性禽流感	禽类及其相关产品
	克罗地亚	非洲猪瘟	猪、野猪及其相关产品
		猪瘟	猪、野猪及其相关产品
		高致病性禽流感	禽类及其相关产品
	拉脱维亚	非洲猪瘟	猪、野猪及其相关产品
	立陶宛	非洲猪瘟	猪、野猪及其相关产品
		高致病性禽流感	禽类及其相关产品
	列支敦士登	牛海绵状脑病	牛及其相关产品
		蓝舌病	反刍动物及其相关产品

附录2 续7

洲别	国家或地区	疫病	禁止进境物名称
欧洲	卢森堡	牛海绵状脑病	牛及其相关产品
		蓝舌病	反刍动物及其相关产品
		施马伦贝格病	牛精液、牛胚胎、羊精液、羊胚胎
		新城疫	禽类及其相关产品
	罗马尼亚	非洲猪瘟	猪、野猪及其相关产品
		牛海绵状脑病	牛及其相关产品
		痒病	羊及其相关产品
		小反刍兽疫	绵羊、山羊及其相关产品
		高致病性禽流感	禽类及其相关产品
		新城疫（区域化）	禽类及其相关产品（仅限亚雅洛米察县）
	马耳他	非洲猪瘟	猪、野猪及其相关产品
	摩尔多瓦	非洲猪瘟	猪、野猪及其相关产品
		高致病性禽流感	禽类及其相关产品
	挪威	牛海绵状脑病	牛及其相关产品
		痒病	羊及其相关产品
		蓝舌病	反刍动物及其相关产品
		高致病性禽流感	禽类及其相关产品
	葡萄牙	牛海绵状脑病	牛及其相关产品
		痒病	羊及其相关产品
		蓝舌病	反刍动物及其相关产品
		高致病性禽流感	禽类及其相关产品
		低致病性禽流感（区域化）	禽类及其相关产品（仅限阿连特茹省）
		新城疫（区域化）	禽类及其相关产品（仅限科英布拉区）
	瑞典	非洲猪瘟	猪、野猪及其相关产品
		牛海绵状脑病	牛及其相关产品
		痒病	羊及其相关产品
		蓝舌病	反刍动物及其相关产品
		施马伦贝格病	牛胚胎、羊精液、羊胚胎
		高致病性禽流感	禽类及其相关产品
		新城疫（区域化）	禽类及其相关产品（仅限哥特兰省、东约特兰省）
	瑞士	牛海绵状脑病	牛及其相关产品
		痒病	羊及其相关产品
		蓝舌病	反刍动物及其相关产品
		施马伦贝格病	牛精液、牛胚胎、羊精液、羊胚胎
		高致病性禽流感	观赏鸟、野生鸟类及其相关产品

附录2　续8

洲别	国家或地区	疫病	禁止进境物名称
欧洲	塞尔维亚	非洲猪瘟	猪、野猪及其相关产品
		牛结节性皮肤病	牛及其相关产品
		高致病性禽流感	观赏鸟、野生鸟类及其相关产品
	塞浦路斯	口蹄疫	偶蹄动物及其相关产品
		痒病	羊及其相关产品
		蓝舌病	反刍动物及其相关产品
		高致病性禽流感	观赏鸟、野生鸟类及其相关产品
	斯洛伐克	非洲猪瘟	猪、野猪及其相关产品
		猪瘟	猪、野猪及其相关产品
		牛海绵状脑病	牛及其相关产品（30月龄以下剔骨牛肉除外）
		高致病性禽流感	禽类及其相关产品
	斯洛文尼亚	牛海绵状脑病	牛及其相关产品
		高致病性禽流感	禽类及其相关产品
	乌克兰	非洲猪瘟	猪、野猪及其相关产品
	西班牙	牛海绵状脑病	牛及其相关产品（30月龄以下剔骨牛肉除外）
		绵羊痘和山羊痘	绵羊、山羊及其相关产品
		蓝舌病	反刍动物及其相关产品
		施马伦贝格病	牛精液、牛胚胎、羊精液、羊胚胎
	希腊	非洲猪瘟	猪、野猪及其相关产品
		蓝舌病	反刍动物及其相关产品
		绵羊痘和山羊痘	绵羊、山羊及其相关产品
		小反刍兽疫	绵羊、山羊及其相关产品
		牛结节性皮肤病	牛及其相关产品
		高致病性禽流感	观赏鸟、野生鸟类及其相关产品
	匈牙利	非洲猪瘟	猪、野猪及其相关产品
		高致病性禽流感	禽类及其相关产品
	意大利	非洲猪瘟	猪、野猪及其相关产品
		牛海绵状脑病	牛及其相关产品（30月龄以下剔骨牛肉除外）
		蓝舌病	反刍动物及其相关产品
		施马伦贝格病	牛胚胎、羊精液、羊胚胎
		高致病性禽流感	禽类及其相关产品
		新城疫（区域化）	禽类及其相关产品（仅限托斯卡纳大区）

附录2　续9

洲别	国家或地区	疫病	禁止进境物名称
欧洲	英国	牛海绵状脑病	牛及其相关产品
		痒病	羊及其相关产品
		蓝舌病	反刍动物及其相关产品
		施马伦贝格病	牛胚胎、羊精液、羊胚胎
		高致病性禽流感	禽类及其相关产品
		低致病性禽流感（区域化）	禽类及其相关产品（仅限诺福克郡和汉普郡）
	整个欧盟国家	牛海绵状脑病	反刍动物源性饲料
非洲	阿尔及利亚	口蹄疫	偶蹄动物及其相关产品
		小反刍兽疫	绵羊、山羊及其相关产品
		高致病性禽流感	禽类及其相关产品
	埃及	口蹄疫	偶蹄动物及其相关产品
		高致病性禽流感	禽类及其相关产品
	埃塞俄比亚	非洲马瘟	马属动物及其相关产品
	贝宁	高致病性禽流感	禽类及其相关产品
	博茨瓦纳	非洲猪瘟	猪、野猪及其相关产品
		口蹄疫（区域化）	牛及其相关产品（部分地区除外，详见海关总署 农业农村部公告2020年第27号及2022年第90号）
		高致病性禽流感	禽类及其相关产品
	布基纳法索	高致病性禽流感	禽类及其相关产品
	多哥	高致病性禽流感	禽类及其相关产品
		猴疱疹病毒（猴B病毒）	灵长类动物
	厄立特里亚	非洲马瘟	马属动物及其相关产品
	冈比亚	非洲马瘟	马属动物及其相关产品
	刚果（金）	埃博拉出血热	猴子、猩猩等灵长类动物
	吉布提	牛结节性皮肤病	牛及其相关产品
		高致病性禽流感	禽类及其相关产品
	几内亚	口蹄疫	偶蹄动物及其相关产品
		高致病性禽流感	禽类及其相关产品
		埃博拉出血热	猴子、猩猩等灵长类动物
	加纳	非洲猪瘟	猪、野猪及其相关产品
		痒病	羊及其相关产品
		非洲马瘟	马属动物及其相关产品
		高致病性禽流感	禽类及其相关产品
	加蓬	小反刍兽疫	绵羊、山羊及其相关产品
		高致病性禽流感	禽类及其相关产品

附录2 续10

洲别	国家或地区	疫病	禁止进境物名称
非洲	津巴布韦	口蹄疫	偶蹄动物及其相关产品
		非洲马瘟	马属动物及其相关产品
		高致病性禽流感	禽类及其相关产品
	喀麦隆	非洲马瘟	马属动物及其相关产品
		高致病性禽流感	禽类及其相关产品
	科摩罗	口蹄疫	偶蹄动物及其相关产品
	科特迪瓦	高致病性禽流感	禽类及其相关产品
	肯尼亚	非洲马瘟	马属动物及其相关产品
	莱索托	高致病性禽流感	禽类及其相关产品
	利比亚	口蹄疫	偶蹄动物及其相关产品
		蓝舌病	反刍动物及其相关产品
		绵羊痘和山羊痘	绵羊、山羊及其相关产品
	卢旺达	口蹄疫	偶蹄动物及其相关产品
		小反刍兽疫	绵羊、山羊及其相关产品
	马达加斯加	非洲猪瘟	猪、野猪及其相关产品
	马拉维	口蹄疫	偶蹄动物及其相关产品
	马里	高致病性禽流感	禽类及其相关产品
	毛里求斯	口蹄疫	偶蹄动物及其相关产品
	摩洛哥	口蹄疫	偶蹄动物及其相关产品
		小反刍兽疫	绵羊、山羊及其相关产品
	莫桑比克	口蹄疫	偶蹄动物及其相关产品
		高致病性禽流感	禽类及其相关产品
	纳米比亚	口蹄疫（区域化）	偶蹄动物及其相关产品〔纳米比亚兽医警戒围栏（Veterinary Cordon Fence，VCF）以南地区，包括 Otjozondjupa、Omaheke、Khomas、Erongo、Hardap、Karas 等6个省，以及 Kunene 和 Oshikoto 省获得 WOAH 认可的南部地区除外〕
		牛传染性胸膜肺炎（区域化）	牛及其相关产品〔纳米比亚兽医警戒围栏（Veterinary Cordon Fence，VCF）以南地区除外〕
		非洲马瘟	马属动物及其相关产品
		牛结节性皮肤病	牛及其相关产品

附录2 续11

洲别	国家或地区	疫病	禁止进境物名称
非洲	南非	口蹄疫（区域化）	偶蹄动物及其相关产品［林波波省（Limpopo）Sekhukhune、Waterberg 地区，自由省（Free State）Xhariep、Mangaung 地区，豪登省（Gauteng）City of Johannesburg、West Rand、Ekurhuleni、Sedibeng 地区，普马兰加省（Mpumalanga）Nkangala、Gert Sibande 地区，西北省（North West）Bonjanala、Ngaka Modiri Molema、Dr Ruth Segomotsi Mompati 地区，北开普省（Northern Cape），西开普省（Western Cape）除外；符合 WOAH 口蹄疫病毒灭活技术要求和中国相关法律法规规定的羊毛和偶蹄动物皮张除外］
		痒病	羊及其相关产品
		非洲马瘟	马属动物及其相关产品
		牛结节性皮肤病	牛及其相关产品（带骨和剔骨牛肉除外）
		高致病性禽流感	禽类及其相关产品
	尼日尔	高致病性禽流感	禽类及其相关产品
	尼日利亚	非洲猪瘟	猪、野猪及其相关产品
		非洲马瘟	马属动物及其相关产品
		高致病性禽流感	禽类及其相关产品
	塞内加尔	非洲猪瘟	猪、野猪及其相关产品
		非洲马瘟	马属动物及其相关产品
		高致病性禽流感	禽类及其相关产品
	斯威士兰	非洲马瘟	马属动物及其相关产品
	苏丹	高致病性禽流感	禽类及其相关产品
		猴疱疹病毒（猴 B 病毒）	灵长类动物
	突尼斯	口蹄疫	偶蹄动物及其相关产品
		痒病	羊及其相关产品
	乌干达	高致病性禽流感	观赏鸟、野生鸟类及其相关产品
	赞比亚	口蹄疫	偶蹄动物及其相关产品
		牛传染性胸膜肺炎	牛及其相关产品
	乍得	非洲马瘟	马属动物及其相关产品
	整个非洲	非洲猪瘟	猪、野猪及其相关产品

附录2　续12

洲别	国家或地区	疫病	禁止进境物名称
美洲	阿根廷	口蹄疫（区域化）	偶蹄动物及其相关产品［阿根廷南纬42度以南地区、北帕塔贡尼雅B地区、里奥内格罗省以北地区（不包括北部长度约2200公里，宽度为15公里的边境区域）除外，详见原农业部质检总局联合公告2007年第935号］
		高致病性禽流感	禽类及其相关产品
	巴拉圭	口蹄疫	偶蹄动物及其相关产品
	巴西	牛海绵状脑病	牛及其相关产品（30月龄以下剔骨牛肉除外）
		口蹄疫（区域化）	偶蹄动物及其相关产品〔Santa Catarina州，Acre州，Bahia州（不包括设定的缓冲区和监测区），EspíritoSanto州，Goiás州，联邦区（Distrito Federal），MinasGerais州，Mato Grosso州，Mato Grosso do Sul州（不包括设定的缓冲区和监测区），Paraná州，Rondônia州（不包括设定的缓冲区和监测区），Rio Grande doSul州，Rio de Janeiro州，Sergipe州，São Paulo州，Tocantins州（不包括设定的缓冲区和监测区）和Pará州获得WOAH认可的中南部地区除外〕
		痒病	羊及其相关产品
		新城疫（区域化）	禽类及其相关产品（仅限南里奥格郎德州Rio Grande do Sul）
	玻利维亚	高致病性禽流感	禽类及其相关产品
		新城疫（区域化）	禽类及其相关产品（仅限拉巴斯省）
	多米尼加	非洲猪瘟	猪、野猪及其相关产品
		低致病性禽流感（区域化）	禽类及其相关产品（仅限普拉塔岗省）
	厄瓜多尔	口蹄疫	偶蹄动物及其相关产品
		高致病性禽流感	禽类及其相关产品
	哥伦比亚	猪瘟（区域化）	猪、野猪及其相关产品（哥伦比亚中西部地区和中东部地区除外，详见海关总署 农业农村部联合公告2023年第8号）
		口蹄疫（区域化）	偶蹄动物及其相关产品〔哥伦比亚乔科省西北区、圣安德列斯—普罗维登西亚群岛、第三区（贸易区）、第四区（其他地区）除外，详见海关总署 农业农村部联合公告2023年第8号〕
		痒病	羊及其相关产品
	海地	非洲猪瘟	猪、野猪及其相关产品

附录2 续13

洲别	国家或地区	疫病	禁止进境物名称
美洲	加拿大	牛海绵状脑病	牛及其相关产品（30月龄以下牛肉除外）
		痒病	羊及其相关产品
		蓝舌病（区域化）	牛、来自屠宰场的牛体外授精胚胎、羊、羊精液、羊胚胎（限奥拉山谷内；其周围25公里地区可在10月1日至翌年4月1日间出口）
		鹿流行性出血热（区域化）	牛、来自屠宰场的牛体外授精胚胎、羊、羊精液、羊胚胎（限奥拉山谷内；其周围25公里地区可在10月1日至翌年4月1日间出口）
		高致病性禽流感	禽类及其相关产品
		低致病性禽流感（区域化）	禽类及其相关产品（仅限魁北克省、不列颠哥伦比亚省、曼尼托巴省）
	美国	牛海绵状脑病	牛及其相关产品（剔骨和带骨牛肉、含反刍动物成分宠物食品除外）
		痒病	羊及其相关产品
		兔病毒性出血症（区域化）	兔及其相关产品（仅限纽约州、衣阿华州、犹他州、伊利诺华州）
	秘鲁	高致病性禽流感	禽类及其相关产品
	墨西哥	高致病性禽流感	禽类及其相关产品
		新城疫	禽类及其相关产品
	委内瑞拉	口蹄疫	偶蹄动物及其相关产品
大洋洲	澳大利亚	高致病性禽流感	禽类及其相关产品
		低致病性禽流感（区域化）	禽类及其相关产品（仅限维多利亚州）
		新城疫（区域化）	禽类及其相关产品（维多利亚州除外）
	巴布亚新几内亚	非洲猪瘟	猪、野猪及其相关产品

说明：

1. 表中所列相关产品，均指源于相关动物未经加工或者虽经加工但仍有可能传播疫病的相关产品。

2. 本表所列牛海绵状脑病禁令涉及商品均不包括符合相关检疫要求的牛皮、牛奶及奶制品、牛精液、牛胚胎、无蛋白油脂及其相关产品、骨制磷酸氢钙（不含蛋白或油脂）、完全由皮革或皮张加工的工业用明胶和胶原、照相用明胶、非反刍动物源性饲料及相关产品（出口国家或地区禁止使用的除外）、牛血液制品（收集前供体牛没有接受过向颅腔中注射压缩空气和气体或脊髓刺毁）。

3. 本表所列蓝舌病疫病禁令涉及商品均不包括符合相关检疫要求的动物皮毛。

4. 本表所列牛结节性皮肤病禁令涉及商品均不包括符合相关检疫要求的牛骨骼肌。

5. 本表所列高致病性禽流感、低致病性禽流感、新城疫禁令涉及商品均不包括符合相关检疫要求的水洗羽绒羽毛。

6. 本表所列痒病禁令涉及商品均包括羊、羊胚胎、羊精液、羊内脏（含肠衣，但不包括痒病发病地点周围半径50公里以外地区的肠衣）及其制品、肉骨粉、骨粉、羊脂（油）以及含羊蛋白的动物饲料。

7. 本表所列施马伦贝格病禁令均禁止直接或间接输入2011年6月1日后生产的涉及商品。

8. 本表根据发布的禁令公告、风险警示通告及双边议定书等文件整理而成，将根据实际情况适时调整。本表仅作为工作参考，有关工作要求以发布的文件为准。

更新内容依据（2018年6月26日起）：

2018 年 6 月 26 日 海关总署 农业农村部公告 2018 年第 66 号（关于解除英国 30 月龄以下剔骨牛肉禁令的公告）

2018 年 7 月 2 日 海关总署 农业农村部公告 2018 年第 86 号（关于解除德国禽流感疫情禁令的公告）

2018 年 7 月 26 日 海关总署 农业农村部公告 2018 年第 99 号（关于防止保加利亚小反刍兽疫传入我国的公告）

2018 年 8 月 10 日 海关总署 农业农村部公告 2018 年第 105 号（关于防止比利时部分地区新城疫传入我国的公告）

2018 年 8 月 14 日 海关总署办公厅关于进一步加强非洲猪瘟防控工作的通知（署办动植函 23 号）

2018 年 8 月 31 日 海关总署 农业农村部公告 2018 年第 114 号（关于解除捷克 30 月龄以下剔骨牛肉禁令的公告）

2018 年 9 月 28 日 海关总署 农业农村部公告 2018 年第 123 号（关于防止日本古典猪瘟疫情传入我国的公告）

2018 年 9 月 28 日 海关总署 农业农村部公告 2018 年第 126 号（关于防止保加利亚非洲猪瘟传入我国的公告）

2018 年 9 月 29 日 海关总署 农业农村部公告 2018 年第 124 号（关于防止比利时非洲猪瘟传入我国的公告）

2018 年 10 月 15 日 海关总署 农业农村部公告 2018 年第 133 号（关于防止摩尔多瓦非洲猪瘟传入我国的公告）

2018 年 10 月 22 日 海关总署 农业农村部公告 2018 年第 139 号（关于解除玻利维亚口蹄疫禁令的公告）

2018 年 10 月 30 日 海关总署 农业农村部公告 2018 年第 158 号（关于防止哥伦比亚口蹄疫传入我国的公告）

2019 年 1 月 28 日 海关总署 农业农村部公告 2019 年第 24 号（关于解除蒙古国部分地区口蹄疫疫情禁令的公告）

2019 年 1 月 29 日 海关总署 农业农村部公告 2019 年第 25 号（关于防止蒙古国非洲猪瘟传入我国的公告）

2019 年 1 月 30 日 海关总署公告 2019 年第 23 号（关于解除哈萨克斯坦牛结节性皮肤病风险警示的公告）

2019 年 2 月 21 日 海关总署 农业农村部公告 2019 年第 34 号（关于防止南非口蹄疫传入我国的公告）

2019 年 3 月 6 日 海关总署 农业农村部公告 2019 年第 42 号（关于防止越南非洲猪瘟传入我国的公告）

2019 年 3 月 27 日 海关总署 农业农村部公告 2019 年第 55 号（关于解除法国禽流感疫情禁令的公告）

2019 年 3 月 27 日 海关总署 公告 2019 年第 59 号（关于解除蒙古国部分地区小反刍兽疫风险警示的公告）

2019 年 4 月 26 日 海关总署 农业农村部公告 2019 年第 42 号（关于防止柬埔寨非洲猪瘟传入我国的公告）

2019 年 5 月 8 日 海关总署 农业农村部公告 2019 年第 82 号（关于防止斯威士兰非洲马瘟传入我国的公告）

2019 年 5 月 8 日 海关总署 农业农村部公告 2019 年第 83 号（关于防止乍得非洲马瘟传入我国的公告）

2019 年 5 月 8 日 海关总署 农业农村部公告 2019 年第 86 号（关于解除南非动物皮张和羊毛口蹄疫禁令限制的公告）

2019 年 5 月 24 日 海关总署 农业农村部公告 2019 年第 97 号（关于防止哈萨克斯坦绵羊痘和山羊痘传入我国的公告）

2019 年 5 月 30 日 海关总署公告 2019 年第 99 号（关于解除俄罗斯部分地区口蹄疫风险警示的公告）

2019 年 6 月 12 日 海关总署 农业农村部公告 2019 年第 100 号（关于防止朝鲜非洲猪瘟传入我国的公告）

2019 年 6 月 21 日 海关总署 农业农村部公告 2019 年第 117 号（关于防止老挝非洲猪瘟传入我国的公告）

2019 年 7 月 23 日 海关总署 农业农村部公告 2019 年第 122 号（关于解除南非部分区域口蹄疫禁令的公告）

2019 年 8 月 6 日 海关总署 农业农村部公告 2019 年 130 号（关于防止斯洛伐克非洲猪瘟传入我国的公告）

2019 年 8 月 23 日 海关总署 农业农村部公告 2019 年 137 号（关于防止塞尔维亚非洲猪瘟传入我国的公告）

2019 年 8 月 26 日 海关总署 农业农村部公告 2019 年 138 号（关于防止缅甸非洲猪瘟传入我国的公告）

2019 年 9 月 18 日 海关总署 农业农村部公告 2019 年 149 号（关于防止菲律宾、韩国非洲猪瘟传入我国的公告）

2019 年 10 月 12 日 海关总署 农业农村部公告 2019 年 154 号（关于防止东帝汶非洲猪瘟传入我国的公告）

2019 年 12 月 6 日 海关总署 农业农村部公告 2019 年第 192 号（关于防止印度牛结节性皮肤病传入我国的公告）

2019 年 12 月 22 日 海关总署 农业农村部公告 2019 年第 200 号（关于解除日本口蹄疫禁令的公告）

2019 年 12 月 22 日 海关总署 农业农村部公告 2019 年第 202 号（关于解除日本疯牛病禁令的公告）

2019 年 12 月 26 日 海关总署 农业农村部公告 2019 年第 224 号（关于防止印度尼西亚非洲猪瘟传入我国的公告）

2020 年 1 月 17 日 海关总署 农业农村部公告 2020 年第 26 号（关于解除博茨瓦纳传染性胸膜肺炎禁令的公告）

2020 年 1 月 17 日 海关总署 农业农村部公告 2020 年第 27 号（关于解除博茨瓦纳部分地区口蹄疫禁令的公告）

2020 年 1 月 17 日 海关总署 农业农村部公告 2020 年第 28 号（关于防止希腊非洲猪瘟传入我国的公告）

2020 年 1 月 21 日 海关总署 农业农村部公告 2020 年第 11 号（关于防止波兰高致病性禽流感传入我国的公告）

2020 年 2 月 14 日 海关总署 农业农村部公告 2020 年第 25 号（关于解除美国禽类和禽类产品进口限制的公告）

2020 年 2 月 21 日 海关总署 农业农村部公告 2020 年第 31 号（关于防止斯洛伐克、匈牙利、德国和乌克兰高致

病性禽流感传入我国的公告）

2020 年 2 月 19 日 海关总署 农业农村部公告 2020 年第 30 号（关于解除美国含反刍动物成分宠物食品进口限制的公告）

2020 年 2 月 19 日 海关总署 农业农村部公告 2020 年第 34 号（关于解除进口美国牛肉及牛肉产品月龄限制的公告）

2020 年 3 月 17 日 海关总署 农业农村部公告 2020 年第 41 号（关于防止孟加拉国牛结节性皮肤病传入我国的公告）

2020 年 3 月 27 日 海关总署 农业农村部公告 2020 年第 47 号（关于防止菲律宾高致病性禽流感传入我国的公告）

2020 年 4 月 1 日 海关总署 农业农村部公告 2020 年第 48 号（关于防止泰国非洲马瘟传入我国的公告）

2020 年 4 月 3 日 海关总署 农业农村部公告 2020 年第 51 号（关于防止巴布亚新几内亚非洲猪瘟传入我国的公告）

2020 年 4 月 27 日 海关总署 农业农村部公告 2020 年第 61 号（关于防止北马其顿新城疫传入我国的公告）

2020 年 5 月 27 日 海关总署 农业农村部公告 2020 年第 71 号（关于防止印度非洲猪瘟传入我国的公告）

2020 年 7 月 6 日 海关总署 农业农村部公告 2020 年第 82 号（关于防止以色列绵羊痘和山羊痘传入我国的公告）

2020 年 7 月 3 日 海关总署 农业农村部公告 2020 年第 83 号（关于防止卢旺达口蹄疫传入我国的公告）

2020 年 7 月 10 日 海关总署 农业农村部公告 2020 年第 85 号（关于防止葡萄牙痒病 传入我国的公告）

2020 年 7 月 28 日 海关总署 农业农村部公告 2020 年第 88 号（关于防止保加利亚新城疫传入我国的公告）

2020 年 8 月 20 日 海关总署 农业农村部公告 2020 年第 96 号（关于防止莫桑比克口蹄疫传入我国的公告）

2020 年 9 月 11 日 海关总署 农业农村部公告 2020 年第 104 号（关于防止德国非洲猪瘟传入我国的公告）

2020 年 9 月 11 日 海关总署 农业农村部公告 2020 年第 105 号（关于防止马来西亚非洲马瘟传入我国的公告）

2020 年 12 月 8 日 海关总署 农业农村部公告 2020 年第 125 号（关于防止比利时高致病性禽流感传入我国的公告）

2020 年 12 月 25 日海关总署 农业农村部公告 2020 年第 131 号（关于防止爱尔兰高致病性禽流感传入我国的公告）

2021 年 1 月 6 日海关总署 农业农村部公告 2021 年第 2 号（关于防止法国高致病性禽流感传入我国的公告）

2021 年 1 月 19 日海关总署 农业农村部公告 2021 年第 6 号（关于防止塞内加尔高致病性禽流感传入我国的公告）

2021 年 1 月 20 日海关总署 农业农村部公告 2021 年第 7 号（关于解除老挝部分地区口蹄疫疫情禁令的公告）

2021 年 1 月 25 日海关总署 农业农村部公告 2021 年第 10 号（关于防止立陶宛高致病性禽流感传入我国的公告）

2021 年 1 月 25 日《海关总署办公厅 农业农村部办公厅关于防止不丹绵羊痘和山羊痘传入我国的通知》（署办动植函〔2021〕2 号）

2021 年 1 月 28 日海关总署 农业农村部公告 2021 年第 12 号（关于防止斯里兰卡牛结节性皮肤病传入我国的公告）

2021 年 2 月 19 日《海关总署办公厅 农业农村部办公厅关于防止泰国小反刍兽疫传入我国的通知》（署办动植函〔2021〕4 号）

2021 年 2 月 20 日海关总署 农业农村部公告 2021 年第 15 号（关于防止阿尔及利亚高致病性禽流感传入我国的公告）

2021 年 2 月 26 日海关总署 农业农村部公告 2021 年第 19 号（关于防止芬兰高致病性禽流感传入我国的公告）

2021 年 3 月 1 日海关总署 农业农村部公告 2021 年第 20 号（关于防止爱沙尼亚高致病性禽流感传入我国的公告）

2021 年 3 月 8 日海关总署 农业农村部公告 2021 年第 24 号（关于防止马来西亚非洲猪瘟传入我国的公告）

2021 年 4 月 2 日《海关总署办公厅 农业农村部办公厅关于防止阿尔及利亚小反刍兽疫传入我国的通知》（署办动植函〔2021〕7 号）

2021 年 4 月 6 日海关总署 农业农村部公告 2021 年第 29 号（关于防止毛里求斯口蹄疫传入我国的公告）

2021 年 4 月 19 日 海关总署 农业农村部公告 2021 年第 32 号（关于防止玻利维亚新城疫传入我国的公告）

2021 年 4 月 19《海关总署办公厅 农业农村部办公厅关于防止泰国牛结节性皮肤病传入我国的通知》（署办动植函〔2021〕8 号）

2021 年 4 月 26 日 海关总署 农业农村部公告 2021 年第 35 号（关于防止马里高致病性禽流感传入我国的公告）

2021 年 6 月 9 日 海关总署 农业农村部公告 2021 年第 40 号（关于防止莱索托高致病性禽流感传入我国的公告）

2021 年 6 月 9 日《海关总署办公厅 农业农村部办公厅关于防止不丹非洲猪瘟传入我国的通知》（署办动植函〔2021〕11 号）

2021 年 6 月 25 日 海关总署 农业农村部公告 2021 年第 48 号（关于防止柬埔寨牛结节性皮肤病传入我国的公告）

2021 年 7 月 7 日《海关总署办公厅 农业农村部办公厅关于防止马来西亚牛结节性皮肤病传入我国的通知》（署办动植函〔2021〕16 号）

2021 年 7 月 15 日 海关总署 农业农村部公告 2021 年第 58 号（关于防止老挝牛结节性皮肤病传入我国的公告）

2021 年 7 月 16 日《海关总署办公厅 农业农村部办公厅关于防止不丹猪瘟传入我国的通知》（署办动植函〔2021〕17 号）

2021 年 8 月 18 日 海关总署 农业农村部公告 2021 年第 63 号（关于防止多米尼加非洲猪瘟传入我国的公告）

2021 年 9 月 1 日 海关总署 农业农村部公告 2021 年 67 号（关于防止贝宁高致病性禽流感传入我国的公告）

2021 年 9 月 14 日 海关总署 农业农村部公告 2021 年第 71 号（关于防止博茨瓦纳高致病性禽流感传入我国的公告）

2021 年 9 月 26 日海关总署 农业农村部公告 2021 年第 75 号（关于防止蒙古牛结节性皮肤病传入我国的公告）

2021 年 9 月 29 日 海关总署 农业农村部公告 2021 年第 76 号（关于防止海地非洲猪瘟传入我国的公告）

2021 年 9 月 29 日 海关总署 农业农村部公告 2021 年第 77 号（关于禁止英国 30 月龄以下剔骨牛肉进口的公告）

2021 年 10 月 22 日 海关总署办公厅 农业农村部办公厅署办动植函〔2021〕22 号（关于防止摩洛哥小反刍兽疫传入我国的通知）

2021 年 10 月 22 日 海关总署办公厅 农业农村部办公厅署办动植函〔2021〕23 号（关于防止纳米比亚牛传染性胸膜肺炎传入我国的通知）

2021 年 11 月 24 日 海关总署 农业农村部公告 2021 年第 99 号（关于防止挪威高致病性禽流感传入我国的公告）

2021 年 12 月 16 日 海关总署 农业农村部公告 2021 年 109 号（关于防止蒙古国西部 5 省口蹄疫传入我国的公告）

2022 年 1 月 12 日 海关总署 农业农村部 2022 年 4 号（关于防止斯洛文尼亚高致病性禽流感传入我国的公告）

2022 年 1 月 12 日 海关总署 农业农村部 2022 年 5 号（关于防止巴勒斯坦口蹄疫传入我国的公告）

2022 年 1 月 24 日 海关总署 农业农村部 2022 年 9 号（关于防止意大利、北马其顿非洲猪瘟传入我国的公告）

2022 年 1 月 26 日 海关总署 农业农村部 2022 年 11 号（关于防止泰国非洲猪瘟传入我国的公告）

2022 年 1 月 30 日 海关总署 农业农村部 2022 年 15 号（关于防止西班牙、摩尔多瓦亚高致病性禽流感传入我国的公告）

2022 年 2 月 21 日 海关总署 农业农村部公告〔2022〕20 号（海关总署 农业农村部关于防止加拿大高致病性禽流感传入我国的公告）

2022 年 2 月 25 日署办动植函〔2022〕4 号（海关总署办公厅 农业农村部办公厅关于防止哈萨克斯坦口蹄疫传入我国的通知 ）

2022 年 4 月 1 日 海关总署 农业农村部公告〔2022〕30 号（海关总署 农业农村部关于防止南非口蹄疫传入我国的公告）

2022 年 4 月 29 日 海关总署 农业农村部公告〔2022〕37 号（海关总署 农业农村部关于解除老挝牛结节性皮肤病疫情禁令的公告）

2022 年 4 月 29 日 海关总署 农业农村部公告〔2022〕38 号（海关总署 农业农村部关于防止蒙古绵羊痘和山羊痘传入我国的公告）

2022 年 5 月 20 日 海关总署 农业农村部公告〔2022〕44 号（海关总署 农业农村部关于防止印度尼西亚口蹄疫传入我国的公告）

2022 年 5 月 27 日 海关总署 农业农村部公告〔2022〕46 号（海关总署 农业农村部关于防止尼泊尔非洲猪瘟传入我国的公告）

2022 年 6 月 2 日 海关总署 农业农村部公告〔2022〕48 号（海关总署 农业农村部关于防止加蓬高致病性禽流感传入我国的公告）

2022 年 6 月 17 日 海关总署 农业农村部联合公告〔2022〕48 号（海关总署 农业农村部关于防止几内亚高致病性禽流感传入我国的公告）

2022 年 8 月 3 日 海关总署 农业农村部公告〔2022〕71 号（海关总署 农业农村部关于解除蒙古国部分地区绵羊痘和山羊痘疫情禁令的公告）

2022 年 8 月 19 日 海关总署 农业农村部公告〔2022〕76 号（海关总署 农业农村部关于解除南非羊毛和偶蹄动物皮张口蹄疫限制的公告）

2022 年 9 月 21 日 海关总署 农业农村部公告〔2022〕90 号（海关总署 农业农村部关于取消博茨瓦纳部分地区口蹄疫非免疫无疫区地位的公告）

2022 年 9 月 30 日 海关总署 农业农村部公告〔2022〕93 号（海关总署 农业农村部关于防止西班牙绵羊痘和山羊痘传入我国的公告）

2022 年 10 月 27 日 海关总署 农业农村部公告〔2022〕103 号（海关总署 农业农村部关于防止葡萄牙高致病性禽流感传入我国的公告）

2022 年 11 月 11 日 海关总署 农业农村部公告 2022 年第 109 号（关于防止赞比亚牛传染性胸膜肺炎传入我国的公告）

2022 年 12 月 21 日 海关总署 农业农村部公告 2022 年第 130 号（关于防止厄瓜多尔高致病性禽流感传入我国的公告）

2022 年 12 月 22 日 海关总署 农业农村部公告 2022 年第 128 号（关于防止塞浦路斯蓝舌病传入我国的公告）

2023 年 1 月 10 日 海关总署 农业农村部公告 2023 年第 4 号（关于防止尼日利亚非洲马瘟传入我国的公告）

2023 年 2 月 2 日 海关总署 农业农村部公告 2023 年第 8 号（关于解除哥伦比亚部分地区古典猪瘟和口蹄疫疫情禁令的公告）

2023 年 2 月 9 日 海关总署 农业农村部公告 2023 年第 9 号（关于防止伊拉克口蹄疫传入我国的公告）

2023 年 2 月 9 日 海关总署 农业农村部公告 2023 年第 10 号（关于防止阿塞拜疆绵羊痘和山羊痘传入我国的公告）

2023 年 2 月 17 日 海关总署 农业农村部公告 2023 年第 13 号（关于防止秘鲁、玻利维亚和土耳其高致病性禽流感传入我国的公告）

2023 年 2 月 24 日 海关总署 农业农村部公告 2023 年第 19 号（关于防止新加坡非洲猪瘟传入我国的公告）

2023 年 3 月 7 日 海关总署 农业农村部公告 2023 年第 23 号（关于防止厄立特里亚等国家非洲马瘟传入我国的公告）

2023 年 3 月 13 日 海关总署 农业农村部公告 2023 年第 22 号（关于防止阿根廷高致病性禽流感传入我国的公告 ）

2023 年 3 月 30 日 海关总署 农业农村部公告 2023 年第 26 号（关于防止智利高致病性禽流感传入我国的公告 ）

2023 年 4 月 6 日 海关总署 农业农村部公告 2023 年第 30 号（关于防止利比亚口蹄疫传入我国的公告）

2023 年 5 月 16 日 海关总署 农业农村部公告 2023 年号 52 号（关于防止科摩罗口蹄疫传入我国的公告）

2023 年 6 月 15 日 海关总署 农业农村部公告 2023 年第 70 号（关于解除波兰 30 月龄以下剔骨牛肉禁令的公告）

2023 年 6 月 15 日 海关总署 农业农村部公告 2023 年第 71 号（关于解除比利时 30 月龄以下剔骨牛肉禁令的公告）

2023 年 6 月 15 日 海关总署 农业农村部公告 2023 年第 72 号（关于解除意大利其他地区猪水泡病疫情禁令的公告）

2023 年 7 月 6 日 海关总署 农业农村部公告 2023 年第 84 号（关于防止克罗地亚非洲猪瘟传入我国的公告）

2023 年 7 月 6 日 海关总署 农业农村部公告 2023 年第 85 号（关于防止波斯尼亚和黑塞哥维那非洲猪瘟传入我国的公告）

2023 年 7 月 14 日 海关总署 农业农村部公告 2023 年第 91 号（关于解除缅甸部分地区口蹄疫疫情的公告）

2023 年 8 月 17 日 海关总署 农业农村部公告 2023 年第 99 号（关于解除南非部分地区口蹄疫禁令的公告）

2023 年 8 月 21 日 海关总署 农业农村部公告 2023 年第 101 号（关于解除俄罗斯牛结节性皮肤病疫情禁令的公告）

2023 年 9 月 2 日 海关总署 农业农村部公告 2023 年第 113 号（关于防止阿曼口蹄疫传入我国的公告）

2023 年 9 月 15 日 海关总署 农业农村部公告 2023 年第 116 号（关于解除芬兰 30 月龄以下剔骨牛肉禁令的公告）

2023 年 9 月 20 日 海关总署 农业农村部公告 2023 年第 121 号（关于防止瑞典非洲猪瘟传入我国的公告）

2023 年 9 月 28 日 海关总署 农业农村部公告 2023 年第 123 号（关于解除俄罗斯符合检疫要求猪肉输华限制的公

告）

2023年9月27日 海关总署 农业农村部公告2023年第124号（关于防止保加利亚绵羊痘和山羊痘传入我国的公告）

2023年9月28日 海关总署公告2023年第125号（关于解除马来西亚高致病性禽流感风险警示的公告）

2023年10月13日 海关总署 农业农村部公告2023年第132号（关于解除俄罗斯部分区域口蹄疫禁令的公告）

2023年10月24日 海关总署 农业农村部公告2023年第139号（关于防止比利时蓝舌病传入我国的公告）

2023年10月24日 海关总署 农业农村部公告2023年第140号（关于防止荷兰蓝舌病传入我国的公告）

2023年10月24日 海关总署 农业农村部公告2023年第141号（关于防止卢旺达小反刍兽疫传入我国的公告）

2023年11月22日 海关总署 农业农村部公告2023年第169号（关于防止希腊绵羊痘和山羊痘传入我国的公告）

2023年12月5日 海关总署 农业农村部公告2023年第175号（关于防止英国蓝舌病传入我国的公告）

2023年12月8日 海关总署 农业农村部2023年第179号（关于解除阿塞拜疆高致病性禽流感疫情禁令的公告）

2023年12月8日 海关总署 农业农村部2023年第180号（关于解除芬兰高致病性禽流感疫情禁令的公告）

2023年12月22日 海关总署 农业农村部公告2023年第191号（关于防止土耳其小反刍兽疫传入我国的公告）

2024年1月5日 海关总署 农业农村部公告2024年第3号（关于防止孟加拉国非洲猪瘟传入我国的公告）

2024年1月12日 海关总署 农业农村部公告2024年第5号（关于解除比利时非洲猪瘟疫情禁令的公告）

2024年1月26日 海关总署 农业农村部公告2024年第8号（关于防止伊拉克蓝舌病传入我国的公告）

2024年2月1日 海关总署 农业农村部公告2024年第16号（关于防止黑山非洲猪瘟传入我国的公告）

2024年2月6日 海关总署 农业农村部公告2024年第19号（关于防止意大利蓝舌病传入我国的公告）

2024年2月7日 海关总署 农业农村部公告2024年第20号（关于解除哈萨克斯坦部分区域口蹄疫禁令的公告）

2024年2月7日 海关总署 农业农村部公告2024年第21号（关于解除哈萨克斯坦高致病性禽流感疫情禁令的公告）

2024年2月19日 海关总署 农业农村部公告2024年第22号（关于解除西班牙30月龄以下剔骨牛肉禁令的公告）

2024年3月2日 海关总署 农业农村部公告2024年第26号（关于防止格鲁吉亚绵羊痘和山羊痘传入我国的公告）

2024年3月10日 海关总署 农业农村部公告2024年第29号（关于防止阿尔巴尼亚非洲猪瘟传入我国的公告）

2024年3月15日 海关总署 农业农村部公告2024年第31号（关于防止格鲁吉亚小反刍兽疫传入我国的公告）

2024年3月22日 海关总署 农业农村部公告2024年第34号（关于防止利比亚绵羊痘和山羊痘传入我国的公告）

2024年4月8日 海关总署 农业农村部公告2024年第37号（关于解除乌克兰高致病性禽流感疫情禁令的公告）

2024年4月10日 海关总署 农业农村部公告2024年第40号（关于允许巴基斯坦部分区域水牛胚胎输华的公告）

2024年4月16日 海关总署 农业农村部公告2024年第41号（关于解除德国30月龄以下剔骨牛肉疯牛病禁令的公告）

2024年5月7日 海关总署公告2024年第51号（关于解除塞尔维亚高致病性禽流感风险警示的公告）

2024年5月8日 海关总署 农业农村部公告2024年第56号（关于解除西班牙高致病性禽流感疫情禁令的公告）

2024年6月7日 海关总署 农业农村部公告2024年第68号（关于解除法国高致病性禽流感疫情禁令的公告）

2024年6月24日 海关总署 农业农村部公告2024年第71号（关于解除波兰高致病性禽流感疫情禁令的公告）

2024年6月30日 海关总署 农业农村部公告2024年第80号（关于解除比利时高致病性禽流感疫情禁令的公告）

2024年7月26日 海关总署 农业农村部公告2024年第95号（关于防止希腊小反刍兽疫传入我国的公告）

2024年8月2日 海关总署 农业农村部公告2024年第99号（关于防止罗马尼亚小反刍兽疫传入我国的公告）

2024年8月2日 海关总署 农业农村部公告2024年第100号（关于防止巴西南里奥格朗德州新城疫传入我国的公告）

2024年8月5日 海关总署 农业农村部公告2024年第101号（关于防止希腊蓝舌病传入我国的公告）

2024年9月4日 海关总署 农业农村部公告2024年第113号（关于防止波兰高致病性禽流感传入我国的公告）

2024年9月5日《海关总署动植检司关于防止法国蓝舌病传入的警示通报》

2024年9月19日 海关总署 农业农村部公告2024年127号（关于防止法国蓝舌病传入我国的公告）

2024年9月5日《海关总署动植检司关于防止丹麦蓝舌病传入的警示通报》

2024 年 9 月 19 日 海关总署 农业农村部公告 2024 年 128 号（关于防止丹麦蓝舌病传入我国的公告）

2024 年 9 月 5 日《海关总署动植检司关于防止加蓬共和国小反刍兽疫传入的警示通报》

2024 年 9 月 19 日 海关总署 农业农村部公告 2024 年 129 号（关于防止加蓬共和国小反刍兽疫传入我国的公告）

2024 年 9 月 11 日《海关总署动植检司关于防止挪威蓝舌病传入的警示通报》

2024 年 9 月 19 日 海关总署 农业农村部公告 2024 年 130 号（关于防止挪威蓝舌病传入我国的公告）

2024 年 9 月 11 日《海关总署动植检司关于防止捷克蓝舌病传入的警示通报》

2024 年 9 月 19 日 海关总署 农业农村部公告 2024 年 131 号（关于防止捷克蓝舌病传入我国的公告）

2024 年 9 月 11 日《海关总署动植检司关于防止肯尼亚非洲马瘟传入的警示通报》

2024 年 9 月 19 日 海关总署 农业农村部公告 2024 年 132 号（关于防止肯尼亚非洲马瘟传入我国的公告）

2024 年 9 月 14 日《海关总署动植检司关于防止奥地利蓝舌病传入的警示通报》

2024 年 9 月 27 日 海关总署 农业农村部公告第 142 号（关于防止奥地利蓝舌病传入我国的公告）

2024 年 9 月 18 日《海关总署动植检司关于防止瑞典蓝舌病传入的警示通报》

2024 年 9 月 27 日 海关总署 农业农村部公告第 141 号（关于防止瑞典蓝舌病传入我国的公告）

2024 年 9 月 18 日《海关总署动植检司关于防止葡萄牙蓝舌病传入的警示通报》

2024 年 9 月 27 日 海关总署 农业农村部公告第 140 号（关于防止葡萄牙蓝舌病传入我国的公告）

2024 年 9 月 27 日 海关总署 农业农村部公告 2024 年第 139 号（关于解除智利高致病性禽流感疫情禁令的公告）

2024 年 10 月 23 日《海关总署动植检司关于防止北马其顿蓝舌病传入的警示通报》

2024 年 11 月 1 日海关总署 农业农村部公告 2024 年第 151 号（关于防止北马其顿蓝舌病传入我国的公告）

2024 年 10 月 29 日《海关总署动植检司关于防止列支敦士登公国蓝舌病传入的警示通报》

2024 年 11 月 8 日海关总署 农业农村部公告 2024 年第 154 号（关于防止列支敦士登公国蓝舌病传入我国的公告）

2024 年 11 月 7 日《海关总署动植检司关于防止利比亚国蓝舌病传入的警示通报》

2024 年 11 月 11 日 海关总署 农业农村部公告 2024 年第 155 号（关于解除斯洛伐克 30 月龄以下剔骨牛肉疯牛病禁令的公告）

2024 年 11 月 14 日 海关总署 农业农村部公告 2024 年第 159 号（关于解除秘鲁口蹄疫禁令的公告）